继发性肺肿瘤

——转移性肺肿瘤

Secondary Lung Tumors

—— Metastatic Lung Tumors

主 编 张金铭 张 弛 于海鹏

天津出版传媒集团

天津科技翻译出版有限公司

图书在版编目(CIP)数据

继发性肺肿瘤:转移性肺肿瘤 / 张金铭,张弛,于海鹏主编.—天津:天津科技翻译出版有限公司,2014.3

ISBN 978-7-5433-2763-4

Ⅰ.①继… Ⅱ.①张… ②张… ③于… Ⅲ.①肺肿瘤—诊疗 Ⅳ.①R734.2

中国版本图书馆 CIP 数据核字(2013)第 282380 号

出　　版:天津科技翻译出版有限公司
出 版 人:刘　庆
地　　址:天津市南开区白堤路 244 号
邮政编码:300192
电　　话:022-87894896
传　　真:022-87895650
网　　址:www.tsttpc.com
印　　刷:山东临沂新华印刷物流集团有限责任公司
发　　行:全国新华书店
版本记录:889×1194　16 开本　38 印张　1500 千字
2014 年 3 月第 1 版　2014 年 3 月第 1 次印刷
定价:180.00 元

谨以此书纪念吃苦耐劳的母亲!

——张金铭

编委会名单

主　编　张金铭　天津市胸科医院
　　　　张　弛　中国中医科学院
　　　　于海鹏　天津医科大学肿瘤医院

副主编　宋云骏　承德市肿瘤医院
　　　　叶剑飞　天津市大港油田总医院
　　　　姜　超　江苏省中医院
　　　　张秀军　天津医科大学静海临床学院
　　　　洪立立　天津市滨海新区大港医院
　　　　杨岚岚　吉林大学第二医院
　　　　张跃伟　大连大学附属中山医院

审　校　于海鹏　天津医科大学肿瘤医院

编　委　(按姓氏拼音排序)
　　　　陈　晓　吉林大学第一医院
　　　　邓　婷　天津医科大学肿瘤医院
　　　　高春涛　天津医科大学肿瘤医院
　　　　郭秀英　天津医科大学肿瘤医院
　　　　郝春芳　天津医科大学肿瘤医院
　　　　黄　纯　天津医科大学肿瘤医院
　　　　黄　微　承德市肿瘤医院
　　　　霍　彬　天津市大港油田总医院
　　　　靳海斌　中国人民解放军第二五四医院

李　闯　大连大学附属中山医院
李　勇　天津医科大学肿瘤医院
李虎子　天津中医药大学第一附属医院
李兰芳　天津医科大学肿瘤医院
李悦国　天津医科大学肿瘤医院
刘长富　天津医科大学肿瘤医院
司同国　天津医科大学肿瘤医院
孙冰生　天津医科大学肿瘤医院
唐东军　中国人民解放军第二五四医院
王　猛　中国人民解放军第二五四医院
王　鑫　天津医科大学总医院
王爱光　山东省千佛山医院
王海玲　天津医科大学肿瘤医院
王晟广　天津医科大学肿瘤医院
熊　斌　华中科技大学同济医学院附属协和医院
熊文激　吉林大学第一医院
徐　彦　天津医科大学肿瘤医院
徐伟伟　承德市肿瘤医院
闫　东　中国医学科学院肿瘤医院
杨　茂　天津中医药大学第一附属医院
杨金光　承德市肿瘤医院
杨雪玲　天津医科大学肿瘤医院
姚雪松　中国医学科学院肿瘤医院
殷述刚　天津市天津医院
袁　超　德州市第二人民医院
袁丽华　南京市鼓楼医院
张海峰　吉林大学第一医院
张海涛　南京市胸科医院
赵　龙　中国人民解放军第二五四医院

前言

目前肿瘤总体发病率还在增加，世界卫生组织(WHO)2010年2月2日警告，如不采取预防措施，到2030年世界因癌症死亡人数将增一倍，达1700万人。2010年4月，卫生部公布我国每年癌症发病人数超过200万，死亡人数超过140万。而我国居民死亡原因中癌症就占了五分之一。

肿瘤的主要死因是复发和转移。肺脏是诸多肿瘤中最易转移的部位，有时候甚至肺转移灶先于原发灶出现。

我的母亲是因肺癌脑转移离世的。巨大的伤痛像巨石一样一直压在我的心头，吃苦耐劳的母亲不该受那样的痛苦，实在不应该！母亲的去世让我痛不欲生，可世上还有多少人为亲人的离世而痛苦着！因此，为医治肿瘤做一点工作作为孝敬母亲的一点补偿一直萦绕在我的心头。为了母亲我也得总结点什么，做什么呢？我在呼吸内科干了30多年，一直与肺癌这个病种打交道。许多令人难以忘怀的情景时时浮现出来，催我自省。教训是很多的，经验也是有的。国人肺癌的专著已经有几本了，而肺转移瘤的论文也不算少，可专著一本也没有。于是我决定就写继发性肺肿瘤吧。

跟写第一本专论书一样，难在没有范本可借鉴，好在抱着抛砖引玉的思想，斗胆就干，经过近五年的努力便“成”书了。

临床肿瘤论文“二少一多”(中文、英文皆如此)，即有关早期诊治的少，转移性肿瘤诊治的(尤其是治疗)也少，晚期肿瘤论文多。在大宗病例的论文里有许多肺转移的病例，但只是轻描淡写、一带而过，没有全面描述。以至于人们没有拿出足够的精力去研究去总结。较多的是个案，其循证医学级别低。也许是传统的思想桎梏着人们，人们没能总结出规律，从而也就难以汲取经验教训。尽管本书资料尽其所能收集有关转移、肺转移的内容，但因为“二少”，本书有的内容轻描淡写，显得苍白。

肿瘤是一种全身疾病。且不说白血病、淋巴系统肿瘤、软组织肿瘤、血管瘤等本身就是全身疾病，就从肿瘤的全身症状、肿瘤发生的漫长临床前过程、早期转移、复发(甚至数十年)、异位发生、肿瘤的自行消长等病理现象也可看出。肿瘤的TNM分期难以解释原发灶不明的肺转移肿瘤，这说明肿瘤的转移和复发是一个很复杂的过程。

程书钧院士认为肿瘤是一种细胞生长、分化异常的分子网络病。而我们对这个网络已知的知识却是太少了，更谈不上抓到纲举目张的关键点了。他指出，肿瘤基础研究要实现从单一层次向集成层次、从细胞向整体转化，网络系统生物学研究模式将成为主导方向。人类彻底解码癌细胞本质之时，可能就是了解自身生命现象之日。

任何事物都会打上时间的烙印，像诊断和治疗这样与科学技术密切相关的事更是如此，所以我们在审视评价其结果时一定要注意它发生在哪个年代。

临床肿瘤学对医学基础理论的期待是很迫切的。肿瘤的治疗任重道远。管忠震院士说目前的治疗方式是一把双刃剑。脏器切除实在是无奈之举(一想起38年前为一位老妇骨肉瘤截肢搬下肢体的场景，我就不寒而栗)。化疗和放疗能削弱机体免疫功能。肿瘤的发病既然是多基因、多因素、多阶段，那么其治疗也应该是多靶点、多手段科学合理的结合才成。目前的个体化方案也只是人类认识阶段的一步，应该说离真正意义上的肿瘤治疗还差得很远。

本书对引用文献很少评论。一是本人水平低，不敢妄加之；二是文献不全面，评价也难；三是转移瘤是在原发瘤基础上多了一层因素，争议之处颇多。诊治上的诸多关键点还有待读者在学术发展长河中不断寻觅利器去解决。

肿瘤的防治有两个重点：一是发生，二是转移。因此不但要在原发肿瘤上下工夫，也应在继发肿瘤上做一些工作，悲观和无所作为的观点是不应该有的。一些种类的转移性肿瘤能较长时间生存，一些高恶性原发瘤的远处转移长期生存个案不是昭示我们吗，这是一个天大的启示！应该说近些年肿瘤的诊治有不小的进步，虽然难说是里程碑性的成果。对继发性肺肿瘤科学、全面地预防，早期、敏感地检测，运用当代先进的影像技术和检测手段尽早发现，同时使用不断发展的治疗技术给患者争取一个尽可能好的疗效，不仅是应该的，也是完全可能的。我坚信这一点。本书记载的不少种肿瘤已经达到或接近了这一步。孙燕院士说的三个三分之一（也应包括转移瘤）不是很好的现实总结嘛！

对应于原发性肺肿瘤，应该是继发性肺肿瘤的说法较为恰当。转移性肺肿瘤转移来还是转移去含义不严格、不确定，有时会产生误会。

肿瘤学进展真有日新月异之感，但突破性成果仍太少。虽然在写书的过程中不断补充新资料，仍难免落后迅速变化的现实。本书尽力汇集国人资料，只有少数的英文和日文内容。资料中以诊断为多，目的是为提高认识，尽力减少漏误诊；治疗资料较少，是为殷切期待！希望能对国人继发性肺肿瘤的防治有所帮助，我的初衷也就圆了。

本书肤浅和错误之处难免，敬请赐教！

張金銘

2013年6月18日

目录

总论

各论

总 论

第一章　流行病学

一、定义

继发性肺肿瘤(转移性肺肿瘤)是指肺外部肿瘤经某种途径转移到肺,有时也将肺肿瘤的肺内转移归于其中。

二、各种肿瘤顺序

人类肿瘤发病率还在增加。世界卫生组织(WHO)2010 年 2 月 2 日警告，如不采取预防措施，到 2030 年世界因癌症死亡人数将增一倍,达 1700 万人。全球恶性肿瘤新发病例数从 2002 年的 1090 万上升到 2008 年的 1270 万,死亡人数从 670 万上升到 760万。

中国医学科学院肿瘤医院院长赫捷 2012 年指出,近 30 年来癌症发病数以年均 3%~5%的速度递增,3/4 新增病例发生在新兴工业国家及发展中国家，癌症已成为人类第一死因。数据显示,目前我国每年新发癌症 280 万人,死于癌症 190 万,每死亡 5 人中有 1 人死于癌症。而 10 年后每年新发癌症将超过 380 万,死于癌症将超过 270 万。与此同时,2008 年,我国全国卫生总费用超过 1.4 万亿元,约 20%与癌症有关。

徐洁统计苏州大学附属第一人民医院 2001—2005 年收治恶性肿瘤 17 960 例，在疾病谱顺位中排名第 2(表 1-1)[1]。男女性别比为 1.6:1;45 岁以上的中老年人占总数的 79.8%；男性恶性肿瘤病种构成前 5 位分别是胃、支气管肺、白血病、食管、肝和肝内胆管恶性肿瘤;女性分别是白血病、乳房、胃、女性生殖器官、支气管肺恶性肿瘤;而白血病的人数居儿童组、青少年组的首位。支气管肺恶性肿瘤、白血病死亡人数最多。

2006 年我国肿瘤登记地区纳入分析的 34 个登记处合计覆盖登记人口 59 567 322 人。恶性肿瘤发病率为 273.66/10 万,死亡率为 175.70/10 万。无论是城市还是农村,恶性肿瘤发病前几位均是肺癌、胃癌等,占全部恶性肿瘤发病的 75%以上;恶性肿瘤死亡前几位是肺癌、胃癌等,占全部恶性肿瘤死亡的 80%以上(表 1-2[2]、1-3[3-9])。

表 1-1　2001—2005 年恶性肿瘤患者性别及部位分布情况(例)

	男	女	小计	构成比(%)	顺位
胃恶性肿瘤	1 617	635	2 252	12.5	1
支气管肺恶性肿瘤	1 572	585	2 157	12.0	2
白血病	1 115	762	1 877	10.5	3
食管恶性肿瘤	721	202	923	5.1	4
肝和肝内胆管恶性肿瘤	650	172	822	4.6	5
乳房恶性肿瘤	8	724	732	4.1	6
泌尿道恶性肿瘤	520	175	695	3.9	7
结肠恶性肿瘤	360	291	651	3.6	8
直肠恶性肿瘤	357	279	636	3.5	9
女性生殖器官恶性肿瘤		588	588	3.3	10
脑恶性肿瘤	269	229	498	2.8	11
男性生殖器官恶性肿瘤	220		220	1.2	12
鼻咽恶性肿瘤	172	45	217	1.2	13
喉恶性肿瘤	160	7	167	0.9	14
骨关节软骨恶性肿瘤	44	59	103	0.6	15
小肠恶性肿瘤	34	23	57	0.3	16
其他	3 109	2 256	5 365	29.9	
合计	10 928	7 032	17 960	100.0	

表 1-2 我国肿瘤登记地区前 10 位发病的恶性肿瘤

顺位	部位	发病率(每 10 万人)	构成(%)	中国人口标化发病率(每 10 万人)	世界人口标化发病率(每 10 万人)
1	气管、支气管、肺	49.70	18.16	24.71	33.41
2	胃	35.02	12.80	18.06	24.14
3	结肠直肠肛门	29.07	10.62	14.71	19.62
4	肝脏	26.60	9.72	14.28	18.57
5	乳腺	21.05	7.69	11.80	14.83
6	食管	18.79	6.87	9.68	13.11
7	胰腺	7.45	2.72	3.65	4.99
8	膀胱	6.85	2.50	3.33	4.54
9	淋巴瘤	6.43	2.35	3.93	4.81
10	脑、神经系统	6.39	2.34	4.21	4.97
合计		207.35	75.77	108.36	142.99

表 1-3 前 10 位恶性肿瘤排序

	年份	第 1 位	第 2 位	第 3 位	第 4 位	第 5 位	第 6 位	第 7 位	第 8 位	第 9 位	第 10 位
赵雁梨等(61 280 例)	1960—1970	鼻咽恶性肿瘤	子宫颈恶性肿瘤	乳腺恶性肿瘤	肺及气管恶性肿瘤	肝恶性肿瘤	食管恶性肿瘤	胃恶性肿瘤	大肠恶性肿瘤	皮肤恶性肿瘤	喉咽恶性肿瘤
赵雁梨等(61 280 例)	1980—1990	鼻咽恶性肿瘤	肺及气管恶性肿瘤	乳腺恶性肿瘤	肝恶性肿瘤	食管恶性肿瘤	胃恶性肿瘤	大肠恶性肿瘤	子宫颈恶性肿瘤	非霍奇金恶性淋巴瘤	喉咽恶性肿瘤
张利平等(1 828 手术例)	1999—2001	乳腺癌	胃癌	直肠癌	结肠癌	肺癌	子宫癌	卵巢癌	食管癌	甲状腺癌	肝癌
张冬娅(1 643 例)	1983—1995	胃癌	食管癌	宫颈癌	乳腺癌	肠癌	肉瘤及其他恶性肿瘤	转移癌	口腔癌	皮肤癌	甲状腺癌
马红武(3 903 例)	1994—2002	胃恶性肿瘤	食管恶性肿瘤	肝恶性肿瘤	肺恶性肿瘤	乳房恶性肿瘤	直肠恶性肿瘤	结肠恶性肿瘤	白血病	胰恶性肿瘤	膀胱恶性肿瘤
邹以新(8 942 例)	1996—2002	鼻咽癌	食道癌	肝癌	胃癌	肺癌	肠癌	白血病	女乳腺癌	脑恶性肿瘤	膀胱癌
郭振昌(10 161 例)	1983—1991	胃癌	肺癌	宫颈癌	食管癌	肝癌	乳腺癌	直肠癌	鼻咽癌	白血病	淋巴瘤
林震琼(274 例)	1957—1988	恶性胸腺瘤	软组织肉瘤	绒膜癌	鼻咽癌	骨肉瘤	恶性胸膜间皮瘤	乳癌	食管癌	宫颈癌	
张思维等(163 013 例)	2006	气管、支气管、肺	胃	结肠直肠肛门	肝脏	乳腺	食管	胰腺	膀胱	淋巴瘤	脑、神经系统

美国临床医师癌症杂志(CA)公布全球数据是根据2008年癌症新发、死亡病例数,按经济水平(发达国家、发展中国家)、性别(男性、女性)统计的前10位癌症新发病例数和死亡病例数。最新的统计结果显示,癌症新发病例数明显增加,其中结肠直肠癌发病例数上升,在男性中已超越胃癌位列第3位,女性中超越宫颈癌位列第2位(表1-4)[10]。

世界统计区域20个,癌症类型27个,新发病例数1270万,死亡病例数760万。

三、肺转移瘤发病率及顺序

追本溯源,转移性肺肿瘤的流行病学自然与原发肿瘤的流行病学密切相关。人群中肺转移瘤的发病率为6/10万[11]。

肺部是肿瘤转移的好发部位。肺是继肝脏之后最易发生癌转移的器官,20%~54%的癌症患者在自然病程中会发生肺转移癌,其中近25%为播散性疾病的肺部表现[12]。

尸检中有29%的患者死于肺转移性恶性肿瘤,肺是唯一转移部位的占20%[13]。日本资料显示,恶性肿瘤6.5%有肺转移,尸检可达30%~40%。据日本1984年全国恶性肿瘤25 206例的分析,肺转移的发生率为45.6%,肺转移癌最多见为肝静脉型和腔静脉型。据冈田的尸检病例报道,只转移到肺者:肺静脉型22.8%,肝静脉型43.3%,腔静脉型34.5%,门静脉型10.3%。

继发性肺肿瘤中原发癌瘤的发生率:日本统计乳癌、胃癌肺转移占多数(20%~30%),欧美报道病例中结肠直肠癌占多数。冈田报道直肠癌175例与结肠癌221例转移到肝分别为53.8%、56.6%,而转移到肺分别为41.1%、32.6%。杭州市肿瘤医院报道,绒膜癌31.92%(83/260)、鼻咽癌16.92%(44/260)及乳癌8.85%(23/260)肺转移较多。日本1969—1973年病理部检辑报中以绒膜癌、骨肉瘤、肾癌与乳癌占多数[14-17]。

手术前认为单侧肺转移者,经胸骨正中切口对双侧肺同时进行探查与切除,发现36%~61%有双侧转移[18]。

国际登记处报道的肺转移瘤5206例,主要恶性肿瘤:软组织肉瘤751例,骨肉瘤734例,结肠直肠癌645例,乳腺癌396例,肾癌372例,黑色素瘤282例和头颈部肿瘤247例[19]。

Friedel等分析了包括欧洲、美国和加拿大的4572例肺转移瘤;原发肿瘤为上皮来源者占43%,肉瘤占42%,生殖细胞瘤占7%,黑色素瘤占6%。中国医学科学院肿瘤医院1958—1989年临床诊断肺转移瘤2479例中,原发肿瘤为癌的占81%[20]。

国人的资料见表1-5[19,21-30]、1-6[31]。

四、各种肿瘤的肺转移率(表1-7[32]、1-8[14])

不同肿瘤转移至肺部的发生率不同,为20%~90%,详情见表1-9、1-10[5]、1-11[19]。其中以乳腺癌、甲状腺癌、肾癌、绒膜癌和肉瘤的肺转移发生率最高,为60%~90%;肺癌、肝癌、胃癌、结肠直肠癌、前列腺癌、子宫癌次之,为35%~55%;门脉系脏器肿瘤肺转移发生率较低,为20%~30%[10,33]。

文献记载,胃癌肺转移率为11%~30%,尸检为20%~43%;直肠和结肠癌尸检肺转移率20%~50%,而只转移到肺者占2%~12%;肾癌肺转移率临床报道为37%~80%,尸检为63%;甲状腺癌:恶性甲状腺瘤可分为腺癌、未分化癌及恶性淋巴瘤三种,后者很少见;腺癌分为滤泡状癌和乳头状癌,肺转移率分别为10%和5%,腺癌及未分化癌尸检总肺转移率为20%~80%;乳腺癌肺转移率50%~67%;子宫癌:原发灶为宫颈癌的肺转移在尸检为61%,临床为40%;绒毛膜

表1-4 CA公布2008年癌症前10位新发、死亡病例数

	新发病例(万)	死亡病例(万)
世界范围	**男性前10位**:肺和支气管癌109.52,前列腺癌90.35,结肠直肠癌66.36,胃癌64.06,肝癌52.24,食管癌32.66,膀胱癌29.73,非霍奇金淋巴瘤19.96,白血病19.59,口腔癌17.09	**男性前10位**:肺和支气管癌95.10,肝癌47.83,胃癌46.44,结肠直肠癌32.06,食管癌27.61,前列腺癌25.84,白血病14.37,胰腺癌13.81,膀胱癌11.23,非霍奇金淋巴瘤10.95
	女性前10位:乳腺癌138.35,结肠直肠癌57.01,子宫颈癌52.98,肺和支气管癌51.36,胃癌34.90,子宫体癌28.71,肝癌22.59,卵巢癌22.55,甲状腺癌16.30,非霍奇金淋巴瘤15.63	**女性前10位**:乳腺癌45.84,肺和支气管癌42.74,结肠直肠癌28.81,子宫颈癌27.51,胃癌27.36,肝癌21.76,卵巢癌14.02,食管癌13.07,胰腺癌12.79,白血病11.38
发展中国家	**男性前10位**:肺和支气管癌61.25,胃癌46.69,肝癌44.07,结肠直肠癌27.40,食管癌26.26,前列腺癌25.50,膀胱癌11.95,白血病11.65,口腔癌10.77,非霍奇金淋巴瘤10.38	**男性前10位**:肺和支气管癌53.90,肝癌40.29,胃癌35.35,食管癌22.30,结肠直肠癌15.44,前列腺癌12.19,白血病9.51,非霍奇金淋巴瘤7.16,脑及神经系统肿瘤6.37,口腔癌6.12
	女性前10位:乳腺癌69.13,子宫颈癌45.33,肺和支气管癌27.20,胃癌24.70,结肠直肠癌23.24,肝癌18.60,子宫体癌14.49,食管癌13.79,卵巢癌12.52,白血病9.34	**女性前10位**:乳腺癌26.89,子宫颈癌24.20,肺和支气管癌23.90,胃癌20.29,肝癌17.77,结肠直肠癌13.41,食管癌11.59,卵巢癌7.57,白血病7.51,脑及神经系统肿瘤5.03

表 1–5 国人大宗肺转移瘤病例

作者(例)	年份	1	2	3	4	5	6	7	8	9	10	其他
洪应中等 (547)	1960—1981	肝癌 86 例	绒癌 51 例	恶葡 49 例	乳癌 43 例	鼻咽癌 33 例	直肠癌 29 例	成骨肉瘤 28 例	软组织肉瘤 20 例	宫颈癌 17 例	胃癌 16 例	
林弼 (235)	20 世纪 70 年代	鼻咽癌 54 例	乳癌 31 例	骨肉瘤 22 例	绒膜癌 20例	肝癌 20 例	甲状腺癌 14 例	软组织肉瘤 13 例	滑膜肉瘤 9 例	睾丸肿瘤 8 例	恶葡 5 例	其他 27 例
岳中麟等 (206)		乳癌 44 例	胃癌 29 例	肝癌 25 例	食管癌 14 例	肾癌 14 例	甲状腺癌 10 例	头颈部癌 10 例	滑膜肉瘤 7 例	子宫卵巢瘤 5 例	恶性胸腺瘤 4 例	其他 6 例
许龙水 (176)	21 世纪前后 10 年	肝癌 37.5%	食管癌 13.6%	乳癌 8.5%	结肠癌 7.9%	鼻咽癌 7.4%	卵巢癌 5.7%	前列腺癌 3.4%	肾癌 3.4%	肺癌 2.8%	胃癌 2.3%	甲状腺癌等 13 例
张家饶等 (150)	1961—1984	肝癌 18 例	乳腺癌 12 例	胃癌 10 例	食管癌 10 例	肺癌 10 例	鼻咽癌 10 例	绒膜癌 8 例	甲状腺癌 7 例	宫颈癌 7 例	成骨肉瘤 6 例	其他 52 例
虞锁庚等 (105)		肝癌 24.8%	骨肉瘤 15.2%	胃肠肿瘤 15.2%	鼻咽癌 9.5%	软组织肉瘤 5.7%	绒膜癌 5.7%	肺癌向肺者 4.7%	肾癌 2.8%	乳腺癌 2.8%	卵巢癌 1.9%	并转移者 1.9%
李东民等 (100)	1991—1999	妇科恶性肿瘤 33例	胃结肠癌 20 例	乳腺癌 16 例	肝癌 11 例	食道癌 7 例	鼻咽部癌 3 例	甲状腺癌 2 例	肾癌 1 例	肾上腺癌 1 例	骨肉瘤 1 例	膀胱癌等 5 例
许志奇等 (75)	1990—1996	肝癌 15 例	直肠癌 10 例	鼻咽癌 9 例	食管癌 7 例	乳腺癌 7 例	甲状腺癌 5 例	喉癌 5 例	膀胱癌 3 例	卵巢癌 2 例	涎腺癌 2 例	宫颈癌等 10 例
孟庆娟 (216)	2000—2003	肺癌肺内转移 59 例	乳腺癌 32 例	胃癌 23 例	宫颈癌 21 例	结肠直肠癌 17 例	卵巢癌 12 例	肾癌 9 例	绒癌 7 例	鼻咽癌 6 例	胰腺癌 6 例	不明原发灶等 10例
王冬富 (60)	2004—2006	结肠直肠癌 16 例	肺癌 12 例	胃癌 7 例	肝癌 6 例	乳腺癌 5 例	鼻咽癌 4 例	喉癌 3 例	胆囊癌 2 例	肾癌 2 例	甲状腺癌 1 例	成骨肉瘤 1 例
林震琼 (274)	1957—1988	消化道 21.5%	纵隔 20.8%	女性生殖系 17.9%	呼吸道 13.9%	皮肤软组织 11.7%	骨骼 5.8%	泌尿系 3.7%	男性生殖系等			

注：恶葡：恶性葡萄胎；绒癌：绒膜癌

表 1–6 中国医学科学院肿瘤医院 41 年间 4467 例肺转移瘤的原发部位

部位	例数	%	部位	例数	%
脑	1		乳腺	562	12.6
头颈部	207	4.6	子宫颈	317	7.1
鼻咽	199	4.5	子宫体	61	1.4
甲状腺	161	3.6	阴道	14	0.3
甲状旁腺	1		外阴	10	0.2
涎腺	28	0.6	滋养叶	17	0.4
气管	1		卵巢	69	1.5
肺	1017	22.8	阴茎	3	
胸腺	44	1.0	前列腺	14	0.3
胸膜	12	0.3	睾丸	91	2.0
纵隔	20	0.4	肾上腺	14	0.3
食管	281	6.3	肾及输尿管	263	5.9
胃	25	0.6	骨	84	1.9
小肠	2		软组织	212	4.7
大肠	242	5.4	皮肤	36	0.8
肝	144	3.2	淋巴瘤	195	4.4
胰腺	8		多发性骨髓瘤	2	
腹膜后	12	0.3	其他	9	
			原发不明	66	1.5

表 1-7 不同肿瘤发生肺转移的概率(来自 Weiss, Gilbert)

原发肿瘤	发生肺转移的概率(%)	原发肿瘤	发生肺转移的概率(%)
绒毛膜癌	70~100	胰腺肿瘤	25~40
睾丸肿瘤	70~80	肺部肿瘤	20~40
黑色素瘤	60~80	头颈部鳞癌	13~40
尤文肉瘤	77	食管癌	20~35
骨肉瘤	75	膀胱癌	25~30
肾细胞癌	60~75	胃癌	20~30
霍奇金病	50~70	宫颈癌	20~30
甲状腺癌	65	神经母细胞瘤	25
乳腺癌	60	外阴肿瘤	20
肾母细胞瘤	60	肝癌	20
横纹肌肉瘤	55	前列腺癌	13~20
结肠直肠癌	20~43	阴茎癌	10
子宫癌	30~42	卵巢癌	10
非霍奇金淋巴瘤	30~40		

表 1-8 恶性肿瘤病埋解剖转移的百分率(%)

原发肿瘤(例)	肺	胸膜	肝	骨	肾	肾上腺	脑	腹膜	膀胱	直肠
结肠直肠癌(461)	40.4	6.1	54.9	9.8	5.4	11.7	3.0	28.9	8.9	
子宫癌(213)	40.4	8.9	32.9	14.1	13.1	13.6		23.9	38.5	23.0
乳癌(141)	68.9	35.5	63.8	48.2	12.8	32.6	19.1			
软组织肉瘤(124)	56.5	29.8	30.6	29.8	24.2	16.9	5.6	18.5	4.8	
骨肉瘤(118)	86.4	35.6	16.1	38.1	17.3	11.9	6.8	11.0		
肾癌(105)	77.1	21.0	40.0	29.5	24.8	33.3	10.5	16.2		
绒膜癌(66)	89.4	1.5	39.4	1.5	28.3	4.5	42.4	6.1	6.1	

表 1-9 各种原发性恶性肿瘤尸检的肺部转移发生率

	森亘(日本,1963)			本间(日本,1968)			R.A.Willis(1967)			解放军总医院(1963)		
	总数	转移数	%	总数	转移数	%	总数	转移数	%	总数	转移数	%
肺癌	75	34	45	62	34	55	27	9	33	167	95	57
肝癌	26	14	53	18	11	(61)	18	3	(17)	178	85	48
舌癌	5	2	(40)	1	1	(100)						
鼻、鼻旁窦癌	41	15	37									
喉癌	6	2	(33)	1	1	(100)				5	2	(40)
鼻咽癌	8	1	(13)	4	3	(75)				9	6	(67)
甲状腺癌	7	2	(29)	12	8	(67)	6	6	(100)	5△	4	(80)
唾液腺癌	3	3	(100)	1	1	(100)						
乳腺癌	13	11	(85)	20	13	65	45	28	62	16	13	(81)
恶性胸腺瘤	6	2	(33)							4	1	(25)
食管癌	13	4	(31)	15	4	(27)	17	3	(18)	23	13	57
头颈部癌	4#	2	(50)				64	19	30			
脑部脊髓恶性肿瘤	30	0	0	33	2	6	45	0	0			
恶性肾上腺瘤	2	0	(0)									
交感神经母细胞瘤	1	0	(0)	4	2	(50)						
肾癌	11	8	(73)	14	11	(79)	10	8	(80)	10	9	(90)

(待续)

（续表）

	森亘（日本，1963）			本间（日本，1968）			R.A.Willis（1967）			解放军总医院（1963）		
	总数	转移数	%	总数	转移数	%	总数	转移数	%	总数	转移数	%
膀胱输尿管尿道癌	16	4	(25)									
前列腺癌	12	8	(67)	5	3	(60)	15	6	(40)	14	4	(29)
睾丸附睾肿瘤	4	3	(75)	4	2	(50)				3	2	(67)
子宫癌	28	9	32	19	8	(42)	30	6	20	7	3	(43)
绒膜上皮癌	5	5	(100)	6	6	(100)				2	2	(100)
卵巢癌	20	3	15	7	1	(14)	9	2	(22)	12	5	(42)
胃癌	176	55	31	129	44	34	85	19	22	102	36	35
胆囊、胆管癌	31	13	42	25	9	36				11	2	(18)
胰癌	25	14	56	19	4	(21)	11	2	(18)	33	12	36
小肠、壶腹部癌	8	3	(38)							12	3	(25)
结肠直肠癌	23	6	26	15	6	(40)	65	8	12	40	19	48
骨髓瘤	4	0	(0)	4	1	(25)						
恶性黑色素瘤	2	1	(50)				4	3	(75)			
皮肤癌	2	1	(50)									
恶性淋巴瘤	36	14	39	17	2	(12)				14	4	(29)
白血病	52	33	63	33	9	27				3※	3	(100)
其他部位癌	4	1	(25)				18	9	(50)			
骨肉瘤				4	3	(75)				1	1	(100)
其他肉瘤	20	12	60				26	11	42	20	14	70
原发部位不明恶性肿瘤							5	5	(100)			
总计	719	285	39.6	472	189	40.0	500	147	29.4	691	338	48.9

()：总数不满20例所得的发生率（%）；△：未分化癌；#：包括纵隔恶性肿瘤；※：急性白血病

表1-10　解放军总医院各种原发性恶性肿瘤尸检的肺部转移发生率

原发性恶性肿瘤	总数	肺转移例数	发生率（%）	原发性恶性肿瘤	总数	肺转移例数	发生率（%）
肺癌	167	95	57	绒毛膜上皮癌	2	2	100*
肝癌	178	85	48	卵巢癌	12	5	42*
喉癌	5	2	40*	胃癌	102	36	35
鼻咽癌	9	6	67*	胆囊胆管癌	11	2	18*
甲状腺癌	5△	4	80*	胰腺癌	33	12	36
乳腺癌	16	13	81*	小肠壶腹部	12	3	25*
恶性胸腺瘤	4	1	25*	结肠直肠癌	40	19	48
食管癌	23	13	57	恶性淋巴瘤	14	4	29*
肾癌	10	9	90*	白血病	3	3	100*
前列腺癌	14	4	29*	骨肉瘤	1	1	100*
睾丸附睾癌	3	2	67*	其他	20	14	70
子宫癌	7	3	43*				
总计	总数	691	肺转移例数	338	发生率（%）	48.9	

*：表示不足20例的百分率；△：未分化型

表 1-11 不同原发部位的肿瘤发生肺转移的概率

原发部位	尸检发生率(%)	肺作为唯一转移部位(%)	作为死亡原因的相关因素
肺	20~40	>10	++
结肠直肠	20~40	9	+
乳腺	60	21	+++
前列腺	15~50	18	++
胰腺	25~40	3	+
胃	20~30	7	+
肝/胆管	20	*	+
食管	20~35	17	++
黑色素瘤	60~80	N/A	+++
霍奇金淋巴瘤	50~70	*	++
非霍奇金淋巴瘤	30~40	<10	++
甲状腺	65	N/A	+++
头颈部	20~40	N/A	+
妇科肿瘤			
卵巢	10	0	+
子宫	30~42	9	++
宫颈	20~30	14	+
胎盘,绒膜	70~100	#	++++
肾	50~75	27	+++
膀胱	25~30	9	++
睾丸	70~80	27	+++
软组织肉瘤(成年人)	40~60	N/A	+++
儿童肿瘤			
Ewing'肉瘤	80~85	#	++++
Wilms'瘤	75~80	#	++++
神经胚细胞瘤	50~60	*	+
横纹肌肉瘤	55~60	¤	+++
骨肉瘤	0~100	75	++++

*:罕见,小于 2%;N/A:没有数据;#:非常常见,但缺乏连续性资料;¤:依原发部位不同,从少见(头颈部)到常见(躯干部);+:非常低;++:低;+++:中等;++++:高

上皮细胞癌肺转移尸检发生率 50%~90%,临床报道肺转移率30%~67%;黑色素瘤:原发癌切除至肺转移时间为 0~22 年,差别很大[16]。

血行转移分型:Ⅰ型肺静脉型,以肺癌为代表;Ⅱ型肝静脉型,以肝癌为代表;Ⅲ型大静脉型,除 1、2、4 型外的大部分恶性肿瘤;Ⅳ型门静脉型,为胃、结肠等消化道癌(表 1-12)[17]。

日本学者末舛惠一的资料见表 1-13[34]。

表 1-12 各种恶性肿瘤的转移率(1984 年日本病理剖检辑报)

型别	恶性肿瘤(例数)	肺	肝	骨	肾上腺	脑
Ⅰ	肺癌(387)	50.3	41.2	31.7	31.6	17.9
Ⅱ	肝癌(3262)	44.5	11.4	10.2	13.2	0.7
Ⅲ	乳癌(591)	67.0	54.8	50.6	22.7	18.8
	子宫癌(669)	60.5	33.3	18.4	12.0	3.6
	甲状腺癌(569)	20.7	8.6	6.7	5.8	3.7
	肾癌(472)	63.3	35.0	27.5	28.4	11.9
	骨肉瘤(82)	73.2	25.6	51.2	17.1	15.9
	软组织肉瘤(91)	67.0	33.0	3.3	13.2	5.5
Ⅳ	胃癌(3816)	43.7	45.6	13.9	18.0	2.8
	直肠结肠癌(1702)	48.5	50.6	11.8	13.7	2.8
	总数(11 641)	45.6	38.9	20.3	17.2	7.7

注:表内带小数点数字皆为百分数

表 1-13 各种肿瘤转移部位及概率

转移脏器	原发肿瘤							
	肺(245)	胃(354)	食管(133)	乳腺(133)	子宫(118)	直肠(51)	咽喉(34)	舌(24)
肺	46.9	32.5	33.1	72.9	37.3	54.0	36.4	95.2
胸膜	32.7	9.3	12.0	42.9	9.3	10.0	12.1	26.1
横膈膜	11.8	9.9	3.0	6.0	6.8	6.0	3.0	21.7
心包膜	13.9	2.8	4.5	19.5	2.5	0	3.0	17.0
肋骨	6.1	0.9	1.5	9.8	1.7	0	2.9	0
脊柱	18.0	9.0	8.3	26.3	14.4	18.0	9.1	8.7

注:只取原表部分内容

参考文献

[1]徐洁. 2001—2005 年 17 960 例恶性肿瘤住院病例统计分析. 中国医院统计,2007,14(2):130-132

[2]张思维,雷正龙,李光琳,等. 中国肿瘤登记地区 2006 年肿瘤发病和死亡资料分析. 中国肿瘤,2010,19(6):356-365

[3]赵雁梨,马国胜,赵雁冰,等. 6 万多例恶性肿瘤患者的回顾性分析. 中国卫生统计,2002,19(4):219-220

[4]张利平,黎天丹. 1878 例手术恶性肿瘤的基本构成分析.中国医院统计,2004,11(2):190-191

[5]张冬娅. 恶性肿瘤 1643 例统计分析. 实用医技杂志,1997,4(11):875-876

[6]马红武. 9 年恶性肿瘤住院病例统计分析. 中国病案,2005,6(3):39,35

[7]邹以新. 12 054 例恶性肿瘤患者住院统计分析. 中国病案,2004,5(1):35-36

[8]郭振昌,孙铁林. 青海省 10 161 例恶性肿瘤统计分析. 青海医学院学报,1994,15(2):42-46

[9]洪应中,王小林,周康荣,等. 547 例肺转移性肿瘤的 X 线分析——原发与转移灶的关系. 上海医学,1982,5(7):399-402

[10]橙月. CA 公布最新癌症统计数据. 中国医学论坛报,2011-07-28 肿瘤周刊 B 叠版

[11]陈灏珠. 实用内科学. 11 版. 北京:人民卫生出版社,2001:1607

[12]陈克能,顾振东,徐光炜.肺转移癌的治疗进展. 中华外科杂志,2004,42(8):489-491

[13]郑晓,刘鹏,徐裕金.恶性肿瘤的肺转移.医师进修杂志,2003,26(1):7-9

[14]陈秀勇,张鸿未.转移性肺肿瘤的一些问题探讨. 肿瘤学杂志,1980,(3):96-102

[15]原泽道美,吉村敬三. 临床呼吸器病学.东京:朝仓书店,1982:801-805

[16]林耀广. 系统性疾病和肺. 北京:北京医科大学中国协和医科大学联合出版社,1992:201-207

[17]安田雄司,冈田庆夫. 転移性肺腫瘍——その原発臟器特異性を中心として.肺と心,1987,34:245-254

[18]焦小龙译. 肺转移瘤的外科治疗. 国外医学肿瘤学分册,1996,23:106

[19]Haruhiko Kondo, Takehiro Okumura, Yasuhisa Ohde, et al. Surgical treatment for metastatic malignanncies. Pulmonary metastasis: indications and outcomes. Int J Clin Oncol, 2005, 10:

81-85

[20]于金明,郭守芳,李建彬,等.肺转移瘤体部X刀立体定向放射治疗30例分析.临床肺科杂志,2002,7(1):21-22

[21]林弼.235例肺转移瘤的X线分析.福建医药杂志,1981,3(5):270-272

[22]岳中麟,王如森,胡永立,等.肺转移瘤的X线诊断(附206例分析).实用放射学杂志,1992,8(12):715-716

[23]许龙水.176例肺转移瘤的X线诊断.中国农村医药杂志,2004,11(6):24-25

[24]张家饶,司斌.肺转移瘤150例X线分析.新医学,1987,18(8):406-407

[25]虞锁庚,葛兴林,余业洗,等.肺部转移瘤(附105例临床X线分析).临床放射学杂志,1986,5(6):288-290

[26]李东民,杨海,高万勤,等.肺转移瘤100例临床X线分析.洛阳医专学报,2000,18(2):109-110

[27]许志奇,陈淑琼.75例继发性肺恶性肿瘤的临床分析.华西医学,1999,14(1):45-46

[28]孟庆娟,徐进.肺转移瘤的CT表现及鉴别诊断.中国社区医师(综合版),2005,7(19):76

[29]王冬富.CT诊断肺转移瘤的体会.现代中西医结合杂志,2007,16(23):3380

[30]林震琼.肺转移性肿瘤274例病理学分析.肿瘤防治研究,1990,17(2):61

[31]朱元珏,陈文彬.呼吸病学.北京:人民卫生出版社,2003:1066-1070

[32](德)Sebastian Lange. 胸部疾病放射诊断学. 季斌译.上海:上海医科大学出版社,2000:158-164

[33]罗慰慈.现代呼吸病学.北京:人民军医出版社,1997:834-845

[34]末舛惠一. 癌の肺転移の機序と防止について.肺と心,1976,23:173-179

第二章 转移途径

一、概念

肿瘤的侵袭转移是指癌细胞从原发部位转移到远处部位并在远处部位形成肿瘤的过程。肿瘤侵袭转移是一个复杂的、多因素的、多步骤的生物病理学过程，与机体的整体状态、原发肿瘤组织学类型和解剖位置有关。转移必须包括三个主要步骤：肿瘤细胞脱离、被转运和生长。

与肿瘤转移相对的一个理论是肿瘤的多源学说。流式细胞仪已能捕捉到血中的转移瘤细胞，肿瘤能够转移当无争议。

恶性肿瘤的扩散与转移是两个相互有关又有不同的概念。扩散意味着肿瘤的局部浸润或远处转移，它可以与瘤体相连或远离主体，而转移是指肿瘤细胞离开主体，在远隔器官或组织形成一种与原发肿瘤类型相同的肿瘤，它是肿瘤扩散的一个主要形式。

肿瘤细胞的局部直接浸润是恶性肿瘤生长过程的必然阶段，但不同类型的肿瘤，它的扩散潜能可有很大差别，有些肿瘤以局部浸润为主，有些肿瘤以广泛转移为主。

肿瘤细胞直接蔓延是肿瘤扩散的基础，通常可见瘤细胞从瘤母体直接向外侵袭，它常沿着组织间隙，如淋巴管、血管、体腔或脑脊髓腔等不间断地扩散到达远隔部位，但它仍然与肿瘤的母体相连。肿瘤的直接侵袭，除沿肌间隙和筋膜间隙等较疏松的组织浸润以外，也可沿着淋巴管直接扩展，如原发性肺癌，当癌细胞累及淋巴管时，在胸膜的脏层(或称肺膜)显示白色条索网状结构，有人称它为癌性淋巴管炎或淋巴管癌症。有时肿瘤可沿神经周围或血管周围的淋巴间隙持续而不间断地扩展。这种淋巴管或淋巴间隙的扩展有时可累及很广泛的一个区域，如炎性乳腺癌，它的本质是淋巴管瘤栓伴有局部炎症，可造成红肿热痛，甚至形成橘皮样。

肿瘤的直接蔓延可沿静脉腔扩张，如肝癌可形成门静脉、脾静脉癌栓，也可沿着肝静脉进入上腔静脉达右心房，癌栓脱落可导致脏器的转移。

浆膜面种植性转移：这是腹、胸、颅腔脏器恶性肿瘤的重要播散方式，尤其是胃肠道癌。当癌细胞穿破胃肠壁之后，癌细胞脱落，似“撒种子”种植于腹膜或肠系膜的表面，形成粟粒状或结节状，有时伴有结缔组织的增生，形成“铁饼样”瘤块。这种种植性转移也可见于胸膜腔、心包膜腔或蛛网膜下腔，但比较少见。此外，卵巢黏液性腺瘤或阑尾黏液囊肿，形态学虽为良性，一旦破裂，就可种植于腹腔内形成局部恶性的腹膜假黏液瘤，它也可称为种植性转移。这类患者可造成腹水、肠粘连，最后引起肠梗阻而危及生命。有时他处的恶性肿瘤，如乳房癌、恶性黑色素瘤可从其在胸腹腔内淋巴结或肝、肺等脏器表浅处的转移灶脱入浆膜腔。

上皮表面种植性转移：这是一个有争议的问题。有人认为，上唇癌也可种植于下唇。在临床上，肾盂的移行细胞癌患者，可同时或先后发生输尿管或膀胱的移行细胞癌，有人认为它是种植而来的。

转移灶可为稀散分布的少数结节，但通常较广泛，甚至似粟粒样或无数大小不等的豆粒样，部位可集中在瘤细胞进入处附近的浆膜，或在下垂处(如肋膈窦)。

原发肿瘤器官与转移靶器官之间的关系是有一些规律的。乳腺癌、肺癌、淋巴癌、肝癌、胃癌、结肠癌及卵巢癌最易发生转移，且具有特定受累器官的转移趋向性。如乳腺癌有80%以上具有骨转移，前列腺癌、肾癌、甲状腺癌及肺癌等也好发骨转移；肺小细胞癌及肺腺癌易出现脑和骨转移；结肠癌和眼部黑色素瘤易转移至肝；多发性骨髓瘤常转移到颅骨。在骨转移部位中，脊柱多于四肢，腰椎、胸椎是常见的转移部位。四肢长骨的转移多见于近端，而远程及肢体末端却很少转移。乳腺癌和胃癌易转移至所属区域淋巴结；胃肠道癌易出现肝和腹腔转移；胃癌易出现卵巢转移；甲状腺未分化癌、肺小细胞癌尽管原发灶小，也可能出现早期转移。宫颈癌、食管癌及膀胱癌转移不广泛发生，口唇癌、腮腺癌很少远处转移，基底细胞癌出现转移十分罕见。难以理解的是骨肉瘤生在骨中少有触动，却能很早出现肺转移。掌握这些规律，临床中便能有目的地诊断和预防[1]。

石田照佳等讨论各种肿瘤转移的脏器选择性路线图，认为有一定的选择性（表 2–1）[2]。

表 2–1 各种肿瘤转移的脏器选择性路线图

原发肿瘤	原发病灶
门静脉型（胃、结肠）	→肝→肺→脑、骨、其他
大静脉型（直肠、乳癌、泌尿生殖）	→肺→脑、骨、其他
肝静脉型（肝癌）	→肺→脑、骨、其他
肺静脉型（肺癌）	→肝、肺、脑、骨、其他

二、肺转移的种类（表 2–2）[3-4]

1. 血行性肺转移

有 4 条途径：肺静脉、肝静脉、腔静脉和门静脉。主要可分四型：Ⅰ型肺静脉型来自肺，Ⅱ型肝静脉型来自肝，Ⅲ型腔静脉型来自头颈、食道、乳房、泌尿系统、软组织、肉瘤等，Ⅳ型门静脉型来自消化系统。

肺外的瘤细胞主要经由肺动脉、支气管动脉等到达肺。来自原发肺癌的瘤细胞主要经由肺静脉反流左心，进入人体大循环内，亦可侵入上腔静脉及其回流支经右心回归肺内。

2. 淋巴性肺转移

肺癌细胞经由肺内淋巴管进展，到达各组淋巴结，分布于肺内和胸内淋巴系统内形成病灶，以淋巴结肿大为主要影像学表现。

3. 胸膜播种性肺转移

肺癌或肺外恶性肿瘤的瘤细胞经血行性或者淋巴性到达胸膜，继而播种到胸膜腔。

4. 气道转移

肺癌的癌细胞随空气沿支气管等气道到达肺的其他部位，是细支气管肺泡癌（BAC）等向肺内转移的一种特殊转移方式。

淋巴道转移又被认为是血源性传播的结果。以往认为淋巴道转移是瘤细胞先转移到纵隔淋巴结后，再逆行转移到肺淋巴结，最后到肺形成淋巴管炎。Janower 还提到淋巴道转移可先于肺内血道转移，由淋巴管转移到肺门淋巴结，形成肺内癌性淋巴管炎，X 线表现为间质性改变，类似肺水肿，可有细的间隔线等。我国有人研究指出，上述两种情况均可存在，近年来认为以后一种方式为主。他们还报道 1 例直肠癌两肺多发转移合并右上肺不张，可能是通过支气管动脉支气管壁黏膜下转移所致。Herman 也推测有一些转移瘤是经由支气管动脉并非肺动脉转移的，但未得到证实。他认为肺转移瘤常常经由肺的动脉，而经淋巴管的较少，经支气管播散的更少。但后者可出现于细支气管肺泡癌及罕见于其他鼻窦和气道的恶性肿瘤。Braman 等观察到支气管内转移 5 例，以肾癌、乳腺癌及结肠直肠癌为常见，其 X 线表现为节段或次节段肺不张。与原发肺癌的区别方法是支气管镜见肿块位于支气管黏膜下，活检能得到证实。

Herman 论及大多数瘤栓是来自体系静脉，有时也可能来自大的淋巴管或胸导管，偶尔亦可由于右心被侵，其次考虑来自别处的转移，尤其是肝脏的转移。总之，从血循环来看，全身各处的静脉血必然要经过肺循环的毛细血管床过滤，各部位（包括肺）恶性肿瘤的脱落细胞群随着回流的静脉血经肺动脉播散到肺的毛细血管床，并在此过滤时受阻，停留在肺部继续生长增殖。少部分经由支气管动脉播散或淋巴道蔓延[5]。

肿瘤细胞亦可进入毛细淋巴管后进入淋巴结实质内生长，形成肿大淋巴结，或通过淋巴管渗透和淋巴管栓塞而使淋巴管扩张形成条状细网，肿瘤细胞在淋巴管内堆积形成癌结节，淋巴回流障碍可致胸水，淋巴结中的转移瘤亦可穿破淋巴结表面被膜进入血管，淋巴结内尚存在淋巴管和小静脉的交通，且肿瘤细胞也可经胸导管淋巴最后回流入血，导致进一步播散，这可解释血道和淋巴道转移在同一患者可同时出现的情况[6]。

三、血行性肺转移

1. 概念

肺的血流供给有两套：一是肺动静脉，即肺的功能血管；二是支气管动静脉，为肺的营养血管，负责肺组织和支气管的营养供给。支气管动脉来自主动脉，而支气管静脉的回流则分两个途径：①肺内支气管静脉汇流入肺静脉，经左心再循环至全身；②肺外支气管静脉（分布在纵隔内大支气管周围的支气管静脉）汇流入奇静脉和上腔静脉后经右心和肺动脉再返回肺

表 2–2 几组肺转移瘤转移方式

作者（例数，报道年份）	血行	淋巴	气道	蔓延	混合	神经	胸膜	合并其他部位
许龙水（176，2004）	82.4%	10.2%			2.8%			胸壁肋骨 4.5%，骨盆 2.3%
李东民等（100，2000）	78	15			7			36
王冬富（60，2007）	51%	8%			3%		11%	25%
洪应中等（547，1982）	526	21						

脏。这种血液供应的解剖基础决定了肺癌的血行性转移既可转移到全身其他脏器,也可转移到肺内。

1940年Batson证明了脊椎旁静脉丛的存在,这对腹膜后、盆腔内脏器的原发恶性肿瘤的转移很重要,后称之为巴特森丛。它沿脊柱上达头盖骨下至骶骨,与下腔静脉、奇静脉、肋间静脉、支气管静脉共同组成静脉系统。血道转移的另一条重要途径就是通过脊柱静脉系统,它是不同于体循环或肺循环的第2组血液循环系统。它的特点是无静脉瓣,位于椎管内和胸腹部脊柱的附近,在后纵隔或者腹膜后肿瘤受到挤压(胸压或腹压增大时),瘤细胞可通过脊椎静脉系,不经过肺脏,而直接进入脊椎或颅腔转移。因此临床往往见到脊椎或脑转移瘤的患者,而见不到肺的转移灶,就是这个道理。

2. 病理机制

形成血行性肺转移的机制是复杂的,迄今仍有许多不明之处。一般认为其发生机制如下:肺外原发瘤灶内的瘤细胞就近侵入静脉(体静脉系统),肺癌则取前述经肺外支气管静脉的途径进入体循环静脉系统,并以肿瘤细胞团的形式存在,继而通过右心系统进入肺动脉,再逐级到达肺小动脉,在肺细小动脉处形成肿瘤血栓。其中肿瘤血栓内的大部分肿瘤细胞死亡,活下来的瘤细胞继续生长,并穿过血管壁在肺内形成结节。有以下几个特点。①转移灶与肺细小动脉关系密切:形成瘤栓的瘤细胞团大小为100~200 μm,这种大小恰好与1、2级呼吸性细支气管的伴行肺动脉的口径相适合,从而推测最初的转移灶应当在呼吸性细支气管水平。充气肺标本的观察证明多数转移结节既不在终末细支气管,也不在胸腔,而是在两者之间的呼吸性细支气管水平。在HRCT上能显示的最小肺动脉是与终末细支气管伴行的200~300 μm口径的肺动脉。因此在HRCT上有时可观察到有细小肺动脉注入转移结节,而更多的是转移结节与CT上能看到的肺血管无关,转移结节好像孤立地漂浮在肺野之中,对肺标本的观察也证明了这一点,3 mm以下的转移结节绝大多数存在于小叶中心的支气管血管束和小叶边缘之间,约占67%。转移结节的构成是以细小肺动脉为中心的充实性结节,周围有正常肺组织围绕。②转移灶在肺内的分布特点:其分布遵循肺血流的规律,在肺下叶的肺外层,即肺的末梢部位的出现率较高,特别是可到达胸腔下最边缘的肺组织。

血道转移是肉瘤早期的主要转移途径,如骨肉瘤、横纹肌肉瘤等,其主要原因之一是肿瘤血管十分丰富,而且多数血窦壁本身就是瘤细胞构成的,因而很易脱落进入血流,出现肺转移。肺的转移灶中,瘤细胞脱落进入体循环,形成其他脏器或组织的转移灶。但上皮性肿瘤通常中晚期才出现血道转移。躯干或四肢软组织肉瘤,瘤细胞常常进入体循环的静脉系统,直接引流进入肺脏,出现早期的肺转移[7]。

3. 临床特点

从李怀臣的资料可看出,肺转移瘤中最常见的转移途径是血道转移,与原发肿瘤如甲状腺癌、肾癌、绒膜癌、肝癌的血运丰富有关。肿瘤通过血流转移至肺,一般生长在肺泡,因此一般无严重的呼吸道症状,或者呼吸道症状较轻微。李怀臣病例中56.8%的患者无呼吸道症状[8]。

4. 影像特点

尸检发现82%~92%的肺转移瘤位于肺的周边,特点如下。①分布:以下肺野和肺外围末梢较多,往往出现于肺的胸膜下处,称为胸膜下结节;②在肺小叶内的位置:初发阶段的转移结节多数位于肺小叶的支气管血管束和肺小叶边缘之间,而少数可以靠近前述两个结构之一;③转移结节多呈大小不一、轮廓清楚锐利的圆形结节,大小不一是由于瘤栓到位的时间不同所致,轮廓清楚是由于充实性生长的瘤结节与周围含气的正常肺组织之间有良好的自然对比所致,并且转移结节在两侧肺野内分布的随机性很强,没有一定规律。

血行性肺转移瘤的X线表现形态多种多样,有多发结节、单发结节、浸润型等,但最常见的是多发结节状阴影。李怀臣的病例占59.92%。较少合并肺门、纵隔淋巴结肿大,李怀臣病例中仅有5例合并肺门淋巴结肿大。有资料表明,血行性肺转移瘤中腺癌最多,占32%;鳞状细胞癌次之,占30%;肉瘤10%;绒膜癌7%。其中转移性癌性空洞多见于鳞状细胞癌,呈偏心厚壁空洞,内壁凹凸不平。绒膜癌常呈多发、圆形、密度较淡的阴影,肾癌肺转移的结节较大,而甲状腺癌常呈雪花状密集阴影,常保持数年不变,由于较少累及支气管,因此支气管镜和痰脱落细胞学检查阳性率极低。

四、淋巴性肺转移

1. 概念

肺内淋巴管分布于肺胸膜、小叶间隔、肺静脉周围、肺动脉周围和支气管周围。在肺小叶内的淋巴管伴随在支气管和动静脉的周围,而肺泡隔内不存在淋巴管。胸腔内所属淋巴结的分组:1~9组为纵隔淋巴结,10~12组为肺门淋巴结,13~14组为肺内淋巴结。

20世纪60年代国外学者对肺脏的淋巴回流进行了广泛的研究。日本学者发现肺内的淋巴引流有两大系统：间质系淋巴管，由肺胸膜下淋巴管、小叶间淋巴管与肺静脉伴行的淋巴管组成；实质系淋巴管，由支气管淋巴管与肺动脉伴行的淋巴管组成。两大淋巴引流系统间有着丰富的吻合支而且变异很多。

肺组织产生的淋巴液先回流至段支气管周围淋巴结，后沿段间回流至叶门，再经叶间回流到肺门。此外，Riquet 等对区域淋巴结解剖学的研究发现，肺段与纵隔淋巴结之间存在直接的淋巴引流通道，这种情况的发生率右肺为 22.2%，左肺为 25.13%，上肺较下肺多见。下肺肺段有直接的淋巴引流通路到达位于上叶支气管淋巴结，一些肺段内的淋巴引流已超出纵隔淋巴结的范围，直接注入锁骨下静脉和胸导管，这可解释仅出现纵隔淋巴结转移而无肺内淋巴结转移及出现全身转移而无胸内淋巴结转移的现象。

2. 病理机制

肺原发肿瘤的位置在一定程度上可决定纵隔淋巴结转移的部位。肺淋巴回流的规律：①右肺上、中、下肺叶经右侧气管旁组淋巴结引流到右侧颈深淋巴结并最终注入右侧静脉角(右-右)；②左肺上叶经左气管旁组淋巴结引流到左颈深淋巴结并最终注入左侧静脉角(左-左)；③左肺下叶经隆突组淋巴结引流到对侧的右侧气管旁组淋巴结，继而到右侧颈深淋巴结并最终注入右侧静脉角(左-右)；④下肺韧带周围引流至下肺韧带组淋巴结，继而经食管和主动脉裂孔及膈肌到达腹腔(下-下)。

尽管肿瘤的位置与纵隔淋巴结转移部位有一定关系，但在病理条件下，由于肿瘤的压迫，瘤栓阻塞淋巴管及肺内的一些直接淋巴回流通道，肺癌的淋巴结转移又具有跳跃性、交叉性、多发性及跨区域转移的特点。

跳跃性淋巴结转移是指肺癌在无 N1 转移的情况下发生 N2 转移，占切除非小细胞肺癌(NSCLC)转移患者的 7%~37%。Tsubota 等研究发现，跳跃性淋巴结转移绝大多数为腺癌，原发肿瘤多为周边型肺癌。跳跃性纵隔淋巴结转移是指肺癌仅出现非区域的 N2 转移，发生概率为 10%左右，上叶肺癌多集中在 7 组，中下叶肺癌无集中倾向，其发生机制尚不清楚。N2 转移是影响肺癌手术后远期疗效最重要的不利因素之一，因而跳跃性淋巴结转移或跳跃性纵隔淋巴结转移的存在是广泛廓清纵隔淋巴结的重要理论依据之一。

Naruke 等对肺癌淋巴结转移的研究发现，左、右侧肺癌均可发生对侧纵隔淋巴结转移，这可能是双侧肺淋巴均可经过隆突下淋巴结转移到对侧纵隔的缘故。Hata 等亦通过正中劈胸骨行双侧纵隔淋巴结廓清也发现肺癌淋巴结转移具有交叉性。

肺癌的淋巴结转移还具有多发性的特点。有报道肺腺癌≥3 组 N2 转移者占肺腺癌纵隔淋巴结转移的 44.7%，这可能是肺腺癌预后较鳞状细胞癌差的原因之一。不论肿瘤的部位及组织类型，晚期肺癌都可因纵隔内淋巴通路的阻塞而发生对侧上、下纵隔各水平上的淋巴转移[9]。

通过淋巴转移，一是肿瘤先转移到纵隔淋巴结，而后转移到肺门和肺内淋巴结及肺间质；二是癌细胞转移到肺血管内，形成癌栓，然后癌细胞穿过血管壁进入血管周围的淋巴结和肺间质，继而到达肺门淋巴结。X 线表现与血行转移也有较大差异，主要表现为肺门、纵隔淋巴结肿大，单纯癌性淋巴管炎型则较少见。李怀臣病例中的网状结节影像均伴有肺门或(和)纵隔淋巴结肿大。

由于肺转移性肿瘤临床表现的多样性，因此对于原发部位不明确的肺转移瘤应从甲状腺、乳腺、消化道、泌尿和生殖系统等部位寻找原发灶[8]。

3. 临床特点

资料表明，乳腺癌、甲状腺癌、胃癌及其他消化道肿瘤易通过淋巴管播散形成肺转移，由于广泛的肺间质病变，多表现为进行性呼吸困难加重。李怀臣资料中 11 例弥漫性网状结节型均有不同程度的呼吸困难，活动时呼吸困难更为明显。

4. 影像特点(见书后附图 42)

诊断胸内淋巴结肿大要注意以下几点。①统一胸内淋巴结的分组和命名：国际上比较通用的胸内淋巴结的分组和命名是美国胸腔学会的 ATS 分类，在日本则使用其本国日本肺癌学会的分类。②正常淋巴结的大小：要诊断淋巴结肿大首先应规定正常淋巴结的大小，不同作者意见不太一致，但应当注意以下几点：a.测量淋巴结应以其短径为标准；b.通常以10 mm 为正常淋巴结短径的上限，但应依据部位具体对待，如有人提出隆突下组淋巴结应定为15 mm，上纵隔和气管旁组应为 8 mm，胸廓内动静脉组还应进一步缩小；c. 不同组织类型肺癌淋巴结肿大的特异性和敏感性是不同的，如部分腺癌转移淋巴结的短径常常并未达到 10 mm，而鳞状细胞癌时，纵隔肿大的淋巴结的直径有时为 2~3 cm，但在组织学上并无癌转移，为炎症性或反应性淋巴结肿大；d.关于伴有淋巴结肿大肺癌的手术适应证问题，如以1 cm 为诊断基准的话，则 1~2 cm 时，其转移阳性预测价值仅为30%，因此文献认为，即使是淋巴结肿大为1~2 cm 亦非手术切除肺癌的指征，而应以是否侵犯淋巴结的包膜等表现为依据。

癌性淋巴管炎见于肺内癌转移的 6%~10%。引起肺内癌性淋巴管炎的原发肿瘤主要是肺癌、胃癌，其次为子宫颈癌、乳癌、胰腺癌等。形成机制有以下3种：①纵隔和肺门淋巴结转移，引起淋巴回流受阻，经肺内淋巴管逆行性向末梢肺组织进展；②转移至胸膜的癌细胞经肺内淋巴管倾向性向肺门淋巴结进展；③血行性转移到肺内的癌细胞在末梢血管内形成癌栓，如侵犯邻近的淋巴管。目前多数人支持上述第3种机制，即继发于血行性转移灶和原发瘤灶周围的癌性淋巴管炎。临床表现主要有进行性呼吸困难、咳嗽和咳痰，其中进行性呼吸困难颇具表现特点和诊断价值。一是往往出现于X线发现病变之前；再是一旦出现，则呈进行性发展，病情常常急转直下，患者生存期不超过3~4个月；三是常伴有低氧血症，这是其他肺转移不常出现的表现。

影像学表现：①自肺门向肺野内放射排列的线状或索状阴影，其病理基础是支气管血管周围组织增厚，内容包括在支气管血管周围间隙内的淋巴淤滞、癌组织增殖和反应性纤维组织增生。构成肺纹理的血管阴影增粗模糊，支气管壁增厚出现轨道征或支气管气相，可出现在正常情况下无法观察到支气管的特别末梢的肺野内；②间隔线：其病理基础是小叶间隔增厚，其组织内容同上，4种间隔线中以Kerley B线最为普遍且易于观察；③颗粒状阴影：主要是末梢支气管血管周围组织增厚所致，由于这些增厚的末梢支气管血管周围组织相互重叠或其断面形成的影像；④胸水：在肺癌和其他恶性肿瘤肺转移，癌性淋巴管炎常常是胸水形成的重要机制，胸水的存在是提示癌性淋巴管炎的征象之一；⑤肺门纵隔淋巴结肿大。上述表现在有恶性肿瘤病史的患者，诊断多无困难，否则前三者与间质性肺炎等鉴别有一定困难。另外，一侧性癌性淋巴管炎多数为肺癌所致。

肺淋巴管位于肺组织支架结构中，如小叶内间质、小叶间隔、支气管-血管束周围、胸膜下等部位，因此恶性程度高的腺癌，易侵犯淋巴管，沿淋巴道转移，引起这些结构的异常。肿瘤细胞可在肺组织的支架结构内浸润、堆积、水肿、渗出和纤维化，形成白色的网状隆起，病理学特征是这些结构的淋巴管内有大量肿瘤细胞。还可沿淋巴管蔓延或支气管-血管束周围的血管丛蔓延。CT和HRCT影像上可表现出这些结构的增厚。还可转移到支气管旁、肺门纵隔，引起淋巴结肿大。在腺癌病例的尸检中，100%发现有肺门、纵隔的淋巴结肿大。

腺癌肺转移的CT和HRCT表现特征是肺小叶间隔增厚不光滑，呈串珠样改变，支气管-血管束增粗不光滑，两肺沿肺小叶间隔、小叶间隔旁、支气管-血管束周围、叶裂和胸膜下，广泛分布的结节或局部出现肺小叶间际支气管-血管束异常和结节影像等，在伴有肺门淋巴结肿大、纵隔淋巴结肿大、胸膜转移、胸腔积液等3种以上的征象联合出现时是诊断腺癌肺转移的可靠征象。即使临床未发现确切的原发病灶也应对该病灶的病理类型有充分的诊断信心。CT和HRCT也可发现局限的、隐匿的肺转移瘤及小囊样薄壁或壁稍厚的空腔性肺转移病变[10]。

秦旭惠等探讨淋巴管型肺转移癌的X线诊断。20例患者有肺外肿瘤病史，其中胃癌8例、食管癌5例、乳腺癌3例、结肠癌3例、卵巢癌1例。胸片显示肺癌性淋巴管炎至患者死亡时间为3个半月至1年。患者除有原发病灶的相应症状、体征外，发生肺部转移后出现进行性气短、咳嗽、胸痛等症状，其中1例患者出现哮喘。晚期均呈恶液质状态。①肺间质性改变：20例均有此征象，11例表现为局限性间质改变，局部区域肺纹理增粗，呈细网状，随病变范围扩大，与弥漫性表现相同。9例为两肺弥漫性间质改变，显示为两肺弥漫性细条索影，从肺门向肺野放射，至外围逐渐变细。短期随访，病变范围扩大，沿条索影有多数细小结节，呈串珠样。晚期整个肺野透光度减低，呈毛玻璃样改变。两侧肋膈角区可见Kerley B线。②胸腔积液：有13例出现少至中等量胸腔积液，其中3例表现为双侧中量胸腔积液，抽液后复查胸片，双下肺野有明显间质性病变。10例可见一侧或双侧胸腔少量积液，表现为肋膈角变浅。10例合并双肺呈弥漫性或局限性间质性改变，以两肺下野为著，胸片未发现肺门及纵隔内有明显肿大的淋巴结。③肺门和纵隔淋巴结肿大：8例有淋巴结肿大，纵隔轮廓呈局限性隆起或波浪状，其中2例在随访过程中可见肺门和纵隔淋巴结肿大。另有3例胸片无明显改变，而CT扫描可见纵隔内淋巴结肿大合并一侧或双侧少量胸水。

鉴别诊断：①慢性间质性肺炎：是发生于肺间质的炎症，X线表现肺纹理增粗，交织成网状，有小点状影，一般无淋巴结肿大。有明确的慢性肺部疾病史，X线短期随访无明显变化。②特发性肺间质纤维化：肺内可见广泛间质纤维增生，表现肺内网状纤维条索影，夹杂小结节影，病灶常分布于外围。CT扫描可见病变以肺外围明显，小叶间隔线、胸膜下线增厚，纵隔内多无肿大的淋巴结。③结节病：两侧肺门淋巴结对称性肿大，肺内可见网状及条索状影，肺内同时受累后，胸片很难鉴别，但临床症状轻，X线表现重为其特点。④肺类风湿病：肺纹理增多、增粗，从肺门向外扩散，以两下肺为著，有时并发小斑点状影，呈网状、颗粒状或毛玻璃状，肺门增大，常见双侧胸腔少量积液。临床发病多为青壮年，四肢小关节常有多发、对称性游走性疼痛，血清学检查类风湿因子阳性[11]。

五、胸膜播种性肺转移

1. 病理机制

是癌细胞经血行性或淋巴性到达胸膜，继而在此增殖并播种到胸膜腔内。原发瘤以肺癌、胃癌、乳癌为多。

2. 影像特点

①胸水：在CT问世前，几乎绝大多数胸膜播种性肺转移的患者均依靠胸水的存在而提示诊断。必须指出的是，胸水往往是在胸膜播种性肺转移的晚期才出现，而早期常无胸水的存在。并且现有的影像学检查手段包括CT在内，有时对于手术中测量出的30 mL以下胸水不能检出，也就是说，即使合并胸水存在的胸膜播种性肺转移，其检出率也不过半数左右。②胸膜面细小结节：是胸膜播种性肺转移极其重要的病理和影像学表现。这些细小结节或者颗粒状阴影的大小为2~3 mm，位于胸壁和纵隔胸膜时表现为上述胸膜面凹凸不整的细小结节样阴影，其出现率约45.4%或者更低。位于叶间胸膜时，则表现为叶间胸膜区域多发结节状阴影，其出现率在87.5%。应当指出，胸膜播种性肺转移虽不是肿瘤的早期征象，但是胸膜播种性肺转移的检出和诊断对于治疗方案的制定至关重要，以避免不必要的手术。另外，普通CT在检出胸膜播种性肺转移方面远不及薄层和高分辨率CT，而且叶间胸膜播种性肺转移要比胸壁和纵隔胸膜播种性肺转移更容易检出。

六、气道转移

1. 概念

气道肺转移是一部分细支气管肺泡癌具备的一种特殊转移方式，也是恶性肿瘤唯有在肺脏才能出现的一种转移方式。其病理学和影像学具有一定特征。

2. 病理机制

BAC是能经气道肺转移的肺癌，又是肺腺癌中的一部分或者说一种类型。气道肺转移的发生机制是此种肺癌产生大量黏液，黏液中可见许多癌细胞团，由于呼吸或者咳嗽等肺的运动，黏液中的瘤细胞团随空气经支气管系统传送到肺脏的其他部分。

在病理学上可证明此种转移方式存在的依据有以下几点：①此种含瘤细胞团的黏液体可见于离开原发癌灶很远的肺泡腔内；②黏液产生旺盛的BAC常常在对侧肺内发现弥漫性转移灶；③手术后在对侧肺突然产生大量癌灶。这些表现均提示肺癌气道转移的存在。

病理特征：①癌细胞在肺泡内呈典型的伏壁生长方式；②子灶与原发灶相隔较大距离，呈非连续性生长；③癌细胞总是伴随黏液存在于肺泡腔内；④癌组织的主体是以肺泡型病变的方式存在，即侵犯肺的实质而不是间质。

经支气管转移常是由支气管直接播散，或肺实质、纵隔转移淋巴结直接累及支气管，最常见的是肾细胞癌和乳腺癌。肺转移癌转移途径还可能经支气管动脉扩散或经支气管吸入[12]。

苗淑贤等报道喉癌种植性转移1例。发现右侧颈部肿块进行性增大10个月，右侧颈部多个肿大淋巴结融合成约10cm×8cm肿块，颈前淋巴结直径约0.6 cm。行颈部肿物扩大切除术，病理报告为淋巴结转移性低分化鳞癌。9个月后因声音嘶哑5个月再次入院。纤维支气管镜查见前联合、双声带、双室带均被肿物占据。也查见左肺舌支的上、下分支的间嵴处有直径为0.8 cm结节样肿物，分别取活检，病理报告均为低分化鳞癌。在颈部肿块切除术后9个月内，喉原发病加重，黏膜表面的癌细胞脱落，由于重力和吸气运动，使其下降至支气管内，黏附在黏膜上，在此处继续增大，发展成新的瘤结节，即种植转移结节[13]。

関保雄等报道3例支气管内转移。病例1：10年前肾癌摘除。现左胸背痛。胸片示左肺中下结节，与心影重叠。纤维支气管镜检查示左肺底支表面平滑、色红肿瘤。开胸：双胸多个肿瘤结节。组织像为肾癌。3年后死亡。病例2：两年前宫颈癌Ⅲa，放疗后活检表现为显效。胸片示右上肺不张，痰检为鳞状细胞癌。纤维支气管镜检查示见B2堵塞。放疗效果佳。病例3：15个月前右睾丸肿胀，摘除后为胎儿性癌，后放化疗。现咳嗽咳痰，胸片右中下不张。纤维支气管镜检查示右肺底支堵塞，支涂同病理。支涂后肺不张消失，出现肿块，与心影相接。行右下叶切除和淋巴结廓清术。标本见瘤接近支气管，为直接浸润所致。

一组除外肺癌的244例实体瘤，尸检中13例肺转移，其中5例为支气管内型。文献中查到33例，其中以肾癌为多(15例)，结肠直肠次之，还有黑色素瘤、甲状腺癌、宫颈癌、睾丸癌等。也有报道乳癌为多，黑色素瘤、软组织肉瘤次之。

有报道先出现支气管症状后发现原发癌的。症状难与原发肺癌区别，或无症状。与肺门型肺癌X线表现难鉴别的多。纤维支气管镜也难鉴别，支涂也有困难,唯活检方可[1]。

肺外恶性肿瘤的支气管内转移(EBM)是罕见的。最常见的胸腔外恶性肿瘤与相关 EBM 的是乳腺癌、肾癌和结肠直肠癌。Akoglul S 等研究评价 1992 年和 2002 年间 EBM 的临床、影像学及支气管镜的资料。EBM 的定义为支气管镜可见病变,其病理同肺外原发肿瘤。共确定 15 例,原发肿瘤包括乳腺癌 3 例,结肠直肠癌 3 例,肾癌 2 例,恶性黑色素瘤 2 例,滑膜肉瘤 1 例,十二指肠腺癌 1 例,嗜铬细胞瘤 1 例,瓦特壶腹腺癌 1 例,霍奇金病 1 例。最常见的症状是呼吸困难(80.0%)、咳嗽(66.7%)、咯血(33.3%)。最常见的 X 线表现:多个(40.0%)或单个(13.3%)肺结节、纵隔或肺门淋巴结肿大(40.0%)和积液(40.0%)。平均诊断时间为 32.8 个月(范围 0~96 个月),平均生存时间为 18 个月(范围 4~84 个月)。结论:各种肺外肿瘤均可转移到支气管。症状及影像学表现类似原发性肺癌,因此 EBM 应该从病理上与原发性肺癌区别。虽然平均存活时间通常较短,但长期存活的报道也有,因此治疗必须根据原发肿瘤性质、转移到其他部位的证据和患者状况而定[14]。

3. 影像特点(见书后附图 25)

①片状肺叶或肺段性实变:类似大叶性肺炎的分布特征,可伴有支气管气相的存在。病变呈进行性进展,临床上早期患者症状比较轻微,与影像学表现分离。②炎症性特征:不形成肿瘤的块球状瘤体,病变轮廓或边缘模糊不清。③在主病灶的周围并与之相隔一段距离散在分布斑片状或模糊结节样阴影,有时为单侧或两肺弥漫分布的斑片状或模糊结节样阴影。

七、经神经周围间隙转移

神经周围组织间隙作为一个独立的肿瘤细胞转移途径在胆管癌的转移中起着重要作用。经神经周围浸润(PNI)转移是胆管癌的一种重要病理特征。肿瘤沿神经浸润是指肿瘤细胞包绕神经纤维,并进入神经束膜内沿其扩展的局部浸润转移现象。胆管癌细胞可通过胆管周围的神经周围间隙向近端或远程方向转移。除常见于胆管癌外,也见于胰腺癌、前列腺癌、直肠癌和头颈部鳞癌等肿瘤。对 40 例患者的病理学观察发现,肿瘤附近淋巴管受侵 29 例(72.5%),肿瘤组织内血管受侵 31 例(77.5%),神经周围间隙受侵 33 例(82.5%)。Nagakawa 等也在 40 例胆管癌病例中发现有 34 例神经周围浸润。Bhuiya 等对 70 例胆管癌手术标本分析发现,有 81.4%的标本发现有神经周围浸润,与胆管癌的部位、肿瘤大小、有无淋巴结转移无关,其 5 年生存率明显低。有报道经周围受侵犯者根治术后 5 年生存率为 32%,未受侵犯者为 67%。神经周围浸润的方向是横向,明显高于纵向浸润(52.2% vs 34.8%),它有别于淋巴浸润,即肝脏侧大于十二指肠侧(52.2% vs 39.1%),血管浸润方向与此相似(13.0% vs 0)。神经周围间隙细胞浸润与十二指肠韧带内结缔组织转移明显相关,提示肝十二指肠韧带结缔组织的癌转移可能是通过神经周围间隙癌细胞扩散而实现。研究还发现,胆管癌神经周围浸润在结节浸润型(10/10)和浸润型(24/24)胆管癌中的发生率明显高于乳头状癌(6/14)和结节状癌(17/22),常见于浸润至浆膜下层或超出浆膜下层的肿瘤,而未见于局限于黏膜层的肿瘤,神经浸润发生的频率与肿瘤浸润的深度呈明显的相关性。

胆管癌的神经周围浸润和转移机制目前尚不清楚,可能与下面因素有关:①神经周围的潜在间隙有利于胆管癌细胞移动和扩散生长;②肿瘤细胞表面有嗜神经的黏附分子存在;③自分泌或旁分泌激素的作用:胆管癌细胞可能通过分泌蛋白酶,降解神经束膜,侵入神经周围间隙,在某些自分泌或旁分泌激素的作用下,通过影响肿瘤细胞运动迁移能力导致肿瘤细胞嗜神经浸润(NTI),但管壁及其周围有丰富的内脏神经丝分布,这些神经纤维与肿瘤细胞密切接触。研究发现,与支配肿瘤起源组织的神经纤维相比,肿瘤中神经纤维的化学性质发生明显改变。肿瘤细胞与神经组织作用能够导致蛋白水解酶释放、某些化学趋化或促进因子释放以及细胞增殖,通过细胞黏附分子与神经纤维作用影响肿瘤细胞的神经周围浸润过程。研究发现,神经细胞黏附分子(NCAM)在神经周围组织有较高浓度,能够介导细胞-细胞、细胞-基质黏附,NCAM 的表达与胆管癌的组织学分型有关,癌细胞恶性程度增加 NCAM 阳性率增高。对 24 例胆管癌的观察发现,NCAM 与胆管癌神经周围浸润显著相关。提示当胆管癌突破生长屏障后,癌细胞表面的 NCAM 可能诱导癌细胞向神经细胞移动、黏附,在肿瘤浸润神经的过程中发挥“导航”和“停泊”作用。

Mao C 等报道 Toledo 医院自 1952—1992 年 154 例胰腺外分泌腺癌尸检的资料。30 例有神经周围浸润。胰癌细胞可绕淋巴结、肝或肺转流而形成第二站或第三站转移,胰内转移或多中心肿瘤也比一般公认的多见。小于 2 cm 直径的小肿瘤常伴有远处转移,可见肿瘤分期的应用价值不大。

八、针道种植转移

各种穿刺术包括穿刺活检术、胸腔穿刺术、腹腔穿刺术、囊肿穿刺术等可发生针道种植转移。覃宗升等复习了1979—2006年国内有关恶性肿瘤针道种植转移的15篇文献共29例,穿刺至发现肿瘤种植时间间隔为20~780天,中位时间120天。种植肿瘤直径0.5~10 cm不等,肝与肺穿刺所占比率最高,分别为63.3%和20.0%,种植部位有皮下脂肪组织、胸壁肌肉组织、膈肌、肋骨、肝表面、腹膜等处。文献中提到使用小于1.0 mm的细针穿刺所致的患者占50%,60%的患者明确有多次穿刺病史。国内报道针道转移的转移率为0.08%~2.33%[15]。

九、综合资料

刘复生观察在400例恶性肿瘤尸体解剖中,321例(80.3%)癌,79例肉瘤,其中65例淋巴瘤,14例(3.5%)为软组织及骨肿瘤,肿瘤转移到肝及肺最常见。有163例转移到肺及肝,各占40.5%。肝的转移瘤依次主要来自乳腺、大脑、卵巢、胃及非霍奇金淋巴瘤(NHL)。肺的转移瘤主要来自乳腺、肝、NHL、胃及卵巢。淋巴结转移主要累及颈部、纵隔及主动脉周围淋巴结。广泛转移的肿瘤是肺癌、胃癌、乳腺癌和淋巴瘤。尸检材料显示,宫颈癌、膀胱癌、咽癌及睾丸肿瘤主要是局部侵犯,转移并不广泛。

在19例宫颈癌的尸检中发现器官转移不多见(肺及大肠转移各占15.8%),淋巴结转移也不多见。患者主要死亡原因是肿瘤浸润所造成的并发症。

在41例非手术治疗的食管癌的尸检中发现,累及主动脉占52.2%,累及支气管或气管占41.5%,累及肺及纵隔各占24.4%,无淋巴结转移者占31.7%,无脏器转移者占63.4%。由此可见,这些非手术治疗的食管癌肿瘤转移并不广泛。

癌瘤的淋巴道转移首先累及区域性引流的淋巴结,在967例外科切除的胃癌中,胃周淋巴结(第一站淋巴结)转移556例(占57.5%),而脾区等第二站淋巴结转移只有37例(占3.8%),说明癌瘤的转移首先是肿瘤附近的淋巴结,而后才有第二站淋巴结转移。但也有例外,少数病例肿瘤发生跳跃性转移。当肿瘤细胞沿着淋巴管进入胸导管后,可在左颈内静脉和锁骨下静脉汇合处进入血循环,发生血道转移。

癌的血道转移是很重要的。400例完整的癌瘤尸检分析,其脏器血行转率依次为肺及肝各162例(各占40.5%)、肾上腺79例(19.8%)、胰腺60例(15.0%)、骨骼56例(14.0%)、脾49例(12.3%)、肾46例(11.5%)、膈肌46例(11.5%)、大脑41例(10.3%)、小肠37例(9.3%),其他转移脏器依次尚有胃、腹膜、甲状腺、胸膜、皮下、宫体及食管等。

癌以淋巴道转移为主,肉瘤以血道转移为主,这是众所周知的事实,但这是癌或肉瘤的早期表现。分析967例手术切除的胃癌,胃周淋巴结转移占65.5%,而血道转移只有2.8%。但在26例胃癌尸检中,除淋巴结广泛转移外,脏器转移(血道转移)十分广泛。而肉瘤手术标本中极少见到淋巴结转移,如骨肉瘤,虽然也见到腹股沟淋巴结转移,但最早见到的是肺转移。

癌瘤的组织学类型与转移有明显关系。51例肺癌尸检,其中小细胞癌26例、鳞状细胞癌12例、腺癌11例,其转移广泛程度自多至少依次为小细胞癌、腺癌、鳞状细胞癌。膀胱癌尸检5例,淋巴结转移与器官转移均不多,说明泌尿道移行细胞癌转移并不广泛。

57例肺癌尸检与56例原发性肝癌尸检,两者尸检数几乎相等,前者淋巴结转移123处(次),器官转移194处(次),而肝癌淋巴结转移78处(次),器官转移85处(次)。可见肺癌的转移比肝癌转移广泛甚多。

肿瘤的浸润程度:肿瘤累及范围与患者生存时间有明确关系,这种现象在消化道或呼吸道肿瘤尤为突出。在967例手术切除的胃癌分析中,发现浸润深度与淋巴结转移呈正相关。癌侵及浅肌层淋巴结转移为41.9%,侵入深肌层为58.7%,侵入浆膜层为63.0%,侵入浆膜外为74.1%。这可能与淋巴管的丰富程度有关。

肿瘤分化程度:在826例手术后随访5年以上的根治术乳腺癌标本,参考Bloom等的分级标准,将浸润性导管癌分为3级。其中1级淋巴结转移占41.4%,2级为48.8%,3级为66.7%。

结论:①癌瘤(cancer)的转移是有规律的,一般来说,原位癌(或称上皮内癌)不转移,当肿瘤向邻近组织呈浸润性生长时,就会发生转移。因此可以说,肿瘤浸润是转移的先驱或必经之路。而浸润范围通常与转移率呈正相关。②癌(carcinoma)沿淋巴道转移,首先累及肿瘤附近淋巴结(第一站),然后转移至远隔区域淋巴结。这是临床癌的早期现象,但在癌的中晚期,血道转移是不可忽视的。肉瘤(sarcoma)血道转移是主要途径,但也见到不少肉瘤发生淋巴结转移。③癌瘤转移是患者死亡的主要原因之一,但有些癌瘤如宫颈癌、膀胱癌及食管癌等,转移并不广泛,主要是局部浸润。

在400例完整的癌瘤尸检中,14种主要癌瘤的淋巴结受累情况见表2-3[7]。

表 2-3 食管癌、肺癌、肝癌等 14 种恶性肿瘤淋巴结受累概率

原发肿瘤	n	淋巴结转移															
		肺门	颏下	主动脉旁	纵隔	胃周	气管旁	肠系膜	隆突	腹膜后	胰头	颈部	腋窝	腹股沟	肝门	大网膜	锁骨上
食管癌	49	8	8	7	5	3	2	2	1	1	1						5
肺癌	57	31		8	16	6		14		9		22	7	5	3	2	
肝癌	56	13		13	7	4		7		10	6	4			9	4	1
鼻咽癌	29	5		4	3	3		3		7	4	12		3	5	3	1
胃癌	26	9		6	5	9		13		9		11	6	3	4	4	2
宫颈癌	19			2	2			1		1	1				1	1	
乳腺癌	17	8		5	4	3	1	4	1	3	6	7	6	1	2		2
卵巢癌	15	5		5	2	3	1	6		5		3	3		1	6	1
CRC	11	3	1	1	3		1	6	1	5	1	2			1		2
NHL	49	21	1	7	27	15	4	22	3	22	9	31		18	4	9	1
HD	15	1		2	7	3	1	8		6	1	11	8	6	1	1	
咽喉癌	6	1		1							1	3					
膀胱及输尿管癌	5				1	1		3			1			1	2		
睾丸肿瘤	7	2			2	1		3		4		2		2			

注:CRC:结肠直肠癌;NHL:非霍奇金淋巴瘤;HD:霍奇金病

参考文献

[1]関保雄,福间诚吾,沢田勤也,ほか. Endobronchial metastasis. 日本胸部临床,1980,39:71-74

[2]石田照佳,塚本修一,池田裕希,ほか. 転移性肺腫瘍の手術適応と予後. 広岛医学,2004,57:687-690

[3]许龙水. 176 例肺转移瘤的 X 线诊断. 中国农村医药杂志,2004,11(6):24-25

[4]李东民,杨海,高万勤,等. 肺转移瘤 100 例临床 X 线分析. 洛阳医专学报,2000,18(2):109-110

[5]虞锁庚,葛兴林,余业洗,等. 肺部转移瘤(附 105 例临床 X 线分析). 临床放射学杂志,1986,5(6):288-290

[6]苏平,丁莹莹,高德培,等. 81 例肺转移瘤的 X 线表现与病理基础. 云南医药,1996,17(4):262-264

[7]刘复生.癌瘤转移规律的探讨.肿瘤防治杂志,2002,9(5):539-543

[8]李怀臣. 肺转移肿瘤的临床分析(附 237 例报告). 肿瘤防治杂志,1997,4(2):9

[9]王威,李玉. 肺脏的淋巴回流及肺癌淋巴结廓清术的研究与进展. 中华胸心血管外科杂志,2004,20(2):125-127

[10]郭佑民,杜红文,唐安琪,等. 腺癌肺转移的 CT 和 HRCT 诊断. 实用放射学杂志,1998,14(1):8-10

[11]秦旭惠,张学东,钟晖,等. 淋巴管型肺转移癌的 X 线诊断. 现代医用影像学杂志,2004,13(1):18-19

[12]蒋雷,姜格宁,陈晓峰,等. 肺转移瘤外科治疗研究进展. 中华外科杂志,2006,44(2):136-137

[13]苗淑贤,刘大为. 喉癌种植性转移 1 例报告. 实用肿瘤学杂志,1997,11(1):60

[14]Akoglu1 S,Ucan ES,Celik G,et al. Endobronchial metastases from extrathoracic malignancies. Clinical & Experimental Metastasis,2005,22:587-591

[15]马莹. 医源性肿瘤种植. 中国肿瘤临床,2008,35(2):117-118

第三章　转移机制

一般相信血流中的瘤细胞只有 0.01%能形成转移，其他瘤细胞大部被宿主的免疫系统特别是杀伤细胞(NK)等消灭，有的不能黏附在血管壁或无侵袭能力而死亡。

肺丰富的毛细血管床是一个高效过滤器。肺转移瘤的发生一般认为是肿瘤细胞停留在肺的小动脉或毛细血管的分叉部位，黏附在毛细血管的内皮形成凝块，并穿过管壁进入血管外的结缔组织内，然后细胞增生，成为小的瘤体，形成转移性肿瘤。

癌的侵袭、转移首先是癌细胞在原发部位侵犯邻近组织并进入间质，才能接近血管。以后癌细胞侵犯血管壁进入血循环，此时可以单细胞形式也可以细胞簇的形式存在。进入血循环中的癌细胞被阻止在毛细血管前的小静脉中或者黏附在管壁者栓塞在彼处。以后这些癌细胞侵袭、破坏血管内皮的基底膜而离开血循环，并在远隔器官形成转移灶。已知癌细胞侵袭、破坏间质主要靠其分泌金属蛋白酶，此酶经活化即可降解破坏间质。

据了解，30 多年里研究者已经在人类基因组的 2.3 万个基因中发现了 350 多个与癌症有关的基因。绘制出癌症基因组图谱，等于初步了解了肿瘤基因的真实面目，这是癌症分子分型和个体化治疗的基础[1]。

上皮间质转化(epithelial-mesenchymal transitions，EMT)与肿瘤细胞的转移关系密切。EMT 存在于多个生理和病理过程中。EMT 的发生涉及 E-钙黏蛋白、TG-β、wnt 信号通路、特录因子以及 microRNA 等机制的调节，转化为 EMT 的细胞具有干细胞样属性。在肿瘤转移过程中不仅存在 EMT，针对继发性肿瘤常表现上皮表型，有假说提出了一种可逆的 EMT 模型更好地解释了肿瘤转移动态过程，即癌细胞首先通过 EMT 获得侵袭的间质特性，浸润周围组织后向远端组织扩散，一旦到达组织，这些间质细胞通过 MET (即 EMT 的继发过程)恢复成上皮细胞，重新获得增殖能力，为癌细胞的转移提供保证。

EMT 通过赋予肿瘤细胞增强的迁移能力在癌症中占有重要作用，并提供了一种解释肿瘤转移起始步骤迁移的机制。另外，MET 是发生 EMT 的细胞为了在远端增殖而继发的过程，阻止 MET 对发生 EMT 肿瘤细胞转移至新位点的定居和增殖有重要意义。EMT 是一个瞬时动态的过程，体外研究比较多，需要建立更好的遗传老鼠模型和可靠的 EMT 标志以实现体内实时监控，需要更进一步地了解 EMT 与肿瘤演进的机制，认识新的 EMT 标志和各种转录因子在诱导 EMT 中的联系. 以期得到更多控制 EMT 的机制以及阻断肿瘤转移的策略[2-3]。

肿瘤的微转移(MM)或隐匿转移是指非血液系统恶性肿瘤细胞在发展过程中，离开原发灶的癌细胞的沉积，播散并存活于血液循环、淋巴系统、骨髓以及各种组织器官中，尚未形成显性的转移结节，可以是单个癌细胞或独立的癌细胞巢，直径小于 2 mm，无特殊血供，逃避免疫监视，转移部位也无任何临床表现。常规的检查方法如影像学和临床病理学等均难以发现微量转移。Park 等认为，MM 发展成临床转移至少经过 4 步：①微量肿瘤细胞自原发灶脱离；②适应新代谢环境，逃避机体免疫；③侵袭远处组织；④在新组织中新生血管形成，肿瘤生长。

郭伟华等建立能够模拟肿瘤生长、侵袭转移动态全过程的动物模型，利用该模型探讨血管生成与肿瘤生长、转移的关系。方法：Lewis 肺癌(LLC)在 C57BL/6 小鼠体内连续传代，观察第 2 代(早期组)、第 8 代(中期组)和第 17 代(晚期组)荷瘤小鼠肿瘤生长和肺转移的情况，采用免疫组织化学法检测各组荷瘤小鼠肿瘤组织中血管内皮生长因子(VEGF)、缺氧诱导因子 1α(HIF-1α)和微血管密度(MVD)的表达。结果：①早、中、晚期三组小鼠肿瘤随传代次数的增加生长速度加快，侵袭力增强，肺转移率升高；②VEGF、HIF-1α 和 MVD 在早、中、晚期三组小鼠肿瘤组织中的阳性表达均呈升高趋势，差别有统计学意义($P<0.05$)，且HIF-1α 与 VEGF、VEGF 与 MVD 的表达均呈正相关。显示：Lewis 肺癌在小鼠体内连续传代过程中生长速度加快，转移潜能增强，而血管生成在这个动态过程中发挥了重要作用，使肿瘤得以持续生长和扩散转移[4]。

刘虹麟等研究共接种淋巴管内皮细胞对乳腺癌细胞和骨肉瘤细胞在裸鼠体内生长和转移的影响。方法：从人淋巴结中分离纯化淋巴管内皮细胞(HLyECs)，将人乳腺癌细胞系和人骨肉瘤细胞系分别单独或与HLyECs共同接种于裸鼠皮下，比较肿瘤生长和肺转移的差别。用伊文蓝显示瘤周淋巴管，用人和小鼠PDPN的免疫组织化学显示肿瘤组织中的淋巴管。用MTT法分析淋巴管内皮细胞的增殖。结果与单纯接种组相比，共接种HLyECs促进乳腺癌细胞的生长和转移，瘤周和瘤内淋巴管密度增加($P<0.01$)，存在人和鼠PDPN阳性的淋巴管；而共接种HLyECs对骨肉瘤的生长和转移无影响，未见瘤内和瘤周淋巴管。与骨肉瘤细胞相比，乳腺癌细胞的条件培养基明显促进淋巴管内皮细胞增殖($P<0.01$)。显示：共接种淋巴管内皮细胞可促进乳腺癌细胞的生长及癌组织中淋巴管生成[5]。

研究发现，肿瘤转移的规律性符合中医学疾病传变理论的经络之间传变、经络脏腑之间传变及脏腑之间传变规律。运用此理论研究肿瘤转移，对于有目的地诊断、预防肿瘤转移，达到“已病防传”的目的具有重要意义。

中医的络脉广泛分布于脏腑组织之间，形成一个满布全身内外的网络系统，是气血津液输布贯通的枢纽和要道，同时也是外邪入侵的信道和传变途径。肿瘤病邪久羁，必然伤及血络，病邪传变而致转移，因此认为肿瘤转移的病位在络脉。

经络是脏腑病变相互传变的途径。由于脏腑之间有经脉相互联系，所以一个脏腑的病变可以通过经络影响到另一脏腑。如足厥阴肝经属肝挟胃，所以肝病可累及胃。足厥阴肝经：“肝足厥阴之脉……其支者，复从肝别，贯膈，上往肺。”所以肝火又可犯肺。足少阴肾经，“入肺”、“络心”，所以肾水上犯，可以“凌心”、“射肺”等。从经脉的循行上看，十二条经脉中就有八条经脉及两条别络“上注肺”、“贯膈络肺”、“属于肺”、“却上肺”、“结心肺”等，确有“肺朝百脉”之势。因此属于肺脏的经络丰富，可能成为各脏器肿瘤易转移至肺的主要原因。

疾病传变：疾病的传变有病位的传变和病性的转化。病位的传变可由表入里、由经脉传脏腑、由腑入脏、由脏入腑、由一脏传至另一脏、由某经传至另一经等。病性的转化则有寒热转化和虚实转化两个方面。①外感病传变：外感病的传变规律为由表传里、由浅入深、由经传脏、从阳转阴。②内伤病传变：内伤病的传变以脏腑为中心，具体传变形式有以下几种：五脏之间按五行生克乘侮规律传变；脏腑之间通过表里络属关系相传；五体之病日久，复感于邪，内传其所主之脏；六腑之间相互传变。

疾病传变与邪正盛衰：在病变发展的过程中，影响其传变的因素很多，然而其中最主要的取决于邪气的盛衰和正气的强弱两个方面。一方面病邪的性质与感邪的轻重不同，疾病的传变有异，如伤寒按六经传变，伤寒两感证则是按表里两经传变。另一方面，正气的强弱对疾病的传变也有影响，即所谓“虚则受邪，实则不受邪”。

肿瘤转移属内伤杂病的传变，其中包括经络之间传变、经络脏腑之间传变、脏腑之间的传变。经脉之间阴阳相贯，如环无端，是一个有机整体。经络之间的传变是指一经有病传至他经，或影响相连的其他各经。如足厥阴肝经之经脉，布胁肋，注肺中，故而肝经之痰毒，易循经流注上犯于手太阴肺经而成肺积。经络脏腑之间的传变是由经络至脏腑的传变，邪气由浅入深。《素问·痹论篇》：“诸脏皆有合，病久而不去者，内舍于其合也。”如皮肤黑色素瘤转移至肺，《素问·咳论篇》云：“皮毛者肺之合也：皮毛先受邪气，邪气以从其合也。”也有由脏腑至经脉的传变，《灵枢·邪客》云：“肺心有邪，其气留于两肘。”心肺有病会通过其所属经络的循行部位而反映出来。如肺癌、心包积液等压迫腔静脉，可致上腔静脉综合征，引起胸痛、臂痛等症。肿瘤转移更多的情况是脏腑之间的传变。脏与腑互为表里，二者之间的传变，或由脏及腑，或由腑及脏。一般说来，由腑及脏，其病较重，脏病难治。肺与大肠相表里，结肠直肠癌易出现肺转移，而肺肿瘤却很少出现大肠转移，可见肿瘤出现转移是谓病重，且多是由腑及脏的转移。

五脏疾病的传变与五行生克制化律有密切联系。其传变的一般规律不外相乘、反侮、母病及子、子病及母4个方面，加上本脏自病，共为五类。又可分为顺传和逆传两种情况。如肾癌肝转移为母病及子，肺癌肝转移为相乘传变，二者均为顺传，顺传虽曰“其病虽进易退”，但因其痰毒流注，络损血瘀，而致病重难复。另如肾癌肺转移为子盗母气，肝癌肺转移为相侮传变，二者均为逆传。

五脏疾病传变存在一般规律，但是体质有强弱、受邪有轻重、病情有万变、治疗有正误，所以疾病传变也有不以次相传者。《灵枢·邪气脏腑病形》云：“……其脏器实，邪气入而不能克，故还之腑。”如肠癌肺转移其发生率并非百分之百，因此既要见微知著，动态地观察疾病，又要灵活地运用这种规律[6-7]。

从转移时间看,小细胞肺癌、绒毛膜上皮癌、成骨肉瘤等很早就可能出现转移,而唾液腺癌、基底细胞癌却很少发生早期转移。肿瘤转移的选择性定位很可能是由于这些部位有吸引肿瘤细胞并促进其生长的物质存在,就是说只有具有一定特性的癌细胞才能适应于在某个器官的微环境中生存、着落、生长并形成转移灶。癌转移的形成不仅取决于肿瘤细胞本身的生物学特性,而且还取决于宿主为肿瘤的生长提供所需要的物质和因子及其相互作用[8]。

已知许多基因与肿瘤的发生、发展(转移)有关。相信随着基础医学的发展,更多、更确凿的转移基因会找到。以下只简述其中几个。

DR-nm23 基因与肿瘤发生、发展的关系:nm23 肿瘤转移抑制基因家族与肿瘤的发生、发展及转移具有明确的相关性。随着研究的深入,该家族不断有新成员问世。多种具有高转移潜能的肿瘤如乳腺癌、胃癌、肝细胞癌、卵巢癌、喉癌等,nm23 基因异常低表达,表明肿瘤转移抑制基因 nn23 下调与肿瘤转移的潜能密切相关。其作用机制可能与瘤细胞外基质黏附性降低、基因突变导致组氨酸蛋白激酶的活性降低、信号转导减弱及瘤细胞对多种生长因子的侵袭反应能力减弱等因素有关。

Chen 等在体外对 Ace-M 细胞系 nm23-H1 基因表达水平与肿瘤浸润及转移的关系进行研究,发现 nm23-H1 可抑制瘤细胞的浸润活性;转染 nm23-H1 后,其表达水平与瘤细胞的移动活性呈负相关,并逐渐失去浸润性。Zhao 等证实乳腺癌细胞株 nm23 表达水平与淋巴结转移、远处转移呈负相关。而在胰腺癌、神经母细胞瘤、前列腺癌等组织中,nm23 表达水平与肿瘤转移潜能呈正相关。也有研究发现,nm23 表达水平与转移潜能无关。最近发现,食管癌早期 nm23 表达增加,随着肿瘤的进展及转移,nm23 表达明显上调。

研究发现,在人神经母细胞瘤细胞株 SK-N-SH 中,DR-nm23 基因过表达,不仅使波形蛋白表达增加、Ⅳ型胶原沉积增多、抑制瘤细胞生长,而且在体外可降低癌细胞外基质的黏附性,抑制其在软琼脂中的生长。

孙青等应用肿瘤转移相关 cDNA 基因芯片技术,检测结肠直肠癌(CRC)细胞株及组织标本中已知 447 个转移相关基因的表达情况,结果发现与 CRC 转移密切相关的表达基因 51 个,包括上调基因 22 个,下调基因 29 个,其中 DR-nm23 为 29 个下调基因之一。作为一种典型的肿瘤转移抑制基因 nm23,其突变缺失,低表达在 CRC 发生、发展和转移过程中所起的功能和作用已得到证实,但各家报道不一。可能 nm23 表达增加在 CRC 进展早期很重要,但在进展后期或肿瘤转移过程中不起重要作用[9]。

转移抑素及其受体与肿瘤转移。KiSS-1 基因是 1996 年克隆的一个候选肿瘤转移抑制基因,定位于 1q32,包括 4 个外显子。它编码产生 54 个氨基酸的转移抑素 (metastin),具有显著的肿瘤转移抑制效应。KiSS-1 转录本在正常胎盘中水平最高,在肾、胰腺和中枢神经系统中呈较低水平的表达,而在心、肝、肺、骨骼肌中检测不到。受体结合亲和力分析显示它的抑制常数达 0.34 nmol/L ,也证实它是人 OT7T175 的天然共价配体。Ohtaki 等将其命名为转移抑素。

Yan 等发现 HT-1080 细胞系经 KiSS-1 转染后其基质金属蛋白酶-9 蛋白的量及活性明显下降,细胞的体外侵袭性亦降低。Takino 等研究发现有活性的基质金属蛋白酶如基质金属蛋白酶-2、基质金属蛋白酶-9 等能使转移抑素及其衍生的多肽失活;表达 hOT7T175 的 HT-1080 细胞系具有高水平基质金属蛋白酶活性,单独应用转移抑制多肽或基质金属蛋白酶抑制剂仅能轻度抑制 HT-1080 细胞系的移动能力,若联合应用则表现出协同效应,提示联合应用二者可能成为有效的抗肿瘤转移的方式。Ohtaki 等在细胞迁移分析中揭示转移抑素对胎生血清诱导的 CH0/h 175 细胞趋化作用呈现出明显的剂量依赖性抑制作用,而纤维联结素对转染 hOT7T175 的 B16-BL6 鼠黑色素瘤细胞的趋化作用也同样被转移抑素所抑制;进一步研究发现,转移抑素可诱导 B16-BL6/h175 细胞中灶性黏附激酶(FAK)磷酸化,同时伴应激纤维过度形成,导致细胞发生局灶性黏附。因此 Ohtaki 等推测转移抑素可能是通过诱导细胞过度黏附而使其运动能力受抑。但 Hori 等发现 CH0/h175 细胞在黏附扩展过程中逐渐变成扁平状,而转移抑素能对其形态改变产生剂量依赖性抑制,使其仍保持圆形,导致扩展抑制。Hori 等在"伤口愈合"试验中也观察到转移抑素对垂直方向的细胞移行同样具有抑制作用。调控滋养叶细胞的侵蚀能力:KiSS-1 及其受体在孕早期及葡萄胎胎盘滋养叶细胞表达增高,而在绒膜癌降低,提示KiSS-1 及其受体在调控滋养叶细胞的侵蚀能力中起重要作用[10]。

S100A4 基因表达在肿瘤转移中的作用:S100 家族是一类重要蛋白质,它们可促使人癌细胞发生侵袭和转移,尤其最近对 S100A4 作用机制的研究表明,S100A4 可促进肿瘤转移,可能对人类癌症的发生具有预后作用。与癌细胞黏附和侵袭有关:S100A4 影响细胞骨架与膜相关的黏附糖蛋白 CD44 的重新分布有关，这样可能促使肿瘤细胞获得侵袭性。促进新血管生成：S100A4 在诱导细胞高密度生长过程中，可显著下调血小板反应蛋白 1(THBS1)基因的表达，通过抑制 THBS1 的抗血管生成作用来促进血管生成。另一些实验结果显示，S100A4 蛋白可能就是一个促血管发生因子，S100A4 转基因鼠中，肿瘤的生长可导致血管密度显著增加。对胰腺癌、胃癌等癌症进行研究发现，有 93%(57/61)的恶性胰腺癌和 17%(3/18)的晚期胰腺上皮瘤灶中 S100A4 呈现高表达。而肺癌中 59%(80/135)都有 S100A4 的表达。低分化的胃腺癌细胞中，S100A4 的表达量要比高度分化的多，这与淋巴结肿瘤转移和腹膜扩散的检测结果一致。正常的胃上皮细胞中没有 S100A4 表达，而在晚期胃癌、淋巴结转移阳性细胞和腹膜扩散细胞中，S100A4 都呈现高表达，但在这些细胞中均未发现 S100A4 基因突变。这些资料表明，S100A4 的过度表达与胃癌的高转移发生具有密切的关系[11]。

肿瘤抑制基因 10 号染色体缺失的磷酸酶及张力蛋白同源物 (PTEN)/多种进展期癌中突变(MMAC1)基因/TGF-β 调节的上皮细胞富含的磷酸酶(TEP1)：Tamural 等利用基因转染试验研究了 PTEN 在细胞迁移、生长、扩散及细胞骨架调节方面的作用。结果显示野生型 PTEN 可降低整合素介导的细胞扩散和局灶黏附的形成，并且含有肌动蛋白的细胞骨架的组装亦受抑。这种作用是通过 PTEN 抑制整合素下游分子 FAK 及 FAK 下游分子 p130cas 的酪氨酸磷酸化而实现的。后来这一小组继续报道 PTEN 在胶质瘤细胞株 U87MG、DB TRG-05MG 及 U-373MG 中的表达可抑制细胞外信号调节激酶(ERK)/丝裂原活化蛋白激酶(MAPK)信号通路的活化，他们观察到 PTEN 可抑制整合素、上皮生长因子及血小板源性生长因子介导的 MAPK 活化，用纤维连接蛋白或生长因子刺激细胞后，PTEN 的表达可抑制 Shc 磷酸化及 Ras 活性，通过下调 Shc 的磷酸化，阻断Shc/Ras/ERK-MAPK 通路的活化，从而抑制细胞迁移和增殖。Tamura 小组的研究结果使人们认识到 PTEN 在细胞迁移及肿瘤侵袭的两条通路上扮演着重要角色，一条是 Shc/MAPK 通路，通过使 Shc 去磷酸化，阻断该通路，抑制细胞的无方向性随机迁移；另一条是 FAK/p130cas 通路，通过抑制 FAK 的磷酸化使该通路受阻，抑制细胞方向性迁移。

肿瘤转移抑制基因(metastasis suppressor gene，MSG)能抑制肿瘤细胞的转移，但不影响原发肿瘤的生长。转移抑制基因编码的蛋白参与高度保守的信号传递途径，影响肿瘤转移细胞对生长因子、细胞因子和细胞应激的反应。

MAPK 激酶的激酶(MKK4/JNKK1/sEK1)：MKK4 能抑制 SKOV3ipl 细胞株在转移点生长、形成转移细胞集落，同样的结果也见于前列腺癌、肺癌、胰腺癌和胃癌等。MKK4 是有丝分裂蛋白激酶(MAPK)的激酶，是 MAPK 信号传递级联放大反应中的一员，参与细胞的应激反应，并调节细胞的增殖、分化和凋亡。

CD44：CD44 是继 KAI1 之后的又一前列腺癌转移抑制基因。CD44 是一种跨膜蛋白质，能与特异的细胞外基质相结合，从而介导黏附。CD44 有许多同型异构体，它们与基质的结合能力不同。大量临床实验说明 CD44 在抑制肿瘤转移方面的作用，CD44 的表达水平与前列腺癌分级和转移呈负相关。CD44 抑制转移的机制还不清楚。

肿瘤细胞从原发部位脱落、迁移过程与肿瘤细胞间黏附功能的降低密切相关。由上皮型钙黏蛋白(E-cadherin)与其胞内域相连接的 β-连环蛋白(β-catenin)构成的 E-钙黏蛋白-连环蛋白复合体是细胞间黏附分子的重要部分，在抑制肺癌的侵袭转移过程中发挥着极其重要的作用。

大量的临床研究显示，E-钙黏蛋白和 β-连环蛋白在非小细胞肺癌(NSCLC)中有不同程度的分布异常和表达下调。Xu 等应用免疫组化的方法检测了 100 例 NSCLC 中 β-连环蛋白的表达，结果显示 80% 的病例出现膜上表达的降低，26%的病例出现细胞核内异常表达。Kase 等对 331 例肺癌组织中 E-钙黏蛋白和 β-连环蛋白的表达进行分析，42%(138/331)的病例出现 E-钙黏蛋白的降低，37%(122/331) 的病例出现 β-连环蛋白表达降低。

许多研究已证明，E-钙黏蛋白复合体的表达水平与肺癌的组织类型、分化程度及淋巴结转移有关。

唐小军等的研究显示肺鳞癌组织中 E-钙黏蛋白、β-连环蛋白的表达水平显著低于肺腺癌和腺鳞癌，而腺癌与腺鳞癌之间无明显差异；低分化肺癌中 E-钙黏蛋白的表达低于中-高分化者，而 β-连环蛋白的表达水平与分化程度没有相关性；有淋巴结转移(N1-3)以及Ⅲ、Ⅳ期肺癌中的表达水平均分别低于无淋巴结转移(N0)和Ⅰ、Ⅱ期肺癌(P<0.01)。Choi 等应用组织微阵和免疫组化方法对 141 例术后Ⅰ期肺癌标本中 E-钙黏蛋白和 β-连环蛋白的表达水平分析发现，E-钙黏蛋白和 β-连环蛋白缺失或低表达分别达 60%和 45%，且鳞状细胞癌中的异常表达(72.5%)明显高于腺癌(36.6%)，两者之间有明显差异。

Nozawa 等应用免疫组化的方法对 35 例肺癌组织中 E-钙黏蛋白复合体的表达进行分析，结果显示复合体在膜上表达水平的降低与肺癌的低分化有明显相关性，而与淋巴结转移没有统计意义的相关性。然而也有研究显示，有淋巴结转移的癌组织 E-钙黏蛋白、β-连环蛋白的表达明显低于无淋巴结转移组。

E-钙黏蛋白复合体的异常表达和不良预后成正相关。E-钙黏蛋白的异常是可作为肺癌侵袭转移和不良预后的一个独立指标，多因素分析显示连环蛋白表达水平低的患者生存期短，免疫组化预后分析亦表明 β-连环蛋白的低表达和不良预后相关[12-14]。

血清对肿瘤血行转移影响：研究表明在血行转移过程中，肿瘤细胞凝集常凝成栓子，促进转移，为肿瘤转移的重要表现之一。研究发现血清具有诱导肿瘤细胞凝集的活性，提示其可能参与了瘤栓和转移的形成。利用层粘连蛋白糖肽影响血清诱导肿瘤细胞凝集及实验性转移，对血清在血行转移中的作用及机制进行探讨。对照组与实验组之间及未温育组与温育组之间存在差异（$P<0.01$）（表 3-1）[15]。

表 3-1　糖肽对 B16 黑色素瘤实验性肺转移的影响

类别		瘤重(mg)($\bar{\chi}\pm S$)	肺结节数(个)($\bar{\chi}\pm S$)	抑制率(%)
对照组		105±28	98.4±30.6	
实验组	未温育	69±14	32.5±18.3	67.0
	温育	43±8	20.7±8.5	76.9
	t 检验	$P<0.01$	对照组与实验组之间及未温育组与温育组之间	

CD147 又称细胞外基质金属蛋白酶诱导因子（EMMPRIN）。CD147 在体内分布广泛，参与多种生理过程，同时还参与炎症反应、病毒感染、肿瘤的侵袭和转移等病理过程，是具有多功能的分子。CD147 分子与肿瘤的侵袭转移 EMMPRIN 在喉鳞状细胞癌肿瘤组织中表达增强，出现肿瘤细胞的胞膜及胞质的阳性表达，特别是在喉鳞状细胞癌组织中的表达明显增高，在肿瘤细胞突破基底膜，向周围组织和血管、神经浸润处以及浸润性强的浸润小团癌细胞表达尤为强。在黑色素瘤伴转移的原发灶 EMMPRIN 的表达明显高于无转移者，在鼻咽癌伴转移的原发灶 EMMPRIN 的表达也明显高于无转移者，且淋巴结转移灶的表达显著高于相对应的原发灶。Sun 等用含有 EMMPRIN cDNA 的质粒转染至体外生长缓慢的乳癌细胞株 MDA-MB-436，再将其注入雌性 NC 小鼠乳腺内，利用荧光示踪技术，发现转染 EMMPRIN cDNA 质粒的 MDA-MB-436 细胞比转染空质粒的 MDA-MB-436 细胞更富侵袭性，并且在转染 EMMPRIN cDNA 质粒的 MDA-MB-436 细胞所形成的肿瘤的基质中，MMP-2 和 MMP-9 的表达也有所增加。在骨巨细胞瘤、泌尿系肿瘤、肺癌、乳腺癌、结肠直肠癌、口腔鳞状细胞癌、神经胶质瘤、成釉细胞癌、子宫内膜癌、骨髓癌、皮肤基底细胞癌、黑色素瘤、皮肤鳞状细胞癌等肿瘤细胞中均发现有 CD147 表达的增高，在部分肿瘤中还发现随着肿瘤恶性程度的增高，CD147 的表达也增高。CD147 分子是肿瘤的浸润和转移的一个不可忽视的因子[16]。

趋化因子及其受体在一些器官选择性地发挥了重要作用，最好和最完善的例子就是 CXCR4 与其配体 CXCL12。CXCR4 能够促进转移地点选择的过程，包括迁移、黏附、基质金属蛋白酶的活化、入侵以及扩散与生存等其他属性，如促进前列腺癌表达血管内皮生长因子，增加癌细胞对基底膜主要成分层粘连蛋白的黏附率，在头颈部癌研究中还发现 CXCR4 可通过诱导细胞内钙离子动员，活化细胞外信号调节激酶（ERK-1/2），并介导分泌 MMP-9，降解Ⅳ型胶原纤维，从而破坏基底膜、诱发新生血管形成，重建肿瘤局部微环境，使之有利于癌细胞的侵袭和转移，CXCR4 可能还能诱导细胞骨架的重排，调节癌细胞的运动。使用 CXCR4 抗体阻断两者的结合后，乳腺癌细胞的转移能力明显降低。以上证明 CXCR4 及其配体 CXCL12 结合显著增强了肿瘤细胞的侵袭转移能力。自从 Muller 等利用中和抗体、特异性多肽以及 RNA 阻断 CXCR4 表达可明显抑制乳腺癌细胞向淋巴结和肺的转移之后，人们便提出了肿瘤细胞基于趋化因子受体实现器官特异性转移的理论模型，即不同的肿瘤细胞高表达特异的趋化因子受体，而有些器官高表达其相应的趋化因子，肿瘤细胞借助趋化因子与其受体的特异性结合力，最终实现向这些器官的特异性转移。乳腺癌细胞在转化过程中后天性表达 CXCR4，并且已经发现在肿瘤早期阶段即有表达。通过动物模型系统的体内及体外研究也表明 CXCL12-CXCR4 轴在乳腺癌细胞器官选择性的潜在作用。人类采取了多种措施干预 CXCL12-CXCR4 预后，发现不仅使乳腺原发肿瘤的生长受到抑制，同时也抑制了肺内转移灶。许多研究发现不仅在乳腺癌，而且在其他类型肿瘤 CXCR4 高表达与肝脏及骨髓形成的远处转移灶有关，此受体通过与在乳腺癌转移灶中高表达的配体 CXCL12 相结合，可能是转移的器官选择性主要决定因素，并进一步促进肿瘤细胞的迁移、黏附及外渗[17]。

国内外研究发现，肝细胞生长因子(HGF)、转化生长因子-β_1(TGF-β_1)与P选择素三者均在乳腺癌、卵巢癌、结肠直肠癌、肺癌及肝癌等的转移与扩散中起作用，TGF-β_1能下调HGF的表达，TGF-β_1作用影响黏附分子的运动[18]。

恶性肿瘤转移的发展阶段是基于多种细胞和分子机制之上的。众多黏附分子(如上皮钙黏蛋白、神经钙黏蛋白、整合素)及其通路可提供适宜有效的抗肿瘤转移治疗靶标，然而这些黏附分子及其通路的认识才刚刚开始，这些黏附分子之间的协同与拮抗作用还有待于进一步研究。随着研究的深入，肿瘤转移相关的黏附分子及其通路将为恶性肿瘤的诊断和治疗提供新的线索[19]。

微小RNAs(microRNAs，miRNAs)是一类长21~23个核苷酸的非蛋白编码单链的内源性小RNA分子，在转录后水平通过抑制靶mRNA翻译或诱导靶mRNA降解调控靶基因的表达。MiRNAs调节人类近1/3的基因表达，且其表达失调与肿瘤的发生密切相关。随着研究的深入，有大量研究表明miRNAs与肿瘤的转移密切相关。MiRNAs在恶性肿瘤的转移中起着重要作用，现有的生物分子技术证实了一些miRNAs与肿瘤转移有关及它们可能的靶基因，但是这些miRNAs具体的调控和被调控通路尚不完全清楚[20]。

炎症与肿瘤转移的相关性研究备受关注，已取得一系列的初步成果，如versican-TLR2-TNFα通路、RANKL-RANK-IKKa-Maspin通路等，极大地转变了目前的肿瘤治疗思路。传统的单纯针对肿瘤细胞的治疗方案越来越局限，针对肿瘤微环境的化疗药物的研发趋于深入，尤其是针对参与转移且与肿瘤发生、发展密切相关的炎症细胞的相关研究越来越多。Balkwill等形象地认为，在肿瘤(比作火)的发生中，内在基因的损伤相当于点燃火的火柴，而炎症则为协助火焰燃烧提供一些燃料。肿瘤的转移取决于内外两方面的因素，即肿瘤细胞本身遗传学或表观遗传学的内在改变和肿瘤微环境中炎症细胞的外在作用。某些肿瘤细胞可以分泌化学因子上调纤维连接素的表达，同时招募大量血管内皮生长因子阳性的造血祖细胞到达远处即将转移部位，也称为转移前灶。目前大量的研究着眼于阐明肿瘤微环境中的肿瘤细胞和炎症细胞是如何相互作用和影响，从而介导了肿瘤的转移[21]。

巨噬细胞起源于血液单核细胞，在不同的刺激因素作用下，巨噬细胞可分化为经典激活的巨噬细胞(M1型)和选择性激活的巨噬细胞(M2型)。现在认为，肿瘤相关巨噬细胞(TAM)具有M2型巨噬细胞表型。TAM在肿瘤中大量浸润被认为是肿瘤患者预后不良的重要标志。TAM通过多种分子机制促进肿瘤血管生成和转移。肿瘤血管生成、淋巴管生成和胶原纤维对肿瘤侵袭起重要作用。在肿瘤侵袭部位可见大量胶原纤维和血管生成。巨噬细胞促进肿瘤细胞通过基底膜的破裂处从原发肿瘤部位迁出，并创造侵袭环境，使肿瘤细胞接近血管和淋巴系统，从而增加转移潜能。CSF-1和EGFR分别位于巨噬细胞和肿瘤细胞。EGF和CSF-1相互作用使肿瘤细胞向富含巨噬细胞的血管迁移，巨噬细胞促进肿瘤细胞渗入血液循环。巨噬细胞可产生大量胶原纤维环绕在肿瘤周围，肿瘤细胞在胶原纤维上的移动速度快于间质。胶原纤维围绕血管从一个锚定点向外放射导致肿瘤细胞直接向血管移动，巨噬细胞通过形成更多的血管使肿瘤细胞渗入，从而进一步促进肿瘤扩散。此外，多种信号通路和分子参与TAM的促转移过程[22]。

干细胞与肿瘤转移潜能的关系：肿瘤干细胞(cancer stem cells，CSC)是肿瘤群体中具有自我更新、分化和稳态控制能力的细胞亚群，尽管它们占全部肿瘤细胞很微小的一部分，然而CSC亚群正是肿瘤恶性进程的关键起始者。目前人们已从乳腺癌、肝癌、大肠癌、前列腺癌、胃癌、肺腺癌、胰腺癌等实体瘤中根据各自不同的表面标记分离出具有干细胞特征的细胞亚群。但目前的问题是这些CSC是癌固有的还是肿瘤进展中诱生的？CSC与肿瘤侵袭转移的关系如何？Brabletz等提出转移癌干细胞(migrating cancer stem cell，MCSC)的概念，认为并非每个CSC都有转移能力，仅小部分CSC具有转移能力。近年的研究表明，CSC及其微环境之间的相互作用不容忽视。肿瘤细胞的微环境或是CSC的微环境是由多种间质细胞及其分泌的细胞因子构成，对CSC的存活及干性的维持起到了重要的调控作用，其机制有待于深入研究。最近发展的将终末分化细胞诱导为干细胞样细胞的“重编程”技术为CSC研究提供了独特的研究思路和平台。人工诱导具有多向分化潜能的癌细胞(induced pluripotent cancer，IPC)具有CSC特性，目前已成功诱导直肠癌等多种人癌的IPC[23]。

2012年有学者报道肿瘤转移是因肿瘤细胞缺氧所致。这有待进一步证实。

参考文献

[1]张静文. 25种癌症基因组图谱将绘出——治疗癌症或可“按图索骥”. 中国医学论坛报，2011-06-02

[2]燕慧，王捷. 上皮间质转化与肿瘤转移的研究进展. 中华肿

瘤防治杂志,2010,17(4):311-314
[3]张五德,周业江. 上皮间质转化在肿瘤侵袭和转移中的研究进展. 实用医学杂志,2010,26(20):3832-3834
[4]郭伟华,卞俊杰,董伯升,等. 血管生成在 Lewis 肺癌生长转移过程中的作用. 肿瘤防治研究,2010,37(4):378-381
[5]刘虹麟,吴练秋,叶丽亚,等. 共接种淋巴管内皮细胞对乳腺癌细胞和骨肉瘤细胞在裸鼠体内生长和转移的影响. 基础医学与临床,2010,30(5):524-529
[6]唐雪梅,梅晓云.《内经》疾病传变理论探析. 南京中医药大学学报,2004,20(1):17-19
[7]王文萍.肿瘤转移临床特点与中医学疾病传变理论. 辽宁中医杂志,2005,32(5):396-397
[8]丁凯. 非小细胞肺癌外周血微转移的研究现状及进展. 中国肺癌杂志,2009,12(4):342-344
[9]曲利娟. DR-nm23 基因与肿瘤发生发展关系的研究进展. 国外医学肿瘤学分册,2005,32(5):336-337
[10]聂春莲. KiSS-1 基因及其与肿瘤转移的关系. 国外医学肿瘤学分册,2005,32(10):730-731
[11]白阳,孔民,王敬泽. S100A4 基因表达在肿瘤转移中的作用. 细胞生物学杂志,2004,26(5):475-478
[12]传良敏. 肿瘤转移抑制基因及其作用机制. 国外医学临床生物化学与检验学分册,2005,26(7):430-431
[13]钱军.转移抑素及其受体与肿瘤转移.肿瘤,2003,23(4):348-349
[14]王洪涛. E-钙粘蛋白复合体与肺癌的侵袭转移. 中国肺癌杂志,2010,13(3):254-256
[15]刘广起,李淑梅,张晓红,等. 血清影响肿瘤血行转移的探讨. 河南肿瘤学杂志,1999,12(5):358-359
[16]琚玲丽,刘惠宁. CD147 与肿瘤侵袭转移关系的研究进展. 西南国防医药,2011,21(4):450-452
[17]舒芳芳. CXCR4 与肿瘤转移中器官选择性的研究进展. 临床肺科杂志,2011,6(4):592-593
[18]李红,谈顺. HGF 与 TGF-β_1 和 P-选择素在恶性肿瘤转移中的作用. 中国热带医学,2010,10(10):1281-1282
[19]李小俊,马秀英,邓卓,等. 黏附分子与肿瘤侵袭和转移的研究进展. 现代肿瘤医学,2011,19(3):615-616
[20]王映霞. 微小 RNA 在肿瘤转移中的调节作用. 国际病理科学与临床杂志,2010,30(6):501-506
[21]李萍,王杰军. 炎症与肿瘤转移的研究进展. 第二军医大学学报,2011,32(1):84-87
[22]徐建. 肿瘤相关巨噬细胞促进肿瘤血管生成和转移的研究进展. 复旦学报(医学版),2011,38(1):71-73
[23]周海军,钦伦秀. 肿瘤转移机制研究中几个值得关注的问题. 复旦学报(医学版),2011,38(5):377-381

第四章 无瘤间期、无进展生存期

在肿瘤的进程中，从有医疗干预到患者死亡这段时间，人们设计了许多医学概念去衡量它，无瘤间期(DFI)和无进展生存期(PFS)是常用的两种。

一、无瘤间期

1. 概念

从原发灶被治疗到肺内发现转移灶的时间，称之无瘤间期(DFI)。这是一个模糊概念。所谓"被治疗"是一定到无肿瘤的程度吗？所谓"无肿瘤"是指影像学标准还是病理学标准？

20 世纪 70 年代认识的转移癌增大速度：X 线影像可分急、中、缓三种，所谓"急"是指任意 1 个月增大速度直径超过 2 倍以上者；"缓"指几乎不变；介于二者之间谓为"中"。增大速度急的如胃癌、骨肉瘤、软组织肉瘤较多，缓慢的多见唾液腺癌、甲状腺癌、上呼吸道癌及乳癌，大多数癌肿均属于中速度。各种转移病灶的平均倍增时间，肉瘤组 10~30 天，其中骨肉瘤发展快，约12 天，绒膜癌 12 天，精原细胞瘤 46 天，鳞状细胞癌 50~60 天，食管癌 72 天，舌癌 44 天，鼻咽癌 56 天，喉癌 65 天。腺癌一般比鳞状细胞癌时间长，如腮腺癌 93 天、乳癌 75 天以上。最长为甲状腺癌，在数年以上。Grawitz 肿瘤(肾上腺肿瘤)为 73 天，肺癌为 60~70 天[1]。这里有必要申明，用于计算的肿瘤直径或纵横径之和或容积的测量影像设备的精确度千差万别，所以上述数字只能代表某个时代的水平。

DFI 2 年以内的占 60%~75%，5 年以上的约 15%，是少数。田村报道 1 例眼球脉络膜黑色素瘤 10 年后出现肺转移，平山报道 1 例软骨肉瘤 13 年后肺转移，高桥报道 1 例腺样囊泡癌 14 年后肺转移[2]。

林震琼统计 274 例肺转移性肿瘤(不包括原发肺的肺转移瘤)，自原发瘤治疗至肺转移瘤切除间隔时间为 1 个月至 14 年[3]。

大部分转移性肺肿瘤的诊断是在原发灶发现之后，有的在原发癌发现同时就发现肺转移，如里见佳昭寺 111 例肾癌在初诊时就有 25 例发现转移(22.5%)。也有在原发癌灶再发后发现肺转移，如中西敬报道宫颈癌再发的病例中 80%在 2~8 年内有肺转移，而有一部分发现转移灶时尚未发现原发灶。有报道 160 例转移性肺肿瘤中有 30 例(19%)是先发现肺转移，其中较多的为绒膜癌(5 例中全部)，肝癌(5 例中 4 例，80%)，肾癌(13 例中 9 例，69%)。从发现肺转移到明确诊断原发癌在 1 个月以上的困难病例有 15 例(胃癌 1 例、结肠直肠癌 2 例、肝癌 1 例、胰腺癌 1 例、绒膜癌 1 例、肾癌 6 例、软组织肉瘤 1 例、原发部位不明 2 例)，肾癌一般自觉症状出现较迟，诊断亦困难，有 3 例是尸检才发现[4]。

喉癌、宫颈癌 DFI 大体为 2~3 年；绒膜癌很短，约 7 个月。有人提出经过 2 年以上出现肺转移的谓迟发转移，如甲状腺癌、乳癌、子宫癌等。7 例甲状腺癌肺转移中有 2 例，各为 8 年 7 个月和 17 年后发生肺转移，16 例乳癌中 4 例从 5 年 2 个月到最长 9 年 8 个月后发生。14 例宫颈癌肺转移有 8 例在 5 年以后才发生的，其中 2 例经过 8 年后转移。个别病例如 Horton 报道乳癌术后 50 年、黑色素瘤治疗后 36 年才出现肺转移[1]。

肺转移瘤发现时刻：从原发灶治疗到肺转移灶发现 2 年以内者占 60%~75%，5 年以上者占 15%左右。肺转移瘤出现在前的不少见，特别是胰腺、肾等后腹膜脏器，还有肝、脉络膜黑色素瘤早期发现困难，肺转移在前的亦多见[5]。

对恶性肿瘤手术后病例应定期摄胸片，最好 3~6 个月复查一次。姜燕等报道 43 例在 1 年、2 年内发生肺转移瘤分别为 18.6%和 44.2%[6]。

苏用能等统计从原发灶治疗后到发现肺转移灶的时间：2 年内占 60%~75%，但 5 年以后始发现肺转移者绝非少见，约占 15%。少数报道 10 年以后才发现肺转移。肺转移瘤一般生长较快。1 个月内体积可增大数倍，最快的倍增速度常超过原发性肿瘤[7-10]。

(1)恶性滋养细胞肿瘤：有报道在 21~30 岁龄组肺转移者占 93.6%(绒膜癌 37.6%、恶性葡萄胎56%)，在 41~50 岁年龄组肺转移占 55%(绒膜癌 27%，恶性葡萄胎 28%)。据统计，入院时已有单独转移者，绒膜癌为 56.6%，恶性葡萄胎为 48.3%。

(2)卵巢癌：胸部转移多见于55~64岁年龄组。在诊断卵巢癌同时发现肺转移的占14.8%(53/357)，由诊断卵巢癌至发现肺转移平均为9.3个月。

(3)宫颈癌：73%(2704/3704)的宫颈癌患者远处转移发生于放疗后4年左右。

(4)原发性肝癌：肝癌的肺转移出现最早、最快，多数在2个月左右，有1例为10天。2例先见到肺野多发结节阴影，然后确诊为肝癌。发病年龄16~65岁，其中30~49岁者为63例，占61.7%。

(5)恶性纤维组织细胞瘤：发病年龄都在50岁以下，其中5例小于30岁，较国外文献报道年轻。发生肺转移的时间为术后2个月至1年。

(6)肾癌：33.3%(4/12)的肾癌患者于患病后1年3个月至3年6个月出现转移，引起双侧肺门淋巴结病。肾癌切除后至肺转移的时间多数在3年内，但也有报道20年以后才出现肺转移。肺转移时，往往同时有其他脏器的转移。

(7)鼻咽癌：90%鼻咽癌患者的胸内转移发生于放疗开始后3年内；第1年内发现胸内转移的占40.1%，第2年占29.9%，第3年占19.8%。最长1例发生在第5年6个月。

(8)成骨肉瘤：行截肢或关节离断术后，追加化疗，术后分别在3~13个月内发现肺转移，再行肺切除术，然后继续化疗，结果患者痊愈或生存期延长，效果满意。骨肉瘤：原发癌切除至肺转移时间1年内为80%，绝大部分肺转移发生于2年内，但偶有报道8年以后才发生肺转移的病例。

(9)睾丸生殖细胞肿瘤：睾丸胚胎癌与精原细胞瘤各占一半。除1例术前发现肺转移外，其余3例在术后1~2个月胸片证实肺转移。睾丸癌早期即可远处转移。有人证明即使最早期的睾丸肿瘤，淋巴管造影结果呈阴性的患者仍有10%~15%腹膜后淋巴结已有转移。睾丸绒毛膜上皮癌因在确诊时大多数已有远处的转移。

(10)食管癌和胃癌：常在确诊原发瘤后2~18个月出现肺部转移灶。

(11)血管肉瘤和十二指肠壶腹癌：均在确诊后20天见到肺转移的X线表现。

(12)甲状腺癌：出现肺转移较晚，有1例在术后14年方发现粟粒样小结节。有报道8例甲状腺癌出现肺内粟粒型转移，经 ^{131}I 治疗后，2例病灶缩小并有部分吸收，1例扫描阳性但摄片始终阴性。可见对甲状腺癌肺转移患者，核素检查兼有治疗作用。一般腺癌进展慢，发生肺转移的时间也较长，而未分化癌进展快。

(13)喉乳头状瘤：报道17例，发病年龄为8个月至14岁。最初为喉乳头状瘤，分别于1~11年后出现肺部病变。亦有报道平均间隔12.5年出现肺部病变。因肺部病变可在喉部病变发生后相当长的时间才出现，因此要对患者定期摄胸片且追踪至成人期。

(14)乳腺癌：出现肺转移的年龄以40~60岁最常见。在肺转移前大多数接受过手术及放射等综合治疗，治疗后出现肺转移以3年内最为常见。有作者认为，乳腺癌病程愈短治疗后出现肺转移的就愈高。据堀越报道，原发癌切除至肺出现转移的时间为0~15年10个月，平均2年3个月。

(15)直肠癌和结肠癌：直肠癌和结肠癌原发灶切除至肺转移的时间约为3年，少数可达10年以上。

(16)子宫癌：原发癌切除至肺出现转移的时间多为3年内，但逾3年者也不少见。

(17)黑色素瘤：原发癌切除至肺转移时间为0~22年，差别很大。

中川健等至1985年共做肺切除术194例，见表4-1[11]。

2. 原发瘤与肺转移灶同时发现

原发瘤诊治时常规摄胸片发现肺转移灶的不少，而此时多无呼吸道症状或有亦轻微，见表4-2[6,12-21]。

表4-1　自原发灶治疗开始至肺转移发现的时间

	同时*	<1年	1~3年	3~5年	5~10年	10年以上	总计
子宫	1	5	7	9	11	3	36
乳腺	1	1	11	6	10	4	33
大肠	3	4	11		6	1	25
头颈	2	11	9	1	2		25
肾	4	1	2	1			8
绒膜	2	1	2		1		6
其他	5	3	7	2	2		19
骨	2	16	7	1			26
软组织	5	4	5				14
共计	25 (13%)	46 (24%)	61 (32%)	20 (10%)	32 (17%)	8 (4%)	192 (100%)

*：包括转移先行、原发灶局部复发、他脏器转移

表 4-2　原发瘤与转移瘤先后

作者(例数)	原发瘤在前	转移瘤在前	二者相距时间	同时发现
王潍博(154)	69		平均 56.5 个月(1 个月至 16 年)	85
罗超健等(90)	88	2	14.3 个月	
金招方(100)	98	2	9 天至 15 年	
姜燕(43)	27	16		
潘友民等(78)	63	6	平均 37.2 个月	9
张利(150)	143	7	2 个月至 7 年	
许志奇等(75)	40	17	0~21 年	18
缪广林(87)	70	17		
苏平等(81)	78	3	2 个月至 16 年	
张艳桃(56)	43	5	1 个月至 7 年 8 个月	8

无瘤间期现在已经有人提出了“0 间期”的概念，即原发肿瘤与肺转移瘤同时发现，如未发现其他组织器官的转移，在原发肿瘤与肺转移瘤均可完全切除的前提下，可同期进行手术切除[22]。

3. 肺转移灶后发现

脑膜瘤在组织学上属良性肿瘤，但常有恶性肿瘤的生物学特征，如局部浸润、复发、近处或远处转移。肿瘤可循脑脊液通路种植于颅内其他部位，也可沿血液、淋巴道转移至颅外。转移癌可与原发癌同时发现，也可晚很多年(甚至 24 年)才发现。脑膜瘤发生颅外转移比较少见。脑膜瘤发生肺转移临床罕见。确诊靠经皮穿刺肺活检或开胸肺活检[23]。

石桥洋则等报道 1 例术后 26 年脑膜瘤多发肺转移。26 年前做脑肿瘤摘除术。现体检发现左下肺阴影。CT：左 S^8 30mm×60mm 肿块，左 S^6 10 mm、右 S^6 16 mm 结节。胸腔镜行左下叶部分切除。病理：脑膜瘤。随访半年肺结节无增大。日本脑膜瘤远处转移病例共 25例。无瘤间期：从原发灶与转移灶同时发现到延后 15 年(平均 8 年)都有[24]。

岳中麟等报道 206 例肺转移瘤。自发现原发病灶至检见肺转移的平均时间为 11.2 个月，恶性度高的深部实质器官肿瘤较难发现。123 例已行原发肿瘤切除者，术后发现肺转移最早为半个月(绒膜癌)，睾丸及结肠癌最早为 1 个月，肉瘤(平滑肌肉瘤、黏液肉瘤等)3~4 个月。甲状腺癌及乳腺癌术后出现肺转移的时间间隔较长，平均分别为 66 个月及 63.5 个月。最长的 3 例为甲状腺癌、肾癌及乳癌，分别为 10 年、14 年及15 年。手术后至出现肺转移的平均时间为 37 个月。

肺转移瘤的出现时间：除了消化系肿瘤易先转移至肝脏外，其他乳癌、绒膜癌、子宫癌、骨及软组织肿瘤转移至肺的发生率均高于肝、骨、脑的转移。有的很早即有潜在的肺转移。Henneford 报道，361 例术后例，转移多在 2 年内发生，约半数在 1 年半内，只有 10% 在5 年内，个别可延迟在 6 年、9 年及 19 年。消化道癌多在 1 年内发生转移，绒膜癌、葡萄胎多在 3 个月至半年内，肉瘤、肝癌、黑色素瘤、恶性纤维组织细胞瘤很快即发生肺转移，而乳癌、甲状腺癌等可较晚出现转移。故应根据原发癌的情况选定检查方法及摄胸片的间隔时间[25]。

洪应中等收集上海第一人民医院 6 个附属医院的肺转移性肿瘤共 547 例。原发灶诊断明确后至发现肺转移灶的时间 5~10 年者有结肠癌、直肠癌、胃癌和绒毛膜上皮癌，10 年以上者有卵巢癌、甲状腺癌、子宫颈癌和黑色素瘤，其中卵巢癌有长达 20 年者[26]。

张家饶等的肺转移瘤 150 例，原发灶诊断明确后至发现肺转移灶的时间 15 天至 15 年，平均 21.5 个月。肝、胰、纵隔及恶性淋巴瘤较早，2~4 个月。腮腺瘤较晚，平均 67.5 个月[12]。

4. 肺转移灶先发现

若以无瘤间期概念，先出现转移灶时无瘤间期则为负数。从表 4-2 看出，其出现率悬殊，自 2.3%到 37.2%。无论如何说，不是一个罕见现象。

转移灶先发现的也不少，特别是胰、肾等后腹膜脏器的恶性肿瘤。肝癌和脉络膜的黑色素瘤的早期发现困难，故肺转移灶早于原发灶发现得多。

血道转移是肉瘤最常见的转移途径，如骨肉瘤很早就可出现肺转移。躯干或四肢软组织肉瘤，瘤细胞常常进入体循环的静脉系统，直接引流进入肺脏，出现早期的肺转移。众多资料显示，软组织肉瘤最早出现肺转移，其肿瘤发生的部位以及血流方向是其原因之一。

肉瘤之所以早期转移，如骨肉瘤、横纹肌肉瘤等，其主要原因之一是肿瘤血管十分丰富，而且多数血窦之壁本身就是瘤细胞构成的，因而很易脱落进入血流，出现肺转移。肺的转移灶中，瘤细胞脱落进入体循环，形成其他脏器或组织的转移灶。

有人报道160例转移性肺癌中有30例(19%)先出现转移灶，其中大多是绒膜癌(5/5)、肝癌(4/5)、肾癌(9/13)。张家饶等的肺转移瘤150例中有10例肺转移灶先发现。

二、无进展生存期

1. 概念

PFS指从观察(现状为准)开始到肿瘤进展或死亡时间。与DFI有所区别，PFS可以带瘤。

2. 适用范围及相关因素

PFS适用于化疗、靶向治疗、放疗、介入治疗、中医中药等方面的研究总结。

张百红等分析51例Ⅳ期胃癌PFS及其影响因素。主要终点指标是PFS。结果：51例患者的中位PFS 2.0个月(95%CI 1.650~2.350)。多因素分析发现身体状况评分(ECOG评分)(HR为2.082；95% CI 1.359~3.189)和姑息性化疗(HR为4.824；95% CI 1.866~12.471)是影响PFS的独立因素[27]。

吴稚冰等观察和比较吉西他滨联合草酸铂与吉西他滨联合顺铂治疗晚期非小细胞肺癌患者的初步疗效和患者的耐受性。45例晚期NSCLC患者分别接受GL方案或GC方案治疗。结果：GL组中位无进展时间为5.9个月，GC组中位无进展时间为6.0个月。GL组1年生存率36.36%，中位生存期10.1个月；GC组1年生存率31.82%，中位生存期11.1个月[28]。

管杨波等回顾性分析116例接受内分泌治疗的前列腺癌患者的临床病理资料，对各临床病理因素之间进行Spearman等级相关分析，对各临床病理因素分别进行单因素分析(Log-rank检验)，应用Cox比例风险模型进行多因素统计分析。结论：临床分期和Gleason评分是影响前列腺癌内分泌治疗后无进展生存期的重要因素[29]。

伊马替尼已在世界范围内被批准用于胃肠间质肿瘤(GIST)的治疗。如果以病情缓解为唯一治疗目标，伊马替尼每日400 mg剂量已足够。但服用伊马替尼400 mg，每日2次，能明显延长患者的无进展生存期[30]。

王慧娟等研究重组人血管内皮抑制素联合含铂方案一线治疗晚期非小细胞肺癌的临床疗效。结果：40例晚期NSCLC患者中37例可评价近期疗效，客观缓解率为29.7%，疾病控制率为81.8%。全部患者的中位无进展生存期为11.1个月，中位总生存期为23.0个月[31]。

龙洪清等分析后程适形放疗治疗Ⅲ期非小细胞肺癌无进展生存期影响因素。采用后程适形放疗治疗Ⅲ期NSCLC患者51例。放疗组10例接受常规放疗后行后程适形放疗；化放疗组41例接受2个周期化疗后行常规放疗和后程适形放疗。放疗总剂量56~70 Gy。结果：51例患者总有效率为72.55%。单因素分析显示治疗前KPS评分是近期疗效的重要影响因素(P=0.015)；年龄、治疗前KPS评分、病理学类型、是否化疗和近期疗效是无进展生存期的影响因素。多因素Cox回归模型分析显示近期疗效是无进展生存期的独立影响因素(P=0.030)[32]。

孙研等分析应用腹腔灌注化疗联合高频透热治疗进展期胃癌的临床疗效。进展期胃癌患者共47例，分为治疗组24例及对照组23例，均采用LFMP化疗方案。治疗组24例通过人工腹水法大容量腹腔灌注化疗，再用国产NRL-001型差频电容场肿瘤热疗系统加温腹腔。客观疗效：治疗组54.17%，对照组26.09%，P<0.05。生存期：缓解患者平均无病生存期(月)，治疗组为6.76，对照组4.61，P>0.05，无显著性差异；平均总生存期(月)，治疗组为9.13，对照组7.39，P<0.05，有显著性差异[33]。

郝明志等评价肝动脉栓塞化疗(TACE)联合CIK细胞疗法对肝癌的疗效。146例有TACE指征而无手术切除指征的原发性肝癌患者被分为TACE联合CIK组(72例)及单纯TACE组(74例)，并接受相应治疗。结果：联合组半年、1年、2年无进展生存率分别为72.2%、40.4%、25.3%，单纯TACE组分别为34.8%、7.7%、2.6%。显示：TACE联合CIK细胞免疫治疗能明显提高TACE的疗效，在延长无进展生存期方面起重要作用[34]。

王为民等探索中、大剂量的抗血管药物沙利度胺和肝动脉介入治疗对47例中晚期原发性肝癌的协同治疗作用。研究结果提示：对照组与治疗组的中位生存期分别是12.5周(95% CI 8.5~16.5周)、16周(95% CI 8.5~23.5周)，两者差异无统计学意义(P>0.05)；其PFS的中位时间分别为96天(95% CI 61~131天)和152天(95% CI 83~221天)，两者差异有统计学意义

($P<0.05$)[35]。

王为民等观察华蟾素注射液联合化疗治疗晚期胃癌。Ⅳ期胃癌患者 43 例(内含肺转移 4 例),治疗组 20 例。采用 FOLFOX4 方案化疗,同时加用华蟾素注射液 10~20 mL/d。结果:Kaplan-Meicr 分析生存期两组差异无显著性,而无病进展生存期两组差异有显著性($P<0.05$)[36]。

刘志臻等观察肺泰胶囊维持治疗对 62 例中晚期非小细胞肺癌无进展生存期的影响。随机分为治疗组和对照组各 31 例。治疗组给予肺泰胶囊维持治疗。结果:60 例可评价疗效。治疗组和对照组 PFS 分别为6.23 个月和 4.67 个月(P=0.048)。显示:中药复方肺泰胶囊维持治疗可延长中晚期 NSCLC 患者无进展生存期[37]。

凌士亮评价中药健脾化痰汤方维持治疗晚期 NSCLC 的疗效。结果:13 例患者可评价疗效,其中完全缓解 0 例,部分缓解 1 例,稳定 6 例,疾病进展 6 例;有效率为 7.7%,疾病控制率为 53.8%。患者的中位生存时间为 17 个月,中位 PFS 时间为 11.5 个月[38]。

参考文献

[1]陈秀勇.转移性肺癌.国外医学参考资料肿瘤学分册,1976,3(4):155-159

[2]安田雄司. 転移性肺癌発现の时期. 肺と心,1987,34:246

[3]陈秀勇,张鸿未. 转移性肺肿瘤的一些问题探讨. 肿瘤学杂志,1980,(3):96-102

[4]林震琼. 肺转移性肿瘤 274 例病理学分析. 肿瘤防治研究,1990,17(2):119

[5]安田雄司,冈田庆夫.転移性肺腫瘍——その原発臓器特異性を中心として.肺と心,1987,34:245-254

[6]姜燕,刘群. 肺转移性肿瘤 43 例临床分析. 中国肿瘤临床与康复,1996,3(S1):44-45

[7]苏用能,陈翰高. 肺转移瘤的临床和 X 线诊断. 实用癌症杂志,1992,7(2):159-160

[8]何新波. 睾丸绒毛膜上皮癌肺转移一例报告. 临床放射学杂志,1986,(5):181

[9]杨健舟. 睾丸绒毛膜上皮癌 1 例. 临床荟萃,2000,15(18):849

[10]林耀广. 系统性疾病和肺. 北京:北京医科大学中国协和医科大学联合出版社,1992:201-207

[11]中川健,松原敏树,関诚,ほか.転移性肺腫瘍の切除成绩と手术疗法の现况. 日本胸部临床,1987,46:716-724

[12]张家饶,司斌.肺转移瘤 150 例 X 线分析.新医学,1987,18(8):406-407

[13]王潍博.转移性肺癌 154 例临床分析.山东医药,1999,39(11):25

[14]罗超健,梁永康.肺转移性癌 90 例临床分析.新医学,1990,21(8):401-402

[15]缪广林. 肺转移瘤的临床及 CT 分析. 西藏医药,2006,27(4):40-41

[16]金招方.肺转移性瘤 100 例临床平片 X 线分析. 河北医学,2001,7(7):648-649

[17]张利.转移性肺癌 150 例临床 X 线分析.青岛医药卫生,1999,31(1):66

[18]许志奇,陈淑琼. 75 例继发性肺恶性肿瘤的临床分析. 华西医学,1999,14(1):45-46

[19]潘友民,潘铁成,汤应雄. 肺转移性肿瘤的临床诊断及外科治疗. 中国医师杂志,2006,8(2):223-224

[20]张艳桃. 56 例肺转移瘤临床分析. 临床内科杂志,1998,15(5):252-253

[21]苏平,丁莹莹,高德培,等. 81 例肺转移瘤的 X 线表现与病理基础. 云南医药,1996,17(4):262-264

[22]刘向阳.肺转移瘤外科治疗指征和术式的探讨.中国医刊,2002,37(5):8-11

[23]许罡,汪栋,张传生. 脑膜瘤两肺转移 1 例. 中华胸心血管外科杂志,2002,18(6):379

[24]石桥洋则,太田伸一郎,広濑正秀,ほか. 术后 26 年目に诊断しえた脳髄膜腫多発肺転移. 胸部外科,2008,61:478-481

[25]岳中麟,王如森,胡永立,等. 肺转移瘤的 X线诊断(附 206 例分析). 实用放射学杂志,1992,8(12):715-719

[26]洪应中,王小林,周康荣,等. 547 例肺转移性肿瘤的 X 线分析——原发与转移灶的关系. 上海医学,1982,5(7):399-402

[27]张百红,王湘辉,杨文元. Ⅳ期胃癌无进展生存期分析. 山西医科大学学报,2010,41(7):591-593

[28]吴稚冰,马胜林,朱利明. 吉西他滨联合草酸铂与联合顺铂治疗晚期非小细胞肺癌的疗效比较. 河南肿瘤学杂志,2004,17(3):179-181

[29]管杨波,章益芬,文航,等. 前列腺癌内分泌治疗后无进展生存期的影响因素分析. 中华男科学杂志,2009,15(9):801-805

[30]陈云茹译. 应用高剂量伊马替尼的胃肠间质肿瘤患者的无进展生存期: 随机试验. 世界核心医学期刊文摘胃肠病学分册,2005,1(2):3

[31]王慧娟,王启鸣,张国伟,等. 重组人血管内皮抑制素联合含铂方案一线治疗晚期非小细胞肺癌的临床疗效. 肿瘤,2011,31(3):264-268

[32]龙洪清,谢丛华,周福祥,等.后程适形放疗治疗Ⅲ期非小细胞肺癌无进展生存期影响因素分析. 肿瘤学杂志,2009,15(12):1069-1072

[33]孙研,吴景华,刘红伟 ,等. 腹腔灌注化疗联合高频透热治疗进展期胃癌. 中国厂矿医学,2004,17(6):444-446

[34]郝明志,林海澜,陈强,等. 肝动脉栓塞化疗联合 CIK 细胞免疫疗法治疗肝癌的临床对照研究. 癌症,2010,29(2):182-189

[35]王为民,殷世武,孙祥,等. 中大剂量沙利度胺联合 TACE 治疗原发性肝癌临床研究. 安徽医学,2009,30(12):1419-1422

[36]王为民，李成发，姚荣杰. 华蟾素注射液联合化疗治疗晚期胃癌临床观察. 中医药临床杂志，2010，22(4):314-315

[37]刘志臻，余宗阳，欧阳学农，等. 肺泰胶囊维持治疗对中晚期非小细胞肺癌无进展生存期的影响. 临床肿瘤学杂志，2009，14(4):344-346

[38]凌士亮. 中药维持治疗晚期非小细胞肺癌临床观察. 中医药临床杂志，2010，22(5):390-391

第五章　临床表现

粗略统计，约有 2/3 肺部转移性肿瘤病例可无临床症状，多在胸部常规 X 线检查时发现。大多在根治性手术或放疗后 7 个月到 3 年间发现，但有 15%~30%病例可先发现肺部转移性肿瘤。有 5%~20%病例难于明确原发肿瘤，即使尸检也不行。另有 1/3 病例仅有轻度症状，胸痛常见于同时有肋骨转移者；少数病例的支气管黏膜受侵犯可出现小量咯血，但绒膜癌肺转移可发生大咯血。日本资料表明，转移性肺肿瘤的有症状率比原发肺癌低得多，为 30%~50%。肺转移瘤与原发肺癌临床比较见表 5-1[1-2]，症状体征见表 5-2[3-22]。

表 5-1　肺转移瘤与原发肺癌临床比较

	肺转移瘤(%)	原发肺癌(%)
无自觉症状	53~61	6~23
有自觉症状	39~47	77~94
咳嗽	14~28	26~77
咳痰	13~17	30~37
咯血	7~13	24~58
胸痛	2~11	22~51
气短	3~8	8~33
发热	0~1	10~34
肺性骨关节病	0~1	1~10
痰瘤细胞阳性率	5~21	50~70
支气管检阳性率	10~38	70~90

表 5-2　症状体征

作者(例数)	症状体征	
	无	有
王潍博(154)	82 例	72 例(占 46.75%)，主要表现为咳嗽、胸闷、咯血、胸痛及局部呼吸音低
李怀臣(237)	135 例	102 例有咳嗽，无严重刺激性咳嗽，咳少量白色黏痰，偶咳痰中带血丝。出现胸闷，见于肺弥漫性病变或合并肿瘤胸腔转移、胸腔积液。胸痛多合并有肋骨、胸椎的转移
罗超健等(90)	33.8%	咳嗽 61%，咳痰 53%，咯血 41%，低热 28%，胸痛 20%，消瘦 29%，呼吸困难 19%等
简红等	常无	1/3 病例有不典型的症状，如咳嗽、咳痰、胸痛和气急等。累及中央气道引起咳嗽、痰血等表现占 15%~20%。侵及胸膜和胸壁时出现胸痛。肿瘤毒素吸收可引起低到中度的发热及消瘦。若压迫近端气道，出现气急，类癌综合征极少
秦荆峰(125)	9	108 例有咳嗽、咳痰，42 例有胸痛、胸闷，4 例有咯血
金招方(100)	早期无	后期可有胸痛、胸闷、咳嗽、咳痰、咯血、低热、气急及消瘦等，1/4 病例并发肺炎
郑晓等	85%~95%	病灶广泛或侵犯肺实质时可缓慢发生呼吸不畅，若为中央型占位并侵犯主支气管及大血管，可出现咳嗽、咯血。疼痛提示广泛胸膜转移或转移灶侵犯肋骨、椎骨；呼吸困难提示胸膜腔积液或肺不张
周逢麟(362)		早期咳嗽(56.72%)、胸痛(48.73%)、咯血或痰血(41.15%)多见。以肺外症状初诊者 61 例(16.85%)，其中四肢、肩部痛(61.38%)和头晕、晕厥(14.26%)多见
解守勤(50)		咳嗽 27 例，气急 10 例，血丝痰 21 例，胸痛 6 例
张涛等(218)	118	胸闷、咳嗽、胸痛、发热、气紧、消瘦等。咳嗽症状一般较轻，咯血仅见于 4 例
苏用能等		咳嗽、胸闷、痰血等。波及胸膜时，咳嗽呈刺激性呛咳。但有的肺转移癌早期可无症状，尤其是血行转移者，如卵巢癌肺转移出现呼吸道症状者只占 1.3%，甚至有的患者胸片显示有明显转移，临床却无症状
姜燕(43)		咳嗽 28 例(65.1%)，咳痰 22 例(51.2%)，消瘦 18 例(41.9%)，呼吸困难 17 例(39.5%)，胸痛 15 例(34.9%)
潘友民等(78)	65.38%	34.62%，主要表现为咳嗽、胸痛、胸闷及咯血
张利(150)	18	病灶数目少或小的结节型病例症状较轻微，而粟粒型和混合型病例症状较明显

(待续)

(续表)

作者(例数)	症状体征	
	无	有
许志奇等(75)	66	仅9例有呼吸道症状,占12%
缪广林(87)	2	咳嗽、咳痰41例,咯血30例,胸痛31例,气喘、气急18例
西村穗国	53%	比较原发性肺癌155例与转移性肺肿瘤160例,原发性肺癌有自觉症状占77%,其中咳嗽占56%、咳痰30%、胸痛22%、血痰24%;而转移性肺肿瘤有自觉症状47%,其中咳嗽28%、咳痰17%、胸痛11%、血痰7%
地里夏提(585)	496	118例出现不同程度的咳嗽、胸痛、气短、声音嘶哑、面部水肿、呼吸困难及心悸,偶尔痰中带少量血等;45例锁骨上、下及腹股沟区扪及肿大淋巴结
岳瑛等(20)	12	侵蚀性葡萄胎和绒毛膜癌肺转移20例中,仅有8例咳嗽、气喘、咯血、痰中带血等,占40%

从表5-2可以看出,无症状者从7.2%至95%的报道都有。除瘤种类及数量不同外,恐怕统计的真实性也不同。人们不重视查体,所以不能认定无症状者很多。

山中等报道1例罕见乳癌肺转移所致气胸。称是英文文献中第2例乳癌所致气胸病例。常见的造成气胸转移性肺肿瘤首推骨肉瘤,其次为肾癌、直肠癌、子宫癌和黑色素瘤等[23]。

原发瘤与转移瘤发现先后顺序与临床症状有关,请参考无瘤间期章节。

与肺转移瘤并存的还有其他部位的转移。这些部位转移瘤的临床表现也会与肺转移瘤相混淆。

同时原发癌瘤合并基础病也会有相应症状和体征,易与转移瘤症状相混淆。如周逢麟分析原发性肺癌362例,有慢性肺疾患史如慢性支气管炎、肺气肿、肺心病者52例,有肺结核史者17例,矽肺1例,有石棉接触史者1例。

转移瘤也可保存有原发瘤的特性。何平报道肺转移癌合并异位促肾上腺皮质激素(ACTH)综合征误诊例。患者以乏力、心悸、下肢水肿半年并加重入院。2年前因纵隔肿瘤行手术。BP左上肢17.3/9.3 kPa,左下肢29.3/16 kPa,右上肢17.3/12 kPa,右下肢28/16 kPa。精神萎靡,呈多血质面容。面部臃肿,躯干部皮下脂肪堆积,四肢消瘦,眼睑及腋下可见皮肤色素沉着。双下肢轻度水肿,四肢肌力Ⅴ级。WBC 13.6×10^9/L,RBC 4.83×10^{12}/L,Hb137 g/L。尿常规:蛋白(++),WBC 0~2/HP,血 K^+ 1.4 mmol/ L,Na^+ 142.3 mmol/L,Cl^- 89.9 mmol/L,血Cr 104 μmol/L,BUN 8.79 mmol/L。肝功:总蛋白71.1 g/L,白蛋白48.8 g/L,丙氨酸转氨酶62 U/L,总胆红素21.4 μmol/L,直接胆红素5.2 μmol/L,间接胆红素16.2 μmol/L,尿17-OH 56.2 mg/24h(参考值5~12 mg/24h),尿17- KS49.2 mg/24h(参考值5~13 mg/24h)。CT:双肺多发转移瘤,纵隔淋巴结肿大,双肾上腺皮质增生;脑垂体核磁共振检查未见异常。诊断:①纵隔肿瘤术后肺转移;②异位ACTH综合征。每日补钾10~12 g,低钾亦未得到纠正。入院后修正诊断为肺转移癌并异位ACTH综合征。引起异位ACTH综合征以肺癌最多见,约占50%,其除产生异位激素ACTH外,还产生促皮质激素释放因子,故其长期慢性作用而引起肾上腺皮质增生、肥大,血中皮质醇含量明显增高[24]。

对于肺癌、淋巴瘤或骨髓瘤等恶性肿瘤患者,以高尿酸血症和(或)痛风为首发症状并不罕见,这可能与肿瘤细胞代谢活跃,致使核苷酸代谢增速、嘌呤合成增加而引起血尿酸水平增高相关。介绍1例以高尿酸血症为首发症状的典型病例。男性,68岁,左踝关节和趾关节红、肿、痛持续2月余,血尿酸640~810 μmol/L。既往无痛风史。按急性痛风治疗,未见好转。1个月后又因发热38℃、咳嗽、消瘦住院。胸片示右上肺密度增高,按炎症治疗。后因CT发现两肺门淋巴结、右上纵隔淋巴结及颈根部淋巴结肿大,伴胸腔积液。胃镜检查胃窦淋巴结浸润、胃占位病变、淋巴瘤,行胃、肠、阑尾切除术。病理检查:胃黏膜相关性淋巴瘤(低度恶性)。肿瘤细胞免疫组织化学检查后诊断胃黏膜相关型恶性淋巴瘤(B细胞型)[25]。

参考文献

[1]罗慰慈.现代呼吸病学.北京:人民军医出版社,1997:834-845

[2]原泽道美,吉村敬三.临床呼吸器病学.东京:朝仓书店,1982:801-805

[3]罗超健,梁永康.肺转移性癌90例临床分析.新医学,1990,21(8):401-402

[4]简红,廖美琳.肺转移性肿瘤.临床内科杂志,2003,20(6):287-289

[5]岳瑛,何娟,于娥,等.侵蚀性葡萄胎和绒毛膜癌47例临床分析.中国妇幼保健,2008,23(33):4686-4688

[6]秦荆峰.肺转移瘤的X线诊断(附125例分析).国际医药卫生导报,2003,9(20):21

[7]缪广林.肺转移瘤的临床及CT分析.西藏医药,2006,27(4):40-41

[8]金招方.肺转移性瘤100例临床平片X线分析.河北医学,2001,7(7):648-649

[9]陈秀勇.转移性肺癌.国外医学参考资料肿瘤学分册,1976,3(4):155-159

[10]周逢麟.原发性肺癌362例临床分析.中国癌症杂志,1996,6(3):217-218

[11]张利.转移性肺癌150例临床X线分析.青岛医药卫生,1999,31(11):66

[12]解守勤,颜壮东.肺转移瘤50例临床及X线征象分析.右江民族医学院学报,1995,17(S1):40-41

[13]张涛,林杭,张楚毅.肺转移瘤218例临床及X线分析.实用肿瘤学杂志,1997,11(1):36-37

[14]许志奇,陈淑琼.75例继发性肺恶性肿瘤的临床分析.华西医学,1999,14(1):45-46

[15]姜燕,刘群.肺转移性肿瘤43例临床分析.中国肿瘤临床与康复,1996,3(S1):44-45

[16]潘友民,潘铁成,汤应雄.肺转移性肿瘤的临床诊断及外科治疗.中国医师杂志,2006,8(2):223-224

[17]郑晓,刘鹏,徐裕金.恶性肿瘤的肺转移.医师进修杂志,2003,26(1):7-9

[18]张艳桃.56例肺转移瘤临床分析.临床内科杂志,1998,15(5):252-253

[19]地里夏提·木克依提,阿里甫·依马木,吕俊成,等.585例肺转移瘤的影像诊断和病理分析.新疆医科大学学报,2008,31(10):1435-1436

[20]王潍博.转移性肺癌154例临床分析.山东医药,1999,39(11):25

[21]李怀臣.肺转移肿瘤的临床分析(附237例报告).肿瘤防治杂志;1997,4(2):9

[22]林耀广.系统性疾病和肺.北京:北京医科大学中国协和医科大学联合出版社,1992:201-207

[23]Tetsuji Yamada, Yoshio Tsunezuka, ShinCo Yagi, et al. Pneumothorax caused by metastatic carcinoma of the breast. Int J Clin Oncol, 2000, 5:54-56

[24]何平.肺转移癌合并异位ACTH综合征误诊教训.中国实用内科杂志,1999,19(11):688

[25]刘嘉玲.以高尿酸血症为首发症状的恶性肿瘤1例.中国医学论坛报,2011-07-21 肿瘤B13版

第六章　合并其他部位转移

恶性肿瘤往往多部位转移，或同时或先后，其肺转移也往往同时合并其他部位的转移。尸检仅有肺转移的只不过20%。肿瘤的转移部位见表6–1[1–14]。

从表6–1可以看出，肿瘤已向肺内转移者也易向肺外转移，骨、肝、脑发生率较高，还有淋巴结、纵隔、肺门、皮肤等。

表6–1　肿瘤的转移部位

作者	瘤种(例数)	肺内	纵隔肺门	胸腔	表浅淋巴结	肝	骨	脑	肾	肾上腺	肌肉	心包	皮肤	腹膜	脾	直肠	舌	外阴阴道	盆腔	膀胱	肠	宫颈	口腔	胃	淋巴结#	肋骨	说明
张家饶等	多种(150)	27		26	12	24	8			5	3	11	1	1	1												
吴凤桐	肺转移瘤(52)	52	5	1	13		6	4			1		3														
岳中麟等	肺转移瘤(206)	206		17	21	31	7			1							1										
高耀洁等	恶性滋养细胞肿瘤(246)				6	13	7			1				67	148	5	3	1	1	1							
邱方斌等	乳腺癌肝肺转移(141)	13			16	69	9																				
段建春等	NSCLC(425)	149	130		28	10	66	22																			
王中华等	30岁下女乳腺癌(129)	26			18	28	5									2											
席永昌	原发性肺癌肺转移(106)	106	50	37		12				1	24																
桐生拓司等	肾癌尸检(828)	435				245															367	166					
高林瑞	原发肝癌肝外转移(252)	212		21		45	3				1									1	12						临床+尸检
秦荆峰	肺转移瘤(125)	125		3	8	27	4																				
王凤明等	食管癌血道转移(29)	9			8	4	4				4													多处5			
胡秀峰等	食管癌肺转移(67)	67		11		8	3	3																			
岳瑛等	侵蚀性葡萄胎(33)、绒毛膜癌(14)	20					3								2							宫旁11					

注：统计说明不一，有出入，仅作为参考；#：原文未详分

参考文献

[1]岳中麟,王如森,胡永立,等. 肺转移瘤的X线诊断(附206例分析). 实用放射学杂志,1992,8(12):715-719

[2]张家饶,司斌. 肺转移瘤150例X线分析.新医学,1987,18(8):406-407

[3]高耀洁,胡玉荃,司秀蕊,等. 中西医结合治疗246例恶性滋养细胞肿瘤的临床分析.癌症,1988,7(5):361-362

[4]邱方斌,胡夕春. 影响乳腺癌肝肺转移的预后因素分析. 中国临床医学,2004,11(6):1037-1038

[5]段建春,刘叙仪,王洁,等. 非小细胞肺癌肺内转移预后分析. 中国肺癌杂志,2006,9(6):530-535

[6]吴凤桐,刘毅勇. 肺转移瘤52例X线分析.内蒙古医学杂志,1995,15(4):208-209

[7]王中华,徐兵河.129例30岁以下女性乳腺癌的临床特点及预后分析. 中华肿瘤杂志,2005,27(2):111-113

[8]席永昌.原发性肺癌肺转移的X线研究(附106例分析). 白求恩医科大学学报,1984,10(5):506-509

[9]王凤明,焉涛,赵锡江. 食管癌血道转移特性的探讨. 实用癌症杂志,2000,15(6):646-647

[10]桐生拓司,松井英介,南立由歌,ほか. 肋骨転移により発见された肾癌の1例.日本胸部临床,1996,55:836-839

[11]高林瑞.252例原发性肝癌肝外转移的临床分析.肿瘤,1984,4(5):206-207

[12]胡秀峰,王云,焦智民,等. 67例食管癌肺转移临床特点及化疗反应. 国际肿瘤学杂志,2006,33(10):797

[13]秦荆峰.肺转移瘤的X线诊断(附125例分析). 国际医药卫生导报,2003,9(20):21

[14]岳瑛,何娟,于娥,等. 侵蚀性葡萄胎和绒毛膜癌47例临床分析. 中国妇幼保健,2008,23(33):4686-4688

第七章　诊断

第一节　影像学

一、总论

影像学是诊断和观察疗效的重要手段和证据。诊断技术和设备日新月异，临床医师需要不断学习，了解各种诊断手段的长短优劣，性价比也需考虑。应有所选择，既给患者解决问题，又尽可能减轻他们的痛苦和经济负担，节约医疗资源。那种不分情况大仪器、高级设备先上及一起上的现象绝对不应该出现。减少医源性辐射引起的损害也已提上日程。应该开展大规模的以循证医学为依据的研究，制定各种肿瘤、不同情况下的诊治指南，尽快消除目前混乱的局面。

国际指南技术情报交换所 2008 年 11 月修改的肺转移瘤诊断及筛选指南，研究了各种诊断手段(主要是影像技术)的诊断程序及等级。

恶性黑色素瘤：建议胸部 CT 扫描似乎主要是由原发性肿瘤的阶段确定。以大规模的回顾性研究无症状黑色素瘤患者的第三阶段，来评估各部位 CT 的作用。胸部 CT 应使用在选择性颈淋巴结肿大的患者。在对转移性黑色素瘤肺转移手术切除进行检讨时，研究人员强调转移瘤可能是唯一可能治愈的治疗方式。笔者告诫说，转移瘤病灶数目并不代表绝对禁忌手术，他们建议，对肺转移瘤患者术前的评估应不仅包括胸部 CT 以确定结节的数目，而且需要全身成像以排除其他肺外第四期疾病。

睾丸生殖细胞瘤：研究提示，胸内转移的风险与不正常的腹部 CT 结果存在相关性。在这项研究中，对 155 例精原细胞或非精原细胞睾丸生殖细胞瘤患者中的 74 例同时在第一时间拍摄了胸片和胸部 CT。腹部CT 扫描结果有阴性或不正常表现的患者。对于 42 例腹部 CT 扫描阴性表现患者，胸部 CT 结果比胸片并不增加转移的诊断率，而且胸部 CT 有 2.3%假阳性率与此项检查有关。对腹部 CT 异常的 32 例患者，胸部 CT 检查出的胸片未看到的肺转移 (12.5%的病例)。对于初次检查，笔者建议对患者腹部 CT 阴性患者摄胸片，腹部 CT 异常患者拍摄胸部 CT。

影像学检查也是一个双刃剑，既可收到诊治疾病的效果，也可造成机体损害。美国放射学学会(ACR)指定的标准如下(表 7-1-1A、B)[1]。

表 7-1-1A　放疗有效剂量的估计范围(mSv)

相对的辐射水平	有效剂量的估计范围
无	0
微量	<0.1
低	0.1~1
中	1~10
高	10~100

频繁的 CT 检查在美国已有报道造成放射线致癌发病率增高。推荐胸片、CT 作为筛选转移性肺肿瘤的工具，而磁共振成像(MRI)、正电子发射成像(PET)等仅在特殊需要时应用。

1. X 线胸片(见书后附图 46)

X 线胸片方便、廉价，全片一览无余，便于了解各部分关系。短处主要是分辨率低。

胸片是观察转移性肺肿瘤的首选方法，但与 CT相比敏感性较差，无法发现直径 7 mm 以下的病灶。对于肺尖、肺底部以及邻近心脏、纵隔和胸膜处，X 线胸片分辨率明显低于 CT，此外也无法发现癌性淋巴管炎。虽然胸片不够敏感，但较特异，对肺切除标本的分析表明，胸片对肺转移性肿瘤诊断的准确率可达 90%。

肺部转移灶的 X 线表现多不具特异性，一旦发现，应从易发生肺部转移的肿瘤进行排查[2]。

葛宗良等观察研究 37 例肺转移瘤动态变化，证实肺转移瘤是多变的。发现肺转移时间：确诊原发癌肿与发现肺转移瘤的最大间隔是 10 年(编者：还可更长)，最短是原发癌肿与肺转移瘤同时发现，平均间隔

表 7-1-1B 临床常用影像学技术的有效辐射剂量比较

	代表性剂量(mSv)	报道的剂量范围(mSv)
胸片(前后位加侧位)	0.1	0.05~0.24
常规冠状动脉造影	7	2~16
64 排 MDCT 冠状动脉成像(回顾心电门控)		
不用管电流调控	15	9
使用管电流调控	12~18	8~18
64 排 MDCT 冠状动脉成像(前瞻心电门控)	3	2~4
经皮冠状动脉介入(PCI)或射频消融	15	7~75
心肌灌注成像		
甲氧异腈(1 天内)负荷/静息	12	–
替曲膦(1 天内)负荷/静息	10	–
铊 负荷/再分布	29	–
铷–82 静息/负荷	10	–
心肌活性研究		
^{18}F–FDG PET	14	–
铊 负荷/再注射	41	–

注:mSv:毫希沃特;FDG:氟代–脱氧葡萄糖

为 19 个月。X 线表现多种多样,变化的规律主要是依据肺部转移灶的病理特点。病变以多发性为主,最常见的 X 线表现有粟粒样阴影、小结节絮状阴影、大结节团块样阴影、圆形或类圆形阴影和混合型。转移病灶发展到一定程度时往往是混合型的 X 线表现,特别是一些病程相对较长、发展缓慢的病例,起初转移灶可为少量圆形或类圆形病灶,经过放疗、化疗后,病灶吸收成纤维条索状阴影,而后又发展为密布两肺的小结节絮状阴影,肺纹理增多,呈网织状,集多种肺转移瘤的 X 线表现于一体。肺转移瘤因癌性淋巴管炎导致的肺间质改变和侵犯胸膜时的病变征象也应引起 X 线诊断时的注意[3]。

肺部转移性肿瘤的 X 线影像分型及其与原发性肿瘤的关系和鉴别诊断见表 7–1–2[4–5]。

表 7–1–2 肺部转移性肿瘤的 X 线影像分型及其与原发性肿瘤的关系和鉴别诊断

分型	肺部 X 线影像特征	常见原发性恶性肿瘤	鉴别诊断
多发结节型	直径在 1 cm 以上,大小常不等,可呈分叶或卵圆形。肉瘤密度较高,绒膜癌似棉花球	乳腺癌、甲状腺癌、子宫癌、结肠直肠癌、唾液腺癌、精原细胞瘤、软组织肉瘤、绒膜上皮癌、鼻咽癌、肝癌、肺癌、肾癌、恶性黑色素瘤	多发性结核瘤、肺囊尾蚴病、亚急性结节病、肺毛囊虫病
单发结节或巨块型	直径在 2 cm 以上,随时间而增大;倍增时间 10~100 天(肉瘤、绒膜癌较短,10~12 天,精原细胞瘤 24~48天,鳞状细胞癌 50~60 天,腺癌 75~90 天),可分叶	乳腺癌、子宫癌、结肠直肠癌、绒膜上皮癌、恶性黑色素瘤、成骨肉瘤或其他肉瘤、肾癌、睾丸恶性肿瘤	结核瘤、肺部重复癌、肺毛囊虫病、结节病
浸润播散型	片状或块状,也可多发结节融合而成	乳腺癌、软组织肉瘤、鼻咽癌、胃癌、淋巴肉瘤	肺炎、肺结核进展播散期、肺部霉菌病
粟粒型	直径 1 cm 以下,散布两肺,从上至下、从外向内逐渐增多,肺尖较少或无。甲状腺的倍增时间较长,可达数年	甲状腺癌、胃癌、鼻咽癌、淋巴肉瘤、软组织肉瘤	粟粒型肺结核、细支气管肺泡癌、急性血吸虫病、含铁血黄素沉积病

(待续)

（续表）

分型	肺部 X 线影像特征	常见原发性恶性肿瘤	鉴别诊断
空洞型	头颈源者小而壁薄，生殖系源者大而壁厚	鼻咽癌、舌癌、上颚癌、喉癌、肺鳞癌、宫颈癌、腮腺癌，偶可见于结肠癌、肉瘤	空洞型肺结核、原发型肺鳞癌的重复癌、Wegener 肉芽肿
淋巴管型	从肺门至肺外带呈条索状，下肺野明显，可见 Kerley B 线，可一侧或双侧肺门淋巴结肿大	胃癌、乳腺癌、肺癌、鼻咽癌、胰腺癌	化疗致肺纤维化、弥漫性肺间质纤维化
钙化型	结节、块状或浸润阴影中有钙化灶	骨肉瘤、软骨肉瘤多见，也见于甲状腺癌、胃癌、前列腺癌、肝癌、恶性畸胎瘤	肺结核

注：文字略有减少

蓝日辉等研究肺转移瘤的 X 线临床分型，见表 7-1-3[6]。几组肺转移癌影像学表现见表 7-1-4[7-14]。

2. 普通 CT

CT 能消除组织重影的影响，对肺实质内软组织密度的结节灶分辨率高，因而优于胸片。在高分辨CT 扫描上可显示胸片不能显示的病变细节，能提高病灶的检出率。

CT 被认为是发现肺转移瘤的最有效手段。理论上 CT 可检出 0.5 mm 的小结节。当扫描层厚为 5 mm 时，CT 检测小结节的敏感性为 65%。除病灶太小、其他一些因素外，诸如部分容积效应、呼吸深度不一、误为血管断面、伴发的肺实质浸润、肺不张、术后纤维化

表 7-1-3 102 例肺转移瘤的 X 线分型与原发灶分析

X 线分型	原发灶														
	肺癌	肝癌	乳癌	鼻咽癌	绒膜癌	子宫体	肾上腺	喉癌	胆管癌	骨肉瘤	宫颈癌	消化道	腹股沟	膀胱癌	未明
粟粒微小结节型(19)	10	2	2		1	1	1								2
多发结节团块型(55)	22	6	4	4	1	1		4	1		1	4	1	3	3
炎症型(3)	1			2											
肺门纵隔型(3)	3														
胸膜转移型(10)	7	1		1				1							
单个结节团块型(10)	3	1	1	2	1					1	1				
癌性淋巴管炎型(2)	2														
合计(102)	48	10	7	9	3	2	1	5	1	1	2	4	1	3	5

表 7-1-4 几组肺转移癌的影像学表现

作者(例数)	多发结节		单发结节	粟粒	网状	网状结节	结节浸润	空洞	肺门纵隔肿大	胸水	浸润片	巨块	阻塞肺不张	淋巴管	钙化	气胸	其他	合并肺外
	单侧	双侧																
李怀臣(237)		59.92%	18.99%			4.64%	5.95%	5.49%	5.06%									
张艳桃(56)			31	5				6	7	6	14							
周义先等(60)	56.6%	20%						43.3%				23.3%					66.6%	
方东升(189)	59.9%	35.91%			4.64%	5.95%	5.49%	5.06%										
崔忠杰等(98)	14	46	13*	1	3	19		3			2						4	
林蒴(235)	54.9%		3.8%	6.6%			3.0%	4.3%	10.6%		10.2%	3.4%	6.0%		4.7%			
地里夏提(585)	56	243	88	15					56	36	2			23			66	
岳中麟等(206)	62.6%	10.1%					5%	12.1%	4.9%	4.4%		3%	5.8%	2%	2%	1%	59%	
洪应中等(547)	60	254	125	33		64		27	29				1	21	4	2		
张家饶等(150)		89	15	9	4			2	27	22	10	315			2			97

注：①因各论文分组不一，本文略有改动，以原文为准；②*：包括巨块；③有部分为 CT 表现

或胸水等,均可导致假阴性的结果。CT诊断肺转移瘤的特异性取决于原发瘤的性质、分期及其他临床情况。由于原发瘤性质的不同,CT的真阳性率在40%~95%之间,一些有较高肺转移发生率的肺外恶性肿瘤,特异性相应较高。假阳性结果影响CT检测的特异性。很多良性病变,如错构瘤、结节病、尘肺、荚膜胞浆菌病、结核、炎性假瘤、肺内淋巴结、小的肺梗死、局灶纤维化、叶裂内胸膜斑、肺手术后的瘢痕或缝线处的肉芽肿、免疫抑制治疗后机遇性感染以及化疗药导致的局灶性间质性肺炎及纤维化等,均可形成结节样阴影,须慎重予以鉴别[15]。

地里夏提·木克依提等报道肺转移瘤585例,其中肺转移瘤的少见X线表现类型——支气管腔内型2例,表现为病变远侧局限性片影,CT显示支气管腔内结节,最后经支气管镜活检得以确诊。此外,尚有混合型64例,肺门纵隔型+淋巴管炎型13例,多发结节型+胸膜型27例,提示此型多为晚期表现。各型CT表现与X线表现相仿,158例借助CT可更清楚地显示瘤灶内的细节,发现胸片上不易显示的某些病灶,更为准确地判断淋巴结情况。58例胸片表现为单发结节型者归入多发结节型,2例胸片表现不明确的淋巴管炎型得以获诊,25例纵隔肺门型得到明确诊断,5例胸片上未显示空洞者,CT可清楚显示,1例支气管腔内型清楚显示突入支气管腔内的结节影[7]。

3. 高分辨率CT(HRCT)及多层CT

多层CT日益发展,现已达640层。扫描时间越来越短,人体接受辐射的量越来越小。计算机的多维重建和动态重建使影像显示越来越接近客观。

采用高分辨率CT扫描技术甚至可发现小至2~3 mm的病灶,其特异性为60%~90%,对骨肉瘤和软组织肉瘤引起的肺转移更为敏感,诊断准确率可达95%。

采用螺旋CT排除呼吸偏移干扰加高分辨扫描技术,可进一步提高对肺转移瘤的敏感性。有报道,螺旋CT能诊断6 mm以上肿块,敏感性几乎达到100%,术后证实这些肿块50%属于恶性。需要提醒的是,在其敏感性提高的同时,特异性却欠佳,很多经CT发现的小结节其实为肉芽肿性炎而非肿瘤转移灶。CT检查特异性一般取决于原发瘤的分型、分期以及人群中各种良性结节病变的发生率,如在组织胞浆菌病流行的地区,CT的特异性就大大降低。

CT优势:①CT图像为从胸骨切迹至横膈以厚层10 mm、间隔10 mm进行扫描,可疑处可加薄层扫描(层厚2.5 mm)组织器官的横断面,在此断面中所有组织结构均能清晰显示,不存在胸片的前后左右重叠;②CT的密度分辨率较X线胸片高10~20倍,在两种物质密度相差0.5%的条件下,3 mm的小病灶也能被检出(国内曾有报道胸片显示为类似炎症的肺纹理增多、增粗,渗出性改变,在CT上则显示为数个直径为0.5~1.6 cm不等的转移灶);③CT图像经处理,放大累加反转,特殊灰阶功能处理后,可判别病灶是否由多个小病灶融合而成,密度是否均匀一致,其内是否有小泡征、空洞,边缘是否光滑,有无分叶、毛刺和胸膜凹陷征等,这是分辨良恶性肿瘤的重要依据。

国际肺转移瘤登记协会(IRLM)比较了2988例肺转移瘤患者的手术前CT和手术后病理切除测量结果,CT判断病灶的准确率达61%,25%患者切除病灶大于CT测量病灶,14%患者切除病灶小于CT测量病灶,但CT对双侧病灶估测的准确性下降。另外,螺旋CT对所有转移性结节病灶估测的敏感性是77%,病灶直径大于或等于6 mm,敏感性增加到94%;病灶直径大于10 mm,敏感性增加到100%。该研究对胸壁结节和直径小于6 mm结节的判定有失准确。

王冬富对60例肺转移肿瘤进行螺旋CT扫描。①血行性肺转移:CT表现为粟粒、单发、多发大小不等结节,呈圆形或椭圆形,密度均匀,轮廓清楚,以两个中下肺野为著。本组结节直径0.3~1.0 cm 17例,占28%;1.1~5.0 cm 11例,占18%;大于5.0 cm单发结节3例,占5%。原发癌以结肠直肠癌、乳腺癌、胃癌、鼻咽癌、肾癌、成骨肉瘤、恶性胸膜间皮瘤多见。②淋巴性肺转移:引起肺内癌性淋巴管炎的原发肿瘤主要是乳腺癌、胃癌、肝癌、肺癌等。CT表现为小叶间隔增厚、模糊,可见小叶间隔线;肺纹理增粗、模糊,有时可见沿肺纹理周围小结节阴影;也可出现肺门或纵隔淋巴结肿大。本组5例,占8%。③胸膜转移:原发癌中肺癌、乳腺癌、肝癌、胃癌多见。CT主要表现为中至大量两侧胸腔积液,有时可见胸膜面小结节阴影。本组15例,占25%。④气道转移:CT表现为大片状肺叶或肺段性实变,可伴支气管气相征,病变是进行性进展,临床早期无明显症状;也可表现为炎症性病变,不形成肿块或球状瘤体,边界欠清。有时散在分布斑片或模糊结节阴影,也有单例或两侧肺弥漫性分布。本组2例,占3%。⑤混合型转移:包括上述2种或2种以上类型同时存在。原发癌主要有肺癌、乳腺癌、胃癌、肝癌等。CT表现为两肺随机分布大小不一病灶,小至大结节,甚至孤立肿块。同时伴纤维条索状阴影,肺门及纵隔肿大淋巴结和(或)两侧胸腔积液。本组7例,占12%[16]。

郭佑民等总结弥漫性肺转移瘤的HRCT表现。原发瘤：肺腺癌、肺未分化癌和肺泡癌21例，乳腺癌5例，胆管癌3例，肝癌2例，食管癌2例，未定来源2例，其他浆细胞瘤、淋巴瘤肺浸润、神经纤维瘤病、直肠癌、甲状腺癌各1例。40例中血行播散型5例，占12.5%；淋巴管转移型4例，占10.0%；混合转移型31例，占77.5%。弥漫性肺转移瘤HRCT异常征象出现率见表7-1-5[17]。

表7-1-5　弥漫性肺转移瘤HRCT异常征象出现率

异常征象	例数	%
肺小叶间隔增厚	35	87.50
肺小叶核增粗	34	85.00
小叶内线影	31	77.50
支气管血管束增粗	20	50.00
肺小叶间隔迂曲不光滑	22	55.00
肺小叶间隔串珠样改变	13	32.50
大网格样改变	3	7.50
小网格样改变	5	12.50
肺小叶内结节	30	75.00
间隔旁结节	22	55.00
叶裂旁结节	22	55.00
支气管血管周围结节	31	77.50
胸膜下结节	28	70.00

郭佑民等又分析各种原发腺癌肺转移病例77例。腺癌肺转移肺小叶结构异常，表现为肺小叶间隔增厚粗细不均、不光滑，有网状、串珠样改变等。肺内小结节性病变，分布于小叶内、小叶间隔旁、支气管-血管束周围、叶裂和胸膜下，大小在0.3 mm至数毫米。支气管-血管束异常，表现为支气管-血管束增粗、边缘不光滑、走行僵直、分布不规则。纵隔肺门异常，表现为纵隔肺门淋巴结增大。两肺转移，表现为广泛分布的小结节性病变，大多数病例同时伴有肺小叶间隔支气管-血管束、肺门、纵隔和胸膜的受侵等表现。单侧肺或局部转移，表现为肺小叶间隔增厚、粗细不均，局部可见沿小叶间隔支气管-血管束、小叶内分布的结节影。胸膜受累，表现为胸腔积液、胸膜增厚和转移性结节等。转移性空洞，表现为薄壁或壁增厚的空腔性病变，还可伴有肺小叶间隔、支气管-血管束的异常等。

以往文献报道腺癌肺转移最常见的原发肿瘤来源于乳腺、胃肠道和胰腺。本组资料则显示肺腺癌肺转移的病例占第一位。腺癌肺转移早期可位于肺的一个叶、段。大约30%患者有双侧或单侧胸膜渗出，此时X线表现常无特征性。即使有呼吸系统非特异性症状，而胸片也可表现正常，这时选择CT或HRCT有助于诊断。

腺癌肺转移的CT和HRCT表现是肺小叶间隔增厚不光滑，呈串珠样改变，支气管-血管束增粗不光滑，两肺沿肺小叶间隔、小叶间隔旁、支气管-血管束周围、叶裂和胸膜下，广泛分布的结节或局部出现肺小叶间隔支气管-血管束异常和结节影像等，在伴有肺门及纵隔淋巴结肿大、胸膜转移、胸腔积液等3种以上的征象联合出现时是诊断腺癌肺转移的可靠征象。即使临床未发现确切的原发病灶也应对该病的性质有充分的诊断信心。CT和HRCT也可发现局限的、隐匿的肺转移瘤及小囊样薄壁或壁稍厚的空腔性肺转移病变[18]。

张祥等探讨螺旋CT肺动脉造影（SCTPA）诊断和预测肺转移瘤的价值。原发瘤包括肾透明细胞癌5例、肝细胞癌3例、直肠腺癌1例、食管鳞癌术后1例、肺腺癌10例、肺鳞癌11例、肺腺鳞癌1例。瘤栓检出32例中，发现肺动脉瘤栓24例（75%），其中多发瘤栓20例，单发4例。总共在50支肺动脉中发现瘤栓60处。瘤栓的表现：60处瘤栓中，分布在段/段以下肺动脉45处（75%），双肺动脉干12处（20%），肺动脉主干3处（5%）。SCTPA显示瘤栓呈偏心型50处（83%），中心型10处（17%），瘤栓引起局部肺动脉增宽38处（63%）。瘤栓分布与肺转移瘤部位的关系：50支瘤栓肺动脉中，供血区内发现肺转移瘤的45支（90%），无转移瘤的5支（10%）。随诊：2例中2支瘤栓肺动脉初次检查血供区内未见转移瘤，2或3个月后复查胸部CT，该区域内出现肺转移瘤。肺动脉瘤栓对肺转移瘤的诊断价值：以往诊断肺转移瘤主要是根据如支气管血管束的增粗或呈串珠状、苹果征、结节在肺小叶随机分布、空洞征、晕征（见书后附图14）等。本研究还发现了肺动脉瘤栓，表明了其血行来源，为排除其他病变，特别是对肺部多发结节的鉴别诊断提供了重要的依据。

肺动脉瘤栓对预测肺转移瘤的价值：研究提示肺动脉瘤栓是预测肺转移的可靠征象。本组2例检出2处瘤栓肺动脉，但其供血区未见转移瘤，分别随诊2或3个月后复查胸部CT，发现该区域内出现转移瘤。对于已知原发恶性肿瘤患者，制定治疗措施及评估疗效，行SCTPA检查能提供预测是否有肺转移的可靠信息[19]。

我国学者探讨多层螺旋CT（MSCT）在恶性胃肠道间质瘤（GIST）的诊断价值。对27例恶性GIST的MSCT进行回顾性分析。胃（11例）、小肠（9例）、结肠

(4 例)、直肠(1 例)及肠系膜(2 例)。肿块横向直径为 4.2~22 cm,边缘清楚的 12 例,不清的 15 例。肿块主要是形状不规则的分叶状(19 例)。异质性病变主要是对平扫，动脉期中度和静脉期增强持续性明显提高。囊性坏死在所有病变都能观察到,9 例观察到囊实混合性瘤。发现肝脏转移瘤 4 例,肺转移 1 例,淋巴转移 2 例。MSCT 对胃肠基质瘤位置和病理特征的诊断准确率分别为 85.2%(23/27)和 77.8%(21/27)。显示:双相多层螺旋 CT 检查并结合轴位图像多平面重建图像对恶性 GIST 的诊断有重要价值[20]。

康柳青等收集肺转移瘤 100 例，探讨肺转移瘤 MSCT 表现与组织学类型的相关性。结果:①弥漫型肺转移 34 例(34%),乳腺浸润性导管癌最多见,腺癌次之;②多发型肺转移 55 例(55%),鳞状细胞癌最多见,腺癌次之;③单发型肺转移 11 例(11%),肉瘤最多见;④出现分叶征 40 例(40%),乳腺浸润性导管癌最多见,肉瘤次之;⑤出现毛刺征 21 例(21%),乳腺浸润性导管癌最多见,腺癌次之。13 例同时出现分叶征与毛刺征,且毛刺征者均伴分叶征,但分叶征者可不伴毛刺征。另出现晕征 3 例(3%),细支气管气象 9 例(9%),钙化与空洞各 7 例(7%),小泡征 4 例(4%)。显示:肺转移瘤分布形式及边缘特点与其组织学类型有一定的相关性,有助于判定肺转移瘤来源,并为临床制订治疗方案提供一定帮助[21]。

4. 磁共振成像(MRI)

MRI 的长处是没有 X 线辐射，对软组织比度明显优于 CT，选择适当的脉冲序列显示肿瘤侵袭胸壁肌肉和骨骼程度的图像可更为清晰。短处是空间分辨率低[22]。肺转移性肿瘤的检测中,MRI 能发现一些 CT 难以发现的血管旁小结节,而横膈附近的结节灶却易因呼吸干扰而漏检,这在 CT 检查中较少见。但在评价脊柱或血管是否受侵时,MRI 的分辨率优于 CT 扫描。MRI 具有良好的组织对比,切面不受组织结构重叠的影响,亦能较好地发现隐匿转移病灶。由于纵隔有丰富的脂肪组织以及血管组织的液体流空效应,MRI 信号能很好地鉴别纵隔肿瘤、淋巴结与血管。

5. 发射型计算机断层成像(ECT)

ECT 通常不作为肺转移性肿瘤的首选检查,但它对全身骨转移有独到的诊断能力,也对具有骨代谢能力的肺转移灶有显示能力,如甲状旁腺、甲状腺、肾癌等。

朱宝等总结骨外软组织异常摄取骨显像剂的临床意义。30 例患者骨外软组织异常摄取骨显像剂 ^{99m}Tc-亚甲基二磷酸盐(MDP)部位分别为:肝脏 9 例,肺部 5 例,结肠 5 例,皮下 4 例,胸膜 3 例,腹部 3 例,乳腺 1 例。肺摄取 5 例均为局灶性,摄取程度均在 2 级以上,其中肺小细胞癌 3 例、肺腺癌 1 例,1 例为右股骨肉瘤肺转移。胸膜摄取 3 例,程度为 2 级 2 例(局灶性和弥散性各 1 例),4 级 1 例(弥散性),经 CT 和手术病理检查证实均为肺癌胸膜转移。

本研究显示多种肿瘤可摄取 ^{99m}Tc-MDP，其机制可能与血管增生、肿瘤细胞局部钙离子浓度改变有关。骨肉瘤转移灶有骨基质形成和钙化时也可显影。本研究中 1 例右股骨肉瘤患者肺转移灶亦摄取 ^{99m}Tc-MDP。胸腔恶性积液是引起胸部弥散性放射性浓聚的原因,本研究中 2 例肺癌伴胸膜转移患者骨显像示患侧胸膜弥散性摄取 ^{99m}Tc-MDP，与上述文献报道一致。胸膜局灶性异常放射性摄取常预示恶性肿瘤局部软组织转移，本研究中 1 例胸膜摄取者经CT 和手术病理检查证实为肺癌胸膜转移[23]。

6. ^{18}F-FDG PET/CT

PET 称为“正电子发射计算机断层图像”,其基本原理是恶性肿瘤细胞的葡萄糖代谢明显高于正常细胞,PET 利用这种变化采用可发射正电子的核素标记葡萄糖衍生物、氨基酸等,获得葡萄糖代谢的影像,对局部放射性的换算获得局部组织代谢的定量功能图清晰显示,定位代谢增高的肿瘤病灶和代谢降低的其他病灶。但是 PET 的图像质量远不如 CT 和 MRI,因此将 PET 的高生物特异性与CT 高精度结构成像结合起来,形成新的影像诊断模式,它能从分子水平反映疾病的发生发展过程,在临床症状出现前达到诊断疾病的目的,不仅具有高特异性,还具有高敏感性。

在肿瘤方面 PET/CT 主要有以下特点:①肿瘤良恶性的鉴别诊断;②为发现淋巴结等处转移的患者寻找原发病灶;③肿瘤的临床分期;④鉴别肿瘤治疗后的复发与坏死;⑤评定肿瘤的恶性程度及预后分析;⑥评价肿瘤的治疗效果。当血绒毛膜促性腺激素(HCG)升高,而传统的影像学方法(CT 或胸片)不能检测到转移病灶时，有条件的患者可考虑选择 PET/CT 行进一步检查[24]。

现在的 PET 显像空间分辨率可达到 4~6 mm。1994 年 PET 临床协会发表了一项多中心回顾性分析,在对 237 例不同分化的良恶性肺内结节扫描的敏感性是 96%，特异性是 90%。另一项研究比较了 35 例患者针吸活检与 PET 结果,PET 能正确判断大部分恶性病变,假阳性率极低;而针吸活检在近半数患者中发生气胸，所以对肺内结节病灶,PET 与针吸活检相比,是一种非侵入性的检查方法。但 PET 也有不足点，它对直径小于 1 cm 病灶和炎性病灶的判断失之准确[25]。

田玥等回顾性分析行 ^{18}F-FDG PET/CT 显像和临床高度怀疑或已经确诊为胸部恶性肿瘤的 89 例患者的临床资料，将其 ^{18}F-FDG PET/CT 显像结果与病理结果进行比较。结果 ^{18}F-FDG PET/CT 显像结果与病理结果相符率极高。肺癌的灵敏度为 95.0%，特异度为 72.7%，准确度为 87.1%。在 40 例肺癌患者中，33 例经临床随访证实存在恶性肿瘤转移。^{18}F-FDG PET/CT、PET 和 CT 对转移灶的检出灵敏度分别为 100.0%(33/33)、90.9%(30/33)、75.8%(25/33)。在肺内转移灶检出方面，CT 检出率(16/20)明显高于 PET(8/20)。在淋巴结转移检出方面，PET 的灵敏度(108/122)高于 CT(89/122)。在骨转移灶检出方面，PET 检出率(96/102)明显优于 CT(87/102)。在胸膜转移方面，PET 检出率(3/3)明显优于 CT(0/3)。13 例乳腺显像中，乳腺癌 8 例，良性病变 5 例，PET/CT 灶检出的灵敏度、特异度、阳性预期值、阴性预期值及准确度分别为 100.0%(8/8)、80.0%(4/5)、88.9%(8/9)、100.0%(4/4)和 92.3%(12/13)。其中 1 例假阳性，最终病理诊断为纤维腺瘤伴导管上皮增生。食管癌 2 例、胸腺瘤 2 例、心包间皮瘤 4 例及肺转移瘤 6 例中，^{18}F-FDG PET/CT 不仅清晰显示出原发恶性肿瘤的解剖及代谢情况，而且均探测出其远处转移灶或原发灶的情况。证明 PET/CT 对检出其远处转移灶或寻找原发灶具有一定的意义[26]。

孙海辉等认为判断肺癌治疗后复发和转移，^{18}F-FDG PET/CT 比常规 CT 有更高的准确性。方法：60 例肺癌均已临床确诊并经治疗后行 ^{18}F-FDG PET/CT 检查，分别观察 PET/CT、CT 图像，最后诊断依靠病理检查和影像学检查，经临床随访而确立。结果：60 例患者中，PET/CT 共发现复发 8 例，转移 16 例，转移灶 57 个，PET/CT 与病理及临床随访结果比较诊断的准确率为 95.6%(65/68)。同期常规 CT 共发现复发 2 例，转移10 例，转移灶 46 个，常规 CT 与病理及临床随访结果比较诊断准确率为70.6%(48/68)。PET/CT 与常规 CT 诊断准确率相比较有极显著性差异($P<0.01$)[27]。

PET/CT 是目前唯一可在活体上显示生物分子代谢、受体、神经介质活性及病变形态的新型影像设备，其将高性能的 PET 与CT 有机结合于同一设备上，即将核医学领域 PET 所获取的功能性信息与 CT 获取的解剖学信息进行全方位融合，同时提供受检者在同一条件下的解剖结构与功能代谢相融合的图像，从而对疾病进行定位、定性、定量、定期诊断。其可无创性一次扫描完成全身检查，避免转移灶的遗漏。^{18}F-FDG 是 PET/CT 肿瘤显像中常用的代谢显像剂，肿瘤恶性程度与摄取 ^{18}F-FDG 多少呈正相关，通过分析 ^{18}F-FDG 在病灶的浓聚程度，结合 PET/CT 图像，可鉴别组织坏死、瘢痕与复发转移病灶，明确诊断[28]。

2008 年两项评估 PET/CT 对进展期乳腺癌的前瞻性研究则表明，PET/CT 探查远处转移灶的敏感度和特异性分别达 100%和 98%，而与之相比的传统影像学手段(增强 CT、肝脏超声、^{99m}Tc-MDP 骨扫描)仅为 60%和 83%。其中 Groheux 等对 39 例Ⅱ期和Ⅲ期患者进行了 ^{18}F-FDG PET/CT，结果新发现了 4 例患者体内隐秘的转移病灶，3 例为骨转移灶，1 例为胸膜转移。Heusner 等将 PET/CT 与 MRI、腋窝超声、SLNB、骨扫描、胸部 X 线片以及腹部超声对乳腺癌的探查诊断进行对比，PET/CT 发现了 10 例远处转移，传统方法仅为 7 例，PET/CT 改进了 5 例患者的治疗方案。一项包括 41 例炎性乳腺癌患者的回顾性分析中，PET/CT 探查出的远处转移者达 20 例，其中 7 例是在传统影像学检查后新探查出的[29]。

泽田贵裕等试图以 PET 以最大放射集聚值 SUV_{max} 分析肿瘤活动性。初步结果：不但 SUV_{max} 可反映原发肿瘤的活动性和肿瘤容积，也可代表转移肿瘤的活动性[30]。

7. 综合评价

张立等用比较影像学的方法行肾上腺肿瘤的各种影像学检查方法的定位、定性诊断正确率对比分析。102 例肾上腺肿瘤中，良性肿瘤 84 例(内含囊性占位 10 例)，恶性肿瘤 18 例。肾分泌造影(IVP)、B 型超声实时显像(BUS)、CT、彩色多普勒血流显像(CDFI)、MRI 的术前定位诊断正确率分别为 46.3%、91.6%、96.9%、94.1%、92.9%，定性诊断正确率分别为 13.4%、83.2%(鉴别囊、实性)、69.4%、64.7%、78.6%，综合影像组则高达 100%及 84.3%。结论：IVP 定位、定性诊断正确率低；BUS 对囊、实性的识别力高；IVP+BUS 可作为肾上腺肿瘤的筛选手段；CT、CDFI、MRI 对肾上腺肿瘤的定位诊断正确率高，定性诊断正确率相近，对鉴别良恶性有一定价值。综合影像检查可发挥多种检查的互补作用，明显提高肾上腺肿瘤的诊断正确率[31]。

影像学检查手段，尤其是 X 线胸片容易接受，因此所有确诊的肿瘤患者均应常规定期随访 X 线胸片，一旦发现肺部结节性病灶，尤其是多发结节性病灶或病灶逐渐长大者，须警惕肺转移性肿瘤。胸片示多发结节合并空洞、钙化或气胸时，需考虑可能的不同原发肿瘤来源的非特异性表现，尤其是尚未发现原发肿瘤或无原发肿瘤症状者更应寻找原发病灶。胸片发现孤立性转移灶或拟行手术切除转移灶者，为 CT

检查的指征。对高危肺转移性肿瘤患者,如骨或软组织肉瘤、睾丸畸胎瘤和绒毛膜癌,推荐2年内每3~6个月随访CT检查,必要时还应该选用HRCT、MRI甚至PET定期随访,以便及早发现肺转移性肿瘤[32]。

参考文献

[1]National Guideline Clearinghouse.American College of Radiology. ACR Appropriateness Criteria. Radiology,2000,215(Suppl):655-662

[2]王潍博.转移性肺癌154例临床分析.山东医药,1999,39(11):25

[3]葛宗良,夏育纯.肺转移瘤的X线动态观察(附37例分析).现代医用影像学,2001,10(3):137-139

[4]罗慰慈.现代呼吸病学.北京:人民军医出版社,1997:834-845

[5]侯杰.现代肺弥漫性疾病学.北京:人民军医出版社,2003:410-413

[6]蓝日辉,蔡超达,伍筱梅.肺转移瘤的X线-临床分型研究.现代临床医学生物工程学杂志,2001,7(2):106-107

[7]地里夏提·木克依提,阿里甫·依马木,吕俊成,等.585例肺转移瘤的影像诊断和病理分析.新疆医科大学学报,2008,31(10):1435-1436

[8]张艳桃.56例肺转移瘤临床分析.临床内科杂志,1998,15(5):252-253

[9]周义先,顾康生.肺转移瘤60例临床分析.陕西肿瘤杂志,2002,10(2):119-120

[10]方东升.肺转移癌189例临床分析.河北医学,2001,7(11):1011-1012

[11]岳中麟,王如森,胡永立,等.肺转移瘤的X线诊断(附206例分析).实用放射学杂志,1992,8(12):715-719

[12]张家饶,司斌.肺转移瘤150例X线分析.新医学,1987,18(8):406-407

[13]林弼.235例肺转移瘤的X线分析.福建医药杂志,1981,3(5):270-272

[14]洪应中,王小林,周康荣,等.547例肺转移性肿瘤的X线分析——原发与转移灶的关系.上海医学,1982,5(7):399-402

[15]叶兆祥,鲍润贤.肺转移瘤的影像学诊断.中国肿瘤影像学,2009,2:140-144

[16]王冬富.CT诊断肺转移瘤的体会.现代中西医结合杂志,2007,16(23):3380

[17]郭佑民,杨广大,王玮,等.弥漫性肺转移瘤的HRCT表现.现代医用影像学,1996,5(2):51-54

[18]郭佑民,杜红文,唐安珙,等.腺癌肺转移的CT和HRCT诊断.实用放射学杂志,1998,14(1):8-10

[19]张祥,陈巨坤.螺旋CT肺动脉造影诊断和预测肺转移瘤的价值.中国医学影像学杂志,2007,15(3):189-192

[20]Zhongheng He,Fajin Lv,Zhaofei Cao,et al. Value of Multi-slice spiral CT in diagnosis of malignant gastrointestinal stromal tumors.中德临床肿瘤学杂志:英文版,2009,8:443-446

[21]康柳青,伍建林,张婷婷,等.肺转移瘤MSCT表现与组织学类型的相关性研究.实用放射学杂志,2011,27(4):526-527

[22]李镇中.Askin瘤1例(附国内病例分析).现代医用影像学,2001,10(4):187-188

[23]朱宝,尚玉砚,李舰南,等.骨外软组织异常摄取骨显像剂的临床意义.中华核医学杂志,2006,26(3):171-173

[24]熊敏,王丹青,尹如铁,等.CT在滋养细胞肿瘤肺转移中的诊断价值.现代预防医学,2009,36(6):1200-1201

[25]蔡柏蔷,李龙芸.协和呼吸病学.北京:中国协和医科大学,2005:977-990,1163-1169

[26]田玥,苏成海,沈海林,等.^{18}F-FDG PET/CT显像在胸部恶性肿瘤中的临床应用.苏州大学学报(医学版),2008,28(4):655-656

[27]孙海辉,邱书珺,王家强,等.^{18}F-FDG PET/CT在诊断肺癌治疗后复发和转移中的价值.陕西医学杂志,2010,39(1):29-30

[28]武霞,汪延明,赵修义,等.PET/CT检查排除肿瘤转移1例.山东医药,2010,50(43):27

[29]廖栩鹤,王荣福.PET/CT诊断乳腺癌复发和转移的临床应用价值.肿瘤学杂志,2010,16(6):432-437

[30]泽田贵裕,町野隆介.原発巣の腫瘍活動性からみた肺転移の手術適応.胸部外科,2013,66:298-301

[31]张立,张永康,王国民,等.肾上腺肿瘤影像学检查的临床应用价值(附102例分析).临床放射学杂志,1999,18(9):536-540

[32]白春学,张萍海.肺部肿瘤与肺部多发结节性病变.中国实用内科杂志,2007,27(13):997-999

二、早期影像表现

1. 概念及价值

此处所谓“早期”是指肺转移病灶小于 10 mm。

价值：肺转移瘤生长速度较快，有的在 1 个月内体积可增大数倍，假如瘤体由 10μm×10μm×10μm 的单细胞开始，经 20 次体积倍增后，可达 1 mm^3，此时 X 线胸片上不能见到确切的结节病灶，但恶性肿瘤的生物学特性在病理上引起的变化会使肺局部产生一些形成结节前的征象。这时瘤体再经过 10 次体积倍增则可使之达到 1 cm^3。有文献指出，当瘤体长到 1 cm^3 时，患者一般都难活 10 个体积倍增时间。一组病例统计，瘤体平均倍增时间 12.2 天，如果肺的胸片上出现直径 5 mm 的结节时作出诊断，瘤体由 1 mm^3 增至直径 5 mm 的瘤体需要 7.5 次倍增时间，即 12.2 天×7.5=91.5 天。可以看出，如果能在瘤体 1 mm^3 时利用早期征象作出诊断，将提前 3 个月左右的时间，对恶性肿瘤的临床分期、及时制定治疗方案、延长患者的生存时间等有一定的价值。

2. 早期病灶形态

见表 7-1-6[1-4]。

李桂娥分析 27 例早期肺转移瘤的 X 线表现。X 线表现与转移途径有关：淋巴转移多表现为自肺门向肺野延伸的不规则条索状致密阴影，类似于淋巴管炎的表现。本组仅 1 例表现为淋巴管转移征象。经血行转移的病灶一般表现为圆形或类圆形边缘光整的结节阴影以及弥漫的粟粒状阴影。本组大于 10 mm 的病灶均表现为多发的结节状阴影，边缘光整；而小于 10 mm 的病灶则表现为小斑片状 3 例，圆形边缘光滑或有毛刺者 5 例，不规则小结节 7 例，条索状 1 例，说明早期肺转移瘤 X 线表现可不规则，无特征性，肺转移的早期临床症状亦不明显。所以临床上当胸片上发现任何可疑的阴影时，都不能随意忽略，定期复查有助于明确诊断[4]。

马飞虹等认为早期病灶诊断较难。由于病灶较小，所以均未发现钙化及密度增高的病灶。未发现原发病灶只有肺内或胸膜小点状、小结节状病灶，与结核、炎症出现的小点状、小结节状病灶难以确切鉴别，

表 7-1-6 几组病例的早期病灶形态

作者(总例数)	形态
马飞虹等(22)	胸片：①两例肺野内直径小于 1 mm 的小圆形病灶，通常为棉团样密度。边缘光整，无毛刺表现。单个病灶 4例，多发病灶 10 例。②胸膜处小结节病灶，直径小于 10 mm，边缘光滑，无胸膜反应 4 例，其中 2 例伴肺内病灶。③肺癌伴肺内、胸膜多发葡萄粒样转移 4 例，病灶大小不一，直径为 5~10 mm 不等，边缘光整，无明显毛刺表现 CT：①肺野内 1~10 mm 小圆形病灶，边缘光整，病灶内密度均匀，无毛刺表现。单个病灶的 2 例。胸片单个病灶的 4 例中，有 2 例于心影后方也见到小转移灶。胸片多发病灶 10 例中，CT 表现的病灶数量也较 X 线片增多，加上 CT 多发现的 2 例计 12 例。②胸膜转移组：胸膜处可见 1~10 mm 圆形小结节影像，密度均匀，边缘光整，无毛刺现象及胸膜反应。CT 表现与胸片表现相同，但胸膜处的病灶数量远多于 X 线片，胸膜病灶多为 3 个以上。胸膜处有病灶 6 例，伴肺野内病例 4 例。③有明确肺癌病灶，并且肺野内葡萄粒样转移灶 4 例。病灶为 3~10 mm 边缘光滑、密度均匀的小结节影。CT 检查均需用肺窗观察
马天星等(79)	病变为边缘清晰的结节病灶 65 例(82.3%)，边缘模糊不清、斑片不规则病灶 4 例(5.1%)，以上两者并存 10 例(12.7%)。早期 X 线征象三种。①异常血管像：肺野，主要指肺周或胸膜下出现局限性不规则的血管影，多在 1~2 个前肋间隙靠外带处，小血管影增多、增粗和(或)分枝不规则，个别异常血管影类似串珠样或呈僵硬树杈样改变。②小斑点征：指肺野外带局部出现一个或数个聚集的浅淡的小斑点样模糊影，一般在 3 mm 以下，个别略大，但不超过 5 mm。③抱球征：肺野靠外带处增多的小血管影环绕成团，其中心为膨胀的密度减低区，有的同时伴有小点状增高影。结果：异常血管像、小斑点征、抱球征的出现率分别为 94.9%、83.5%、17.7%，前两项同时出现者 59 例(74.7%)，一、三项同时出现者 7 例(8.9%)，后两项同时出现者 4 例(5.1%)，三项同时出现者 3 例(3.8%)，第一项单独出现者 6 例(7.6%)
吕明权(12)	斑片状淡薄模糊影 2 例，空泡形 2 例，结节状边缘光整 2 例，结节状边缘有毛刺 1 例，车轮形 1 例，梅花形 2 例，瘢痕形 1 例，橄榄形 1 例。大小：直径为 7 mm 2 例，8 mm 3 例，9 mm 2 例，10 mm 4 例，另 1 例橄榄形约为 5 mm×8 mm
李桂娥(27)	单发小结节状阴影 9 例，多发结节状阴影 12 例，粟粒状阴影 2 例，小斑片状阴影 3 例，不规则条索状阴影 1 例。病灶大小：10~15 mm 者 11 例，均为多发结节状阴影；小于 10 mm 者 16 例。病灶部位：多发结节及粟粒状病灶分布于双侧肺野 11 例，单侧肺野 3 例；单发小结节位于右上肺野 1 例，中肺野 2 例，下肺野 2 例，左中肺野 1 例，左下肺野 3 例；斑片状阴影位于右中肺野 2 例，左下肺野 1 例；1 例不规则条索状阴影位于右中肺

但经过临床抗结核、抗感染治疗后多可明确诊断或经追踪观察病灶大小或数量发生变化也可确诊[1]。

陈敏华等以超声对肺外周及胸膜转移癌早期诊断。对中晚期肺、乳腺及消化系等恶性肿瘤患者行肋间及肋缘下肺底扫查，观察肺外周及胸膜下≤2 cm小转移癌声像图特征及诊断率。结果：经确诊小转移癌61例中，超声显示56例(91.8%)，其中约半数病灶≤1 mm。声像图表现多呈类圆形(83.9%)，边界清晰规整(73.2%)，内部呈均匀的弱回声或无回声(78.6%)，局部胸膜不清晰或中断(75.0%)，后方显示典型的长“彗星尾征”(89.3%)。根据以上特征，25例(44.6%)在未知X线、CT、临床诊断结果情况下超声作出诊断，其中6例为超声首诊。超声对检出的病灶定性诊断较X线、CT敏感，但易漏诊，肩胛骨、肋骨、肺气体等为主要影响因素。结论：对于肺外周及胸膜下的转移癌，超声检查不受肺气体干扰，显示率较高，声像图典型，尤其后方长“彗星尾征”为敏感的超声指征。超声作为X线、CT的辅助诊断手段，有助于提高肺外周转移癌的早期诊断率。

肺转移灶好发于肺基底部，尤其是肺周。Schloten等对肺的尸检研究发现，肺转移癌67.0%发生于胸膜或胸膜下，25.0%位于肺外周，即92.0%转移癌位于外周区域，多数累及胸膜。转移癌的特异性表现为病灶后方回声增强，其中89.3%可显示拖曳达屏幕深部的长“彗星尾征”，是由均匀的转移灶与周围肺气体之间显著的声阻差产生多次反射而形成。肿瘤细胞生长充满毛细血管和淋巴管，可使小叶间隔增厚呈结节状。Munk等报道在尸检证实的转移瘤86.4%见间隔结节状增厚，与原发瘤的种类无关。孙秀明等总结证实此结节后方可形成“彗星尾征”。病灶呈类圆形无回声、后方伴长“彗星尾征”的声像图有时酷似囊肿。本组转移灶较小，约半数小于1 cm，但高频探头或放大图像仍可观察到75.0%(42例)局部胸膜不清或中断，尤其肺外肿瘤的转移灶占82.9%(29/35例)，有5例肺腺癌转移及2例乳腺癌转移者脏胸膜受侵中断，两侧胸膜局部稍增厚，但未见到肺周围型腺癌侵及胸膜致内收形成的兔耳征，以上胸膜所见与尸检证实肺周转移多侵犯胸膜相符。本组病例中20例(35.7%)可见胸腔少量积液，其中17例位于肺底肋膈角，仅3例微量胸水位于病灶与胸壁之间[5]。

吕明权分析12例早期肺转移瘤。转移瘤形态与原发癌无特定关系，如圆形转移灶的原发癌有肝癌、鼻咽癌等，而肝癌还可呈现不规则状等。与转移灶大小有关：斑片形、圆形相对偏大，不规则形相对偏小，即越小越不规则，越大越趋向圆形结节灶改变，本组转移灶随访至直径约15 mm都表现为圆形结节状影，其所需时间为46~120天，平均为75天。肺转移瘤动态变化见表7-1-7[1,3]。

3. 症状

吕明权分析12例早期肺转移瘤，均无肺部症状。李桂娥的27例患者中，仅5例同时伴有相应的肺部症状，表现为间歇干咳3例，咳血丝痰1例，胸闷、胸痛1例。

4. 早期X线征象形成机制

脱落的瘤细胞或瘤栓通过血道运转，停留在肺部，由于其生物学特性，致使肺的正常组织或细胞变性、坏死和消失。瘤细胞增殖活动中，细胞间隙液体容量增加并向瘤周围积聚而出现瘤周间隙水肿。肺局部的炎性反应引起其周围毛细血管扩张，这种病理过程信息显示到X线胸片，肺野外带可见局限性纹理异常改变。在正常情况下，肺纹理只出现于离肺野边缘1~2 cm处，因为肺周脏层胸膜下1~2 cm处肺结构已是腺泡组织，X线片上很难显示出纹理，因此把肺野外带局部的纹理异常改变称之为异常血管像。

Gimbuone等1972年明确提出，肿瘤继续生长必须有血管形成，瘤细胞可能产生一种肿瘤血管形成因子(TAF)，在其作用下出现新生毛细血管，一般认为血管形成的本身就具有一定的组织侵蚀性，TAF刺激瘤体进行性生长，形成肉芽肿样结构。这些病理过程可能是形成小斑点征的基础。

一旦继发转移灶形成，即对肺组织进行侵蚀和破坏，可使之产生局限性小范围的肺气肿，推挤周围增

表7-1-7 肺转移瘤动态变化

作者(总例数)	动态变化
马飞虹等(22)	每例最少有3次以上的X线片及CT检查资料。两次间隔为1~3个月。病灶直径为1~3 mm，较为稳定，3个月内无明显变化。5~10 mm病灶3个月后均发现病灶直径增大或病灶数量有明显增多。6个月后发现病灶直径增大，但病灶边缘仍较光整，无毛刺现象
吕明权(12)	转移瘤灶的各种形态，在不同时间的随访片中，当其呈现为密度均匀直径为15 mm的结节状影时，所相隔时间为46~120天，平均75天。该时间为处于治疗中的状况，并非自然生长时间。本文大于15 mm转移灶未见呈片状，由于病例不多有待进一步观察

多、增粗的小血管,形成环绕现象,即抱球征。

在动态观察中发现,当上述早期征象演变成结节并逐渐长大时,该区域的异常血管像会减少或消失,小斑点征会融合或数目减少,显得结节周围肺野异常清晰。此现象可能与转移瘤发生变异有关,多数的转移瘤细胞分化更差,比原发瘤有更强的生长特性,一旦形成结节就呈扩张性生长,并压迫周围肺组织萎缩,使肺动脉供血减少,因而该区域的肺动脉变细和减少。王振堂等报道,肿瘤体的供血主要是支气管动脉;肖湘生研究肺癌和肺转移瘤的供血时,发现肿瘤供血主要来自支气管动脉,少数来自肋间动脉等体循环分枝,肺动脉不参与供血。支气管动脉纤细,在胸片上不易显示。

5. 诊断和鉴别诊断

①受检者的原发瘤已被临床病理诊断为恶性肿瘤。②胸片要有良好的清晰度、对比度。③单一出现异常血管像或小斑点征还不能作出明确的诊断,须跟踪随访,间隔以不超过2次体积倍增时间为佳。或者做进一步检查,高分辨CT薄扫能发现平片盲区的病变,并能较平片提前发现结节病变,放射核素肺扫描对于多发性瘤栓的诊断敏感性很高。④异常血管像和小斑点征同时出现可提示该诊断,若胸片所示病灶在动态观察中有进展趋势,或小斑点征边缘变清楚或密度增高,或化疗前后这类病灶时隐时现,就更能明确诊断。抱球征实际上是前两者征象的不同形式的反映,出现此征象可作出诊断。3种征象在同时同区域出现得越多,诊断就越明确。⑤肺转移瘤的早期征象应与慢性支气管炎、支气管肺炎、尘肺以及心脏疾患引起的肺部改变等影像鉴别[2]。

参考文献

[1]马飞虹,赵红影,杜吉山. 早期肺转移瘤的影像学分析. 黑龙江医药科学,2002,25(2):54–55

[2]马天星,栗世明. 肺转移瘤早期X线征象的探讨. 中国临床医学影像杂志,1998,9(3):205–207

[3]吕明权. 12例早期肺转移瘤的X线分析. 实用放射学杂志,1992,8(11):676–677

[4]李桂娥.27例早期肺转移瘤的X线分析.广东医药,1998,19(11):854

[5]陈敏华,孙秀明,杨薇,等. 超声对肺外周及胸膜转移癌的早期诊断. 中华超声影像学杂志,2002,11(10):596–599

三、多发病变

1. 分析途径

几组肺内多发病变的病种见表7–1–8[1-4]。

肺内多发病变的病种何止几百种,肺内炎症、结核、肉芽肿、血管炎、肿瘤、职业病等几乎皆可。

程勇等选取病灶直径在1 cm以上、两肺数目在12个以内的肺内多发性结节、肿块病例,结合文献总结胸部常规X线影像表现及临床资料。多发肺转移瘤双侧受累者明显多于单侧,两者差异有显著性($P<0.05$),肺门及纵隔发生改变者为46.7%,提示多有肺淋巴系统受侵犯;瘤周炎症发生率为26.7%,在结核瘤和真菌球组差异无显著性($P>0.05$)。转移瘤A(转移瘤A表示原发肺癌的肺内转移灶)出现深分叶(26.3%)和毛刺(42.1%)者明显高于转移瘤B(表示肺外恶性肿瘤的肺转移灶)(分别为4.2%和18.1%),说明肺癌肺内转移灶有较多的原发瘤恶性表现。多发结核瘤同一病例病灶大小较均匀者所占比例为58.0%,密度不均、渗出浸润影、纤维化、胸膜改变及纵隔、肺门淋巴结肿大均较多见。与转移瘤和结核瘤相比,多发真菌球有明显单侧肺发病趋势。52例患者DR主要影像表现见较大的多发肺结节性病变均发生率较低,约占所有肺部结节性病变的13%,同时所包含的病种众多,各病种影像征象繁杂并常有较多重叠,误诊率较高,尤其是对一些病史不明确的患者,影像学定性诊断符合率很低。文献资料及本组病例均显示,此类病变中转移性肿瘤占第一位,本组肺外恶性肿瘤肺多发转移占36.5%,同期肺癌肺内转移占21.1%,多发肺结核球占19.2%,与文献大致相符,多发真菌球占13.5%,比例偏高[5]。

表7–1–8　几组肺内多发病变的病种

作者(总例数)	病种
范红燕等(53)	15例血行性肺转移瘤,10例癌性淋巴管炎,3例矽肺,7例细支气管肺泡癌,8例粟粒性肺结核,10例肺结核
孙素杰等(18)	支气管播散性肺结核4例,肺内炎症2例,弥漫性泛细支气管炎1例,过敏性肺炎1例,血源性肺转移瘤1例,急性粟粒性肺结核3例,癌性淋巴管炎3例,结节病2例,尘肺1例
曲洋海(28)	周围型肺癌10例,转移瘤2例,结核球9例,炎性假瘤3例,错构瘤2例,支气管囊肿1例,肺动静脉瘘1例
陈椿等(30)	主要有特发性肺纤维化、继发性肺纤维化、肺结核、肺癌、弥漫性肺泡细胞癌、弥漫性间皮瘤、肺转移癌、肺转移肉瘤、肺实质炎症、肺支气管扩张症和肺化学感受器瘤

杜有民回顾性分析40例粟粒性肺结核、32例弥漫性细支气管肺泡癌、33例粟粒性肺转移瘤的螺旋CT图像资料。结果:CT图像上,40例粟粒性肺结核中,结节均匀分布34例(85.0%),大小一致35例(87.5%),密度均匀33例(82.5%),毛玻璃征31例(77.5%);32例弥漫性细支气管肺泡癌中,中下肺分布27例(84.4%),大小不一致23例(71.9%),密度不均匀26例(81.3%),支气管充气征13例(40.6%);33例粟粒性肺转移瘤中,中下肺分布29例(87.9%),大小不一致28例(84.8%),密度不均匀29例(87.9%),克氏线19例(57.6%)。得出粟粒性肺结核、弥漫性细支气管肺泡癌和粟粒性肺转移瘤在结节分布、大小、密度等方面螺旋CT表现特征明显不同,在诊断和鉴别诊断这3种疾病中具有重要价值[6]。

范红燕等总结肺内多发小结节的CT诊断与鉴别诊断[1]。①随机分布结节:30例中15例血行性肺转移瘤结节大小不一,合并胸椎、肋骨转移4例,胸腔积液2例;8例粟粒性肺结核结节大小为1~2 mm,分布均匀3例,结节大小不等,分布不均,伴有小斑片状、纤维索条影5例,5例多中心型细支气管肺泡癌4例可见块影,4例可见实变影,3例伴有毛玻璃影,2例网状纹理增多,均有纵隔淋巴结肿大;2例弥漫型细支气管肺泡癌结节分布广泛伴小叶间隔增厚纵隔淋巴结肿大。②淋巴管(淋巴管位于支气管血管束、叶间隔及胸膜下)周围分布:13例中10例癌性淋巴管炎结节分布不均,较局限,合并肺门及纵隔淋巴结肿大3例,胸腔积液4例,4例肺癌可见肺内肿块,1例食管癌显示食管壁增厚,1例乳腺癌乳腺区可见肿块;3例矽肺结节分布弥散,均有肺门及纵隔淋巴结肿大,2例可见融合性肿块,2例伴肺气肿。③小叶中心分布:10例肺结核支气管播散结节分布局限,8例位于两下肺,10例均同时可见其他结核灶,3例可见斑片状、纤维索条影,空洞2例,胸腔积液4例,纵隔淋巴结肿大2例。肺内多发小结节分析步骤见表7-1-9。

孙素杰等总结18例肺部弥漫性结节病变的CT表现及鉴别诊断。

疾病与结节分布:以小叶中心结节为主要病变的有具"树芽征"的有支气管播散性肺结核4例,肺内炎症2例,弥漫性泛细支气管炎1例,不具"树芽征"的有过敏性肺炎1例;以血源性结节为主要病变的有血源性肺转移瘤1例,急性粟粒性肺结核3例;以淋巴管周围结节为主要病变的有癌性淋巴管炎3例,结节病2例,尘肺1例。

CT表现:支气管播散性肺结核多表现为双肺多发毛玻璃影和结节影,3例可见"树芽征",2例伴多个肺叶或肺段实变,边界不清。支气管肺炎弥漫分布的结节影,2例皆位于胸膜下小叶中心区域,边缘模糊。结节病结节一般小于1 mm,主要分布在近肺门的支气管血管束,并有两侧肺门及纵隔淋巴结肿大2例,未见后纵隔淋巴结肿大。癌性淋巴管炎结节多位于外围间质,小叶间隔呈串珠状增厚3例,小叶间隔增厚较明显或呈不规则增厚,合并胸水1例,肺内见原发肿瘤1例,有肿瘤病史2例。血源性肺转移瘤1例,结节的分布及密度均匀而大小不均;分布以外围部及基底部较多见;结节境界清晰,边缘光滑。急性粟粒性肺结核3例,分布、大小、密度均匀,结节小于3 mm的2例。

肺内小结节是指直径小于10 mm的结节病变。一般将小于7 mm的结节称微结节,小于3 mm为微小结节。肺小结节可两肺弥漫性分布或为局限性,此种影像见于多种疾病。可发生肺部弥漫性小结节的常见疾病有肺转移瘤、肺结核、结节病、尘肺、细支气管肺泡癌、泛细支气管炎。其中前4种疾病最常见。

肺部弥漫性结节的CT表现分为三类:小叶中心结节、血源性结节(又称随机分布的结节)和淋巴管周围结节。肺部弥漫性结节的CT鉴别诊断是根据结节的形态和分布特点,而结节的分布特点是主要依据。

小叶中心结节又分三种:①经支气管播散的病变,主要见于支气管播散性肺结核。其结节具"树芽征",结节分布不均匀,在某一部分较多见或局限于某一区域。肺内有实变,可见空洞。应与细支气管肺泡癌鉴别,细支气管肺泡癌也可表现为小叶中心结节伴多发毛玻璃影和肺实变区,但是其实变区密度不均匀,毛玻璃影可位于实变区的附近或距离较远,而经支气

表7-1-9 肺内多发小结节分析步骤

肺内	胸膜	肺内小叶中心分布	树芽征或结节分布	代表疾患
肺内多发小结节→	胸膜下有无结节→	胸膜下无结节而肺结节呈小叶中心分布→	小气道结节有树芽征	肺结核支气管播散、弥漫性泛细支气管炎
			非小气道结节无树芽征	过敏性肺炎等
		胸膜下有结节→	肺结节随机分布(与小叶结构无明确关系,分布较广泛)	血行性肺转移瘤、粟粒性肺结核、细支气管肺泡癌
			沿淋巴管周围分布(分布较局限)	癌性淋巴管炎、矽肺

管播散的结核小叶中心分枝状线样结构增多,毛玻璃影不显著,且多位于实变区附近,罕见远离实变区或位于对侧肺野者。毛玻璃影相对于肺实变区的位置关系有鉴别意义。②经气道吸入而发生的病变,此类病变的结节不具"树芽征",主要见于:a.过敏性肺炎:肺内结节的病理改变为细支气管炎、细支气管周围炎、肺泡炎症和肉芽肿。CT 表现为两肺弥漫分布 2~3 mm 粟粒状影,病灶边缘模糊,两肺中下肺野病灶较密集,肺尖部可无病灶,与一定的工作和生活环境有关系。b.嗜酸性肉芽肿:结节为细支气管周围间质内的组织细胞和嗜酸细胞性肉芽肿。CT 上可见主要位于中上肺区的囊肿和结节,伴间质增厚。c.石棉肺:在石棉肺的最早期改变中可见小叶中心结节影,以下叶多见,距胸膜面数毫米,此外还可见小叶间隔增厚。进展期可见蜂窝肺。③小气道和(或)肺泡非特异性炎症,主要表现为结节及"树芽征"。其 CT 病理基础为支气管末梢分支、细支气管及肺泡管因黏液或炎性分泌物充填而引起的异常扩张。CT 检查时可见 3~5 mm 大小的结节状和短线状影像,并与支气管血管束相连,使病变的支气管树如树枝的枝芽,称树芽征。病变以小叶中心分布为主,胸膜下及小叶间隔处无结节分布。此影像见于多种炎性疾病:a. 弥漫性泛细支气管炎,还可见细支气管壁增厚、管腔扩张和气体潴留。b.肺内炎症。感染性细支气管炎,包括流感嗜血杆菌肺炎和支原体肺炎,也可出现上述征象,但与其不同的是具有支气管或细支气管周围的病灶或实变。c.真菌感染。过敏性支气管肺曲菌病的"树芽征"多局限于一个肺野或肺段,常合并较大支气管的扩张。

血源性结节。均匀地分布于肺脏的各个部位,又称随机分布的结节,结节可位于肺间质,如支气管血管束、小叶间隔及胸膜,也位于小叶中心与小叶间隔之间。其密度高,边缘一般清楚。常见的疾病有:①血源性肺转移瘤:少数情况下表现为双肺弥漫分布的粟粒影,分布及密度均匀而大小不均;分布以外围部及基底部较多见;结节境界清晰,边缘光滑,直径小于 10 mm。②急性粟粒性肺结核:分布、大小、密度均匀,多数小于 3 mm,边缘清晰或模糊。③尘肺:粉尘由气道吸入,结节在呼吸性细支气管周围产生,形成小叶中心结节。疾病早期往往为小叶中心分布,小结节多为类圆形,一般中央密度较高,周围有局限性肺气肿,但随病变进展可发生小叶间隔增厚、胸膜下和支气管血管束的结节。

淋巴管周围结节。常见的疾病有:①癌性淋巴管炎:结节在外围间质多见,小叶间隔呈串珠状增厚,小叶间隔增厚较明显或呈不规则增厚,常合并胸水,肺内或肺外可见原发肿瘤或有肿瘤病史。②结节病:结节一般小于 1 mm,主要分布在近肺门的支气管血管束,并有两侧肺门及纵隔淋巴结肿大。后纵隔淋巴结罕见,很少只有纵隔淋巴结肿大而无肺门淋巴结肿大的。间隔线及小叶间隔增厚较为少见。③尘肺:其 CT 上主要表现为小结节呈随机分布,但部分小结节可沿淋巴管走行分布[2]。

2. 肺多发性转移瘤

肺部多发结节性病变临床多见,常见者为肺转移性肿瘤,其中乳腺癌、结肠癌、肾癌、子宫癌和头颈部肿瘤最常见,发病率相对较低的绒毛膜癌、骨肉瘤、睾丸癌、黑色素瘤、伊文瘤和甲状腺癌也常发生肺部转移。影像学特征:肺部多发性结节影为肺转移性肿瘤的最常见影像学表现,病灶边缘多清晰,密度均匀,大小不等,直径 3 mm~15 cm 或更大,多分布于肺野外 1/3,尤其以两中下肺胸膜下区多见。2 cm 以下结节常为圆形,边缘光滑。大的结节灶,特别是转移性腺癌则常见分叶且边缘不规则,并可由多个结节相互融合成团块状。同时发生的肺转移性肿瘤,一般病灶大小相似,而先后多次发生的转移,则病灶大小不一。因原发肿瘤类型不同,肺部转移性结节灶常可有不典型的影像学特征,如转移灶内出血多见于绒毛膜癌,偶尔也可见于其他血供丰富的肿瘤(如血管肉瘤和肾细胞癌),胸片表现为结节灶周围晕轮状模糊影。肉瘤转移灶则外形较整齐、边缘光滑、密度较高。随访过程中结节灶常由小变大,有 4%~9%可形成空洞,也可形成多发性空洞。病灶多见于肺上叶,胸片为多发实质性结节与空洞灶并存,虽然所有类型的肺转移性肿瘤都可形成空洞,但以鳞状细胞癌多见,占 1/2~2/3,主要为头颈部肿瘤和女性生殖系统肿瘤转移,其次为腺癌(如结肠癌、乳腺癌)。肺部结节灶钙化常提示良性病变,常见于肉芽肿性疾病,其次为错构瘤,但骨肉瘤、软骨肉瘤的肺部转移灶也常有钙化或骨化[7]。

3. 结核

肺部多发转移瘤与多发结核瘤的鉴别最常见。主要区别有:①多发结核瘤的大小较均匀,直径常在 1.5 cm 以上,多为 3~4 cm,同一病例以 2~4 个多见,在较长时间内维持原有大小及形态或逐渐增大;而转移瘤常数目较多、大小差别较大,多数在 3 cm 以下,生长迅速。②结核瘤多发生于中上肺野,部分成簇聚集于某一肺叶,病灶位于某一肺叶或仅两上肺有者较多见,下肺病灶常与中上肺病灶同时出现;而转移瘤中下肺病灶较多,常是由数个小瘤融合成一个大病灶,此时常表现出明显分叶或切迹。③结核瘤常密度不均或有低密度,总体上密度低于转移瘤。密度较均匀、周围无卫星灶的多发病例最易误诊为转移瘤,而当病灶实质出现较大、分层、弥漫的钙化或伴有肺门、纵隔淋巴结钙化时对结核瘤诊断有重要价值,转移瘤出现钙化的概率则低于4%,且原发瘤多为骨/软骨肉瘤和直肠癌。结核瘤出现空洞比例也明显高于转移瘤。④结核瘤大多边界较清,无分叶或有切迹,出现短或长毛刺较转移瘤多见,部分边缘可较模糊,周围可见炎性病灶或在上肺、瘤周出现纤维条索状模糊阴影向周围及肺门延伸并肺门影增大增浓,胸膜改变的概率也明显高于转移瘤。而转移瘤绝大部分边缘光整,较少伴阻塞性肺不张或明显的周围炎症,临近胸膜的病灶也很少出现明显的胸膜改变。临床资料方面,转移瘤常有原发肿瘤的病史,临床表现少或轻微;结核患者年龄较轻,多有咳嗽、咳痰、潮热、盗汗,若发现有肺外结核的佐证,对诊断本病将有更大帮助[5]。

吴梅等建议不典型肺多发结核球与转移性肺肿瘤鉴别困难时对病灶进行增强扫描:①结核瘤增强前后CT值多无明显增加,而转移瘤CT值增加常大于20 HU;②结核球部分病灶可出现包膜强化,而转移瘤多广泛强化;③动态增强扫描时,多发结核球时间-密度曲线(T-DC)低平,而转移瘤T-DC在注射对比剂后迅速变高变陡并持续一段时间高水平[8]。

梅沛琴等分析粟粒性肺结核与粟粒性肺转移瘤的HRCT特点。资料:32例粟粒性肺结核患者,其中急性粟粒性肺结核8例,亚急性与慢性粟粒性肺结核24例。临床表现为高热、畏寒、咳嗽、呼吸困难、昏睡、乏力、盗汗、低热、咯血等25例,7例无明显症状。抗结核治疗均有效,复查胸片病灶在1~3个月内明显减少或减小。45例粟粒性肺转移瘤患者,其中原发性肺癌28例,乳腺癌3例,胃癌、结肠癌各2例,直肠癌、甲状腺癌、肝癌、鼻咽癌、喉癌、前列腺癌、膀胱癌、子宫内膜癌、胰腺癌、食管癌各1例。结果分析:①急性粟粒性肺结核均表现为双肺弥漫分布、大小均匀、密度一致的针尖至米粒大小的微小结节影,亦可见于胸膜下,直径2~5 mm 6例,大于5 mm或小于2 mm各1例。亚急性与慢性粟粒性肺结核表现为双肺散在分布、大小不等、密度不均的结节影,可见结节融合,21例位于上肺,3例位于中肺。32例粟粒性肺结核中,合并毛玻璃密度影21例,空洞9例,胸膜腔积液6例,心包积液2例,12例病灶合并钙化、纤维条索影及肺门、纵隔淋巴结肿大等。②粟粒性肺转移瘤的结节双肺弥漫均匀分布,直径2~5 mm 6例,多呈类圆形,大小、密度分布不均;结节直径5~10 mm 39例,以中下肺野及肺底肺周边居多,胸膜下可见结节影。合并毛玻璃密度影7例,合并胸腔积液、肺门、纵隔淋巴结肿大等32例。分析发现,急性粟粒性肺结核多为针尖或米粒状微小结节,直径多在2~3 mm,分布、大小、密度均匀(三均),以中上肺分布为主要特征;毛玻璃密度影多见,可合并空洞。亚急性与慢性期结节散在分布、大小不一、密度不均,可见融合病灶、空洞、钙化、纤维条索影、胸膜改变等。粟粒性肺转移瘤常呈类圆形,边界较清,大小、密度分布不均,以中下肺及肺底、肺周边分布为主,亦可见胸膜下结节。

综上所述,粟粒性肺结核其结节呈针尖至米粒大的微小结节,直径2~5 mm,分布具有"三均"特点,多分布于中上肺;而肺转移瘤结节多呈类圆形,通常不具备"三均"分布特点,以中下肺、肺底、肺外围分布为多。HRCT能更早发现微小结节,便于观察纵隔、肺门结构,了解是否有淋巴结肿大等情况,有助于鉴别肺内弥漫性病变[9]。

多发性结节、肿块中出现空洞是一种较特殊的表现,结核瘤空洞常单发,以上肺多见,但也可单独见于下肺,呈裂隙样或规则的偏心(近肺门侧)空洞,厚壁或薄壁,洞壁光滑,伴边界模糊的斑片状阴影,并多见纤维化影或合并钙化。患者临床症状较重,常有反复咳嗽或咯血,可闻及湿啰音。空洞型转移瘤的发生率为4%~9%,绝大部分为多发,多见于中下肺,常为中心性,薄壁者多于厚壁,同一病例中大小差别较大的病灶都可出现,其原发瘤以男性头颈部鳞癌和女性生殖系统肿瘤多见,也可见于消化系统腺癌、骨肉瘤。程勇等报道的2例均系喉和气管的鳞状细胞癌患者。真菌球空洞以边缘模糊的偏心厚壁空洞多见,其发生率较转移瘤高而略低于结核瘤;1例两肺多发真菌球,在正规的抗真菌治疗前于右下肺可见大的薄壁空洞及左下肺不规则厚壁空洞并见"空中球"征,实属少见[5]。

4. 真菌

肺隐球菌病中表现为多发结节或肿块(真菌球)者约占12%,病灶大小不一,形态较规则,境界清晰,但多数边缘较模糊,少数可呈分叶状或有毛刺。部分文献称病灶好发于右侧及下叶,或病灶位于下叶者较上、中叶多见。程勇组7例病灶分布无明显肺叶、段差异,但有单侧肺发病的趋势;病灶多数位于肺外带及胸膜下,出现胸膜改变及胸腔积液者较转移瘤多见,胸膜改变者1例,另1例胸腔积液为双侧。文献报道空洞型真菌球少见,多发生于免疫缺陷的患者,3例5个病灶出现空洞,占42.9%,均无免疫缺陷病史。病灶周边表现局限性浸润实变影约占18%，随病程进展，结节、肿块也有融合的趋势，但多为邻近的2个病灶，与结核瘤成簇聚巢表现不同。纤维化、钙化及肺门、纵隔淋巴结肿大少见。临床上以青壮年男性多见，许多患者影像学表现典型而无明显症状，或可有咳嗽、咳痰、胸痛和发热等表现[5]。

5. 动静脉瘘

吴立琴等报道误诊为肺内转移瘤的多发肺动静脉瘘1例。患者反复鼻出血10年余，活动后气促2年，加重3个月。胸部CT提示两下肺、右肺中叶、左肺舌叶多发占位病变，诊断为"肺内转移瘤"。查体：口唇明显发绀，双手可见杵状指。血气分析：pH 7.4，PO_2 46.90 mmHg（1 mmHg=0.133 kPa），PCO_2 37.2 mmHg，SpO_2 83.10%。胸部CT增强提示病灶明显均匀强化，强化程度等同于肺动脉支，并见病灶与肺血管相连，三维重建更清晰地显示了病灶与肺部血管相延续[10]。

6. 炎性假瘤

袁小玲等报道双肺多发性炎性假瘤2例，并文献2例，见表7-1-10。例1，胸部CT双肺多发大小不等结节灶，直径0.2~2.0 cm。例2，胸部CT示右上中下肺及左中下肺散在多发结节状、斑片状高密度灶，密度较均匀，部分边缘模糊，肺门及纵隔淋巴结肿大[11]。

7. 多发原发性肺癌

肺多原发癌发病率为0.5%~3.8%，多见于55~70岁男性，以鳞状细胞癌多见，多数为2个病灶，可分为同时性和异时性肿瘤2种。程勇组2例均为腺癌(1例中有鳞状细胞癌成分)，2个病灶分别位于两侧肺野，均呈较大的团块状，与一侧肺癌转移到对侧呈多发性小结节者不同，故应考虑到多发性原发性肺癌。肺癌合并良性病变的多发性肺结节、肿块病例在临床上也不算很少见，常见于肺癌合并结核瘤、真菌球、炎性假瘤等。有关同时性多发肺良性肿瘤的文献很少，国内也仅见少数个案报道，总体上以女性多发，多见于错构瘤和炎性假瘤并存，需注意的是多发性错构瘤均为平滑肌瘤性错构瘤，无软骨和钙质成分。另外，也有学者将多发炎性假瘤和硬化性血管瘤归入其中，两者均罕见，前者多呈实性球形肿块或结节，大小差别较大，病灶之间常有斑片状阴影，男性多发，大部分患者有呼吸道感染病史；后者多位于一侧肺或同一肺叶的外周，密度较高，边缘清晰锐利，2个病灶者多见，好发于中青年女性[5]。

张开普报道8例多原发性肺癌。发生率1.2%，误诊率62.5%，其中同期瘤3例，异期瘤5例。首发瘤与再发瘤间隔时间2个月至9.3年，平均5.9年。行二次手术的6例，术后生存时间均超2年，其中2例生存4年以上。

1989年BodeCom报道1540例肺癌中，发现多原发性肺癌153例，发生率10%，其中64例同期瘤，89例异期瘤。国内文献报道为0.6%~2.5%。

本病与转移癌或复发癌鉴别比较困难。当多个癌灶同时出现在胸片上，常误诊为其他脏器癌转移至肺；若先后发生易误诊为第一原发肺癌的复发或转移，本组有4例。鉴别诊断主要依靠胸部X线及CT检查，以下几点有助于鉴别：①原发癌大多呈孤立圆形或类圆形结节状阴影，可有分叶及毛刺征，常伴支气管狭窄或肺不张；转移癌和复发癌常为多发球形阴影，密度均匀、边缘光滑，无分叶及毛刺征，很少产生肺叶或肺段不张。②原发癌进展较缓慢(瘤倍增时间长)，患者体质好，而转移癌及癌复发进展较快，患者一般情况较差。③两肺同时出现孤立性块影，应考虑多原发性癌的可能，因肺癌刚发现时极少有对侧转移者。④肺癌患者术后，肺内再度出现孤立性结节块影和肺不张，几乎都是恶性病变，应高度怀疑多原发性肺癌[12]。

8. 肺炎

球形肺炎是急性肺炎在影像上的特殊表现，近年临床上发病率明显增高。曹贵文等报道多发球形肺炎25例，都是急性起病，其中全部有发热，体温大于39℃者10例(40%)，咳嗽者20例(80%)，胸痛者4例(16%)，咯血者1例(4%)。肺部CT表现：病灶位于双侧者20例(80%)，单侧者5例(20%)；大小从数毫米

表7-1-10　4例双肺多发性炎性假瘤资料

作者	报告时间	性别	年龄	病变部位	症状	术前诊断	确诊方法	治疗
杨炯	1996	男	31	双肺(右中叶、左下叶)、皮肤	胸痛、咳脓痰、皮肤包块	右肺癌胸膜广泛转移	开胸肺活检	未治
迟学成	1999	男	37	左肺(左肺上叶舌段、左上肺)	发热、胸闷3个月，右侧胸水	左肺周围型肺癌	开胸肺活检	抗感染19天
袁小玲例1	2000	女	33	双肺(以中下叶为主)	低热、咳嗽、胸痛、有肺炎史	双肺转移性肺癌	开胸肺活检	激素
袁小玲例2	1998	男	66	双肺(右全肺、左中下肺)	低热、咳嗽、咳黄痰、喘息	双肺转移性肺癌	经皮肺活检	抗感染3周

至数厘米，数目2到数十个，形态为圆形或类圆形，密度从低到高不等，边缘较光滑，较大病灶可呈分叶状或毛刺，但未见胸膜凹陷和纵隔淋巴结肿大。结果：全部病例2周后复查肺部CT，无1例病灶完全吸收，但可见病灶数目减少或大小减小或密度减低，其中4周内完全吸收者12例(48%)，4周以上者13例(52%)[13]。

王强分析50例球形肺炎。急性起病，有发热畏寒者42例。咳嗽、咳痰者44例，咳血痰、咳铁锈色痰者18例。胸痛者13例，胸闷、气短者2例。X线表现：大小圆形者12例，椭圆形者38例，病变最小者约2.0cm×2.2cm，最大者约7.3cm×6.8cm，直径3~6 cm 40例。密度均匀淡薄者5例。呈中等密度者35例，其中密度均匀者25例，密度不均表现为不规则形透光区4例，有支气管气相6例。密度较高者10例，其中6例密度不均匀。病灶边缘清楚者9例，其中6例体层片边缘不清楚。病灶边缘全部模糊或部分模糊、部分清楚者41例，其中边缘有长毛刺影者7例，有3例位于上叶前段，下缘靠近水平裂，局部边缘平直。本组11例病灶肺门方向有增多增粗的血管纹理影，系炎症性血管充血所致。14例病灶周围肺野有小片状模糊炎症影。本组肋胸膜增厚者7例，叶间胸膜增厚者3例，均用抗生素治疗。在确诊前曾误诊为肺脓肿2例，肺结核瘤5例，肺癌12例，其中6例已决定手术。术前复查时发现病灶缩小密度变淡，继续抗菌治疗病变基本吸收，6例病灶消退缓慢，至10周后仍残留纤维条索状阴影。本组50例球形肺炎有如下特点：①临床发病较急；②X线表现肺内单发圆形或椭圆形阴影，密度中等较均匀，可有不规则透光区，边缘模糊，无空洞，无钙化，病灶周围可伴有小片状炎症阴影，病灶肺门方向可有肺纹理增强增多，病灶邻近胸膜时有胸膜增厚；③经抗菌治疗球形病灶在2~4周内缩小或吸收消散[14]。

球形肺炎文献报道误诊率23.1%~72.2%。误诊原因：①球形肺炎的X线表现较少见，对其缺乏足够的认识；②球形肺炎无典型临床症状，而与肺癌的某些临床症状相似，若为中老年人容易误诊为肺癌；③大叶性肺炎经抗菌治疗后，病变周围淡薄阴影吸收较早较快，病变向心退缩呈球形，多认为肺癌阻塞性炎症吸收，瘤块显露；④球形肺炎发生在两肺上叶尖后段，若为青年人容易误诊肺结核瘤。

9. 尘肺

詹浩辉等比较尘肺与粟粒性肺转移瘤的CT鉴别特征，见表7-1-11[15]。

10. 肺上皮样血管内皮瘤

刘德祥等报道肺上皮样血管内皮瘤的CT诊断。该病临床症状较少且轻微，主要为咳嗽、咳痰、胸闷、胸痛等，病程2~24个月。CT主要表现为两肺散在分布的多发结节影，边界清晰，形态不规则，沿肺纹理分布，多集中在肺的基底部及胸膜下，大小多在1~10 mm之间，可侵犯胸膜出现胸腔积液。肖文波等报道1例肿瘤直径5 cm，极为罕见；也有以较大肿块和多发小结节病灶同时在肺内出现的报道。病灶靠近胸膜时，可侵犯胸膜，出现胸膜牵拉征及胸腔积液。文献报道，多发结节内可出现钙化，被认为是本病的特点，但本组病例结节内未发现钙化。周健光等报道1例，表现为含空洞的肿块影合并双肺弥漫性钙化症，亦非常罕见[16]。

表7-1-11 尘肺和粟粒性肺转移瘤的CT表现(例，%)

CT征象	尘肺(n=44)	粟粒性肺转移瘤(n=30)	χ^2值	P值
弥漫小结节	44(100.00)	30(100.00)	–	–
大小不均匀	35(79.55)	18(60.00)	3.35	>0.05
密度不均匀	40(90.91)	13(43.33)	19.86	<0.05
分布不均匀	40(90.91)	16(53.33)	13.68	<0.05
边缘清晰	38(86.36)	21(70.00)	2.95	>0.05
钙化	28(63.64)	0(0)	30.71	<0.05
多发空洞	0(0)	28(93.33)	66.06	<0.05
肺气肿	36(81.82)	0(0)	66.06	<0.05
毛玻璃密度	12(27.27)	3(10.00)	3.29	>0.05
小叶间隔增厚	36(81.82)	25(83.33)	0.03	>0.05
胸膜增厚	30(68.18)	16(53.33)	1.67	>0.05
叶间裂增厚	20(45.45)	0(0)	18.69	<0.05
淋巴结肿大	25(56.82)	18(60.00)	0.07	>0.05
钙化	32(72.73)	5(16.67)	22.42	<0.05
肺内团块	28(63.64)	19(63.33)	–	–

11. 其他

如风湿性疾病、肉芽肿、血管炎等累及肺时多为肺内多发病变,均应在鉴别诊断范围内。

参考文献

[1]范红燕,侯艳军,赵彦民. 肺内多发小结节的CT诊断与鉴别诊断.放射学实践,2003,18(10):718-720

[2]孙素杰,李向丽,师宏斌. 肺部弥漫性结节病变的CT表现及鉴别诊断. 实用诊断与治疗杂志,2007,21(9):679-680

[3]曲洋海. 肺内结节的多层螺旋CT表现. 现代中西医结合杂志,2008,17(10):1555-1556

[4]陈椿,林培裘,林若柏,等. 肺弥漫性疾病经电视胸腔镜肺活检诊断. 中国内镜杂志,2003,9(2):44-45,51

[5]程勇,陈卫国,杨慧,等. 肺内多发性结节及肿块的X线影像分析. 广东医学,2006,27(10):1536-1538

[6]杜有民.肺弥漫性粟粒样病变的CT鉴别特征. 中国医药导报,2012,9(5):89,102

[7]白春学,张萍海. 肺部肿瘤与肺部多发结节性病变. 中国实用内科杂志,2007,27(13):997-999

[8]吴梅,郭晓山. 不典型肺多发结核球的CT诊断1例及文献复习. 实用放射学杂志,2006,22(4):503-504

[9]梅沛琴,曾宪春,杨建伟,等. 粟粒型肺结核与粟粒性肺转移瘤的HRCT特点分析. 山东医药,2008,48(5):48-49

[10]吴立琴,戴元荣.误诊为肺内转移瘤的多发肺动静脉瘘一例.温州医学院学报,2007,37(3):246,249

[11]袁小玲,侯襄河. 双肺多发性炎性假瘤——附4例报告及文献复习. 罕少疾病杂志,2004,11(1):3-6

[12]张开普,吴德泰,耿国军. 多原发性肺癌(附八例报告). 河南肿瘤学杂志,2000,13(4):290-291

[13]曹贵文,赵素岗,裴少伟. 多发球形肺炎25例临床分析. 实用全科医学,2007,5(6):496

[14]王强. 50例球形肺炎的临床X线分析.锦州医学院学报,2000,21(3):30-31

[15]詹浩辉,高剑波,李卫新,等. 尘肺与粟粒性肺转移瘤的CT鉴别特征. 医学影像学杂志,2010,20(3):332-335

[16]刘德祥,郭真真,陈汉威,等. 肺上皮样血管内皮瘤的CT诊断(2例报告与文献复习). 罕少疾病杂志,2010,17(3):29-32

四、单发结节

1. 单发结节流行病学

几组肺内单发病变的病种见表7-1-12[1-7]。几组肺部孤立性转移瘤见表7-1-13[8-12]。

放射影像学上小于30 mm的肺单个类圆形结节称为孤立性肺结节(SPN)。10~30 mm SPN诊断为肺癌的准确率为50%~75%,但是对于小于10 mm的SPN难以与肺良性疾病鉴别。一般认为,50%~70%的SPN为良性病变,但仍有相当一部分为恶性肿瘤,且比例逐年增加。

臧琦等报道36例肺部孤立性转移瘤(SPM)。原发性肺癌多生长在支气管或肺泡上皮,而肺转移瘤一般生长在肺组织内。虽然肺转移时约20%患者的支气管受累,约10%患者经纤维支气管镜检查可发现异常,但其黏膜表面常完整。因此,肺转移瘤的临床表现与肺癌不同,且约85%的患者无临床症状。

表7-1-12 几组肺内单发病变的病种

作者(总例数)	病种
尚立群等(209)	鳞状细胞癌71例,腺癌57例,小细胞未分化癌3例,复合癌7例,结核瘤29例,炎性假瘤18例,局灶性机化性肺炎6例,错构瘤3例,肺囊肿3例,肺内血管畸形2例,恶性黑色素瘤2例(原发1例,原发灶不明的转移瘤1例),原发灶不明的转移性肉瘤2例,支气管乳头状瘤、隐球菌性肉芽肿、软骨瘤、神经鞘瘤、肺内曲菌球、病变呈球形的支气管扩张及肺脓肿各1例
杨鲲鹏(461)	恶性肿瘤363例:腺癌239例,鳞状细胞癌86例,大细胞癌21例,小细胞癌12例,肺泡细胞癌2例,类癌2例,肉瘤1例;良性病变98例:结核瘤41例,炎性假瘤24例,肺囊肿19例,肺脓肿5例,错构瘤3例,肺包虫3例,血管瘤2例,肺隔离症1例
王瑞等(94)	恶性肿瘤45例中原发性肺癌44例,血管外皮肉瘤1例。良性瘤15例包括炎性假瘤8例,错构瘤7例。肺结核瘤30例,肺囊肿2例,肺动静脉瘘及淀粉样瘤各1例
李艳等(198)	肺癌122例,结核球瘤49例,肺炎性假瘤15例,错构癌10例,肺曲菌球及肺囊肿各1例
李同芬(185)	周围型肺癌101例,炎性假瘤27例,结核球23例,单发转移瘤4例,错构瘤17例,先天性肺囊肿13例
王鲁峰(100)	原发性肺癌25例,转移性肺癌11例,肺结核13例,肺炎性假瘤23例,肺内淋巴结节7例,良性瘤16例,其他5例
林上才等(78)	周围型肺癌46例(59.0%),肺结核球18例(23.1%),肺错构瘤4例(5.1%),肺炎性假瘤4例(5.1%),肺单发性转移瘤4例(5.1%),肺脓肿2例(2.6%)

表 7-1-13 几组肺部孤立性转移瘤

作者(总例数)	原发瘤病种
蔡月娥等(30)	直肠癌 5 例,结肠癌 5 例,绒毛膜上皮癌 4 例,子宫癌 2 例,鼻咽癌 2 例,乳腺癌 1 例,精原细胞瘤 1 例,腮腺混合癌 1 例,脊索瘤 1 例,骨巨细胞瘤 1 例,成骨肉瘤 3 例,纤维肉瘤 2 例,子宫平滑肌肉瘤 1 例,咽壁淋巴肉瘤 1 例
韩强师等(58)	胃肠道 15 例,食管 11 例,软组织肉瘤 10 例,头颈部癌 8 例,恶性黑色素瘤 5 例,肺癌 3 例,卵巢癌和睾丸肿瘤各 2 例,骨肉瘤和肾上腺癌各 1 例
臧琦等(36)	结肠直肠癌、肺癌各 9 例,乳腺癌 8 例,肾癌 3 例,食管癌、鼻咽癌、骨肉瘤各 2 例,绒膜癌 1 例
金庆文等(17)	乳腺癌 9 例,子宫鳞癌 2 例,结肠腺癌 2 例,食管鳞癌、直肠腺癌、肩部恶性纤维组织细胞瘤及睾丸恶性畸胎瘤各 1 例
王伟等(23)	结肠癌 7 例,乳腺癌 6 例,肾癌、膀胱癌、宫颈癌各 2 例,鼻咽癌 1 例,胰腺癌 1 例,骨肉瘤、软骨肉瘤各 1 例

胸部 X 线检查仍是诊断肺部孤立性转移瘤的重要手段,CT 检查更具优越性。但是 CT 发现的肺结节并不都是恶性肿瘤,且仍可能将 40%~80%的肺部转移病灶数目漏诊。对有恶性肿瘤切除病史的患者进行 CT 薄层扫描,所发现的直径 1 cm 以下的肺内结节影中 90%为转移瘤。痰液脱落细胞检查的阳性率很低(5%~21%),且常不能明确分辨脱落细胞来自原发灶还是转移灶。做纤维支气管镜检查和活检,10%~38%患者可获得阳性病理结果。

据文献报道,原发性恶性肿瘤患者的肺部孤立性病灶中,20%~60%可为原发性肺癌,而真正的肺转移仅为 23%~46%。下列几点对诊断原发癌有一定帮助:①肺内孤立性病灶阴影有毛刺及分叶,阴影内见到支气管包裹充气征小泡征,特别是经数月观察孤立性阴影增大但无新病灶出现;②出现肺不张影;③细胞学检查阳性或出现咯血等新的症状。但有例外。

Cahan 等发现肺外恶性肿瘤患者合并的孤立性肺结节病原学中,也多倾向于原发性肺癌而非肺转移癌,其发生率之比在不同肺外肿瘤患者分别如下:膀胱癌 25:3,乳腺癌 40:23,子宫颈癌 24:4,胆总管癌 1:0,食管癌4:0,卵巢癌 6:3,前列腺癌 26:0 及胃癌 7:0。胸片对乳腺癌与所合并孤立性肺结节的病原学研究中,这一比例为 22:18[13]。

在临床实践中,肺外肿瘤患者合并孤立性肺结节并不少见。后者往往在随访和例行检查中为胸片或 CT 所检测到。若能根据已知原发性肺外肿瘤的影像学特征及患者年龄等临床资料,推断这些孤立性肺结节为良性、转移性或原发性支气管肺癌的倾向性很有意义。谈高等探讨肺外肿瘤与合并孤立性肺结节关系。肺外原发恶性肿瘤患者合并孤立性肺结节病原学见表 7-1-14。肺外原发恶性肿瘤与纵隔淋巴瘤患者合并孤立性肺结节病原学见表 7-1-15[14]。

表 7-1-14 肺外原发恶性肿瘤患者合并孤立性肺结节病原学

组别	肺外原发恶性肿瘤	总患者数	合并转移肺癌(%)	合并原发肺癌(%)	合并良性病变(%)
1	头颈部鳞癌	45	4(8.9)	34(75.6)	7(15.6)
2	淋巴瘤或白血病	19	0(0)	11(57.9)	8(42.1)
3	膀胱癌、乳腺癌、子宫颈癌、胆管癌、食管癌、卵巢癌、前列腺癌及胃癌	62	11(17.7)	36(58.1)	15(24.2)
4	涎腺癌、肾上腺癌、结肠癌、腮腺癌、肾癌、甲状腺癌、胸腺癌或子宫体癌	42	22(52.4)	17(40.5)	3(7.1)
5	黑色素瘤、肉瘤或睾丸癌	52	32(61.5)	11(21.2)	9(17.3)
合计		220	69	109	42

表 7-1-15 肺外原发恶性肿瘤与纵隔淋巴瘤患者合并孤立性肺结节病原学

组别	肺外原发恶性肿瘤	总患者数	合并转移肺癌(%)	合并原发肺癌(%)	合并良性病变(%)
1	头颈部鳞癌	10	0	9	1
2	淋巴瘤或白血病	3	0	2	1
3	膀胱癌、乳腺癌、子宫颈癌、胆管癌、食管癌、卵巢癌、前列腺癌及胃癌	10	0	8	2
4	涎腺癌、肾上腺癌、结肠癌、腮腺癌、肾癌、甲状腺癌、胸腺癌或子宫体癌	10	2	5	3
5	黑色素瘤、肉瘤或睾丸癌	4	3	0	1

组别不同，肺内孤立病变的性质的倾向性（原发或转移）有所不同，但不绝对。总之，尽管根据肺外肿瘤的组织学类型不同其所合并的孤立性肺结节的性质可能不同，但在CT检查中大多数肺外肿瘤所合并孤立性肺结节的性质是原发性支气管肺癌而不是肺转移癌或良性病变。只有在黑色素瘤、软组织肉瘤及睾丸癌患者合并的孤立性肺结节中，肺转移癌较原发性肺癌常见。原发性肺癌、肺转移癌及良性病变患者组间年龄分布重叠。

Peuchot等报道在以肺转移性病变而手术切除的结节中，有9%为良性，且转移癌和炎性结节可同时存在[9]。

2. 临床表现

肺内出现单发结节，在既往无恶性肿瘤病史者，其恶性的可能性是0.4%~9%；既往有恶性肿瘤病史者，其恶性的可能性增加为25%；在此之前首先要除外原发性肺癌。另外，还要详问病史、了解吸烟史，准确判断症状，仔细体检。不到25%的肺转移瘤患者出现呼吸系统症状，咯血、咳嗽、胸痛更有可能与原发肿瘤有关，因为这些症状在肺转移后期出现，故对肺转移早期诊断价值不大[15]。

杨鲲鹏报道461例肺内球形病灶的鉴别诊断。各年龄组良恶性病变的百分比随年龄变化，良性病变所占比例渐低，恶性比率渐增。此变化非常明显，年龄大于40岁者85.1%的肺内球形病灶为恶性，而30岁以下者76.2%为良性。常见症状：良恶性病例总的发生率基本相似，无症状者在良性病例中略高，但无统计学意义，咯血者在恶性病变中占50.0%，明显高于良性病变中的10.0%，有重要鉴别诊断价值。本组461例中肿块直径小于3 cm者214例，恶性96例，占44.9%，3~5 cm者183例，恶性140例，占76.5%[2]。

宋宇宏等总结局限于肺野外1/3和纤维支气管镜检查不能发现的、直径≤3 cm的SPN 148例诊治体会。良性病变有50.5%(47/93)，恶性病变有37.9%(22/58)，均为无症状，因体检发现而就诊[16]。

蔡月娥等报道单发肺转移瘤30例。原发肿瘤（子宫）至发现肺转移瘤时间为6~144个月，平均38个月（其中1例先发现肺部肿瘤，手术后病理为绒膜癌，再行全切术）。症状：无症状12例(40%)，体检或复查时发现；有痰中带血、咳嗽、胸痛、胸闷、上腔静脉综合征等症状18例(60%)。术前行纤维支气管镜检查5例(17%)阳性，其中气道内见新生物3例，管腔狭窄2例。痰查癌细胞3例(10%)阳性。X线表现：呈密度均匀块影28例，厚壁空洞1例，边缘不规则巨型肿块1例，肿瘤最大直径≤3.0 cm者15例，3.1~5.0 cm者6例，5.1~10.0 cm者7例，10.0 cm以上2例。肿块边缘整齐24例，呈大分叶状6例，合并胸腔积液2例。结果：经随访29例死亡，1例存活已逾23年[8]。

王伟等分析23例SPM。SPM与原发肿瘤同时发现5例，另外18例自原发肿瘤确诊到发现SPM间隔6个月至14年。18例患者无呼吸系统症状及阳性体征，5例有咳嗽、咯血伴胸痛症状[12]。金庆文等报道单发肺转移瘤17例，其中11例(65%)临床上无任何症状、体征[11]。

3. 诊断与鉴别诊断

(1)肺内单发结节影的倍增时间小于10天或大于1年，则绝大多数可排除恶性肿瘤[17]。

(2)X线胸片：王瑞等分析直径小于3 cm肺部孤立球形病灶94例，72例(76.6%)有不同程度的胸部或呼吸道症状。肺癌以干咳、痰中带血为首发症状者40.9%(18/44)；结核瘤以干咳、胸痛为首发症状者占50.0%(15/30)，有咯血者仅20%(6/30)。良性肿瘤症状轻微或无症状。肺囊肿如继发感染可有发热、咳嗽、咳痰等症状。因健康查体发现22例肺部病变中10例为肺癌，占45.5%。直径小于3 cm肺孤立球形病灶可由20多种疾病引起，其中包括良恶性肿瘤及良性疾病。恶性肿瘤比例为43.5%~53.4%。本组恶性肿瘤(97.8%为原发性肺癌)发生率47.9%(45/94)，结核瘤为31.9%；其次为炎性假瘤和错构瘤，分别为8.5%和7.5%。因此诊断小于3 cm肺球形病灶尤其年龄大于40岁者应首先考虑支气管肺癌。本组误诊率达37.2%，其中以球灶型肺癌与肺结核瘤相互误诊多见。良性肿瘤误诊率达66.7%(10/15)。鉴别诊断：①球灶型肺癌患者年龄大于40岁占95.6%，而结核瘤小于40岁占56.7%，二者比较具有显著性差异。显示年龄对小于3 cm肺球形病灶鉴别诊断有重要意义。而肺癌男女差别较小，为1.37:1，可能与近年来女性肺周边型球形病灶腺癌发生率增高有关。②文献报道球灶型肺癌有咯血者为33.8%~51.7%。本组肺癌以痰中带血、干咳为首发症状占40.9%，结核球以干咳、胸痛为首发症状占50.0%。而良性肿瘤多无症状或症状轻微，极少有痰中带血。③病灶的X线特征对鉴别诊断尤其重要。应拍质量好和正侧位胸片及病灶断层片，仔细观察有鉴别诊断意义的征象及系列胸片球形病灶的变化。球灶型肺癌边缘有分叶者占47.7%，有毛刺者占38.6%。其毛刺短细如棉绒状，病灶密度较低并欠均匀，除被癌组织包绕原有钙化外很少有钙化表现。部分病灶可有空洞形成。肺癌多为偏心厚壁空洞，空洞最厚部分5 mm者49%为恶性，超过15 mm 95%为恶性。小于3 cm的小型肺癌和早期肺癌分别有45.0%和33.3%有典型胸膜皱缩征,而典型胸膜皱缩征几乎都见于肺癌。本组肺癌病灶有此征者达 56.8%。结核瘤少有分叶或毛刺,有卫星灶占 36.7%,30.0%可有胸膜增厚。炎性假瘤密度均匀,边缘光滑锐利,少有钙化,并可见空气支气管影像。错构瘤钙化较多,典型者呈爆米花样钙化。肺癌倍增时间多在 1~18 个月,而倍增时间短或漫长多为良性病变。④由于多为周边型病灶,支气管镜检查正确率低,为 53.3%,CT 检查正确诊断率为 53.6%,经胸针吸活检确诊率为 68.8%[3]。

尚立群等分析肺内球形病变 209 例。肺内占位病变大小由 0.8cm×0.7cm×0.5cm 至 12cm×10cm×10cm,病变位于肺野周围者 177 例,位于肺门及肺门附近区域者 32 例(其中呈球形占位的鳞状细胞癌 26 例)。全组均行手术。全组病例中,术前有明确病理诊断者 108 例,占 51.7%;术前临床诊断与术后病理符合者174例,占 83.3%;术前诊断与术后病理诊断不符者 35例,占16.7%。误诊病例中,术前误诊为肺癌的共 33 例,术后确诊为炎性假瘤 11 例,结核瘤 16 例,肺内转移瘤 3 例,神经鞘瘤、原发恶性黑色素瘤及错构瘤各 1 例。误诊为结核瘤 4 例,术后分别诊为肺癌 2 例,曲菌球和炎性假瘤各 1 例。1 例炎性假瘤误诊为肺囊肿,1 例软骨瘤及 1 例隐球性菌肉芽肿误诊为炎性假瘤[1]。

李同芬等报道肺内孤立性球形病灶 185 例。几种疾病的 X 线征象:①周围型肺癌:101 例周围型肺癌出现分叶征象者占 82.20%,出现边缘毛刺或模糊阴影者占 74.26%,可见分叶和毛刺是周围型肺癌最多见的征象,特别是≤4 cm 的肺癌出现上述征象的概率更高。②炎性假瘤:27 例炎性假瘤多数边缘光整,X 线所见毛刺为粗毛刺或桃尖征,有分叶,较浅;炎性假瘤在肺内靠近胸膜(包括叶间胸膜),因此如遇靠近胸膜、轮廓清楚的球形灶及边缘有桃尖或毛刺,应考虑本病。③结核瘤:23 例结核球位于肺尖后段和下叶背段者19 例。出现钙化率较高 18 例,多表现为同心圆样、点状和沙粒样钙化,结核球周围肺野有卫星灶者约 17 例。因此,球形灶位于肺的上叶尖后段和下叶背段有钙化和卫星灶者应首先考虑结核球,结核球内无钙化、边缘有浅分叶时,应结合临床及实验室检查与肺癌鉴别。④错构瘤:错构瘤边缘光滑者占 88.23%(15/17),癌内有钙化者占 76.47%(13/17),具有典型爆米花样钙化者占 35.29%(6/17),有分叶征者占 76.47%(13/17)。笔者认为,病灶轮廓清楚、边缘光滑、有分叶征和内有钙化,特别是爆米花样钙化是诊断错构瘤的重要 X 线征象。若有分叶、无钙化,应特别注意与肺癌相鉴别。⑤先天性肺囊肿:多表现为水样密度,边缘光滑,轮廓清楚,其形态可随深呼吸运动而改变。根据上述特征性改变,诊断并不难,但感染后上述 X 线征象并不典型,应注意与肺癌相鉴别。⑥单发性转移瘤:肺单发性转移瘤多表现为轮廓清楚、边缘光滑的类圆形肿块,但很少有分叶征,类似肺良性肿瘤。本组4 例中有 3 例误诊为良性肿瘤。单发转移瘤患者,如果了解其他部位有原发病灶并能询问到病史,诊断并不难。总之,结合临床,根据X 线征象对肺内球形病灶可大多作出正确诊断。鉴别有困难时可行 CT 检查和动态观察,或行肺活检明确诊断[5]。

王怀娥等分析 48 例胸部孤立性转移癌 X 线胸片。X 线及临床特征:①胸片肿瘤大多呈圆形,边缘光滑锐利,密度均匀而边缘极少有毛刺和分叶,此有别于原发性肺癌。48 例中除 1 例空洞、1 例病灶内点状钙化、4 例似原发性肺癌的表现特征外,其余大多数 X 线特征具备上述表现。空洞型肺癌易于误诊,有人报道误诊率达 36%。孤立性转移瘤空洞形成少有报道。本文 1 例舌癌术后 2 年,右肺上野薄壁空洞,曾误诊为囊肿,1 个月后进一步胸膜转移出现大量胸腔积液,胸膜活检获得诊断。②转移瘤多发生在肺的外围,较少侵及气管,临床呼吸道症状不明显,如果缺乏系统查体或检查易漏诊。本组只有 4 例有咳嗽、胸闷等呼吸道症状。③转移瘤与原发肿瘤出现先后时间无一定规律。本组转移瘤多在 6 个月至 5 年期间出现,但也有先于原发肿瘤 2 年被发现,或者原发肿瘤术后 17 年后转移,给诊断带来困难,尤其原发肿瘤尚未发现之前,其诊断有一定难度[18]。

居胜红等报道 3 例罕见的孤立巨块型绒癌肺转移灶的 X 线诊断。例 1,左肺叶间裂中后部约10cm×9.5cm 肿块;例 2,右下肺野巨块影,累及中叶及下叶的大部分(9cm×7.5cm);例 3,占据左肺野的大部分,位于中上肺野(12cm×8cm)。笔者认为有可能为结节融合而成[19]。

韩强师等报道 58 例单发肺转移瘤原发肿瘤与 X 线分型,见表 7-1-16[9]。

表 7-1-16 58 例单发性肺转移瘤原发肿瘤与 X 线分型

原发肿瘤	肿块型	结节型	斑块型	特殊型
胃肠癌		5	10	
食管癌		2	6	3
各种肉瘤	3	6	2	
头颈部癌	1	3	3	1
肺癌		2	1	
恶性黑色素瘤	2	2	1	
生殖细胞肿瘤	2	1	1	
肾上腺癌	1			
合计(例数)	9	21	24	4
%	15.5	36.2	41.4	6.9

单发肺转移瘤形态呈多样性。位于肺的外围或胸膜下呈边缘光滑锐利的球形肿块或结节,可为血行性肺转移肾癌的典型征象,本组中30例,占51.7%;少数转移癌边缘可不规则。病灶呈密度不均、边缘不整时,诊断应结合病灶动态观察病灶大小、数目变化,原发肿瘤复发及合并其他部位转移等综合考虑,有时应与原发性肺癌、炎性肿块等鉴别。

不同组织类型的恶性肿瘤细胞是确诊原发性肺癌而非转移瘤的有力证据。很多情况下因临床考虑为转移瘤而无病理组织学诊断,或有相同组织类型的癌细胞难以分辨。典型的单发肺转移,依靠常规随诊X线片即可确诊,尤其当原发肿瘤为肉瘤或恶性黑色素瘤时,多数为转移瘤;非典型性孤立性肺结节,其边缘呈现短细毛刺、胸膜尾征及病灶有小泡征时,应首先考虑为原发性肺癌或第二原发癌。尽管如此,除非癌细胞的组织类型不同或经尸检证实,第二原发癌的诊断仍是不可靠的。

程勇等对比分析经病理证实的43例SPM、随机选择的70例单发周围型肺癌(PLC)和良性结节(SPN)的X线影像表现,采用双盲法观察所有病灶的近端和远程周围影像改变,并用卡方检验进行统计学处理。结果:SPM远端及部分近端瘤周肺组织较距癌体更远部分肺组织透亮度明显增高,并且远端周围肺纹理与近端相比明显稀疏,这两种征象与PLC和良性SPN的表现相比,具有显著性差异($P<0.05$)。其形成机制主要与不同SPN其远端瘤周一定区域的通气/血流(V/Q)比值变化及肺间质的病理改变不同有关。结论:X线影像上SPM远端周围肺组织透亮度和肺纹理改变是一种可以用以区别于其他SPN较有特征性的征象[20]。

普通断层片对肺部结节的敏感性较胸片高。可在30%~35%的患者中发现新的可疑结节,但它对转移灶的估计仍不满意,术中发现约50%的转移灶被漏诊。CT敏感性最高,能发现78%术中所见的3 mm以上的转移结节,但同时也有特异性较低的缺点,在仅为CT所发现的结节中,只有20%被证实为转移灶[21]。

(3)CT:王鲁峰报道肺内小孤立结节100例,见表7-1-17、7-1-18[6]。

郭辉等研究薄层动态螺旋CT对孤立性肺结节(SPN)的诊断与鉴别诊断。35例:恶性结节21例(肺癌19例、转移瘤2例);良性结节14例(结核瘤7例、活动性炎性结节4例、错构瘤2例、血管瘤1例)。结果:肺癌、炎性结节强化程度明显高于结核瘤与错构瘤($P<0.01$),转移瘤2例均匀强化,炎性结节强化峰值出现较恶性结节延迟且下降缓慢,薄层扫描比较结节的形态学特征有助鉴别[22]。

表7-1-17 临床特点(例,$\bar{x}\pm S$)

病理类型	例数	性别		大小(mm)	年龄(岁)	吸烟者	构成比(%)
		男	女				
原发性肺癌	25	15	10	8±2	63±9	16	25
转移性肺癌	11	6	5	7±2	54±11	5	11
肺结核	13	7	6	7±2	54±12	8	13
肺炎性假瘤	23	14	9	7±2	57±14	13	23
肺内淋巴结节	7	5	2	8±2	59±15	4	7
良性肿瘤	16	7	9	7±2	57±7	8	16
其他	5	3	2	8±2	58±10	4	5
合计	100	57	43	8±2	56±13	58	100

表7-1-18 肺癌与良性病变的CT特征比较(例)

影像特征	原发性肺癌	转移性肺癌	良性病变
边界不光整	22a	7	27
边界光整	3	4	37
有毛刺征	23	7b	16
无毛刺征	2	4	48
累及血管和支气管	19a	8b	21
未累及血管和支气管	6	3	43
有分叶征	7	3	15
无分叶征	18	8	49
有胸膜凹陷	1	0	2
无胸膜凹陷	24	11	62
有空洞或空泡征	2	0	0
无空洞或空泡征	23	11	64
有钙化	1	0	3
无钙化	24	11	61

注:与良性病变比较:a为$P<0.01$,b为$P<0.05$

李成州等分析114例肺外恶性肿瘤患者孤立性肺病灶(EPM-SPL)鉴别诊断的相关因素。肺外恶性肿瘤患者孤立性肺病灶见表7-1-19、7-1-20。

本组资料表明,EPM-SPL的定性诊断应结合患者的年龄、两种肿瘤确诊的时间间隔以及病灶的大小和CT形态学上有无分叶和毛刺等特征,而与性别、吸烟史等无明显关联。对年龄较大、两瘤时间间隔较长,并且CT上显示肺部病灶有毛刺征者,应考虑原

表 7-1-19 肺外恶性肿瘤患者孤立性肺病灶

组别	平均年龄	吸烟率	发现肺内外肿瘤的平均时间间隔	肺部肿瘤的平均最大径	CT影像		
					毛刺征	边缘光整	分叶征、边界清楚征
原发性支气管肺癌(49 例)	63.4±11.9	47.7%	68.7±71.2 个月	3.9±2.6 cm	高		
孤立性肺转移瘤(54 例)	53.4±16.5		28.2±33.0 个月	3.2±2.3 cm		高	
良性病灶(11 例)		35.6%*					
t	3.25		3.96	2.33			
χ^2		0.768			6.69	8.54	
P	=0.02	>0.05	<0.001	<0.05	<0.05	<0.001	>0.051

*:为 A+B

表 7-1-20 肺内病灶的形态学特征与其性质的相关性

征象	总数(例)	原发肺癌组	孤立肺转移瘤组	χ^2	P值
分叶征	38	23	15	2.03	>0.05
毛刺征	27	21	6	6.69	<0.05
边界光整	28	4	24	8.54	<0.01
边界清楚	19	11	8	1.87	>0.05
边界模糊 *	4	2	2	–	–
钙化 *	10	3	7	–	–
空洞 *	2	2	0	–	–
晕征 *	4	0	4	–	–

注:部分病例有 2 种以上征象,故例数有重叠;*:例数较少,未进行统计分析

发性肺癌的可能,并尽早明确其病理性质,不可轻易诊断为转移瘤而延误治疗[23]。

卜学勇等总结孤立性肺转移瘤的 CT 诊断:①当患者既往有恶性肿瘤史时:a.胸部检出的单发结节中约1/4 为转移瘤,故恶性肿瘤史对 SPM 的诊断至关重要。b.SPM 的原发肿瘤以结肠癌、肾癌、膀胱癌、乳腺癌较为多见(本组病例中此 4 类肿瘤共 13 例,占61.9%),且 Cahan 等认为原发肿瘤为鳞状细胞癌者新出现的肺部肿物多为第二原发癌;原发肿瘤为腺癌者,单发转移瘤与第二原发肿瘤的机会各半(本组病例有 18 例 SPM 的原发肿瘤为癌,其中腺癌 8 例、鳞状细胞癌 4 例,可见腺癌发生 SPM 的机会大于鳞状细胞癌),故了解原发肿瘤的病理性质对 SPM 的诊断亦有帮助。c.肺部孤立性病变位于中下肺野、肺野中内带,尤其是胸膜下区域时,SPM 的机会增大。d.病变呈圆形或椭圆形,表面光滑,界面清楚,则 SPM 概率增大,但需与肺部良性病变鉴别,若其形态不规则,有分叶、毛刺、血管集束等征象时不能轻易诊断为原发性肺癌等疾病,亦需警惕SPM。e.若肺部孤立性病变侵犯临近支气管,则为SPM 的机会较小。f.若病变>6 cm,则 SPM 概率较小,若<3 cm 则 SPM 概率增大。g.应明确认识空洞可出现于SPM:肺转移瘤(PM)空洞发生机制尚不清楚,全身化疗药物影响可增加 PM 空洞出现的机会,其发生率约为 4%。本组病例中有 1 例(4.8%)SPM 见空洞,而当时 CT 误诊为结核瘤。h.PM 钙化较少见,而在骨肉瘤、软骨肉瘤的 PM 中相对较多见,故若肺部孤立性病变中见钙化灶,且原发肿瘤为此二者时,其属 SPM 的机会增大,本组病例中将 1 例钙化性 SPM 误诊为错构瘤。i.若追踪观察过程中,孤立性结节演变为多发结节,则多数情况下原孤立性结节可确诊为 SPM,但此时常已失去了最佳治疗时机,若 SPM 原发灶已获控制,无其他脏器转移迹象,患者全身状况良好,手术切除SPM 后其 5 年生存率可达 30%~40%,故难以确定肺部孤立性病变是否属 SPM 时,若有手术指征应尽早手术而不盲目观察致延误病情。②当肺部发现孤立性结节或肿块而患者此前并无恶性肿瘤史时,也要想到 SPM 的可能性。因有时患者的原发肿瘤尚未引起自觉症状却已发生远处肺转移,此时若想到 SPM 的可能,对患者进行全面检查,可能会找到原发灶。本组病例中有 3 例先发现肺部孤立结节,后发现肺外肿瘤,最后肺内病变经病理证实为 SPM。总之,SPM 的诊断与鉴别诊断需 CT 表现紧密结合临床、病理才能得出正确结论[24]。

王伟等的 23 例 SPM 的 CT 表现。①病灶分布:23 例 SPM 中位于左肺 13 例,右肺 10 例;双肺上叶(不含左上叶舌段)3 例,右中叶及左上叶舌段 5 例,双肺下叶 12 例;位于肺野外 1/3 者 16 例,中 1/3 者 6 例,内 1/3 者 1 例。②大小:<3 cm 者 18 例,>3 cm 者 5 例。③形态、边缘:16 例呈圆形或椭圆形且表面光滑、界面清楚,7 例呈不规则形并分别或同时见分叶征(2 例)、毛刺征(2 例)、胸膜凹陷征(1 例)、血管集束征(1 例)、晕环征(1 例)。④密度:病灶呈均匀软组织密度 17例,内见钙化灶 3 例,空洞 1 例,低密度坏死区 2 例。⑤本组病例均未见 SPM 侵犯邻近支气管。特点:a.在分布

上双肺之间无明显差别，上、中、下肺发病率渐次增高且大多分布于肺的外围部。b.SPM 多小于 3 cm，大于 3 cm 者少见，尤以大于 5 cm 者更少见，常被误诊为肺原发病变。笔者曾追踪 3 例 SPM 患者发现，随病程进展孤立性结节或肿块演变为多发结节，这说明 SPM 只是转移瘤的一个阶段，最终演变为多发转移，所以 SPM 不断增大而不出现其他转移灶的情况少见。c.因为肿瘤在毛细血管内停留后生长，故转移瘤生长在间质中，又由于间质由结缔组织构成缺乏血供而不易被肿瘤破坏，肿瘤被结缔组织包绕及周围压缩的肺组织包绕而光滑，故 SPM 呈圆形或椭圆形，且表面光滑、分界清楚者多见。由于肿瘤呈扩张性生长，因生长快而压迫周围肺组织，形成肺膨胀不全带，与肿瘤大小无关，此时易误诊为肺部良性病变，有的较小病灶也可有这种改变。d.SPM 大多表现为均匀软组织密度，少部分病例由于原发肿瘤性质不同可出现钙化、空洞及内部低密度坏死区等改变，如原发肿瘤为骨肉瘤、软骨肉瘤时可出现钙化，原发肿瘤为宫颈鳞癌时可出现空洞等。e.由于转移瘤多呈膨胀性扩大，压迫周围肺组织形成分界清楚的肿块影，与支气管无明显关系，即转移瘤一般不侵犯局部支气管。本组病例未见孤立性肺转移瘤侵犯邻近支气管[12]。

(4)磁共振成像：魏强等探讨磁共振成像显示孤立性肺结节性病变的优势，优化成像参数，评估不同 MR 序列临床应用价值，提高 MR 成像在肺结节性病变检查中影像学诊断的准确率。收集 2009—2010 年 CT 检查为孤立性肺结节的 40 例患者的临床资料。结果：40 例患者中除 2 例屏气不佳图像伪影大而失败外，其余 38 例均扫描成功。MRI 诊断结果：周围型肺癌21 例，中央型肺癌 4 例，肺转移瘤 7 例，肺错构瘤 3 例，肺结核球 3 例；经手术后病理证实，其中周围型肺癌 22 例，肺转移瘤 6 例，中央型肺癌 4 例，肺错构瘤 4 例，肺结核球 2 例。MRI 诊断准确率为 89.47%(34/38)。结论：MRI 良好的组织分辨率可极大提高肺结节性病变的检出率和定性诊断准确率[25]。

(5)胸腔镜的作用：夏晓明等探讨电视胸腔镜手术在不明原因肺孤立性小结节 42 例诊断中的价值。结果：诊断恶性病变 22 例，其中 3 例肺转移癌，2 例肺叶切除联合局部淋巴结清扫，1 例病灶切除；20 例良性病变。3 例肺转移癌术后 15、15、21 个月死亡，此 3 例均有恶性肿瘤史。因此，有此高危因素者应积极建议选择胸腔镜活检[26]。

韦力等用电视胸腔镜诊治肺孤立性结节 35 例。恶性病变 12 例，良性病变 23 例。其中 1 例肺转移癌，行病灶切除，术后 9 个月因脑转移死亡[27]。

葛建军等对 46 例不明原因 SPN 患者进行VATS 下病灶切除，术中送快速冰冻病理检查，若为良性则结束手术，若为恶性则进一步手术。结果 46 例患者诊断为恶性病变 29 例[28]。陈海泉认为肺部小结节患者的可靠诊疗方法是 CT 引导 hookwire 定位胸腔镜楔形切除术[29]。

(6)其他：消化道癌瘤孤立性肺转移与原发性肺癌的鉴别：结肠直肠癌特别是乙状结肠癌，30%~40% 呈单个结节型肺转移，应与原发性肺癌鉴别。孤立性转移性肺癌：①大多数为圆形或椭圆形，呈扩张性生长，如无溶解坏死，密度均匀；②一般无分叶，有时有小分叶，小分叶与病灶大小无关，大病灶也可无分叶；③大多数病灶边缘光滑，境界清晰，有时病灶外周由结缔组织包裹，可能与肿块呈扩张性生长，压迫周围组织有关，而与病灶大小无关；④血浆前列腺素 E_2(PGE_2)测定：自 Narishwa 等报道结肠直肠癌血浆前列腺素 E_2 与肺、肝转移的关系，发现局部从癌肿引流的静脉血中 PGE_2 升高，当有肺和肝转移时，外周血液中以及转移癌组织中均有大量 PGE_2 产生，从而提示原发肿瘤中 PGE_2 升高可增加肿瘤转移形成，外周血 PGE_2 含量测定可探查结肠癌的肺肝转移，从而有助于与原发性肺癌的鉴别诊断；⑤磷脂酰胆碱含量测定：消化道肿瘤在肺部的转移较原发性肺癌高 2 倍以上；⑥单克隆-抗 CEA 抗体：Ghoneim 研究多克隆-抗 CEA 抗血清和限于对结肠癌抗原表达的两种单克隆-抗 CEA 抗体-B18、B14。B18 在结肠癌 65%为阳性，原发性肺腺癌 45%阳性，B14 在原发性结肠癌活检组织 9/9 是阳性，而原发性肺腺癌仅 1/6 阳性(P=0.002)[30]。

孤立性肺转移和原发肺癌的鉴别可参考以下几点：①肿瘤患者肺内出现单发结节时，要想到肺转移的可能性。有人对 800 例癌患者伴有单发肺结节的分析结果表明，孤立性肺转移占 25.0%，原发性肺癌占 62.5%，其他结节占 12.5%。②与周围血管的关系：肺转移结节可对周围血管呈压迫推移的表现，也可显示数条血管，包括动、静脉被卷入结节内，与原发肺癌鉴别十分困难。③瘤体密度：原发性肺癌可分为致密型和含气型两大类，而肺转移结节绝大多数为致密型。④空洞的形态：原发性肺癌一般空洞壁厚而不规则，肺转移结节则多为薄而规则。⑤毛刺、分叶、胸膜凹陷征等：在原发肺癌中比较多见，肺转移结节上述征象的出现率要低得多[13]。

夏瑞明报道孤立性肺转移瘤伴感染误诊为炎性肿块 1 例。患者，女，58 岁。3 年前行直肠癌根治术、肝小转移灶切除术；术后6个月再次发现肝左叶一转移灶而行肝左叶外侧段切除。发热38℃，伴咳嗽，痰为黄色黏痰。CEA 35.1 ng/mL。CT：右肺下叶紧贴后胸壁一类圆形肿块，约70mm×57mm×44mm，轮廓欠光整，邻近的右肺下叶大片状密度增高影。考虑右下肺炎性病灶。经抗感染治疗1周，症状消失，CT见右肺下叶肿块缩小，为60mm×45mm×38mm，邻近大片病灶大部分吸收消失。1个月后再次CT复查，肿块进一步缩小，约为30mm×28mm×26mm，原邻近的片状影全部消失。诊断难明，遂在CT导引下行肺穿刺活检，组织内找到癌细胞。行手术治疗。术后病理报告为肺转移性腺癌。最后诊断为直肠癌肺转移伴感染[31]。

4. 有关单发结节疾病的治疗

宋宇宏等总结局限于肺野外1/3和纤维支气管镜检查不能发现的、直径≤3 cm的SPN 148例诊治体会。对SPN的治疗应采取以外科手术为主的综合治疗，本组周围型SPN中恶性病变发生率为39.2%，故病灶一经发现应尽早手术。即使良性病变，如结核瘤、错构瘤等也是外科手术切除的适应证[16]。

由于小于3 cm肺球形病灶恶性肿瘤发生率高，误诊较多。对良性包膜完整者可行单纯切除，即使恶性者也可行肺段或楔形切除，其5年生存率不低于肺叶或全肺切除。笔者认为除确诊为良性无症状者外(需随访观察)，其余均应积极手术治疗[3]。

对于肿块位于肺外周1/3，肿块直径小于3 cm，且符合手术适应证的孤立性肺转移瘤，可采用胸腔镜下肺切除术。

有研究证实，孤立性肺转移瘤患者约50%已有肺部微转移癌。因此，采用手术治疗时，既要最大限度地切除肺部转移灶，又要尽量保留健肺。臧琦等认为，对部分病例手术前给予辅助化疗是必需的。作者组有16例在术前辅助化疗2个周期，其3、5年生存率明显高于全组的3、5年生存率($P<0.05$)。术前采用辅助化疗的益处在于：①做一段时间(2个月)的观察，如无新的肺内和其他器官转移灶出现，再行手术治疗，有望改善预后。临床上不乏切除转移灶后短期内出现新的肺内或其他器官转移灶者；②有利尽早使微小癌灶缩小甚至消失，减少术中播散的可能，以利于彻底切除，同时也有利于评定化疗疗效；③并不增加手术并发症的发生和手术死亡[10]。

金庆文等报道17例孤立性肺转移癌的外科治疗。术式：肺叶切除9例，楔形切除6例，双叶切除1例，单纯探查1例。7例术中发现肺门淋巴结肿大，共检出淋巴结13个，其中4例4个淋巴结有转移，转移率为23.5%。2例伴纵隔淋巴结受累，其中1例切除不完全术中置银夹标记，术后辅以放疗。全组术后辅以放疗5例，辅以化疗17例。治疗结果：全组无手术死亡。失访2例按死亡计。手术后满5年以上者3例，生存2例，5年生存率66.7%(2/3)。手术后满3年以上者6例，生存4例，其3年生存率66.7%(4/6)。术后1~3年者6例，3例生存，其中有2例已出现其他部位转移而带瘤生存。术后1年之内者5例，死亡2例。均为纵隔受累，其中1例为单纯探查术后死于肺转移[11]。

据铃木等报道，对于直径小于10 mm、距胸壁表面大于5 mm的病灶，术中不被发现的可能性大于50%；对于直径小于10 mm、距胸壁表面大于10 mm的病灶，术中不被发现的可能几乎是100%。故其认为，对于直径小于10 mm、距胸壁表面大于5 mm的病灶，需行术前定位[14]。

参考文献

[1]尚立群，李辉，姚松朝，等.209例肺内单发球形病变的诊治.中华胸心血管外科杂志，2000，16(6)：360-361

[2]杨鲲鹏.461例肺内球形病灶的鉴别诊断.临床医学，1995，15(4)：1-2

[3]王瑞，王增林，陈宇，等.直径小于3 cm肺部孤立球形病灶94例临床分析.综合临床医学，1995，11(1)：29-30

[4]李艳，左芸.肺内球形病灶198例临床分析.齐鲁肿瘤杂志，1996，3(3)：234

[5]李同芬，王雅颖，林征宇.肺内孤立性球形病灶185例X线检查结果分析.山东医药，2002，42(11)：55

[6]王鲁峰.肺内小孤立结节100例临床分析.中华全科医师杂志，2007，6(3)：179-180

[7]林上才，季仲友，陈建乐，等.肺内球形病变的X线分析(附78例报告).实用放射学杂志，1997，13(3)：175-177

[8]蔡月娥，王丽，何国钧，等.单发肺转移瘤30例报告.临床肺科杂志，1998，3(5)：44，38

[9]韩强师，王书康，黄勇，等.单发肺转移瘤的X线诊断(附58例分析).实用放射学杂志，1998，14(3)：168-169

[10]臧琦，王连生，王伟，等.肺部孤立性转移瘤的诊断与治疗(附36例报告).山东医药，2003，43(33)：20-21

[11]金庆文，张熙曾，白仁华，等.孤立性肺转移瘤的外科治疗(附17例分析).中国肿瘤临床，1993，20(5)：363-365

[12]王伟，任雪丽.孤立性肺转移瘤的CT诊断.河南职工医学院学报，2007，19(2)：123-124

[13]韩玉成.肺转移瘤的影像学及其病理机制.中国医学计算机成像杂志，2001，7(1)：54-59

[14]谈高，郝丽萍，张晋昕，等.肺外肿瘤与合并孤立性肺结节发生率关系初探.影像诊断与介入诊断学，2003，12(2)：92-95

[15]蔡柏蔷，李龙芸.协和呼吸病学.北京：中国协和医科大学，2005：977-990，1163-1169

[16]宋宇宏,周乃康,孙玉鹗. 肺周围型孤立结节 148 例诊治体会. 华北国防医药,2003,15(1):24

[17]侯杰.现代肺弥漫性疾病学. 北京:人民军医出版社,2003:410-413

[18]王怀娥,荆霞,曲桂连. 胸部孤立性转移瘤 X线表现与临床特点.医学影像学杂志,2004,14(11):901-903

[19]居胜红,蔡锡类,王照明. 罕见的孤立巨块型绒癌肺转移灶的 X 线诊断.实用放射学杂志,1996,12(7):422-423

[20]程勇,陈卫国,廖昕,等. 单发肺转移瘤的瘤周 X 线影像表现. 诊断学理论与实践,2006,5(2):120-125

[21]焦小龙译. 肺转移瘤的外科治疗.国外医学肿瘤学分册,1996,23:106

[22]郭辉,赵长红.薄层动态螺旋 CT 鉴别肺孤立性结节的价值.医药论坛杂志,2008,29(5):100-101

[23]李成州,肖湘生,朱珠华,等. 原发抑或转移:恶性肿瘤患者孤立性肺病灶的鉴别诊断. 放射学实践,2007,22(12):1293-1294

[24]卜学勇,覃艾球.孤立性肺转移瘤的 CT 诊断.实用放射学杂志,2005,21(1):36-39

[25]魏强,刘静红,李智勇,等. MRI 在孤立性肺结节性病变检查中的优势和序列评价.中国当代医药,2011,18(16):97,100

[26]夏晓明,施仁忠,张亚锋.电视胸腔镜手术在不明原因肺孤立性小结节诊断中的价值. 中国微创外科杂志,2008,8(7):599-601

[27]韦力,潘毓标,王跃军,等. 电视胸腔镜在肺孤立性结节诊治中的应用.临床肺科杂志,2009,14(8):1010-1011

[28]葛建军,赵子恩,江明君,等.电视胸腔镜在孤立性肺结节诊治中的应用. 现代实用医学,2011,23(7):766-768

[29]陈海泉.肺部小结节患者的可靠诊疗方法——CT 引导 hook-wire 定位胸腔镜楔形切除术. 中国医学论坛报,2010-09-30 B8 肿瘤版

[30]杨家裕,胡佩莉.消化道肿瘤肺转移与肺癌的诊断.医师进修杂志,1994,17(1):31-33

[31]夏瑞明.孤立肺转移瘤伴感染误诊为炎性肿块一例.临床放射学杂志,2006,25(1):74

五、空洞表现

1. 流行病学

肺转移瘤可表现为空洞(CPM)。其原发瘤和出现率各家报道不一。肺部空洞囊泡性转移瘤原发瘤病种见表 7-1-21[1-12]。

表 7-1-21 总结 285 例:①原发癌头 5 位顺序为肺癌、鼻咽癌、甲状腺癌、乳腺癌及结肠癌,次为食管癌、肝癌、宫颈癌等;②病理类型:论文中已注明病理类型者,鳞状细胞癌 49 例,腺癌 100 例。

肺转移瘤空洞出现率 5%~10%,多见于上皮来源肿瘤[13]。Dodd 等人认为是 4%(16/398 例)。组织类型以鳞状细胞癌最多(69%),腺癌次之(31%)。Coussement 认为鳞状细胞癌的发生率是 45%(29/64 例), 腺癌是 33%[14]。杨勇等报道 266 例肺转移瘤中的 14 例(5%)表现为空洞型。周康荣等报道 547 例,X 线胸片分析肺转移瘤中 19 例空洞,约占肺转移瘤的 3%[15]。

X 线片发现肺转移空洞的发生率约为 4%。由于

表 7-1-21 肺部空洞囊泡性转移瘤原发瘤病种

作者(总例数)	原发瘤病种
郑石芳(28)	甲状腺癌 10 例,肺癌 7 例,鼻咽癌 3 例,乳腺癌 2 例,腮腺癌 2 例,颊黏膜癌 2 例,转移性腺癌来源不明 2 例
何职应等(9)	肺癌 3 例,鼻咽癌 2 例,肾癌、膀胱癌、胆囊癌、胃癌各 1 例
黄贤会等(26)	肺腺癌 5 例,肺鳞癌 3 例,甲状腺癌 7 例,鼻咽癌 2 例,胃癌 2 例,直肠癌 1 例,食管癌 1 例,宫颈癌 1 例,绒毛膜上皮癌 1 例,头皮血管肉瘤 1 例,喉部鳞癌 1 例,转移性腺癌原发灶不明 1 例
滕陈迪(15)	鼻咽癌 4 例,直肠癌 2 例,乳腺癌 2 例,胃癌、甲状腺癌、宫颈癌、阴道癌、肝癌、腹膜后肉瘤及原发瘤不明转移性鳞状细胞癌各 1 例
陈曼仙等(12)	肺癌 5 例,绒毛膜上皮癌 2 例,乳癌 1 例,鼻咽癌 1 例,肝癌 1 例,膀胱癌 1 例,腹壁纤维肉瘤 1 例
丁长青等(60)	肺癌 45 例(其中腺癌 19 例、鳞状细胞癌 14 例、腺鳞癌 8 例、小细胞癌 4 例),肝细胞癌 7 例,甲状腺腺癌 4 例,胰腺腺癌 3 例,食道腺癌 1 例
张秋娟等(16)	腺癌空洞:9 例肺腺癌,3 例消化道腺癌(贲门、十二指肠和直肠各 1 例),2 例为胰腺腺癌转移,2 例为乳腺癌转移
吴斌(6)	肺癌 3 例,鼻咽癌 2 例,结肠癌 1 例
熊永胜等(35)	原发灶为鳞状细胞癌 13 例(鼻咽癌 8 例,食管癌及宫颈癌各 2 例,肺癌 1 例),腺癌 22 例(结肠癌及乳腺癌各 8 例,肺癌及甲状腺癌各 2 例,汗腺癌及肾癌各 1 例)
于小平等(40)	鳞状细胞癌 13 例(鼻咽癌 8 例,食管癌及宫颈癌各 2 例,肺癌 1 例),腺癌 22 例(结肠癌及乳腺癌各 8 例,肺癌及甲状腺癌各 2 例,汗腺癌及肾癌各 1 例),骨肉瘤、血管内皮瘤及腮腺恶性混合瘤各 1 例,原发灶不明 2 例
杨贵昌等(13)	鼻咽鳞癌 2 例,食管鳞癌 2 例,肺鳞癌、小细胞肺癌、甲状腺鳞癌、腮腺恶性混合瘤、乳腺腺癌、胆囊腺癌、胆管腺癌、胰腺腺癌、结肠腺癌各 1 例
王焕杰(25)	肺内腺癌转移 6 例,肺外腺癌转移:直肠癌 8 例,结肠癌 3 例,胰腺癌 3 例,乳腺癌 2 例,腮腺癌、甲状腺癌、十二指肠癌各 1 例

CT 密度分辨力高，其影像重叠又少，故 CT 对空洞型肺转移瘤的发现率较高，约为 8.3%。文献报道鳞状细胞癌与腺癌形成 CPM 最多，其中鳞状细胞癌占 1/2~2/3，主要来自男性头颈部与女性生殖器，其余主要见于腺癌，主要来自结肠与乳腺。

由于不少 CPM 往往先于其原发灶被发现，而且部分病例可能一直无法发现或者证实其原发灶。尽管几乎所有病理类型的肺转移瘤均可形成空洞，但文献报道其原发灶中鳞状细胞癌与腺癌占绝大多数。CPM 于小平报道为 8.3%。由于病理发现空洞比影像学多，因此CPM 病例的发生率要高于 8.3%。鳞状细胞癌最易发生空洞型肺转移，占空洞型肺转移的 69%。Seo 等报道腺癌空洞型转移是 9.5%，鳞状细胞癌达 10%。

原发性肺癌的空洞性表现 Dodd 等统计的是 9.1%，转移性肺癌是 4.0%。转移性者的特点是薄壁。日本远藤的 31 例空洞型转移癌，其病理类型是鳞状细胞癌 15 例，腺癌 11 例，肉瘤仅 1 例。在恶性血管内皮细胞瘤的合并气胸例子中，可见其与空洞有关。从 CT 上可见胸膜下有空洞因胸腔负压致空洞破裂而发生气胸[16]。

2. 空洞发生机制

郑石芳组转移瘤内的 CT 值为-930~-720 HU，属气体密度。显然，这可能与肿瘤转移灶在肺泡内呈伏壁生长并分泌黏液，继而使肺泡膨胀破裂形成囊泡有关。此时，可能瘤组织已侵入相应的小气道，造成半阻塞后的阻塞性囊肿而形成薄壁囊样阴影。本组 1 例同时在脑内的转移灶亦呈低密度的囊泡状影，其 CT 值在 10 HU，据此推测脑转移灶内分泌黏液可能性亦较大。

CPM 的成因可能与以下几种机制有关，如肿瘤供血不足引起坏死，向支气管内侵犯形成活瓣，鳞状细胞癌中心角化物排空，腺癌黏液样退变后黏液排空，肿瘤继发脓肿，放、化疗等。目前较多学者认为 CPM 是由于肿瘤供血不足引起的坏死。肺的血路转移瘤多来源于血液供应丰富的原发肿瘤，而由于肺循环的特殊性，转移性瘤栓分别由上下腔静脉回流入右心房，再经肺动脉的分支停留到毛细血管，并在此继续生长而成，因此肺血行转移瘤多分布于末梢循环，血供相对薄弱，易造成转移瘤对血供的需求与其供血不足间的矛盾。其最终的结果是：肿瘤结节→结节中心液化坏死→空洞形成。但其无法解释病例中多见小环状空洞(4 例 21 枚)的现象，并且在有些合并结节样转移灶的病例中，空洞样变常发生于小结节而非大结节(大结节比小结节更易发生缺血性坏死)。也有学者认为放、化疗引起的瘤细胞坏死可形成 CPM。放、化疗后转移瘤的细胞破坏、组织坏死，最终产生空洞。

因此，CPM 的形成机制可能是上述多种机制共同作用的结果，具体是哪几种机制的联合，可能是与原发肿瘤自身的细胞类型及其生物学特性和生长方式有关。低分化肿瘤生长速度快，所需血供也相对较多，尤其是肿瘤生长较大时易于出现肿瘤内部缺血缺氧坏死，坏死物经引流或吸收形成肿瘤空洞。纪智等研究发现，低表达Ⅳ型胶原酶 MMP-9 的肿瘤易产生空泡征，而高表达 MMP-9 者则不易产生。MMP-9 在肿瘤的浸润、转移方面发挥着极为重要的作用，为预测肺癌转移的重要生物学指标。而高表达 MMP-9 的肿瘤侵袭力强为何不易产生空洞，MMP-9 在空洞的产生与消退过程中发挥着什么作用，还有待于进一步研究。

具海月等报道 2 例肾透明细胞癌经分子靶向药物 Pazopanib 治疗后肺转移灶出现薄壁空洞改变。2 例肾透明细胞癌原发灶切除术后，双肺多发实性转移灶，增强扫描多数病灶呈环形强化。经 Pazopanib 治疗 3 个月后，大多数转移灶呈薄壁空洞样改变。病例 1 病情进展缓慢；病例 2 出现自发性气胸，2 个月后死亡。结论：分子靶向药物治疗促进了肾透明细胞癌肺转移灶坏死，有助于囊样薄壁空洞形成，但这种变化对预后的影响具有不确定性[17]。

3. 临床表现

症状见表 7-1-22。

性别及年龄：黄贤会等的 26 例，男 16 例，女 10 例，年龄 20~86 岁，平均年龄 61 岁。丁长青等的 60

表 7-1-22 症状

作者(总例数)	临床症状
郑石芳(28)	咳嗽 21 例，血痰 14 例，胸痛 8 例，声嘶 4 例，低热 4 例，呼吸困难 3 例
何职应等(9)	咳嗽、咳痰、痰中带血、胸背部疼痛、呼吸困难等
黄贤会等(26)	有 2 例无明显临床症状。大部分病例以咳嗽、咳痰、咯血或痰中带血、胸痛、气促为主要症状。其中 1 例原发肿瘤为头皮血管肉瘤患者，因出现气胸而有明显的呼吸困难
滕陈迪(15)	胸部无症状 5 例，有不同程度症状 10 例，其中咳嗽、咯血 7 例，胸痛、胸闷 2 例，发热 1 例
吴斌(6)	咳嗽、咳痰、痰中带血、胸痛、呼吸困难等
杨贵昌等(13)	咳痰、痰中带血 9 例，咳嗽、咯血、胸痛、呼吸困难 4 例

例,男 37 例,女 23 例,年龄 27~81 岁,平均 51.6 岁。

郝世家等人报道以多发空洞为表现的肺转移癌 1 例。咳嗽、咳白痰、痰中带血 2 个月。左锁骨上窝可触及 2.5cm×1.5cm 一枚淋巴结。胸片：左上前肿块空洞约 2.2cm×4.5cm,洞壁厚 2~3 cm,双肺中下叶可见弥漫大小不等结节,0.5cm×2.0cm 大小,多数中心溶解,形成大小不等的空洞。胸部 CT:左上前 3.2cm×4.6cm 空洞阴影,纵隔淋巴结肿大,双肺结节。纤支镜活检为鳞状细胞癌[18]。文献记载,肺转移瘤以血行转移为主,以中下肺多见,4%~9%的转移灶可形成空洞，尤以上叶多见,其中以鳞状细胞癌最多。

陶崇贵等报道肺癌术后空洞型肺转移瘤 1 例。左肺上叶周围型肺癌行左肺上叶切除术。术后病理示腺癌。每半年 CT 复查一次。2 年后因胸闷住院,CT 复查示右肺上叶见一空洞病灶,约 3cm×4cm,洞壁厚薄不均,形态不规则。洞腔内有一内容物,约 2cm×3cm,与空洞型前部相连。左胸腔大量积液[19]。

4. 诊断与鉴别诊断

部位:郑石芳的 28 例 CT 表现左肺 11 例,右肺 17 例;上肺 5 例,中肺 15 例,下肺 8 例。黄贤会等的 26 例除 1 例左肺出现多个空洞样转移瘤外，余均为双肺发现转移瘤[1]。丁长青等的 60 例均为多发性,瘤结节数目 13~168 个不等,以两中下肺野稍多,中外带分布为主。吴斌的 6 例 CPM 均发生于两肺,以两肺下叶、胸膜下方多见。

于小平等的 481 例肺转移瘤(PM),发现 CPM 40 例共 131 枚。CPM 部位及数目:19 例 CPM 发生于两肺,11 例只见于右肺,10 例只见于左肺。将本组 27 例多结节型转移瘤的某肺叶 CPM 灶总数除以该肺叶转移瘤总数,计算出该肺叶 CPM 灶发生率,依次为右上中叶 20.5%(24/117),右下叶 24.8%(30/121),左上叶 24.4%(21/86),左下叶 21.9%(18/82)。检验表明,各叶 CPM 灶发生率之间无显著性差异($\chi^2=0.645$, $P>0.75$)。另外 13 例因转移瘤呈弥漫型，无法计数而未统计 CPM 灶发生率,共有 CPM 灶 38 枚,其中右上中叶 9 枚、右下叶 12 枚、左上叶 8 枚、左下叶 9 枚。杨贵昌等的 13 例中,空洞型肺转移瘤可见于肺内任何部位,有分布在胸膜下或叶间裂下,越靠近胸膜,空洞越小,大的空洞有多分布于肺中带的倾向。

转移性肺癌表现为空洞样的大小以 2~7 mm 为多,双侧多发的多见。个别大的病例,如桥村报道 1 例骨肉瘤转移到肺的病灶竟达 4 cm 的空洞。

王焕杰回顾分析 25 例 CPM 患者的 CT 表现。结果:腺癌空洞型肺转移瘤的 CT 表现大多为肺内空洞与肺内多发实性结节并存，空洞呈现多样性和多变性。25 例共发现空洞 85 枚,其中小环形空洞 61 枚,泡样空洞 11 枚,囊样空洞 2 枚,不规则空洞 11 枚。空洞在总体上具有随机分布的特点,其发生率与肺内的部位无关。16 例在随访过程中空洞数目、大小及形态等发生变化。结论:腺癌空洞型肺转移瘤的 CT 表现有一定特征,有助于推测原发灶病理类型,且在随访过程中可有多种动态变化，对临床诊断和治疗有重要意义。实性结节数目:大部分病例伴有肺内多发实性结节灶,且结节灶数目在总体上多于空洞灶。其中右上中叶 110 个、右下叶 108 个、左上叶 86 个、左下叶98 个。

空洞形态影像判断标准：熊永胜、于小平等根据 CT 表现将 CPM 灶分为 4 种类型:①囊样空洞:呈圆形或类圆形,直径>15 mm,壁薄(1~2 mm)而均匀,内壁欠光整;②小环形空洞:呈圆形,壁薄(2~4 mm)而均匀,直径≤15 mm,内壁光整;③泡样空洞,呈圆形或类圆形,壁较厚(>4 mm),内壁光整;④不规则空洞:洞腔形态不规则,壁厚(>4 mm)而不均匀,内壁不光整。

CPM 的 CT 特征:CPM 基本保留了转移瘤的形态特点(除空洞外),圆形或者类圆形,一般无分叶和毛刺。空泡多为环形,壁较薄,但薄厚不均,一般可见到有肺纹理与之相连。根据肿瘤的生物学特性,CPM 的 CT 表现应与其病理类型有关。于小平等发现,囊样空洞仅见于鳞状细胞癌,不见于腺癌,而且在鳞状细胞癌中所占比例最高,说明囊样空洞是鳞状细胞癌区别于腺癌的独特类型。但吴斌组 1 例腺癌肺转移出现囊样空洞,与以往报道有所不同,囊样空洞是否可作为鳞状细胞癌区别于腺癌的特征尚需进一步研究。空洞壁的厚度可能与肿瘤的恶性程度有关,Woodring 等认为洞壁厚度 4 mm 以下者92%为良性,15 mm 以上者 95%为恶性,4~15 mm 者良恶性各半。蒋瑾等发现83%的原发空洞型肺癌的壁厚度超过 15 mm 以上，吴斌组 6 例中有 2 例同时存在两种类型的空洞，如小环样空洞伴有泡样空洞,厚壁空洞伴有不规则空洞等,说明CPM 的空洞形态不同于肺良性空洞及原发癌性空洞,具有其独特性,即表现出空洞的混合性。另外,吴斌组 6 例 CPM 均是与肺内多发实性瘤共存，有时后者多于前者,而且发现随着病情的好转或恶化,CPM 与实性瘤灶同时缩小或增大。结合已有的文献,CPM 还具有与实性瘤共存且同步变化的特性。于小平等发现病情好转时部分病例的洞腔缩小或者消失,CPM 与实性瘤灶同时缩小或增大,吴斌组的发现与其基本吻合。

几组病例的形态表现见表 7-1-23[1-3,6-11,15]。见书后附图 34。

表 7-1-23 几组病例的空洞形态表现

作者(总例数)	形态
郑石芳(28)	大多表现为薄壁囊状影,以圆形、类圆形居多,有 21 例,占 75%。少数病例表现为不规则形,直径 0.3~2 cm。均为多发病灶,大多在双肺多发结节的同时伴发薄壁囊样转移。病灶均为中心低密度的薄壁囊泡状影,CT 值在-930~-720 HU,均未见液平。囊壁的边缘厚薄为均匀或不均匀。壁厚在 2 mm 左右,有时内壁可见波浪状。当囊泡靠近胸膜下时,可引发胸膜反应而产生条状影
何职应等(9)	9 例中,肺部出现结节、空洞样转移灶 5 例,结节、空泡样转移 2 例
黄贤会等(26)	21 例表现为双肺多发结节伴空洞样病灶,5 例表现为双肺多发单纯空洞样转移灶。26 例中 18 例表现为厚壁空洞,空洞壁厚薄不均、形态不规则者 8 例,厚薄均匀者 6 例;8 例表现为薄壁空洞,空洞壁多均匀一致,呈圆形或类圆形。有 4 例空洞直径大于 3 cm,其余空洞直径多在 1 cm 以下
丁长青等(60)	7 例可见化疗后肺内部分实性结节性转移灶出现空洞。分为 5 种空洞:厚壁空洞 34 例,其壁多较厚,可达 3~5 mm,洞壁较均匀;薄壁空洞 29 例,其壁多较薄,洞壁较均匀,壁厚<3 mm;小空泡性空洞 17 例,空洞直径<5 mm,壁厚 1 mm 左右;裂隙样空洞 9 例,壁厚不均匀,近肺门侧新月形低密度影;硬壁空洞 6 例,空洞密度较高,有时含钙化成分,壁厚可不均匀,达 2~5 mm;齿轮样空洞 3 例,表现为外缘光滑、内缘呈齿轮样。部分病例同时具有上述两种以上形态
张秋娟等(16)	腺癌空洞型肺转移瘤中空洞的 CT 表现可分为小环形、泡样、不规则形和炎样空洞。16 例中 56.3%来源于肺癌,其中 97%表现为小环形空洞;来自肺外腺癌的转移性空洞形态多样,其中以泡样空洞和小环形空洞为主。转移性空洞多分布于肺外围及胸膜下,多为直径<5 mm 的薄壁空洞,边缘光滑或毛糙;约 7.1%空洞直径>20 mm,且具有分叶、毛刺、壁结节等恶性空洞的特征
吴斌(6)	小环状空洞 4 例共 21 枚,厚壁空洞 1 例共 3 枚,囊样空洞 1 例共 3 枚,薄壁空洞 2 例共 3 枚,薄壁空洞伴壁结节者 1 例共 1 枚,不规则空洞 2 例共 6 枚。6 例 CPM 均合并有结节样转移灶
熊永胜等(35)	鳞状细胞癌 CPM 中有泡样空洞 13 枚,不规则空洞 9 枚,囊样空洞 26 枚,小环形空洞 13 枚。腺癌 CPM 有泡样空洞 21 枚,不规则空洞 21 枚和小环形空洞 18 枚,未见囊样空洞。57 枚 CPM 的空洞壁厚度均匀,包括鳞状细胞癌 39 枚、腺癌 18 枚。22 枚鳞状细胞癌和 42 枚腺癌共 64 枚 CPM 的洞壁厚度不均匀
于小平等(40)	24 例具有 1 种形态空洞(鳞状细胞癌 6 例,腺癌 14 例,其他 4 例),16 例具有多种形态空洞(鳞状细胞癌 7 例,腺癌 8 例,其他 1 例),但无 1 例具有全部 4 种形态空洞。CPM 灶单发者 17 例(鳞状细胞癌 3 例,腺癌 11 例,其他 3 例),多发者 23 例(鳞状细胞癌 10 例,腺癌 11 例,其他 2 例)。CPM 灶大小在 7mm×7mm~43mm×46mm 之间;99 枚无分叶,32 枚有浅分叶;108 枚边缘光整,23 枚边缘毛糙;2 枚见气-液平面
杨贵昌等(13)	单发空洞型转移 1 例,多发空洞不合并结节样转移 3 例,多发空洞合并结节样转移 9 例。其中泡样空洞型转移 6 例,厚壁空洞型转移 7 例,薄壁空洞型转移 5 例,不规则空洞型转移 2 例。合并纵隔淋巴结转移 4 例,同时有肺门淋巴结转移 1 例
杨勇等(14)	CT 诊断单发 1 例(右侧),多发 13 例(双肺多发 9 例,右肺多发 3 例,左肺多发 1 例)。合并圆形或结节状转移灶 12 例,单纯空洞型转移 2 例,有 6 例位于胸膜下。总共 41 个空洞,圆形、类圆形 33 例,扁圆形 6 例,不规则形状 2 例。最大直径 3.0 cm 以上 2 个,1.0~3.0 cm 27 个,1.0 cm 以下 12 个。2.0 cm 以上鳞型 19 个,1.0~2.0 cm 腺型 14 个。边缘清楚 40 个,不清楚 1 个。薄壁 22 个,鳞状细胞癌转移 18 个。厚壁空洞 19 个,腺癌转移 12 个。洞壁光滑、无液平,未见毛刺、分叶、血管集束征、胸膜凹陷等。伴纵隔淋巴结 6 例,2 例胸水,1 例合并气胸

原发癌为鳞状细胞癌和腺癌的肺转移癌的对比:郑石芳认为不同器官原发肿瘤转移到肺部形成的薄壁囊样转移灶 CT 表现相同。不同的病理组织类型无论鳞状细胞癌或腺癌所表现的 CT 表现亦无明显差别。有学者报道在腺癌转移时可见薄壁囊样征象,本组病例亦以腺癌居多,占 71.4%(20/28),其中 1 例肺腺癌发生肺内薄壁囊样转移瘤的同时发生脑转移,其脑转移灶亦呈囊状薄壁的低密度病灶。但有人认为,空洞形成可能与原发肿瘤的病理类型有关[1]。

张秋娟等收集经临床和病理证实的腺癌空洞型肺转移瘤 16 例。腺癌空洞型肺转移瘤的 CT 表现具有一定的特征,并与原发灶的病理类型有关。空洞型肺转移与不同转移途径的关系:肺腺癌血行转移、淋巴道转移、混合型转移分别是 4 例(44.4%)、2 例(22.2%)、3 例(33.3%);而肺外腺癌是 4 例(57.1%)、3 例(42.9%)、0(0)。二者的 χ^2=2.997,P=0.223。可见无差别。腺癌空洞型肺转移瘤的伴随征象及其与转移途径之间的关系:本组资料中 50.0%的病例表现为空洞和多发结节并存，31.3%为空洞伴发支气管血管束增粗、小叶间隔增厚等癌性淋巴管炎，小部分同时伴发结节和癌性淋巴管炎。肺腺癌发生空洞型肺内转移可经血行、淋巴道或混合型途径；肺外腺癌主要经血行或淋巴道，但均未出现统计学差异。66.7%的空洞与支气管血管束相邻，提示空洞有经血行转移的可能，同时也易于将坏死物排出或形成活瓣性阻塞机制。此外，2 例空洞型转移瘤出现气胸，这可能为靠近胸膜的空洞发生破裂所致。HRCT 能够提高空洞性病变的检出率，显示空洞内部情况和肺内细微结构的改变，如肺小叶间隔增厚小叶内结节、胸膜下结节和支气管血管束旁结节影等。

腺癌与鳞状细胞癌 CPM 的共同 CT 特征：熊永胜等报道病例腺癌与鳞状细胞癌 CPM 灶多为圆形或类圆形，无分叶和毛刺，说明除空洞外 CPM 基本保留了转移瘤的形态特点。全部病例的 CPM 灶均是与肺内多发实性瘤灶共存，而且后者往往远多于前者。42.8%(15/35)的病例中同时存在多种空洞，说明 CPM 病例具有空洞类型的多样性。单个 CPM 灶的空洞形态也具有多样性，壁可薄可厚，厚度可均匀可不均匀，瘤灶大小变化也大。总之，CPM 的洞壁较薄，4 mm 以下者最多(54.5%)，其次为 4~15 mm 者(33.1%)，而 15 mm 以上者却较少(12.4%)。另外，洞壁厚度均匀者也较多。

腺癌与鳞状细胞癌 CPM 的 CT 特征上的差异：鳞状细胞癌空洞中壁厚度均匀者较多，腺癌与此相反，这一差异具有显著性，这可能是由于鳞状细胞癌中壁薄而均匀的囊样及小环形空洞较多。囊样空洞仅见于鳞状细胞癌，不见于腺癌，而且在鳞状细胞癌中所占比例最高。除囊样空洞外，泡样、不规则形、小环形空洞在鳞状细胞癌中依次占 37.1%、25.7%及37.1%，与它们在腺癌中的比例相比没有显著性差异。说明囊样空洞是鳞状细胞癌区别于腺癌的独特类型，这导致二者在空洞类型上存在显著性差异。由于囊样CPM 的瘤灶及空洞均较大且壁最薄，说明鳞状细胞癌与腺癌相比其空洞形成更彻底。尽管几乎所有病理类型的肺转移瘤均可形成空洞，但文献报道其原发灶中鳞状细胞癌与腺癌占绝大多数，因此囊样空洞很可能有助于推测 CPM 的原发灶病理类型。鳞状细胞癌 CPM 灶单发者较少，瘤灶直径 15~25 mm 者明显多于直径≤15 mm者，而洞壁厚度≤4 mm 者也明显多于壁厚 4~15 mm 者。而腺癌在这三个方面与鳞状细胞癌不同，但这些差异尚无显著性。另外，熊永胜等组 4 例具有 3 种类型的空洞者均为鳞状细胞癌，2 例只具有囊样空洞者均为鼻咽鳞状细胞癌，3 例只具有小环形空洞者均为大肠腺癌。以上表现是否与原发灶病理类型有关尚待大样本研究[9]。

黄贤会等的病例腺癌较多，占 58%(15/26)，特别是原发肿瘤为肺癌者 8 例，腺癌 5 例(5/8)，占 63%，其中 1 例肺腺癌除双肺发现壁厚薄均匀的空洞样转移外，还合并左侧肋骨多发成骨性转移，这两种转移征象均比较少见。

CPM 鉴别诊断：CPM 发病年龄常较大及有原发瘤，常与多发实性肺结节共存且两者同步变化，液面罕见，当瘤灶增大时，洞壁厚度可以不变。

(1)结核球：空洞大小不均，可为薄壁及厚壁，且规则。空洞偏向肺门侧，有引流支气管，有弧形、环形或弥漫点状钙化及卫星灶，病变多位于两肺上叶尖后段和下叶背段。空洞多呈厚壁裂隙样。肺内其他部位合并斑点和索条影，病变密度不均，可有钙化灶。空洞常单发，即使是多发者，其空洞也表现出单发空洞的特点，即空洞壁较厚，周围有弧形、环形钙化灶和卫星病灶，偏向肺门侧常有引流支气管。而 CPM 则具有多种空洞类型，如小环状、囊状、厚壁、薄壁，有时甚至几种类型的空洞出现在同一患者身上。

(2)嗜酸性肉芽肿：在细支气管周围有由嗜酸性粒细胞为主的肉芽肿病变，形成多发的小结节、结节内的空洞及气囊，结节边缘不规则，病变在小叶中心分布，上中肺野多见。CT 表现为不同病变时期的囊性和结节性改变同时存在，病变在小叶中心分布，以上叶多见。

(3)真菌：以新型隐球菌较多见，空洞外缘模糊，合并片状及模糊的结节影，动态变化快。有人说以曲霉较多见，空洞内壁光整，外缘较模糊，不规则，可合并片状及肿块状影，动态变化较快。曲霉球常见于免疫功能低下者，空洞外缘模糊，合并片状及模糊的结节影像。空洞内球形结节可随体位变动而移动，并可见“新月征”。真菌性空洞常见于免疫功能低下者，常为空洞、肺炎、伴“晕圈”征的结节及支气管扩张合并存在，如发现曲霉球则明确诊断。

(4)多发性肺脓肿：空洞大小均匀或不均，空洞壁较厚，有液平，肺内合并有多发斑片状和模糊结节病灶者较多见。确定原发肿瘤对少见肺转移瘤的诊断非常重要，若鉴别诊断困难，需结合临床病史或痰检确诊。

血源性肺脓肿：临床症状重，高热，CT 像上空洞大小均匀或不均匀，空洞壁多较厚，洞内可有液平，肺内合并有多发斑片和模糊的结节病灶者较多见。多发性肺脓肿：空洞壁较厚，壁光整或略有不规则，有液平，肺内常合并有多发斑片状和模糊结节病灶。患者常急性起病，畏寒，高热，伴有咳嗽、咳痰，痰液迅速转为脓性，可能有恶臭(厌氧菌感染)，痰量逐日增多，每日可达数百毫升。

(5)金黄色葡萄球菌肺炎：起病急，高热、畏寒等症状严重。空洞呈两肺多发，壁薄，常有液平，周围有炎性浸润，伴有肺内多发圆形阴影。由于其空洞多呈囊状，所以需与囊状CPM加以鉴别。前者其变化非常快，常在1周内消失或又出现新的病灶，而CPM的空洞变化相对缓慢，抗生素治疗无效，敏感的化疗药物治疗显效，空洞会伴随与其合并的实性瘤缩小。肺气囊多见于小儿，感染症状重，气囊变化快，与肺炎共存并多随肺炎吸收而消散。

(6)韦氏肉芽肿：病灶为肺内多发斑片、结节及球形影，部分结节内出现空洞，空洞壁较厚，且病变具有多样性、多变性、多发性的特点，临床上常伴有肾脏或其他多脏器损害。

(7)双肺多发的薄壁空洞样转移应与多发性肺囊肿进行鉴别，应密切结合病史，肺囊肿合并感染时囊内可见液平面，但肺转移瘤这种征象少见。

多发性肺囊肿：好发于下肺及肺门区，易感染而改变囊肿大小、形态或出现液平，周边常见局限性肺气肿。多发性肺囊肿好发于下肺及肺门区，易感染而改变囊肿大小、形态或出现液面，周边常见局限性肺气肿。

(8)囊状支气管扩张：常咯血。多见于下肺及肺野内中带，CT表现呈沿支气管分布的"葡萄串"样病灶。空洞呈囊状，壁薄，易感染而出现液平，不像CPM那样伴有肺内圆形结节，且无肿瘤病史。常见肺不张或肺容积缩小的表现。囊腔大小中等、较为均一及作Valsalva和Mueller动作时大小迅速变化。

(9)肺吸虫病：空洞周围可见索条状阴影伸向肺野并散在实变影，有时在空洞内见条状高密度虫体，临床有吐果酱样黏痰病史[3,8,20]。

韦树华等对照分析35例肺内单发空洞CT。①16例结核性空洞中，单发11例，多发5例，病灶两上肺尖后段7个，下叶背段12个，下叶基底段1个及中叶2个；空洞大小2.0~3.4 cm，形态不规则，壁厚薄不均，为2.5~15.0 mm，边缘见斑片状及索条状影，6例见空洞与支气管相通，支气管壁增厚，肺野内粟粒状播散灶，5例见肺门淋巴结钙化，7例见纵隔淋巴结肿大，HRCT扫描6例见树芽征，7例空洞周围见小片状影"晕征"和周围结节状卫星灶，2例壁内见点状钙化。②7例单发癌性空洞，上叶3例，下叶背段2例，基底段1例，中叶1例。5例边缘呈波浪状、分叶状，与肺界面见毛刺及放射冠样影，壁内缘凹凸不整；4例见壁结节及类结节样影；胸膜凹陷3例；7例空洞大小2.5~4.3 cm，壁厚2.0~17.0 mm不等；2例见胸腔少量积液；4例同侧肺门淋巴结肿大；2例合并纵隔淋巴结肿大。③7例脓肿均为单发，3例位于下叶背段，上叶后段2例，中叶及下叶基底段1例。空洞呈不规则，大小1.5~3.5 cm，壁厚薄不均，4.0~15.0 mm。1例见空洞的肺门侧2.3cm×1.5cm软组织块，3例内外壁不光整及腔内见液平，5例灶周见斑片状影，HRCT示脓肿周围支气管扩张2例，肺癌继发脓肿1例，2例见胸腔少量积液及纵隔内稍大的淋巴结。④5例真菌性空洞中，右肺3例(上叶2例，下叶1例)，左肺上下叶各1例，病灶表现为团块状，空洞大小0.7~2.7 cm，壁厚1.5~4.1 mm，3例灶中见"新月征"，2例见随体位而改变的"洞中球"，3例灶周见片絮状的"晕环征"，2例灶周见结节及肺野内斑片状影，纵隔淋巴结稍大及胸腔积液各1例[21]。

我国学者探讨空洞型肺转移瘤的CT表现及其与原发灶病理类型的关系，报道空洞型肺转移瘤40例131枚，分析其CT表现并与原发灶病理类型进行对比。结果：全部空洞瘤灶均与肺多发实性结节共存。共有泡样空洞41枚，不规则空洞33枚，囊样空洞26枚，小环形空洞31枚。壁厚度均匀者61枚，不均匀者70枚。瘤灶直径小于15 mm者44枚，15~25 mm者66枚，25~40 mm者1枚，大于40 mm者4枚。洞壁厚度小于4 mm者69枚，4~15 mm者44枚，大于15 mm者18枚。空洞型瘤灶多见于腺癌(22例)与鳞状细胞癌(13例)，二者在CT表现上各有一定特征。空洞型瘤灶的发生与其在肺内的部位无关。在本组，55.0%(22/40)的腺癌和32.5%(13/40)鳞状细胞癌，这有别于空洞型转移的其他报道。在本组中，61.5%(8/13)鳞状细胞癌来自男性鼻咽癌，15.4%(2/13)来自子宫颈癌。相关文献显示，腺癌转移瘤中结肠腺癌等同于乳腺癌。在本研究中，来源于食管的鳞状细胞癌并不少见。

不同于腺癌的是，在本研究中鳞状细胞癌空洞壁厚总是均匀一致。这个显著特征可能是由于囊性和小圆样空洞在本组鳞状细胞癌中占主导地位。作为鳞状细胞癌空洞的一个主要类型，囊性腔并不出现在其他肿瘤的病理类型中(包括腺癌)。鳞状细胞癌的各型囊性腔，泡样、不规则和小圆孔各占37.1%、25.7%和37.1%。上述比例在腺癌中没有多少不同。上述研究结果显示囊性空洞作为一个特殊类型，在腺癌和鳞状细胞癌的表现方面，其形式存在显著性差异。囊性空洞虽然经常在大结节中，但在4种类型中总是最大且洞壁厚度是最薄的。它显示鳞状细胞癌中的空洞化倾向更高于腺癌。囊性空洞可能预测原发灶病理类型为鳞状细胞癌和腺癌,因为超过92.1%(35/38)是如此。

以下方面鳞状细胞癌和腺癌转移瘤CT表现不存在显著性差异:鳞状细胞癌患者中,孤立空洞罕见,15~25 mm的结节空洞比0~15 mm的更多见。此外,洞壁厚度小于4 mm的多于4~15 mm之间的。腺癌在上述3个方面CT表现上与鳞状细胞癌是不同的,但均不存在显著性差异。此外,在这项研究中,3例鳞状细胞癌均显示了所有3个类型。还有3例均显示了小圆形空洞是结肠腺癌。2例囊性空洞表现均来自鼻咽鳞癌。进一步研究是必要的,找出预测原发灶病理类型的CT表现的价值[22]。

5. 观察空洞动态变化与治疗预后

滕陈迪报道15例中13例行化学治疗。8例见瘤体和空洞均增大，其中1例治疗前瘤体为3cm×3.5cm、空洞为2.5cm×3cm大的薄壁,内壁光整的类圆形，治疗后瘤体增大至6cm×8cm，空洞增大至3cm×5cm。部分瘤体呈峰房状,4例无变化,1例吸收消失。

王焕杰的25例CPM中16例有CT前后对照资料,其中9例首次CT检查未发现CPM,在随访过程中出现空洞表现。7例首次CT检查发现CPM,但在随访过程中空洞灶有变化:4例空洞灶增多,洞腔扩大,2例空洞灶减少,洞腔缩小闭塞,1例洞腔扩大和缩小并存。

丁长青等观察空洞性肺转移瘤的多形性CT表现及随访变化。治疗随访过程中全部病例均见病灶数目、大小及形态等的变化。7例可见化疗后肺内部分实性结节性转移灶出现空洞,其中5例在随后的化疗过程中病灶变小、变少,甚至全部消失。3例治疗中厚壁空洞稍变小、密度增高而成为硬壁空洞。2例近胸膜下小空洞发生破裂而致自发性气胸。41例病程中合并肺内实性结节性转移灶。CT随访的意义:本组病例对所采取的治疗敏感者短期内转移瘤灶变小、变少,甚至完全消失,部分实性转移瘤灶变为对治疗不敏感者空洞增大、增多,因此CT扫描对于观察病灶形态大小、分布、数量,提高诊断及鉴别诊断能力,及早发现如少量气胸等并发症,进一步指导治疗及评价预后等均有重要意义。

郑石芳随诊观察薄壁囊样转移瘤的发生多半与肺部结节并存。根据治疗前后胸片及CT表现观察,当临床治疗得当,原发病灶及转移灶得到控制,则肺部转移结节及囊泡全部缩小,可能由于此时转移灶内的黏液分泌减少，或囊泡内的黏液及气体被吸收,故而囊泡随之缩小或消失。

于小平等的40例CPM灶伴多发未形成空洞的实性肺转移瘤,治疗后病情均有好转,表现为CPM灶与实性瘤灶均有缩小部分瘤灶消散。但部分病例一段时间后病情恶化,CT显示为CPM灶与实性瘤灶同时增大或再现。洞腔的变化与之不同,当病情好转时,部分病例的洞腔缩小或消失,而部分病例却出现新的洞腔或原空洞增大,这些洞腔改变也见于病情恶化时。2例洞腔变化较奇特：当部分瘤灶的洞腔缩小或消失时,其他瘤灶却出现洞腔或原洞腔增大,呈两种相反的变化。

栗本典昭等报道薄壁空洞急速扩大的肾盂癌肺转移1例。患者2年前左侧肾盂癌行左肾摘除术。现咯血痰,胸片右下肺野空洞阴影。纤维支气管镜下B^9见结节。1个月内(隔15、11日)连摄3次胸片,空洞直径从40 mm→54 mm→56 mm迅速扩大。行右下肺切除和淋巴结廓清术。从标本得知,右下A^9内有肿瘤血栓,致组织坏死形成小空洞,又因B^9半阻塞的活瓣机制使空洞扩大。术后1.5个月脑转移,半个月后死亡[23]。

肺转移灶出现空洞改变对预后的影响尚无定论。一种观点认为肺转移灶的空洞提示肿瘤处于消退期或是对治疗的反应,因此提示肿瘤好转;相反的观点认为它是原发肿瘤的发展或复发并远处转移的一种表现。具海月等的2例肾透明细胞癌病例未发现病情明显好转,而是在治疗期间或病变缓慢进展进而出现了新的转移灶,或发生严重并发症导致死亡。但就目前资料而言,没有足够证据显示囊样薄壁空洞形成本身直接导致病情恶化,所以无法单独依靠空洞形成本身来判断病情变化及估计预后。Kolodziejski等对1094例肺鳞癌行临床观察，包括100例空洞性肺鳞癌和994例肺实体癌两组。两组均进行根治性肺或肺叶切除术。将两组的生存曲线进行对比,结果表明,相同分期的患者,空洞性肺癌预后明显不良,生存时间缩短[24]。

参考文献

[1]郑石芳.肺薄壁囊样转移瘤的CT诊断(附28例分析).中国医学影像学杂志,2001,9(6):433-434

[2]何职应,刘吉刚.肺部空洞空泡性转移瘤9例CT表现.贵州医药,2006,30(7):653-654

[3]黄贤会,张丽红,李玉平.肺空洞型转移瘤CT诊断.医学影像学杂志,2007,17(4):363-365

[4]滕陈迪.肺转移瘤空洞临床与影像学探讨(附15例报告).现代医用影像学,1998,7(4):165-167

[5]陈曼仙,颜小琼.空洞型肺转移瘤的X线表现——附12例报告.肿瘤防治研究,1987,14(1):62

[6]丁长青,曹远东,孙峰,等.空洞性肺转移瘤的多形性CT表

现及随访变化.实用诊断与治疗杂志,2007,21(2):127-128
[7]张秋娟,郭佑民,王丽华,等.腺癌空洞型肺转移瘤的CT表现.实用放射学杂志,2006,22(9):1050-1053
[8]吴斌,戴元荣.空洞型肺转移瘤CT表现的临床分析与探讨.实用医学杂志,2007,23(23):3722-3723
[9]熊永胜,于小平,唐黎.鳞癌与腺癌源性空洞型肺转移瘤的CT征象分析.影像诊断与介入放射学,2007,16(4):159-161
[10]于小平,王平,梁赵玉.空洞型肺转移瘤的CT表现及与原发灶病理类型的关系.临床放射学杂志,2003,22(3):199-202
[11]杨贵昌,袭军祥,李文进.空洞型肺转移瘤的CT表现.中国医学影像学杂志,2005,13(2):150-151
[12]王焕杰.腺癌空洞型肺转移瘤的CT表现及动态变化.现代实用医学,2010,22(1):82-84
[13]侯杰.现代肺弥漫性疾病学.北京:人民军医出版公司,2003:410-413
[14]张金铭.呼吸系统疑难病和罕少病.天津:天津科技翻译出版公司,2004:382-383
[15]杨勇,陆明圆,温素英.肺空洞性肺转移瘤的CT诊断.中国临床医学影像杂志,2005,16(6):347-348
[16]影山贵一.薄壁空洞性肺転移と両側気胸を合并した头皮原発恶性血管内皮细胞瘤の1例.画像诊断,1989,9:345
[17]具海月,蔡祖龙,赵绍宏,等.分子靶向治疗后肾透明细胞癌肺转移灶囊样薄壁空洞形成(附2例报告及文献复习).实用放射学杂志,2008,24(4):472-474
[18]郝世家,范曙辉,陈向东.以多发空洞为表现的肺转移癌1例.临床肺科杂志,2003,8(5):477
[19]陶崇贵,张守东.空洞型肺转移瘤1例.中国医学影像技术,2000,16(2):151
[20]马大庆.肺部空洞影像的鉴别诊断.中华放射学杂志,2004,38(1):7-8
[21]韦树华,赵家年,李军,等.肺内单发空洞CT、病理、临床对照分析.安徽医学,2005,26(4):327-328
[22]YU Xiaoping, WANG Ping, and LIANG Zhaoyu. Cavitary Pulmonary Metastases: CT Features and Their Correlation with the Pathology of the Primary Malignancy. The Chinese-German Journal of Clinical Oncology, 2004,3:29-33
[23]栗本典昭,村山正毅,山本真也,ほか.薄壁空洞が急速拡大を呈した肾盂癌肺転移の1例.日本胸部临床,1994,53:365-369
[24]金利娜,吴鸣,杨玉雯,等.卵巢黏液性囊腺癌空洞性肺转移病例分析.中国实用妇科与产科杂志,2006,22(3):233-234

六、钙化

1. 钙化的发生率

病灶内钙化是肺疾病时常见的现象,但转移灶钙化罕见。而在一些特殊病种和情况下并不少见。据统计,骨肉瘤患者在尸检时,发现至少90%病例有钙化型或成骨型肺转移。骨肉瘤的血行性播散,一般产生多发散在结节,有的结节以后可融合。这些结节中常常包含由肉瘤样细胞产生的骨样基质所形成的异位骨。软骨肉瘤也可产生钙化性肺转移,这些变化与肿瘤软骨形成或营养不良性钙化有关。此外,还有甲状腺乳头癌、卵巢囊腺癌、肠胃道黏液腺癌。肺转移瘤经化疗或放疗后由于局部变性,出血和坏死可产生钙化。Cockshott 等报道了绒膜癌化疗后肺转移灶产生钙化。他认为钙化是斑点状,产生在转移灶吸收后的瘢痕组织内。Fisher 报道了霍奇金病放疗后肺门淋巴结钙化。同时也见到睾丸肿瘤躯干放疗后几年产生肺转移灶钙化和前列腺癌患者睾丸切除与化疗后发现钙化性肺转移[1]。

2. 形成机制

①转移灶内有骨形成,如骨肉瘤、软骨肉瘤的转移;②营养不良性钙化,如甲状腺乳头状癌、骨巨细胞瘤及滑膜肉瘤转移灶中的钙化以及转移瘤经治疗后出现钙化等;③黏液基质中的钙化,如消化道及乳腺黏液腺癌转移灶中的钙化。钙化型肺转移瘤的原发灶多为骨肉瘤,少数为软骨肉瘤、滑膜肉瘤、绒膜癌、骨巨细胞瘤、结肠癌、卵巢癌、乳腺癌及甲状腺癌等[2]。

3. 临床与影像学表现

几组病例情况见表7-1-24[1,3-5]。

石富报道肺内多发钙化样转移瘤1例。初诊:①两肺陈旧性结核钙化灶;②肺内转移瘤。经化疗,症状稍缓解,但仍咳嗽、咳痰带血。贫血逐渐明显。每1个月左右复查一次胸片,见两肺钙化点影逐渐增大,增多。右下肺一钙化点明显增大,并见钙化点的两边出现小毛刺状阴影。4个月后复查胸片见右侧出现胸水。咳嗽加重,咯血量增多,并出现呼吸困难。下腹部出现拳头大小固定性包块,病情渐重,剧烈头痛,口角㖞斜,半个月后呼吸循环衰竭死亡。诊断:右股骨远程骨肉瘤截肢术后肺、胸膜、腹腔及脑转移[3]。

4. 鉴别诊断

泛发性肺转移瘤钙(骨)化应与下列疾病相鉴别:①多发性肺结核瘤钙化:病灶多位于上叶尖、后段、下叶背段,以分层状钙化或弥漫性点状钙化为其特征,周围多有新旧不一的结核灶,很少见骨化,经抗结核治疗,病情有好转吸收。②二尖瓣病变致肺内骨化:结节多呈圆形或桑葚状,直径为2~8 mm,主要分布在两下肺野,常有肺动、静脉高压及含铁血黄素沉着。③特发性播散性肺骨化症:肺内常可见圆形及念珠状骨质影,多呈线条状排列,并且逐渐融合扩大呈分支状或匍匐状,有些可发育成骨针,外有皮质,内有髓腔,主

表 7-1-24　几组病例情况

作者	性别年龄	原发瘤	症状体征	影像表现	预后
石富(1 例)	男 21 岁	右股骨成骨肉瘤	术后 15 个月开始咳嗽，咳痰带血	截肢术前胸透除右肺前二肋间有钙化点外无特殊。现胸片右上肺野有少许点条状致密明影，两肺中下野散在圆形、椭圆形小点状致密影	4 月余脑转移死亡
孙如荣等(4 例)	女 15 岁	右股骨骨肉瘤	骨术后 7 个月咳嗽，偶有血痰	胸片左 2~8 前肋间结节影伴两肺散在致密钙化影	3 个月后死亡
	男 25 岁	右股骨骨肉瘤	术后 8 年半出现咳嗽、胸痛	胸片两肺广泛散布大小不等结节影，其中包括密度较高的钙化影	4 个月死亡
	女 21 岁	左股骨骨肉瘤	术后 10 个月胸闷、咳嗽	胸片两肺散在高于肋骨密度的斑片状阴影	6 个月死亡
	男 38 岁	左髂骨黏液软骨肉瘤	无呼吸道症状	10 年后胸片正侧位随访发现右下一片致密阴影，其中可见散在钙化阴影	术后 3 年健在
陈旭升等(12 例)		骨肉瘤 5 例，肝癌 2 例，甲状腺乳头癌、皮肤黑色素瘤及乳腺癌各 1 例	咳嗽、咳痰、痰中带血、胸痛和气紧等	单发转移病灶 4 例(右下叶 3 例，左下叶 1 例)，钙化为结节状小片状。2 例钙化占据整个结节，分别为 0.5cm×0.8cm 和 1.0cm×1.5cm，胸片右肺门区酷似肺门淋巴结钙化，原发瘤均为骨肉瘤。另 2 例(左右肺下叶各 1 例)钙化为小斑点状，位于病灶中心，原发瘤分别是乳头癌和皮肤黑色素瘤。多发结节 8 例，为肺野内大小多发结节影，0.5~2.5 cm，结节中出现泥沙样钙化 (6 例)。骨肉瘤 3 例，软骨肉瘤 2 例，甲状腺乳头状瘤 1 例。另 2 例肝癌肺转移灶中“核心样”高密度影	
周燕发等(10 例)	女 37 岁	甲状腺癌	术后 5 年咳嗽，痰中带血	两肺散在大小圆形结节影，部分融合，结节中央见细点状及小结节状钙化	衰竭死亡
	男 43 岁	原发性肝癌	术后 3 个月右上腹大包块	两肺广布大小不等的圆形小结节影，部分结节中央见细点状钙化	
	女 30 岁	颈椎恶性骨巨细胞瘤	术后 13 年有间断咳嗽、气促，伴有贫血	确诊后 1 年见两肺广布大小不同的圆形结节影，3 年则见多数结节影钙化；13~14 年见肺内结节全部骨化，并有完整骨皮质	
	女 69 岁	乳腺癌	术后 13 年感胸闷、咳嗽、颈淋巴结大	右下及左侧肺野见多个小核桃大结节影，并见散在钙化斑点	
	男 20 岁	甲状腺癌	术后 3 年胸闷、咳嗽，痰中带血	两肺散在大小相异的圆形结节影，部分融合，在结节中央见细点状及小结节状钙化	
	男 20 岁	股骨下段成骨肉瘤	术后 1 年咳嗽，痰中带血	右上肺一鸡蛋大结块，分叶，其间见多个不整形钙化团，自中央向外延展；余肺见多个大小不等的散在结节钙化-骨化	
	男 19 岁	胫骨上段或骨肉瘤	术后 1 年有轻微咳嗽	左上肺及左心后缘拇指大的结节团块钙化，左肺门缘处见圆形结节部分钙化	
	女 32 岁	乳腺癌	术后 1 年常咳嗽，痰中带血	见两肺密布小结节及小片影，在小结节中见不整形钙化，并有多根肋骨破坏	
	男 22 岁	透明细胞肉瘤	术后 1 年自感胸闷不适	右中下肺见多个指头大小结节影，边缘见绿豆和黄豆大骨化影，纵隔及左肺也见数个结节影	
	男 54 岁	左肩血管内皮瘤	术后半年咳嗽，痰中带血	两肺见黄豆大小的圆形或环形钙(骨)化影。两肩胛骨上也见多发斑点状骨化灶	

要位于小叶间、胸膜下的结缔组织内。④少见的播散性肺钙化：常呈点状和小结节状钙化，上叶分布较下叶多，主要发生在肺泡壁、支气管壁上；本症多与慢性肾衰竭、甲状旁腺肿瘤、慢性骨败坏、维生素 D 过剩、人工透析等密切相关。

周燕发等总结 10 例泛发性肺转移瘤钙(骨)化 X 线特点：①肺内见有多发性、边缘光滑的、大小不等的圆形结节病灶；②常在结节灶的中央开始出现细点状或小结节状钙化，并逐渐向外扩展；③钙化灶渐进性由小到大，由少变多，由浅增浓，部分呈环形，境界清楚；④不少病灶可由点状、结节状钙化演变成骨化，并能清楚见到骨皮质。综合资料发现成骨肉瘤、恶性巨细胞瘤致肺转移瘤演变成骨化较甲状腺癌、肝癌要多[5]。

参考文献

[1]孙如荣，杨天锡.肺转移病灶中的钙化——附四例报告.实用放射学杂志，1986，2(4)：205-207

[2]叶兆祥，鲍润贤.肺转移瘤的影像学诊断.中国肿瘤影像学，2009，2(2)：140-144

[3]石富.肺内多发钙化样转移瘤1例报告.实用内科杂志，1984，4(4)：213-214

[4]陈旭升，吴亨平，曹存友.钙化性肺转移瘤的X线诊断(附12例报告).临床医学，2005，25(9)：25-26

[5]周燕发，潘紫贞，唐国栋.泛发性肺转移瘤钙(骨)化(附10例报告).武汉医学杂志，1985，9(2)：113-114

七、不典型表现

所谓不典型只是相对而言。总结其表现只是为了开辟思路，提高警惕，减少误诊。Seo JB等总结非典型肺转移瘤见表7-1-25[1]。肺部转移瘤的不典型影像表现见表7-1-26[2-13]。肺部转移瘤不典型影像表现的原发瘤病种见表7-1-27[1,2,6-11]。

从表7-1-26中可粗略看出，各种不典型表现中较多见的是空洞和(或)囊样改变、单发结节、钙化、粟粒、分叶毛刺含支气管征、晕征(瘤周出血)等。

从表7-1-27中可粗略看出，各种原发肿瘤中以

表7-1-25 Seo JB等总结非典型肺转移瘤表现

少见放射学表现	机制	常见的肺肿瘤	鉴别诊断
带空洞的肿块	肿瘤坏死或侵入支气管壁活瓣机制	头颈鳞癌，胃肠腺癌，乳癌肉瘤	脓毒栓子，血管炎，肉芽肿，肺脓肿，肺结核
有钙化的肿块	骨形成	骨肉瘤，软骨肉瘤	炎性肉芽肿，错构瘤
	营养障碍性钙化	甲状腺乳突状癌，骨巨细胞瘤，滑膜肉瘤，医源性转移瘤	
自发性气胸	黏液性钙化	胃肠道或乳腺黏液腺癌	
肿块周围毛玻璃样影	肿瘤坏死致支气管胸膜瘘	骨肉瘤，血管肉瘤	伴气胸的大疱
(CT晕环)	新生血管脆弱或破裂所致	绒膜癌，血管肉瘤	侵袭性肺曲菌病，念珠菌病，韦格内肉芽肿，嗜酸细胞肺炎，腐败性肺炎细支气管肺泡癌
实变合并或不合并毛玻璃影	肿瘤细胞沿肺泡壁生长	胃肠道腺癌	肺炎，细支气管炎，Obliterans机化性肺炎，细支气管肺泡癌
	肿瘤栓致肺梗死	肝癌，乳腺癌，肾癌，胃癌，前列腺癌，绒膜癌	
内包血管的肿块	肿瘤栓子	肝癌，乳腺癌，肾癌，胃癌，前列腺癌，绒膜癌	肺栓塞，肺动脉肉瘤
肺不张，支气管内肿块	支气管壁转移或肿瘤细胞侵犯淋巴结、实质，进入支气管内腔	肾细胞癌，乳癌，结肠直肠癌	支气管源性肿瘤，支气管内结核

表7-1-26 肺部转移瘤的不典型影像表现

	钙化	分叶毛刺含支气管征	片状模糊	支气管内/肺不张转移	良性转移	空洞囊性	单发	自发气胸	瘤周出血	灭活	肺泡壁蔓延	粟粒	胸膜钙化
步军等(24)	4	6	2	2	1	13	16						
丁娟等(55)	10	11			2	16	16						
蒋华平等(14)	2		1	1		3	4	1		1	1		
高元安等(6)						5		1					
侯智通(17)												17	
姜正全等(5)						4							
孙志燕等(3)				3									
赵志贤等(3)	3												
丁长青等(32)	9					18		1	4				
梅沛琴等(76)	8		7			15	6		11			29	
刘伟(15)	5		2			3	5						
吴强(17)	4					13							1

表 7-1-27 肺部转移瘤不典型影像表现的原发瘤病种

作者(总例数)	原发瘤病种
步军等(24)	结肠癌,骨肉瘤,软骨肉瘤,胃癌,肝癌,骨纤维肉瘤,精原细胞瘤,膀胱移行细胞癌,甲状腺癌,乳癌,肺癌,食管癌,宫颈癌,胆囊癌,胰头癌,肾透明细胞癌,子宫肌瘤,直肠癌,子宫肌瘤
丁娟等(55)	肺癌,胆囊癌,胰头癌,臀部平滑肌肉瘤,甲状腺癌,胃癌,鼻咽癌,结肠癌,骨肉瘤,软骨肉瘤,直肠癌,胃癌,肾癌,肝癌,乳腺癌,原发肿瘤不明,肉瘤,良性肿瘤
侯智通(17)	肺癌,肝癌,乳癌,恶性胸腺瘤
姜正全等(5)	肺癌,鼻咽癌,胆囊癌,胃癌
孙志燕等(3)	乳癌,胃窦区溃疡腺癌,股骨周围软组织纤维肉瘤
赵志贤等(3)	右髂骨骨肉瘤,乳腺癌,原发性肝癌
丁长青等(32)	肺癌,乳癌,食道癌,卵巢癌,子宫内膜癌,甲状腺癌,结肠腺癌,肝癌,胃癌,胰腺癌,睾丸肉瘤
梅沛琴等(76)	肺癌,乳癌,胃癌,结肠癌,直肠癌,骨肉瘤,前列腺癌,胰腺癌,甲状腺癌,宫颈癌,肝癌,鼻咽癌,食管癌,肾上腺癌,子宫内膜癌,胆囊癌,绒毛膜癌,皮肤癌,喉癌,软骨肉瘤,子宫肌瘤,葡萄胎

肺癌、乳癌、肝癌、甲状腺癌、结肠直肠癌、食管癌等为多见,癌种可达几十种。

肺转移瘤的非典型影像表现(空洞、孤立性肺转移瘤、钙化和骨化上节已述)如下。

1. 囊性肺转移瘤

与空洞性肺转移瘤的厚壁空洞、内壁多不规则不同的是囊性肺转移瘤为薄壁、气球样的病变。某些肺转移性肿瘤表现为类圆形多发薄壁空洞,壁厚小于1 mm,直径8~12 mm。文献报道,囊性肺转移瘤病变可增大,出现囊内出血,形成气液平面,或完全为血液充满成为“实质性”病变。

发病机制可能是:①转移瘤细胞增生扩散,形成被血液充满的间隙,汇流成网状血管窦,空气窜入形成囊腔,这种表现符合原发性血管肉瘤的病理表现。②控制阀机制。由于囊性转移瘤明显的出血倾向,囊性病变经常突然增大并囊内出血,形成气液平面,或完全为血液充满成为“实质性”病变,亦可破裂导致气胸或血胸。空洞性肺转移瘤和囊性肺转移瘤的概念经常出现混淆和重叠。空洞性肺转移瘤往往是挖掘性空洞,空洞出现前一定是实体性结节,肿瘤坏死并排出瘤内坏死内容物形成空洞。其影像学多表现为厚壁空洞,内壁不规则,常同时发现不同时期“挖掘”。囊性肺转移瘤为薄壁、气球样病变,可与结节病变同时存在,亦可为唯一的转移瘤表现。以囊肿作为唯一表现的转移瘤十分罕见,英文文献报道的仅有6例,为血管肉瘤、上皮样肉瘤、平滑肌肉瘤各2例。

2. 瘤周出血

伴瘤周出血的肺转移瘤有相对特征的CT表现,即晕轮征。除肺转移瘤和侵袭性曲菌病外,CT晕轮征还见于毛霉菌、念珠菌及球孢子菌的感染,细支气管肺泡癌,坏死性肉芽肿性血管炎,卡波西肉瘤,伴咯血的结核球等。伴瘤周出血的肺转移瘤最常见来源于血管肉瘤、绒毛膜上皮癌和骨肉瘤。CT晕轮征是一系列不同肺部疾病的共同表现,多见于瘤周出血,而较少见于肿瘤或炎症的浸润。

3. 气胸

气胸由肿瘤坏死引起,最常见于骨肉瘤和滑膜肉瘤等,亦见于其他具有侵袭性和坏死特点的肉瘤样肿瘤。多可显示肺内转移灶,且多在肺外围。胸膜下的转移瘤坏死导致支气管胸膜瘘,进而发生气胸。气胸在骨肉瘤患者中的发生率为5%~7%,但仅占全部气胸的0.87%(10/1143)。可能的机制是:①坏死性肿瘤结节破裂,进入胸膜腔和支气管,导致支气管胸膜瘘;②瘤栓导致肿瘤梗死、坏死和空气泄漏;③位于肺周边转移性结节侵犯细支气管,形成所谓“控制阀”,导致局部过度膨胀,进而肺破裂;④肿瘤转移至胸膜肺交界处并直接破裂;⑤转移瘤明显损害的肺实质在正压通气治疗时破裂。软组织肉瘤是不常见的肿瘤,而血管肉瘤临床极为罕见,仅占全部软组织肉瘤的2%~3%,但常转移至肺并导致气胸,发生率高达11%,特别是发生在头皮的血管肉瘤比发生在其他部位者有更高的肺部病变发生率并合并自发性气胸。需要注意的是,尽管以囊肿作为唯一表现的转移瘤十分罕见,但在病变发展过程中,无一例外地发生气胸或血胸。

4. 气腔模式

来源于腺癌的肺转移癌易沿着相对完整的肺泡壁播散(匍行性生长),形成气腔模式。这种转移方式与细支气管肺泡癌的表现相似,其放射学模式经常与肺炎相混淆。在一组65例来源于胃肠道肺转移瘤的报告中,6例(9%)表现为气腔模式。来源于腺癌转移瘤的放射学表现包括气腔结节、气腔实变、局灶性或广泛性毛玻璃影和边缘有 CT 晕轮征的结节。来源于乳癌和卵巢腺癌的肺转移瘤亦表现为上述模式。如肺内发现气腔模式的病变而肺外腺癌又不能除外，那么细支气管肺泡癌的诊断就不能被确认，因为这两个肿瘤有着同样的组织学特征。

转移瘤内含气支气管征：此类肺转移多为腺癌，组织学上类似细支气管肺泡癌癌细胞沿完整的肺泡壁及间隔生长，不破坏肺支架结构，影像学表现为结节内充气支气管征、实变区内"枯树枝"样含气支气管征、局灶或广泛的毛玻璃密度增高影等。

具有分叶、毛刺、含气支气管征等特征的结节或块状转移：一般认为毛刺、分叶、含气支气管征等是原发肺癌较可靠的征象。主要见于腺癌转移，其形成机制可能与原发肺癌相似，即肿瘤发育过程中所处空间位置上病灶各部位受到阻力不一、生长速度不均匀以及周围肺间质反应等综合影响所致。

5. 肿瘤性栓塞

与血行性转移瘤不同的是肿瘤性栓塞位于血管内，无血管外的肿瘤增殖。显微镜下尸检观察，实体性恶性肿瘤中有 2.4%~26.0%发生肺肿瘤性栓塞。肿瘤性栓塞通常位于中、小肺动脉，使平片诊断非常困难，甚至用 CT、MRI、血管造影也不能确诊。临床上，如果已知恶性肿瘤患者出现急性或亚急性呼吸困难和咯血，往往提示发生肺肿瘤性栓塞。核素灌注扫描通常显示多发、小的肺周围性节段性灌注缺损。肺肿瘤性栓塞的 CT 表现为亚段肺动脉多灶性扩张和串珠样改变、由于梗死引起的肺外周楔形高密度影。在典型病例中，大的肿瘤性栓塞位于主肺动脉、叶或段动脉内，增强 CT 和 CT 血管造影(CTA)可显示动脉内的充盈缺损。常见发生肺肿瘤性栓塞的原发肿瘤，包括肝细胞性肝癌、乳腺癌、肾癌、胃癌、前列腺癌、绒毛膜上皮癌。明显与众不同的是微栓性肺转移或肺肿瘤性血栓性微血管病。其特点是有肿瘤性微栓塞诱导的小动脉的纤维细胞内膜广泛增厚，即所谓的癌性动脉内膜炎。实体性恶性肿瘤中有 0.9%~3.3%发生此种模式的转移。由于弥漫性血管的闭塞导致肺血管阻力增加，顺应性下降，肺循环压力增高。临床表现为进行性呼吸困难、咳嗽、低氧血症和肺动脉高压。肺肿瘤性血栓性微血管病典型的 CT 表现是"树芽征"，为至少两个以上肺周围的(胸膜下 3~5 mm)、边界清楚的小叶中心性分布的、2~4 mm 的软组织密度的小结节与线状、分枝状密度增高影相连接。其病理基础：①黏液和炎性分泌物扩张和阻塞了小气道；②小叶中心动脉被肿瘤细胞充满；③癌性动脉内膜炎。当然"树芽征"更多见于感染性细支气管炎，但是对于有肿瘤病史者，当突然出现进行性呼吸困难、咳嗽、低氧血症和肺动脉高压时，应想到肺肿瘤性血栓性微血管病。

许龙水认为肺微细血管内栓塞型是由于广泛的细小瘤栓栓塞肺细小血管，肺内可无异常阴影可见，仅表现为肺动脉高压和肺源性心脏病，较少见[14]。

6. 支气管腔内转移

支气管腔内转移发生率并不是很低，肉眼可见的大气道的支气管腔内转移可占肺转移瘤的 2%。发生机制可能是：①患者通过吸入肿瘤细胞、淋巴结播散、血行性转移直接转移至支气管壁，导致支气管腔内息肉样改变；②肿瘤转移至支气管周围淋巴结或肺实质内，并沿着支气管树围绕支气管生长，在某个位置穿破支气管壁形成了腔内的肿块。支气管腔内转移常见来源于肾癌、乳腺癌和结肠直肠癌。支气管腔内转移的典型放射学表现是一叶或单侧全肺不张。CT 可显示在气管或支气管与相对应的肺不张的连接处的圆形腔内肿物。大部分情况下，区别细支气管肺泡癌和支气管腔内转移是困难的，CT 除了能显示腔内肿物外，还可显示肺门和纵隔淋巴结肿大及转移性肺内结节。1 例直肠癌术后，支气管内转移，左肺下叶不张，纵隔左移，CT 见左下叶支气管内软组织影。其机制可能是肿瘤细胞通过淋巴或血行直接播散转移至支气管壁、淋巴结或肺实质内，肿瘤细胞沿支气管树生长，并突破支气管壁形成腔内病灶。

7. 肿块内的扩张血管

有时增强 CT 在转移癌内可看到扭曲的扩张的管样增强结构，代表充盈的肿瘤血管，提示该转移性结节具有多血供特点。此种放射学表现可在转移性肉瘤的病例中被观察到，如软组织腺泡状肉瘤或平滑肌肉瘤。软组织腺泡状肉瘤占全部软组织肉瘤的 1%，尽管其组织来源至今仍有争议，但其发生肺转移的概率极高(42%~65%)，且放射学表现极有特征。增强 CT 显示病灶内出现扭曲的扩张的管样增强结构并有引流静脉提前显影，这与原发灶的表现一致。MRI 表现亦有特征，转移瘤 T1WI 为高信号，T2WI 为极高信号，其内见管状无信号区，代表血管流空。需要说明的是，以上表现仅出现在大于2 cm 的转移瘤，而小于 2 cm 的转移瘤则少有此放射学特征。虽然软组织腺泡状肉瘤的放射学表现无诊断特异性，但对肺肿瘤的鉴别诊断是有帮助的，特别是在年龄较轻的患者中。

8. 灭活性肺转移

临床上偶可发现经适当的化疗，肺内转移瘤持续存在,其大小较治疗前无变化或轻度缩小,手术病理证实其仅仅为一有或无纤维化的坏死结节，其中已无存活的肿瘤细胞，这种转移瘤结节被定义为灭活性肺转移。放射学上除了其不变的大小外,灭活性结节与有残留存活肿瘤细胞的转移性结节并无区别。灭活性肺转移多见于化疗后的绒毛膜上皮癌和睾丸癌。肿瘤标志物绒毛膜促性腺激素和甲胎蛋白的测定有助于灭活性结节和非灭活性结节的鉴别。当临床出现这样的问题,组织学的证实是必要的。正电子发射断层扫描(PET)有助于确定化疗后肺转移瘤是否为灭活性结节。对于化疗后的来源于非精原细胞瘤型生殖细胞瘤的肺转移瘤，如肿瘤增大伴随着阴性的肿瘤标志物，通常并不代表其恶性肿瘤细胞的残留,而是代表其已转化为成熟的畸胎瘤。而对于某些化疗后的来源于精原细胞瘤的肺转移瘤,在原转移瘤的位置产生薄壁的空洞,即所谓的肺腔隙,可持续存在数年无变化。

9. 良性肺转移瘤

肺外良性肿瘤转移至肺非常罕见,尽管其转移播散,其组织学仍然是良性的。这些肿瘤通常是子宫平滑肌瘤、葡萄胎、骨巨细胞瘤、成软骨细胞瘤、腮腺混合瘤和脑膜瘤。肺内表现为多发结节,病灶边缘光整,少数结节呈晕圈状模糊。尽管许多学者认为肿瘤一旦发生肺转移,其生物学行为已与原发性肺癌相同。但是大多数病理学家已接受良性转移瘤的概念。良性肺转移瘤的放射学表现与恶性血行性转移并无明显区别,只是对比恶性转移瘤,良性肺转移瘤生长非常缓慢。

10. 癌性淋巴管炎

魏祥等报道 8 例肺癌性淋巴管炎。原发肺癌 2 例,原发乳腺癌 3 例,胃癌 1 例,2 例查不到原发灶,但同时合并有骨转移。临床症状:均表现为不同程度的气短及进行性、痉挛性加重的呼吸困难。6 例有咳嗽、咳痰,1 例痰中带血,2 例有低热。X 线表现:7 例表现为两肺野放射状、索条状及囊状阴影,3 例有纵隔及肺门淋巴结肿大,1 例可见克氏 B 线,2 例合并双侧中等量胸腔积液。1 例左肺中心型小细胞癌,同侧肺门、纵隔淋巴结转移,左侧肺野放射状阴影及网状结节影。肺实质内有肿瘤阴影,肺门淋巴结肿大,从肺门向肺野放射出线状阴影。

11. 肺炎样转移

肺炎样的转移病灶边缘模糊不清，可局限于一肺叶或段,颇似肺炎样浸润阴影,分布在肺周或肺底等。肺炎样转移特征性不大,需与肺炎鉴别,明确诊断需靠病理或随访。肺炎样转移的产生机制可能为癌结节浸润生长，结节周围出血或伴癌周阻塞性炎症所致。

片状模糊影样转移：表现为结节周围模糊影,颇似肺炎样浸润阴影，也可为散在多发斑片状阴影,可能为癌结节浸润生长,癌结节周围出血或伴癌周炎病变所致。1 例子宫肌瘤肺转移表现为多个边缘模糊的周围晕圈样结节,有学者认为可能由于新生血管壁脆弱而易破裂,在 CT 上就表现为结节周围毛玻璃样密度或边缘模糊的晕圈,而病灶周围片状影可能代表较大支气管黏膜下转移而导致的阻塞性炎症。

毛玻璃样模糊影:可由多种病变引起,包括炎性病变、局限性纤维化、腺癌和不典型腺瘤样增生。文献报道，毛玻璃样病灶主要为肿瘤性病变和炎性病变,类似肺炎表现,可表现为含气间隙结节,含气支气管征实变可为弥漫或局灶性病灶。

12. 粟粒状影

主要表现为粟粒结节密度,大小不一,分布不均,以中下肺分布为多,上肺分布相对较少。部分表现为双肺弥漫分布密度、大小均匀的粟粒影,如针尖或米粒大小,此种表现可能为大量癌细胞在短期内一次或多次进入血液循环所致,需与粟粒型肺结核鉴别。

侯智通从 107 例肺转移癌资料中，搜集 17 例为双肺微小结节样转移。胸部正侧位未见异常者 10 例,两肺透过度减低或肺纹理稍有增强 7 例,均未见明显异常表现。CT 扫描两肺弥漫分布,粟粒微小结节状高密度影,大小 2~9 mm,其中 1 例早期 CT 检查时仅表现为右肺尖数个 2~4 mm 粟粒状密度增高影,3 个月后复查,表现为两肺野广泛分布 2~9 mm 粟粒样微小结节影,大小不等,分布不均,边界清晰。

粟粒微小结节样肺转移癌发病机制为血行性肺转移,即肺外或肺内的癌细胞经过上下腔静脉或胸导管、右心房、右心室到肺动脉,极少数经过支气管动脉到达肺部,并在肺内形成粟粒微小结节或其他形态的病灶。

有一部分肺转移瘤的 CT 表现比较复杂,梁德壬回顾性分析认为不典型肺转移瘤有以下一些特点:①空洞型肺转移多见于腺癌,少数鳞状细胞癌等也可出现,一般为多发、薄壁、均匀、边缘光整;②一旦发生自发性气胸及钙化转移,可提示原发灶为肉瘤,特别是骨肉瘤;③孤立型肺转移多数边缘光整,密度均匀,邻近支气管无侵犯;④腺癌可表现出类似原发肺癌的毛刺、分叶征等,要注意结合病史;⑤肺转移性结节发生钙化或骨化,主要见于骨肉瘤、软骨肉瘤、黏液样癌、结肠癌等,钙化灶形态无特异性;⑥结节周围或肺内片状模糊影而临床无炎症表现或抗炎无效,追踪观察可鉴别。充分认识肺内转移的各种不典型征象,可为临床提供更多更有用的信息[15]。

鉴别诊断:①主要应与粟粒型肺结核鉴别。肺转移瘤多为大小不等、分布不均,以边缘部分布较多,随访观察转移瘤有数目增多、大小明显变化等特点,临床有原发肿瘤病史。而粟粒型肺结核具"三均"特点,即大小一致、密度均匀、分布均匀,再结合临床有结核病史、发热等表现。②早期应与肺结核局限性增殖灶相鉴别。肺结核局限性增殖灶多见于两肺上叶及下叶背段,病灶周围往往可见纤维条索影。临床有肺结核病史。随访观察病变大小、数目及形态无变化。③若结节小于血管的断面或位于肺背侧边缘肺野,有时与因坠积性作用而充血增粗的血管不易区分,仔细调节窗宽观察,血管因有波动常见周围有星芒状伪影,转移结节周围没有伪影。变换体位从仰卧变为俯卧位重复扫描,如果是血管会有大小改变,而转移瘤则大小不变[6,16]。

参考文献

[1]Seo JB,Im JG,Coo JM,et al.Atypical Pulmonary Metastases: Spectrum of Radiologic Findings. Radiographics,2001,21:403-417

[2]步军,梁治平,曾旭文,等.不典型肺部转移瘤的CT表现及其鉴别.实用医学杂志,2007,23(13):2047-2048

[3]丁娟,李惠民,肖湘生,等.不典型肺转移瘤的CT表现.临床放射学杂志,2004,23(12):1044-1047

[4]蒋华平,杨宏美,陈广安.非典型肺转移瘤的X线和CT表现及其鉴别.中国医学影像学杂志,2004,12(5):352-355

[5]高元安,张松智.肺转移瘤的特殊CT表现.中华放射学杂志,2002,36(2):136-137

[6]侯智通.肺转移瘤的特殊CT表现分析.中国基层医药,2006,13(4):675

[7]姜正全,唐贵超,廖林森.肺转移瘤特殊CT表现的探讨.现代医药卫生,2005,21(3):291

[8]孙志燕,郭树生.肺转移癌瘤引起肺不张三例报告.实用心脑肺血管病杂志,2000,8(2):101

[9]赵志贤,曹存友,郑明,等.肺转移性瘤的少见X线征象——骨化与钙化(附3例报告).放射学实践,2003,18(6):462

[10]丁长青,李军.非典型肺转移瘤的CT表现(32例报道及文献复习).中国临床医学影像杂志,2006,17(4):211-213,222

[11]梅沛琴,王荣品,曾宪春,等.76例肺转移瘤CT非典型征象分析.山东医药,2008,48(17):99-100

[12]刘伟.15例肺转移瘤的不典型CT表现.中国厂矿医学,2009,22(3):338-339

[13]吴强,覃晓燕,谭光喜.肺转移瘤的少见CT特征.肿瘤防治研究,2009,36(6):508-510

[14]许龙水.176例肺转移瘤的X线诊断.中国乡村医药,2004,11(6):24-25

[15]梁德壬.不典型肺转移瘤的CT表现及其鉴别.航空航天医药,2010,21(12):2151-2153

[16]魏祥,崔兵兵.肺癌性淋巴管炎(附8例报告).中国综合临床,2001,17(3):179-180

第二节　肿瘤标志物

一、概念

肿瘤标志物是肿瘤细胞本身存在或分泌的特异性物质,能代表肿瘤某一方面特性(如病理类型、活性、复发与转移、疗效、转归等)。其概念随着时代在不断拓展,现在已引入不少分子生物学的成果。如表皮生长因子受体(EGFR)阳性的肺腺癌患者对吉非替尼疗效好,即可作为治疗的标志物。基因、受体等分子生物学内容不但充实已知的肿瘤发生学机制,也将深入到肿瘤学的诊断及治疗中来。新的标志物必将使近20年的标志物概念面貌一新。

理想的肿瘤标志物应具备以下特征:①肿瘤种类特异性(反映肿瘤的种类及性质);②脏器特异性(能推测肿瘤的发生部位);③高度敏感性[肿瘤标志物数值与肿瘤大小(在临床尚无明确肿瘤证据之前能被检测出)、分期、复发与转移、疗效监测、预后预测等有一定相关性];④检测简便、准确且稳定(能在血液、体液等中检出)。

但在现行检测的肿瘤标志物中,绝大多数不但存在于恶性肿瘤中,也存在于良性肿瘤、胚胎组织,甚至正常组织中,很不理想。几十年来,人们研究出的标志物越来越多,也可以说越来越好,但离临床的要求还差得很远。比较理想的只有几种而已。

在未来的临床实践中,要判断患者对药物的敏感性,可能除了考虑疾病的基因标志外,还要考虑与有效性、毒性相关的药物标志物以及影像标志物。但如果个体化治疗需要这么多环节,这究竟是未来的希望还是治疗或管理的噩梦,目前还不得知。

二、目前常用的、较好的几种肿瘤标志物

1. 前列腺特异性抗原

是前列腺癌血清标志物之一。血清 PSA 是由前列腺上皮和尿道旁腺产生的一种丝氨酸蛋白酶，由多种分子形式组成，其中 70%~90%为与多种血清蛋白酶抑制剂结合形成的共价结合物。原看好其在前列腺癌普查中的意义，现知意义有限[1]。

2. 基质金属蛋白酶

韩晨光等探讨 MMP-9 在恶性乳腺肿瘤中的表达及其对浸润转移的作用。就肿瘤转移促进基因而言，基质金属蛋白酶类（matrix metalloproteinases，MMP）中，MMP-9 的表达被认为是肿瘤浸润和转移不可或缺的因素之一。MMP-9 又称为明胶酶 B、超胶原酶 B，相对分子质量为 9.2×10^4，可降解具有独特螺旋结构的Ⅳ型胶原、层粘连蛋白等基底膜成分。目前认为肿瘤细胞的转移与 MMP-9 的表达水平和活性有关，特别是在乳腺癌中与肿瘤血管生成存在密切关系，并与转移性乳腺癌的发生有关。

随机选择 35 例乳腺癌改良根治术后新鲜完整切除的乳腺癌病理标本，病理证实 17 例存在腋窝淋巴结转移，18 例无腋窝淋巴结转移；选择 30 例局部切除术后乳腺纤维腺瘤的石蜡组织。MMP-9 在乳腺癌及乳腺纤维腺瘤的表达比较见表 7-2-1[2]。MMP-9 在乳腺癌不同淋巴结状况的表达比较见表 7-2-2[2]。

吕红伟等研究 MMP-9 在骨肉瘤中的表达及其临床意义，见表 7-2-3[3]。

表 7-2-1 MMP-9 在乳腺癌及乳腺纤维腺瘤的表达比较

组别	例数	阴性表达	阳性表达	阳性率(%)
乳腺癌组	35	12	23	65.7*
乳腺纤维腺瘤组	30	25	5	16.7

*：乳腺纤维腺瘤组比较，$P<0.001$

表 7-2-2 MMP-9 在乳腺癌不同淋巴结状况的表达比较

淋巴结状况	例数	MMP-9 阴性表达	MMP-9 阳性表达(%)
有淋巴结转移	17	3	14(82.35)*
无淋巴结转移	18	9	9(50)

*：与无淋巴结转移组比较，$P<0.05$

表 7-2-3 42 例骨肉瘤组织中基质金属蛋白酶-9 的表达情况

	阴性	阳性	例数	阳性表达率
转移组	6	16	22	72.7%
非转移组	15	5	20	25%

陈雷应用免疫组织化学方法研究 70 例骨肉瘤和 15 例正常骨组织及 15 例骨软骨瘤中 MMP-9 的表达情况。阳性染色者在细胞质有棕黄色颗粒沉着，根据染色程度和染色细胞百分率进行评分，得 2 分以上者为染色阳性，其中 61 例为阳性表达，阳性表达率为 87.14%。MMP-9 染色阳性的 5 年生存率显著小于染色阴性者，提示检测 MMP-9 的表达对骨肉瘤患者预后的判断有一定的参考价值。李昕应用免疫组织化学方法研究了 40 例ⅡB 期骨肉瘤中 MMP-9 的表达情况。阳性染色为胞浆内有棕黄色颗粒。肿瘤细胞中阳性细胞数大于 10%为阳性，其中 27 例为阳性，阳性率 67.5%。复发转移组 MMP-9 阳性率明显高于无瘤生存组，MMP-9 阳性组的累计无瘤生存率明显低于阴性组，复发转移率高，无瘤生存率低，预后差。证明 MMP-9 在骨肉瘤的局部浸润和转移过程中起重要作用。Foucas 对 55 例膝关节周围ⅡB 期骨肉瘤分析表明，发生转移患者中 MMP-9 阳性率明显高于无瘤生存的患者，MMP-9 阳性组无瘤生存率及总生存率均低于 MMP-9 阴性组。多因素分析提示 MMP-9 是唯一有统计学意义的独立预后因素。Cristina 应用免疫组织化学方法研究了 42 例原发骨肉瘤中 MMP-9 的表达情况，肿瘤细胞中阳性细胞数大于 20%为阳性。转移组 MMP-9 阳性率明显高于非转移组，提示 MMP-9 可被认为骨肉瘤不良预后标志物[4]。

3. 鳞状上皮癌相关抗原(SCC-Ag)

是一种特异性较好的鳞状细胞癌肿瘤标志物。Shimada 等对食管鳞癌的研究表明，SCC-Ag 在不同肿瘤大小、侵袭深度、淋巴结数量、远处转移的个体中，其血清浓度差异有显著性($P<0.01$)，是重要的预后指针。众多资料表明，SCC-Ag 对食管鳞癌特异性最高，可作为食管鳞癌的第一标志物。

曾亮等以 SCC-Ag 监测 29 例食管鳞癌术后复发转移。患者术前 SCC-Ag 异常升高者 23 例，6 例正常，术后 2 周左右均降至正常。随访中 SCC-Ag 一直维持在正常水平的有 19 例，后均未发现肿瘤复发或转移征象。而在术后定期检测中，SCC-Ag 异常升高 10 例中，食管鳞癌术后吻合口复发者 3 例，锁骨上淋巴结转移、纵隔转移、骨转移各 2 例，胸膜、肺转移 1 例。2 例在 SCC-Ag 异常时已有肿瘤复发或转移的临床征象，另外 8 例在 SCC-Ag 异常后 1~8 个月才出现肿瘤复发或转移的临床征象[5]。

4. 糖类抗原

糖类抗原 15-3(CA 15-3)是乳腺细胞上皮表面糖蛋白的变异体，是乳腺癌的重要标志物，特别是在转移性乳腺癌中，其阳性率远高于 CEA，有助于原发性与转移性乳腺癌的鉴别。还可见于结肠癌、肺癌、卵

巢癌、肝癌等。

糖原抗原 19-9(CA 19-9)是一种类黏蛋白的糖蛋白成分，其升高为消化系统肿瘤的辅助诊断标志物。检测值大于 1000 U/mL 时提示预后不良。部分肺癌、乳腺癌患者也会升高。

廖泉等研究 CA 19-9、CA 242 在胰腺癌诊断和分期中的意义。检测结果见表 7-2-4、7-2-5[6]。

表 7-2-4　胰腺良性疾病及胰腺癌 TNM 分期的血清 CA 19-9 和 CA 242 检测结果($\bar{x}$±S，U/mL)

组别	例数	CA 19-9	CA 242
慢性胰腺炎	25	11.7±2.1	9.1±1.9
实性假乳头状瘤	18	46.5±11.6	15.0±3.9
Ⅰ期胰腺癌	49	108.5±15.6	48.7±8.4
Ⅱ期胰腺癌	42	164.3±17.9	97.9±34.5
Ⅲ期胰腺癌	61	157.9±16.1	63.3±7.9
Ⅳ期胰腺癌	16	226.9± 52.7	73.1±15.6

表 7-2-5　胰腺癌手术可切除组和手术无法切除组的血清 CA 19-9 和 CA 242 检测结果($\bar{x}$±S，U/mL)

组别	例数	CA 19-9	CA 242
手术可切除组	69	121.5±11.5	48.2±6.9
手术无法切除组	99	192.7±17.5	93.3±21.5*

*：P<0.05，与手术可切除组比较

CA 19-9 是应用最多的一种肿瘤相关抗原，但单独检测血清 CA 19-9 水平对胰腺癌早期诊断价值有限。Sawabu 等报道 20 例小胰腺癌 CA 19-9 阳性率是50%。CA 19-9 与胰腺癌进程相关，并随病期进程逐渐升高，对晚期胰腺癌有较高的诊断价值。Jiang 等报道CA 19-9 对Ⅰ、Ⅱ、Ⅲ和Ⅳ期胰腺癌诊断的阳性率分别为 40.0%、58.3%、84.0%和 85.7%。CA 242 与 CA 19-9 相比，敏感性稍差而特异性较高，尤其是 CA 242 血清浓度不易受胆汁淤积和急性胰腺炎的影响。

血清 CA 19-9、CA 242 水平对于胰腺癌的诊断有较高的应用价值。本研究中，良性疾病患者这两种标志物明显低于胰腺癌组。在胰腺癌患者中，随着 TNM 分期的升高，这两种标志物也升高，肿瘤的切除可能性呈降低趋势。CA 242 与胰腺肿瘤的大小、位置和 TNM 分期之间存在一定关系，但 CA 19-9 同胰腺癌分期和进展关系更为密切，对胰腺癌可切除性评估有重要的临床价值。另外，值得指出的是，本研究中Ⅲ和Ⅳ期胰腺癌约有 20%的病例两种肿瘤标记物均在正常范围，并且Ⅲ和Ⅳ期胰腺癌血清 CA 242 水平低于Ⅱ期胰腺癌，这可能与 CA 19-9 和 CA 242 均属 Lewis 血型抗原有关。人群中有 7%~10% Lewis 阴性者不分泌CA 19-9 和 CA 242。对于缺少此种基因的人群，这两种标志物水平较低，即使进展期胰腺癌亦是如此。总之，到目前为止尚不能单纯依靠血清肿瘤标志物诊断早期胰腺癌，应结合影像学和其他辅助检查，同时应进一步加强对胰腺癌高危人群的检测和筛查[6]。

夏文进等分析血清 CA 15-3 对预测乳腺癌、肺癌转移的临床应用价值。应用化学发光免疫分析技术检测了 3995 例乳腺癌、1269 例肺癌患者血清 CA 15-3 水平。结果：3995 例乳腺癌患者中，未转移患者CA 15-3 中位数为 10.1 U/mL，转移患者 CA 15-3 中位数为 32.4 U/mL；1269 例肺癌患者中，未转移患者 CA 15-3 中位数为 12.9 U/mL，转移患者 CA 15-3 中位数为 19.7 U/mL。两组肿瘤患者中，转移患者血清CA 15-3 显著高于未转移的肿瘤患者。结论：血清 CA 15-3 检测对乳腺癌、肺癌转移的预测有重要参考价值[7]。

在可切除的非小细胞肺癌中，术前 CA 125 高者 5 年生存率明显低于 CA 125 低于临界值者，因此有人认为在术前对 CA 125 高于临界值者，需做重新的仔细评估，以确定是否有转移等不适宜手术的情况。

5. 癌胚抗原(CEA)

是一种酸性糖蛋白，胚胎期合成于小肠、肝脏和胰腺。成人血清中含量极低。目前主要用于肠癌、胃癌、胰腺癌、肝癌、肺癌、乳腺癌以及甲状腺髓质癌等患者的临床辅助诊断。

向明月等探讨血清 CEA 和 CA 19-9 检测对结肠直肠癌的诊断价值。结果：健康对照组 CEA 为(2.13±1.25)μg/L，CA 19-9 为(19.56±11.22) U/mL，结肠直肠癌CEA 为(25.69±84.10)μg/L，CA 19-9 为(135.57±240.03)U/mL，结肠直肠癌 CEA、CA 19-9 含量与正常对照组相比有显著性差异(P>0.01)。结直肠癌 CEA 检测的阳性率为 46.8%、CA 19-9 检测的阳性率为 49.4%、结肠直肠癌 CEA+CA 19-9 联合检测的阳性率为 59.2%，而 CEA、CA 19-9 联合检测比任意一项单项检测阳性率都有所提高。CEA+CA 19-9 联合检测诊断结肠直肠癌的灵敏度和准确性均高于 CEA、CA 19-9 的单项检测。结论：CEA 和 CA 19-9 单个肿瘤标志物诊断结肠直肠癌灵敏度较低，两种或三种肿瘤标志物联合检测可明显提高诊断结肠直肠癌灵敏度及准确性[8]。

术后远期预测转移和复发的作用：Buccheli G 监测 118 例 NSCLC 患者手术前血清 CEA 及术后至少 1 年复发情况，结果显示在病理分期Ⅰa~Ⅱb、术前 CEA 水平大于 10 ng/mL 患者，复发可能性为 67%；同样分期而 CEA 水平小于 10 ng/mL 的患者，无复发可能性而从 80%增加至 88%；术前 CEA 水平超过 5 ng/mL 和10 ng/mL 的患者分别有 55%或 70%早期复发，认为这部分患者应该作为高危人群加入新辅助治疗临床

试验。Icard P 等发现非小细胞肺癌术前血清 CEA 术前大于50 ng/mL 者均在 2 年内死亡,认为术前含量明显升高,应疑有转移病灶。

Gaspar MJ 检测 113 例 NSCLC 患者根治切除后血清 CEA 和 CA 125 变化,发现术前 CA 125 水平超过 15 U/mL 者较低于 15 U/mL 者复发率显著增加($P<0.001$),术前高 CA 125 水平是术后复发的一项独立预后因素,而术前血清 CEA 水平和复发危险无相关性。

Sun SS 等对接受手术治疗的 55 例肺腺癌患者(20 例复发,35 例无复发)1 年的随访观察。检测所有患者术前及术后 1 周、1、3、6、9、12 个月血清 TPS 及 CEA 水平,结果显示 20 例术后复发患者 TPS 水平均高于 35 例未复发者,而 CEA 仅在术后 9、12 个月显示复发组高于未复发组,TPS 在诊断肺鳞癌术后 1 年内复发方面其价值高于 CEA。

6. 血清组织多肽特异性抗原(TPS)

陈名声等报道,TPS 与肺癌的 TNM 分期及组织分型有关,随着病情的发展,血清 TPS 水平逐渐升高,淋巴结转移组患者 TPS 水平明显高于未转移患者,而 4 例发生远处转移患者 TPS 水平均大于 1000 U/L,最高达 2400 U/L。提示血清 TPS 水平对于预测肿瘤患者有无淋巴结转移及远处转移具有较高的临床价值[9]。

7. 神经元特异性烯醇化酶(NSE)

是神经内分泌肿瘤的特异性标志,升高见于神经母细胞瘤、甲状腺髓质癌和小细胞肺癌、睾丸肿瘤等,并可用于神经内分泌肿瘤疗效的监测。

张珂等以血清 NSE 和 CA 15-3 联合检测脑胶质瘤。对 45 例脑胶质瘤患者及 22 例脑良性肿瘤患者血清 NSE、CA 15-3 进行检测。结果:脑胶质瘤组中 NSE、CA 15-3 阳性率分别为 62.22%、73.33%,脑良性肿瘤组中的阳性率分别为 13.63%、9.09%;两者比较均有显著性差异($P<0.05$),NSE、CA 15-3 在不同恶件程度脑胶质瘤中阳性率有显著性差异 ($P<0.05$)。NSE+CA 15-3 联合检测在诊断脑胶质瘤中的特异性及敏感性均较单项检测高。结论:NSE、CA 15-3 联合检测对脑胶质瘤的早期诊断、高危人群筛查和预后判断有一定意义。NSE、CA 15-3 在不同恶性程度脑胶质瘤患者血清的表达水平见表 7-2-6[10]。

8. 细胞角蛋白 19 的片段(CYFRA 21-1)

黄燕妮等应用免疫放射分析检测 32 例腺癌肺转移患者、44 例腺癌未发生肺转移患者、29 例健康体检者血清 CYFRA 21-1 表达的水平以探讨其价值。血清 CYFRA 21-1 升高是非小细胞肺癌的灵敏指标,在其他肿瘤如食管癌、鼻咽癌、宫颈癌、膀胱癌等鳞状上皮原发肿瘤中表达也较高,但在乳腺癌、直肠癌、胃癌、甲状腺癌等原发腺癌患者中表达较低。如这几种腺癌发生肺转移,则 CYFRA 21-1 表达明显增高($P<0.01$),经有效治疗 CYFRA 21-1 可随病情好转而下降。因此 CYFRA 21-1 可作为某些非肺癌恶性肿瘤发生肺转移的血清学标志[11]。

王涛等检测了 84 例确诊为食管癌患者的术前及术后 10 天血清中 CYFRA 21-1 的水平,并对患者 3 年生存情况进行了随访。统计学分析结果提示:①在阈值定为 3.3 ng/mL 时,食管癌阳性率为 72.6%(61/84);②Ⅲ期或高分化食管癌患者血清 CYFRA 21-1 水平在手术前后差异有显著性($P<0.05$);③根治手术时,手术前后血清 CYFRA 21-1 水平差异有显著性,但在姑息手术时,CYFRA 21-1 水平变化差异无显著性;④Logistic 程序分析影响患者 3 年生存情况的因素,除分期($P<0.05$)、手术根治与否($P<0.05$)外,手术前后 CYFRA 21-1 的血清水平变化幅度也与患者预后关系密切($P<0.05$)。故认为 CYFRA 21-1 在食管癌的诊断、预后预测中具有应用价值。

术后疗效评价:大多研究表明血液肿瘤标志物对手术治疗的反应可短期呈现。李军等观察 183 例肺癌患者手术前后血清 NSE 和 CYFRA 21-1 变化,79 例患者血清 NSE 和 CYFRA 21-1 表达水平在手术后 2 周显著下降($P<0.05$)。Ebert 等报道大多数肺癌患者手术后 1 天 CYFRA 21-1 浓度便下降,显著低于术前的水平。刘书敏研究 32 例肺癌患者在手术前血清 CEA 含量显著高于正常人($P<0.01$),而在手术 3 个月后检测与正常人比较差异无显著性($P>0.05$)[12]。

谭永红等对 127 例肺癌术后患者进行 15~18 个月的 CYFRA 21-1 监测,发现 16 例病情稳定者,治疗前后血清 CYFRA 21-1 含量均维持在较低水平,CYFRA 21-1 中位数差异无显著性($P=0.6235$)。10 例病情进展者,治疗后血持 CYFRA 21-1 含量比治疗前显著增加。

肺癌患者预后:Moro D 等研究 105 例 NSCLC 患者,发现进展期肺癌(T3 和 T4)血清 CYFRA 21-1 水

表 7-2-6 NSE、CA 15-3 在不同恶性程度脑胶质患者血清的表达水平

患者	例数(n)	NSE			CA 15-3		
		$\bar{\chi}$±S,μg/L	阳性数	阳性率(%)	$\bar{\chi}$±S,μg/L	阳性数	阳性率(%)
低恶性胶质瘤组	24	11.38±6.73	11	45.83	28.81±2.73	14	58.33
高恶性胶质质瘤组	21	40.17±15.62	17	80.95	63.75±8.26	19	90.48

平明显升高（P=0.0006），血清 CEA 及 CYFRA 21-1 水平升高的患者较正常者生存期短，Cox 回归分析发现四个变量（TNM 分期、年龄、血清 CEA 及 CYFRA 21-1 水平）均和患者生存相关，其中以 CYFRA 21-1 的 P 值最低（P=0.0002）[13]。

9. C 反应蛋白（CRP）

CRP 是在一些病理性情况下出现于血清中的一种糖蛋白，特别是在伴有炎症和组织坏死疾病的急性期。CRP 与肿瘤的关系近年来也受到广泛关注。Nome 等对 37 例未经放化疗的术前食管鳞癌患者进行了免疫组化研究，单变量分析显示，CRP 表达阳性的患者较表达阴性患者预后明显偏差（P=0.017），而且多变量分析表明，CRP 是食管鳞癌的独立预后指针（P=0.036）。

10. 分子标志物

近年发现了大量基因、受体与肿瘤的诊断及治疗有关。在乳癌、肺癌、肝癌、肾癌、结肠癌、食管癌、骨癌、妇科肿瘤、前列腺癌、脑胶质瘤等领域较为活跃。值得提醒的是，目前还不完全成熟。与诊断有关的分子标志物见表 7-2-7[11,14-16]，与治疗有关的分子标志物见表 7-2-8[11,13,16-17]。

表 7-2-7　与诊断有关的分子标志物

病种	中英文名称	意义
白血病	CLL 的标志物（Del 17p 等）	Del 17p 阳性者 OS 为 5~8 年；Del 17q 阳性者 OS 较低；ZAP-70 用于初始诊断，预示从诊断到首次化疗的间隔时间短；IgVH 未突变者疾病进展较快
乳癌	乳腺珠蛋白（MG）	仅在乳腺癌中表达的新基因。81%的乳腺癌中发现有 MG 蛋白，同时发现乳腺癌中 MG-mRNA 较正常乳腺组织高数倍
	BRCA1 和 BRCA2	被认为是与乳腺癌关系最密切的抑癌基因
	Maspin	为新的丝氨酸蛋白酶抑制剂基因
	C-erbB-2	在多种正常组织（如乳腺、胃肠道、呼吸道和泌尿生殖道上皮）中呈低表达，而其扩增和过表达存在于多种肿瘤组织中，包括乳腺癌、卵巢癌、结肠癌、肺癌、胃癌、前列腺癌和宫颈癌等。研究发现，C-erbB-2 高表达的乳腺癌患者对三苯氧胺治疗、单独的激素疗法以及环磷酰胺、甲氨蝶呤、5-氟尿嘧啶联合化疗产生耐受，对紫杉醇、阿霉素治疗变得更敏感
	CD44+/CD24-	具有肿瘤源性的乳腺癌细胞和早期多能上皮祖细胞有相似的表型，后者也表达 ESA 和 CD44。提示通过对血液中 CD44+/CD24-乳腺癌细胞的检查可监测治疗过程中乳腺癌患者的复发、转移
食管癌	细胞周期相关抗原（Ki67）	Ki67 反映了细胞增生状态。研究表明，Ki67 异常表达与食管癌癌变过程显著相关，Ki67 表达改变的时相分布有可能成为在食管癌癌前人群中确立高危个体和选择重点化学预防个体的分子生物学标志
	细胞凋亡抑制因子，即生存素（survivin）	在肿瘤组织中表达，在正常组织中不表达。研究发现，survivin 基因在正常食管组织中不表达，90 例食管鳞癌组织中，64 例表达阳性，占 71.1%。高分化组及低分化组二者比较，差异有显著性（P<0.05）
食管癌	增殖细胞核抗原（PCNA）	PCNA 是一种细胞增殖状态的理想标志物，其表达随着食管癌的分级增高而显著增高，外膜浸润显著高于肌层浸润，有淋巴结转移肿瘤显著高于无转移者，死亡病例显著高于生存大于 5 年的病例。反映肿瘤恶性程度、判断生物学行为和预测预后均通过调控细胞的增殖状态，参与肿瘤细胞的加速再增殖，而被认为与食管癌的肿瘤分期、肿瘤侵袭深度、淋巴结转移、远处转移等密切相关
	细胞周期素 D1（CD1）和低氧诱导因子（HIF-1）	细胞周期素 D1（CD1）和低氧诱导因子（HIF-1）等均通过调控细胞的增殖状态参与肿瘤细胞的加速再增殖，而被认为与食管癌的肿瘤分期、肿瘤侵袭深度、淋巴结转移、远处转移等密切相关
	肿瘤转移抑制基因（nm-23）	是一种转移抑制基因。王川等应用免疫组化的方法对 76 例食管鳞癌组织标本进行研究，结果表明，nm/NDPK 表达上调参与食管鳞癌的浸润和淋巴结转移过程，是预后不良的指标
	抑癌基因 p53 及其抗体	p53 的异常表达与食管癌癌变过程显著相关，并且与食管上皮的早期癌变有关。靳玉兰等的研究表明，p53 在正常黏膜中的表达与其在不典型增生及原位癌组织中的表达差异均有显著性（P<0.001）。可作为食管癌早期诊断的指标
	癌基因 p21、c-myc 等抑癌基因 p16、p27	过表达均被认为在食管癌前病变及癌变组织恶性程度区分过程中扮演了重要的角色，提示了食管癌的不良预后可部分抑制食管鳞癌的恶化，而其异常表达在食管癌发生和发展中则起重要作用
胰腺	巨噬细胞抑制细胞因子 1（MIC-1）	在胰腺癌、结肠癌、前列腺癌、乳腺癌和胃癌中也有过度表达。Koopmann 等报道，血清 MIC-1 是比 CA 19-9 更敏感的胰腺癌肿瘤标志物。在鉴别胰腺癌和慢性胰腺炎时，MIC-1 不如 CA 19-9。对胰腺癌高危人群进行 MIC-1 筛查有助提高胰腺癌的早期诊断率
	SiSo 细胞表达的受体结合癌抗原（RCAS1）	RCAS1 不在正常上皮细胞中表达，使其作为一种血清肿瘤标志物成为可能。Tetsu ro 等报道，RCAS1 在胰腺癌中高表达，并且胰腺癌血清 RCAS1 显著高于胰腺炎性疾病。综合考虑敏感性、特异性、阳性预测值和阴性预测值等指标时，总的诊断有效值 RCAS1 最高（78%）。将肿瘤标志物两两联合检测时，RCAS1 和 CA 19-9 组合的敏感性最高（95%），RCAS1 和 CEA 组合的特异性最高（86%），RCAS1 和 CA 19-9 组合的总的诊断有效值最高（79%）。Koji 认为，RCAS1 和 CA 19-9 联合检测是检出胰腺癌最有效的血清标志物

注：CML：慢性淋巴细胞性白血病；OS：总生存率

表 7-2-8 与治疗有关的分子标志物

癌瘤种类	中文名称	英文名称	意义
肺癌	表皮生长因子受体	EGFR	酪氨酸激酶抑制剂(TKI)吉非替尼、厄洛替尼对突变型效果好;厄洛替尼腺癌疾病控制率34%突变,阳性晚期NSCLC新药PF299治疗初显优势;凡德他尼+多西他赛可显著改善PFS
	血管内皮生长因子	VEGF	是晚期NSCLC治疗通路,舒尼替尼疗效好;重组人血管内皮抑制素+标准一线化疗方案提高疗效
	间变淋巴瘤激酶	EML4-ALK	阳性患者使用Crizotinib
		ERCC-1和RRM-1基因	决定含铂类药物和吉西他滨的应用
		ALK	与棘皮动物微管相关蛋白样4基因(EML4)融合阳性者疾病控制率为90%,RR 64%。融合基因在肺癌发生率仅4%,ALK阳性晚期NSCLC用Crizotinib初显安全有效性
		RAS/RAF	索拉菲尼腺癌疾病控制率58%
		KDR/VEGF1	凡德他尼腺癌疾病控制率33%
		RXR/CCND1	厄洛替尼+β-胡萝卜素腺癌疾病控制率50%
		PDGF	是晚期NSCLC治疗通路,舒尼替尼疗效好
	血小板衍生生长因子环氧合酶2	COX-2基因1195G/A、-1290A/G等	NSCLC的独立预后预测因子;COX-2抑制剂可成为潜在靶向药物
乳癌	雌激素受体	ER、孕激素受体	三阴性(激素受体、HER2)患者预后差、无合适治疗靶点、化疗疗效差
	人表皮生长因子受体	HER2/HER1	HER2阳性者曲妥珠单抗联合化疗提高疗效
		VEGF	阳性者酪氨酸激酶抑制剂(TKI)-拉帕替尼有效;HER2阴性者转移性乳腺癌贝伐珠单抗可显著改善PFS,阳性者贝伐珠单抗效果好
		VEGFR-1/2/3、PDGFR-α/β、KIT、RET	舒尼替尼可通过抑制VEGFR-1/2/3、PDGFR-α/β、KIT、RET等受体家族的多种酪氨酸激酶来发挥抗肿瘤作用
结肠直肠癌	18q缺失、错配修复缺失	18q缺失、dMMR	是否接受辅助化疗
		KRAS、BRAF	指导转移性结肠癌EGFR单抗治疗。KRAS突变型表达用西妥昔单抗有损3年无病生存率,降低3年总生存率
		VEGF	贝伐珠单抗联合方案可提高转移性结肠癌疗效
		EGFR	西妥昔单抗联合方案可提高转移性结肠癌有效率和延长PFS;帕尼单抗提高疗效
		Ras/EGFR	符合疗效预测标志物标准
肾癌		VEGF	阳性者舒尼替尼疗效好
		PDGF	阳性者舒尼替尼疗效好
			贝伐珠单抗+干扰素、VEGFR+EGFR抑制剂、索拉菲尼+干扰素、贝伐珠单抗+大剂量IL-2、新辅助舒尼替尼+手术
	新生血管生成相关基因	EMCN、NOS3	表达增加与复发风险低有关
	免疫相关基因	CCL5、CXCL9	表达增加与复发风险低有关
	ABCB1单倍体型TCG拷贝	3435C/T、1236 C/T	舒尼替尼治疗转移性肾癌PFS与OS显著延长
	血管生成因子	CAF	似乎可评估Pazopanib治疗获益
淋巴瘤			滤泡性淋巴瘤(FL)利妥昔单抗一线维持治疗使疾病进展风险显著降低达50%
			B细胞淋巴瘤用利妥昔单抗效果好
黑色素瘤		BRAF	突变者用BRAF V600E抑制剂,获得很好反应率,部分缓解率达63%
		KIT	C-KIT突变者用伊马替尼获疾病控制率达60%
		NRAS	突变阳性者治疗预后较好
			CTLA4单抗的靶向免疫治疗取得突破性阳性结果
前列腺癌			多西他赛+泼尼松(DP)联合贝伐珠单抗治疗转移性去势抵抗前列腺癌(mCRPC)获较好PFS
白血病	CML的标志物	Src/AbI	Bosutinib是靶向TKI。突变阳性者,血液学完全缓解率为86%,主要细胞遗传学缓解率为72%,突变阴性者分别是93%和58%
	外周自然杀伤细胞	NK	指导达完全分子生物学缓解(CMR)的患者停伊马替尼

(待续)

(续表)

癌瘤种类	中文名称	英文名称	意义
	CLL的标志物	MRD	氟达拉滨+环磷酰胺+利妥昔单抗(FCR),苯达莫司汀+利妥昔单抗(BR)治疗复发
	微小残留病变	PNP和Notch	重要的预后意义
	嘌呤核苷磷酸化酶		PNP和Notch基因突变仅存在于T细胞ALL患者中,PNP缺陷和T-淋巴细胞减少有关,50%的初发T-ALL有Notch
	骨髓增生性疾病(MPD)	JAK2	突变者用JAK2抑制剂对继发性AML和MPD后AML有效
胃癌			卡培他滨+顺铂联合贝伐珠单抗对局部晚期胃癌和转移性胃癌总生存期显著延长,客观缓解率显著升高(ORR,46% vs 37%,P=0.0315)
卵巢癌		VEGF	贝伐珠单抗联合初始化疗,维持贝伐珠单抗治疗,显著延长晚期卵巢癌患者的PFS
头颈部肿瘤			西妥昔单抗成为一线标准治疗药

注:CLL:慢性淋巴细胞性白血病;CML:慢性期慢性髓样白血病;CMR:完全分子生物学缓解;DFS:无病生存率;OS:总生存率;PFS:无进展生存

11. 肿瘤相关物质群(TSGF)

马兴璇等探讨TSGF检测在肿瘤诊断中的意义。TSGF是中国首个获得国家批准上市的第一类肿瘤体外诊断标志物,是恶性肿瘤细胞及周边毛细血管大量扩增的物质基础,具有恶性肿瘤特异性。用化学法测定184例恶性肿瘤患者(A组)、134例健康体检者(B组)及58例良性肿瘤患者(C组)血清中的TSGF含量,用统计学方法统计分析观察各组中TSGF的关系。结果:血清中TSGF含量A组为(68.9±15.3) U/mL,B组为(52.8±7.3) U/mL,C组为(56.1±8.2) U/mL。A组与B、C组比较差异均有统计学意义(P<0.01);B、C组比较差异无统计学意义(P>0.05)。结论:TSGF是一种广谱、灵敏、简便的肿瘤筛查指标,对肿瘤的筛查及良恶性肿瘤的诊断具有重要的临床意义[13]。

12. 联合检测

在目前标志物的敏感性和特异性尚不满意时,联合检测不失为一种补偿手段,以期提高检测效果。

刘滔等分析乳腺癌肿瘤标志物阳性率的相关因素。收集111例手术病理确诊为乳腺癌患者,研究各个肿瘤标志物的阳性率,并就患者的发病年龄、月经状态、病变部位、皮肤橘皮样改变、肿块大小、淋巴结转移情况、远处转移、分期、病理类型、ER、PR、c-erbB-2、p53和BCL-2等共14项因素与肿瘤标志物阳性率的相关情况进行单因素方差分析和Logistic回归模型。结果:CEA、CA 125、CA 15-3和联检的阳性率分别为10.1%、10.8%、9.1%和13.8%。单因素分析和多因素分析均显示与乳腺癌肿瘤标志物阳性率显著相关的因素有:肿瘤分期(χ^2=17.258,P=0.001)、皮肤改变(χ^2=9.923,P=0.002)、远处转移(χ^2=7.28,P=0.007)。单因素分析显示p53显著相关(χ^2=10.45,P=0.005),但多因素分析显示无统计学意义(wald χ^2=1.334,P=0.248)。其余因素两个分析的结果均显示无统计学意义。结论:联检可提高乳腺癌肿瘤标志物阳性率。肿瘤分期、皮肤改变和远处转移与肿瘤标志物阳性率显著相关,p53的相关性有待进一步研究[18]。

Osteopontin骨桥蛋白(OPN):是一种糖磷蛋白,正常情况下由成骨细胞、动脉平滑肌细胞、多种上皮细胞、活化T细胞和巨噬细胞合成并分泌到体液中。KOIb等报道,OPN与肿瘤患者的不良预后相关,即进展的肿瘤分期和潜在的高转移能力。在鉴别新的肿瘤标志物的全球基因组扫描计划中,有些研究机构已经得出胰腺癌基因表达异常的结果。Koopmann等的研究结果显示,胰腺癌患者血清OPN的水平是健康对照组的2.5倍。以高于健康对照组均数2个标准差为临界值,则胰腺癌组中80%的患者血清OPN升高,而健康对照组仅有1例升高。血清OPN检测胰腺癌的敏感性和特异性分别为80%和97%,阳性预测值和阴性预测值分别为98%和76%。由于OPN在巨噬细胞中表达,因此其在慢性肉芽肿性炎症和其他炎症性疾病中可能明显升高。就目前的研究结果看,OPN可作为其他肿瘤标志物的互补指针,以提高胰腺癌诊断的准确率[15]。

陈名声等探讨血清TPS、NSE、CEA和β_2-微球蛋白(β_2-MG)水平与小细胞肺癌(SCLC)生物学行为的关系及其对肺癌的诊断价值。采用ELISA和免疫放射分析法(IRMA)测定94例SCLC患者,86例肺良性疾病患者和89例正常对照组4项标志物的水平。结果:SCLC组TPS、NSE水平[(437.8±516.6) U/L、(76.8±91.4) μg/L]高于肺良性疾病组[(143.6±78.7) U/L、(13.3±10.8) μg/L]和正常对照组[(98.4±58.9) U/L、(10.1±5.7) μg/L],

$P<0.01$。CEA 和 β_2-MG 水平测定中，SCLC 组亦高于良性疾病组和正常对照组（$P<0.01$），以 TPS、NSE 水平为指针诊断 SCLC 的敏感性、特异性及准确性，分别为 84.4%、87.8%、83.6%和79.3%、93.7%、88.3%，高于 CEA 和 β_2-MG；此外，发生转移的 SCLC 血清中 TPS、NSE 水平高于未转移组，转移灶数目越多，则 TPS、NSE 水平越高。每天吸烟30~40 支可达 10~24 倍，吸烟量与肺癌之间存在着量效关系。结论：血清 TPS、NSE、CEA 和 β_2-MG 对于小细胞肺癌的早期诊断有一定的价值，4 项联合检测有明显的互补性，其水平与肺癌转移密切相关[9]。

王菁等探讨原发性肺腺癌和转移性肺肿瘤中天门冬氨酸蛋白酶（Napsin A）、肺表面活性物质相关蛋白 A（SP-A）、甲状腺转移因子-1（TTF-1）临床病理学意义。结果：Napsin A 与原发性肺腺癌的分化程度呈正相关（$P<0.05$），Napsin A、SP-A 和 TTF-1 在原发性非小细胞肺癌中的阳性表达与其分型密切相关（均 $P<0.05$）。Napsin A 比 SP-A、TTF-1 具有较高敏感性和特异性[19]。

吴兴等分析 ALP、LDH 与骨肉瘤预后的相关性。骨肉瘤患者术前血清 ALP 升高者 36 例，占 55.4%；3年局部复发率为 27.8%（10/36），生存率为 25.0%（9/36）。ALP 正常者 29 例，局部复发率为 6.9%（2/29），生存率为 62.1%（18/29）。术前血清 LDH 升高者 30 例，占 46.2%；3 年局部复发率为 33.3%（10/30），生存率为 20.0%（6/30）。LDH 正常者 35 例，局部复发率为 5.7%（2/35），生存率为 60.0%（21/35）。ALP 升高与正常组间、LDH 升高与正常组间其他预后因素构成比相同。ALP 升高组与正常组相比，复发率、3 年无瘤生存率均有显著差异（χ^2=4.652、9.088，$P<0.05$、$P<0.01$）。LDH 升高组与正常组相比复发率、3 年无瘤生存率均有非常显著差异（χ^2=8.186、11.235，P 均<0.01）。ALP、LDH 均升高 28 例，均正常 27 例。ALP 升高、LDH 正常 8 例，ALP 正常、LDH 升高 2 例。两指针相关分析 k 系数检验吻合度较强（k=0.7，$P<0.001$）[20]。

刘刚等研究肿瘤标志物联合诊断对转移性肺癌的临床意义。与对照组比较，单独检测血清癌胚抗原（CEA）、血细胞角蛋白 19 片段（CY 21）、神经元特异性烯醇化酶（NSE）和糖类抗原 125（CA 125）对转移肺癌诊断的阳性率分别为 64.0%、44.0%、48.0%和50.0%，联合检测达到 94.0%。认为，4 项肿瘤标志物联合检测可明显提高转移肺癌诊断的阳性率，有重要的临床应用价值[21]。

三、肿瘤标志物与肺癌手术治疗

Nislman B 监测 44 例 SCLC 患者血清 CEA、CA 19-9、SCC、NSE、CA 125、CYFRA 21-1 和 ProGRP 水平，发现 NSE 及 CYFRA 21-1 是独立的不良预后因素，多变量分析显示 NSE 和 CYFRA 21-1 在 7 种肿瘤标志物中危险度分别为 3.918（P=0.0122）和 2.617（P=0.0318）。

Ando S 检测 584 例 NSCLC 患者血清 CEA、SCC、CA 125 和 CYFRA 21-1 水平，多因素分析显示CYFRA 21-1 和 CA 125 为不良预后因素，在 121 例不可手术的腺癌患者中，危险度分别为 2.585（P=0.0008）和2.139（P=0.0020），在 205 例不可手术的 NSCLC 患者中分别为 2.329（P=0.0004）和 1.61（P=0.003 70），而CYFRA 21-1 和 CA 125 同时阳性的患者预后最差，腺癌和 NSCLC 患者危险度分别为 6.546（$P<0.0001$）和 4.275（$P<0.0001$）。认为 CYFRA 21-1 和 CA 125 是一种不良预后因素，两者同时阳性提示预后最差。

在另一项前瞻性研究中，Reinmuth N 等对 67 例完全切除术后的Ⅰ~Ⅲa NSCLC 患者进行了长期观察（中位随访时间 86 个月），结果发现血清 CYFRA 21-1 水平超过 3.57 ng/mL 的患者预后明显差（P=0.014），而其他肿瘤标志物水平对生存没有影响。Cox 回归模型分析表明血清 CYFRA 21-1 水平对总体生存率和无病缓解分别为独立预后因素，认为以 3.57 ng/mL 为临界值，CYFRA 21-1 可作为完全切除术后的 NSCLC 患者生存独立预后因素[12]。

EGFR 突变：是吉非替尼和厄洛替尼治疗晚期 NSCLC 的疗效预测因子，推荐对初治晚期患者进行 EGFR 突变检测，并根据检测结果决定治疗策略。

KRAS 突变：是晚期 NSCLC 的 EGFR-TKI 治疗无获益的预测因子，也是早期 NSCLC 辅助化疗不能获益的预测因子。KRAS 突变的患者生存预后差，顺铂+长春瑞滨辅助化疗无获益，对吉非替尼或厄洛替尼治疗不敏感。ERCC1 其高表达与铂类耐药有关，但同时又是早期 NSCLC 有利的预后因子。研究表明，ERCC1 阴性的患者可从辅助化疗中获益，阳性者则相反。

肺腺癌胸苷酸合成酶（TS）表达水平比较低，鳞状细胞癌、小细胞癌表达水平非常高，培美曲塞对腺癌疗效好似乎与此有关。TS 阳性表达可能是抗微管类药物敏感的预测因子，但有争议[22]。

四、未来

目前肿瘤的临床分期主要是TNM和Dukes分期标准，未将在肿瘤发生及复发、转移中真正发挥作用的微物质包括其内，而在现实中单一的肿瘤标记物灵敏度、特异度无法满足临床需求。2000年后"profile"的概念引入，特异的标记物谱系成为新的研究方向，而细胞、基因与蛋白谱间的相互结合将会有助于肿瘤患者对手术等治疗的个案选择及预后的准确判断，即"分子病理分期"。利用与肿瘤患者的复发和不良预后具有显著相关性的循环血肿瘤细胞(CTCsS)、数量及循环血中的特异游离核苷酸、蛋白多肽作为现有的肿瘤临床分期方法的补充，从而精确肿瘤分期，更准确判断预后。如Ma等通过整合已知化疗敏感性的细胞系基因及蛋白表达谱信息，判断未知细胞系的化疗敏感性，其效果较单纯用蛋白表达谱信息好。生物芯片、蛋白质谱等各种生物新技术的不断涌现给生命科学的发展带来了新的契机[23]。

参考文献

[1]江涛，周芳芳.前列腺癌早期血清标志物研究进展.国际检验医学杂志，2007，28(6)：559-560

[1]韩晨光，王佐好，郑爱青.MMP-9在恶性乳腺肿瘤中的表达及其对浸润转移的作用.武警医学院学报，2007，16(4)：362-364

[3]吕红伟，陈猛，李树峰，等.MMP-9在骨肉瘤中的表达及其临床意义.医学检验与临床，2007，18(3)：57-58

[4]陈雷，林建华，张声.MMP-9在骨肉瘤中的表达及其临床意义.中国肿瘤临床，2001，28(6)：431- 433

[5]曾亮，陈可靖，顾伟光.SCCAg监测食管鳞癌术后复发转移的评价.当代肿瘤学杂志，1994，1(4)：260-261

[6]廖泉，赵玉沛，杨盈赤，等.血清肿瘤标志物在胰腺癌诊断和分期中的意义.中华消化外科杂志，2007，6(4)：255-256

[7]夏文进，张毅敏.血清CA15-3对乳腺癌、肺癌转移的诊断价值分析.肿瘤学杂志，2009，15(5)：432-433

[8]向明月，盛泽兰.血清CEA和CA 199检测对结直肠癌的诊断价值探讨.数理医药学杂志，2007，20(4)：481-482

[9]陈名声，徐焰，马静，等.血清TPS、NSE、CEA、β_2MG水平与小细胞肺癌生物学关系的探讨.细胞与分子免疫学杂志，2007，23(8)：751-753

[10]张珂，熊英，刘劲松.血清NSE、CA 153联合检测在脑胶质瘤诊断中的应用.四川肿瘤防治，2007，20(3)：171-173

[11]黄燕妮，王永斌，马世兴，等.转移性肺癌患者血清CYFRA21-1检测的临床意义.放射免疫学杂志，2010，23(1)：27-28

[12]张红蕾，高春芳，胡文华.食管癌肿瘤标志物研究进展.中国肿瘤临床与康复，2007，14(4)：367-368

[13]熊国江，熊汉鹏.肿瘤标志物与肺癌手术治疗的研究进展.江西医药，2007，42(5)：458-461

[14]马兴璇，黄慧艳.肿瘤相关物质群检测在肿瘤诊断中的应用.检验医学与临床，2007，4(8)：739-740

[15]杨盈赤.胰腺癌血清肿瘤标志物的研究近况.腹部外科，2007，20(3)：186-187

[16]陈涵，张建仁.肿瘤标志物研究现状.人民军医，2008，51(12)：814-815

[17]刘秀娜，郭建秀.乳腺癌转移细胞检测的研究进展.国际检验医学杂志，2006，27(12)：1117-1119，1122

[18]刘滔，严惟力，黄钢.乳腺癌肿瘤标志物阳性率的相关因素分析.放射免疫学杂志，2007，20(4)：358-359

[19]王菁，徐美林.研究鉴别原发性肺腺癌与转移性肺肿瘤的一组免疫组化标志物.天津医药，2009，37(3)：189-191

[20]吴兴，陈峥嵘，张光健.ALP、LDH与骨肉瘤预后的相关性.复旦学报(医学版)，2004，31(1)：87-89

[21]刘刚，顾春瑜，赵桥妹，等.肿瘤标志物联合诊断对转移性肺癌的临床意义.华南国防医学杂志，2011，25(5)：410-412

[22]张小边，彭泽惠.ASCO会后看肺癌生物标志物.中国医学论坛报，2010-7-22，肿瘤周刊B叠

[23]田丽媛.恶性肿瘤复发转移相关生物标记检测技术研究进展.国际检验医学杂志，2010，31(9)：985-987

第三节 纤维支气管镜

纤维支气管镜对肺病变有很大用处。现代的超细支气管镜可伸到亚段、亚亚段，为肺癌诊断提供了重要手段。结合影像学、荧光、超声等手段可拓展其功能。

胡华成等做42例转移性肺癌的纤维支气管镜检查，最后能确定原发肿瘤者19例，余23例未能明确原发部位。可知与原发性肺癌不同，只解决一部分病例的诊断[1]。

镜下所见主要表现：①支气管黏膜充血或糜烂13例；②黏膜肥厚、粗糙或管腔狭窄12例；③支气管腔内见有新生物5例；④镜下未见任何异常者12例，伴随的表现有隆突或支气管分嵴增宽者8例。细胞学和组织学：42例受检者均做刷检和活检，其中经支气管肺活检38例，支气管黏膜活检4例。均满意地取得组织。通过刷、活检，共34例获得诊断。故纤维支气管镜检总的诊断率为80.9%(34/42)，其中刷检阳性率为66.7%(28/42)，活检阳性率为57.1%(24/42)。

肺转移时约有20%病例的支气管受侵犯，约有10%经支气管镜检查可发现异常，但其黏膜表面常正

常[2]。痰脱落细胞学检查：阳性率很低，为 5%~21%，且难辨原发或继发。有说此检查对血源性转移灶阳性率低，对淋巴型和腔内型可获 40%~60%阳性。

Braman 认为，转移性肺肿瘤的纤维支气管镜检查可见到某种病变的只不过 3.8%。但由于纤维支气管镜的发展可见到 3~5 级支气管，提高了检出率。冲津认为转移性肺肿瘤的 77%、武内是 79%可见到异常表现，包括息肉、黏膜不整、支气管壁外压性改变等。前者最多见，且以结肠癌、肾癌、乳癌、甲状腺癌为多[3]。壁外压性改变以口腔癌、胃癌、乳癌为多。黏膜不整在任何肿瘤均可见。镜下活检及支涂可有 60%~70%的发现[4]。

有报纤维支气管镜检查和活检 10%~38%可阳性[4,5]。痰检癌细胞原发肺癌和转移肺癌的阳性率分别是 71%、21%；纤维支气管镜支涂分别是 81%、38%。二者是有明显区别的[6]。

对疑有肺转移癌的患者，在开始治疗前获得组织学诊断非常重要，痰细胞学检查阳性率仅为 5%~15%。平良修将转移性肺癌的纤维支气管镜所见分为三类：①镜下未见异常，占 23.8%~38.7%；②间接征象，如支气管充血、糜烂、管腔狭小等，占 17.3%~45.2%；③可直接见新生物。近年来随着 TBLB(经过纤维支气管镜的肺活检)技术的广泛应用，纤维支气管镜检查对转移性肺癌的确诊率由以往的 10%~15%提高到 66%~88%，我国胡筠珠和王朝晖报道分别为 77.55%、84.6%，特别指出刷检的阳性率高于活检，网状结节影比其他 X 线表现阳性率更高。有些作者指出，要进一步提高纤维支气管镜对转移性肺癌的确诊率需要以下几点：①充分使用刷检，因转移性肺癌除侵犯间质外，癌细胞还沿支气管、淋巴管或毛细血管移行，同样累及支气管黏膜；②参阅胸部 CT 片，选择病灶密集处取材；③必要时重复检查[1]。

Braman 等把从叶支向中央的支气管内转移称之为“Endobronchial metastasis”。尸检肺外实体瘤 244 例中见肺实质转移 130 例，支气管壁的 5 例。川野裕等报道肺叶切除的 12 例中，黏膜下壁内型 1 例，黏膜上皮型2 例(16.7%)。Fitzgerald 及 Schoenbaum 认为其机制：①通过支气管动脉；②从末梢肺动脉通过周围淋巴管达支气管周围淋巴网的淋巴转移；③从肺门淋巴结转移灶和后腹膜淋巴结转移灶的逆行性淋巴转移；④经气道转移。

汤育瑛等分析经纤维支气管镜肺活检确诊 1008 例而临床误诊病例。纤维支气管对 1008 例误诊患者行肺活检。结果：经纤维支气管肺活检诊断肺癌 440 例，肺结核364 例，炎症 240 例，肺泡蛋白沉积症 40 例。1008 例患者均行纤维支气管检查确诊，镜下所见：①黏膜明显充血、肿胀、分泌增多，经纤维支气管肺活检后，病理检查确诊慢性炎症 240 例(21.7%)(原文如此)；②管壁水肿、管腔狭窄、炭末沉积、黏膜溃疡及黏膜下不规则浸润，经纤维支气管肺活检后病理检查确诊肺结核 364 例（其中 19 例患者有并发呼吸窘迫综合征住监护病房，在心电监护、氧饱和度监测下行纤维支气管肺活检）；③纤维支气管下见支气管有不同程度地扭曲变形，管壁黏膜充血、水肿，有脓性分泌物。经纤维支气管肺活检后，病理检查确诊肺癌 440 例(其中低分化腺癌 210 例，鳞状细胞癌 109 例，小细胞肺癌 120 例，主支气管鳞状乳头状瘤 1 例)[7]。

转移性肺肿瘤的纤维支气管镜表现与原发性肺癌难以鉴别。用经支气管抽吸组织学方法(TBAC)，川野裕等把诊断率从 42.9%提高到 85.7%。本文 42 例肺转移瘤中 32 例(76.2%)得到阳性结果。肺叶切除的 12 例中，黏膜下壁内型、黏膜上皮型二者占 58%。42 例中有 13 例(肾癌 4 例，胃癌、CRC 各 2 例，食管癌、膀胱癌、子宫癌、甲状腺癌、原发灶不明各 1 例)在镜下直接见到肿瘤。19 例(45.2%)可见黏膜下肿瘤增殖压迫支气管的间接表现，二者为 76.2%(32/42)[8]。

随访：应根据原发肿瘤的倍增时间，每 1~6 个月摄X 线胸片或胸透，同时检查肿瘤标志物，至少随诊 3~5 年，还应警惕少数病例 10 年后尚可出现肺转移。不少人是在根治性手术治疗后 6 个月至 3 年内发现，其间隔时间的长短与不同肿瘤的倍增时间成正相关[4-5]。

参考文献

[1]胡华成，胡筠珠，施敏骅.42 例转移性肺癌的纤维支气管镜检查.临床荟萃，1993，(19)：892

[2]罗慰慈.现代呼吸病学.北京：人民军医出版社，1997：834-845

[3]安田雄司.転移性肺癌の纤维気管支镜検査.肺と心，1987，34：249

[4]侯杰.现代肺弥漫性疾病学. 北京：人民军医出版社，2003：410-413

[5]陈灏珠.实用内科学. 11 版. 北京：人民卫生出版社，2001：1607

[6]陈秀勇.转移性肺癌.国外医学参考资料·肿瘤学分册，1976，3：155-159

[7]汤育瑛，熊旭凤，肖永久，等.经纤支镜肺活检确诊 1008 例临床误诊病例分析. 中国内镜杂志，2010，16(2)：195-196

[8]川野裕，藤沢武彦，山口豊. 転移性肺肿疡の気管支镜所见と诊断に関する検讨. 日本胸部临床，1990，49：761-765

第四节 活组织检查

仅凭流行病学资料、典型的症状体征、典型的影像学表现、相当的肿瘤标志物数值等和综合以上各因素仍不能完全确诊肺转移瘤。教训是很多的。临床诊断肺转移瘤仅在以下情况下可以：①患者病情不允许；②患者拒绝；③将实行的治疗方案能涵盖拟诊的几种可能范围。否则必须有病理资料才能确诊。

一、电视纵隔镜

杨劼等报道电视纵隔镜手术128例。结果125例经电视纵隔镜术后确诊(术前35例恶性胸水未明原因),肺腺癌38例,肺转移性低分化鳞癌33例,结核9例,淋巴结炎症8例,肺小细胞癌7例,胸腺鳞癌6例,非霍奇金淋巴瘤5例,纵隔神经母细胞瘤4例,胸腺瘤4例,胸膜间皮瘤3例,霍奇金淋巴瘤2例,后纵隔神经鞘瘤2例,结节病1例,胸腺增生1例,类癌1例,纵隔原始神经外胚叶肿瘤1例[1]。

朱勇等分析60例电视纵隔镜手术。结果21例纵隔疑难疾病经纵隔镜手术均获得明确诊断，确诊率100%;39例临床诊断为肺癌伴纵隔淋巴结肿大患者中，电视纵隔镜活检淋巴结的病理结果为阴性者22例,均行开胸手术,手术标本未发现纵隔淋巴结转移,两者符合率为100%[2]。

二、胸腔镜

胸腔镜对肺周围病变尤为适宜,所以对转移性肺癌“情有独钟”,只是费用较高。对于肺结节太小以至于细针经皮肺穿刺(FNBA)无法探及者和位于肺外周部分的肺结节通常可通过电视辅助胸腔镜诊断并同时切除[3]。

三、活组织检查

常用方法有纤维支气管镜、经皮肺穿刺、胸腔镜或开胸肺活检。由于肺转移性肿瘤多分布于肺周边部,病灶小且有包膜,纤维支气管镜下获取病变肺组织标本存在一定困难,因而诊断阳性率较低。X线引导下经皮肺穿刺活检，可获取近胸壁直径1 cm左右的结节灶标本。对离胸壁距离较远且病灶较小的患者,可考虑行CT引导下经皮肺穿刺活检。此方法对肺转移性肿瘤的检测敏感性和特异性分别达80%和100%。通过与已知原发肿瘤比较,有助于明确肺内结节灶性质。纤维支气管镜和经皮肺穿刺活检都无法得到病理组织标本者,可考虑行开胸肺活检,但此法创伤性大,较少使用。伴胸腔积液者还可考虑胸腔镜检查。各种肺活检检查如表7-4-1所示[4-26]。

表7-4-1 各种肺活检检查

方法	作者(例数)	工具	病种	阳性率	并发症
经皮肺活检	王晓峰(36)	CT引导,腰穿针	肺占位	35/36	
	卢火佺等(48)	CT引导,国产弹簧针	肺周围病变	48/48	气胸5例,痰血3例
	金钢(47)	CT引导	肺孤立病变	95.7%	
	高启忠等(44)	X线机引导定位	疑肺癌和肿块	93.2%	气胸3例
	李成州等(522)	16–20G自动枪式切割针	各种肺病变(22例肺转移瘤)	阳性预测值94.7%,敏感度91.2%,特异度91.1%，假阴性率14.2%	气胸54例(10.3%),肺出血42例(8.0%),咯血36例(6.9%)
	申永来等(643)	18G软组织切割针	外周肿块	CT 323例90.1%准确率	气胸27例(8.6%),咯血10例
	涂秋平(397)	CT引导,16G软组织切割针	肺内病灶	模拟定位机89.4%准确率	气胸28例(8.7%),咯血15例
	陈立军(142)	18G弹簧切割活检针,CT定位	肺内肿块	诊断率96.6%	气胸26例(65%),重度1例。咯血13例(4.4%)
	吴峰(840)	CT引导,18G	外周<2 cm肿块736例,≤2 cm结节104例	阳性率96.5%	气胸为11.3%，严重气胸1例。咯血4.9%,穿刺部位少量出血发生率8.5%

(待续)

（续表）

方法	作者(例数)	工具	病种	阳性率	并发症
	廖瑞真(80)	彩色超声诊断仪	肺表面。病灶大小1.5~16.0 cm	全例穿刺成功。12例细胞学阳性率58.3%；28例组织阳性率92.9%；另40例兼做细胞和组织阳性率为97.5%	2例气胸
	赵宝志等(80)	彩色超声诊断仪	胸壁及肺周边瘤	取材成功率100%，确诊率98.6%	2.5%(气胸、血痰各1例)
	陈刚等(62)	CT引导，自动活检枪		62例穿刺均获成功，穿刺前CT诊断与穿刺后组织细胞学诊断符合者50例	8例气胸
	钱朝霞等(60)	CT引导，自动枪	周围性肿块	成功率为100%。58例获准确诊断(原发性肺癌49例、结核3例、炎性假瘤2例、转移瘤2例、结节病1例、肺曲菌病1例)。诊断正确率为96.6%	气胸8例，出血10例。与穿刺针通过肺组织的长度均有明显关系($P<0.01$)，气胸的发生与肺气肿无明显关系($P>0.05$)，肺野内带病灶较外带病灶更易发生出血($P<0.01$)
经支气管肺活检	图门乌力吉(1374)	OlympusBF240型纤维支气管镜	各种，老年	阳性检出率69.87%。初诊为原发性肺癌及转移癌者649例，与TBLB后符合率为67.76%，误诊率为47.23%。肺癌检出率为49.71%	
	欧松利(45)	X线引导下经纤维支气管镜透壁肺活检		成功取到肺组织的43例(95%)。确诊42例(93%)	少数例痰带血
	孙加源(60)	超声支气管镜引导下的经支气管针吸活检	(≥1 cm)和(或)气管或支气管周围的胸内肿块	敏感性为96.67%、特异性100%	全例无并发症发生
	梅湛强等(96)		弥漫性病变(肺癌肺内转移28例)	阳性诊断率为91.67%	20例镜下见少量渗血，1例气胸
	徐爱军等(45)		内镜阴性周围型肺疾病患者	阳性率为72.22%(26/36)	
开胸肺活检(包括小切口)	姜琪娜(36)	局麻下小切口	胸膜疾病	36例取152块组织，胸膜转移肿瘤23例，转移鳞癌3例，小细胞癌、乳癌胸膜转移、胸膜间皮瘤各1例，胸膜结核2例，非特异性炎症4例，未能判定组织类型1例	局麻下活检能有效减轻胸痛程度，减小患者痛苦，增加患者依从性
	伍倩微(23)	局麻下小切口	肺部疾病	多发性结节8例，非特异性间质性肺炎4例，普通型间质性肺炎6例，双肺多发性结节3例，弥漫性病变2例	优点：微创、麻醉安全性好、标本阳性率高，减低了医疗费用
	王静(29)	局麻下小切口	弥漫实质性疾患	阳性率100%	
	杨园(38)	开胸肺活检	弥漫实质性疾患	护理：均治愈无肺部并发症	

文献记载,气胸发生率 6%~43%。肿瘤播散及种植转移,仅有个例散在报道,其发生率微不足道,约为 0.006%。

细针吸取活检(FNAB)可提供细胞学检查样本,粗针活检(CNB)可提供组织学检查样本。CT 引导下肺穿刺具有较好的诊断精确度,FNAB 达 80%以上,CNB 则可达到 90%以上。肺穿刺中气胸的发生率在不同研究结果中波动很大,为 8%~60%,平均 20%,发生气胸后需要留置胸腔引流管者占 2%~18%。气胸一般在穿刺时或穿刺后即刻发生,但也有一些患者在穿刺结束一段时间后才出现气胸。活检结束 3 小时以后发生的气胸被称为迟发性气胸,发生率约为 3%。研究显示,CT 引导下肺穿刺引起出血的发生率在 7%~30%。出血多为自限性,大量出血少见。一项包括 660 例次肺穿刺的研究中,201 例次(30.5%)出现肺部出血。在这 201 例次中 86%为轻度出血,患者无自觉症状,仅在 CT 上发现肺间质或针道周围有出血征象;4%为中度出血,患者出现咯血,但咯血总量在 30 mL 以下;1 例(0.4%)为重度出血,该患者出现血胸、意识丧失,但生命征尚稳定。

CT 引导下的肺穿刺相关死亡率估计在 0.02%。一些致命性的并发症,如空气栓塞、心脏压塞、肿瘤播散等均有报道,但发生率均很低,其中空气栓塞的发生率在 0.02%~0.07%,心脏压塞、肿瘤播散的发生率更低。Tomiyama 等较全面分析了各种少见并发症的发生率,在 9783 例肺穿刺中,有 6 例(0.06%)出现空气栓塞,27 例(0.28%)出现包括心搏停止、休克、呼吸暂停等其他严重并发症。在所有出现严重并发症的患者中,54 例(0.55%)康复且无后遗症,1 例(0.01%)因脑梗死遗留偏瘫,7 例(0.07%)死亡[27]。

陈凤珍等报道不同取材方法对周围型肺癌的诊断。60 例皆为周围型占位,双肺弥漫性小结节影 2 例,直径≤2 cm 结节 4 例,2 cm<直径≤5 cm 结节 15例,直径>5 cm 肿块 39 例。合供胸腔积液 8 例,肺门淋巴结肿大 41 例,纵隔淋巴结肿大 33 例。总结痰脱落细胞学检查、经纤维支气管镜刷检、支气管肺泡灌洗(BAL)、经纤维支气管镜肺活检(TBLB)及经皮肺活检(PCNB)不同取材方法对周围型肺癌的诊断率。结果:痰脱落细胞学检查为 18.75%,经纤维支气管镜刷检为46.67%、支气管肺泡灌洗为 35%,经纤维支气管镜肺活检为 53.33%,经皮肺活检为 92.85%,联合取材方法总确诊率为 88.33%,合计共确诊 53 例,总确诊率 88.33%。7 例检查结果阴性患者行外科胸腔镜确诊 6 例,经锁骨上转移淋巴结活检确诊 1 例。PCNB 28 例,术后出现少量气胸 3 例(10.71%)。少量咯血(出血量小于 50 mL)11 例(39.28%),TBLB 38 例,术中均有少量出血[28]。

卢进昌等分析经纤维支气管镜肺活检失败后超声、CT 引导下经皮穿刺肺活检的临床。选择肺部占位性病变患者共 382 例,经纤维支气管镜肺活检明确诊断 154 例,余228 例分为 2 组,进一步行经皮穿刺肺活检。其中超声引导组 125 例(病灶贴近胸膜且与胸壁之间无肺组织),CT 引导组 103 例(病灶位于肺内,超声不能探及)。结果:经纤维支气管镜肺活检和超声、CT 引导下经皮穿刺肺活检诊断肺部肿块正确率分别为 40.3%、89.6%和 90.3%。三种方法肺穿刺活检的并发症见表 7-4-2[29]。

表 7-4-2 三种方法肺穿刺活检的并发症

组别	气胸(%)例	血胸(%)例	咯血(%)例
纤维支气管镜组	5.5(21)	0.5(2)	22.3(85)
超声引导组	0	0	8(10)
CT 引导组	24.3(25)	1.9(2)	8.7(9)

方建新等总结四种活检法在诊断胸腔疾病中的应用。采用纤维支气管镜检、超声或 CT 导向肺活检及胸膜活检四种方法,诊断胸腔疾病计 606 例。认为凡能为超声波检查所发现的病灶,以采用超声导向肺活检为佳。对中央型的肺内病灶,则纤维支气管镜的诊断阳性率为高。对超声波及纤维支气管镜检查均未能发现的肺内病灶,可考虑行 CT 导向肺活检。胸膜活检经济、简便,不失为胸腔疾病诊断中的一种辅助手段。四种组织活检方法及病理诊断率对照表见表 7-4-3[30]。

表 7-4-3 四种组织活检方法及病理诊断率对照表

活检方法	例数	组织获取率(%)	病理诊断率(%)
纤维支气管镜检	389	89.97	75.15
超声肺活检	84	100	88.71
CT 肺活检	25	100	87.21
胸膜活检	108	85.19	45.03

游宾等对 69 例诊断不明的弥漫性肺部疾病,行胸腔镜(47 例)和小切口开胸(22 例)肺活检。结果:确诊率 94.2%(65/69)。病理诊断:包括肺间质疾病 32 例,肿瘤 11 例,结核 5 例,其他疾病 17 例;未确诊 4 例。术后并发症 7 例(10.1%),包括特发性肺间质纤维化急性加重 1 例,肺部感染并呼吸衰竭 1 例,肺动脉栓塞 1 例,胸腔包裹性积液 1 例,创缘持续漏气 1 例,呼吸道感染 1 例,低血容量性休克 1 例。其中死亡 3 例(4.3%)。病理结果:术后 65 例获得明确病理诊断。69 例微创肺活检诊断肺部弥漫性疾病的手术情况见表 7-4-4[31]。

表 7-4-4 69 例微创肺活检诊断肺部弥漫性疾病的手术情况

手术方式	手术时间(min)	拔除引流管时间(d)	术后胸外科住院时间(d)	并发症	死亡
胸腔镜(n=47)	45.4±10.4	3.2±0.9	4.2±0.7	4	2
小切口开胸(n=22)	52.9±8.3	2.9±0.9	5.8±1.0	3	1

徐从景等综述胸部病灶活检方法新进展。

1. CT 引导经胸骨肺活检

Sanjay Gup ta 等报道了37 例 CT 引导经胸骨对胸内病灶进行针吸活检。纵隔病灶 32 例,肺内病灶 5 例,35 例患者针吸针成功到达病灶取样,2 例因进针角度不合适没达到病灶。32 例取得满意的诊断,并发症是 1 例气胸、1 例纵隔气肿。

2. 胸骨上活检

据 Sanjay Gup ta 等报道,用胸骨上方法是将针从胸骨上窝直接刺入靶病灶,适合上纵隔主动脉弓水平以上的纵隔肿块。Suyaslı Kulkarni 等对 82 例患者进行 83 次 CT 引导经胸活检。在 83 例次活检中,经胸骨旁活检 27 例次,椎体旁活检 24 例次,经肺活检 23 例次,胸骨上活检 5 例次,经胸骨活检 4 例次,诊断确诊率(80/83)为 96.4%,没有严重并发症,轻微并发症 5 例次。

3. 电磁导航支气管镜引导经支气管镜针吸活检

经支气管镜肺活检是较常见的肺活检方法之一,但常规纤维支气管镜对小于 2 cm 的肺外围病灶的诊断阳性率很低只有 14%~50%。Gildea TR 等使用电磁导航支气管镜新技术,明显提高了常规支气管镜对肺周围病灶检查的阳性率。他们行 360 例电磁导航支气管镜检查,对于肺周围性病灶和淋巴结的平均导航时间分别为(7±6)分钟和(2±2)分钟,控制定位探头在所有的病例都被导航到靶区,周围性病灶和淋巴结的平均大小分别为(22.8±12.6) mm 和(28.1±12.8) mm。结果:周围性病灶和淋巴结操作成功率分别为 74%和 100%。支气管镜检查获得诊断为 80.3%,确定为肺恶性病变为 74.4%。2 例发现气胸。Yehuda 等报道利用电磁导航纤维支气管镜对13 例周围性肺病灶进行活检,13 个病灶中的 9 个被确诊,确诊率为 69%,观察 48 小时没有设备相关的副作用,对靶病灶平均导航精度为 5.7 mm。

4. CT 引导经皮肺活检方法的改进

何梦璋等采用CT 引导下精细针多点取材经皮肺活检技术对 102 例患者进行肺活检,这 102 例患者是经各种无创方法检查不能诊断的肺周围性肿块或结节患者。将患者分为两组,多点取材组 55 例,单点取材组 47 例,两组病例具有可比性。多点取材组确诊率为 92.7%,单点取材组确诊率为 76.6%,两组确诊率有显著差异[32]。

赵辉等总结支气管内超声引导针吸活检术 (EBUS-TBNA)临床应用的初步体会。25 例胸部 CT 检查提示纵隔和(或)肺门淋巴结肿大(短径>1 cm)进行 EBUS-TBNA 检查,阴性者进一步接受纵隔镜检查或胸腔镜、开胸手术加以确证。结果:本组 25 例共穿刺 32 组淋巴结。EBUS-TBNA 明确淋巴结恶性转移者 15 例;EBUS-TBNA 阴性者 10 例,其中 1 例开胸术后证实隆突下淋巴结转移。EBUS-TBNA 在纵隔和肺门肿大淋巴结良恶性鉴别诊断中的敏感性、特异性和准确性分别为 94%(15/16)、100%(9/9)和 96%(24/25)。所有患者检查耐受良好,无任何相关并发症发生[33]。

王磊等回顾性分析 43 例确定为颈部淋巴结转移性肺癌的细胞病理学病例。结果:43 例中鳞状细胞癌 15 例、腺癌 10 例、未分化癌 9 例、腺鳞癌 3 例、不能分类的低分化癌 6 例。经皮颈部淋巴结细胞病理学诊断,可确定或提示其肿瘤原发部位及组织学类型已得到临床广泛认可。马中正等报道细胞病理学确诊率在 70%~85%之间。舒仪经等认为部分体表穿刺标本确诊率可达 96%以上。单纯的细胞病理学诊断需与临床病史及辅检资料相结合才能提高正确诊断率。三者结合不仅可提高细胞病理学正确诊断率,对正确判断癌肿的原发部位也有所帮助[34]。

参考文献

[1]杨劼,谭家驹,叶国麟,等.电视纵隔镜手术128 例.中国微创外科杂志,2006,6(10):742-743

[2]朱勇,林若柏,林培裘,等.电视纵隔镜在胸部疾病诊断中的临床应用.实用肿瘤杂志,2009,24(2):174-176

[3]胡华成,胡筠珠,施敏骅.42 例转移性肺癌的纤维支气管镜检查.临床荟萃,1993,8(19):892

[4]王晓峰.CT 引导下应用腰穿针经皮肺穿刺活检 36 例临床分析.临床肺科杂志,2005,10(2):250

[5]卢火佺,夏芳.CT 引导下经皮肺穿刺活检 48例分析.浙江医学,2004,26(8):613-614

[6]金钢. CT 引导下经皮肺穿刺活检的临床应用价值.江苏医药,1999,25(3):222-223

[7]高启忠,孙立东,柯民,等. 经皮-肺穿刺活检44 例分析.中原

医刊,1997,24(4):5-6
[8]李成州,贾宁阳,姜庆军,等.522 例肺部病变 CT 引导经皮切割针活检总结. 介入放射学杂志,2008,17(10):716-721
[9]申永来,刘思海,冯雯,等.643 例 CT 与模拟定位机引导经皮肺穿刺活检术的临床比较研究. 中国医学影像技术,2008,24(10):1604-1606
[10]涂秋平,徐少华,陈锋.CT 导向经皮肺穿刺活检 397 例分析.长江大学学报(自然科学版),2009,6(3):159-160
[11]陈立军. CT 引导经皮肺穿刺活检 142 例临床分析. 实用心脑肺血管病杂志,2009,17(11):978-979
[12]吴峰,汤晓明,王礼国,等.CT 引导下经皮肺活检 840 例临床病因分析.中国民康医学,2007,19(24):1035,1077
[13]廖瑞真,刘倚河,张蓉,等.超声引导经皮肺穿刺在周围型肺部肿块诊断中的应用价值. 生物医学沟工程与临床,2010,14(2):139-141
[14]赵宝志,王兴滨,高男. 肺周边肿瘤的声像图特征及超声引导下经皮肺穿刺活检的应用.实用医学影像杂志,2010,11(1):46,64
[15]陈刚,杜鸿,周向东.自动活检枪在 CT 引导经皮肺穿刺中的应用研究. 临床肺科杂志,2010,15(3):315
[16]钱朝霞,何艳,高忠和,等.CT 引导下细针多方向经皮肺穿刺活检的临床应用. 蚌埠医学院学报,2010,35(2):149-151
[17]图门乌力吉,高洪,尹金植,等.1374 例老年患者经支气管镜肺活检病理结果分析. 中国老年学杂志,2008,28(1):65-68
[18]欧松利,谢仲豪,胡冬梅.X 线引导下经纤支镜透壁肺活检在周围性肺疾病中的临床探讨. 临床肺科杂志,2010,15(6):873
[19]孙加源,韩宝惠,张俭,等.超声支气管镜引导下的经支气管针吸活检对肺癌的诊断价值. 中国肺癌杂志,2010,13(5):432-434
[20]梅湛强,温业良.经纤支镜肺活检在肺部弥漫性病变中的诊断价值. 当代医学,2009,15(28):4-6
[21]徐爱军,吴华星,孟蕊,等.经支气管镜肺活检在内镜阴性周围型肺疾病诊断中的应用. 中国内镜杂志,2010,16(3):252-254
[22]姜琪娜,王岷,王珺,等. 局麻下经胸腔镜胸膜活检效果分析.山东医药,2010,50(11):99-100
[23]伍倩微. 局麻下小切口开胸肺活检手术的护理及其手术配合. 临床医学工程,2009,16(12):105-106
[24]王静,李秀玲.局麻小切口开胸肺活检对弥漫性肺疾病的诊疗价值及护理体会. 护士进修杂志,2008,23(13):1237-1238
[25]杨园.开胸肺活检术后肺部并发症的预防及护理.临床肺科杂志,2009,14(2):277-278
[26]白春学,张萍海.肺部肿瘤与肺部多发结节性病变.中国实用内科杂志,2007,27(13):997-999
[27]倪颖梦,时国朝.CT 引导下肺穿刺的安全性及其影响因素.诊断学理论与实践,2010,9(2):198-200
[28]陈凤珍,王曼. 不同取材方法对周围型肺癌的诊断率分析.疾病监测与控制杂志,2010,4(5):299
[29]卢进昌,刘为舜,刘先军. 经纤维支气管镜肺活检失败后超声、CT 引导下经皮穿刺肺活检的临床分析.生物医学工程与临床,2006,10(6):356-359
[30]方建新,蔡庆.四种活检法在诊断胸腔疾病中的应用.南京医科大学学报,1995,15(4):870-871
[31]游宾,侯生才,李辉,等.微创肺活检诊断弥漫性肺疾病. 中国微创外科杂志,2009,9(1):36-38
[32]徐从景,周庆利.胸部病灶活检方法新进展. 临床肺科杂志,2010,15(4):517-518
[33]赵辉,王俊,李剑锋.支气管内超声引导针吸活检术(EBUS-TBNA)临床应用的初步体会. 中国微创外科杂志,2010,10(2):110-113
[34]王磊,苏希来. 颈部淋巴结针吸细胞病理学诊断转移性肺癌 43 例分析.临床肺科杂志,2011,16(4):634-635

第五节 病理诊断

一种疾病多种影像表现,一种影像表现可为多种疾病,所以难以用影像学手段确诊疾病。因为仅以影像表现拟定疾病而施以治疗的教训是很多了。除少数情况外,凡年龄、身体状况、治疗价值等方面考虑确诊有益于患者的,则应积极获取病理确诊,但病理诊断就那么决绝吗?

现代肿瘤病理学的一个重要标志就是免疫组织化学的巨大进步。借助免疫组化,许多之前良恶难辨的病变得以确诊。王菁和徐美林以一组免疫组化标志物鉴别原发性肺腺癌与转移性肺肿瘤。免疫组化标志物天门冬氨酸蛋白酶(Napsin A)是原发性肺腺癌发生发展过程中较早出现的一种较为敏感的肿瘤标志物,其表达强度与肿瘤的恶性程度密切相关,而且联合使用肺表面活性物质相关蛋白 A(SP-A)、甲状腺转移因子-1(TTF-1)有助于鉴别原发性肺腺癌与转移性肺肿瘤(详细内容见下节)。

细胞病理学:35%~50%的肺转移性肿瘤患者痰或支气管镜刷检病理细胞学检查阳性,约 50%的恶性胸腔积液患者胸腔积液细胞学检查阳性。细胞病理学检查有助于肺转移性肿瘤的诊断,但与原发性支气管肺癌相比,阳性率较低。此外,除肾癌和结肠癌转移以外,细胞学检查结果常难以区分病变为原发或继发[1]。

免疫组化并不是 100%阳性或阴性。临床上经常使用的是 HE 染色。经常需要从癌瘤转移灶 HE 染色组织像推测原发脏器。癌瘤的转移灶基本保持原肿瘤组织结构特点，但多少被转移脏器组织所掩饰。不同脏器的统一组织类型有一定区别，这在腺癌较为突出，对推测原发脏器有帮助，但有限。藤原恵报道1994—2006 年 13 年间广岛红十字会–原子弹爆炸医院病理科共 35 例资料(表 7–5–1 至 7–5–3)[2]。

表 7–5–1 从原发脏器看推测准确率

原发脏器	例数	推测准确率(%)
结肠	5	5(100.0)
唾液腺	2	2(100.0)
甲状腺	2	2(100.0)
尿路	2	2(100.0)
乳腺	1	1(100.0)
头颈部	5	4(80.0)
前列腺	6	4(66.7)
肺	4	2(50.0)
卵巢	2	1(50.0)
胃	6	2(33.3)
总计	35	25(71.4)

表 7–5–2 错判原发脏器的病例

序号	转移部位	组织类型	拟诊原发脏器	实际原发脏器
1	淋巴结	腺型	结肠、肺	胃
2	淋巴结	腺鳞型	肺	胃
3	淋巴结	未分化	肺	胃
4	淋巴结	低分化	肺	胃
5	淋巴结	腺型	胆、胰、肺	前列腺
6	骨	腺型	胃、肺	前列腺
7	骨	低分化	乳腺、胃	头颈部
8	皮肤	腺型	结肠	肺
9	皮肤	腺型	乳腺	肺
10	淋巴结	腺型	肺	卵巢

表 7–5–3 拟诊原发脏器的准确率

拟诊原发脏器	次数	准确率(%)
头颈部	4	4(100.0)
甲状腺	2	2(100.0)
唾液腺	2	2(100.0)
尿路	1	1(100.0)
卵巢	1	1(100.0)
前列腺	5	4(80.0)
结肠	7	5(71.4)
胃	5	2(40.0)
乳腺	4	1(25.0)
肺	15	2(13.3)
胰胆系	2	0(0)

可见拟诊为胃、肺、乳腺、胰胆系的肿瘤，其结果准确率较低。从转移部位看原发脏器推测准确率腹膜、肝都是 100%，而骨是 75.0%，淋巴结是 73.9%，皮肤则是 0。从组织类型看原发脏器推测准确率鳞型是 100%(4/4)，腺型是 72%(18/25)，未分化、低分化癌是 50%(3/6)。

HE 染色诊断困难的情况下，经验证明加用免疫组化也得不到相应结果的不少。Gamble(1993 年)等称仅凭 HE 可从转移灶 27%正确判定原发脏器，如加上转移脏器的资料可达 46%，再加上免疫组化可达 70%。Brown(1997 年)等认为免疫组化加上临床病理数据作参考对腺癌的原发脏器的推测率可达 66%[2]。

肿瘤细胞和组织的电子显微镜检查也是很有价值的，对鉴别诊断很有用，只是应用不普遍。必要时，要记得使用这把“尚方宝剑”。

病理学诊断无疑是至关重要的，常常是一锤定音。但在肺转移瘤临床上也遇到一些复杂情况，常导致误诊或拖延诊断。本节仅列举几种疾病。

1. 肺良性转移瘤

在极少数情况下，肺外良性肿瘤亦可发生肺“转移”，如子宫平滑肌瘤、子宫葡萄胎、骨巨细胞瘤、软骨母细胞瘤、腮腺多形性腺瘤及脑膜瘤等，其机制不明，可能系脱落细胞经血运迁移至肺所致。CT 上除结节的生长非常缓慢外，与一般转移结节无任何区别[3]。

2. 软组织副脊索瘤

雷玉涛报道 1 例诊断困难的软组织副脊索瘤。男性，54 岁，随访治疗 16 年，前后行 3 次手术，2 次病理诊断未能确诊，第 3 次病理才确诊。第 1 次住院：1989 年发现右大腿增粗 4 个月来诊。右大腿可见肿物隆起。术后病理恶性间叶瘤(为滑膜肉瘤及横纹肌肉瘤)。第 2 次：1997 年发现右大腿根部肿物 20 天来诊，考虑为肉瘤复发，手术行局部扩大切除术。术后病理：右下肢腺样囊腺癌。免疫组化结果：S–100 及 CK 弱阳性，Actin 阴性。第 3 次：1999 年发现肺转移瘤，化疗 2 个月，肿瘤无明显缓解。第 4 次：2005 年因右大腿肿物 3 日来诊，查体右腹股沟韧带下方 8cm×5cm 肿物。胸片双肺多发大小不等的圆形高密度。手术行肿物局部扩大切除术，肿物位于肌肉间，8cm×8cm×3cm，肌肉组织内尚可见数个囊实性肿物，最大直径 3 cm。术后病理：软组织的副脊索瘤，低度恶性。免疫组化：p63(+)，desmin(–)，SMA(–)，CK(–)，MBP(–)，S–100(+)，Vimentin(+)，EMA 少数阳性细胞。复习此例 3 次病理检测和现在的多种免疫组化结果，诊断以本次报告为准。

副脊索瘤是一种罕见的软组织肉瘤，肿瘤生长缓慢，低度恶性，也有人认为其为良性病变。典型的病理表现与脊索瘤极为相似，确诊依赖于免疫组化结果。现有大多数文献均认为本病恶性度低，易于局部复发，很少发生远处转移。Satoshi 总结了 2003 年以前的英文文献,共37例副脊索瘤,其中6例于术后3个月至12年后发生局部复发。远处转移的病例报道比较少,预后差。Satoshi、Carstens、Miettinen等报道的3例有远处转移的病例均于术后14~32个月后死亡。本例患者已术后16年,发现双肺转移瘤6年,目前仍带瘤生存,可能是与肿瘤的恶性程度低有关[4]。

3. 造釉细胞瘤

颌骨造釉细胞瘤是口腔颌面部常见肿瘤之一,以病程长、局部浸润性生长、手术后常常复发、罕见转移为特点,临床视为良性肿瘤,但浸润性生长的良性肿瘤不多见。

刘素香等研究颌骨造釉细胞瘤的浸润方式及其意义。20例有复发史的病例全部见有生芽现象;有生芽性浸润的病例手术后复发率为50.0%(20/40);未见浸润的12例中无1例复发;附壁性浸润的21例中5例有复发,占23.8%;侵至纤维壁以外达软组织、横纹肌或口腔黏膜下的16例中12例复发,占75.0%;"生芽"沿哈弗管蔓延的3例全部复发。提示造釉细胞瘤的生芽样浸润与肿瘤复发密切相关,复发率随浸润由近到远而升高。然而全组无1例证实有转移,且在浸润的40例中尚有20例不复发,包括其中4例浸润达纤维壁以外的软组织,因此造釉细胞瘤的生芽样浸润不代表恶性。由于造釉细胞瘤罕见转移而被视为局部浸润的良性肿瘤,但恶性造釉细胞瘤近年来屡有报道。Ueta报道1例上颌内恶性造釉细胞瘤广泛浸润并肺转移。Ameerally报道3例不典型造釉细胞瘤均死亡,1例组织学恶性但没转移,1例发生肺转移,另1例颅底广泛受累。本组见4例细胞不典型,其中3例明显异型,组织学诊断恶性。1例行原发瘤摘除后31年复发,复发5年后行第2次手术,肿瘤侵入口底及颌面部皮下;另1例镜下见累及神经,下颌骨广泛受累,临床出现咯血,可疑胸膜转移;第3例5次手术后复发,肿瘤组织见大量坏死并侵犯肌肉组织。因此认为细胞明显异型时应考虑为恶性造釉细胞瘤[5]。

4. 骨巨细胞瘤(GCT)

文献已有不少关于原发与肺转移的骨巨细胞瘤均呈组织学良性的报道。骨巨细胞瘤肺转移的X线表现缺乏特征性,与其他肺转移瘤相似。尽管其病理上在病灶的边缘处有时可见钙化或骨化,但在一些患者的CT检查中尚未显示此征,或许薄层扫描和适当的窗宽与窗位的选择会有一定帮助。在转移的骨巨细胞瘤中完全呈囊性改变者,文献中尚未见报道,一般认为系病灶内的出血、坏死所致,其囊壁较一般囊肿稍厚且欠均匀、内壁不光滑、外缘不锐利是鉴别诊断的关键。孙红等报道的病例中左下病灶即为囊性[6]。

骨巨细胞瘤单纯的病灶刮除加植骨术,术后复发率高达40%~60%,病灶刮除加局部辅助治疗(氯化锌熔液,苯酚灼,液氮冷冻,骨水泥热填塞),可使术后复发大大降低,但仍有10%~25%的复发率。关于GCT的分级,Jaffe等1940年就提出了3个组织学等级,Ⅰ级为良性,Ⅲ级为恶性,Ⅱ级介于两者之间。但不少作者发现此类分级与肿瘤的生物学行为并不平行,某些Ⅰ级GCT可表现为局部高度浸润性生长,甚至发生远处转移。邓志荣等的病例一个患者Jaffe分级仅为Ⅰ~Ⅱ级,但却发生了局部反复复发和肺转移。GCT的生物学行为多变,有些患者在治疗过程中甚至出现了分级的改变(升高或降低),病例3出现此现象。现在临床上Enneking外科分期法对指导临床工作及判断肿瘤预后可能更合理。刘光耀等认为TGF-1 mRNA的表达水平和GCT的复发与转移有着密切的关系,是评价肿瘤预后的重要指标,应用竞争性RT-PCR检测TGF-1 mRNA的表达量结合肿瘤病理分级标准,可比较准确地判断肿瘤的预后,此方法还有待临床进一步观察。潘某等发现GCT的复发、转移等不良预后与肿瘤中较高的血管内皮生长因子(VEGF)阳性表达率和微血管密度(MVD)呈显著相关性。根据GCT患者的临床、影像学资料、病理的不同特征及实验检查结果制定手术方案,可降低术后的复发率、转移率和病死率[7]。

5.软骨母细胞瘤

软骨母细胞瘤虽为良性病变,但有时局部复发,甚至可有局部侵袭性,更有甚者少数软骨母细胞瘤可转移至肺。一般来说,转移常局限化,患者切除转移性病灶后可存活,但是多发性转移瘤可致命。关于是否存在真正的"恶性"软骨母细胞瘤还有争议,有学者认为这种肿瘤是放疗后肉瘤或仅仅是误诊。

赵有财等报道伴肺转移的软骨母细胞瘤1例。男性,14岁。左胫骨上端软骨母细胞瘤术后半年,出现恶心、呕吐症状。行胸片及胸部CT示两肺多发肿瘤转移灶。病理检查:复习左胫骨上端肿瘤切片,镜下见密集排列的瘤细胞呈圆形或多边形,较单一,细胞边界清楚;胞质轻度嗜酸性或透明,核圆形或卵圆形,部分可见纵向核沟,可见核分裂,但无病理性核分裂。破骨细胞样多核巨细胞散在分布。肿瘤细胞间纤细红染的基质呈网状分布,并见特征性窗格样或鸡笼样钙化,窗格内的瘤细胞发生明显退化或消失。片状排列的软骨母细胞中常伴有大小不等的结节状软骨样基质[8]。

6.甲状旁腺癌

病理学上甲状旁腺肿瘤良恶性质很接近，镜下难做明确鉴别。1969 年 Holmes 等提出甲状旁腺癌病理特点为：①侵犯包膜，周围组织或远处转移；②瘤细胞有核分裂现象；③有纤维包膜并可伸入肿瘤内形成小梁；④可侵犯血管。后来 Castleman 等认为实质细胞内存在有丝分裂是最重要的病理检查标准。最近 Smith 与 Castleman 又认为不应单纯考虑有丝分裂，甲状旁腺癌的特征是：①肿瘤质地较硬；③有纤维性包膜或小梁或二者共存；③玫瑰花样细胞结构；④存在有丝分裂。但临床上病理学还不能诊断所有甲状旁腺癌，国内有几例病理误诊或直至发现肿瘤多次手术后复发、转移才被确诊。所以病理学仍需与临床相结合，并密切随访观察[9]。

7.卵巢黏液性腺瘤或阑尾黏液囊肿

形态学虽为良性，一旦破裂，就可种植于腹腔内形成局部恶性的腹膜假黏液瘤，它也可称为种植性转移，这类患者可造成腹水、肠粘连，最后引起肠梗阻而危及生命[10]。

8.脑膜瘤

在组织学上属良性肿瘤，但常有恶性肿瘤的生物学特征，如局部浸润、复发、近处或远处转移。肿瘤可循脑脊液通路种植于颅内其他部位，也可沿血液、淋巴道转移至颅外。转移癌可与原发癌同时发现，也可晚很多年(甚至 24 年)才发现。脑膜瘤发生颅外转移比较少见。脑膜瘤发生肺转移临床罕见。确诊靠经皮穿刺肺活检或开胸肺活检[11]。

9.血管外皮瘤

良恶性参半，在组织学上没有明确的界限。常发生于四肢或躯干的肌肉内或靠近肌肉的深筋膜或骨膜附近，恶性尤其如此。发生在皮下者少见。肿块直径常在 10 cm 以下，极少超过 20 cm，血管外皮瘤可发生转移，转移程度与组织形态分化无明显关系。形态上分化良好的亦可发生转移。相反，组织学上恶性的可能经过良好，最常转移至肺和骨，淋巴结转移少见。因良恶性血管外皮瘤在组织学上没有截然的区别，故均应视为恶性，以早期手术及放射治疗为宜[12]。

10.黑色素瘤

其肺部转移灶并非都是恶性的，Pogrebniak 曾报道 49 例黑色素瘤肺转移灶切除后有 16 例的之后过程是良性的，可得以长期存活。据报道，约 10%的黑色素瘤肺转移者可能是孤立性无症状的结节，Blach 的资料甚至高至 38%。因而完全可采用肺切除手术治疗，本组资料如证实做彻底的肺切除其 5 年存活率可达 20%。将来肺切除手术无疑是一项重要治疗措施，尤其对于那些孤立性的转移灶将能改善其存活率[13]。

11.化学感受器瘤

关于化学感受器瘤的良恶性问题，通常认为该瘤是一种良性肿瘤，但有潜在恶性。有 1%~12%出现恶变，而即使出现转移病灶，由于生长缓慢，其生存期仍相对较长。转移部位包括肺、肝脏、颈淋巴结等[14]。

12.炎症性肌纤维性母细胞瘤(IMT)

临床和病理表现多样，病变性质及恶性程度也一直难以把握。文献报道大多数 IMT 呈良性经过，少数局部进行性生长和复发，复发率 25%，与肿瘤部位、是否可再次切除和肿瘤是否多结节有关。个别远处转移虽不常见(<5%)，仍倾向于恶性。张华等报道 8 例患者复发 2 例，转移 1 例。复发时间不定，从 1 个月至 2 年。可见其恶性程度并不低，对 IMT 患者需长期随访。目前尚无具有指导治疗和预后意义的指标。手术是主要的治疗手段，放、化疗疗效不确切[15]。

13.嗜铬细胞瘤

诊断恶性嗜铬细胞瘤时应对组织病理学特点、手术探查及术后长期随访结果综合分析，如病理切片呈现某些特点，特别是肿瘤小血管有瘤细胞浸润及包膜浸润，应高度怀疑恶性嗜铬细胞瘤，而术中探查肿瘤与周围组织粘连较广泛或有远处转移，特别是在无嗜铬细胞的组织如淋巴结、肌肉、骨髓、肝脏、肺脏发现嗜铬细胞肿瘤即可确诊为恶性嗜铬细胞瘤。王卫庆等认为，对于恶性副神经节瘤的诊断标准主要为包膜浸润、血管内有癌栓，或有远处转移等细胞行为表现，而不是常规的细胞形态异常[16]。

近年来，不少学者试图从细胞学及分子生物学角度鉴别嗜铬细胞瘤的性质。Teruhiro 等发现恶性嗜铬细胞瘤组织中过氧化锰歧化酶的活性明显低于良性肿瘤；Nativno 等应用流式细胞仪分析了肿瘤细胞 DNA 的倍体性，结果二倍体肿瘤大多为良性，94%有血管浸润、局部或远处转移，嗜铬细胞瘤的 DNA 为四倍体或非整倍体。另有研究证明，恶性嗜铬细胞瘤组织中的端粒酶活性明显升高，而良性肿瘤及正常肾上腺组织中无此表达。但是目前还没有一种高效特异性的检测手段能鉴别良恶性嗜铬细胞瘤[17]。

14.炎性假瘤

这也是一种颇惹争议的病种。好在有了免疫组化检查，慎重即可免遭麻烦。

15.恶性淋巴瘤

通常诊断淋巴瘤的重要标准之一就是病变中出现单一、成片的异型细胞。但宫颈这个特殊部位可出现特殊的病理改变,这一诊断标准并不适用于此。曾被认为是不治之症的恶性淋巴瘤,现在治愈率可达50%以上。但准确的诊断是成功治疗淋巴瘤的前提,由于淋巴瘤种类繁多且又有众多良性淋巴组织疾病存在,因此准确辨认淋巴组织的良恶性病变非常困难。这是病理诊断中最困难、最易误诊的领域[18]。

16.其他

原宏纪等报道1例癌组织周围有结节病样反应患者。男性,60岁,6年前患甲状腺癌直肠癌切除。5年来血痰,1年来胸片异常影,现似扩大。血CEA略升(3.3 ng/mL)。胸片8个月前右上外1.7 cm结节,左下浸润影;现右上3.2 cm,内有钙化及空洞,左下影致心影第4弓不清。痰瘤细胞阳性。纤维支气管镜:右上叶口狭窄,吸引痰及镜检后支涂抗酸染色阳性;左舌 B^5 黄白色瘤几近堵塞,活检为直肠癌转移灶。抗结核治疗有效,右上阴影改善。颈淋巴结活检为甲状腺癌转移。4个月后切除左上叶,标本亦为直肠癌转移。但癌周见非干酪坏死肉芽肿病变,胸膜也有同样病变。手术摘除的5、9、10、12组淋巴结也同样。手术后血管紧张素转化酶(ACE)13.3 IU/L。术后10个月双肺门淋巴结明显增大,血ACE 31.6 ng/L,而血CEA正常化。术后16个月CEA 5.6 ng/mL,24个月13.1 ng/mL,又见上升。与此同时,血清ACE 27.0、22.0 ng/mL逐次下降,双肺门淋巴结肿大(BHL)轻度缩小。

恶性肿瘤的局部淋巴结有时呈结节病肉芽肿形成,是一种反应。结节病合并癌也有报道。原宏纪等报道的病例为癌周淋巴结有类似结节病病变。癌瘤切除后,BHL出现,血ACE上升,推测是结节病样反应。但反应多止在所属淋巴结,血ACE多不上升。而本例有上升,是为特殊之处。本例血ACE与CEA呈逆相关变化,反映了机体的免疫力的变化[19]。

中川胜裕等报道1例卵巢畸胎瘤的肺转移瘤呈良性组织像。女性,31岁。10年前右卵巢肿瘤,经阴道子宫切除及双侧附件切除。组织像为发育不全的畸胎瘤(G-Ⅱ)。术后即发现Douglas窝有鹅卵大肿瘤。1个月后化疗,2个月后放疗,继之化疗。术后3个月发现脐下肿瘤、肝多发转移。但1年后注意到腹部肿瘤不再增大,左肺 S^3 新发现肿瘤(12mm×14mm)且渐长。切除肿瘤(22mm×25mm),组织像无恶性表现(G0)。

Norris等报道恶性畸胎瘤25例中,其转移瘤组织像呈恶性或不变的是18例,转为良性的是7例。Lijuen报道经2次以上手术,转移瘤10例中6例转为良性。良性化机制:Hong等认为,是自然性的发育成熟了转为良性的;Merrin等认为,化疗使多分化能的恶性胚细胞分化变化,未成熟细胞增殖为成熟细胞。还有认为化疗抑制了恶性成分增殖,使良性成分残留下来[20]。

一直以来,转移性乳腺癌(MBC)的治疗主要是基于原发肿瘤特征。临床上对HR阴性MBC患者也会考虑内分泌治疗。有时候也的确能看到少数患者从中获益。2005年Stemmler等曾在德国《肿瘤》杂志(Onkologie)上发表过1篇相关文献:1例乳腺癌患者术后检测HER2为阴性,但在肝转移多程化疗后重新接受转移灶活检被证实HER2转为阳性,经含抗HER2单抗治疗后病灶取得了很好地缓解。随后,又相继出现了一些小样本或个案的报道,也都证实转移灶的生物学特征有可能发生改变[21]。

参考文献

[1]白春学,张萍海.肺部肿瘤与肺部多发结节性病变.中国实用内科杂志,2007,27(13):997-999

[2]藤原恵.転移巣の组織像からの原発脏器の推定-病理診断で原発脏器をどの程度正确に推定できたか-.広岛医学,2007,60:565-568

[3]叶兆祥,鲍润贤.肺转移瘤的影像学诊断.中国肿瘤影像学,2009,2(8):140-144

[4]雷玉涛.一例诊断困难的软组织副脊索瘤16年诊治体会.实用医学杂志,2005,21(22):2594

[5]刘素香,陈香菊,王贞,等.颌骨造釉细胞瘤的浸润方式及其意义.中国肿瘤临床,1999,26(3):207-210

[6]孙红,王新明,白友贤,等.良性骨巨细胞瘤肺转移一例.中华放射学杂志,1996,30(12):814

[7]邓志荣,陈远明.骨巨细胞瘤复发并肺转移4例报告.海南医学,2007,18(12):37-38

[8]赵有财,周晓军.伴肺转移的软骨母细胞瘤1例.诊断病理学杂志,2007,14(6):476

[9]徐少明.甲状旁腺癌的诊断和治疗.中国实用外科杂志,1998,18(3):177-179

[10]刘复生.癌瘤转移规律的探讨.肿瘤防治杂志,2002,9(5):539-543

[11]许罡,汪栋,张传生.脑膜瘤两肺转移1例.中华胸心血管外科杂志,2002,18(6):379

[12]张晓林,孙家琪.右臀部巨大型血管外皮瘤肺转移1例.陕西医学杂志,1994,23(3):190

[13]林建华.945例黑色素瘤肺转移的分析.国际外科杂志,1993,20(1):31

[14]聂大年,徐立卓,尹松梅,等.化学感受器瘤11例临床分析及随访报告.中国实用内科杂志,2002,22(8):503-504

[15]张华,庄恒国.炎症性肌纤维性母细胞瘤临床病理学因素分析.南方医科大学学报,2009,29(5):1080-1081

[16]王卫庆,姜蕾,苏颋为,等.肾上腺外副神经节瘤一例报道.

中华内分泌代谢杂志,2005,21(5):482-483
[17]谭善峰,程继义,尉立京. 恶性嗜铬细胞瘤的诊断与治疗(附11例报告).山东医药,2002,42(11):29-30
[18]金妍,周小鸽. 容易误诊的淋巴组织病变之宫颈、扁桃体淋巴组织增生. 中国医学论坛报,2011-7-28肿瘤周刊B4肿瘤
[19]原宏纪,日野二郎,冲本二郎,ほか.サルコイドーシスの合併かサルコイド反応か?日本胸部临床,1990,49:766-771
[20]中川胜裕,岩崎辉夫,冈田贵浩,ほか.卵巢奇形腫の肺転移巣が良性组織像を呈した1例. 胸部外科,1991,44:856-859
[21]樊英,徐兵河.观病例话乳腺癌转移灶再活检.中国医学论坛报,2010-12-30肿瘤B3版

第六节　鉴别诊断

疾病诊断是一个完整的临床过程。肺转移肿瘤病例的诊断绝不能单凭影像学资料,这是因为一是要确认肿瘤的肺内存在, 二是分辨原发瘤还是转移瘤,三是寻找从何处而来。

一、肺转移肿瘤与原发肺疾患的鉴别

肺转移瘤与其他疾病的主要鉴别点是变化快,短期内可见肿瘤增大、增多(但不都如此),所以单发球形肿块转移瘤有在短期内增大和增多的特点,是与原发性肺肿瘤或其他病变的重要鉴别点。

单发病灶:转移癌和原发癌的鉴别主要还是依据病史、有无肺或其他脏器的恶性肿瘤史、局部瘤灶是否复发及临床症状。①一般原发性肺癌的呼吸道症状明显多于转移性肺癌,但是原发性周围型肺癌临床上往往缺乏典型症状或无症状,与孤立性肺癌较难鉴别。②影像表现:原发性肺癌多见分叶性肿块,边界毛糙伴僵硬的触须、胸膜牵拉征,密度不均一,局部有堆聚,或偏心空洞、空泡征。转移性肺癌多为数个或多个结节灶,边界光滑,无分叶和毛刺。③转移灶发生的时间和位置与原发肿瘤的生物学行为有关。如甲状腺癌病程较长,主要通过血道转移,以弥漫性结节状为主,淋巴结肿大较少;乳腺癌发展慢病程也较长,可通过血道或淋巴道转移, 晚期病例可直接侵犯胸壁和胸膜,出现胸腔积液;消化道癌多通过门静脉或下腔静脉转移入肺, 原发灶切除1年后出现肺转移者约占50%,个别结肠癌在10年后出现肺转移;鼻咽癌转移大都经淋巴道下行到纵隔淋巴结。

Peuchot等报道在以肺转移性病变手术切除的结节中,有9%为良性,且转移瘤和炎性结节可同时存在[1]。

无症状的单发结节诊断较困难,2%~6%为转移癌。和原发性肺癌不同的是:①肺转移瘤男女之比相近,症状少,咯血者少;②单发转移瘤多位于肺周边部或叶间裂下,边缘锐利较少有毛刺、成角、兔耳征等;③成骨或软骨肉瘤可发生肺转移结节内钙化,但表现有特点,结节为多数性。良性病变的钙化较广泛,呈点片状、层板状或爆米花状。原发性肺癌的钙化位于肿块的边缘, 如CT检见有脂肪密度可认为是错构瘤。通常开胸取出的肺腺癌,如果没有癌病历史,那么原发癌的可能性10倍于继发癌。如既往有软组织或成骨肉瘤、黑色素瘤,此次肺内结节多为转移瘤。35岁以上,既往患过肺外鳞状细胞癌,肺内肿瘤亦可为原发癌[2-3]。

Herman等指出,最使人困扰的是,一个已经确定恶性肿瘤的患者,经1年以上,肺部出现孤立的结节,并引用了Caban等一组800个经过组织学证实的病例资料研究中,发现其中63%的肺内病变为第2次发生的原发肿瘤,25%为孤立性肺转移瘤, 其余为良性病变。鉴别方法是短期追踪是否突然出现新瘤灶。

多发病灶:多发结节型肺转移瘤较易诊断。无钙化的多发结节90%以上为转移瘤, 但要除外真菌病、恶性肉芽肿、金葡菌肺炎、结节病、类风湿肺、结节病、肺泡细胞癌等。肺泡细胞癌的广泛型,两肺可见散在腺泡结节及融合片影, 但结节以外的肺野也不"干净",肿块影内可见细小的透亮区-支气管肺泡相。痰检癌细胞的发现率为63.6%~80.0%,高于转移瘤[3]。

消化道多发结节型肺转移与原发性多发性肺癌的鉴别:消化道癌肿血行转移,常见的是一个以上的多发结节,约占半数以上,大小为1~6 cm,圆形或椭圆形,境界清楚,密度均匀,分布在中下肺野。常见于结肠、直肠、肝。肝癌一般呈大小较一致的肿块,有时多发性结节,一般从上到下逐渐肿大。

原发性多发性肺癌:①肺外无原发癌灶;②发生在两肺或一肺的不同肺叶,组织学类型不同,例如上叶为中央型,下叶为周边型或与之相反;③癌龄时间或间隔较长。

原发性肺癌肺内多发转移: ①肺外无原发灶;②一般常有咳嗽、血痰,痰癌细胞常阳性,血行多发性转移性肺癌很少阻塞或侵犯支气管,而咳嗽、咳痰、咯血较少,由于与大气道不相同,痰癌细胞常阴性;③原发性肺癌的原发癌灶先出现,且病灶较大,间隔一段时间出现一肺或两肺多发,圆形、较小的结节病灶,联合

化疗后，原发癌灶消散较慢，转移灶消散快；④转移途径：原发性肺癌癌细胞脱落，进入肺静脉，经左心进入主动脉，再进入一侧或两侧支气管动脉，引起一肺及两肺多发性肺内转移。

空洞：在长期随访中，肺部薄壁囊样病灶除特殊转移瘤外还可见于肺泡癌、肺纤维囊性变、肺结核、肺吸虫病、支气管扩张症及坏死性肉芽肿性血管炎等。应根据其影像特征、症状及相关的检验资料加以鉴别。肺泡癌在肺野可见散在性的大小不一的结节，边缘不甚清楚，偶见伴发薄壁囊样影。肺纤维囊性变常在肺实变中呈支气管充气征或偶尔呈薄壁囊肿，其囊壁厚薄不规则。肺结核性净化空洞，在中上野为多，其周边可见卫星灶及不同密度病灶。肺吸虫病可表现为结节及空洞，空洞形态不规则，壁厚薄不一，有时在空洞内可见条状高密度影。而支气管扩张则可见多个薄壁囊腔，常因继发感染而出现液平，不难鉴别。发生在肺部的坏死性肉芽肿性血管炎，肺部病灶多数表现为多发斑片、结节或球形阴影，部分结节中可产生空洞，空洞常不规则，洞壁较厚，其中可有气液面，与薄壁囊样转移瘤可资鉴别[4]。

其他表现：癌性淋巴管炎需与结节病鉴别，前者多为单侧性病变或限于某一叶、段，而结节病通常为双侧性。小叶间隔不规则增厚也主要见于癌性淋巴管炎。

肺微细血管内瘤栓型转移引起的肺动脉高压和肺心病与慢性支气管炎引起的肺动脉高压的区别为前者无慢性支气管、肺部病变病史。所以一个中老年人出现不明原因的肺动脉高压和肺心病，又有原发肺外恶性肿瘤的病史，首先要想到肿瘤转移的可能[5]。

钙化或骨化：此征多提示肉芽肿或错构瘤。但在软骨肉瘤、滑膜肉瘤、巨细胞瘤、结肠癌、卵巢癌、乳腺癌及甲状腺癌等的转移灶也有钙化的报道。Herman等指出，在黏液癌和已治愈的绒膜癌肺转移灶及其他化疗有效的瘤灶中均可发生钙化，其中以骨源性肉瘤为常见。虞锁庚等报道中仅1例(1/105)[6]。

王涛等总结转移性肺癌17例误诊。误诊为粟粒性肺结核9例，误诊为矽肺3例，误诊为真菌感染3例，误诊为外源性过敏性肺泡炎2例。17例中肺癌肺内转移11例，肝癌肺转移3例，肾癌肺转移2例，绒毛膜癌肺内转移1例。

王菁和徐美林以一组免疫组化标志物鉴别原发性肺腺癌与转移性肺肿瘤。免疫组化标志物：天门冬氨酸蛋白酶(Napsin A)、肺表面活性物质相关蛋白A(SP-A)、甲状腺转移因子-1(TTF-1)临床病理学意义。方法：用免疫组化技术 super Picture TM Polymer 二步法检测 Napsin A、SP-A、TTF-1 在76例原发性非小细胞肺癌和40例转移性肺肿瘤中的表达水平。肺转移性肿瘤40例，其中腺癌22例：乳腺浸润性导管癌5例，肾透明细胞癌3例，眼睑板腺癌1例，结肠乳头状腺癌2例，卵巢透明细胞癌1例，子宫内膜癌1例，肝细胞癌1例，肾颗粒细胞癌2例，颌下腺、腮腺、舌下腺的腺样囊性癌各1例，没有明确原发灶病史、无法确定来源的3例(乳头状腺癌2例，透明细胞癌1例)。其他类型肿瘤18例，包括鼻咽低分化鳞癌1例，腹嗜铬母细胞瘤1例，肾绒癌1例，颈透明细胞肉瘤1例，平滑肌肉瘤1例，盆腔间皮肉瘤1例，肝星形细胞瘤1例，甲状腺梭形细胞癌1例，背、腰滑膜肉瘤各1例，乳腺叶状囊肉瘤1例，股骨骨肉瘤2例，成骨肉瘤1例，小腿恶性纤维组织细胞瘤1例，没有明确原发灶病史、无法确定来源的3例(恶性黑色素瘤1例，鳞状细胞癌2例)。3种抗体在原发性腺癌、腺鳞癌阳性表达总和与转移性肺肿瘤阳性表达的比较见表7-6-1[7]。

表7-6-1 3种抗体在原发性腺癌、腺鳞癌阳性表达总和与转移性肺肿瘤阳性表达的比较[例(%)]

组别	n	Napkin A	SP-A	TTF-1
原发腺癌+腺鳞癌组	58	48(82.76)	35(60.34)	41(70.69)
转移性肺肿瘤组	40	3(7.50)	4(10.00)	3(7.50)
χ^2		53.742*	25.04	38.21

Napsin A在原发性肺腺癌和腺鳞癌合并组阳性表达的灵敏性(82.76%，48/58)比SP-A(60.34%，35/58)和TTF-1(70.69%，41/58)高，三者差别有统计学意义(χ^2=6.96，P<0.05)，而Napsin A的特异性(94.12%，48/51)比SP-A(92.11%，35/38)和TTF-1(93.18%，41/44)高，但三者差别无统计学意义(χ^2=0.13，P>0.05)[7]。

二、不同肿瘤肺转移的鉴别

肺转移瘤出现时间：不同病理类型的恶性肿瘤，从确诊到肺部出现转移灶的时间亦不同。肝癌的肺转移灶出现最早、最快，多数在2个月左右，有1例为10天。2例先见到肺部多发结节，然后确诊为肝癌。骨肉瘤肺转移多在半年至1年。食管癌及胃癌肺转移常在2~18个月，鼻咽癌肺转移最快的18天，最晚的为7年。血管肉瘤和瓦特壶腹癌各1例，均在20天见到肺转移。甲状腺癌肺转移常较晚，有1例在手术后14年才发现肺内粟粒样小结节。乳腺癌的肺转移，短者4个月，长者17年。

肺转移瘤的生长速度一般以倍增时间来衡量，倍增时间的测定对判定原发瘤的组织病理有一定的帮助。肉瘤和绒膜癌转移倍增时间常短于30天，食道癌、鼻咽癌、乳腺癌及甲状腺癌转移、生长较慢、倍增时间可达60天以上，倍增时间小于10天或大于1年者绝大多数可排除恶性肿瘤，但也应警惕例外。

可根据转移性肺癌的影像学表现在一定程度上推测原发灶：①结节型，如唾液腺、睾丸发生的转移癌，转移灶为轮廓鲜明、淡而柔软的圆形结节；②肿块型，结节直径超过5 cm，如绒膜癌80%有块状影，亦屡见坏死呈透明区；③淋巴管炎型，见于胃癌、乳癌，可见肺门淋巴结肿大，以下叶为主呈网状阴影伴颗粒阴影，亦有小的结节阴影，有的连续结节，有时伴胸水；④粟粒型，以甲状腺为多见；⑤肺门纵隔淋巴结型，以甲状腺癌、上呼吸道肿瘤、胃癌、宫颈癌多见；⑥胸水型，以肾癌、乳癌多见；⑦空洞型，有人统计336例中有31例，病理类型大多为鳞状细胞癌。

转移瘤增大速度。急性：1个月内直径增大超过2倍以上，如肾癌、骨肉瘤、软组织肉瘤；亚急性：大多数肿瘤如此表现；慢性：几个月甚至几年几乎不变，如唾液腺癌、甲状腺癌、上呼吸道肿瘤及乳癌。平均倍增时间：骨肉瘤12天，绒膜癌12天，鳞状细胞癌50~60天，食管癌72天，鼻咽癌56天，乳癌75天以上，肺癌60~70天，肾上腺肿瘤73天[8]。

当然鉴别肺转移瘤最终还是靠病理学依据。

参考文献

[1]韩强师，王书康，黄勇，等.单发肺转移瘤的X线诊断(附58例分析).实用放射学杂志，1998，14(3)：168-169

[2]秦荆峰.肺转移瘤的X线诊断(附125例分析).国际医药卫生导报，2003，9(20)：21

[3]岳中麟，王如森，胡永立，等.肺转移瘤的X线诊断(附206例分析).实用放射学杂志，1992，8(12)：715-719

[4]郑石芳.肺薄壁囊样转移瘤的CT诊断(附28例分析).中国医学影像学杂志，2001，9(6)：433-434

[5]许龙水.176例肺转移瘤的X线诊断.中国农村医药杂志，2004，11(6)：24-25

[6]虞锁庚，葛兴林，余业洗，等.肺部转移瘤(附105例临床X线分析).临床放射学杂志，1984，5(6)：288-290

[7]王菁，徐美林.研究鉴别原发性肺腺癌与转移性肺肿瘤的一组免疫组化标志物.天津医药，2009，37(3)：189-191

[8]陈秀勇.转移性肺癌.国外医学参考资料肿瘤学分册，1976，3(4)：155-159

第八章　治疗

第一节　总论

世界范围内各种肺癌的诊治指南已问世多年,且常有循证医学高度上的修改,但其中肺转移瘤的表述不够详细。

必须经全面检查分析后拟定综合治疗方案。治疗原则:①原发灶是否已治愈或已完全控制或有可能加以控制;②肺转移灶的数目及分布范围;③原发肿瘤的组织学类型及生物学行为;④肺转移灶出现与原发肿瘤初治的相隔时间;⑤患者全身情况及其肺外部位有无转移灶及控制情况;⑥分析病史及影像诊断资料,必要时短期观察肿瘤增长速度及有无新的肺转移出现;⑦患者的经济状况和家属们的愿望等。

肿瘤的治疗方案大概经历以下几个认识和实践阶段。

第一阶段(药物治疗):代代化疗药层出不穷,从细胞毒药物到干扰细胞内传导信号通路、微管代谢(近有高科技的白蛋白紫杉醇)、细胞凋亡等意在抑制或/(和)杀灭肿瘤细胞。

第二阶段(化疗方案):从单一药物向多种药物、从叠加药物向细胞周期协同、从追求大数量到多中心的循证研究。

第三阶段(综合方案):从单纯依赖药物到协同手术、放疗等手段的国际多中心研究(各种肿瘤的诊治指南相继问世并逐年改进)。

第四阶段(个体化阶段):从结合患者病理类型、心肺功能、免疫功能、体质状况到深入到分子生物学(基因组学)高度认识化疗、放疗等敏感度,从边治疗边制定措施到探索计划全盘的(所谓一、二、三线)方案。沿用多年并逐年改进的TNM方案可能要被更深入、更与治疗相关的分子生物学分期或分类所代替。

著名学者田口铁男认为,肿瘤的个体化治疗,就是基于每个个体肿瘤的分子生物学特征制定的特异性的治疗策略。这一策略在多种肿瘤的治疗中都存在着巨大的潜力。而实现个体化治疗,则要遵循两个关键步骤:第一,对于每个个体的肿瘤,需要进行复杂系统的生物学特性分析;第二,需要使用有效的验证机制确认可能从特定治疗中获益的患者群。

应该说人们已经认识到肿瘤的预防是治本之务,归根结底要预防,可惜这方面的工作做得还很少。

从肿瘤的发生是多基因、多因素,肿瘤是一分子网络病来说,目前的治疗方案远不是终极目标,还有很长的路要开辟。人类与肿瘤的较量最终会进入预防阶段。

转移性肺肿瘤80%为两肺多发,治疗的基本原则为化疗为主的综合性个体化治疗。对某些孤立性、生长缓慢的转移瘤,可通过手术切除达到长期生存。

Haller认为,疗效预测标志物的标准:①其预测价值在不同的临床研究中具有一致性,且不因为治疗线别(如一线、二线等)或同类药物中的不同药物而有所差异;②从生物学角度解释是合理的;③检测方法快速、简便;④预测结果客观、简单、明了,“是”或“否”不依赖于主观判断,各实验室间的测量结果没有差异[1]。

一、外科治疗

肺转移肿瘤切除仅能使部分患者的生存状况改善。肺转移肿瘤手术适应证:①原发肿瘤已被控制或能够被控制;②没有肺外其他部位的转移;③除肺切除手术以外,没有更好的治疗方法供选择;④患者一般情况可接受手术治疗;⑤CT及MRI检查显示肺转移灶可以手术切除。应该注意的是,手术适应证在不断扩大。

手术方式以最大限度保留健肺的原则,做局部或楔形切除,为再次出现肺转移时,能再一次肺切除保留条件。切除肿瘤的正常边缘至少0.5~1.0 cm。肺转移瘤的外科治疗术后死亡率及并发症发生率均较低，国外报道术后死亡率为0~1.5%。相加庆等回顾分析112例肺转移瘤(多数为结肠直肠癌，其次为软组织肉瘤和乳癌）冷冻外科治疗后总生存率1、3、5、10年分别为80.37%、41.81%、28.01%、17.28%。张国庆报道冷冻+化疗1年生存率77.8%，优于单纯化疗组45.0%。3、5年生存率两组无统计学差异。Ueda报道激光辅助手术治疗23例软组织肉瘤肺转移，术后2、5年生存率分别为49.7%和24.8%。有报道肺转移切除后生存率结肠直肠癌为44.3%、肾癌40.6%、乳腺癌50.3%、骨肉瘤20.0%~57.0%、软组织肉瘤34.1%。

孤立的肺转移瘤应与肺重复癌相鉴别。肺重复癌如无其他部位转移，仍应积极进行手术治疗，不能误认为肺转移瘤而放弃手术。王潍博组的27例原发肿瘤已切除、肺内有孤立转移瘤、无其他部位转移灶的患者行手术治疗，并对其中16例进行了随访，结果平均存活23.1个月。而同期同类行非手术治疗者存活时间仅为10.4个月。对双肺转移的转移性肿瘤，无论原发肿瘤切除与否，一般行以化疗或放疗为主的综合治疗[2]。

由于孤立性转移灶仅10%，余均为广泛性转移，手术是否能彻底切除亦为预后的一个重要影响因素。在骨肉瘤的研究中发现，转移病灶数小于或等于5个与大于5个，其生存率有明显的差异，因此手术仍需慎重，在确定一个孤立性病灶或小于6个同侧的病灶观察2~3个月后无新的病灶出现，方可考虑手术。大量报道指出有手术机会者，5年生存率高于未进行手术者。目前倾向于手术的肺转移瘤有化疗不敏感的软组织肉瘤、骨肉瘤，生长缓慢的肠癌、肾细胞癌[3]。

二、放射治疗

放疗技术发展很快，种类繁多，效果越来越好。适应手术而因其他原因不做手术者，对放射线有一定敏感性，均适合放射治疗。对孤立的或局限在一侧或一叶肺的几个肺转移灶，根治剂量(≥60 Gy)照射后，可使部分病例完全或长期控制。放疗过程中密切观察肺及其他部位出现新病灶而改变计划。肺多发转移灶，在一般状况较好、做全身化疗的基础上，全肺放疗20 Gy后局部追加至30~40 Gy/3~4周。国外报道骨巨细胞瘤肺转移3例全肺放疗16 Gy/10 F局部再追加35~40 Gy，2例生存分别为7.5年和13年。涂文勇报道23例3~6个肺转移灶镂空放疗技术，1年生存率67%。鼻咽癌的肺转移率为19.7%，全肺放疗加局部补量效果好，最高生存14年。精原细胞瘤、肾母细胞瘤、Ewing瘤、恶性淋巴瘤、乳腺癌、鼻咽癌的肺转移，放疗可提高控制率[4]。

射频消融：是用于局部控制肺转移瘤(PM)的一项技术。赵健等射频毁损治疗肺转移瘤的研究，将65例转移瘤分成射频组和常规组。射频组行经皮肺穿刺射频毁损治疗，常规组给予手术、放疗等常规治疗。结果：射频组KPS改善率明显优于常规组(χ^2=6.23，P<0.05)；原发灶局部复发率射频组显著低于常规组(18.75%，43.75%；χ^2=4.66，P<0.05)；中位生存时间射频组20个月(95%CI 11~19个月)，常规组为18个月(95% CI 12~24个月)；1、2、3年生存率射频组略高于常规组(76.06%，69.41%；39.42%，26.84%；23.63%，17.89%)，但两组生存曲线比较无统计学意义(Log rank法检验，χ^2=0.77，P>0.05)[5]。

肖建平等初步探讨了肺转移瘤立体定向放疗(stereotactic radiotherapy，SRT)的效果。52例133个转移瘤，行SRT。结果有效率为84%。肿瘤局部控制率89%(119/133)，中位随访期16个月，平均生存期33个月(中位生存期24个月)。1、2、3和4年生存率分别为79%、50%、45%和43%。肺转移瘤立体定向放疗近期疗效见表8-1-1[6]。

表8-1-1　肺转移瘤立体定向放疗近期疗效一览表

作者	转移瘤数	随访时间		局部控制(例数，%)
		中位值	范围	
Blamgren 等	14	8	3.5~25.0	13/14(93%)
Vematsu 等	43	11	3.0~31.0	42/43(98%)
Nakagawa 等	21	10	2.0~82.0	20/21(95%)
Nagata 等	9	19	4.0~39.0	6/9(67%)
Hara 等	18	13	3.0~24.0	14/18(78%)
Onimaru 等	20	18	2.0~44.0	18/20(90%)
Lee 等	25	18	7.0~35.0	23/25(92%)
Wulf 等	51	10	1.0~61.0	46/51(90%)

钟军等采用大剂量分割X线SRT肺转移瘤67例，共88个转移灶，肿瘤体积≤15 cm^{3}的55个，>15 cm^{3}的33个。每次处方剂量4~12 Gy(中位10 Gy)，隔日1次，共4~10次(中位6次)，处方总剂量30~75 Gy(中位48 Gy)。结果：全组88个转移病灶，总有效率(CR+PR)为85.23%(75/88)。肿瘤体积≤15 cm^{3}的有效率为90.91%，明显高于体积>15 cm^{3}的75.76%(P=0.03)。全组1、2、3年生存率分别为77.61%(52/67)、49.25%(33/67)、29.85%(20/67)。生存率与原发肿瘤有密切关系，不同原发肿瘤的生存率有显著性差异(P<0.05)，其中3年生存率以妇科肿瘤(80.00%)和头颈肿瘤(61.54%)

较好，肺癌最差(15.63%)，$P=0.01$。

一般认为，对两肺广泛播散且对放射有一定的敏感性肺转移瘤采用全肺照射加局部补量的方法有一定的效果。郭占文等报道，采用SRT与化疗并用治疗肺转移瘤的有效率为84.9%，2年生存率为53.8%。于金明等报道采用SRT治疗肺转移瘤30例，有效率为78.2%，3年生存率为21.4%，并且有效率与肿瘤病灶大小有明显关系，而肿瘤全消率与病理类型和照射剂量有关。鳞状细胞癌的全消率为51.5%，高于腺癌(37.8%)和肉瘤(40.0%)，但统计学处理无显著性差异($P>0.05$)。同样，不同剂量组间(30~40 Gy、42~50 Gy、60~75Gy)的比较，全消率和总有效率亦无显著性差异($P>0.05$)，可能说明采用高剂量分次治疗，合适的总剂量范围在40 Gy左右，提高总剂量并不能增加受益[7]。

三维适形放射治疗(3DCRT)是指照射野的形状在线束视野观方向上与靶区的形状一致，而且高剂量曲线的三维分布与靶区的三维形状一致，可提高肿瘤组织的局部剂量，降低正常组织的副反应。居小萍等2002—2005年治疗肺转移瘤患者42例，单发转移瘤22例，多发转移瘤30例。病灶数108个，病灶数最多者5个。单次剂量3~8 Gy，5次/周，共照射5~18次。结果：①近期疗效：42例患者中，病灶消失33个，病灶缩小61个，病灶稳定11个，病灶进展3个，总有效率(病灶消失+病灶缩小)为87.0%。17例治疗前有咳嗽、咳痰、胸痛、胸闷等临床症状的患者，治疗后15例(88.2%)症状减轻或消失。②肿块大小对疗效的影响：62个肿块≤60 cm^3的病灶消失22个，缩小36个，有效率为93.5%；46个>60 cm^3的病灶消失10个，缩小24个，有效率为73.9%。病灶≤60 cm^3者治疗有效率明显高于病灶>60 cm^3者($P<0.01$)。③病理类型对疗效的影响：52个鳞状细胞癌病灶消失15个，缩小32个，有效率为90.4%；40个腺癌病灶消失12个，缩小21个，有效率为82.5%；16个肝细胞癌灶消失6个，缩小8个，有效率为87.5%，组间比较差异无显著性($P>0.05$)。④急性放射副反应：主要的副反应为放射性肺炎，放疗期间4例出现1级放射性肺炎，1例患者出现2级放射性肺炎症状，7例在放疗8个月至1年间出现喘憋、不能活动等肺纤维化症状。⑤生存率：随访时间自放射治疗开始之日起计算，中位生存期1.5年。已死亡16例，1年生存率59.5%(25/42)，2年生存率28.6%(12/42)[8]。

李晓波等观察了35例分化性甲状腺癌(DTC)肺转移瘤患者，^{131}I治疗治愈率为60%，有效率为85.7%；陆汉魁等分析^{131}I治疗DTC合并远处转移的疗效及影响因素，结果显示，^{131}I治疗远处转移的治愈率为24.3%，有效率为78.2%。影响治疗效果的主要因素为转移灶是否摄取^{131}I及摄取能力。国外研究中，Miyamoto等观察了47例DTC肺转移患者，^{131}I治疗有效率为54%，影响疗效的主要因素为年龄、全身显像和甲状腺功能等；Sisson等观察了12例DTC肺转移患者，^{131}I治疗治愈率为16.6%，有效率为50%；Iurato等观察了8例DTC肺转移患者，^{131}I治疗治愈率为50%，有效率为87.5%；Ilgan等观察了42例DTC肺转移患者，^{131}I治疗治愈率为23.8%；Kuo等观察了17例DTC肺转移患者，^{131}I治疗治愈率为35.3%。上述结果显示一方面^{131}I治疗DTC肺转移有较好的疗效，^{131}I治疗肺转移的有效率均>50%，且最高可大于90%，治愈率也可达30%左右[9]。

陈英梅等总结CT导向下碘^{125}I粒子植入治疗肺转移瘤总有效率为71.13%(CR+PR)[10]。

近几年有人尝试常规开胸或胸腔镜下手术切除转移癌后，将^{125}I粒子固定于肺切除断面，给予局部高剂量放疗。对无法接受手术切除治疗者，肿瘤治疗计划系统(TPS)-CT引导下经皮穿刺肿瘤内种植放射性^{125}I粒子治疗日益受到重视。张福君等报道该方法治疗18例肺多发转移癌，其中肝癌肺转移10例，直肠癌肺转移6例，乳腺癌肺转移2例，病灶平均直径2.5 cm。结果：68个病灶中，CR 36个，PR 17个，NC 10个，PD 5个，总有效率77.9%。郑广钧等报道126个病灶6个月后复查CT结果为CR 25.4%(32/126)，PR 64.3%(81/126)，NC 6.3%(8/126)，PD 4.0%(5/126)，有效率(CR+PR)89.7%。从病种疗效和存活时间观察，颌下腺癌肺转移最佳，肝癌肺转移最差。肺转移癌的原发病源于各个组织器官，种植^{125}I粒子治疗肺转移灶的PD应采用原发肿瘤的PD，如直肠癌的PD为140 Gy等。由于肺转移癌与周围肺、血管、心脏等重要器官关系密切，尝试使用80Gy的PD，可达到杀灭肿瘤和降低正常组织的损伤的目的。靶区瘤体接受的平均照射剂量为(159.3±34.5) Gy，达到了双倍的PD，在治疗剂量范畴之内。D90>MPD表明植入的粒子分布、剂量适宜。该PD可用于治疗肺转移癌。2例结肠癌肺转移治疗效果欠佳原因可能有：①给予处方剂量80 Gy可能偏低；②粒子排布欠均匀，有“冷区”存在；③^{125}I对细胞的潜在倍增时间(TOP)>14天的肿瘤较为适宜，而结肠癌肿瘤细胞TOP为7~10天，选用半衰期短的^{103}Pd粒子可能会更有效[11]。

饶建和邹雨荷以全肺放疗治疗双肺多发转移癌24例。转移病灶最小约0.5cm×0.5cm，最大4cm×4cm，均双肺多发,其中6例胸膜受侵,2例伴少量胸水。方法:分次量150~180 cGy,每日1次,1周5次,总量1500~2000 cGy,缩野到局部追加剂量2000~4000 cGy,每次200 cGy。随访:失访2例,随访率92%。中位随访时间13个月。疗效:CR 37.5%,PR 50.0%,有效率87.5%。生存期延长,可达8.5~33个月[3]。

三、化学药物治疗

有人认为,双肺多发转移灶,无论原发肿瘤切除与否,应使用以放疗或化疗为主的综合治疗。中国医学科学院肿瘤医院用CMFP方案治疗32例乳腺癌肺转移,有效率81%。原发肿瘤对化疗敏感,经静脉全身化疗可达到完全缓解,部分病例可治愈。

近些年来,一种新型紫杉醇–白蛋白结合型紫杉醇脱颖而出,弥补了溶剂型紫杉醇的各种不利影响,显示出较好的疗效和安全性。一系列细胞学和动物学研究显示,白蛋白结合型紫杉醇的独特作用机制体现在抗肿瘤的多个环节,包括药物转运、药物吸收、药物利用等方面,有助于紫杉醇发挥最大的功效。目前白蛋白结合型紫杉醇已通过国家食品药品监督管理局(SFDA)审批在中国上市,批准其治疗联合化疗失败的转移性乳腺癌以及辅助化疗6个月内复发的乳腺癌。除此之外,国外研究者还进行了一些白蛋白结合型紫杉醇在卵巢癌、前列腺癌、头颈部鳞癌等中的临床研究,均取得了不错的疗效以及安全性。2009年美国肿瘤学年会报道了白蛋白结合型紫杉醇在黑色素瘤、胰腺癌中应用的一系列Ⅰ/Ⅱ期临床研究,结果令人欣喜,有望成为该两种化疗不敏感肿瘤的有效药物,并且提示富含半胱氨酸的酸性分泌蛋白(SPARC)阳性的患者缓解率更高,无进展生存时间(PFS)更长。白蛋白结合型紫杉醇每周方案单药一线治疗Ⅳ期NSCLC,1年生存率达到41%。白蛋白结合型紫杉醇联合卡铂治疗NSCLC的总生存期突破1年。在不进行贝伐单抗维持的情况下,白蛋白结合型紫杉醇/卡铂联合贝伐单抗可使患者无进展生存期达到9.8个月。一线治疗优势人群的IPASS研究中,吉非替尼组和紫杉醇/卡铂组的无进展生存期分别为5.7个月和5.8个月。贝伐单抗联合化疗是一线治疗进展期NSCLC重要的靶向药物,众多的临床研究均显示贝伐单抗联合化疗可延长PFS和OS,其与白蛋白结合型紫杉醇的联合方案进一步验证了既往研究结果,并且PFS得到改善。SPARC是肿瘤在生长过程中分泌的,功能类似于白蛋白受体,可吸引黏附白蛋白;白蛋白结合型紫杉醇利用SPARC蛋白的特性,能够聚集于肿瘤细胞上,因此如果肿瘤组织SPARC蛋白阳性,白蛋白结合型紫杉醇的疗效更好,这一结果在乳腺癌、胰腺癌和黑色素瘤的临床研究中得到证实,其在肺癌中的疗效尚需进一步临床研究证实[12]。

手术前后的辅助治疗:化疗后切除的肿瘤标本中发现肿瘤组织大面积坏死。Anyanwu报道24例睾丸生殖细胞瘤均累及腹膜后及肺转移,化疗后(胸、腹部)手术,结果使大部分转移灶变成成熟的畸胎瘤,其中22例坏死组织,19例长期生存,综合治疗可使广泛转移的睾丸生殖细胞肿瘤治愈率达85%。对骨肉瘤、乳腺癌、绒膜癌、睾丸癌术前化疗,CT扫描有病灶残留,切除时发现有阳性,应采用术后化疗,延长生存期。对放化疗不敏感或放化疗后复发,可手术切除。有效的化疗及激素治疗方法,乳腺癌肺转移有人建议辅助有效者才考虑手术切除,放化疗为主的综合治疗肺转移有效率乳腺癌为68.7%、鼻咽癌为71.4%、肺癌为53.3%。新一代化疗药物推出,NVB、gemcitabine、taxol、CPT-11、oxaliplatim、Xeloda等药物单药有效率高,联合应用进一步提高疗效。

化疗药物的选择应根据原发肿瘤的药物敏感性,使不同的作用机制的抗癌药物联合应用。对化疗有明显效果的转移性肺癌有绒膜癌、睾丸癌,肉瘤如Wilm肉瘤、Ewing肉瘤和横纹肌肉瘤等。绒膜癌肺转移的化疗以EMA-CO方案为主,主要药物为放线菌素D、依托泊苷、氨甲蝶呤、长春新碱、环磷酰胺,总治愈率在90%~100%。睾丸癌肺转移则以顺铂为基础的VIP(依托泊苷、异环磷酰胺、顺铂)或BVP(依托泊苷、博来霉素、顺铂)为主的方案,化疗2~4周期,其CR率高达67%~90%。肉瘤则主张以大剂量的阿霉素、环磷酰胺或异环磷酰胺治疗,其预后后可大大改善。其他对化疗有一定疗效的转移性肺癌为卵巢癌,主要选择环磷酰胺和铂类的联合化疗。近年报道紫杉醇联合铂类可明显提高卵巢癌治疗的有效性及总生存率。乳腺癌肺转移选择以阿霉素为主的联合化疗方案,如CAF(环磷酰胺、阿霉素、5-氟尿嘧啶),也可用阿霉素联合紫杉醇、泰素帝或长春瑞滨,其有效率在60%~80%。

新辅助化疗的优势在于:①术前肿瘤血供较好,因此化疗疗效较好;②术前化疗缩小肿瘤体积使肺实质切除体积减小;③亚临床转移灶的潜在治疗;④可同时减少耐药肿瘤细胞株产生的可能,并可对疗效进行生物性评估。对术前化疗有反应者很可能在术后同方案化疗中获益。这种联合应用全身与局部疗法治疗肿瘤特别是PM可获得协同效果,从而优于单一手术或化疗。Lanza等对24例软组织肉瘤肺转移(PM)行术前化疗,柔红霉素+环磷酰胺+氮烯咪氨,初次治疗到开胸时间 1~57 个月不等,5 例完全缓解,5~57 个月后复发;7 例部分缓解;12 例稳定或进展。共行手术 38 次,再切除的中位生存期为 30 个月,实际 5 年生存率为 25%。各组术后生存率无明显差异。

单侧隔离肺灌注:是一种新型的治疗方法,已呈现出较好的应用前景。该法通过将一定区域的循环隔离出来,可获得较高的化疗药物浓度且并不增加全身毒性。几乎封闭的肺循环中只有 5%由支气管动脉供应,这使肺成为理想的隔离灌洗器官。动物实验证明本法安全可行,但有效性尚需评估。Weksler 等在啮齿类动物实验中用 255 mg/L 浓度的柔红霉素行单侧隔离肺灌洗,肺组织中柔红霉素浓度是全身化疗的 25 倍,其毒性却小于 75 mg/m² 全身化疗,吸收比例为 58%,10 只中有 9 只彻底根除了甲基胆蒽诱发的 PM。有效的药物尚有左旋美法仑、氟尿嘧啶、脱氧核苷和顺铂等。

Putnam 等对 15 例不可切除的 PM 分 3 组行单侧隔离肺清洗的临床试验,3 组柔红霉素剂量和浓度分别为 60 mg/m²,100 mg/L(n=4);60 mg/m²,200 mg/L(n=7);75 mg/m²,250 mg/L(n=4)。全身探测不到药物水平,250 mg/L 浓度组中的 2 例出现Ⅳ级肺毒性,整体病死率 20%(3/15)。晚期毒性表现为 FEV_1、用力肺活量的降低及术侧肺通气、血流的减少。虽然单侧隔离肺灌洗可减小化疗对全身影响并提高肺及 PM 的药物浓度,但近远期肺损伤较显著,远期疗效亦需进一步评估。

董生等报道 35 例肺转移瘤患者分别采用支气管动脉灌注(BAI)和支气管动脉肺动脉联合灌注(BAI+PAI)治疗。A 组(BAI 组)15 例,B 组(BAI+PAI)20 例。支气管动脉 DSA 表现:A 组%15 例患者共 49 个结节,支气管动脉 DSA 上 33 个结节可见支气管动脉发出肿瘤供血支,肿瘤内部造影早期可见杂乱无章的肿瘤血管,晚期可见肿瘤染色。2 例同时可见肺门淋巴结染色,16 个结节未见肿瘤血管或染色。49 个结节肺动脉 DSA 均未见明显增粗的肿瘤血管,也未见结节内部或边缘肿瘤染色。2 个较大转移灶可见肺正常组织染色背景中的充盈缺损即无血管区,临近肺动脉受压移位。B 组 20 例患者 65 个结节,在支气管动脉 DSA 上 42 个结节有血供,23 个结节未见肿瘤血管或染色,影像表现同 A 组。65 个结节肺动脉 DSA 均未见明显增粗的肿瘤血管,也未见结节内部或边缘肿瘤染色。疗效:A、B 组患者中位生存期分别为 9 个月、11.5 个月,两组差异无统计学意义[13]。

净化的转移和转移的自发消失:净化转移是指肺转移结节经有效化疗后其大小保持稳定不变或缩小,可是组织学检查显示结节有坏死,并伴或不伴纤维化,无残存恶性细胞的证据。睾丸癌、绒膜癌、生殖细胞肿瘤及偶尔其他恶性肿瘤的肺转移灶经化疗后可发生此种情况。除组织学检查外,临床上很难判断是否属"净化"转移。肿瘤标记物测定是否转阴性,PET 检查阴性及 CT 检查见结节缩小、CT 值明显降低,且长期(数年)稳定,对确定是否为净化转移有一定帮助。极少数情况下,原发瘤经手术切除、放疗或化疗后,肺转移瘤可自发性消失,其机制至今不明[14]。

四、免疫、生物及靶向治疗

随着分子生物学技术和从细胞、分子水平对肿瘤发病机制认识的提高,肿瘤生物治疗已经成为可能。通过免疫组化、基因芯片等方式,检测某些癌基因和癌细胞遗传学标志物,利用特异性强的、针对某些特定细胞标志物的单克隆抗体、具有靶向性的表皮生长因子受体(EGFR)阻断剂、抗肿瘤血管生成药物、抗肿瘤疫苗、基因治疗等,是晚期癌瘤治疗中又一些手段。

1988—2000 年间,癌症患者的生存时间增加了 3.9 年,乳腺癌、结肠癌患者预期寿命分别延长了 3.6 年和 1.7 年,其中 80%的生存获益归功于治疗方法的更新改进,这其中靶向药物功不可没[15]。

Her-2/neu 在乳腺癌、卵巢癌、胃癌中有高表达,表示恶性度高,预后差。Herceptin 是抗 Her-2/neu 癌基因编码蛋白的单抗,晚期乳腺癌临床研究中有效,与紫杉醇联合有更显著的疗效。美国一组Ⅱ期研究,40 例转移性乳腺癌,NVB+Herceptin[Her-2(++)~(+++)阳性]有效率 80%。

已知表皮生长因子受体(EGFR)过度表达与预后差、转移快、生存期短相关。OSI-774(Tarceva)是一种喹哪喹啉类化合物,选择性很强的可口服的 EGFR 酪氨酸激酶活性抑制剂,导致细胞生长停止或走向凋亡,与放化疗合用起协同作用。对乳腺癌、NSCLC、卵巢癌、头颈部癌有效。Ⅱ期研究,NSCLC 48%获益,头颈部癌 42%获益。Flinkler 等报道晚期卵巢癌,有效率 13%,14 例生存 300 天。SU-5416 是 VEGF 及其受体抑制剂,转移性结肠癌Ⅱ期研究有效。

分子与基因治疗:Shirakaa 等认为,全身性应用重组腺病毒(Ad)载体可能是治疗骨肉瘤 PM 的另一个有效方法。该载体包含附加了阿昔洛韦前体(Acv)的单纯疱疹病毒胸苷激酶(TK)基因,接受治疗的小鼠PM 数目减少生存期较对照组延长。此方法有可能成为将来治疗骨肉瘤 PM 的方法之一。

生物反应修饰剂：脂质包裹的胞壁酰三肽可能对骨源性肉瘤的化疗提供一定帮助。胞壁酰三肽可激活巨噬细胞，使之成为肿瘤杀伤细胞。Kleinerman 等在一项Ⅱ期临床试验中用胞壁酰三肽治疗 PM，缓解期平均为 9 个月，对照组只有 4.5 个月[16]。

赵林等研究人生长激素（hGh）消化道途径转基因治疗。消化道基因治疗是基因治疗领域一种新的途径，主要优点是方便，既可提供肠胃的治疗，又可提供系统治疗。本研究首次验证 hGh 基因经消化道转进体细胞并得到表达。利用酵母作为消化道基因治疗的运送载体，口服之后能成功避开消化道中酸性物质和各种酶类的破坏作用，为基因物质提供了切实有效地保护。当它到达肠道被裂解后，释放出的功能性基因进入肠上皮细胞或者经体循环进入到许多器官。这种特征是采用酵母作为基因治疗的较大型载体的前提。由于基因治疗理论上可望从根本上治愈诸如癌症等疑难疾病，口服基因药物将为基因治疗展现新的、更加诱人的前景。但治疗基因在消化道的转导效率是目前一项待克服的难题[17]。

五、姑息治疗

用以缓解症状、提高生存质量、延长生命为目的。气道梗阻：肿瘤引起肺不张，造成阻塞性肺炎或肺脓肿，使用有效的抗生素的同时，激光治疗或经气管镜放入支架，外周转移不宜放支架。咯血：由癌肿侵犯气管、血管引起，可利用气管镜激光止血、外放射或用 CT 引导下的支气管动脉介入止血，无效时可姑息性肺切除。呼吸困难：由肺转移灶太多太大压迫肺组织引起，也可能是广泛转移胸膜、癌性胸水或癌性淋巴管炎，仅能对症胸腔引流，胸膜腔化疗缓解症状。最好的支持治疗以延长生命[16]。

铷-钇铝石榴石激光优点包括：①减少触摸肿瘤对肿瘤的挤压；②收缩性凝固边缘清晰；③使小血管止血防止癌细胞进入循环；④可根除瘤缘的镜下癌细胞；⑤脏层胸膜表面的收缩易修复肿瘤切除后的空隙。

光动力治疗仅被应用于治疗阻塞性病变或早期腔内病变，对某些患者有一定的治疗效果。

六、吸入疗法

Enk 等对 27 例患者行吸入 IL-2（3.6 万 U/d）联用达卡巴嗪治疗恶性黑色素瘤肺转移瘤，5 例完全缓解，其中 4 例之前用达卡巴嗪出现进展，无 1 例出现肺外转移。另 8 例部分缓解病例中 7 例也有同样结果。吸入疗法副作用很小并显示无论单用或联用都有效，可能会使治疗反应得以延长甚至延长生存。

七、综合治疗

何谓综合疗法，概念尚不明确。目前单一方法疗效不佳，人们冀图叠加两种或两种以上方法使其疗效相加。简单的叠加不能称之为综合治疗。目前阶段的综合治疗仍属叠加治疗。综合疗法是在掌控肿瘤的生长、复发、转移的规律的基础上个体化，达到现阶段最佳疗效的几种方法的有机组合。这方面的研究尚少，这是一个系统工程。目前的医疗体系很难做这个工作，但这很可能是希望所在。

郑晓等总结 68 例肺转移性恶性肿瘤综合治疗疗效。方法：单纯手术切除肺叶或楔形切除肺组织 3 例，手术切除肺部病灶加化疗 2 例，术前计划性放疗加手术切除肺部病灶加术后化疗 2 例，放疗加化疗 16 例，单纯放疗 6 例，单纯化疗 39 例。中药治疗。结果：鼻咽癌有效率 77.8%（14/18），中位生存期（MST）9 个月；肺癌有效率 50.0%（4/8），MST 7.5 个月；乳腺癌有效率为 55.5%（10/18），MST 17 个月；绒膜癌 2 例为 CR（生存期分别为 36 和 52 个月）；而肝癌 3 例均为 PD；软组织肉瘤 2 例中 NC 1 例，PD 1 例。总有效率为 51.5%（35/68），CR 为 27.9%，PR 为 23.5%，NC 为 27.9%，PD 为 20.6%。总 MST 10.5 个月。有 9 例肺转移同时伴有一个肺外组织转移，其 MST 5 个月；有5例同时伴有两个肺外组织转移（骨、脑、肝等），其MST 2.5 个月。有效者中 32 例加用中药治疗。放疗加化疗的 16 例有效率为 75%（12/16），MST 13 个月。放疗加手术加化疗的 2 例 PR、NC 各 1 例。单纯放疗的6 例有效率为 83.3%（5/6），MST 7.5 个月。单纯化疗的 39 例有效率为 30.8%（12/39），MST 11 个月[18]。

参考文献

[1]王斓.结直肠癌的分子标志物.中国医学论坛报，2010-7-22 肿瘤 B3 版

[2]王潍博.转移性肺癌 154 例临床分析.山东医药，1999，39（1）：25

[3]饶建，邹雨荷.全肺放疗治疗双肺多发转移癌24 例临床分析.世界肿瘤杂志，2005，4（2）：130-131

[4]涂文勇，胡春宏.转移性肺癌镂空放疗技术及疗效初步总结.肿瘤防治杂志，2002，9（4）：414-416

[5]赵健，王远东，吴一龙，等.射频毁损治疗肺转移瘤的疗效观察.中国肿瘤临床 2004，31（20）：1147

[6]肖建平，徐国镇，张红志，等.肺转移瘤立体定向放疗初探.中华放射肿瘤杂志，2006，15（1）：23-25

[7]钟军，刘明之，董俊林，等.肺转移瘤 X 线立体定向放射治疗

的临床价值. 江西医药,2007,42(12):1102-1104
[8]居小萍,张晓青,肖作平,等.三维适形放射治疗肺转移瘤的疗效分析. 中国肿瘤临床与康复,2007,14(1):58-60
[9]刘媛媛,潘明志. 131 I 治疗分化型甲状腺癌肺转移的疗效及影响因素. 中华肿瘤防治杂志,2008,15(4):314-318
[10]陈英梅,吴杏尧,郑敏红,等.CT 导向下 125I 粒子植入治疗肺转移瘤的疗效观察及护理. 家庭护士,2008,6(9):2376-2378
[11]郑广钧,柴树德,毛玉权,等.CT 引导下放射性粒子植入治疗肺转移癌. 中国微创外科杂志,2008,8(2):125-127
[12]李鹏,王启鸣,王慧娟,等.白蛋白结合型紫杉醇在非小细胞肺癌治疗中的研究进展.中国肺癌杂志,2010,13(7):248-251
[13]董生,董伟华,贾宁阳,等.肺转移瘤动脉灌注化疗的途径选择.介入放射学杂志,2008,17(3):179-181
[14]叶兆祥,鲍润贤.肺转移瘤的影像学诊断.当代医学,2009,2(8):140-144
[15]樊嘉.如何看待靶向药物的性价比.中国医学论坛报,2010-7-22 肿瘤 B9 版
[16]郑晓,刘鹏,徐裕金.恶性肿瘤的肺转移.医师进修杂志,2003,26(1):7-9
[17]赵林,郑文岭,汪宗桂,等. hGh 消化道途径转基因的研究.中国生物工程杂志,2005,25(S1):239-243
[18]郑哓,刘鲁迎,陈秀勇,等. 肺转移性恶性肿瘤综合治疗疗效观察.浙江医学,2001,23(10):604-605

第二节 外科治疗

一、外科治疗的历史

1883 年 Kronlein 首次成功地对一个肺转移性肉瘤患者做了手术切除。此后,Divis 和 Thorek 也分别于 1926 年和 1930 年对肺转移瘤进行了外科治疗。不过,一般都认为 Barney 和 Churchill 是最早开始有意识地对肺转移瘤进行外科治疗的。

1933 年 Barney 和 Churchill 首次报道了 1 例肾癌肺转移患者术后长期生存达 23 年之久,自此对肺转移癌的外科手术治疗开始趋向积极。1953 年 Manix 首先报道肺内多个转移病灶切除术后 2 年,患者健在,无复发。1970 年 Marcove 报道美国纪念斯隆凯特琳癌症中心随访 145 例骨肉瘤,83%在 2-年之内发生肺转移,88%的肺转移患者 2 年之内死亡,没有 5 年生存病例。成绩促进了肺转移瘤外科治疗的广泛开展。1978 年 Mountain 等报道了 660 例肺转移癌的手术结果,其 5 年生存率为 25%~40%。现在胸外手术给许多肺转移性瘤患者提供了长期生存的机会,几乎达到了原发肺部恶性肿瘤的胸外手术治疗水平。

转移性肺部肿瘤手术理论根据是:①肺是全身血液汇入上下腔静脉后必须流经的脏器,其丰富的毛细血管形成很好的滤器,能防止肿瘤细胞滤过,因此肺转移瘤的切除可避免肿瘤的进一步播散;②许多恶性肿瘤尸检报告肺部转移灶常常是唯一转移灶,而其他脏器常无受累(包括原发脏器也未见肿瘤复发);③由于肺循环的压力仅为体循环压力的 1/4~2/6,使肺是转移性瘤细胞最难通过、最易着床的脏器;④转移性肺部肿瘤手术并发症的发生率及死亡率极低。

有人认为肿瘤一旦发生肺转移均属晚期肿瘤范畴,既然已发生肺转移也可能同时存在其他组织器官的转移,并且大多数肺转移为多发性,因而一般选择了比较保守的治疗手段。绝大多数患者接受了化疗或放疗。然而客观情况并非这么简单。早在 1950 年 Abranms HL 等就曾报道对 1000 例因患恶性肿瘤死亡的患者进行尸检后发现约有 45%的存在有肺或肝的转移。大多数肺转移为多发性转移,仅有约 10%的为单发性转移。死于肺转移瘤的患者中,约有 20%均未发现其他部位的转移。近年来许多医生已经注意到肺转移瘤的外科治疗的潜在优势。1997 年 UCoPastorino、Marc Buyse 等报道了一组欧洲和北美 18 家医院共同完成的 5206 例肺转移瘤外科治疗结果的分析,收集了这些医院 40 年间外科治疗的肺转移瘤患者。其中原发肿瘤来源于上皮组织的 2260 例,肉瘤类的 2173 例,生殖细胞类的 363 例,黑色素瘤的 328 例;无瘤间期 0~11 个月的 2199 例,12~35 个月的 1857 例,36 个月以上的 1620 例;单发转移瘤的 2383 例,多发转移瘤的 2726 例;平均随诊期为 46 个月。转移瘤完全切除的 4572 例的 5 年、10 年、15 年生存率分别是 36%、26%、22%;而不完全切除的 634 例的 5 年、10 年生存率是 13%、7%。完全切除组无瘤间期 0~11 个月的 5 年生存率是 33%,而无瘤间期大于 36 个月的 5 年生存率是 45%。单一转移瘤切除术后的 5 年生存率是 43%,而 4 个或 4 个以上转移瘤的 5 年生存率是 27%。多因素分析显示原发瘤为来源于生殖细胞的恶性肿瘤、无瘤间期超过 36 个月、单一的肺转移瘤切除术后预后较好。这是一篇很有说服力的文献,其结果令人鼓舞。

20 世纪 90 年代成立的肺转移国际注册协会(International registry of Lung metastases,IRLM)专门统计肺转移瘤病例、治疗标准、手术方法及生存效果。

二、适应证

手术适应证标准:①原发肿瘤已行外科根治性切除或被控制或能被同时切除,无其他远处转移;②转移瘤无论是单个或多个转移,单侧或两侧,估计可完全切除;③根据原发肿瘤的生物学行为特点无其他有效的治疗方法;④引起出血、阻塞性病变等,内科治疗无效;⑤适当的心肺功能,能耐受拟行的手术方式和切除范围;⑥可接受的手术危险性。亦应考虑有无纵隔淋巴结转移、转移瘤的数目、转移范围、无瘤间期、肿瘤倍增时间、原发灶的组织学类型等影响预后的因素对选择病例有一定的参考价值。再次转移不是手术禁忌证。适应证范围还在扩大,在一定时期内这是趋势,这是因为外科技术、麻醉技术、医用材料等都在发展,但不会无限扩大。其他治疗技术的进步会取代手术。

回顾 Thomford 等在 1965 年制定的手术适应证有 4 条:①患者全身状况良好;②原发灶已被控制;③无肺以外脏器转移;④胸片上转移灶仅局限在一侧肺。当时 5 年生存率 30.3%。1978 年 Martini 建议 1、2、3 条保留,第 4 条改为无其他治疗方法。1984 年 Mountain 建议,同 1、2 条,第 3 条改成一切转移灶均可切除。手术适应证扩大,而效果不减。近年肺转移瘤的5 年生存率31%~38%,10 年生存率 23%~36%,显示长期生存的可能性。Stewart JR 等人在 20 年(1969—1989)内实施的标准是:①原发灶切除后无复发迹象;②无肺外转移的迹象;③预计手术可切除所有转移灶(包括两侧分期开胸);④估计术后不会出现肺功能不全。

肺转移瘤手术可延长生命,5~10 年生存率为 35%~40%,几乎 1/4 患者可生存达 15 年之久,因此起到了很好的补偿治疗作用。原发灶控制后,肺转移瘤切除还具有重要的诊断价值,成人新发现的肺部结节,60%病例为肺原发瘤而非转移。原发性肺癌或局限于肺的转移癌均应考虑早期手术切除[1-2]。

日本学者等 2005 年重申,手术切除是各种实体肿瘤肺转移瘤的一个重要治疗手段。对肺转移瘤的适应证如下:①患者必须能良好地耐受手术风险;②原发肿瘤控制;③没有其他肺外转移;④肺部病变被认为能完全切除。根据这些准则适当选择患者整体5 年存活率为 30%~40%。

参考因素:①全身化疗的有效存在作为合并的方式;②鉴别诊断原发性肺癌有难度;③除手术切除没有其他有效的治疗方法;④肺转移症状,如气胸、咯血。肺转移瘤的重复切除原则基本同首次的原则[3]。

山口豊等报道 1 例肺转移瘤因肺功能差分次手术而得以治疗。女性,36 岁。5 年前妊娠 9 个月时发现直肠癌。做直肠、左卵巢、子宫、阴道 1/3 合并切除。口服 5-FU。现胸片发现右下 S^9 6cm×5cm×7cm、左下 7cm×7cm×6cm 肿块影。先右下手术,6 周后左下手术。约 2 年后肺功能 FVC 1570 mL,%FVC 54.7%,$FEV_{1.0}$ 1470 mL,$FEV_{1.0}$% 93.6%。术后化疗。但在 2 次手术后 1 年又肺出现多发转移,1 年后死去[4]。

二、国内目前的情况(包括疗效)(部分日本资料)

几组手术治疗肺转移瘤的原发肿瘤见表 8-2-1[5-16]。

从表 8-2-1 可看出:①可切除的肺转移瘤的原发脏器是非常广泛的,几乎无所不包。上述论文 10 篇中共 518 例患者,男 268 例,女 250 例。最大年龄 85 岁,

表 8-2-1 几组手术治疗肺转移瘤的原发肿瘤

作者(例数)	腺癌	鳞癌	肉瘤	消化	泌尿	肺	肝	甲状腺	结肠	直肠	肾	膀胱	乳腺	胃	前列腺	食管	骨	淋巴	肾上腺	睾丸	恶黑	喉	头颈部	女生殖	颊	皮肤	其他	不明
李标等(32,VATS)	29	2				4	1	2	3				5	3	2	2												
杨健等(45,VATS)						26	2	4	2	3	2						1	4										
蒋友华(41,VATS)			3						7	2	2	1	3	10		7	1		1	1	1	1			1			
于振涛等(106)			20		15	3				18		18			9						11	8		3		3		
全利国等(127)		69*	56					10	17		5	2	15	12									6					
顾泽苗(31)	27*		2	17	5	2							2				3						1					2
袁方良等(53)	33*	14														1		2				3						
黄植蕃等(40)		27*	13																									
任长裕等(54)			7			3	4		8		4	1	2	1		1			1			15			7			
熊汉鹏等(41)			5						6		3		2		2							5	19					
山田英司等(187)			5	11			4	6	49	28	17	3	28	3		1			1		3	3	21		5	6		
张铁等(108)	2		15		3		6	3	31		5	10	11		4				2	2	7	7		1	2	4		

注:前列五项是系统(消化-甲状腺)相,包括后述器官相。*:跨越腺癌与鳞癌线者为癌;VATS:胸腔镜手术;鳞癌:鳞状细胞癌;恶黑:恶性黑色素瘤

最小年龄 7 岁，几组平均年龄在 39.2~53.27 岁之间。②并发症多。有的组内有高血压、高血糖、心肌劳损、心梗史、心房纤颤、甲状腺功能低下等。尤其是还有轻度或中度阻塞性通气功能障碍。③合并其他部位转移，如脑转移、骨转移等。这二者都与手术成败有关。几组肺转移瘤手术治疗的术式见表 8-2-2[5-11,13-14,16-18]。

Tanju S 等探讨肺转移瘤扩大切除的可行性。1991—2008 年共行 25 例扩大肺切除术(切除内容包括胸壁和膈肌、血管、袖状气管、心房等)。分析了无病间隔期、切除类型、手术并发症、死亡率和生存率，扩大切除组并与同期肺叶切除或次叶切除患者组相比较。结果：扩大切除组平均无病间隔期 36.02(6~132)个月。扩大手术切除率是 10%。1 个月内所有患者生存。扩大切除转移瘤组统计 5 年生存率为16.3%。两组平均存活时间分别为 40 个月(标准差=11)(95%可信限，19~61)和 20 个月(标准差=3)(95%可信限，14~26)。差异无统计学差异(P=0.09)。病种分析两组亦无统计学意义(骨肉瘤 P=0.758；上皮肿瘤 P=0.11)。几组肺转移瘤手术治疗的疗效见表 8-2-3[6-14,16-17,19]。

上海胸科医院 1739 例肺部转移性肿瘤的外科治疗概况见表 8-2-4、8-2-5[20-22]。

可见各种癌瘤手术切除后的历年生存率略高于各种肉瘤手术切除者。

任长裕等报道 1948—1981 年 54 例肺转移性肿瘤肺切除中 11 例生存 5 年以上病例情况见表 8-2-6[13]。

转移性肺部肿瘤手术疗效各家报道不一。肺转移

表 8-2-2　几组肺转移瘤手术治疗的术式

作者(例数)	部位				术式							
	单侧单发	单侧多发	双侧多发	其他	楔切	段切	叶切	全肺切	多楔切	双叶切	灶切	其他
李标等(32)	29		3		23	5	4					
刘树库等(51)	20	26	8		19	26	6					
于振涛等(106)	74	24	8			48	37	1	25	7		
全利国等(127)	41	42					8				117	
顾泽苗(31)	18	11	2		18		13					(33)次
袁方良等(53)	31	20	2		111	3	32	1				探查 3，胸壁 1，冷冻 1(55 次)
任长裕等(54)					48 次肺切除术(因再发肺转移施行 2 次和 3 次肺切除术各 1 例)，另 9 例仅施行剖胸探查							
熊汉鹏等(41)	18	23	2		30		8					叶切+楔切 7(45 次)
杨健等(45)					均行肺部分切除术。其中 32 例行辅助小切口。有 37 例行孤立肺结节切除术							
蒋友华(41)	均为单侧单发肺转移				14		27					
张铁等(108)*	77		31	23 例伴肺外转移灶		7	49	15				VATS18 次，部分切 51 次
中川健等(194)						5	121	10				部分切 35，叶+部分切 23

*：共 122 次手术

表 8-2-3　几组肺转移瘤手术治疗的疗效

作者(例数)	随访率	1 生率	3 生率	5 生率	10 生率	20 生率	其他
蒋友华(41)		87.8		45.5			
杨健等(45)		75.0	50.0	45.0			
熊汉鹏等(41)		78.1	48.8	21.9	9.7		肉瘤和癌肺转移切除术后 5 年生存率分别为 20%和 22.2%
任长裕等(54)		64.2	45.7	40.7	22.7	18.8	
黄植蕃等(40)		89.5	38.9	28.6	16.6	7.6	肉瘤和癌肺转移瘤切除后 5 年生存率分别为 25.0%和 31.3%
袁方良等(53)	94.3	82.2	48.5	28.9			
顾泽苗(31)	74.2	45.2	29.0	12.9			
于振涛等(106)	94.3	83.0	35.8	19.8	6.6		癌和肉瘤肺转移术后 5 年生存率分别为 19.8%和 20.0%。其中乳腺癌、头颈肿瘤、泌尿系肿瘤及骨肉瘤的肺转移瘤疗效较好，其 5 年生存率分别为 33.3%、27.3%、20.0%及 33.3%。术后行辅助治疗(放疗、化疗)者 5 年生存率18.1%、未行辅助治疗者 23.5%
刘树库等(51)				29.4			全组 2 年生存率为 41.2%(21/51)。其中绒癌及骨肉瘤者生存率较高，5 年生存率分别为 50.0%(3/6)和 33.3%(4/12)。双肺转移者 8 例，2 年生存率为 37.5%(3/8)

(待续)

（续表）

作者（例数）	随访率	1 生率	3 生率	5 生率	10 生率	20 生率	其他
全利国等（127）	（原文为图线，未统计）						单发转移患者的中位生存期为 36 个月，其 95%可信区间为（33 个月，39 个月）。多发转移患者的中位生存期为 14 个月，其 95%可信区间为（11 个月，17 个月）
张铁等（108）	97.1	87.9	47.3	31.7	13.9		7 生率 23.7%；中位生存期为 34.8 个月

注：几生率皆为%

表 8-2-4　1739 例肺部转移性肿瘤的外科治疗概况

原发恶瘤	总例数	手术总数	一侧手术总数		两侧手术	5 年生存率（%）
		例数（%）	单发例数（%）	多发例数（%）	例数（%）	
骨肉瘤	189	98(51.9)	59(31.2)	16(8.5)	23(12.2)	25.4
绒膜上皮癌	151	89(58.9)	56(37.1)	15(9.9)	18(11.9)	37.1
肾癌	123	52(42.3)	39(31.7)	5(4.1)	8(6.5)	28.6
结肠直肠癌	136	51(37.5)	44(32.4)	4(2.9)	3(2.2)	38.1
乳腺癌	372	46(12.4)	34(9.1)	10(2.7)	2(0.5)	16.7
软组织肉瘤	102	46(45.1)	20(19.6)	15(14.7)	11(10.8)	23.8
子宫癌	180	44(24.4)	32(17.8)	12(6.7)	0(0)	39.1
腺样囊性癌	18	10(55.6)	3(16.7)	3(16.7)	4(22.2)	
喉癌	38	9(23.7)	7(18.4)	2(5.3)	0(0)	
胃癌	130	10(7.7)	5(3.8)	4(3.1)	1(0.8)	
精原细胞瘤	35	9(25.7)	6(17.1)	1(2.9)	2(5.7)	
甲状腺癌	65	7(10.8)	5(7.7)	1(1.5)	1(1.5)	
食管癌	44	5(11.4)	3(6.8)	1(2.3)	1(2.3)	
恶性黑色素瘤	13	5(38.5)	3(23.1)	1(7.7)	1(7.7)	
其他恶性肿瘤	143	34(23.8)	25(17.5)	5(3.5)	4(2.8)	
合计	1 739	515(29.6)	341(19.6)	95(5.5)	79(4.5)	

表 8-2-5　肺部转移性肿瘤手术切除后的历年生存率

术后年限	各种肉瘤手术切除			各种癌瘤手术切除		
	总例数	生存数	%	总例数	生存数	%
1	37	28	75.7	148	115	77.7
3	30	10	33.3	123	49	39.8
5	26	6	23.1	83	27	32.5

表 8-2-6　11 例生存 5 年以上病例情况

原发肿瘤	肺转移瘤大小（cm）	肺部出现转移距原发灶根治时间	术后生存时间	目前情况
子宫绒膜癌	7×7	子宫切除前发现	24 年 9 个月	良好
下肢骨膜肉瘤	6×5	1 年 6 个月	22 年	良好
子宫绒膜癌	4×3	4 天	24 年 1 个月	良好
肾透明细胞癌	3×3	3 年	8 年 6 个月	死亡
子宫颈鳞癌	4×4	3 年	17 年 1 个月	良好
肾透明细胞癌	<4	6 年	7 年 2 个月	良好
食管中段鳞癌	5×5	2 年 6 个月	5 年 8 个月	良好
子宫绒膜癌	3×2 及 1×1	先发现肺转移，肺切除后做子宫切除	5 年 5 个月	良好
结肠腺癌	1.5×1.5	4 年 6 个月	7 年 2 个月	良好
鼻咽癌	3×3（中叶），3×3（下叶）	2 年 6 个月	5 年 2 个月	死亡
颌下腺腺癌	1.5×1.5	6 年	15 年 6 个月	良好

瘤外科治疗效果：有文献报道，原发病灶完全控制后，肺转移瘤非手术者5年生存率不足5%，未能完全切除者的10年生存率为0%，而完整切除者的10年生存率为23%。完整切除肺转移瘤可明显延长患者的生存期。文献报道5年生存率差异较大，为24%~54%，最近一篇文章统计是大于50%。但有一点可以肯定的，那就是转移性肺部肿瘤的外科疗效几乎可以达到原发部恶性肿瘤的手术疗效，这也是转移性肺部肿瘤手术被广泛接受的前提[14]。

四、有关手术几种情况的讨论

1.术前对患者情况的估计

一般认为原发癌是鳞状细胞癌的倾向于及早手术，腺瘤须短期观察以排除远外转移可能，肉瘤类则观察1~3个月。在儿童期转移肿瘤多为肉瘤，宜先行放疗或化疗，如不是肉瘤可考虑手术切除。然而对孤立性结节阴影诊断需仔细分析，根据Steele资料，恶性占35.6%，良性为7.3%，炎症性为53.4%，其他为3.6%；在恶性肿瘤中，原发癌肿是31.6%，转移性为2.9%，其他是0.1%，亦有提到原发癌治疗后出现肺内孤立型病灶时，其中15%~20%可能是原发性肺癌。一般来说，原发鳞状细胞癌则肺内病灶可能是另一原发癌，若原发腺癌出现肺病灶半数是转移的，而肉瘤与黑色素瘤肺内病灶通常是转移的。对骨肉瘤肺转移者先用化疗观察2~8个月稳定后再做手术较好，对结肠直肠癌、子宫癌的肺转移应首先排除肝转移才能切除，同样对乳癌亦如此。有肺外原发恶性肿瘤的患者，肺部若出现多发性结节病灶，多可诊断为肺转移。

胸片是最基本的检查，肿瘤直径10~15 mm是胸片能否识别的界限；胸片对外周型小结节的假阴性诊断率为47.5%，其中10 mm以下者达80%。普通CT肺转移瘤的诊断仍有一定的局限性，与术后病理对照，阳性预测值仅为53%。螺旋CT薄层扫描和高质量的三维重建，对肺内孤立性小结节的检出率明显优于普通CT，诊断肺内<6 mm及≥6 mm转移结节的敏感性分别为61%~83%、82%~100%，而胸膜转移结节仅为22%、67%。螺旋CT与病理连续切片的动物实验对照研究：对直径≤5 mm及>5 mm的肺转移结节的检出率分别为44%、91%，尤其对<2 mm的微转移灶检出率不足10%。脑CT、腹部CT或B超及骨扫描可检查发现其他部位的潜在转移灶。如果转移情况尚难确定，最好暂缓手术，8~12周后复查，以便明确有无潜在的肺外转移，避免不必要的探查术。PET能有效地排除其他转移灶、区分术后影像学改变和术后复发、良性病变和恶性病变（淋巴结、肝脏或肺脏结节），帮助寻找肿瘤标志物升高患者的原发病灶。

许多研究发现，CT上显示的与开胸用手触摸的转移瘤数量常不一致。根据IRLM资料，放射科对肺转移癌数量评价的准确率61%，有25%的病例低估，约14%高估了其数量。有报道高达30%患者开胸发现比术前CT提示的转移瘤数量多。

绝大多数恶性肿瘤出现肺转移后中早期多无临床症状，为了尽早发现肺转移瘤，在原发肿瘤根治后应根据原发肿瘤的倍增时间每1~6个月摄X线胸片，必要时行肺部及纵隔CT扫描及原发肿瘤标志物等相关检查（如绒膜促性腺激素、甲胎蛋白、癌胚抗原等），至少随访3~5年，同时警惕少数病例10年后尚可出现的肺转移。

2.手术时机

日本学者田中等研究手术切除肺转移的最佳时刻，提出了令人意外的观点。对2000—2005年68例肺转移癌切除术患者临床预后因素进行多元分析。结果：计算两个间隔，一是从肺转移瘤切除到复发，二是从发现肺转移到切除肺转移瘤时间，统计独立的预后因素，探讨两者之间的特征关系。按照从肺转移瘤切除到复发的间隔将68例患者分为两组。19例（A组）是1年之内复发，而49例（B组）患者没有复发。从发现肺转移到肺转移瘤切除的间隔在A组明显缩短于B组（2.9个月 vs 7.1个月，P=0.01）。基于这些结果，对两个不同的患者群体和生存进行了比较。间隔明显缩短的存活者中观察到是在发现肺转移瘤3个月内（X组，35例），与那些3个月以上接受肺转移瘤手术（Y组，33例）的不同。结论：当从发现肺转移到肺转移瘤切除间隔是短暂的情况下，会有较多病例早期复发。转移瘤切除至少要在发现3个月后实施，这样才可显著改善患者的预后。肺转移瘤切除后单元和多元分析预后因素和生存率见表8-2-7[23]。

可惜病例数少，难做结论。

此种观点引起热论。肺转移瘤的最佳切除时机，是每一个外科医师碰到的难题。术后很快出现复发（肺，还有其他脏器）是大家经常遇到的头痛问题。上述研究中患者病种繁多（大肠、肾、肺、食管癌、乳腺癌等12种），应该说是不同质的，缺乏可比性。这还不是结论，只是一个挑战，是对见了转移瘤就切除这种传统做法的挑战，对肿瘤患者的处理需要争分夺秒这种传统观念的挑战。

不同肿瘤倍增时间不一样，转移瘤与原发瘤的倍增时间也不一样。如何掌握不同性质肿瘤的肺转移瘤

表 8-2-7　肺转移瘤切除后单元和多元分析预后因素和生存率

变量	相对危险度	95% CI	P 值
单变量			
年龄	1.024	0.980~1.070	0.2835
性别(男)	5.482	0.707~42.509	0.1035
DFI	0.971	0.937~1.007	0.1109
从切除至复发间隔 *	0.870	0.809~0.936	0.002
从发现到切除间隔	0.734	0.535~1.007	0.0551
转移灶数(单个)	0.999	0.270~3.703	0.9988
术式(楔切)	1.080	0.235~4.959	0.9210
多变量			
年龄	1.031	0.969~1.097	0.3322
性别(男)	0.878	0.071~10.793	0.9191
DFI	0.966	0.921~1.013	0.1506
从切除至复发间隔	0.829	0.734~0.937	0.0026
从发现到切除间隔	0.623	0.405~0.958	0.0312
转移灶数（单个）	1.998	0.372~10.740	0.4200
术式(楔切)	0.792	0.147~4.268	0.7865

*:复发指任何器官

的切除时机，恐怕还要做许多研究才能回答[24]。

3.转移病灶的数目

文献报道，转移性肉瘤的病灶数在 5 个以下时，手术的效果较好。但也有资料表明，对于转移病灶可以完整切除者，病灶的数目对评价疗效并不重要。此观点与有关多发肺转移瘤患者经多次手术治疗后长期生存的报道相一致。熊汉鹏等单发转移瘤 18 例，多发转移瘤 23 例，其 5 年生存率分别为 27.7%和26.1%，两者差异无显著性。软组织肉瘤和骨肉瘤患者转移灶的数量对生存无明显影响。文献报道，除黑色素瘤外，其他所有肺转移瘤的 5 年生存率均较为可观，如成骨肉瘤 20%~50%、子宫癌42%~53%、软组织肉瘤 18%~28%、肾细胞癌 24%~54%、头颈部癌 41%~47%、结肠癌 21%~39%、睾丸癌51%~71%(3 年生存率)、乳腺癌 31%~50%。国内黄植蕃等报道一组 40 例肺转移瘤，术后 1、3、5、7 和 10 年生存率分别为 89.5%、38.9%、28.6%、16.6%和 7.6%，其中肉瘤和癌肺转移瘤切除术后 5 年生存率分别为25.0%和 31.3%。

多数学者认为，肺多发性转移的预后一般不如单发性转移。单个、2~3 个、4 个以上转移灶术后 5 年、10 年生存率分别为 43%、31%，34%、24%，27%、19%；多因素分析显示转移灶的多少影响预后(P<0.05)。而有些人认为，转移灶的多少与预后无关，而与转移灶的大小有关。直径<3 cm 及≥3 cm 术后 5 年生存率为 64.8%、18.8%。纤维肉瘤及骨肉瘤则不然，单发与多发的预后相似。也有学者认为，转移灶的数目、大小与预后无关，而与单侧或双侧转移有关。

转移瘤的个数已不再是是否手术的限制条件。越来越多的文献报告了对 2 个、3 个、4 个乃至多个肺转移瘤手术切除后的分析，结果出人意料。对 2 个以上的病灶位于同一肺叶内或同侧肺组织内，尤其是原发肿瘤为软组织肉瘤或对放化疗不敏感的恶性肿瘤，若外科手术可达到完全切除全部转移瘤时，应积极选择手术治疗。对于双侧肺内出现的转移瘤，应较谨慎地对待。但不宜过分保守，尤其是一些软组织肉瘤发生的双侧多发性肺转移瘤，其他治疗效果差，同时这一类患者中青壮年患者多，可积极实施手术治疗，即使难于完全切除，也应尽可能地切除转移瘤，降低瘤负荷，为其他治疗创造条件，也可获得较好的预后。关于转移瘤的大小，尚不是影响手术治疗的主要因素，但对于手术术式有影响。

Ewing 肉瘤出现多发结节是手术禁忌证。乳腺癌和结肠癌患者出现多发结节也是预后极差的征象。但纤维肉瘤和成骨肉瘤却不一样，如果符合其他标准，仍然可以施行广泛的肺切除术。必须强调的是对肺转移瘤的任何一种外科治疗都要制定一个全部切除可见病灶的手术方案[1]。

第 14 届世界肺癌大会(2011，阿姆斯特丹)对多发病灶的二次手术切除：鉴别多原发肺癌与肺内转移开列了一个模式图(图 8-2-1)[25]。

4.无瘤间期(DFI)

图 8-2-1 多数学者认为 DFI 越长预后越好。DFI<11 个月、12~35 个月、>36 个月的 5 年、10 年生存率分别为 33%、27%、31%，22%、45%，29%。

有文献显示，无瘤间期>36 个月的患者的5 年生

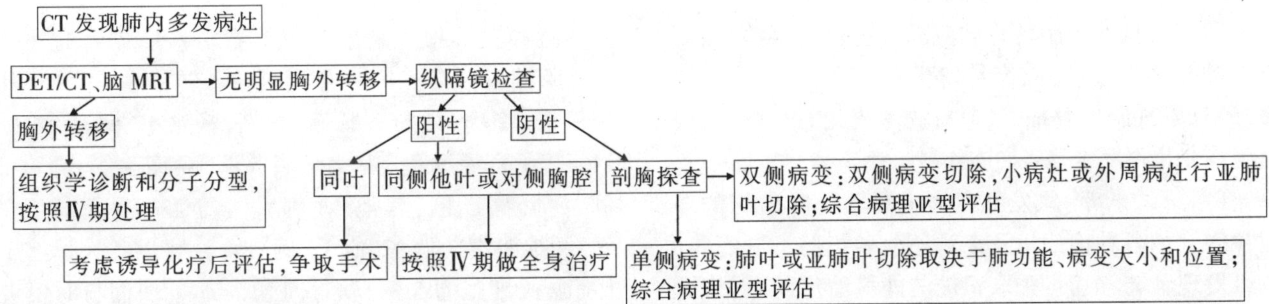

存率明显高于无瘤间期<20 个月的患者。多数研究认为 DFI>12 个月预后较好,据 IRLM 近 5000 例转移瘤切除病例报道 DFI≥36 个月。孤立病灶又完全切除者有较好的生存率,完全切除后总的死亡率仅 0.8%。然而也有一些研究结果显示，生存与 DFI、DT 长短无关。Thrasher 报道,根治性肾切除后发现肺转移瘤但未做切除,平均生存时间为 35 个月;而同时发现肺转移的肾细胞癌患者虽进行了肾切除,平均生存时间仅 18 个月。有报道指出,无瘤间期>12 个月,5 年生存率为 55%;而<12 个月者,5 年生存率仅为 9%。

但有些报道持不同观点,John H、Robert 等在对 276 例肺转移瘤切除术后影响长期生存的因素进行分析后,显示无瘤间期的长短对肺转移瘤外科治疗的预后无明显影响。他们把这些患者以无瘤间期 0~13 个月、14~32 个月和大于 32 个月分为三组绘出生存曲线,其结果是这三条曲线走向几乎一致。无论无瘤间期的长短如何,其外科治疗后的生存情况明显优于非外科治疗的患者，这一结论已经被许多文献所证实。今天许多临床医生对肺转移瘤的治疗采取了更加积极的态度。

5.肿瘤倍增时间(TDT)

TDT 越长预后越好。Ollila 等研究表明转移性肺黑色瘤 TDT<2 个月,中位生存期 15 个月,5 年生存率为 0;TDT≥2 个月，中位生存期 29.2 个月,5 年生存率为 20.7%(P<0.0001)。认为 TDT 是反映预后的重要指针,应作为是否手术的指针。若 TDT≤60 天,则只给予化疗及生物治疗,不应手术治疗。判断多发性肺转移癌患者手术后能否获得良好的效果,肿瘤倍增时间的测量是相当准确的方法。>40 天者，切除术后 5 年存活率可达 63%。而经非手术治疗的病例,常常不能活到 2 年以上。相反,倍增时间<20 天的手术病例,比未手术治疗患者,只多存活 7 个月,手术切除常是没有益处的。Wanebo 等研究表明肺转移瘤切除后中位数生存期(MST)与 TDT 有关。TDT<20 天,MST 为 7~12 个月;TDT>40 天,MST 为 17~48 个月[12]。

6.病理类型

(1)*原发肿瘤的恶性程度*:原发肿瘤为低度恶性的肿瘤，一旦发生肺转移瘤应积极进行外科治疗;而原发肿瘤恶性度较高,容易发生多器官、多部位的转移,一旦发现肺转移瘤时,应首先考虑进行化疗后,根据病情变化再决定是否实施外科治疗。

(2)*组织来源*:原发肿瘤为来源于间叶组织的恶性肿瘤，如各种肉瘤以及来源于生殖细胞类肿瘤等,一经发现肺转移瘤可采取积极的外科治疗。而对于原发肿瘤来源于上皮组织的癌,应谨慎对待。首先应排除是否同时存在其他器官、部位的转移,或先进行一段时间的化疗后,再实施手术切除。Robert 等对 276 例肺转移瘤术后预后因素进行单因素分析表明,原发肿瘤组织类型明显影响预后(P<0.0001),畸胎瘤常肺转移预后最好，术后 5 年、10 年生存率分别为 77%、72%。预后最差的黑色素癌肺转移，术后 5 例没有 1 例能存活 2 年以上。Pastorino 等的研究结果相似,胚胎细胞性肿瘤肺转移术后预后最好,5 年、10 年生存率分别达 68%、63%；而黑色素瘤肺转移术后预后最差,5 年、10 年生存率分别为 21%、14%。

必须考虑到不同组织类型肿瘤的独特转移播散方式。恶性黑色素瘤可同时远处播散到任何一个系统,死因常常是神经系统转移,病变局限到肺的很少,所以这种患者一定要严格达到各项标准的要求。相反,肾上腺瘤的特点是控制原发灶到出现转移的间隔长,局限在肺内的相当多。同此,肾上腺瘤肺转移瘤是手术治疗的最好病例。Ewing 肉瘤转移到肺内,几乎都是双侧,而且不适于手术。软骨肉瘤、纤维肉瘤及成骨肉瘤也常常是好的手术病例。组织学类型差的病例应严格要求各项标准。肾细胞癌、妇科肿瘤及生殖系肿瘤患者均有较长的术后生存期,肉瘤、黑色素瘤和乳腺癌患者的预后最差,其 5 年生存期<25%。

(3)*原发器官*:对肺转移瘤治疗结果的分析可以看到,一些器官的肿瘤所发生的肺转移瘤实行外科治疗后,预后较好,如男女泌尿生殖系统的各种肿瘤以及甲状腺癌、结肠癌等。所以临床上对这些器官的肿瘤所发生的肺转移瘤一般采取较积极的外科治疗。原发肿瘤手术效果较好的为绒膜癌、睾丸癌,其次为肾癌、CRC 和子宫癌等,较差的是肝癌、恶性黑色素瘤。

姜燕等总结了肺转移性肿瘤 43 例,显示了控制原发瘤的重要性(可惜病例太少,表 8-2-8)[26]。

表 8-2-8 原发肿瘤转移到肺时间

转移到肺时间	≤1 年	1~2 年	2~3 年	>3 年	总计
原发瘤手术后	3	8	3	4	18
原发瘤未手术	5	3	1	0	9
总计	8	11	4	4	27

近藤丘等报道从原发脏器看转移性肺癌的外科治疗策略。1975—1996 年间收治肺转移癌 147 例,其中癌瘤 98 例(结肠直肠癌 35 例,肾癌 17 例,睾丸癌 11 例,子宫癌 9 例,甲状腺癌 5 例,喉癌 3 例,肺癌 2 例,膀胱癌 3 例,其他 13 例),肉瘤 23 例(恶纤组 7 例,纤维肉瘤 3 例,其他 13 例),骨肿瘤 26 例(骨肉瘤 19 例,巨细胞瘤 5 例,软骨肉瘤 2 例)。他们与时俱进

地根据自己的经验结合文献讨论了肺转移肿瘤的指针。结肠直肠癌：肺转移例术后5年生存率23%~43%。预后因子与转移灶个数有关，而与DFI、肿瘤倍增时间、部位、术式似乎无关。转移灶个大的伴肺门纵隔淋巴结转移可能性大，本文资料显示纵隔转移与切除成绩无关。有说血CEA与预后有关。肾癌：5年生存率49.7%，10年生存率33.7%。对纵隔淋巴结的认识仍不明。睾丸生殖细胞瘤：原发灶切除后以CDDP为中心化疗效果好。肺转移例本组先化疗再切除转移灶效果较好。骨肉瘤：开胸时往往遇到预想以上的多发灶。因此，术前应慎重估计病情[26]。

日本石原等统计至1975年10年间用各种方法治疗1739例转移性肺肿瘤，肺切除者515例，从表8-2-9中可见原发肿瘤为绒膜癌、子宫癌和直肠癌，转移灶切除预后较好；骨肉瘤、软组织肉瘤较差；而乳癌仅16.7%。有统计转移性癌术后5年生存率33.3%，转移性肉瘤为16.6%，因此原发肿瘤的不同，其预后亦不一致。1980年前转移性肺肿瘤外科治疗疗效见表8-2-9[18]。

从表8-2-10可看出，日本转移性肺肿瘤的手术例数增加，也可看出其中的肿瘤种类。在此补充的是，逐年增加的手术例中的相当一部分是胸腔镜手术[28]。

吴屋朝幸等1967—1987年间做胸部转移瘤手术307例，肺是292例（癌226例，肉瘤66例），胸壁11例，纵隔淋巴结4例。肺转移瘤手术例的生存率：1生率73%，2生率58%，5生率37%，10生率23%（表8-2-11）。

最初5年内生存率急剧下降，5年后变为和缓下

表8-2-9　1980年前转移性肺肿瘤外科治疗疗效

原发肿瘤	总例数	手术例数	单侧手术例		双侧手术例	术后5年生存率
			单发例	多发例		
骨肉瘤	189	98	59	16	28	26.2%
绒膜癌	151	89	56	15	18	45.8%
肾癌	123	52	39	5	8	28.6%
结肠直肠癌	136	51	44	4	3	38.1%
乳癌	372	46	34	10	2	16.7%
软组织肉瘤	102	46	20	15	11	22.2%
子宫癌	180	44	32	12	0	39.1%

注：原表部分内容

表8-2-10　日本胸部外科学会指定单位/有关单位的转移性肺肿瘤的手术例

原发脏器	2002年(%)	2006年(%)	2009年(%)
结肠直肠	1713(45.5)	2 306(47.1)	3 016(48.9)
肝、胆、脾	131(3.5)	187(3.8)	236(3.8)
子宫	137(3.6)	212(4.3)	315(5.1)
乳腺	302(8.1)	309(6.3)	373(6.0)
卵巢	35(1.0)	50(1.0)	47(0.8)
睾丸	81(2.2)	65(1.3)	63(1.0)
肾脏	286(7.6)	399(8.1)	498(8.1)
骨	129(3.4)	142(2.9)	129(2.1)
软组织	209(5.5)	215(4.4)	256(4.1)
耳鼻咽喉	162(4.3)	258(5.3)	342(5.5)
肺	260(6.9)	295(6.0)	373(6.0)
其他	318(8.5)	462(9.4)	523(8.5)
合计(%)	3 763(100)	4 900(100)	6 171(100)
在院死亡(%)	25(0.66)	19(0.39)	13(0.21)

表8-2-11　转移性肺肿瘤手术后生存率(Kaplan-Meie法统计)

	1年生存率	2年生存率	3年生存率	5年生存率	10年生存率
全例(292)	73.0(180)	57.2(128)	48.2(94)	36.9(54)	23.6(14)
结肠直肠癌(65)	77.6(44)	61.9(30)	59.7(27)	40.2(13)	10.1(1)
子宫、宫颈癌(34)	62.7(20)	46.2(14)	42.9(13)	32.7(9)	32.7(9)
肾癌(28)	92.9(22)	82.4(16)	49.7(9)	37.3(6)	7.5(1)
乳癌(21)	74.1(14)	57.3(11)	50.2(7)	50.2(7)	
睾丸肿瘤(14)	59.1(7)	59.1(5)	59.1(3)	59.1(1)	
唾液腺癌(12)	82.5(10)	73.3(8)	73.3(8)	73.3(5)	39.1(1)
骨肉瘤(31)	52.6(14)	28.3(7)	28.3(7)	22.7(4)	
软组织肉瘤(35)	66.2(21)	52.4(16)	45.4(13)	36.3(8)	22.7(2)

注：第一个数是百分数，括号内是实际例数；尚有其他肿瘤

降。术后5年生存实际数是54例。生存5年以上例中死亡16例，至少半数为癌死[29]。

肾细胞癌肺转移瘤手术可能提高生存率，有35%~40%的5年生存率。

乳腺癌：该报道肺转移瘤5年生存率约50%。乳腺癌发现前的孤立性肺结节患者最好是根治性切除，因为术前鉴别诊断等是困难的。对于多发的乳腺癌肺转移瘤的治疗手术应被视为第一线治疗。激素疗法和新的化疗方案的出现，使手术疗法产生争议。

子宫癌：肺转移瘤手术有比较好的结果。Anraku等报道的5年生存率鳞状细胞癌为46.8%，子宫颈腺癌为40.3%，子宫内膜腺癌为75.7%，绒膜癌为86.5%。然而，也有较差的报道，从宫颈的腺鳞癌或腺癌的肺转移瘤即如此。

睾丸癌：对非精原细胞睾丸癌的播散初步行以顺铂为基础的化疗是必不可少的。外科肺转移瘤切除术显示，即使还有肺外转移瘤，化疗后标记物正常化即可。病理有坏死表现或成熟畸胎瘤的切除标本，包括肺转移瘤，显示出良好的预后，只有5%~10%复发率。本文病例显示患者的CT扫描睾丸非精原细胞双侧多发性肺转移、肝及腹膜后淋巴结转移。残余病灶均化疗使肿瘤标志物正常化后即行切除，手术前后化疗。切除残余病变后患者存活超过5年。

肝癌：有一些个案报道显示肺转移瘤后的长期幸存者，Lam等报道过。一个报道380例肝癌患者的5年生存率达67%，有9次肺转移瘤切除的。这表明肝癌的肺转移手术适应证还存在很大的挑战性。

头颈部癌：肺转移瘤似乎依细胞类型不同而不同。Finley等报道，鳞状细胞癌的5年生存率是34%，腺癌64%，腺样囊性癌84%。有报道说，没有患者接受恶性肺结节手术切除存活超过5年。虽然腺样囊性癌5年生存率较好的，但其经常复发。头颈部癌症肺转移瘤仍有很多未知之数[3]。

(4)放化疗的敏感性：对放化疗不敏感的恶性肿瘤，如各种肉瘤、黑色素瘤等，这类恶性肿瘤的肺转移瘤一经发现应考虑采取积极的外科治疗。反之，对放化疗敏感的肿瘤应先进行放化疗，如精原细胞瘤、绒膜癌等，根据治疗后的变化情况再决定是否实施外科治疗。总的来说，原发肿瘤切除后本身生存率较高者，其肺转移瘤切除后生存率也较高。换句话说，生存率高的肿瘤一旦发生肺转移瘤时应积极进行外科治疗。

其他器官是否同时存在转移灶：原则上讲，肺转移瘤选择外科治疗时，必须具备其他组织器官未发现转移病灶的先决条件。但有极少数情况可以例外，如同时发现肺和脑、肺和肾上腺、肺和脾的单发转移瘤等时，在充分考虑其他因素，权衡利弊后(判断两个部位的转移灶均可彻底切除，估计手术切除的疗效优于其他治疗的效果)可慎重选择外科治疗，手术可同时进行或先后进行。

已行放疗或化疗的肺转移灶：对已经进行过放疗或化疗的单发或多发的肺转移瘤，仍可选择外科治疗。①原发的肺转移瘤经放疗或化疗后疗效不佳，可积极地选择手术治疗；②多发的肺转移瘤经多个周期的化疗后，大部分小的转移灶已消失，较大的单个或几个病灶虽有所缩小但未完全消失或估计难于完全消失时；③不能耐受进一步化疗的患者。

7.转移瘤侵犯胸壁或纵隔淋巴结转移

一般来说，较小的肺转移瘤很少侵犯胸壁。有时一些较大的转移瘤可能侵犯胸壁，如临床判断可完全切除时，也应考虑积极的外科治疗。关于肺转移瘤同期存在肺门及纵隔淋巴结转移是否进行外科治疗的问题，应客观分析，如转移瘤及转移的淋巴结均可切除，应选择手术治疗。关于段淋巴结的转移源于原发病灶还是源于转移瘤，病理学上尚无定论。有人认为这两种可能性均存在。

纵隔淋巴结转移系统：对增大或怀疑受累的纵隔淋巴结进行切除时，发现仅有5%的淋巴结受累且与原发肿瘤肺转移时淋巴结受累情况不同。Loehe等对63例肺转移瘤术中常规进行纵隔淋巴结切除，发现14.3%受累，淋巴结切除有提高生存期的趋势，但无统计学意义(P=0.37)。且切除L11、L14会增加手术并发症，切除L7会增加手术死亡率，但为肿瘤分期及评价预后提供有用的信息。结肠直肠癌肺转移除完全切除，术前须正常CEA水平外，纵隔淋巴结受累是唯一影响预后的指针。纵隔淋巴结是否受累术后5年生存率、中位生存期分别为14.3%、15个月及49.5%、49个月(P=0.0032)。亦有人认为，纵隔淋巴结是否受累不影响预后。

Izbicki等对系统性淋巴结廓清术和选择性淋巴结廓清术进行了随机对照研究发现，两组术后生存率没有明显不同。Keller等研究亦发现，选择性淋巴结廓清在非小细胞肺癌患者的临床分期中与系统性淋巴结廓清的效果近于相同。因此，这些学者认为应该用选择性淋巴结廓清取代系统性淋巴结廓清术。

目前，临床上通过影像学在术前根据淋巴结大小判定有无转移及转移的范围，但许多病例肿大的淋巴结是反应性增生，而不少正常大小的淋巴结却是转移淋巴结。因此，从临床角度深入、系统地研究肺癌淋巴结转移特点，在保证根治的前提下进行有选择的缩小性淋巴结清除术已成为肺癌外科迫切需要解决的课题[30]。

一些文献报告显示部分肺转移瘤患者同期存在肺门或纵隔淋巴结转移，但比例不高。应根据术前胸部CT检查时是否显示肺门或纵隔淋巴结肿大，疑有淋巴结转移，并结合术中对肺门和纵隔的探查情况决定是否进行肺门及纵隔淋巴结清扫。

段淋巴结转移少见，所以一般不必行肺叶或全肺切除以清除淋巴结。对于双侧转移灶者，采用胸骨正中切口可对双侧肺同时进行探查与切除，避免分阶段两侧开胸。这一切口也适用于单侧转移者，因为曾有报道，术前诊断为单侧转移者，经用此切口探查，发现36%~61%有双侧转移。此外，胸骨正中切口造成的肺功能损失较少，术后疼痛也较小，有利于肺功能的恢复。不过，这一手术入路对于双下肺叶显露不良，尤其是左下叶后内侧病灶的切除，或伴有心脏肥大、血流动力学不稳定者，有时需加行胸部后外侧切口以利手术。此时应注意，只有肺功能较好者才能采用这种联合切口。也有人采用蚌壳状切口(clamshell incision)，即经双侧第4肋间横断胸骨以对双侧肺进行探查和切除，据称此切口对双下肺叶显露良好。

对淋巴结转移的认识及处理：据日本转移性肺肿瘤研究会统计，淋巴结转移率40%以上的原发瘤是消化道癌、乳癌、绒膜癌、子宫癌、头颈部癌、睾丸肿瘤。大部行廓清术。转移率低的肿瘤有骨瘤、恶性黑色素瘤，还有肉瘤也低。山口豊等认为上皮性恶性肿瘤肺转移例行手术时，一般宜同时行淋巴结廓清术[4]。

8.手术术式

村山史雄等比较了胸肺手术的入路长短，见表8-2-12[31]。

随着诊断和治疗器械的进步，术式也随之进步。

对肺部转移瘤的手术方式趋向统一：①对周边部位的孤立病灶，选用局部或楔行或肺段切除术，这样可保留未受累的肺组织；②对单叶多发性转移瘤，选用肺叶切除；③对双侧肺转移瘤可选用分期手术，先切除病变较轻的一侧，也有采用正中切开胸骨双侧开胸一期手术切除双侧转瘤。

开胸手术可显露并用手探查全肺，避免遗漏肺内转移灶。常用的胸骨正中切口或后(前)外侧切口各有优缺点，前者可以一期完成双侧胸腔探查和切除术，且术后疼痛较轻，但某些部位暴露不佳；后者暴露好，但一次只能对一侧胸腔进行手术，很少同期实施双侧开胸，且术后疼痛较明显。对于单侧病变者，具体采取何种手术路径目前尚存争议，Thomas建议采用正中切口以探查对侧胸腔，但也有持反对意见者。对于双侧病变，能够耐受双侧同时手术者，可选用胸骨正中切口或“蛤式”切口，否则采用后(前)外侧切口分期手术。

肺转移瘤外科治疗的基本原则：最大限度切除肿瘤组织的同时最大限度保留正常的肺组织。肺转移瘤的基本手术术式是肺的部分切除，即“经济切除”，而不是肺叶切除。为今后可能再次发生肺转移瘤时，留有再次或多次开胸手术的余地。肺转移瘤的切除术也分为完全切除和不完全切除两类。转移癌切除术式在20世纪60年代以前，80%的是肺叶或全肺切除，只有20%行较小的肺切除，如肺段切除、楔形和肿物剔除术。现在的情形正好相反，除了转移瘤较大，又位于中央深处，从完全切除考虑不得已才行肺叶甚至全肺切除外，据估计，60%~70%主要还以转移瘤摘除、楔形切除为主，20%~25%叶切除，低于5%的全肺切除。原则是强调尽量保留肺组织，提供为再次复发病灶切除的机会，甚至是第3、4次手术。多家报道，转移瘤切除的并发症低，总的死亡率仅1%左右。当肺转移瘤侵至纵隔、胸壁、膈肌或者胸水是预后不良的征象[32]。

9.再发肺转移癌

是否再行手术仍有争议。肺转移瘤完全切除后有40%~80%肉癌患者再发转移，不同原发肿瘤再发转移率及再发部位明显不同。再发肺转移瘤再次手术及非手术的5年、10年生存率分别为44%、29%及34%、25%。可能与再次手术患者相对年轻、一般状态较好及再发转移较为局限有关，应有选择地对再发肺转移者行再次手术。Kandioler等对396例肺转移瘤

表8-2-12　胸肺手术的入路

种类	长处	短处
胸骨正中切开	侵扰低，可同时做双侧手术	背侧、左下9、10肺段操作难；因有胸膜粘连，再手术时难，肺功能损失大，近期易感染
后侧方入路	从听诊三角入，肌肉得以保存，术后疼痛少，肺功能减低少	传统法切断肌肉侵扰大
腋窝入路	从腋窝前方入肌肉几乎不切，视野尚好，宜上叶、中叶手术，双手举上可同时双侧手术	传统法视野差，下叶触诊难
胸腔镜	侵扰小，视野好，易接受；适于叶切、楔切及诊断用	触诊差，胸膜下2 cm以上、距肺门5 cm以内时操作难

再次手术治疗5年、10年生存率分别达48%、28%，第2次手术后的中位生存期为26.3个月。无瘤间期的长短与患者预后密切相关，而与再发肿瘤的数目大小无关。选择再发肺转移患者行手术治疗应明确了解原发肿瘤的生物学行为、无瘤间期的长短。而Maniwa等对120例肺转移瘤手术治疗后有27例再发肺转移，其中首次为孤立性、单侧多发、双侧多发肺转移的再发肺转移率分别为16%、18%、36%。是否再发肺转移的5年生存率分别为22.9%、41.5%，且无瘤间期长短影响患者的预后。若在首次术后6个月内再发预后相当差。认为与首次手术时即有潜在性转移灶有关，控制术后潜在转移灶早期复发是提高肺转移癌手术效果的重要措施。同时发现肺转瘤术后患者血管内皮生长因子(VEGF)水平升高，能刺激潜在转移灶的增长，抑制VBGF水平能防止肺转移灶的再发[33]。

黄植蕃等主张对于反复出现肺转移瘤病例亦可多次开胸切除。本人病例有2例开胸2次，术后已生存2年余仍健在。McCormack等手术治疗肺转移瘤448例，开胸663次，有2例达10次之多。临床上对于再次发生的甚至多次发生的肺转移瘤无特别的手术限制，手术的指针同初次发现的肺转移瘤。

上海胸科医院77例肺转移癌经再次或3次手术者有12例，约占15%。国外报道曾有反复做10次手术者。肺切除不应超过一叶。手术后5年生存率4.2%~39.1%，其中单发结节者的手术率为3.8%~37.1%，多发结节者的手术率(包括两侧手术者)为3.0%~38.9%。

北村一雄等探索肺转移瘤二次手术的效果。认为需要从初次手术到发现再转移至少6个月以上时间的观察。转移性肺肿瘤再手术共15例（12%，15/128例）。再次手术术式以肺部分切除为主。如发现初次手术同肺叶又转移，应反思当初应该行肺叶切除。对再手术例，只要肺功能允许，在癌所致者应积极进行，而肉瘤所致者，应谨慎考虑。15例再手术例：骨肿瘤7例(骨肉瘤5例，骨巨细胞瘤1例，尤文肉瘤1例)，结直肠癌5例，软组织肉瘤3例。

再次手术的术式：再转移灶单发者行肺叶切除5例，肺部分切除1例，共6例；一侧多发者各是2、3、5例；双侧多发者是0、6(6次/4例，其中2例仅单侧手术)、4例。

二次手术关系：1例骨肉瘤初次手术时是单发行叶切，二次手术时成双侧多发，仅行单侧部分切除，术后早期死亡。结肠直肠癌1例因无法与原发肺癌鉴别行肺叶切除，2年后以单侧多发行肺部分切除。初次手术时肺部分切除的5例又再次单发，其中软组织肉瘤1例行肺部分切除，同一肺叶内再转移的2例结肠直肠癌和骨肿瘤2例行叶切。结肠直肠癌1例行部分切的同一肺叶内一侧多发转移，行叶切。初次单侧多发例及双侧多发例的再转移，除1例外，6例多发，5例行部分切除。

再手术病例从初次手术算起，生存3年以上者结肠直肠癌4例，骨肉瘤1例，骨巨细胞瘤1例。其中有癌致转移者再手术也是同侧，且转移灶局限一叶，肉瘤所致者如多发转移的骨巨细胞瘤低度恶性肿瘤亦有。自初次手术到二次手术时间(DFI)从6~41个月(平均19个月)。

自初次手术算1年内死亡的再手术例有骨肉瘤2例，尤文肉瘤1例，软组织肉瘤1例。都是肉瘤且是多发转移灶。自初次手术到二次手术平均5个月。

肉瘤肺转移例6个月内再转移的多，而且即使再手术，术后早期多发转移死于肿瘤的病例多，能生存3年以上的少。而癌所致者，即使初次双侧多发例也有生存3年以上者。

Ramming的87例肺转移瘤手术例，5年生存率40%。其中肉瘤38例中28例肺再转移，而且96%是与初次同侧。初次单发或多发其再发率无差别[34]。

Ramming报道87例肺转移手术，5年生存率为40%。其中肉瘤38例，这38例中28例有发生肺转移，而且96%发生在首次手术的同侧，无论是单发的还是多发的，其再发率无明显区别。任长裕的45例手术患者(有2例各行2、3次手术)肺切除术的5年生存率是40.7%[35]。

刘向阳等报道肺转移瘤4次开胸手术1例。女，63岁。1989年3月因腹痛检查发现右下腹肿物，在北京医院行右半结肠切除。病理诊断：盲肠黏液腺癌，浸透浆肌层。术后3周开始用长春新碱+5-氟尿嘧啶+丝裂霉素化疗，先后共5个疗程。术后1年零8个月发现右肺中叶结节，化疗半年无效，于1991年4月行右肺中叶部分切除术。1992年4月又切除右肺中叶。1994年3月行第3次右侧开胸手术，仅行部分上下叶切除。1997年2月13日行第4次右侧开胸手术行完成式右全肺切除。病理诊断：肺转移性黏液腺癌累及右上叶后段支气管口并侵及上肺静脉及胸膜。一例患者4次开胸手术，目前国内尚无报道，国外文献报道最多的为6次[36]。

10.气管内或支气管内转移

常示肿瘤已到晚期，但因其病程进展较慢，故有可能对其进行手术切除及系统治疗。对于不能耐受手术者，体内或体外放疗可获得较好的姑息疗效。对体质较好且符合前述肺内转移灶切除条件者，可行手术切除。由于病灶常靠近支气管近端，常需行肺叶或全肺切除。气管内转移常导致喘息和严重的呼吸困难，由于此时常伴有他处转移，很少有行气管切除的指征。治疗的目的主要是为了缓解症状。可行支气管镜检查并经镜采用活检钳、激光或电烙做局部切除。或置入T形或T、Y形支撑管，以保持气管通畅。对于症状尚不严重者可行局部放疗和系统治疗。上述方法也可联合应用以达最佳疗效。

11.胸腔镜(VATS)

一般仅作为肺转移瘤的诊断而非治疗手段，其原因可能为：①在VATS中不能用手触摸肺，往往仅能发现胸膜下的病灶，而遗漏自肺表面不能看见或术前影像学检查未能发现的病变；②不能保证足够的肿瘤切除边缘；③标本取出时易造成胸膜转移[37]。

有人报道胸腔镜切口肿瘤种植复发的情况，因此对于转移瘤切除是否用VATS曾引起较大争议。目前基本趋势是从转移瘤治疗最重要的一个原则是完全切除考虑，主张以开胸手术为主。VATS仅用于诊断活检和分期。VATS有可能漏掉某些放射影像学未能发现的小的结节灶，从而降低治愈率。术中在肺萎陷后应用特制超声探头进行探查，可能有所帮助。有文献报道胸腔镜手术切除肺转移癌时，常常发现术前为孤立结节的病例，术中有多发转移，因而不推荐胸腔镜手术切除肺转移癌。在杨健等的研究中，采用辅助小切口，切除可以切除的结节。不做肺叶切除，全肺切除也不做。术后给予对原发肿瘤敏感的化疗4~6个疗程。

禁忌证：既往有胸部手术史或胸膜感染史或肺门有放疗史者；胸膜粘连严重，一般情况差，心肺功能严重受损，不耐受手术，不耐受单肺通气，预计做袖式切除者，肺裂不全，3个月内有急性心肌梗死者或循环不稳定、凝血机制有障碍者、AIDS等病毒感染者。

也有探索者取得一定效果。在杨健等的45例研究中没有手术死亡。术后出院时间相对于传统手术并无差异。并发症：漏气、出血、伤口感染、皮下气肿、长期机械通气、肋间神经痛、复张性肺水肿、套管处种植、脑血管意外和深静脉血栓等。早期有文献报道胸腔镜手术后切口种植问题，在本研究中，由于严格的技术操作和无菌原则，不但无切口种植，连切口感染也很少见。本组统计到1年为75%(24/32)，3年为50%(11/22)，5年为45%(9/20)。与传统手术(综合几千例的报告后得出5年生存率为36%左右）比较可以看出，肺转移癌的胸腔镜手术后效果要优于开胸手术，可能与胸腔镜手术的病例中孤立性结节较多有关[6]。

转移性肺肿瘤胸腔镜下切除的复发率在远处脏器是34%~69%，而局部复发(肺)仅5%~21%。转移肿瘤直径1 cm以下、脏层胸膜下1 cm以上难以触知，一些特殊部位如肺门、肺底等处为其弱点，而手术侵扰小、术后并发症少、恢复快、住院时间短为其长处。现在有报告2次、3次、同侧(粘连少)、对侧做胸腔镜下手术的。只是在生存率上需进一步确认是否有长处[38]。

中岛淳等人比较了胸腔镜手术与开胸手术的效果，从而肯定了胸腔镜手术的可行性。他们于1987—1998年对结肠直肠癌肺转移例首次手术行胸腔镜12例，开胸40例。术式：对末梢部肿瘤性肺楔状切除，肺门肿块行、段切除。结果：术后肺再发率：在胸腔镜下，1年为64%，2年为32%，3年为47%；术后1、2、3年生存率：胸腔镜为92%、61%、31%，开胸是90%、75%、58%。再发率和生存率二者均无显著差别[35]。

李运等为了更好地把握全胸腔镜肺叶切除术中转开胸的时机，探讨全胸腔镜肺叶切除中各种原因中转开胸的手术指征。方法：2006—2009共施行全胸腔镜肺叶切除术172例。术后病理：原发性肺癌133例，肺转移癌或其他恶性肿瘤7例，良性疾病32例。病变位于右肺上叶46例，右肺中叶23例，右肺下叶31例，左肺上叶36例，左肺下叶36例。手术均通过3个切口完成。如镜下操作遇纵隔淋巴结粘连或转移、出血等特殊情况，则延长操作口至12~15 cm，转为开胸手术。按肿瘤最大径分为最大径≥5 cm组和最大 径≤3 cm组；再按是否中转开胸将患者分为中转开胸组和未开胸组，分别比较两组患者的临床资料。结果全部患者手术顺利，无严重并发症及围术期死亡发生。全组手术时间185分钟，术中出血213 mL。中转开胸13例，中转开胸率7.6%。其中淋巴结干扰9例，出血4例。开胸后完成肺叶切除12例，全肺切除1例。其中肿瘤最大径≥5 cm组16例，手术时间187分钟，出血203.8 mL；最大径≤3 cm组98例，手术时间202分钟，出血231.3 mL，两组数据比较差异无统计学意义。中转开胸组13例，平均年龄68.7岁，实体瘤最大径23.8 mm；未开胸组159例，平均59.3岁，实体瘤最大径27.8 mm，两组年龄差异有统计学意义(P=0.016)，而实体瘤最大径差异无统计学意义(P=0.404)。显示：淋巴结干扰和出血是主要的中转开胸的原因，肿瘤大小、叶间裂分化情况及胸腔粘连不是常见的中转开胸的原因[30]。

陈剑锋等回顾性分析2008年后1年间施行全胸腔镜肺叶切除术38例患者资料。其中右肺上叶切除6例，右肺中叶切除3例，右肺下叶切除15例，左肺上叶切除4例，左肺下叶切除10例，对31例原发性肺癌患者并同期施行纵隔淋巴结清扫。结果全组手术均顺利完成,1例中转开胸,手术时间(158.6±34.4分钟),术中出血量(183.5±76.5)mL,胸腔闭式引流时间(5.3±2.6)日,术后住院时间为(07.6±3.5)日。术后病理诊断:原发性肺癌31例,肺转移瘤3例,炎性假瘤2例,肺隔离症1例,肺曲菌球1例。随访1~12个月,2例原发性肺癌患者分别于术后6和9个月发生远处转移。作者认为,该技术适用于早期周围型肺癌和需要施行肺叶切除的良性肺部疾病,但需要娴熟的内镜下处理血管和清扫淋巴结等关键技术[39]。

12.辅助治疗效果

原发癌根治性切除术后,多数的辅助治疗是试验性的。若倍增时间缓慢或连续X线片显示肺转移癌缩小(倍增时间阴性),该类患者是手术的理想对象。这种情况的患者属于体内对化疗药物敏感的类型,几乎都适宜切除全部可见肿瘤,然后给予8~12个月全剂量化疗,控制体内存在的微小转移灶。

对于术后的辅助放化疗的效果多数学者认为,肺转移瘤术后针对原发肿瘤的组织学类型,辅以有计划的放化疗可使多数患者的生存期延长。于振涛等比较了术后辅助治疗组及未辅助治疗组的生存情况,二者无明显差异。可能是由于本组腺癌及软组织肉瘤病例较多(77/106),这两种病理类型的肿瘤对于放化疗的反应不敏感造成。他们认为,肺转移瘤术后辅以正规的化疗,对于患者的长期生存会有所帮助,目前尚需有效的综合治疗方案,以及合理的前瞻性研究,需要多学科、多中心的合作,才能使肺转移瘤的治疗取得更好的效果[8]。

13.新辅助治疗

是指术前放化疗(主要是化疗)取得一定效果,为手术奠定基础。目前取得一定成果,其对卵巢、头颈和四肢实体瘤的疗效已得到认可。术前化疗的好处在于:①可根据患者手术前对药物的有效性作为体内药敏试验,为术后继续化疗选择抗肿瘤药物提供依据;对无效的患者,术后可更换方案化疗,避免接受无效药物治疗及无效药物的毒性。②早期化疗对可能切除的胃癌病例,可预防原发肿瘤出现化疗的耐药,还可抑制肿瘤,增加根治切除的机会;有效的化疗反应亦可增强对肿瘤的局部控制。而且由于肿瘤的缩小和分期的降低,手术切除也可能略趋保守。③对于肿瘤不能切除的病例,术前化疗使其有可能切除[40]。

Theodmopoulos G等对88例B超分期为T3/T4的中低位局部进展期直肠癌在术前进行以5-FU,第1周给药3~5日,放疗第5周时再给药1个周期,部分患者加用左旋咪唑为基础的化疗,并对盆腔进行放疗(总放射剂量为4500 cGy,分25次,共5周),6周或更长时间后进行手术(前切除术或经腹会阴联合切除术)。术后将病理分期与术前B超分期相比,41%(36/88)的肿瘤分期下降,18%(16/88)的患者出现了完全病理反应(即在肿瘤标本中找不到残余的癌细胞)。42例术前B超显示淋巴结阳性的患者在术后病理检查时可见有27例(64%)无淋巴结转移。总反应率为(包括肿瘤分期下降及淋巴结分期下降)51%。平均随访33个月,86.4%的患者仍存活。总复发率为10.2%(3例局部复发,6例转移复发)。比较Kaplan-Meier生存曲线进行Wilcoxon检验,发生肿瘤分期下降及出现完全病理反应的患者的无病生存率明显较好(P=0.03,P=0.04),总生存率也较好(P=0.07,P=0.08);发生完全病理反应的患者在随访期无1例出现复发或死亡。因此,术前放化疗后再手术切除可使肿瘤分期下降,部分病例可出现完全病理反应,从而降低局部复发率,提高无病生存期。经上述治疗发生肿瘤分期下降及完全病理反应的进展期直肠癌具有较好的生物学行为[41]。

14.开胸手术并发症

术后死亡率及并发症发生率均很低,肺转移瘤术后死亡为0%~4%。术后并发症发生率约5.5%。主要是感染和呼吸系统并发症。

白户亨等在肿瘤血管生成抑制药Bevacizumab使用中手术,有出血、血栓、创伤治愈延迟等重大并发症。白户亨等在1例结肠癌肺转移瘤病例中,停药8周后手术中出现肺漏,再手术以纤维糊治疗,终得治愈。取得一定经验[42]。

五、疗效及预后

1996年焦小龙总结的常见肿瘤肺转移的手术治疗结果及预后因素如下。

1.骨肉瘤

骨肉瘤原发灶治疗后肺转移发生率较高,可达80%,且多无他处转移,如不治疗,95%将予在3年内死亡。20世纪70年代以来,由于HDMTX化疗方案的应用,骨肉瘤的生存率有所提高,但化疗对肺转移灶无明显疗效。手术切除是其主要治疗方法。尽管骨肉瘤肺转移一般不可能根治,但手术切除有可能提高生存率。近10年的报道表明,骨肉瘤肺转移灶切除后,5年生存率为20%~66%。能否将转移灶完全切除可能是最重要的预后因素。其他预后因素有无瘤间期、转移灶数目、转移灶分布等。

2.软组织肉瘤

软组织肉瘤早期即可出现肺转移,原发灶切除后肺转移发生率达38%。手术切除转移灶仍是唯一的有可能达到根治效果的治疗方法。术后5年生存率多在35%左右。长期生存因素除了完全切除外,还有肿瘤倍增时间大于40天,术前胸部CT示转移灶在3个以下、单侧转移、手术切除转移灶的数目及切除范围、原发肿瘤类型、是否有淋巴结转移等。

3.乳腺癌

约21%乳腺癌患者死于肺转移。乳腺癌出现肺转移时多伴有骨转移和纵隔淋巴结转移。仅少数转移局限于肺者可行手术治疗。术后5年生存率文献报道15%~52.7%,一般30%左右。无瘤间期1年以上、转移灶数目极少且能完全切除、无淋巴结转移、雌激素受体阳性等是较好的预后因素。由于现在有比较有效的化疗及激素治疗方法,有人建议仅对辅助治疗无效者才考虑手术切除。然而Casey等报道,乳腺癌出现单个肺部病灶者。一半以上是肺原发肿瘤或良性肿块(少见),因而对单个肺部病灶无他处转移者应首选外科治疗。

4.头颅部肿瘤

多为鳞状细胞癌,主要转移部位是肺,约占远处转移的75%。原发灶治疗后肺转移发生率约3%。源于下咽部及喉部的肿瘤较口腔及声带肿瘤更易转移。此类转移灶通常不易与原发支气管鳞癌相区别。治疗方法主要是手术切除。术后5年生存率41%~47%。初诊时有区域淋巴结转移及原发肿瘤位于口腔和咽部者预后较差。喉部肿瘤效果最好。术前或术后出现纵隔淋巴结转移者效果最差。

颈部甲状腺瘤术后肺转移也较常见，发生率为7%~9%。原发性行甲状腺全切者肺转移发生率较部分切除者低。女性患者较少出现肺转移。甲状腺癌肺转移者40岁以下。或转移灶能摄碘者预后较好。只要放射性碘扫描示转移灶阳性,就应采用放射性碘治疗或结合手术治疗。对于放射影像学发现肺转移而碘扫描阴性者,可考虑直接手术切除。

5.恶性黑色素瘤

肺是其最常见的转移部位。原发灶位于躯干、头颈部或确诊时已有区域淋巴结转移者易出现肺转移。出现远处转移者,60%~87%有肺转移，但仅7%~9%局限于肺。由于恶性黑色素瘤的生物学特性,肺转移的外科治疗效果极差。单个肺转移,手术切除有可能延长生存期。术后5年生存率从0%~31%不等。能否将转移灶完全切除是最重要的预后因素。多发性肺转移及肺门或纵隔淋巴结转移者预后很差,不适于手术。

6.睾丸肿瘤

精原细胞瘤肺转移首选疗法是放疗,只有诊断需要时才手术切除。非精原细胞瘤若出现肺转移,首选化疗,治愈率高达80%。手术切除的目的是确定转移灶组织学类型,或切除化疗后的残留病灶。应注意手术应包括腹膜后及胸腔的所有病灶,因而有必要行胸骨正中切口或胸膜联合切口以彻底切除胸腹腔病灶,包括腹膜后淋巴结。只有这样才能达到根治目的。曾见1例非精原细胞瘤原发灶治疗后出现肺转移伴右心室壁转移者,经胸骨正中切口切除肺转移灶后改体外循环。由心外科医师行右心室转移灶切除,此组患者术后5年生存率41%~74%。转移灶数目少,手术切除完全者预后较好。

7.肾癌

肾癌肺转移的治疗方法主要是手术切除。术后5年生存率21%~54%。切除是否完全是最重要的预后因素。转移灶数目和无瘤间期对预后的影响文献报道不一。儿童肾母细胞瘤肺转移较常见。手术配合放疗,50%可被治愈。

8.结肠直肠癌

结砀直肠癌肺转移者很少能手术切除,因为多伴有其他部位的转移。有资料显示,10%结肠直肠癌可出现肺转移,但其中只有10%的转移局限于肺。这一小部分肺转移患者切除后,5年生存率13%~81%。预后因素主要有切除是否完全、转移灶数目、CEA水平等。

9.妇科肿瘤

宫颈癌和子宫内膜癌肺转移手术效果较好,原发盆腔和卵巢癌肺转移手术效果较差。宫颈癌约6%可出现肺转移,化疗是主要治疗方法,手术切除也有一定疗效,术后5年生存率24%。子宫肉瘤肺转移手术效果较好,5年及10年牛存率分别为43%和35%。转移范围(单侧或双侧)是主要预后因素。其他如转移灶数目、无瘤间期、年龄等与预后无明显关系。绒膜癌早期即可出现全身转移,87%为肺转移,化疗可使80%~85%获得缓解。手术切除主要用于肺部孤立转移灶、化疗效果不好、尿HCG持续在16~1000 IU/mL的患者。

10.食管癌、胃癌、小肠癌及胰腺癌

这些部位的肿瘤出现肺转移者极少能行手术治疗。多数伴系统性转移,或是肺部转移不易手术切除。小肠原发肿瘤少见,如出现肺转移,偶有可行手术切除者[43]。

转移病灶切除完全性对预后的影响大家认识比较统一,大部分学者认为完全切除者明显优于不完全切除者。完全切除 5 年、10 年生存率分别为 36%、26%；而不完全切除者则分别为 22%、16%，不完全切除者没有 1 例能长期存活(P<0.01)。

手术的方式与预后关系，Turney 认为二者关系不大，Wiikin 等认为全肺摘除差，楔形切除较好，尤其单发灶。

一般认为下列因素提示预后较好：①组织类型为恶性黑色素瘤以外的组织学类型；②有比较有效的系统治疗或辅助治疗方法；③原发灶已被控制；④肺转移灶数目较少；⑤手术能将转移灶完全切除；⑥肿瘤倍增时间较长；⑦无瘤间期较长。但应注意，上述因素并非对每种原发肿瘤类型都适用，也无一独立预后因素能准确到足以判断某一患者是否应行手术治疗。最近一项对不同原发肿瘤肺转移外科治疗预后因素的多因素分析表明，睾丸肿瘤、结直肠癌和软组织肉瘤完全切除是唯一预后因素；骨肉瘤无瘤间期与完全切除是显著的预后因素；肾上腺样瘤只有转移灶数目似能明显影响预后。Girard 等对肺转移瘤术后 10 年生存者的预后因素进行分析，发现最重要的预后因素是切除是否完全。其他因素均无显著意义。有些无瘤间期较短，或转移灶数目较多(最多 1 例反复手术切除，切除病灶总数达 117 个)，或组织学类型不良者仍有可能获得长期生存。因此，各种预后因素都不是确定无疑的，对每一具体患者应具体分析以决定是否采用外科治疗[43]。

石田照佳等报道 8 年间 52 例(72 次手术)肺转移瘤手术病例。其中结肠直肠癌 19 例(结肠 10 例，直肠 9 例)，5 生率单纯肺转移 60%，肺+肝 40%；肺癌 9 例 5 生率47%；乳癌 7 例 5 生率 50%；泌尿生殖肿瘤 6 例(肾癌 3 例，子宫癌 3 例)5 生率 44%；头颈部癌 5 例最长 3.3 年死亡；上部消化道 3 例(食管癌 2 例，胃癌 1 例) 最长1.2 年死亡； 软组织瘤 2 例最长 4.4 年死；胸腺瘤 1 例最长 4.1 年死亡。近年结肠直肠癌肺肝转移手术，5 生率11%，中位生存期 19 个月。本组按 Mountain 标准，5 生率达40%。原发肿瘤脏器：大肠、子宫、肾、乳腺的预后较好，而胃、食管、头颈部较差。其他预后因子：转移灶大小(小于 3 cm)、个数(单发)、DFI(不足 1 年或 2 年)、倍增时间(40 日以内)。多发转移时，如转移灶个数以外条件相同的话，则手术成绩不差于单发灶；双侧者与单侧者同样效果。术式：尽量保留肺功能，所以以肺部分切除为主。对直径小于 3 cm、单发、离肺门远的胸膜下病例，宜胸腔镜手术。效果比开胸术不差。相反，直径大于 3 cm、肺门病例，或肺癌与淋巴结肿大鉴别时，肺叶切除及所属淋巴结廓清术。转移灶复发再手术：预后仍好。本组 67%的 5 年生存率，特别是结肠直肠癌的 3 例，全在生存中[44]。

全利国等 2005 年分析 127 例肺转移瘤术后疗效的影响因素，见表 8-2-13。

多因素分析结果对于所有参数为 0 的假设检验有：似然比统计量 χ^2=85.946(P<0.001)，说明此资料 COX 比例风险模型拟合是适宜的。

转移瘤类型、转移灶数目和无瘤间期在模型中均有统计学意义(P<0.05)。转移性癌患者的死亡风险是转移性肉瘤患者的 1.557 倍。一侧肺多发转移患者的死亡风险是一侧肺单发转移患者的 5.593 倍；无瘤间期大于等于 2 年的患者的死亡风险是无瘤间期小于 2 年的患者的 0.238 倍。

Kaplan-Meier 法分析显示：单发转移患者的中位生存期为 36 个月，其 95%可信区间为(33 个月，39 个月)。多发转移患者的中位生存期为 14 个月，其 95%可信区间为(11 个月，17 个月)。Logrank 检验结果表明：无瘤间期大于等于 2 年者与小于 2 年者术后生存期的差异有统计学意义(χ^2=41.17，P<0.001)[9]。

张铁等 2005 年多因素，分析肺转移瘤 108 例的外科治疗术后生存影响因素，见表 8-2-14。

一般认为，DFI 较短往往提示肿瘤恶性程度高，易出现转移、预后差，DFI 长则相反。本组 DFI>3 年者的生存率明显高于 DFI<3 年者。本组资料还表明，肺

表 8-2-13 单因素分析结果

变量	回归系数	标准误	统计量 χ^2	自由度	P 值	风险比	风险比%可信区间
转移瘤类型	0.443	0.205	4.652	1	<0.050	1.557	(1.041~2.329)
转移灶数目	1.721	0.254	46.070	1	<0.001	5.593	(0.402~9.194)
无瘤间期	-1.434	0.230	38.795	1	<0.001	0.238	(0.152~0.374)

表 8-2-14 108 例的外科治疗术后生存影响因素

影响因素	偏回归系数	标准误	Wald 值	P 值	RR	95% CI
DFI	-0.844	0.404	4.362	0.037	0.430	0.195~0.949
肺内结节	1.031	0.359	8.273	0.004	2.805	1.389~5.665
肺外转移	0.866	0.362	5.725	0.017	2.378	1.170~4.833
手术方式	2.358	0.547	18.603	0.000	10.566	3.619~30.846

内转移瘤的数目与生存率有关,单个转移瘤患者的预后较好。作者认为对于DFI较长、转移灶数目较多的患者,应慎重手术,可随访3~6个月,若无新的病灶出现,再考虑行手术治疗,从而获得更好的治疗效果[16]。

王培新等回顾性分析开封肿瘤医院近15年间42例经外科手术切除的肺转移瘤。38例随访病例中,1年生存率67%,3年生存率36%。结论:肺转移瘤手术切除有可能延长生存期,且手术死亡率及并发症发生率很低[45]。

参考文献

[1]范忠林.肺转移瘤切除的20年经验.国外医学呼吸系统分册,1992,12:214-215

[2]Thomford NR,Woolner LB,Clagett OT et al.The Surgical treatment of metastasis tumors in the Lung.J Thorac Cardiovasc Surg,1965,92:357-360

[3]Haruhiko Kondo,Takehiro Okumura,Yasuhisa Ohde,et al. Surgical treatment for metastatic malignancies. Pulmonary metastasis:indications and outcomes. Int J Clin Oncol, 2005,10:81-85

[4]山口豊,深沢敏男,関根康雄,ほか.転移性肺肿疡肿疡に対する手术疗法.外科,1988,50:984-988

[5]李标,王正,林少林,等.电视胸腔镜术治疗老年人肺转移瘤价值的探讨(附32例报告).广西医学,2002,24(1):75-76

[6]杨健,姜格宁,高文,等.胸腔镜肺部分切除术治疗肺转移癌的疗效(附45例分析).临床肺科杂志,2008,13(5):593-595

[7]蒋友华.胸腔镜手术治疗转移性肺癌41例.实用医学杂志,2007,23(20):3221-3222

[8]于振涛,张汝刚,张大为,等.肺转移瘤的外科治疗(附106例报告).中华胸心血管外科杂志,1999,15(5):282-284

[9]全利国,张其刚,姜学东,等.肺转移瘤术后疗效的影响因素分析.武警医学,2005,16(12):902-904

[10]顾泽苗.肺转移瘤的外科治疗体会.中国社区医师,2006,8(14):22-23

[11]袁方良,张勤.53例肺转移瘤的外科治疗.南京医学院学报,1993,13(4):452-453

[12]黄植蕃,傅剑华,杨名添,等.肺转移瘤的外科治疗(附40例报告).中华胸心血管外科杂志,1996,12(2):84-85

[13]任长裕,石美鑫,王敏生,等.肺切除术治疗肺转移性肿瘤的远期疗效.上海医学,1982,5(9):504-506

[14]熊汉鹏,熊国江,刘小雄,等.手术治疗41例肺转移瘤临床分析.中外健康文摘,2007,4(10):32-34

[15]山田英司,松浦求树,藤原俊栽,ほか.転移性肺肿疡187例の手术例の検讨.広岛医学,2008,61:194-197

[16]张轶,丁嘉安,谢博雄.肺转移瘤的外科治疗.中华肿瘤杂志,2005,27(3):177-179

[17]刘树库,陈肖嘉,骆宝剑,等.51例肺转移癌的诊断及手术治疗效果分析.北京医学,1999,21(3):146-147

[18]中川健,松原敏树,関诚,ほか.転移性肺肿疡の切除成绩と手术疗法の现况.日本胸部临床,1987,46:716-724

[19]吴屋朝幸,末舛恵一.癌の肺転移——外科的治疗成绩と限界.临床科学,1989,25:170-176

[20]侯杰.现代肺弥漫性疾病学.北京:人民军医出版社,2003:410-413

[21]陈灏珠.实用内科学.11版.北京:人民卫生出版社,2001:1607

[22]罗慰慈.现代呼吸病学.北京:人民军医出版社,1997:834-845

[23]YuCo Tanaka,Yoshimasa Maniwa,Wataru Nishio,et al.The optimal timing to resect pulmonary metastasis. European Journal of Cardio-thoracic Surgery,2008,33:1135-1138

[24]Page's ON.Pulmonary metastasis resection:is it a question of optimal timing or tumor doubling time? European Journal of Cardiothoracic Surgery,2008,34:1274

[25]钟文昭,谢亮,吴一龙.肺癌外科切除方面的新见解.中国医学论坛报,2011-7-14

[26]姜燕,刘群.肺转移性肿瘤43例临床分析.中国肿瘤临床与康复,1996,3(增):44

[27]近藤丘,藤村重文.原発臓器からみた転移性肺癌の外科治疗戦略.外科治疗,1998,78:81-88

[28]小中千守,今井健太郎.【特集】胸部外科诊疗に役立つ疾患别最新デ一タ.転移性肺肿疡.胸部外科,2011,64:710-713

[29]吴屋朝幸,宫沢直人.癌の肺転移——外科治疗成绩とその考え方.日本胸部临床,1987,46:437-441

[30]李运,杨帆,刘彦国,等.全胸腔镜肺叶切除术中转开胸手术指征的探讨.中国胸心血管外科临床杂志,2010,17(1):32-35

[31]村山史雄,斎藤纪子,山口勉,ほか.恶性肿疡肺転移に対する外科疗法の検讨.日本胸部临床,2000,59:494-499

[32]秦治明.肺转移瘤外科治疗现状.重庆医学,2003,32(7):942-944

[33]成向阳,刘向阳.肺转移瘤的诊断和外科治疗.临床肿瘤学杂志,2003,8(4):302-304

[34]北村一雄,大畑正昭,饭田守,ほか.転移性肺肿疡再手术症例の検讨.日本胸部临床,1996,55:715-719

[35]张金铭.呼吸系统疑难病和罕少病.天津:天津科技翻译出版公司,2004:398-402

[36]刘向阳,张大为,吕宁,等.肺转移瘤四次开胸手术一例.中华肿瘤杂志,1997,19(5):338,341

[37]封常刚.肺部转移性恶性肿瘤的影像诊断与外科治疗.辽宁医学院学报,2007,28(1):51-52

[38]原聪.転移性肺肿疡に対する胸腔镜下手术の妥当性.日本胸部临床,2000,59:489-492

[39]陈剑锋,涂远荣,李旭,等.全胸腔镜下肺叶切除术治疗肺部疾病.中国内镜杂志,2010,14(6):567-569

[40]詹文华.胃癌手术前化疗的研究现状.中华胃肠外科杂志,2005,8(5):471-473

[41]易秉强. 术前对进展期直肠癌进行放化疗可使肿瘤分期下降、出现完全病理反应,降低局部复发率并提高无病生存期. 大肠肛门病外科杂志,2003,9(2):87

[42]白户亨,青木正,矢泽正知. Bevacizumab 投与中の転移性肺肿疡に对する肺切除.胸部外科,2011,64:579-583

[43]焦小龙.肺部转移性恶性肿瘤的外科治疗.国外医学肿瘤学分册,1996,23:106-110

[44]石田照佳,塚本修一,池田裕希,ほか.転移性肺肿疡の手术适応と予后. 广岛医学,2004,57:687-690

[45]王培新,韩士印,李世栋.肺转移瘤外科手术治疗 42 例分析.中外医疗,2010,29(14):48

第三节　药物治疗(化疗和分子靶向治疗)

肿瘤的实质是什么?肿瘤细胞与生理细胞的关键区别在哪里? 某脏器、某类型癌瘤的特点(异质性)在哪里?只有明确了这些,有的放矢的治疗才会实现。目前的靶向治疗也只是抓住肿瘤细胞分子网络的某个小网结,而不是那个提挈纲领的关键结。但这是一个蓬勃进展、方兴未艾的领域,显示越来越好的前景。是一个值得期待的崭新武器。

分子检测带来癌症治疗模式变革:随着基因分子水平研究的不断深入,越来越多的肿瘤细胞表面信号通路被发现,大量临床研究表明,通路中的特定基因的扩增、突变、表达状态与靶向、化疗药物的有效性密切相关,因此临床上通过检测这些通路中特定基因的扩增、突变、表达情况,能够针对性地为每位患者“量身定做”一套最适合的治疗方案,从而最大限度提高治疗的有效率,减少药物的毒副作用,避免用药不当。分子检测为癌症治疗模式将带来天翻地覆的变化,癌症治疗开始迈入个性化治疗的新天地。

目前美国 FDA(食品药品监督管理局)已经强制要求用药前需进行 EGFR、KRAS 等基因检测。NCCN(美国癌症综合治疗网络) 中国版也已经将 EGFR、KRAS、ERCCI、RRM1、HER2 等基因检测纳入到癌症治疗指南中。预测非小细胞肺癌靶向治疗效果检测 EGFR 突变丰度很重要。EGFR 基因突变丰度差异性的研究,最后得出明确的量效结论——ECFR 突变丰度高的患者靶向药物疗效最好。低丰度的患者效果较差,没有突变的没有效果(表 8-3-1)。

化疗应该是恶性肿瘤的基础治疗。以往的化疗药有过贡献。药物治疗的前景越来越光明,地位也会越来越高。值得注意的是,现时的方案大都是对原发瘤的,少有对转移瘤的。

剂量密集化疗(Dose dense chanotherapy):化疗药物对肿瘤细胞的杀伤遵循一级动力学规律,即一定剂量的药物只能按对数级别杀伤一定比例的肿瘤细胞,增加药物剂量只增加其杀伤的比例。根据对数杀伤理

表 8-3-1　基因扩增/突变/表达检测指导的药物汇总表

检测项目	基因状态	适用的化疗/靶向治疗药物
扩增	HER2 阳性	曲妥珠单抗、拉帕替尼
突变	EGFR*　KRAS▲	吉非替尼、厄洛替尼
	KRAS▲BRAF▲	西妥昔单抗、帕尼单抗
	BCRP▲	蒽环类:如多柔比星(阿霉素)、表柔比星(表阿霉素)
表达	BRCA1 ↑	紫杉醇、多西紫杉醇、长春碱、长春瑞滨等抗微管类药物
	BRCA1 ↓	顺铂、卡铂等铂类药物
	EGFR ↑	西妥昔单抗、帕尼单抗、伊立替康★
	ERBB3 ↑	帕妥珠单抗
	ERCC1 ↓	顺铂、卡铂等铂类药物
	RAP80 ↓	顺铂、卡铂等铂类药物
	RRM1 ↓	吉西他滨(健择/择非)
	TUBB3 ↓	紫杉醇、多西紫杉醇、长春碱、长春瑞滨等抗微管类药物
	TYMS ↓	5-FU、替加氟等氟类药物,培美曲赛
	HER2 ↑	曲妥珠单抗、拉帕替尼
	TOP2A ↑	依托泊苷
	VEGF ↑	贝伐单抗、索拉菲尼、苏尼替尼
	VEGFR1 ↑	贝伐单抗、苏尼替尼
	VEGFR2 ↑	贝伐单抗、索拉菲尼、苏尼替尼

注:*:突变型;▲:野生型,即不突变型;↑:基因高表达;↓:基因低表达;★:适用于结肠直肠癌

论及肿瘤的曲线生长模型，Norton 及 Sinon 提出剂量密集假说，认为化疗后肿瘤体积的衰减与肿瘤细胞的生长速度成正比，即当肿瘤组织相对较小时，对数杀伤作用相对较大。在化疗间期，由于肿瘤缩小，其再生速度也越快，更多的 G0 期进入增殖期，因此，如果在肿瘤细胞再生长的早期进行干预，比后期干预会取得更大的对数杀伤。这种通过缩短化疗间隔时间，增加给药的频度，以达到更大程度的细胞杀伤作用，就是剂量密集假说。国内有作者比较了 4~6 周一次高剂量紫杉醇与每周一次小剂量用药治疗晚期非小细胞肺癌的疗效及副作用，发现后者均优于前者[1]。

化疗的目标是使体内残存肿瘤细胞降至 10^6 以下，以便机体免疫系统得以消灭之。

国家食品药品管理局批准贝珠伐单抗（安维汀）用于结肠癌晚期转移患者。安维汀与化疗药物联合应用，一线治疗可使患者生存期延长 5 个月。一线治疗晚期乳癌转移患者，可使患者无进展生存期(PFS)延长 1 倍。一线治疗非小细胞肺癌(NSCLC)，可使晚期非鳞癌患者的总生存期(OS)首次突破 1 年，腺癌更是达到 14.2 个月[2]。

郑智元总结分子靶向治疗和化疗的现状，见表 8-3-2[1]。

王培林等研究用抗血管生成药物反应停抑制乳腺癌转移。方法：人乳腺癌细胞系原位移植于严重联合免疫缺陷小鼠乳腺，建成乳腺癌转移模型，分为对照组及实验组，细胞移植后第 10 天起实验组给予反应停每天灌胃，至第 60 天全部处死。观察移植瘤生长及自发性肺转移情况，并应用免疫组织化学方法检测肿瘤组织内微血管密度（MVD）及增殖细胞核抗原(PCNA)的表达。结果：反应停在剂量为 100 mg/kg 时能显著减少肺转移灶数，与对照组相比差异有显著性[(12.6±13.9)个 vs (46.1±35.9)个，$P<0.05$]。实验组MVD 值为(14.5±3.4)个/cm³，与对照组(26.3±1.9)个/cm³ 相比显著减少($P<0.05$)[3]。肺转移瘤的疗效与其原发瘤有密切关系。近年统计恶性肿瘤化疗疗效：睾丸癌、绒膜癌、淋巴瘤、小儿急淋白血病可望治愈(>80%)；卵巢瘤、SCLC、骨肉瘤、乳癌、成人急淋白血病肿瘤可缩小，可延长寿命；NSCLC、胃癌、CRC、子宫癌、食管癌、胰癌、肾癌几乎无效。此等数据可供肺转移瘤治疗借鉴[4]。

2007 年美国临床肿瘤学会(ASCO)年会上曾有 1 项回顾性研究显示，在 80 例转移性乳腺癌(MBC)患者中，原发灶与转移灶 ER 表达不一致者占 21%，其中 12%从阳性转变为阴性；37% PR 不一致，均为阳性变为阴性；未发现 HER2 的改变。

2010 年，ASCO 年会公布了 3 项相关研究，得到了与会专家的广泛关注。其一，加拿大学者 Amir 报道了对 2 项前瞻性研究汇总分析的结果：原发灶与复发灶 ER、PR、HER2 表达不一致者分别有 12.6%、34.1% 和 5.4%；三阴性乳腺癌没有出现不一致的现象；15.9%的患者因重新活检而改变了治疗策略。其二，来自意大利的 Locatelli 等回顾性分析了 255 例肝转移乳腺癌患者的病理报告，发现原发灶与转移灶的 ER、PR 和 HER2 改变发生率分别为 14.5%、48.6% 和 13.9%，18.8%的患者为此改变了治疗策略。其三，瑞典学者 Karlsson 报道了一项更大样本回顾性研究的结果：在 679 例配对的 ER 检测中，27%原发灶阳性而复发灶转为阴性，8%反之；630 例配对的 PR 检测中，38%从阳性转变成阴性，5%反之；且受体状态发生改变者的总生存更差。这 3 项研究的结论均提示，乳腺癌原发灶与转移灶受体状态的差异并不少见。鉴于此，今年欧洲肿瘤内科学会(EMSO)在其发表的《局部复发和转移性乳腺癌的诊断、治疗和随访指南》中指出，要尽可能评估转移灶生物标志物状态。《美国国立综合癌症网络(NCCN)乳腺癌临床实践指南》亦建议，应对复发转移灶予重新活检以更好地指导治疗[5]。

吴银松等报道联合化疗治疗原发灶不明转移癌的 Meta 分析。原发部位不明的转移癌(Metastases of unknono rigin，MUO)请参考第 28 章。治疗方案分阿霉素为主型、铂类为主型和混合型三种。对 3 个临床随机对照试验结果分析，发现现有的以阿霉素为主的

表 8-3-2 分子靶向治疗和化疗提高疗效的范例

肿瘤	靶向治疗+化疗	疗效提高
B 细胞+BHL	美罗华+CHOP	有效率达到 97%
乳腺癌	赫赛汀+紫杉醇	有效率 47%
	贝伐单抗+紫杉醇	无进展生存期延长疗效提高
CRC	西妥昔单抗+草酸铂+CF+FU(一线治疗 ACROBAT)	81%
	西妥昔单抗+依立替康+CF+FU(一线治疗 AIO)	67%
	贝伐单抗+CPT-11+CF+FU	45% vs 35%
	贝伐单抗+草酸铂+CF+FU(ECOG 3200)	21.8% vs 9.2%
NSCLC	贝伐单抗+紫杉醇+卡铂(E 4599)	27% vs 10%

治疗方案与其他方案相比,差异并不显著[6]。

任鹏等报道吉西他滨为主治疗肺转移癌4例。吉西他滨与铂类治疗胰腺癌及NSCLC有一定疗效,但肝癌行原位全肝移植肺转移尚未见文献报告,此3例虽未达到CR,但PR分别达14个月、11个月、13个月,说明有一定疗效。另一例肺癌肺内转移及胸水,患肺癌3年余,行包括吉西他滨的化疗取得一定效果[7]。

杜光祖等分析52例转移性肺癌的化疗疗效。化疗方案首先用CMF方案,第1个疗程无效,改用CAP方案。全部患者得到随访,鼻咽癌无效者生存3~7个月,平均和中数均为5个月;有客观疗效者生存7~62个月,平均25.7个月,中数18个月,5例生存超过3~5年。乳腺癌无效者生存5~22个月,平均9.2个月,中数6个月;有客观疗效者生存8~48个月,平均22.6个月,中数21个月。肝癌肺转移1例,化疗后转移灶消失,生存15个月,因原发灶发展死亡。1例肺癌术后肺转移,化疗后病灶消失生存超2年。其他的食管、肾、胃癌肺转移化疗有效者缓解期均未超过3个月,生存期也不足12个月[8]。

张菊等报道紫杉醇联合顺铂(TP方案)治疗恶性肿瘤肺转移(原发肿瘤:乳腺癌18例,鼻咽癌11例,宫颈癌9例,软组织恶性肿瘤2例)的客观疗效。40例患者中,完全缓解17.5%(7/40),部分缓解45.0%(18/40),稳定27.5%(11/40),进展10.0%(4/40),总有效率62.5%(25/40)。中位疾病进展时间为6个月,中位生存时间为10个月[9]。

梁赵玉等分析82例肺内多发转移瘤的动脉插管化疗。化疗药物的选择,应根据原发癌的病理分型而确定。82例共做支气管动脉或胸主动脉灌注化疗208次。双侧支气管动脉插管化疗46例,单侧支气管动脉插管化疗17例,在胸主动脉内注药19例。其中化疗4次的15例、3次的24例、2次的33例、1次的10例。化疗1~2次后所有患者临床症状如咳嗽、胸痛等缓解,血痰消失。复查胸片或胸部CT扫描,肺内结节明显缩小或消失的35例,缩小的43例,无变化的4例。本组18例鼻咽癌肺内多发转移灶插管化疗1~3次后胸片或CT复查肺内多发转移灶全部明显缩小或消失,追踪2~3年有14例无复发,4例复发后再行支气管动脉插管化疗,病灶缩小。19例患者年龄大,胸主动脉舒展,内径增宽,支气管动脉选择性插管失败,故在胸主动脉内注射化疗药物,1~2个月后照片或CT扫描复查病灶均有缩小,说明肺内多发转移瘤在胸主动脉内灌注抗癌药物亦是有效的。化疗效果与转移瘤大小的关系:其转移灶愈小,缓解率愈高。本组转移灶直径小于2 cm者好,转移灶直径大于3 cm效果差。化疗效果与转移瘤多少的关系:转移灶少(2~3个),缓解率高。本组15例转移灶仅为单侧肺内2~3个病灶的有效率100%,超过3个以上转移灶的有效率76%。化疗效果与原发癌细胞类型的关系:在82例肺多发转移瘤中,鳞状细胞癌好于腺癌。化疗效果与转移瘤血供的关系:由于肺内转移瘤的血供主要是支气管动脉,63例支气管动脉内灌注抗癌药物的疗效满意。胸主动脉内灌注的19例亦有一定的疗效。有实验表明,动脉插管灌注化疗可使肿瘤局部药物浓度高于静脉给药浓度2~6倍,其杀灭肿瘤细胞量可增加10倍[10]。

值得注意的是,位于肺野外带病灶化疗疗效好,肺野外带病灶组CR75%>全组CR30.95%,肺野外带病灶组有效率100%>全组有效率69.05%。跨肺野由于病灶大,瘤体负荷重,故疗效不好,造成疗效不均一性,考虑与化疗药代动力学有关。据DSA表现,肺转移血供主要来源于肺动脉,但位于肺野中内带的转移瘤可完全由支气管动脉供血。静脉滴注化疗药后,由腔静脉进入右心房-右心室经肺动脉而直接到达由肺动脉供血外侧野的转移灶,其药物代谢动力学优势明显大于由支气管动脉供血的肺野中内带转移灶。这种药物代谢动力学优势在支气管动脉灌注治疗肺癌得到证实,优于静脉化疗。据报道,支气管动脉灌注化疗治疗肺癌近期疗效显著,有效率68%~97%,中央型支气管动脉供血丰富的肿瘤优于周围型支气管动脉供血欠丰富的肿瘤[11]。

章骏等报道我国研制重组人血管内皮抑制素(恩度)联合化疗治疗多种恶性复发肿瘤转移灶的疗效观察。晚期复发恶性肿瘤患者6例(乳腺癌大网膜转移1例,乳腺癌腋下淋巴结转移2例,乳腺癌双肺转移1例,输尿管癌腹股沟转移1例,胆管癌肝转移1例),均接受恩度联合化疗的方案治疗。结果在6例观察的患者中,PR 1例,CR 3例,SD 2例,RR为66.7%(4/6),临床获益率CBR为100.0%(6/6),未发现与恩度相关的严重不良反应。提示恩度联合化疗的方案对治疗恶性肿瘤患者的复发和转移具有良好的疗效,同时没有明显增加化疗的不良反应[12]。

各种肿瘤的药物治疗请参考各章内容。

参考文献

[1]郑智元.肿瘤内科治疗进展.四川肿瘤防治,2007,20:1-6,12

[2]沈琳.抗肿瘤生成药物贝珠伐单抗获SFDA批准.中国医学论坛报,2010-5-27A16版

[3]王培林,徐卫国,杜瑛,等.抗血管生成药物反应停抑制乳腺

癌转移的初步研究.中国综合临床,2006,22:26-28
[4]石田照佳,塚本修一,池田裕希,ほか.転移性肺肿疡の手术适応と予后.広岛医学,2004,57:687-690
[5]樊英,徐兵河.观病例话乳腺癌转移灶再活检.中国医学论坛报,2010-12-30肿瘤B3版
[6]吴银松,王臻.联合化疗治疗原发灶不明转移癌的Meta分析.中国骨肿瘤疾病,2003,2:225-226
[7]任鹏,尚晓滨,张建国,等.吉西他滨为主治疗肺转移癌4例报告.合理用药,2005,3:26-27
[8]杜光祖,贾菊风,赵青梅,等.转移性肺癌的化疗研究——附52例疗效分析.广后医学,1997,11:16-18
[9]张菊,任涛,陈晓品.紫杉醇联合顺铂治疗恶性肿瘤肺转移的临床研究.重庆医科大学学报,2008,33:364-365
[10]梁赵玉,谷文韬,李祥武,等.肺内多发转移瘤的动脉插管化疗(附82例分析).中国现代医学杂志,1999,9:34-35
[11]陈卓明.何晓洪,黄羽,等.鼻咽癌肺转移化疗疗效及死因分析(附42例).现代肿瘤医学,2006,14:1206-1207
[12]章骏,赵怡,杨志刚,等.恩度联合化疗治疗多种恶性复发肿瘤转移灶的疗效观察.实用癌症杂志,2011,26:69-70

第四节 放疗

世界范围内放疗的设备和技术发展迅猛,疗效越来越好,副作用越来越小。诸如立体定向放疗(SRT)、三维适形放疗(3DCRT)、调强放疗(IMRT)、影像引导放疗(IGRT)、质子治疗、快中子治疗及其他重离子等高线性能量传递(高LET)治疗技术。还有放疗与化疗药物、靶向药物的联合应用,显示了越来越好的治疗作用与潜力。现代放疗设备如治疗计划系统、体位验证系统、图像引导放疗系统等,高度计算机化的设备大大提高了效果。如止痛、缓解肿瘤压迫或梗阻、治疗脑转移等方面明显优于其他方法。近年放射治疗早期肺癌病灶,其效果可与手术媲美,并引起争议。几组放射治疗病例的疗效见表8-4-1[1-14]。

夏廷毅等发表在《IJROBP》(《国际肿瘤·生物·物理放射杂志》)上的一项研究显示,运用现代放疗技术可以改善Ⅳ期非小细胞肺癌(NSCIC)的预后,为晚期肺癌的治疗带来新希望。现代放疗改善Ⅳ期肺癌预

表8-4-1 几组放射治疗病例的疗效

作者(例数)	放射技术	疗效
丁广成等(58)	伽玛刀	半年、1、2、3年生存率分别为86.9%、77.1%、45.9%、21.3%,平均生存期为22个月
郁志龙(14)	立体定向伽马射线	12个月复查时,已有4例死亡,1例失访。有44%(4/9)的仍存活。肺转移瘤91%(59/65)的瘤灶消失,9%(6/65)的未变,又出现3个新瘤灶。肝转移瘤100%(3/3)的瘤灶消失
张重魁等(21)	伽玛刀	0.5、1、2、3年生存率分别为90.5%、61.9%、33.3%、14.3%,平均生存期为18个月
于金明等(30)	体部X刀立体定向	1、2、3年生存率分别为63.3%(19/30)、46.7%(14/30)和28.6%(4/14)
钟军等(67)	X线立体定向	1、2、3年生存率分别为77.61%(52/67)、49.25%(33/67)、29.85%(20/67)
肖建平等(52)	立体定向放疗	1、2、3、4年生存率分别为79%、50%、45%、33%
吴少雄等(39)	立体定向放疗	中位生存时间为21.6个月(3.4~62.2个月)。1年和2年的OS、局控率、无进展生存率分别为78.9%和48.2%、88.4%和82.8%、65.0%和39.3%,单发和多发肺转移者的2年OS分别为57.7%和30.0%(P=0.047),无和有肺外病灶存在者的2年OS分别为54.9%和28.6%(P=0.003)
郭占文等(25)	立体定向放疗	综合化疗组(SRT同期应用肺动脉灌注)的2年OS高于单纯SRT组(63.8% vs 31.0%,P<0.01)
周琨等(20)	^{125}I粒子植入	单肺转移13例,双肺7例。2个月时56个病灶,完全缓解32个,部分缓解19个,无变化5个。总有效率91.1%
刘庭燎(1)	^{60}Co放疗	精原细胞瘤肺转移,左肺门及左上肺门有数个结节状阴影。全肺野15~20 Gy,转移处追加到3~40 Gy。放疗结束后肺部所有病变均消失。连续观察近11年,未见复发
涂文勇等	镂空放疗技术	放疗组中位生存期18个月,未放疗组中位生存期9个月。1年生存率放疗组67%(16/24),未放疗组38%(8/21)。18个月生存率放疗组17%(4/24),未放疗组5%(1/21)
居小萍等	三维适形放疗	108个病灶消失33灶,缩小61灶,总有效率为87.0%;1、2年生存率分别为65.3%和32.8%
张锡珍(9)	^{60}Co全肺放射治疗	1例骨肉瘤肺转移放疗后病灶虽未缩小,但半年后摄片病灶仅稍增大;其余8例都有不同程度的好转,症状减轻或消失,胸片病灶缩小或消失。死亡例生存期最短1个月,最长12个月
陆骊工等(24)	组织内激光凝固	转移病灶消失10个(17.9%),转移灶缩小35个(62.5%),转移灶不变或进展11个(19.6%),总有效率(80.4%),其中病灶≤2 cm者有效率明显高于病灶>2 cm者。全组1、2和3年生存率分别为75%、50%和33.3%

后。制定现代放疗与靶向治疗同步治疗晚期、转移性NSCLC的新策略。基础研究表明，EGFR-TKI具有放疗增敏及全身治疗作用，而放疗具有局部控制肿瘤的优势，两者联合理论上具有协同作用。

如今，放疗技术取得了前所未有的进步，进入了现代放疗的全新时代。采用现代放疗的新模式和新战略，鼻咽癌、前列腺癌、宫颈癌等获得了更好的疗效，而非小细胞肺癌、肝癌、胰腺癌等治疗效果有大幅提高，因此应改变传统治疗观念和治疗模式，思考治疗新战略，让更多的人了解放疗进展和所取得的成果，建立以现代放疗为主的癌症综合治疗的新模式，开创非手术放射外科治疗实质器官肿瘤的新局面。

高等级的循证医学的化疗方案研究已多见诸于世，而放疗则难见到，可能是更难组织协作之故。

Manus MP等分析NSCLC放疗(RT)后生存5年以上病例特征，以探讨长期根治的可能性。1984—1990年收治3035例NSCLC，放疗2825例(93%)，其中488例(17%)行根治性RT，包括术后RT 207例，单纯RT 277例，术前RT 4例。根治性放疗49/488例生存5年以上，总中位生存期13个月(95%CI:12~14个月)，估计5年生存率15%(95%CI:12%~18%)，10年10%(95% CI:6%~13%)。44例肿瘤5年无进展81%(95%CI:67%~94%)，4例发展，1例转移。第二个5年中，5例局部复发，1例转移，2例复发和转移。术后第二个5年无进展，生存显著优于未切除病例(90% vs 62%，P=0.008)。作者指出，NSCLC根治性RT后5年无进展，很多病例仍可获得5年生存而治愈[15]。

一、伽玛刀

丁广成等以伽玛刀治疗肺转移癌61例。胸片及CT显示肺内孤立转移灶者12例，占20.7%，两处及以上转移者46例，占79.3%，其中最多1例转移灶为6处。转移灶位于一叶或一侧肺内19例，占32.8%，两侧肺叶内39例，占67.2%。方法：伽玛刀治疗前原发肿瘤已切除者48例，得到良好控制(如肝癌的TACE治疗)10例，在决定行伽玛刀治疗前胸部CT扫描以确定转移灶的数目及位置，决定患者是仰卧或俯卧于负压袋内。然后抽真空成形固定躯体，螺旋CT 3~5 mm薄层连续扫描，获取图像数据及相关数据，进行图像的重建和靶区的勾画。用60%~80%的等剂量曲线包绕靶区，单次剂量400~700 cGy，5次/周，分6~12次治疗，靶区周边总剂量4000~5000 cGy。生存率与患者临床特征的关系见表8-4-2[1]。

对多发性转移，化疗后出现的转移或转移后化疗

表8-4-2 生存率与患者临床特征的关系

项目		一年生存率(%)
转移灶数目	1个	83.3(10/12)
	2~3个	65.6(21/32)
	≥4个	42.9(6/14)
转移灶大小	<5 cm	71.1(27/38)
	≥5 cm	45.0(9/20)
肿瘤来源	乳腺	71.4(15/21)
	肝癌	40.0(6/15)
	结肠直肠癌	68.4(13/19)

效果欠佳，伽玛刀治疗有其独特的优势。本组46例多发转移癌患者共139个转移灶，伽玛刀治疗后肿瘤消失57处，缩小(大于50%)42处，无变化26处，增大14处。对于转移灶的大小，作者认为肿瘤小于3~5 mm以下，效果较好。

郁志龙分析14例转移瘤的立体定向伽玛射线(体部伽玛刀)治疗。转移部位包括肺转移瘤7例，多发性转移5例，转移瘤灶2~31个不等，总共132个转移灶。3个月复查时，肺转移瘤97%(132/136)的瘤灶消失，2%(3/136)的缩小，1%(1/136)的未变，所有病例继续化疗。肝转移瘤63%(5/8)的瘤灶消失，27%(3/8)的瘤灶缩小，继续同前治疗。腹膜后转移瘤60%(3/5)的瘤灶消失，20%(1/5)的缩小，20%(1/5)的无变化，其中1例由于胃溃疡胃部疼痛、拒绝进食于4个月后衰竭死亡。副作用：14例均有不同程度的辐射反应，尤以治疗时间较长的多发性肺转移瘤和腹膜后转移瘤的患者反应最重。主要表现为乏力、食欲不振、恶心、呕吐、腹痛，持续时间较长，达2~10个月不等。2例治疗后近期出现明显的病灶周围肺纤维化，1个月后大部消失。2例出现食管疼痛，1例出现在治疗中，另一例发生于治疗后2个月。1例出现食管狭窄。2例出现胃溃疡，1例发生横结肠溃疡穿孔出血[2]。

张重魁等总结肺转移癌21例患者的伽玛刀治疗。原发部位：肝脏6例，结肠4例，直肠7例，食管2例，贲门1例，胸腺癌1例。生存率与患者临床特征的关系见表8-4-3。

表8-4-3 生存率与患者临床特征的关系(%,n)

项目	一年生存率(%)
转移灶数目	
1个	75.0%(3/4)
2~3个	58.3%(7/12)
≥4个	40.0%(2/5)
转移灶大小	
<5 cm	57.1%(8/14)
≥5 cm	42.9%(3/7)
肿瘤来源	
肝癌	28.6%(2/7)
结肠直肠癌	72.7%(8/11)

本组 17 例多发转移癌患者共 54 个转移灶，伽玛刀治疗后肿瘤消失 23 处，缩小(大于 50%)18 处，无变化 8 处，增大 5 处。对于转移灶的大小，笔者认为肿瘤小于 5 mm 以下效果较好。结肠直肠癌转移的 11 例，1 年生存率为 72.7%，与 Vigneswaran 报道的直肠癌肺转移手术切除相似，其中有 3 例已生存超过 30 个月；肝癌转移 7 例，患者无 1 例生存超过 30 个月。这可能与原发肿瘤的性质有关[3]。

二、体部 X 刀立体定向放射治疗

于金明等分析肺转移瘤体部 X 刀立体定向放射治疗 30 例。采用 CT 定位，XKB-1 型体部 X 刀立体定向放射治疗系统立体定向放疗肺转移瘤 30 例，共计 78 个病灶。病灶大小 0.4~5.4 cm，<3 者 56 个，3~5 cm者 20 个，5 cm 者 2 个。辐射源为 MVX 线，单次照射剂量3~12 Gy，总剂量 20~48 Gy。结果：肿瘤消失 12 灶(15.4%)，缩小 49 灶(62.8%)，总有效率 78.2%；病灶<3 cm 者，有效率为 87.5%，明显高于肿瘤≥3 cm 者($P<0.01$)；总剂量 20~30 Gy 者，有效率为 88%；总剂量≤30 Gy 组中，肿瘤<3 cm 者的有效率高于肿瘤≥3 cm 者($P<0.01$)，而总剂量>30 Gy 组两者无显著差异($P>0.05$)。病理类型与疗效的关系见表 8-4-4[4]。

表 8-4-4 病理类型与疗效的关系

病理类型	病灶个数	疗效			
		消失	缩小	稳定	进展
鳞状细胞癌	25	6	15	3	1
腺癌	24	4	16	3	1
恶性黑色素瘤	8	0	7	1	0
肝细胞肝癌	8	0	5	2	1
其他	13	2	6	4	1

X 线立体定向放射治疗(stereotactic radiotherapy，SRT)是采用多个小野非共面旋转集束的照射方式，使高剂量区集中到肿瘤（靶区），提高肿瘤局部的剂量，而周围正常组织的受照射剂量下降迅速，不增加正常组织的放射损伤。肺转移瘤的形态多呈球形，膨胀性生长，因此比较适合选择 SRT 技术治疗。郭占文等报道，采用 SRT 与化疗并用治疗肺转移瘤的有效率为 84.9%，2 年生存率为 53.8%。

钟军等总结肺转移瘤 X 线立体定向放射治疗的临床价值。病理类型为鳞状细胞癌的 28 例，腺癌 25 例，肉瘤7 例，其他 7 例。近期疗效：全组共 88 个转移病灶，其中达 CR、PR、SD 和 PD 分别为 39.77%(35/88)、45.45%(40/88)、9.09%(8/88)和 5.68%(5/88)，总有效率(CR+PR)为 85.23%(75/88)。病理类型为鳞状细胞癌的 CR 率为51.52%，高于腺癌和肉瘤，而鳞状细胞癌(87.88%)和腺癌(86.49%)的有效率要高于肉瘤(40.00%)，但差异均无显著性意义($P>0.05$)。各剂量组间的有效率差异也没有显著性意义($P>0.05$)。肿瘤的大小与近期疗效的关系密切，肿瘤≤15 cm^3 的有效率为 90.91%，明显高于>15 cm^3 的 75.76%($P=0.03$)。生存率：鳞状细胞癌的3 年生存率为 42.86%，高于腺癌(24.00%)和肉瘤(14.29%)，但差异没有显著性意义($P>0.05$)。原发肿瘤不同与生存率的关系较大，各种原发肿瘤的 1、2、3 年生存率的差异均有显著性意义($P<0.05$)。

肺转移瘤的局部疗效与肿瘤体积的大小密切相关，肿瘤体积≤15 cm^3 与>15 cm^3 比较，肿瘤全消率分别为 45.45% 和 30.30%，有效率分别为 90.90%和75.75%，统计学处理有显著性差异($P<0.05$)。然而，尽管鳞状细胞癌的全消率为 51.52%，高于腺癌(37.84%)和肉瘤(40.00%)，但无论是全消率还是总有效率，不同病理类型之间的统计学处理均无显著性差异($P>0.05$)。同样，不同剂量组间(30~40 Gy、42~50 Gy、60~75 Gy)的比较，全消率和总有效率均无显著性差异($P>0.05$)，可能说明采用高剂量分次治疗，合适的总剂量范围在 40 Gy 左右，提高总剂量并不能增加受益。本组资料显示，肺转移瘤的生存率与原发肿瘤密切关系，不同原发肿瘤的 1~3 年生存率的差异均有显著性意义($P<0.05$)，其中 3 年生存率以妇科肿瘤(80.00%)和头颈肿瘤(61.54%)较好，而以肺癌最差(15.63%)，说明原发肿瘤的临床生物学行为可能是影响肺转移瘤患者生存率的主要因素[5]。在肺转移瘤治疗方面，SRT 与手术治疗相比具有以下几个优点：①可同时或分批治疗多个转移灶；②无创伤性，对机体功能影响小，不会发生围术期并发症；③对患者身体状况要求不高，适合有手术禁忌证的患者[7]。

医学科学院肿瘤医院肖建平研究肺转移瘤大分割立体定向体部放疗(SBRT)结果显示，有效且不良反应较少。2001—2007 年间 71 例肺转移瘤患者接受该法治疗，共治疗了 175 个病灶，单次剂量 5~20 Gy，平均总剂量 48 Gy。治疗病灶的 1、2、3、5 年确切野内局部控制率为 79.7%、51.6%、41.9%和 26.2%。无 3~4 级治疗相关毒副作用。不同病灶大小、不同剂量对局部控制率无明显影响[16]。

三、放射性粒子植入治疗

正常肺组织对放射线耐受量低，使其应用受到限制。组织间内照射是一种新兴的恶性肿瘤治疗手段，它主要是应用计算机立体定位计划系统(TPS)设计方案，在现代影像引导下将放射性粒子按肿瘤大小、形态植入肿瘤内或受肿瘤浸润侵犯的组织中，通过微型放射源发出持续、短距离的放射线，使肿瘤组织遭受最大限度的杀伤，而正常组织不损伤或仅有微小损伤，最终达到治疗目的。

^{125}I 粒子植入治疗的原理与特点：^{125}I 放射性粒子源是低能量的放射性核素，释放能量为 27~31 KeV 的 X 线和 35 KeV 的 γ 射线，射线能破坏肿瘤细胞核的 DNA 双链，抑制肿瘤细胞的繁殖，对有丝分裂期（G2）和 DNA 合成期的肿瘤细胞最为敏感，故肿瘤组织植入半衰期较长的放射性粒子，就能不断杀伤进入繁殖周期的肿瘤细胞，从而达到肿瘤治疗的目的。永久种植治疗肿瘤具有以下特点：①放射性粒子植入可提高靶区与正常组织剂量分配比；②肿瘤的再增殖由于受到射线持续的照射而明显减少；③持续低剂量照射抑制肿瘤的有丝分裂，引起肿瘤细胞积聚在G2 期；④近距离治疗时，乏氧细胞放射低抗性降低，同时在持续低剂量照射下，乏氧细胞再氧合。这些特点致使肿瘤细胞因辐射效应遭到最大程度的毁灭性杀伤，从而达到治愈的目的。周围的正常组织仅为肿瘤受量的 50%以下，且粒子释放的射线缓慢，正常组织损伤可在短期内修复，故 ^{125}I 粒子在杀伤肿瘤细胞的同时，对周围正常组织无明显损伤，因而不会发生外放疗通常引起的并发症。^{125}I 粒子穿透力弱，约17 mm，不易产生热点而损伤周围重要脏器，近距离照射疗效好。经皮 CT 导向下放射性粒子植入可直观地了解粒子植入针的位置，保证粒子的正确植入，具有安全、微创、高效、治疗时间短和可重复治疗等优点，因而可被认为是较好的局部治疗方法[17]。

陈英梅等观察 CT 导向下 ^{125}I 粒子植入治疗肺转移瘤的临床疗效。58 例 97 个病灶，完全缓解（CR）48 个，部分缓解（PR）21 个，无变化（NC）19 个，进展（PD）9 个[18]。曾明喜等的 22 例 27 个病灶，术后随访 6 个月，完全缓解 8/27，部分缓解 9/27，无变化 5/27，进展 5/27，总有效率 62.9%[19]。

郑广钧等观察了 82 例的近期疗效。82 例 126 个肺转移灶种植 ^{125}I 粒子，处方剂量 80 Gy。6 个月后复查 CT 观察，随访 2 年。结果：靶区瘤体接受的平均照射剂量（159.3±34.5）Gy，中位剂量（118.6±33.2）Gy。6 个月后显示肿瘤完全缓解 25.4%（32/126），部分缓解 64.3%（81/126），无变化 6.3%（8/126），进展 4.0%（5/126），总有效率 89.7%（113/126）。并发气胸 12 例，咯血 41 例。死亡例：8~12 个月 11 例，13~24 个月 15 例。1 年存活 71 例，存活率 86.6%，2 年存活 56 例，存活率 68.3%。他们认为治疗肺转移癌的近期疗效肯定[20]。

傅忠等观察 CT 导向下用介入技术行 ^{125}I 放射性粒子治疗消化系统肺转移瘤。25 例转移灶数目共 85 个，病灶平均直径 3.1 cm。肺内病灶 8 个以上，大小为 0.8~5.3 cm。其中单肺转移灶 9 例，双肺转移灶 16 例。3 个月后 CT 复查对比。结果：25 例 85 个转移灶，完全缓解（CR）21 个，部分缓解（PR）47 个，无变化（NC）9 个，进展（PD）8 个。总有效率（CR+PP）80%。术后随访 3 月无死亡病例，术后咳嗽、痰中带血15 例，气胸 12 例，血气胸 6 例，经常规治疗均痊愈。

消化系统来源肿瘤对外放化疗不敏感，易发生肝转移、肺转移。胃肠系统来源肺转移瘤一般为多发，不适合于手术切除，对外放化疗同样不敏感，全身副作用大。肿瘤体积较小时其他微创治疗手段如射频消融、激光、冷冻等治疗产生的物理效应，对周围肺组织、纵隔内脏器易产生损伤，不宜应用。胃肠道来源肿瘤细胞相对倍增时间较长，为放射性粒子治疗提供了条件。吴沛宏等经皮穿刺 ^{125}I 粒子植入治疗胃肠道来源肺转移瘤，短期疗效有效率达 90%以上。本组有效率为 80%。尽管短期疗效可靠、创伤小、治疗安全，具有可重复、多次治疗优点，但该疗法对转移灶无明确预防作用，在有效治疗的同时，可见新的转移灶，且费用较贵，限制了本技术的开展[17]。

李卫等探讨 CT 引导 ^{125}I 粒子组织间植入治疗多发肺转移瘤的技术方法和疗效方法。在 CT 引导下对 30 例患者的 115 个肺转移灶，行肿瘤内 ^{125}I 粒子植入。对多发肺转移瘤的不同位置，肺门部、周围性、胸廓骨骼遮挡肺小结节病变采用相应穿刺植入方法，并行疗效评价，结果一次穿刺成功为 84.3%（97/115），粒子分布均匀术后 1 周复查补种成功为 15.7%（18/115）。随访 6~24 个月，平均 14.6 个月，CT 复查 115 个病灶中结节 CR 80 个，PR 20 个，NC 8 个，PD 86.9%，1 年局部控制率为 93.9%（108/115）。围术期无严重并发症[21]。

四、组织内激光凝固治疗

陆骊工等探讨肺转移瘤的组织内激光凝固治疗。应用 Diomed 半导体激光治疗 24 例肺转移瘤的患者，共计 56 个病灶。病灶大小 0.8~3.6 cm，其中≤2 cm 者 38 个，>2 cm 者 18 个，激光功率 2~10 W，能量2400~12 000 J 消融时间 1200 秒。治疗后 3 个月复查 CT 评价治疗效果。结果转移病灶消失 10 个（17.9%），转移灶缩小 35 个（62.5%），转移灶不变或进展 11 个（19.6%），总有效率（80.4%），其中病灶≤2 cm 者有效率明显高于病灶>2 cm 者。全组 1、2 和 3 年生存率分别为

75.0%、50.0%和 33.3%。显示组织内激光凝固技术是治疗直径≤2 cm 肺转移瘤的有效方法，其近期疗效与肺转移瘤灶的大小有关。

Rolle A 等使用波长 1318nm 的 Nd:YAG 激光治疗 100 个患者的 632 个肺转移灶，1、3、5 年生存率分别为 85%、69%及 32%，作者认为 Nd:YAG 激光在治疗肺转移瘤中可提高完全切除率及可潜在的提高生存率[14]。

五、影像引导下射频消融治疗(RFA)

RFA 作为微创治疗手段，成为治疗中晚期或因各种原因不能手术的原发性、转移性肺癌重要方法。疗效与病灶大小、数目、位置密切相关。对直径<5 cm 肿瘤效果好，特别是直径<3 cm 的肿瘤几乎能完全损毁；对一侧肺病灶总数少于 3 个并且总直径<10 cm 效果较好；周围型肺癌疗效比中心型好；转移癌治疗以结肠直肠转移的瘤体有效；肺癌组织类型对疗效无大影响。对于肿瘤较大或 RFA 难于完全毁损的肿瘤，联合放化疗的综合治疗方式应作为首选方法，但如何结合及治疗的先后顺序尚无一致意见[22]。

Frank C 和 Huo A 等认为射频消融对肺转移瘤是有益的，即使是姑息的(可达到 33%)。只要严格掌握适应证，临床上是可以应用的[23-24]。何一松等MRI 定位引导下氩氦刀冷冻消融治疗肺癌 105 例。疾病发现时已局部进展或远处转移，或身体条件差失去手术机会。施行 MRI 定位引导下氩氦刀冷冻消融术。患者 105 例中转移性肺癌 20 例。疗效：①肿块大小：在治疗后 1、3、6、12 个月复查 CT，肿瘤有缩小者 55 例(占 52.38%)，稳定者 25 例(占 23.81%)，进展者 25 例(占 23.81%)；②生活质量改善：原有严重胸痛者 15 例均为周围型肺癌侵犯胸壁，经过氩氦刀治疗，完全止痛 10 例，减轻者 5 例；③生存期：随访 105 例患者 1 年生存率转移性肿瘤 50.00%(10/20)，2 年生存率转移性肿瘤 20.00%(4/20)。氩氦刀经皮穿刺治疗肺肿瘤具有损伤小、恢复快、副作用少而轻等优点。此术尤其对年老体弱或合并其他疾病者，可以作为首选治疗手段。而使用的 MRI 实时定位系统导向能使使操作更直观、简便、安全，较传统的 X 线、B 超及 CT 具有更大的优势[25]。

六、新放射技术

涂文勇等总结 23 例转移性肺癌镂空放疗技术及疗效，放射治疗前后肺功能未发现明显改变。放疗的难点是如何在保证疗效的情况下最大限度保护肺功能。通过运用镂空式挡块，较成功地解决了这个问题。在保证肺功能的前提下，顺利完成肺转移灶的根治量放射治疗。有效率达到 78%，1 年生存率为 67%[11]。

三维适形放射治疗(3DCRT)是指照射野的形状在线束视野观方向上与靶区的形状一致，而且高剂量曲线的三维分布与靶区的三维形状一致，可以提高肿瘤组织的局部剂量，降低正常组织的副反应。应用三维适形放疗技术治疗肺转移瘤可取得良好的疗效，肿块大小是影响疗效的重要因素。根据治疗计划的剂量参数(V20)评价治疗计划，将 V20 的体积控制在25%以下，可减少急性放射性肺炎的发生。

居小萍等对 42 例肺转移瘤患者进行 3DCRT，单次剂量 3~8 Gy，每日一次，共照射 5~18 次。结果：①近期疗效：42 例患者中，病灶消失 33 个，病灶缩小61 个，病灶稳定 11 个，病灶进展 3 个，总有效率(病灶消失+病灶缩小)为 87.0%。17 例治疗前有咳嗽、咳痰、胸痛、胸闷等临床症状的患者，治疗后 15 例(88.2%)症状减轻或消失。②肿块大小：62 个肿块≤60 cm^3 的病灶消失 22 个，缩小 36 个，有效率为 93.5%；46 个>60 cm^3 的病灶消失 10 个，缩小 24 个，有效率为73.9%。病灶≤60 cm^3 者治疗有效率明显高于病灶>60 cm^3 者 ($P<0.01$)。③病理类型：52 个鳞癌病灶消失 15 个，缩小 32 个，有效率为 90.4%；40 个腺癌病灶消失 12 个，缩小 21 个，有效率为 82.5%；16 个肝细胞癌灶消失 6 个，缩小 8 个，有效率为 87.5%，组间比较差异无显著性($P>0.05$)。④急性放射副反应：主要副反应为放射性肺炎，放疗期间 4 例出现 1 级放射性肺炎，1 例患者出现 2 级放射性肺炎症状，7 例在放疗 8 个月至 1 年间出现喘憋、不能活动等肺纤维化症状。⑤生存率：随访时间自放射治疗开始之日起计算，中位生存期 1.5 年。已死亡 16 例，1 年生存率 59.5%(25/42)，2 年生存率 28.6%(12/42)[12]。

研究表明，提高肿瘤的局部控制率可延长生存期。而肿瘤的局部控制率直接与放射剂量有关。Martel 等认为对 NSCLC 要达到 50%的局部控制率，用常规放疗手段需要>84 Gy 的剂量。但是放射剂量超过 84 Gy，甚至到 90 Gy，就会发生不能接受的毒性反应。大分割放射是一种理想的提高剂量的治疗方式，从以前的6~8 周常规治疗减少到 1~11 次分割，大大缩短了治疗时间。这种治疗方式不仅使患者获益，而且从放射生物学方面更有利于杀死肿瘤细胞。目前许多研究报告的数据已经显示出很高的局部控制率，可高达 90%以上。大分割放射治疗研究结果见表 8-4-5。

很多研究不仅包括不能手术的早期 NSCLC 患者，还包括了拒绝手术和转移性孤立肺肿瘤的患者。

表 8-4-5 大分割放射治疗研究结果

作者	总剂量(Gy)	单次剂量(Gy)	总治疗时间(d)	生物等效剂量(Gy)	局部控制率
Uematsu 等	50	10	5	100	96%(22/23)
Arimoto 等	60	7.5	11	104.8	92%(22/24)
Naqata 等	48	12	12~13	105.6	94%(31/33)
Wulf 等	45	15	NA	112.5	94%(16/17)
Herfarth 等	24	24	1	81.6	NA

对于孤立转移性肿瘤,大分割放射治疗的优势在于避免了开胸手术,无需住院治疗,并且后续恢复较快。在一些研究中,其 5 年总生存率高达 30%~44%,10 年治愈 19%~26%。对于孤立转移性肺部肿瘤或拒绝手术的患者放射治疗通常采用单次分割 15~26 Gy,总剂量 48 Gy/4 次,60 Gy/5~10 次的照射方式。在这些患者中,局部控制率和不能手术的患者局控率相似,范围是 80%~100%,平均 90%~95%,尽管随访时间不长,患者的总生存率是令人鼓舞的。Nagata 等共纳入 40 例肺癌患者,31 例原发肺癌患者,其余 9 例为转移性肺部肿瘤患者,给予 40 Gy 或 48 Gy 剂量,4 次分割完成。随访大于 6 个月,共有 33 例,结果有 6 例达 CR,25 例达 PR,局部有效率达到 94%。其中 9 例转移性肺部肿瘤,均采用 48 Gy,4 次分割完成的照射方式,随访 6~12 个月,3 例(33%)局部达 CR,2 例稳定(SD)。结论:三维适形大分割放射治疗采用 48 Gy 剂量,4 次分割完成的照射方式对于原发肺或转移性肺部肿瘤患者均有效[26]。

四维适形放疗设备已见诸于世,能在动态下实施治疗,更符合生理状况[12]。

饶建等总结全肺放疗治疗双肺多发转移癌 24 例。放疗结束时转移瘤 CR 为 37.5%(9/24),PR 为 50.0%(12/24),有效率 87.5%。中位生存期分别为 13.5、22.0、10.5、8.5 个月。1~2 级放射性肺炎发生率为 25.0%(6/24),3 级为 16.7%(2/24),4~5 级为 0。结论:恶性肿瘤肺多发转移可采用全肺放疗+局部小野补量治疗。尤其适用于原发肿瘤对放疗中高度敏感、化疗无效的患者可获得较好疗效。毒副作用可耐受[27]。

另外还有热疗、冷冻疗法、微波、高能聚焦刀、高能超声治疗等,各种疗法方兴未艾。在此不一一介绍了。

参考文献

[1]丁广成,泰德华,赵普学.伽玛刀治疗肺转移癌 61 例临床分析.现代医药卫生,2006,22(19):2990-2991

[2]郁志龙.14 例转移瘤的立体定向伽玛射线(体部伽玛刀)治疗的临床分析.内蒙古医学院学报,2003,25(3):200-201

[3]张重魁,刘红军,刘支源,等.肺转移癌 21 例患者的伽玛刀治疗.华夏医学,2006,19(3):540-541

[4]于金明,郭守芳,李建彬,等.肺转移瘤体部 X 刀立体定向放射治疗 30 例分析.临床肺科杂志,2002,7(1):21-22

[5]钟军,刘明之,董俊林,等.肺转移瘤 X 线立体定向放射治疗的临床价值. 江西医药,2007,42(12):1102-1104

[6]肖建平,徐国镇,张红志,等. 肺转移瘤立体定向放疗初探. 中华放射肿瘤学杂志,2006,15(1):23-27

[7]吴少雄,邓美玲,包勇,等.39 例肺转移瘤立体定向放射治疗的疗效分析.癌症,2006,25(7):880-884

[8]郭占文,李玉,拱玉华,等X线立体定向放射治疗与化疗并用对肺移瘤的疗效分析.河南肿瘤学杂志,2001,14(3):169-170

[9]周琨,吴沛宏,张衙君,等.经皮穿刺 125I 粒子植入治疗胃肠道来源肺转移瘤的短期疗效观察. 介入放射学杂志,2006,15(4):235-236

[10]刘庭燎.放疗治愈精原细胞瘤肺转移一例报告.黑龙江医学,1990,19(4):51

[11]涂文勇,胡春宏.转移性肺癌镂空放疗技术及疗效初步总结.肿瘤防治杂志,2002,9(4):414-416

[12]居小萍,张晓青,肖作平,等.三维适形放射治疗肺转移瘤的疗效分析. 中国肿瘤临床与康复,2007,14(1):58-60

[13]张锡珍.全肺放射治疗转移性肺癌. 肿瘤,1981,1(2):76-77

[14]陆骊工,罗鹏飞,陈晓明,等.肺转移瘤的组织内激光凝固治疗.影像诊断与介入放射学,2004,13(2):98-100

[15]罗汉钰. 国外医学临床放射学分册,2000,23:378

[16]邢立刚,于金明.中国学者研究报告.中国医学论坛报,2009-12-3 B3 版

[17]傅忠,向世兰,包忠英,等. 125I 放射性粒子在消化系统来源肺转移瘤介入治疗中应用. 海南医学,2007,18(10):87-88

[18]陈英梅,吴杏尧,郑敏红,等.CT 导向下 125I 粒子植入治疗肺转移瘤的疗效观察及护理. 家庭护士,2008,6(9):2377-2378

[19]曾明喜,张美云,张向左,等.经皮穿刺 125I粒子植入内照射微创治疗肺转移癌的临床应用研究. 当代医学,2010,16(29):567-570

[20]郑广钧,柴树德,毛玉权,等.CT 引导下放射性粒子植入治疗肺转移癌. 中国微创外科杂志,2008,8(2):125-127

[21]李卫,但刚,姜建青,等.多发肺转移结节125I 粒子植入技巧及临床应用. 中国肺癌杂志,2010,13(3):230-233

[22]王忠敏,陈克敏.影像引导下射频消融治疗的现状与进展. 介入放射学杂志,2009,18(5):321-323

[23]Detterbeck FC.Radiofrequency Ablation (RFA)of Pulmonary Metastases:Technical Success vs. Actual Benefit. Ann Surg Oncol,2010,17:1214

[24]Radiofrequency Ablation (RFA)of Pulmonary Metastases: Technical Success vs. ActualBenefit. Ann Surg Oncol,2010,17: 1215
[25]何二松,罗凤荣.MRI定位引导下氢氦刀冷冻消融治疗肺癌105例. 现代诊断与治疗,2011,22(2):108-109
[26]沈亚丽.大分割治疗非小细胞肺癌或转移性肺肿瘤的研究进展.华西医学,2009,24(3):796-798
[27]饶建,邹雨荷. 全肺放疗治疗双肺多发转移癌24例分析. 中国民族民间医药,2009,(14):21-22

第五节　中医中药治疗

一、中医中药对肿瘤转移的认识

中医中药治疗不以消灭肿瘤为主要目的，而是驱邪扶正,提高患者免疫力,提高生活质量,延长生存期,即荷瘤生存。经过多年的努力,取得了很多成果。孙燕院士大力提倡中医中药进军肿瘤内科学治疗领域。

刘嘉湘等对肺癌的病因病机、辨证分型、治疗原则进行的研究认为,肺癌主要是由于正气虚损、痰气淤毒胶结于肺部而成,临床以阴虚内热、气阴两虚、脾虚痰湿、阴阳两虚及气滞血瘀等5个证型为主。对以滋阴生津法、益气温阳法、益气养阴法为主等不同治法治疗肺癌的临床疗效进行了系统观察总结,结果表明,中医药治疗肺癌不仅能改善症状,提高患者免疫功能与生活质量,而且具有病灶稳定率较高,生存期较长的特点，并显示其在抗转移方面具有潜在的优势。针对肺癌以阴虚和气阴两虚证患者为多数的临床特点,研制具有益气养阴解毒功效的中药制剂益肺抗瘤饮(由黄芪、绞股蓝、淫羊藿、北沙参、葫芦巴、天冬、女贞子、麦冬、山茱萸、石见穿、石上柏、蚤休等),临床随机分组治疗非小细胞肺癌。益肺抗瘤饮组及化疗加益肺抗瘤饮组治疗后肿瘤缩小稳定率、5年生存率和中位生存期均优于单纯化疗对照组,显示益肺抗瘤饮治疗气阴两虚型非小细胞肺癌具有良好的疗效,与化疗合用有明显的增效作用[1]。

实验证明中药单方赤魟软骨提取物、蜂毒素、人参皂苷、姜黄素等,中药复方:小柴胡汤、天龙合剂,槐耳颗粒等有抗血管生成作用[2]。

目前用中药单方制剂——全蝎水浸液提取物可诱导HL-60细胞凋亡，凋亡比例随药物浓度增高而上升。中药蛇六谷能有效诱导小鼠肿瘤细胞凋亡。土贝母对体外培养的人肾颗粒细胞癌和蝎鼠移植性人肾颗粒细胞癌的生长均有明显的抑制作用。国内外报道,十全大补汤、六君子汤、人参养颜汤、小柴胡汤、当归补血汤等均具有不同程度的诱导不同肿瘤细胞凋亡的作用。

苏大聪探索中医中药治疗原发不明转移癌(MUO)的优势。MUO的患者均为"带瘤生存",随着医学模式的转变,人们已逐渐认识到生存质量与生存期的延长有着决定意义,而瘤体大小只是治疗评价中的次要结局指标。现阶段"带瘤生存"的理念为越来越多的患者所接受,而中医中药的疗效特点正符合这一趋势。现时期MUO患者适合中西医结合的非手术的综合方式。改善症状提高免疫作用从中医辨证施治的传统模式出发,对MUO患者多从活血化瘀、软坚散结、扶正培本等方面入手,随机组方、灵活处治,对改善症状,提高免疫功能,多有疗效。

防止复发及转移的作用:中医防病思想提出"未病先防"及"既病防变",强调"治未病"及"先安未受邪之地",这符合肿瘤治疗中的抗转观念。而防止复发、转移常多以益气、活血、解毒中药综合组方。益气的目的是扶正,此类中药可以提高免疫功能,从而达到对肿瘤细胞的监控,如黄芪、党参、山药、陈皮、麦冬、百合等。应用活血药的目的是减轻血黏度,使微血栓形成的机会降低,减少瘤栓形成新瘤体。而在转移过程中的瘤细胞与毛细血管内皮的粘连及转移灶内新生血管的形成也多借助于血液高凝状态。而活血化瘀类中药则可防治血液高凝状态,从而具有抗肿瘤转移作用,如当归、丹参、赤芍、川芎、莪术等。而解毒类中药如半枝莲、苦参、土茯苓、白花蛇舌草等,则主要是用以杀伤肿瘤细胞。中药防止转移采取多种治则的联合用药,中药作用的发挥是依靠多部位、多靶点的联合作用,西药则多作用于治疗的一个部位或一个环节。

蔡霄月和徐振晔探讨如何把握中医药在恶性肿瘤围术期的介入时机(介入要趁早,分阶段,贯穿全程)，如何处理过度治疗以及针对老年晚期肿瘤患者治疗策略的选择等问题。同时,思考中医肿瘤证候客观化，中医药疗效评价标准化发展的现状并做了展望。这篇文章是中医进军肿瘤学里程中的一个标志。标志着人们在思考规划一些大的问题。研究方兴未艾,成果也会不断涌现[3]。

中医学在养生方面的知识将对预防肿瘤起很大作用。如果能从循证医学的高度得以证实那将是肿瘤学的顶尖成就,也是中国对人类的贡献。

二、实验研究

张栋等复制阴虚、阳虚、血瘀等不同病症特点的荷瘤小鼠,研究中医证型与荷瘤小鼠肿瘤生长、转移、Bcl-2表达关系及辨证施治对荷瘤小鼠肿瘤生长及转移的影响。结果:荷瘤小鼠证型对肿瘤的生长及转移有一定影响,其中阴虚组与脾虚组实验动物3项指标的改变是一致的,即实验动物的存活期缩短、实体瘤加大、肺转移病灶增多。血虚组与血瘀组动物与对照组相比存活期延长,其中血虚组动物与对照组相比,差异具有显著性。各实验组中的Bcl-2表达均高于正常对照组。提示:荷瘤小鼠证型对肿瘤的生长及转移有一定影响;所施中药均能不同程度延长荷瘤小鼠生存期;活血祛瘀中药能明显减少荷瘤小鼠血道肺转移灶数目[4]。

陈林香等探讨固金磨积片抗肿瘤转移作用。应用小鼠移植肝癌22(腹水型)。按1:3比例制成瘤细胞悬液,每只小鼠0.2 mL[约$(1\sim2)\times10^6$]接种于NIH小鼠腹腔内,次日随机分为5组(n=10),给药的3组分别按高(1.88 g/kg)、中(1.02 g/kg)和低(0.592 g/kg)三种剂量,每天1次灌胃给药,连续10天,停药后次日处死小鼠,抽腹水量,计算肿瘤细胞数。肺癌:取Lewis肺癌瘤组织悬液0.2 mL接种于C57系小鼠右前腋皮下,24小时后,随机分为5组(n=10),用药组每天1次灌胃给药,剂量高、中、低三种(药量同肝癌组),连续20天,停药24小时后处死小鼠,取肺组织在倒置显微镜下观察并计算肺转移瘤结节数。结果:①固金磨积片对小鼠转性肝癌22瘤细胞生长有明显抑制作用,各用药组腹水形成缓慢,腹水量及每升腹水中所含的肿瘤细胞数与对照组比较均有明显差异($P<0.05$);②固金磨积片对Lewis肺癌转移结节有明显的抑制作用,与对照组比较($P<0.01$)。显示:本研究提示固金磨积片通过活血化瘀、清热解毒、扶正益气,保护和增强机体免疫功能,从而达到抑制肿瘤生长,抗肿瘤转移作用[5]。

李晶等实验研究用启膈方抑制小鼠前胃癌肺转移。将小鼠前胃癌FC细胞接种在30只615小鼠右腋皮下,接种后随机分为启膈方、5-FU、空白对照三组,每组各10只。16天后处死小鼠,称瘤重,测肿瘤最大直径。观察肺组织表面的转移结节及肺内转移情况,计算肺转移抑制率。结果:启膈方组、5-FU组的瘤重、瘤体积、肿瘤直径明显低于对照组($P<0.01$),启膈方组、5-FU组之间差异无显著性($P>0.05$)。直接计数肺组织表面白色的转移结节,对照组小鼠100%发生肺转移。启膈方组肺转移结节数少于对照组($P<0.01$),其中有4例未见肺转移结节,转移程度明显较对照组轻($P<0.01$)。与5-FU组比较,启膈方组肺转移节数、肺转移抑制率也优于5-FU组($P<0.05$),5-FU组中有1例未见肺转移结节。显示:启膈方可抑制小鼠前胃癌肿瘤的生长,减少肺转移的发生,减轻肺转移的程度[6]。

郭炜等通过应用Lewis肺癌移植性肿瘤小鼠模型,观察桑黄云芝胶囊的抑瘤及抗转移作用。方法:C57BL/6小鼠右腋皮下接种Lewis肺癌瘤株,连续(经口灌胃)给药21天后,处死动物,摘取瘤体称重,计算肿瘤生长抑制率。剥离鼠肺,用Bouin液固定,解剖镜下计数肺部正反面及肺叶间的转移瘤集落数。结果:桑黄云芝胶囊高、中、低3个剂量对Lewis肺癌荷瘤小鼠肿瘤的生长均有明显的抑制作用(与模型组比较,$P<0.05$),抑瘤率分别为21.2%、21.0%、24.6%。桑黄云芝胶囊高剂量组Lewis肺癌荷瘤小鼠肺转移集落明显少于模型组($P<0.05$)。显示:桑黄云芝胶囊对Lewis肺癌荷瘤小鼠肿瘤生长具有明显抑制作用,并可抑制Lewis肺癌荷瘤小鼠的肺转移,以高剂量最为明显[7]。

黄修燕等研究中药“松友饮”对高转移人肝癌裸鼠原位移植肿瘤生长、转移和生存期的影响。方法:以肝癌细胞(MHCC97H)细胞建立裸鼠移植瘤模型,32只成模裸鼠随机分成对照组C0和“松友饮”剂量递增的C1、C2和C3组,肝脏接种肿瘤24小时内开始每日1次灌胃给药,连续5周,每周测体质量。第35天处死裸鼠,计算肿瘤体积及转移情况。另选12只成瘤裸鼠分成对照组和“松友饮”组,选择上述结果中最合适的剂量,观察生存期。结果:C0、C1、C2和C3组肿瘤体积分别为$(2072.73\pm801.23)\ mm^3$、$(1779.48\pm969.59)\ mm^3$、$(976.30\pm608.01)\ mm^3$和$(959.99\pm376.47)\ mm^3$,C2、C3与C0相比差别有统计学意义;C2组抑瘤率52.90%,肺转移程度明显下降。按C2组剂量给药,裸鼠生存期(75.00 ± 3.86)天,对照组(52.00 ± 2.34)天($P<0.01$)。显示:连续5周“松友饮”灌胃抑制HCC裸鼠模型肿瘤生长、转移,延长荷瘤裸鼠生存期,对HCC患者有潜在的应用价值[8]。

蒋晓萌等用扶肺煎对荷瘤体外接种阻断向肺内转移的研究。根据中医理论组成中药复方扶肺煎,观察其对体外接种Lewis癌、黑色素瘤B16荷瘤阻断向肺内转移的作用,同时观察对其免疫水平、生存率的影响。均见到一定的治疗作用,见表8-5-1。

表 8-5-1 扶肺煎对 B16 荷瘤小鼠生存率的影响

组别	剂量	动物数(只)	平均生存期(d)	生命延长率(%)
对照组	0.4 mL	10	29.5±3.7	
DDP	4.5 mL/kg	10	37.5±4.2*	27.1
扶肺煎小剂量组	5 g/kg	10	43.6±5.1*△	47.8
扶肺煎中剂量组	10 g/kg	10	42.9±3.6*△	45.4
扶肺煎大剂量组	20 g/kg		45.9±4.5 *△△	55.6

与对照组比较:* 为 $P<0.01$;与 DDP 组比较:△为 $P<0.05$,△△为 $P<0.01$

方剂以生晒参、北沙参、黄芪、麦冬、猫爪草、蜈蚣、紫花地丁、天葵子等药组成[9]。

李春杰等用免疫组化法观察益气养阴方对C57BL/6小鼠 Lewis 肺癌瘤体雌激素受体 a(ERa)及细胞周期蛋白 D1(CyclinD1)表达的影响,探讨该方抑制肿瘤和抗转移作用的机制,以及 ERa 和 CyclinD1 表达的关系。方法:24 只 C57BL/6 小鼠随机分为 3 组,每组 8 只,接种 Lewis 肺癌瘤株,造模后第 2 天按如下方案进行干预:荷瘤对照组用生理盐水灌服;中药组用益气养阴方煎汤灌服,顺铂组用顺铂溶液腹腔内注射。第 20 天处死全部小鼠,称瘤重计算抑瘤率,计数肺转移数,计算抑制肺转移率,免疫组化 Envision 二步法测定瘤体 ERa、CyclinD1 蛋白表达情况。结果:中药组和顺铂组的抑瘤率分别为:35.02%和 41.18%,抑制肺转移率分别为 54.20%和 39.02%,此两项分别与荷瘤对照组比较,差异显著。荷瘤对照组 ERa 和CyclinD1阳性率分别为 100%和 75%,中药组和顺铂组的 ER a 和 CyclinD1 阳性表达均显著低于对照组。ERa 和 CyclinD1 的表达与瘤重 (rs 分别为 0.501 和 0.404,P 均<0.05)、肺转移数(rs 分别为 0.605 和0.535,P 均<0.01)均成正相关,两者之间亦成正相关(rs=0.542,$P<0.01$)。显示:益气养阴方具有较好的抑瘤和抗肺转移的作用,同时能够明显下调 ERa 和 CyclinD1 的表达,这是该方抑制肺加转移的机制之一;肺癌 ERa 和 CyclinD1 蛋白均成高表达,是促进肺癌细胞增殖和转移的重要原因和判断指标,两者表达间存在一定的调控机制[10]。

孙慧茹等探讨温阳散结解毒汤抗肿瘤作用及其对免疫功能的影响。方法:用昆明鼠瘤细胞悬液皮下接种法造模;自造模第 6 天开始,用温阳散结解毒汤灌胃或腹腔注射环磷酰胺。每日治疗 1 次,治疗 10 次后,检测体表瘤重量、肺部转移灶数量及外周血、sIL-2R 水平、T 细胞亚群、脾淋巴细胞增殖功能等。结果:温阳散结解毒汤可减轻体表瘤重量,减少肺转移灶数量,并且降低外周血、sIL-2R 水平,恢复 T 细胞亚群平衡,提高淋巴细胞增殖能力。结论:温阳散结解毒汤具有良好的抗肿瘤作用,与化疗联合应用具有良好的减毒增效作用。(温阳散结解毒汤,药物组成:西洋参 15 g,黄芪 12 g,鹿角胶 6 g,白术 10 g,茯苓 10 g,蜈蚣 3 条,全蝎 12 g,山慈姑 10 g,莪术 8 g,露蜂房 8 g,海藻12 g,白芨 12 g,附子 6 g,草乌 3 g)[11]。

赵晓珍等探讨肺岩宁方对整合素连接激酶(ILK) mRNA 及蛋白表达的影响。方法:建立 C57 小鼠 Lewis 肺癌模型。将 C57BL-6 纯系 10 周龄雄性小鼠随机分为正常组、模型组、顺铂(DDP)组、肺岩宁方组,每组 10 只。正常组正常饲养;模型组以 0.9% NaCl 液 0.4 mL 灌胃;顺铂组在造模后第 5 天开始给药,在开始给药的第 1、3、5 天,DDP 溶液 1 mL(含 DDP 0.1 mg)腹腔注射,0.9% NaCl 0.4 mL 灌胃;肺岩宁方组在造模后第 5 天开始给予肺岩宁方药液 0.4 mL (生药含量 36.1 g/kg) 灌胃。采用 Realtine PCR 和 Westemb1ot 方法分别检测 ILK 在移植瘤组织和转移灶发生的肺组织中mRNA、蛋白水平的表达。结果与正常组比较,模型组肿瘤肺转移率、转移灶及 ILK 基因表达差异均有统计学意义($P<0.01$),说明模型成功。与模型组比较,肺岩宁方组可以显著降低肺转移灶的发生的作用($P<0.01$)。各组移植肿瘤组织中,肺岩宁方组 ILK 基因表达与模型组比较显著降低($P<0.01$);各组肺组织中,与模型组比较,肺岩宁方组 ILK 基因表达显著下降($P<0.01$),而化疗组 ILK 基因表达反而升高 ($P<0.01$)。与模型组比较,肺岩宁方组 IIK 蛋白的表达明显降低($P<0.01$)。结论:肺岩宁具有显著降低 IL 基因表达的作用,调控 Snail 信号途径的关键信号分子 ILK 基因有可能是肺岩宁方抗肿瘤转移的有效作用靶点所在[12]。

三、治疗转移的途径

中医药防治肿瘤的研究大约经历了 20 世纪 70 年代的扶正培本,80 年代的清热解毒抗肿瘤,90 年代抗转移阶段。肿瘤的发生是多因素、多阶段的过程,中药抗肿瘤也必须针对多环节、多靶点。目前钙粘蛋白、整合素、选择素、细胞外基质、胶原酶及其抑制剂、黏附因子的表达等指标之间的内在联系及中药的作用靶点研究较少。在体外研究方面，由于复合中药制剂的药代动力学不是十分清楚，因此血清的取样时间和浓度标准方面存在许多困难。目前的体外研究多以复合中药制剂中的主要单体为研究对象。中药复方药物成分多，故有多种途径参与抗肿瘤作用，随着对肿瘤病机认识的深入及分子生物学理论的不断发展，还将会发现新的更明确的肿瘤治疗途径[13]。

1.活血化瘀[14]

许多活血化瘀药能诱导肿瘤细胞凋亡，已被中药药理研究所证明。丹参酮通过阻止 HL-60 细胞进入S期，而抑制 DNA 合成，从而诱导细胞凋亡。牛膝多糖能促进 ConA 诱导小鼠细胞 TNF-β 的产生；白芍总苷对大鼠腹腔巨噬细胞产生 TNF 有双向调节作用。从中药莪术提取的抗癌有效成分榄香烯，实验药理和临床都证明对肿瘤有确切疗效，流式细胞术证实，能阻滞肿瘤细胞从 S 期进入 G2/M 期，并诱发细胞凋亡；DNA 凝胶电泳及透射电镜发现，诱导肿瘤细胞凋亡导致的生化及形态学改变。

肿瘤患者血液黏度高，细胞凋亡过少，为肿瘤转移创造了良好条件，尤其是血行播散转移。活血化瘀药有抗凝、抗纤溶、降低血液黏稠度作用，正常调控细胞凋亡与增殖，对防止或减少癌栓形成和转移具有重要意义。赤芍、丹皮、当归、川芍等抑制 TXA_2 生成，不利于癌栓转移。赤芍 801 具有改善荷瘤小鼠血黏度、减轻瘤细胞缺氧、抗肿瘤组织作用。

田甜等观察川芎、鸡血藤、苏木、水蛭 4 种活血药对 C57BL/6 小鼠移植性 Lewis 肺癌不同阶段的移植瘤和肺转移的影响。建立 C57BL/6 小鼠移植性 Lewis 肺癌肺转移模型，分别给予川芎、鸡血藤、苏木、水蛭单药灌胃，分 3 个时间点与模型对照组比较各组抑瘤率和转移情况。结果：第 5 天鸡血藤组和苏木组的瘤重与对照组相比差异有统计学意义（$P<0.05$）；第 10 天鸡血藤、苏木、水蛭的瘤重与对照组相比差异有统计学意义（$P<0.05$）；第 21 天用药各组瘤重与对照组相比差异无统计学意义（$P>0.05$）。川芎组、苏木组肺转移灶数目与对照组相比差异有统计学意义（$P<0.05$）。显示：根据本实验 4 种活血药均有一定的抑瘤及抑制转移作用[15]。

姚庆华等通过建立气虚血瘀证 Balb/C 小鼠结肠癌人工血行转移的复合模型，研究气虚血瘀证与 Balb/C 小鼠结肠癌血行转移的相关性。方法：36 只 8 周龄雌性 Balb/C 小鼠随机分 6 组，即空白对照组、血瘀组、肿瘤 A 组、肿瘤 B 组、瘀加瘤 A 组和瘀加瘤 B 组。肿瘤 B 组和瘀加瘤 B 组，进行生存期观察。其余各组第 28 天处死，检测血黏度及转移灶计数。结果：气虚血瘀造模后小鼠体质量增加缓慢，与空白对照组比较差异有显著性（$P<0.01$）。血瘀组及瘀加瘤组全血黏度均明显升高，与空白对照组比较差异显著（$P<0.01$）。瘀加瘤组右肺转移灶计数明显高于肿瘤组，生存期短于肿瘤组，差异有统计学意义（$P<0.05$）。显示：气虚血瘀证与Balb/C 小鼠结肠癌血行转移呈正相关，能促进结肠癌转移，加重肿瘤负荷，缩短生存期[16]。

杨运高等选用桂枝茯苓丸、抵当汤、丹参饮活血化淤三个代表方，观察其对动物模型大肠癌肝转移的影响。研究结果表明，在红细胞免疫功能障碍状态下，肿瘤的转移会加重。活血化瘀药物对肿瘤转移确实有抑制作用，其抑制肿瘤转移还是促进肿瘤转移与红细胞免疫功能的正常与否密切相关[17]。

2.扶正祛邪

Matsuo M 等人以小鼠做实验，证明十全大补汤和人参养荣汤在抗癌细胞转移作用中的器官选择性。①在肝转移实验中，十全大补汤明显抑制肝转移，而人参养荣汤对此则无影响；②肺转移实验中，人参养荣汤明显抑制肺转移，十全大补汤则无影响。对于同系小鼠、同种瘤细胞制作的模型动物，十全大补汤和人参养荣汤具有器官选择性抑制转移的作用，这一结果可能与经络理论有一定关系[18]。

薛雨芳等分析活血化瘀方药对恶性肿瘤血行转移的具体作用及其可能机制。活血化瘀方药可以改善肿瘤患者血液高黏状态，防止肿瘤栓子的形成，对脱离原发瘤并移行进入血液循环的肿瘤细胞有直接或间接的抑杀作用，能够防治恶性肿瘤的血行转移[19]。

李锦毅综述中药诱导细胞凋亡抗肿瘤转移治疗中的可能机制。由于转移的肿瘤细胞多具有低免疫原性和逃逸免疫功能的特点，所以许多中药诱导细胞凋亡是在提高机体免疫功能基础上实现的。许多补益中药对 IL-2 的产生具有诱生作用，对 TNF 也具有良好的诱生和提高活性作用。如枸杞可促进 IL-2 产生，黄芪、茯苓、党参、女贞子、白术、银耳能显著增强小鼠脾淋巴细胞 IL-2 活性。淫羊藿多糖对小鼠胸腺和脾脏产生 IL-2 有促进作用，且随药量增高而递增，淫羊藿苷能体外诱导肿瘤细胞凋亡，有典型的细胞凋亡形态学和生化特征，且具有时间和剂量依赖关系性。淫羊藿苷使凋亡相关基因 Bcl-2 和 C-myc 基因以及mRAN蛋白表达水平下降，提示这可能是诱导肿瘤细胞凋亡的可能机制。十全大补汤具有诱生 TNF 及提高 TNP 活性的作用，从而诱导肿瘤细胞凋亡。中药肝康冲剂可阻滞肝癌 G0/G1 期细胞进入 S 期，诱导细胞凋亡发生，形态学可见凋亡小体，DNA 荧光强度分布地形图呈锯齿状，表明 DNA 有明显缺损。六君子汤能提高肝癌患者的免疫功能，使淋巴细胞转化率和 NK 细胞活性增高。日本学者贩岛宏治将人参养荣汤用于高龄免疫功能低下鼠，指标采用脾淋巴细胞的 CD_4^+、CD_8^+及 NK 细胞比率，并测定脏器重量。结果表明，人参养荣汤对高龄鼠伴 NK 细胞减少者具有明显改善作用。

中药人参、刺五加、党参等可刺激机体分泌肾上腺皮质激素、甘草及甘草酸、甘草次酸成分具有糖皮质激素样作用，故可能具有诱导细胞凋亡发生的作用。

小柴胡汤免疫调节作用：激活巨噬细胞，促进 IL-2 产生，增强 NK 细胞活性，产生抗肿瘤效应对肝癌细胞增殖的抑制效果。小柴胡汤能诱导肝癌细胞形态改变，并使癌细胞停滞于细胞周期的静止期(G0 期)。而小柴胡汤全方对肝癌细胞增殖的抑制效果比各种药效成分单独使用时强。槲皮素是从侧柏叶、款冬花、三七、银杏等中药中提取的种天然黄酮类化合物具有抗肿瘤活性和细胞毒作用，能抑制卵巢癌、乳腺癌、结肠癌等。电镜下可见细胞凋亡小体及电泳分析 DNA 片断。槲皮素具有抑制突变型 p53 作用，在高表达突变型 p53 人的乳腺细胞中加入槲皮素，能抑制 p53 的表达[20]。

花宝金综述了肿瘤的中医药多靶点治疗。国内外学者用现代技术方法及指标，研究并证明多类中药能诱导细胞凋亡、逆转细胞多药耐药，抑制肿瘤新生血管生长，调整细胞信号转导，调整机体免疫功能，对化疗药物增效增敏解毒，抗肿瘤转移，旨在说明中医药具有多环节，多靶点治疗肿瘤的作用。

抗转移作用：有研究表明癌症患者因远处转移而死亡者占 2/3 以上。周延峰用经验方扶正消瘤合剂给予接种 Lewis 肺癌的 C57BL/6 小鼠口服 21 天后，经显微镜下观察，用药组小鼠肺癌自发性转移较对照组明显减少($P<0.01$)。郭亚东等发现肺瘤平汤对 C57 小鼠 Lewis 肺癌肺集落肿瘤细胞数有明显的抑制作用。许继平等以苯并芘诱发 ICR 小鼠原发性肺癌后，分别给予 DDP 及扶肺煎大、小剂量 60 天后，发现扶肺煎大、小剂量组在转移鼠数及转移淋巴结数上均少于 DDP 组($P<0.01$)，并能明显提高抑癌基因 p53、转移抑制基因 nm23、抑制癌转移基因 MDM2 的表达。朱世杰等以 L78 人肺鳞癌细胞株接种裸鼠的造模方法，研究证明艾迪注射液通过降低 VEGF 蛋白的表达，抑制新生血管形成，从而抑制了肿瘤细胞的转移。张培彤等研究认为治疗肺癌的有效方剂肺瘤平二号膏，抗肿瘤转移的机制之一是通过减少荷瘤宿主血清中 TXA_2(血栓素)代谢物 TXB_2 的含量，或提高 PGI_2(前列环素)的代谢物 6-酮-PGF_1 的水平，调节血小板功能，从而维持血管壁的完整性。林洪生等采用三参冲剂的主要成分川芎嗪、苦参碱对肿瘤细胞与内皮细胞黏附及黏附因子表达和对内皮细胞的通透性影响进行了研究，结果表明中药三参冲剂对肿瘤细胞与内皮细胞的黏附具有明显的抑制作用，并可明显抑制 CD_{44}、CD_{49} 黏附因子的表达，还可以减轻内皮细胞的通透性，保护内皮细胞的完整，阻断肿瘤细胞与基质的黏附，从而减少肿瘤的转移，同时还发现中药治疗后肿瘤浸润转移基因 Tiam-1 表达明显减弱。

人参是传统名贵中药，具有大补元气、补气益肺和安神益智的功效。研究发现人参中有效成分人参皂苷 Rh_2 可通过调节免疫功能，抑制肿瘤的浸润和转移，诱导癌细胞凋亡及抑制肿瘤新生血管的形成，逆转肿瘤细胞的耐药性，增强抗癌药的药效，诱导癌细胞分化并抑制癌细胞生长，还具有拮抗致癌剂起化学防癌的作用[21]。

刘嘉湘等观察益肺抗瘤饮(黄芪、北沙参、天冬、女贞子、石上柏、重楼等组成)治疗非小细胞肺癌的临床疗效。将 271 例患者随机分为益肺抗瘤饮组(A 组)、益肺抗瘤饮加化疗组（B 组）及单纯化疗组(C 组)进行对比观察。结果：A 组(127 例)治疗后 CR、PR、NC 总计为 81.10%，B 组(80 例)治疗后为87.50%，C 组(64 例)为 71.88%。远期转移率：A 组为23.50%，B 组为 20.00%，C 组为 35.71%。研究结果提示，益肺抗瘤饮有延长生存期，提高生存率和生存质量及提高多项免疫功能的作用[22]。

谢雄伟等探讨扶正抑瘤汤对口腔肿瘤根治术后续巩固治疗的影响。选取根治术后口腔肿瘤患者 36 例。随访 1~3 年复发转移率两组比较，差异有显著性($P<0.05$)；复发转移时间两组比较差异有显著性($P<0.05$)；治疗组治疗前后，中医证候评分、KPS 评分均有显著改善($P<0.05$)；治疗后 T 细胞亚群与治疗前比较差异均有显著性($P<0.05$)。显示：扶正抑瘤汤有可能延缓复发转移出现的时间[23]。

李涌健等采用中医益气养阴法治疗 210 例恶性肿瘤术后患者。结果显示益气养阴法治疗 5 年生存率为 56.7%，与国内文献报道相仿，与辅助化疗组比较，无明显差异。结果提示中医益气养阴法治疗也具有一定的抗恶性肿瘤转移的作用，认为恶性肿瘤患者术后坚持服药 2 年以上，可获得较好的远期生存率(表 8-5-2)[24]。

表 8-5-2　服中药年限与长期生存关系

	服药时间			
	0.5~1 年 (n=22)	1^+~2 年 (n=75)	2^+~3 年 (n=81)	3 年以上 (n=32)
3 年生存期(n=135)	6	36	61	32
3 年生存率(%)	27.3	48.0	75.3	100.0
5 年生存期(n=119)	4	31	55	29
5 年生存率(%)	18.2	41.3	67.9	90.6

3.清热解毒

杨静和黄金昶总结 1 例外周性原始神经外胚层瘤肺转移(PNET)肺转移的中医治疗体会。男性,41 岁。2006 年出现右上腹间断性针刺样疼痛,腹 CT 示:右侧后肋膈角处可见软组织肿块,右侧胸腔积液。2006 年 10 月腹部肿物切除术,诊断:外周性原始神经外胚层瘤伴胸膜转移。放疗 30 次,化疗 4 个周期,行肺部肿物切除+纵隔肿物切除+右下肺叶切除术。2008 年 3 月来诊,辨证:中气虚弱,寒热互结,痰阻血瘀;治法:补益中气,平调寒热,消痞散结,抗肿瘤。选半夏泻心汤加减。2008 年 6 月胸 CT 提示右肺胸膜下可见结节影,考虑为右肺癌术后,右肺前段转移癌。邪之所凑,其气必虚,在原方基础上加大补肺化痰之功,加减服用 5 个月,11 月胸部 CT 右肺胸膜下结节影消失,继服中药,定期复查未见复发、转移,肿瘤标记物均在正常范围内,达到临床部分痊愈。

值得注意的是壁虎、蛤皮的使用。壁虎咸、寒,有小毒,能祛风,活络,散结;蛤皮辛、温、有毒,能解毒,止痛,开窍,醒神。经临床观察在患者正气不甚虚时,壁虎、蛤皮抗癌效果令人振奋。只要在完全了解其毒性反应,严格按照药典规定剂量下加上佐药减毒还是安全的[25]。

四、有益的探索及成绩

陈馥馨探讨用中药治疗 100 例食管癌、贲门癌规律,同时综述国内临床应验的 147 味中药的使用情况。用药方式:辨证,成方,单药;剂型:汤药,针剂,贴剂。总之五彩纷呈,有一定疗效。显示了中医进军肿瘤学的庞大气势[26]。

高耀洁等中西医结合治疗 246 例恶性滋养细胞肿瘤,有 195 例发生不同程度的转移。转移部位:肺 148 例,附件、宫旁、盆腔、脑、肾、肝、膀胱、肠管、皮肤、舌、胃等,有些患者发生多器官或组织转移,无转移者仅 51 例。①气虚血瘀型(盆腔转移)主证;面色㿠白,少气乏力,体倦懒言,腹中有块,疼痛拒按,阴道出血,舌淡,脉细弱或舌紫暗,有瘀点瘀斑,脉涩。治则:健脾益气,活血逐瘀。方药:棱莪消症汤。②邪毒蕴肺型(肺转移)主证:咳嗽咯血,或痰中带血。胸闷作痛口干渴;或有发热,舌质红,苔黄腻,脉沉数;治则:清热化痰,润肺、止咳。方药:益肺饮(清肺化痰汤),二花、连翘、金瓜蒌、杏仁、川贝、半夏、葶苈子、海蛤粉、南星。若化疗后,出现口干咽燥,五心烦热,舌质红少苔,脉细数者,属阴虚诸证,主方加南北沙参、石斛、麦冬等滋阴清热之品,防止口腔溃疡。如症见抽搐、呕吐频剧、双耳上现、颈项强、头痛、偏瘫者(脑转移),主方加全虫、蜈蚣、勾丁、羚羊角、天竺黄、地龙等,以清热镇惊熄风。③气血两虚(广泛转移)主证:面黄体瘦,纳呆肢倦,动则汗出或腹痛,便溏,或恶心呕吐,舌质淡苔白,脉虚数。治则:补益气血,滋阴固肾。方药:补肾固冲汤。本组中西医治疗的结果,1974—1978 年绒癌 3 年治愈率为 62.5%,恶葡为 95.0%,总治愈率为80.6%。1978—1984 年正式进行疗效观察,线癌治愈率80.6%,恶葡治愈率为 100%,10 年治愈率为 91.5%,说明中西医结合治疗恶性滋养细胞肿瘤,可使治愈率明显提高[27]。

关佳慧等探讨Ⅱ~Ⅲ期结肠直肠癌在西医常规治疗基础上长期应用中医综合治疗减少复发转移的临床价值。西苑医院和北京军区总院收集手术时间为 2000—2006 年Ⅱ~Ⅲ期结肠直肠癌根治术后患者 222 例,均行西医常规治疗[根治术、化疗和(或)放疗,按照NCCN 临床指导进行],按患者是否加用中医综合治疗(辨证论治汤剂+1 种中成药大于 1 年的治疗)分为2 组。对患者进行 1~5 年的随访,观察两组 1、2、3、4、5 年复发转移率,每 3~6 个月随访 1 次,最后有 27 例失访。结果在中西医结合治疗组中,1、2、3、4、5 年复发转移率分别为 0(0/97)、2.06%(2/97)、12.37%(12/97)、13.40%(13/97)和 14.94%(13/87)、未加中药组为 5.10%(5/98)、24.49%(24/98)、31.63%(31/98)、39.79%(39/98) 和 44.83%(39/87),2 组比较 2 年复发转移率有显著性差异(χ^2=12.117,P=0.000);第 1 年的复发转移率 2 组比较无统计学意义,与既往研究相同,但2、3、4、5 年的复发转移率 2 组比较 P 值均小于 0.05,有统计学意义。显示:Ⅱ~Ⅲ期结肠直肠癌西医常规治疗后长期加用中医综合治疗,可能减少肿瘤的复发转移,具有较大的临床价值[28]。

中药能减轻化疗药物的毒性作用和放疗的损伤作用已被临床认可[29]。

马继恒等对目前中药抗血管生成研究现状,认为许多问题需要思考和解决:①实验研究的方法和模型较单一;②实验研究的手段比较粗浅,多半还处于形态学的研究阶段,分子生物学方面的研究极少;③对抗血管生成机制的研究缺乏深入,多数局限于单一因子(VEGF)的研究上,对血管信号转导通路的影响等少有研究;④实验设计不够合理,缺乏定量指标的观察,研究结果说服力差。因此,如何选择更加合理的实验方法,充分运用现代分子生物学等实验手段进一步揭示中药抗血管生成的作用及相关机制还有待今后深入研究[30]。总之前景光明,尚待积极努力。

参考文献

[1]刘嘉湘.中医药治疗肺癌研究思路和临床经验.世界中医药,2007,2:67-70

[2]唐求,袁昌劲,聂彬.中药抗肿瘤血管生成研究进展.肿瘤学杂志,2010,16:155-157

[3]蔡霄月,徐振晔.中医中药治疗恶性肿瘤的一些策略和对若干问题的思考.世界中医药,2010,5:79-81

[4]张栋,孙静,孙金芳.中药干预对荷瘤小鼠肿瘤生长及转移的影响.中医药信息,2010,27:103-106

[5]陈林香,戴馨仪,周岱翰,等.中药固金磨积片抗肝肺肿瘤移植和转移作用的实验研究.深圳中西医结合杂志,1998,8:12-13

[6]李晶,刘亚娴,卢付河,等.启膈方抑制小鼠前胃癌肺转移的实验研究.四川中医,2010,28:20-22

[7]郭炜,董文亮,李坤星.桑黄云芝胶囊对Lewis肺癌自发肺转移模型小鼠的抑瘤作用.中国实验方剂学杂志,2010,16:128-130

[8]黄修燕,黄自丽,汤钊猷,等.中药复方"松友饮"对高转移人肝癌裸鼠原位移植瘤的抑制作用.中华中医药杂志,2010,25:234-237

[9]蒋晓萌,许继平,沉汉澄,等.扶肺煎对荷瘤体外接种阻断向肺内转移的研究.中国中医药科技,2000,7:178-179

[10]李春杰,孙建立,刘苓霜,等.益气养阴方对C57小鼠Lewis肺癌ERa及Cyc1inD1表达的影响.中华中医药杂志,2010,25:578-581

[11]孙慧茹,杨庆有.温阳散结解毒汤的抗肿瘤作用及其对免疫功能影响的实验研究.中医研究,2010,23:24-27

[12]赵晓珍,徐振晔,王中奇,等.整合素连接激酶在C57小鼠Lewis肺癌中的表达及肺岩宁方对其的调控作用.上海中药杂志,2010,44:63-65

[13]花宝金.肿瘤的中医药多靶点治疗.癌症进展杂志,2004,2:441-445

[14]陈森,郭勇.活血化瘀与肿瘤转移机制探讨.中华中医药学刊,2011,29:183-185

[15]田甜,张培彤,于明薇,等.4种活血化瘀药物对不同阶段Lewis肺癌生长和转移影响的实验研究.辽宁中医杂志,2010,37:546-548

[16]姚庆华,楼亭,郭勇.气虚血虚证与Balb/C小鼠结肠癌血行转移相关性实验研究.中华中医药杂志,2010,25:1115-1119

[17]杨运高,陈先明,王学良,等.活血化淤代表方剂对肿瘤转移影响的实验研究.时珍国医国药,2012,23:280-282

[18]史青摘译.十全大补汤和人参养荣汤在抗瘤细胞转移作用中的器官选择性.国外医学中医中药分册,2003,25:299-300

[19]薛雨芳,陈群.活血化瘀中药抗肿瘤血行转移的思路探讨.广州中医药大学学报,1997,14:206-209

[20]李锦毅.中药诱导细胞凋亡抗肿瘤转移治疗中的可能机制.辽宁中医杂志,1998,25:398-400

[21]程春,何志贤,王华.人参皂苷Rh_2抗肿瘤细胞作用研究进展.交通医学,2010,24:23-25

[22]刘嘉湘,施志明,李和根,等.益肺抗瘤饮治疗271例非小细胞肺癌临床观察.上海中医药杂志,2001,9(2):4-6

[23]谢雄伟,丁舒,郑慧,等.扶正抑瘤汤减少口腔肿瘤术后复发转移的临床随机对照研究.辽宁中医杂志2009,36:681-683

[24]李涌健,王明武,刘敏,等.益气养阴法防治恶性肿瘤转移210例临床研究.江苏中医,2001,22:10-12

[25]杨静,黄金昶.外周性原始神经外胚层瘤肺转移1例的中医治疗.中日友好医院学报,2010,24:122

[26]陈馥馨.中药治疗食管癌、贲门癌规律探讨——100个有效病例的用药分析.辽宁中医杂志,1981,8(6):25-27

[27]高耀洁,胡玉荃,司秀蕊,等.中西医结合治疗246例恶性滋养细胞肿瘤的临床分析.癌症,1988,7:361-362

[28]关佳慧,杨宇飞,吴煌,等.中西医结合治疗减少Ⅱ~Ⅲ期结肠直肠癌根治术后复发转移222例队列研究的再随访.癌症进展,2010,8:193-195

[29]苏大聪.中医中药治疗原发不明转移癌优势探析.云南中医中药杂志,2003,24:45

[30]马继恒.中药抗肿瘤血管生成研究进展.肿瘤研究与临床,2010,22:141-143

第六节　介入治疗

化疗药物的副作用是显而易见的,尤其是较大剂量时。介入疗法就是通过介入手段最大可能将药物作用到肿瘤本身,而将全身副作用尽量缩小。

一、介入治疗的基础研究

常恒等以动脉CT血管造影对肺转移瘤的血供进行了研究。对15例肺转移瘤分别行支气管动脉(BA)

和肺动脉(PA)数字减影血管造影(BA-DSA 和 PA-DSA)后,留置导管行多层螺旋 CT 的 PA-CTA 和 BA-CTA,测定 BA 和 PA 对肺转移瘤的血供。提示:BA 是肺转移瘤的主要供血血管。PA 仅部分参与周围肺转移瘤结节的血供。周建勤、蒋国民、赵进委等的研究与此结论相同。这也是传统的观点。动脉 CT 血管造影肺转移瘤强化情况见表 8-6-1[1-4]。

吴安乐等利用 CT 灌注成像研究转移性肺癌的血供,结论与前不同。选取符合入选标准的肺部转移瘤患者 19 例,通过 DSA 导引下分别行支气管动脉和选择性肺动脉插管。插管后将患者平移至多层螺旋CT(MSCT)下分别行转移瘤的双导管增强的同层动态螺旋 CT 扫描,其中支气管动脉内对比剂流率为 1.5 mL/s,总量 6~8 mL,肺动脉导管内对比剂流率 3 mL/s,总量 40 mL,2 次扫描间隔为 10 分钟。扫描后采用功能 CT 软件分别在转移瘤内选取 3 个不同感兴趣区,即高强化区、低(不)强化区和整个瘤体区进行灌注值和高峰强化值(PEI)测量,并描绘时间-密度曲线。同时测量转移瘤最大直径。结果经肺动脉和支气管动脉途径增强后肿瘤结节灌注值分别是 133.70(29.00~346.75)和 2.30 (0~24.25)mL/min, 两者间差异具有统计学意义($Z=-6.281, P<0.01$);PEI 值分别是 100.00 (20.75~428.60)和11.30(1.05~26.00) HU,差异也有统计学意义($Z=-5.776, P<0.01$)。3 个不同感兴趣区的肿瘤结节,经两种不同途径增强后灌注值和 PEl 值间差异均具有统计学意义($P<0.05$);经肺动脉和经支气管动脉途径增强后灌注值与肿瘤结节直径均无相关关系 (r 值分别为-0.167 和 0.104,$P>0.05$),而经肺动脉和经支气管动脉途径增强后肿瘤结节 PEI 值与结节直径均呈正相关(r 值分别为 0.421 和 0.405,$P<0.05$)。提示:转移性肺癌血供主要来自于肺动脉, 同时支气管动脉也参与了肿瘤的血供,随着肿瘤的不断增大,肺动脉和支气管动脉血供均不断增多。功能 CT 为活体状态下评价肺部转移瘤的肿瘤血管生成提供了良好的研究途径[5]。

有文献记载,肺部转移性肿瘤的血供 50%以上来自肺动脉。国外学者 Milne 曾在肺转移瘤鼠模型上运用微血管的注射技术发现,48%转移瘤为肺动脉供血;滕皋军等在肺癌标本微血管造影中证实,肺癌为支气管动脉和肺动脉双重供向,肺动脉为转移癌的主要供血动脉。张富强等报道 25 例患者造影发现,65%病灶由肺动脉供血。

肿瘤化疗效果与药物进入肿瘤的浓度和肿瘤接触时间在一定用药范围内成正比,双动脉局部高浓度药物灌注恰到好处。另外,将不同时相的特异性抗癌药物或同一时相生化作用机制不同的抗癌药物联合应用,也能明显提高药物对肿瘤细胞的杀死率[6]。

肺转移瘤在临床上以血行较常见。理论上讲肿瘤在一定时期内在肺的边缘可能由肺动脉供血。但随着肿瘤的不断生长,肿瘤生长因子作用的增强,肺动脉的低氧供不能满足肿瘤生长的需要,含高氧分压和养料的支气管动脉越来越占主导地位。

虽然 DSA 不是研究肿瘤血供的精确方法, 但从董生等研究结果已不难看出支气管动脉主要参与肺转移瘤供血。在外围较小的转移病灶,支气管造影难以发现血供。可能的原因有二:一是在常规支气管动脉血管造影在离胸壁 2 cm 左右处肉眼就难以辨认,即使存在肿瘤、炎症等基础病变导致支气管动脉迂曲扩张时,后者也往往不能完全到达胸壁,况且 DSA 难以覆盖全部肺野;二是本组未进行肋间动脉和内乳动脉等其他体循环动脉造影研究,而对于那些靠近胸壁和纵隔的较大转移灶不能排除其供血的可能。董生等的研究还发现在肺动脉 DSA 无异常肿瘤染色改变,可能除了 DSA 有一定的限度外, 较小的病灶在肺实质期被“淹没覆盖”的可能,而较大转移灶所致的是无血管区,临近肺动脉受压移位。

研究方法及研究人群的差异可能造成了结论上的些许差别。肺转移瘤的双重供血是肯定的。这正是介入治疗的前提和基础。

肺隔离动脉灌注术的研究史见表 8-6-2。

隔离肺动脉灌注(ILuP)是一个有前途的新技术,提供高剂量化疗到肺部,同时最大限度减少全身副作用。此过程在技术上是安全可行的,但是临床价值和

表 8-6-1 动脉 CT 血管造影肺转移瘤强化情况($\bar{\chi}\pm S$,cm)

动脉 CT 血管造影	肺动脉		支气管动脉	
	结节距胸壁最短距离	结节大小	结节距胸壁最短距离	结节大小
结节有强化	1.9±0.5	1.1±0.4	3.1±0.9	1.3±0.6
结节无强化	3.0±0.8	1.2±0.5	1.1±0.3	0.8±0.1
t 值	3.32	1.13	3.95	1.27
P 值	<0.05	>0.05	<0.01	>0.05

表 8-6-2　肺隔离动脉灌注术的研究史

年代	作者	患者数	药物	组织型
1958	Creech, et al	24	氮芥	其中原发性肺癌 1 例
1984	Minchin, et al	3	阿霉素	肉瘤
1995	Johnston, et al	8	阿霉素/顺铂	肉瘤、肺泡细胞癌
1996	Pass, et al	15	TNF-α	Ewing 肉瘤、恶性黑色素瘤、其他
1996	Ratto, et al	6	顺铂	肉瘤
2000	Burt, et al	8	阿霉素	肉瘤
2002	Putnam	16	阿霉素	肉瘤
2002	Schro, et al	4	顺铂	原发性神经外胚层肿瘤、骨肉瘤、横纹肌肉瘤
2004	Hendriks, et al	16	美法仑	结肠直肠癌、肾细胞癌、肉瘤、唾液腺癌
2006	Grootenboers	7	美法仑	结肠直肠癌、肾细胞癌、肉瘤

疗效尚不清楚。灌注需要进一步研究。ILuP 后外科手术切除转移肿瘤 16 例，如结肠癌(7)、肾细胞(5)、唾液腺肿瘤(1)和肉瘤(3)治疗，5 例双侧疾病[7]。

二、支气管动脉介入治疗

葛信国等对双肺转移瘤介入联合爱迪注射液治疗。原发病灶食管、贲门、乳腺、胃、肝、大肠、直肠等。所有病例均为原发癌术后 0.5~5 年病例。选择进入左右支气管动脉分别灌注顺铂 50 mg，5-氟尿嘧啶 750 mg；乳腺癌患者加用表柔比星 50 mg，消化道肿瘤羟喜树碱 20 mg。用丝裂霉素 10 mg 或表柔比星 10 mg 加入超液化碘油 5~10 mL 乳化，在灌注完后于左右支气管动脉各注入 3~5 mL。在术前 1 天起用 5% GS 250 mL 加入爱迪注射液 50 mL 静脉滴注，每日 1 次，连续10天。上述方法 4 周后重复 1 次。疗效：CR 1 例(5.6%)，PR 9 例(50%)，SD 8 例(44.4%)，无恶化病例。总缓解率 55.6%。生存期：所有病例随访均超过0.5 年，死亡 2 例，0.5 年生存率 88.8%，其中 11 例随访已达 1 年，死亡 4 例，1 年生存率 63.6%[8]。

肖金成等以支气管动脉化疗灌注预防存在肝动静脉瘘的肝癌肺转移。对 28 例存在肝动脉肝静脉瘘的肝癌患者，13 例单纯行肝癌的介入治疗(对照组)，15 例行肝癌的介入治疗联合支气管动脉化疗灌注(BAI)(治疗组)。结果：两组病例随访 3~12 个月。对照组发生肺转移 9 例，3、6 和 12 个月肺转移率分别为 55.6%、100%和 100%，其生存率分别为 69.2%、30.8%和 7.70%。治疗组仅见 2 例肺转移，其 3、6 和 12 个月肺转移率分别为 0、7.7%和 14.3%，生存率分别为 93.3%、86.7%和 46.7%。两组肺转移率及生存率对比有明显差异。显示：对存在肝动静脉瘘的肝癌行预防性支气管动脉化疗灌注可以有效预防肺转移，提高患者生存率[9]。

梁赵玉等总结了肺内多发转移瘤的动脉插管化疗(附 82 例)中疗效的各种因素。①转移瘤大小：转移灶愈小缓解率愈高。本组转移灶直径小于 2 cm 29 例，有效率 100%，转移灶全部明显缩小或消失的 18例中、缓解期均在 20 个月以上。转移灶直径大于3 cm，静脉化疗 2 个疗程(4 个月)照片复查，肺内转移灶不仅没有缩小，反而增大。经第 1 次插管化疗后转移灶有缩小，第 2 次化疗后缩小明显，第 3 次化疗后部分转移灶消失，追踪患者 2 年，肺内转移灶无复发或增大。②转移瘤多少：转移灶少(2~3 个)，缓解率高。本组 15 例转移灶仅为单侧肺内 2~3 个病灶的有效率 100%。双侧肺超过 3 个以上转移灶的有效率 76%。对于双肺多发(10 个以上)转移灶的晚期患者，动脉插管化疗延长寿命优于静脉给药化疗。③原发癌细胞类型：在 82 例肺多发转移瘤中鳞癌 30 例，经插管化疗后肺转移灶明显缩小好转的有 26 例，另 4 例亦有缩小；腺癌 37 例，插管化疗后肺内转移灶缩小好转 29 例，另 8 例亦有所缩小；其他恶性肿瘤肺转移瘤插管化疗，除 4 例肺部转移瘤无明显变化外，其余 11 例均有不同程度缩小好转。提示插管化疗能有效控制病情恶化。对于静脉化疗效果不理想的患者，进行动脉插管化疗很有必要。笔者认为，肺多发转移瘤插管化疗效果，以鳞癌较理想，腺癌次之，其他恶性肿瘤相对较差。④转移瘤血供：由于肺内转移瘤的血供主要是支气管动脉，63 例支气管动脉内灌注抗癌药物的疗效满意。胸主动脉内灌注的 19 例亦有一定的疗效。有实验表明，动脉插管灌注化疗可使肿瘤局部药物浓度高于静脉给药浓度 2~6 倍，其杀灭肿瘤细胞量可增加10倍。⑤化疗方案：值得提出的是，动脉插管化疗药物首先到达肿瘤而后进入全身大循环，故药物对原发灶亦能起到化疗作用。本组 4 例鼻咽癌放疗后 5~6 年原发灶复发并双肺多发性转移，经支气管动脉插管化疗后，患者双肺转移瘤缩小好转，鼻咽部 CT 复查，病灶亦有好转。2 例胃癌术后 2 年双肺多发转移并锁骨上窝淋巴结转移，经3次插管化疗后双肺转移灶缩小，锁骨上窝肿块明显缩小[10]。

张正峰等探讨支气管动脉灌注化疗栓塞(BACE)与双灌注治疗转移性肺癌的临床疗效。采用改良式Seldinger技术，行股动脉或股静脉穿刺，选择性支气管动脉或肺动脉插管，对38例转移性肺癌行支气管动脉灌注化疗，部分患者加用明胶海绵或碘油栓塞，8例行支气管动脉和肺动脉双灌注。结果：肿瘤消失、症状完全缓解7例，肿瘤缩小以及胸痛、咳嗽等症状改善26例(其中肺不张复张2例)，肿瘤无改变6例，肿瘤增大或数目增多、症状加重7例，介入治疗后1年、2年生存率分为56.5%(26/46)和19.5%(9/46)[11]。

三、肺动脉灌注治疗

李琴芬等报道肺动脉灌注治疗难治性绒癌肺转移2例。例1，恶性葡萄胎刮宫后1年，阴道流血、咳嗽、血痰8个月。胸片示右中上肺野12.5cm×9.5cm类圆形肿块影，临床诊断为绒癌肺转移。经髂内动脉置管化疗-手术-化疗，仍有血痰，血HCG不下降，肺肿块变化不大，考虑为难治性绒癌，行肺动脉灌注。注入足叶乙苷(VP-16)500 mg、放线菌素D(KSM)0.5 mg、氨甲蝶呤(MTX)160 mg，间隔3~4周灌注1次，3次为1个疗程。经1个疗程治疗，血痰消失，胸片示胸部肿块缩小为5.0cm×6.0cm大小，血β-HCG<20 ku/L(原>100)，因不堪费用而终止治疗。术后3个月复查血HCG及胸片，病情稳定，随访1年仍健在。例2，葡萄胎刮宫后6年，停经40天后出现不规则阴道流血2个月，咳嗽、胸痛、血痰1个月。尿HCG阳性，血β-HCG>100 ku/L，胸水HCG阳性，胸片示左侧胸腔中等量积液，右中下肺野散在2个直径为2.0 cm的小结节影。临床诊断为绒膜癌肺转移并左侧胸水。经化疗-手术-化疗，胸水吸收，但血β-HCG不下降，胸片示左上肺肿块10.5cm×9.5cm大小，左下肺新增直径为1.5 cm之小结节影，右中下肺野两个小结节影较入院时增大，考虑为难治性绒膜癌，行肺动脉灌注治疗。由于双肺野散在瘤灶，故将导管置于肺动脉主干，做肺动脉造影后经导管注入上述药物。经3次肺动脉灌注症状消失血HCG<20 ku/L，左上肺肿块缩小为5.5cm×6.5cm，其余肺野小结节影完全消失，随访1年病情稳定[12]。

四、肺动脉、支气管动脉双介入治疗

张富强等报道25例肺部转移性肿瘤肺动脉、支气管动脉双介入治疗。化疗方案一般采用联合用药，肺动脉与支气管动脉各注入一半剂量，每个疗程为3次，每次化疗间隔时间为1~1.5个月。结果：25例患者均1个月后做胸部CT复查，示两肺肿块及结节病灶明显缩小，肺门肿大的淋巴结较前明显缩小，胸水消失。少数患者出现胸膜肥厚，患者胸痛消失或显著减轻，呼吸不畅症状改善，体重增加。本组病例根据临床表现及影像检查总有效率为100%，显效20例占80%。经术后随访1年以上存活18例，生存率为72%；2年以上存活10例，生存率为40%。2年内死亡6例，均死于其他部位的肿瘤转移及全身衰竭[6]。

程云等总结40例双重动脉灌注化疗药物治疗转移性肺癌。对照组20例，观察组20例。观察组给予双重动脉灌注治疗，对照组给予单纯支气管动脉灌注治疗。观察两组治疗效果及生活质量改善情况。结果：观察组有效率为45%，生活质量改善率为65%，对照组分别为20%、30%。两组疗效比较见表8-6-3。两组患者治疗后生活质量变化情况见表8-6-4[13]。

表8-6-3 两组疗效比较

组别	例数	CR	PR	MR	SD	PD	RR
观察组	20	1	8	5	4	2	45
对照组	20	0	4	2	9	5	20

表8-6-4 两组患者治疗后生活质量变化情况(例,%)

组别	例数	增加	稳定	下降
观察组	20	13(65%)	5(25%)	2(10%)
对照组	20	6(30%)	9(45%)	5(25%)

廖博贤等双重动脉介入(DAI)治疗46例肺恶性肿瘤。肺动脉及支气管动脉插管成功率100%。治疗后肿瘤完会消失2例；肿瘤缩小18例，占39%；病灶稳定13例，占29%；增长13例，占28%。随访8年，平均生存期14个月，最长2年9个月，最短3个月[14]。杨章庚等以40例转移性肺癌为DAI研究对象。观察组有效率为45%，生活质量改善率为65%；对照组分别为20%、30%。生存期观察组20例中1年生存率为35%(7/20)，2年生存率为15%(3/20)，其中1例为治疗缓解者健存5年以上。对照组20例中1例生存率为15%(3/20)，无2年生存率。显示：DAI化疗效果优于单纯BAI[15]。

但董生等的研究结果与前不同。他们对35例肺转移瘤患者分别采用支气管动脉灌注(BAI)和支气管动脉肺动脉联合灌注(BAI+PAI)，分析近期疗效。A组(BAI组)15例，其中原发癌为肝癌7例，肾癌3例，结肠癌3例，贲门癌1例，甲状腺癌1例。B组(BAI+PAI)20例，其中原发癌为肝癌8例，肾癌3例，结肠癌3例,胃癌4例,贲门癌1例,甲状腺癌1例。

肺转移瘤支气管动脉DSA表现:A组15例患者共49个结节,支气管动脉DSA上33个结节可见支气管动脉发出肿瘤供血支,肿瘤内部造影早期可见杂乱无章的肿瘤血管,晚期可见肿瘤染色。2例同时可见肺门淋巴结染色,16个结节未见肿瘤血管或染色。49个结节肺动脉DSA均未见明显增粗的肿瘤血管,也未见结节内部或边缘肿瘤染色。2个较大转移灶可见肺正常组织染色背景中的充盈缺损即无血管区,临近肺动脉受压移位。B组20例患者65个结节,在支气管动脉DSA上42个结节有血供,23个结节未见肿瘤血管或染色,影像表现同A组。65个结节肺动脉DSA均未见明显增粗的肿瘤血管,也未见结节内部或边缘肿瘤染色。疗效:A组有2例失访,随访5~23个月,A组患者中位生存期为9个月;B组3例失访,随访4~30个月,中位生存期为11.5个月,两组差异无统计学意义。

双途径灌注的问题:BAI+PAI与单纯经支气管动脉化疗栓塞并未取得更好的疗效。若经肺动脉行肺动脉灌注化疗,则大部分化疗药物直接损害正常肺实质。因此,认为在对伴有肺转移瘤行介入治疗时,应以支气管动脉灌注化疗栓塞为主[16]。

五、其他

郑家平等对经锁骨下静脉穿刺肺动脉埋植化疗泵(PA-PCS)行化疗治疗双肺多发转移瘤疗效进行评估。15例双肺多发转移瘤患者(原发性肝癌13例,颌下腺癌和口底鳞癌各1例)在DSA引导下,锁骨下静脉穿刺成功后,行PA-PCS将导管头端留置于肺总动脉分叉处。术后采用FPA方案:氟尿嘧啶(5-FU)+顺铂(DDP)+多柔比星;FPM方案:5-FU+DDP+丝裂霉素;GP方案(吉西他滨+DDP),每4周重复。结果:15例中,PA-PCS成功14例,成功率为93.3%,失败1例,造影证实为锁骨下静脉闭塞。右锁骨下静脉穿刺14例,左侧1例。共接受2~7个疗程化疗,平均5个疗程。随访2~43个月,CR 1例,PR 3例,无变化8例,恶化2例,近期有效率28.6%(4/14)[17]。

参考文献

[1]常恒,肖湘生,董伟华,等.动脉CT血管造影对肺转移瘤的血供研究.中华放射学杂志,2005,39:34-38
[2]周建勤,董伟华,欧阳强,等.经肺动脉灌注碘油对肺转移瘤的血供研究.介入放射学杂志,2008,17:570-573
[3]蒋国民,赵进委,陈亚贤,等.肺转移瘤的血供情况与动脉灌注栓塞疗效的关系.癌症,2006,7:885-887
[4]赵进委,蒋国民,陈亚贤,等.肺转移瘤的支气管动脉造影血供分析.介入放射学杂志,2007,16:320-322
[5]吴安乐,周康荣,颜志平,等.利用CT灌注成像研究转移性肺癌的血供.中华放射学杂志,2007,41:366-370
[6]张富强,李成朗.肺部转移性肿瘤肺动脉、支气管动脉双介入治疗(附25例报告).医学研究生学报,2001,14:273
[7]Grootenboers MJJH,Heeren J,Putte BPV,et al.Isolated lung perfusion for pulmonary metastases,a review and work in progress. Perfusion,2006,21:267-276
[8]葛信国.徐定满.双肺转移瘤介入联合爱迪注射液治疗的临床观察.肿瘤防治杂志,2001,8:661-662
[9]肖金成,张宏凯,张建伟,等.支气管动脉化疗灌注对存在肝动静脉瘘的肝癌肺转移的预防.现代肿瘤医学,2007,15:53-54
[10]梁赵玉,谷文韬,李祥武,等.肺内多发转移瘤的动脉插管化疗(附82例分析).中国现代医学杂志,1999,9:34-36
[11]张正峰,王伟昱,鲁东.46例转移性肺癌介入治疗疗效观察.安徽卫生职业技术学院学报,2011,10:16-17
[12]李琴芬,李兴,许绍雄,等.肺动脉灌注治疗难治性绒癌肺转移2例报告.实用放射学杂志,2001,17:472-473
[13]程云,吴锡芳,孙玉娟.双重动脉灌注化疗药物治疗转移性肺癌的护理.护理实践与研究,2005,2:17-19
[14]廖博贤,荆凤娇,陈燕情,等.46例肺恶性肿瘤介入治疗的临床分析.国际医药卫生导报,2007,13:35-36
[15]杨章庚,徐同株.双重动脉灌注化疗治疗转移性肺癌的疗效探讨.现代肿瘤医学,2004,12:433-434
[16]董生,董伟华,贾宁阳,等.肺转移瘤动脉灌注化疗的途径选择.介入放射学杂志,2008,17:179-181
[17]郑家平,邵国良,陈玉堂,等.经皮肺动脉埋泵化疗治疗难治性双肺转移瘤.肿瘤研究与临床,2007,19:817-819

第七节 吸入治疗及其他

雾化吸入治疗肺转移瘤的机制:药物通过雾化器产生一定范围直径的微粒,直径介于1~5 μm的微粒有50%以上能到达外周支气管和肺泡。

正常情况下,气管及支气管系统的纤毛不断摆动把气道内的分泌物及异物排出体外。肿瘤能够直接侵犯或分泌某些物质使纤毛运动受到破坏或干扰,吸入的药物微粒在肿瘤局部停留时间长,药物吸收量较正常组织多。同时肿瘤新生血管较多、血管迂曲,血管内皮细胞结构疏松,缺乏平滑肌等外层组织,故吸收与贮存药物的能力均高于正常肺组织。检测发现肿瘤组织中药物含量高于正常组织5~15倍。药物动力学研究表明,雾化吸入顺铂1次后,支气管系统顺铂含量最高,肿瘤组织及区域淋巴结次之,正常肺组织最低,其含量仅为肿瘤及区城淋巴结含量的10%~20%,约为支气管系统含量的3%~5%。血浆中顺铂的含量则在可测定浓度以下[1]。

雾化吸入化疗动物实验:1999年Hershey等在治疗一组患有肺肿瘤和肺转移瘤的狗时,采用了雾化吸入多西紫杉醇(40 mg/次)或多柔比星(3 mg/次)的化疗方法,每2周1次,共12周。接受治疗的24只狗中,6只有效(5只部分缓解,1只完全缓解)。其中3只骨肉瘤肺转移的狗,曾接受过全身化疗无效,但经过上述治疗后病情好转。3只狗在多柔比星化疗后出现肺炎和肺纤维化的改变,但只有1只有临床症状,均经激素和止咳药治疗后好转。曾有报道使用9-硝基喜树碱治疗实验性肺转移瘤取得了明显的效果。

雾化吸入基因治疗:雾化吸入是将治疗基因导入肺组织的一个有效的非血管途径。2002年Gautam以雾化吸入聚乙烯亚胺-p53复合体,治疗实验性C57BL/6小鼠恶性黑色素瘤肺转移。结果显示:聚乙烯亚胺-p53复合体被吸入后,首先转染气道上皮细胞,进而转染肺泡上皮细胞和肺组织里的肿瘤。抑癌基因p53的转染和表达上调了抗血管生长因子1(TSP-1)在肺组织和血清中的表达水平,同时下调血管内皮生长因子(VEGF)在肺组织和血清中的表达水平,使肿瘤的生长和转移明显地被抑制。次年,陈吉泉等以雾化吸入IL-12重组腺病毒(AdIL-12)治疗实验性肺转移瘤,观察到雾化吸入的IL-12有效地表达,并通过诱导CD、CD_3^+细胞、NK细胞产生干扰素γ(IFN-γ),增强NK细胞、细胞毒性T细胞(CTL)的活性使小鼠肺转移瘤结节减少生存期延长及存活率升高。

雾化吸入免疫治疗:①IFN:1994年Kessler等观察了雾化吸入IFN-γ对小鼠Lewis肺癌的作用。他们将3LL细胞接种至C57BL/6小鼠的大腿上,然后给予IFN-γ雾化吸入治疗。实验分为雾化吸入组和雾化吸入加手术组。各组分别设立对照,予以Eanks溶液雾化吸入。于雾化吸入第18天处死雾化吸入组小鼠,结果发现吸入IFN-γ小鼠的肺转移癌结节数显著少于对照组。雾化吸入加手术组小鼠,在雾化吸入第18天时行手术切除原发病灶,然后继续给予IFN-γ雾化吸入治疗,结果发现治疗组的生存期明显比对照组长。显然雾化吸入IFN-γ有助于减少肺转移瘤负荷及延长荷瘤鼠生存期。他们认为这一治疗的主要机制是IFN-γ激活巨噬细胞而发挥抗肿瘤作用。②白细胞介素2(IL-2):IL-2既能直接杀伤肿瘤细胞,又能活化抗癌细胞。在全身应用IL-2时,随着剂量增大,药物毒性(低血压、毛细血管渗出综合征等)也显著增加。而雾化吸入IL-2治疗肺转移瘤,效果明显,且毒副作用较低。

1992年Huland等开始用雾化吸入IL-2(1.0×10^5 IU/d,5次/周)的方法治疗肾癌肺转移,结果发现患者对这种治疗方法反应很好,而毒性很小。因此,1994年他们开始用这种方法治疗肾癌肺转移。具体方法是将治疗量[$(1.8\sim3.6)\times10^7$ IU]的IL-2的90%以雾化吸入给药,10%皮下给药,同时联合应用IFN-α皮下给药。治疗结果按照WHO的评价标准,15例患者中1例完全缓解,8例部分缓解,6例稳定;中位生存期19.1个月,超过了预期,而治疗中只发生了很低的毒性反应(WHO毒性1级)。2000年他们总结报道了治疗的188例肾癌肺转移患者的结果,其中68%的患者肺转移灶消失、缩小或稳定生存期显著延长,有的生存期长达4年之久。他们认为雾化吸入IL-2治疗肺转移癌可充分发挥其作用而没有副作用或很小。雾化吸入IL-2还可用于治疗恶性黑色素瘤肺转移。2000年Enk等以单次达卡巴嗪全身化疗联合大剂量IL-2(3.6×10^7 IU/d)雾化吸入,治疗27例恶性黑色素瘤肺转移患者。结果:5例患者肺部病灶完全缓解,8例部分缓解,5例病情稳定,8例病情进展,1例疾病不能评估。当停止IL-2治疗后,病情稳定的5例患者和部分缓解的8例患者病情又开始进展,这提示雾化吸入IL-2是治疗收效的关键因素[2]。邢秋月等用雾化吸入化疗与免疫治疗肺部肿瘤。晚期原发性肺癌和转移性肺癌105例,随机分为雾化组和化疗组。化疗组:化疗2周期,CR 0例,PR 33例,SD 10例,PD 2例,总有效率为60%。雾化组:雾化疗2个周期,CR 1例,PR 30例,SD 8例,PD 3例,总有效率62%。2组有效率比较差异无统计学意义($P>0.05$)。2组疗效比较虽然差异无统计学意义($P>0.05$),但毒副作用,雾化组显著低于化疗组,差异有统计学意义($P<0.01$)。结论:雾化吸入化疗与免疫治疗肺部肿瘤是集化疗、热疗、免疫、局部治疗于一体的器官靶向治疗方法,具有操作简单、有效率高、副作用小等特点,有广泛的应用前景,临床值得推广[3]。

朱建国等应用自体血灌注治疗8例成骨肉瘤肺转移所致气胸。均为下肢成骨肉瘤术后1~2年出现肺转移,在住院化疗期间出现胸痛,刺激性干咳、呼吸困难等症状，经胸透或胸片提示气胸。单侧气胸5例，双侧气胸3例，肺压缩55%~95%。采用自体静脉血20 mL从引流管注入胸腔，随访3~8个月，仅1例复发。其机制为注入的自体血通过变换体位覆盖于胸膜破口处，血液凝固形成血凝块，同时纤维蛋白原变成纤维蛋白，起到堵塞破口作用。另外也可使脏壁层胸膜发生粘连，双重因素促进了胸膜破口处愈合[4]。

Sabel M等人用小鼠实验冷冻消融治疗实体肿瘤-乳腺癌模型，证明可能刺激抗肿瘤免疫反应，减少肺微转移，提高生存率。但冷冻剂量不同，免疫反应会呈现相反的效应。临床上使用尚待进一步探讨[5-6]。

Lin Yan等研究了增加大豆分离蛋白(ISP)饮食对4526小鼠乳腺癌肺转移者(ISP)的影响。对三种饲料进行了比较，对照组基本(AIN-93G)饲料，基本饲料添加10%或20%的ISP各一组。经3周的试验饲料，每只小鼠注射肿瘤细胞 4×10^5 于右腹股沟乳腺脂肪垫。原发肿瘤切除时达到了1.0 cm直径。手术切除，其后维持3周各自的饮食。尸检时测定了转移瘤宏观肿瘤的发病率、数量和大小，以及肺部肿瘤的显微镜下数量。宏观肿瘤发生率分别为93%、76%和67%，而宏观肿瘤中位数以20% ISP为1，三组比值各为5、2和1($P\leqslant0.05$，20%的ISP组 vs 对照组)。代表性区域横截面面积中位数宏观肿瘤为0.93 mm^2、0.80 mm^2和0.31 mm^2，而容积各为0.73 mm^3、0.56 mm^3和0.14 mm^3($P\leqslant0.01$，20%的ISP组 vs 对照组)。组织学检查显示ISP组比对照组很少显微镜下肿瘤。这些结果表明ISP饮食可降低Balb/C小鼠乳腺肿瘤肺转移[7]。

参考文献

[1]陈旭烽.化疗药物及生物反应调节剂雾化吸入在肺癌治疗中的应用.中国药业，2004，13：74-75

[2]周昆，陈文直.雾化吸入治疗肺转移瘤的现状.中国结核和呼吸杂志，2004，27：427-428

[3]邢秋月，聂淑芳，高官聚，等.雾化吸入化疗与免疫治疗肺部肿瘤.河北医药，2008，30：317-318

[4]朱建国，胡波，许刚，等.自体血灌注在成骨肉瘤肺转移所致气胸治疗中的应用.临床军医杂志，2007，35：128-129

[5]Sabel M，Su G，Griffith KA，et al.Rate of Freeze Alters the Immunologic Response After Cryoablation of Breast Cancer. Ann Surg Oncol，2010，17：1187-1189

[6]Bill T Storey，Joseph F，Christian. Characteri zation of Lewis lung clonal variants in a model of syn geneic pulmonary murine metastases.Clinical & Erperimental Metastasis，2004，21：265-273

[7]Lin Yan，Donghua Li & John A. Yee. Dietary supplementation with isolated soy protein reduces metastasis of mammary carcinoma cells in mice. Clini cal & Experimental Metastasis，2002，19：535-540

第八节　免疫、生物治疗

多学科、个体化治疗被认为是现代肿瘤治疗的标准模式，但至今没有解决肿瘤术后复发和转移的难题。肿瘤是一种全身性疾病，人体免疫功能的破坏是肿瘤发生、复发、扩散和转移的重要原因。可以说，只要重建机体的免疫监视功能，阻止了肿瘤的复发和转移，就解决了癌症的大问题。免疫疗法是无毒副作用的“绿色疗法”，可多次、反复使用，对转移、多发性肿瘤有很好的缓解和控制作用。生物治疗技术是21世纪继手术、放疗、化疗的第四大治疗手段，生物细胞免疫治疗突破了传统意义上治疗肿瘤的局限，它将开创人体细胞免疫自主抗癌的全新时代。目前人们掌握的免疫知识还很少，能用于临床的更少。免疫生物治疗大有可为[1]。近年来，随着对机体免疫系统认识的不断深入及生物技术的迅速发展，免疫治疗已成为肿瘤治疗的重要手段，且在肿瘤综合治疗体系中占据着越来越重要的位置。免疫治疗包括非特异性免疫治疗、特异性免疫治疗、过继免疫治疗、免疫导向治疗等。

非特异性免疫治疗有干扰素(IFN)、白介素-2和微脂粒包裹的溶菌酶三肽(L-MTP-PE)等。Kicincrman等用L-MTP-PE治疗骨肉瘤肺部转移瘤术后的患者，发现有明显的抗瘤活性。Southam用灭活的瘤苗对骨肉瘤患者进行特异性免疫治疗，发现肿瘤转移较对照组出现晚[2]。

犨伟奇等深入研究非小细胞肺癌(NSCLC)转移干细胞特性，进而为NSCLC抗转移治疗提供新的思路。从小鼠肺腺癌细胞株(LLC)分离并鉴定具有高转移潜能的肿瘤干细胞样细胞亚群。方法：流式分析Scal、CXCR4双阳性细胞比例，激光共聚焦检测小鼠肺癌组织中双阳性细胞表达情况；以CXCR4作为磁珠分选细胞的表面标志，检测分选前后细胞活性，观察分析CXCR4阳性亚样的恶性生物学行为。结果：LLC细胞中Scal、CXCR4双阳性细胞比例为0.1%，CXCR4阳性细胞为0.18%，小鼠肺癌组织存在荧光双染色细胞；分选前细胞活性为(95.58±0.87)%，分选后

活力为 (94.96±0.76)%($P>0.05$);CXCR4 阳性亚群在无血清中呈球状生长,CXCR 阴性亚群 1×10^5 即不可成瘤,CXCR4 阳性亚群在 7×10^3 仍可成瘤;CXCR4 阴性和阳性亚群分别以 5×10^5、2×10^4 密度各接种 3 只小鼠,前者无转移,而后者 2 只发生肺转移,1 只发生耳转移。结论:Lewis 肺癌细胞中的 CXCR4 阳性亚样具有一定的自我更新和转移能力,具备癌转移性干细胞某些特性[3]。

近年来由于肿瘤免疫学的迅速发展,晚期肾癌的生物治疗得到了广泛认可,也为肾癌肺转移的治疗提供了一条较好的途径。文献表明,晚期肾癌患者的 IFN-α 水平大幅度降低,早期患者也有降低,术后补充这一类细胞因子可使之在体内维持较高水平,对肿瘤的治疗有特殊意义。IFN-α 抗肿瘤活性至少包括 3 个方面:①直接或间接抑制肿瘤细胞。通过抑制肿瘤细胞的癌基因表达和 DNA 的合成,抑制肿瘤细胞内增殖蛋白或转化蛋白的活性,抑制肿瘤细胞诱导分化,抑制自分泌因子的产生,负调控生长因子受体等途径,抑制肿瘤细胞生,促进肿瘤消退。②调控宿主抗肿瘤免疫反应。IFN-α 能显著增加外周 T 细胞、NK 细胞和单核细胞的细胞毒活性,诱生 TNF、IL-1 等细胞因子,提高机体抗肿瘤能力。③改变宿主和肿瘤之间的关系。通过抑制肿瘤血管形成、分解营养因子等途径抑制肿瘤发展。临床应用表明,无论天然的或重组的 IFN-α,对血液系统、泌尿系统和胸部肿瘤都有较好的疗效,可有效延长患者的寿命。

IL-2 已证明能产生淋巴因子,激活杀伤细胞(LAK),增强 NK 细胞的功能,增加异体免疫反应,刺激 T 细胞生长,发挥机体的抗肿瘤反应,可引起实验动物体内的癌细胞退化以及某些晚期肿瘤患者体内的癌细胞退化。IL-2 和 IFN-α 联合使用有协同作用[4]。

寿建忠等总结乳头状肾细胞癌的治疗。14 例早期局限性癌患者 5 年生存率为 100%,但 2 例患者分别于术后 7 年 6 个月和 10 年出现转移,其中 1 例双肺转移患者行肺转移瘤切除和 IFN 后已生存 9 年且健在,1 例失访。3 例局部淋巴结转移的患者中,1 例术后 2 年 6 个月出现肺转移瘤和切口转移者行肺转移瘤和切口转移瘤切除联合 IFN 后生存 3 年,1 例失访,1 例生存 6 个月。2 例转移性肾癌患者中,1 例肺转移患者行肺转移瘤切除和放疗后生存 6 年,1 例失访[5]。

外周血造血干细胞移植(PBSCT)能够迅速持续地重建造血,通过这种支持手段,不仅可以支持患者超大剂量化疗,从而增加化疗的效果,而且可以利用移植物抗白血病效应(GVL)或移植物抗肿瘤效应(GST),杀灭残留肿瘤细胞,达到了预期效果。丁国良曾试用 2 例[6]。例 1,男性,42 岁,左肾癌,左肾切除术。术后 10 个月逐渐出现刺激性呛咳等;胸片显示两肺多发性转移灶,大的约 4cm×6cm。CT 两肺可见较密集转移灶。例 2,女性,45 岁,乳腺癌。术后 1 年胸片发现两肺有多发性、大小不一、密度均匀、轮廓清楚的圆形病灶,大的约 4cm×4cm。移植后肺部转移灶改变:10 日以后患者咳嗽、气短、喘憋及呼吸困难等症状明显减轻;第 55 天复查胸片,两肺转移灶明显缩小,原最大的 4cm×6cm 和 4cm×4cm 转移灶分别缩小至约 3cm×4cm 和 3cm×2cm。

肿瘤在转移过程中,不仅瘤细胞的免疫原性进一步降低,而且某些共刺激分子的表达减少或缺失,也是免疫系统不能有效清除肿瘤细胞的原因。正调节性共刺激分子表达偏低是肿瘤逃避机体免疫系统攻击的重要原因之一。实验采用肝细胞转染表达共刺激分子 4-1BBL 联合 Hsp70-肿瘤抗原肽免疫治疗的策略,治疗小鼠黑色素瘤肺转移。结果表明,这种治疗策略能为防治肿瘤细胞转移提供一条新的途径。小鼠黑色素瘤 B16-F1 细胞株是弱免疫原性癌细胞株。方法:建立小鼠黑色素瘤肺转移模型,Hsp70-B16 抗原肽小鼠皮下免疫,同时从尾静脉注射 4-1BBL 表达质粒 p4-1BBL。于接种后第 17 日,解剖小鼠取肺组织,立体显微镜下计数黑色素瘤肺转移结节的数目。结果:4-1BBL 联合 Hsp70-B16 抗原肽治疗组小鼠黑色素瘤肺转移结节数降至 50±8,明显少于二者单独治疗组的 500±80 和 450±40;联合治疗组小鼠血清 IL-2 和 IFN-γ 的分泌水平分别增加了 4 倍和 3 倍,与对照组相比均存在显著性差异 ($P<0.01$);结论:表达 4-1BBL 联合应用 Hsp70-B16 抗原肽主要通过增强外周 T 淋巴细胞功能活性而有效抑制小鼠黑色素瘤肺转移[7]。

陈吉泉等探讨 IL-12 基因修饰的树突细胞(DC)疫苗对自发性转移性肺癌的治疗作用。方法:小鼠足垫注射 3LL Lewis 肺癌细胞,建立自发性转移性肺癌模型,经 IL-12 基因修饰、3LL 特异抗原多肽 Mut1 体外致敏 DC 疫苗(DC-IL-12/Mut1)皮下免疫 2 次,观察荷瘤鼠肺重量、肺表面转移结节数量、存活期及相应免疫指标的变化,组间差异行 t 检验,生存期行时序检验。结果:与对照组(DC-LacZ/Mut1)相比,DC-IL-12/Mut1 组肺重量轻、肺表面转移结节数量少、存活期长($P<0.01$),细胞毒性 T 淋巴细胞(CTL)活性和 NK 活性增强 ($P<0.01$)。结论:IL-12 基因修饰的 DC

疫苗对自发性转移性肺癌有明显的治疗作用,其可能机理是诱导特异性 CTL 和增强 NK 活性[8]。

利用中药提取物修饰肿瘤抗原制成天然药物瘤苗,在肿瘤的实验治疗中已取得可喜的进展,其发展前景比较乐观,人们期望中西医结合能为此领域的研究作出更大的贡献。黄谦等用经锁阳的有效成分——花色苷修饰构建的复合瘤苗,明显阻止肺肿瘤细胞系 LCC 细胞的肺转移,显著抑制皮下肿瘤结节形成,明显延长荷瘤鼠的生存时间,治疗组小鼠脾细胞对小鼠肺癌的细胞毒活性显著增强[9]。

放射免疫治疗(RIT)本质上是一种连续低剂量率照射。丁勇等研究 RIT 对肿瘤转移的预防和治疗作用,寻找一种抑制肿瘤转移的方法。本实验建立的实验动物模型和治疗给予时间主要是模仿临床上中晚期患者的情况。通过观察治疗前后小鼠的体重减轻量、瘤重、生存期、肺转移病灶数[10]。

在切除原发灶的基础上给予分次放免治疗,发现小鼠的生存期、生存质量、阻止肺转移的效果明显提高。原发灶切除后的转移灶体积较小,而肿瘤的摄取与肿瘤的大小成反比,药物在其中的分布较为均匀,射线治疗的"邻居效应"能更好地发挥作用。同时有氧细胞对辐射敏感性高也有利于射线对肿瘤细胞的杀伤。因此,放射免疫治疗针对较小的转移灶更有效。

随着基因治疗研究的日新月异,骨肉瘤的基因治疗研究也迅速发展。Shirakawa 等发现 Osteocalcin (OC),一种在成骨细胞中表达很高的无胶原的骨基质蛋白,用腺病毒转染 OC 激活能使胸腺激酶高表达,在体外实验中其能明显抑制骨肉瘤细胞系 ROS 的生长,静脉注射 AD-OC-TK 加 ACV(acyclovir)能选择性抑制鼠的骨肉瘤形成,在与化疗药物合用的试验中,氨甲蝶呤与 AD-OC-TK 加 ACV 明显优于单用 AD-OC-TK 加 ACV 或氨甲蝶呤及对照组,小鼠 45 天成活率分别是 100%、80%、0%、0%。动物肺部转移瘤结节明显减少,具有广泛的应用前景[11]。

谭孝华等应用生物制剂与抗癌药联合动脉导管灌注治疗中晚期肺癌 21 例。其中转移性肺癌 7 例:原发灶肾癌 4 例、肝癌 2 例、子宫绒癌 1 例。分别经支气管动脉灌注,支气管动脉、内乳动脉的部分血管栓塞,同时经支气管动脉或肺动脉灌注淋巴激活因子杀伤(LAK)细胞(10 亿~15 亿)和高聚金葡素(3000~6000 U)等免疫生物剂。结果:21 例肺内病灶均见不同程度的缩小(7 例转移性肺癌肺内结节均有不同程度的缩小或减少,其中 6 例明显缩小),数目减少,有效率达到 100%。其中 3 例肺内肿块完全消失,5 例肺肿块明显缩小,并行手术切除,6 例肺转移灶明显缩小。随访 1.5 年,其生存率 100%,2 年以上生存率为85.7%(18/21),与化疗相关的毒副作用明显减轻。提示:生物制剂与抗癌药联合支气管动脉导管灌注治疗中晚期肺癌,有利于提高疗效和生存质量[12]。

树突状细胞/肿瘤细胞(DC/TC)融合杂交物被证明是能诱导免疫应答的抗肿瘤多抗原。日本学者研究预先接种不同种异基因或同种异基因 DC/TC 融合杂交物的任何一种对肿瘤都能引起完全的保护。而预先接种同基因的 DC/TC 融合杂交物对肿瘤仅能引起部分的保护(75%的肿瘤移除 tumor rejection)。在小鼠动物肿瘤模型实验中,接种不同种异基因或同种异基因 DC/TC 融合杂交物与接种同基因的 DC/TC 融合杂交物的免疫反应也不同。造成肺转移的数目减少,前者是(8.3±7.9 vs 16.3±3.5,平均±标准差),后者(67.8±6.3)。表明前者有更强的抗肿瘤作用[13]。

LoeZer M 等利用减毒沙门菌静脉注射实验小鼠,证明了抗原发肿瘤和临床前期肺转移瘤的现象。鼠伤寒沙门菌能表达趋化因子 CC121,增加抗肿瘤活性。此试验提供了一个免疫治疗方法[14]。Kjñrgaard J 等探讨免疫细胞治疗转移瘤。他们在荷瘤动物实验中以 T 杀伤细胞(T 型 LAK 细胞)不同注入途径,观察其抗肿瘤效果。T 杀伤细胞可否进入肿瘤转移器官取决注入途径。肺转移也是如此[15]。Lim DS 等在小鼠肾腺癌模型实验中证明,树突状细胞(DC)为基础的免疫治疗对肿瘤术后转移和复发是有治疗潜力的抑制作用[16]。Yamaguchi H 等观察 Nω-硝基-L-精氨酸甲酯(L-NAME)对高转移 ras/myc HM-SFME-1 小鼠胚胎细胞注射模型的抗肿瘤进展和肺转移的作用机制。结果表明,L-NAME 对肿瘤细胞的进展和肺转移有抑制效果,而这个效果可能是由于肿瘤细胞产生的氧化亚氮和巨噬细胞的 TNF-α[17]。Kim H R 等发现一种编号 Gö6983 的物质,作为一个自然杀伤细胞活化剂,能在小鼠的体内和体外实验中提高 NK 细胞的杀伤肿瘤细胞及抑制转移的能力。可作为一种新型抗癌与反转移的候选药物[18]。

自 1970 年始人们使用 BCG 疫苗治疗恶黑,多次报告有效。既可使局部控制,又能使扩散灶或肺转移灶缩小。斎藤久树等治疗 7 例恶黑。2例Ⅳ期患者行 BCG 肿瘤内注射。1 例无效;另 1 例有效,10 个月后死亡。其他 5 例口服肠溶 BCG 胶囊。2 例 Ⅰ、Ⅱ 期患者收效,防止了术后复发。第 3 例为Ⅳ期患者,肺内转移瘤缩小。此例与另一Ⅱ期患者并用抗肿瘤药静注,减少了皮肤、肺及脑转移。第 5 例为Ⅳ期轻度肺转移患者。口服BCG疫苗可长期使用而无副作用。有一定效果[19]。

鲁远飞等观察Ad-GFP-nm23-H1(是腺病毒介导绿色荧光蛋白和nm23-H1的基因药物)抑制人高转移肺巨细胞癌株95D细胞生长和转移的作用，为后期rnn23-H1基因和腺病毒载体用于95D及其他肿瘤的基因治疗提供一定的理论和方法。应用MTT法及Transwell小室法分别检测95D细胞经Ad-GFP-nm23-H1作用后的细胞体外增殖活性、黏附能力以及侵袭力的变化。同时应用人高转移肺巨细胞癌株95D裸鼠移植瘤模型，研究Ad-GFP-nm23-H1对此移植瘤生长的抑制作用。结果 10^8 PFU/mL、10^9 PFU/mL、10^{10} PFU/mL处理组,可以明显抑制95D细胞的增殖、黏附和侵袭能力,其抑制作用呈剂量-效应关系。10^9 PFU/mL的Ad-GFP-nm23-H1对移植瘤的抑瘤率为38.23%,较对照组差异显著。提示:Ad-GFP-nm23-H1对人高转移肺巨细胞癌株95D细胞的生长和转移以及95D实体瘤具有抑制作用[20]。

目前进入后期临床试验并有希望获批的肿瘤疫苗见表8-8-1[21]。

表8-8-1　肿瘤疫苗

药物	针对病种	正在或已完成临床试验期别
CDX-110	神经胶质瘤	Ⅱ
MAGE-A3ASCI	肺癌、恶性黑色素瘤	Ⅲ
GRNVAC1	急性淋巴细胞性白血病	Ⅱ
All0vectin-7	恶性黑色素瘤	Ⅲ
BioVaxID	非霍奇金淋巴瘤	Ⅲ
Stimuvax	乳腺癌、肺癌	Ⅲ
TroVax	肾癌	Ⅲ
AGS-003	肾癌	Ⅱ
HyperAcute	肺癌、胰腺癌	Ⅱ
TVAX	脑星状细胞瘤、肾癌	Ⅱ

癌症转移需要转移级联的各个步骤中多个基因的协调表达。调节这些遗传程序的分子可能在多个水平上影响转移。miRNAs是一类新近发现的长非编码小分子RNA,广泛存在于真核生物体内。近年来大量研究表明microRNAs(miRNAs)与人类多种肿瘤的发生发展及侵袭转移存在着密切关系,miRNAs可能成为一类新的致癌基因或抑癌基因，它们通过抑制靶mRNA翻译或诱导靶mRNA降解在转录后水平调控基因表达,具有癌基因或抑癌基因的功能,参与肿瘤的发生、发展及侵袭转移;可调节基因活动各个层面,如生长、分化、凋亡等。据估计人类中存在1000余种miRNAs,约1/3基因表达受miRNAs调控。新近研究发现数个miRNA在不依赖原发肿瘤发生的情况下即可调节癌转移过程。

利用miRNA杂交技术,研究发现BRMsl可调节miRNA的一个亚组,此亚组中的数个miRNA可被称为metastamiR。有趣的是,通常当促进转移的metastamiR减少时，抑制转移的metastamiR往往会增多。miR-143和-182可分别促进肝细胞癌和黑色素瘤的转移。miR-21可促进侵袭和迁移,同时减少凋亡。采用antacomir短暂性敲除miR-21可显著降低乳腺癌和结直肠癌细胞向肺的实验性转移。转移抑制metastamiR包括miR-31、-146a/b、-206和-335。miR-335和-206抑制转移的关键步骤是抑制侵袭和迁移。

尽管大部分metastmiRs似乎在肿瘤细胞的侵袭和转移中发挥着关键作用，但迄今为止只有1个metastmiR被证明在转移级联的多个步骤中起作用。最近有报道称miR-31可抑制细胞侵袭、促进癌巢凋亡并抑制异位定殖。并使原位乳腺癌模型的肺转移减少95%,同时依然允许原位生长。通过基因个体发育分析发现,miR-31可抑制卷曲蛋白3(Fzd3)、整合素n-5（ITGA5)、肌球蛋白磷酸酶-Rh0-相互作用蛋白(M-RIP)、基质金属蛋白酶16（MMP16)、根蛋白(RDX)和RhoA[22]。

Ma等证明miRNA-10b与乳腺癌细胞侵袭性密切相关。他们将miRNA-10b引入两种非转移性人类乳腺癌细胞系中(SUM149和SUM159),然后将这些过表达miRNA-10b的乳腺癌细胞系注射到小鼠乳房脂肪细胞中。结果在植入过表达miRNA-10b的SUM149细胞系的小鼠肺部发现微小转移灶,在植入过表达miRNA-10b的SUM159细胞系的小鼠中,80%出现明显肺部转移,30%还同时有明显腹膜转移,而对照组没有发现转移灶。

已有明确证据揭示miRNA-373和miRNA-520c也可促进肿瘤转移。Huang等将设计好的高表达miRNA-373或miRNA-520c的非转移性人类乳腺癌细胞MCF-7通过尾静脉注入免疫耗竭的小鼠体内后,发现在小鼠骨骼、脑和肺都有转移灶,而对照组没有发现转移。

在人类乳腺癌中,miRNA-335、miRNA-126和miRNA-206被认为是肿瘤转移抑制因子。Tavazoie等发现这三种miRNAs的正常表达能很大程度降低乳腺癌细胞的转移能力。他们发现在高转移性乳腺癌癌细胞MDA-MB-231中，上述三种miRNAs缺失或低表达:而经诱导高表达这三种miRNAs的人类乳腺癌细胞转移和增殖能力明显降低。其抑制肿瘤转移的机制为:miRNA-126 主要通过抑制肿瘤细胞的生长和增殖;miRNA-335 和 miRNA-206 主要影响细胞转移到肺和骨的能力，也证实 miRNA-335 可调控转录因子 SOX4 和细胞外基质中钙黏蛋白 C(TNC)而抑制肿瘤转移。

Let-7 是较早发现的能够抑制肺癌侵袭转移的 miRNAs 家族。已证实 Let-7 在高转移性非小细胞肺癌细胞系(NSCLC)中表达下降。Let-7 miRNAs 家族过表达可抑制肿瘤细胞分化、增殖及侵袭转移能力。Let-7 主要通过抑制其靶基因 HMGA2(高迁移率组 A 蛋白)、RAS 家族等抑制肿瘤细胞侵袭转移。

迄今为止,还有许多与肿瘤相关的 miRNAs 未被发现,许多 miRNAs 的功能及其在肿瘤侵袭转移中的机制还有待揭示。每个 miRNA 的靶基因不止一个,其在肿瘤侵袭转移中相互作用还有待研究。但是 miRNAs 作为一种内源性小分子 RNA，依靠其独特的转录后调节机制不仅调节机体正常生理过程,而且广泛参与肿瘤发生、发展和侵袭转移,在肿瘤的诊断、治疗及预后中具有深远意义。研究 miRNAs 与肿瘤侵袭转移关系，可提示我们通过诱导促侵袭转移的 miRNAs 沉默或诱导抑制侵袭转移的 miRNAs 高表达而在临床上达到抑制肿瘤侵袭转移的目的。有研究表明 miRNAs 有望成为一些肿瘤早期诊断和判断预后的重要指标[23]。

参考文献

[1]段彦杰.细胞免疫疗法开创自主抗癌新时代.抗癌之窗,2008,3:41-42

[2]施学东,马忠泰.骨肉瘤治疗进展.当代医学,2001,7:22-24

[3]辇伟奇,敖绪军,陈芳琳,等.CXCR4 阳性 Lewis 肺癌细胞的高致瘤性和高转移潜能.第三军医大学学报,2010,28:315-318

[4]邱祥政,孙三元,王阔兴,等.肾癌肺转移 15例综合治疗.肿瘤防治杂志,2004,11:1325-1326

[5]寿建忠,马建辉,肖振东,等.乳头状肾细胞癌的临床治疗分析——附 23 例报告.癌症进展杂志,2008,6:83-85,90

[6]丁国良,王珍,任爱利.非清髓异基因外周造血干细胞移植治疗难治转移性肺癌 2 例.中国输血杂志,2005,18:59-60

[7]邱惠,张桂梅,张慧,等.4-1 BBL 联合 Hsp70-肿瘤抗原肽抑制小鼠黑色素瘤肺转移.癌症,2005,2:781-786

[8]陈吉泉,修清玉,沈策,等. 白介素 12 基因修饰的树突细胞疫苗治疗自发性转移性肺癌.癌症,2002,21:1328-1331

[9]黄谦,卞京文,汤艳,等.锁阳花色甙复合瘤苗免疫治疗肺肿瘤的实验研究.现代肿瘤医学,2007,15:5-7

[10]丁勇,田嘉禾,张锦明,等.分次小剂量放射免疫治疗预防和控制荷瘤小鼠肺转移的实验研究.中国肿瘤生物治疗杂志,2000,7:39-41

[11]彭磊.骨肉瘤免疫治疗的研究现状及未来方向.陕西医学杂志,2000,29:221-222

[12]谭孝华,刘凯,熊伟,等. 生物制剂与抗癌药联合动脉导管灌注治疗中晚期肺癌临床应用.中国介入影像与治疗学杂志,2006,3:436-439

[13]Takashi Yasuda,Takashi Kamigaki,Kentaro Kawasaki,et al. Superior anti-tumor protection and ther apeutic eYcacy of vaccination with allogeneic and semiallogeneic dendritic cell/tumor cell fusion hybrids for murine colon adenocarcinoma. Cancer Immunol Immunother,2007,56:1025-1036

[14]LoeZer M,Le'Negrate G,Krajewska M,et al.Salmonella typhimurium engineered to produce CC121 inhibit tumor growth. Cancer Immunol Immunother,2009,58:769-775

[15]Kjñrgaard J,Hokland ME,Skovbo RAA,et al. Biodistribution and tumor localization of lymphokine-activated killer T cells following different routes of administration into tumor-bearing animals. Cancer Immunol Immunother,2000,48:550-560

[16]Lim DS,Kim LJ,Lee DS,et al.DC immunotherapy is highly evective for the inhibition of tumor metastasis or recurrence, although it is not eYcient for the eradication of established solid tumors. Cancer Immunol Immunother,2007,56:1817-1829

[17]Yamaguchi H,Kidachi Y,Umetsu H,et al.L-NAME inhibits tumor cell progression and pulmonary metastasis of r/m HM-SFME-1 cells by decreasing NO from tumor cells and TNF-a from macrophages. Mol Cell iochem,2008,312:103-112

[18]Kim HR,Lee KH,Park SJ,et al.Anti-cancer activity and mechanistic features of a NK cell activating molecule. Cancer Immunol Immunother,2009,58:1691-1700

[19]张志超.口服 BCG 肠溶胶囊治疗鼻窦及鼻腔恶性黑瘤.国际耳鼻咽喉头颈外科杂志,1982,(3):172-173//斎藤久树.日本儿科会报,1980,83:647

[20]鲁远飞,王琦,刘艳,等.Ad-GFP-nm23-H1 体内外抑制人高转移肺巨细胞癌株 95D 生长和转移作用的研究. 四川动物,2010,29:7-13

[21]刘继彦. 肿瘤疫苗研究进展. 中国医学论坛报,2011-1-13 B4-5 版

[22]王伟强,李书军译.转移抑制与 metastamiR 调节的联系.中国肺癌杂志,2010,13:140-143

[23]王海兵.肿瘤侵袭转移相关 microRNAs 的研究进展.中国肺癌杂志,2010,13:144-147

第九章 长期生存病例

癌症过去是现在也是一种可怕的疾病。但肿瘤现在有过去也有长期生存的病种和病例。相信将来这种情况不再会是少见的。

文献记载,肺转移瘤的平均倍增时间:绒膜癌 12 天,肉瘤组 30 天(成骨肉瘤 12 天),精原细胞瘤 46 天,鳞状细胞癌组 50~60 天。腺癌组的倍增时间一般比鳞状细胞癌长。乳腺癌为 75 天,腮腺癌 93 天,甲状腺癌最长,可达数年之久。肺转移瘤一般生长较快。1 个月内体积可增大数倍,最快的倍增速度常超过原发性肿瘤。

原发肿瘤经手术或放疗后到发现肺转移的时间,最短为 7 个月,如绒膜癌;喉癌和宫颈癌为 2~3 年。有的数年后才发现转移,如甲状腺癌、乳腺癌[1-2]。

1989 年美国将生活质量(QOL)作为肿瘤临床试验和慢性病治疗效果的评价指针。QOL 的含意尚没有统一,在肿瘤临床,生活质量的评价标准有的用于某一疾病,有的则对所有肿瘤适用。通常评价的内容主要包括:①躯体方面(症状、疼痛);②机能状况(活动能力);③家庭幸福;④情绪或心理健康;⑤精神方面;⑥治疗满意感(包括经济情况);⑦对未来的打算(计划、希望);⑧性功能/性行为(包括身体形象);⑨职业承受能力;⑩社会职能[3]。

王启俊等分析北京市城区居民癌症患者生存率。1987—1988 年城区居民主要肿瘤 5 年相对生存率(RSR)最低是肝癌(男 3.4%,女 5.3%),其次为肺癌(男 11.9%,女 11.8%)、食管癌(男 13.9%,女 13.3%)。胃癌相对生存率(男 20.0%,女 22.7%)居中,而结肠直肠癌相对生存率较高,为 39.8%~44.1%。女性乳腺癌RSR 最高, 为 74.2%。分析 1、3、5 年观察生存率(ORS),第 1 年 ORS>50%;即半数患者能存活一年以上的只有乳腺癌和结肠直肠癌。而肝癌、肺癌 ORS<30%左右,即近 70%的肿瘤患者 1 年内已死亡[4]。

陈磊等研究癌症患者长期生存质量及其影响因素。至 2006 年 5 月安徽省社会和劳动保障厅直属医保中心共有参保人员 117 916 例, 其中癌症患者 970 例,癌症患者比例为 8.29‰。依据研究对象的纳入标准,确定癌症长期生存者 257 例,占癌症患者 26.5%:最后 118 名癌症长期生存者完成调查访视,随访率为 45.9%。未完成调查者 139 例,其中拒绝调查 59 例。失访 80 例。生存期 5~9.9 年患者 69 人(58.5%),10~14.9 年患者 26 人(22.0%),≥15 年患者 23 人(19.5%),生存期最长者达 43 年,平均生存期 11.2 年。肿瘤类型与生存时间的关系见表 9-1。TNM 分期与生存时间的关系见表 9-2。

表 9-1 肿瘤类型与生存时间的关系

肿瘤类型	生存时间(年)			%
	5~9.9	10~14.9	≥15	
乳癌	19	8	6	28.0
结肠直肠癌	14	5	6	21.2
胃癌	10	1	1	10.2
头颈部肿瘤	2	5	3	8.5
女性生殖系统肿瘤	5	2	1	6.8
膀胱癌	4	2	0	5.1
食管癌	4	1	1	5.1
肾癌	2	1	1	3.4
肺癌	3	0	0	2.5
肉瘤	1	1	1	2.5
前列腺癌	2	0	0	1.7
十二指肠癌	1	0	1	1.7
恶性淋巴瘤	1	0	1	1.7
肝癌	0	0	1	0.8
多发性骨肉瘤	1	0	0	0.8

表 9-2 TNM 分期与生存时间的关系(例)

TNM 分期	生存时间(年)			合计	%
	5~9.9	10~14.9	≥15		
Ⅰ	27	14	9	50	42.4
Ⅱ	25	12	9	46	39.0
Ⅲ	15	3	3	21	17.8
Ⅳ	0	1	0	1	0.8

曾用的治疗手段:绝大多数患者采用了综合治疗(96 例,81.4%)。以手术配合化疗者最多(63 例,53.4%),主要为乳癌、胃肠道肿瘤;单用手术的次之(19 例,16.1%),主要是泌尿生殖系统肿瘤;手术配合放疗的基本是乳癌;采用手术+放疗+化疗的肿瘤,所占比例并不高;单独放疗获得长期生存(2 例,1.7%)均为头颈部肿瘤;单纯化疗者仅为 1 例(0.8%)。肿瘤的治疗

方式对癌症患者的生存有重要影响。

肿瘤家族史：有肿瘤家族史者 37 例(31.4%)，其中父母患肿瘤者 12 例，兄弟姐妹中患肿瘤者 7 例，堂表兄弟姐妹中患肿瘤者 18 例。肿瘤类型：肺癌 8 例，结肠直肠癌 8 例，胃癌 5 例，乳癌 4 例，肝癌 4 例，食管癌 3 例，胆囊癌 2 例，子宫内膜癌 2 例，恶性淋巴瘤 1 例[5]。

陈建国等分析江苏启东市 1972—2000 年基于全人群的恶性肿瘤登记病例的预后。55 496 例登记病例的生存(死亡)情况随访截止于 2001 年 12 月 31 日。用 Hakulnen 等编制的 SURV3.00bl 软件计算 5 年观察生存率(OS)及 5 年相对生存率(RS)。结果：女性乳腺癌的 5 年生存率最高(OS:55.92%，RS:58.44%。以下同)，其次为宫颈癌(39.06%，42.40%)。原发性肝癌的 5 年生存率在男性(3.26%，3.46%)和女性(4.11%，4.31%)中均为最低。食管癌(4.09%，4.76%)、肺癌(4.79%，5.48%)、白血病 (5.48%，5.79%) 和胰腺癌(6.56%，7.45%)的预后也较差。与 1972—1976 年的生存率比较，男性胃癌、肝癌、前列腺癌等以及女性鼻咽癌、直肠癌、肝癌、膀胱癌等生存率有所改善。主要恶性肿瘤 5 年相对生存率的文献比较见表 9-3[6]。

小山明等总结至 1975 年的肺转移瘤初次肺切除 185 病例。乳腺癌 22 例，结肠直肠癌 28 例，肾透明细胞癌 20 例，子宫鳞癌 35 例，绒膜癌 45 例，长骨的肉瘤 35 例。术后生存率：10 年生存率为绒癌 57.4%，次之子宫癌 33.4%，结肠直肠癌 32.4%。预后不良的有：乳癌7.4%，肾癌 11.7%，骨肉瘤 20.0%。绒膜癌头 2 年内与其他癌相似，此后才复发减少，5 年生存率 59.8%，与 10 年的接近。骨肉瘤：术后早期死的多，5 年生存率才20%，可 10 年的也 20%。日本的情况：5 年生存率乳癌为 0~32%，结肠直肠癌 33%~47%，肾癌 38%~50%，子宫癌 40%~50%，绒膜癌 56%~75%，骨肉瘤 10%~30%。预后因素：DFI、转移灶数、肿瘤倍增时间、淋巴结转移、手术根治度、辅助疗法[7]。

赵云博报道恶性胸腔积液长期存活 1 例。男，74 岁，既往有高血压和Ⅱ型糖尿病史。1990 年 10 月因胸闷、气短咳嗽、痰中带血就诊，胸片左侧大量胸腔积液，痰病理和胸水病理腺癌细胞阳性。引流后分两次胸腔内注射短小棒状杆菌，总量为 8 mg，胸水被控制。胸部 CT 发现左下肺背段有一约 1.5cm×2cm 大小的肿块，1990 年 11 月始行 CTX+ADM+DDP 方案化疗 4 个疗程，每个疗程间隔 4 周。1991 年 3 月行左肺癌灶局部放疗 1 个疗程，总量为 60 Gy。复查 CT 左下肺

表 9-3 主要恶性肿瘤 5 年相对生存率的文献比较

部位	1995—2000	1988—1991，上海		1981—1985，天津		1987—1988，北京		1988—1993，长乐	
	美国 SEER	男性	女性	男性	女性	男性	女性	男性	女性
口腔	58.7	–	–	19.11~19.21	0.00~76.80	–	–	–	–
鼻咽	–	49.3	62.3	30.0	29.1	–	–	39.7	38.7
食管	14.3	10.4	12.9	13.2	13.8	13.9	13.4	6.6	3.5
胃	23.3	24.7	22.2	24.0	15.7	20.0	22.7	13.1	7.5
小肠	–	–	–	23.8	45.5	–	–	–	–
结肠	63.4	42.7	43.8	34.7	27.9	43.4	39.8	24.9*	26.7*
直肠		41.3	44.1	28.6	28.7	44.1	41.2		
肝	8.3	4.4	4.7	6.3	6.7	3.4	5.3	1.3	2.6
胰腺	4.4	6.9	5.1	11.5	8.4	–	–	–	–
肺	15.2	12.0	11.3	13.1	12.0	11.9	11.8	5.5	3.9
骨	–	–	–	16.9	15.0	–	–	–	–
女性乳腺	87.7	–	71.7	72.3	60.6	–	74.2	–	41.0
宫颈	72.7	–	62.1	–	45.8	–	–	–	29.7
卵巢	44.0	–	44.3	–	36.3	–	–	–	–
前列腺	99.3	39.4	–	28.6	–	–	–	–	–
膀胱	81.7	68.9	50.8	49.2	26.5	–	–	–	–
脑	33.0	19.8	26.0	24.8	27.7	–	–	15.9	14.0
NHL△	59.1	26.7	35.9	21.65~26.93	20.94~24.47	–	–	–	–
白血病	46.4	15.0	15.7	7.96~21.68	0.00~27.14	–	–	5.6	5.9
所有部位	64.1	–	–	–	–	–	–	12.8	15.0

注：△：非霍奇金淋巴瘤；*：结肠直肠

肿块缩小至0.9cm×1.4cm。6月份始又行CBP+口服Vp-16方案化疗7个疗程。1995年6月CT发现左上纵隔淋巴结肿大，再次行左上纵隔放疗1个疗程，总量为30 Gy。1996年7月发现左下肺肿块复发，并行左下肺放疗1个疗程，总剂量为60 Gy。从1997年1月始应用康莱特注射剂静点200mg，bid×28d。并辅助以r-干扰素200万单位皮下注射Qod×45d。7月复查头颅、胸部和腹部CT未见新的转移灶。总计胸腔内注射化疗药物2次，化疗11个疗程，免疫治疗2个疗程。恶性胸腔积液的中位生存期是半年，国外报道最长生存期是5年，而本例从确诊至报道已是7年5个月，一般情况良好，生活可自理[8]。

杨荫清等报道化学感受器瘤肺转移生存8年1例。男，22岁。1978年7月反复咯血8年二次入院，头痛，视物模糊7个月。患者于10岁时(1964年)左颌下部肿块，渐长约鸡蛋大小，穿制抽出血液。手术治疗后出院。诊断：化学感受器瘤。12岁时再次住院手术。诊断：左颌下颈动脉体瘤。8年来曾先后发现肺内多发性球性病灶，曾诊断为“转移瘤”、“结核"、“霉菌球”、“结节病”等。入院前半年余，感觉视物模糊，复视，伴头痛，疼痛呈阵发性，恶心，喷射样呕吐，吐出为胃内容物。行化疗，疗效不佳。眼底检查；双侧视神经乳头水肿。脑电图不正常，额顶部有病灶。脑超声波中线偏向左0.5 cm。1978年10月双目失明，于12月死亡。胸片1970年12月见两肺多发圆形阴影；1973年4月胸片两肺多发性小球形病灶。1976年5月胸片两肺多发性结节状阴影，最大直径2.3 cm，最小0.4 cm。1976年5月右肺病灶减少，左肺病灶缩小，最大直径2.2 cm，考虑为多发性结核球，霉菌病，化学感受器瘤。1976年6月2日、6月19日、6月28日、7月17日4次拍片结节状阴影变化不大。1978年5月26日两肺结节增大，数目增多，最大直径约2.6 cm。7月18日结节更增大，数目增多；颅骨拍片无异常。1978年6月右颈动脉造影显示，右颞顶部肿块状阴影，其中有肿瘤湖泊现象，致密团块样造影剂充盈，大脑中动脉左移超越中线，大脑中动脉扩张前移，且增粗，静脉期瘤血管内造影剂残留。最后诊断：左颌下颈动脉体瘤，脑及肺转移[9]。

唐智中等报道甲状腺癌肺转移存活20年动态观察1例。女，45岁。1971年5月因发现颈部逐渐增大就诊。当时咳嗽、气急、咳白色泡沫样痰，同位素扫描示甲状腺内单个冷结节。颈部淋巴结活检为甲状腺滤泡状癌。胸片两中下肺野呈小结节状致密阴影，雪花状外观。诊断甲状腺癌肺转移。环磷酰胺注射3个月并中草药治疗近2年。除仍感咳嗽气急外，一般情况尚好。以后每隔数年拍胸片复查。1982年胸片示甲状腺瘤体有所增大，右侧为明显，其内可见钙化灶，左颈淋巴结环状钙化，气管左移，肺转移灶与1971年胸片相比大致相同。1985年胸片示甲状腺瘤体进一步增大、钙化增多，颈淋巴结钙化未变、气管更左移、肺转移灶数目增多、密度增高，部分病灶有融合趋势，两侧肺门密度增大增浓。1989年胸片示两上肺转移灶增多，1991年胸片示两肺转移灶有所减少，但甲状腺瘤体内钙化灶更多[10]。

吴伟玲等报道绒癌治愈后13年复发1例。患者28岁，1980年2月因阴道不规则流血5个月，伴右胸痛、咳嗽、血丝痰及恶心入院。末次产1971年。1973年因葡萄胎在当地刮宫3次。胸片：右肺弥漫性斑点状及斑片状阴影。HCG滴定(稀释法)：8万IU/L(正常<312 IU/L)。入院诊断：绒毛膜癌Ⅲa期。入院后即予5-FU(100 mg)、KSM(400 μg)，静滴8天。继用5-FU、MTX、KSM、AT等药化疗10个疗程。β-HCG阴性，1981年2月完成第10疗程化疗，临床治愈出院。定期随访β-HCG(-)、胸片无异常。1993年11月患者因发作性头痛、视力模糊再入院。头部CT：右侧颞叶见增强病灶，3cm×2cm，考虑脑转移瘤。胸片：右中肺野内带有一肿块影，5cm×3cm，略呈分叶状，考虑右肺转移瘤. β-HCG 23.2 μg/L(正常<3.1 μg/L)，诊断：绒癌复发(脑、肺转移)。即行右颞浅动脉插管，MTX 30mg推注3天，隔天1次，并给KSM 400 μg×3天，VP-16，0.1×5天，BLM 24 mg×1天静脉滴注。化疗1个疗程后，自觉头痛、视物模糊消失。复查头部CT：右枕顶部转移灶明显缩小，仅残留小片增强灶，边缘有低密度区。胸片：右中肺野病灶缩小，呈一圆形结节影，大小1.7cm×1.7cm。β-HCG 6.4 μg/L。先后用KSM、VP-16、DDP、CTX、VCR、Taxol、BLM、Catbo、VM -26 等药化疗14个疗程。给药途径：颞浅动脉插管灌注、椎管内推注、静脉滴注。化疗过程无严重毒副反应。化疗11个疗程后：β-HCG、胸片、脑CT等均已正常，患者无自觉症状，巩固化疗3个疗程，1995年2月全部治疗结束，长期追踪随访。

文献报道，绒膜癌的潜伏期为3个月以内者占44%，1年以内者占32%，1年以上者占32%，最长为13年。绒膜癌复发的间隙时间：治疗达完全恢复后，再巩固化疗，一般过3年不再复发，确定远期疗效，以3年为期。本例葡萄胎清宫后6年出现绒膜癌肺转移，化疗10疗程后临床治愈，13年后又出现绒膜癌脑转移，实属罕见。本例经14个疗程多途径化疗后，获再度临床治愈。尽管发生右脑、肺转移，尚可再治愈，具有积极意义，提示对绒膜癌治愈后的患者应长期随访[11]。

Gabillot-carre'M 等报道微囊肿性附件癌（MAC）7 例伴肺转移 1 例。所有患者 MAC 均初发于面部，85%最初被误诊。随访期平均为 108 个月。复发率高，4 例患者复发。3 例患者病情严重，其中 1 例经病理证实有肺转移。结论：必须进行长期临床影像学检查随访[12]。

高嗜肺转移特性和带瘤生存时间较长是腺样囊性癌的特点。腺样囊性癌发生肺转移多出现在 5 年后。但大部分腺样囊性癌生长缓慢，患者可维持多年正常生活，甚至可长期带瘤生存。国外学者报道，10 年后的生存率为 20%~29%。故 5 年生存率不能准确反映外耳道腺样囊性癌的预后，超过 5 年的随访是必需的，否则无实际意义[13-14]。

保森竹分析 96 例涎腺腺样囊性癌。综合治疗组 5 年生存率（71.10%）明显高于单纯手术组（50.00%），10 年生存率（42.10%）更加明显高于单纯手术组（10.30%），$P<0.001$，说明综合治疗可以提高局部控制率和生存率。本组资料显示远处转移率为 13.5%，其中肺转移 25 例（78.13%），转移率明显高于其他部位，有文献报道的远地转移率为 16%~29%，其中肺占69%~88%，且显示有肺转移的患者可以带瘤生存多年，肺外转移患者预后差，故对单个或局部的肺转移灶又无肺处转移的，可考虑手术切除[15]。

Walther 和 Gillespie 报道 1 例肾癌长期存活患者。患者 31 岁发现左腹部肿块，41 岁左肾癌切除，71 岁发现肺转移，81 岁死亡。尸检肺、肝转移[16]。

存在就有道理。现在不知其机制，明天就知道了。从长期存在病例身上总结经验，探讨其原因，是很有意义的。这方面的文章还很少。身边有这样的病例就应抓住机会不放，一是观察，二要研究。

参考文献

[1]朱贵卿.呼吸内科学.北京：人民卫生出版社，1984：556

[2]林耀广.系统性疾病和肺.北京：北京医科大学中国协和医科大学联合出版社，1992：201-207

[3]陈振东.重视长期生存肿瘤患者的全面康复.肿瘤研究与临床，2006，18：217-219

[4]王启俊，祝伟星，李玲，等.北京市城区居民癌症患者生存率分析.中国肿瘤，2001，10：263-264

[5]陈磊，熊福星，彭万仁，等.癌症患者长期生存质量及其影响因素的研究.中国康复医学杂志，2007，22：429-432

[6]陈建国，朱健，张永辉.启东市 1972~2000 年主要恶性肿瘤生存率分析.中国肿瘤，2006，15：575-578

[7]小山明，石原恒夫，大畑正昭，ほか.転移性肺腫瘍の术后长期予后. 日本胸部临床，1989，48：787-795

[8]赵云博.恶性胸腔积液长期存活一例报告.中国肿瘤临床与康复，1999，6：98

[9]杨荫清，李润明.化学感受器瘤肺转移生存八年 1 例报告.西安交通大学学报（医学版），1981，(S3)：71-73

[10]唐智中，毕昶炎.甲状腺癌肺转移存活 20 年动态观察 1 例报告.实用放射学杂志，1993，9：246

[11]吴伟玲，谭道彩.绒癌治愈后 13 年复发一例.癌症，1997，16：427

[12]罗素菊译. 微囊肿性附件癌 7 例伴肺转移 1例报道. 世界核心医学期刊文摘·皮肤病学，2006，2：48

[13]白云波，尹金淑，张丽琴.外耳道腺样囊性癌（附 7 例临床分析）. 临床耳鼻咽眠科杂志，2004，18：202-203

[14]贾振川，杨振群，彭玉田，等.涎腺腺样囊性癌 59 例.口腔颌面外科杂志，1992，2：52-53

[15]保森竹.96 例涎腺腺样囊性癌的临床分析.青海医药杂志，2008，38：9-11

[16]陈秀勇.转移性肺癌. 国外医学参考资料肿瘤学分册，1976，3(4)：155-159

第十章 预后

一、目前状况

肺转移瘤病例组生存时间见表10-1[1-8]。肺转移瘤病例组生存率见表10-2[9-16]。总结一些肺转移瘤的原发性肿瘤种类与预后。

1. 恶性滋养细胞肿瘤

治疗后大部分患者可获痊愈。绒毛膜上皮细胞癌：肺转移病变常常可自然消退。

表10-1 肺转移瘤病例组生存时间

作者(例数)	生存时间
罗超健等(90)	死亡55例,<3个月26例,3~12个月17例,1~3年10例,3~5年2例。11例失去随访,余24例随访时仍存活,<1年2例,1~4年6例,≥5年16例
李怀臣(237)	从发现肿瘤转移到死亡时间最短的是肝癌,平均1.5个月,最长的是甲状腺癌,平均21.7个月
林震琼(274)	癌肿145例(52.9%),肉瘤54例(19.7%),其他75例(27.4%)。双侧肺转移、多发性肺转移和肺转移癌短期内多次复发切除者效果差。全组死亡率51.8%(>5年17例,>10年4例),生存者22.6%(>5年23例,10~29年12例)。资料表明相当数量肺转移瘤切除后可存活5年以上甚至长期存活
罗慰慈等	不同肿瘤肺转移手术切除后5生率:软组织肿瘤20%~35%,骨肉瘤25%~50%,黑色素瘤5%~33%,结肠直肠癌13%~40%,睾丸癌(胚胎细胞)50%~80%,肾癌15%~20%,乳腺癌25%~50%。生存时间约为几个月至几年,甚至可十几年以上。肺转移瘤术后总的5年生存率为15%~44%,多发性肺转移术后5年生存率较低,约15%,单个肺转移术后5年生存率较高,可达25%以上
侯杰	不同原发肿瘤肺转移的手术后5年生存率为4.2%~39.1%,其中单发结节型者的为3.8%~37.1%,多发结节型者的(包括两侧手术者)为3.0%~38.9%
刘树库(51)	5生率文献载,绒膜癌45.8%,子宫癌39.1%,CRC 38.1%,肾癌28.6%,骨肉瘤26.2%,软组织肉瘤22.2%
TakehikoF等(66)	NSCLC肺内转移5生率26.1%
王晋等(84)	骨肉瘤3生率42.9%

表10-2 肺转移瘤病例组生存率

作者(例数,报告年)	肿瘤种类	1生率	3生率	5生率	10生率	15生率	中位生存数(月)	说明
赵雁梨等(6万,2002)	多种	63.91	49.74	43.12	34.61		47.42	
段建春等(425,2006)	NSCLC肺内转移81例	57	7				13	2生率21
忻宇等(46,2005)	NSCLC同侧肺转移同叶22		63.6				48	显著差别
	NSCLC同侧肺转移不同叶24		33.3				24	
	腺癌		39.3					各类型无差别
	鳞状细胞癌		75.0					
	鳞腺癌		46.2					
	淋巴结转移阴性(N0)		58.8				48	有差别
	淋巴结转移阳性(N1~3)		36.7				26.4	
	同叶N0组的3年生存率		87.5					无差别
	N1~3组的3年生存率		50.0					
张树民(105,2005)	肝癌	29.7	0					2生率10.8
郑如恒等(59,2002)	多种,手术患者	70	39	34			22.2±14.2	手术后
(36,2002)	多种,非手术患者	28	8	0			10.0±9.5	
(59,2002)	DFI<1年			21				
	≥1年			40				
	癌			37				

(待续)

（续表）

作者(例数,报告年)	肿瘤种类	1生率	3生率	5生率	10生率	15生率	中位生存数(月)	说明
	肉瘤			0				
	单侧2~3个转移灶			31				
	孤立灶			37				
	单发转移瘤直径<3 cm			33				
	≥3 cm			39				
一组肺转移瘤[3]	肺转移瘤完全切除后			36	26	22	35	15年随访资料
	肺转移瘤不完全切除			13	7	7	15	
	DFI是0~11个月			33	27		29	
	DFI是12~35个月			31	22		30	
	DFI是36个月或更长			45	29		49	
	肺内有单个转移灶			43	31		43	
	有2~3个转移灶			34	24		31	
	4个或以上转移灶			27	19		27	
	生殖细胞肿瘤肺转移切除后			68	63		?	
	黑色素瘤肺转移切除后			21	14		19	
	上皮细胞肿瘤肺转移手术后			37	21		40	
	肉瘤肺转移手术后			31	26		29	
	Ⅰ期者						61	
	Ⅱ期者						34	
	Ⅲ期者						24	
	Ⅳ期者						14	
邱方斌等(141,2004)	乳腺癌肝肺转移	30.3	2.9				8.3	2生率17.6
潘友民等(78,2006)	多种	79.5	37.2	3.3				随访率96.2

注:凡率皆为%

2. 卵巢癌

由诊断卵巢癌至发现肺转移平均为9.3个月。卵巢癌肺转移的5年存活率为5.6%，而无肺转移者5年存活率为49%。

3. 宫颈癌

73%(2704/3704）的患者远处转移发生于放疗后4年左右。远处转移后8个月内死亡者占50%。最短1个月,最长8年4个月。

4. 原发性肝癌

一旦发生肺转移,88.2%患者在6个月内死亡,中位生存时间为2个月。

5. 恶性纤维组织细胞瘤

发病年龄都在50岁以下。发生肺转移的时间为术后2个月至1年,且于术后8个月至1年半死亡。

6. 肾癌

33.3%(4/12)的肾癌患者于患病后1年3个月至3年6个月出现转移,引起双侧肺门淋巴结病。临床经过可呈急剧发展,也可呈缓慢进展,而且部分患者肺转移病灶可自然消退,因此对缓慢进展型者仍可考虑手术切除。术后5年存活率7%~38%。

7. 鼻咽癌

90%鼻咽癌患者的胸内转移发生于放疗开始后3年内。一旦发现胸内转移,预后很差,在1年内死亡者占76.8%,总的中位生存期为6个月。

8. 成骨肉瘤

行截肢或关节离断术后,追加化疗,术后分别在3~13个月内发现肺转移,再行肺切除术,然后继续化疗,结果患者痊愈或生存期延长,效果满意。骨肉瘤:切除治疗者5年存活率为20%~50%。

9. 睾丸生殖细胞肿瘤

一组4例除1例术前发现肺转移外,其余3例在术后1~2个月胸片证实肺转移。全部病例在术后1~3个月死亡。

10. 食管癌和胃癌

常在确诊原发瘤后2~18个月出现肺部转移灶。胃癌:胃癌肺转移者多有肝转移,因此肺手术的可能性不大,化疗效果也差。胃癌出现肺转移后,全身状态往往急剧恶化,多数只能存活2个月。

11. 血管肉瘤和十二指肠壶腹癌

均在确诊后20天见到肺转移的X线表现。

12. 甲状腺癌

出现肺转移较晚，有1例在术后14年方发现粟粒样小结节。有报道8例甲状腺癌出现肺内粟粒型转移，经 ^{131}I治疗后，2例病灶缩小并有部分吸收，1例扫描阳性但摄片始终阴性。可见对甲状腺癌肺转移患者，核素检查兼有治疗作用。类型：一般腺癌进展慢，发生肺转移的时间也较长，而未分化癌进展快。

13. 喉乳头状癌

有报道17例，分别于1~11年后出现肺部病变。亦有报告平均间隔12.5年出现肺部病变。因肺部病变可在喉部病变发生后相当长的时间才出现，因此要对患者定期摄胸片追踪至成人期，一旦发现肺部癌瘤则最后不良。

14. 乳腺癌

治疗后出现肺转移以3年内最为常见。有作者认为，乳腺癌病程愈短，治疗后出现肺转移的就愈高。乳腺癌肺转移的手术效果多数报告5年存活率9%~25%。化疗的有效率16%~60%。

15. 直肠癌和结肠癌

部分病例只有肺转移，肺的病变不少见单发性，因此直肠癌和结肠癌肺转移者仍可考虑手术切除。外科切除后5年存活率仍可达39%~44%。

16. 子宫癌

肺转移病例中，48%有肺所属淋巴结的转移，但后者与患者的预后无明显关联性。即使肺所属淋巴结有转移，经肺切除和淋巴结清扫以后5年存活率仍可达30%。肺转移患者手术及化疗效果均较满意。肺转移灶切除后5年存活率可高达44%~50%，化疗有效率也可达28%，是各种恶性肿瘤肺转移中最有效者。

17. 黑色素瘤

发生肺转移后，大部分患者1年内死亡。

18. 软组织肉瘤

这一类恶性肿瘤术后5年存活率13%~30%，但有人报道，没有转移的患者5年存活率78%，肺转移病例预后极差[17-18]。

二、预后的一些影响因素

1. 转移灶的个数

Stewart JR等人统计的63例患者，其中孤立转移34例，多发转移29例，单发和多发转移的实际生存期无明显差别（P=0.8）。他们尤其指出，其中的12例肉瘤患者（软组织肉瘤和骨肉瘤）的转移灶的数量对生存无明显影响。

但大多数学者还是认为转移灶的数量对生存期是有影响的。山本恭通等人分析了23年中155例患者，就其中病例较多的4种病进行了细致分析。他们比较了单个切除例和2个以上切除例，结果是：①直肠癌：前者的5年生存率是55.6%（n=6），后者是0%（n=9）；②结肠癌：41.7%（n=6）vs0%（n=1）；③乳癌：37.5%（n=4）vs 0%（n=4）；④骨肉瘤：0%（n=4）vs29.3%（n=13）。小山明等人比较了6种肿瘤（乳癌22例，结肠直肠癌28例，肾透明细胞癌20例，子宫鳞癌35例，绒膜癌45例，骨肉瘤35例）的转移灶个数与生存率之间的关系。双侧多发例在绒膜癌除2例生存10年以外，其余全在5年内死亡；一侧多发例，在子宫癌、绒膜癌、骨肉瘤有10年生存例，乳癌及结肠直肠癌有5年生存例（到10年前全部死亡）。

吴屋朝幸统计了日本国立癌瘤中心的369例恶性肿瘤的肺转移。从CRC看，92例中60例孤立肺转移的5年生存率是51%，而多发转移（2个以上）的明显较低。肺转移灶在4个以上者有20%以上5年生存率的有睾丸肿瘤、唾液腺癌、骨肉瘤、软组织肉瘤。在297个癌瘤中，1个和4个转移灶病例的预后比较有明显差别，而2个与4个相比无明显差别。4个以上转移组5年生存率只有9%。因此认为除了生物恶性度较低的唾液腺癌和恶性度高而化学疗法有效的睾丸肿瘤外，一般而言，癌瘤的多发转移已无外科手术意义。

从总体而言，肉瘤的肺转移也如局部复发一样可形成多发界限准确的转移灶，5年生存率才24%，但4个以上转移灶的也有达到57%的。

2. 无瘤间期

任长裕等以2年为界限分析，≤2年的14例的5年生存率是28.5%（4/14），>2年13例的是53.8%（7/13）。石原恒夫的病例是以1年为界分析的，<1年的是28%（7/25），≥1年的是38.8%（26/67）。

中川健等按每年的统计数字比较，不足1年者生存率是7/23（30%），不足3年、3年以上、5年以上各组的生存率各是11/26（42%）、6/13（46%）、14/24（58%）。小山明的病例，5年以上、10年以上的生存病例，与2年以内和2年以上出现时间的两组数字相比较，发现二者并无显著差别。

3. 肺所属淋巴结

中川健的病例中，手术中有转移的，5年生存率仅5/27（19%），而无转移的是53%（31/59），二者存在明显差别。

4. 肺手术根治度

中川健的病例中，行姑息术的12例中无1例得以生存5年，而同期各种肿瘤的5年生存率达到38%(39/103例)[5]。

除黑色素瘤多发性转移外，其他各种病理类型的肺转移瘤预后均较理想。目前认为，最重要的预后影响因素是肺转移瘤是否被完全切除，而年龄、性别以及症状的有无与预后之间并无明显关联。一般认为，DFI(无瘤间歇期，Disease Free Interval)较短往往提示肿瘤恶性程度高、易出现转移、预后差；DFI长则相反。但也有研究发现，DFI对肺转移瘤的预后并无影响。而肺转移瘤的数目与预后之间的关系同样也存在争议。目前认为对于DFI较长、转移灶数目较多的患者，应慎重手术，可随访3~6个月，若无新的病灶出现，再考虑行手术治疗，从而获得更好的治疗效果。总之，肺部转移瘤应严格把握手术适应证，采取以手术切除为主的综合治疗，才能有助于术后患者的长期生存[19]。

郑如恒等分析59例转移性肺癌的外科治疗及预后影响因素。逐步回归分析显示，转移性肺癌的术后生存时间与转移灶是否手术(P=0.0003)及DFI(P=0.0017)有关，而与性别、年龄、原发灶部位、原发灶是否手术、转移灶大小、是否是多发转移灶、是否接受放化疗及是否有其他转移灶无关[13]。

5.肿瘤倍增时间(TD)与原发性肺癌患者预后的关系

卢敏等根据肿瘤或阴影的直径计算TD，然后按Geddes'nomogram表预测患者的生存时间(PST)，并与患者的实际生存时间(AST)比较，结果进行统计学分析。结果：倍增时间为119.5~122.05天。鳞状细胞癌平均倍增时间为109.58天(13.5~297)，腺癌平均倍增时间为140.65天(30~90)，小细胞癌平均倍增时间为68天(18~129)，大细胞癌为74天，良性病变为125.07天(5.27~513)，肺内转移癌为67.78天(15.5~192)。TD在各类型病变中无差别，P>0.05。PST与实际生存时间(AST)呈正相关：相关系数r=0.53。回归方程Y=44.55+0.424X。经手术治疗后的患者生存时间(平均36.1个月)明显高于预测的生存时间(平均25.65个月)，说明手术治疗有效。结论：TD对判断肺癌的预后和治疗方法的评价有价值[20]。

三、其他因素

王晋等评价骨肉瘤和多药耐药基因(MDR)的关系。检测84例骨肉瘤中MDRI/P-gp（一种糖蛋白Permeability Glycoprotein)的表达，多因素统计生存分析。结果：84例骨肉瘤平均随访21.3个月，28.6%(24/84)1年内发生肺转移，3年生存率为42.9%；P-gp表达阳性率55.1%，等级相关分析显示P-gp表达与1年内肺转移率成等级正相关；Cox模型分析显示：P-gp表达及扁骨部位骨肉瘤是无瘤生存期及生存时间的危险因素，年龄和病程是无瘤生存期及生存时间的保护因素。结论：骨肉瘤患者预后的高危因素是MDRI的表达及扁骨部位的骨肉瘤，保护因素是年龄和病程，大剂量新辅助化疗是改善骨肉瘤预后的关键[8]。

nm23可能与肺癌的发生、发展及组织学分级和转移过程的调控有关，nm23低表达预示预后不良。Ohta等应用免疫组化、抗细胞角质蛋白染色检查肺癌微转移灶，采用淋巴结和骨髓联合检查VEGF(血管内皮细胞生长因子)和nm23表达情况、发现有淋巴结转移和骨髓微转移者nm23表达率为46%，明显低于无淋巴结和骨髓转移者的76%(P<0.05)。同时发现VEGF高表达和nm23低表达与淋巴结转移和骨髓微转移有明显相关性，并且有淋巴结转移和骨髓微转移者比没有者预后明显差，结果认为应用nm23和VEGF联合检查在NSCLC预后判断上有重要意义[21]。

陈晓峰等探讨NSCLC中nm23、nm23-H1的表达水平与肺癌的浸润、转移和预后的关系。应用免疫组织化学法对146例病例中nm23、nm23-H1的表达水平进行研究，用Cox比例风险模型进行多因素分析。结果：肺癌中nm23、nm23-H1表达水平(71.23±5.19)%，(64.98±5.72)%均明显低于癌旁肺组织(89.00±7.21)%和正常肺组织(90.66±6.79)%(P<0.05)，肺癌中nm23、nm23-H1的表水平与肺癌的细胞分化程度、是否存在转移有密切关系(P<0.05)，nm23-H1高表达组术后3年及5年(78.81%及55.73%)生存率均明显高于低表达组(21.42%及17.83%)(P<0.05)。Cox比例风险模型分析显示影响肺癌患者术后预后的前4种因素依次为nm23-H1表达水平、TNM分期、淋巴结受侵状况和原发肿瘤大小。结论：nm23、nm23-H1在肺癌中起转移抑制基因的作用，它们的表达水平降低可能是肺癌转移的重要原因之一[22]。

孙丽梅等阐述乳腺癌信号转导途径中Akt的激活及意义。明确乳腺癌中是否存在Akt的过度表达以及对预后的影响。用SP免疫组化方法，检测260例乳腺癌患者中Akt的表达情况。结果：乳腺癌中Akt阳性率50.0.%(130/260)。Akt在乳腺浸润性导管癌中的表达高于乳腺导管内癌，差异有统计学意义，χ^2=4.02，P=0.045；Akt在体积<2cm^{3}的肿瘤和体积≥5cm^{3}的相

比，差异有统计学意义，χ^2=11.66，P=0.0006；Akt 在无淋巴结转移的病例与伴有 1~3 个或 3 个以上淋巴结转移情况相比差异均有统计学意义（χ^2=23.78，P=0.0000；χ^2=31.61，P=0.0000）；Akt 阳性患者 5 年生存率49.23%（64/130），低于阴性患者 70.77%（92/130），差异有统计学意义（χ^2=11.68，P=0.0006）。结论：Akt 基因的激活可能与乳腺癌发生机制密切相关，且与预后相关，可作为预后评估指针之一[23]。

有关肺耐药蛋白（LRP）与肿瘤的化疗敏感性及预后的关系，研究报道不一。Izquierdo 等认为 LRP 可作为判断卵巢癌细胞对化疗药物敏感性和预后的标志。Zurita 等对 56 例未治疗的转移性睾丸生殖细胞瘤研究表明，该病在诊断时 LRP 阳性者，其预后明显差于 LRP 阴性者。Arks 等分析了 115 例卵巢癌标本的 LRP 表达状况，并认为 LRP 可作为判断预后的独立因素。也有学者认为 LRP 在直肠癌中的表达与预后无显著相关关系[24]。

段建春等报道 NSCLC 425 例患者，其中仅肺内转移而无其他部位转移者（单一肺内转移）81 例，单一远处血行转移 98 例，肺内转移并其他部位转移 68 例。通过 Kaplan-Meier 曲线法计算生存率，Log-Rank 检验比较三组生存期差异，单因素分析肺内转移的预后因素。结果：81 例肺内转移者中位生存期（MST）及 1、2、3 年生存率（SR）分别为：13 个月（95%CI 11~15），57%、21%、7%；N1/N2 者 MST 22 个月，N3 者 10 个月（P=0.0011）；同侧、对侧及双侧肺内转移者 MST 及年 SR 差异无统计学意义（P>0.05）；单一肺内转移 MST 及年 SR 与单一脑或骨转移无显著性差异（P>0.05），但单一肺内转移生存期长于肺并其他部位转移（MST 9 个月，1、2、3 年 SR 分别为 40%、9.4%、1.5%）（P=0.021）。单因素分析：年龄、病理亚型、分化程度、化疗疗效对单一肺内转移的生存期无影响（P>0.05）；性别及淋巴结转移（N1/N2 比 N3）与生存相关（P=0.018，P=0.001）；将年龄分层进行分析，淋巴结转移（N1/N2 比 N3）为此组患者的独立预后因素（P=0.002）。在肺并其他部位转移者，转移数目（2vs≥3）系独立预后因素（P=0.013）。结论：NSCLC 单一肺内转移者生存期与单一脑、骨等远处转移者无显著差异，但长于肺并其他部位转移者。淋巴结转移状况（N1+2 比 N3）及远处转移数目（2vs≥3）分别影响单一肺内转移及肺并其他部位转移者的预后[10]。

Takehiko F 等报道 66 例原发性非小细胞肺癌肺内转移灶患者，分析影响其预后的因素，同时也对肿瘤经血液和淋巴组织转移的可能性做了评价。总的 5 年生存率为 26.1%。其生存曲线经统计学分析表明，生存率与下列因素有关，且有显著性差异：N 分级（P=0.042）、肺内转移瘤的位置（P=0.012）、血液侵犯（P=0.0046）、淋巴组织侵犯（P=0.0267）；而年龄、性别、组织学特点、分化程度、T 分级、肿瘤大小、病期、转移瘤的数目及大小等因素无显著性差异。采用 Cox 模型多因素分析表明，其生存率与血液侵犯（P=0.044）及淋巴组织侵犯（P=0.042）有同样显著的相关性，提示两者具有独立的预后意义。

肺内转移瘤的位置与血液或淋巴组织侵犯率的相关性表明，若肺内转移位于原发肿瘤近心侧或分别位于不同肺段，其血液侵犯率显著低于那些位于原发肿瘤外周处或位于同侧而不同肺叶的患者，提示肿瘤可能经淋巴组织播散转移。由此认为，对已经手术切除的原发性非小细胞肺癌合并肺内转移者而言，血液和淋巴组织侵犯是影响其预后的重要临床因素，也是肿瘤转移的重要途径[7]。

张树民等分析肝细胞肝癌肺转移 105 例的预后因素。诊断肝癌时，AFP 水平超过正常水平者（>20 μg/L）87/105 例（82.9%），Cox 回归多因素分析，诊断肝癌后 AFP 对生存有明显影响（P=0.003），但对诊断肺转移后的生存期无影响（P=0.233）；Cox 回归单因素分析，对诊断肝癌和肺转移后，AFP 对患者的生存无影响（P=0.093 和 P=0.135）。诊断肝癌时，63.8%（67/105）患者 γ-GT 水平超过正常值（>75 IU/L），Cox 回归多因素分析显示，γ-GT 水平对诊断肝癌后患者的生存有明显影响（P=0.005），而对诊断肺转移后的生存期无影响（P=0.243）；Cox 回归单因素分析，γ-GT 水平对诊断肝癌和肺转移后患者的生存均有影响（P<0.001 及 P=0.011）。

肺转移灶治疗与生存情况：肺转移灶治疗组，诊断肝癌至死亡的生存时间均值±标准误为（1066±155）天（以下同），中位生存值 709（50~2273）天；发生肺转移后其生存时间的均值为（620±105）天、中位值 547（15~1052）天。肺转移灶非治疗组，诊断肝癌至死亡的生存时间均值为（837±152）天，中位值为483（6~4597）天；发生肺转移后生存时间均值为（210±26）天，中位值为 161（6~923）天。

肝癌肺转移的预后因素分析：诊断为肝癌后，患者的生存情况单因素与多因素分析，Child-Pugh A 级、γ-GT 水平在正常值内、肝内病灶手术切除肝内肿瘤≤8 cm、肺转移灶接受治疗均有利于患者生存。诊断肺转移后生存情况的单因素与多因素分析：Child-Pugh A 级，肝内病灶手术切除肺内单个转移灶不伴有胸水及接受肺转移灶的治疗均有利于患者生存。若肺转移灶单发，是否治疗对预后无明显影响。若发生双肺多发转移，进行介入治疗(PAI、BAI、PA-PCS)治疗是有必要的。若合并胸水、则预后更差[12]。

Mikulic'D 等研究血管生成与尤文肉瘤的肺转移和存活率的关系：在许多恶性肿瘤中，采用微血管密度(MVD)定量分析肿瘤内血管生成被认为是很好的预后判断指针。对 27 例尤文肉瘤患者进行免疫组织化学的回顾性研究。结果：在单变量分析中，还不能确定 MVD 升高就是预后不良的影响因素。而且高 MVD (每个视野的血管数>31.6)与低 MVD(每个视野的血管数≤31.6)比较，生存率或者无瘤生存率均无统计学差异。最后，高 MVD 和低 MVD 间，肿瘤转移率无统计学差异。结论：本文结果不能证实通过 MVD 定量分析的微血管生成能预测尤文肉瘤的预后以及肺转移情况。尤文肉瘤中微血管的分布模式可能与预后有关。需要进一步研究来评估 MVD 在该病预后判断中的重要性[25]。

邱方斌等报道 141 例乳腺癌肝、肺转移患者影响预后的因素。本组 117 例手术治疗患者，局部复发 35 例，出现肺转移共 73 例。转移时间最早术后 1.6 个月，最迟 345 个月，中位时间 29.5 个月。出现肝转移共 65 例，转移时间最早术后 6 个月，最迟 340 个月，中位时间 25.3 个月。单因素分析影响生存期的相关因素见表 10-3。

表 10-3 单因素分析影响生存期的相关因素

因素	分组	例数	中位生存时间	P值
化疗疗效	PR+CR	35	13.87	<0.0001
	SD+PD	52	8.16	
	其他△	54	4.99	
激素受体状态	阳性*	57	12.35	<0.01
	阴性*	39	7.54	
	其他△	45	5.78	
肺肝转移距手术时间	≤24 个月	55	6.06	<0.001
	>24 个月	61	11.37	
	Ⅳ期	25	9.71	

注：△：包括放疗、中医药治疗、无治疗或无法评估化疗疗效；
*：阳性包括 ER 和(或)PR 阳性，阴性指 ER 和 PR 均阴性

根据以上结果和文献报道，把以上 3 个因素和年龄、肿瘤转移部位及是否多转移部位放入 Cox 多因素分析模型进行多因素分析。结果提示激素受体状态、从手术到发生内脏转移时间、化疗结果是影响生存率的独立预后因素[15]。

总之，一些临床指标很可能与预后有关(尽管有分歧)，如原发肿瘤、病理类型、病期、DFI 等，另外精神状态、营养状况、治疗措施等也会有关。但这都是一些低层次的因素。更深层次的预后因素需进一步从分子生物学高度去揭示。这会说明同一组织型的肿瘤为什么预后竟会有很大差别。

参考文献

[1]罗超健，梁永康.肺转移性癌 90 例临床分析.新医学，1990，21：401-402

[2]李怀臣.肺转移肿瘤的临床分析(附 237 例报告). 肿瘤防治杂志，1997，4(2)：9

[3]林震琼.肺转移性肿瘤 274 例病理学分析.肿瘤防治研究，1990，17：119

[4]罗慰慈.现代呼吸病学.北京：人民军医出版社，1997：834-845

[5]侯杰.现代肺弥漫性疾病学. 北京：人民军医出版社，2003：410-413

[6]刘树库，陈肖嘉，骆宝剑.51 例肺转移癌的诊断及手术治疗效果分析.北京医学，1999，21：146-147

[7]郭永祝. 影响原发性非小细胞肺癌肺内转移患者预后的因素. 国外医学肿瘤学分册，1995，22：310-311

[8]王晋，沈靖南，韩士英，等.84 例骨肉瘤生存分析.中国肿瘤临床，2002，29：245，251

[9]赵雁梨，马国胜，赵雁冰，等.6 万多例恶性肿瘤患者的回顾性分析.中国卫生统计，2002，19：219-220

[10]段建春，刘叙仪，王洁，等.非小细胞肺癌肺内转移预后分析.中国肺癌杂志，2006，9：530-535

[11]忻宇，韩宝惠.非小细胞肺癌同侧肺内转移术后预后因素分析.肿瘤，2005，25：393-395

[12]张树民，曾昭冲，孙菁，等.肝细胞肝癌肺转移的预后因素分析.实用肿瘤杂志，2005，20：395-400

[13]郑如恒，葛棣，石美鑫.转移性肺癌的外科治疗及预后影响因素.中华结核和呼吸杂志，2002，25：214-216

[14]蔡柏蔷，李龙芸.协和呼吸病学.北京：中国协和医科大学，2005：977-990，1163-1169

[15]邱方斌，胡夕春.影响乳腺癌肝肺转移的预后因素分析.中国临床医学，2004，11：1037-1038

[16]潘友民，潘铁成，汤应雄.肺转移性肿瘤的临床诊断及外科治疗.中国医师杂志，2006，8：223-224

[17]林耀广.系统性疾病和肺.北京：北京医科大学中国协和医科大学联合出版社，1992：201-207

[18]苏用能，陈翰高.肺转移瘤的临床和 X 线诊断.实用癌症杂志，1992，7：159-160

[19]封常刚.肺部转移性恶性肿瘤的影像诊断与外科治疗. 辽宁医学院学报，2007，28：51-52

[20]卢敏，胡永校.肺肿瘤倍增时间及其与原发性肺癌患者预后关系的探讨.中国医科大学学报，2001，30：44-45

[21]杜亚明. nm23 基因与肺癌转移和预后关系的研究进展.锦

州医学院学报,2005,26:54-56

[22]陈晓峰,周清华,张尚福,等.肺癌术后转移及预后与转移抑制基因 nm23 和 nm-H1 的关系. 中华实验外科杂志,2002,19:40-41

[23]孙丽梅,王鲁建,宋敏,等.乳腺癌信号转导途径中 Akt 的激活及意义.中华肿瘤防治杂志,2006,13:1232-1234

[24]杨杰,韩世愈. 肺耐药蛋白在宫颈癌组织中的表达.齐齐哈尔医学院学报,2009,30:667-668

[25]贺莉译.血管生成与尤文肉瘤的肝转移和存活率的关系.世界核心医学期刊文摘·儿科学,2006,2(8):51-52

第十一章 死亡原因

绝大多数肿瘤患者死亡是由肿瘤侵袭转移引起的,肿瘤侵袭转移不仅是病情恶化的标志,而且是治疗失败与死亡的重要原因。

转移性肿瘤在自然状况下是一消耗性疾病,因为它也具有原发癌的特性与功能，它的生长可产生压迫、阻塞等症状,也可有自分泌、代谢等紊乱。应该说,转移性肺肿瘤的死亡是一个长过程的终极结果,是多因素造成的。只不过具体到某患者是哪一或几个原因更突出罢了。人们往往重视各种治疗措施的影响,对营养状况，尤其是精神状况的观察和调节是忽视的。极少见到心理医师协同治疗肿瘤的文章。

王庆国等分析术后放疗肾细胞癌 50 例死因。83.3%死于远地转移,肺转移最多见占 58.3%,其次是骨转移占 25.6%。随诊已有 29 例死亡，其中 3 例失随,2 例死亡原因不详，余 24 例死亡原因中肺转移 6 例,肺转移+骨转移 3 例,骨转移 3 例,远地淋巴结转移 3 例,脑血管病 2 例,原位复发 2 例,脑转移+肺转移 2 例,肺转移+原位复发 1 例,肺转移+远地淋巴结转移+脑转移 1 例,对侧肾转移+肝转移+肺转移 1 例。死于多发转移占 33.3%(8/24)[1]。

骨肉瘤 90%的患者死于肺转移,肺外转移一般为肺转移之后的再转移。Giuliano 等报道 40 例骨肉瘤远处转移,其中 11 例是肺外转移为首发转移部位,11 例为肺和肺外转移同时出现,18 例为单纯肺转移[2-3]。

张树民等分析肝细胞肝癌肺转移 105 例的死亡原因：至统计时 80 例 (76.2%) 患者死亡,25 例(23.8%)生存。其中死于肝功能衰竭 53 例(66.3%),死于肺转移者导致肺功能衰竭 16 例(20.0%),脑转移 8 例(10.0%),上消化道大出血 2 例(2.5%),死于药物中毒意外事件 1 例(1.3%)。

肺部转移灶的数量:一般认为,肺部转移灶的数量少于 3~4 个时,患者的预后较好。在一组 28 例行肺转移灶切除的患者中,最终有 9 例患者存活,而且这 9 例患者在每次手术时肺转移灶的数量均少于 3 个。目前的研究表明,肺部转移灶每增加一个,患者的病死率就有可能增加 43%。

肺转移合并有其他部位的转移:骨组织、淋巴结、皮肤、脑组织、肝和软组织。德国、奥地利和瑞士等国肿瘤协作组临床观察的 1702 例患者中，有 211 例患者出现远处转移,其中 155 例单纯肺转移,56 例有其他部位的转移。后者的部分患者中,同时有肺和另一部位的转移。单纯肺转移的患者的预后较合并有其他部位转移的患者要好。在后一组 56 例患者中,能够完全切除所有肿瘤的患者仅有 8 例,对这组患者平均随访 1.3 年后,仅有 15 例患者存活(15/56,26.8%);在前一组 155 例患者中,平均随访 2.5 年,有 85 例患者存活(85/155,54.8%)。在另一组临床报告发现在肺转移发生后再出现有骨转移的患者随访 4 年内的生存率为 0。尸检中有 29%的患者死于肺转移性恶性肿瘤[4]。

张玉玺等总结 100 例乳腺癌肺转移随访结果。100 例中 82 例随访时已死亡。在发现转移后 6 个月内死亡者 45 例(占 55%),7~12 个月内死亡 16 例(占 20%),1~2 年内死亡者 19 例(占 23%),2~3 年死亡者 1 例(1%),3 年以上死亡者 1 例(1%)[5]。金同法手术治疗肾细胞癌 71 例,其中辅以术后放疗 38 例,单纯手术 33 例。随访 71 例中已死亡 44 例,单纯手术组死亡 27 例,其中局部复发 5 例,远处转移 21 例,死于其他疾病 1 例。术后放疗组死亡 17 例,其中局部复发 1 例,远处转移 13 例,死因不明(失访)2 例,死于其他疾病 1 例。2 组死于远处转移的 34 例中，肺转移 1 例,肝转移 7 例,骨转移 4 例,脑转移 1 例,肺+骨转移 2 例,肺+锁骨上淋巴结转移 1 例,肺+脑转移 1例,肝+腹腔淋巴结转移 2 例。本组病例已死亡的 44 例中远处转移 34 例,占 77.2%;单纯手术组和术后放疗组远处转移死因分别占 77.8%(21/27)、76%(13/17)[6]。

马忠泰等总结 32 例骨源性肉瘤肺转移的手术治疗。死亡 21 例。死于麻醉意外者 2 例;直接死于术后感染者 2 例,1 例死于肺脓肿大咯血，另 1 例死于脓胸;余下的 17 例中 15 例先后死于肺转移,2 例失访,此 17 例中有 5 例为双肺多发转移，只施行了一侧开胸术[7]。

王凤明等收治食管癌血道转移者 29 例。转移灶治疗、生存期及死亡原因：转移灶切除6例，局部放疗4例，化疗及对症治疗19例。自确诊转移后生存期为0~23个月，平均6个月。3例骨转移者分别存活9个月、15个月和23个月。其死亡原因为：恶病质11例，肺转移5例，肝转移3例，脑转移3例，原发癌局部失控5例，其他2例[8]。

王静分析宫颈癌放疗后300例死亡病例。从1979—1989年对1105例宫颈癌患者施行了放射治疗。经过5年随访，共收集死亡病例300例。死亡年限：未控47例。死于1年内144例，2年内61例，4年内30例，5年后18例。死亡原因：盆腔复发189例(63.0%)，其中死于尿毒症96例(32.0%)；病灶局部复发(即宫颈、宫体、阴道部)53例(17.7%)，其中死于阴道大流血17例(5.6%)；远处转移41例(13.7%)，其中肺转移19例(6.3%)，骨转移7例(2.3%)，肝转移6例(2.0%)等；伴发并发症死亡者17例(5.7%)，其中肠梗阻6例(2.0%)等。有报道，宫颈癌放疗后≤10年死于转移者依次为肺、锁骨上淋巴结、腹主动脉旁淋巴结、腰椎、肝、肠等器官转移。死亡患者中出现严重的放疗并发症的占5.7%，至于并发症对生存率的影响以及致死因素尚有待进一步探讨[9]。

参考文献

[1]王庆国，李庆琪.肾细胞癌50例术后放疗分析.中华放射肿瘤学杂志，1995，4：248-250

[2]杨迪生，叶招明.骨肉瘤的远处转移.国外医学骨科学分册，2003，24：174-176

[3]吴苏稼.成骨肉瘤肺转移的研究现状. 江苏医药，2006，32：160-162

[4]张树民，曾昭冲，孙菁.肝细胞肝癌肺转移的预后因素分析.实用肿瘤杂志，2005，20：395-400

[5]张玉玺，王庆全.100例乳腺癌肺转移X线分析.天津医药，1990，18：533-534

[6]金同法.肾细胞癌术后放疗的远期疗效观察.徐州医学院学报，1999，19：224-225

[7]马忠泰，施学东，米川，等.骨源性肉瘤肺转移的手术治疗.中华骨科杂志，2003，23：668-674

[8]王凤明，焉涛，赵锡江.食管癌血道转移特性的探讨.实用癌症杂志，2000，15：646-647

[9]王静.宫颈癌放疗后300例死亡病例分析.湖南医学，1998，15：299

第十二章　预防

转移性肿瘤严格意义上的预防是防止原发肿瘤的发生。此处是指预防肺转移瘤的发生发展。确定意义上的预防转移尚未做到。人们还在实验中探索。

Law 等用免疫组化法研究Ⅰ期 NSCLC 中的nm23蛋白表达水平，发现 nm23 表达降低者较 nm23 表达正常者术后更易发生转移,两组比较差异有显著性意义($P<0.05$)。因此他们认为 nm23 是监测术后转移的敏感指针。

陈军等应用 Southern 印迹杂交对 52 例肺癌组织中的 nm23-H1 和 nm23-H2 等位基因缺失进行了研究；发现无淋巴结及远处转移者 nm23-H1 等位基因杂合缺失为 26.92%,nm23-H2 等值基因缺失为 4.26%；伴有淋巴结转移/远处转移的肺癌中,nm23 比等位基因缺失率 42.26%,显著高于不伴转移者,差异具有显著性意义($P<0.01$)；低分化和未分化癌 nm23-H1 缺失率 45.45%,显著高于中高分化癌 13.33%($P<0.09$)。故认为 nm23-H1 等位基因缺失与肺癌组织学分型、P-TNM 分期相关、nm23 基因可能参与调控肺癌细胞分化和转移过程。以上研究从 nm23 基因缺失的角度论证了 nm23 基因与肺癌转移有密切的关系[1]。

肿瘤转移是一个相当复杂的过程，涉及肿瘤细胞、血管内皮细胞与细胞外基质(extracellularmatrix,ECM)的相互作用和血小板瘤栓的形成。现已明确,细胞与 ECM 的作用是由于细胞表面的整合素等分子能特异地识别 ECM 分子的某些氨基酸序列，并与之结合;血小板表面存在大量Ⅱb/β3 整合素,当被激活后识别纤维蛋白的某些氨基酸序列,与纤维蛋白结合形成血栓。目前,某些被特异识别、结合的氨基酸序列已被确定,主要有来自纤维粘连蛋白(fibronectin,FN)的精氨酸-甘氨酸-天冬氨酸(RGD)序列、亮氨酸-天冬氨酸-缬氨酸(LDV)序列,来自层粘连蛋白(Laminin,LN）的酪氨酸-异亮氨酸-甘氨酸-丝氨酸-精氨酸(YIGSR）序列。人工合成含有以上序列的肽可与ECM、纤维蛋白竞争细胞和血小板表面的整合素等分子,干扰肿瘤细胞-ECM 的相互作用,抑制血小板瘤栓形成及肿瘤血管生成,达到抑制肿瘤转移的目的。

Kumagai 等人认为,RGD 环肽与线状 RGD 肽相比,抑制黑色素瘤(B16-F10)细胞与 FN 黏附的作用强 10 倍,对黑色素瘤细胞与玻璃粘连蛋白(VN)黏附的抑制作用更为明显。不同环肽的活性顺序为环 GRGDSPA＞环 GRGD＞环 RGDS，环 GRGDSP＞环 GRGDS>环 RGDSP、环 RGDPSPA。环 GRGDSPA 能在体内明显减少黑色素瘤(B16-FE7)肺转移克隆的形成。RGD 环肽作用强,原因可能是 RGD 环肽的构象与 RGD 环肽不同。

从蛇毒中分离纯化的含 RGD 肽有抑制肿瘤转移的作用。白唇竹叶青素(albolabin)能抑制 B16-F10 与 LN、FN 的黏附,抑制血小板的聚集,抑制 B16-F10 的实验性肺转移,应用剂量小,只需 RGD 类肽的 1/2000~1/1000。蛇毒 Contortrostain 能抑制黑色素瘤(M24)细胞与Ⅰ型胶原、FN、VN 的黏附。

YIGSR 肽:YIGSR 是来源于 LN 分子 B1 链的序列。LN 受体在恶性程度高,转移性强的肿瘤细胞中的表达明显增加。Yudok 等人发现 LN 使高转移(RCT+)肉瘤细胞的Ⅳ胶原酶分泌增加，体外迁移能力增强、YIGSR 能抑制 RCT(+)细胞与 LN 的黏附以及瘤细胞在 LN 中的迁移。肺癌细胞(3LL)在 YIGSR 存在的条件下培养后,转移能力下降。含 YIGSR 序列肽分子量越大,支链越多,抑制肿瘤转移的作用越强。YIGSR 肽具有抗肿瘤血管生成的作用，不但抑制肿瘤转移灶，而且抑制肿瘤原发灶的生长。

FN 肝素结合区肽:McCarthy 等人发现来自 FN 肝素结合区的肽可抑制黑色素瘤(K1735)和纤维肉瘤(UV2237)的肺转移。Saiki 等人合成了 FN 细胞结合区来源肽 C-274,FN 肝素结合区来源肽 H271 以及二者的融合肽 CH-271。H271 不能抑制 B16-BL6 的肺转移，在体外对 B16-BL6 的黏附及迁移亦无明显影响。C-274 能抑制 B16-BL6 的实验性肺转移。多次使用还可抑制 B16-BL6 的自发性肺转移。CH-274 在体内抑制 B16-BL6、15178Y-M125、B 细胞淋巴瘤(RAW 117-H10)的实验性肺转移[2]。

邱惠等观察 4-1 BBL 联合 Hsp70-肿瘤抗原肽抑

制小鼠黑色素瘤肺转移。小鼠黑色素瘤 B16-FI 细胞株是弱免疫原性癌细胞株。结论:表达 4-IBBL 联合应用 Hsp70-B16 抗原肽主要通过增强外周 T 淋巴细胞功能活性而有效抑制小鼠黑色素瘤肺转移[3]。

李传刚等探讨重组人白细胞介素 (rhIL)-6 对 BTT 739 荷瘤小鼠肿瘤生长及肺转移之间的作用。BTT 739 肿瘤细胞接种 T739 小鼠,随机分组,rkIL-6 组每日腹腔给药 $4×10^6$ IU/kg 体重,20 天内完成;丝裂霉素(MMC)组每次腹腔给药 1 mg/kg 体重,共 14 次,20 天完成;联合用药组为 MMC 及 rhIL-6, 剂量与用法与上两组相同。第 25 天测定小鼠腋下瘤重及肺转移情况。结果:rhIL-6 对 BTT 739 瘤小鼠原发肿瘤之抑制率为 35.1%($P<0.05$),对肿瘤肺转移灶数目及转移灶总面积的抑制率分别达 61.3%和 76.2%;联合用药组的抑瘤率为 81.6%($P<0.05$), 肺转移灶数目及转移灶总面积的抑制率分别为 91.1%和 90.5%。结论:rhlL-6 对荷瘤小鼠 BTT739 具有直接抑制肿瘤生长及肺转移的作用[4]。

欧阳立明等研究重组抑瘤素 M(OncostatinM, OSM)抑制肿瘤细胞增殖转移。OSM 是由 T-淋巴细胞经诱导后产生的一种多功能细胞因子。在大肠杆菌中重组表达了人抑瘤素 M,并通过 MTT 检测实验、软琼脂克隆形成抑制实验、黏附抑制实验、细胞移动能分析实验和浸润杯实验来考察重组 hOSM 对高转移人肺腺癌细胞 95-D 增殖和侵袭转移过程的抑制能力。结果:重组 hOSM 在上述体外模型中能以较低浓度有效抑制 95-D 肿瘤细胞的增殖和转移[5]。

刘广超等研究猪红细胞膜糖肽抑制肿瘤的血行转移。研究表明在血行转移过程中,肿瘤细胞常凝集成栓,促进转移,为肿瘤转移的重要表现之一。而且血清具有诱导肿瘤细胞凝集的作用,提示可能参与了瘤栓和转移的形成。研究发现,猪红细胞膜糖肽强烈抑制肿瘤的生长及转移。t 检验,对照组与实验组之间及未温育组与温育组之间 $P<0.01$。糖肽对黑色素瘤 B16 实验性肺转移的影响滑见表 12-1[6]。

表 12-1 糖肽对黑色素瘤 B16 实验性肺转移的影响($\overline{\chi}±S$)

类别	瘤重(mg)	肺结节数(个)	抑制率(%)	t 检验
对照组	112±4	104.7±28.5		$P<0.01$
实验组				
未温育	72±16	40.7±15.8	62.1	$P<0.01$
温育	38±9	30.8±11.4	70.6	

王培林等研究抗血管生成药物反应停抑制乳腺癌转移。人乳腺癌细胞系原位移植于严重联合免疫缺陷小鼠乳腺,制成乳腺癌转移模型,分为对照组及实验组, 细胞移植后第 10 天起实验组给予反应停每天灌胃至第 60 天全部处死。观察移植癌生长及自发性肺转移情况并应用免疫组织化学方法检测肿瘤组织内微血管密度(MVD)及增殖细胞核抗原(PCNA)的表达。结果:反应停在剂量为 100 mg/kg 时能显著减少肺转移灶数,与对照组相比差异有显著性[(12.6±13.9)个 vs(46.1±35.9)个,$P<0.05$]。实验组 MVD 值为(14.5±3.4)个/cm^2,与对照组(26.3±1.9)个/cm^2 相比显著减少($P<0.05$)。两组原发瘤的 PCNA 表达差异无显著性[7]。

刘德育等研究蛇葡萄素对 B16 小鼠黑色素瘤体内外抗侵袭和转移的作用。B16 细胞由尾静脉注入 C57BL/6 小鼠体内建立实验性肺转移模型,蛇葡萄素以 3 个剂量从接种癌细胞前一天腹腔给药, 连续 18 天于停药后第 2 天观察肺转移瘤灶数。B16 细胞经蛇葡萄素处理 3 天, 用具有聚碳酸酯和重建基底膜(Matrigel)的 Transwvell 小室侵袭模型,研究药物处理后细胞侵袭、趋化运动、黏附能力的改变。结果:剂量为 150、200、250 mg/kg 的蛇葡萄素可抑制小鼠肺转移瘤灶形成与溶剂对照组比抑制率分别为 30.97%、40.58%、61.16%($P<0.05$)。经 20、4、80 μmol/L 各浓度蛇葡萄素处理后,对 B16 细胞侵袭人工基底膜的抑制率分别为 36.06%、59.58%、79.09%($P<0.01$); 对细胞的趋化运动抑制率分别为 51.59%、56.51%、66.75%($P<0.01$); 显著降低 B16 细胞与基质成分层粘连蛋白、纤维粘连蛋白及 Matrigel 的黏附作用[8]。

武兴杰等探讨经支气管动脉药物灌注预防肝癌肺转移的应用价值。肝癌患者按栓塞化疗(TACE)后是否实施支气管动脉灌注(BAI)化疗将其分为 A 组(31 例)与 B 组(36 例)。前者仅行单纯性 TACE 治疗,后者则在 TACE 完成后即刻将导管送至双侧支气管动脉给予预防或治疗剂量的抗癌药。BAI 次数及间隔时间与 TACE 相同。跟踪随访并记录两组患者的转移与生存情况。结果:随访 6~24 个月。A 组发生肺转移 9 例,出现较明显呼吸道症状者 8 例,6、12 和 24 个月肺转移率分别为 9.1%、15.4%、71.4%, 其生存率分别为 71.0%、41.9%和 22.6%。B 组仅见 5 例肺转移,3 例出现了呼吸道症状,其 6、12 和 24 个月肺转移率分别为 0、10.5%和 25.0%, 生存率分别为 75.0%、52.7%和 33.3%。两组 24 个月肺转移率对比差异性非常显著。两组患者肺转转移情况对比见表 12-2[9]。

表 12-2 两组患者肺转转移情况对比表

组别	转移率(%)		
	6 个月	12 个月	24 个月
A 组(31 例)	9.1(2/22)	15.4(2/13)	71.4(5/7)
B 组(36 例)	0(0/27)	10.5(2/19)	25.0(3/12)

注:转移率括号内分子为发生例数,分母为生存例数;两组 24 个月转移率间 $\chi^2=3.91$, $P<0.05$

中医中药在扶持正气(恢复重建免疫功能)、驱除邪秽(消瘤抑瘤)的能力是毋庸置疑的。

辛颖等观察20(S)-人参皂苷Rg_3抗B16黑色素瘤转移的作用。采用B16黑色素瘤自发肺转移和人工肺转移模型观察Rg_3抗肿瘤转移作用，观察Rg_3对B16黑色素瘤诱导的肿瘤新生血管的形成及B16黑色素瘤细胞自身侵袭能力的影响。结果:在B16黑色素瘤自发肺转移和人工肺转移实验中,Rg_3组C57BL/6N(一种清洁级别)小鼠肺部转移结节数显著减少,且Rg_3组肿瘤周围的血管数也明显减少,Rg_3作用后的B16黑色素瘤细胞侵袭人工基底膜能力明显下降[10]。

唐炳华等观察承气生血方对小鼠Lewis肺癌生长及转移的抑制作用。采用动物移植性肿瘤实验法,在C57BL小鼠腋皮下接种Lewis肺癌肿瘤细胞,口服给药后解剖动物,剥离肿瘤,计算肿瘤生长抑制率;取肺、肝、脾组织福尔马林固定,石蜡切片HE染色后,显微镜观察肺转移结节,计算肿瘤转移抑制率,并观察肝脾形态学变化。结果;承气生血方1.2 g/(kg·d)组与模型组比较肿瘤生长抑制率36.12%,$P<0.01$;1.2 g/(kg·d)组及0.69 g/(kg·d)组肿瘤转移抑制率分别为60.0%和62.5%,$P<0.01$。形态学观察,荷瘤小鼠肺转移瘤细胞核大,深染,形态不规则;肝细胞肿胀,胞浆疏松,但未见肝组织有瘤细胞转移;脾细胞增大,排列不规则,可见大量多核巨细胞。结论:承气生血方具有抑制小鼠Lewis肺癌肿瘤细胞生长及转移作用[11]。

田菲等观察中药肺一丸对血管内皮生成因子(VEGF)、肿瘤特异性生长因子(TSGF)分泌的影响及抑制中晚期非小细胞肺癌侵袭转移的临床疗效。将患者126例分为化疗组(28例)、综合组(48例)、肺一丸组(50例)。化疗组化疗后对症治疗,综合组化疗前后服用肺一丸,肺一丸组只服肺一丸;疗程2个月。治疗前后测定血清、VEGF、TSGF水平，观察患者原发瘤灶、转移灶变化和新转移灶出现情况,评价生活质量和毒副反应。结果:治疗后原发病灶瘤体综合组与化疗组比较差异显著;转移灶瘤体综合组治疗后转移灶的增大显著低于化疗组和肺一丸组;肺一丸组和综合组新转移灶、淋巴结转移和远处转移的发生情况显著低于化疗组;与治疗前相比,化疗组患者治疗后血清、VEGF水平表现出上升趋势,肺一丸组和综合组血清VEGF水平显著下降，综合组患者血清TSGF水平显著低于化疗组和肺一丸组[12]。

郑广娟等研究中药启乐抗肿瘤转移作用。

1.抗自发转移

启乐对Lewis肺癌自发肺转移模型的影响,实验中中药启乐可使肺转移结节数明显少于生理盐水对照组($P<0.01$)并呈现出明显的量效关系,第一、二批实验启乐大、中剂量及第三批实验启乐大、中、小剂量组肺转移率也均小于生理盐水对照蛆,因此证明中药启乐对Lewis肺癌自发转移具有非常显著的对抗作用。病理切片证实,肺转移瘤灶为Lewis肺癌。

2.抗血道转移

(1)启乐对黑色素瘤B16-F10人工肺转移小鼠模型的影响结果可知,三批实验中,中药启乐均可使肝内转移结节数明显少于生理盐水对照组($P<0.05$),而且从各组肺部照片上也可比较差别。此结果证明中药启乐对黑色素瘤B16-F10人工肺转移这种血道转移模型,具明显的对抗作用。从病理组织切片也证实。肺转移结节为B16-F10转移瘤。

(2)启乐对肝癌H22人工肺转移小鼠模型的影响:结果可知实验中,中药启乐可使肺转移癌灶数明显少于生理盐水对照组($P<0.01$),而且各组肺切片上也可清晰的比较出差别。此结果证明中药启乐对肝癌H22肺转移这种血道转移模型具明显的对抗作用。从病理组织切片证实肺转移结节为肝癌肺转移瘤。

3.抗淋巴道转移

结果证明，启乐对肝癌H22爪垫移植的淋巴道转移具明显的对抗作用,使肺转移结节数明显少于生理盐水对照组($P<0.01$),使淋巴道转移控制在一级淋巴结,所以启乐对肝癌H22淋巴道转移也具明显对抗作用。病理切片证实肺转移结节为肝癌H22转移淋巴结内转移灶与肺内转移瘤相同[13]。

陈炳卿等综述食物成分影响肿瘤转移的研究进展。多不饱和脂肪酸（PUFAs）对肿瘤转移的影响:Cagano等研究表明,共轭亚油酸(CLA是亚油酸的同分异构物）可明显减少人前列腺癌DU-145细胞在SCID鼠体内的肺转移，同样CLA还可以阻止MDA-MB-488乳腺癌细胞在裸鼠移植瘤模型中向肺、外周血和骨髓的转移,而富含n-6PUFAs的玉米油(Cornoil)可促进MAD-MB-435人乳腺癌细胞系在裸鼠体内向肺转移。IiCo等利用皮下移植高转移结肠癌细胞的动物模型研究发现,EPA和DHA明显抑制移植部位肿瘤生长和肺转移结节的数量;油酸也明显抑制肺转移结节的数量;AA具有降低转移灶形成的趋势。然而,如果采用高剂量的n-6 PUFAs脂肪酸,特别是LA,肺转移结节的数量却增加。

Jiang等研究表明，用γ-亚油酸GLA处理肺、结肠、乳腺和肝癌细胞24小时后,在细胞膜上E-CD表达增加,而两种其他的n-6 PUFAs、AA和LA没有表现出这种变化。E-CD 表达增加有利于癌细胞降低浸润和增加聚集。

大豆：有文献报道、大豆提取物(soybeanextract, SE)中有一种热稳定性物质，可能是异黄酮类物质，具有促进乳腺癌 MAC-33 细胞在 Lewis 大鼠体内的生长和肺转移。Yan 等在研究 SPI 对 C57BL/6 小鼠体内的 B16-BL6 鼠黑色素瘤细胞的实验性转移的影响时发现，喂饲添加 10%、15%或 20%SPI 的饲料组中，每组的15 只小鼠中仅有 3 个或 4 个鼠肺部转移瘤数≥11，而对照组 15 个小鼠中有 12 个鼠肺部转移瘤数≥11；并且与对照组比较，喂饲添加 10%、15%、20%SPI 的饲料组肺转移率明显降低，分别是 60%、53%和 53%，而对照组转移率达 93%。所有这些均表明大豆可以作为预防癌症患者转移并发症的一种有效的佐剂。

木聚素对肿瘤转移的影响：木聚素是一类聚二苄丁烷衍生物，在亚麻仁中含量丰富。Yan 等在研究添加亚麻仁的饲料对 C57BL/6 鼠体内移植的 B16-BL6 黑色素瘤细胞系的实验性转移的影响时发现，在喂饲含 2.5%、5%和 10%亚麻仁饲料组中，其动物肺转移瘤数比对照组分别降低 32%、54%和 63%，并且亚麻仁可降低转移瘤的截面积和体积。

果胶与肿瘤转移：Pienta 等研究表明改性的柑橘果胶能够抑制 Dunning 鼠前列腺癌 MAT-LyLu 细胞系在 Copenhagen 大鼠体内的自发性肺转移同时，改性的柑橘果胶可以抑制体外培养的 MAT-LyLu 细胞系向大鼠上皮细胞黏附和在半固体培养基中集落的形成。

有文献报道，添加硒代蛋氨酸的饲料可以降低 C57BL/6 鼠体内 B16-BL6 鼠黑色素瘤的肺转移，降低转移瘤的截面积和体积[14]。

PPAR 是一种核内受体，可激活基因的转录。PPAR-γ 为一亚型，在肺癌、结肠癌、乳癌、胰腺癌时高表达。推测与其发生发展有关联。肺癌时 PPAR-γ 的水平与预后逆相关。PPAR-γ 经激动剂处理后，能调节一些物质的在细胞周期中的作用，如 CyclinD1 和 p21 的活性，RB 癌的抑制基因产物的去磷酸化；对非小细胞肺癌还能抑制基质金属酶-2 (MMP-2)活性。因此可作为转移预防药物[15]。

曾实验研究以抗凝固剂、细菌毒素、肺泡表面活性物质防止转移[16]。

Merrill ML 等人动物实验证明高脂肪饮食可影响(抑制)小鼠乳癌肺转移的易感基因。从而为饮食治疗癌肿肺转移开辟了新的途径[17]。

参考文献

[1]杜亚明.nm23 基因与肺癌转移和预后关系的研究进展.锦州医学院学报，2005，26：54-56

[2]李凤和.生物活性肽抑制肿瘤转移的研究进展.口腔颌面外科杂志，1999，9：231-233

[3]邱惠，张桂梅，张慧，等.4-1BBL 联合 Hsp70-肿瘤抗原肽抑制小鼠黑色素瘤肺转移.癌症，2005，24：781-786

[4]李传刚，武文森，胡宏慧，等.重组人白细胞介素 6 抑制小鼠膀胱癌 BTT739 生长及肺转移的研究. 中华实验外科杂志，2001，18：171-172

[5]欧阳立明，刘建文.重组抑瘤素 M 抑制肿瘤细胞增殖转移的研究.中国临床药理学与治疗学，2005，10：1335-1339

[6]刘广超，张进忠，石渊渊，等.猪红细胞膜糖肽抑制肿瘤的血行转移.河南医学研究，1999，8：199-200

[7]王培林，徐卫国，杜瑛，等.抗血管生成药物反应停抑制乳腺癌转移的初步研究.中国综合临床，2006，22：26-28

[8]刘德育，郑宏强，罗高琴.蛇葡萄素体内外对小鼠 B16 黑色素瘤侵袭和转移的抑制作用.中国中药杂志，2003，28：957-961

[9]武兴杰，侯南平，黄益.经支气管动脉给药预防肝癌肺转移的评价.介入放射学杂志，2002，11：431-432

[10]辛颖，倪劲松，王心蕊，等. 20(S)-人参皂苷 Rg_3 抗 B16 黑色素瘤转移的作用.吉林大学学报(医学版)，2004，30：540-542

[11]唐炳华，崔巍，王继峰，等.承气生血方对小鼠 Lewis 肺癌生长及转移的抑制作用. 世界科学技术. 中医药现代化，2005，7：38，83

[12]田菲，贾英杰，贾彦焘，等.肺一丸对非小细胞肺癌患者肿瘤生长转移和血清 VEGF、TSGF 的影响. 中国中医急诊，2005，14：1160-1161

[13]郑广娟，张丹，张静，等.中药启乐抗肿瘤转移作用研究.医学研究通讯，2003，32：61-63

[14]陈炳卿，薛英本，刘家仁.食物成分影响肿瘤转移的研究进展.卫生毒理学杂志，2000，14：6-7

[15]中釜斉.悪性肿疡.日本临床，2010，68：323-328

[16]末舛恵一、癌の肺転移の机序と防止について.肺と心，1976，23：173-179

[17]Merrill ML，R R，Cordon，et al. Dietary fat alters pulmonary metastasis of mammary cancers through cancer autonomous and non-autonomous changes in gene expression. Clin Exp Metastasis，2010，27：107-116

第十三章 展望

自2006—2011年中国医学科学院肿瘤医院为研究癌症早诊早治开展工作，共筛查102 704万人，发现需要治疗的癌前病变及癌症患者6866例（检出率6.7%），其中早期病变5353例（早诊率78.0%），5518例患者得到及时治疗（治疗率80.4%）。并总结《癌症早诊早治项目技术方案》(2011年版)。展示了可喜的前景(表13-1)[1]。

孙燕院士为我们规划了我国临床肿瘤学的特点。其中包括中西医结合，辨证论治——提高预见性；同病异治、异病同治——实现有的放矢；循证医学——规范化、个体化；扶正祛邪——重视宿主情况、基础疾病、免疫和骨髓功能重建等；治未病——重视预防、重视防止复发；以人为本——重视生活质量和远期结果等。

转移性肺肿瘤的防治取决于原发瘤的早诊早治。发达国家的经验已经证明，肿瘤是可以防治的。

宽松而又和谐的社会生活，绿色清洁的生活、工作环境，科学合理的生活习惯(戒烟、少酒、少食腌炸烧熏食品等)，相信会控制肿瘤的发病率。

社会的进步促进了健康保健的发展，人们意识到健康应放在人生重要的位置。好在胸部透视或胸片都作为查体常规内容，这对肺转移瘤的发现大有好处。

肿瘤基础研究的飞速发展令人期待，尤其是分子生物学。而其与临床结合转化的速度更加令人振奋。

生物标志物的出现给转移瘤的检测和监测带来希望。标志物的特异性和敏感性会越来越高，会标志某特定器官、某特定组织肿瘤的生物活性状态，而且测定简单。

近年发展起来的更高分辨率、更加标示生长活性和多维动态的影像手段给人希望，但就是较昂贵，作为普查的手段还不多。

原发肿瘤的治疗突飞猛进，转移性肺肿瘤的治疗也会越来越好。21世纪分子生物学的突飞猛进的发展将会使其成果大踏步进入临床。基因诊断和预防以及基因治疗不会再是高谈阔论，而被列入常规。新的靶向药物的纷纷问世，中医中药进军肿瘤治疗，基于基础研究而发展起来的生物治疗则能恢复重建免疫功能从根本上消除肿瘤的发病原因。高疗效、低损害的放疗设备和放疗技术层出无穷。介入治疗向更高层次、更广泛发展。外科治疗的机会应越来越少，但在新时期外科新技术、新材料会更上一层楼。期待符合高循证医学级上的各种肿瘤的综合性、个体化治疗指导方案尽快面世，而且惠及基层。

肿瘤的登记制度应该使随访法制化、制度化，而不是现在这样无章无序。这也需要医疗保险制度的支

表13-1 癌症早诊早治项目的检出率、早诊率及治疗率

癌种	初筛检出率(‰)	诊断性筛查检出率(%)	早诊率(%)	治疗率(%)
宫颈癌	8.30	10.12	93.78	90.08
食管癌	–	1.49	69.88	71.68
胃癌	–	0.62	79.57	84.95
结肠直肠癌	2.95	3.92	90.12	96.47
肝癌	1.53	1.03	62.94	79.70
鼻咽癌	1.14	0.91	67.23	92.44
肺癌	–	1.05	14.15	51.22

注：①初筛检出率：筛查发现的可干预癌前病变及以上病变在初筛人群中所占的千分比。

②诊断性筛查检出率：可干预的癌前病变及以上病变在诊断性筛查人群中所占的百分比；食管癌、胃癌及肺癌采用内镜或螺旋CT直接对一定年龄范围的高危人群进行筛查及诊断，其诊断性筛查检出率等同于初筛检出率。

③早诊率：可干预的癌前病变及早期癌在可干预的癌前病变及以上病变中所占的百分比。

④治疗率：可干预的癌前病变及以上病变实际治疗数占应治疗数的百分比。

持和保证。

肿瘤防治队伍的建设(防治法制化、准入制度、继续教育等) 和医疗保险制度则是肿瘤防治坚实的保证,更有待与医疗技术协调发展。

就我国目前卫生医疗条件来说,对癌症的发病趋势分析后的对策是加强健康教育,提倡健康的生活方式如禁烟、健康饮食等,做好肿瘤的预防和早期筛查的意义更重大。而对于政府部门而言,制定相应的食品卫生安全政策和环境保护措施,限制或控制可能增加肿瘤发病风险的企业或产业发展,同时加大卫生医疗投入,提高基础医疗保障设施,如早期筛查、早期治疗、注射疫苗等,都将有望降低肿瘤的发病率。

参考文献

[1]董志伟.中国癌症早诊早治的实践与思考.中国医学论坛报,2012-4-12 B2 肿瘤

各 论

第十四章 乳腺肿瘤

第一节 乳癌

一、流行病学

美国临床医师癌症杂志(CA)公布全球数据(2008年)乳腺癌病例数。癌症新发病例数无论世界范围,还是发展中国家,女性中皆占第1位。死亡病例数也是女性中占第1位。中国与东南亚地区妇女乳癌发病虽属低发区,但近20年来同样呈现上升趋势。女性乳癌在恶性肿瘤中构成比为16.34%,居女性恶性肿瘤首位。2001年乳癌发病率上升达(36±10)万左右。我国妇女乳癌的年死亡率在(6~11)/10万之间。

乳癌肺转移:乳癌临床确诊时5%~15%已有远处转移。术后5年内复发和转移率约为30%。其中肺转移发生率较高,为12%~18%,预后差。

尸检表明,恶性肿瘤肺转移的发生率为40%~50%,其中以乳癌肺转移的病例居首位。根据Abrams等统计1000例的尸检资料,发生转移性肺癌的原发肿瘤依次为乳癌、肺癌、胃癌、结肠直肠癌、肾癌等。Thomford报道164例转移性肺癌,乳癌例仅次于结肠癌。Viadana报道在374例乳癌患者的尸检中发现肺转移率高达71%。Robcr报道晚期乳癌患者约50%有恶性胸腔积液。刘广森等报道523例乳癌根治术后患者在5年以上随访过程中发现23.1%肺转移。

Kreisman报道660例,119例(18%)有胸腔转移;安达报道130例,其初发和死亡时的肺转移率分别为10%和51%,胸膜转移率分别为8%和54%。一般认为,乳癌死亡的病例60%~74%均有肺转移。而堀越等报道的尸检资料,乳癌肺转移的发生率高达94%(31/33)。

乳癌肺转移的发生率似与下列因素有关:①年龄越轻转移率越高,有报道39岁以下肺转移的发生率为82.6%,60岁以上则为77.8%;②组织类型:据中村79例手术切除的组织类型分析,以乳头腺管癌的肺转移率为最高(85.7%),其次为髓样腺管癌(80.0%)、硬癌(78.3%)和浸润性小叶癌(25.0%);③与放疗的关系:照射组血行转移率较非照射组为高(分别为83.8%和66.7%);④从发病至死亡的时间愈长其胸膜扩散似有增高的倾向(无统计学意义)。

据榎本等报道初发乳癌505例中发生肺转移的有48例(9.5%),其中有15例伴有胸水。安达报道日本国立癌症中心医院内科乳癌的死亡病例138例中,除8例StageⅣ外,观察其130例的初发转移部位及至死亡的全过程中的转移部位,肺转移的发生26例(19%)和71例(51%),胸膜转移10例(7%)和74例(54%)。日本乳癌研究会1958年后10年间的尸检1463例中,肺转移是63%,胸膜转移是32%。堀越报道的139例中是50%,这只是在化疗或内分泌治疗开始时统计的数字。他们的尸检数字更是惊人,在33例中肺及胸膜转移竟达31例(94%)。RAWillis报道的英国人的乳癌尸检肺转移率是62%(28/45例)。我国解放军总医院1993年报道的尸检肺转移率是81%(13/16例)[1]。

恶性非上皮性乳腺肿瘤占乳腺恶性肿瘤的0.7%。组织发生上可见骨、软骨的分化像的细胞特征。按恶性度分良、交界、恶。组织上鉴别有困难,肉眼观察有帮助。远处转移具有间质成分(恶性像),而局部复发由普通上皮和间质成分组成。

恶性叶状肿瘤常远处转移,达12%~50%,主要为血行型。Kessinger等报道肺66%、骨28%、心9%、肝6%,几乎包罗各种脏器。石原的35例中6例术后肺转移。肺转移例都是肿瘤个大且DFI短的。转移例的预后差。除1例肺转移灶切除外,余皆术后3年内死亡(其中3例1年内)。一般说,肿瘤越大越易转移。因多短期内出现肺转移,宜勤监测[2]。

二、病理学及当今研究成果

乳癌肺转移主要通过下列三种途径。

1.血行转移

①当瘤细胞在两侧颈根底部到达淋巴结中央时，癌栓直接进入左或右无名静脉，由此再汇入右心达肺；②脱落的癌栓流经内乳静脉或腋静脉，然后入无名静脉、上腔静脉和肺；③癌栓流入肋间静脉，向后流进奇静脉，再经上腔静脉入肺。

2.淋巴转移

乳腺的淋巴系统极为丰富，且相互吻合成淋巴管丛。一般认为75%以上的乳腺淋巴液注入腋窝淋巴结，其余部分大多注入胸骨旁淋巴结，少数乳腺淋巴液注入肋间淋巴结。

(1)乳房外侧部和中央部淋巴管丛的淋巴输出管入腋窝淋巴结；前、后和中央群及乳腺上部的淋巴管注入腋窝淋巴结尖群，然后入锁骨下淋巴结，再经锁骨下淋巴干，通过2个途径进入静脉系统：①直接注入颈静脉角(颈静脉和锁骨下静脉汇合处)；②与颈干吻合形成淋巴总干，在左侧注入胸导管(或静脉角)，在右侧注入静脉角。也可自腋窝淋巴结经哨兵淋巴结至锁骨上淋巴结(称间接途径)，或自腋窝淋巴结通过臂丛扩散至锁骨上淋巴结(称直接途径)；另有一些病例自乳腺直接抵达锁骨上淋巴结(称第三条途径)。

(2)胸骨旁淋巴途径：也称乳内淋巴途径。它接受乳腺内下象限的淋巴管引流，进入胸骨旁淋巴结，经胸骨旁淋巴干，在左侧注入胸导管，右侧注入右淋巴导管而入大静脉；也可注入颈深下淋巴结群的最低淋巴结，最终注入颈静脉角。胸内转移特点：文献报道乳癌远处转移与腋淋巴结有无转移有关。又报乳癌胸膜转移最常发生于同侧。孙如绒等110例病例中29例胸膜转移中25例发生于同侧，即同侧胸膜转移主要是通过胸壁淋巴管而到达胸膜，而不是经血道转移。影响胸内转移的因素：在331例组织学上腋淋巴结阴性患者，根治术后的5、10、20年生存率分别为66.8%、53.38%和41.16%，而同期409例腋淋巴结阳性患者，根治术后的5、10、20年生存率则分别为38.78%、19.02%和9.93%。两者差别明显。刘广森等报道，术前出现乳腺皮肤受侵犯者，远处转移均比皮肤正常组高($P<0.01$)。胸内转移的X线分型与生存期无明显差异($P>0.05$)。

3.直接扩散

因乳房邻近胸膜和肺，故可直接侵犯胸腔。一般腺癌以淋巴道转移为多，髓样癌以血行转移多见，硬癌则淋巴和血行转移均较常见。

几组病例的病理类型见表14-1-1[3-4]。

乳腺癌淋巴结转移相关因素。

(1)乳腺癌的肿瘤血管生成与淋巴结转移的关系：Weidner等在49例浸润性乳腺癌的研究中发现，微血管密度（MVD）与淋巴结转移显著相关（$P<0.001$)。MVD小于33个/视野，只有14%的病例出现淋巴结转移；MVD 34~67个/视野时，45%的病例出现淋巴结转移；而当MVD>100个/视野时，淋巴结出现转移的病例达100%。微血管数每递增10个，淋巴结转移率增加1.59倍，远处转移率增加1.17倍。而淋巴结或远处转移病例组与无转移病例组相比，前者平均MVD显著增高。因此认为MVD与淋巴结转移的发生率密切相关。Bosari等对120例(淋巴结阴性88例，阳性32例)浸润性乳腺癌研究发现，淋巴结阳性组的MVD显著高于淋巴结阴性组的病例；在淋巴结阴性组中，远处转移病例组与无转移病例组相比，前者MVD明显增多，有非常显著性差异，证实了上述结论。

(2)乳腺癌的肿瘤相关基因与淋巴结转移的关系：①nm23基因：Sawan等应用免疫组化方法检测197例乳腺癌中nm23表达，其阳性率为81.2%(160/197)，nm23表达程度与淋巴结转移情况有密切关系；而nm23基因表达与颈后、肿瘤分级ER、PR及p53蛋白状态无明显相关性。Toulas等发现nm23表达与乳腺癌肿瘤大小有关($P<0.01$)，与ER状况及生存率相关（$P<0.01$)。Hennessy等用Northem技术检测71例原发性乳腺癌标本中nm23基因表达，发现与淋巴结状况和癌细胞分化程度两项指针相关，而与肿瘤大小、雌激素受体状况等无关。本研究血证实nm23基因表达水平与乳腺癌淋巴结转移呈负相关，而与乳腺

表14-1-1 乳腺癌肺转移几组病例的病理类型

作者(例数)	病理类型
陈祖乾(55)	浸润性导管癌23例，单纯癌14例，腺癌11例，硬癌4例，导管内癌1例，乳头状癌1例
张玉玺等(100)	实性癌(包括单纯癌、硬癌、不典型髓样癌)49例，腺癌27例，浸润癌10例，管内癌(包括粉刺样癌)8例，乳头状癌2例，隆疹样癌2例，囊腺癌1例
方伟达等(65)	浸润性导管癌56例，髓样癌3例，黏液癌1例，小叶癌1例，病理未分型4例
张刚果等(22)	浸润性小叶癌并导管癌7例，浸润性导管癌6例，单纯癌5例，硬癌3例，髓样癌1例

癌的组织学类型和大小无关。因此，作者认为检测nm23基因可作为临床预测乳腺癌有无淋巴结转移的一项重要参考指针，对判断肿瘤的转移潜能和预后有一定临床意义。在无淋巴结转移的乳腺癌中nm23表达阳性率为73.5%，有淋巴结转移的乳腺癌中nm23表达阳性率为31.0%，两者有显著性差异，表明nm23基因表达与淋以结转移呈明显负相关。107例乳腺癌中nm23基因表达阳性率为50.5%，各组织学类型中单纯癌为48.9%，浸润性导管癌为55.6%，髓样癌为60.0%，其他为37.5%，经统计学处理认为nm23基因表达与乳腺癌病理类型无关。②BCL-2基因族：p27蛋白表达抑制与肿瘤高分级、肿瘤直径大、腋淋巴结转移、术后局部复发及远处转移均有相关性，说明p27蛋白低，肿瘤恶性程度增高。BCL-2蛋白高表达、AL低的组织学分级高，易出现腋淋巴结转移、术后局部复发与转移；BCL-2表达与乳腺癌组织中ER水平正相关。BAX、p27蛋白高，腋淋巴结转移少，术后局部复发与转移少，组织学分级较低。

(3)血清因子与淋巴结转移的关系：①乳腺癌组织雌激素受体(ER)、孕激素受体(PR)检测水平与淋巴结转移的关系：ER、PR水平与淋巴结转移密切相关，随着淋巴结转移个数的增加，ER及PR水平逐渐降低，淋巴结各转移组间PR的$P<0.001$，ER的$P<0.01$，均可作为预后的指针，PR更优于ER。ER、PR的检测对判断乳腺癌的预后、指导内分泌治疗具有重要意义，已被广泛应用于临床。乳腺癌原发灶ER阳性率高于PR，高分化癌组ER、PR阳性率明显高于低分化癌组；淋巴结转移组低于无转移组；PR、ER阴性者预后差。表明ER、PR均为判断乳腺癌预后的较好指针，ER、PR的检测价值大于ER。高分化癌组ER、PR阳性率明显高于低分化癌组PR、ER阴性者预后差。表明ER、PR均可判断预后，PR的检测价值大于ER。增殖细胞抗原(PCNA)是DNA合成所必需的物质，也是乳腺癌细胞增生活跃的指针。有人从细胞动力学角度研究发现，瘤细胞增殖活性高者，易发生淋巴结转移。在39例伴腋窝淋巴结转移的乳腺癌原发灶中，PCNA阳性表达率明显高于21例未转移者，特别是阳性强度为(++)~(+++)者($P<0.01$)，且阳性率随受累度表达增加了癌细胞转移的危险性。②乳腺癌组织LeuM1及CEA检测水平与淋巴结转移的关系：LeuM1及CEA水平与淋巴结转移成正相关性，LeuM1及CEA水平随淋巴结转移率及淋巴结转移个数的增加而增高，各组间差异有显著性，LeuM1的$P<0.01$，CEA的$P<0.05$，均可作为预测预后的指针，LeuM1更优于CEA[5]。

4.三阴性乳腺癌(TNBC)

是一种特殊的乳腺癌表型，是指ER、PR和人表皮生长因子受体2(HER2)均不表达的乳腺癌，占乳腺癌人群的10%~17%。刘超乾等报道TNBC患者81例，占同期乳腺癌总数的16.5%(81/492)。随访2~37个月，中位时间为21个月。存活76例，8例出现复发转移，死亡5例，其中非肿瘤原因死亡1例，远处转移死亡4例(1例术后10个月发现肺、胸椎转移；1例术后15个月发现全身淋巴结转移伴腰椎转移；其他2例均为肺转移，分别出现在术后8和24个月)[6]。

大约半数淋巴管癌合并胸腔积液。在乳腺癌患者中，合并同侧胸腔积液者大约是对侧的2倍，提示积液由肿瘤直接侵犯胸膜所致[7]。

乳癌的复发转移以骨为首(31.0%)，局部复发24.7%，胸膜肺21.6%，肝9.6%[8]。

Eun-Young Oh等提出季节性癌症生物学概念。通过14年跨度、22个类似的动物实验，证实小鼠试验性乳腺癌的肺转移结节数在不同季节有差异。夏冬季较春秋季转移结节数较多，说明其肿瘤转移潜能不一。结论：乳腺癌的季节性癌症生物学行为可能是真实的，这对肿瘤的起源，乳腺癌的预防、检查、诊断和治疗都有一定的影响[9]。

尤嘉琮等在建立乳腺癌细胞MCP-7高转移倾向亚克隆LM-MCF-7细胞株的基础上，为阐明LM-MCF-7细胞具有更强增殖和迁移能力的分子机制，对其相关分子及其信号转导途径进行了探讨。免疫印迹结果显示与MCF-7细胞相比，LM-MCF-7细胞中p-ERK1/2水平显著升高。流式细胞术和“伤口愈合”实验结果表明，ERK1/2的特异性抑制剂PD98059可明显抑制LM-MCF-7细胞的高增殖和高迁移能力。免疫印迹检测发现，与MCF-7细胞相比，LM-MCF-7细胞中与增殖和迁移相关的因子，如β-catenin、细胞周期蛋白D1、磷酸化肌球蛋白轻链(p-MLC)和肌球蛋白轻链激酶(MLCK)的水平呈明显增高，PD98059对这些因子水平的增高具有抑制作用。免疫荧光染色显示，LM-MCF-7细胞中β-catenin分布在细胞核中应用PD98059处理后，catenin主要分布在胞浆中。上述研究结果表明，在LM-MCF-7细胞中活化的ERK1/2水平升高是导致该细胞增殖和迁移能力增强的重要原因之一，与ERK1/2-MLCK-p-MLC和ERK1/2-β-catenin细胞周期蛋白D1等信号转导途径有密切的关系[10]。

ManniA等利用MDA-MB-435和MDA-MB-231

人乳腺癌细胞株小鼠模型证明增加细胞活性的鸟氨酸脱羧酶(ODC),在聚胺(PA)的合成中是首要的限速酶,是一个独立在人类乳腺癌生存率的不利预后因素。最引人注目的发现是用α-二氟甲基鸟氨酸(DFMO)未能有效减少局部侵袭,但几乎完全消除MDA-MB-435肺转移瘤(P=0.0152)。这些结果支持PA的促进乳腺癌的侵袭作用,特别是远处转移。此外,PA在局部浸润转移中也起作用[11-13]。

聚胺合成增加与细胞增殖与乳腺癌进展相关。因此,是一种抗癌疗法的潜在目标。已证实,二氟甲基鸟氨酸能消耗聚胺,从而减少人乳腺癌细胞移植瘤的肺和骨转移。DFMO对肺转移的作用见表14-1-2[14]。

Jun JY等进一步研究了DFMO对4T1小鼠乳腺癌细胞移植瘤的影响。结果是用DFMO治疗显著抑制体外增殖和侵袭性的4T1细胞和原位小鼠移植瘤延缓生长。但用DFMO抑制其肺转移是失败的,似乎是因为,至少是部分,它的抗增殖缺乏在转移部位的影响尚待进一步研究[15]。

美国学者Zhou Q等从南方铜斑蛇分离出一种13.5 kDa的二聚体蛋白的蛇毒物质(contortrostatin)。通过人乳腺癌细胞(MDA-MB-435)裸鼠模型证明其能与细胞外基质发生作用,抑制小鼠模型74%(P=0.0164)的肿瘤生长。更重要的是,它减少了乳腺癌肺宏观转移瘤的68%(P<0.001)、微转移的62.4%(P<0.001)。Contortrostatin的作用机制不是癌细胞毒性,并没有抑制乳腺癌细胞增殖,然而Contortrostain抑制了乳腺癌新生血管形成,被免疫组化证实[16]。

Oh EY等观察了小鼠乳腺癌模型手术切除后月经周期各阶段中的基因组谱的变化。因为人乳腺癌手术的结果也受月经周期阶段的影响,考虑小鼠的这个实验结果在人的绝经前期更为近似。当然还需要确定人类乳腺癌可做预后基因的位置,希望成为人类术后新辅助治疗的潜在靶点。这可能会延迟或防止手术后休眠状态下逃逸的肿瘤细胞的微转移。这为人类乳腺癌选择手术时机及术后用药开拓了新思路[17]。

Endoglin(CD105)是一种跨膜糖蛋白,存在于内皮细胞内。常与TGF-b结合成复合物,在乳房肿瘤新生血管和血管内皮细胞增殖时过度表达,从而提供了一种抗血管生成治疗的有吸引力的目标。小鼠实验证明了Endoglin疫苗激活抗原提呈树突状细胞,加上通过CD_8^+ T细胞介导的细胞免疫反应对Endoglin阳性靶细胞有害。此外,还观察到服用疫苗组抑制血管生成,而对照组没有。这些数据表明,这种疫苗有效激活CD_8^+ T细胞免疫反应,大概能消除D2F2乳癌细胞肿瘤血管内皮细胞的增殖,从而抑制肺转移。预测这种疫苗可能有助于治疗乳腺癌[18]。

人类炎样乳腺癌(IBC)是乳腺癌最恶性的预后极差的类型。狗是该癌症的一种极好模型。测定21只狗的Ki-67抗原和p53肿瘤抑制蛋白。得知PR阴性与肺转移瘤存在有关(P=0.04)[19]。

AF1Q基因是局限在染色体带1q21和编码为9-kD的蛋白质物质,它不同于任何已知的蛋白质。用它转染高转移性乳腺癌MDA-MB-231HM细胞,得知在体外表达增强乳腺癌细胞侵袭力和增殖。在体内研究中,还显示AF1Q转染乳腺癌细胞的增长比载体转染或父代更快和肺转移更多。相反,降低AF1Q作用则乳腺癌细胞生长缓慢,并且肺转移减少。进一步的研究表明,AF1Q的作用至少部分是通过调节整合素a3、ETS-1和MMP-2、EFP、和14-3-3δ(几种基因)实现的[20]。

乳腺癌肉瘤较为罕见,占所有乳腺肿瘤的0.1%~3%。肿瘤通常含癌和肉瘤两种成分,可以是任何类型的癌和肉瘤按任何比例构成。文献报道中有详细病理资料的乳腺癌肉瘤较少见,国内报道11例,国外报道约95例,多为个案,仅WarCotz等报道70例。戴敏等统计的106例中,女性102例,男性4例。发病年龄25~72岁。发现乳腺肿块至就诊时间为1天至11年。肿瘤直径1.5~16.5 cm,平均5.5 cm。临床表现为乳腺内不规则肿块。通常含癌和肉瘤两种成分,肉瘤部分很少侵犯皮肤和腋下淋巴结,但可转移至肺、骨,癌的部分可通过淋巴结转移。治疗以乳腺根治手术或仿根治术为主,5年生存率为49%[21]。

张毅等探讨乳腺癌肉瘤的临床特点与病理生物学特性。分析26例乳腺癌肉瘤的临床资料。乳腺癌肉

表14-1-2 DFMO对肺转移的作用

实验	实验小鼠数目		每只小鼠肺转移瘤数		P值
	对照组	观察组	对照组	观察组	
A全体	15	19	18.40±3.061	15.37±2.821	0.4737
B时间匹配	4	4	28.00±4.967	2.50±1.555	0.0027
C肿瘤大小匹配	7	9	10.71±2.598	14.78±3.950	

瘤中癌成分大于50%者61.54%，同侧腋淋巴结癌转移率达30.77%；肉瘤成分大于50%者38.46%，同侧腋淋巴结内未见癌转移。免疫组化癌成分中EMA和CK阳性率均为96.15%，p53、ER和PR阳性率分别为53.85%、61.54%和30.77%，Vimentin和S100阳性率分别为19.23%和15.38%。肉瘤成分中Vimentin和S100阳性率分别为96.15%和88.46%，EMA、CK、ER、PR和p53阳性率分别为19.23%、11.54%、7.69%、3.85%和3.85%。p53、ER、PR、Vimentin和S100与对照组比较，差异有统计学意义（$P<0.05$）；EMA和CK与对照组差异无统计学意义。结论：乳腺癌肉瘤是由上皮和间叶成分混合而成的恶性肿瘤，因其成分不同免疫表型差异较大。它具有双重侵袭性和极易复发的生物学特性，手术和放化疗是较佳的综合性治疗方法[22]。

吴剑秋等研究肿瘤转移抑制基因KAI1/CD82第8内含子剪接区域多态与乳腺癌发病及转移的相关性。得知肿瘤转移抑制基因KAI1/CD82第8内含子剪接区域多态与乳腺癌的发病、病理分化无关，但可能影响肿瘤的淋巴结转移，提示KAI1/CD82基因IVS(8)6C11A/6T11G多态筛查可能成为乳腺癌患者预后风险评估的指标[23]。

三、临床表现

乳癌肺转移病例的症状及体征不突出，尤其是早期，容易误诊。Thoford等205例中29例，Johnson等61例中19例有某种症状，其中10例血痰。几位作者的病例情况见表14-1-3[24]。

王中华等报道129例30岁以下女性乳腺癌肺转移。症状前表现随转移的方式和病变程度而异。例如当转移发生在肺间质或主要表现为孤立性结节时，较少出现症状。若转移性病灶位于支气管内膜时，则患者可表现为咳嗽、血痰、阻塞性肺炎或肺不张等类似原发性中心型肺癌的症状。若侵犯胸膜而产生胸水，患者主要表现为胸闷、气急等胸腔积液的症状和体征。若同时伴有纵隔转移对，患者可表现为声音嘶哑、上腔静脉综合征、膈麻痹及食道或气管压迫症状，偶尔因肿瘤栓塞而导致进行性呼吸困难，表现为急性肺栓塞的症状。

邱方斌等报道141例乳腺癌肝、肺转移患者，仅31例因肺及肝症状、体征而就诊，其余病例均为复查时偶然发现。

姚文华等报道异源性促肾上腺皮质激素综合征——副乳腺类癌肺转移1例。患者因左乳腺肿物单纯肿物切除4次。5年后其母发现患者转胖，脸呈满月状，颜面及前胸、后背等处出现皮肤痤疮，尚有两股外侧皮肤紫纹及血压增高等，且原部位又见肿物复发。在切除后，切口行放疗。1年后又现皮质醇增多的症状。乳腺手术部位未见肿瘤复发，但胸片右下肺心膈角处有圆形阴影，右上第1肋间及左下肺亦有一小结节状阴影。行右肺上叶切除术。病理为副乳腺类癌肺转移，电镜可见肿瘤细胞内有大量分泌颗粒。综合化疗。术后11个月，皮质醇增多的症状复又出现，两侧胸膜又有多个转移病灶，约乒乓球大小。改方案化疗，20天后胸片右肺病灶接近全部消失[25]。

几组女性乳癌手术后肺转移病例见表14-1-4。

从发现乳癌或乳癌手术治疗至出现肺转移的间期极不一致，大部分患者均在5年之内，17%的患者可在10年以上。Hofton等曾报道1例乳癌术后50年才出现肺转移。偶尔胸腔转移症状是首先的表现，或者乳癌原发灶在切除肺转移性癌后才被发现[3-4]。

堀越的139例乳癌肺转移，胸片表现单发结节者仅5例，但均伴有肺外脏器的转移。从全身累及范围看，仅侵犯肺的是31%，2个脏器受累的是37%，3个脏器受累是26%，4个脏器的是6%。从乳癌诊断到肺转移癌出现的时间，平均中间值是2年3个月。既有乳癌与肺转移灶同时发现的，也有15年、23年后才发现的。中川健报道的49例乳癌肺转移，肺转移灶<3 cm的是37例，淋巴结转移例数是14例(38%)，纵

表 14-1-3 几位作者的病例

作者	年代	例数	症状(例数)									体征(例数)			
			无全身症状	无胸部症状	咳嗽	咳痰	咯血	胸痛	气短	发热	其他	浅表淋巴结肿大	杵状指	消瘦	其他
王中华等	2005	129		44%	50%	19%			7%	1%					
陈祖乾	2000	55	8		(未述)	有									
李栋等	1998	68	4		29			5	24	4					腹壁结节2
张玉玺等	1979	100	17	9	有		少					有			
堀越昇等	1983	139	44%		35.9%	19%			7%	1%					

注：无%者，皆为例数

表 14-1-4　几组女性乳癌手术后肺转移病例

作者	报告年代	例数	年龄(岁)	部位			术后出现肺转移时间
				左	右	双	
王中华等	2005	129	30 岁以下				21 例术后 1 年,13 例术后 1~2 年 *
陈祖乾	2000	55	29~69	32	21	2	多 3~4 年(3 个月至 16 年)
孙如绒等	1984	110	23~73(40~60 占 55%)				2 个月至 13 年(中位数 24 个月)
李栋等	1998	68	?				20 日至 22 年(1~2 年最多)
张玉玺等	1979	100	48.3(30~73)	42	57	1	半年内至 15 年以上(89 例 10 年内)
邱万斌等	2002	73	中位(24~75)				1.6~345 个月(中位时间 29.5 个月)

注:*:远处转移 79 例的数字,其中肺转移 26 例

隔转移例数 9 例(24%);≥3 cm 的 12 例,淋巴结转移例数 7 例(58%),纵隔转移例数 4 例(33%)[1]。

卞隽和徐贵颖报道右乳癌合并小细胞肺癌 1 例。右乳肿物 4 年,确诊右乳癌,行根治术,病理为乳腺浸润性导管癌。3 年后右胸壁肿物,穿刺得癌细胞(+),证明为复发。放疗 60 Gy,再手术。1.5 年后出现刺激性咳嗽、血痰 1 个月,纤支镜为左侧中心型肺癌,未分化小细胞肺癌,化疗,半年后全身转移,又 3 个月死亡[26]。

中村博幸等报道 1 例右乳腺叶状肿瘤支气管内转移。女性,62 岁。3 年前右乳腺癌(叶状肿瘤)部分切除。现主诉发热,2 个月体重下降 6 kg。胸片、CT 示右 S^3 8.5cm×7.5cm 肿块,内部部分低吸收区。纤支镜右上 B^2 入口处息肉样隆起,活检为转移。手术:右上叶切除+淋巴结廓清术。标本右上肺静脉内癌栓。术后放疗[2]。

山中等报道 1 例罕见乳癌肺转移所致气胸。一 69 岁女子严重胸部疼痛。4 年前曾接受改良根治术为左乳腺肿瘤。胸部 X 线检查及 CT 右侧气胸,两侧肺肿瘤。持续插管引流 7 天后开胸。发现一个开放的支气管瘘在右上叶转移性肿瘤处。楔形切除,瘘处肿瘤坏死。显微镜检查低分化腺癌,符合乳癌肺转移。这是英文文献中第 2 例乳癌所致气胸病例。常见的造成气胸转移性肺肿瘤首推骨肉瘤,其次为肾癌、直肠癌、子宫癌和黑色素瘤等。气胸的发生机制包括:①现有大疱破裂;②扩展肿瘤和肿瘤栓塞;③肿瘤坏死相关支气管瘘,治疗措施所致;④细支气管活瓣机制;⑤肿瘤直接胸膜浸润[27]。

井上一彦等报道 1 例原为左乳腺浸润性导管癌,16 年后体检时胸片发现右上肺 1 cm 阴影。胸 CT 示 1.5 cm 边缘不整有血管卷入结节。手术后证实为乳癌肺转移[25]。

渋佐隆等报道乳癌根治术后 18 年孤立性肺转移。道場昭大郎、大平政人等分别报道乳癌手术后 19 年肺转移,藤原清宏报道 24 年(1988),McCormark 报道 25 年(1978)术后肺转移。乳腺癌中黏液癌占 5.2%。小池等报道 5 年生存率 84.6%,10 年生存率 77.8%。比非黏液性乳癌好。有报 DFI 呈稍长倾向。乳癌 DFI(至肺转移瘤切除)平均时间石原报道为 3 年 7 个月,McCormark 等报道 5 年 10 个月。5 年以上的手术例不少[29]。

肺转移瘤大多无症状,因此原发灶手术 5 年后定期复查胸片很有必要,10 年内半年 1 次,以后 1 年 1 次。

Ohno T 等报道 1 例患者 5 年以前患右乳侵入性导管腺癌(Ⅰ期,T1N0M0)保乳治疗,局部全切+腋窝淋巴结清扫。其后又行放射治疗,剂量 50 Gy。还有三苯氧胺激素治疗。现因咯血行胸部 X 光检查,显示肿瘤阴影位于左肺门伴左肺下叶局部肺不张。纤维支气管镜检查发现息肉样病变。虽然镜检类似原乳腺癌,但不能排除原发性肺癌。开胸手术,胸膜转移结节被发现。病理检查测得激素受体。从而诊断乳腺癌转移[30]。

Paulsen JM 等报道 1 例乳腺癌转移引起贲门失弛缓症。患者近 1 年渐进性吞咽困难,食以固体和液体,体重减轻 40 磅,胸痛,恶心,呕吐。既往史有乳腺癌,左乳房切除手术后 8 年。大约 3 个月前全身 PET/CT 发现肺部和肝脏持久性显示摄取。食管测压、X 线影像和腹腔镜检查为贲门失弛缓症。活检为导管癌。与乳腺癌病理是一致的。文献上只有 5 例报道贲门失弛缓症为转移性乳腺癌所致,其中 2 例浸润性小叶癌,2 例浸润导管癌,另 1 例乳腺癌作者未注明病理类型。原发性失弛缓症和贲门失弛缓症的鉴别:年龄较大(50 年以上)、症状持续时间较短(<1 年)和体重明显减轻(>15 磅),这三种临床特征对后者有一定意义[31]。

卓睿等报道 1 例乳腺癌肉瘤囊性变并肺转移。患者发现左乳外侧肿物、轻微刺痛 2 个月。左乳晕外侧、左乳房外侧象限分别可触及类圆形肿块,质硬,分别

约 3.0cm×3.0cm、3.0cm×3.5cm。入院后行左乳肿物切除术。术后病理:乳腺癌肉瘤(浸润性导管癌及乳腺巨细胞瘤)。遂行改良根治术,化疗。未行放疗、内分泌治疗。随访发现左肺 3cm×3.5cm 肿块,1 周后迅速增至 5cm×7cm。肺部穿刺活检:肉瘤转移,来源乳腺。癌肉瘤是化生性癌,是侵袭性很高的肿瘤。两种成分均可发生转移,肉瘤部分很少侵犯皮肤和腋下淋巴结,但可转移至肺、骨;癌的部分可通过淋巴结转移。本例皮肤、淋巴结无癌转移,而肺部出现肉瘤转移与文献相符[32]。

桥本宪辉等报道 1 例肺转移内含骨软骨肉瘤成分乳癌。左乳肿瘤 3 个月内逐渐长大,行摘出术。术中病理诊断间质肉瘤。胸肌保存左乳房切除及腋窝淋巴结清扫术。摘出标本病理诊断肺癌组与软骨和(或)骨的化生,腋窝淋巴结导管肉瘤成分的转移。术后 20 日怀疑左腋窝局所复发及左肺转移,行左腋窝肿瘤摘除及左肺部分切除。手术证实肺转移,组织中有肉瘤成分。内含骨及软骨化生的乳癌极少,只占乳癌的 0.003%~0.12%[33]。

四、影像学表现(见书后附图 21)

几组病例的影像学表现见表 14-1-5[1,3-4,34-36]。

X 线表现主要类型:①结节型最多见,占 43%~59%,其中以多发性结节为常见(孤立性块影少见),大部分为双侧性。HRCT 上结节不整边缘的过半数。多分布于中下肺野,上叶也不罕见。②淋巴管炎型仅次于原发性肺癌和胃癌而居第三位,如太田报道占乳癌肺转移患者的 22%,Kreisman 报道 119 例乳癌胸腔转移,41 例在 X 线上为此型,即由两侧肺门至末梢部呈树枝状或线条状阴影(两下肺尤多),大多数伴肺门淋巴结肿大。③肺门及纵隔肿块影占 8%~39%。④胸水型约占 20%,其中 40%的病例胸水出现于乳癌对侧的胸腔,10%表现为双侧胸水。⑤粟粒型比较少见(占 2%~6%)。⑥乳癌的支气管内膜转移并不罕见,其发生率仅次于肾癌,如 Shepherd 报道 18 例乳癌的肺转移,5 例表现为支气管内膜转移;Kreisman 报道 119 例中有 7 例。X 线主要表现为阻塞性肺炎或肺不张。⑦其他:偶见浸润性改变、肿瘤肺栓塞等。

X 线表现往往表现为多种形式的不同组合。张玉玺等报道混合型 20 例。①结节+胸水 10 例:孤立结节 2 例,1 例两侧胸水,同时伴有左肺门的肿块,另 1 例为右侧胸水,不伴肺门肿块;余 8 例为多发结节+胸水,多表现为两肺中下野多发结节阴影,伴两侧胸水 3 例,左侧胸水 2 例和右侧胸水 3 例。②肺不张+胸水 4 例:均表现为右侧中下叶不张及右侧胸水,1 例为原发左侧乳腺癌,3 例为原发右乳癌。③肺门肿块+胸水 6 例:主要表现为肺门肿块及胸腔积液,右乳癌 2 例表现为右侧胸水(表现为左、右肺门增大各 1 例);左乳癌 4 例,表现为两侧胸水,同时伴有肺门增大及右侧胸水伴右肺门增大各 2 例[28]。

并发症:李栋等的病例中 1 例术后心包积液;肋骨破坏共 2 例,1 例为血行转移所伴发,1 例为淋巴道转移所伴发;胸腔积液 9 例,其中血行转移伴发胸水 2 例,淋巴道或混合型伴发 7 例;2 例男性乳腺癌,1 例表现为混合型肺转移,1 例表现为支气管内转移并双肺血行、淋巴道混合型转移。

张艺等报道 1 例骨型化生的乳腺癌肉瘤肺转移。因间断咳嗽、咳痰 1 周余入院。右胸壁见一长约 18cm 手术瘢痕,左侧乳腺未查及异常。平片、CT:右肺中叶巨块状高密度影、右侧胸腔积液并胸膜肥厚。经皮肺穿刺活检病理:符合骨肉瘤样改变。患者 18 个月前因右乳无痛性肿物,疑诊为乳腺癌,行右乳区段切除+右乳癌改良根治术。术后病理诊断骨型化生的乳腺癌肉瘤。结合病史,考虑为骨型化生的乳腺癌肉瘤肺转移[37]。

五、诊断

乳腺癌肺转移的诊断必须结合原发病史,发现有肺内改变者,应首先考虑肺转移可能,但近年来多发

表 14-1-5 几组病例的影像学表现

作者	例数	结节		粟粒	不规则阴影	空洞	肺门纵隔淋巴结肿大	胸水	支气管内膜	淋巴管炎型	其他
		多发	单发								
胡华成等			43%~59%	2%~6%			8%~39%	20%	7/119~5/18	22%	
孙如绒等	110	49					7	29			混合型 25
陈祖乾	55	34	5		4(？)		8	5		4	肋骨胸椎各 1,不张 1
李栋等	66	41	7		16		8	9	4		心包积液 1,肋骨 2
张玉玺等	100	31	8			4	10	19		3	不张 5,混合型 20
堀越昇等	139	67	5				14	28		18	

性原发癌越来越引起重视。多发性原发癌的发病率可高达13.5%,国内资料显示乳癌治疗后最易并发原发肺癌。当一定数量的瘤细胞侵犯静脉血管后,才有可能在肺内形成转移灶,其多位于肺外1/3。常为多发,较少单发。文献统计,肺内孤立结节、肿块恶性肿瘤占40.0%,其中原发肺癌占35.6%,而转移瘤则不到5.0%。如为单发,日后亦变为多发。转移瘤对周围肺组织只是压迫,很少侵犯,故边缘多光滑锐利。

王朝阳等报道的乳腺癌合并肺孤立性结节外科治疗的结果有提示意义。13例乳腺癌(病理均为浸润性导管癌)根治术同期行肺孤立性结节手术切除。结果:肺孤立性病灶6例为原发性肺癌(鳞状细胞癌1例,腺癌5例),5例为乳腺癌肺转移,2例为良性病变(炎性假瘤、肺结核球各1例)。Rena等报道79例乳腺癌合并肺内孤立性结节患者,原发性肺癌、肺转移瘤和良性病变分别占48.1%、34.2%和17.7%。

李栋等分析影响乳腺癌肺转移的因素:①手术时间:某些触诊阴性的乳腺癌不易早期确诊而延误时间,而使病变于手术前即发生血行或淋巴道的扩散,所以手术后短时间内即可出现阳性的肺转移。本组中1例术后20天即出现肺转移征象。②术后治疗情况:手术后放疗和化疗及时及方法得当者,肺转移可出现较晚。本组1例于术后22年才出现肺转移。③X线表现的临床意义:肺淋巴道转移较多见于乳腺癌。本组乳腺癌双肺淋巴道或混合型转移者占60%。在淋巴道转移或混合型转移中以乳腺癌最多见。

早期发现和确诊必须依靠下列各种检查:①痰细胞学检查:一般小于40%,较低,但有支气管内膜转移者以及X线上表现为淋巴管炎型者,其阳性率相对较高。堀越等报道24%(17/70)依靠痰检获得诊断。②经皮针刺活检:适合于近胸壁的周围性病灶或两肺弥漫性的转移性病变。③纤维支气管镜检查:尤其是支气管内膜转移者,其阳性率与中心型肺癌相似。Tenholder等报道16例有乳癌病史者做纤维支气管镜检,9例于镜下发现病变,7例活检阳性;Zavala认为经纤维支气管镜肺活检对任何一种转移性肺癌的阳性率均为50%(刷检为30%);Hanson等报道的阳性率高达88%,尤其对于两肺弥漫性转移性病变,其阳性率则更高。④胸水检查:确定诊断除胸水常规的细胞学检查外(一般阳性率为50%~60%),还可结合胸水CEA和Oroso黏蛋白的测定,以提高诊断率。疑难病例还必须借助于胸膜活检或胸腔镜检查。⑤CT:Muhm等91例高度怀疑转移性肺癌的患者CT扫描,32例发现较体层摄片有更多的结节;Sehaer报道48%转移性肺癌CT较全胸断层能检查出更多的结节,还能判断纵隔淋巴结是否转移和胸膜受侵的范围,在CT引导下做针吸活检。Remy比较了螺旋CT和普通CT对肺内转移灶的检出能力,发现螺旋CT较普通CT多检出42%的结节。

PET/CT对乳腺癌复发和转移探查远处转移灶的敏感度和特异性分别达100%和98%。对炎样乳腺癌诊断有特殊之处。详情见第7章。

乳腺癌肺内癌性淋巴管炎需与下列疾病相鉴别:①放射性肺炎:特点是病变阴影不超出放射野范围(且多位于上中肺野),常发生在放疗后3~6个月,表现为片状影、条片状影或纤维条素影,用激素治疗病变好转;②慢阻肺:有慢阻肺病史,急性发作期经抗感染治疗有效,患病前、后照片对比等可资鉴别。

袁芃等总结1999—2009年间医科院肿瘤医院对35例乳腺癌术后孤立性肺结节患者手术诊治。手术至发现肺结节的时间为6~177个月,中位48个月。病理:乳癌肺转移21例(60.0%),原发肺癌8例(22.9%),良性病变6例(17.1%)。结论:乳腺癌术后孤立性肺结节的外科治疗具有诊断和治疗的作用[38]。

六、治疗

乳腺癌的治疗近年有根本性的转变,其转移癌的治疗也应有相应改变。治疗方法应当以化疗、分子靶向和内分泌治疗为主。半数以上可得明显缩小,少数可得完全缓解,长期生存[39]。

一直以来,转移性乳腺癌(MBC)的治疗主要是基于原发肿瘤特征。临床上对原发灶与转移灶肿瘤生物学特征的差异并未给予足够重视。2010年,ASCO年会公布了3项相关研究,得到了与会专家的广泛关注。①加拿大学者Amir报道了对2项前瞻性研究汇总分析的结果,原发灶与复发灶ER、PR、HER2表达不一致者分别12.6%、34.1%和5.4%;三阴性乳腺癌没有出现不一致的现象;15.9%的患者因重新活检而改变了治疗策略。②来自意大利的Locatelli等回顾性分析了255例肝转移乳腺癌患者的病理报告,发现原发灶与转移灶的ER、PR和HER2改变发生率分别为14.5%、48.6%和13.9%,18.8%的患者为此改变了治疗策略。③瑞典学者Karlsson报道了一项更大样本回顾性研究的结果,在679例配对的ER检测中,27%原发灶阳性而复发灶转为阴性,8%反之;630例配对的PR检测中,38%从阳性转变成阴性,反之5%;且受体状态发生改变者的总生存更差。鉴于此,欧洲肿瘤内科学会(EMSO)在其发表的《局部复发和转移性乳腺癌的诊断、治疗和随访指南》中指出，要尽可能评估转移灶生物标志物状态。《美国国立综合癌症网络（NCCN）乳腺癌临床实践指南》亦建议，应对复发转移灶予重新活检以更好地指导治疗。目前，这些建议已得到越来越多肿瘤医师的认可并被纳入临床实践过程中[40]。

Yoshimoto 等报道 90 例乳腺癌肺转移患者的 5、10 年生存率分别为 54%和 40%。于振涛等报道乳腺癌肺转移的 5 年生存率为 33.3%(6/18)。肺转移瘤多位于外周或胸膜下，切除的手术以胸腔镜辅助小切口肿瘤楔形切除为主，保证足够的切除边缘，尽可能保留正常肺组织，应避免肺叶切除术。但肿瘤较大、瘤体靠近肺门或大血管时应考虑做肺叶切除术，或加以小切口辅助完成，避免损伤肺门大血管及支气管而出现严重并发症。王朝阳等不主张行单纯肿瘤切除术[41]。

综合治疗：①手术治疗：宫沢报道的乳癌 11 例，1 年生存率为 51%，3 年生存率达 38%；Wright 等报道的 5 年生存率为 27%。术式已不再推崇扩大根治术，局部切除以保乳。Lanza 等采用手术治疗了 44 例乳腺癌肺转移患者，3 例经病理证实是良性结节，4 例不能手术切除，其他 37 例的 5 年生存率为 50%。②化疗：联合使用不同作用机制的抗肿瘤药物。血行肺转移患者客观改善率达 81%。欧洲所报平均有效率为 54%(44%~80%)，其中肺转移的有效率为 55%，胸膜转移为 58%；Jones 使用阿霉素和氨甲蝶呤治疗，有效率高达 83%。③放射治疗：田中提出适应证：放射线高度敏感的肿瘤；1~2 个肺转移灶；年老者，原发灶正在治疗而其他脏器未有转移；气管或食管受压迫和疼痛的患者。菅原对放疗的 36 例和非照射的 16 例进行对照，前者的 8 年和 5 年放存率分别为 52%和 8%，而后者无 1 例生存 8 年以上。他指出，在整个转移性肺癌的放疗中，乳癌肺转移的 3 年生存率最高。阿部报道的 5 例中，生存 2 年者 4 例，生存 5 年者 2 例。④内分泌疗法：据 Allegra 等报道，内分泌疗法对雌激素受体(ER)阳性者的有效率为 62%，ER 阴性者为 18%。

化疗和内分泌疗法并用可进一步提高疗效。Legha 报道 85 例以三苯氧胺 TAM 和(或)FT207 治疗，总有效率为 81%。Pinedo 报道 215 例以 C(CTX)、M(MTX)、F(FT207)及 T(TAM)治疗，有效率分别为46%和 72%。

尚有作者提出外科的内分泌疗法，即将患者肾上腺和卵巢切除，可使肺转移灶全部消失或形成纤维化。如山本报道此疗法的 8 年和 5 年生存率分别为 53.6%和 22.7%。1980 年全日本转移性肺肿瘤统计 1739 例中只有 515 例肺切除术，其中乳癌所致者是 12.4%(46/372 例)。西村报道原发灶去除后 1 年内肺转移的占 43%，经 5 年以上者才 15%。有称(1993 年)乳腺叶状瘤肺转移灶术式尚未确立。原发瘤不能手术的因化放疗不敏感，约 70%复发转移后 6 个月内死亡。有报顺铂有效的[2,24]。

徐兵河等用化疗或内分泌治疗 122 例乳腺癌肺转移患者。结果：原发癌初次治疗后出现肺转移的中位时间为 22 个月，继发转移部位以肺内、肝、骨多见。治疗总有效率为 48%，其中 CR 15%。含 DDP 方案的 CR(21%)高于非 DDP 方案(7%，$P<0.05$)，接受前者治疗的患者中位生存期比后者长。含蒽环类药方案的 PR(48%)高于非蒽环类方案(20%，$P<0.001$)，但两组患者的中位生存期相近；而化疗与化疗加内分泌治疗的 CR 与 PR 差异无显著意义($P>0.05$)。1、3、5 和 10 年生存率分别为 77%、22%、11%和 10%。影响生存期的因素包括近期疗效、原发肿瘤大小、无病间隙期、肺转移数目、是否合并其他部位转移等。结论：确定了乳腺癌肺转移的临床病程特征及预后因素。联合化疗特别是含 DDP 的方案可能延长患者的生存期。

肺转移与"继发"转移临床特征：103 例(84%)系常规分期或随访 X 线胸部检查发现，19 例 (16%)因症状(咳嗽、气短、胸痛等)行胸部 X 线等检查发现。3 例(2.4%)诊断乳腺癌同时已有肺转移。初次治疗后出现肺转移的中位时间为 22 个月(0~196 个月)。肺转移单个 39 例(32%)，多个 83 例(68%)。55 例(45%)初次转移灶局限于肺部，67 例(55%)同时合并或继发于其他部位转移。上述 55 例中，30 例(54%)肺转移后又出现其他一个或多个部位转移，以肺、肝、骨转移多见。中位转移时间分别为 10.5(2~32)、15(2~25)、6(1~24)个月。乳腺癌肺转移中位生存时间与影响因素见表 14-1-6A、B[42]。

陈友山放化疗结合治疗乳腺癌肺转移 68 例。8 例为单发转移灶，行局部放疗合并化疗；60 例为多发转移灶，给予三阶梯方案化疗。结果：8 例单发转移灶放疗后 CR 3 例，PR 3 例，合并化疗后 CR 62.5%，PR 37.5%；60 例多发转移灶患者先予 CMF，CR 28.3%，PR 23.3%，缓解率 51.7%，无效患者依次使用 CAF、CAP，CR 分别为 11.6%、19.0%。三方案毒性反应依次增加。结论：放疗对局部转移灶的控制是重要的，CMF 应为乳腺癌肺转移的首选方案，CMF、CAF、CAP 依次使用有利于提高完全缓解率，延长生存期[43]。

Tomita M 等报道 1 例患者乳癌胸腔播散。18 年以前乳癌根治术。胸部 CT 示左下叶背段 2.5cm×1.5cm，左 $S^{9,10}$ 3.0cm×2.5cm 肿块。因肿瘤播散明显仅

表 14-1-6A 乳腺癌肺转移中位生存时间与影响因素

项目	近期疗效				不同治疗方案								淋巴结转移		原发肿瘤大小		
	CR	PR	S	P	含DDP	非DDP	高剂量	一般量	含蒽环类	非蒽环类	单纯化疗	化疗加内分泌	无	有	<2 cm	2~5 cm	>5 cm
例数	18	40	42	22	68	54	27	35	56	66	86	36	45	77	38	72	12
中位生存期(月)	39	20	21	11	22	18	22	20	19	20	22	16	21	18	24	17	13

表 14-1-6B 乳腺癌肺转移中位生存时间与影响因素

项目	辅助化疗(>6 周期)		辅助内分泌治疗		辅助放疗		无病间隙期(月)				月经状况*		年龄(岁)*		肺转移数		纯肺转移	合并其他转移
	无	有	无	有	无	有	<12	12~24	24~60	>60	绝经前	绝经后	<50	>50	单	多		
例数	50	72	107	15	50	72	33	32	36	21	69	53	73	9	39	83	55	22
中位生存期(月)	21	19	19	21	21	19	12	20	23	26	18	21	18	20	22	18		

注：*：肺转移时；#：治疗方案，含 DDP 方案(包括 6 例含卡铂方案)，高剂量 DDP 方案(50 mg/m^2×2 或 60 mg/m^2)，一般剂量 DDP 方案(20~50 mg/次)

作活检。肿瘤组织似乳腺癌表现，雌激素受体阳性。手术后化疗和三苯氧胺治疗后他莫昔芬(20 mg/d)治疗，完全缓解。开胸手术后无复发已 10 年。组织学诊断(包括免疫组化染色)和激素受体的检查对乳腺癌肺转移的诊断是很重要的。同时对其激素治疗的预测也是很重要的[44]。

三苯氧胺(TAM)作为辅助治疗复发转移性乳腺癌药物。目前对 TAM 用于乳腺癌辅助治疗达成的共识有：①乳腺癌术后辅助 TAM 治疗可减少 47%复发率，降低 26%死亡率；②服用时间 5 年效果优于 1 年和 2 年，但根据 NSABP B-14，5 年后继续服用 TAM 的效应不及使用 5 年即停药者；③无论患者的年龄大小、是否绝经都有效；④ER 阳性患者用 TAM 效果最好，受体状态不明者也有效，ER 阴性者不常规推荐使用(其有效率仅 10%左右)，从我国的情况来看，ER 不明患者中阳性机会不如欧美国家的患者多，因此最好是查明受体阳性后再用药；⑤TAM 可降低对侧乳腺癌的发生率(43%)，但明显增加子宫内膜癌发生的风险(较对照组增加了 3 倍)；⑥对 ER 阳性患者，化疗和 TAM 序贯应用比单用 TAM 更有效，尤其是绝经前患者。TAM 较常见的不良反应为潮热和阴道分泌物增加，分别占 50%和 20%。其他有血栓栓塞和白内障等。这些不良反应仅高剂量时才出现。

内分泌治疗在早期乳腺癌术后辅助治疗以及转移性乳腺癌治疗中的疗效已得到普遍的肯定。合理的应用各类内分泌治疗手段，将有助于提高患者的无病生存期和长期生存率，减少因治疗而带来的不良后果[45]。

方伟达等报道 65 例乳腺癌肺转移患者采用化疗、放疗、内分泌和综合治疗。结果：单一方法组总有效率为 46.9%，综合治疗组总有效率为 72.7%。统计学处理，$P<0.05$。两组患者的中位生存期相近。内分泌治疗未能提高总有效率。预后：治疗病例中，单一方法组生存期 4~65 个月，中位生存期为 17 个月；综合治疗组生存期 6~86 个月，中位生存期为 18 个月，两组差异无显著性($P>0.05$)[46]。

张刚果等认为紫杉醇联合顺铂方案治疗乳腺癌肺转移疗效确切，安全性较高。2002—2006 年对 22 例乳腺癌肺转移患者给予紫杉醇175 mg/m^2 缓慢静脉滴注，第 1~3 天；顺铂 20 mg/m^2 静脉滴注，第 2~4 天。每 21 天为 1 个周期，共 4 个周期。结果：CR 3 例(13.6%)，PR 10 例(45.5%)，SD 5 例(22.7%)，PD 4 例(18.2%)，有效者(CR+PR)13 例(59.1%)[47]。

新的化疗药物和方案的问世为临床提供了选择余地，75 mg/m^2 泰素帝治疗 51 例肝转移和 33 例肺转移的有效率分别为 45%和 58%。100 mg/m^2 泰素帝治疗 47 例肝转移和 36 例肺转移的有效率分别为 64.3%和 26.0%；肝转移患者的中位生存期达 335 天。故对于能手术治疗的患者，应争取手术机会；对于不能手术治疗的患者，应采取积极的全身化疗，使肿瘤尽可能达到部分缓解甚至完全缓解[48]。

由于 TNBC 对内分泌治疗、HER 2 靶向治疗均不敏感，因此化疗成为主要治疗手段。高剂量烷化剂、高剂量化疗、蒽环类药物的慎重选择使用应成为 TNBC 患者化疗方案制定的参考指南[6]。

伊索拉定(Irsogladine)在日本是一种常用的抗胃溃疡剂，最近研究表明在体内具有抗血管生成特性。作者在研究中发现其能抑制乳腺癌再生和肺转移(大小及数目)[49]。

Taira N 等报道 1 例乳癌肺转移服用 S-1(TS-1)完全缓解后维持大约 10 年。51 岁患者行左乳腺癌根治术，术后列为 pT2pN0M0，ⅡA 期。术后辅助治疗用三苯氧胺和卡莫氟。手术 30 个月后发现一个孤立肺转移灶。观察2个月逐渐长大[直径(1 cm→2.2 cm)×1.7 cm]。纤支镜活检为乳癌肺转移瘤。停用前药。口服S-1(100 mg/d),3个月后的肿瘤消失。此后,继续用S-1约10年,肺转移保持完全缓解。不良反应有轻度恶心,轻度中性粒细胞下降和手指色素沉着。未影响治疗。此例说明S-1可能是一个有前途的药物。S-1由5-FU的前体药物1-(2-tetrahydrofuryl)5-FU以及五氯-2,4-二羟基嘧啶(CDHP)和氧嗪酸钾(酰胺型)按1:0.4:1摩尔比例组成。其仍在试验中[50]。

泉司郎等报道1例自然缓解的乳癌肺骨转移。患者48岁9年前乳癌切除术。现右腋窝痛。胸片右上肺浸润阴影,1~3肋骨溶解像。骨穿刺疑为腺癌,并见骨增生表现。后继续抗结核治疗,出现心包积液。行开胸肺活检和肋骨活检。组织像:乳头腺癌。未予抗肿瘤治疗。1年后肺转移灶减少,骨溶解破坏像消失,代之以骨再生像[51]。

乳腺癌的分子靶向治疗,近年取得举世瞩目的成就。2010年第46届美国临床肿瘤学会(ASCO)年会上,报告舒尼替尼联合化疗并未改善晚期乳腺癌患者生存。一项国际多中心Ⅲ期研究表明,对于593例新诊断的、HER2阴性的转移性乳腺癌(MBC)或晚期乳腺癌患者,在多西他赛中加入舒尼替尼治疗直至疾病进展,虽然总有效率(ORR)显著提高,但无进展生存(PFS)和总生存(OS)均未得到显著改善。二联口服药物治疗MBC初显疗效。美国一项Ⅱ期研究(S0430)表明,对于112例MBC患者,口服药物卡培他滨、环磷酰胺联合治疗的有效率(RR)和PFS与卡培他滨单药、卡培他滨联合贝伐珠单抗或索拉非尼的疗效相似,尤其是对于之前接受过较多次治疗和ER阴性的患者[52]。

也是在46届ASCO年会上,O'Shaughnessy对三项研究(E2100,紫杉醇;AVADO,多西他赛;RIBBON-1,卡培他滨、紫杉类或蒽环类)中的2447例患者进行荟萃分析。探讨其对转移性乳腺癌的获益。结果显示,贝伐珠单抗的PFS获益不受限于患者的基线特征,各个亚组群的患者均可从贝伐珠单抗联合化疗中获益。老年人群贝伐珠单抗同样安全有效。二线治疗:684例患者,贝伐珠单抗的加入显著改善了PFS,单纯化疗组与贝伐珠单抗+化疗组的中位PFS期分别为5.1个月和7.2个月(P=0.0072)。对不同临床特征和病史的HER2阴性转移性乳腺癌患者的二线治疗,贝伐珠单抗与标准化疗的联合也均显示出了一致的PFS获益。另外,索拉菲尼联合卡培他滨二线治疗局部复发或转移性的HER2阴性乳腺癌较单用卡培他滨显示出更优的PFS获益。这一结果让人们对多靶点分子靶向药物充满了期待。但2010年12月FDA发布公告建议去除贝伐珠单抗治疗乳腺癌指征,原因是该药物在治疗此病时未显示安全有效。其风险包括严重高血压、出血、鼻、胃、肠等器官穿孔以及心脏病变发作或心力衰竭[53]。又新英格兰医学杂志发表两项贝伐珠单抗新辅助治疗乳腺癌研究结果,重新开启贝伐珠单抗治疗乳腺癌之门[54]。

欧洲肿瘤内科学会(ESMO)2010年更新了"局部复发或转移性乳腺癌诊断、治疗和随访临床实践指南"。与2010年ASCO年会上学者的意见不谋而合,对以下情况:①一旦发生转移,受体状况可能会发生变化。因治疗选择应以肿瘤现在的受体状态为标准,而不是以前的情况。②因肿瘤复发,12%~15%患者的受体表达情况会发生变化,因此治疗选择也应随之改变。③转移灶活检可能检出良性病变、新的原发灶、第二肿瘤的转移灶等,须区别对待不同情况的治疗选择。新"指南"版指出有以下几点:①对于绝经期前激素受体阳性转移乳腺癌患者,除联合使用他莫昔芬和卵巢功能抑制剂外,尚不推荐内分泌治疗药物的联合;②不推荐内分泌治疗与化疗同时进行;③虽然化疗是三阴性乳腺癌的标准治疗,但不主张大剂量化疗[55]。

2011年NCCN指南对TNBC治疗建议(部分):ER和PR阴性、或ER阳性和(或)PR阳性但内分泌治疗抗拒、且HER2阴性的晚期乳腺癌的治疗推荐。①仅有骨或软组织转移或无症状内脏转移的患者考虑内分泌治疗试验;②有症状内脏转移的患者给化疗。如果连用3个方案无效或美国东部肿瘤协助组(ECOG)评分≥3,终止化疗,给予姑息治疗[56]。

目前,乳腺癌药物预防主要是应用选择性雌激素受体调节物(SERM)他莫昔芬和雷洛昔芬。SERM在乳腺组织是雌激素竞争性拮抗剂,同时对其他器官亦有拮抗剂或激动剂的作用。研究发现,他莫昔芬较安慰剂显著降低浸润性乳腺癌发生率(38%~49%),但增加子宫内膜癌和静脉血栓发生风险。雷洛昔芬虽不增加子宫内膜癌发生风险,但在降低乳腺癌发生风险的同时,有与他莫昔芬类似的严重毒性作用,如中风、白内障和病理性骨折等。第47届ASCO年会上MAP.3研究引领乳腺癌药物预防新理念——依西美坦成为乳腺癌预防的新选择。芳香化酶抑制剂(AI)能显著下调绝经后女性的雌激素水平,并在实验室模型中有效降低乳腺癌发生。依西美坦是一种甾体型第三代AI,在雌激素受体阳性绝经后早期乳腺癌患者,他莫昔芬治疗2~3年后的辅助治疗,以及经他莫昔芬治疗后出现进展的绝经后晚期乳腺癌患者的治疗中，依西美坦能有效降低疾病进展，减少复发。除了良好的抗雌激素作用外，依西美坦有轻微的雄激素样活性，与其他 AI 相比，更能减少骨质丢失，适合用于乳腺癌预防用药的研究[57]。

多项研究结果表明，在转移性乳腺癌(MBC)的维持治疗中，卡培他滨单药方案疗效优于 CMF 方案(环磷酰胺+甲氢蝶呤+5-氟尿嘧啶)、长春瑞滨，而既往接受紫杉醇类药物治疗的 MBC 患者采用卡培他滨单药方案治疗后总缓解率和疾病稳定率都达到较高水平。安全性观察结果显示，卡培他滨不良反应少，易耐受，且调整剂量后毒副反应减少而疗效不受影响。另外，卡培他滨口服用药，使用更方便，患者生活质量高，依从性更好，是适用于 MBC 维持治疗的更优选择[58]。

七、预后

一旦发生肺转移无论是否治疗预后均变差。首先是早期发现乳癌，因为肿物最长径小于 2cm 者几乎无肺转移[59]。Schappack 等报道的 44 例乳腺癌肺转移患者中，肺转移的中位时间为 18 个月，56%的患者肺转移后平均 4 个月又出现继发转移。以骨(25%)、肝(17%)、胸壁(17%)转移常见。乳腺癌患者的存活期往往决定于是否发生远处转移。文献报道 15%~20%的患者术后虽无局部复发，但由于远处转移而死亡[4]。孙如绒等的病例 86%胸内转移发生在术后 5 年内。一旦发现胸内转移，80%在 1 年内死亡，中位生存期为 6.4 个月[3]。近年来 5 年生存率达到 47%。一叶内 2 个病灶以下可手术切除，但术后复发死亡者不少。能手术的患者预后亦较好，5 年生存率达到 27%~50%[39]。

乳癌患者肺转移其中位生存期为 42 个月，伴胸膜转移时其预后更差，中位生存期为 13 个月；Featiman 报道出现胸水后的平均生存期为 15.7 个月。预后与下列因素有关：①组织类型：腺癌较好，髓样癌和硬癌分化不良，预后较差；②原发灶切除后至发现肺转移的间期愈长，疗效愈好；③两肺均有转移或同时累及胸膜者预后不佳；④X 线表现为淋巴管炎型或肺门纵隔型者其生存期不如结节型者[4]。

1998 年第 6 届国际乳腺癌辅助治疗会议上，首次确认年龄轻为不良预后因素。有文献报道，在>50 岁年龄组确诊时，T1 病变为 50%；而在<30 岁年龄组确诊时，T1 病变<30%；青年人乳腺组织致密，无痛性肿块易被医患双方忽略，而且乳腺钼钯 X 片在这组患者中诊断假阴性率高。此外，青年乳腺癌往往具有组织学分级高、腋淋巴结转移率高、脉管受侵者多、S 期细胞比例高、与抑癌基因 p53、BRCA1 或 BRCA2 突变关系密切等特点。王中华等回顾性分析 129 例 30 岁以下乳腺癌的临床资料。本院曾对 1035 例Ⅰ~Ⅲ期不同年龄的乳腺癌行根治性综合治疗，术后的 5 年和 10 年生存率，Ⅰ期分别为 84.5%和 77.0%，Ⅱ期分别为 72.8%和 57.4%，Ⅲ期分别为 55.3%和 44.7%。美国国立癌症研究所的 SEER 研究项目，按照 1997 年 TNM 分期方法对 50 383 例乳腺癌的分析结果亦表明，Ⅰ、ⅡA、ⅡB、ⅢA、ⅢB 期乳腺癌患者的 5 年生存率分别为 87%、78%、68%、51%和 42%。本组Ⅰ~Ⅲ期患者均接受了手术治疗，术后行辅助内科治疗和(或)放疗。结果显示，其 5 年和 10 年生存率，Ⅰ期分别为 87.8%和 76.5%，Ⅱ期分别为 65.7%和 54.7%，Ⅲ期分别为 50.8%与和 24.7%，三者结果十分相似。这一结果提示与年龄较大的乳腺癌患者相比，虽然未经治疗的年轻乳腺癌患者预后较差，但只要经过系统的综合治疗，特别是术后辅助内科治疗，两者的长期生存率差异可能并无统计学意义[60]。

孙丽梅等研究乳腺癌中是否存在 Akt 的过度表达以及对预后的影响。采用 SP 免疫组化方法，检测 260 例乳腺癌患者中 Akt 的表达情况。结果：乳腺癌中 Akt 阳性率 50.0%(130/260)。Akt 在乳腺浸润性导管癌中的表达高于乳腺导管内癌，差异有统计学意义，χ^2=4.02，P=0.045；Akt 在体积<2 cm^3 的肿瘤和体积≥5 cm^3 的相比，差异有统计学意义，χ^2=11.66，P=0.0006；Akt 在无淋巴结转移的病例与伴有 1~3 个或 3 个以上淋巴结转移情况相比差异均有统计学意义(χ^2=23.73，P=0.000；χ^2=31.61，P=0.000)；Akt 阳性患者 5 年生存率 49.23%(64/130)低于阴性患者 70.77%(92/130)，差异有统计学意义，χ^2=11.68，P=0.0006。结论为 Akt 基因的激活可能与乳腺癌发生机制密切相关，且与预后相关，可作为预后评估指针之一[61]。

邱方斌和胡夕春统计自 1996—2002 年复旦大学附属肿瘤医院收治的 141 例乳腺癌肝、肺转移住院患者的治疗结果，分析影响乳腺癌肝肺转移患者的预后因素。结果：1 线至 4 线化疗的疗效依次下降，分别为 35.6%、30.6%、28.6%和 12.5%。单因素分析和 Cox 多因素分析模型分析结果均提示激素受体状态、从手术到发生内脏转移时间、化疗疗效是影响生存率的独立预后因素。最初分期Ⅰ~Ⅲ期 117 例，均行根治手术治疗。Ⅳ期 24 例，8 例肺转移，11 例肝转移，5 例同时肝肺转移。本组合并骨转移 69 例，占 48.9%；脑转移 9 例，占 6.4%。本组 117 例手术治疗患者，局部复发 35 例。出现肺转移共 73 例，转移时间最早术后 1.6 个月，最迟 345 个月，中位时间 29.5 个月。出现肝转移共 65 例，转移时间最早术后 6 个月，最迟 340 个月，中位时间 25.3 个月。单因素分析影响生存期的相关因素见表 14-1-7。

表 14-1-7　单因素分析影响生存期的相关因素

因素	分组	例数	中位生存时间(月)	P 值
化疗疗效	PR+CR	35	13.87	<0.0001
	SD+PD	52	8.16	
	其他△	54	4.99	
激素受体状态	阳性 *	57	12.35	<0.01
	阴性 *	39	7.54	
	其他△	5	5.79	
肺肝转移距手术时间	≤24 个月	55	6.06	<0.001
	<24 个月	61	11.37	
	Ⅳ期	25	9.71	

注：△：包括放疗、中医药治疗、无治疗或无法评估化疗疗效；

*：阳性包括 ER 和(或)PR 阳性；阴性指 ER 和 PR 均阴性

乳腺癌内脏转移往往是不可治愈的病状。据文献报道，晚期乳腺癌 1 线至 4 线化疗的疗效依次为 60%、40%、30%和 20%。Abeloff 等认为晚期乳腺癌 1 线化疗的客观有效率可达到 40%~65%，2 线、3 线化疗的客观有效率一般小于 30%。可以看出，化疗疗效随着使用方案次数的增多而减效。不同的化疗方案的有效率不一样。据报道，紫杉醇类药物联合蒽环类药物方案的有效率最高。Nabholtz 等报道的 3 期临床试验结果显示：AT 方案的有效率高达 65%，AC 方案的有效率高达 50%。本组资料显示紫杉醇类药物联合蒽环类药物治疗的有效率达 50%，而其他联合化疗方案的有效率稍低[48]。

肖伟等回顾分析 710 例乳腺癌术后肺转移 65 例。65 例乳腺癌术后肺转移的中位年龄为 45 岁。病理大部分为浸润癌，腋淋巴结转移阴性 12 例，阳性 53 例。81.82%的肺转移患者发生在术后 3 年内，100%发生在术后 6 年之内，平均时间是 2 年。1/2 肺转移患者死于发现后的一年以内，2/3 患者死于 2 年以内，全部患者死于 3 年以内。所有的患者发现肺转移后均行系统化疗或口服化疗，发现肺转移至死亡平均时间 1 年。55.56%的肺转移患者死亡于术后 3 年，87.30%死于术后 6 年，几乎全部肺转移患者死于术后 9 年以内，平均时间为 3 年。本组病例中术后肺转移发现前 86.15%行辅助化疗或放疗，其中化疗占 44.62%。从结果看，术后行辅助治疗对肺转移预防的效果不能令人满意[59]。

张玉玺等总结 100 例随访结果。100 例中 82 例随访时已死亡。在发现转移后 6 个月内死亡者 45 例(占 55%)，7~12 个月内死亡 16 例（占 20%)，1~2 年内死亡者 19 例(占 23%)，2~3 年死亡者 1 例(1%)，3 年以上死亡者 1 例(1%)[36]。

山田英司等报道 28 例乳癌肺转移手术例。随访 25 例(89.3%)，生存 18 例，死亡 7 例。平均年龄 56.0±10.9(34~74)岁。肺转移切除后 5 年生存率 63.8%，平均随访期 3.88 年。肺转移形式对预后无影响，而肺切除术式有影响。部分切除的预后较好。乳癌的无瘤期间 6.09±5.70 年。肺转移切除时机是乳癌术后 2 年以内有 8 例，最多。经 10 年以上诊断肺转移并切除的是 4 例[62]。

TNBC 的复发转移在 1~3 年内达到顶峰。TNBC 肺脏转移发生较早，局部复发率也较高，TNBC 患者从发现远处转移进展到死亡的时间较短。据报道，TNBC 患者的 5 年病死率为 70%，明显高于非 TNBC 患者的 44%[6]。

袁芃等总结 21 例乳腺癌术后孤立性肺转移。乳癌肺转移例术后的 2、3 和 5 年的生存率分别为 95.2%、71.4%和 19.0%。从肺转移切除术至再次出现病情进展的中位时间(PFS)为 32 个月(3~73 个月)，全组患者生存期为 12~103 个月(中位 43 个月)。单因素分析，影响乳腺癌肺转移术后至病情再次发展(PFS)的因素包括乳腺癌原发肿瘤大小、有无脉管瘤栓以及肺转移术后是否接受化疗($P<0.05$)；而原发肿瘤至肺转移的时间(无病生存期，DFS)以及肺转移术后是否化疗与肺转移术后生存期(OS)有关($P<0.05$)。但多因素分析，上述因素对 PFS 无显著关系。结论：术后全身治疗对提高无进展生存及总生存可能有一定的积极意义[38]。

林丽莉等对乳腺癌术后患者 104 例进行全身 ^{18}F-FDG PET/CT 显像检查。复发或转移灶依据手术或活组织病理学检查、多种影像学检查及临床随访确诊，随访时间大于 6 个月。结果 104 例患者中，肿瘤复发、转移 52 例。以患者为单位计算，^{18}F-FDG PET/CT 诊断乳腺癌术后复发和(或)转移的灵敏度为 100%，特异性为 98.1%，准确性为 99.0%，阳性预测值为 98.1%，阴性预测值为 100%。以病灶为单位计算，^{18}F-FDG PET/CT 诊断乳腺癌术后复发和(或)转移的灵敏度为 98.3%，特异性为 75.0%，准确性为 96.8%，阳性预测值为 98.3%，阴性预测值为 75.0%。^{18}F-FDG PET/CT 显像使 8 例(15.4%)患者改变了临床再分期，其中 7 例提高了临床再分期，1 例降低了临床再分期。结论：[18]F-FDG PET/ CT 对乳腺癌术后复发和(或)转移的诊断具有重要临床价值[63]。

参考文献

[1]张金铭.呼吸系统疑难病和罕少病.天津：天津科技翻译出版公司，2004：381

[2]中村博幸，柏原光介，深井祐治，ほか.肺に転移した乳腺叶状腫瘍吃の1手术例. 日本胸部临床，1993，52：518–522

[3]孙如绒，杨天锡，廉养德.110 例乳腺癌胸内转移临床分析.肿瘤，1984，4：200–201

[4]胡华成.乳癌的肺转移.国外医学肿瘤学分册，1985，12：94–97

[5]金伟森.乳腺癌淋巴结转移相关因素的研究进展. 现代临床普通外科，2000，5：201–204

[6]刘超乾，施俊义，盛湲，等.三阴性乳腺癌的临床特征及诊治分析.上海医学，2009，32：322–324

[7](德)Sebastian Lange.胸部疾病放射诊断学.季斌译.上海：上海医科大学出版社，2000：158–164

[8]道塲昭大郎，近藤美树子，藤田秀人，ほか.乳癌手术后 19 年目に肺転移をきたした1 例. 胸部外科，2000，53：1129–1132

[9]Eun–Young Oh，Patricia A. Wood，A Jovelyn Du–Quiton，et al. Seasonal modulation of post–resection breast cancer metastasis. Breast Cancer Res Treat，2008，111：219–228

[10]尤嘉琮，汪宏斌，杨宗伟，等.高转移倾向乳腺癌细胞中 P-ERK 促进增殖和迁移作用的信号转导途径.中国生物化学与分子生物学报，2006，22：1007–1013

[11]Mannil A，Washingtonl S，Craigl L，et al.Effects of α–difluoromethylornithine on local recurrence and pulmonary metastasis from MDA–MB–435 breast cancer xenografts in nude mice. Clinical & Experimental Metastasis，2003，20：321–325

[12]Manni A，Washington S，Griffith JW，et al.Influence of polyamines on in vitro and in vivo features of aggressive and metastatic behavior by human breast cancer cells. Clinical & Experimental Metastasis，2002，19：95–105

[13]Mannil A，Washingtonl S，Hul X，et al. Effects of polyamine synthesis inhibitors on primary tumor features and metastatic capacity of human breast cancer cells. Clinical & Experimental Metastasis，2005，22：255–263

[14]Jun JY，Griffith JW，Bruggeman R，et al.Effects of polyamine depletion by α–difluoromethylornithine on in vitro and in vivo biological properties of 4T1 murine mammary cancer cells. Breast Cancer Res reat，2008，107：33–40

[15]Jun JV，Griffith JW，Bruggeman R，et al.Effects of polyamine depletion by a–difluoromethylornithine on in vitro and in vivo biological properties of 4T1 murine mammary cancer cells. Breast Cancer Res Treat，2007，105：29–36

[16]Zhou Q，Sherwin RP，Parrish CP，et al.Contortrostatin，a dimeric disintegrin from Agkistrodon contortrix contortrix，inhibits breast cancer progression. Breast Cancer Research and Treatment，2000，61：249–260

[17]Oh EY，Wood PA，Yang X，et al. Discovery of candidate genes and pathways that may help explain fertility cycle stage dependent post–resection breast cancer outcome. Breast Cancer Res Treat，2009，118：345–359

[18]Sung–Hyung Lee，Noriko Mizutani，Masato Mizutani，et al. Endoglin(CD105)is a target for an oral DNA vaccine against breast cancer. Cancer Immunol Immunother，2006，55：1565–1574

[19]Peña L，Perez–Alenza D，Rodriguez–Bertos A. Canine inflammatory mammary carcinoma：histopathology，immunohistochemistry and clinical implications of 21 cases. Breast Cancer Research and Treatment，2003，78：141–148

[20]Xin–Zhong Chang，Da–Qiang Li，Yi–Feng Hou，et al.Identification of the functional role of AF1Q in the progression of breast cancer. Breast Cancer Res Treat，2008，111：65–78

[21]戴敏，杨文涛.乳腺癌肉瘤 1 例报道及文献复习.临床与实验病理学杂志，2005，20：469–471

[22]张毅，曹明智.乳腺癌肉瘤的临床特点与病理生物学特性.中华普通外科学文摘(电子版)，2009，3：499–500

[23]吴剑秋，张晓梅，刘德林，等. 肿瘤转移抑制基因 KAI1/CD82 第 8 内含子剪接区域多态与乳腺癌发病及转移的相关性.肿瘤防治研究，2011，38：63–66

[24]大平政人，麻炳达夫，能登佐，ほか.乳癌手术 19 年后に生じた転移性肺癌の1 例. 日本胸部临床，1980，39：323–327

[25]姚文华，冯纪，王立群，等.异源性促肾上腺皮质激素综合征——副乳腺类癌肺转移一例报告. 白求恩医科大学学报，1983，9：66–68

[26]卞隽，徐贯颖.右乳癌合并小细胞肺癌 1 例.实用肿瘤杂志，1999，13：222

[27]Tetsuji Yamada，Yoshio Tsunezuka，ShinCo Yagi，et al. Pneumothorax caused by metastatic carcinoma of the breast. Int J Clin Oncol，2000，5：54–56

[28]井上一彦，佐藤日出夫，车谷宏，ほか.原発巢切除 16 年后に住民検诊で発见され免疫组织学的に确诊された乳癌の1 例.日本胸部临床，1998，57：415–418

[29]涉佐隆，井上祐二，重原克则，ほか.乳癌根治术 18 年后に孤立性肺転移を切除した1 例. 日本胸部临床，1992，51：494–496

[30]Ohno T，Nakayama Y，Kurihara T，et al.Tsunehiro Ishida Junko Hirato·Yoshihiko Suzuki Endobronchial metastasis of breast cancer 5 years after breast–conserving therapy. Int J Clin Oncol，2001，6：101–104

[31]Paulsen JM，AraCon GC，Ali MA，et al. Pseudoachalasia Secondary to Metastatic Breast Carcinoma. Dig Dis Sci，2010，55：1179–1181

[32]卓睿，林森.乳腺癌肉瘤囊性变并肺转移 1 例. 广西中医学

院学报,2009,12:45,129

[33]桥本宪辉,卫藤隆一,小佐々博明,ほか.遠隔転移巣が切除可能であった骨·软骨化生を伴う乳癌の1例.山口医学,2010,59:121-125

[34]陈祖乾.乳腺癌肺转移瘤的X线诊断(附55例分析).医学文选,2001,20:301-302

[35]李栋,杜国霞,樊建淑.乳腺癌肺转移68例X线征象分析及其临床意义.青岛医药卫生,1998,30:59

[36]张玉玺,王庆全.100例乳腺癌肺转移X线分析.天津医药,1990,18:533-534

[37]张艺,刘晓菊,包海荣.骨型化生的乳腺癌肉瘤肺转移1例.中国老年学杂志,2010,30:535-536

[38]孙燕,石远凯.21例乳腺癌术后孤立性肺转移的临床分析及预后//第四届中国肿瘤内科大会教育集暨论文集北京:中国协和医科大学出版社,2010:437

[39]朱元珏,陈文彬.呼吸病学.北京:人民卫生出版社,2003:1069

[40]樊英,徐兵河.观病例话乳腺癌转移灶再活检.中国医学论坛报,2010-12-30肿瘤B3

[41]王朝阳,王成德,董耀众,等.乳腺癌合并肺孤立性结节外科治疗的临床分析.中华肿瘤防治杂志,2008,15:1351-1352

[42]徐兵河,周际昌,周爱萍,等.乳腺癌肺转移的临床病程及治疗研究.中华肿瘤杂志,1997,19:274-276

[43]陈友山.乳腺癌肺转移的放化疗评价.中国肿瘤临床与康复,1999,6:93-94

[44]Masoki Tomita,Yasunori Matsuzaki,Masao Edagawa,et al. A Case of pulmonary metastasis from Breast Cancer Following an 18-year Dissease-Free Interval That Responded to Tamoxifen Treatment.Breast Cancer,2002,9:82-85

[45]李亚芬.乳腺癌内分泌治疗的再认识.外科理论与实践,2004,9:102-104

[46]方伟达,赵斌,余其昌.乳腺癌肺转移的综合治疗.肿瘤防治研究,2002,9:70-71

[47]张刚果,李飞浪.紫杉醇联合顺铂治疗乳腺癌肺转移22例疗效分析.中国肺癌杂志,2007,10:51-53

[48]邱方斌,胡夕春.影响乳腺癌肝肺转移的预后因素分析.中国临床医学,2004,11:1037-1039

[49]Shinichi Nozaki,Mitsuaki Maeda,Hiroyuki Tsuda,et al.Inhibition of breast cancer regrowth and pulmonary metastasis in nude mice by anti-gastric ulcer agent,irsogladine Breast Cancer Research and Treatment,2004,83:195-199

[50]Naruto Taira,Kenjiro Aogi,Zhozo Ohsumi,et al. Case Report.S-1 (TS-1)maintained compiete response for approximately 10years in acase of metastatic brest cancer.Brest Cancer,2006,13:220-224

[51]泉司郎,桥本雅能,小桧彦太郎,ほか.自然宽解した乳癌の肺·肋骨転移の1例.日本胸部临床,1980,39:60-63

[52]王斓,廖莉莉.转移性乳腺癌治疗.中国医学论坛报,2010-6-10 B6版

[53]张致媛.FDA发布公告建议去除贝伐珠单抗治疗乳腺癌指征.中国医学论坛报,2010-12-23国际新闻A5版

[54]新英格兰医学杂志发表两项贝伐珠单抗新辅助治疗乳腺癌研究结果.重新开启贝伐珠单抗治疗乳腺癌之门.中国医学论坛报,2012-3-15肿瘤B7版

[55]徐兵河.局部复发或转移性乳腺癌——诊断和和治疗的新理念.中国医学论坛报,2010-9-30肿瘤B3版

[56]徐兵河.三阴性乳腺瘤,是否有标准治疗?中国医学论坛报,2011-6-2肿瘤B3版

[57]江泽飞.MAP.3研究引领乳腺癌药物预防新理念——依西美坦成为乳腺癌预防的新选择.中国医学论坛报,2011-7-14B11版

[58]徐兵河.转移性乳腺癌维持治疗卡培他滨:更高效更安全更方便.中国医学论坛报,2011-6-30肿瘤B8

[59]肖伟,孙明智,陈国林.乳腺癌术后肺转移65例临床分析.中国城乡企业卫生,2008,23(4):44-45

[60]王中华,徐兵河.129例30岁以下女性乳腺癌的临床特点及预后分析.中华肿瘤杂志,2005,27:111-113

[61]孙丽梅,王鲁建,宋敏,等.乳腺癌信号转导途径中Akt的激活及意义.中华肿瘤防治杂志,2006,13:1232-1234

[62]山田英司,松浦求树,藤原俊哉,ほか.転移性肺肿疡187例の手术例の検讨.広岛医学,2008,61:194-197

[63]林丽莉,吴湖炳,王全师.^{18}F-FDG PET/CT显像对乳腺癌术后复发及转移的诊断价值.重庆医学,2011,40:757-759

第二节 男性乳腺癌

一、流行病学

男性乳腺癌少见，文献报道占男性恶性肿瘤的0.38%~1.50%(又说0.2%~1.5%)。国内报道占全部乳腺癌的1%。孟翔凌等统计占同期乳癌的1.7%。国外发病资料的统计占全部乳癌的0.6%~27.2%[1]。

二、病理学

男性乳癌病理以非特殊型浸润癌多见,占82.0%~86.5%。病理类型见表14-2-1[1-4]。

濮娟等的33例男性乳腺癌患者中有8例行ER、孕激素受体(PR)检查,阳性率100%。文献报道男性乳癌患者的ER、PR阳性率远高于女性，本组病例证

表 14-2-1 病理类型

作者	例数	肿瘤类型
濮娟等	33	非浸润性癌 1 例,系导管内癌;浸润性导管癌 24 例(72.7%),浸润性小叶癌 1 例,髓样癌 3 例,特殊类型癌 4 例(类癌 1 例,乳头状腺癌部分大汗腺癌 1 例,腺管样癌 1 例,黏液样腺癌 1 例)
李显蓉等	37	非浸润性癌 8 例(导管内癌 5 例,小叶原位癌 3 例);浸润性癌 29 例:非特殊型 20 例(单纯癌 4 例,导管癌 6 例,腺癌 10 例),特殊型 9 例(黏液腺癌 3 例,乳头状癌 5 例,髓样癌 1 例)
张诚龙等	15	术后病理诊断 13 例为乳房浸润性腺癌,1 例为浸润性管状腺癌,1 例不详
孟翔凌等	21	单纯癌 9 例,导管浸润癌 4 例,实性癌 3 例,乳头状腺癌 3 例,硬癌 2 例

实此观点[3]。

常洪波报道男性乳腺脂肪肉瘤 1 例,24 岁。右乳无痛性肿块 4 年。手术:右乳皮下淡红色实性肿块,2.9cm×2.4cm×1.8cm,包膜完整,血运丰富。病理诊断:右乳腺高分化黏液性脂肪肉瘤。发生于乳腺的脂肪肉瘤十分少见,发生率与乳腺癌相比,约为 1:1000,文献上仅有男性乳腺脂肪肉瘤的个别病例报告[5]。

三、临床表现和诊断

男性乳癌的发病年龄较女性平均晚 10 年左右。国内上海、北京、广州报道平均年龄分别为52、53、54.5 岁[1]。

男性乳腺癌是以发病年龄大、病程长、乳腺无痛性肿块为其特点。张诚龙组 15 例的年龄 42~78 岁,平均 60 岁,平均发病年龄 60 岁,其中 60 岁以上 53.3%,平均病程 61.8 个月,最长达 25 年。乳腺无痛性肿块为首发症状者占 92%。

张诚龙等报道 15 例男性乳腺癌。入院前病程 1 个月至 25 年,平均 61.8 个月(其中 4 例患者病程长达 10~25 年,考虑良性肿瘤恶变可能)。以乳腺无痛性肿块为首发症状者 14 例(93.3%),仅 1 例乳腺肿块患者疼痛呈针刺样(6.7%)。4 例伴(26.6%)乳头内陷,2 例(13.3%)肿块皮肤溃破,2 例肿块与皮肤粘连,1 例有皮肤卫星结节伴肺部转移。15 例中右乳腺9 例(60%),左乳腺 6 例(40%)。原发灶最大直径 15 cm,最小直径 2 cm,均为实质性肿物、质硬。其中腋窝淋巴结肿大 9 例。临床诊断参照国际 TNM 分期法:Ⅰ期 5 例,Ⅱ期 3 例,Ⅲ期 5 例,Ⅳ期 2 例[2]。

濮娟等报道 33 例男性乳腺癌患者。首发症状均为乳房肿块,伴有乳头溢液者 7 例(21.2%)。左:右=18:15,一例因双侧乳腺肿块就诊,手术后病理证实为单侧乳腺癌,对侧系男性乳腺发育。病灶位于乳晕下 19例(57.6%),其他象限 12 例(36.4%),2 例不能确定[3]。

李显蓉等报道的 37 例男性乳腺癌,患者均以乳腺肿块为主要症状,肿块大小在 2~6.5 cm 之间,且肿块存在以下特点:①活动比例较大,有 26 例,占70.3%,固定或活动度差 11 例,占 29.7%,与皮肤粘连 15 例(40.5%);②有自觉症状者偏多,共 11 例,占29.7%(6 例伴疼痛,2 例乳头凹陷,3 例乳头溢血性液)。腋窝淋巴结转移 22 例,行雌激素受体(ER)测定 17 例,其中 10 例阳性[4]。

四、治疗

80%~90%男性乳腺癌为受体阳性乳癌。内分泌治疗可选择抗雌激素治疗,如他莫昔芬或芳香化酶抑制剂。药物或手术去势也有一定的效果。HER2 阳性患者亦可选择曲妥珠单抗靶向治疗[6]。

邵志敏等手术治疗乳腺癌约 4500 例,其中 42 例为男性乳腺癌,约占 0.93%。文献报道,国内占同期手术治疗乳腺癌的 1.2%。张诚龙组 15 例,占本院同期收治乳腺癌(1345 例)的 1.1%[2,7]。

手术方式及预后见表 14-2-2[2-4,7]。

张诚龙等的 15 例男性乳腺癌的特点为老年、病程长、临床发现晚、易误诊。因肿瘤恶性程度高,腋窝淋巴转移率达 80%,故预后差。对男性乳腺癌应以根治术为主,术后加放疗、化疗等综合治疗,尤其要重视内乳区放疗。对怀疑男性乳腺癌患者应术中冰冻,尽量做一次性根治。术后可进行免疫组化测定,以指导术后治疗[2]。

濮娟等的 33 例男性乳腺癌患者淋巴结转移。33 例中 2 例临床记录不详,4 例行单纯肿块切除而无淋巴结病理,余 27 例共检出腋淋巴结总数 240 个,其中阳性淋巴结 51 个。27 例中有阳性腋淋巴结者 14 例(51.9%),内乳淋巴结未清扫,1 例就诊时已出现锁骨上淋巴结转移[3]。

男性乳癌发现肺转移时往往多处转移。内分泌治疗有效果,有手术机会的少[8]。

对晚期乳癌或复发癌肿,国外强调双侧睾丸切除和使用雌激素,平均缓解期达 20 个月。Farrow 认为睾丸切除对肺、软组织、骨转移治疗效果最佳。Neifeld 报道 9 例晚期男性乳癌做睾丸切除后,5 例完全消退,1

表 14-2-2　手术方式及预后

作者	例数	手术方式及预后
濮娟等	33	均手术治疗，其中根治术23例，扩大根治术1例，改良根治术5例，单纯乳房切除术4例，术后均无残留。治疗模式：10例行单纯手术治疗，余23例采用联合治疗，辅助治疗手段包括放疗、化疗、内分泌治疗（1例睾丸切除术） 随访率100%，中位随访时间为68个月。存活24例，死亡9例，存活病例中无瘤生存22例，2例带瘤生存（1例肺转移，1例胸壁复发）；死亡病例中2例死于远处转移，1例死于局部复发，4例死于局部复发加转移，2例死于其他疾病。最常见的转移部位为肺。5生率为78.1%，10生率63.9%，5年无瘤生存率80.1%，5年无复发生存率为84.5%。1例Ⅲ期患者，腋淋巴结7/10转移，行根治术加去势术后无瘤存活16年至今
李显蓉等	27	经典根治术、改良根治术、乳房切除+同侧腋窝淋巴结摘除术、单纯乳房切除术的患者5生率分别为80.0%、78.9%、25.0%、25.0%。腋窝淋巴结有转移和无转移的患者5生率分别为50.0%、93.3%。ER测定阳性和阴性的患者5生率是80.0%、42.80%；结论：改良根治术应是男性乳腺癌的首选术式。除病理类型及肿瘤分期等影响预后外，腋窝淋巴结状况为主要因素。随访35例，5年总生存率为67.6%，最长存活11年，最短为18个月
孟翔凌等	21	16例获随访。随访1~16年。生存5年以上5例，其中Ⅱ期2例，Ⅲ期8例，2例分别于术后6、8年死于脑血管意外。生存10年以上5例，其中Ⅰ期2例，Ⅱ期2例，Ⅲ期1例，1例于术后10年死于肺心病。随访不足5年的6例；8例于术后1、3、4年健在，死亡8例，1例术后4个月死于脑、肝、肺转移；2例分别死于术后2、4年肺转移
邵志敏等	42	随访1~10年，平均6.89年，有1例失访。全部患者无瘤生存24例（57.1%），9例发生远处转移而死亡，3例发生局部复发；带瘤生存，最常见的远处转移依次为骨、肺、肝和软组织。其他疾病死亡者5例。5年总生存率为64.3%。按临床分期，5年总生存率依次为Ⅰ期86.1%、Ⅱ期67.2%、Ⅲ期53.5%。5年无瘤生存率为57.1%
张诚龙等	15	行根治性切除术12例，单纯乳腺切除术2例，单纯睾丸切除术1例。术后4例接受1个疗程化疗，11例未做任何治疗。结果：术后14例得到随访，随访时间1~13年。生存5年以上5例，10年以上2例。5例术后1~3年均死于肺、骨转移，1例术后半年死于心梗，1例睾丸切除术后1年死于肺转移，3例随访不满5年

例部分消退，2例无效。孟翔凌等报道2例晚期远处转移患者行睾丸切除术，术后均自述全身情况有好转，缓解期分别为2个月、1.5年。顾大中报道1例Ⅱ期男性乳癌第11年骨、肺转移，经双侧睾丸切除，存活15年。因此对晚期男性乳癌及有远处转移患者不应放弃治疗，可试行睾丸切除术，以延长生命[9]。

李鸿雁等报道3例男性乳腺癌肺转移。出现症状时间距乳腺癌发病时间均约3年半。术前均未发现局部淋巴结转移病灶，并且都进行了正规放化疗，3年左右却都发生了肺转移。表明男性乳腺癌具有病史长、病期晚、预后差等特点，后期常发生肺、骨等远处转移[9]。

五、预后

对美国国立癌症数据库1985—1994年4755例男性乳腺癌的资料分析显示，原位癌患者的生存率最高（总生存率为82%，无病生存率97%）。系列病理分析显示，70%的患者接受改良根治术。需注意的是，在这些病例研究中，T4期患者占到20%~25%，这可能影响了术式的选择。约50%的男性乳腺癌患者有腋窝淋巴结受累，约40%的患者淋巴结累及数目多于3枚[10]。

铃木隆等报道1例乳癌手术后8年孤立性肺转移。男性58岁。8年前右乳头腺管癌手术。现左上肺野13cm×17cm肿块，开胸确诊为转移[8]。刘晓军等报道男性巨大乳腺平滑肌肉瘤1例。患者50岁。17年前偶然发现右胸壁一约蚕豆大小肿物，后渐增大，表面红肿、破溃。行手术治疗，未病检，术后7个月复发，且肿物迅速增大。右胸壁可见一儿头大肿物。诊断：男性乳腺肿瘤。行右乳腺肿瘤切除术。

乳腺平滑肌肉瘤极易经血道转移或局部浸润，很少转移至淋巴结，术后容易复发，一般预后很差[11]。张红兵报道男性乳腺原发性平滑肌肉瘤一例，88岁。2个月前无意间发现右乳一包块。右乳房可触及一约5cm×5cm包块，表面有糜烂破溃。右侧腋顶可及一淋巴结，约1cm×1cm。胸片：右肺上野散在少许纤维索条状致密阴影，右侧肋膈角闭锁，下野呈片状密度增高影，同时膈缘及心膈角不清。行右乳肿物切除术加腋淋巴结清扫术。病理诊断右乳腺平滑肌肉瘤，腋下淋巴结未见肿瘤转移。文献记载，发生率比乳腺癌远为少见，特别是发生于88岁的高龄男性则更为罕见。平滑肌肉瘤恶性程度高，因呈浸润性生长，术后易复发，早期就可发生血道转移至肺、肝及其他器官，少数亦可转移至淋巴结[12]。

参考文献

[1]孟翔凌,吴又,俞士炳,等.男性乳腺癌21例分析.安徽医科大学学报,1988,23:198-200

[2]张诚龙,姚礼庆,秦新裕.男性乳腺癌的15例临床分析.河南肿瘤学杂志,2004,17:113-115

[3]濮娟,朱向帜,陆进成,等.33例男性乳腺癌临床分析.中国临床医学,1999,6:42-43

[4]李显蓉,马文琼.37例男性乳腺癌治疗护理体会.现代护理,2005,11:280-281

[5]常洪波,曹红梅,贾化霞.男性乳腺脂肪肉瘤1例的超声表现.中国超声医学杂志,2003,19:851

[6]郭嘉嘉,王殊,周波,等.老年男性乳腺癌1例.中国医学论坛报,2011-1-13肿瘤B6版

[7]邵志敏,沈镇宙,韩企夏,等.男性乳腺癌42例分析.中华外科杂志,1997,35:592-593

[8]铃木隆,堀豪一,饭尾宏,ほか.原発巣の手术后8年目に孤立性肺転移を切除した男子乳癌の1例.日本胸部临床,1988,47:891-894

[9]李鸿雁,李福祥,仝燕.男性乳腺癌肺转移3例报告.西部医学,2005,17:544

[10]王国平.男性乳腺癌:一种罕见、独特疾病.中国医学论坛报,2010-4-22肿瘤B4版

[11]刘晓军,曾广仙,夏传生,等.男性巨大乳腺平滑肌肉瘤1例.第四军医大学学报,2002,23:1721

[12]张红兵.男性乳腺原发性平滑肌肉瘤一例.山西医药杂志,2006,35:870

第三节 其他恶性乳腺肿瘤

乳腺恶性肿瘤除常见乳腺癌类型外还有很多种类,此处仅讨论几种。

一、乳腺癌肉瘤

是发生于乳腺间叶组织的恶性肿瘤,占乳腺恶性肿瘤的0.5%~3.0%。乳腺癌肉瘤多以无痛性肿块就诊,虽然瘤体巨大,但很少侵犯皮肤和胸肌,转移途径以血行播散为主,极少有淋巴结转移,但局部复发并不少见(表14-3-1)[1-3]。

二、乳腺叶状囊肉瘤(CSP)

又称叶状肿瘤,属罕见病,占所有乳腺肿瘤1%,组织学上可分恶性和低度恶性。1938年Muller首次报道此肿瘤,并认为是良性。20世纪80年代以来,国内外报道的乳腺叶状囊肉瘤相继增加,有报道将这类肿瘤良性者称为巨纤维腺瘤,恶性者称分叶状囊肉瘤。国内文献报道发病率为0.5%~2%。1984年8家医疗单位共报道174例,占乳腺肿瘤的2%。李高峰等手术切除1例(占所有乳房肿瘤手术病例的0.5%)。

临床表现:乳腺叶状囊肉瘤大部分缓慢生长,有时短期内突然增大,少伴疼痛。多为单发,肿瘤与皮肤、胸大肌无粘连,多呈圆形或椭圆形,活动,质地韧或硬,有弹性。很少有腋窝淋巴结转移。张广涵报道淋巴转移为4%。

表14-3-1 几组乳腺肉瘤

报告者(年)	例数	内容	预后
蔡建强等(1997)	29	叶状囊肉瘤18例,恶性淋巴瘤4例,癌肉瘤4例,纤维肉瘤2例,恶纤组2例,脂肪肉瘤2例,平滑肌肉瘤1例,恶性神经鞘瘤1例	随访4个月至25年。9例术后4~23个月复发。其中1例局部复发3次,1例局部复发5次,7例术后肺、脑、骨、卵巢、纵隔转移而于4个月至6年死亡,占全组24%。Kaplan-Meire生存率计算:其1生率89.7%,5生率79.3%,10年和20年生存率均74.6%。2例在术后2年及10年时生育,随诊25年及19年未发现复发及转移
吴斌(2007)	50	叶状囊肉瘤32例,恶性淋巴瘤4例,癌肉瘤6例,纤维肉瘤2例,恶纤组2例,脂肪肉瘤2例,平滑肌肉瘤1例,恶性神经鞘瘤1例	随访3个月至21年,5年生存率84.2%(30/38),10年生存率81.8%(18/22)。无1例出现术后胸壁复发。死亡6例。死因肺转移3例、脑转移1例、骨转移1例、全身广泛转移1例
盛宇伟等(2006)	58	术前确诊乳腺肉瘤者18例。术后叶状囊肉瘤38例(4例为高度恶性,34例为低度恶性;乳腺癌肉瘤6例;恶纤组6例;原发乳腺恶性淋巴瘤4例;乳腺纤维肉瘤4例)	全部随访6个月至25年。15例手术后4~23个月复发,14例手术后出现肺、脑、骨、卵巢或纵隔转移而于4个月至6年死亡,占24%。经Kaplan-Meire生存率计算,1年生存率为89.7%,5年生存率为79.3%,10年和20年生存率均为74.6%

叶状囊肉瘤病理学检查确定为肿瘤细胞分化差者,易于发生血行转移。转移部位为肺、骨、中枢神经系统等。发生肺转移者初起一般无明显症状,特别是肺部单个转移病灶,大多都在随访原发肿瘤,进行常规胸部X线检查时发现。肺部单个转移有时与原发性周围型肿瘤难以鉴别。对于肺部单个转移性肿瘤,无原发肿瘤复发及其他器官转移者,手术切除后约有30%病例可生存5年以上。雌激素受体(ER)和孕激素受体(PR)有助于组织学分组。赵强报道ER阳性90%,PR阳性75%,高度恶性型ER、PR均为强阳性。用增殖细胞抗原(PCNA)来反映乳腺叶状囊肉瘤增殖活性,辅助组织学分级,鉴别良恶交界性病及估测预后,具有一定价值。

张杰等报道CSP并肺转移1例。发现左乳无痛性肿块5个月入院。左乳房外上象限可触及一约8cm×5cm×3cm椭圆形肿块。术后6个月,胸片右肺下叶阴影。CT右肺叶有约3.0cm×2.7cm肿块。行右肺下肺叶切除术。病理:梭形细胞肉瘤。随访2年2个月未见复发及其他脏器转移[4]。

几组资料见表14-3-2[5-9]。

表14-3-2 几组叶状囊肉瘤资料

作者(年)	例数	发病率	治疗与转归
马淑资等(1994)	120	1961—1991年共收治乳腺肿瘤患者10 986例,其中CSP120例	全例手术。局部切除术71例的术后复发率为48.3%,其中低度恶性66例的复发率为43.9%。中度恶性5例全部复发。全乳切除术58例中术后仅1例高度恶性,复发。高度恶性13例(全乳切除6例,根治术7例)术后局部复发1例,术后复发率与肿瘤细胞学分级相关。预后与组织学分级密切相关,广泛手术切除后5年生存率可达72.4%~84.6%。分化差者易有血道转移,有报道远处转移率达38.4%。远处转移7例(肺、胸膜转移各2例,肝转移1例,骨及脑转移1例)
李相彬等(2005)	320	占乳腺肿瘤的0.3%~1.0%,占乳腺结缔组织与上皮混合性肿瘤的2%~3%。美国调查CSP年发病率为2.1/10万。津医附肿瘤医院43年间收治320例,占同期乳腺恶性肿瘤的2.71%	均手术(肿物切除133例,区段切除129例,全乳切除28例,仿根治术26例,根治术4例)。9例术后行CMF方案辅助化疗。320例中253例1~20年随访,局部复发45例(17.8%),其中多次复发21例(46.7%),首次治疗采用肿物切除的局部复发35例(77.8%)。6例复发后虽有组织学上恶性程度增高趋势,但经过再次广泛切除或全乳切除后病情均控制。1例先后4次复发,依次采用肿物切除、局部广泛切除、全乳切除和腋窝淋巴结清除术,发现淋巴结受累(5/5)给予CMF辅助化疗,随访6年健在。组织学分级,253例中低度恶性176例,局部复发25例(14.2%);中度恶性58例,局部复发14例(24.1%);高度恶性19例,局部复发6例(31.6%)。随访的253例中,中低度恶性234例,占92.5%,局部复发39例,占局部复发总数(45例)的86.7%。253例患者中13例(5.1%)发生远处转移而死亡,其中中度恶性1例,高度恶性12例,占高度恶性随访病例的63.2%(12/19)
黄斌等(2008)	18		首选手术。不主张做单纯的肿物摘除术。史凤毅等报道203例叶状肿瘤,良性做单纯切除,复发率27.7%,扩大无复发;交界性单纯切除,70.8%复发,4.2%转移率,4.2%死亡率;恶性做单纯切除复发达90.9%,转移率为45.5%,死亡率为81.8%。认为如术前能明确诊断或术中冰冻明确诊断的,离肿瘤边缘至少1cm的扩大切除是必需的,尤其是对交界性和恶性叶状肿瘤。乳腺单纯切除还是扩大切除应保证组织学上干净的切缘,转移是血行为主,不主张淋巴结清扫
赵东兵等(2004)	27		改良根治术4例,乳腺单纯切除术16例,肿瘤局部切除术4例,肿瘤复发行扩大切除3例,术后合并放疗1例,化疗1例,2例患者死于肿瘤转移;治疗后肿瘤有复发史9例,复发1次4例,2次1例,3次1例,4次3例,复发率33.3%(9/27)。27例患者18例获随访,随访3个月至7年。文献记载,外科手术治疗的预后较好。有报道5年生存率为94.4%,10年生存率为92.9%
王建东等	66		66例中,恶性11例,交界性3例,良性52例。初次手术即在本院者57例,随访39例,6例局部复发(15.4%),其中良性2例、交界性1例、恶性3例。复发后来本院诊治9例,随诊7例,再次复发4例(57.1%)。因肺转移死亡3例,均为多次局部复发的恶性叶状肿瘤患者

三、恶性纤维组织细胞瘤(MFH)

占同期乳腺恶性肿瘤的0.3%。有一组3例术前乳房包块2~4 cm,与皮肤无粘连,无乳头溢浓。腋下未触及肿大淋巴结。经细胞学检查,诊断为乳腺癌,故行改良根治术,术后病理证实为本病,淋巴结未见转移。术后均进行化疗,1例健在,已存活6年,另2例分别于术后1个月及35个月,因双肺多发转移死亡。

高春晖等报道乳腺MFH 4例。4例全为女性,36~53岁。均因左侧乳腺无痛性肿物入院,病史发现1个月至2年肿物,直径2~16 cm不等,质硬。CT:左乳巨大肿块,密度不均,CT值11.7~40.9 HU。组织标本均诊断为左乳MFH。1例行根治术治疗,现健在。2例患者因经济原因未进行治疗,分别于术后21个月和28个月因双肺转移死亡。1例术后3周给予化疗、局部放疗。术后1年切口旁复发,局部切除后放疗。术后19个月出现对侧腋下肿物,局部扩大切除,病理为转移性恶纤组。术后21个月右前臂桡尺间和肘窝外侧皮下肿物,行右前臂肿物切除。予化疗。术后30个月出现肝、腹腔、双肺转移,再予化疗。生存期3年[10]。

姬发祥等报道右乳腺MFH重复肺癌1例。于1996年4月无意中发现右乳头血性分泌物,伴右乳外上方肿物约红枣大小,不痛,曾右乳肿物切除术。术后病理诊断:右乳腺囊性增生。半年后在原手术切口处又出现一肿物进行性增大,伴局部疼痛,行肿物针吸细胞学检查找到恶性细胞。1996年11月在肿瘤外科行右乳癌根治术,右腋下及锁骨下见肿大淋巴结。病理诊断:右乳腺MFH(巨细胞型),右腋下淋巴结未见癌转移(0/8)。术后予以放疗,放疗后口服三苯氧胺2年。术后4年余(2001年3月)出现咳嗽、胸闷、声嘶。胸部CT:右乳腺MFH双肺转移,行痰细胞学检查找到鳞癌细胞。临床诊断:右肺鳞癌,双肺内转移;属重复癌。化疗2个周期,症状缓解,复查CT疗效PR。至今带瘤生存。

MFH好发于中老年人四肢深部软组织及躯干、腹膜后等部位,发生于乳腺非常少见;MFH 90%可转移到肺,重复肺癌者少见。乳腺MFH多发生于较年轻患者,平均年龄42岁。绝大多数患者以乳腺无痛性肿块就诊,肿瘤生长较快,体积较大,多不侵犯皮肤;偶见淋巴结转移。MFH的治疗以手术切除为主,术后辅以化疗和(或)放疗可降低复发率。该瘤预后与肿瘤恶性度、部位及治疗方法有关,肿瘤细胞分化越低,位置越深,其预后越差[11]。

四、乳腺骨肉瘤

恶性程度较高,但很少有淋巴结转移,易发生血行转移,肺最易受累。术后配合化疗,5年生存率约15%。Silver等(1998)随访39例骨肉瘤患者,其中23例在10.5~14.5个月内发生复发或转移,16例在平均17.1个月内死亡。恶性乳腺叶状肿瘤预后相对较好,复发率27%,转移率22%,但出现脂肪肉瘤、骨肉瘤、横纹肌肉瘤等异源性分化时提示预后差。Silver等(1999)随访21例患者,其中11例无瘤存活44个月,8例在1年内出现转移,1例原位复发[12]。

余汉等报道1例乳腺骨肉瘤伴浸润性导管癌。文献指出,发生于骨外的骨肉瘤除多见于四肢软组织外,尚可见于许多器官内,例如甲状腺、肺、肾、前列腺、膀胱、子宫及其附件和乳腺等。病理学诊断标准与骨内骨肉瘤一致。乳腺骨肉瘤明显具有侵袭性。5年生存率38%,局部切除后超过2/3的病例复发,乳腺全切除后11%复发骨肉瘤常转移到肺,但缺乏腋窝淋巴结转移,许多发生转移的确诊患者在2年内死亡[13]。

张涛等报道乳腺原发性骨肉瘤1例。非骨组织的骨肉瘤称为骨外骨肉瘤,约占所有软组织肉瘤的1.2%。乳腺骨肉瘤罕见,约占乳腺肉瘤的0.15%~0.25%。本病恶性程度较高,但很少有淋巴结转移,而易发生血行转移,肺最易受累,因此肺是术后复查的重点部位。本病对放疗不敏感,治疗以手术为主,可选用单纯乳房切除或改良根治术,术后配合化疗,5年生存率约15%[14]。

五、鳞腺癌

大多数病例尽管肿瘤较大,一般腋窝淋巴结未见转移,但也有例外。复习的文献中有1例直径8 cm的肿瘤在诊断时发现存在肺部转移。有学者认为因其属低度恶性肿瘤,且激素受体多为阴性,治疗后多数患者可获得5年存活率,甚至61%的患者可存活10年。文献报道的多数病例经治疗后均能获得5年以上的无病生存,如仅行肿块局部切除,则易出现局部复发。张宏艳等报道例患者改良根治术后未行放、化疗,仅持续辅助内分泌治疗,随访12个月未见复发、转移[15]。

杨义分析乳腺腺鳞癌4例。治疗后多数患者可获得5年存活率,有报道5年生存率64%~100%,通常只会局部复发,远处转移罕见。本组4例中有3例随访5年无复发,1例1年后复发死亡。有报道显示其与临床分期有关,随着临床分期增高,5年生存率明显下降。其中1例就诊时发现腋下及锁骨上淋巴结已经有转移，术后 1 年复发死亡，另有研究表明肿块大约 4 cm 的化生性癌预后差，本组 4 例中有 2 例肿块>4 cm，其中 1 例 1 年后复发死亡，另 1 例 5 年后仍存活[16]。

六、富脂质癌

周桂台等报道乳腺富脂质癌 1 例患者，发现左乳肿块 1 个月，偶有针刺感。彩超示左乳外上象限内占位性病变，乳腺 Ca 不排除。细针穿刺细胞学检查考虑为乳腺 Ca。行左乳改良根治术。病理检查及特殊染色、免疫组化：左乳腺富脂质癌伴同侧腋窝淋巴结转移。

乳腺富脂质癌是一种罕见的乳腺癌病理类型。富脂质癌呈浸润性生长，恶性程度高，易复发，易转移，患者预后差，约半数患者可死于诊断后 2 年内。在既往的研究中，发现该肿瘤脂质含量与组织学高级别以及广泛淋巴结转移正相关。以往报道的病例中几乎所有患者都已发生腋部淋巴结转移。此癌尚可见沿血道转移，播散到骨、肺、脑等处，故应尽早进行根治乳腺切除术[17]。

七、横纹肌肉瘤

杨雪等报道乳腺腺泡型横纹肌肉瘤 1 例。乳腺横纹肌肉瘤迄今报道均为女性患者，年龄 19~56 岁不等，临床表现缺乏特异性，通常为迅速增大的乳房肿物伴有疼痛。同侧腋窝淋巴结易受累，血行转移为主。本病例发生对侧乳腺皮肤转移，转移灶出现在原发肿物发现 1.5 个月之后。该情况更为罕见。文献记载，预后与部位、分期、分型密切相关，5 年生存率从89.0%到 26.5%报道不等。腺泡型预后最差，胚胎型和多形型相似[18]。

王军贤等报道右大腿肿物致乳腺、肺转移误诊为乳腺癌肺转移 1 例。因右大腿肿物切除术后 5 年，咳嗽、咳痰 10 月，右乳肿物 7 月余于 2001 年 7 月 16 日以“右乳癌肺转移”收住院。入院前 5 年因右大腿内侧无痛性肿物 3 月余在县医院以“右大腿纤维瘤”行手术切除。入院前 10 月无明显诱因出现咳嗽、咳痰，痰为白色泡沫样，偶尔痰带血。入院前 7 月余，无意中发现右侧乳房内下方有一约蚕豆大小的肿物，在月经期有胀痛。入院前 4 月，咳嗽、咳痰加重，痰带血增多，抗结核治疗 2 月余，无好转。遂到某肿瘤医院就诊，诊断为“右乳癌并两肺转移”，住院治疗无效。右乳内下象限可触及一 2cm×2cm 类圆形肿物，压痛。右侧大腿内侧有纵行手术切口瘢痕，其上端可触及一 2cm×2cm 肿物，压痛明显。入院后胸片：两肺多发性转移病灶。痰涂片查见恶性细胞。右大腿肿物切除病理诊断：腺泡状横纹肌肉瘤乳腺转移、肺转移。给予化疗 4 个周期。复查胸片两肺转移病变明显好转。随访至今健在。

腺泡状横纹肌肉瘤的组织来源尚不清楚，有人认为可能是副神经节瘤的一种特殊类型，其好发部位主要在肢体，以下肢为多见，其中臀部和股部发病占一半以上，发生于躯干部者很少。其生物学行为主要是治疗后局部复发和远处转移，并以肺转移为主[19]。

八、巨大血管肉瘤

何湘萍等报道乳腺巨大血管肉瘤 1 例。发现右乳房肿物渐进性增大 3 年入院。2005 年 4 月 26 日行右乳房肿物切除手术。病理诊断：(右)乳腺血管肉瘤。行右乳房单纯切除术。2005 年 10 月局部复发，行肿块切除术。2005 年 11 月局部再次出现肿块，逐渐增大。2006 年 2 月行胸部 CT 提示“双肺部多发结节，血管肉瘤转移”。2006 年 11 月出现腹腔内出血，行剖腹探查手术，术后诊断乳房血管肉瘤卵巢转移、破裂。2007 年 7 月外伤后出现右肱骨骨折，一直不愈合。2007 年 8 月右胸壁肿块再次逐渐增大，右上肢骨折部位肿胀加重。2007 年 11 月右腋窝破溃，大出血。2008 年 1 月因抢救无效死亡。文献指出，乳腺血管肉瘤为发生于乳腺部位的软组织恶性肿瘤极为罕见，占所有乳腺肿瘤的 0.03%，常转移至肺、骨等，恶性程度高，预后较差，平均无瘤生存期 2.26 年，总生存期 2.96 年。目前认为肿瘤大小、组织学分级等为其预后影响因素。该病早期即可发生血道转移，短时间内即可死于肿瘤转移或大量出血，一般报道多在 2 年半内死亡。临床上肿瘤界限不清，边缘可出现充血带，实际上是浸润性血管成分，故在肿瘤局部切除后，局部再发率高。研究发现本瘤主要经血道转移，甚少发生淋巴结转移，故目前多采用肿物局部广泛切除或全乳腺切除。最新研究表明，多西紫杉醇对血管肉瘤具有较强的抑制肿瘤增殖作用，有可能成为治疗血管肉瘤的新型药物。生物治疗目前报道较少。对放疗及内分泌治疗均不敏感[20]。

乳腺原发性血管肉瘤同侧腋窝淋巴结很少受累，以血行转移为主，可转移到肺、皮肤及皮下组织、骨、肝、脑、脾、胎盘、牙龈、卵巢及对侧乳腺等部位，罕有转移至眼眶。除高分化血管肉瘤外，其他的类型通常预后差。有研究提示，高分化的肿瘤 5 年和 10 年生存率分别是 91%和 81%，而中分化和低分化的 5 年生存率则分别是 68%和 14%[21]。

吕国庆报道 1 例乳腺原发性血管肉瘤。目前，大约国内外共报道 150 例。血道转移早，发展快，故治疗多倾向于单纯乳腺切术，一般不主张腋窝淋巴结清扫，术后是否辅助放疗化疗，尚无统一标准。高分化血管肉瘤的预后较好，而分化较低的通常预后较差。Donnell 等对 40 例乳腺血管肉瘤进行随访研究，发现绝大多数年长患者或低度恶性肿瘤患者无瘤生存期较长，而高度恶性肿瘤患者均于 5 年内死于复发。可因大出血而致死[22]。

郑福昌等报道左乳腺血管肉瘤术后局部复发并左卵巢转移 1 例。因左乳房肿块半年，生长迅速 2 个月入院。左乳房上象限触及一 11cm×11cm 肿块，腋下未触及肿大淋巴结。行乳房单纯切除术。术后病理诊断为左乳腺血管肉瘤，高分化。术后半年患者出现剧烈腹痛，B 超检查左卵巢肿瘤并蒂扭转，遂行卵巢肿瘤切除术，术中见卵巢 20cm×10cm，表面大量血管蔓延，病理检查为血管肉瘤。第一次术后 2 个月，患者左乳腺肉瘤局部复发伴纵隔及胸椎转移，术后 13 个月死亡。

肿瘤切除后局部复发率高。治疗以单纯乳腺切除为首选，其预后不良，5 年生存率为 37%，多数患者在确诊后 1.5 年死亡[23]。

九、平滑肌肉瘤

阎鹏等报道乳腺平滑肌肉瘤 2 例。其中 1 例肺转移。女，48 岁。1996 年 2 月以左乳腺癌术后 2 年，右乳房肿块 5 个月入院。行手术。冰冻病理疑为肉瘤，行单纯乳房切除术。术后病理报道为乳腺神经纤维瘤。1996 年 11 月 26 日患者因右胸壁切口周围多发性肿块 1 个月，生长迅速，再次入院。手术切除困难，行肱动脉插管化疗 2 次。1996 年 12 月 11 日行肿物切除。术后病理诊断为胸壁血管平滑肌肉瘤。1997 年 2 月 16 日因肺转移，胸腔、心包积液死亡。文献指出，本病恶性程度较高，易血行播散，常转移到肺，罕见腋下淋巴结转移[24]。

于国华等报道乳腺平滑肌肉瘤并皮下和腰部转移 1 例。平滑肌肉瘤可能来自乳腺导管的肌上皮细胞[25]。

十、软骨肉瘤

张柏等报道乳腺软骨肉瘤 1 例。因发现左侧乳腺肿物 2 周入院。胸片未见异常。局麻下行左侧乳腺肿物切除。冰冻活检，病理学报告为左侧乳腺软骨肉瘤，遂行左侧乳腺区段切除术。文献记载，乳腺纯软骨肉瘤十分罕见，占乳腺原发性恶性肿瘤的 1%。1987 年日本 Ohsumi 等报道 1 例乳腺肿瘤，病理示浸润性导管癌和软骨肉瘤。乳腺肿物切除、淋巴结切除，术后局部复发，对侧乳腺、淋巴结、骨转移，术后 2 年死亡。乳腺软骨肉瘤虽可长得甚大，而累及邻近的皮肤和局部淋巴结者都十分罕见，但若瘤细胞异型性大，核分裂数多，肿瘤边缘显示浸润性生长者，则暗示肿瘤有发生转移的可能，一般是血行转移，可播散到肺、骨等处[26]。

十一、梭形细胞(肉瘤样)癌

乳腺化生性癌(MC)是一组少见的异质性肿瘤。CarterMR 等总结了 29 例原发于乳腺的梭形细胞（肉瘤样)癌的临床病理特征。20 例行腋窝淋巴结活检的患者中仅 1 例发现转移，此例原发灶中 20%成分为 3 级浸润性导管癌。24 例获得随访的患者(1~120 个月)中，3 例局部复发，11 例结外远处(肺、骨和胸膜等)转移，后者中高级别肿瘤 6 例，中等级别 2 例，低级别 3 例。最终 10 例患者死亡，8 例无瘤生存，3 例存活但伴有转移另 3 例死于其他肿瘤[27]。

施红旗等报道乳腺梭形细胞癌 15 例临床病理分析。93.3%(14/15)有随访资料(随访时间 1~120 个月，中位数 20 个月)。2 例起病后 1 年内死亡，1 例起病后 4 周死亡。13 例行腋窝淋巴结活检的病例中，仅 1 例(7.7%）见淋巴结转移，该例见 3 级浸润性导管癌成分，占肿瘤成分的 20%，且转移成分亦为浸润性导管癌形态，未见肉瘤样成分。3 例见局部复发，其中 2 例累犯胸壁，1 例累犯同侧乳腺(起病至复发时间 19~24 个月)。42.9%(6/14)发生远处转移(起病至转移时间 0.5~43 个月，中位数 12 个月)，转移部位包括肺(4 例)、骨(1 例)和胸膜(1 例)。6 例转移病例中，3 例高级别肿瘤，1 例中级别肿瘤，2 例低级别肿瘤。35.7%(5/14)术后 11.5 个月(1~46 个月)死亡。1 例转移后带瘤生存（随访期 42 个月)，5 例无瘤生存（随访期 7~120 个月，中位数 29.5 个月)。1 例死于其他原发性肿瘤(卵巢浆液性腺癌)，1 例失访[28]。

十二、表达 CD10 的非特殊类型肉瘤

乳腺原发性肉瘤十分罕见，多数肉瘤依靠组织形态学与免疫表型，可明确诊断分型，如脂肪肉瘤、横纹肌肉瘤、血管肉瘤等；但仍有少部分肉瘤，没有明确分化方向，缺乏特殊形态与免疫表型，被称为非特殊类型(NOS)肉瘤。2006 年 Leibl 等报道 1 组非特殊类型乳腺肉瘤，其显著特点为免疫组化 CD10 阳性，称为表达 CD10 的非特殊类型肉瘤(NSCD10)。

在 Leibl 报道的 7 例之中，肿瘤直径 2~11 cm，平均 4.8 cm。3 例进行了腋窝淋巴结清扫，均未发现淋巴结转移；全身检查 1 例出现肺转移，其余 5 例未发

现远处转移[29]。

参考文献

[1]蔡建强,邵永孚,余宏迢.29例乳腺肉瘤临床治疗分析.中华外科杂志,1997,35:589-591

[2]吴斌.乳腺肉瘤50例临床分析.山东医药,2007,47:42-43

[3]盛宇伟,任建强,胡蓉.58例乳腺肉瘤临床治疗分析.临床外科杂志,2006,14:780-781

[4]张杰,康曼,张同才.乳腺叶状囊肉瘤并肺转移1例.中国社区医师,2005,7:49

[5]马淑资,惠锐,刘红,等.乳腺叶状囊肉瘤的诊断与治疗.中国肿瘤临床,1994,21:679-681

[6]李相彬,石松魁,吴国柱,等.乳腺叶状囊肉瘤320例诊治分析.肿瘤防治杂志,2005,12:1093-1094

[7]黄斌,孙丽君,仇玲玲,等.乳腺叶状肿瘤18例临床病理及免疫组化分析.实用肿瘤学杂志,2008,22:267-268,264

[8]赵东兵,冯晓莉,吴健雄,等.乳腺叶状肿瘤和巨纤维腺瘤的临床病理特征——89例临床分析.肿瘤防治研究,2004,31:231-233

[9]王建东,李席如,刘梅,等.乳腺叶状肿瘤66例临床分析.军医进修学院学报,2010,31:318-319,353

[10]高春晖,张文清,贾岩峰,等.罕见乳腺恶性纤维组织细胞瘤4例临床报道.中外医疗,2008,27:149

[11]姬发祥,郭新建.右乳腺恶性纤维组织细胞瘤重复肺癌一例.青海医药杂志,2003,33:47

[12]陈琛,何春年,石卫东,等.伴骨肉瘤成分的乳腺肉瘤临床病理分析.临床与实验病理学杂志,2008,24:116-118

[13]余汉,凤周睿.乳腺骨肉瘤伴浸润性导管癌的临床病理观察.当代医学,2010,16:91-92

[14]张涛,张保宁.乳腺原发性骨肉瘤一例.中华肿瘤杂志,2003,25:288

[15]张宏艳,刘光,贾志凌,等.乳腺腺鳞癌1例报告并文献复习.中国误诊学杂志,2008,8:1781-1783

[16]杨义.乳腺腺鳞癌4例临床病理分析.中国误诊学杂志,2006,6:3859-3860

[17]周桂台,李金森.乳腺富脂质癌1例.咸宁医学院学报(医学版),2010,24:267

[18]杨雪,牛昀,臧凤琳,等.乳腺腺泡型横纹肌肉瘤1例及文献复习.现代肿瘤医学,2007,15:769-772

[19]王军贤,陈文元,郝天军,等.乳腺、肺转移误诊为乳腺癌肺转移1例.肿瘤研究与临床,2003,18:93

[20]何湘萍,汪洁,高雅军,等.乳腺巨大血管肉瘤1例.中国肿瘤临床,2008,35:1080

[21]张伟,张帆,李佳嘉,等.乳腺血管肉瘤临床病理分析.临床与实验病理学杂志,2009,25:315-317

[22]吕国庆.乳腺原发性血管肉瘤临床病理分析及文献复习.兵团医学,2007,13:50-51

[23]郑福昌,王孟春,薛洪千.左乳腺血管肉瘤术后局部复发并左卵巢转移1例.山东医药,2006,46:30

[24]阎鹏,王洪江,王忠裕.乳腺平滑肌肉瘤2例.中国普通外科杂志,2006,15:84

[25]于国华,曲桂梅,姚卫东,等.乳腺平滑肌肉瘤并皮下转移1例.中华病理学杂志,2007,36:860-861

[26]张柏,冯舟.乳腺软骨肉瘤一例.中国普通外科杂志,2003,18:161

[27]朱鸿,魏兵.乳腺梭形细胞(肉瘤样)癌.临床与实验病理学杂志,2006,22:540

[28]施红旗,薛洪燕,凌人,等.乳腺梭形细胞癌15例临床病理分析.中华肿瘤防治杂志,2009,16:1945-1948

[29]杨光之,蔺会云,李静,等.表达CD10的非特殊类型乳腺肉瘤3例报道并文献复习.临床与实验病理学杂志,2009,25:249-252

第四节　乳腺外 Paget 病

一、流行病学

乳腺外 Paget 病(EMPD)的好发部位:Paget 病为表皮底部的干细胞向表皮内生长所致，好发于肛周、会阴、外生殖器和腋窝等大汗腺发达的部位。WHO 提出肛周 Paget 病约 50%合并结肠直肠癌[1]。

二、病理学

文献报道 EMPD 中,12%的患者在其皮肤疾病紧密相关部位伴有内脏癌。新近有发生于内脏 EMPD 伴发内脏肿瘤的报道,如食道下端、胃、直肠、膀胱、子宫颈等[2]。Park 认为 43%~80% EMPD 常伴有病变下方的或内脏的恶性肿瘤,如乳癌、直肠癌、泌尿系肿瘤[3]。

三、临床表现

赖红斌等报道乳腺外 Paget 病 3 例并复习文献,共计 126 例,病理为乳腺外 Paget 病。

手术组 84 例,随访时间 1~120 个月,其中切缘阴性者 48 例,局部复发 12 例;切缘阳性者 36 例,局部复发 16 例。

单纯放疗组 24 例,随访时间 2~100 个月。20 例局部控制良好,其中仅 2 例分别于 14 个月及 50 个月后死于远处转移。2 例局部未控。另 2 例局部复发,其中 1 例于 12 个月后复发未经治疗死于远处转移,另

1例25个月后复发存活20个月死亡。

化疗组12例,单纯化疗者4例,治愈2例,分别已存活13、18个月,1例瘤体缩小70%,另1例无效,于疗后3个月死于远处转移。化疗+放疗5例,2例治愈已分别生存12、15个月,另3例无效于疗后3、8、10个月死于远处转移。术后化疗3例,1例治愈,已生存25个月,1例疗后8个月局部复发,另1例局部未控于疗后3个月死于远处转移。

其他疗法组6例,仅1例光动力疗法达到局部控制,于疗后8个月后死于远处转移。其他5例局部均未控制,分别于疗后2、4、4、13及15个月远处转移死亡[4]。

王成锋等报道医科院肿瘤医院的23例乳腺外Paget病。首选手术治疗,局部扩大切除术13例、局部扩大切除加腹股沟或腋淋巴结清扫术9例;其中15例体检区域淋巴结阴性者4例行淋巴结清扫,1例病理证实淋巴结转移;8例体检区域淋巴结阳性者5例行淋巴结清扫,3例病理证实淋巴结转移。结果:局部复发率52.4%(11/21)。转移时间:2年6个月至6年,平均4年。转移部位:肝脏、肺、远处淋巴结、骨骼、纵隔等。术后1、3、5、10、20年生存率分别为100%(21/21)、84.2%(16/19)、66.7%(8/12)、50.0%(5/10)和28.6%(2/7)。4例行腹股沟或腋淋巴结清扫淋巴结阳性病例,复发转移时间为6个月至4年,平均1年9个月;死亡时间3~6年,平均5年[2]。

曲嘉林报道阴囊Paget病9例。有3例在腹股沟处可触及肿大的淋巴结。术前未发现有肺、肝脏及盆腔脏器转移。术后随访4个月至8年2个月,1例因全身广泛转移于术后3年7个月死亡[5]。

李元龙等报道阴囊Paget病6例。随访1~3年,5例无复发,1例因发生肺转移,于术后2年死亡[6]。

王成忠等报道26例阴囊Paget病。初次手术无腹股沟淋巴结转移者17例,随访15例,失访2例。15例随访患者,死亡3例,其中1例术后1年出现双侧腹股沟淋巴结转移,局部未见复发,再行双侧腹股沟淋巴结清扫术,于第2次术后1年半死于肺转移。初次手术即有腹股沟淋巴结转移者9例,随访8例,失访1例。目前生存1例,术后随访2年,未见复发转移。死亡7例,均于术后1~5年内因肿瘤远处转移、全身衰竭而死亡[7]。

李炳坤等报道复发性阴囊阴茎Paget病18例。复发时间于首次手术后7个月至6年。随访时间6个月至8年。4例B期(Ray分期)患者随访期间远处转移死亡,包括3例全身转移,1例肺转移[8]。

吴正沐等报道阴囊Paget病64例。随访0.5~8年,8例局部复发,术后到复发最短3个月,最长5年。其中6例复发灶位于原手术切口,2例位于远离切口位置的残余阴囊皮肤,均行一期手术治疗,1例于术后1年发现腹股沟淋巴结转移,行腹股沟淋巴结清扫术,2年后死于肿瘤转移;2例局部复发并有远处肿瘤转移而死亡(转移部位为肺和肝);5例随访期间死亡,但均非Paget病所致[9]。

四、影像学表现

冷炎等报道伴发直肠腺癌的肛周Paget病肺转移1例。因肛门突出物2年,10个月前因肛门瘙痒就诊。拟诊痔,行手术,术后伤口不愈,排便困难渐重,肛门疼痛。5个月前再次手术。病理示良性病变。术后症状未缓解。查肛门有溃疡、肿物、狭窄、有触痛。腹股沟多个肿大淋巴结。盆腔CT示肛周左侧有一类圆形软组织影。肺CT示转移瘤。右侧胸腔大量积液,左侧少量积液。病理:肛周Paget病伴直肠腺癌(高、中分化),肛周鳞状上皮纤维上皮瘤样增生伴Paget细胞浸润[1]。

五、诊断

1990年提出本病的分期和治疗:Ⅰ期:Paget细胞局限在肛周真皮及其附器不伴原位癌,行广泛性局部切除;ⅡA期:表皮Paget病且伴随附件癌,行广泛性局部切除;ⅡB期:表皮Paget病且伴随肛管直肠癌,行经腹会阴直肠切除术;Ⅲ期:Paget病且伴随癌已有局部淋巴结转移,行根治切除+局部淋巴结清扫;Ⅳ期:Paget病且伴随癌已有远处转移,行放疗+化疗+局部姑息治疗[10]。

六、治疗

程明荣等报道36例肛周Paget病。术式:11例行局部广泛切除,其中2例术后辅以放疗。14例行Miles术。其中5例行局部淋巴结清扫和辅以化疗。2例行放疗,1例放疗复发,再行放疗后痊愈,放疗后5年10个月死于盆腔转移;另1例放疗后发现合并直肠癌行Miles术。1例单纯行化疗后,随访4个月治疗无效。1例行光动力学治疗,治愈出院。其余7例治疗方式不详。随访:36例中27例获得随访。随访3个月至10年。1例因腹股沟肿块来院诊断为PPD,行Miles术+化疗后6个月出现复发。2例行Miles根治术后,分别随访3年2个月和4年3个月,死于肿瘤复发。行局部广泛切除的病例中,1例1年后出现肿瘤复发再次切除，1 例行局部切除后随访 10 年，发现肛管乳头状腺瘤局部癌变，未治疗 18 个月死亡。行放疗的病例中 1 例放疗 2 次，2 年后出现复发；1 例行放疗后皮肤恢复正常，但发现合并直肠癌后行 Miles 根治术。1 例发现时已为晚期，化疗后随访 4 个月治疗无效。其余在随访期间未出现转移[10]。

七、预后

预后因素：①深度：原位癌、病变浸润的、微浸润至真皮的乳头层、浸润至真皮的网织层和皮下浸润 5 年生存率分别为 100%、100%、33.3%和 0；②淋巴结转移；③切缘阳性[3]。此外，Ng LG 及 Mehta NJ 认为阴囊 Paget 病的预后很大程度上除病变浸润深度、是否淋巴结转移外，还与有无邻近内脏器官恶性肿瘤有关[11]。

手术切除后易局部复发，复发率达 31%~61%。即使是切缘阴性者也有 26%的局部复发率。关键在于长期随诊和复发后的再切除，文献报道最多切除 6 次[2]。

2002 年 Zoll 和 Zeitouni 报道 30 例乳腺外 Paget 病总复发率为 44%，而阴囊 Paget 病复发率为 50%。国内报道复发率为 22.0%~28.5%。复发原因除了手术切除范围及深度不够外，可能还与在切除范围以外存在同一病因的潜在癌变细胞，即所谓“跳跃”现象有关。因此对术后患者应密切随访，出现复发应再次手术，以提高患者生存率[11]。

参考文献

[1]冷炎，王兴国，周建华，等. 伴发直肠腺癌的肛周 Paget 病肺转移一例.中华消化杂志，2006，26：752

[2]王成锋，赵平，刘骞，等. 乳腺外派杰病的临床诊治分析.中华医学杂志，2004，84：1450–1451

[3]宋宁宏，顾民.男性外生殖器佩吉特氏病.国外医学泌尿系统分册，2003，23：179–181

[4]赖红斌，程惠华，李东石.乳腺外 Paget's 病 3例报告并文献复习.福州总医院学报，2006，13：101–102

[5]曲嘉林.阴囊 Paget 病 9 例诊断治疗体会.新疆医学，2009，39：29

[6]李元龙，胡英善.阴囊 Paget 病（附 6 例报告）.齐鲁医学杂志，2000，15：205

[7]王成忠，赵伟明，许道中. 26 例阴囊 Paget 病的诊断和治疗.浙江预防医学，2001，13：54–55

[8]李炳坤，陆勇，徐可，等.复发性阴囊阴茎 Paget 病 18 例临床分析.中华男科杂志，2009，15：34–36

[9]吴正沐，丁强，张元芳，等. 阴囊 Paget 病的诊断与治疗（附 64 例分析）.临床泌尿外科杂志，2004，19：708–709

[10]程明荣，蔡元坤.国内 36 例肛周 Paget 病的临床特点.实用肿瘤学杂志，2006，21：459–460

[11]黄邦高，张心男，徐智慧，等.阴囊 Paget 病 35 例报告.现代泌尿生殖肿瘤杂志，2009，1：86–88

第十五章　胸肺肿瘤

第一节　肺癌及其他肺恶性肿瘤

一、流行病学

肺癌已成为我国肿瘤死亡疾病谱的第一癌症。在城市是如此，有的农村也如此。在男性是如此，在女性也将超过乳癌而成为第一。肺癌年轻化的趋势在显著增加，约占同期肺癌的2.7%~5.0%。

美国临床医师癌症杂志(CA)公布全球数据(2008年)肺和支气管癌病例数。癌症新发病例数：世界范围而言，男性中占第1位，女性中占第4位。发展中国家而言，男性中占第1位，女性中占第3位。死亡病例数：世界范围而言，男性中占第1位，女性中占第2位。发展中国家而言，男性中占第1位，女性中占第3位。

肺癌肺转移的发病率：席永昌临床观察为2.15%(27/1254)，远低于Warren等人报道尸检为29.4%和45.3%的发病率[1]。梶田的579例肺切除例中有48例(8.3%)有肺内转移，木下的350例中是18例(5.1%)。更有桥本着重观察组织学上的微小转移灶，竟达到47%的高发生率[2]。

侯藤秀人等收集16年间外科切除的Ⅰ~Ⅱ期小细胞肺癌20例。经手术标本病理再阅读确诊SCLC 8例，大细胞内分泌癌7例，大细胞癌1例，非典型类癌1例，未分类3例。经随访SCLC 8例中复发转移是脑3例，肺门纵隔3例，肾上腺1例，对侧肺1例；大细胞内分泌癌7例中复发转移脑2例，纵隔淋巴结2例[3]。

二、病理学

肺癌肺内淋巴转移的机制目前认为是肺癌细胞经血行转移到小的毛细血管再侵犯淋巴管，淋巴管内充满癌细胞；中央淋巴结转移阻塞淋巴管，引起继发性淋巴管扩张，肿瘤逆行播散；肺的间质内也可有肿瘤细胞浸润。此外，肿瘤或继发于淋巴管阻塞的间质水肿，也可引起间质成纤维效应[4]。

贺政等分析448例肺癌淋巴结转移规律。结果在清除的2001枚淋巴结中，共有445枚(22.2%)发生转移。第11、10、7、5、4、3组淋巴结的转移率相对较高(>20%)，第9、8、6、2、1组淋巴结的转移率相对较低(<20%)，$P<0.05$。T分期不同的肺癌患者，淋巴结转移率不同，T1期患者的淋巴结转移率最低($P<0.05$)。鳞癌、腺癌、小细胞肺癌、细支气管肺泡癌患者的淋巴结转移率分别为42.9%、41.9%、34.8%、18.8%，细支气管肺泡癌患者的淋巴结转移率最低(P均<0.05)。中心型肺癌和周围型肺癌患者的淋巴结转移率分别为45.9%和34.9%($P<0.05$)。右肺叶癌患者的淋巴结转移率比左肺叶癌患者的淋巴结转移率略高($P>0.05$)。肺上叶癌易发生上纵隔淋巴结转移，肺下叶癌易发生上、下纵隔淋巴结转移($P<0.05$)。结论：肺癌淋巴结转移与其T分期、病理类型、肿瘤原发部位及所在肺叶有关。纵隔淋巴结转移多呈跳跃式。为术中行淋巴结廓清和放疗靶区设定提供了重要依据[5]。匡裕康等的研究提示有半数以上的肺癌病例在手术时已有胸内淋巴结转移而且N2转移率高达43.2%，还有相当一部分病例呈跳跃式转移，SCLC比NSCLC更容易发生淋巴结转移[6]。许金良等通过398例肺癌探讨跳跃式纵隔淋巴结转移。提醒对肺癌淋巴结的廓清，切勿仅凭手触摸或靠肉眼观察淋巴结大小而盲目判定其是否转移或清除。除T1中肿瘤长径<1 cm的鳞癌外，淋巴结的规范清除应重视其跳跃性，原则上必须包括同侧胸腔的肺门及上、下纵隔各组淋巴结，尤其要重视跳跃式淋巴结转移分布较密集区域，即右侧的第3、4、7组与左侧的第4、5、7组淋巴结[7]。王长利等对318例肺癌切除加淋巴结廓清术，清除淋巴结1534组，发生跳跃式N2转移46例，占14.5%。术前胸部CT扫描肺门及纵隔淋巴结肿大者中，术后病理报告阳性者占48.2%；CT扫描淋巴结阴性者中，术后病理报告阳性

者占22.4%[8]。谢昭华等指出，纵隔淋巴结转移呈“跳跃式”较为常见。跳跃性N2阳性肺上叶18例（32组），其中上纵隔转移率78.1%（25/32），下纵隔转移率21.9%（7/32）；跳跃性N2阳性肺下叶14例（28组），上纵隔转移率46.4%（13/28），下纵隔转移率53.6%（15/28）。肺切除术时施行系统性胸内淋巴结清扫是必要的[9]。

韩浩选择46例原发性NSCLC患者手术切除的肺癌组织标本制备组织匀浆，对其组织上清液用ELISA法测定IL-6、IL-8、TGF-β的表达情况。结果：①IL-6、IL-8、TGF-β均有不同程度的表达，其中间值分别为198.127 pg/mg、160.988 pg/mg、65.433 pg/mg；②IL-8、TGF-β的表达与肺内转移有关（P=0.047，P=0.001）[10]。

蔡廉甫等报道100例肺癌，共做2070张肺组织切片，微型转移和播散率21.1%。60例有微型转移和播散，其中微型转移37例，经血路、淋巴路及通气部播散23例[11]。

微粒体前列腺素E合成酶1（mPGES-1）最近被发现在人类癌症中过度表达，包括非小细胞肺癌（NSCLC）。中国台湾学者应用免疫组织化学、免疫病理学和基因手段检查肿瘤和非肿瘤新鲜配对样本。结果：在肿瘤组mPGES-1的蛋白和mRNA均较高水平表达（分别P<0.001和P=0.006）。mPGES-1蛋白表达率（61/93，65.6%），但它与临床病理特征或整体和无病生存率没有显著的相关。然而，mPGES-1表达似乎是与后续的肺转移及骨转移可能有关（分别P=0.001和P=0.006）。93例NSCLC微粒体前列腺素E合成酶1表达与转移关系见表15-1-1[12]。

表15-1-1　93例NSCLC微粒体前列腺素E合成酶1表达与转移关系

	n	mPGES-1阳性	mPGES-1阴性	P值a
整体肿瘤复发				
Yes	40	25(62.5%)	15(37.5%)	0.661
No	53	36(67.9%)	17(32.1%)	>0.999
局部转移b				
Yes	15	9(60.0%)	6 (40.0%)	
No	25	16(64.0%)	9(36.0%)	
肺转移b				
Yes	19	17(89.5%)	2(10.5%)	0.001
No	21	8(38.1%)	13(61.9%)	
骨转移b				
Yes	13	4(30.8%)	9(69.2%)	0.006
No	27	21(77.8%)	6(22.2%)	
肝转移b				
Yes	4	3(75.0%)	1(25.0%)	>0.999
No	36	22(61.1%)	14(38.9%)	
脑转移b				
Yes	3	3(100%)	0	0.279
No	37	22(59.5%)	15(40.5%)	

注：a：P值根据Fisher's精确试验；b：根据40例转移患者计算；部分病例有重叠

刘健等的研究通过在131例不同分化非小细胞肺癌标本中对乙酰肝素酶（HPs），碱性成纤维细胞因子（BFGF）的表达水平检测，发现HPs和BFGF蛋白在非小细胞肺癌中表达阳性率显著高于正常肺组织。高表达的HPs和BFGF与非小细胞肺癌中肿瘤浸润、淋巴转移、远处转移和较高的临床分期呈正相关。研究还证实HPs是一个比BFGF更好的、用于预测患者生存的预后因子[13]。

徐岳军等研究巨噬细胞加帽蛋白（CapG）与肺癌患者转移预后的关系。CapG为一种肌动蛋白结合蛋白，可重组肌动蛋白丝，与细胞运动密切相关。CapG蛋白肺癌细胞胞浆及胞核阳性表达为33.3%（21/63），并与肺癌组织学类型、肿瘤分化程度、肿瘤大小、临床分期、淋巴结转移及吸烟有关（P<0.05）。Kaplan-Meier生存分析显示CapG蛋白阳性患者生存率较阴性患者为低（P<0.05），Cox风险比例模型显示淋巴结转移及CapG蛋白阳性可显著增加肺癌患者的死亡风险（P<0.05）。认为CapG基因可作为临床早期发现肺癌转移及预测预后的指标[14]。

三、临床表现

几组病例的临床表现见表15-1-2[1,15-21]。

席永昌分析106例原发性肺癌肺转移。有1例合并有肺性肥大性骨关节病，是鳞癌。仅有肺内转移而无身体其他部位和脏器的转移者27例，有其他者79例：胸内淋巴结23例；胸膜12例；皮下淋巴结6例；骨骼5例；胸膜及皮下淋巴结3例；胸膜及骨骼2例；胸内淋巴结及胸膜10例，胸内淋巴结及皮下淋巴结4例，胸内淋巴结及骨骼1例；胸内淋巴结、胸膜及皮下淋巴结8例；胸内淋巴结、骨骼及皮下淋巴结3例，胸内淋巴结、胸膜及骨骼1例，胸膜及心包1例[1]。

胡兴荣等分析4例青年肺癌肺内弥漫转移的误诊。症状见表15-1-2。主要误诊为肺结核、肺部感染。

表 15-1-2 几组病例的临床表现

作者	例数	症状
席永昌	106	无症者 6 例。咳嗽 100 例,胸痛 58 例,呼吸困难 31 例,恶病质 8 例,上腔静脉综合征 1 例
杜瑜等	1	轻微咳嗽、咳痰,谈话时有气短感
周贤梅等	1	咳嗽、声音嘶哑 2 个月
沈利汉等	1	反复咳嗽 9 个月,咳痰、咯血、胸闷 4 个月
刘明	1	肺鳞癌肺转移。咳嗽、咳痰、痰中带血、消瘦、气促 2 月余
杨湘池等	33	无明显症状者 6 例。咳嗽、咳痰 21 例,其中伴有痰中带血者 6 例,声嘶 3 例,胸痛 6 例,肺部可闻及干湿啰音者7 例,叩诊实音 5 例,颈部淋巴结肿大 3 例。病程数天到 2 年不等
胡兴荣等	4	15%病例就诊时无症状。青年肺癌临床症状以咳嗽、痰中带血、胸痛、发热及呼吸困难多见
崔书祥等	1	胸痛、痰中带血及少量咯血等症状比老年患者多见。症状持续时间 2 周至 36 个月不等,平均 5 个月,但无特异性肺癌术后主气管内转移。右胸痛,咳嗽、痰中带血半年

全部误诊为肺结核肺内播散。最常见的病理类型为肺腺癌,其次为小细胞肺癌和鳞癌,与中老年组和全体肺癌患者细胞类型的分布情况有所不同。青年肺癌更具有侵袭性强,恶性度高,病变进展迅速,容易直接侵犯临近组织结构及远处转移等特点。4 例全部肺内弥漫型转移合并远处转移。肺内转移灶以实性结节状为主,形态相似、大小不等不均匀分布为其特点,结节小时密度低,随着病灶增大,密度也增高,病灶以中下肺野及周边肺组织为主,这与肺脏本身的解剖特点和血液供应有关。与血型播散型肺结核的粟粒结节分布、大小均匀,伴肺内毛玻璃征的表现不一致。应高度重视青年下列情况:①不明原因的刺激性干咳或咳嗽性质发生改变;②反复持续痰中带血、胸痛;③正规的抗感染,抗结核治疗无效;④应特别注意肺癌的肺外表现声音嘶哑、头痛、肢体麻木、肌力下降、骨痛等。临床和影像学医生间应多沟通,全面综合分析,提高影像学的诊断率,尤其重视CT 对青年肺癌的诊断价值[20]。

杜瑜和杨清明报道肺癌肺内迅速弥漫转移 1 例。男,76 岁。确诊肺癌 7 个月,轻度咳嗽、咳痰,谈话时有气短感 10 余日。胸 X 线、胸部 CT 提示有炎症及轻度肺间质纤维化表现。血气 PO_2 66.9 mmHg,SO_2 96.5%。胸片每 2 日复查一次, 呈明显进展趋势,10 余日内胸片由左下肺片影很快进展至左侧全肺,继而出现右肺片影,患者气短加重, 因血气指标急剧变化因多器官功能不全死亡。死后于左上肺穿刺,病理证实为低分化鳞癌[15]。

在原发性肺恶性肿瘤中,肺间叶来源的恶性肿瘤极为少见。此类肿瘤较少发生远处转移,少有淋巴结转移。发病年龄跨度大。影像学检查定性困难。别克等报道肺间叶恶性肿瘤双肺转移 1 例。男性,18 岁。因间断咯血 1 月余,突然咳鲜红色血 30 mL 就诊。左颌下淋巴结约黄豆大小。胸片及病灶断层片;左下肺与心影重叠区可见约 4cm×5cm 大小类圆形肿块影,双肺中下野可见多发弥漫分布的结节状阴影, 直径 0.5~2.0 cm。CT:左肺下叶后段脊柱旁沟内可见约4 cm×3.5 cm 的圆形软组织肿块,CT 值 85 HU,两肺中下野以中外带为主弥漫分布 0.2~1.5 cm 不等的、边缘清楚的圆形结节灶,CT 值 17 HU。纤支镜:左肺下叶后基底段支气管内被新生物堵塞,表面有浮苔状物,做活检。病理免疫组化结果示间叶来源恶性肿瘤,分化程度较低。经化疗半年后死亡[22]。

日本学者报道 40 岁男性因持续咳嗽 2 个月,胸 CT 发现右下肺叶占位病变(28mm×17mm),经支气管活检确诊腺癌,并查到肺部转移和脑转移。进行化疗和 γ-放射治疗(脑)。8 个月后发现脑髓膜、脑神经(动眼神经)和脊髓病变(下肢和直肠症状)复发发展。吉非替尼治疗 250 mg/d。2 周后所有的神经症状消失。该患者支气管活检标本中表皮生长因子受体基因突变在外显子 19 (密码子 745–750 删除),外显子 18 和 21 没有突变[23]。

肺母细胞瘤是非常罕见的肺部恶性肿瘤,发病率约占原发性肺部肿瘤的 0.25%~0.5%。多数有脑、肝转移,常在 1 年内死亡。贾铭等报道成人型中央型肺母细胞瘤并肺内转移 1 例。因反复咳嗽、咳痰伴消瘦 1 年余,痰中带血 1 个月,发热 4 天入院。纤支镜:右侧第 2 隆突中间支气管开口处可见肿块完全堵塞管腔,肿块表面凹凸不平,有少量灰白色坏死物及渗血。X 线: 右侧肺门增大、增浓, 肺门下方可见一肿块影,约 4cm×5cm;右下肺野外带见一小结节影,约 1.5cm×1.5 cm。CT:右肺门增大,并见不规则高密度肿块影,右肺中间支气管及下叶支气管管腔狭窄、闭塞,其内可见瘤栓形成。右肺中叶见 5cm×6cm 团块影,边缘较清晰,其内密度均匀。下叶可见斑片状阴影,边缘模糊,密度不均,右肺下叶外侧段近胸壁见一类圆形高密度结节影,直径约 1 cm,双侧肺门及纵隔内可见肿大淋巴结。病理诊断:肺母细胞瘤,淋巴结未见癌病变[24]。

骆伟娟等报道肺硬化性血管瘤(PEI)伴淋巴结转移 1 例。患者反复咳嗽咳痰伴间断少量咯血 1 年余。

胸片及胸部 CT 显示右下肺背段一肿块，大小约 5.5cm×5.5cm×6.0cm。纤支镜检查显示右下肺背段见支气管腔内新生物。1 周后行开胸探查手术，术中见肿瘤位于右下肺背段脏层胸膜下，呈实性，切除右下肺及支气管淋巴结 2 枚。光镜下显示肿瘤组织由片状实性区乳头状结构、血管瘤样结构及硬化区等构成。免疫组化染色：原发肿瘤与转移灶肿瘤标志一致，肿瘤细胞神经特异性烯醇酶(NSE)染色阳性，上皮膜抗原(EMA)阳性，甲状腺转录因子阳性，细胞角蛋白(CK)、嗜铬粒素 A(CgA)、突触素(Syn)染色均阴性。淋巴结的被膜下淋巴窦内见呈片状实性的多角形细胞，EMA 染色阳性。由于淋巴结转移灶的病理形态与肿瘤组织的病理形态一致，故诊断为肺硬化性血管瘤伴淋巴结转移。术后随访已 5 年余，患者无症状，多次复查胸部 CT 正常。

PEI 的确诊有赖于组织病理学检查，治疗以手术切除为原则，可做肿瘤剔除术，也可做肺楔形切除或肺段切除术，若病灶直径>5 cm，或有卫星病灶，且本病具有浸润性生长的特性及存在淋巴结转移的可能，建议最好行肺叶切除术，并区域淋巴结清扫。文献报道该病手术治愈率达 100%，最长的病例随访已 21 年无复发[25]。

四、影像学表现(见书后附图 3、41、48)

几组病例见表 15-1-3[1,4,19,26]。

谢汝明等总结了 194 例肺癌肺内转移的多形性 CT 影像表现(表 15-1-4)[4]。原发肿瘤：鳞癌 56 例，腺癌 107 例，小细胞肺癌 26 例，腺鳞癌 5 例。

肺内小结节及结节性空洞是肺原发癌血行转移的特殊 X 线表现，临床非常少见。文献报道，结节性空洞肺转移的发生率约 4%，原发肿瘤以男性头颈部鳞癌以及女性生殖系统鳞癌多见，也可见于消化系统腺癌、骨肉瘤等。结节性空洞肺转移多见于上叶，空洞可为厚壁或薄壁，以前者较多见，空洞的大小不一致[16]。

表 15-1-3　几组病例的影像学表现

作者	例数	影像学表现
谢汝明等	194	CT 表现：以实性结节最为常见，少见影像空洞转移、磨玻璃转移、转移病灶边缘毛糙和(或)胸膜凹陷征以及转移灶内可见含气支气管气象，并主要见于腺癌；淋巴道转移表现为支气管血管束不规则结节状增厚，小叶间隔增厚呈串珠状或胸膜下多角形细线结构
席永昌	106	①粟粒型转移灶：呈粟粒状，直径≤0.3 cm 者；②结节型转移灶：直径＞0.3 cm 而≤1 cm 者；③球型转移灶：直径＞1 cm，呈球形。粟粒结节型病例最多共 60 例，占 56.6%。粟粒结节球型居第 2，17 例占 16.0%。灶的数目及分布与原发灶的关系：肺内仅有两个转移灶者 4 例，3 个转移灶者 1 例，共计 5 例，均属球型。球型转移灶边缘规整，其密度均匀致密、大小均不相等。仅一侧肺内有转移灶者共 15 例，其中转移灶与原发灶在同侧者共 9 例，在对侧者 6 例。其余 91 例均为分布在两肺的转移灶，其中 41 例为两肺上、中、下野呈不均匀的分布，以中下野为多，肺尖一般无病灶出现，50 例分布较均匀。病灶均有上部小、下部较大之趋势。边缘不规整者 62 例，规整者 44 例。密度浓者 77 例，密度淡者 24 例，浓淡不均者 5 例。转移灶内出现空洞者 3 例，而且每个转移灶内均有空洞形成。美日将肺内转移灶分八型：①小结节型灶≤10 mm；②大结节型灶＞10 mm；③淋巴管炎型；④肺炎型；⑤胸膜炎型；⑥胸膜转移型；⑦肺不张型；⑧淋巴结肿大型
吕平欣等	15	15 例肺腺癌 CT 上原发灶均为实变型肺癌，在同侧或对侧肺内出现多发性、与支气管分布有明确相关的病灶，胸膜不受累。初诊的 CT 上表现为小叶中心性结节 5 例、树芽征 7 例、腺泡结节 2 例、磨玻璃影 10 例和实变 13 例，其中 5 例仅有小叶中心结节(单一型)，10 例为多种形态病变共存(复合型)。在平均 4 个月随访中，单一型转移者进展缓慢，结节融合形成边界相对清晰的实变影；初诊为复合型的病变恶化较快
		经支气管肺转移瘤的 CT 表现及进展特点：肺癌经支气管肺转移的发生、发展规律应该是从小叶中心性结节或树芽征开始，逐渐增大为腺泡结节，最后融合发展为毛玻璃影和(或)实变，认识这种肺癌经支气管肺转移的规律在避免误诊上有重要意义
		在实变型肺癌患者的同侧或对侧肺野出现以小气道和肺泡病变为主的 CT 表现时，勿轻易诊断为炎症或肺结核
杨湘池等	33	肺癌肺转移的 HRCT 表现：原发灶同侧或对侧肺内结节及肿块 28 例，小片状影 5 例。33 例中表现为 2 个以上多发病灶 19 例，单发病灶 14 例，其中单发小片状影 5 例。肿块表现为＞3 cm 的病灶，边界清楚或不清楚，常有分叶，发生淋巴转移 8 例和晚期血行转移 11 例。结节为直径≤3 cm 的病灶，边界清或不清，多发粟粒状 5 例，淋巴转移 10 例，支气管播散 7 例。单发小片状影常为浸润病灶 5 例，密度较低，边界模糊，其中为周围型肺癌经淋巴转移 3 例或支气管转移 2 例

表 15-1-4 194 例肺癌肺内转移的多形性 CT 影像表现

CT 表现	多形性形态	原发瘤病理
血行转移(150)	孤立型(15 例):直径 0.2~2.5 cm 的单个转移灶。其中 11 个转移结节呈圆形实性结节,边界清楚光滑;2 个转移结节形态不规则、边缘毛糙或有棘状突起;1 个转移灶呈密度稍淡的磨玻璃结节,该毛玻璃转移灶术后病理为肿瘤细胞沿肺泡壁匍匐生长,局限癌细胞呈乳头状突向肺泡腔。肺泡未被肿瘤组织完全充填,尚有明显含气腔隙;1 个转移灶呈孤立的 1.0cm×1.0cm 的薄壁囊腔样病灶	11 个:鳞癌 3 个、腺癌 7 个、小细胞肺癌 1 个
	多发型(101 例):2 个至数十个不等的转移灶,共 101 例,0.2~2.5 cm 直径,以两肺中下肺野为多	腺癌 47 例,鳞癌 35 例,小细胞癌 16 例,鳞腺癌 3 例
	81 例转移结节表现为大小不等实性结节,肺窗显示结节直径大部分圆形,境界清楚,边缘光滑,<1.0 cm 的结节肺窗显示密度较淡,纵隔窗显示病灶面积小于肺窗的一半或无明显显示	鳞癌 32 例,腺癌 31 例,小细胞癌 16 例,腺鳞癌 2 例
	13 例肺转移瘤表现为实性结节合并多少不等空洞性结节,空洞病灶直径 0.5~1.5 cm 大小,空洞的形态及洞壁厚薄不一,呈薄壁环状、厚壁靶状或不规则形	腺癌 10 例,鳞癌 3 例
	2 例肺周围型腺癌结节,在双肺散在数个密度较淡的直径 0.5~1.0 cm 毛玻璃样结节,个别灶边缘欠规整,肺内均未见实性结节	2 例肺周围型腺癌
	3 例转移结节为双肺散在 2~4 个结节边缘毛糙,可见毛刺和棘状突起,此型见于 2 例腺癌和 1 例腺鳞癌	2 例腺癌和 1 例腺鳞癌
	2 例肺腺癌转移灶,直径 1.5~2.5 cm,边缘见棘状突起,病灶实质可见支气管气象,个别病灶与胸膜可见胸膜凹陷征	2 例肺腺癌
	弥漫型(21 例):两肺弥漫分布、难数清,中下肺野多见。直径 0.2~1.5 cm,境界较清楚;有 1 例鳞癌及 2 例腺癌有无数的空洞结节和实性结节共存,1 例肺腺癌转移瘤表现为大小不等毛玻璃结节,境界清,部分毛玻璃结节融合呈片状或索条状	鳞癌 8 例,腺癌 10 例,小细胞癌 3 例
	粟粒型(13 例):两肺均匀分布的微小结节、0.2~0.5 cm,大部分病灶境界清楚	鳞癌 3 例,腺癌 8 例,小细胞肺癌 2 例
淋巴道转移(26)	小叶间隔不规则增厚,肺野内结节状细线影增多,部分相互交织呈网状;部分细线影和(或)血管束分支可构成密度稍高的多角形影,边缘清晰锐利;支气管血管束结节状增粗毛糙;从肺门向外周呈放射状发出,部分分支末梢直达胸膜;肺野内出现大小不等的细小结节影,直径大多在 2.0 cm 左右,多分布于支气管血管束、小叶间隔及胸膜下。26 例中有 4 例首先表现为段性分布,随病情进展表现为双肺弥漫分布。其余 22 例均表现为弥漫分布	鳞癌 4 例,腺癌 16 例,小细胞癌 4 例,腺鳞癌 2 例
血行、淋巴道的混合转移(18)	9 例(3 例鳞癌及 6 例腺癌)首先表现为散在多少不等结节,境界清楚,直径 0.2~1.5 cm,随病情进展双肺出现淋巴道转移的征象。9 例腺癌首诊时即表现为散在多少不等结节合并弥漫间质改变及微结节	3 例鳞癌,15 例腺癌
特殊形态(17)	14 例发生空洞转移,其中 1 例黏液腺癌的肺转移首先表现为一个小薄壁空洞,其余 13 例均合并有实性结节转移	腺癌11 例,鳞癌 3 例
	毛玻璃结节,其密度较淡,大部分病灶境界清楚,少部分病灶边缘模糊	腺癌3 例
	转移病灶形态不规则,边缘有棘状突起和(或)胸膜凹陷征,部分病灶实质可见含气支气管气象是转移瘤另一种特殊表现	多见于腺癌和腺鳞癌,占转移瘤的 2.5%

胡兴荣等报道青年肺癌肺内弥漫转移的 CT 表现误诊例。因反复腰痛 7 个月伴左下肢麻木、疼痛 2 个月入院。MRI 示腰 1 椎骨质破坏、明显压缩,考虑腰椎结核可能;遂行胸透及胸片提示肺部粟粒状改变,考虑肺、腰椎结核。抗结核治疗 2 个月,症状仍无缓解,继而出现呼吸困难,偶有痰中带血。复查胸部 CT 见双肺多发弥漫分布、腺泡样结节,右下肺下叶前段不规则软组织影,纵隔、右肺门多发性淋巴结肿大。再行 MRI 示胸 9、胸 12 及腰 1~3 椎体及附件呈长 T1 长 T2 信号改变;胸 12~腰 1 椎变扁;胸 12~腰 1、腰 1~2 椎间隙变窄,伴信号改变;邻近椎管受压狭窄。查CEA 511.2 ng/L(正常<4.3 ng/L),AFP 417 U/L。经术前准备后行经前路腰 1 椎切除加内固定术,术中见腰大肌有一鸡蛋大小包块,术中冰冻切片及术后病检均示腰椎转移性肿瘤。在 CT 引导下右下肺软组织穿刺活检提示(右下肺)腺癌。确诊为右下肺周围型肺癌并肺内、纵隔、肺门及胸腰椎多发转移。

原发肺癌有空洞表现的是 2%~16%(鳞癌占 45%~

63%，腺癌占 30%~53%）。就腺癌而言，空洞发生率是 2.4%~10.3%，其中多发肺内转移例才 1%~4%。（所谓薄壁，是指壁的厚度小于 4 mm）[27]。

三桥武弘等报道肺癌两肺野急速形成囊胞。男性，70 岁。1 年前咳嗽，少量痰，胸片左下类圆形阴影及周边放射影。活检非角化鳞癌。现双肺多发囊胞，逐渐长大。又 5 个月后气胸。经治疗 3 个月后死。本例的肺转移瘤囊胞较一般转移性肺肿瘤囊胞(2~7 mm)都大，为其特点。作者从尸检及显微镜表现，讨论了本例大囊胞的形成机制。其癌细胞的匍匐生长为原因之首。同时患者并发的陈旧结核、支气管扩张、支气管肺炎等使转移癌的肺内微观表现(大小血管、支气管及间质)多彩多样，并可能参与囊胞形成[28]。

五、诊断

原发灶与转移灶的关系：日本山下的转移灶与主病灶在同一肺叶的共 12 例，不在同一肺叶的是 6 例。与组织类型的关系是，鳞癌和小细胞癌的转移灶都在同一肺叶内，而腺癌 11 例中有 5 例是不同肺叶的。桥本的 55 例中有 46 例是同肺叶的，只有 9 例是不同肺叶的。主病灶与转移灶的大小关系：桥本的病例中，主病灶在 3 cm 以下者，可见 18%的微小转移灶；在直径 3~5 cm 时，微小转移灶则达 56%；在直径 5 cm 以上时，则达 58%。直径 3 cm 以下者与直径 3 cm 以上者相比差别是明显的。而山下的病例则是另一番现象，直径 3 cm 以下者 3 例，3~6 cm 者 8 例，6 cm 以上者 6 例，随着主病灶的增大，转移灶也随着增大。转移灶与淋巴结的关系：桥本的病例中淋巴结无转移例 13%，肺内淋巴结阳性例 50%，波及肺门淋巴结的达 54%，纵隔淋巴结转移阳性例比阴性例的肺内转移多。山下的 18 例中 6 例无淋巴结转移，4 例有肺内或肺门淋巴结转移，8 例有纵隔淋巴结转移，有肺内转移的多有淋巴结转移[2]。

康怡等分析肺内转移性肺癌 1 例诊断。患者入院前 3 个月出现间断性干咳伴咽痛。CT 示左肺多发块状软组织影(最大约 5.4cm×4.4cm，边缘清楚，可见分叶)。经皮肺穿刺活检术，取左下肺团块组织 2 条，长约 15 mm 送病理检查。随后行荧光支气管镜检查，见左肺上叶尖后段紫红色新生物，钳取 3 块直径约1.5 mm 组织送病理检查，并行支气管刷检。后 PET/CT 检查示：左肺下叶占位，呈高代谢，考虑肺癌，伴左肺上叶、纵隔内多发淋巴结肿瘤转移，未见其他转移灶。但左下肺穿刺病理回报间质慢性炎症纤维化，肉芽肿性增生。左上肺荧光支气管镜刷检涂片查见癌细胞，倾向鳞癌，左上肺荧光支气管镜活检病理为非角化型鳞癌。再次行左下肺占位经皮肺穿刺活检术。第 2 次左下肺穿刺病理及免疫组化示低分化鳞癌，左下肺鳞癌及左上肺鳞癌两者是同源(转移)或异源(多原发癌)仍需进一步明确。两次肺穿刺免疫组化结果相似，证实为同一来源，均为低分化鳞癌[29]。

翁姗姗等评价低剂量螺旋 CT(LDCT)对肺内结节的诊断价值。前瞻性分析北京协和医院行 LDCT 的 302 例患者的临床资料及胸部 X 线(CXR)、常规剂量 CT(SDCT)及 LDCT 的结果。结论：LDCT 检出肺内结节明显优于 CXR；ELCAP 报告初次扫描 LDCT 检出非钙化结节是 CXR 的 3 倍，恶性结节为 4 倍，也证实 LDCT 检出非钙化结节是 CXR 的 2.4 倍；与 SDCT 比较，可明显降低受检者辐射剂量，但影像学表现无明显差异；LDCT 对良、恶性结节的检出有一定意义。

文献中 LDCT 的肺癌检出率为 0.5%~3.9%，本文为 5.2%(12/230)。LDCT 的随访时间间隔主要取决于肿瘤的体积倍增时间。本文病例 3 个月内随访 10.4%结节消失，29.7%及 31.9%的病例分别于 6~12 个月及 12~24 个月结节增大。因此初次随访时间不超过 3 个月，总随访时间不短于 24 个月。文献报告 LDCT 随访 2 年结节无变化考虑良性可能性大。本组有患者 LDCT 随访 3~5 年后显示结节增大，病理确诊为肺癌。肺癌的肿瘤体积倍增时间一般在 30~490 天，直径<1 mm 的肿瘤经过 1 年，其最大径一般不超过 2 cm，仍未失去手术的机会。因此我们建议如 LDCT 随访 2 年无变化的结节，以后仍需 1~2 年随访[30]。

HRCT 扫描与普通 CT 扫描对肺癌转移性结节的大小，边缘和内部密度显示有显著的差异($P<0.01$)。HRCT 扫描显示的肺转移性结节直径较普通 CT 扫描小。HRCT 显示的转移性结节的边缘呈菱角状改变，称之为菱角征；HRCT 清楚显示部分转移性结节内部呈环状低密度，称之为环征。三种 CT 征象在两种扫描方法的显示有显著性差异($P<0.01$)。可清楚地观察到结节的边缘形态，HRCT 图像上 84%的肺癌肺转移性结节呈菱角状改变，这与 Mulata K 等观察的肺外肿瘤肺转移明显不同。普通 CT 扫描仅在部分大于 10 mm 结节时，30%显示边缘菱角征。肺癌肺转移性结节的内部低密度，在 HRCT 图像上呈环状。普通 CT 仅能反映较大的肺癌肺转移性结节(直径>10 mm)内部的低密度区，在病理基础上反映了结节的中心坏死区。HRCT 不仅能反映此种坏死性改变，同时能反映肺癌肺转移的病理特征。普通 CT 和 HRCT 显示肺癌转移结节征象统计表见表 15-1-5[31]。

表 15-1-5 普通 CT 和 HRCT 显示肺癌转移结节征象统计表

转移性结节的 CT 征象	普通 CT 扫描	HRCT 扫描	P 值
转移性结节的大小(mm)	7~13	3~10	<0.01
菱角征(例)	12	33	<0.01
环征(例)	7	24	<0.01

廖日强等认为鉴别肺癌术后新出现的肺部结节，需要从间隔时间、影像学特征进行初步判断，并且往往需要通过病理诊断，分子生物学能提供重要的价值，由于分子生物学检测技术的敏感性问题，当结果不一致时需要采用更敏感的方法进行验证。对特殊转移情况，局部治疗具有重要的作用[32]。

王菁和徐美林以天门冬氨酸蛋白酶(Napsin A)、肺表面活性物质相关蛋白 A(SP-A)、甲状腺转移因子-1(TTF-1)3 种免疫组化标志物鉴别原发性肺腺癌与转移性肺肿瘤。3 种抗体在原发性腺癌(A)和腺鳞癌(AS)阳性表达总和与转移性肺肿瘤阳性表达的比较见表 15-1-6。

表 15-1-6 3 种抗体在原发性腺癌(A)和腺鳞癌(AS)阳性表达总和与转移性肺肿瘤阳性表达的比较例(%)

组别	n	Napkin A	SP-A	TTF-1
A+AS 组	58	48(82.76)	35(60.34)	41(70.69)
转移性肺肿瘤组	40	3(7.50)	4(10.00)	3(7.50)
χ^2		53.742*	25.04*	38.21*

注：*：$P<0.05$

Napsin A 在原发性腺癌和腺鳞癌合并组阳性表达的灵敏性：(82.76%，48/58) 比 SP-A (60.34%，35/58) 和 TTF-1(70.69%，41/58)高，三者差别有统计学意义(χ^2=6.96，$P<0.05$)，而 Napsin A 的特异性(94.12%，48/51)比SP-A(92.11%，35/38)和 TTF-1(93.18%，41/44)高，但三者差别无统计学意义(χ^2=0.13，$P>0.05$)[33]。

张鸥等探讨 Napsin A 和 SP-A 在原发性肺腺癌和肺转移癌组织中的表达及其临床意义。收集上海长海医院 101 例原发性肺腺癌和 27 例肺转移癌组织标本采集病例相关的临床病理资料。结果：Napsin A 在原发性肺腺癌中阳性率为 85.1%，均为强阳性表达。SP-A 阳性率为 53.5%，表现为弱阳性到强阳性不等。单因素分析显示 Napsin A 的表达与患者性别、吸烟史、有无淋巴结转移及腺癌分化程度密切相关($P<0.05$)。多因素 Logistic 回归分析表明患者的吸烟史及腺癌的分化程度为 Napsin A 表达的影响因素，吸烟患者 Napsin A 表达少，腺癌分化越差表达也越少；而SP-A 表达与患者临床病理特征无显著联系($P>0.05$)。在 27 例转移性肺癌包括 19 例肺转移性腺癌中 Napsin A 和 SP-A 均为阴性表达。结论：Napsin A 对原发性肺腺癌有极高的特异性，有利于原发性肺腺癌和肺转移癌的鉴别，在肺腺癌诊断中的应用价值优于 SP-A[34]。

王涛等分析转移性肺癌误诊 17 例。时间短者 10 天，长者 11 个月。误诊病种：粟粒性肺结核 9 例，矽肺 3 例，真菌感染 3 例，外源性过敏性肺泡炎 2 例。17 例均经病理细胞学检查确诊，纤支镜毛刷找到癌细胞证实为肺癌肺内转移 11 例，肝脏 CT 或增强 CT 为肝癌肺转移者 3 例，肾脏 B 超或肾脏穿刺证实为肾癌肺转移者 2 例，绒毛膜癌肺内转移者 1 例[35]。

原发性肺癌的肺内多发型转移与转移灶肺癌的鉴别：原发性肺癌的肺内多发性转移，常误诊为血行多发性转移性肺癌。特点：①肺外无原发灶。②一般常有咳嗽、痰血。以肺腺癌多见。痰癌细胞常阳性。血行多发性转移性肺癌，很少阻塞或侵犯支气管，而咳嗽、咳痰、咯血较少。由于与大气道不相通，痰癌细胞常阴性。③原发性肺癌的原发癌灶先出现，且病灶较大，间隔一段时间出现一肺或两肺多发，圆形，较小的结节病灶。联合化疗后，原发癌灶消散较慢，转移灶消散快。④转移途径：原发性肺癌癌细胞脱落，进入肺静脉，经左心，进入主动脉，再进入一侧或两侧支气管动脉，引起一肺及两肺多发性肺内转移[36]。

六、治疗

在靶向治疗的时代，NSCLC 一线治疗方案的选择应遵从个体化治疗的原则，根据肿瘤的病理类型、EGFR 基因突变状态、EGFR 分子表达水平选择治疗方案。对于 EGFR 高表达(IHC 评分高)的患者，一线治疗方案选择含铂双药化疗联合西妥昔单抗治疗会有更多生存获益。

席永昌的 106 例原发性肺癌肺转移中仅有 9 例连续接受治疗，观察了原发瘤和转移瘤的生长速度。例 1 用中药治疗，2 个月后转移灶直径增大 1 倍，转移灶体积增大 7 倍，这个速度相当于原发肺癌生长速度的 4 倍。例 2 经化疗后在 100 天内，体积增大约 4.9 倍，这个速度也大大高于原发肺癌生长速度。例 5 经放射治疗后，转移灶和原发灶均缩小。例 3 在化疗中头 80 天内体积无改变，但在其后的化疗中，不论原发灶或转移灶均增长[1]。

卢敏等采用放射导向手术检测经 ^{99m}Tc-MIBI 标记的 NSCLC 患者 30 例。用放射导向手术探测肺内、纵隔淋巴结及切除的标本，术后对常规病理为阴性的淋巴结，即假阳性进行连续切片，HE 染色显微镜下观察。然后计算及统计学处理。结果：用放射导向手术探测淋巴结的灵敏度为100%，特异度96.9%，准确率97.42%。认为放射导向手术比其他检测方法有更高的准确率和更低的漏诊率，能检测出微小的转移淋巴结指导手术廓清的进行[37]。

谷文升等对外科手术切除的51例合并原发灶同一肺叶内转移的NSCLC患者研究。结果：51例总体5年生存率为25.4%，无淋巴结转移组5年生存率为53.8%，合并淋巴结转移组为15.8%($P<0.05$)。按原发灶T分期5年生存率分别为T1 33.3%、T2 42.1%、T3 20.0%、T4 0($P>0.05$)。认为区域淋巴结转移是影响非小细胞肺癌合并同一肺叶内转移患者的重要预后因素，目前的TNM分期没有反映该因素的影响。将原发灶为T3及T3以下的此类患者作为T3分期是恰当的[38]。

安藤阳夫总结肺癌肺内转移的外科治疗经验。总结16年间42例：术前影像诊断即使未见肺内转移，手术时或术后摘出的标本上可发现有肺内转移；或术前主要病灶以外虽发现有肺内肿瘤阴影，但不能确诊是否为肺内转移，直到做手术才确定为肺内转移的病例。对其预后进行探讨。术式：肺摘除2例(5%)；肺叶切除37例(88%)：内有一叶切除34例，二叶切除3例；肺部分切除3例(7%)。病理类型：腺癌28例(66.8%)，鳞癌12例(28.6%)，鳞癌和大细胞癌各1例(2.3%)。腺癌和鳞癌的存活率无明显差异。肺内转移瘤的5年存活率为25.7%。5年存活率男为14.1%，女为62.5%，女比男预后明显良好。T1或N0型较其他型预后良好。他认为无肺外转移的肺癌患者，确诊肺内转移可切除者，应积极进行手术，特别适用于T1N0患者[39]。

赵惠儒等总结肺癌术后胸内再发的诊断与治疗。肺癌术后再发的诊断，肺癌术后再发时间大部在2年内。11例(84.6%)在2年内再发，2~3年再发者2例占15.4%。再发癌的主要症状为刺激性干咳，痰血，胸痛。胸X线和痰细胞学检查应在术后每3~6个月检查一次。对有刺激性干咳或血痰者可加行纤支镜检查，以发现支气管残端癌。对腺癌患者，血CEA检查有意义，如CEA呈持续增高，则癌再发可能性极大。只要患者全身状态和肺功能允许就应外科治疗。手术指征为：①支气管残端再发癌；②肿瘤未侵犯胸内大血管、估计病变可切除者；③无胸内广泛转移和无血性胸水者；④无远隔脏器转移。对胸内再发癌的手术。术前要有足够的估计和充分的准备[40]。

王长利等指出，上叶肺癌应常规清扫肺门、隆突下及上纵隔淋巴结，如果无隆突下淋巴结转移可不清扫8、9区；下叶及右中叶肺癌，无论有无肺门或隆突下淋巴结转移，均应广泛清扫上、下纵隔淋巴结。术前胸部CT的结果不能作为淋巴结清扫的依据。

王英禹等报道对侧肺内有小结节的NSCLC 19例。对侧肺内小结节术前检查不能确定为转移性肿瘤。采用外科手术加放、化疗综合治疗。术后复查对侧肺内小结节数目和大小无明显变化者17例，数目增多且直径增大考虑为转移者2例，肺内原位复发1例，肺外转移2例，1年、3年生存率为70.2%与50.6%。认为对侧肺内有性质不能明确的小结节的NSCLC应积极手术治疗，结合术前和(或)术后放、化疗等综合治疗，可获满意效果[41]。

崔书祥等报道1例肺癌术后主气管内转移。因右胸痛，咳嗽、痰中带血半年。纤支镜示肺中叶支气管开口处肿物。行右肺中下叶切除术，病理低分化鳞癌。术后放疗DT 40 Gy。术后半年又出现咳嗽、痰中带血。纤支镜见颈段气管内多发性小肿物，呈息肉状，大小0.5~1.5 cm，致气管局限性狭窄。全麻气管镜直视下肿物局部切除加电灼术，术中见7处病灶，大小0.5~1.5 cm不等。切除组织病理与前一致。术后行主气管及其周围组织放疗DT 60 Gy。随访两年无复发。

肺癌术后放疗应常规包括支气管残端、肺门及纵隔，预防照射一般给DT 40 Gy，必要时可对纵隔、主气管周围、隆突及肺门采用角度野或水平野(避开脊髓)加量至DT 60~70 Gy。对局限于气管腔内的肿瘤(原发或继发)，行体外照射加腔内放疗，可进一步提高治疗效果。

大分割放疗NSCLC或转移性肺肿瘤：优势在于不必开胸手术，并且后续恢复较快。其5年总生存率高达30%~44%，10年治愈率19%~26%。对于孤立转移性肺部肿瘤或拒绝手术的患者放射治疗通常采用单次分割15~26 Gy、总剂量48 Gy/4次、60 Gy/5~10次的照射方式。局部控制率和不能手术的患者局控率相似，范围是80%~100%，平均90%~95%。Nagata等共纳入40例肺癌(31例原发肺癌，9例转移性肺部肿瘤)，给予40或48 Gy剂量，4次分割完成。随访大于6个月，共有33例，结果有6例达CR，25例达PR，局部有效率达到94%。其中9例转移性肺部肿瘤，均采用48 Gy剂量，4次分割完成的照射方式，随访6~12个月，3例(33%)局部达CR，2例稳定(SD)。该研究指出，三维适形大分割放射治疗采用48 Gy剂量，4次分割完成的照射方式对于原发肺或转移性肺部肿瘤患者均有效[42]。

张立新等研究GP方案治疗手术后局部复发或肺内转移NSCLC 48例。方法：吉西他滨1000 mg/m^2，第1、8、15天，静点；DDP 20 mg，第1~5天，静点，28

天1个周期,均常规化疗4个周期以上。结果:CR 4例(鳞癌),PR 23例 (其中鳞癌9例, 腺癌14例),NC14例,PD 5例, 总有效率56.2%(其中鳞癌40.7%, 腺癌76.2%)。局部复发病灶有效率58.3%(7/12),肺内多发转移结节可测病灶共238处, 有效率63.9%(152/238)。认为,GP方案对晚期及术后复发、转移NSCLC疗效满意,毒副反应可以耐受[43]。

Ⅳ期NSCLC患者的治疗在美国临床肿瘤学会(ASCO)更新版刊登,资料检索源自2002年以来公布的相关随机试验文献。本推荐基于可改善总生存期的治疗方法。对于体力状态评分为0分或1分患者的一线治疗,可推荐以铂类为基础的细胞毒性药物的两药联用。对铂类治疗有禁忌的患者,可采用非铂类细胞毒性两药联合。对于体力状态评分为2分的患者,单一细胞毒性药物即可。对于疾病进展或经过4个周期的治疗仍对治疗无反应的患者,应停止一线细胞毒性化疗。即使在6个周期后患者对治疗仍有反应,亦应停止两药细胞毒性化疗。对于伴有明确的表皮生长因子受体(EGFR)突变的患者,可推荐一线采用吉非替尼治疗; 对于EGFR突变为阴性或不明确的患者,细胞毒性化疗更佳。除具有特定临床特征的患者外,可推荐贝伐单抗与卡铂-紫杉醇联用。对于通过免疫组化证实EGFR阳性的肿瘤患者,可推荐西妥昔单抗与顺铂-长春瑞滨联用。多西紫杉醇、厄洛替尼、吉非替尼或培美曲塞被推荐作为二线治疗。对于未曾接受过厄洛替尼或吉非替尼治疗的患者,可推荐厄洛替尼作为三线治疗。现有数据不足以推荐常规三线采用细胞毒性药物。已有的证据也不足以推荐常规应用分子标记物选择化疗[44]。

金晶也介绍了ASCO更新Ⅳ期NSCLC化疗指南。一线方案:对于PS评分0分或1分的患者,推荐两种细胞毒药物联合。二线:使用多西他赛、厄洛替尼、吉非替尼或培美曲塞等细胞毒药物。三线:若其PS评分为0~3分, 既往未接受过厄洛替尼或吉非替尼治疗,则推荐厄洛替尼三线治疗[45]。

徐旭等报道培美曲塞联合顺铂二线治疗复发转移性NSCLC 23例。23例患者有效率 (CR+PR)为30.4%。疾病控制率(CR+PR+SD)为78.2%[46]。王伟等总结63例。疾病控制率为66.7%(42/63),中位生存期为9个月。中位无疾病进展时间为5个月,其中鳞癌为3个月,腺癌为5.5个月,非鳞癌优于鳞癌,差异有统计学意义(P=0.017)[47]。

王竞等报道21例Ⅳ期NSCLC接受吉非替尼或厄洛替尼同步胸部放疗。胸部肿瘤局部控制率为95%,中位肿瘤进展时间(TTP)为5.8个月(范围,1.2~18.6个月),PFS为7.8个月 (95%的可信区间,1.7~13.9个月),中位生存时间(MST)为21.8个月(95%的可信区间,5.3~38.4个月),1年PFS为39%,1年、2年和3年的总生存OS分别为41%、24%和24%。认为,靶向药物同步放疗安全有效,可以作为晚期/转移性NSCLC的治疗选择[48]。

Roggero E等报道1例77岁患者被确诊为晚期NSCLC,转移到肝脏和对侧肺。在肝脏和肺转移行综合化学疗法后肿瘤进展呈弥漫性脑和小脑转移。口服吉非替尼250mg/d症状逐步和持久的缓解,生活质量改善。且观察到原发性肺肿瘤和脑、小脑、肝转移瘤的减小(文中未提肺转移瘤)。此外,吉非替尼的耐受性良好,不良反应少。这些结果表明,口服吉非替尼可用于晚期NSCLC和中枢神经系统转移的患者[49]。

2010年第46届ASCO年会上报告纳米紫杉醇(nab-紫杉醇)提高有效率:一项国际多中心Ⅲ期临床研究表明,对于1052例NSCLC患者,采用nab-紫杉醇+卡铂一线治疗,与紫杉醇+卡铂相比,nab-紫杉醇+卡铂使总体缓解率提高了31%,其中难治性鳞癌的患者提高了61%,两组数据比较均有显著差异。年会上CALGB-30406Ⅱ期临床研究纳入182例未经化疗、不吸烟或少量吸烟的ⅢB/Ⅳ期肺腺癌患者,证明厄洛替尼单药比厄洛替尼联合卡铂+紫杉醇,PFS和OS后者并不优于前者。李(Lee)报道探讨厄洛替尼一线治疗PS评分差、不能耐受化疗患者的最大型研究。纳入670例ⅢB/Ⅳ期NSCLC患者, 并随机分为厄洛替尼+最佳支持治疗(BSC)组或安慰剂+BSC组。值得注意的是入组患者中一半年龄>77岁。结果显示,厄洛替尼可显著改善所有患者PFS, 使疾病进展风险降低15%(P=0.038)。其中对于女性患者,吉非替尼、厄洛替尼对OS和PFS均有显著改善作用,降低死亡风险达26%(P=0.025), 降低疾病进展风险36%(P=0.0006)。而且即使对EGFR野生型女性患者,厄洛替尼仍显示出优异疗效, 使疾病进展风险降低达42%(P=0.009)。且耐受性好。研究者认为,厄洛替尼可被考虑用于不适宜化疗女性NSCLC患者的一线治疗[50-52]。

ICOGEN研究是一项随机、双盲、双模拟、平行对照、多中心Ⅲ期临床研究,评价了埃克替尼和吉非替尼治疗既往接受过1或2次化疗的局部晚期或转移的NSCLC患者的疗效和安全性。研究共入组全国9市27家研究中心的399例患者, 其中埃克替尼组200例、吉非替尼组199例。结果显示,埃克替尼和吉非替尼治疗患者PFS相当 (中位PFS:4.6个月 vs 3.4

个月,HR=0.835,P=0.13),但埃克替尼较吉非替尼提高 PFS 1.2 个月。OS 方面的数据收集仍在进行中,截至 2011 年 4 月 30 日的数据显示两组 OS 和 1 年生存率方面无显著差异(中位 OS:14 个月 vs 15.6 个月,HR=0.997,P=0.7924)。在客观缓解率(ORR)方面,埃克替尼组和吉非替尼组分别为 27.6%和 27.2%。疾病控制率(DCR)和生活质量方面两组无显著差异。亚组分析显示,在各个亚组中埃克替尼均有疗效更优的趋势。其中在肺腺癌患者中,埃克替尼疗效优于吉非替尼(P=0.034)。在安全性方面,埃克替尼组的总体药物相关不良反应发生率显著低于吉非替尼组(60.5% vs 70.4%,P=0.045)[53]。

七、预防及预后

陈良良等观察丹参注射液对小鼠 Lewis 肺癌生长转移及基质金属蛋白酶 9(MMP 9)、肿瘤血管内皮细胞生长因子(VEGF)的影响。方法:将荷 Lewis 肺癌小鼠,分别腹脏注射 5 种不同浓度(5、10、20、40、80 g/kg)的丹参注射液、环磷酰胺(CTX)生理盐水,检测小鼠的移植瘤的体积、重量和肺部转移灶数及 MMP-9、VEGF 的值。结果:①丹参 1 组(5 g/kg)对荷瘤小鼠瘤重和体积均有抑制作用,与生理盐水组比较,差异有显著性意义;②丹参各剂量组的肺转移灶数目均低于生理盐水组,但差异无显著性意义;③丹参 2 组、丹参 3 组(10、20 g/kg)MMP-9 的表达与生理盐水组比较,差异有显著性意义;④丹参各剂量组 VEGF 的表达与生理盐水组比较,差异无显著性意义。结论:极低浓度的丹参对荷瘤小鼠的移植瘤有明显抑制作用,不同浓度的丹参对肺部转移无抑制或促进作用,中低浓度的丹参能降低 MMP-9 的表达,对 VEGF 的表达无影响。证实丹参不仅无促进肿瘤转移,而且有抑制肿瘤转移的倾向[54]。

在第二届欧洲肺癌大会上加拿大的大冢(Otsuka)等报道了 CXCR4 过表达与转移性NSCLC 预后的关系体外实验证实,CXCR4 高表达与肿瘤细胞的迁移,侵袭和黏附相关。Otsuka 等对Ⅳ期NSCLC 患者组织标本进行免疫组化检测,发现其中 CXCR4 高表达的患者占 10.7%,其中位生存期仅为 2.7 个月,显著低于对照组的 6.1 个月。研究还提示,该指标与鳞癌、吸烟与高脑转移率相关,是一项预后不良的指标[55]。

NSCLC 肺内转移预后:40%以上 NSCLC 确诊即为Ⅳ期,可发生肺内或(和)远处转移。不同转移部位对生存期的影响目前报道不多。段建春等回顾性分析Ⅳ期 NSCLC 并有完整随访资料的 425 例患者。其中仅肺内转移而无其他部位转移者(单一肺内转移)81 例,单一远处血行转移 98 例,肺内转移并其他部位转移 68 例。通过 Kaplan-Meier 曲线法计算生存率,Log-Rank 检验比较三组生存期差异、单因素分析肺内转移的预后因素。结果 81 例肺内转移者中位生存期(MST)及 1、2、3 年生存率(SR)分别为:13 个月(95% CI 11~15),57%、21%、7%;N1/N2 者 MST 22 个月,N3 者 10 个月(P=0.0011);同侧、对侧及双侧肺内转移者 MST 及年 SR 差异无统计学意义(P>0.05);单一肺内转移 MST 及年 SR 与单一脑或骨转移无显著性差异(P>0.05),但单一肺内转移生存期长于肺并其他部位转移(MST 9 个月,1、2、3 年 SR 分别为 40%、9.4%、1.5%(P=0.021)。单因素分析:年龄、病理亚型、分化程度、化疗疗效对单—肺内转移的 NSCLC 生存期无影响(P>0.05),性别及淋巴结转移(N1/N2 比 N3)与生存相关(P=0.018,P=0.001);将年龄分层进行分析,淋巴结转移(N1/N2 比 N3)为此组患者的独立预后因素(P=0.002)。在肺并其他部位转移者、转移数目(2 比≥3)系独立预后因素(P=0.013)。资料显示,NSCLC 单一肺内转移者生存期与单一脑、骨等远处转移者无显著差异,但长于肺并其他部位转移者。淋巴结转移状况(N1-2 比 N3)及远处转移数目(2 比≥3)分别影响单一肺内转移及肺并其他部位转移者的预后[56]。

NSCLC 同侧肺内转移外科手术的疗效及预后因素:忻宇等对 45 例行完全切除的原发性 NSCLC 同侧肺内转移的病例进行回顾性研究,分为与原发肿瘤灶同叶的肺内转移(pm1)22 例和不同叶的肺内转移(pm2)24 例二组。结果:总的 3 年生存率 47.8%,中位生存期(MST)为 34.3 个月。pm1 的 3 年生存率为 63.6%,MST 为 48 个月。pm2 的 3 年生存率为 33.5%,MST 为 24 个月。pm1 和 pm2 的 3 年生存率有统计学差异(P=0.0215)。患者的生存率与一些临床病理因素的关系中,N0 的 3 年生存率为 68.8%,与 $N_{1\text{-}3}$ 年生存率为 36.7%比较有显著差异(P=0.0175)。指出,肺内转移灶与原发灶同叶和不同叶、有无淋巴结转移是影响 NSCLC 肺内转移术后预后的重要因素[57]。

Takehik0 F 等根据 Cox 模型随机抽取 66 例原发性 NSCLC 患者,病理证实其手术切除标本内已有肺内转移灶存在,分析影响其预后的因素。总的 5 年生存率为 26.1%。其生存曲线经统计学分析表明,生存率与下列因素有关,且有显著性差异:N 分级(P=0.042)、肺内转移瘤的位置(P=0.012)、血液侵犯(P=0.0046)、淋巴组织侵犯(P=0.0267);而年龄、性别、组织学特点、分化程度、T 分级、肿瘤大小、病期、转移瘤的数目及大小等因素无显著性差异。采用 Cox 模型多因素分析表明，其生存率与血液侵犯(P=0.044)及淋巴组织侵犯(P=0.042)有同样显著的相关性，提示两者具有独立的预后意义。由此认为，对已经手术切除的原发性 NSCLC 合并肺内转移者而言，血液和淋巴组织侵犯是影响其预后的重要临床因素，也是肿瘤转移的重要途径[58]。

梶田的 48 例肺癌肺转移中只 1 例术后 8 年健在。山下的 16 例只 1 例鳞癌长期生存。桥本的 50 例微小转移例中 45 例(90%)有复发及他处转移，而微小转移阴性的 51 例中才有 27 例(53%)。梶田的肺内转移 3 例中，术后死亡尸检 2 例有残存的癌组织。木下的 1 例鳞癌，在肺内转移后 2 年 1 个月死亡，尸检也没发现任何残存癌组织[2]。

下呼吸道感染对肺癌及肺内转移瘤的治疗效果影响大，严重影响到患者的预后及生存。刘建钧等对近 3 年来所有肺内恶性肿瘤患者共 312 例进行了回顾性调查分析(肺癌术后 78 例，非手术 234 例，原发肺癌共 185 例，非原发肺癌肺内转移 127 例)。感染率与例次感染：治疗期间共发生下呼吸道感染 202 例，399 例次，感染率为 64.74%，例次感染率 127.88%。其中 1 例次感染者 79 例，2 例次感染者 72 例，大于 3 例次感染者 51 例。存活组与死亡组感染比较：117 例死亡病例均伴有不同程度的下呼吸道感染，感染率 100.0%，例次感染率 251.30%。其中 2 例次感染者 59 例，余均为大于 3 次感染者。存活组下呼吸道感染率 47.18%，例次感染率为 53.85%。其中下呼吸道感染者 92 例中，有 13 例感染 2 次，余均为 1 例次感染。两组感染率比较，差异有统计学意义(P<0.01)[59]。

参考文献

[1]席永昌.原发性肺癌肺转移的 X 线研究(附 106 例分析).白求恩医科大学学报，1984，10：506-509

[2]张金铭.呼吸系统疑难病和罕少病.天津：天津科技翻译出版公司，2004：396-397

[3]候藤秀人，金子猛，伊藤优，ほか.早期小细胞肺癌の外科的切除の有用性に関する后ろ向を研究とその问题点. 日本胸部临床，2009，68：867-871

[4]谢汝明，周新华，张海清，等.肺癌肺内转移的多形性 CT 影像表现.实用放射学杂志，2005，21：374-375

[5]贺政，赵俊华，任慧雯，等. 448 例肺癌淋巴结转移规律分析及意义.山东医药，2011，51：72-74

[6]匡裕康，曾来铎，吴九发，等.肺癌胸内淋巴结转移的临床病理分析.实用癌症杂志，1998，13：287-289

[7]许金良，于庆凯，夏庆欣，等.肺癌跳跃式纵隔淋巴结转移的临床病理探讨.中华胸心血管外科杂志，2004，20：336-337

[8]王长利，尤健，孙承军，等. 肺癌胸内淋巴结转移规律及其临床意义.中国肺癌杂志，2004，7：438-439，441

[9]谢昭华，肖家荣.215 例肺癌的胸内淋巴结转移规律及临床分析.肿瘤基础与临床，2009，22：68-70

[10]韩浩.IL-6，IL-8，TGF-β 与非小细胞肺癌肺内转移之间的关系.卫生职业教育，2008，26：127-128

[11]蔡廉甫，谢学政.肺癌在肺内微型转移与播散的临床研究.临床医学研究，1985，1：43-45

[12]Hao-Wei Wang，Chung-Tsen Hsueh，Chien-Fu Jeff Lin，et al. Clinical Implications of Microsomal Prostaglandin E Synthase-1 Overexpression in Human Non-Small-Cell Lung Cancer. Annals of Surgical Oncology，2006，13：1224-1234

[13]刘健，马敏杰，韩彪，等.乙酰肝素酶、碱性成纤维细胞因子与非小细胞肺癌血管生成及转移的关系. 卫生职业教育，2011，29：91-94

[14]徐岳军，竺王玉，何剑营，等. 巨噬细胞加帽蛋白与肺癌患者转移预后的关系. 中国卫生检验杂志，2011，21：2427，2433

[15]杜瑜，杨清明.肺癌肺内迅速弥漫转移 1 例分析.中国误诊学杂志，2006，6：3450-3451

[16]周贤梅，蔡后荣，侯杰.原发性肺癌伴肺内多发结节空洞 1 例.临床肺科杂志，2004，9：98-99

[17]沈利汉，赵芝焕，张力燕，等.原发性肺癌并两肺弥漫性多发小空洞转移 1 例报告. 实用放射学杂志，2005，21：492-493

[18]刘明.原发性肺癌肺内广泛转移.江西医药，1999，34：125

[19]杨湘池，刘雄钦，何劲松，等. 肺癌肺转移的高分辨力 CT 表现(附 33 例报告). 医学影像，2008，5：86，120

[20]胡兴荣，张俊，邱妮妮，等. 青年肺癌肺内弥漫转移的 CT 表现与误诊分析. 医学影像，2008，46：124-125

[21]崔书祥，吴殿九.肺癌术后主气管内转移 1 例报告.军医进修学院学报，1995，16：233-234

[22]别克，张健.肺间叶恶性肿瘤双肺转移 1 例.新疆医学，1998，28：143

[23]Mitsuaki Sakai，Shigemi Ishikawa，Hiromichi Ito，et al.Carcinomatous meningitis from non-small-cell lung cancer responding to gefitinib. Int J Clin Oncol，2006，11：243-245

[24]贾铭，黄信华，黄蝉桃，等. 成人型中央型肺母细胞瘤并肺内转移 1 例.中国医学影像技术，2005，21：1051

[25]骆伟娟，闻胜兰.肺硬化性血管瘤伴淋巴结转移 1 例并相关文献复习.实用肿瘤杂志，2010，25：465-466

[26]吕平欣，周新华，骆宝建，等.肺腺癌经支气管肺转移的 CT 表现.中华放射学杂志，2007，41：475-479

[27]渡边清太郎，等.多发薄壁空洞形成が治疗により消失した原发性肺腺癌の1 症例.日本胸部临床，63：495

[28]三桥武弘，福冈正博，桥本武志.肺癌の经过中両肺野に急速に多発性嚢胞形成をきたした1 剖検例. 癌の临床，1975，21：120-125

[29]康怡，赖国祥.肺内转移性肺癌 1 例诊断分析.中国误诊学杂志，2011，11：3006
[30]翁姗姗，李龙芸，宋伟，等.低剂量螺旋 CT 对肺内结节的诊断价值.癌症进展，2011，9：7-12
[31]李春平，黄小华，周晓晴，等. 肺癌肺转移的高分辨力 CT 评价.川北医学院学报，2000，15：58-59
[32]廖日强，罗东兰，杨学宁. 肺转移瘤和第二原发癌的鉴别诊断与治疗.循证医学，2011，11：253-256
[33]王菁，徐美林.研究鉴别原发性肺腺癌与转移性肺肿瘤的一组免疫组化标志物.天津医药，2009，37：189-191
[34]张鸥，韩一平，黄玲，等.Napsin A 和 SP-A 在原发性肺腺癌及肺转移癌中的作用研究. 临床肿瘤学杂志，2010，15：211-214
[35]王涛，冷建欣，王蕾.转移性肺癌误诊 17 例分析.中外医疗，2008，27(30)：176
[36]杨家峪，胡佩莉.消化道肿瘤肺转移与肺癌的诊断.医师进修杂志，1994，17：31-33
[37]卢敏，胡永校.放射导向手术对非小细胞肺癌胸内转移淋巴结检测的临床价值.放射免疫学杂志，2008，21，291-292
[38]谷文升，赵俊刚，石文君，等.非小细胞肺癌同一肺叶内转移的外科疗效及分期探讨. 中华胸心血管外科杂志，2002，18：348-349
[39]安藤阳夫.肺癌肺内转移的外科治疗.日本胸部临床，1991，50：555-561
[40]赵惠儒，李厚文，杨志山，等.肺癌术后胸内再发的诊断与治疗.中国医科大学学报，1994，23：508
[41]王英禹，朗红娟，张瑞，等.对侧肺内有小结节非小细胞肺癌的外科治疗.山东医药，2006，46：37-38
[42]沈亚丽.大分割治疗非小细胞肺癌或转移性肺肿瘤的研究进展.华西医学，2009，24：796-798
[43]张立新，王启文，卢卫平，等.GP 方案治疗手术后局部复发或肺内转移非小细胞肺癌的临床研究.中国肿瘤临床与康复，2008，15：423-425
[44]丁燕，南娟，刘谦.美国临床肿瘤学会Ⅳ期非小细胞肺癌化疗的临床实践指南更新.中国肺癌杂志，2010，13：171-174
[45]金晶.ASCO 更新Ⅳ期 NSCLC 化疗指南.中国医学论坛报，2009-12-3 B4 版
[46]徐旭，徐寰骞，黄新恩.培美曲塞联合顺铂二线治疗复发转移性非小细胞肺癌 23 例临床报告. 临床医学工程，2011，18：896-898
[47]王伟，尚立群，李学昌，等.培美曲塞联合顺铂或卡铂治疗复发或转移性非小细胞肺癌 63 例疗效分析. 中国肺癌杂志，2011，14：54-57
[48]王竞，夏廷毅，王颖杰，等.靶向药物同步个体化放疗治疗晚期/转移性非小细胞肺癌的Ⅱ期临床研究. 癌症进展，2011，9：94-101
[49]Roggero E，Giancarla B，Antonella P，et al.Gefitinib（'Iressa'，ZD1839）is active against brain metastases in a 77 year old patient. Journal of Neuro-Oncology，2005，71：277-280
[50]王斓，廖莉莉.转移性非小细胞肺癌治疗.中国医学论坛报，2010-6-10 B5 版
[51]周彩存.EGFR-TKI 治疗非小细胞肺癌的现状和未来. 中国医学论坛报，2010 年美国临床肿瘤学会年会热点荟萃 18-19(中国医学论坛报社与 CSCO 合作出版)
[52]吴一龙.白蛋白紫杉醇开拓 NSCLC 治疗新局面.中国医学论坛报，2010-7-8 肿瘤 B12 版
[53]江北. 盐酸埃克替尼上市- 晚期非小细胞肺癌的新选择. 中国医学论坛报，2011-9-1 肿瘤 B8 版
[54]陈良良，梁华，黄建飞.丹参对 Lewis 肺癌自发性肺转移的作用及机理研究.中华中医药学刊，2008，26：290-292
[55]黄爱弥，韩宝惠.ELCC 热点直击：晚期肺癌的个体化治疗——生物学标志物的预测价值，分子分期现端倪.中国医学论坛报，2010-6-3 B2 版
[56]段建春，刘叙仪，王洁，等.非小细胞肺癌肺内转移预后分析.中国肺癌杂志，2006，9：530-535
[57]忻宇，韩宝惠.非小细胞肺癌同侧肺内转移术后预后因素分析.肿瘤，2005，25：393-395
[58]郭水祝.影响原发性非小细胞肺癌肺内转移患者预后的因素.国外医学肿瘤学分册，1996，23：310-311
[59]刘建钧，王秀华，石新华，等.下呼吸道感染对肺内恶性肿瘤预后的影响.中华医院感染学杂志，2010，20：1357

第二节　胸膜肿瘤

一、流行病学

胸膜肺母细胞瘤约 25%患者有家族史。多发于右肺，左肺及纵隔较少，可远处转移至脑[1]。

二、病理学

目前至少有 6 种分期法。1990 年 UICC 和美国癌症联合会联合推出了一个真正的基于 TNM 的肿瘤分期法，1997 年被修订。郑顺利等探讨 80 例弥漫性恶性胸膜间皮瘤的肿瘤分期，对包括年龄、性别、手术方式以及化疗等 13 个因素采用 Cox 回归模型进行了分析[2]。

小儿胸膜肺胚细胞瘤(PPB)与成人肺胚细胞瘤的不同。成人型肺胚细胞瘤多发生于 30~50 岁年龄段，为小且孤立的肺内病变；咯血多见；肿瘤生长缓慢，生存时间相对长；病理可见肿瘤由不同分化程度的肿瘤性上皮成分和肉瘤样或胚胎性间叶成分构成。

而小儿肺胚细胞瘤肿物多较大,多起源于肺的周边部或脏、壁层胸膜,可侵及周围组织;咯血少见;病理研究证实小儿 PPB 中的上皮成分是良性的反应性或包裹性成分,间叶成分是肿瘤性的,并具有母细胞性和肉瘤样的组织学特点与成人不同[3]。

三、临床表现

几组病例的临床表现见表 15-2-1[1,3-7]。

郑顺利等总结 80 例弥漫性恶性胸膜间皮瘤。男 72 例,女 8 例;年龄为 39~76 岁,中位年龄 58 岁;左侧 34 例、右侧 46 例。能从职业病史中得到完整信息的有 69 例,其中 48 例(70%)有石棉纤维接触史[2]。

罗素琼等报道 1 例男性,67 岁。病史及影像表现见表 15-2-1,15-2-2。活检后 5.5 个月死亡。尸检:右胸腔完全闭塞。在第二肋骨内面胸膜上可见大小 2.7cm×2cm×0.5cm 的不规则白色胸膜斑,硬似软骨。胸壁肿块约 25cm×22cm×21cm。从 7、8、9 肋骨处向外突出,破坏肋骨。同时肿块还向胸内扩展,压迫和浸润右肺。瘤组织呈灰白色,中间坏死液化,奇臭。右肺切面可见中下叶内有 3 个大小 2.5cm×0.6cm 灰白色孤立结节。胸骨柄后面软组织中有 8cm×5cm×3cm 的分叶状肿块。右腋窝下及右股四头肌内各有一个 5cm×4cm×3cm 及 12cm×5cm×4cm 的肿块。胸膜斑为玻璃样变的胶原纤维,肺内孤立肿块,支气管旁淋巴结,胸骨柄后异位甲状腺内的实性组织,股部肌肉内肿块的病理组织结构与右胸肿瘤的图像相似。病理诊断:①右胸局限性上皮型恶性胸膜间皮瘤,伴胸壁、肺、肋骨浸润;②肺及支气管旁淋巴结、右股横纹肌、胸内异位甲状腺转移性恶性间皮瘤;③右胸壁胸膜斑。

1982 年 Steiner 等报道 36 例间皮瘤只有 4 例侵犯肋骨。以往对这种巨大肿块伴肋骨侵犯者多认为是转移性肺癌或其他肿瘤的转移,常造成误诊和漏诊[5]。

梁敏青等报道 44 例(1990—2003)恶性胸膜间皮瘤。所有病例均无明确石棉接触史。出现症状到确诊时间 12~728 天,平均 153 天。并发症:7 例合并肺部感染,3 例慢性呼吸道疾病,2 例菌阳肺结核,2 例心血管疾病。临床表现见表 15-2-1。其中 30 例确诊前误诊为结核性胸膜炎,7 例误诊为肺癌胸膜转移,1 例误诊为周围型肺癌,1 例 11 岁儿童误诊为纵隔畸胎瘤[4]。

曾骐等的 22 例小儿胸膜肺母细胞癌病例,按 Dehuer 病理分型为Ⅱ型者 15 例,Ⅲ型 7 例。结果 22 例年龄 3 个月~10 岁,男女比例 1:1[6]。

陈旭东等报道胸膜肺母细胞瘤 1 例。男,7 岁。病史及影像表现见表 15-2-1、15-2-2。术中见:右上肺肿瘤大小约有 13cm×10cm×6cm。几占整个胸腔,右中下肺严重压缩,与上肺紧密粘连,内有大量血液。上腔静脉及气管旁淋巴结肿大,切面鱼肉样。免疫表型:原始小圆细胞各项免疫组织化学标记均不表达;梭形细胞中类似横纹肌母细胞的细胞 myosin 和 desmin 均表达阳性,少数梭形细胞 S-100 蛋白阳性;胸膜间皮细胞 CKAE1 阳性,其余均不表达。病理:右上肺胸膜肺母细胞瘤、肺门淋巴结(4/4)及纵隔淋巴结(8/8)见肿瘤转移[1]。

李航等总结 10 例小儿 PPB。男 6 例,女 4 例;年龄 11 个月至 10 岁。病史见表 15-2-1。左肺 9 例,右肺 1 例。按 Dehner 分型:Ⅱ型 2 例,Ⅲ型 8 例。病变直径 5~16 cm,其中>8 cm 者 7 例。

Dehnel 将 PPB 分为 3 型:Ⅰ型为纯囊性没有实性成分;Ⅱ型为囊实性;Ⅲ型为单纯实性没有上皮围成的囊腔。Pieest 等报道的 50 例中,Ⅰ型 7 例,Ⅱ型 24 例,Ⅲ型 19 例。Indolfi 等报道 11 例中,Ⅰ型 1 例,Ⅱ型 3 例,Ⅲ型 7 例。李航等总结 PPB 中 1 例 CT 显

表 15-2-1 几组病例的临床表现

作者	例数	症状及体征
罗素琼等	1	恶性胸膜间皮瘤侵犯肋骨合并广泛转移。进行性右胸疼痛 6 个月,加重 4 个月。右肩胛下区有 8cm×7cm×6cm 肿块,质硬,边界清楚,触痛。此后肿块迅速长大,表面溃破并相继在右腋下、右股部出现肿块。右手活动受限,不能上抬,疼痛放射至右肩和右臂
梁敏青等	44	恶性胸膜间皮瘤。首发症状为胸痛 34 例(77.3%),活动后呼吸困难 31 例(70.5%),咳嗽 27 例(61.4%),20 例(45.5%),同时出现胸痛和活动后呼吸困难
曾骐等	22	小儿胸膜肺母细胞瘤。最早的症状均为咳嗽,发热 19 例,呼吸困难 13 例。
李航等	10	小儿胸膜肺胚细胞瘤。以反复发热、咳嗽伴呼吸困难为主要症状者 8 例,其中 2 例自幼有反复呼吸道感染病史,1 例伴消瘦;2 例以胸痛为主要症状
魏博等	22	原发性胸膜肿瘤。病变局限者 9 例,其中无临床症状系健康体检或因其他不适行胸 X 线时偶尔发现胸壁肿物者 7 例,胸部隐痛就诊者 2 例。病变弥漫者 13 例,均表现为不同程度的胸痛、呼吸困难,1 例同时伴有咳嗽
陈旭东等	1	胸膜肺母细胞瘤。咳嗽伴胸闷、气急。偶有畏寒发热 3 个月。胸廓无畸形、无触压痛

示左肺体积明显缩小，密度增高，其内可见类似支气管样结构。患侧胸廓塌陷，心影纵隔左移，类似肺不张样改变。术前诊为脓胸并肺不张。术中见全肺实变为硬性，经手术活检证实为 PPB[3]。

魏博等报道原发性胸膜肿瘤 22 例。病史及影像表现见表 15-2-1、15-2-2。胸穿抽液送病理检查 6 例共 31 次，未找到瘤细胞。胸腔镜下胸膜活检 2 例，经皮穿刺胸膜活检 4 例均获组织学诊断[7]。

四、影像学表现

几组病例的影像学表现见表 15-2-2。

Saloneno 等对比 84 例胸膜病变患者的 CT 与常规 X 线检查。其中恶性间皮瘤 34 例，胸膜转移癌 16 例，良性胸膜病变 34 例。CT 显示胸膜增厚 81 例，X 线显示 57 例。纵隔胸膜病变 CT 显示 48 例，胸片显示 21 例。CT 均比普通 X 线检查敏感（P<0.001）。恶性间皮瘤、转移癌和良性感染性病变在注入造影剂后 CT 值增强 25~40 HU，平均为 33 HU，三者增强无明显差别。良性非感染疾病对比增强仅为 0~15 HU，与上述病变相比有显著性差异（P<0.001），恶性胸膜病变一般为较大的不规则肿块，良性病变较小，边缘光滑。但仅根据胸膜厚度不能鉴别良恶性。胸腔积液平扫的 CT 值为 0~25 HU，平均为 16 HU，胸膜肿瘤为 36 HU，二者有明显区别，注入造影剂后因肿瘤增强，区别更显著。CT 显示病变向胸壁、纵隔及横隔的侵犯明显优于 X 线检查，尤其是在增强后。在纵隔受侵的 22 例中，普通 X 线仅发现 5 例，而 CT 均能显示[8]。

五、诊断

PPB 鉴别诊断：①Ⅰ型：需与多发肺囊肿及囊性腺瘤样畸形鉴别；与先天性横膈疝鉴别。②Ⅱ型：需与肺脓肿鉴别。③Ⅲ型：需与 Askin 瘤鉴别；与纵隔内恶性肿瘤鉴别：如成神经细胞瘤及内胚窦瘤[3]。

曾骐等的 22 例来院前首诊（县、市级医院）误诊率 100%，首诊误诊率 77.3%，首诊到确诊时间平均（5.4±6.2）个月。出现症状到确诊时间 0.5~24 个月。

六、治疗

郑顺利等治疗 80 例弥漫性恶性胸膜间皮瘤。行胸膜切除术 72 例，肿瘤活检术 8 例。在 72 个胸膜切除术中，完全胸膜切除（无肉眼肿瘤组织残留）32 例，次全胸膜切除（肉眼可见肿瘤组织残留在肺、纵隔、膈肌或胸壁等组织上）40 例。同时行肺楔形切除术 23 例，胸壁部分切除术 2 例，部分心包切除 3 例，膈肌切除 9 例；另外，心包和膈肌同时切除 2 例，膈肌并肺组织切除 4 例。死亡率和并发症发生率：术后 30 天内的死亡率为 0；术后的主要并发症发生率为 23.7%，包括术后长期支气管胸膜瘘 12 例，脓胸 3 例，肺栓塞、心包积液（经心包切开引流后保守治愈）各 1 例，需重开胸探查 2 例，其中 1 例是术后出血，另 1 例为持续乳

表 15-2-2　几组病例的影像学表现

作者	例数	影像学表现
罗素琼等	1	恶性胸膜间皮瘤侵犯肋骨合并广泛转移。胸片显示右侧胸壁向肺内突出的肿块，密度均匀似包裹性积液，肿块经活检怀疑为恶性胸膜间皮瘤。后胸片为右胸壁肿块向内、向外扩大，7、8、9 肋骨被侵蚀破坏
曾骐等	22	小儿胸膜肺母细胞癌。早期 X 线表现：肺囊性病 4 例，气胸 1 例，胸腔斑、片状影 11 例，胸腔积液 4 例，纵隔占位 2 例
李航等	10	小儿胸膜肺胚细胞瘤。CT：2 例为囊实性混杂密度占位，囊内均含多少不等气体。8 例为类圆形或形态不规则软组织密度占位，其内见不规则低密度区，增强扫描实性部分有不同程度的增强，低密度区不强化。合并胸腔积液、肺不张各 4 例，肋骨破坏及胸壁软组织肿物 2 例。大部分表现为直径较大（>8 cm）的肿物，甚至占据一侧胸腔，多为类圆形或分叶状
魏博等	22	原发性胸膜肿瘤。病变局限者 9 例，其中无临床症状系健康体检或因其他不适行胸 X 线偶尔发现胸壁肿物者 7 例，胸部隐痛就诊者 2 例，X 线为病变局限、边缘光滑、密度均匀的肿块影。病变弥漫者 13 例 X 线检查发现患侧胸腔积液胸膜广泛不均匀增厚，部分呈扁丘状凸向胸腔
梁敏青等	44	恶性胸膜间皮瘤。胸 X 线表现：43 例胸腔积液（左侧 21 例，右侧 23 例，2 例双侧），其中 10 例伴胸膜广泛增厚。30 例胸腔积液伴或不伴胸膜增厚：4 例肺部团块状阴影伴中大量积液，3 例肺不张伴中量积液，4 例肺部局部斑片状阴影伴中量胸积液（其中 2 例同时合并肺结核），1 例左上肺密度均匀边缘光滑的团块阴影，1 例胸内巨大肿物伴中量胸积液。10 例胸 CT 有 5 例显示胸膜肥厚呈多发结节波浪状阴影。1 例胸片显示胸膜增厚呈多发结节呈波浪状阴影。B 超检查提示大量积液 11 例，中量积液 26 例，6 例表现为胸膜增厚明显并少量包裹性积液有分房、分隔；局限型 1 例，弥漫性 43 例

糜胸。3例术后脓胸患者均经胸腔引流后治愈。生存率和生存时间：所有患者的中位生存时间为13.6个月（范围1~78个月）;1、2、3年生存率分别为54.4%、28.7%和12.4%。Ⅰ期、Ⅱ期以及Ⅲ+Ⅳ患者的1年生存率分别为74%、63%和33%、Ⅰ期、Ⅱ期以及Ⅲ+Ⅳ期患者的2年生存率分别为43%、36%和15%[2]。

胸膜肺母细胞瘤的治疗以手术为主,化疗、放疗也有一定的效果,常于术后1~3个月复发;预后一般较差。有报道囊性成分越多预后越好。预后还与肿瘤的大小及包膜的完整性及间胚叶成分的分化有直接关系[1]。

魏博等治疗原发性胸膜肿瘤22例。13例病变弥漫者中单纯支持治疗2例，其余11例中经后外侧剖胸切口行胸腔剥脱术,术后辅助化疗(紫杉醇+卡铂方案)6例。探查活检术后予化疗5例(包括在胸腔镜下施行2例)。住院死亡3例,其中1例于胸膜剥脱术后2个月死于多发脑转移。胸腔镜活检及单纯支持治疗各1例死于全身衰竭。复发2例,出现于术后12、16个月,二次剖胸行胸膜剥脱肿瘤姑息性切除术,分别于术后2、4个月死亡[7]。

七、预后

小儿PPB预后较差。文献报道Ⅰ型较其他2个型预后好,Ⅱ型及Ⅲ型的预后差异无统计学意义。伴有转移或复发的患儿预后较差。李航等总结了22例PPB,死亡者均有转移或局部复发。10例中3例死亡,全部为Ⅲ型,其中1例为转移至脑、胸椎、肋骨、股骨,1例为转移至左心房,另1例为肿物复发。文献报道转移最多见于神经系统(脑、脊髓),亦可产生局部肋骨、远处骨转移及肝、肾上腺、卵巢转移。局部复发患者瘤体多较原来增大,性质常可发生变化,如Ⅰ型复发表现为Ⅱ型,或Ⅱ型复发表现为Ⅲ型,或Ⅰ型复发表现为Ⅲ型,但很少见到Ⅱ型或Ⅲ型复发表现为Ⅰ型者。本组1例为Ⅱ型,切除后复发表现为Ⅲ型,肿瘤体积较原来增大约8倍,2个月后死亡[3]。

郑顺利等分析80例弥漫性恶性胸膜间皮瘤预后因素:在单因素生存分析中,Ⅰ期、Ⅱ期以及Ⅲ+Ⅳ期之间的预后有显著性差异(P=0.016);同样,原发瘤侵袭程度T1、T2以及T3+T4之间也有显著性差异（P=0.009）。在多因素Cox回归模型分析(向前法)中,左侧肿瘤(P=0.026)、没有胸痛(P=0.013)、上皮型肿瘤(P=0.029)和早期肿瘤(P=0.001)的预后较好。在多因素Cox回归模型分析(向前法)中,如果剔除肿瘤分期这个因素而选入原发瘤侵袭程度(T),则发现原发瘤侵袭程度也影响预后(P=0.008)[2]。

曾骐等术后随访22例小儿胸膜肺母细胞癌1~144个月。9例生存,2年生存率27.3%,5年生存率9.1%。13例死亡诊断到死亡时间为1天至26个月。死亡者均有局部复发,转移至脑3例,肋骨、颈部淋巴结各2例,椎体、心脏各1例。Ⅱ型、Ⅲ型生存时间两型差异无显著性[6]。

参考文献

[1]陈旭东,周晓军,徐新宇,等.胸膜肺母细胞瘤1例报道及文献复习.实验病理学杂志,2001,17:486-489

[2]郑顺利,马小红,梁红.80例弥漫性恶性胸膜间皮瘤的肿瘤分期.暨南大学学报,2004,25:210-212

[3]李航,孙国强,曾骐,等.小儿胸膜肺胚细胞瘤的CT表现.中华放射学杂志,2005,39:513-516

[4]梁敏青,谭守勇,邝浩斌.44例恶性胸膜间皮瘤临床分析.现代医院,2004,4:30-31

[5]罗素琼,刘学泽,王朝俊,等.恶性胸膜间皮瘤侵犯肋骨合并广泛转移.中华劳动卫生职业病杂志,1990,8:175-177

[6]曾骐,周春菊,贺延儒,等.小儿胸膜肺母细胞瘤.中华胸心血管外科杂志,2001,17:343-344

[7]魏博,王天佑,吕可洁,等.原发性胸膜肿瘤22例临床分析.北京医学,2004,26:156-158

[8]马大庆.胸膜病变的CT诊断:着重纵隔胸膜.国外医学放射学分册,1987,10:305-306

第三节　胸壁肿瘤(Askin瘤)

一、流行病学

茅乃权等报道胸壁肿瘤58例。恶性肿瘤40例，良性者18例;骨肿瘤23例,软组织肿瘤35例;原发者50例,转移性肿瘤8例。骨肿瘤:良性肿瘤包括软骨瘤2例、骨瘤2例、骨纤维瘤1例,恶性肿瘤包括骨转移瘤6例、骨软骨肉瘤5例、骨髓瘤4例、骨巨细胞瘤2例、骨神经纤维瘤1例。软组织肿瘤:良性肿瘤包括良性间皮瘤3例、神经鞘瘤6例、神经纤维瘤和脂肪瘤各2例;恶性肿瘤包括恶性间皮瘤8例,血管外皮肉瘤和神经纤维肉瘤各3例。横纹肌肉瘤、恶性纤维组织细胞瘤和转移瘤各2例,神经鞘瘤肉瘤和淋巴瘤各1例[1]。

1979年由Askin首先描述一组起源于胸壁区域

软组织的小圆细胞恶性肿瘤,属于原始内分泌神经外胚层肿瘤(PNET)的一个临床亚型,具独特的病理特征,高度恶性。此后10余年其概念在争论中迅速发展,认识逐渐深入,至今国外大约有70余例报道,20世纪90年代始,国内陆续有个案报道。文献报道,本病好发于儿童和青年,以女孩多见,男女比例1:(3~4),平均年龄14.5岁。Askin认为多在20岁以前发病。但Hashimoto报道了15例,主要为成年人,平均年龄21岁。纪小龙报道的病例年龄更大。茅乃权等报道8例年龄4~47(平均17.4)岁,其中22岁以下占87.5%(7/8),男5例,女3例,男女之比1.7:1,说明男性青少年也并非少见,且偶见成人。恶性程度高,侵袭力强,病程进展快,平均生存期短。Askin报道平均生存期8个月[1-2]。

二、病理学

Askin瘤一般瘤体大,灰白色,质软而脆,无包膜,常伴出血和坏死,可有钙化。胸壁经皮穿刺活检为简单易行的确诊方法。病理表现:镜下肿瘤为弥漫一致的小圆细胞构成,核大,胞浆少,胞浆不合糖原。瘤细胞排列成密集巢状,有菊形团。免疫组化和超微结构出现2种或2种以上的神经源性标志,显示神经外胚层分化的表现[1]。

据文献报道,Askin瘤可发生于软组织、骨、腹膜后、盆腔、胸膜和肺,其中胸壁和脊柱旁占50%~60%。极易发生血道转移和局部浸润,很少通过淋巴道转移,常见转移的部位依次是脑、肺、骨、肝、肾和肾上腺等。5年存活率约为13%,平均生存期仅8~9个月,自体骨髓移植可延长其生存期,Askin瘤多死于局部复发和转移[3-6]。

三、临床表现

几组病例的临床表现见表15-3-1[6-9]。

徐启明等总结105例胸壁肿瘤(1962—2005)。男女之比为2.9:1。年龄6~70岁,良性瘤患者的平均年龄为36.8岁,恶性的为48.3岁,转移癌为59.6岁。最常见的症状是局部疼痛。疼痛部位多与肿瘤部位一致,少数患者的疼痛可向其他部位放射。胸痛92例(87.6%),其中轻度疼痛者51例,46例(90.2%)为良性,5例(9.8%)为恶性;中等疼痛24例,16例(66.7%)为良性,8例(33.3%)为恶性;重度疼痛17例,均为恶性。由此可见严重持续性局限性疼痛者,多为恶性肿瘤所致,由于恶性胸壁肿瘤生长迅速,并向周围扩张,压迫和侵犯肋间神经及壁层胸膜等,故疼痛症状较良性肿瘤显著。少数患者有咳嗽和发热等症状。病程及征象:良性肿瘤患者病程为0.5~13年,平均4.5年;恶性病程为2年5个月,平均7.5个月;转移性病程为3~18个月,平均6个月。主要征象为胸部肿块,有84例(80.0%)可触及包块,肿块直径>5 cm的36例(42.9%),14例(38.9%)为良性,22例(61.1%)为恶性及转移性。肿瘤性质及分类:良性肿瘤75例(71.4%),恶性肿瘤19例(18.1%),转移癌11例(10.5%)。在原发性良性胸壁肿瘤中,骨骼肿瘤占64.0%;而在原发性恶性胸壁肿瘤中软组织肿瘤高于骨肿瘤占68.4%。按肿瘤的病理分类,本组软组织肿瘤良性以纤维瘤、血管瘤、脂肪瘤多见,恶性则以纤维肉瘤和横纹肌肉瘤及原始神经外胚瘤居多;在骨性肿瘤中,良性最多见的是纤维异常增殖症,其次为软骨瘤。恶性以肋软骨肉瘤常见,转移癌则以腺癌多见。肿瘤发生部位:胸壁肿瘤发生部位以前胸壁为多56例(53.3%),其次是侧胸壁29例(27.6%),后胸壁20例(19.0%)。在原发性骨骼肿瘤中,发生于肋骨者最多见52例(96.3%),胸骨仅2例(3.7%)。

Askin瘤一般全身症状轻微,少数可有发热。综合病例症状依次有:87.5%(7/8)胸痛,37.5%(3/8)分别有咳嗽和胸闷,12.5%(1/8)低热。体征:62.5%(5/8)病例应诊时胸壁可触及大小不等肿块。一般质较硬,肿块部位有压痛。浅表淋巴结不肿大。部位:好发于胸壁

表15-3-1 几组病例的临床表现

作者	例数	症状及体征
徐启明等	105	胸壁肿瘤。最常见的症状是局部疼痛。有胸痛92例(87.6%)
徐晓辉等	10	胸部Askin瘤。咳嗽3例,局部疼痛5例,胸闷、气促5例,脊髓受侵致下肢无力、排尿障碍1例。个别例出现恶心、呕吐、低热或痰中带血。1例为偶然发现胸壁肿物。肿瘤位胸腔内6例,胸壁2例,心包内1例(大量胸腔和心包积液致不能平卧),后纵隔并侵入椎管内1例
崔慧娟等	149	原始神经外胚层瘤。胸壁21例,均发现肿块,伴疼痛,4例咳嗽,3例有胸水,出现呼吸困难,4例有肋骨破坏;胸椎及腰椎者,发生截瘫4例,双下肢无力、麻木6例,并发现局部肿物
张宏英等	36	发病时间10天至20年,平均12个月。以胸壁或胸肺部肿物为唯一主诉的有16例,胸痛19例,胸壁肿物者26例,其他有胸闷、气促、发热、咳嗽等。体征有胸壁肿块、胸腔积液征象、浅表淋巴结肿大、肋骨骨折等。肋骨浸润破坏甚至骨折的为21例,胸腔积液11例

区域软组织，可侵及肺的边缘部分。Askin 报道的 20 例均位于胸壁区域。X 线表现：见胸壁、胸膜，肺边缘的肿块，可伴胸膜腔积液、部分有肋骨破坏。俞婉珍等报道例仅表现为胸腔积液，虽经详细检查未发现肿块，导致误诊，应引以为鉴[1,2]。典型的胸部 PNET 主要累及胸壁组织和椎旁结构，如软组织和骨膜。肺实质也可受侵，或是原发于肺的 PNET，或者邻近的PNET 侵犯肺组织。临床表现以胸痛、胸闷气促和咳嗽三大症状为特征。胸壁包块也是常见主诉。有时肿瘤生长速度极快，短期内肿瘤体积迅速增大，系肿瘤内出血坏死所致。其他少见的症状有呼吸困难、发热和咯血[6]。

崔慧娟等综合原始神经外胚层瘤 10 年(1996—2006)国内文献，检索到 PNET 的报道 44 篇，共 149 例。发病部位：胸椎及胸壁 21 例(20.2%)，纵隔 5 例(4.8%)等。结果：肺转移 14 例，全部死亡，发生肺转移到死亡时间 1~9 个月。发生于胸部的 Askin 瘤 18 例。随访中、失访各 1 例(5.6%)，存活≤6 个月 9 例(56.3%)，存活 8 个月 1 例(5.6%)，存活 15 个月 3 例(16.7%)；存活 18 个月 2 例(11.1%)，24 个月 1 例(5.6%)。

原始神经外胚叶瘤无特异性临床表现，影像学也缺乏特征性，主要表现为软组织肿块，可有骨质破坏，骨质破坏为溶骨性，无骨膜反应，确诊需靠病理。但在青少年，在胸壁或脊椎旁发现软组织肿块伴有溶骨性骨破坏时应考虑本病的可能[8]。

达雷尔·N·科顿(Kotton)等报道一名 63 岁妇女因快速进行性呼吸衰竭被收入院。CT 检查在所有肺叶中均可见多灶性边界不清的毛玻璃影和实变区域，以及散在的离散结节，(其中)一些周围有毛玻璃晕轮。左侧(胸部)有少量分层的胸腔积液，右侧主肺裂内有包裹性胸腔积液，并且有多发胸膜结节或基于胸膜的结节。右侧乳房有一个植入物，周围有轻微增强的软组织肿块，肿块上方含有气体病灶，该病灶经胸壁延伸进入前纵隔。诊断乳房硅酮植入物相关的胸壁血管肉瘤，伴肺转移、弥漫性肺出血和血小板减少(卡萨巴赫-梅里特综合征)。侵袭性肺曲霉病。本例提示我们应该学习乳房植入物相关疾病及肿物的鉴别诊断[10]。

四、影像学表现

几组病例的影像学表现见表 15-3-2[1,3,5-8,11-14]。

Winer-Muram HT 描述了 8 例。初次 CT 和 MRI

表 15-3-2 几组病例的影像学表现

作者	例数	影像学表现
徐晓辉等	10	胸部原始神经外胚层肿瘤。术前均行胸片和 CT 检查，肿瘤直径 6~18 cm，平均 9 cm
崔慧娟等	149	原始神经外胚层瘤。部位：胸椎及胸壁 21 例(20.2%)，纵隔 5 例(4.8%)等。胸壁 21 例，均发现肿块，3 例有胸水，4 例有肋骨破坏；发生于胸椎及腰椎的发现局部肿物
Winer-Muram HT	8	原始神经外胚层肿瘤。胸壁受侵的标准：①肋骨破坏；②胸壁肌肉或脂肪出现肿块；③CT 增强邻近的肿瘤表现相似的胸壁异常增强；④MR 胸壁的信号特征与邻近的肿瘤相似；⑤T2W1 灶性高异常信号从邻近肿瘤延伸到胸壁。肿瘤临近的胸壁肌肉若无明显的肿瘤组织浸润，则不认为胸壁受侵。若淋巴结横径大于 1.5 cm 可确定纵隔淋巴结转移
茅乃权等	58	胸壁肿瘤。胸部横断面肿瘤定位于胸壁。文献有认为多见于椎骨旁区与肋间神经关系密切。单发常见，少数可多发。本组 8 例均为单发，左右侧胸壁各 4 例，位于椎骨旁区 3 例(37.5%)，同时侵犯腹腔 1 例。瘤体较小时一般仅向胸腔内突出，与肺交界面光滑、锐利，可有分叶。8 例中瘤体最小者 2cm×3cm×4cm，最大者 6cm×10cm×15cm。62.5%(5/8)软组织肿瘤内见低密度坏死区。肿瘤有轻度增强。肿瘤可在短期内增大，常呈梭形。沿胸壁浸润蔓延并累及胸膜、肺、肋骨和(或)胸椎骨。肋骨不同程度破坏的同时可伴有少许骨质增生和硬化。肋骨受侵占 50%(4/8)。肿瘤向内生长甚至可占满大部胸腔。25%(2/8)病例伴有同侧胸腔积液
李镇中	1	胸片显示两肺野清晰。CT 扫描示肿块以胸 9 为中心，呈葫芦状，直径 2cm×4cm，肿块紧贴胸 9 椎体左缘及肋骨头内缘。与肺交接口光滑、锐利，并有浅分叶。软组织密度，平均 CT 值 33.3 HU，有轻度增强。肿块内见部分低密度区。纵隔及肺门未见肿大淋巴结
何家维等	1	CT 示右后胸腔内见椭圆形软组织肿块，与胸壁呈钝角相交，向胸腔呈弧形凸出，周围肺组织受压移位，临近第 5 肋骨骨质破坏。15 个月后因出现胸部不适及头痛，再次行胸 CT 及头 MRI 检查，发现右侧胸壁及脑膜多发转移
王彦民等	1	胸 CT 右胸壁肋骨与肩胛骨之间巨大软组织肿块 9cm×13cm×15cm，肩胛骨可见轻度局限性溶骨性骨破坏。治疗后 50 天后复查，右肺下叶可见数个小结节转移灶
黄东生等	1	CT：左上叶占位，右肺下叶不张，右肺下叶及左肺见多发结节影，大小不等，部分融合呈块状，左侧胸腔见大量液体，胸膜见广泛多发结节影，左肺体积缩小，密度增加，纵隔可见多组淋巴结肿大
曹津津等	2	CT 见右胸腔内 11cm×12cm×13cm 轻度增强，混杂密度的软组织包块，内有多个大小不等的囊状低密度区。胸腔中等积液，第 3、4 肋骨前部骨质破坏；CT 见右前上胸壁混杂密度软组织包块，上半部突向胸壁侵及肌肉，下半部呈弧形突向胸腔，见细条状影伸向肺内。与肺分界不清，局部肋骨破坏

检查平均相隔11天。7例初次检查获得了增强前、后的CT检查图像。肺部受侵犯的标准包括CT和MRI上肿瘤延伸到肺实质内。依据T1WI和T2WI MRI检查见肿瘤内有出血。结果见到，在初次CT扫描上，8个肿瘤均表现为密度不均匀。在初次T2WI上，8个肿瘤均表现为明亮而不均匀的信号强度。在T1WI MRI，除1例最小的肿瘤外，均表现为不均匀的信号强度。7例在T1WI上肿瘤信号强度较骨骼肌强，7例MRI显示有出血或坏死。5例增强MRI上有4例表现为显著的强化。8例均表现为单侧胸壁肿块。7例肿块很大，有胸膜受累和少量胸膜腔积液。7例MRI检查显示胸壁肌肉受侵，CT扫描只发现4例。CT和MRI检查显示5例出现肋骨破坏，4例有纵隔直接受侵。4例两种影像检查显示肿瘤直接侵入到肺内，另3例不能确定。1例没有显示肿瘤直接侵入到邻近肺的证据。1例MRI显示肺转移，CT显示3例。1例MRI显示纵隔淋巴结转移，CT显示2例。7例手术切除。术前CT和MRI检查正确诊断受累的部位有：胸膜(n=6)，肋骨(n=4)，心包(n=1)，膈(n=1)，椎体/脊髓(n=1)。手术证实纵隔有受侵 (n=2)，MRI在术前2例均明确诊断，CT扫描只有1例明确诊断。6例术前CT扫描和MRI检查未能明确肺直接受侵，其中3例施行手术，有2例证实受侵[13]。

MRI的软组织比度明显优于CT，选择适当的脉冲序列显示肿瘤侵袭胸壁肌肉和骨骼程度的图像可更为清晰。

五、诊断

庄聪文等报道肺癌合并胸壁Askin瘤1例。因发现右胸壁肿块进行性增大1年，加剧1个月伴疼痛入院。右侧胸壁腋中线第8~9肋处7cm×6cm的半圆形肿块。胸片及CT片均示右侧胸壁实质性肿块，局部肋骨破坏，右肺肺尖前段有球形阴影，约3cm×3cm，周边有毛刺征，术前诊断为右肺上叶肺癌伴右胸壁转移。行右胸壁肿瘤切除及右肺上叶切除术。术中见胸壁肿瘤破坏第8~9肋骨，行扩大胸壁肿瘤切除术，探查胸腔见右肺肺尖前段有一实质性肿块，约3cm×5cm×5cm，行右肺上叶切除。病理报告：①右胸壁外周性原始神经外胚叶瘤，NSE(+)，光镜下示未分化小圆细胞组织成片分布，少数区域可见神经母细胞分化现象；②右肺上叶乳头状腺癌，NSE阴性。术后恢复好，胸壁局部放射治疗及全身化疗，随访至今仍健在。本例术前、术中均诊断为肺癌伴胸壁转移，但病理和免疫组织化学提示为不同来源及不同类型的肿瘤[15]。

六、治疗

Askin瘤治疗以手术为主。大多数病例往往外科不能彻底切除，术后需辅以化、放疗。由于形态学分化差，化疗效果较好。常以放线菌素D(ACTD)、长春新碱(VCR)、环磷酰胺(CTX)、阿霉素(ADM)等联合用药。肿瘤易局部复发，也可远道转移。以血行转移为多见，常见靶器官如脑、肺、骨、肝、肾和肾上腺等。淋巴道转移少见。

目前认为理想的处理方式是确定PNET诊断后，有说立即多药化疗，再彻底手术切除，为预防局部复发，需要术后放疗。

徐启明等总结105例胸壁肿瘤 (1962—2005)的外科治疗。术式：局部切除26例次，限制性根治切除54例次，扩大根治切除16例次，姑息性切除18例次。其中有8例患者进行了第2次手术，1例患者行3次手术。大块胸壁缺损的重建术共19例，其中采用Marlex网修补8例，Core-Tex片修补6例，疝修补片修补5例。结果：无手术死亡。主要并发症是肿瘤局部复发，共11例(10.5%)。75例良性胸壁肿瘤中，随访64例(85.3%)，其中48例健在，16例死于其他原因。6例原发恶性胸壁骨肿瘤中有3例肋软骨肉瘤切除大块胸壁并以Core-Tex片修复，随访5~8年，效果良好，2例浆细胞骨髓瘤，1例切除胸骨体后辅以化疗，生存7年余死亡，另1例切除多根肋骨并用疝修补片重建胸壁大块缺损，术后半年随访情况良好，1例胸骨霍奇金病切除病变组织并以Core-Tex片修补大块缺损，生存5年余。13例原发恶性胸壁软组织肿瘤中，8例死亡，术后生存1年9个月至5年7个月，2例健在，术后生存分别为4年3个月和2年8个月，3例失访。11例转移癌全部死亡，术后生存时间为10个月至6年4个月。

徐晓辉等治疗10例胸部PNET。均行手术切除，6例胸内肿瘤行肿瘤完全切除2例，大部分切除2例，另2例侵及肺组织行肿瘤和受累肺叶切除；2例胸壁肿瘤行肿瘤及受侵肋骨切除胸壁重建；1例心包内肿瘤行肿瘤及心包大部切除；1例后纵隔哑铃状肿瘤同时摘除胸内肿瘤及椎管内肿瘤。1例2次手术，1例行3次手术，全组无手术死亡和住院死亡。摘除肿瘤行病理和免疫组化检查确定诊断，10例CD99均为阳性，LCA均为阴性。术后随访6年，2例术后未接受辅助治疗者分别于术后9、10个月死亡；4例接受化放疗者，1例生存27个月死亡，1例生存17个月后失访，2例生存至今超过12个月；4例单纯接受化疗者，1例生存已超过12个月，另3例分别于术后16、17和19个月死亡。本组3例生存超过12个月者仍在随访中。

崔慧娟等提醒对胸部区域的放疗会产生更为严重的副反应、肺纤维化、心肌病、霍奇金淋巴瘤，患者即使接受很低剂量的心脏处放疗也会发生冠状动脉疾病。

杨静和黄金昶总结1例PNET肺转移的中医治疗体会。因出现右上腹间断性针刺样疼痛行腹部肿物切除术，手术病理小细胞恶性肿瘤。免疫组化后诊断：外周PNET伴胸膜转移。放疗30次，化疗4个周期，行肺部肿物切除+纵隔肿物切除+右下肺叶切除术。2年后胸CT示右肺胸膜下可见结节影。中药加减服用5个月，结节影消失[16]。

七、预后

PNET属于高度侵袭性肿瘤，患者3年存活率大约为50%[17]。Askin癌确诊患者5年生存率低于20%。有报道5年生存率为45%，病死率70%~77%。手术难以切除干净，容易局部复发和远处转移。何家维组患者2例术后15个月后发现同侧胸壁及脑膜多发转移。即使切缘阴性，术后局部复发率也很高。故术后局部放疗和全身化疗是必需的，放疗30~40Gy/4~5周，化疗常用方案有CAV、VIP等[3,9,16]。

PNET诊断时已有转移者生存期平均8.8个月。Verrill等提出诊断时肿瘤负荷是影响预后的最重要因素，其次是对治疗的反应；肿瘤大小仅部分影响结果，年龄不是决定因素。国内有报道5年生存率11.1%，国外报道2年生存率为28%~38%、6年生存率为14%~17%。某些报道显示，术前新辅助化疗可延长生存期，提高肿瘤切除率。有人试用化疗合并干细胞移植使肿瘤体积明显减少，但是否能提高生存率尚无结论[6]。

郭炯炯等报道4例40岁以上的PNET。肿瘤发生部位为左踝部、颈部、右臀部和骶骨。分别行左下肢膝上截肢术、颈部肿瘤切除术、右臀部肿瘤广泛切除和骶骨肿瘤病灶内切除术。所有患者术后均接受化疗或放疗。结果：4例经随访3~24个月，1例死亡，其余3例未见复发和转移。国内外文献检索到6例40岁以上PNET患者。记载转移事项的有5例，其中1例明确为肺转移。结果：40岁以上成年人PNET多发于四肢和骨盆区域，躯干部的肿瘤预后差；40岁以上的患者总体预后较差。肿瘤大小、部位和手术切除边缘是否充分对预后非常重要；化疗是常规疗法，对切除不完整的可同时行放疗[18]。

崔慧娟等综合PNET 149例，有明确生存期记录的只有63例，71.4%(45例)生存不足12个月，肺转移是最常见的内脏转移(14例)，没有其他脏器转移的报道，发生于胸部的Askin瘤预后更差，56.3%(9例)存活不足6个月。

李忠望回顾分析4例胸部Askin瘤的病例资料。4例患者均行手术切除加区域淋巴结清扫，术后放疗、化疗以及免疫治疗。结果2例患者分别于术后3个月、4个月复发，并有肺转移和大量血性胸腔积液，死于呼吸衰竭，1例患者术后6个月出现脑转移后死亡。1例22岁女性患者采取综合治疗，已存活4年[19]。

茅乃权等的病例未见血行转移和淋巴结肿大。其中2例随访病例，尽管术后联合放疗，仍分别于8、11个月后因肿瘤复发而死亡。

参考文献

[1]茅乃权，祝家兴，刘德森，等.58例胸壁肿瘤的诊疗体会.中华胸心血管外科杂志，1995，11：298

[2]俞婉珍，王肇华.Askin瘤一例报告及文献复习.临床肺科杂志，2000，5：69-70

[3]何家维，史建静，虞志康，等.儿童Askin瘤2例报告及文献复习.浙江临床医学，2005，7：804

[4]胡显飞，谭志忠.巨大Askin瘤伴肺转移1例.临床小儿外科杂志，2006，5：73，69

[5]王彦民，刘白鹭，牡丹.胸壁原始神经外胚叶瘤伴肺转移一例.中华放射学杂志，2004，38：987

[6]徐晓辉，张志庸，崔玉尚，等. 胸部原始神经外胚层肿瘤(附10例报告).中华胸心血管外科杂志，2006，22：102-104

[7]徐启明，周乃康，刘颖，等.105例胸壁肿瘤的诊断和外科治疗.中国肿瘤临床，2007，34：750-752

[8]崔慧娟，李京华，李欧静，等.原始神经外胚层瘤10年国内文献分析.疑难病杂志，2007，6：216-217

[9]张宏英，陈力舟，林敏，等.Askin瘤报告并文献复习.临床肿瘤学杂志，2010，15：166-167

[10]达雷尔.N.科顿(Kotton)，等. 一名有呼吸困难和快速进行性呼吸衰竭的63岁妇女. 中国医学论坛报，2012-1-19肿瘤E5~8版

[11]曹津津，孙国强，刘道勇，等.胸壁原始神经外胚层瘤(Askin瘤)二例.临床放射学杂志，1999，18：577

[12]黄东生，石怀银，唐锁勤，等.Askin瘤影像与病理.临床儿科杂志，2003，21：669

[13]王志业.胸壁的原始神经外胚层肿瘤(Askin瘤)：CT和MR所见.国外医学临床放射学分册，1994，17：354-355

[14]李镇中.Askin瘤1例(附国内病例分析).现代医用影像学，2001，10：187-188

[15]庄聪文，杨胜生，黄云龙，等. 肺癌合并胸壁外周性原始神经外胚叶瘤一例.中国胸心血管外科临床杂志，1999，6：125

[16]杨静，黄金昶.外周性原始神经外胚层瘤肺转移1例的中医治疗.中日友好医院学报，2010，24：122

[17]付海英.原始神经外胚层瘤1例并文献复习.江西医药,2005,40:104
[18]郭炯炯,唐天驷,杨惠林,等.40岁以上成年人外周神经外胚层瘤的临床特点分析.苏州大学学报,2005,25:507-510
[19]李忠望,李洪林,徐勉.胸部Askin瘤的诊断及治疗(附4例分析).淮海医药,2010,28:214-215

第四节 纵隔肿瘤

一、流行病学

胸腺瘤分为良性胸腺瘤、恶性胸腺瘤及胸腺癌。良性胸腺瘤有完整的包膜,大体及镜下无包膜及周围结构浸润,切除后极少复发。恶性胸腺瘤大体和镜下可见包膜浸润,也可侵犯心包、胸膜、纵隔大血管以及发生远处转移,术后容易复发。胸腺癌也称上皮细胞癌,较罕见,是高度恶性的肿瘤,常见侵袭性生长和远处转移。病理上分为鳞癌、淋巴上皮瘤样癌、肉瘤样癌、透明细胞癌、基底细胞样癌、黏液表皮样癌、小细胞癌和鳞状小细胞癌等。临床上早期无症状、无重症肌无力,但发展迅速,很快出现恶病质。影像上很难与侵袭性胸腺瘤相鉴别。确诊主要依靠组织学检查,但胸腺癌更易血行转移,早期出现远隔转移者应考虑本病的可能[1]。

胸腺瘤的被膜浸润是最常见的。按既往的观点,淋巴及血行转移是比较少见的,一般10%以下。按正冈分类Ⅱ期以上的病例,即有被膜浸润的病例,则淋巴血行转移的发生率应当高,藤村等的报道是30%。东山的41例中,手术时见到淋巴及血行转移的是3例(7.3%),而Ⅱ期以上病例中是27%。仅就血行转移而言,几项报道的发生率在胸腺瘤是3%以下。但篭谷等认为在胸腺瘤的全过程中可达8%,而且在尸检例可达到半数有远处的血行转移。从临床观察,又被尸检证实的胸腺瘤的淋巴血行转移率,有说平均值是7%,但对已浸润的胸腺瘤来讲,则可达20%~47%[2]。

胸腺癌外侵发生较早且常见,大多数胸腺癌患者在首次发现时已有外侵或转移表现。一般多侵犯周围器官,或向前纵隔淋巴结、无名静脉、胸膜、肺、心包扩散转移。胸腺癌除了在纵隔和胸腔内局部生长浸润外,容易发生胸腔外转移,最常转移的器官是胃、肝、肾上腺以及经淋巴系统转移到胸腔外淋巴结;胸内可转移或种植到胸膜腔及肺实质[3]。

原发性胸腺癌是临床上比较少见的一种恶性肿瘤,占胸腺肿瘤的9.4%~36.3%。Suter等报道了60例胸腺癌,是迄今单个研究机构的最大宗报道,国内姚喆报道19例。郑如恒组共15例,占同期全部胸腺肿瘤的9.20%(15/163)[4]。

生殖细胞肿瘤临床上较为少见。主要发生于性腺,成人恶性生殖细胞肿瘤约2%~5%发生在性腺外,并且主要沿人体中线发生。其中最常见部位为纵隔、腹膜后、松果体、骶尾部,还有前列腺、膀胱、胃、耳、眼眶、肝、网膜,甚至食管、直肠、心包内也有个别报道。文献报道纵隔者占所有纵隔肿瘤的10%~20%,其中成熟型畸胎瘤占所有纵隔生殖细胞瘤的60%~70%。纵隔者人多数发生于20~30岁的男性,文献报道平均发病年龄为28~30岁[5]。

纵隔淋巴瘤是发生在纵隔淋巴结和结外淋巴组织的恶性肿瘤,易发生肺门淋巴结浸润和肺内浸润[6]。

二、病理学

多数学者认为恶性胸腺瘤只限于前纵隔扩散,甚至认为"恶性胸腺瘤不能经血行转移"。Rosai认为"中枢神经可有转移",但文献中未见报道[7]。

胸腺类癌临床上较为少见,可以是全身多发内分泌腺癌综合征的一部分,也可局限于胸腺内,迄今为止仅见个案报道,易被误诊为胸腺癌。胸腺类癌包膜完整切除后可治愈,但当出现复发转移时预后较差[8]。

多形性横纹肌肉瘤可发生于体内任何部位的横纹肌。有人收集1951年以来国内杂志有部位记载的横纹肌肉瘤139例,未见原发于纵隔者。苏用能等报道例为国内报道的第2例。而合并肺及甲状腺转移者罕见[9]。

胸腺神经内分泌癌(TNC)是一种罕见的原发于胸腺APLD细胞的恶性肿瘤,占纵隔肿瘤的2%~4%。TNC的淋巴结转移常侵犯纵隔淋巴结、颈部淋巴结、锁骨上淋巴结或其他部位的淋巴结;血源转移可达骨、肝、皮肤、脑、肾上腺和软组织[10]。

Bokemeyer等报道纵隔非精原细胞胚细胞瘤287例,145例(51%无转移),97例(34%)有1处转移,45例(16%)有2处或以上转移[11]。

Nickels统计上皮细胞为主型的胸腺瘤一般占胸腺瘤的16%~45%,而转移性胸腺瘤30例中上皮细胞为主型竟占20例(67%)。从资料看,上皮细胞为主型比淋巴细胞为主型恶性度要高些。

血行转移的部位：据 Brown 统计的 30 例其他脏器转移性胸腺瘤中，转移到肺 14 例，肝 13 例，骨 8 例，肾 7 例，脾 4 例。篭谷统计的日本病理剖检辑报报道的胸腺瘤转移脏器是肺 33 例，肝 20 例，胸膜 18 例，心包横膈各 14 例，心 13 例，脊椎 11 例等。从诸多文献看，共同的多发血行转移脏器是肺、肝、骨[2]。

WHO 胸腺肿瘤分类系统 A 型、AB 型、B1 型、B2 型、B3 型肿瘤的侵袭性分别为 10%~40%、30%~40%、45%~50%、65%~70%、85%~90%，B1 型、B2 型、B3 型侵袭性高，多为Ⅲ期或Ⅳ期疾病[12]。

三、临床表现

1/3 胸腺恶性肿瘤患者表现为无症状的前纵隔肿物，多在影像学检查时发现；1/3 表现为局部症状，如咳嗽、呼吸困难、胸痛、咯血、吞咽困难、声音嘶哑、上腔静脉压迫综合征、膈神经麻痹等；还有 1/3 患者表现为副瘤综合征，最多见的为重症肌无力，30%~50% 胸腺瘤患者伴重症肌无力，而单纯性红细胞再生障碍、低丙种球蛋白血症、红斑狼疮等约占 28%。就诊时胸腺瘤患者出现转移并不常见，最常见的转移部位是胸膜，胸腔外转移不到 10%，转移部位有肾、淋巴结、肝、脑、肾上腺、甲状腺、骨。与胸腺瘤不同，胸腺癌侵袭性强，就诊时转移常见，转移部位有骨、肺、肝、胸膜和淋巴结，极少伴有副瘤综合征[12]。

几组病例的临床表现见表 15-4-1[1,3-4,6-7,9,11,13-17]。另外，几例纵隔肿瘤肺转移脏器发现顺序可参见表 15-4-2[3,7,9,11,13,15-16,18]。

表 15-4-1 几组病例的临床表现

作者	例数	症状及体征
冀小妍等	1	侵袭性胸腺瘤侵犯胸膜。因胸闷、胸痛伴心慌气急 20 天，加重 3 天
姚喆等	19	19 例胸腺癌，肺转移 5 例。症状：胸痛、胸闷 9 例，咳嗽、痰血 3 例，头面部肿胀 3 例。其他包括声音嘶哑 2 例，颈部和胸骨肿块各 1 例。无症状者 1 例
薄田勝男等	1	多处转移的纵隔非精原细胞胚细胞瘤。无呼吸症状
胡潍青等	1	胸腺癌并早期肺转移。1 个月无明显原因出现咳嗽、憋气，偶有咯血；为痰中带血丝，量少。出现阵发呛咳，咳出烂鱼肉状红白相间物，伴咯鲜血约 10 mL
解国涵等	1	异位恶性胸腺瘤并肺、脑转移。因发热、胸痛 1 个月，伴头痛、恶心 10 余天入院。1 个月前因发热、胸痛、咳白色泡沫状痰，乏力、食欲差
郑如恒等	15	原发性胸腺癌 15 例，肺转移 3 例。咳嗽、咳痰 6 例，胸闷、胸痛 4 例，上腔静脉阻塞综合征 3 例，声音嘶哑 1 例，无症状体检时胸片发现纵隔块影者 1 例。有 1 例合并重症肌无力(眼肌型)
苏用能等	1	纵隔横纹肌肉瘤肺和甲状腺转移。咳嗽、胸痛、气喘 10 日。右颌下及右锁骨上窝触及黄豆大淋巴结。甲状腺Ⅱ度大。两肺闻干湿啰音，以右肺明显
王金发	45	纵隔淋巴瘤。起病多较缓慢，大多先有一侧或双侧颈部或(和)锁骨上淋巴结蚕豆大至拳头不等多个淋巴结肿大，半数患者合并有全身浅表淋巴结肿大或胸、腹壁，腹腔包块，大多数患者无咯血或痰中带血症状；少数患者可有颅骨或四肢骨破坏性改变和血液淋巴细胞 35%~60%增高
赵一平等	1	纵隔原发性绒毛膜癌伴肺转移。间断性咳嗽、咳痰、痰中带血两月余
高建津等	1	纵隔恶性畸胎瘤术后双肺转移。间断咳嗽，逐渐加剧 1 个月，胸闷气短 4 天
李涛等	1	胸腺癌伴纵隔淋巴结和肺转移 1 例。咳嗽、咳痰、胸闷、哮喘 16 个月
张传生等	1	原发性纵隔生殖细胞瘤伴肺内转移 1 例。刺激性咳嗽、胸闷、右胸痛 20 天

表 15-4-2 几例纵隔肿瘤肺转移脏器发现顺序

作者	病例总数	首先发现脏器纵隔肿瘤	肺	同时
冀小妍等	1			1
山中澄隆等	1	颈部 1		
薄田勝男等	1	1		
胡潍青等	1			1
解国涵等	1			1
苏用能等	1			1
赵一平等	1			1
高建津等	1			1

郑如恒等报道原发性胸腺癌 15 例。胸片和 CT 检查均可见纵隔内肿块影、2 例伴胸腔积液征、1 例心影增大。所有病例术中见肿瘤均无完整包膜，8 例侵犯心包，3 例侵犯纵隔大血管，2 例侵犯肺门组织，1 例侵犯喉返神经和膈神经。全胸腺切除 4 例，肿瘤扩大切除 4 例（1 例行左上肺叶切除+心包部分切除，1 例行右上肺叶切除+心包部分切除，2 例行心包部分切除）；肿瘤姑息切除 3 例，探查活检 4 例。结果：患者术

后6例行化疗，11例行放疗。全部病例均获随访，其中9例死亡，生存时间3~48(平均23.6)个月，其余6例仍然存活，最长1例为46个月。1年生存率为40.0%，3年生存率为13.3%，5年生存率为0。有2例复发，未再次手术；有8例发生转移，其中肺转移3例，骨转移3例，肝转移2例，脑转移1例，左锁骨上淋巴结转移1例[4]。

胡潍青等报道胸腺癌并早期肺转移1例。症状见表15-4-1。CT示：①肺内未见异常；②左侧中纵隔(主动脉水平)有约4.5cm×3.5cm×3.0cm块影，不随大动脉强化。13日后在行纵隔肿瘤切除术左胸后外侧切口，主动脉窗处有一凸起物约2cm×3cm×4cm，完整切除。病理示：纵隔胸腺未分化癌，部分坏死。术后1周，出现阵发呛咳、咳出一烂鱼肉状红白相间物，伴咯鲜血约10 mL。咳出物病理：未分化癌伴大片坏死。诊断：胸腺癌并肺转移[3]。

解国涵等报道异位恶性胸腺瘤并肺、脑转移1例。症状见表15-4-1。颈强直反应(++)，左上下肢不全性瘫痪。影像见表15-4-3。脑脊液中细胞数3/mm^3，潘迪(±)，氯化物730mg%，糖64mg%，蛋白2.5mg%。次日晚突然头痛、恶心、呕吐，左半身弛缓性瘫痪，呼吸困难，经抢救无效死亡。尸解：在前纵隔主动脉弓上方近气管分叉部有一肿物呈椭圆形，有不完整包膜与周围组织粘连，6cm×4cm×8cm，切面灰白色，在右肺上叶内带有2个同样性质的肿瘤，一半在肺组织里，一半突出于胸膜表面。大者为7cm×5cm×4cm，切面灰白色，中心有一处钙化灶，小者为7cm×4cm×4cm.。大脑右侧也有一个同样性质的转移瘤，呈圆形无包膜，中间大量坏死，体积为6cm×5cm×5cm。病理诊断：异位恶性胸腺瘤(上皮样细胞为主型)并肺、脑转移[7]。

范黎等报道胸腺类癌广泛转移1例。体检胸部透视时发现纵隔可疑占位。CT检查示前纵隔有一约4.5cm×3.6cm类圆形异常密度影，行纵隔肿块切除。病理报告：考虑为胸腺类癌。1年余起患者自觉腰痛。又3个月后腰痛明显加重。复查CT见上纵隔原手术部位又有一约3.5cm×3.0cm类圆形包块，骨扫描：不除外肿瘤骨转移。1年半后对上纵隔肿瘤再次行扩大切除术，病理：胸腺恶性肿瘤术后复发，已向周围组织浸润，免疫组化确诊为类癌。术后行化疗3次，双磷酸盐治疗3次，核素治疗3次。2年后的ECT骨扫描示骨代谢活跃区扩大。MRI：胸11~腰5椎体多发骨转移。用哌替啶量日渐上升，从开始的100 mg/d，在不到60天的时间内增至500 mg/d。多瑞吉5~15 mg。随后的2年余内先后出现肝转移，皮下广泛转移[8]。

张传生等报道原发性纵隔生殖细胞瘤伴肺内转移1例。症状见表15-4-1。胸CT见右上纵隔肿瘤9cm×6cm，密度不均。纤支镜检查见右肺中叶开口呈外压改变。剖胸探查术中见胸腔淡黄色液体约100 mL，纵隔肿瘤突入右胸腔，约12cm×10cm×10cm大小，包膜不完整，与前壁及右肺上叶粘连，中叶呈浸润生长，食管推向左侧。完整切除肿瘤及右肺中叶。患者化疗2次即中断并拒绝放疗。术后6个月胸片发现右肺门结节影伴中等量胸水。术后8个月时死于癌瘤复发。手术标本12cm×10cm×7cm大小，表面结节状，切面呈大片坏死，肺内肿瘤5.2cm×2.0cm×0.6cm，纵隔胸膜及脂肪组织肿瘤浸润。病理诊断：纵隔恶性生殖细胞瘤伴肺内转移。

原发性纵隔生殖细胞瘤伴肺内转移临床罕见。易误诊为胸腺瘤、畸胎瘤或其他纵隔肿瘤。血清AFP、CA19-9增高对诊断有帮助[17]。

聂琰等报道胸腺神经内分泌癌伴肺及右下肢转移1例。2006年12月因右侧胸部疼痛就诊，胸CT：前上纵隔占位性病变，约4.2cm×3.8cm，右侧少量胸腔积液。2007年2月行前纵隔肿瘤摘除术。病理：小细胞性肿瘤，免疫组化符合小细胞神经内分泌癌。会诊符合胸腺神经内分泌癌。3月行CE方案（CBP+VP-16)化疗4个周期。7月行放疗。10月胸CT：左肺下叶结节影，1.0cm×1.0cm，考虑转移瘤。同时再次行化疗3个周期。2008年3月胸CT：左下肺结节状高密度影，1.5cm×2.0cm，与后次化疗前相比结节影增大。4月行左肺下叶切除术，病理：下肺非典型性类癌。5月化疗2周期，7月胸CT右肺中叶胸膜下可见多发高密度小结节，考虑转移，改方案化疗3个周期。化疗结束后胸CT与前胸部CT比较无明显变化。10月无意发现右大腿外侧无痛性肿块，右下肢疼痛及活动障碍。肿块大小约7cm×5cm×4cm，病理活检报告：神经内分泌癌，考虑转移来源[10]。

何平总结1例肺转移癌合并异位ACTH综合征误诊。以乏力、心悸下肢水肿半年并加重1个月入院。2年前因纵隔肿瘤行手术。既往：血压高2年，间断服用降压药物。BP左上肢17.3/9.3 kPa，左下肢29.3/16 kPa，右上肢17.3/12 kPa，右下肢28/16 kPa。精神萎靡，呈多血质面容。面部臃肿，躯干部皮下脂肪堆积，四肢消瘦，眼睑及腋下可见皮肤色素沉着。双下肢轻度水肿，四肢肌力Ⅴ级。血WBC 13.6×10^9/L；尿常规：蛋白(++)，WBC 0~2/HP；血钾1.4mmol/L，钠142.3mmol/L，氯89.9mnol/L，血Cr104umol/L，BUN 8.79nmml/L。尿17-OH 56.2mg/24h(参考值5~12mg/24h)，尿17-KS 49.2ng/24h(参考值 5~13mg/24h)。CT 双肺多发转移癌,纵隔淋巴结肿大,双肾上腺皮质增生。修正诊断:①纵隔肿瘤术后肺转移;②异位 ACTH 综合征[19]。

富樫贤一等报道 1 例原发灶完全切除 12 年后肺转移的胸腺癌。体检发现胸部异常阴影。12 年前胸部异常阴影,诊断纵隔肿瘤。行合并 Sjögren 症候群的胸腺瘤手术(胸腺瘤切除,两侧肺合并切除。左头臂静脉切除及再建)。诊断:上皮型胸腺瘤(最大径 10 cm,140 g),术后照射 50 Gy。现在纤支镜涂片腺癌。入院胸部 CT:左肺 S^6 胸膜下1.5cm×2.5cm 阴影。术前诊为原发肺癌。手术切除肿瘤。免疫组化检查:CD_5、bcl-2 阳性,与 13 年前胸腺瘤标本一致。因 CD_5、bcl-2 阳性,改为胸腺癌肺转移[20]。

车山圣彦等报道多发肺转移例。4 年前体检肺野多发结节(大者 4 cm)4 个。现胸片结节增大,数目增多,仍无症。CT 发现纵隔肿瘤,见钙化,径 4 cm。双侧开胸:双肺多发灶,肺部分切除(7 个肿瘤),前纵隔及胸腺一并切除。术后未行辅助治疗。标本浸润型胸腺瘤(上皮细胞优位型),肺转移。2 年随访生存中。本例为血行转移。

胸腺瘤进展:浸润、播散、淋巴和血行转移。有报道 108 例中 10%为血行型,也有报 30%的。其转移肺为多,次为肝、骨、肾。胸腺瘤发展慢为其特点[21]。

四、影像学表现

几组病例的影像学表现见表 15-4-3。

蒋小冬等回顾性分析 20 例恶性胸腺瘤的病理资料及 CT 表现。结果:20 例恶性胸腺瘤中 B1 型 5 例,B2 型 2 例,B3 型 3 例,C 型 10 例。心脏大血管受侵 17 例,主要表现为肿块的心脏大血管接触面(MCI)呈灌铸型生长;纵隔胸膜与肺受侵 18 例,主要表现为肿块的肺接触面(MPI)增厚呈尖角或锯齿征。C 型比 B 型更具侵袭性,且转移多见[22]。

向之明等回顾性分析 5 例胸腺类癌患者的临床及 CT 资料。结果:5 例胸腺类癌患者临床表现无特异性,肿瘤体积均比较大(肿瘤最大层面平均大小为11.7cm×7.6cm),密度不均匀,肿瘤内部可见低密度坏死或囊变区,均未见高密度钙化灶,增强扫描肿瘤呈轻中度不均匀强化,内部可见小“线状”强化血管影,肿瘤包膜不完整,4 例可见临近大血管(上腔 V2 例、头臂 V4 例)受侵犯,5 例患者均见锁骨上和(或)纵隔内淋巴结转移,均未见肺野及其他远处血行转移的征象[23]。

佐野厚等报道胸腺瘤同时肺转移 1 例。无症状,体检胸片右肺异常影。59 岁糖尿病。CT 从纵隔上部至前纵隔 32mm×23mm 肿块。右肺 S^8 最大径 20 mm 结节。PET 纵隔病变 SUV_{max}8.9,肺病变 5.3 集聚。纵隔

表 15-4-3 几组病例的影像学表现

作者	例数	影像学表现
冀小妍等	1	侵袭性胸腺瘤侵犯胸膜。双肺内未见明确病灶,左侧胸壁可见结节样突起,并可见胸腔积液
李涛等	1	胸腺癌伴纵隔淋巴结和肺转移。CT 前上纵隔软组织肿块影;形态不规则,肿块内可见点状钙化。肿块与上腔静脉、主动脉弓及升主动脉间的脂肪间隙消失。肿块左侧可见一圆形小肿块影、主动脉弓旁、气管前、腔静脉后方有肿大的淋巴结。右肺下叶及左上叶可见圆形结节影
山中澄隆等	1	长期生存的颈部异位性胸腺瘤多发转移例。颈部胸腺瘤。5 年后胸 CT 右上叶结节,胸腔镜下右上叶部分切除。又 2 年后胸 CT 示前次手术部位近旁出现结节
薄田勝男等	1	多处转移的纵隔非精原细胞胚细胞瘤。肺有多发结节(右肺 16 个,左肺 4 个)
解国涵等	1	胸片见右肺门向外突出半圆形阴影,密度不均,边缘不清
郑如恒等	15	原发性胸腺癌 15 例,肺转移 3 例。胸片和 CT 检查均可见纵隔内肿块影,2 例伴胸腔积液征,1 例心影增大
苏用能等	4	纵隔横纹肌肉瘤肺和甲状腺转移。胸片右肺门阴影增宽、增浓,未见肿块影。右中、下肺野可见点片状模糊阴影
王金发	45	纵隔淋巴瘤。胸部正常 2 例;肺纹理增多 12 例;上纵隔增宽或肿块影 26 例;胸水或胸膜肥厚 15 例;肺内结节、肿块或片状阴影 10 例;肺门淋巴结肿大 18 例;颈部或(和)腋下软组织阴影密度增高或出现肿块影 11 例;单纯前纵隔肿块,合并肺内感染性病变,胸骨后肿块和局限性肋骨破坏各 1 例
赵一平等	1	纵隔原发性绒毛膜癌伴肺转移。X 线:双肺散在大小不等球形病灶。胸 CT:双肺多发散在球形病灶,前纵隔右心缘旁可见类圆形、软组织密度肿块影
高建津等	1	纵隔恶性畸胎瘤超声胸腔肿物。胸部彩超:右胸腔可见液性无回声区,还可见数个不规则团块状中等回声结节互相融合。左侧胸腔 78.5mm×62.1mm×70.2mm 欠均匀中等回声肿物。肿物内可见直径约 6.6 mm 斑块状强回声。CDFI:双侧胸腔肿物内均偶见彩色血流信号

穿刺细胞怀疑胸腺癌或胸腺瘤。2年前胸片肺病变即存在,现略增大。胸骨正中切开手术。纵隔内肿块未见浸润,切除肿瘤。右肺肿瘤切除。术中及术后二者病理一致,为胸腺瘤。诊断为胸腺瘤肺转移。术后放疗。术后1年7个月健在。按正冈分类Ⅳb期,Kondo报道远处转移的是3.2%。多脏器转移的多,单独肺转移的少[24]。

越智雅之等报道以肌无力症状发现,合并浸润性胸腺瘤患者。从上腔静脉侵入右心房,进而引起右中叶肺转移。早期摘除,Ⅳb期。Cohen等报道胸腺瘤的浸润频度依次为胸膜(30%)、心包(25%)、肺(8%)。坪田等指出,胸腔内播散外,还有血管外膜浸润、血管内息肉、胸壁浸润、心包内播散、气管内发育等。坪田及清水等报道浸润性胸腺瘤的13%~15%从胸腺静脉侵入血管,在左头臂静脉内息肉状发育。重症肌无力患者摘出胸腺,在非胸腺瘤例90%以上有效,胸腺瘤例70%有效[25]。

Inoue等对46例胸腺肿瘤进行了PET检查,结果显示,高危肿瘤的早期和延迟SUV值(分别为6.0,7.4)均显著高于低危肿瘤(分别为3.2,3.4)。早期SUV值>4.5支持高危肿瘤,以SUV值4.5为界值,诊断的敏感性、特异性和准确性分别为78.3%、91.3%、84.8%,早期SUV值>7.1,可区分胸腺癌与其他类型胸腺瘤[12]。

五、诊断

王金发分析45例纵隔淋巴瘤的X线诊断及误诊问题。其中霍奇金病12例,非霍奇金病类纵隔淋巴瘤33例。病程自半个月至3年不等,平均6个月。起病多较缓慢,大多数患者先有一侧或双侧颈部或(和)锁骨上淋巴结自蚕豆大至拳头大小不等的多个淋巴结肿大,半数患者合并有全身浅表淋巴结肿大或胸、腹壁,腹腔包块,大多数患者无咯血或痰中带血症状;少数患者可有颅骨或四肢骨破坏性改变和血液淋巴细胞35%~60%增高。X线表现:①胸部正常2例;②肺纹理增多12例;③上纵隔增宽或肿块影26例;④胸水或胸膜肥厚15例;⑤肺内结节、肿块或片状阴影10例;⑥肺门淋巴结肿大18例;⑦颈部或(和)腋下软组织阴影密度增高或出现肿块影11例;⑧单纯前纵隔肿块,合并肺内感染性病变,胸骨后肿块和局限性肋骨破坏(各1例);⑨放疗或化疗后近期复查,大多有病变的吸收改变或肿块的缩小,少数无明显疗效,因进行性加重呼吸困难而死亡(3例);⑩支气管冠面体层相,均未见左、右主支气管及其叶分支狭窄或阻塞改变。

漏、误诊原因分析:本组病例具有纵隔淋巴瘤的较为典型的X线表现者仅12例,其余均表现不典型,因此有11例误诊。肺纹理增多者误为"胸部正常"4例,单纯纵隔增宽或肿块误为"胸内甲状腺肿"、"甲状腺癌"和"胸腺瘤"各1例,纵隔、肺部肿块并胸水误为"肺癌并胸水"1例,肺门淋巴结肿大误为"肺门淋巴结结核"1例,肺门淋巴结增大不明显和肺部病变在隐匿部位而被遗漏各1例。其原因主要为只注重掌握纵隔淋巴瘤的典型X线表现,不熟悉其非典型X线表现,如单纯肺纹理增多,单纯肺门淋巴结增大或肺内病变,单纯少量胸水或胸膜增厚,侧位相气管前界限不清的密度增高等。

赵一平等报道1例纵隔原发性绒毛膜癌伴肺转移。症状见表15-4-1。术前血β-HCG为1808.8 mIU/mL(参考值0~5 mIU/mL)。术后4天,血β-HCG为46 mIU/mL。影像见表15-4-3。前纵隔右心缘旁可见类圆形、软组织密度肿块影,约为3.0cm×3.4cm,肿块密度均匀,CT值为28 HU。纵隔内未见异常肿大淋巴结。用胸腔镜取右肺内球形病灶活检,病理诊断:绒毛膜上皮癌。行胸腔镜辅助下双肺绒癌病灶切除术和右肺行开胸术,完整切除包括纵隔内肿块及肺内球形病灶共6块。术后病理诊断:绒癌细胞并坏死,未见其他组织成分[15]。

高建津等观察纵隔恶性畸胎瘤术后双胸腔转移的彩超表现。男,14岁。间断咳嗽,逐渐加剧1个月,胸闷气短4天。7个月前因纵隔肿瘤破裂出血手术切除。病理诊断:纵隔恶性畸胎瘤。左肺转移瘤。术后放、化疗5个疗程,血AFP 34.55~1183.00 ng/mL(0~13.6 ng/mL)。胸部彩超检查见表15-4-3。彩超诊断:双侧胸腔实性占位性病变(右侧多发)伴右侧多房性胸腔积液。结合临床手术史,考虑肺转移瘤[16]。

薄田胜男等报道道1例多处转移的纵隔非精原细胞胚细胞瘤。因面部肿胀、头痛和颈部压迫感2个月就诊。面部及右上肢肿胀,颈静脉和胸壁静脉怒张。血AFP 57 530 ng/mL,显著上升,hCG-β 0.1 ng/mL,CYFRA 14.0 ng/mL,WBC 13 550/μL。胸片上纵隔扩大。CT前纵隔有一大肿块,上腔静脉完全阻塞,左肋骨及肝见转移灶,肺有多发结节(右肺16个,左肺4个)。经皮肺穿刺为非精原细胞胚细胞瘤,AFP及PLAP(胎盘碱性磷酸酶)均阳性。经4次BEP(CDDP+BLM+Vp-16)、1次大剂量Vp-16化疗、超大剂量卡铂+Vp-16+IFM化疗和末梢血干细胞移植,取得显著效果。上腔静脉肿瘤明显缩小,肺内转移灶消失,但形成间质性肺炎。继而行纵隔肿瘤根治术。术后1年健在[11]。

李彪等报道1例以喘息为主症的患者。因咳嗽、咳痰、喘息2年,加重半个月入院。2年前胸部X线检查示双肺未见异常。支气管激发试验(+),以“支气管哮喘”治疗,反复发作。2年前行甲状腺全切除及颈部淋巴结清除术,病理诊断为甲状腺乳头状癌。查体右腋下可触及0.5cm×0.5cm大小的肿大淋巴结,可闻及较多哮鸣音及痰鸣音,以吸气相为主。胸部CT中上纵隔有3.0cm×4.0cm大小的占位性病变,气管受压约70%,双腋下及颈部均有数个肿大淋巴结,最大0.3cm×0.3cm。行纵隔穿刺细胞学检查明确诊断为纵隔转移癌[26]。

Yonemori等回顾性分析了CT引导下经皮穿刺对138例前纵隔肿瘤的结果,评价其对胸腺上皮肿瘤的诊断价值,敏感性和特异性分别为91.7%和100%,阳性预测值100%,阴性预测值94.0%,总准确率96.4%,经皮穿刺和手术在WHO分类方面的诊断总符合率为79.4%,结果令人满意。另有几项研究报道经皮穿刺的敏感性在44%~83%之间[12]。

六、治疗

胸腺癌的治疗原则即首选外科手术切除,在外科切除(包括姑息切除)的基础上加局部放疗与全身化疗。曾有报道手术治疗20例胸腺癌,其中手术完全切除7例,平均生存39个月;姑息切除13例,平均生存14.3个月。术后加用放疗平均生存为39.3个月,不加放疗为15个月。胡潍青等认为胸腺癌易发生早期转移或外侵,且部分早期转移不能得到确诊,故无论术中肿瘤能否完全切除,加用放疗和化疗对提高患者的生存率有较为理想的效果[3]。

纵隔生殖细胞瘤的治疗需根据不同的病理类型,采用不同的治疗方案。纵隔成熟型囊性畸胎瘤,由于生物学上属于良性的范畴,手术完全切除后,治愈率几乎为100%。而纵隔恶性生殖细胞瘤应根据生物学特性恶性程度及对治疗的反应不同,其治疗方式和预后也不同。恶性生殖细胞瘤对放化疗均较为敏感,文献报道纵隔生殖细胞瘤非精原细胞瘤5年生存率可达45%;精原细胞瘤5年生存率更高,达90%。

朱守营等探讨纵隔巨大原发性生殖细胞瘤31例(1990—2003)手术治疗。肿瘤大小:肿瘤直径均在15 cm以上,平均19.6 cm。>20 cm 10例。其中3例占据一侧胸腔并突向对侧胸腔,2例伴有上腔静脉综合征。1例肿瘤侵及胸壁。2例有膈神经麻痹。所有患者影像学表现,均与周围血管有密切关系。20例行穿刺细胞学检查,提示胸腺瘤,分化差的癌或仅见非诊断细胞,其中获得正确诊断者仅为7例。病理类型:成熟型畸胎瘤15例,占所有生殖细胞瘤的48%,未成熟畸胎瘤5例,精原细胞瘤4例,内胚窦瘤2例,混合瘤4例,恶性外胚层来源1例。5例术前行放化疗,效果不佳。结果:病理为成熟型畸胎瘤的患者由于生物学特性为良性,除1例失访,1例死于与本病无关的疾病外,随访长期生存者为97%。恶性生殖细胞瘤患者死亡14例,其中2例死于与手术有关的并发症,12例死于远隔脏器转移。7例术后已生存5年以上,其中5例于术后1年内复发,最长1例已生存10年。本组有1例失访,按死亡计算。本组总5年生存率为43.7%。认为手术为主的综合治疗是巨大原发性纵隔生殖细胞瘤治疗的主要手段,由于肿物巨大,多和纵隔结构粘连紧密,充分的围术期处理,认真选择切口,手术中避免损伤重要组织器官是手术成功的关键[5]。

姬巍等报道73例胸腺癌。Masaoka分期:Ⅱ期占1%,Ⅲ、Ⅳ期分别占48%、51%。接受手术治疗40例,其中6例完整切除,21例姑息手术,13例探查活检。70例接受了中位剂量60 Gy的放疗,23例进行了中位4个周期的化疗。随访率为90%,中位随访时间14年。结果:全组5、10年总生存率分别为31%、19%,中位生存时间35.1个月。Ⅲ、Ⅳ期5年生存率分别为45‰、17%(P=0.002)。6例完整切除的5例存活。姑息切除术的5年生存率为52%,而只探查活检和未手术治疗的生存率只有14%(P=0.003)。有无化疗的5年生存率分别为28%和33%(P=0.671)。放射性心包炎和放射性肺炎发生率分别为7%、9%。在Ⅱ+Ⅲ期36例中治疗失败13例,其中局部复发4例;远处转移7例局部复发同时远处转移2例。手术治疗是胸腺癌治疗的主要手段,是否能完整切除肿瘤是影响长期生存的决定性因素。在本组中,51%为Ⅳ期病变,能完整切除者仅占15%。在6例获得完整切除的5年生存能达到83%。然而胸腺癌在初治的时候有45%~92%为Ⅲ、Ⅳ期,获得完整切除的机会并不多。显示姑息切除的21例联合放疗和化疗5年生存达到52%,而探查活检和未能手术的只有14%。但是Kondo等报道的186例胸腺癌中,实施减瘤术的37例有一半以上联合放疗和化疗,5年生存为30%,而在53例未能手术者,给予放疗或同步放化疗也能取得24%的5年生存(P=0.207)。并认为姑息切除术在胸腺癌的治疗中意义不大。研究显示,在不能获得完整切除且加放疗(中位剂量50 Gy的5年生存率为52%,与完全切除的6例的83%无差异(P=0.133)。尽管资料不多,对于不能获得完整切除的胸腺癌,术后联合放疗仍是增加局部控制率和提高生存率的最佳选择[27]。

杨小龙等报道外科治疗胸腺瘤37例。其中12例合并重症肌无力(MG)。良性胸腺瘤27例(合并MG 10例),恶性10例(合并MG 2例)。病程2周至2年。无症状者16例,胸闷、胸痛者9例。良性瘤10例MG中,根据改良的Osserman类型:Ⅰ型7例,ⅡA型2例,Ⅲ型1例。胸片:35例示肿瘤在前上纵隔,1例在下纵隔,22例做了CT检查。手术治疗:术中见肿瘤向周围组织、器官浸润者9例,无浸润或与周围组织、器官粘连较轻者28例。肿瘤全部切除30例,部分切除2例,探查活检5例。病理检查:淋巴细胞型28例(恶性3例),上皮细胞型5例(恶性4例)。混合型4例(恶性31例)。结果:8例合并MG患者在术后症状都有不同程度的改善,抗胆碱酯酶药物剂量较术前减少。手术切除32例中有29例得到随访,最长10年,最短半年。14例良性者未见复发。10例良性瘤合并MG者有6例明显缓解,2例症状改善,2例无变化。5例恶性瘤术后均于以放疗或加化疗,1例手术后5个月死于重症肌无力;另3例死于肿瘤复发或转移,1例(Ⅱ期)已存活2年余[28]。

姚喆等报道外科治疗19例胸腺癌,肺转移5例。病程10天至3年,平均10个月。症状见表15-4-1。胸腺瘤分期:Ⅱ期2例,Ⅲ期15例,Ⅳ期2例。病理类型:鳞癌12例,未分化癌4例,淋巴上皮样癌2例,透明细胞癌1例。手术切除彻底者4例;部分切除者13例,活检2例。手术采取正中切口13例,其中4例加行前外侧切口,1例切口向上延伸至颈部,4例采用横断胸骨的U形切口,2例采用标准前外侧切口。全组中无手术死亡,术后无1例并发重症肌无力危象;12例行术后放疗,3例行术后化疗,平均生存期23个月,5年生存率为15.8%(3/19例)。1年内死亡8例,现存活7例[14]。

罗凌飞等比较43例放射性^{125}I粒子植入纵隔内恶性肿瘤及淋巴结转移癌患者的影像复查资料和生存质量。2010—2011年43例患者,其中原发纵隔型肺鳞癌21例,原发食管癌9例,淋巴结转移癌13例。合并主气道50%以上狭窄18例,食管梗阻9例,上腔静脉回流障碍6例。每个病灶植入^{125}I粒子10~60枚,平均(30.79±14.23)枚。结果:操作技术成功率100%,最长随访时间12个月。6个月局部病灶临床有效率81.08%,临床受益率为100%;12个月临床有效率74.19%,临床受益率80.65%。6个月、12个月KPS评分提高且差异明显[29]。

胸腺癌局部复发的风险报道不一,从19%~88%。关于胸腺癌接受完整切除术后放疗的资料很少,是否需要术后放疗仍不明确。文献报道胸腺癌经过局部治疗后远处失败率可高达18%~64%,常见转移部位包括肺、骨、胸膜、肝等。采取措施控制远处转移是提高疗效的关键。胸腺癌是否应该联合化疗,目前尚不能得出肯定结论。一些作者认为胸腺癌是对化疗相对敏感的肿瘤,对CODE、ADOC,VIP方案的有效率在32%~75%。Ogawa等认为对于组织学低分级的胸腺癌(鳞癌、黏液表皮样癌和基底细胞癌)手术联合术后放疗已经足够,不需要化疗。而对其他类型的胸腺癌推荐应用含有顺铂和(或)阿霉素的方案。胸腺癌发病率低,现时化疗方案和综合治疗的内容大相径庭,而且缺乏大规模的组织好的临床试验[27]。

七、预后

Wick报道20例死亡的胸腺癌患者平均存活18个月。姚喆等19例中死亡12例,均死于肿瘤转移、复发及全身恶病质,其中纵隔复发6例,肺转移5例,骨转移3例,淋巴结转移3例,脑、肝脏和肾上腺转移各1例,多发性复发和转移6例。平均生存期23个月,5年生存率为15.8%(3/19例)。8例术后存活不满1年,占42.1%。手术切除是否彻底是影响预后的关键,本组4例肿瘤完全切除者中,3例存活超过5年,1例存活3年。按病理分型鳞癌预后相对较好,平均生存期达28.4个月,未分化癌仅13.3个月[14]。

Hsu等报道20例原发性胸腺癌患者,3年生存率为45.9%,5年生存率为34.4%。郑如恒等15例平均生存时间23.6个月,1年生存率为40.0%,3年生存率为13.3%,5年生存率为0。切除程度、病理类型、病理分期、大血管是否受侵等是影响预后的相关因素[4]。

复发:Okumura等对纵隔内胸腺瘤复发例再次手术10年生存率可达70%,而非手术例仅35%。5年生存率按组织类型分,B1型是100%,B2型56%,B3型60%。建议复发者如可切除则宜积极手术切除[18]。

纵隔非精原细胞胚细胞瘤5年生存率为8%~50%,比纵隔精原细胞胚细胞瘤的80%~90%明显差。道Bokemeyer等报道11个单位纵隔非精原细胞胚细胞瘤287例,5年生存率为45%,而纵隔精原细胞胚细胞瘤51例的5年生存率为88%[11]。

山中澄隆等报道长期生存的颈部异位性胸腺瘤多发转移例。女性,60岁。发现颈部肿胀疼痛,胸CT气管前有一4 cm块,穿刺未得诊断,行摘除术,病理为胸腺瘤。4年后发现甲状腺左叶肿胀,行切除术,病理为胸腺瘤甲状腺转移。来年胸CT发现右上叶结节,胸腔镜下右上叶部分切除,病理为胸腺瘤肺转移。

又2年后胸CT显示前次手术部位近旁出现结节。胸腔镜肿瘤位于右 S^3,1 cm结节。行右上叶切除。文献记载,颈部异位胸腺瘤(包括癌)40例,合本例共33例女性。年龄11~71(平均49)岁。29例非浸润性,7例浸润性,5例胸腺癌。合并重症肌无力者仅2例。非浸润复发病例除本病例外尚有1例;浸润例1例复发;胸腺癌3例复发。总之,颈部异位性胸腺瘤预后尚好。Chan报道16例颈部异位性胸腺肿瘤,2例放疗+手术,其余仅单纯手术。无术后复发及肿瘤致死例[18]。

多种因素能够预测胸腺瘤患者的预后。多项研究证实Masaoka分期是胸腺瘤最重要的预后因素。完全切除患者的生存期与分期密切相关,Ⅰ期、Ⅱ期、Ⅲ期、Ⅳ期的5年生存率分别为90%~100%、75%~90%、50%~70%、30%~40%;各期的10年生存率分别为85%~95%、70%~85%、25%~60%、0%~15%。完全切除是另一个预后因素,完全切除的Ⅲ期、Ⅳ期患者的复发率较未完全切除的复发率低。WHO分类也是手术切除后患者独立的预后因素,从A型到C型(胸腺癌),预后越来越差。大样本研究及Meta分析均证实,A型、AB型、B1型生存率高于B2型和B3型,有明显差异,A型、AB型、B1型、B2型、B3型的5年生存率分别为100%、93%、89%、82%、71%;上述各型的10年生存率分别为95%、90%、85%、71%、40%;胸腺癌5年生存率约为20%~30%。Okumura对273例胸腺瘤的研究显示,A型、AB型、B1型、B2型、B3型患者的20年生存率分别为100%、87%、91%、59%、36%。肿瘤大小也是可靠的预后因素,一项对马萨诸塞州总医院179例患者的回顾性分析表明,病灶≥8cm患者的复发率显著增加(分别为1.8%、28%),这些患者更多为Ⅲ期或Ⅳ期,多为B1型而不是A型或AB型。大血管受侵也是独立的预后不良因素。此外,伴重症肌无力患者的预后优于不伴肌无力的患者,这可能与合并肌无力患者能更早地就诊有关,而且大多数研究显示,合并重症肌无力的大部分患者是Ⅰ期、Ⅱ期。单纯性红细胞再生障碍(5%~10%)可能影响治疗的完成,尤其是对化疗影响较大。早期复发(<40个月)也是预后不良因素[12]。

参考文献

[1]李涛,周卫华,陈巨坤.胸腺癌伴纵隔淋巴结和肺转移1例.中国医学影像技术,1998,14:946

[2]张金铭.呼吸系统疑难病和罕少病.天津:天津科技翻译出版公司,2004:391-392

[3]胡潍青,王昌亮,王军.胸腺癌并早期肺转移1例.潍坊医学院学报,2006,28:193

[4]郑如恒,汪灏,葛棣.原发性胸腺癌15例外科治疗分析.中国临床医学,2004,11,721-722

[5]朱守营,张德超.纵隔巨大原发性生殖细胞瘤31例手术治疗探讨.中国综合临床,2005,21:349-350

[6]王金发.纵隔淋巴瘤的X线诊断及误诊问题(附45例分析).青海医学院学报,1989,(23):57-59

[7]解国涵,葛润菊,陆瑞珍.异位恶性胸腺瘤并肺、脑转移一例.癌症,1984,3:59

[8]范黎,斯晓明,慕利梅.胸腺类癌广泛转移1例及疼痛治疗中的教训.现代肿瘤医学,2005,13:553-554

[9]苏用能,梁先海,邹盛衡.纵隔横纹肌肉瘤肺和甲状腺转移1例报告.实用放射学杂志,1997,13:506

[10]聂琰,林延鹏.胸腺神经内分泌癌伴肺及右下肢转移1例.临床肿瘤学杂志,2009,14:575-576

[11]薄田胜男,佐川元保,相川広一,ほか.遂隔転移のある縦隔非セミノール胚细胞性腫瘍に対いする集学的治疗.胸部外科,2009,62:545-550

[12]王敬慧,张树才.恶性胸腺肿瘤的诊断与治疗进展.中国肺癌杂志,2010,13:985-990

[13]冀小妍,张秀坤,李志军.侵袭胜胸腺瘤侵犯胸膜1例.中国误诊学杂志,2007,7:3685

[14]姚喆,高成新,陈文虎,等.外科治疗19例胸腺癌临床分析.上海医学,2002,25:236-237

[15]赵一平,刘白鹭,赵德利.纵隔原发性绒毛膜癌伴肺转移一例.中国癌症杂志,2006,16:160

[16]高建津,聂明辉,刘洁华.纵隔恶性畸胎瘤术后双肺转移的彩超表现1例.中国超声医学杂志,2008,24:663

[17]张传生,叶玉坤,汪栋,等.原发性纵隔生殖细胞瘤伴肺内转移1例.中华心胸血管外科杂志,1997,13:350

[18]山中澄隆,山本健嗣,渡边可也,ほか.長期生存を得てい颈部異所性胸腺肿多発転移の1例.胸部外科,2009,62:594-596

[19]何平.肺转移癌合并异位ACTH综合征误诊教训.中国实用内科杂志,1999,19:688

[20]富樫贤一,佐藤征二郎,佐藤和弘.原発巣完全切除12年后に肺転移で再発した胸腺癌.胸部外科,2009,62:1150-1152

[21]车山圣彦,土井修,児玉宪,ほか.血行性多発肺転移を伴う浸润性胸腺腫の1例.日本胸部临床,1992,51:589-593

[22]蒋小冬,夏淦林,冯峰.恶性胸腺瘤的CT诊断.肿瘤基础与临床,2010,23:71-73

[23]向之明,梁翠媚,叶海鸣,等.胸腺类癌的CT表现及相关文献复习.南方医科大学学报,2010,30:557-558

[24]佐野厚,小杉奈津子,北野健太郎.胸腺腫同时性肺転移の1例.胸部外科,2010,63:1090-1093

[25]越智雅之,乒井孝行,鸭川贤二,ほか.上大静脉·右心房内への浸润および肺転移をきした浸润性胸腺腫合并重症筋无力症の1例.日本老年医学会杂志,2010,47:158-161

[26]李彪,翁其铨,陆亚锋.警惕纵隔转移癌的误诊误治.临床误诊误治,2011,24:60
[27]姬巍,冯勤富,周宗玫,等.73 例胸腺癌的治疗与预后分析.中华放射肿瘤学杂志,2006,15:97-98
[28]杨小龙,沙德驹,任刚,等.外科治疗胸腺瘤 37 例报告.中国肿瘤临床与康复,1997,4:50-51
[29]罗凌飞,王洪武,马洪明,等.放射性 ^{125}I 粒子植入治疗纵隔内恶性肿瘤及淋巴结转移癌 43 例分析.中国肺癌杂志,2011,14:933-935

第五节 恶性胸水

一、流行病学

几组胸水病例见表 15-5-1[1-12]。几组恶性胸水病例见表 15-5-2[13-22]。

表 15-5-1 几组胸水病例病种

作者(例数,报告年,说明)	良性总数	恶性			
		总数	肺癌	间皮瘤	其他癌瘤
施红光(240 例,1997,40 岁以上)	109	131	117	3	11 例
黄陆颖等(247 例,2004)	174	63			
张景(396 例,2005)	311	63	5		乳癌 8 例,淋巴瘤 3 例,肝癌 2 例
彭莉(432 例,2003)	258	174	132	6	31 例
周一平(909 例,2005)	699	210	135		乳癌 21 例,淋巴瘤 15 例,食管癌 6 例,胃癌 6 例,白血病 5 例等
刘常路(228 例,2007)	207	21	15		肝癌 2 例,淋巴瘤 1 例
秦勇(256 例,2007)	221	35	28		乳癌 3 例,淋巴瘤 3 例,肝癌 1 例
肖祖克(383 例,2003)	281	97	61	6	乳癌 7 例,恶淋巴瘤 3 例,胃癌 2 例,卵巢癌 1 例,食道癌 1 例,16 例疑恶
白莉(489 例,2002)	330	155	104		乳癌 13 例,其他 38 例
王英(660 例,2007)	427	171	112	5	转移性 54 例
俞计明(84 例,2006,包裹性)	59		20	1	转移性 4 例
陈根荣(45 例,2008,血型胸水)	19	26	18	2	胃癌 2 例,食管癌 2 例,乳癌 2 例

表 15-5-2 几组恶性胸水病例

作者(例数,年代)	肺癌	乳腺癌	淋巴瘤	转移性	食管癌	胃癌	白血病	卵巢癌	结直肠癌	肝癌
王红岩(36 例,2001)	14			16						
朱颖蔚(48 例,2009)	24	12	8				4			
阎其涛(56 例,2008)	54	2								
廖槐(292 例,2003)	132	5	9		19	2	6	4	2	44
崔海忠(48 例,2008)	28	10			4	2			2	1
李晓明(28 例,2008)	20	2			2	2				
毛晓峰(31 例,2006)	25	4			1					
王英姿(60 例,2008)	36	17				7				
朱佩祯(69 例,2007)	46	10	1			2		5	3	
刘邦荣(94 例,2006)	73	7	2			2		4	2	

注:廖槐例中尚有骨髓瘤 2 例,真红 1 例,骨髓增生异常 1 例,其他 16 例

全身恶性肿瘤皆可转移到胸膜形成恶性胸水，其中以肺癌为最多。在不明原因恶性胸水中，究其原因也是以肺癌为最多。

二、病理学

高枫等应用经皮胸膜活检术诊断98例患者，其中96例患者成功钩取胸膜组织3~4块，手术成功率98.1%(96/98)。20例胸膜病理学检查提示肺癌胸膜转移，3例诊断胸膜间皮瘤，1例为非霍奇金淋巴瘤胸膜浸润，结合各项临床指标，33例患者诊断为恶性病变，恶性胸水诊断阳性率为72.7%(24/33)。26例胸膜病理学检查发现典型结核性胸膜炎改变；另20例患者高度疑诊结核性胸膜炎，给予抗结核治疗观察6个月有效，故结核性胸膜炎胸膜活检诊断阳性率为56.5%(26/46)。3例胸膜病理学检查提示化脓性胸膜炎症改变，良性胸膜病变诊断阳性率59.2%(29/49)。6例胸腔积液原因不明确，做临床观察[23]。

三、临床表现

黄陆颖等分析胸腔积液病因。其中小于40岁年龄组胸腔积液主要是结核，40岁以上年龄组的胸腔积液主要为结核和恶性肿瘤。血性胸腔积液主要是肿瘤性，胸腔积液以单侧为主，多见于右侧[2]。

张景等分析396例胸腔积液。63例恶性胸液与261例结核性胸膜积液相比，咯血、胸闷、大量胸水、血性胸水显著增高，而发热、胸痛较少。另外，恶性胸水有38例染色体为超二倍体，而结核性胸水20例均为二倍体。恶性胸液63例临床症状：发热17例，咳嗽36例，胸痛13例，气急53例，咯血16例等，胸水性质：草黄色渗出液38例，血性渗出液25例，胸水和血清CEA测定共36例，胸水CEA(48.2±9.4)μg/L，血清CEA(31.6±8.5)μg/L，均异常。胸片检查大量胸水者46例(73.0%)，中量胸水者14例(22.2%)，少量胸水者3例(4.8%)，合并肺内肿块6例(9.5%)。CT扫描除有胸水外，同时发现肺部肿块影、肺不张、胸膜结节影，纵隔淋巴结肿大者共50例[3]。

四、诊断

胸水中多项生物活性物质可用以鉴别胸水的性质。

廖槐等病例胸液涂片癌细胞阳性率40.6%(71/175)，胸膜活检36.8%(53/144)，纤支镜22%(22/48)。三者合用68.9%(31/45)。胸液CEA检测：各种癌瘤胸液CEA 65例，最大值4001 μg/L，中位数35 μg/L，其中腺癌18例；胸水CEA大于5 μg/L 47例(72.3%，47/65)，包括肺癌36例，乳腺癌2例，胸膜间皮瘤、胰腺癌各1例，原发灶不明7例[17]。

厉为良等以B超引导微创闭式胸膜活检术诊断恶性胸腔积液(MPE)。76例高度疑为MPE而胸水脱落细胞学检查阴性者随机双盲分为常规闭式胸膜活检组(常规组)38例和B超引导微创闭式胸膜活检组(引导组)38例。在坐位3、6、9点各取胸膜组织1块(共3块)，活检成功率达100%。结果：常规组首次活检病理确诊23例，敏感度为65.71%(23/35)，特异度为100%(3/3)，阳性预测值为100%(23/23)，阴性预测值为20%(3/15)；引导组首次活检病理确诊33例，敏感度为97.6%(33/36)，特异度为100%(2/2)，阳性预测值为100%(33/33)，阴性预测值为40%(2/5)。两组诊断恶性胸腔积液的敏感度比较，差异有显著意义(χ^2=5.70，P<0.05)。常规组阴性者12例改行B超引导穿刺活检后10例又获病理阳性(83.33%，10/12)，总阳性率达94.4%(33/35)。两组中余下病理阴性者5例，经胸腔镜检查病理确诊为结核性胸膜炎[24]。

卢云涛等分析端粒酶活性(TA)在不同类型胸水中表达。TA在不同类型胸水中的表达有一定的不同，其阳性率基本是恶性胸水(80.0%)>结核性(6.8%)>其他渗出液(2.9%)>漏出液(0)排列，比较而言，TA对恶性与漏出液的鉴别效率最高、对恶性与结核性胸水的鉴别效率最差[25]。

杨林瀛等鉴别诊断恶性与结核性胸水，对癌胚抗原信使核糖核酸(CEA mRNA)、CEA、端粒酶(TLM)、腺苷脱氨酶(ADA)、结核杆菌脱氧核糖核酸(TB DNA)、抗酸杆菌(AFB)、阿拉伯糖甘露糖脂G抗体(LAM IgG)在恶性与结核性胸水中的分布情况进行了研究。结果：恶性胸水组CEA mRNA、CEA、MTL的阳性率明显高于结核性胸水组(P<0.01)，其中CEA mRNA和TLM的阳性率又明显高于CEA、ADA、TB DNA、AFB和LAMpIgG(P<0.01)。结核性胸水组ADA、TB DNA、AFB、LAMIgG的阳性率明显高于恶性胸水组(P<0.01)，其中ADA、TB DNA、LAMIgG的阳性率又明显高于CEA mRNA，CEA，TLM和AFB(P<0.01)[26]。

Ghayumi SMA等人前瞻性研究肿瘤标志物在伊朗人良、恶性胸液患者的诊断价值。内容包括胸液和血清CEA，糖类抗原15-3(CA15-3)，神经元特异性烯醇化酶(NSE)和癌抗原125(CA125)检测。77例胸液患者(40例恶性和良性37例)。最高灵敏度是血清CA15-3联合胸腔积液CA15-3和CEA(80%)，同样血清CA15-3联合胸液的CA15-3，NSE和CEA(80%)。最高特异性是血清CA15-3和胸水CA15-3和NSE

联合获得(100%),同样血清 CA15-3 联合胸液 NSE 和 CEA(100%)[27]。

张晶等测定 40 例恶性胸水和 40 例非恶性胸水及其血 CEA、NSE、CYFRA21-1 的水平。结果:恶性胸水组胸水及其血清 CEA、NSE、CYFRA21-1 的水平明显高于非恶性胸水组,有显著性差异(P<0.05);恶性胸水组 3 项联合检测的阳性率明显高于单项检测(P<0.05)。认为联合检测胸水及其血 CEA、NSE、CYFRA21-1 对鉴别良、恶性胸水有一定的临床价值[28]。

李微浩等联合检测 254 例患者胸水。结果:结核性胸水组 ADA、IFN-γ 水平明显高于肺癌性胸水组,而 CYFRA21-1,CEA 及 NSE 水平则显著低于肺癌性胸水组,两组比较均有极其显著性差异(P<0.001)[29]。

朱颖蔚等采用 VEGF ELISA 试剂盒及 p53 ELISA 试剂盒检测 48 例恶性胸水,10 例结核性胸水做对照。结果:10 例结核性胸水 VEGF 含量平均为(114.50±15.71) ng/L,p53 含量平均为(367.10±41.03) U/L,48 例恶性肿瘤胸水 VEGF 含量平均为(365.25±80.59) ng/L,p53 含量平均为(787.60±128.74) U/L,两组之间存在显著差异(P<0.001)。认为恶性肿瘤患者胸水VEGF 及 p53 含量显著高于对照组。VEGF、p53 有可能作为良恶性胸水的一个鉴别诊断指标[14]。

陈超等 Meta 分析 MOC-31 在鉴别良恶性浆膜腔积液中诊断价值。MOC-31 特异的表达于浆膜腔积液内的癌细胞,而不表达或低表达于间皮细胞。最终有 13 项研究,共 1191 例样本纳入分析。MOC-31 诊断恶性积液的敏感度为 0.93 (95%的 CI 为 0.91~0.94),特异度 0.98(95%的 CI 为 0.96~0.99),阳性似然比 19.43 (95%的 CI 为 11.46~32.94),阴性似然比 0.07(95%的 CI 为 0.04~0.13), 诊断优势比 501.47 (95%的 CI 为 208.17~1207.97)。灵敏度与特异度交点最大值(Q 值)为 0.96。认为 MOC-31 在鉴别浆膜腔积液性质中,敏感度特异度较高,SROC 曲线显示诊断效率比较高,有应用前景[30]。

五、治疗及预后

引流胸腔积液后进行化学性胸膜固定术仍然是恶性胸腔积液的主要治疗手段;在引流的方法上微创置管引流应用逐渐成为主流;胸腔内注入的药物有化疗药、生物免疫制剂、硬化剂、中医中药、同位素等,其中生物免疫制剂发展较快;外科手术、胸腔镜技术及热疗等都对恶性胸腔积液的诊断和治疗进行了可贵的探索,取得了可喜的成绩[31]。

阎其涛在电子胸腔镜下治疗恶性胸水 56 例。行胸膜固定术并胸腔内喷洒顺铂,均疗效满意,其闭合率达 100%,且随访 2 年,43 例未见胸水复发,死亡 13 例亦非胸水复发所致[15]。

王英姿等用重组人肿瘤坏死因子局部治疗恶性胸腔积液。将 60 例恶性胸水患者分为治疗组 32 例和对照组 28 例。结果:治疗组 CR 7 例,PR 19 例,总有效率 81.25%, 对照组 CR 3 例,PR 12 例, 总有效率 53.57%,两组比较差异有显著性(P<0.01)[21]。朱佩祯等用肿瘤坏死因子联合顺铂治疗恶性胸水 69 例。近期疗效 CR 44 例 (64%),PR 17 例 (24%),NC+PD 8 例(12%);总有效率 RR(CR+PR) 61 例(88%)[20]。

金方强等观察热疗联合胸腔内注射药物治疗肺癌胸水。恶性胸水初治患者 40 例,分 2 组。A 组胸腔内注入顺铂 50 mg,然后进行患侧胸腔的深部热疗。B 组仅胸腔内注入顺铂 50 mg。结果:A 组总有效率 65%,B 组为 30%,2 组比较有显著性差异 (P<0.05);生活质量改善率,A 组 60%,B 组 25%,2 组比较有显著性差异(P<0.05)[33]。康明强等探讨循环胸腔热灌注治疗肺癌胸水。采用循环胸腔 43℃温生理盐水灌注 60 分钟,治疗 45 例肺癌胸水患者。结果:全组均经一次热疗后, 胸水控制有效率达 100%(CR 93.3%+PR 6.7%),仅 1 例于热疗后 1 年胸水复发,平均胸水消失时间达 16.5 个月,最长达 40 个月。13 例热疗后 1 个月复查 CT,发现肺部原发灶缩小者 5 例,基本不变者 5 例。42 例热疗后生活质量明显提高,全组中位存活期达 16.8 个月,1 年存活率达 87%, 其中 1 例超过 3 年,4 例达 2 年以上,分别存活 29、30、31 个月(仍存活)、40 个月[32]。

Armencol AS 等用滑石粉胸膜固定术治疗经胸腔镜确认的胸膜转移癌 125 例。胸腔镜检查当日或前一日测定胸水 pH 值和葡萄糖含量,全部病例均在胸腔镜检查结束时行滑石粉胸膜固定术。所有患者随访至死亡或本试验结束时。生存期为从胸腔镜检查至死亡或试验结束时。滑石粉胸膜固定术的疗效按以下标准判定:①完全缓解:在随访期间无临床或 X 线复发征象; ②部分缓解:X 线可见少量胸水但无症状; ③失败:随访期间进行一次以上的胸腔穿刺抽液。结果:作者对 125 例患者中的 119 例胸膜固定术的疗效进行了评价:完全缓解者 82 例(69%)、部分缓解者 22 例(18%)、失败者 15 例(13%)。胸水 pH 值低于 7.20 者 14 例,其中 6 例胸膜固定术失败(43%),与此相反,在胸水 pH 值大于 7.20 的 92 例患者中仅 8 例失败(9%),两组有显著性差异(P<0.01)。有关平均存活期的结果如下:NSCLC4.3 个月(1~15 个月)、SCLC3.7 个月(1~

12 个月)、乳癌 7.4 个月(1~29 个月)、卵巢癌9.4 个月(1~29 个月),对化疗敏感组(包括乳癌、卵巢癌、SCLC)的平均存活期为 6.1±6.4 个月,而化疗不敏感组为 4.7±4.2 ($P<0.02$)。肺癌组与非肺癌组的存活期无明显差异。此外作者还发现胸水 pH 值与葡萄糖低者(<7.20 和<60mg%)的平均存活期显著低于两者均高者(1.9:5.7 个月,$P<0.01$)。以上结果表明,胸水 pH 值与葡萄糖水平与胸膜转移癌患者的生存期有明显相关性。pH 值和葡萄糖水平越低,预后越差。此外滑石粉胸膜固定术的成败也与上述参数密切相关。因此作者认为对所有胸膜转移癌胸水复发者都应推荐胸膜固定术,尤其是对胸水 pH 值与葡萄糖水平高的患者。Cardillo 对 602 例经胸腔镜喷撒滑石粉治疗恶性胸水的患者,随访 5 年,成功率高达 92.7%。

胸腔-腹腔分流术(PPS):主要适用于胸腔硬化剂注射治疗等无效的顽固性恶性胸腔积液患者。它主要是通过胸腔镜的方法在胸-腹腔放置一根分流管,将胸腔和腹腔通过分流管相连,利用单向阀门使胸腔积液进入腹腔,被大网膜所吸收。文献报道,有 80%~95%的患者可以通过此方法减轻症状,但还存在引流管阻塞、胸腔感染和腹腔肿瘤细胞种植的可能[33-34]。

郑家平等用免疫、化疗、热疗三联法治疗恶性胸水疗效较好。27 例恶性胸水患者。胸腔内置入 Arrow 管持续引流,注入高聚金葡素(HASL)5000 U+顺铂(CDDP)60 mg,1 次/周。在每次胸腔内免疫治疗后 30 分钟内和第 3 天进行胸部射频热疗,持续 2 周为 1 个疗程。结果:27 例中接受 1 个疗程 4 例,2 个疗程 20 例,3 个疗程 3 例,平均 2 个疗程。总有效率 88.9%(24/27),临床症状缓解率 88.9%(24/27),20 例治疗后 KPS 评分明显提高,受益率 74%(20/27)[35]。

姜淑真等用全胸条野 ^{60}Co β 射线外照射加胸膜腔内及全身化疗的综合治疗 13 例的疗效。与胸腔注药同时进行放疗,划出胸膜腔的体表标记(透视下),每隔 3cm 为一横条,自上而下 ^{60}Co β 线移动照射,每天放疗 1 次,每周 5 次,每次 2~6 条,每条野重复 3 次,前胸、后背同时对穿照射,每次 200 cGy 左右(依 ^{60}Co 780-c 机,SSD80 cm,测量画出条野百分深度量曲线,算出照射剂量)。放疗剂量在 1000~1600 cGy 时,胸水消失或减少,拍胸片观察肺、纵隔、胸膜病变,如有病灶显现,局部放射剂量增至 5000~6000 cGy。治疗后,CR 7 例,PR 5 例,有效率 100%,现存活时间最长的 1 例,胸水全消已达 14 个月之久[36]。

张国良等观察局限性胸膜肺切除术治疗伴癌性胸水非小细胞肺癌的远期结果。伴癌性胸水肺癌属Ⅲb 期病变,传统认为不宜手术治疗,也无放射治疗指征,预后很差,从诊断到死亡平均生存期约为 3 个月。结果:本组无手术死亡,无严重手术并发症。术后胸闷、呼吸困难、胸腹壁疼痛症状明显缓解,恶病质迅速消失,未见胸水复发,但后期均发生远处脏器转移。术后肿瘤复发距手术时间 3~36 个月,中位数复发时间 12 个月。随访:存活期 7~39 个月。存活 1 年以上 15 例,1 年生存率 94%;存活 18 个月以上 13 例,生存率 81%;存活 2 年以上 7 例,生存率 44%;存活 3 年以上 2 例,生存率 13%,中位数生存期 21.5 个月。结论:此术式控制胸水、缓解症状效果肯定[37]。

黄洋等分析选择性胸膜肺切除治疗肺癌伴恶性胸水。12 例患者术后无死亡,胸痛胸闷症状均有不同程度的缓解,胸水完全消失 9 例(75%)。术后病理检查证实鳞癌 4 例,腺癌 6 例,腺鳞癌 1 例,小细胞肺癌 1 例。随访结果:术后生存期为 8~23 个月,中位生存期 13.2 个月[38]。

江栋等探讨肺癌胸膜全肺切除手术,对 21 例肺癌伴胸膜转移恶性胸水患者行胸膜全肺切除术。肺部原发病灶位于左肺 8 例,右肺 13 例。其中鳞癌 1 例,腺癌 12 例,腺鳞癌 2 例,肺泡细胞癌 6 例。采用胸膜外径路整块切除病变,低能混切电刀分离壁层胸膜,尤其注重心包、纵隔大血管表面胸膜、膈胸膜的切除;对无法彻底切除的少量残余癌灶,局部反复电刀烧灼;心包表面有转移病灶未行心包切除者常规行心包开窗;关胸前以大量蒸馏水反复冲洗胸腔及切口,氮芥留置胸腔。随访已死亡 16 例,生存期为 5~34 个月,其余 5 例患者随访 24~29 个月仍生存,全组中位生存时间 18 个月,死亡原因均为远处转移,无局部肿瘤复发[39]。

参考文献

[1]施红光,贾立恒,刘久山.240 例 40 岁以上渗出性胸腔积液患者的病因流行病学分析. 中国慢性病预防与控制,1997,5:110-111

[2]黄陆颖,冯孙强,甘爵民,等.247 例胸腔积液病因分析.医学文选,2004,23:712-714

[3]张景,朱强,刘海涛,等.396 例胸腔积液患者病因诊断分析.临床荟萃,2005,20:399-400

[4]彭莉,施红光,张秀兰.432 例渗出性胸腔积液的病因分析.中国综合临床,2003,19:412-413

[5]周一平,叶又茎,孙志强,等.909 例胸腔积液病因与诊断分析. 新医学,2005,36:327-328

[6]刘常路.胸腔积液 228 例临床分析.职业与健康,2007,23:1266

[7]秦勇,陈丙蓉.胸腔积液 256 例病因诊断分析.山西医药杂

志,2007,36:252-253
[8]肖祖克,赖红琳,吴西雅,等.胸腔积液 383 例临床分析.实用临床医学,2003,4:68-69
[9]白莉,钱频,钱桂生.胸腔积液 489 例临床分析.中国实用内科杂志,2002,22:289-290
[10]王英,都伟,陆连生.胸腔积液患者 660 例临床分析.河北医药,2007,29:1076-1077
[11]俞计明,沈惊雷,江晔,等.84 例包裹性胸腔积液临床分析.浙江临床医学,2006,8:948-949
[12]陈根荣,连文静,邢春雨.血性胸水 45 例病因分析.中国误诊学杂志,2008,8:7278-7278
[13]王红岩,刘桐林,陈鸿义.36 例恶性胸水的胸腔镜手术结果分析.中国内镜杂志,2001,7:43,46
[14]朱颖蔚,叶珩,王梦洁,等.48 例恶性肿瘤患者胸水 VEGF,p53 水平的测定及意义.现代肿瘤医学,2009,17:46-47
[15]阎其涛.电子胸腔镜下治疗恶性胸水 56 例疗效观察.中国冶金工业医学杂志,2008,25:177-178
[16]廖槐,黄斌,谢灿茂.恶性胸腔积液 292 例病因分析.新医学,2003,34:169-170
[17]崔海忠.恶性胸腔积液的治疗体会.中国现代医生,2008,46:158-159
[18]李晓明.胸腔镜对恶性胸腔积液诊治优势的探讨.医药论坛杂志,2008,29:15-16
[19]毛晓峰.洪晓明.郑石龙,等. 胸腔镜诊治恶性胸水 31 例分析.现代实用医学,2006,18:555
[20]王英姿,金常光.重组人肿瘤坏死因子局部治疗恶性胸腔积液临床观察. 现代医药卫生,2008,24:2724-2725
[21]朱佩祯,吕章春.肿瘤坏死因子联合顺铂治疗恶性胸水 69 例. 现代中西医结合杂志,2007,16:5312-5313
[22]刘邦荣,吴丽颖,杨玉莲.658 例胸腹水细胞病理学诊断分析.中国现代医学杂志,2006,16:2203-2204,2207
[23]高枫,唐素兰,朱彦昆,等.经皮胸膜活检术在胸膜疾病诊断中的应用(附 98 例分析).微创医学,2008,3:620-621
[24]厉为良,李永华,杨玉波,等.B 超引导微创闭式胸膜活检术诊断恶性胸腔积液.现代实用医学,2005,17:26-27
[25]卢云涛,杨林瀛,薛承岩,等.端粒酶活性在不同类型胸水中表达结果分析.河北医药,2008,30:1152-1153
[26]杨林瀛,卢云涛,薛承岩,等.恶性与结核性胸水鉴别诊断方法研究. 疑难病杂志,2009,8:360-361
[27]hayumi SMA,Mehrabi S,Doroudchi M,et al.Diagnostic Value of Tumor Markers for Differentiating Malignant and Benign Pleural Effusions of Iranian Patients.Pathology Oncology Research,2005,11:236-241
[28]张晶,刘国辉,谢舒枝,等.胸水、血清中CEA、NSE、CYFRA21-1对恶性胸腔积液的诊断价值. 临床肺科杂志,2009,14:482-483
[29]李微浩,杨连生.胸水多项指标联合检测的临床诊断价值.中国老年保健医学,2009,7:33
[30]孙燕,石远凯.MOC-31 在鉴别良恶性浆膜腔积液中诊断价值的 Meta 分析. //第四届中国肿瘤内科大会教育集暨论文集. 北京:中国协和医科大学出版社,2010:477
[31]刘军.恶性胸腔积液治疗的国内近况.中国厂矿医学,2009,22:93-95
[32]金方强,王辉.热疗联合胸腔内注射药物治疗肺癌胸水临床观察. 当代医学,2008,(147):11-12
[33]梁文博,李海应. 胸膜转移癌的生存期与滑石粉胸膜固定术. 国外医学呼吸系统分册,1994,14:155-156
[34]徐晶,邵润霞.恶性胸腔积液的治疗进展.河南医学研究,2011,20:113-114,118
[35]郑家平,汝复明,张家兴,等.免疫、化疗、热疗三联法治疗恶性胸水疗效评估.临床放射学杂志,2004,23:1080-1084
[36]姜淑真,张立贞,张宗敏,等.恶性胸水全胸条野照射加胸腔内化疗 (附 13 例报告). 中国肿瘤临床,1993,20:672-673
[37]张国良,刘军,赵东勇,等.局限性胸膜肺切除术治疗伴癌性胸水非小细胞肺癌的远期结果.中国胸心血管外科临床杂志,2002,9:17-19
[38]黄洋,冯彦,郑晨昭,等.选择性胸膜肺切除治疗肺癌伴恶性胸水的临床分析.潍坊医学院学报,2008,30:474
[39]江栋,叶玉坤,张传生,等. 肺癌胸膜全肺切除手术技术探讨.中国肿瘤,2006,15:391-392

第十六章　消化系肿瘤

第一节　食管癌

一、流行病学

美国临床医师癌症杂志(CA)公布全球数据(2008年)食管癌病例数。癌症新发病例数:世界范围而言,在男性中占第6位,女性中未占头10位。发展中国家而言,在男性中占第5位,女性中未占头10位。死亡病例数:世界范围而言,在男性中占第5位,女性中占第8位。发展中国家而言,在男性中占第4位,女性中占第7位。

我国是高发国家。据估计世界上每年新发患者40万人,一半以上是中国人。1990—1992年中国恶性肿瘤死亡流行分布情况,食管癌男女合计死亡率为:17.38/10万(男22.14/10万,女12.34/10万)。在第一章中可看出,在大宗癌瘤病例中,食管癌可占到头10位的第2~8位;在大宗肺转移病例中,可占到第2~7位。最新资料显示,估计全世界约53.8%的食管癌患者在中国。发病率和死亡率居我国恶性肿瘤第4位。在高发地区,男性发病率达487例/10万人,女性234例/10万人[1]。

食管癌肺转移率7.24%。肺转移病例中有说没有与食管癌同时发现者。但在胡秀峰组中却达37.3%(25/67)病例为原发癌首诊与肺转移同时发现者[2]。

二、病理学

食管癌的扩散与转移:①直接扩散:最早且最多出现于黏膜下层,其扩散范围通常可距癌瘤主体1 cm以上,超过的也不少见。因食管无浆膜层,故癌瘤穿破肌层后,就很容易穿过疏松的食管外膜而达邻近器官。根据肿瘤在食管内的部位最常侵犯仍是气管、支气管、肺、胸膜、心包膜、主动脉外膜、大静脉、甲状腺、喉返神经、横膈膜与肝左叶。②淋巴源性转移:可呈现“跳跃”现象,但一般首先发生于黏膜下淋巴管,通过肌层而到达与肿瘤部位相应的淋巴结。上端食管癌可侵犯食管旁、喉后、颈深与锁骨上淋巴结。中段食管癌当其局部的食管旁淋巴结转移后,可进一步向上侵犯颈淋巴结,向下累及胃贲门周围的膈下淋巴结,或沿着气管、支气管旁淋巴结而向肺门扩展。下段癌除侵犯局部淋巴结外,常侵犯胃贲门旁、胃左与腹腔丛淋巴结。③血源性转移:虽然食管癌的黏膜下层有丰富的管壁静脉丛,且食管外周及附近部有大静脉,但1/3患者因食管癌局部并发症而死亡的病例,在尸检时未见血道转移。在1535例食管癌尸检中,有38%的病例既没有淋巴转移又无血行转移。血行转移的常见部位依次为肝脏、肺与胸膜、骨、肾脏、网膜与腹膜、肾上腺等,也可见于脑及皮肤等。

通常胸中段癌较易发生血道转移,这可能与该段食管血供较丰富有关。由于动脉腔内压力较高,且管壁厚,癌细胞一般不易直接进入动脉系统而较易进入管腔压力低、管壁薄的静脉系统。如侵入门静脉系统,瘤细胞经右心入肺,首先发生肺转移。进入肺静脉的瘤细胞可经左心随主动脉的血流到达全身各器官。食管癌发生血道转移之后,随即出现相应的症状。肺转移以双肺下叶及周边多见。骨转移主要发生于四肢末端小骨、锁骨及下颌骨等,也可见于胸、腰椎或身体的扁骨。皮肤转移主要分布在躯干部。食管癌转移至皮肤时,提示身体其他器官也有转移,属病程的最后阶段。食管癌发生血道转移可于原发癌确诊之前或与原发癌同期确诊,但多数发生于食管癌确诊后6个月之内,较少发生在1年之后。王凤鸣组29例中,发生于6个月之内者21例,超过1年者只有2例[3-4]。

Koyama等发现MMP-9的活性与癌细胞侵袭血管有关,MMP-2的活性与癌细胞侵袭淋巴管、血管及淋巴结转移有关。Mori等在研究TIMP-1与食管癌预后的关系时,应用RT PCR法检测85例肿瘤组织中的TIMP-1 mRNA 和 85 例正常组织中的 TIMP-1 mRNA,发现肿瘤组织中的 TIMP-1 mRNA 和正常组织中的 TIMP-1 mRNA 的比值>2 时，肿瘤组织表现出更高的侵袭及转移能力,且预后更差。所以以为 TIMP-1 可作为一个新的判定食管癌的指标[5]。

Bmi-1 基因是 PcG 家族核心成员之一,属于一种原癌基因。在细胞生长、增殖和干细胞自我更新的调节中发挥重要作用。Bmi-1 基因表达异常与人类多种肿瘤的发生、发展过程有关,其中就包括食管癌、胃癌等消化道肿瘤,并与肿瘤的转移和扩散相关,有望成为一种新的肿瘤分子标志物[6]。

三、临床表现

见表 16-1-1[2,7-8]。

表 16-1-1 临床表现

作者	例数	症状
崔西玉	28	无症状 22 例,6 例咳嗽、咳痰等
胡秀峰	67	多数患者肺部症状较轻,多为咳嗽、胸痛、闷气,仅有 3 例咯血,合并肺部感染时有发热等症状
许秋菊	15	症状表现不典型,只有轻微胸痛,偶有胸部填塞感

王凤明等收治食管癌血道转移者 29 例。原发癌位于食管胸中段者 23 例,胸上段 2 例,胸下段 4 例。病理:鳞癌 27 例,腺癌 1 例,细胞未分化癌 1 例。TNM (1997):Ⅱa 期 4 期,Ⅱb 期 8 例,Ⅲ期 15 例,Ⅳ期 2 例。转移发生间隔时间:原发癌确诊时同期确诊已发生血道转移者 2 例，间隔 1 个月 1 例,2 个月 3 例,4 个月 5 例,5 个月 4 例,6 个月 6 例,9 个月 4 例,11 个月 2 例,>12 个月 2 例。转移部位:多发性肺转移9 例,肝转移 8 例,脑转移 4 例,周身皮肤转移 4 例,锁骨转移 1 例,指、趾骨转移各 1 例,左下颧骨转移 1 例。同时发生多器官转移 5 例[3]。

崔西玉报道食管癌 387 例有肺转移者 28 例,占 7.24%。分别于原发灶发现后 3~9 个月发现,而无同时发现者。有 6 例因呼吸道症状就诊发现[2]。

许秋菊报道 15 例发生食管上段溃疡型食管癌伴有肺转移。多为 40~50 岁,病程 6 个月至 2 年。症状不典型,只有轻微胸痛,偶有胸部填塞感。为 X 线检查发现,然后做食管镜检,病理是鳞癌。14 例先后进行手术、化疗、放疗后,均有肺部转移征象。其中有 1 例经多处住院诊断为食管炎,治疗效果欠佳,重复食管镜检,做病理后确诊为溃疡型食管癌,然后发现右上肺单个巨大肿块,边缘清晰,后经 CT 诊断脑转移昏迷死亡。X 线发现的食管癌患者已是较晚期患者,14例行手术治疗后都有肺部转移征象。临床上肺转移癌早期症状仅有轻咳或气短、胸痛等。右上肺阴影如果短期内增大,病灶增多,临床症状加剧恶化,预后不良[8]。

胡秀峰等总结了 2000—2005 年河南省 8 家医院肿瘤内科收治的食管癌肺转移的住院患者 67 例。中位年龄 61(37~81)岁。结果:≥50 岁 58 例(86.6%),<50 岁 9 例(13.4%)。病灶位于食管胸上段者 7 例,胸中段者 56 例,胸下段者 4 例。腺癌 2 例(3.0%),其余均为鳞癌(97.0%)。合并肝转移 8 例,胸水 11 例,骨转移 3 例,脑转移 3 例[7]。

董新军和陈书栋报道生存 5 年以上食管癌并肺转移 2 例。例 1,男,70 岁。进行性吞咽困难 3 个月,钡餐见食管上段 6 cm 狭窄段，食管拉网查见中分化鳞癌细胞。行 ^{60}Co 体外常规分割照射。5 年后体检中发现右肺中叶有 5cm×5cm 肿块影。穿刺查见鳞癌细胞。给予 ^{60}Co 体外照射,再给予 COPP 化疗 4 周期。肿块消失,巩固治疗 2 年,已存活 10 年。例 2,男,58 岁。食管上段鳞癌放疗后 1 年。因咳嗽、气喘拍胸片发现肺内 5 cm 块状阴影,最大者 3cm×2cm。经 COPP 方案化疗。2 个疗程肿块消失,原方案巩固治疗 2 年未见复发。5 年后死于肝转移[9]。

白卫云和王燕荣报道食管癌早期胸骨转移 1 例。因胸骨后疼痛,吞咽时轻度梗噎 2 个月就诊。经食管癌镜检发现胸骨中下 1/3 处有一直径为 4 cm 的半球形坚硬肿物,活检病理为食管上段鳞癌。查体胸骨中段 1/3 处有一直径为 4 cm 的半球形肿物,质硬,压之剧痛。侧位胸片示胸骨中下 1/3 处前凸,有一直径约 4 cm 的半圆形阴影,伴有骨质破坏。胸骨肿物病检为胸骨食管鳞状上皮转移癌。食管癌早期胸骨转移实属罕见。继发性胸骨转移癌不是外科治疗的适应证,故主张放化疗。胸骨原发性恶性肿瘤年龄多在 30 岁以下。因此作者认为凡年龄在 40 岁以上,临床上发现胸骨固定性坚硬剧痛性肿块,且皮肤颜色正常,则应考虑到继发肿瘤[10]。

辛永祥等报道食管类癌术后肺脑转移 1 例。食管大部切除、胃与食管左颈部吻合术,术中见肿瘤位于食管中段,已浸润食管肌层,累及心包。肿瘤约 7cm×4cm×3cm 大小,食管旁淋巴结肿大。病理诊断食管中段息肉状类癌。术后食管床放疗。5 个月复查胸片显示双肺可见多个大小不等圆形阴影。用 CTX、5-FU、PYM 化疗,复查胸片示肺部病灶明显缩小。1 个月后出现头痛、恶心、呕吐。CT 示左额顶区可见 2.5cm×2.5cm 的圆形略高密度影，中间可见低密度区,CT 值

30~52 HU,周围可见低密度水肿区。诊断食管类癌术后脑转移。行颅内转移瘤摘除、左颞部减压术。标本可见灰白色肿块,4cm×3cm×3cm 大小。病理诊断左顶颞叶转移性类癌[11]。

四、影像学表现

几组病例肺转移发现时机见表 16-1-2[2,7]。影像学表现见表 16-1-3[2,4,7-9,11-13]。

表 16-1-2 几组病例肺转移发现时机

作者	病例总数	先出现脏器		
		食管	肺	同时
崔西玉	28	28		
胡秀峰	67	42		25

党连荣报道食管癌肺内转移瘤中瘤 1 例。半年来咽部不适,吞咽时伴有轻微梗噎感。胸片发现左侧肺上中野外带见三处由上向下排列, 大小约 6.5cm×6.5cm 的球形阴影, 其中部球形阴影中可见直径约 2.8 cm 的稍高密度球形重复病灶。左肺门及纵隔旁见球形病灶。1 个月后复查见肺部转移瘤明显增大。诊断食管癌左肺多发转移瘤。

转移瘤一般以血行转移而起,转移肺部后,迅速生长、增大呈球形阴影,其中球形瘤病灶中尚有残存的正常肺组织,有血管供应营养。作者推测,癌细胞二次经过正常血管重复转移其中,养分供应丰富,生长增大,破坏残余肺组织明显,形成瘤中瘤,即球形阴影中另见高密度转移瘤。X 线特点:①以多发转移瘤为主;②母瘤的密度低,子瘤为高密度阴影;③同侧肺门或纵隔旁也可见转移瘤影像。总之,转移瘤以多发为主,出现瘤中瘤,表明癌细胞广泛血道转移,是癌症晚期的重要影像学表现。巨大的原发癌和(或)转移瘤,若未发现坏死组织影像表现,说明其中可能有残余的正常组织结构,血供营养丰富,为癌细胞二次侵犯转移提供了基础[12]。

五、诊断

李波等分析食管癌术后肺转移致肺不张误诊为吻合口瘘 1 例。半年前诊断为食管中下段癌,行食管癌切除主动脉弓上胃食管吻合术,病理中分化鳞癌,肿瘤侵及食管深肌层,淋巴结可见转移(T3N1M0)。患者出现胸闷、气短,并伴低热 1 周。胸片左侧胸腔可见一巨大的气液平面,未见肺纹理。立即下胃管行胃肠减压。胸 CT:肺窗显示左侧胸腔内未见肺纹理,仅见少量气体影。纵隔窗显示左侧胸腔内见扩张膨胀的胸腔胃,胃内可见气液平面,同时可见不张的肺组织。立即行纤支镜检查见左主支气管管口菜花样肿物阻塞管口。取病理为鳞癌。最后诊断食管癌术后肺转移,肺不张[4]。

六、治疗

林永德等报道 9 例食管贲门癌术后肺转移瘤的外科治疗。全部病例经胸部后外侧切口,单一肺段楔形切除 3 例,多处楔形切除 4 例,单一肺叶切除 2 例。结果:9 例患者术后无手术并发症及死亡。随访 1、3、5

表 16-1-3 影像学表现

作者	例数	影像学表现
崔西玉	28	全例双肺弥漫性转移
辛永祥等	1	胸片显示双肺可见多个大小不等圆形阴影
党连荣	1	胸片发现左侧肺上中野外带见三处由上向下排列,大小约 6.5cm×6.5cm 的球形阴影,边缘整齐,无分叶现象,其中部球形阴影中可见约 2.8cm×2.8cm 的稍高密度球形重复病灶,边缘规整
董新军等	2	例 1:右肺中叶有 5cm×5cm 肿块影,边缘光滑 例 2:胸片发现肺内 5 cm 团块状阴影,最大者 3cm×2cm,边缘清晰
胡秀峰等	67	双肺者 42 例,右肺者 15 例,左肺者 10 例。合并肝转移 8 例,胸水 11 例,骨转移 3 例,脑转移 3 例。胸部 CT 显示转移瘤都为周围型,双肺转移多见。双肺转移表现为两肺多发结节;一侧肺转移右肺多于左肺;也可见单肺单发结节,直径多在 1~3 cm
许秋菊	15	常多发于两肺野范围,大小不等,也可以是单个或肺段浸润型。肿块周围伴有阻塞性肺炎征,溃疡型食管癌肺肿块形态可以是圆形或椭圆阴影,大小不等,边缘模糊或棉絮状阴影,右上肺较左上肺多见
邵少等	42	CT:两肺弥漫性病变以及较小的病变,位于肺野边缘部,心影纵隔重叠之病灶,可伴纵隔淋巴结转移。13 例两肺转移,伴胸膜转移 3 例,纵隔转移 7 例,肋骨及胸椎转移各 1 例;左肺转移 14 例,其中伴胸膜转移 3 例,纵隔转移 2 例,气管转移 1 例;右肺转移 10 例中伴胸膜转移 2 例,纵隔转移 2 例,心包转移 1例
李波等	1	食管癌术后肺转移致肺不张误诊为吻合口瘘 1 例。胸片显示左侧胸腔可见一巨大的气液平面,未见肺纹理。胸 CT 检查,肺窗显示左侧胸腔内未见肺纹理,仅见少量气体影。纵隔窗显示左侧胸腔内见扩张膨胀的胸腔胃,胃内可见气液平面,同时可见不张的肺组织

年生存率分别为8/9、4/9、2/9。术后辅助化疗者5年生存率为1/4,未辅助化疗者5年生存率为1/5[14]。

王凤明等报道食管癌血道转移29例。原发癌行手术切除者22例(其中根治性切除16例,姑息性切除6例),放疗(5000~6000 cGy)加化疗(DDP+BLM,DDP+5-FU)5例,2例确诊时即已发生血道转移者只采用化疗(DDP+BLM,DDP+5-FU)或对症治疗[3]。

大多数食管癌患者就诊时已处于晚期,即使手术切除,预后仍很差。为了提高手术患者的生存率,在术前和(或)术后辅以化疗、放疗或化放疗。对不能手术的中晚期食管癌患者,化放疗显示了较好的疗效。对局限性进展期患者,化放疗的疗效与手术相当。食管癌对化疗相对敏感,以DDP为基础的联合化疗可使50%左右的食管鳞癌得以缓解。80%以上患者就诊时已发生广泛扩散,因此全身化疗在食管癌的综合治疗中有重要地位。生物反应调节剂(BRM)与放疗、化疗、手术配合显示出满意的疗效。BRM很少有严重不良反应,所以具有诱人的前景[2]。

目前关于食管癌血行转移,特别是肺转移的研究不多。多数人认为食管癌肺转移预后较差,因而放弃治疗或消极对待。胡秀峰等总结病例的临床特点以及其中多数患者对化疗的反应,结果显示以铂类为基础的联合化疗大都获得较好疗效,经化疗后有相当部分肺转移灶完全消失或接近完全消失,说明对化疗相对敏感,有效率高于原发灶。从长期反复化疗者看,化疗可使肺部肿瘤暂时消除,停止化疗后肺部肿瘤再度出现,再次化疗仍很敏感。由于治疗敏感,可以按广泛期小细胞肺癌的治疗策略治疗。所以建议完全缓解后再用2周期巩固治疗,然后维持治疗。部分病例肺转移出现较早。有的首诊时即合并肺转移或以肺转移首诊。有的术后2个月发现肺转移,部分病例治疗后几年才出现肺转移。食管癌血行转移可能是一组具有不同生物学特征、相关基因和高危因素的疾病。建议对食管癌患者随访时做胸部平片检查,且在术后2年应在较短时间内进行复查,以尽可能及早发现复发和肺转移,从而调整治疗方案[7]。

胡秀峰等的67例中,联合化疗63例,未治4例。采用以顺铂或奈达铂为基础的联合化疗方案。首治后肺转移发生在2年以内者31例,2年以上者11例,其中5年以上者2例。化疗2周期以上并且可评价疗效的病例中,3例肺转移灶初治达完全缓解,6个月后复发,再治仍可达部分缓解;个别患者缓解期可持续1年半,有些患者直至死亡也无肺部复发。化疗2周期以上者30例,2周期后评价疗效者22例,以胸片或CT评价疗效。肺部病灶完全消失7例,明显缩小9例,有效率72.7%,稳定1例,进展5例[7]。

肺转移瘤与原发食管贲门癌术后辅助化疗的关系:林永德等病例原发癌术后化疗6个月,出现肺转移瘤4例,原发癌手术后未化疗出现肺转移瘤5例,无明显差别,说明可能化疗不能预防肺转移瘤的发生。肺转移瘤术后化疗4例存活5年者1例,术后未化疗者5例中,存活5年者1例,亦未发现肺转移瘤术后化疗对预后的明显影响[14]。

万桂玲以洛铂联合亚叶酸钙与氟尿嘧啶治疗食管癌术后转移32例,总有效率53.12%(17/32),肺转移和锁骨上淋巴结转移的缓解率明显高于其他部位的转移。肺转移灶初治2例,全有效;复治5例,3例有效。总有效率71.43%[15]。

王文义用紫杉醇、顺铂联合氟尿嘧啶持续微量泵治疗食管癌肺转移。对于食管癌化疗后复发、出现肺转移的患者,CR+PR 44.4%。其1年生存率为79.6%,2年生存率为44.1%,3年生存率为18.6%。对照组采用DF方案肺转移的总有效率为20.6%。1年生存率18例(52.9%),2年生存率6例(18.8%),无3年生存[16]。

王晋军总结紫杉醇联合化疗治疗食管癌术后肺转移96例,全为鳞状细胞癌,出现转移平均年限1.9(1~6)年。多次胸部CT及增强扫描胸部肿块呈进行性增大伴纵隔淋巴结肿大,血CEA均增高。紫杉醇联合化疗(+顺铂+氟尿嘧啶)临床疗效:可评价疗效者96例,其中CR 19例,PR 47例,NC 21例,PD 19例[17]。

唐洪让总结食道癌纵隔淋巴结转移三维适形放射治疗36例疗效。CR 20例、PR 10例、NC 6例,总有效率83.3%(30/36)。文献报道食管癌淋巴结转移率为31.7%~70.0%,尸检发现淋巴结转移率为44.7%~75.0%。在食道癌术后局部复发和转移中,淋巴结转移占74.1%[18]。

刘玉忠报道全肺照射治疗食管源性肺转移瘤1例。患者1985年1月因吞咽困难2个月,进半流食,钡餐造影示中段9 cm不规则充缺。食管镜检查:后壁外突肿物,病变占1/4周,病理为鳞癌。行放疗8MV-X三野照射。肿瘤剂量DT 70 Gy/34次/58天。放疗后半年复查,CT检查见右上肺前段边缘型肿瘤。1985年11月行右上肺肿物切除术。病理为转移性鳞癌。此后一年中3次化疗。但1986年12月复查中右上肺又有1.7cm×2cm圆形阴影,转移癌行局部放疗,后右上肺转移灶消失;5个月后胸片见右肺中叶1.5cm×2.5cm球形肿物影,1987年10月再行放疗,右肺病变DT 40 cGy/18次/28天,右全肺照射30 cGy/30次/45

天(中线剂量 DT 20 cGy)。放疗后右中叶肿瘤影明显吸收好转,食管钡餐检查未见复发。自全肺照射治疗至今 4 年多,经数次复查均见右肺内大片状致密影,膈肌升高,无病情复发。患者现能进普食,除轻咳外无其他不适[19]。

肖爱勤等分析食管癌放疗后近期疗效与远期生存的关系(900 例)。食管癌患者放疗结束时的钡餐造影改善程度与预后是否成平行关系。有人认为,疗效好的长期生存率高,疗效差的生存率低,而有人则认为与预后无关。甚至还有人认为,近期疗效好者,远期生存率并不好。本文的结果表明,近期疗效对长期生存的观测有一定意义。满意者 5 年生存率可高达 57.1%,而部分好转者仅 3.5%,无变化者 5 年生存率为 0。本组中基本好转者,5 年生存率为 12.6%,其 1、3、5 年生存率与部分好转组相比,有显著意义。对影响近期疗效的因素进行分析,发现随病变长度的增加,基本好转率下降,部分好转率提高,但此差别无统计学意义,其他各项,包括病变部位、X 线分型、总剂量、周剂量及性别等,对近期疗效的影响均不明显。因此,影响近期疗效的因素,似应考虑到肿瘤宿主的个体差异问题[20]。

中国《食管癌规范化诊治指南》载食管癌辅助治疗适应证,包括发现或可疑有远处转移的任何 T、任何 N、M1a 或 M1b 期患者。

中国《食管癌规范化诊治指南》与《NCCN 指南》在化疗药物的选择上也有所不同。中国指南中,①顺铂是《规范)推荐的一线化疗药物,可用于局部晚期食管癌的新辅助和辅助化疗、晚期复发食管癌的化疗和放化疗。②《规范》仅将奥沙利铂作为用于复发转移性食管癌化疗和放化疗的二线药物。③卡铂为《指南》推荐的二线化疗药物(2B 类推荐),可用于术前放化疗的二线药物。④奈达铂:《规范》推荐的一线化疗药物,可用于晚期复发转移食管癌化疗及放化疗,还可用于局部晚期食管癌的新辅助化疗。注意,大量国内及日本的临床研究证实,组织学类型以鳞癌为主的食管癌患者接受奈达铂联合化疗或放化疗方案治疗后,临床疗效显著,这在食管鳞癌高发的中国有极大的应用价值[21]。

七、预后

对于单一器官的单一孤立转移灶依据具体情况可行外科切除或放疗。食管癌一旦发生血道转移,说明癌症已属晚期,预后极差,多数患者在 1 年内死亡。王凤明组病例平均生存期只有 6 个月。一般情况下,单一的转移结节(灶)预后相对较好,尤以单一骨转移为佳。有 3 例分别存活 9 个月、15 个月和 23 个月。而以转移灶为首发表现或同时出现者、同时发生多个器官转移及发生深部器官(肝、肺、肾上腺等)者预后差。全身衰竭、肝肺转移及原发灶局部失控是死亡的主要原因[3]。

祝淑钗等分析食管癌放疗后长期生存的临床。1969—1984 年共收治食管癌患者 5376 例,5 年生存率 8.3%。445 例中 63 例复发或转移时间短于 5 年。分析放疗后局部控制达 5 年以上的 328 例。有 17 例考虑为转移。12 例锁骨上转移者中,10 例为食管上段癌,2 例中段癌。133 例食管上段癌中,19 例在首次放疗时即行锁骨上预防照射,无 1 例出现疗后锁骨上转移。而 114 例未行锁骨上预防照射者 10 例发生锁骨上转移(8.8%)。17 例转移者中,已有 14 例死亡,另外 3 例均为单纯锁骨上转移,2 个疗程放疗后存活至今,分别为 3 年、4 年、6 年。转移部位:锁骨上 12 例,纵隔(声带麻痹者计内)3 例,腹主动脉旁 2 例,肝转移 2 例,肺转移 3 例,骨转移 1 例。生存情况:尚存活 198 例。最长生存期 19 年。其中 102 例为食管上段癌,占存活总数的 51.5%,病变短于 5 cm 者 119 例,占存活总数的60.1%,近期肿块大部消退者占存活总数的 75.3%(149/198)。死亡原因:已死亡 184 例,其中局部复发 96 例,肿瘤转移 14 例。重复癌 4 例(肺 2 例,鼻咽 1 例,直肠 1 例)。死于其他疾病 32 例,原因不明者 29 例[22]。

祝淑钗等又总结 100 例存活 10 年以上经单纯放疗的食管癌病例。资料显示年轻患者预后好,髓质型、蕈伞型预后相对较好,疗后锁骨上转移再放疗后可以长期生存,局部复发仍为主要死亡原因,总剂量以 50~70 Gy 为宜,脊髓量应严格控制,提高照射技术,防止远期副作用,提高生存质量[23]。

参考文献

[1]高献书,蔺强.食管癌放射治疗的共识与争议.中国医学论坛报,2010-9-23 B10 版

[2]崔西玉.消化道肿瘤肺转移临床特点分析.现代消化病与内镜杂志,1998,3:90,5

[3]王凤明,焉涛,赵锡江.食管癌血道转移特性的探讨.实用癌症杂志,2000,15:646-647

[4]李波,黄波,周红丽,等.食管癌术后肺转移致肺不张误诊为吻合口瘘 1 例分析.中国误诊学杂志,2008,8:4425

[5]芮乃伟.基质金属蛋白酶与食管癌侵袭转移关系的研究进展.2012,20:182-184

[6]栗家平,杨小龙. Bmi-1 与消化系统肿瘤相关性研究进展(文献综述). 放射免疫学杂志,2011,24:57-59

[7]胡秀峰,王云,焦智民,等.67 例食管癌肺转移临床特点及化疗反应.国际肿瘤学杂志,2006,33:797
[8]许秋菊. 15 例溃疡型食管癌肺转移分析.福建医药杂志,2000,22:160
[9]董新军,陈书栋.食管癌并肺转移生存 5 年以上 2 例.中国肿瘤临床,1993,20:437
[10]白卫云,王燕荣.食管癌早期胸骨转移 1 例.河南肿瘤学杂志,1994,7:104
[11]辛永祥,崔玉清,翟卫东,等.食管类癌术后肺脑转移 1 例报告.福建医药杂志,1995,17:71–72
[12]党连荣.食管癌肺内转移瘤中瘤 1 例报告.现代医用影像学,2005,14:59
[13]邵少,庄干春,曹翠明,等.食管癌肺转移 42 例 X 线及 CT 诊断.山西医药杂志,2011,40:45–46
[14]林永德,邵柏,蔡吉祥,等.食管贲门癌术后肺转移瘤的外科治疗——附 9 例报告.交通医学,2002,12:251–252
[15]万桂玲.洛铂联合亚叶酸钙与氟尿嘧啶治疗食管癌术后转移.中外医疗,2008,27:8–9
[16]王文义.紫杉醇、顺铂联合氟尿嘧啶持续微量泵治疗食管癌肺转移.中国医药导报,2008,5:154–155
[17]王晋军. 紫杉醇联合化疗治疗食管癌术后肺转移分析. 基层医学论坛,2011,15(增刊):42–43
[18]唐洪让.食道癌纵隔淋巴结转移三维适形放射治疗疗效分析.河北医药,2012,34:106
[19]刘玉忠.全肺照射治疗食管源性肺转移瘤 1例.中华放射肿瘤学杂志,1992,1:168
[20]肖爱勤,尹淑玲,郭宝仲,等.食管癌放疗后近期疗效与远期生存的关系——900 例分析.中国放射肿瘤学,1988,2:47–48
[21]樊青霞. 食管癌的化疗原则.中国医学论坛报,2011–9–1肿瘤B7 版
[22]祝淑钗,高淑珍,郭宝仲,等.食管癌放疗后长期生存的临床分析.中华放射肿瘤学杂志,1994,3:82–83
[23]祝淑钗,周道安,张治国,等.食管癌放疗后生存 10 年患者的临床分析. 中华放射肿瘤学杂志,1995,4:234–235

第二节　胃癌

一、流行病学

据美国临床医师癌症杂志（CA）公布全球数据(2008 年)胃癌病例数。新发病例数:世界范围而言,在男性中占第 4 位,女性中占第 5 位。发展中国家而言,在男性中占第 2 位,女性中占第 4 位。死亡病例数:世界范围而言,在男性中占第 3 位,女性中占第 5 位。发展中国家而言,在男性中占第 3 位,女性中占第 4 位。

胃癌是常见的恶性肿瘤，是消化系最多发肿瘤。国外文献统计胃癌占消化系肿瘤的 50%,国内报道为 62%。在我国,胃癌的发病率及死亡率均居恶性肿瘤之首,每年死于胃癌者达 16 万人,占全部恶性肿瘤死亡人数的 23%,在消化系肿瘤死亡中占 50%。

胃癌好发于 40 岁中年男性，既往有癌前疾病或癌前病变者占 91.8%,有常食腌制、烟熏食品习惯的占 61.7%。胃癌患者中幽门螺旋杆菌(Hp)感染者占 67.6%。全国平均年死亡率约为 25.53/10 万,平均死亡年龄为 61.6 岁。

肺是胃肠道癌腹外转移的最常见部位,尸检发现胃癌患者肺转移比例达 32.2%。解喜胜分析 2005—2007 年胃癌患者 950 例,其中青年胃癌(35 岁以下)50 例,占总数的 5.26%。其中 33 例发生肿瘤在腹膜、大网膜、肝脏、胰腺以及卵巢等部位的转移[1]。王志刚等报道青年人胃癌 53 例。进展期胃癌 48 例,合并肝、肺等远处转移者 9 例[2]。白希文等报道 1960—1982 年 1168 例胃癌,发现肺转移者 7 例,占 0.6%,且均为晚期病例,癌肿大小平均为 5.2cm×5.3cm。最近杨光霖报道胃癌尸检材料 60 例，发现肺转移者占43.3%,说明胃癌发生肺转移者实不少见[3]。

遗憾的是有关胃癌肺转移的论文太少了,以至于无法了解其梗概。

二、病理学

从病理资料统计以低分化腺癌最多,可占到 1/4,管状腺癌占 1/5,以下为印戒细胞癌、未分化癌、黏液腺癌、乳头状腺癌、溃疡癌变、混合癌等。按照胃癌的恶性程度分为四级:1 级有明显细胞分化;2、3 级分化度居中;4 级分化最差,恶性程度高。

胃癌的转移方式:①直接转移:浸润扩散向深层组织蔓延,侵及肌层、浆膜,至浆膜外邻近组织,如大网膜、肝、横结肠系膜、胰腺及腹壁。直接蔓延侵犯与胃癌部位有关,胃底贲门癌多侵犯食管、肝及大网膜。胃体癌以大网膜、肝、胰为主。②淋巴结转移:按距癌灶远近,分为第 1、2、3 站与远处淋巴结,第一站是病灶附近淋巴结如胃大小弯、幽门上下、贲门旁、脾门处。第二站是脾、肝总、胃左动脉、胰十二指、脑后淋巴结。第三站是腹腔动脉旁、肝门、肠系膜主动脉旁、结肠中动脉周围淋巴结。远处淋巴结:纵隔与左锁骨上窝或双侧锁骨上淋巴结(Virchow 淋巴结)。女性通过淋巴结转移或直接播散到卵巢双侧转移性黏液癌称

Krurenberg 瘤。③血行脏器转移:晚期患者可占 64%,在各脏器转移中,以肝最常见占到 40%,肺占 30%,其次为胰、肾上腺、骨、肾、脾、脑、皮肤等。④种植转移:癌细胞浸出浆膜脱落,种植在腹膜形成许多转移结节,产生大量腹水,可有直肠凹窝处转移。⑤脉管瘤栓:淋巴管有癌栓者大多伴有淋巴结转移,血管有癌栓者发生脏器转移者多见,预后更为不良。

胃肠道癌肺转移的途径:胃肠道癌肺转移的主要途径是通过肠系膜上、下静脉回流至门静脉。再通过下腔静脉回流至右心房、右心室,进入肺循环。而直肠下 1/3 静脉回流则绕过门静脉系统直接进入腔静脉。因此,CRC 单发肺转移病例多见于中下段直肠癌患者。胃癌的血道转移较淋巴道转移为少,而且大多数发生在胃癌晚期。浸润溃疡型的淋巴转移率为72.7%。在组织学类型方面,黏液细胞癌的淋巴转移率为 72.6%,在所有组织学类型中转移率最高。国内胃癌的器官转移率为 64.2%,以肝脏 38.1%为最多,次之肺为 32.6%。

胃印戒细胞癌女性发病率为 19.0%,比男性(12.4%)高,1 年内死亡率印戒细胞癌为最高。刘慕嫦等报道发生极早期的肺部转移癌实属少见,其病情进展之迅速,应该与淋巴结结构破坏、机体免疫状态的低下有关[4]。

淋巴结转移是胃癌患者重要预后因素之一。Isozaki 等(1997)采用连续病理切片方法对 111 例行根治术的胃癌患者 3449 个淋巴结进行观察,微转移检出率为 10.5%,距胃较远的淋巴结微转移检出率较高。临床意义:癌的淋巴管侵袭亦称淋巴管癌栓,是淋巴结转移的危险因素。文献报道发生率为 7.2%~79.4%。1997 年徐惠绵等报道胃癌根治术 836 例,淋巴管癌栓发生率为 30.1%。其影响因素主要是癌浸润胃壁的深度和浸润生长方式。淋巴结(+)者,淋巴管癌栓(+)或(-)对预后无明显影响;而淋巴结(-)者,淋巴管癌栓(+)较(-)预后明显不良。因此,对进展期浸润型胃癌,即使术后病理证明淋巴结无转移亦不能否定胃周淋巴结清除价值[5]。

胃癌浆膜分型研究发现,正常浆膜型为黏膜内癌,无淋巴结转移;反应型淋巴结转移率达 41.7%;其他类型转移率在 62.0%~85.0%之间。术中判定浆膜类型对指导胃癌淋巴结消除具有一定指导意义。

美蓝染色固定标本法与连续切片法的联合检查发现,采用触摸摘取加一张病理切片的常规诊查方法,胃癌转移淋巴结检查的漏诊率达 23.7%,并可导致 pTNM 分期的误判及影响最佳治疗方案的制定。术前、术中应用微粒子活性炭等淋巴结显示剂或术后采用美蓝-甲醚染色固定手术标本,能增加对微小淋巴结的摘取与消除,提高淋巴结的清除率。

近年来,免疫组化或免疫荧光检测已用于诊断淋巴结的微小转移,方法简便易行且具有实用性。例如,以CEA 和 CK 两种单抗检测 2446 枚组织学诊断为阴性的胃癌淋巴结,其中 CK 抗原阳性 192 枚占 7.8%、CEA 抗原阳性 55 枚占 2.2%[6]。

张志镒等以纤维胃镜诊断 1425 例胃癌,得知浸润深度与淋巴结转移有一定关系。凡是侵及浆膜层和浆膜外层者均见淋巴结转移,侵及肌层者 51.95%(40/77)有淋巴结转移,侵及黏膜层或黏膜下层者未见淋巴结转移[7]。而蔡建辉等的研究得知早期黏膜下胃癌微转移和微浸润亦可有淋巴结转移。对 79 例早期黏膜下胃癌患者手术切除的 1945 个淋巴结及 68 例肿瘤原发灶分别进行连续超薄切片,并应用抗细胞角蛋白(CK)单克隆抗体(CAM5.2)进行免疫组化检测并结合临床病理学指标及患者预后进行综合分析研究。结果:常规 HE 染色时,淋巴结转移率为 13%(10/79),而 CK 染色为 34%(27/79)。早期黏膜下胃癌的微转移发生率为 25%(17/69)。68 例早期黏膜下胃癌患者中,微浸润的发生率为 16%(11/68)。淋巴结微转移分别多发于肿瘤直径大于 2 cm(43%)、凹陷型(48%)、淋巴管侵犯(73%)和深度黏膜下侵犯(53%)的肿瘤。微浸润多发于低分化癌(33%)和深度黏膜下侵犯(31%)的肿瘤。5 年生存率在没有微转移的患者为 100%,有微转移的患者为 82%,有微浸润的患者为 73%。认为 CK 免疫组化检查在诊断微转移和微浸润上明显优于常规 HE 检查。淋巴结的微转移和原发灶的微浸润明显影响黏膜下胃癌患者预后[8-9]。

陆品相等分析胃癌周围淋巴结转移影响因素。行胃癌根治术的 187 例病例进行临床分析,其中 137 例发生胃周围淋巴结转移,转移率为 73.3%。通过 Logistic 模型进行多因素回归分析,结果提示性别、年龄、肿瘤部位、大体类型所对应的回归系数(P>0.05),无显著意义。用优势比较有显著性意义的相关因素与淋巴结转移密切程度,依次为肿瘤浸润深度、分化程度、肿瘤大小。由此可见,影响淋巴结转移的主要因素为肿瘤的浸润深度及分化程度[10]。

肿瘤转移过程中,肿瘤细胞与正常细胞的黏附为关键步骤之一。近年来,发现 CD44 能促进癌细胞与血管内皮细胞及基底膜的黏附和浸润,促进肿瘤转移的发生。CD44v5、CD44v6 为 CD44 的变异体,均为促进肿瘤转移的相关基因。王永刚等研究黏附分子与老年胃癌血行转移的关系。应用流式细胞仪检测老年胃癌患者手术前后外周血淋巴细胞 CD44v5、CD44v6 的表达水平，并观察化疗后血 CD44v5、CD44v6 的变化，以探讨黏附分子与肿瘤细胞血行转移的关系及化疗对其影响。老年胃癌患者外周血 CD44v5、CD44v6 表达与对照组的比较见表 16-2-1。老年胃癌组患者和临床病理特点与外周血 CD44v5、CD44v6 表达水平的关系见表 16-2-2。

表 16-2-1　老年胃癌患者外周血 CD44v5、CD44v6 表达与对照组的比较($\bar{\chi}$±S)

组别	*n*	CD44v5	CD44v6
老年胃癌组	56	16.73±7.451*#	11.62±5.21*#
非老年胃癌沮	38	18.12±8.32	10.87±4.68
正常对照组	25	3.74±1.56	2.22±1.05

注：与正常对照组比较：*，*P*<0.01；与非老年胃癌比较：#，*P*>0.05

表 16-2-2　老年胃癌组患者和临床病理特点与外周血 CD44v5、CD44v6 表达水平的关系($\bar{\chi}$±S)

组别		*n*	CD44v5	CD44v6
肿瘤大小	<5cm	31	11.74±4.61	7.53±3.12
	≥5cm	25	21.35±7.871*	15.38±7.641*
浸润深度	<深肌层	18	12.63± 5.64	10.15±4.43
	≥深肌层	38	18.38±8.56#	13.89±6.34#
淋巴结转移	阳性	43	18.14±8.37	14.55±6.56
	阴性	13	8.75±3.613&	5.78±2.91&

注：与<5cm 比较：*，*P*<0.01；与深肌层比较：#，*P*<0.05；与淋巴结阳性比较：&，*P*<0.01

老年胃癌患者化疗后外周血 CD44v5、CD44v6 表达水平较化疗前明显下降(*P*<0.01)，与正常对照组比较仍高于后者(*P*<0.01)。因此，认为化疗可能通过减少外周血中黏附分子 CD44v5、CD44v6 的表达水平而抑制胃癌的转移[11]。

胃癌上皮型钙黏蛋白(E-Cad)是相对分子质量 124 000 的钙依赖性跨膜糖蛋白，能介导同种上皮互相黏附。E-Cad 具有肿瘤转移抑制功能，是一个重要的肿瘤转移抑制基因。樊克武和赵建华探讨 E-Cad 表达及其与浸润转移的关系，应用 S-P 免疫组化法和抗 E-Cad 抗体观察 44 例胃癌和正常胃上皮组织中 E-Cad 的表达。结果：胃癌组织中 E-Cad 总阳性率 47.7%，正常胃上皮全部表达，E-Cad 的表达与癌组织分化程度生长方式密切相关(*P*<0.01)，与浸润深度及淋巴结转移相关(*P*<0.05)。得知 E-Cad 与胃癌的浸润转移有关，可作为一种新的癌标志物，其表达对判断预后有一定价值[12]。

朱人敏等探讨 nm23-H1 及 P53 基因蛋白产物与胃癌浸润转移的关系。89 例胃癌组织，P53 蛋白阳性表达 71 例(79.8%)，nm23-H1 蛋白 36 例(40.4%)，其中，nm23-H1 蛋白阳性表达与胃癌浸润及转移呈显著相关(*P*<0.05)，而与胃癌分化程度无相关。P53 蛋白与胃癌浸润转移无相关，而与胃癌分化程度呈显著相关(*P*<0.05)[13]。

Dohchin A 首次探讨早期胃癌组织蛋白酶表达的临床病理意义。应用组织蛋白酶 B、L 抗体，对 51 例早期胃癌患者的组织标本(病变侵犯黏膜下层或固有肌层)行免疫组化检测，尔后对组织蛋白酶 B 及 L 表达状况与癌组织类型、侵犯深度、淋巴管受累与否、静脉受累与否、淋巴结转移与否等诸因素的关联进行了分析。癌细胞的细胞质见组织蛋白酶 B、L 染色，而邻近正常细胞则极少。组织蛋白酶 B 表达与肿瘤组织类型、静脉和淋巴结受累状况无明显关联。但固有肌层受侵的肿瘤其表达比黏膜下层受侵者高(*P*<0.05)，淋巴管受侵者比未受侵者表达高(*P*<0.05)；组织蛋白酶 L 表达与组织类型、淋巴管和淋巴结受累状况不相关，但固有肌层受累者比黏膜下受累者表达高(*P*<0.01)，静脉受侵者比未受侵者表达高(*P*<0.05)。综上，早期胃癌组织蛋白酶过度表达是肿瘤侵袭力强的标志，这类蛋白酶可能是转移途径的决定因素之一。组织蛋白酶 L 之所以与静脉转移密切相关，可能因其具有强大的降解弹性蛋白的作用(至少比组织蛋白酶 B 强 100 倍)，而弹性纤维是静脉壁抵御癌细胞侵入的屏障。这是第一次发现肿瘤转移方式与特异蛋白酶相关。因此，早期胃癌的治疗学策略可能需按组蛋白酶状况有所改变。低表达者小范围手术即可治愈，而高表达者术后应给予辅助化疗[14]。

2010 年 Mishra 等研究证实，胃泌素 G17 通过激活 MAPK 及 JNK1 信号途径可能促进了胃癌细胞的转移，因为随着 G17 作用时间的延长和剂量的增加，胃癌细胞移动的能力也加强。此外，与 G17 共孵育后可诱导胃癌细胞的 MMP-7 启动子活性，可能参与了胃癌细胞的浸润与转移[15]。

促红细胞生成素生产肝癌扩增序列基因(Eph)是受体酪氨酸激酶家族中最重要的基因，分为 EphA 和 EphB 两类。Eph 基因在生长发育，特别是神经系统和脉管系统中的作用比较明确，Eph 基因在肿瘤发生、发展和转移中的作用近年来受到人们关注。王建东等利用实时定量反转录聚合酶链式反应(RT-PCR)检测胃癌组织和正常黏膜中 EphA1 转录子的表达。145 例组织标本中 EphA1 蛋白表达与转录子表达的临床意义相符。随访 89 例患者分析生存时间发现，EphA1 下调者预后比上调者长(P=0.005)。结论：EphA1 可能在胃癌细胞的侵袭和转移中发挥作用[16]。

Matrilysin(MMP-7)是膜型基质金属蛋白酶中的一员。与其他 MMPs 不同，其主要由癌细胞产生，而间质细胞不产生。检测 Matrilysin 在胃原发癌、胃正常黏膜及淋巴结转移癌组织中的表达。结果：Matrilysin 在胃原发癌和淋巴结转移癌组织中表达明显增高，而在胃正常黏膜组织中表达较弱或缺失，差异有统计学意义(P<0.05)；其 mRNA 和蛋白质表达水平具有较高的一致性(P<0.001)。Matrilysin 表达在胃原发癌为浸润型癌、癌浸透浆膜、浆膜受侵面积>20 cm^2、淋巴结分期晚者(N3)中明显增高(P<0.001)。Matrilysin 高表达组患者 5 年生存率为 34.1%，而 Matrilysin 低表达组为 55.6%，差异有统计学意义(χ^2=9.778，P=0.002)。结论：Matrilysin 基因表达与胃癌的侵袭、转移和预后有关，是反映胃癌恶性生物学行为较好的分子指标[17]。

三、临床表现

目前国内尚未见胃癌肺转移病例的大宗报道。临床表现见表 16-2-3[3-4,18-19]。

表 16-2-3 临床表现

作者	例数	症状
张丽等	1	胃癌术后 8 个月，食欲如常。咳嗽、咳痰 2 周，全身关节疼痛，进行性呼吸困难 3 天
王红月等	1	10 年前因胃癌行胃大部切除。咳嗽、咳痰 3 个月，加重伴胸闷、气短 1 个月急诊入院
	7	仅 1 例无症状，余咳嗽、咳痰带血、胸痛、气短
于开今	1	发热、咳嗽 20 天
刘慕嫦等	1	咳嗽、气促 1 个月并加重

王红月等报道肺转移性腺癌(淋巴管癌病)误诊为肺栓塞 1 例。病史见表 16-2-3。10 年前胃癌手术。口唇微绀。影像表现见表 16-2-5。诊断：肺栓塞，肺动脉高压，右心功能不全。以抗凝治疗，突感胸闷、气短，继而呼吸、心跳停止。尸检发现双侧胸腔积液 1100 mL，心包积液 150 mL。残余胃未见肿块和溃疡。高倍显微镜下双肺多数淋巴管扩张，广泛癌栓堵塞。部分肺小动脉新旧血栓形成（非栓塞），肺动脉内膜纤维性增厚，少数动脉腔闭塞，肺门淋巴结有癌细胞转移。肺转移可能是多途径长时间的过程(10 年后转移灶发病，不多见)。该例肺动脉血栓形成和机化是继发于腺癌细胞侵蚀[20]。

白希文等报道胃癌肺转移 7 例。病理特点：多数为恶性程度低，分化较高。第 7 例第二次手术切除肺转移灶，其余 6 例均经非系统化疗。对症治疗结果：从发生肺转移至死亡平均生存期为 5.6 个月，余 1 例继续生存已有 5 个月。7 例情况见表 16-2-4[3]。

刘慕嫦等报道肺转移性印戒细胞癌 1 例，原发灶是胃。女，26 岁，因咳嗽、气促 1 个月并加重入院。拟诊：急性间质性肺炎，Ⅰ型呼吸衰竭。入院第 3 日转入 RICU。发热 39℃~41.6℃，白细胞 21.9×10^9/L，影像表现见表 16-2-5。血气分析 PCO_2 8.28 kPa，PO_2 10.65 kPa。尸检：各肺叶均可见有大量印戒样肿瘤细胞浸润。胃小弯侧见一直径约 0.5cm×1.0cm 溃疡；镜下：见肿瘤细胞弥漫浸润胃壁各层；胃周淋巴结肿大，印戒样肿瘤细胞浸润。纵隔多数淋巴结肿大，镜下见淋巴结结构破坏，印戒样肿瘤细胞弥漫生长[4]。

张阳宝和赵红刚报道胸腹壁转移性胃腺癌 2 例。例 1，男，57 岁。近 1 个月因上腹部不适做钡餐诊断为“胃窦癌”入院。胸腹前壁有散在结节 100 余个，直径 0.5~2.0 cm，轻触痛，双侧腋窝可触及肿大淋巴结。皮下结节活检。病理：皮下转移性腺癌。行胃癌清扫术。病理诊断：胃窦低分化腺癌伴小弯淋巴结转移。6 个

表 16-2-4 7 例胃癌肺转移的临床、病理特征、X 线肺转移特点

编号	性别	年龄	症状	部位大小(cm)	治疗	生存期(月)	原发癌病理特征					X 线肺转移特点
							Bott(型)	分化	生长方式	组织类型	淋巴转移	
1	女	58	咳、胸闷	胃底贲门 6.5×4.0	化疗	11	Ⅰ	中	巢状	管状腺癌	第一站③组	左下数团块
2	男	59	咳、痰带血	胃底贲门 5.0×4.0	化疗	4	Ⅱ	中	巢状	管状腺癌	(-)*	右下数团块
3	男	65	痰血气短	贲门 2.5×2.5	化疗	3	Ⅱ	中	巢状	鳞癌	第一站①②组	双肺多发团块结节
4	男	45	(-)	胃窦 5.4×6.0	化疗	3.5	Ⅲ	中	巢状	管状腺癌	第一站⑤⑥组	双肺数个团块结节
5	男	51	胸痛	贲门 7.5×5.5	化疗	5#	Ⅲ	中	巢状	管状腺癌	第一站②组	右中下几团块
6	男	27	气短	胃体 5.5×6.0	化疗	4	Ⅲ	低	巢状	低分化	(-)*	双肺炎性浸润样
7	女	54	胸痛、咳	胃窦 5.0×5.0	切除转移灶	8	Ⅲ	低	巢状	未分化	第一站⑥组	双肺炎性浸润样

注：本表与原表稍略；*：未经手术治疗；#：继续生存

月后死亡。例2,男,58岁,胃癌术后1年,胸、腹壁腋前线可见50个左右的皮下小结。结节0.5~2.0 cm,质稍硬。右侧腋窝可触及约1 cm的淋巴结。有文献提到胃癌可通过肝圆韧带淋巴结,转移到脐周围。本病例的胸腹壁转移结节有可能是由此途径扩散而来。因为脐周围的淋巴管与胸腹壁浅表淋巴管是相通的,再通过淋巴回流转移到腋窝淋巴结[21]。

四、影像学表现(见书后附图47)

几例患者的影像学表现见表16-2-5[3-4,18,20,22]。

于开今报道胃癌肺转移误为血行播散型肺结核1例。因间断性上腹部胀痛,纳差年余,加重伴呕吐5个月,发热、咳嗽20天入院。20天前左颈部出现包块,肿痛,伴发热、盗汗、咳嗽、痰中带血。影像表现见表16-2-5。左颈部可触及蚕豆大淋巴结。上腹部剑突下可触及似足月儿头大小的肿块。抗结核治疗。行左颈部淋巴结活检。病理:淋巴结转移细胞癌。同时小切口剖腹检查为胃黏液细胞癌。胸片粟粒状小结节分布以两肺下野明显,肺纹理呈枯树枝状,与典型的急性血行播散型肺结核的粟粒状结节分布、大小、密度一致,但肺纹理减少极不相符[18]。

据陈峻青报道,高分化、团块或巢状生长、乳头状或管状腺癌者易发生血行转移。又据山间报道,胃癌肺转移呈团块型转移灶者多为血行转移,"炎症"浸润型转移灶者多为淋巴转移。以血行转移为主的5例团块型有4例为贲门癌。白希文等认为,贲门、食道静脉环流"短路"的解剖特点可能是血行性肺转移的解剖基础,即是贲门胃底部癌妨碍了贲门、胃底部的静脉血沿胃冠状静脉环流至门静脉,逆流向食道下段黏膜下静脉从经奇静脉回流心脏的结果。

胃肠道的肺转移的X线表现为肺周围单发或多发球形肿块,多发者多见,边缘往往较光滑,一般无毛刺,纵隔、肺门淋巴结多无肿大,密度均匀,少见坏死、空洞。但李涛曾见1例直肠癌术后患者X线片及CT片均表现为多发囊性病变,手术证实为肺转移癌。

原田洋明等报道胃癌切除后异时性发生肝转移和两侧肺转移1例。患者75岁,女。主诉:胸部X线像异常阴影。2005年1月诊断胃癌,行胃切除(ⅢA)后内服抗癌药,因白细胞减少停药,同年7月CT及MRI肝S^7转移,8月施行射频凝固疗法。2006年4月CT、MRI肝S^7~S^8原治疗部位内侧出现8 mm低吸收区。认为复发行肝部分切除术。内服抗癌药。2007年4月左上肺野出现10 mm结节。8月长成19 mm,11月已达23 mm。紧接着右中肺野出现结节。遂于12月入院。PET两肺肿瘤一致的集聚,别无其他。2008年1月左上叶段切除、右中叶部分切除。病理:转移灶组织像酷似胃癌原发灶。诊为胃癌肺转移。术后2年无复发。

Kanemitsu等认为,转移性肺肿瘤来自胃癌的仅0.1%。肺切除术后平均生存期仅24.3个月。田村等的4例仅13.8个月。胃癌术后出现肺病灶不排除肺原发病变,因此肺手术有诊断治疗两个意义。有作者建议,出现肺病变宜观察1个月看看有无新的病灶出现再定[23]。

川村光夫等报道呈孤立性结节影胃癌肺转移1例。2004年3月吐血,1个月后证实胃癌,行胃全切术+脾胰尾部分切除。标本溃疡浸润型中分化管状腺癌,ⅢA期。同时患左乳肿瘤,2004年5月左乳保留切除R1廓清术,17mm×20mm,无淋巴结转移。术后化疗。2007年4月胸部CT发现右肺尖小结节。此后每3个月一次CT见增大。2008年1月肺手术,肺门、纵隔无转移。肺标本(结节15mm×20mm)似胃癌标本。术后随访16个月,无复发。文献记载,胃癌孤立转移少。Kanemitsu等统计占全胃切除病例的0.2%(7/3076例),坂口等报道为7/3219例。坂口等的7例,胃癌术后平均35(0~60)个月出现肺转移,肺切除后5年生存率为42.9%。Nakayama等

表16-2-5　几例患者的影像学表现

作者	例数	影像学表现
张丽等	1	CT:双侧肺纹理增多增粗,其间夹杂点状低密度影,纵隔内可见多个等密度结节影,气管隆突后方可见点状钙化影、心影增大。ECT检查:第9~11胸椎,第1~4腰椎,第5右前肋,第5右侧锁骨局部,第7、8左后肋,骶骨局部均可见异常放射性浓聚分布。复查胸片:沿肺纹理走行可见粟粒样小结节影布满双肺野,边界模糊不清,以内带最为明显
王红月等	1	胸片见双肺纹理稍增粗。核素肺灌注显像见双肺散在多发的放射性稀疏区、不呈肺段分布
白希文等	7	确诊经胸片5例,做胸部透视者2例。7例中有1例是单发转移灶,曾误诊为肺原发灶,经二次手术病理证实为胃癌肺转移。其余6例均为多发病灶,周边型,符合肺转移征特点
于开今	1	胸片显示两肺散在粟粒样阴影,以双下肺明显,肺纹理呈枯树枝状,而与典型的急性血行播散型肺结核的粟粒状结节分布、大小、密度一致及肺纹理减少极不相符
刘慕嫦等	1	胸片显示双肺弥漫性大片实变病灶,边界模糊,以中下肺野及中外肺野为著

报道1例是65个月无复发,而因他病死亡[24]。

五、诊断

胃肠道癌肺转移的早期诊断:文献报道,无症状的早期肺转移手术疗效远优于有症状的肺转移病例,因此应强调肺转移的早期诊断。肺转移的早期往往缺乏明显的症状和体征,仅少数患者可出现咳嗽、痰中带血和胸痛等症状。早期诊断的主要措施是胃肠道癌首次治疗后定期摄胸片,一般在前两年每3个月1次,以后改为每半年1次;应常规摄胸部正侧位片,以避免遗漏。对有疑问或不能确诊的患者,可胸部CT扫描,以提高诊断准确性。痰细胞学检查(阳性率5%),纤支镜检查(阳性率10%),因阳性率不高很少采用。对欲明确诊断而不准备手术的患者可经皮肺穿刺活检。检测淋巴结微转移的染色方法及其结果见表16-2-6[25]。

表 16-2-6 检测淋巴结微转移的染色方法及其结果

染色方法	淋巴结阳性数	淋巴结转移度	假阴性度	P值
HE	230	9.4%	46.6%	
AB-PAS	258	10.5%	40.1%	
CEA	287	11.7%	33.4%	
CAM5.2	427	17.4%	0.9%	<0.001

由于淋巴结微转移的发现,淋巴结转移度由常规HE法的9.4%提高到17.6%,几乎达一倍;CAM 5.2发现淋巴结转移的假阴性度显著高于HE法($P<0.01$)。总体胃癌淋巴结转移的假阴性率为25%,其检测胃周淋巴结的转移率亦由30.3%提高到40.4%,提高了近10个百分点。因此利用免疫组化技术有助于淋巴结微转移的诊断[19]。

我国学者探讨多层螺旋CT(MSCT)在恶性胃肠道间质瘤(GIST)诊断价值。27例恶性胃肠间质瘤的多层螺旋CT进行回顾性分析。结果:部位:胃(11例),小肠(9例),结肠(4例),直肠(1例)及肠系膜(2例)。肿块横向直径为4.2~22 cm,边缘清楚的12例,不清的15例。肿块主要是形状不规则的分叶状(19例)。异质性病变,主要是对平扫,动脉期中度和静脉期增强持续性明显提高。囊性坏死在所有病变都能观察到,9例观察到囊实混合像瘤。发现肝转移瘤4例,肺转移1例,淋巴转移2例。多层螺旋CT对胃肠基质瘤位置和病理特征的诊断准确率分别是85.2%(23/27)和77.8%(21/27)。结论:MSCT并结合轴位图像多平面重建图像对恶性GIST的诊断有重要价值[26]。

田小林等探索Rho亚家族与胃肿瘤侵袭及转移的关系。Rho蛋白是一种具有GTP酶活性的小分子G蛋白。王萍等采用免疫组化S-P法检测97例胃癌组织及89例癌旁组织中RhoC的表达,结果发现在89例癌旁组织中82例不表达RhoC,97例胃癌组织中75例(77.32%)表达RhoC,两者之间差异有统计学意义,且RhoC的过量表达与肿瘤的浸润深度、肿瘤分期存在相关性。说明RhoC蛋白在胃癌中过量表达与胃癌的发生发展密切相关。另外,RhoC在胰腺癌、胃癌、结肠直肠癌、泌尿系肿瘤等中均呈过表达,并有可能成为判断肿瘤转移潜能的指标[27]。

六、治疗

蔡云等总结胃癌88例的综合治疗体会。术后79例获随访1~10年,在1~2年内因肝脏、肺、骨等远处转移或肿瘤复发死亡21例。根治性手术随访,3、5、10年生存率分别为69%、25%和6%。姑息性手术1、3、5年随访生存率为61%、28%、11%,≤6年为0。结论:化疗-根治术-化疗等综合性治疗能提高生存率,改善患者生活质量。目前主张对胃癌采用综合治疗,即术前化疗(新辅助化疗)、腹腔(热)灌洗疗法、手术、术后化疗、放疗、生物免疫疗法等。认为新辅助化疗等能大大提高胃癌的根治率和10年以上生存率。研究发现,对胃癌较晚期的患者,术后复发危险性很高,新辅助化疗可最大限度地减少肿瘤负荷,进一步消灭体内微小转移灶,提高患者生存率[28]。

CLASSIC试验是针对进展期胃癌外科治疗和辅助化疗开展的最大规模研究之一。研究显示,XELOX组(卡培他滨+奥沙利铂)3年DFS显著高于观察组,胃癌复发风险下降达44%[风险比(HR)为0.56,95%可信区间(CI)为0.44~0.72],对Ⅱ、ⅢA、ⅢB期患者皆有效[29]。

胃肠道癌肺转移的手术指征:①原发灶已控制或能够得到控制;②除外肺外转移;③放射学检查肺转移灶持续存在;④患者心肺功能可耐受剖胸手术。

手术方法:①手术切除:由于肺转移灶多位于肺表面,易于触及且很少发生区域淋巴结转移,因此一般不需行肺叶切除或全肺切除,仅需行病灶楔形切除,既切除了肿瘤又可最大限度保留余肺功能;楔形切除范围应包括肿瘤周围正常肺组织1~2 cm,对双侧肺转移患者可采用劈胸骨双侧一期切除或分期双侧开胸切除。两次手术间期应视肺功能恢复情况而定,一般在1个月左右。②肺转移灶冷冻摘除:手术方法为开胸后探查定位转移灶,以特制环钳夹住转移灶,倒入液氮,使肿瘤直接浸泡在液氮中。冷冻摘除的优点是用环钳阻断转移灶周围气流、血流，肿瘤直接浸泡在液氮内，有利于冻杀肿瘤且不会因体温过低引起心脏颤动，同时可减少术中医源性播散。

影响胃肠道癌肺转移手术疗效的因素：①无病生存间期（DFI）：DFI>1 年者术后 5 年生存率明显高于 DFI<1 年者。相加庆一组 30 例 CRC 肺转移冷冻摘除报告，DFI≥2 年者 2 年生存率显著高于DFI<2 年者。因此，认为应尽可能选择 DFI 至少>1 年者进行手术，以取得较好效果。②转移灶数：早期的肺转移的手术治疗仅局限于单发肺转移患者，以后发现多发肺转移患者亦可受益于外科手术；多数研究发现 CRC 患者单发与多发肺转移手术治疗后生存率无显著差异，资料亦证实了这一点；但 Mansel 等报道在他们一组 CRC 肺转移手术切除病例中，单发肺转移预后优于多发肺转移。③单发与双侧肺转移：多数研究未发现单、双侧肺转移对患者生存率影响，Roth 等人比较双肺转移胸骨劈开一期手术或分次开胸手术对预后影响，亦未发现有明显差异。④肿瘤倍增时间：根据不同时期胸片转移灶直径变化，可较容易计算出肿瘤倍增时间，很多研究已发现短肿瘤倍增时间者生存期显著较长肿瘤倍增时间者短[25]。

胃癌因其缺乏特异性早期症状，42.4%的胃癌患者确诊时已属Ⅳ期，而失去手术机会。据国内资料统计，获得根治术的胃癌患者平均 5 年生存率仅为 37%~50%。对无手术机会及术后复发转移的晚期患者，化疗为主要治疗手段。韦庭炫等通过 32 例患者 EPLF方案治疗胃癌远处转移观察疗效和毒副反应。转移部位包括锁骨上淋巴结、纵隔淋巴结、腹膜后淋巴结、肝、肺、卵巢、骨。初治病例 14 例，复治病例 18 例。方法：表柔比星（EPI）60 mg/m²，静脉推注，第 1 天；DDP30 mg/m²，静脉滴入 2 小时，第 1~5 天；亚叶酸钙（LV）150 mg/m²，静脉推注，第 1~5 天；5-FU 500 mg/m²，静脉点滴，持续 16 小时，第 1~5 天。28 天为 1 个周期。结果：CR 3 例（9.4%），PR 12 例（37.5%），总有效率（CR+PR）46.9%（15/32）。主要毒副反应为剂量限制性骨髓抑制，75.0%的患者出现白细胞下降，其中Ⅲ、Ⅳ度占 15.6%（5/32），需要配合 G-CSF 的应用。心电图改变为 2 例。中位生存期为 7.8 个月。认为 EPLF 方案治疗胃癌远处转移疗效较好，毒副反应可耐受，可作为一线用药[30]。

林蓉燕等以 ELFP 方案治疗胃癌术后转移 42 例，其中肺转移 9 例等。结果：例中 CR 5例（11.9%），PR 19 例（45.2%），总有效率 57.1%。中位缓解时间为 4 个月。初治、复治有效率分别为73.7%和43.5%，$P<0.05$。不同病理类型有效率 33.3%~100%，$P<0.05$。不同转移部位有效率 0~80.0%，$P<0.01$。低分化腺癌、管状腺癌、未分化癌反应较好，有效率分别为68.2%（15/22）、66.7%（2/3）、100%（1/1），优于黏液腺癌及印戒细胞癌，$P<0.05$；肺、胰腺、骨转移有效率分别为 44.4%（4/9）、33.3%（1/3）、0（0/2），有效率合计仅 35.7%（5/14）[31]。

Iwashita T 等报道 2 例胃癌伴多发肺转移患者，应用紫杉醇效果良好。紫杉醇用法是每周应用 1 次（80 mg/m²），共 3 次，然后间歇 1 周。病例 1，73 岁，男性，因 BorrmannⅠ型胃癌行全胃切除术后 1 年 4 个月诊断为多发肺转移，在 8 周内每周应用 1 次紫杉醇 110 mg 后，肺部肿瘤从 5 cm 减小到线型瘢痕，呼吸困难也消失了。病例 2，73 岁，男性，因 BorrmannⅢ型胃癌行远程胃切除后 7 个月多发肺转移，每周 110 mg（80 mg/m²）紫杉醇治疗，肺部肿瘤在应用了 27 次后消失了，应用 44 次之后 CT 扫描提示完全缓解[32]。

周凤英报道贲门癌术后肺转移综合治疗 4 年 1 例。4 年前做贲门腺癌手术。术后发现右肺下肿物，约 1.5cm×2.0cm。病理为肺转移癌。贲门腺癌手术 6 个月出现噎食感，打嗝。X 线钡餐：术后吻合口复发。调整化疗方案给予 AMF 方案 5 日疗法。化疗 2 个周期，症状缓解。WBC 降至 2900/mm³。纠正后继续坚持定期化疗。再次钡餐：术后吻合口复发病灶消失。胸片大小基本不变。右肺转移癌控制在稳定状态[33]。

陈衍智等以中西医结合治疗胃癌肝、肺转移 1 例。自觉恶心、上腹部不适、消瘦 4 个月。腹 CT：胃底贲门部癌，侵至腹段食管及胃体，肝、肺转移瘤。内窥镜病理高分化腺癌。采用 FOLFOX4 方案[乐沙定 85 mg/m²，第1天，亚叶酸钙（CF）200 mg/m²，第 1、2 天，5-FU 400 mg/m²，第 1、2 天 5-FU 600 mg/m²，静脉持续泵入22 小时，第 1、2 天]。2 周为 1 个周期给予全身化疗。接受了 12 个周期的 FOLFOX4 方案、4 个周期的紫杉醇加顺铂方案以及 3 个周期的口服希罗达方案化疗，化疗间歇期榄香烯或华蟾素静脉点滴，口服中药汤剂扶正抗癌。经中西医结合治疗，胃癌及肝、肺转移病灶曾一度获得了明显缓解，总生存期达 24 个月[34]。

七、预防和预后

胃癌的癌前疾病与癌前病变有：①慢性萎缩性胃炎；②胃息肉中的腺瘤性，特别是广基腺瘤性息肉>2 cm 者；③残胃炎，特别是行 BillrothⅡ式胃切除术后；④胃溃疡患者。胃癌的高危人群确定为：①40 岁以上，特别是男性，有慢性萎缩性胃炎病史，喜食腌制、烟熏食品者；②胃溃疡经 2 个月治疗无效者；③既往发现胃息肉>2 cm 者；④胃切除术后 15 年以上；⑤40 岁以上，尤其是男性，近期内出现消化不良，伴呕吐和黑便而无胆道疾病者。对前 4 类应定期胃镜检查，对第 5 类应及时做胃镜检查。在胃癌的常规检查中，胃镜是目前最可靠的诊断方法。根据邓继中的经验，胃镜对胃癌的确诊率可达 95%以上。对于确诊的幽门螺旋杆菌(Hp)感染病例一定要根治。WHO 在 1994 年将此列为胃癌的第一致癌源；流行病学调查表明，Hp 感染者患胃癌的危险性较无 Hp 感染者增高 6 倍。本组病例中 Hp 感染率达 67.6%[35]。

参考文献

[1]解喜胜.青年人胃癌 50 例临床分析.临床和实验医学杂志，2007,6:65-66

[2]王志刚，李红浪，邓晓敏，等.青年人胃癌的临床特点及误诊分析.现代医药卫生，2007,23:2323-2324

[3]白希文，张文范，陈峻青，等.胃癌肺转移 7 例报告.肿瘤防治研究，1984,11:227-228

[4]刘慕嫦，刘奕生，顾莹莹，等.肺转移性印戒细胞癌 1 例并文献复习.中国热带医学，2006,6:64-65

[5]徐惠绵，陈峻青，王舒宝.胃癌的淋巴结转移规律及其意义.中国肿瘤临床，2001,28:465-468

[6]郑虹，陈峻青.胃癌亚临床转移的诊治进展.实用肿瘤杂志，1999,14:325-327

[7]张志镒，刘永恒，张锦华，等.纤维胃镜诊断 1425 例胃癌分析.中国实用内科杂志，1999,19:417-418

[8]蔡建辉，刘津，池口正英，等.早期黏膜下胃癌微转移和微浸润的临床意义.中华外科杂志，2005,43:161-165

[9]孟兴凯.胃癌微转移的诊断及临床意义.国外医学外科学分册，2000,27:70-72

[10]陆品相，王燕燕，梁国庆，等.胃癌周围淋巴结转移影响因素临床分析.中国现代医学杂志，2004,14:103-105

[11]王永刚，郑天郢，扈东艳.黏附分子与老年人胃癌血行转移的关系.中国老年学杂志，2004,24:913-914

[12]樊克武，赵建华.胃癌上皮型钙粘蛋白表达及其与浸润转移的关系.南京医科大学学报，1999,19:493-495

[13]朱人敏，王琳，汪芳裕.nm23-H1 及 P53 基因蛋白产物与胃癌浸润转移的关系. 解放军医学杂志，1999,24:199

[14]李书权. 组织蛋白酶 B 和 L 与早期胃癌侵袭深度和转移途径相关. 国外医学肿瘤学分册，2001,28:157

[15]徐文杰，周建奖.胃癌转移的研究进展.中华临床医师杂志，2011,5:170-171

[16]王建东，董迎春，李国立，等.胃癌组织中EphA1 的表达与肿瘤转移及患者生存时间的关系. 中国癌症杂志，2010,20:817-821

[17]黄宝俊，赵雨杰，张玉魁，等. Matrilysin 在胃癌中表达及临床意义——判断侵袭、转移、预后的指标.中国普外基础与临床杂志，2011,18:1063-1068

[18]于开今.胃癌肺转移误为血行播散型肺结核1 例.陕西医学杂志，1988,17:53-54

[19]程东峰，朱正纲，林言箴.胃癌淋巴结微转移的诊断方法及其临床意义.中华消化杂志，1999,19:262-263

[20]王红月，韩晓男，阮英茆.肺转移性腺癌(淋巴管癌病)误诊为肺栓塞一例.中国循环杂志，1999,14:95

[21]张阳宝，赵红刚.胸腹壁转移性胃腺癌 2 例.咸阳学院学报，2004,18:304

[22]张丽，郑颖娟.胃癌伴肺弥漫性间质病变及全身多发骨转移 1 例.河南肿瘤学杂志，2005,18:199

[23]原田洋明，西村淳，西村卓祐.胃癌切除后に異时性に発生した肝転移，両側肺転移を切除した1 例. 胸部外科，2010,63:1094—1097

[24]川村光夫，滨砂一光，大野义一朗，ほか.孤立性结节节影を呈した胃癌肺転移の1 切除例. 日本胸部临床，2010,69:672-675

[25]相加庆，韩企夏，沈镇宙.胃肠道癌肺转移的早期诊断及治疗.中国实用外科杂志，1996,16:646-648

[26]Zhongheng He, Fajin Lv, Zhaofei Cao, Mingxia Qian, et al. Value of Multi-slice spiral CT in diagnosis of malignant gastrointestinal stromal tumors, 2009,8:443-446

[27]田小林，蒋志庆.Rho 亚家族与消化系统恶性肿瘤侵袭及转移的关系. 中国全科医学，2011,14:1038-1041

[28]蔡云，周维.胃癌 88 例的临床治疗体会.中国普通外科杂志，2008,17:199-121

[29]季加孚. 全面获益引领标准——XELOX 方案可提高进展期胃癌患者 3 年无病生存率. 中国医学论坛报，2011-7-28 肿瘤周刊 B7 版

[30]韦庭炫，吴萍，周翡，等.EPLF 方案治疗胃癌远处转移临床疗效评价.中国肿瘤临床与康复，2004,11:135-136

[31]林蓉燕，方红，白羽，等.ELFP 方案治疗术后转移性胃癌 42 例临床疗效.中国肿瘤临床，2000,27:839-842

[32]郝庆.2 例胃癌伴肺转移患者每周应用紫杉醇的疗效观察.中国实用内科杂志，2005,25:232

[33]周凤英.贲门癌术后肺转移综合治疗四年 1 例.黑龙江医学，1990,14:48

[34]陈衍智，李萍萍，杨华.中西医结合治疗胃癌肝肺转移一例.肿瘤研究及临床，2006,18:504

[35]邓继中.胃癌的临床特点与分析(附 68 例报告).医学信息手术学分册，2007,20:261-262

第三节 结肠直肠癌

一、流行病学

结肠癌是最常见的恶性肿瘤之一,全球范围内每年有超过 100 万人被诊断为结肠癌,其中一半死于该疾病。美国临床医师癌症杂志 (CA) 公布全球数据(2008 年)结肠直肠癌(CRC)病例数。癌症新发病例数:世界范围而言,在男性中占第 3 位,女性中占第 2 位;发展中国家而言,在男性中占第 4 位,女性中占第 5 位。死亡病例数:世界范围而言,在男性中占第 4 位,女性中占第 5 位;发展中国家而言,在男性中占第 5 位,女性中占第 6 位。

我国结肠直肠癌的发病率呈逐年上升趋势。2005 年全国结肠直肠癌的发病率为 17.2/10 万,死亡率为 9.9/10 万,死亡/发病比为 57.5%。2010 年上海地区男性结肠直肠癌发病率为 52.25/10 万,居肿瘤发病顺位的第 3 位。而女性为 44.69/10 万,高居第 2 位。上海地区结肠直肠癌患者 5 年生存率约为 45%。许岸高等的研究提示 1985—2004 年广东地区 CRC 的发病率可能增加了 1 倍多。近期对江西省进行 CRC 的流行病学调查发现,CRC 的患病率约为 70/10 万,近几年有增加的趋势。

许岸高等总结广东地区 3870 例 CRC 的临床流行病学特征。CRC Dukes 分期:3870 例中 A 期 234 例(6.0%),B 期 1936 例(50.0%),C 期 1310 例(33.9%),D 期 390 例 (10.1%),其中 B、C、D 期共 3636 例,占 94.0%。说明绝大多数结肠癌发现时已处于中晚期,影响患者生存率[1]。

CRC 肺转移瘤在各种恶性肿瘤肺转移中占 3.5%~8.4%。文献记载,CRC 的根治术后大约有 50%会发生远处转移,其中肝转移最多见,可达 50%;其次为肺转移,10%~20%。临床上观察到在 CRC 根治术后肺转移病例中,以直肠癌患者较为多见。任莹坤等病例中直肠癌 42 例,直肠癌和结肠癌的比例为 2.33:1。而且 CRC 根治术后的肺转移多伴有其他器官的转移,同时也以双肺多发转移为多见,本组病例中 50/60 为双肺转移,占 83.3%[2]。

李明和顾晋分析中国 CRC 20 年来发病模式的变化趋势。总计 10 201 例 CRC 患者,分为 20 世纪 80 年代和 90 年代两组。结果:80 年代组 3420 例,90 年代组 6781 例。90 年代组的 Dukes B 期患者比例高于 80 年代组,而 Dukes D 期患者所占比例明显减少($P<0.001$)。结肠直肠腺癌的比例增高。结论:中国 CRC 的发病模式近年来变化很大,女性患者比例升高,发病部位逐渐右移。CRC 患者根治术后大约有 20%会发生肺转移。如果不加以治疗,则其发生肺转移后的中位生存时间不超过 10 个月,仅有 5%的患者可以生存 5 年以上,其中大部分患者没有手术机会[3-4]。CRC 发病率以年均 4.2%的速度增长。25%的患者在诊断时就已有转移,能够接受根治性手术者,亦有 50.0%将出现远处转移[5]。

张天泽主编的《肿瘤学》中记载结肠直肠癌的肺转移率临床发现为 9%,而尸检为 20%~43%[6]。肺是 CRC 的常见转移部位之一,10%~25%的 CRC 患者有肺转移。CRC 术后,10%复发的患者发生肺转移。若不治疗,这些患者中位生存期<8 个月,5 年生存率为 0。有人说大约 20%的 CRC 患者在初次就诊时即已经出现以肺肝为代表的远处转移灶[7-8]。

井原厚等总结 CRC 同时性远处转移概况 (日本 CRC 研究会,1996—1998)见表 16-3-1[9]。

二、病理学

王文萍等经皮下植入CRC 高度肺转移细胞(Co26Lu)建立模型,研究中药复方肠安泰对肠癌肺转移的影响。结果:荷瘤实验组与荷瘤对照组相比 IgA、IgM 和 IL-12 阳性细胞在小肠绒毛黏膜固有层均有显著意义的增加。中药复方肠安泰预防肠癌肺转移的机制可能与促进了小鼠肠黏膜固有层 B 细胞活化和IL-12 的诱导有关[10]。

表 16-3-1 井原厚等总结 CRC 同时性远处转移概况

	肝	肺	腹膜	骨	脑	Virchow	其他	合计
结肠癌(15 528 例)	11.4	1.6	6.4	0.3	0.1	0.1	0.4	0.9
直肠癌(10 563 例)	9.5	1.7	3.0	0.3	0.1	0.01	0.5	1.0
共计(26 091 例)	10.7	1.6	5.0	0.3	0.1	0.1	0.5	0.9

根据日本CRC研究会5826例CRC术后复发形式统计分别为肝转移、局部复发、肺转移、腹膜播散、淋巴结转移、骨转移及其他形式的复发。其中结肠癌肝转移7.6%、腹膜播散3.1%、局部再发1.7%、肺转移1.7%、淋巴结转移复发1.1%,其他形式的复发1.1%。直肠癌局部再发7.9%、肝转移6.5%、肺转移3.3%、腹膜播散1.2%、淋巴结转移复发0.8%,其他形式的复发1.9%。另外根据日本CRC化疗研究会统计对于Dukes B、C期CRC根治切除后5年累计复发率分别为结肠癌肝转移9.2%~14.5%,直肠癌局部复发率19.0%~21.3%,肝转移11.6%~18.2%,肺转移12.1%~12.4%。结肠癌以肝转移为主,直肠癌以局部复发,肝、肺转移为主,同时出现多脏器转移占再发病例的20%~30%。

丸田等报道高位、中位、低位直肠癌根治术后的局部复发率分别为26.0%、27.5%及32.1%。直肠癌浸润深度与局部复发率:黏膜下层、肌层、浸透肌层及侵犯其他脏器的复发率分别为9.8%、20.3%、38.6%及42.9%。脉管侵袭和复发率:淋巴管侵袭Ly0(无)、Ly1(轻度侵袭)、Ly2(中度侵袭)以及Ly3(重度侵袭)的复发率分别为9.1%、19.3%、42.3%及33.3%;血管侵袭V0(无)、V1(轻度侵袭)、V2(中度侵袭)的复发率分别为21.1%、33.6%、55.6%。血管侵袭的复发形式中肺转移最多,占39.1%,其次是肝转移及局部复发分别为26%和21.7%。淋巴结转移与复发率:n0、n1、n2及n3的复发率分别为15.6%、37.5%、37.1%及73.9%,淋巴结转移阳性而且远隔肿瘤部位的淋巴结有转移者复发率高。直肠癌的组织学类型与复发率:高分化、中分化、低分化及黏液腺癌的复发率分别为25.4%、36.0%、33.3%及23.1%,中低分化腺癌复发率稍高。术前血清CEA值与复发率:血清CEA值以2.5 ng/mL为标准,CEA值为≤2.5、2.6~5.0、5.1~10.0、10.1~15.0、≥15的复发率分别为21.5%、24.5%、38.7%、27.2%及73.9%。术前血清CEA值正常值以下者肝转移率为3.3%,随血清CEA值升高肝转移率增加,术前CEA值20 ng/mL以上者术前已经有50%发生肝转移。直肠癌的病理学分期与复发率:Dukes A、B、C、D期的复发率分别为8.3%、17.9%、41.2%及100%;TNM分期中Ⅰ、Ⅱ、Ⅲa、Ⅲb、Ⅳ期的复发率分别为8.5%、17.6%、32.8%、48.3%及100%。根据CRC相同病理学分期比较,血管侵袭阳性、阴性,淋巴管侵袭阳性、阴性之间复发率没有统计学差异,复发的高危因素为淋巴结转移范围、浸润深度、性别、年龄、癌部位差别、侵犯其他脏器、穿孔、组织学类型肿瘤大小及CEA值[11]。

播散与转移

1.直接浸润

肿瘤沿肠壁局部扩散,或呈环形浸润,累及肠管全周形成环形狭窄,或向纵轴蔓延,沿黏膜下浸润。肿瘤可穿过肠壁向肠外浸润,肿瘤浸润的程度取决于肿瘤的生物学特性、分化程度及分期。CRC浸润穿透肠壁时,即可直接浸润邻近组织器官和腹壁。升结肠上段肿瘤可累及十二指肠降部,肝曲结肠癌可累及肝脏与胆囊。直肠癌可累及膀胱、子宫、阴道、前列腺、精囊或骶骨。

2.淋巴道转移

CRC淋巴道转移率为40%~50%,早期癌转移率约为10%。淋巴道转移率与肿瘤类型、分化程度、浸润深度密切相关。隆起型及局限溃疡型、高分化及呈推进性生长者,其转移率明显低于浸润型及浸润溃疡型、低分化及呈浸润性生长者。淋巴道转移通常顺淋巴流向累及相应区域的淋巴结,但有时也可发生跳跃式转移及逆向转移。如直肠可通过直接通路(中、长淋巴管)转移至左结肠或乙状结肠淋巴结,而直肠旁淋巴结可不受累。跳跃式转移的发生率大约为10%。逆向转移系指癌转移至肿瘤下方肠管所引流的淋巴结内,通常由于上方淋巴管被癌阻塞所致,其发生率直肠癌为3%~6.5%。

3.血道转移

肝为CRC血道转移最常见的部位,其次为肺、肾上腺、卵巢、脑、肾及皮肤等处。据尸检材料统计,结肠癌与直肠癌肝转移率分别为75.7%与61.9%,肺转移率分别为47.7%与64.2%,肾上腺为13.8%与18.7%,卵巢为17.3%与3.6%,脑为6.3%与8.2%,肾为5.0%与4.5%,皮肤为50%与3%,脾为6.7%与2.2%。直肠下段癌通过两个静脉系统转移至睾丸、颌骨、鼻咽部、盆骨以及指(趾)骨等也有少数病例报道。

4.种植转移

盲肠、横结肠及乙状结肠为腹膜内位,发生于这些部位的癌易穿透浆膜种植于腹膜面。种植转移可在直肠子宫窝或直肠膀胱窝,并形成直肠指诊时可触及之肿块。种植卵巢则形成Krukenberg瘤[12]。

邵卉分析CRC淋巴结转移与肿瘤浸润深度:术后病理肿瘤细胞浸润肠壁的深度不同,淋巴结转移的概率也明显不同。浸润肠壁全层者淋巴结转移率明显高于浸润仅达肌层或未达肌层者。全组387例患者术后病理浸润肠壁全层或达浆膜外组中有167例出现了淋巴结转移,转移率为43.15%,而肿瘤同限于肌层以内者的 187 例患者中仅 47 例出现了淋巴结转移(25.13%)。两组相比具有统计学意义。淋巴结转移与肿瘤浸润深度的关系见表 16-3-2。

表 16-3-2 淋巴结转移与肿瘤浸润深度的关系

组别	淋巴结阳性(%)	淋巴结阴性(%)	总数(%)
肌层以内组	47(25.13)	140(74.87)	187(32.58)
浆膜层、外组	167(43.15)	220(56.85)	387(67.42)
合计	214(37.28)	360(62.72)	574(100.0)
P 值	<0.01		

注:肌层以内组包括肿瘤位于上皮内或浸润固有层、黏膜下层、肌层;浆膜层、外组包括肿瘤浸透肌层到达浆膜下或穿透无腹膜覆盖的结肠直肠周组织,直接侵犯其他器官和组织或穿透脏腹膜

CRC 的淋巴结转移与肿瘤病理类型及细胞的分化程度有关,低分化腺癌、印戒细胞癌、未分化癌及肿瘤细胞为低分化者,易出现淋巴结转移。病理类型、细胞分化程度与淋巴结转移:本组患者术后病理显示以中低分化为主,分别为 349 例、190 例,低分化者易出现淋巴结转移,转移率为 50.53%,明显高于中、高分化组(31.81%、20.00%),三者相比有统计学差异,但中、高分化组间无统计学差异[13]。

彭向阳等探讨进展期 CRC 淋巴结转移规律的相关因素。124 例术后病理检查结果显示 R0 手术 85 例,R1 手术 31 例,R2 手术 8 例。淋巴结结果显示 89 例患者存在淋巴结转移,转移率 71.77%。共清扫淋巴结 1725 枚,转移淋巴结 431 枚,转移率 24.99%。直肠癌淋巴结转移率和转移度高于结肠癌($P<0.05$)。肿瘤浸润的深度以及分化程度与淋巴结转移呈正相关 ($P<0.05$)。据报道,Ⅱ期结肠直肠癌根治术后,在常规病理检查发现存在淋巴结转移者,其中 32%~37%在术后 2 年内出现局部复发或全身性播散转移,而淋巴结转移阴性的Ⅱ期结肠直肠癌患者,其术后 2 年局部复发或全身性播散转移的概率为 17.4%。目前关于结肠直肠癌的共识是:一旦存在淋巴结转移,即存在除肉眼所见的淋巴结转移之外的微转移,而该微转移直接影响外科手术治疗的效果,决定手术后的复发与否以及生存时间。结肠直肠癌的肠壁浸润程度直接和淋巴结转移相关,肿瘤浸润越深,出现淋巴结转移的机会越多。本组资料中,当肿瘤为 T1~T2 时,淋巴结转移率为 58.70%,转移度为 15.11%;当肿瘤为 T3~T4 时,淋巴结转移率为 79.49%,转移度为 30.84%,两者相比有显著差异。提示浅肌层浆膜层为肿瘤侵袭转移的屏障,肿瘤一旦穿透浅肌层甚至浆膜层,其沿淋巴系统转移进而造成远处转移的机会明显增多[14]。

Johnston 报道直肠癌的骨转移为 5%。Galasko 尸检直肠癌的骨转移为 8%~13%。骨转移中肋骨是 25%(6/24)。癌致骨转移大多为骨破坏像和硬化像的混合像。纯硬化像多为前列腺癌和乳癌引起。直肠癌多为破坏像[15]。

三、临床表现

几组肺转移病例临床表现见表 16-3-3[15-18]。两组病例肺转移发现时机见表 16-3-4[16,19]。

大多数肺单发转移瘤患者无临床症状 (50.0%~74.6%),更说明术后长期、密切随诊的重要性[15]。

崔西玉分析 1986—1995 年间 CRC 685 例,伴肺转移者 59 例,占 8.61%。男 40 例,平均 40.3(30~58)岁;女 19 例,平均 55.7(48~81)岁。男:女=2.1:1。

樊卫飞等报道 1 例以皮肌炎为首发症状的 CRC 术后肝、肺转移。患者 2 年前反复脓血便数月。纤维结肠镜显示:结肠多发性炎性息肉、腺瘤样息肉,部分腺体癌变,行结肠癌根治术。病理:结肠乳头状腺癌Ⅱ级,蕈伞型,大小 4cm×4cm,侵及深肌层。2 年后不明原因的皮肤瘙痒,首发于四肢两侧,逐渐向肩部、头颈部发展,并伴颜面部散在皮疹。四肢进行性乏力,以近端肌为主,肌酸激酶(CK)持续性增高,最高曾达 1020 IU/L,行肌肉活检确诊为皮肌炎,应用大剂量甲基泼尼松龙和甲氨蝶呤治疗,短期内复发,且肌无力症状渐重。胸腹部 CT 显示:右下肺及肝脏多发性占位性病变,考虑 CRC 术后肝、肺转移。继续激素治疗同时给予联合化疗:草酸铂(L-OHP)+5-FU+四氢叶酸钙(CF),肺部及肝脏病灶明显缩小,呈部分缓解,皮肌炎症状也明显好转,CK 降至正常。后一直小剂量激素口服维持,病情稳定。因慢性支气管炎急性发作诱发心功能不全而死亡[19]。

富樫肾一等比较结肠癌和直肠癌肺转移的差别(表 16-3-5)[20]。

表 16-3-3 几组肺转移病例临床表现(例数)

作者	例数	症状						
		无症状	咳嗽	咳痰	咯血	胸痛	气短	发热
吴宁	11	7	4		1	1		1
田培林等	56	25	25		16	6		11
李印等	30	15	12		7	4	2	
陈君凯	15		8		4	3		

表 16-3-4 两组病例肺转移发现时机

作者	病例总数	先出现脏器		同时
		结肠直肠	肺	
崔西玉	59	21	10	28
田培林等	56	46	7*	

*:记载不详 3 例

表 16-3-5 结肠癌和直肠癌肺转移的术后转归差别

	5生率	无复发	复发	死亡	不明	复发脏器	死因
结肠癌(24 例,29 次)	65%	7(29%)	4	5	8	肺 4 例(36%),肝 4 例,骨、子宫、腹膜各 1 例	肺+肝 2 例,肺+骨 1 例,不明 1 例
直肠癌(22 例,29 次)	45%	7(32%)	7	5	3	肺 10 例(43%),肝 3 例,骨、阴道各 1 例	肺 2 例,骨+肝+脑 1 例,不明 1 例

5 年生存率总体为 56%,二组相比,无差别。直肠癌似乎有较差的倾向。男性多,脑转移多,似乎直肠癌本身也较结肠癌预后差。二组相比,年龄无差别;原发灶切除后淋巴结无转移者,直肠癌稍多;从原发灶到肺转移期间也是直肠癌稍长;肺转移术式二组差不多;手术死亡(在院)无差别。转移灶病理:血管浸润和淋巴结转移无差别。总之,二者的肺转移有无差别尚不能结论[20]。

大桥信之等报道 1 例围绕结核灶的肺转移瘤。女性,73 岁。腹痛,回盲部肿块。有梗阻急性症状。右半结肠切除术,组织为原发腺癌。同时胸片右中野肺肿块,右肺上叶部分切除,为转移癌。病理像:中心凝固坏死围以纤维被膜,外有癌组织和结核散布灶。周围陈旧结核病灶。术后抗结核治疗 9 个月。文献记载,结肠癌转移肝为首,肺次之(20%~40%),无肝转移而有肺转移者约 6%[21]。

Caravajal JMG 等报道 2 例气管病变。病例 1,69 岁,女性。乙状结肠腺癌,接受手术切除治疗和化疗。无症状 54 个月后,常规胸部 X 射线发现右下肺叶结节。胸、腹部 CT 扫描只见单一的 3 cm 的肺结节,无纵隔淋巴结病变或全身转移。经皮肺穿刺活检组织学诊断转移性结肠腺癌。CEA 为 1.6 ng/mL。纤支镜例行检查发现气管内肿瘤,组织病理与肺内病变相同。行肺肿块切除术和气管内局部激光治疗。8 个月后胸部 CT 被发现双侧肺转移,接受化疗后死亡。从肺转移病灶被诊断到死亡 14 个月。病例 2,73 岁,女性。直肠腺癌手术切除并术后化疗。14 个月无病期后右下肺叶一个孤立的肺部病灶被发现,手术切除。病理为转移性结肠腺癌。CEA 为 4 ng/mL。术后化疗。手术后 6 个月例行胸部 CT 另一个右下肺转移病灶被发现。CEA 为14 ng/mL。支气管镜检查 2 个气管病变,位于中段和下2/3 段(组织学:转移性结肠腺癌)被发现。这些病灶行激光疗法,肺病灶清除手术 2 个月后,随访期间患者有头晕,脑 MRI 检查发现 37 mm 小脑结节性囊肿性病变。尽管接受脑放射治疗,3 个月后去世。

以往认为转移性气管病变是罕见的。在非肺肿瘤发生率很少超过 2%。最常见的原发肿瘤是乳腺癌、肾癌和结肠癌。一旦发现,重要的是鉴别原发支气管肿瘤还是气管内转移(ETM)。因此,应采取组织切片及病理组织学诊断。大肠腺癌 (CRA) 的转移在肝脏(33%~60%)和肺(22%)是最常见的。尽管肠肿瘤切除仍有 9%患者发生肺转移。ETM 最常见的临床症状是咳嗽、呼吸困难和自限性咯血,ETM 很少是无症状的。外部和(或)内部放疗和激光治疗是最有效的治疗,以减少气管阻塞及控制咯血。尽管治疗,ETM 预后仍差,很少达到 1 年生存率。一项最近的研究显示,转移灶在肿瘤转移性疾病中的发生率为 28%。而在日常临床实践与前瞻性研究中,气管-支气管转移灶诊断率低是与肿瘤转移性疾病患者中只进行了少数支气管内窥镜检查有关的。CEA 的值是一个独立的预后因素,因为它关联到肿瘤体积或现存的转移瘤。其值升高可能表明结肠癌复发。本研究是对 49 例无呼吸道症状的患者行纤支镜检查,发现 2 例气管内病变(4.08%)。其意义是很大的。ETM 的诊断利用支气管镜、高解析度胸部 CT 和胸部 CT 扫描容积重建。从原发肿瘤到 ETM 平均诊断时间是 32~50 个月。总之,作者认为好多 ETM 尚未被诊断[22]。

Balaa F k 等报道 1 例 69 岁女性泄殖肛腔源性肛管癌肝转移以后行半肝切除,观察一年肝脏无复发,而此后肺转移[23]。

清水哲男等报道以癌性淋巴管症呼吸困难发病的结肠癌 1 例。患者主诉咳嗽、呼吸困难。22 岁患十二指肠溃疡。干咳月余就诊,胸片双下肺野浸润影。抗生素无效。左颈 5~15 mm 淋巴结肿大。入院胸 CT 双下肺浸润,中心小叶粒影,小叶间隔增厚。双肺门、纵隔淋巴结肿大。纤支镜检查右中下叶嵴部肥厚,右 B^9 活检为腺癌,产生黏液。因癌性淋巴管症陷入呼吸不全。行皮质激素冲击疗法 3 日,见好转。腹 CT 发现升结肠 4 cm 肿瘤。化疗好转。行结肠镜确诊结肠癌。手术切除+化疗[24]。

四、影像学表现(见书后附图 6、10、16、18、30)

见表 16-3-6[2,15-18]。

田培林等总结 1963—1987 年间 56 例 CRC 肺转移瘤。CRC 确诊至肺转移的间隔:同时发现 7 例,1~6 个月 13 例,7~12 个月 13 例,12~24 个月 15 例,24 个月以上 5 例(其中最长达 30 个月),记录不详 3 例。影像见表 16-3-7。

表 16-3-6 影像学表现

作者	例数	影像学表现
崔西玉	59	双肺弥漫性转移者 37 例,单侧孤立性结节 16 例,双肺孤立性结节 6 例
田培林	56	结节型:51 例(91.1%),病灶多为均匀密度增高影,圆形或类圆形,也可不规则。2 例伴有空洞形成。病灶直径大于 1 cm,最大 12 cm。多发结节:38 例,多为双肺分布(32 例),中、下野较多。病灶常大小不等,边缘多清楚,很少互相融合,可有分叶,不规则现象。单发结节:13 例(右 10、左 3)。病灶小于 3 cm 时密度较低而不匀。边缘光滑锐利 5 例,毛刺状 5 例,分叶状 8 例(61.5%)(其中 4 例伴毛刺)。粟粒型:2 例。病灶为均质高密度影,两肺弥漫分布,肺尖较少。直径 0.3~0.5 cm,大小较一致,边缘较清楚。浸润型:2 例,不规则斑片阴影,密度较淡,边缘模糊不清,背景可为网状阴影。常两肺不对称分布,中、外带多见,肺尖亦可累及。肺门、纵隔型:4 例。表现为肺门或气管旁淋巴结肿大,边缘尚清楚。本组该型均与肺内结节并发。胸水型:1 例。以大量胸水为唯一表现,纵隔向对侧移位
任莹坤	60	转移灶单发 19 例,有 2 个病灶 10 例,3 个病灶 2 例,多发(多于 3 个)29 例;单侧肺转移 10 例,双侧 50 例,肺转移病灶大小中位直径 3(0.4~8) cm
李印等	30	胸片及 CT 显示肺内孤立灶者 23 例,占 76.7%。两个肺叶受侵犯者 7 例,占 23.3%
陈君凯	15	显示肺内孤立灶 10 例(占 66.7%),2 个肺叶受侵犯 5 例(占 33.3%);原发灶与转移灶的手术间期为 1~114 个月,平均 47.0 个月

吴宁等报道 31 年间 13 例结肠直肠癌术后孤立性肺肿物。转移性腺癌 11 例 13 次,原发肺癌 2 例。症状见表 16-3-4。结肠直肠癌切除与肺转移瘤切除间隔时间为 3~96 个月,中位 33 个月。均有正侧位胸片,病灶体层和 CT 各 6 例。结论:①结肠直肠癌术后孤立性肺转移以边缘光滑的圆/椭圆形肿物为多;②少数可表现为与肺原发癌相似,肿物内可有弥漫钙化;③CT 对于确定肿物部位数目、密度、边缘形态明显优于平片。

肿瘤倍增时间(TDT):采用 Schwartz 公式,田培林等对 18 例进行测算,结果为平均 93(40~231)天。与文献报道的 92 天极为接近。Joseph 发现,TDT 与预后有关,生长速度慢的比生长速度快的患者生存期要长。6 例 TDT 为 50~80 天者生存期 9~18 个月,平均 14.5 个月,2 例 TDT 为 202 及 231 天者分别生存 48 个月和 38 个月。CRC 肺转移多发现于原发灶确诊后 2 年内。有 48 例发现于 2 年内,占 85.7%,但是肺转移性肿瘤的临床症状不明显或无症状,常使患者放松警惕而不及时复查。本组 61 个结节型中有 24 例(67.1%)初次摄片时病灶已 3 cm 以上,最大为 13 cm×12 cm×10 cm[15]。

杨家峪等探讨消化道多发结节型肺转移与原发性多发性肺癌的鉴别。鉴别要点:消化道癌肿血行转移,常见的是一个以上的多发结节,约占半数以上,大小在 1~6 cm,圆形或椭圆形,境界清楚,密度均匀,分布在中、下肺野。常见于结肠、直肠、肝。原发性多发性肺癌为:①肺外无原发癌灶;②发生在两肺或一肺的不同肺叶,组织学类型不同,例如上叶为中央型,下叶为周边型或与之相反;③癌龄时间或间隔较长[25]。

Dodd 等的转移肺肿瘤 398 例中,16 例呈肺空洞像,其中结肠癌 3 例。而高岛的 111 例转移性肺肿瘤中有 20 例消化系肿瘤,无 1 例呈空洞像。可见仍为少见表现[26]。

五、诊断

胃肠道癌治疗后肺部发现多发结节,首先考虑肺转移。但对单发肺部病灶应考虑三种可能:①肺原发癌,即第二原发癌;②肺转移癌;③良性肺病变。

吴宁等报道结肠直肠癌术后孤立性肺肿物。Cahan 1958 年总结纽约纪念医院的近 800 例肺孤立肿物,提出下列原则:①原发肿瘤为鳞癌者肺内肿物多为原发肺癌,且多为鳞癌;②原发为腺癌者,肺内肿物为原发癌或转移瘤的机会各半;③原发为软组织或骨肉瘤或黑色素瘤者,肺内肿物多为转移瘤。原发肿瘤与新出现肺肿物的间隔时间常为重要参考因素,一般而言,如果相隔时间在 2 年以内应多考虑为转移瘤。但原发结肠直肠癌者间隔时间较长,可能与结肠癌一般恶性程度较低有关。MeAfee 报道经切除的 139 例结肠直肠癌肺转移,二者间隔的中位时间为34 个月,最长 13 年。Cahan 报道原发肺癌 29 例及单发肺转移 25 例,与原发结肠直肠癌间隔时间均在 2~5 年,5 年生存率分别为 24%和 35%。本组原发癌与转移瘤最长间隔时间为 8 年,中位时间 33 个月。

童金龙等探讨氟脱氧葡萄糖 PET/CT 显像在CRC 术后复发和转移诊断中的应用。随访时间为 15.8 个月。结果:68 例患者中有 55 例肿瘤复发、转移,13 例无肿瘤复发。PET/CT 诊断肿瘤复发、转移的灵敏度为 96.4%,特异性为 76.9%,准确度为 92.6%。8 例腹部、盆腔常规 CT 和(或)B 超检查阴性者,PET/CT 显像发现 1 处或多处隐匿性恶性病灶,30.9%(17/55)的患者 PET/CT 显像发现病灶多于平扫 CT 和 B 超,显示广泛转移;常见的转移部位为肝 32.7%(18/55)、肺27.3%(15/55)、腹膜腔及肠系膜 25.4%(14/55)、腹膜后及腰大肌 20.0%(11/55),其余部位转移发生率依次为骨骼、纵隔淋巴结、腹膜、肾上腺、卵巢、脑等。转移灶以肝和肺较多，以血液转移为主，淋巴转移次之。11例因PET/CT显像结果改变了临床治疗策略，其影响率为16.2%。24例CEA升高，PET/CT显像阳性率为91.7%。结论：PET/CT能灵敏、准确地检出术后局部复发和转移病灶，对临床治疗决策有重要影响。Delbeke等研究结果提示，PET改变了28%患者的手术决定，1/3决定行手术治疗，2/3终止手术治疗。而PET/CT对病灶的定位更具优势，尤其是腹部和盆腔，单纯PET缺少解剖学标志，而CT显像难以鉴别吻合口炎症及复发，两者结合可有效区别非特异性摄取与活性肿瘤组织，同时减少^{18}F-FDG摄取阴性的肿瘤漏诊。Cohade等比较PET/CT与PET在CRC患者中对病灶的检出率，前者减少了50%的不确定病灶，增加了25%的病灶明确定位，正确分期比例由78%上升到89%[28]。

Grossmann I等研究CRC术前行胸部CT检查的价值和可行性。2007年后纳入200例。结果：同步转移60例(30%)。胸部CT显示肺转移6例，1例确诊为假阳性。在50例患者胸部CT发现待定病变(25%)。经随访真正的转移是8例，支气管癌2例，良性病变25例，还有未确诊的15例。最终，同步肺转移确诊为13例(7%)，局限在肺的6例(3%)。胸部CT检查后没有1例患者根据CT分期改变治疗计划。结论：CRC的肺转移率是低的。此项研究表明，不提倡在CRC患者的常规分期中做胸部CT检查[30]。

台北荣民总医院胸外科张等发表文章，文章表明，在发现孤立性结肠直肠癌肺转移病灶方面，螺旋CT的诊断敏感性最高可达95.5%。该研究纳入91例结肠直肠癌肺转移患者，总共接受120次手术治疗。结果显示，在120次手术治疗中，有64次(53.3%)术前CT扫描和手术发现结果一致。32次(26.7%)开胸手术中发现新的转移灶。术前螺旋CT发现结肠直肠癌肺转移的敏感性在35.5%~95.5%之间。CT扫描发现单侧孤立性病灶是发现新转移灶的独立预测因子(P=0.023)[30]。

2011年全国消化系统疾病学术会议报道的大肠肿瘤内镜处理后的监测与随访流程图值得参考。根据不同表现采取相应措施。结肠镜检查及病理：①低危腺瘤(非进展性)要摘除后随访。每1~3年随访1次，随访所见：A.无腺瘤→每5年随访一次；B.低危腺瘤→每1~3年随访一次；C.高危腺瘤→每3~6个月随访一次(对高级别上皮内瘤患者须尽早内镜干预)。②高危腺瘤(进展性)要摘除后随访。每3~6个月随访1次，随访所见：A. 无腺瘤→每3年随访一次；B. 低危腺瘤→每1年随访一次；C.高危腺瘤→每3~6个月随访一次(对高级别上皮内瘤患者须尽早内镜干预)[31]。

六、治疗

几组手术病例的情况见表16-3-7[2,17]。非手术与手术疗效比较见表16-3-8[32]。手术疗效见表16-3-9[17,33]。

1.外科手术

CRC肺转移瘤的手术从1944年Blalock报道第1例以来，其适应证和手术方式也在不断地演变。术后的转移往往是多脏器的，但有1%~2%的患者仅仅有肺部转移，且部分患者仅有一处或两处转移灶[24]。孤立病灶早年手术的结果5年生存率为13%~42%[24]。

板桥道朗等2011年总结日本19家医院结肠癌肺转移灶切除后5年生存率30%~60%。肺转移前肝转移切除的既往史有无、原发灶的浸润度、淋巴结转移、单侧肺抑或双侧肺、肺转移瘤个数、原发灶发现至肺转移的时间等可为预后因素。肺切除后的复发约61.3%，复发的66.6%发生在残肺，选择性的肺复发转移灶再切除是有效果的[35]。

CRC根治术后肺转移瘤手术切除的适应证：2006年NCCN提出下列标准：①依据病变的解剖和侵犯的范围可完全的切除病变并且保留足够的肺功能；②可切除的肺外转移性病变并不是肺转移灶切除的绝对禁忌证；③原发灶病变被控制；④部分患者肺转移灶的再次复发仍然可以考虑手术治疗。如果转移性肿瘤局限于转移器官而且可以切除，则首选手术切除，术后予以化疗；如果转移瘤为多器官转移或单个器官转移但是不能手术切除，则视其一般情况，如果一般情况较好(PS 0~1)则予以化疗，如果一般情况较差(PS≥3)则予以支持治疗，待情况好转后予以化疗。CRC术后通过密切随访、复查，对发生肺转移的病例，进行转移灶的切除是一种有效的治疗，但是手术效果差别较大，手术后5年生存率在14%~78.7%之间。对于肺转移灶切除术后转移灶复发的病例，亦可再次手术切除，而且手术治疗的效果和首次手术的效果相当。

赫捷等总结中科院肿瘤医院经验，认为手术指征应包括：①CRC原发病灶已治愈，无局部复发；②除可切除的肝转移瘤外无其他全身广泛转移；③肺转移瘤可根治性切除；④患者心肺功能及全身状况可耐受手术。肺转移瘤的手术治疗同样应遵循最大限度切除肿瘤，最大限度保留正常组织功能这一肿瘤外科的基本原则，以保障术后患者的生活质量，并为再次切除肺转移瘤创造条件。肺转移瘤的术式应首选肺楔形或肺段切除，肺叶及复合肺叶切除应慎重，应避免行全肺切除。对于术前诊断明确的肺转移瘤全肺切除应尽可

表 16-3-7　几组手术病例

作者(例数)	原发灶位置	肠→肺中位时间	肺内情况	术式
任莹坤等(60)*	肿瘤位升结肠 2 例，横结肠 1 例，降结肠 3 例，乙状结肠 12 例，直肠 42 例	3~75 个月，中位时间 22 个月	单发 19 例，有 2 个病灶 10 例，3 个病灶 2 例，多发(>3 个)29 例；单肺转移 10 例，双肺转移 50 例；肺转移灶大小直径 0.4~8 cm，中位直径 3 cm	肺楔切术、叶切术以及叶除术加纵隔淋巴结清扫术
李印等(30)	直肠 30 例	0~201 个月（平均 45.6 个月）	肿瘤直径大于 3 cm 者 20 例，占 66.7%，其中 5 例伴有肺门淋巴结转移	切 12 例，楔切 11 例，双叶切除、全肺切除各 3 例，姑息性切除 1 例

*:内有 15 例手术

表 16-3-8　非手术与手术疗效比较

作者(例数)	非手术	手术
任莹坤等(60)	非手术治疗组(45 例)总生存 9~89 个月，MST 34 个月，5 生率 8%；从发现肺转移至随访末 1 生率 45%，3 生率 3%，MST 11 个月，其中 1 例肺转移后 1 个月死亡，仅 1 例存活 37 个月。转移瘤大于 3 个组生存 10~112 个月，MST 30 个月，转移瘤小于 3 个组生存 9~159 个月，MST 43 个月	手术切除转移瘤 15 例，总生存时间 24~159 个月，MST 51 个月，5 生率 49%；转移灶手术后生存时间 5~108 个月，MST 25 个月，1 生率 93%，3 生率 32%。全组无严重围术期并发症，生存最长的 1 例在肺转移灶切除术后发生原发性肝癌，行肝癌切除术，至随访末期仍然生存
日本久留米大学医学部外科(43)	37 例非切除的单纯性肺转移患者生存率 4.2%	肺切除患者 5 生率为 45.7%。尤其单发性转移或瘤径小于 3 cm 的生存率偏高，肺门或纵隔淋巴结转移者预后差。结论：单发性转移瘤径小于 3 cm 和肺门或纵隔淋巴结转移阴性病例为肺切除的最佳适应证。对无肺外病灶的肺转移者行再切除术。从肺切除后肝转移率低的角度来看，对肝、肺同时可能切除的病例或既往有肝切除史者，也应积极进行肺切除手术

注：中位生存时间 MST

表 16-3-9　手术疗效

作者(例数)	手术
相加庆等(30)	手术+冷冻，术后 1、3、5、7 年生存率分别为 82.7%、33.3%、26.7%、16.7%，无 1 例手术死亡。最长生存期已超过 23 年，有 1 例患者先后 4 次开胸
李印等(30)	生存期超过 2 年以上 21 例，占 70.0%。随访率为 100.0%，随访时间为 0~20 年。1、3、5、10 年生存率分别为 86.0%、49.0%、36.7%、36.0%，平均生存期为 33 个月

注：中位生存时间 MST

能避免。对于切口选择原则上应尽可能减少损伤。对于双侧肺转移瘤应根据患者的具体情况决定行同期双侧开胸或分期开胸手术。由于创伤小、术后患者恢复快，电视胸腔镜手术(VATS)被越来越多地用于肺转移瘤的外科治疗，具有一定优势，但同时 VATS 亦有一定局限性，因此在具体应用时应结合患者具体情况扬长避短。中科院肿瘤医院 1997—2007 年共手术治疗 CRC 肺转移瘤 32 例。术后 5 年生存率 43%，高于所有肺转移瘤切除患者的 34%，说明 CRC 肺转移、肺切除患者的预后较好，外科手术应积极[36]。

RAJASHEKARA 等报道的一组先接受肝转移灶的切除手术然后接受肺转移灶切除手术的病例，中位生存期为 31 个月，5 年生存率可以达到 58.2%，其报道的另一组同时接受肝转移灶和肺转移灶手术的病例，中位生存期为 24 个月，5 年生存率为 22.2%。关于肺转移灶切除术后复发能否再次手术治疗的问题，OGATA 等报道的一组肺转移灶切除术后肺部复发，接受再次手术的病例，5 年生存率达 32%。手术方式：对于手术切除的范围有的学者建议肺叶楔形切除术以尽可能保留较多的肺组织，特别是预计到这些患者可能会存在肺转移灶复发时；有的学者建议肺叶切除，以达到淋巴结清扫的效果。IKE 等建议，如果肿瘤是初次发现的孤立性病灶，则推荐较大范围的手术方式如肺叶切除等；如果肺转移病灶是全身播散性肿瘤的一部分，则推荐小范围的手术方式行肺叶楔形切除等。手术治疗的效果：不同的学者报道的生存率差别较大，根据 Windsehitl 和 Ike 的回顾性研究，5 年生存率在 9%~78.7%。目前，不少学者报道的 5 年生存率高达 50%以上，这可能和术后严密的随访以及积极的以手术为主的综合治疗有关。

在 Mccormack 报道的一组患者中，Dukes'A 期患者的 5 年生存率 37.5%，而 Dukes'C 期仅为 14%。但是 Vogelsang 认为仅仅 N 分期、M 分期是影响预后的独立因素，而 Dukes 分期并不是影响预后的独立因素。Dukes'A 期的中位生存时间 15 个月，Dukes'B 期 14 个月，Dukes'C 期 28 个月，各组之间差异无显著性(P=0.938)。T 分期、N 分期各组之间差异亦无显著性(P=0.164 和 P=0.177)[2]。

曹晨曦等回顾性分析 2003—2006 年 35 例复发与转移性结肠直肠癌(mCRC)的外科治疗及预后。结果：手术后 1 年内复发者 9 例 (26%)，3 年内复发者 26 例(74%)。35 例复发或 mCRC 均行再次手术总切除率为 63%(22/35)，其中根治性切除率为 55%(12/22)，姑息性切除 45%(10/22)[6]。金井义彦等研究断端再发仅与肺转移瘤切除术式有关。部分切除者 62 例，再发 14 例，而段、叶切除者 50 例仅 3 例再发(P=0.015)[37]。

据报道，CRC 施行根治术的患者有 30%~40%在 5 年内出现转移或复发。复发性 CRC 治愈性切除术后 5 年生存率为 19%~42%，而不手术与姑息手术者生存率差异无显著性，5 年生存率均为 7%。

手术适应证：首次手术不彻底或手术处理不当，患者有明显的症状，确诊为局部复发，而全身状况估计能耐受手术者；原发病灶已彻底切除，出现远处孤立转移病灶，估计能切除者，如肝、肺等转移灶；只要条件允许，对于局限性复发，可以行再次手术治疗，切除肿瘤[8]。

台湾学者分析台大医院 1997—2006 年 63 例接受CRC 肺转移瘤切除术的患者。中位数随访 37.3(范围12~122)个月。结果：总的 5 年生存率和无病生存率分别为 43.9%和 19.5%。多元分析表明，结肠癌无瘤间期和手术方式是仅有的两个独立的预后因素。进一步分析显示，在 CRC 复发转移剩余肺反复切除组 5 年生存率可达 85.7%。结论：应鼓励患者选择 CRC 肺转移瘤切除术，甚至重复肺切除，因为可以显著提高生存率。此外，原发肿瘤切除一年内肺出现转移和没能解剖切除肺部肿瘤者预后差[7]。

楼海舟等综述 CRC 肺转移，认为多学科综合治疗是正道。主要治疗方法有手术切除、射频消融治疗和化疗或联合分子靶向药物治疗等。手术原则：①在确保足够肺功能的基础上，根据解剖学位置和范围完全切除；②原发肿瘤必须已行 R0 切除；③若肺外病灶可切除，肺转移灶才可手术切除；④部分患者首次切除复发后可考虑再次切除；⑤既可同期切除，也可分期切除。手术适应证：①转移病灶≤3 个；②高分化肿瘤，因为低分化肿瘤更容易引起广泛转移；③有>1 cm 的无瘤切缘；④无其他不可切除的肺外转移灶；⑤有足够的心肺功能。可切除肺转移灶的外科治疗：可直接手术切除，也可在新辅助化疗后再切除；伴单个肺转移的患者，可先切除结肠瘤再切除肺转移灶。若肝转移和肺转移同时存在，一般先处理肝转移或较难处理的病灶。在 CT 下确认，所有病灶应具有足够可切除的边缘。与原发性肺癌不同，一般肺转移患者肺功能良好，但最好于术前再次确认肺功能。多数患者能耐受手术，McAfee 报道 139 例患者的手术相关死亡率为 1.4%。大部分研究报道的 5 年生存率为 21%~50%[38]。

徐瑞华等从 1 例乙状结肠癌病例肺转移处理认为，对于潜在可切除的 mCRC 患者，若其 KRAS 基因无突变，则应首选哪种靶向药物，与哪种化疗方案联合，目前尚存在争论。对于 KRAS 野生型，不可切除的 mCRC 患者，若有根治机会，可考虑西妥昔单抗和化疗方案；对于完全姑息性治疗者，西妥昔单抗/帕尼单抗二线或二线以上治疗似更合适，而何种一线治疗方案更好，尚待研究[39]。

2.胸腔镜

中岛淳等报道对转移性肺肿瘤胸腔镜下手术。1987—1998 年间行胸腔镜下 CRC 肺转移瘤手术 12 例，开胸手术 40 例。术式：肺末梢肿瘤行楔切，肺门处行肺叶或肺段切除。二者比较，术后非复发率胸腔镜是：1 年 64%，2 年 32%；开胸各是 67%、47%。术后 1、2、3 年生存率前者是 92%、61%、31%，后者是 90%、75%、58%。二者无显著性差别。可见是可行方法[40]。

黄炯强等回顾性分析 2001—2011 年 14 例腹腔镜联合胸腔镜同时手术处理结肠直肠癌伴肺转移患者的临床资料。肺部情况：左肺上叶单发转移 5 例，左肺下叶单发转移 3 例，左肺上、下叶均有转移 2 例(其中 1 例左肺叶共有转移瘤 5 个)，右肺上叶单发转移2 例，右肺下叶单发转移 1 例，右肺多发转移 1 例(共有转移瘤 3 个)；转移瘤大小为 2~8 cm，平均为 5.5 cm。

结果:14 例手术均达到 R0 根治术,平均手术时间为4.1(3.2~5.3)小时,平均术中出血量 120(50~300) mL,平均住院时间 12(9~17)天,术后 1 例发生肺部感染,术后无死亡发生。认为,结肠直肠癌同时合并肺转移,若经评估能达到 R0 切除,胸腔镜联合腹腔镜(双镜)手术同时处理转移灶和原发灶是安全可行的[41]。

3.化疗及生物治疗

李俊对 96 例晚期结直肠癌用 FOLFIRI 方案治疗。结果:96 例患者用药后获得 PR 58 例,SD 24 例,PD 14 例,无 1 例获得 CR。ORR 60.4%,DCR 85.4%。随访中位 TTP 6.1 个月。认为 FOLFIRI 方案是治疗常规化疗失败晚期结肠直肠癌的有效化疗方案,缓解率较高,迟发性腹泻和中性粒细胞减少为其主要不良反应[43]。

王佳蕾等总结雷替曲塞或氟尿嘧啶/亚叶酸钙联合奥沙利铂治疗局部晚期或复发转移性结肠直肠癌的随机对照多中心Ⅲ期临床试验。确诊的局部晚期或复发转移性的结肠直肠癌患者 214 例 (含肺转移 87 例),随机入试验组和对照组。结果:全组 203 例可评价疗效,214 例可评价毒副反应。试验组和对照组的有效率分别为 29.1%(30/103) 和 17.0%(17/100),差异有统计学意义(P=0.0410)。疾病控制率分别为77.7%和63.0%,差异有统计学意义(P=0.0237)。试验组中位无疾病进展时间 8.7 个月,明显优于对照组的 7.2 个月,差异有统计学意义(HR=1.536,P=0.045)。毒副反应可耐受且用药方便,不用亚叶酸钙增效,值得在临床上推广应用[43]。

2010 年第 46 届美国临床肿瘤学会 (ASCO)年会报告中贝伐珠单抗维持显著疗效。西班牙Ⅲ期临床研究(MARCO)中位随访 16 个月的结果显示,对 480 例mCRC 患者 6 周期贝伐珠单抗+XELOX 一线治疗后,贝伐珠单抗单药维持治疗不劣于其与 XELOX 联合维持治疗,两组 PFS、OS 及客观缓解率均无显著差异[44]。

不可切除肺转移灶的治疗:尽量先给予新辅助化疗使不可切除的病灶转化为可切除。新辅助化疗方案可选择 FOLFOX、FOLFIRI 或 CapOx 等,也可加用贝伐单抗或西妥昔单抗(KRAS 野生型),化疗时间一般为 2~3 个月。其中加用贝伐单抗者应于术前 6 周停用,术后 6~8 周才能重新使用。新辅助化疗可使原发肿瘤降期和转移灶缩小,也可检测肿瘤对化疗敏感性,使对化疗不敏感的肿瘤从转移灶的切除中更获益。术后可继续进行辅助化疗,术前和术后化疗时间以半年为宜。只有当患者出现肠梗阻、穿孔、出血等急性并发症时,才需要立即手术。多数患者在化疗的前 1~2 周内症状即可缓解,而化疗时上述并发症的发生风险较低。Negri 等报道,11 例 CRC 肺转移患者经奥沙利铂或丝裂霉素为主的方案新辅助化疗后,有效率为 82%,疾病控制率为 100%,3 年生存率为 65.2%,5 年生存率为 26.1%[38]。

4.放疗

崔光玉等报道直肠癌术后双肺及头皮多发转移放疗后完全缓解 1 例。因直肠癌行经腹、会阴联合直肠联合切除术,术后病理为直肠腺癌,化疗。3 年 4 个月后头皮肿物。头皮 3 处隆起,大者 3cm×1cm,中央破溃、感染,经活检为转移腺癌。给予 ^{60}Co 小野切线照射 DT65 Gy,病灶消失。又 3 个月后胸闷、咳嗽,同时头皮又出现 2 个小结节,约 0.5 cm。胸片显示双肺多发转移瘤。给予双肺和头皮同时 ^{60}Co 放疗。头皮小野切线照射 DT 各 60 Gy 全肺前后二野对穿照射,DT 1.8 Gy/(次·10),症状消失,在严密观察下又加照 3 次 DT 总量 23 Gy,胸片双肺阴影消失,头皮转移瘤也全部消退,无放射性肺炎发生,半年复查无复发[45]。

傅忠等研究 ^{125}I 放射性粒子在消化系统来源肺转移瘤介入治疗中应用。共 25 例 85 个病灶,每例肺内病灶≤8 个,大小 0.8 mm~5.3 cm。25 例转移灶数目共 85 个,患者人均 3.4 个,病灶平均直径 3.1 cm。其中单肺转移灶 9 例,双肺转移灶 16 例。原发病灶均通过手术切除或综合治疗控制并有病理诊断,肺转移灶经 CT 及临床检查诊断。原发病灶中肝癌 12 例,胃癌3 例,结肠癌 4 例,直肠癌 6 例。能量 27~35 Key,半价层 0.025 mm 铅,组织穿透能力 1.7 cm,初始粒子的活性 0.63~0.81 mCi。结果:临床疗效本组病例均于 ^{125}I 粒子植入术 3 个月后行 CT 对比复查,25 例 85 个病灶CR 1 个,PR 47 个,NC 9 个,PD 8 个。总有效率 80%。胃肠道来源肿瘤细胞相对倍增时间较长,为放射性粒子治疗提供了条件。中山大学肿瘤医院吴沛宏等认为短期疗效有效率达 90%以上[46]。

刘连新等报道 CT 引导下射频消融技术(RFA)治疗结肠癌肺转移 1 例。男性,76 岁。6 年前升结肠肿瘤性右半结肠切除,术后化疗 9 次。近 4 个月乏力、咳嗽、体重下降,血色素 62 g/L。CT 见右中叶 2cm×1.5cm 球性阴影。诊为结肠癌肺转移。行射频治疗,术后 1 周、1 个月和 3 个月行 CT 和血清 CEA 检查,CEA 正常。CT 显示病灶纤维化[47]。

Saxena A 等选择 100 例不能切除的 CRC 肺转移的患者接受 RFA 和系统化疗。用单因素和多因素分析整体生存终点。平均随访 23(1~96)个月时间,49 例已死亡。该中位总生存 RFA 治疗后 36 个月,5 年30%的存活率。单因素分析显示,病理组织学分级($P<0.001$),射频治疗时间($P=0.024$),对治疗的反应性($P<0.001$),重复射频消融治疗性($P=0.001$),肺外存在转移($P=0.003$),纵隔淋巴结转移性($P=0.005$),全身辅助性化疗($P<0.001$)与整体存活率有关联。多变量分析显示,射频消融治疗反应性($P<0.001$),重复射频消融治疗性($P=0.002$),存在肺外转移($P=0.007$)和使用辅助化疗($P=0.025$)是生存的独立危险因素。结论:RFA 结肠癌肺转移代表与非手术治疗相结合的方案选择的进步,是一种安全的、低风险的治疗[48]。

Terence 报道,100 例无法手术的 CRC 肺转移患者经射频消融治疗后,中位生存期为 36 个月,5 年生存率为 30%。多变量分析表明,射频消融有效率、重复消融治疗、肺外转移情况及辅助化疗等与预后显著相关。主要并发症为气胸、胸腔积液和肺炎等。无治疗相关死亡。Yamakado 等报道,78 例 CRC 肺转移患者(198 个病灶)经射频消融治疗后,中位生存期为 38 个月,1、3 和 5 年生存率分别为 97.7%、82.5%和57%,气胸和胸腔积液的发生率分别为 12.9%和1.4%。预后相关因素包括肺转移病灶≤3 cm、单个转移灶、无肺外转移、CEA 正常等。Hirak 等人组 27 例肺转移患者(共 49 个病灶),平均直径为 1.5 cm。其 1、2 和 3 年生存率分别为 96%、54%和 48%。

一般来说,射频消融 RFA 治疗适应证有以下几个方面:①不能手术切除的肺部转移灶,如既往有肝、肺转移的病史,单侧肺转移灶多于 3 处,双肺转移等;②结肠直肠癌原发灶和其他转移灶已切除;③年龄在 18~85 岁之间;④KPS 评分>70 分;⑤心肝肾等重要脏器功能能够耐受。RFA 治疗的禁忌证包括:①单侧肺转移灶>6 个;②转移灶的直径>5 cm;③紧邻大血管和主支气管的病灶;④有严重出血倾向,如 INR>1.5、血小板计数$<100\times10^9$/L[49]。

5.其他治疗

CRC 肺转移冷冻治疗:开胸后以特制环钳夹住转移灶,置杯形器,倒入液氮,使肿瘤直接浸泡在液氮中,经 3~4 个冻融周期,将肿瘤摘除,肿瘤基底部再冻融一次。对位于肺门部靠近大血管或主支气管的肿瘤,可行肺叶切除术,再将余下肺叶中瘤灶冷冻摘除。有双侧肺转移者,通常分两次开胸冷冻,一般间隔 1 个月左右[34]。

岳振东用卡培他滨联合支气管动脉化疗治疗结肠癌术后单纯肺转移。结果动脉灌注化疗联合卡培他滨组和卡培他滨组近期疗效有效率为 36.8%和 29.5%,半年、1 年、2 年生存率分别为 100%、76.3%、36.8%和 90.9%、59.1%、36.3%,前两项组间差异有统计学意义($P<0.05$),2 年生存率无明显差异($P>0.05$)[50]。

6.新进展

全结肠系膜切除(CME)概念的提出。早在 20 多年前,希尔德(Heald)提出了全直肠系膜切除(TME)的概念,在不行放疗的情况下,TME 也能明显降低局部复发和显著提高生存率。2009 年霍恩伯格(Hohenberger)首次提出了 CME 的概念,他们回顾性分析了 1978—2002 年间的 1329 例结肠癌根治手术,发现施行了 CME 手术的病例 5 年复发率由 6.5%降低至 3.6%,5 年生存率由 82.1%至 89.1%。CME 概念的提出是基于解剖学基础,它包括壁层筋膜与脏层筋膜间的锐性分离,同时避免任何可能导致肿瘤播散的脏层筋膜破损。此外,结肠血管的起始部必须被完整暴露并于根部结扎,以达到最大的淋巴结清扫范围,从而提高患者的生存率[51]。

西班牙 MACRO 研究纳入 480 例 mCRC 患者,首先给予 6 程的 XELOX 联合贝伐珠单抗的初始治疗,然后随机分为两组,一组继续原方案治疗,另一组给予贝伐珠单抗治疗,均治疗至疾病进展。结果两组中位PFS、中位 OS、总缓解率 ORR、转移灶切除率均无统计学差异。该研究首次提示靶向药物贝伐珠单抗可作为 mCRC 的维持治疗[52]。

抗血管内皮生长因子(VEGF)单克隆抗体-贝伐珠单抗(Avastin)自 2004 年正式进入临床以来,已有多项国际多中心随机对照临床研究奠定了其在 mCRC 一线治疗中的地位。其联合化疗显著改善患者生存,而且耐受性良好。全国 11 家单位参加的 ARTIST 研究。旨在评价贝伐珠单抗(BV)联合伊立替康+5-氟尿嘧啶+亚叶酸钙方案(mIFL)一线治疗国人 mCRC 的疗效和安全性。纳入 214 例初始 mCRC 患者按 2:1 比例随机分组,分别给予 BV+mIFL(142 例)治疗和单纯 mIFL 治疗(72 例)。结果显示,联合组可使患者 PFS 显著延长,中位 PFS 为 8.3 个月,而 mIFL 组为 4.2 个月($P<0.001$)。在次要疗效终点方面,联合组也占优势。联合组中位 OS 期比 mIFL 组显著延长 5 个月(18.7 个月 vs 13.4 个月,$P=0.014$)。联合组客观缓解率 ORR 亦显著高于 mIFL 组,提高了近一倍(35.3% vs 17.2%,$P=0.013$),前者的中位缓解持续时间与后者相比亦有延长(7.4 个月 vs 3.5 个月,$P=0.081$)[53]。

德国哈雷大学医院 Schmoll Hans-Joachim 最新制定的晚期结肠直肠癌的治疗策略(表 16-3-10)[54]。

靳海峰等介绍结肠癌肝、肺、腹腔多发转移用贝伐珠单抗成功治疗经验。男性,50 岁,KPS 80 分。诊断

表 16-3-10 不同 mCRC 患者的治疗策略

临床表现	治疗选择参数	治疗策略→目标	一线治疗	
			KRAS 野生型	KRAS 突变型
仅有肝(±肺)转移		可采用的最积极治疗→		
有可能切除	缩小转移灶	最大程度缩小肿瘤	·西妥昔单抗+FOLFOX/FOLFIRI	·三药化疗方案
±有限的/局限的其他部位转移			·三药化疗方案	·贝伐珠单抗+双药化疗方案
可接受较大的外科手术(生理年龄,心脏/肺功能)			·贝伐珠单抗+双药化疗方案	
多个转移灶		可施行的最积极治疗→		
快速进展	缓解率	肿瘤缩小,至少是控制	·西妥昔单抗+FOLFOX/FOLFIRI	·三药化疗方案
肿瘤相关症状迅速恶化的危险	无额外毒		·贝伐珠单抗+双药化疗方案	·贝伐珠单抗+双药化疗方案
合并疾病允许强化治疗或无严重合并疾病的患者	预防疾病进展		·三药化疗方案	
多个转移灶和无法切除		后续治疗方法	·5-FU 或卡培他滨或西妥昔单抗	·5-FU/卡培他滨
无主要症状或迅速恶化的危险	PFS		·5-FU/卡培他滨+贝伐珠单抗	·5-FU 卡培他滨+贝伐珠单抗
或严重的合并疾病[不能耐受手术和(或)强化的系统治疗]	毒性低	→长期稳定,慢性疾病	·双药化疗方案	·双药化疗方案

为结肠癌(Ⅳ期)肝、肺、腹腔多发转移,KRAS 突变型。鉴于该例患者目前的主要治疗目标是早期、快速控制疾病进展,因此选择循证医学证据支持下有明确疗效的贝伐珠单抗联合化疗方案,是合理和正确的,可提高患者有效率,迅速控制病情,进而改善长期预后。考虑到患者原发灶肠腔狭窄,含伊立替康方案的腹泻等胃肠黏膜毒性作用发生率较高,因此选择了一线 5-FU/亚叶酸钙+奥沙利铂(FOLFOX)化疗方案。收到较好疗效而副作用较小[55]。

既往有文献报道肺转移灶不能完全切除的直肠癌患者的中位生存期仅有 9 个月。易秉强等报道直肠癌伴肺转移长期生存 1 例。因“大便不规律伴便血 3 个月”于 2007 年 3 月 28 日入院。直肠肿物活检直肠腺癌。盆腔 CT 侵及直肠周围脂肪间隙,伴区域淋巴结转移。胸 CT 双上肺多发结节影,多数较小。新辅助放化疗。2007 年 7 月 31 日行直肠癌腹会阴联合切除术。术后 6 周化疗 1 次,乐沙定 250 mg,口服希罗达650 mg/m^2,每日 2 次,D1-14。2008 年 5~7 月接受 FOLFIRI 方案化疗,3 个疗程。2008 年 8 月至 2009 年 5 月,接受尼妥珠单抗 3 个疗程,同时希罗达 2000 mg,每日 2 次,D1-14。2009 年 8 月复查胸 CT 双肺转移癌、双侧胸腔积液,胸腔内注入 IL-2,同时行化疗,方案为 CapeOX 联用Avastin,后加用尼妥珠单抗后胸水减少,胸闷缓解自 2009 年 8 月至 12 月,共 8 次住院治疗。仍生存[56]。

2011 年 ASCO 会上公布 PRIME 研究最终结果:帕尼单抗联合 FOLFOX4 作为转移性结肠直肠癌一线治疗的Ⅲ期随机研究,展示了较好的应用前景(表 16-3-11)[57]。

表 16-3-11 帕尼单抗联合 FOLFOX4

	帕尼组	化疗组	*P* 值
野生型 KRAS			
PFS(月)	10.0	8.6	0.009
OS(月)	23.9	19.7	0.17
ORR	57%	48%	
突变型 KRAS			
PFS(月)	7.4	9.2	0.02
OS(月)	15.5	19.2	0.15
ORR	40%	41%	

靶向药物的出现为 mCRC 的治疗带来了新希望,在化疗方案基础上联合靶向药物进一步延长了患者的生存期。Pozzo 教授强调,目前用于 mCRC 治疗的靶向药物主要包括以贝伐珠单抗为代表的血管内皮生长因子(VEGF)抑制剂和以西妥昔单抗、帕尼单抗为代表的表皮生长因子受体(EGFR)抑制剂,化疗方案主要包括以伊立替康或以奥沙利铂为基础的方案。靶向药物在 mCRC 领域的应用中,与何种化疗药物或方案联合,如何联合等问题还有待今后加强基础或临床

研究开展深入探索。基于现有的循证证据，以伊立替康为基础的化疗方案也许是与靶向药物联合的更佳选择。

周毅总结卡培他滨与贝伐单抗联合治疗老年转移性结肠直肠癌的近期疗效及安全性。对照组 15 例患者采用卡培他滨联合奥沙利铂治疗，观察组 15 例患者采用卡培他滨联合贝伐单抗治疗，观察两组患者经 4 个周期治疗后的疗效、不良反应。观察组患者 CR 1 例，PR 7 例，SD 6 例，PD 1 例，总有效率 53.33%，较对照组患者的总有效率 40%明显提高（PR 6 例，SD 5 例，PD 4 例，$P<0.05$）。不良反应可耐受[58]。

美国内科医师学会（ACP）对以下四部指南评估和梳理，总结出一套便于临床医师掌握的结肠直肠癌筛查方法。这四部指南为美国癌症学会（ACS）、美国结肠直肠癌多学会工作组（USMSTF）和美国放射学会（ACR）于 2008 年制定的联合指南，临床系统改进学会（ICSI）和 ACR 分别于 2010 年制定的两部指南，以及美国预防服务特别工作组（USPSTF）于 2008 年更新的另一部指南[59]。

国家卫生部颁发的《结直肠癌诊疗规范》（2010 版）已推荐 XELOX 方案作为可耐受化疗的 mCRC 患者的一线和二线治疗方案，且对于不能耐受联合化疗的患者，推荐卡培他滨单药治疗[60]。

七、预后

CRC 肺转移手术患者的术后 5 年生存率达 29.0%~67.8%。影响 CRC 肺转移手术切除患者术后生存的因素还在探讨中，包括：①肺切除术前血清 CEA 水平。该因素被公认为影响 CRC 肺转移手术患者术后生存的重要因素；文献报道术前血清 CEA 水平正常患者的术后 5 年生存率为 23.4%~70%，明显高于术前血清 CEA 水平升高患者的 0~36%。②胸内淋巴结转移，是被多数作者承认的影响 CRC 肺转移手术患者术后生存的重要因素。有肺门及（或）纵隔淋巴结转移患者的术后 5 年生存率为 0~33.5%，明显低于无肺门及（或）纵隔淋巴结转移患者的 38.7%~71%。③无瘤间期：部分文献报道 DFI 也是影响结肠直肠癌肺转移手术切除患者术后生存的重要因素，即 DFI 越短患者预后越差。Rena 等报道 DFI 0~11 个月、12~35 个月、35 个月以上患者的术后 5 年生存率分别为 22.6%、38.6%、55%，差异明显。④肺转移瘤个数及大小。由于大多数文献报道的病例是选择性的单发转移，因此转移瘤个数对远期预后的影响尚难以准确评估，但也有作者报道单发转移患者的预后要好于多发转移患者。关于肿瘤大小，大多数作者认为肿瘤最大径对患者预后无明显影响，但 Iizasa 等报道肿瘤最大径大于与小于 3 cm 以及 Voglsang 等报道肿瘤最大径大于与小于 3.75 cm 患者的预后差异明显，5 年生存率分别为 32%和 43%，以及 23%和 39%。⑤肺转移瘤切除的根治性。肺转移瘤切除的根治性被认为是影响患者预后的重要因素，但也有作者认为对预后无明显影响。另外，关于肺切除术式、同期或分期开胸肺转移瘤再次手术、是否有肝转移以及患者的年龄、性别、原发 CRC 的部位、病理组织类型及特点等，除个别文献报道外，绝大多数作者认为和患者预后关系不大[9]。

一项由美国学者开展的关于 CRC 肺转移切除术后复发的预后因素研究提示，年龄小于 65 岁、女性、无病生存期不少于 1 年和转移灶超过 3 处可作为复发的独立预测因素。对于同时有 3 个或更多肺转移灶和无病生存期小于 1 年的患者内科治疗是唯一选择（44 例此类状况的患者无 1 例经手术治愈）[61]。

邓昊等探讨 CRC 淋巴结微转移对预后影响的意义。收集江汉大学附属医院 1988—2001 年 CRC 根治性手术切除、有完整淋巴结检查资料的标本 80 例。肿瘤浸润深度按 AJCC 标准：结肠癌分为 T1~T4 期，直肠癌分为T1~T3；肉眼分型分为溃疡型和非溃疡型；组织学类型按 WEO 肿瘤组织学分类标准。按 Dukes 淋巴结分期标准：肠壁淋巴结为第一站，分支血管周围淋巴结为第二站，血管周围淋巴结及顶端淋巴结为第三站；按 AJCC 淋巴结分期标准，无淋巴结转移为 N0，1~3 枚淋巴结转移为 N1，≥4 枚淋巴结转移为 N1，血管周围淋巴结及顶端淋巴结转移为 N3。淋巴结检出结果及生存情况：经过溶脂法处理，获取淋巴结共 3869 枚，平均每例 48.4 枚（13~128 枚/例，中位数为 46 枚/例，95%CI 为 43.0~53.7）。结肠癌标本中淋巴结 2328 枚，平均每例 46.6 枚（13~120 枚/例，中位数 43 枚，95%CI 为 39.6~53.6）；直肠癌标本中淋巴结 1541 枚，平均每例 51.4 枚（17~128 枚/例，中位数为 51 枚/例，95%CI 为 42.8~60.0）；全组 CRC 标本中共检出232 枚淋巴结有转移（6.0%），39 枚淋巴结有微转移（1.01%）。本组资料 3 年生存率为 57.6%。

直肠癌病理学指标统计学分析结果：Cox 模型回归单因素分析显示，淋巴结微转移数（χ^2=0.40，P=0.53）与患者生存时间无关，而淋巴结转移数（χ^2=9.94，P=0.0016）、有无黏液分化（χ^2=5.80，P=0.016）、Dukes 淋巴结分期（χ^2=6.82，P=0.009）及 AJCC 淋巴结分期

(χ^2=8.34,P=0.0039)均与患者生存时间有关。经Spearman等级相关分析,直肠癌淋巴结微转移数与组织学分化、Dakes淋巴结分期、AJCC淋巴结分期、淋巴结转移数及有无黏液分化呈正相关;淋巴结转移数与年龄呈负相关,与有无黏液分化、组织学分化、Dakes淋巴结分期及AJCC淋巴结分期呈正相关;有无黏液分化与年龄呈负相关。

结肠癌病理学指标统计学分析结果:Cox模型回归单因素分析显示,淋巴结微转移(χ^2=0.44,P=0.51)与患者生存时间无关,而淋巴结转移数(χ^2=9.52,P=0.002)、AJCC淋巴结分期(χ^2=5.73,P=0.0167)与患者生存时间有关。经Spearman等级相关分析,淋巴结微转移数与Dukes淋巴结分期呈正相关;结肠癌淋巴结转移数与浸润深度呈负相关,与Dukes淋巴结分期及AJCC淋巴结分期呈正相关;AJCC淋巴结分期与组织学分化及有无黏液分化呈负相关。

结肠癌淋巴结微转移的预后意义:20世纪70年代初,人们就发现在乳腺癌患者的淋巴道和血道(包括骨髓抽取物)中有单个或小团肿瘤细胞。人们将这种现象称为隐匿性转移或微转移。1992年UICC推荐定义微转移为单个转移肿瘤细胞或转移肿瘤细胞团直径≤2 mm。NatsuCoe等认为淋巴结微转移为单个转移肿瘤细胞或转移肿瘤细胞团直径≤0.5 mm。Addll等将淋巴结微转移定义为单个转移肿瘤细胞或转移肿瘤细胞数≤100个。多数文献报告将常规组织学检查未发现转移灶而经免疫组化或分子生物学技术检查发现的淋巴结转移灶定义为淋巴结微转移。因此,淋巴结微转移目前尚无统一的标准。我们认为以转移灶直径≤2 mm作为微转移的标准太宽。本组资料以转移灶直径≤0.2 mm或转移肿瘤细胞数≤50个作为淋巴结微转移的划分标准。淋巴结微转移在CRC患者预后中的意义存在不同意见。多数学者认为这种到达局部的微小肿瘤细胞团或单个肿瘤细胞有可能形成进一步的转移,漏检可能是造成复发或远处转移的原因。Greeson等检查了50例CRC患者的568枚淋巴结,发现有28%的患者有淋巴结微转移(在淋巴结总数中占5.8%),且预后不佳。Clarke等检查了100例施行了根治性手术的CRC患者,发现有1/4的患者有淋巴结微转移,有复发者淋巴结微转移率要高于无复发者(56%vs11%,P<0.05),而且淋巴结微转移在单因素及多因素Cox回归分析中均与生存相关。但Noura等检查了98例CRC患者的878枚淋巴结,发现淋巴结微转移无显著性预后意义[11]。

Makela随机对照研究严格术后监测和一般术后随访比较,CRC术后5年生存率分别为59%~75%和54%~67%,有统计学差异。Rosen根据25年间报道的对CRC术后随访资料进行meta-allalysis、随机对照研究2005例CRC术后分析的结果,严格随访术后5年累积生存率是单纯随访的1.16倍,复发患者的生存率是3.62倍,治愈性的再切除率为2.5倍,预后良好[62]。

日本文献术后的生存率与下述因素有关:①手术根治度:中川健的17例肺转移病例中能根治切除的是6例,5年生存率是35%,姑息手术的1例,生存期不足5年。高浪的13例2组,行肺叶切除的6例与行肺部分切除的7例相比较,前组有稍好的倾向,但无统计学差别。生存5年以上的是5例,全例是左侧结肠原发灶,而肺转移灶都是单发的,其中行肺叶切除的2例,肺部分切除的3例。②从切除原发灶到发现肺转移的时间(DFI):高浪的病例中不足2年者(8例)与2年以上者(10例)比较,二组之间无显著差别。中川健从包括17例CRC的103例各种原发脏器癌的肺转移瘤的统计中指出,原发灶与肺转移灶同时发现的17例,只有1例生存期够5年(6%);发现肺转移灶不足1年者是30%(7/23例),不足3年者是42%(11/26例),不足5年者是46%(6/13例),5年以上者是58%(14/24例),总的是44%(38/86例)。川村雅文比较了CRC肺转移全组病例和肺转移多发病例组的DFI情况,结果是在全组病例,看不出DFI与预后的相关关系,而在多发病例(17例)中则尚能看出一种弱相关的关系(R=0.423)。③肺所属淋巴结:肺所属淋巴结及纵隔淋巴结都属继发转移。从肺叶切除及全肺摘除的148例中看到52例(35%)有肺门淋巴结及纵隔淋巴结的转移,其中纵隔淋巴结转移的有39例(26%)。在诸多脏器的肺淋巴结转移发生中,CRC并不是最多的,只有25%。明显低于头颈部癌(63%)、子宫癌(46%)及乳腺癌(39%)等。在中川健的病例中,未见肺所属淋巴结转移的13例中生存5年以上的达到6例,而有转移的2例全没活到5年,不明的2例也没活到5年,总的5年生存率是35%(6/17例)。考虑到大的肺转移灶的淋巴结转移机会较大,所以手术时宜与淋巴结廓清一并进行。④肺转移灶个数:中川健的病例表明,各种脏器肿瘤的单发肺转移病例的5年生存率是39%(24/62例),而多发肺转移是37%(15/41例),似乎5年生存率与转移灶数没有什么关系,这其中也包括17例结肠癌。国岛认为,单发例的手术效果固然较好,多发例的也不一定坏。他们的左右各

1 例转移灶的同时两侧转移病例，有生存 8 年或 4 年 11 个月的。⑤肝转移：a.肺转移先于肝转移：肝转移的疗效以手术和肝介入法等疗法为 40%~60%，恐非最佳选择。b.肝转移先于肺转移：在这种情况下，选择肺转移灶手术时取决于当初肝转移手术的根治度。结肠癌的肝转移灶切除后的残肝再发率是 60%~70%，如肝切除术后再以肝动脉注药治疗则复发率降至 30%~40%，其 5 年生存率将由单纯肝切除术的 26%~30%提高到 40%左右。肺肝转移以外的其他脏器的转移灶，化疗的有效率也仅为 20%~40%，而且也只有部分缓解[6]。大谷嘉已等的 64 例 5 年生存率 38.79%。经统计单发的肺转移灶 2 年以上的 DFI，术前血清 CEA 值如为正常，为减少肿瘤容积给予手术，可望预后较好[63]。

在常见的消化道肿瘤中，CRC 患者的预后是最好的，CRC 手术根治术后 5 年生存率为 48%~55.4%；而胃癌根治术后 5 年生存率为 20%~30%，食道癌根治术后 5 年生存率为 10%~20%，这是因为 CRC 生物学行为相对较好。日本学者总结 CRC 肺转移瘤的预后因素见表 16-3-12[13]。

李建柱等探讨直肠癌根治术后局部复发和远位转移的影响因素。对 412 例直肠癌患者资料进行复习，其中 378 例根治术病例加以研究，对于影响直肠癌预后的 20 个可能相关因素，使用 Cox 模型进行分析。结果手术切除率 91.7%(378/412)，手术组中根治切除率为 94.7%(358/378)。术后 5 年生存率 47.6%(180/378)。至 2006 年年底 121 例术后复发转移，其中局部复发 47 例，肝转移 41 例，肺转移 9 例，骨转移 3 例；2 个以上的同时转移 10 例，癌肿转移部位不明而死亡者 11 例。结论：直肠癌根治性切除术后局部复发和远位转移的影响因素有 6 个，依次为分期、原发瘤大小、侵犯深度、淋巴结转移情况、组织分型、大体分型；其余 4 个因素为病期、肿瘤占据肠腔周径、肿瘤下缘距肛门齿状线的高度和年龄[62]。

相加庆等总结影响胃肠道癌肺转移手术疗效的因素，30 例 CRC 肺转移冷冻摘除报告，DFI≥24 个月者5 年生存率显著高于 DFI<24 个月者。因此，认为应尽可能选择 DFI 至少大于 12 个月进行手术，以取得较好效果。Pfannschmidt 报道，167 例肺转移完全切除的CRC 患者的 5 年总生存率为 32.4%，其中单个肺转移灶的患者为 45%，多个肺转移灶的为 19.8%，两者差异显著。术前 CEA 水平正常的患者预后较好。Lee 报道一组患者的 5 年总生存率为 50.3%，CEA 升高和正常患者的 5 年生存率分别为 22.7%和 48.3%[34]。

王结实 2011 年分析 159 例结肠癌根治术的临床病理资料及随访情况（转移复发 53 例，其中肺转移 10 例等），分析与根治术后转移复发的危险因素。单因素分析显示 Dukes 分期、分化程度、淋巴结转移和肠壁浸润深度与根治术后转移复发有关(P 均<0.05)；Logistic 分析显示分化程度和淋巴结转移与根治术后转移复发有关(P 均<0.05)[64]。

美国主要是通过均衡饮食推广筛查、及时去除癌前病变及提倡体育锻炼以防止超重和肥胖等措施使结肠直肠癌发病率和死亡率发生下降的。美国 CDC 公布 2002—2010 年全国性调查数据表明，筛查使结

表 16-3-12　日本学者总结 CRC 肺转移瘤的预后因素

作者	年份	例数	5 年生存率	10 年生存率	有利预后因素	不利预后因素
McCormack	1979	35	22%	–	Dukes'A&B	DFI，number
Mansel	1986	66	38%	–	Solitary	Age，sex，size，location
Coya	1989	62	42%	22%	Solitary，size	
McCormack	1992	144	40%	30%	CR	
van Halteren	1995	38	43%	–	Number，DFI	
Okumura	1996	159	40.5%	27.7%	Number，LN	Age，sex，location
Girard	1996	86	24%	20%	CR，CEA，number	Age，sex，size，DFI
Inoue	2000	25	39.2%	–	CEA，LN	
Saito	2002	165	39.6%	–	CEA，LN	Liver
Pfannschmidt	2003	167	32.4%	–	Number，CEA	

注：CEA：癌胚抗原，较低；CR：完全缓解；DFI：无病间隔，较长；Dukes'A 和 B：结肠癌的病期；Liver：肝脏转移史；LN：淋巴结，肺门或纵隔淋巴结转移，阴性；location：结肠癌的位置；number：数目，肺转移数目几乎没有；size：大小，肺转移瘤的大小，较小；solitary：孤立性肺转移

肠直肠癌发病率和病死率双双下降。结肠直肠癌多以腺瘤开始，发展过程较长，如能及早发现癌前病变并加以去除，可有效预防癌的发生；另外，结肠直肠癌致病因素研究较多，也为预防提供了依据；再者，结肠直肠癌早期疗效较佳，完全可达治愈。

因此，结肠直肠癌具体防控措施应包括：①加强防癌教育，使人们自觉选择健康的生活方式并积极参与筛查；②合理安排饮食（均衡饮食），避免"三高一低"（高脂肪、高蛋白、高能量，低纤维）；③积极治疗癌前病变（腺瘤、家族性腺瘤性息肉病、溃疡性结肠炎等）；④养成良好生活习惯，积极参与体育锻炼，戒烟控酒，控制体重防止肥胖；⑤大力推行定期筛查，既可预防又可做到"三早"（早发现，早诊断，早治疗）。当然，要落实上述措施，关键是各级领导的重视，加大卫生资源投入，并以预防为主要导向，立足社区，使肿瘤防治工作"前移"。

参考文献

[1]许岸高，姜泊，钟旭辉，等.广东地区 3870 例结直肠癌的临床流行病学特征.中华内科杂志，2006，45：9-12

[2]任莹坤，潘志忠，万德森，等. 结直肠癌根治术后单纯性肺转移 60 例临床病例分析.结直肠肛门外科，2007，13：14-16

[3]李明，顾晋.中国结直肠癌 20 年来发病模式的变化趋势.中华胃肠外科杂志，2004，7：214-217

[4]任莹坤，潘志忠，伍小军，等. 结直肠癌根治术后肺转移 15 例手术治疗.广东医学，2007，28：389-390

[5]曹晨曦，陆临渊.复发转移性结直肠癌的外科治疗及预后分析.中国癌症杂志，2008，18：63-65

[6]张金铭.呼吸系统疑难病和罕少病. 天津：天津科技翻译出版公司，2004：392-394

[7]楼海舟，潘宏铭.结直肠癌肺转移：多学科综合治疗是正道.医师报，2010-4-22 肿瘤 13 版

[8]赫捷.结直肠癌肺转移的外科治疗原则.中华普外科手术学杂志，2010，4：21-23

[9]井原厚，渡邉昌彦.大肠癌の外科治疗现况と将来.外科治疗，2010，102：174-180

[10]王文萍，王垂杰，姜良铎，等.中药复方肠安泰对肠癌肺转移模型小鼠肠黏膜固有层 B 细胞和IL-12 的影响. 世界华人消化杂志，2003，11：478-480

[11]韩方海，张肇达，胡伟明.结直肠癌术后复发和转移的影响因素和对策.大肠肛门病外科杂志，2005，11：249-251

[12]孙燕.内科肿瘤学. 北京：人民卫生出版社，2001：593-629

[13]邵卉.结肠直肠癌淋巴结转移的临床相关因素分析.长春：吉林大学，2007

[14]彭向阳，李荣江，刘维蔷，等.进展期结直肠癌淋巴结转移规律的相关因素探讨. 大肠肛门病外科杂志，2005，11：182-184

[15]田培林，俞炎平，王美英. 结直肠癌肺转移 X 线诊断.肿瘤学杂志，1989，(1)：16-17

[16]李印，马军，谢博雄，等.直肠癌肺转移的外科治疗和预后.中国肺癌杂志，2001，4：311-312

[17]陈君凯.结肠癌肺转移患者 15 例外科治疗体会.中国冶金工业医学杂志，2010，27：301

[18]崔西玉.消化道肿瘤肺转移临床特点分析.现代消化病及内镜杂志，1998，3：90，51

[19]樊卫飞，王峻.以皮肌炎为首发症状的结直肠癌术后肝、肺转移 1 例.实用老年医学，2001，15：204

[20]富樫肾一，青木贤治，平原浩幸，ほか.结肠癌と直肠癌の肺転移における外科治疗の比较・検讨. 胸部外科，2004，57：941-943

[21]大桥信之，有田健一，大道和宏，ほか.肺结核病巣を取り囲むようにして発育した転移性肺癌の1 例. 日本胸部临床，1990，49：666-669

[22]Caravajal JMG，Badía JGS，Serrano CT，et al.Endotracheal metastases from Colon adenocarcinoma. Clin Transl Oncol，2008，10：676-678

[23]Balaa FK，Gamblin TC，Heckman TT，et al.Right Hemihepatectomy metastatic CloaCogenic Cacinoma using the Stage Technique.Annals of Surgical Oncology，2008，15：233-234

[24]清水哲男，関顺彦.癌性リンパ管症による呼吸困难で発症した大肠癌の1 例. 日本胸部临床，2010，69：448-452

[25]杨家峪，胡佩莉.消化道肿瘤肺转移与肺癌的诊断.医师进修杂志，1994，17：31-33

[26]河崎雄司，安田和夫，三上真顕，ほか.术后10 年で肋骨へ転移し骨破壊像と硬化像の混合像を呈した直肠癌再発の1 例. 日本胸部临床，1998，57：742-746

[27]童金龙，朱虹，陈龙邦.氟脱氧葡萄糖 PET/CT显像在结直肠癌术后复发和转移诊断中的应用. 医学研究生学报，2007，20：1054-1056，1060

[28]Grossmann I，Avenarius JKA，Mastboom WJB，et al.Preoperative Staging with Chest CT in Patients with Colorectal Carcinoma：Not as a Routine Procedure. Ann Surg Oncol，2010，17：DOI 10.1245/s10434-010-0962-y

[29]潘金顺.诊断结直肠癌肺转移——螺旋 CT 准确性最高达 95.5%. 中国医学论坛报，2011-6-23 A13

[30]吴宁，石木兰，陈雁，等. 结、直肠癌术后孤立性肺转移.临床放射学杂志，1997，16：274-276

[31]舒扬. 全国消化系统疾病学术会议现场报道. 中国医学论坛报，2011-12-15，消化・肝病周刊 D 叠

[32]沈明摘译.国外动态.CRC 肺转移的肺切除术远期疗效和治疗策略. 中国肿瘤，2000，9：325（1999年 10月日本癌治疗学会会议论文）

[33]相加庆，韩企夏，沈镇宙.胃肠道癌肺转移的早期诊断及治疗.中国实用外科杂志，1996，16：646-647

[34]朱元珏，陈文彬.呼吸病学.北京：人民卫生出版社，2003：1070

[35]板桥道朗，广泽知一郎，亀冈信悟，ほか.《切除による治

疗》肺転移の治疗. 内科,2011,108:827-831
[36]赫捷.结直肠癌肺转移的外科治疗原则.中华普外科手术学杂志,2010,4:21-23
[37]金井義彦,光田清佳,中野智之,ほか.大腸癌肺転移切除術後断端再発例に関する検討. 胸部外科,2013,66:284-286
[38]Been-Ren Lin,Tung-Chen Chang,Yung-Chie Lee,et al. Pulmonary Resection for Colorectal Cancer Metastases:Duration Between Cancer Onset and Lung Metastasis as an Important Prognostic Factor. Ann Surg Oncol,2009,16:1026-1032
[39]徐瑞华,王志强.从 1 例乙状结肠癌病例说开去. 中国医学论坛报,2010-12-30 肿瘤 B5
[40]中岛淳,高本真一.転移性肺肿疡に对する胸腔镜下手术. 日本胸部临床,1998,57:481-487
[41]黄炯强,雷建,陈劲松,等. 腹腔镜联合胸腔镜同时处理结直肠癌合并肺转移 14 例. 岭南现代临床外科,2011,11:432-434
[42]李俊. FOLFIRI 方案治疗转移性结直肠癌96 例观察.医药论坛杂志,2011,32:59-61
[43]王佳蕾,李进,秦叔逵,等. 雷替曲塞或氟尿嘧啶/亚叶酸钙联合奥沙利铂治疗局部晚期或复发转移性结直肠癌的随机对照多中心Ⅲ期临床试验. 临床肿瘤学杂志,2012,17:6-11
[44]王斓,廖莉莉.结直肠癌治疗.中国医学论坛报,2010-6-10 B5 版
[45]崔光玉,李国,张德荣.直肠癌术后双肺及头皮多发转移放疗后完全缓解一例. 中国肿瘤 PREVEntion 和治疗杂志,2000,7:264
[46]傅忠,向世兰,包忠英,等. ^{125}I 放射性粒子在消化系统来源肺转移瘤介入治疗中应用. 海南医学,2007,18:87-88
[47]刘连新,孟宪志,宋洪江,等.CT 引导下射频消融技术治疗结肠癌肺转移一例.中国癌症杂志,2003,13;494
[48]Saxena A,Liauw W,Glenn D,et al.Radiofrequency Ablation as an Adjunct to Systemic Chemotherapy for Colorectal Pulmonary Metastases. Ann Surg Oncol,2010,17:S130 (SOCIETY OF SURGICAL ONCOLOGY 63rd ANNUAL CANCER SYMPOSIUM,March 3-7,2010)
[49]孙鹏. 结直肠癌肺转移射频消融治疗的进展.临床肿瘤学杂志,2011,16:849-850
[50]岳振东.卡培他滨联合支气管动脉化疗治疗结肠癌术后单纯肺转移疗效观察. 医学研究杂志,2010,39:93-95
[51]施晨成,马君俊,郑民华.结肠癌根治手术的新观念:CME. 中国医学论坛报,2012-3-15 肿瘤 B4
[52]刘天舒.改善晚期结直肠癌患者生存-ASCO 2010 最新研究文献回顾.中国医学论坛报,2010-6-24B4
[53]管忠震.mCRC 的一线治疗——贝伐珠单抗的中国证据. 中国医学论坛报,2010-7-22B10
[54]郭志强.晚期结直肠癌的治疗策略.中国医学论坛报,2010-8-12B6 版
[55]靳海峰,王新.结肠癌肝、肺、腹腔多发转移——贝伐珠单抗成功治疗经验分享. 中国医学论坛报,2012-1-12 肿瘤 B8
[56]易秉强,王振军,魏广辉,等.直肠癌伴肺转移长期生存 1 例.中国医疗前沿,2010,5:60,85
[57]刘天舒.聚焦 ASCO 结直肠癌临床研究——转移性结直肠癌一线治疗:帕尼单抗改善 KRAS 野生型患者预后.中国医学论坛报,2011-6-16B6 肿瘤
[58]周毅. 卡培他滨与贝伐单抗联合治疗老年转移性结直肠癌的近期疗效及安全性.中国老年学杂志,2012,32:62-63
[59]刘秋阳.汇集四部指南.ACP 结直肠癌筛查指导声明将“厚书读薄”.中国医学论坛报,2012-3-15 消化肝病 D2
[60]张永杰,王杰军.晚期结直肠癌的药物治疗进展. 中国医学论坛报,2011-12-15,肿瘤B10-11
[61]邓昊,舒细记,镇鸿燕,等.结直肠癌淋巴结微转移对预后影响的意义.癌症,2003,22:762-766
[62]李建柱,景晓春,张建斌,等.直肠癌术后局部复发和远位转移预后因素分析.中国误诊学杂志,2010,10:5293-5295
[63]大谷嘉己,正村裕纪,相山健,ほか.大腸原発転移性肺腫瘍の外科治療における予後因子. 胸部外科,2013,66:279-282
[64]王结实.结肠癌患者根治术后转移复发相关因素分析.山东医药,2011,51:52-53

第四节　小肠肿瘤

一、流行病学

小肠肿瘤少见,只占胃肠肿瘤的 3%~6%。胃肠肿瘤中恶性肿瘤只占的 1%。

陈明等资料分析显示,胃肠道间质瘤(GIST)最常发生的部位在胃,其次是空肠、回肠;十二指肠、直肠、结肠少见;食管最少见,与大多文献报道相似。但也有报道 GIST 在小肠发生率最高,其次是胃[1]。

原发性小肠恶性肿瘤很少见,约占胃肠道恶性肿瘤的 1%~2%,其中以小肠癌和恶性淋巴瘤为多见,肉瘤则以平滑肌肉瘤多见,原发性小肠脂肪肉瘤罕见。目前认为脂肪肉瘤并非起源于脂肪细胞,而是起源于原始间叶细胞,其生物学行为特点是易出现肺外转移(肺外转移的部位有肾、脑、骨、肝、腹膜后等),这与其他类型的软组织肉瘤易发生肺转移的特点有所不同[2]。

二、病理学

GIST 是 1983 年由 Mazur 等首先提出的,它具有

多向分化潜能，可向平滑肌分化、神经分化或向不定向分化。临床医生对间质瘤概念常缺乏足够的认识，还局限在平滑肌瘤或肉瘤的概念上，GIST 临床行为难以预测，良性 GIST 也可复发及转移，潜在恶性者多可复发及转移[3]。

病理学检查：近年来发现 GIST 是起源于胃肠壁肌层中的卡哈尔间质细胞的肿瘤，C-Kit 是 GIST 特异性和敏感性标志物。有作者认为从总体上说 GIST 是一种具有恶性倾向的肿瘤，其病理诊断与生物学行为不一致。本病组织学类型虽为良性，但临床表现为复发转移。陈明等资料显示，随访的 18 例"良性"患者行根治术后，2 例分别在 6 个月和 1 年后复发，6 例"恶性"者 1 例多器官转移，2 例死亡，3 例局部复发。所以，在判断 GIST 良恶性时，不能只依靠病理学诊断，而要结合临床表现。GIST 的大小与良恶性关系：肿瘤大小与良恶性相关，周雷等报道 26 例 GIST，恶性者直径多大于 5 cm。陈明等结果显示，恶性者瘤体大小为(7.8±1.5) cm，良性者瘤体大小为(3.9±1.2) cm，两者差异有显著意义($P<0.05$)[1]。

类癌是肠嗜铬系统的恶性病变，主要发生在空肠和回肠，常可发生广泛肝脏转移，亦可发生在胰腺、胸腺、支气管等。支气管类癌常向脑、肺、骨、甲状腺和肾上腺转移[4]。

胃肠胰神经内分泌肿瘤(GEP-NET)是一组源于肽能神经元和神经内分泌细胞的异质性肿瘤，较为罕见，占全部恶性肿瘤的比例不到 1%。根据肿瘤所分泌的物质是否引起典型临床症状，可将其分为有功能性和无功能性两类。在 GEP-NET 中，最常见是类癌，其发生率约为 2.5/10 万，占全部胃肠胰神经内分泌肿瘤的 50%。在过去 30 年内，NET 患者急剧增多，但超过 60%的患者在发现时都已是晚期[5]。

三、临床表现

陈远崇等报道 2000—2004 年 GIST 的患者 32 例。胃间质瘤占 66%，小肠占 28%，直肠占 6%。手术切除率 100%。32 例中 4 例出现局部复发或肺转移，并且再做 2 次手术。

GIST 多见于老年人，好发部位有胃(60%~70%)、小肠(20%~25%)、结肠直肠(5%)、食管(5%)等。GIST 患者症状和体征均为非特异性，早期常无任何自觉症状。Chou 报道有 43.8%的患者表现为消化道出血，主要为便血，根据位置高低与出血量大小，呈柏油样、咖啡样，棕红色、酱红色至鲜红。此外，37.5%患者表现为腹部肿块，多见于胃肠道肿瘤的中晚期。部分有腹痛者占21.3%，多数呈阵发性疼痛，有隐痛、钝痛、胀痛甚至绞痛，多位于腹中、下部，为肿瘤所致胃肠功能紊乱、肠套叠及肠梗阻引起，约有 3%患者出现消化道梗阻，8.8%的患者临床上无任何症状[3]。

陈明等总结 GIST 发生部位分别为胃 13 例(44.8%)，空肠 7 例(24.1%)，回肠 5 例(17.2%)，十二指肠、小肠系膜、结肠、直肠各 1 例(各 3.4%)。本组病例只有 1 例直肠间质瘤术前确诊。临床表现：GIST 可发生于各年龄段，绝大多数病例发生在成年人。本组平均年龄 49.5 岁。腹痛、腹胀 65.5%，消化道出血占44.8%。有些病例以转移灶为首发症状，1 例以肝肿块来就诊。临床症状轻重与良恶之间无明显差别。29 例均行外科手术切除，病理证实良性 21 例 (72.4%)，恶性 8 例 (27.6%)。肿瘤的大小与良恶性相关($P<0.05$)。术后随访良性 GIST 18 例，平均随访时间 24.6 个月，16 例无局部复发、转移；2 例术后 1 年内复发再手术。恶性 GIST 6 例，平均随访 26.4 个月，3 例局部复发再手术，1 例肝、肺转移，2 例死亡。5 例恶性 GIST 术后辅以不规则化疗，但生存期未见明显变化。显示：①GIST 消化道症状无特异性，术前确诊率低；②肿瘤的大小是判断良恶性 GIST 的重要指标；③目前间质瘤的治疗仍以手术切除为主，对复发或远处转移者应积极再次手术，可延长生存期[1]。

田志雄等回顾 10 例胃肠道间质细胞瘤。6 例起源于小肠，其中 1 例伴有结肠病变，2 例源于胃，2 例源于小肠系膜。CT 平扫大多数为密度不均匀的类圆形软组织肿块，肿块中心见液化坏死区，3 例密度均匀，平均径线为 86.7 mm。1 例多发，较大的 2 个病灶分别位于回肠和结肠。1 例肿块与左侧腰大肌分界不清，腰大肌肿大。8 例增强均表现为轻、中度不均匀外周强化。2 例可见远处转移灶，1 例伴肝多发性转移，1 例见左肺孤立转移灶(约 40mm×45mm×40mm)和脑多发转移灶[6]。

消化道平滑肌肿瘤 13 例中平滑肌瘤 6 例，平滑肌肉瘤 7 例。发生部位为胃(9 例)、十二指肠(1 例)、小肠(空肠 2 例)及直肠(1 例)等。2 例术后半年内发生尸检肺转移(全为胃癌)[7]。

李祥周等 1986—1995 年检诊原发性肠癌 735 例，其中发现小细胞癌 9 例(小肠 3 例，大肠 6 例)，占 1.3%。从表中看，预后很差。1 例肺转移，术后 32 个月死亡。9 例肠小细胞癌的临床及大体形态观察情况见表 16-4-1[8]。

敖亚洲等报道 1 例十二指肠类癌肺肝转移癌自行消退。患者 20 天前无诱因出现右上腹疼痛。右肋缘

表 16-4-1 9 例肠小细胞癌的临床及大体形态观察

病例号	年龄(岁)	性别	部位	大体类型	治疗方式	转移			随访结果
						淋巴结	肝	其他	
1	54	F	十二指肠	溃疡型	根治+化疗	0/10	+	胰	死亡(术后 6 个月)
2	87	F	十二指肠	溃疡型	化疗		+		死亡(确诊后 5 个月)
3	27	F	空肠	溃疡型	根治+化疗	6/11	+		死亡(术后 5 个月)
4	31	M	直肠	蕈伞型	根治+化疗	10/10	+	会阴	死亡(术后 5 个月)
5	62	M	直肠	溃疡型	根治+化疗	0/15	-	肺	死亡(术后 32 个月)
6	43	M	直肠	蕈伞型	根治+化疗	2/2	+		死亡(术后 19 个月)
7	25	M	升结肠	蕈伞型	根治+化疗	0/24	-		存活(36 个月后失访)
8	52	M	回盲部	溃疡型	根治+化疗	65/72	+	腹膜、膈肌	死亡(术后 6 个月)
9	49	F	直肠	蕈伞型	根治+化疗	3/4	-		存活(5 个月)

下 3 cm 可触及肿物下缘,质地硬。胸片显示双肺正常,B 超及 CT 显示肝脏多发实性占位,最大 8 cm×6 cm。右上腹实性肿物,肿物与肝脏界限不清。行肿物及十二指肠部分切除术,术中见肝脏左、右叶多发转移结节,以肝右叶为主,最大直径 8 cm。肿物位于十二指肠水平部,约 10 cm×8 cm。距肿物边缘各 5 cm 切除十二指肠及所属系膜。术后病理:十二指肠类癌,癌组织侵至浆膜外,切缘无癌残留,淋巴结可见癌转移(2/13)。免疫组化:CK(+),CGA(+),SYM(+)。术后未行全身化疗,术后半年及一年分别行肝转移癌介入治疗术(经导管肝动脉化疗栓塞术 TACE),应用丝裂霉素 10 mg,替加氟 1.0 g,羟喜树碱 25 mg,表柔吡星 50 mg,超液化碘油及明胶海绵颗粒栓塞。肿瘤切除术后 2 年发生双肺转移,伴发热 1 个月(达 39℃),未予任何特殊治疗。行胸片和肝脏 CT 检查发现肺、肝转移灶全部消失。肿瘤发生肺肝转移等远处转移属于晚期病变,生存期多在 3~6 个月。本病例可能因为发热期间通过一系列复杂机制激发了机体免疫力,使肿瘤细胞死亡[9]。

张瑜等报道空肠黏膜下血管外皮肉瘤 1 例。患者无意中发现左腹部有一鹅卵大小肿块。自觉见长大,无触压痛。胸 X 检查疑双肺转移灶。手术:空肠有 10 cm×8 cm×6 cm 肿物,肠系膜、胃结肠韧带及腹主动脉两旁有多数淋巴结肿大。病理:空肠黏膜下血管外皮肉瘤,伴腹腔淋巴结转移。此种瘤多见于四肢,次为躯干、头颈、腹膜后、膈肌等处,少见发生在空肠。常通过血道转移到肺和骨[10]。

何向辉等报道小肠脂肪肉瘤致肠梗阻 1 例。患者因间断性腹胀 5 个月,加重伴呕吐 20 天入院。左下腹可扪及一 8 cm×4 cm×4 cm 肿块。剖腹探查:距回盲部 30 cm 处见回肠顺行单式套叠约 10 cm, 切除其套叠部及上下各约 10 cm 的小肠。回肠肠系膜缘处有一宽蒂肿物突入肠腔,大小约 5 cm×4 cm×4 cm,蒂宽约 2 cm。病理:黏液型脂肪肉瘤[2]。

高福勇等报道小肠转移性恶性黑色素瘤致肠套迭。患者反复左上腹痛 6 个月。腹 CT 左上腹肿物。胸CT 示左肺门 0.8 cm 大小高密度阴影。右胸背及左股外侧皮下 0.6 cm 肿物。活检为恶性黑色素瘤。既往史:20 年前右躯干外侧"黑色素痣",多次冷冻治疗。剖腹探查:空肠、十二指肠几处均有 1~2 cm 肿物,肠系膜转移。病理为黑色素瘤。术后 1 年肺部病灶无进展,皮下多处出现肿物,腹主动脉旁 3 cm 肿大淋巴结[11]。

刘士莹报道以发热为主要表现的小肠、肺双重性间变性癌例。患者间断咳嗽、高热 4 个月。胸片:右上显示陈旧性肺结核,伴空洞。住院期间突然出现腹疼、腹胀,考虑急性肠梗阻。开腹探查:小肠(空肠)肿瘤,肉眼呈菜花样,带蒂,3 cm×3 cm×4 cm 大小,行肿瘤及部分小肠切除术,术后体温降至正常。病理:小肠息肉型间变性癌,侵及浅肌层,化疗后好转出院。约 2 年后再次出现高热,热型同前。复查小肠系,未见异常。胸部CT:右上肺原"结核"影较前增大。动态观察 2 年来 CT,考虑为马乔林溃疡。行右上肺切除术。病理:右上肺间变性癌, 其中一个 4 cm×4 cm×3 cm 的结节性肿物伴坏死。术后体温恢复正常。

患者 2 次发病特点提示 2 次高热均为间变性癌所致。首先发现小肠间变性癌,切除小肠断端未发现癌转移。2 年后又发现肺间变性癌,且支气管断端、纵隔和支气管旁淋巴结未见癌转移, 考虑为多原发性癌。2 年前行小肠肿瘤手术时,肺内即有"结核"灶,且未引起发热,2 年后发病,病理证实为间变性癌,未发现有结核病变,可能与相同组织来源的细胞在不同时期、不同部位的基因突变有关。所以,对于肿瘤患者,特别是病理证实为间变性癌的患者,应警惕其他脏器再发相同肿瘤的可能。目前,人们已较重视预防癌症的复发与转移,但对于多原发性癌重视不够,特别是当一种癌的症状明显而另一种不明显时,易漏诊[12]。

久米裕昭等报道1例呈Pancoast型肺癌的肺转移癌。患者背痛。体检时胸片发现左肺上野(S^{1+2})有结节影,内部有坏死表现,第2肋骨有破坏。以Pancoast型鳞癌放疗,50.4 Gy,肿块缩小,疼痛减轻。1个月后黑便,上腹疼痛,肌紧张,以消化道穿孔致腹膜炎开腹。距Treitz韧带70、90 cm处各有1.5 cm×3.0 cm、4.0 cm×6.2 cm肿瘤,后者有穿孔,肠系膜和脾有转移。空肠标本为平滑肌瘤。术后1.5个月左上肢疼痛,2个月肺瘤增大,左胸水出现。2个月后死亡。尸检:右上肺为转移瘤,还有肝、胃转移。

小肠肿瘤很少,占消化道的0.6%~3.1%,其中平滑肌肉瘤占14%~26%。发生部位以空肠为多(72%~76%)。其转移肝(31%~43%)为首,淋巴结为20%~39%,肠系膜为16%~31%,肺是6%~8%。腹部症状表现为腹痛、出血、腹块、肠套迭及梗阻。小肠平滑肌肉瘤早期发现难。术前确诊的才2.3%~4.8%。常见转移灶先发现的病例。日本至1974年报道肺先发现的是4例。有1例大量胸水,余均为单发结节。全为男性。还有报道纵隔淋巴结转移为初发表现的[13]。

有学者对1793例在1995—2005年期间确诊为GI-NET的退伍军人进行了一项回顾性队列研究。患者平均年龄为62.6岁,男性与女性的比例为24:1。9%患者的肿瘤原发部位位于胃 (9%),10%位于十二指肠,24%位于小肠,19%位于结肠,38%位于直肠。

根据肿瘤是否发生转移进行如下分期:未发生转移(62%)、局部转移(17%)、远处转移(13%)及无法进行分期者(9%)。肿瘤原发于胃的患者其5年牛存率为56%,原发于十二指肠者为66%,原发于小肠者为52%,原发于结肠者为67%,原发于直肠者为84%。

患者5年生存率降低的危险因素主要包括年龄增加[危险比(HR)为1.05]、未婚(HR=1.41)、肿瘤原发是位于胃(与原发部位为直肠者相比,位于胃的HR为2.26,位于十二指肠的HR为1.70,位于小肠的HR为1.85,位于结肠的HR为1.83)、肿瘤分期晚(与未发生转移的相比,局部转移的HR为1.15,远处转移的HR为2.38,无法进行分期的HR为1.67)、早年间诊断 (与在1995—1999年期间诊断的相比, 诊断于2000—2004年期间的HR为0.70, 诊断于2005—2009年期间的HR为0.43)。

如何诊断转移性GEP-NET的原发病灶? 针对转移性GEP-NET的原发病灶的定位诊断对其治疗和预后有至关重要的作用。为评估胶囊内镜(CE)、双气囊小肠镜(DBE)、超声内镜(EUS)、奥曲肽扫描(OS)和正电子发射计算机断层扫描(PET/CT)诊断转移性GFP-NET原发灶的价值,有学者对39例经活检穿刺确诊的转移性GEP-NET患者进行了回顾性研究。研究者最终通过CE、DBE及EUS的联合应用发现了30例患者的原发灶。CE、DBE、EUS及OS诊断的敏感性分别为60%、73%、77%和59%, 特异性分别为71%、60%、75%和67%。因此,对发现转移性GEP-NET的原发灶,CE、DBE和EUS这3种方法, 尤其是在它们同时应用时,有着较高的诊断价值。相对于这3种检查手段,OS的敏感性则较低, 而PET/CT的诊断价值还有待于研究[5]。

四、影像学表现

李忠等报道空肠黑色素瘤多处转移(肺、口腔)病例。患者因黑便1个月入院。查体左侧腹近脐有一包块。胸片:左下阴影,圆形,3 cm大小。入院期间口腔出血,见2cm×2cm赘生物。手术:空肠内多处肿块,大者7cm×7cm×6cm。病理:肺多灶性无色素性黑色素瘤侵及脉管、幽门、肠系膜及淋巴结。文献记载,黑色素瘤肺转移率20%[5]。

五、诊断

GIST的术前诊断:联合采用内镜、消化道造影、B超和(或)CT检查,结合临床表现可提高术前确诊率。

六、治疗

GIST主要为手术切除, 报告组200例胃肠道间质瘤中,86%的患者可以手术完整切除,3%的局部复发的肿瘤也可通过手术完整切除, 对于胃间质瘤,术中应切除肿瘤及周边2~3 cm的正常胃壁, 术中应常规做冰冻病理检查,对于病理报告的高恶性度危险者应将切除范围增大。但由于冷冻切片检查,常难以精确判断良恶性, 故有明显出血症状或直径大于5 cm者,均应按恶性肿瘤处理。体积较大的幽门前肿瘤,按胃大部切除手术处理;位于胃体部者,局部切除即可;位于贲门周围的恶性间质瘤, 行节段肠切除即可,切除范围为距肿瘤远端10 cm肠管并切除所属系膜,明确的直肠间质瘤, 可选用局部切除或Dixon手术,或麦氏手术。一般不需行区域淋巴结清扫。

恶性GIST对化疗不敏感。酪氨酸激酶受体抑制剂 Gleevec(Tmatinb ST12571 格列卫)治疗 GIST 有独到之处,研究发现在恶性肿瘤和某些良性增生型疾病中有作用。Gleevec 在体内、体外和细胞水平均可强烈抑制酪氨酸激酶的活性,故对 GIST 有较好的疗效。美国多人报道应用 Gleevec 治疗不能手术的晚期或转移的恶性 GIST,每日服 Gleevec 400~600 mg,有效率为 40%~50%,80%以上患者全身得到改善[1,3]。

小肠脂肪肉瘤治疗应采取以手术为主的综合治疗,手术完整切除病变肠段,一般不必行淋巴结清扫,有效的化疗药物有阿霉素、异环磷酰胺等[2]。

七、预后

GIST 的生存率各家报道意见不统一, 治愈性切除术生存率为 68%~90%, 所有切除后 5 年生存率为 32%~63%。Dematteo 等报道统计 200 例胃肠道间质瘤中术后 1 年生存率为 88%,3 年生存率为 65%,5 年生存率为 54%。加拿大学者报道 50 例原发性小肠恶性间质瘤, 均经手术治疗, 其中可切除占 70%,有 43%的患者在手术后 2 年内局部复发,59%的患者在术后 2 年内发生远处转移。病变可完全切除者,5 年生存率为 42%,不能完全切除者,5 年生存率仅 8%。

GIST 的预后取决于 3 个因素,即细胞分裂数、肿瘤大小和肿瘤的部位。当出现临床症状时,有转移征象提示预后不佳。转移常见的脏器为肝、肺和脑等。有作者提出当肿瘤 ≤2 cm, 细胞分裂数<5 个/50HPF,无论病变部位何在,其预后均好。反之,当肿瘤>5 cm,细胞分裂数>5 个/50HPF,当视为恶性,其预后不佳[3,6]。

十二指肠类癌属于内分泌肿瘤,发病率低,生长速度慢, 但也具有高度侵袭性并发生转移的特性,转移最常见在局部淋巴结和肝脏,肝脏转移常为多发性实性结节。类癌的首选治疗是广泛切除原发肿瘤及淋巴结,孤立性肝转移灶也应手术治疗。小肠类癌总的 5 年生存率 50%~65%, 但肿瘤局限于肠壁的患者(5 年生存率为 85%)和病变侵犯浆膜或超出浆膜的患者(5 年生存率为 5%)之间存在明显差异。肿瘤大小与预后有关,即使有广泛的肝转移,切除原发肿瘤也是很有价值的,有延长生存期的可能,敖亚洲等报告例切除原发肿瘤后延长了生存期[9]。

参考文献

[1]陈明,林木生,陈念平,等. 胃肠道间质瘤 29 例临床分析.中国基层医药,2004,11:23-25

[2]何向辉,范立侨,刘品一.小肠脂肪肉瘤致肠梗阻一例报告.实用癌症杂志,1998,13:251

[3]陈远祟,王今,张忠涛,等. 32 例胃肠道间质瘤的临床分析.医学动物仿制,2004,20:713-715

[4]陈家伟.类癌综合征的药物治疗.江苏医药,1991,17:447-448

[5]李忠,王荣朝.小肠、口腔及肺多灶性无色素性黑色素瘤 1 例。镇江医学院学报,1994,4:139

[6]田志雄,屈艳娟,廖美焱,等.胃肠道间质细胞瘤 CT 表现. 放射学实践,2003,18:243-245

[7]编辑部整理.消化道平滑肌肿瘤 13 例误诊原因分析.医师进修杂志(原辽宁中级医刊),1981,(12):33-34

[8]李祥周,张佃干,王春淑,等. 肠小细胞癌的临床病理研究.临床与实验病理学杂志,1997,13:89-90

[9]敖亚洲,李稳霞,胡大为.肺肝转移癌自行消退 1 例. 承德医学院学报,2009,26:327-328

[10]张瑜,杨鹏云,陈世胜,等.空肠黏膜下血管外皮肉瘤一例.云南医药,1983,4:165

[11]高福勇,刘梅,李胜水.小肠转移性恶性黑色素瘤致肠套迭一例.中华普通外科杂志,2005,20:785

[12]刘士莹.以发热为主要表现的肿瘤个例.中华内科杂志,2004,43:228

[13]久米裕昭,进藤丈,石川裕,ほか.Pancoast 型肺癌の像を呈した空肠平滑筋肉肿肺転移の1 例. 日本胸部临床,1992,51:497-501

第五节 回盲部肿瘤

一、流行病学

结肠直肠癌(CRC)是我国常见的恶性肿瘤之一,而在 CRC 中回盲部癌的发生率较高,仅次于直肠癌、乙状结肠癌,居第三位。但由于回盲部癌早期常无典型症状,易致误诊而延误了治疗[1]。

回盲部癌的发病率占 CRC 的 15%。肖洪波等收治 CRC 286 例,其中回盲部癌、阑尾类癌 73 例[2]。

回盲部肿瘤肺转移论文极少。

二、病理学

结肠癌的播散以直接浸润腹膜、肠系膜,肠内种植以及淋巴道的播散转移为重要途径。而血行转移也相当常见,特别是较晚期的病例,在根治性切除术后复发 1/3 死于血行转移，当静脉受侵特别是肠壁外静脉受损时，血行转移机会较高。癌瘤分化程度较差时静脉受侵机会更高。预后较差，5 年生存率仅为 23.61%。血行转移经门静脉至肝脏较为常见，偶可早期出现远处脏器转移至肺、肾、脑等，转移至睾丸及附睾者未见有报道，实属罕见[3]。

三、临床表现

几例患者的临床表现见表 16-5-1[3-7]。

表 16-5-1 几例患者的临床表现

作者	症状和体征
孔海宏等	妊娠合并肠回盲部低分化腺癌广泛转移死亡。烦躁、头痛、恶心、呕吐甚至幻视等颅内高压症状。尸解，死亡为肠回盲部低分化腺癌广泛转移、左心二尖瓣白色血栓形成、脱落，致脑大面积梗死
王红禄等	回盲部恶性黑色素瘤胆囊转移。因黑便 4 个月，行剖腹探查，术中见回盲部肿物 10cm×10cm×8cm，回肠系膜多发肿大淋巴结，胆囊颈可见 3.5cm×3cm×2cm，肿物呈隆起型生长，有蒂，蒂宽约 0.8 cm。病理：盲肠隆起型恶性黑色素瘤，浸透肌层，侵及回盲瓣，肠系膜淋巴结转移。胆囊颈恶性黑色素瘤，侵及肌层
宁岗等	盲肠癌术后睾丸附睾转移。因右下腹部肿块 1 个月。10 个月前无诱因感右下腹痛，无发热，腹胀、便血等。1 个月前发现右下腹有一包块。剖腹探查肠系膜根部约有 3.0cm×3.0cm×4.0cm。肿大淋巴结。术后化疗、放疗。术后半年发现右附睾肿块直径 3.0 cm。行右侧睾丸精索全切除术。化疗。2 个月后死亡。CT 显示全腹腔转移。病理报告"盲肠印戒细胞癌浸达全层"。第二次手术：睾丸附睾转移性印戒细胞癌
刘秀荣等	回盲部肿瘤术后眶内转移。因阵发性腹痛 1 天就诊。行右半结肠切除术，肿瘤位于回盲部，肠系膜有数个肿大淋巴结。病理：回盲部弥漫性非霍奇金淋巴瘤。ACOP 方案化疗 3 个周期。术后 3 月余右眼肿胀，眼球突出，做肿瘤穿刺送检，查见转移癌细胞
董玉芝等	回盲部腺癌术后 10 年腹壁转移。因右下腹间断性钝痛，右下腹包块半年就诊。术中见肿块位于回盲部，约 4cm×6cm，肿块所属肠系膜淋巴结肿大。病理：回盲部腺癌。未化疗。10 年余后以右上腹肿块 3 个月再诊。右上腹壁有 5cm×6cm 肿块。切除术。术中见肿块位于腹内斜肌与腹横肌之间。病理：右上腹壁转移性腺癌。术后用顺铂、5-氟尿嘧啶化疗 2 个疗程，已 3 年零 7 个月无复发

刘维藩等总结回盲部癌 128 例临床。男 84 例，女 44 例，平均 47.5(15~76)岁。术后病理诊断盲肠腺癌 102 例，黏液腺癌 18 例，类癌 4 例，息肉癌变 2 例，平滑肌肉瘤 2 例。腹胀 128 例(100%)，腹痛 122 例(95.3%)，消瘦 102 例(79.7%)，贫血 96 例(75%)，发热 52 例(40.6%)，腹部包块 108 例(84.4%)，血便 46 例(35.9%)，腹泻 22 例(17.2%)，便秘 28 例(21.9%)，乏力 112 例(87.5%)，肠梗阻 47 例(36.7%)。

临床特征：回盲部癌虽然为外科常见疾病，但由于早期无明显的症状，往往与炎性疾病相混淆。但由于癌肿自身的特点，尚有迹象可寻。①腹胀伴腹痛：常以右下腹不适或疼痛为初起症状，继之出现腹胀，经抗感染对症治疗后，症状不能缓解；②无明显诱因的贫血及消瘦：回盲部恶性肿瘤由于溃疡出血及毒素的吸收，常有不同程度的红细胞性贫血；③腹部包块：肿块多固定于右下腹，大小不等，界限不清，肿块可有轻度的压痛；④无明显诱因发热：常为不规则低热，对症治疗后不能控制；⑤大便习惯改变及血便：常见于瘤体大且肠道黏膜糜烂溃疡者。有学者指出："少数回盲部癌患者可以表现为急性下消化道出血"[1]。

四、影像学表现

朱玉春等分析回盲部肿块 47 例腹部 CT 诊断价值(表 16-5-2)[8]。

表 16-5-2 回盲部肿块腹部 CT 表现(例)

CT 表现特点	炎性病变	肿瘤病变
腔内肿块	3	18
腔外肿块	16	5
肠腔狭窄	12	23
肠壁不规则增厚	5	23
肠周淋巴结增大	1	12
腰大肌受损	0	2
不全性肠梗阻	14	16
远处转移(肝、肺)	0	4
肠套叠	2	5
末端回肠受累	8	6

五、诊断

回盲部癌常易误诊，误诊率高达 72.6%。肖洪波等收治 CRC 286 例，其中回盲部癌、阑尾类癌 73 例，而73例中有13例误诊为急性阑尾炎[2]。

朱尉林等分析49例回盲部肿瘤误诊原因。回盲部肿瘤手术68例。术前误诊49例，误诊率为72%。其中38例回盲部腺癌，误诊为阑尾周围炎性肿块25例，右侧子宫附件炎性包块3例，肠伤寒、结肠炎、粘连性肠梗阻各2例，右髂窝脓肿、肠套叠、梅克尔憩室、贫血原因待查各1例。回盲部结核恶性淋巴瘤各2例，误诊为回盲癌，5例阑尾黏液囊肿，2例阑尾类癌误诊为阑尾炎[9]。

申龙河等报道58例回盲部癌曾被误诊为阑尾疾病26例(44.8%)，回盲部结核11例(19.0%)，胆道疾病9例(15.5%)，结肠炎6例(10.3%)，缺铁性贫血3例(5.2%)，右卵巢肿瘤2例(3.4%)，右输尿管结石1例(1.7%)[10]。

刘维藩等总结回盲部癌128例入院时误诊为阑尾周围脓肿7例，慢性阑尾炎2例，回盲部结核5例，卵类肿瘤4例。回盲部癌误诊原因对以下情况，应引起注意：①急性阑尾炎手术时，应注意观察阑尾局部的改变，应想到有回盲部癌诱发急性阑尾炎的可能；②回盲部脓肿时，勿要固执地认为是阑尾周围脓肿，应想到是否有回盲部恶性肿瘤坏死或穿孔或侵犯浆膜；③贫血较重或有不规则发热的患者，应仔细询问病史，仔细检查。

刘维藩等病例行气钡灌肠44例(34.4%)，与手术后诊断符合41例(诊断符合率93.9%)。行纤维结肠镜检69例(53.1%)，与手术后诊断符合69例(诊断符合率100%)。回盲部癌的诊断：①钡剂灌肠是检查本病最常用的手段。有人指出钡剂灌肠的诊断率可高达95%。本组气钡灌肠的诊断率为93.1%。②纤维结肠镜检查对本病的诊断更为准确，尤其是对早期诊断意义较大，本组纤维结肠镜检诊断符合率为100%。③CEA检查对回盲部癌及结肠癌均有协助诊断的意义[1]。

李水连等研究多排螺旋CT对回盲区癌与炎性假瘤鉴别诊断。36例回盲部占位病例，23例为恶性肿瘤，13例为炎性假瘤。36例病例结果：31例经手术治疗病理证实，5例抗感染治疗2~3个月肿块消失。CT误诊8例，误诊率22.2%，其中回盲部癌症误诊炎性假瘤5例，炎性假瘤误诊为癌症3例。CT检查对回盲部包块的定位及定性诊断均具有积极意义，它可清楚显示病变的位置、范围、形态大小、强化特点及其与周围器官的关系等，也可发现邻近结构是否被侵犯或远处转移，对病灶的定位及定性诊断较可靠，为临床选择治疗方案提供更多依据[11]。

六、治疗

目前一致公认外科手术是治疗本病的主要手段，一般以右半结肠切除或回盲部切除为主要术式，如癌肿已属晚期，且有腹腔内转移者，不可强行姑息性切除，而应以单纯旷置加回横结肠吻合为佳。刘维藩等病例行右半结肠切除98例(76.6%)，单纯回盲部切除22例(17.2%)，肿物旷置、回横结肠吻合8例(6.2%)[1]。

参考文献

[1]刘维藩，曹岫岩，李全. 回盲部癌128例临床分析.大肠肛门病外科杂志，1995，1:40–41

[2]肖洪波，庄思敏，朱光辉，等.13例回盲部癌、阑尾类癌误诊为急性阑尾炎的原因分析.广东医学，1996，17:486–487

[3]宁岗，严淑清.盲肠癌术后睾丸附睾转移1例.青岛医药卫生，1997，29:55–56

[4]孔海宏，张宣东，张华，等.妊娠合并肠回盲部低分化腺癌广泛转移死亡一例报告.第二军医大学学报，2007，28:669

[5]王红禄，赵振生，李晋，等.回盲部恶性黑色素瘤胆囊转移一例.中华普通外科杂志，2006，21:832

[6]刘秀荣，任国华.回盲部肿瘤术后眶内转移1例.右江民族医学院学报，1996，18:61

[7]董玉芝，胡向阳.回盲部腺癌术后10年腹壁转移一例.河南肿瘤学杂志，1996，9:72

[8]朱玉春，周伟，王建良.回盲部肿块47例CT诊断价值分析.中国交通医学杂志，2006，20:218–220

[9]朱尉林，史松涛.49例回盲部肿瘤误诊原因分析.浙江临床医学，2001，3:878

[10]申龙河，金日，申涛.回盲部癌58例误诊分析.中国校医，2008，22:334–336

[11]李水连，肖格林，余水全，等.多排螺旋CT对回盲区癌与炎性假瘤鉴别诊断的应用研究. 临床和实验医学研究，2007，6:10–11

第六节 阑尾肿瘤

一、流行病学

M ccusker等根据文献统计原发性阑尾恶性肿瘤，年发病率约0.12/100万，占全部肠道肿瘤的0.5%，主要有类癌、黏液腺癌、腺癌3种[1]。

据文献报道，阑尾原发性恶性肿瘤约占阑尾切除送检标本的0.5%,其中以类癌最多,约占85%,腺癌罕见。刘映等的968例阑尾手术切除标本中发现原发性阑尾恶性肿瘤6例,约占0.6%,其中类癌4例(包括腺类癌1例),黏液腺癌1例,中-高分化腺癌1例。

阑尾类癌发病率低,其发生率约占同期阑尾切除标本的0.3%~0.5%,而在阑尾肿瘤中较常见,据报道约占阑尾肿瘤病例的半数以上(45%~75%)。类癌为低度恶性肿瘤,生长缓慢,但易引起炎症,大部分直径<1 cm,基本不扩散,直径达2 cm以上可转移。阑尾可生长少见的腺类癌(又称杯状细胞类癌),应与一般类癌区别,特点是在成簇或条索状的杯状细胞中夹杂着神经内分泌细胞,而典型类癌不见杯状细胞,较一般类癌恶性度高,15%可发生转移。刘映等的1例腺类癌,肿瘤已侵犯深肌层近外膜层。阑尾类癌虽浸润性生长,但罕见转移,5年存活率高达99%。典型类癌的大小是决定其预后的最重要因素。1992年Rutledge等提出,如果阑尾典型类癌直径<1 cm,则行阑尾单纯切除术;如直径>2 cm,则应行右半结肠切除术;而对直径1~2 cm的典型类癌,治疗方案仍有争议。与典型类癌不同,肿瘤的大小不是决定腺类癌恶性程度的可靠指标,腺类癌具有更高的侵袭行为,建议对腺类癌行右半结肠切除术,对已绝经的妇女可同时行卵巢切除术[2]。类癌占所有阑尾肿瘤的32%~57%。美国国立癌症研究院(NCI)的监视,流行病学和最终结果计划报道1645例阑尾肿瘤中有324例恶性类癌 (19.7%)和227例杯状细胞类癌(13.8%)。在阑尾切除术的患者中阑尾类癌的检出率0.3%~0.9%,尸检报告发病率为0.009%~0.17%[3]。

阑尾原发性腺癌是发生于阑尾腺上皮的恶性肿瘤,由Berger于1982年首次报道。国内张绍龄等报道首例。本瘤极少见,发病率可为全部送检阑尾的0.08%~0.12%。刘映等的病例中较多,约0.2%。阑尾腺癌包括黏液腺癌(又称囊腺癌)和结肠型腺癌两种类型。黏液腺癌多见,镜下可见大团的黏液中有少量上皮细胞或腺样结构悬浮,易破裂而发生种植播散。结肠型腺癌较少见,其病变和一般的结肠癌相似。而且在生长特性上也与其近似,可浸润至周围组织,并发生淋巴结转移。阑尾腺癌局部多呈浸润性生长,易沿淋巴结途径转移,浸润程度是决定腺癌治疗的重要因素,超过黏膜层的病变,向回盲部及结肠浸润形成肿块,有淋巴结转移者应行右半结肠切除, 术后5年生存率为65%,而仅行阑尾切除术者为20%[2]。

二、病理学

阑尾类癌:约71%发生在阑尾尖端部,22%发生在体部。肿瘤体积较小,70%~90%直径<1.0 cm,仅有0.3%的患者出现类癌综合征,很少发生转移。一般肿瘤直径<1.0 cm,几乎不发生转移,如是老年患者,类癌有自行退化的可能,不需扩大手术切除范围。肿瘤直径1.0~2.0 cm者,转移率0.3%~0.5%,只要局部淋巴结无转移和切缘无癌,行系膜在内的阑尾切除术即可。若阑尾系膜或浆膜下淋巴结受侵犯,或切缘有癌细胞,尤其是年轻患者应行右半结肠切除术。当肿瘤直径>2.0 cm或肿瘤位于阑尾根部者,转移率达20%~85%,术中即使未发现淋巴结转移,也需常规行右半结肠切除术。

阑尾腺癌:原发性更少见,仅占阑尾手术切除标本的0.12%,多发生于阑尾基底部,恶性程度较高。缺乏恶性肿瘤的临床特征,主要表现为原发癌灶阻塞阑尾腔和(或)继发细菌感染所致的急性阑尾炎的症状和体征,术前很难作出正确诊断,多数误诊为急性阑尾炎。治疗:原发性阑尾腺癌多呈浸润性生长,易沿血行和淋巴结途径转移,具有结肠癌的特点,较少发生远处转移,故只要病理诊断明确,即使病变局限于黏膜或切除阑尾后无肿瘤残存,也应行右半结肠切除术加区域淋巴结清扫术,并尽可能早期手术,术后辅以化疗,以提高生存率[1]。

WHO 2000年的阑尾内分泌肿瘤分类为:类癌、EC细胞5-羟色胺生成性类癌、L细胞胰高血糖素样肽和PP/PYY生成类癌、杯状细胞类癌、管状类癌、混合性类癌-腺癌。其中管状类癌最为罕见,它的生物学行为被界定为交界性肿瘤[4]。

黄斌等讨论阑尾原发性恶性肿瘤22例临床病理。杯状细胞类癌发病年龄集中在中老年。临床上大部分类癌表现为急、慢性炎症,极少引起类癌综合征。多在切除标本中偶尔发现,大体上呈无包膜、界欠清肿块,直径常小于1 cm,大于2 cm者非常罕见,多数位于阑尾头部。组织学分4类:①经典型类癌:体积小、浸润少、复发转移少;②管状类癌:常误为转移性腺癌;③杯状细胞类癌:体积相对经典型大,浸润广泛,易复发或转移;④混合类癌-腺癌,更少见。大部分类癌预后非常好,总体5年生存率高达98%,但杯状细胞类癌侵袭性强于经典型[5]。

阑尾黏液性囊腺瘤少见,癌变者罕见,发生淋巴结和肺转移者,国内尚无报道。一般视它为临界瘤,呈低度恶性,它不侵及内脏,不会发生淋巴结和血行转移。一旦阑尾黏液性囊腺瘤癌变,不仅可发生腹腔内种植和淋巴结转移,并可经血路远处转移[6]。

三、临床表现

几组阑尾肿瘤病例的复发转移见表 16-6-1[7-12]。

张子诚等报道阑尾原发性腺癌(PAA)7 例,连同国内文献 103 例,计 110 例。临床:Ⅰ~Ⅳ期并发症分别为 1.5%、10.2%、17.4%和 43.6%。分期越高并发症越多,包块形成者黏液腺癌占 42.6%,分化腺癌占 32.5%,低分化癌占 14.3%。全组除有 3 例双原发癌外,局部转移 4 例,远处转移和全身广泛转移 51 例,包括 1 例瘤至瘤转移,远处转移者占转移组的 92.7%。黏液腺癌转移率 68%>分化腺癌 41.7%>低分化腺癌 14.3%。根据肿瘤浸润和转移而定的临床分期,Ⅰ期转移率为 5.6%(4 例),Ⅱ~Ⅳ期 94.4%(68例),Ⅲ、Ⅳ期分别为 31.9%(23 例)和 48.6%(35 例),即中晚期占 80.5%。黏液腺癌中晚期病例中所占比例(56.3%)大于分化性腺癌(40.7%与低分化腺癌(28.5%),说明黏液腺癌易于转移[13]。

徐光炜等报道阑尾黏液性囊腺瘤癌变 2 例。病例 1,患者 21 年前行阑尾切除术,术后 3 年发现右下腹包块,逐渐增大。现又行手术,术中见回盲部有 12cm×18cm×4cm 囊性肿物,与周围广泛粘连,行右半结肠切除。病理诊断为阑尾切除术后残端黏液囊腺瘤癌变。术后辅助化疗。随访 8 年余健在。病例 2,患者 7 年来反复发作右下腹痛,右下腹包块 3 年,逐渐增大。手术发现回盲部有一 7cm×8cm 囊性肿物,肿物与周围肠管粘连较重,行右半结肠切除。病理诊断为阑尾黏液性囊腺瘤癌变回盲部淋巴结转移。术后辅助化疗,随访3 年余健在[14]。

张国庆等总结罕见的阑尾癌转移与转移性阑尾癌。20 年间 2864 例阑尾炎手术,阑尾癌转移和转移性阑尾癌共 4 例(原发性阑尾腺癌右股骨转移、右胸壁转移各 1 例,原发性阑尾黏液腺癌双侧卵巢转移、肺癌阑尾转移各 1 例)。此处仅介绍原发性阑尾腺癌右胸壁转移。男性,32 岁。因右胸疼痛半个月就诊。1 年前因阑尾肿瘤行右半结肠切除术,为原发性阑尾腺癌。近半个月来右胸疼痛,时感胸闷、低热。右胸壁第 5 肋腋前线处软组织肿胀,触及 4cm×9.5cm 肿块。胸片显示右胸壁软组织与第 5 肋骨破坏。术中见第 5 肋腋前线处有 3cm×3.5cm×1.5cm 的肿块。第 5、6 肋连同大部及相应胸壁软组织整块切除。病理报告:胸壁、肋骨转移性腺癌。随访 29 个月死亡[15]。

阑尾管状类癌女性比男性多见。类癌发现的年龄为 32~43 岁;管状类癌发病年龄明显早,平均年龄为 29 岁。大多数阑尾类癌无临床症状,通常是在急性阑尾炎手术切除标本中被偶然发现[4]。

四、影像学表现

徐光炜等又报道阑尾黏液性囊腺瘤癌变伴淋巴结和肺转移 1 例。右下腹包块 3 年,钡灌肠阑尾不显影伴有回盲部圆弧影压迹,疑阑尾黏液性囊肿,手术见回盲部有一 7cm×8cm 囊性肿物,肿瘤与邻近肠管粘连较重,未找到阑尾,回盲部肠系膜有 10 个肿大淋巴结,行右半结肠切除。病理诊断为阑尾黏液性囊腺瘤癌变,淋巴结转移(3/10)。术后化疗。2 年后胸片左下肺有一边缘清楚阴影。肺 CT 显示左下肺后段有一结节状密度阴影,CT 值为 15~34 HU,最大层面直径

表 16-6-1 几组阑尾肿瘤病例的复发转移

作者(总例数)	恶性例数	复发
朱震洲(20)	类癌 11 例,黏液腺癌 4 例	2 例类癌患者术后 4 年发生肝、脑转移死亡。2 例黏液腺癌手术后 2 年死于肺转移
聂武光等(18)	类癌 8 例,腺癌 1 例,黏液囊腺癌 2 例	1 例腺癌患者术后 1 年死于全身转移,2 例黏液囊腺癌分别术后 9 个月和 2 年死于癌复发转移
王峰等(30)	恶性肿瘤 30 例	10 例腺癌中有 8 例分别于术后 3 年、5 年、8 年、10 年及 11 年因癌转移死亡
赵晓春等(15)	典型类癌 6 例,杯状细胞类癌 1 例,黏液腺癌 4 例,黏液囊腺癌 2 例,中分化腺癌 2 例	1 例杯状细胞类癌伴远处转移;1 例黏液腺癌术中见腹腔广泛转移;1 例黏液腺癌腹腔广泛转移;1 例中分化腺癌腹腔广泛转移,术后 5 个月切口癌种植、盆腔多发肿物
徐臣光(30)	类癌 8 例,腺癌 1 例,黏液囊腺癌 2 例	1 例类癌患者术后 5 年死于全身转移,2 例腺癌患者分别术后 9 个月和 2 年死于全身转移
陈瑞海等(22)	类癌 9 例,腺癌 3 例	1 例阑尾类癌患者术后 5 年死于全身转移,2 例阑尾腺癌患者分别术后 9 个月和 2 年死于全身转移

为1.1 cm。周边光滑无分叶。抗结核治疗5个月,左下肺肿块无改变。又1年后剖胸探查,左下肺后段扪及1.5cm×1.5cm×1.0cm质地柔软肿块,行左下肺叶切除。肿物内含黏液性液体。病理诊断为黏液囊腺癌肺转移,支气管和肺内淋巴结无转移。术后化疗,随诊1年半健在[6]。

五、诊断

邱正爽等报道急性阑尾炎1058例并存疾病。并存输卵管脓肿2例,其中双侧输卵管脓肿1例;右侧输卵管妊娠感染坏死1例;盆腔炎2例,卵巢畸胎瘤2例,卵巢囊肿3例;升结肠癌2例及阑尾类癌1例漏诊,回盲部癌1例,阑尾黏液囊肿误诊坏疽性阑尾炎肠梗阻肠坏死1例,阑尾黏液囊肿误诊阑尾周围脓肿1例;异位阑尾炎2例,其中位于左下腹1例,肝下1例[16]。可见阑尾疾病复杂之一斑。

六、治疗

阑尾腺癌的治疗,根据其恶性程度高、呈浸润性生长、易沿淋巴结转移等特点,确诊后应立即行右半结肠切除术,术后辅以化疗以提高生存率。周光文等认为阑尾腺癌行右半结肠切除术,术后5年生存率为60%,而仅行阑尾切除术者为20%[17]。

黄新成等总结阑尾类癌27例诊治体会。经验是:①瘤体直径<1cm的阑尾尖端类癌,罕见转移,根据本组的病例分析和有关文献报道,对于这类患者仅行阑尾切除术即可获得良好的预后。本组中行单纯阑尾切除的20例,其5年生存率均达到100%。②类癌位于阑尾基底部,直径超过2 cm或病灶已侵及系膜或已伴有转移灶者,应行规范性右半结肠切除及区域淋巴结清扫,随访。③对于肿瘤直径1~2 cm的阑尾类癌的治疗方法存有争议。笔者的体会是应结合肿瘤的部位、浸润的深度、淋巴结转移情况和患者年龄决定术式,因为位于基底部的类癌比尖体部易转移,随着浸润深度的增加,转移率明显增高。所以当病变位于基底部,已侵及系膜、直肠或病理提示有血管、淋巴结浸润或淋巴结转移,应行右半结肠切除术,对年轻患者更应选择积极的手术方式为妥。如无上述情况则行阑尾切除术已足够。④伴有肝转移者,视患者情况,可行右半结肠切除及肝叶部分切除术。⑤术中发现阑尾可疑性包块应行术中冰冻切片,对指导手术方式有决定性意义,因为类癌与阑尾炎变、脓肿、腺癌不能简单地从肉眼上区分,同时可以降低手术后发现为类癌而再次手术的风险。⑥手术治疗均可取得满意疗效,术后一般不需放、化疗。有文献报道5-FU、DDP、ADM等对阑尾类癌有一定疗效[18]。

七、预后

大部分阑尾内分泌肿瘤患者预后好,局限性阑尾类癌患者5年生存率为94%,区域性病变患者的生存率为85%,发生远处转移患者的生存率为34%。杯状细胞类癌的侵袭性强于传统类癌,而管状类癌为交界性肿瘤,局部切除即可治愈[4]。

首次手术时有无转移是判断预后的最重要指标,而肝转移是重要的一项。有报道显示小于1 cm,转移率为15%~22%,肿瘤大于1 cm时58%~80%发生肝转移,而肿瘤超过2 cm时几乎都发生转移。赵明一的阑尾类癌15例显示阑尾类癌5年生存率为86.7%,但肿瘤超过2 cm有1例发生肝转移而死亡[3]。

张子诚等汇集PAA 110例。全组80例随访数月至21年,存活48例,死亡32例,除3例分别死于手术后感染、肺炎(术后10年)和睾丸肿瘤外,有29例死于本病。<1年者17例,1~2年者4例,2~3年者5例,3~5年者2例,>5年者1例。<1年、<3年死亡分别占死亡组的58.6%和89.6%。>5年仅1例,占3.5%。有并发症者死亡率:穿孔(75.0%)>腹水(50.0%)>包块形成者(31.3%)>无并发症(21.6%)。穿孔、腹水者分别是后者的3.5和2.3倍。组织学类型与死亡率关系是:低分化腺癌(50%)>分化性腺癌(42.9%)>黏液腺癌(31.6%)。PAA并发症的多少与其死亡率成正相关。有并发症者死亡率是无并发症者2~3倍,其预后差是显而易见的。有人注意到PAA伴穿孔易引起远处转移和种植,但腹水者预后亦差,尚未引起注意。预后随临床分期(肿瘤转移)增加死亡率升高。黏液腺癌远处转移(中晚期)率高达68.4%,但其死亡率<分化性腺癌<低分化性腺癌,说明前者生长缓慢预后好于后两者。这是由于PAA的不同组织学类型具有不同的恶性生物学行为所致,影响PAA预后有多种因素。单纯阑尾切除或部分盲肠切除,5年生存率只有20%,较好的手术方式是右半结肠切除,5年生存率可达45%,但最终还是组织学类型起主要作用[13]。

阑尾癌皮肤转移非常罕见。马向涛等报道阑尾癌头部皮肤转移1例。皮肤转移是预后不良因素,有报道显示诊断后生存时间为3~6个月。多发皮肤转移(55个月)生存时间明显短于单发皮肤转移(79个月),本例确诊为皮肤转移后1个月死于肿瘤广泛转移[19]。

参考文献

[1]胡蜀丹.阑尾恶性肿瘤九例诊治体会.临床误诊误治,2005,18:645-646

[2]刘映,李代强.阑尾恶性肿瘤9例临床病理分析.实用医学杂志,2007,23:1889-1890

[3]赵明一.阑尾类癌15例临床分析.疑难病杂志,2008,7:559-560

[4]徐元洪,张敏.阑尾管状类癌1例报道及文献复习.中国医药导报,2009,6:106

[5]黄斌,翟梅娟,刘红胜,等.阑尾原发性恶性肿瘤22例临床病理分析.浙江大学学报(医学版),2009,38:194-198

[6]徐光炜,刘宝球,刘燕平.阑尾黏液性囊腺瘤癌变伴淋巴结和肺转移1例.海军医高专学报,1995,17:156

[7]朱震洲.阑尾肿瘤20例报告.内蒙古中医药,2009,28:71-72

[8]聂武光,徐亦熊,陈小平.阑尾肿瘤18例诊疗体会.九江医学,2009,24:50-51

[9]王峰,房新玲.原发性阑尾恶性肿瘤30例诊治分析.中国基层医药,2003,10:734-735

[10]赵晓春,郑宗埔,陈图锋,等.原发性阑尾恶性肿瘤的诊断和外科治疗(附15例报道).中国现代手术学杂志,2009,13:264-265

[11]徐臣光.原发性阑尾肿瘤20例诊治分析.浙江实用医学,2008,13:346-352

[12]陈瑞海,陈庆存,黄定蒙.原发性阑尾肿瘤22例诊治分析.现代实用医学,2009,21:235

[13]张子诚,刘晓霞,杨重庆.阑尾原发性腺癌110例特征的文献分析.世界华人消化杂志,2000,8:1196

[14]徐光炜,刘宝珠,刘燕平,等.阑尾黏液性囊腺瘤癌变二例.中华肿瘤杂志,1995,17:8

[15]张国庆,孙福洪,徐红梅,等.罕见的阑尾癌转移与转移性阑尾癌.实用癌症杂志,1992,7:9

[16]邱正奭,张波,宋吉晏,等.急性阑尾炎1058例并存疾病诊疗分析.中国现代医药杂志,2007,9:95

[17]晏华军,景玉屏,胡汉华.阑尾恶性肿瘤13例诊治分析.腹部外科,2001,14:378

[18]黄新成,吴文治,张建新.阑尾类癌27例诊治体会.实用医学杂志,2007,23:3128

[19]马向涛,付静.阑尾癌头部皮肤转移1例.肿瘤防治研究,2009,36:98

第七节 胰腺癌

一、流行病学

胰腺癌为消化系统较常见的恶性肿瘤,其特点为病程短、进展快、死亡率高,中位生存期为6个月。因胰腺位于腹膜后,位置深,早期又无明显症状,均易被忽略而延误诊断。

美国临床医师癌症杂志(CA)公布全球数据(2008年)胰腺癌病例数。癌症新发病例数:男女性中皆未占头10位。死亡病例数:世界范围而言,占男性第8位,未占女性头10位。发展中国家而言,男女性中皆未占头10位。

胰腺癌的发病率约占全部恶性肿瘤1%~2%。世界范围内,近年来其发病率有明显增加趋势。我国胰腺癌的发病率原很低,但也呈上升趋势,如上海市统计1988—1991年上海市区胰腺癌在男性为1083例,5年生存率5.8%;女性为835例,5年生存为4.8%。上海、天津恶性肿瘤统计资料,胰腺癌的死亡率在15年前占第10位,而近年来则上升到第5位。北京协和医院近年来收治的胰腺癌比50年代增加5~6倍。胰腺癌的发病年龄以45岁以上开始增多,年龄越大,发病率越高,到70岁则形成高峰。据北京7家医院354例胰腺癌患者年龄分析,年龄在41~70岁之间,占80%。北京协和医院近40年收治的300余例胰头癌手术病例的年龄,55~65岁的达60%,但年轻患者较10年前有明显增加趋势。中国医学科学院肿瘤医院外科收治的胰腺癌患者中,年龄也有年轻化的趋向,有说年龄最小的仅11岁。患胰腺癌的性别以男性多于女性,约为(1.6~1.9):1[1]。

胰腺癌的发病率随年龄增大而增高。约80%患者的年龄在60~80岁之间。40岁以下的胰腺癌患者不足10%。我国有统计显示,男性80~84岁年龄组中,胰腺癌的年发病率高达100/10万;而40~44岁年龄组的男性中,年发病率仅为2/10万。女性同样这两个年龄组的发病率分别为73/10万、1.5/10万。所以有的学者将胰腺癌归于老年病。在罕见情况下,儿童也有胰腺癌发病。据记载,最小年龄仅为3个月[2]。

死亡率居高不下,有"癌中之王"之称。尽管近年胰腺癌的诊疗技术取得了较大进步,但其预后仍不乐观,总体5年生存率<5%[3]。

文献报道各种消化道肿瘤经血道转移至肺的发病率大致为胃癌20%~30%,食管癌20%,肝癌20%~40%,结肠癌30%~40%,胰腺癌20%[4]。

胰腺实性假乳头状瘤(SPT)国内外文献已有上千例的报道[5]。

二、病理学

Kitamura N 等建立了一个人类胰腺癌细胞裸鼠肺传代高转移能力的肺癌细胞系(SUIT-2)。包括父代细胞、亚系 S2-VPX（通过静脉肺转移培养）和 S2-CPX(通过皮肤肺转移培养)静脉注射或皮下注射于裸鼠,小鼠实验性或自发产生肺转移。S2-VP10 细胞株静脉注射会产生 100%的裸鼠肺转移。然而,当皮下注射时比其亲代细胞没能产生更多的肺肿瘤灶。S2-CP8 细胞株产生 100%的裸鼠广泛肺转移，无论静脉注射还是皮下。这些细胞系比它的父代(SUIT-2)表现出更大的侵犯能力和与细胞外基质的联系。S2-CP8 细胞系比父代 SUIT-2 细胞系和 S2-VP10 细胞对Ⅰ型和Ⅳ型胶原降解展示更高水平的作用。在 RT-PCR 研究中 SUIT-2、S2-CP8 和 S2-VP10 细胞系均能表达多种基质金属蛋白酶（MMP-1、MMP-2、MMP-3、MMP-7 和 MMP-9、MMP-10 和 MMP-14)。这些结果表明,一些参数在实验性和自发性转移中高黏附和侵袭力是很重要的,在自发转移中胶原蛋白降解酶是预测播散的关键角色[6]。

胰腺癌的转移:胰腺本身无包膜,故易于早期发生扩散、转移,其方式有如下几种:①胰内扩散及累及胰周:多数胰腺癌早期可穿破胰管壁,向胰腺组织浸润、转移,且大多数胰腺癌早期即可向胰周组织侵犯,因侵犯的方向不同,可累及十二指肠、胃、空肠、横结肠、肝脾、肾上腺、肾、输尿管、腹膜后组织等,可累及的血管主要有门静脉、下腔静脉、腹主动脉、肠系膜上血管、脾静脉等;②淋巴道与血行转移:淋巴道转移是胰腺癌早期转移的主要方式,即使癌组织直径<2 cm,也有 40%左右的淋巴道转移,手术切除时发现淋巴结转移的高达 90%,血道转移则多为晚期胰腺癌的主要转移方式,如肝、肺及胸膜、腹膜等转移;③神经转移:胰腺癌尚可沿神经束转移，一般先侵及胰腺内的神经,然后沿神经束扩散到胰腺外的神经丛,显微镜下可见神经及其周围受侵现象[1]。

Mao C 等报道 Toledo 医院自 1952—1992 年 154 例胰腺外分泌腺癌尸检的资料。淋巴结转移共 99 例。胰体尾部癌的淋巴转移相对比胰头部多些。第 1 组有记录的 90 例中,30 例有神经周围浸润。纵隔淋巴转移经过横隔、食管裂孔或沿胸导管转移至肺。远处转移在第 1 组 138 例中,117 例有肝或其他远处脏器转移(85%),可由原发或继发血源途径扩散所致,肝转移灶常呈多发。肝转移最多见,占 67%;其次为肺(54 例)、胸膜(15 例)、脑(7 例)。除肝脏外,胰体尾部癌转移至其他脏器的机会比胰头癌为高($P<0.05$)。

胰癌细胞可绕淋巴结、肝或肺转流而形成第二站或第三站转移,胰内转移或多中心肿瘤也比一般公认的为多见。<2 cm 直径的小肿瘤常伴有远处转移,可见肿瘤分期的应用价值不大[7]。

APUP 习惯上称之为类癌。消化道类癌预后较好,但来自甲状腺、垂体、肾上腺和胰腺等处的是高度恶性的肿瘤,含有大量血清素的胰岛细胞肿瘤,具有类癌组织学表现,少数患者伴有类癌综合征征象。肿瘤 85%发生在胃肠道,只有 10%出现在肺与支气管。发生在肺与支气管的肿瘤可分泌多种多肽激素[8]。

汤志刚等通过小鼠试验研究组织因子途径抑制物 2(TFPI-2)基因对人胰腺癌细胞系 Panc-1 细胞侵袭能力的影响。TFPI-2 基因表达可抑制胰腺癌细胞系 Panc-1 的侵袭转移能力,实验组未见肌层、肝及肺转移,为胰腺癌的基因治疗提供了实验依据[9]。

胰腺癌术后易发生转移、复发与胰腺组织学特点有关,胰腺组织学特点导致胰腺癌浸润性生长有其自己的特点,即癌组织可通过胰管、小叶间隙或腺泡细胞浸润性生长;小叶间隙是胰腺实质与外界相通的道路,因此使肿瘤更早发生转移[10]。

三、临床表现

胰腺癌临床表现见表 16-7-1[11-13]。

表 16-7-1　胰腺癌临床表现

作者	例数	临床表现
余志良等	1027	TNM 临床分期:Ⅰ期者 172 例(17.0%),Ⅱ期者 296 例(29.2%),Ⅲ期者 239 例(23.6%),Ⅳ期者 307 例(30.3%),13 例未能准确分期。少见症状:胰腺癌的少见症状多由于肿瘤的并发症或转移所致。胸痛 3 例,精神症状 3 例,血管栓塞 2 例,便秘 5 例,肢体水肿 2 例,血尿 2 例,少尿 1 例,咯血 1 例,咳嗽 1 例,颈淋巴结大 1 例
高德明等	210	TNM:Ⅰ期 3 例(1.4%),Ⅱ期 21 例(10%),Ⅲ期 52 例(24.8%),Ⅳ期 134 例(63.8%)
王荣辉等	1	因咳嗽、纳差 1 月余入院。3 年前曾做过“胃大部切除术”。咳少许白色黏液痰,伴有气促感,间有上腹部隐痛不适,有纳差、乏力症状。左侧颈后区沿胸锁乳突肌触及 4 个花生米大小的质硬淋巴结

胰头癌是胰腺癌常见的好发部位。由于胰腺位于腹膜后,部位隐蔽,早期常无特征性临床表现。肝脏、肺、腹腔是胰头癌的常见转移部位。

陈卫昌等分析胰头癌55例诊治。临床:发热3例其中1例以咳嗽、发热等肺部转移症状就诊。其中15例伴肝转移,胃十二指肠局部浸润7例,腹水6例,脾转移4例,肺转移2例,后腹膜淋巴结转移11例。2例伴肺部转移者行全身化疗[14]。

余志良等收集1994—2001年的1027例胰腺癌患者中确定出小胰腺癌36例(直径≤2cm)。以Furukawa等1996年报道的31例小胰腺癌为日本对照组;同时从本组另外的985例胰腺癌中随机抽取80例为普通对照组,比较症状、影像学及实验室检查、预后等方面的差异性(表16-7-2)。

表16-7-2 36例小胰腺癌与对照组临床分期情况(%)

组别	Ⅰ	Ⅱ	Ⅲ	Ⅳ
本组	52.8	11.1	25	11.1
日本组	41.9	0	54.8	3.3
普通组	13.8	28.8	31.1	26.1

本组36例Ⅰ、Ⅱ、Ⅲ、Ⅳ期分别占52.8%、11.1%、25.0%、11.1%,与日本组无显著差异,与普通组有显著差异;肿瘤≤1 cm者2例,侵犯周围神经血管、淋巴结、邻近脏器及腹膜后者比例分别为29.7%、27.0%、19.3%、9.3%。33例胰头癌行胰十二指肠切除术29例,体尾癌行远侧切除术2例。病理显示低分化、低中分化、中分化、高分化分别占18.8%、37.5%、37.5%、6.3%[15]。

许志奇和陈淑琼分析75例继发性肺恶性肿瘤。其中胰腺癌1例,男,68岁,确诊时发现左肺转移,未予手术[16]。

王荣辉等报道1例胰腺癌肺转移误诊为支气管炎、吻合口溃疡。临床表现见表16-7-1。粪潜血(++++)。胸片:"慢性支气管炎、肺气肿并感染"。后巩膜黄染。肝功能:直接胆红素升高,HBsAg(+)。经剖腹探查证实为胰腺癌。并发现有肺部转移。不久死亡[13]。

SPT占胰腺原发肿瘤的1%,约占胰腺囊性肿瘤的3%。男女发病率为1:9,女性以20~30岁为好发年龄。一般无特异性临床表现,肿瘤较小时多无症状。上腹部疼痛是其最常见的症状,其次为呕吐、腹胀及消化不良等,肿瘤破裂、出血、继发感染等症状少见。通常不合并胰腺分泌功能异常。值得注意的是,该肿瘤即使位于胰头,也很少引起梗阻性黄疸,这可能与其生长缓慢、很少有局部向胰腺外生长而侵犯邻近器官有关。一些患者可完全无症状,而于体检或其他手术时偶然发现;部分患者上腹可触及无痛性包块,与周边组织界限清楚,活动度尚可,表面尚光滑。远处转移少见,多转移至肝脏、大网膜[5]。

孙旭东等报道胰腺APUD肿瘤肺转移1例。因阵发性腹痛伴腹胀,尤以左上腹为重2个月。腹部B超:胰体5.3cm×5.9cm×5.3cm不规则回声区。诊断:胰腺囊实性占位。胸片右肺下叶背段3.0cm×2.0cm结节影。先剖胸探查,右肺下叶背段扪及3.0cm×3.0cm×2.8cm肿块,行肿瘤楔状切除术。病理检查为APUD肿瘤。后行剖腹术。胰腺体尾交界处有一5.0cm×5.0cm×5.6cm肿瘤。胃左动脉及胃小弯处淋巴结明显肿大。胃左动脉旁有一4.0cm×3.0cm×3.0cm肿块。病理:APUP肿瘤,肿大淋巴结内见恶性瘤细胞[8]。

吕纯业等分析8例经病理证实的胰腺神经内分泌癌的临床资料。结果:术后病理检查典型类癌2例,小典型类癌3例,小细胞癌3例;瘤体直径4~12 cm,均呈浸润性生长;淋巴结转移3例,侵犯十二指肠4例、胆总管1例、肠系膜上动静脉1例、下腔静脉1例,肝转移1例。随访6例,5例存活,1例术后第8个月死于肝转移[17]。

四、影像学表现(见书后附图13、23、28、31、43)

几组病例的影像学表现见表16-7-3。

高军等16例中、晚期胰腺癌的MRI中,1例肺转移者并无明确呼吸道症状记载,是转移至左下肺,转移灶信号与原发灶类似[18]。

五、诊断

消化道肿瘤,例如胃、肝、胰腺等,当原发灶尚未明确时可先发现转移,而少数原位隐性肺癌亦可转移到胃肠道。消化道肿瘤的肺转移与原发性肺癌的鉴别诊断:①消化道肿瘤多发结节型肺转移与原发性多发性肺癌的鉴别:消化道癌肿血行转移,常见的是一个以上的多发结节,约占半数以上,大小1~6 cm,圆形或椭圆形,境界清楚,密度均匀,分布在中、下肺野。常见于结肠、直肠、肝癌。肝癌一般呈大小较一致的肿块,有时多发性结节,一般从上到下逐渐肿大。②消化道肿瘤多发结节型肺转移容易与原发性肺癌的肺内多发性转移混淆,原发性肺癌的肺内多发性转移常误诊为血行多发性转移性肺癌。③消化道癌肿孤立性肺转移与原发性肺癌的鉴别:结肠直肠癌,特别是乙状结肠癌,30%~40%呈单个结节型肺转移,应与原发性肺癌鉴别。

表 16-7-3 几组病例的肺影像学表现[4,13]

作者	例数	影像学表现
杨家峪	综述	消化道癌肿血行转移,常见的是一个以上的多发结节,约占半数以上,大小 1~6 cm,圆形或椭圆形,境界清楚,密度均匀,分布在中、下肺野。常见于结肠、直肠、肝癌。肝癌一般呈大小较一致的肿块,有时多发性结节,一般从上到下逐渐肿大。消化道肿瘤肺转移,10%~20%通过胸片检查发现。胸片:①多发结节型;②孤立结节型;③粟粒淋巴管炎型;④胸水型:胰腺癌;⑤纵隔肺门肿大型:胰腺癌;⑥阻塞性肺炎-肺不张型;⑦空洞型
Gaeta M 等	65	胃肠道腺癌。出现下述胸 CT 表现之一种或一种以上者,即划归为气隙型转移:①气隙性结节;②肺实质实变且含支气管气象和(或)显示血管造影征;③局灶性或弥漫性毛玻璃样高密度影;④结节伴有晕征。结果:65 例肺转移中有 6 例为气隙型转移。原发灶为胰腺癌 3 例、结肠癌 2 例、空肠癌 1 例。其中有 1 例肺转移的诊断早于发现原发恶性肿瘤 15 天。例 1 为大片肺实变伴一些毛玻璃样影。例 2 可见一片毛玻璃样影。例 3、例 6 表现为广泛肺实变且含支气管气象。实变肺的 CT 值为 18~55 HU。例 3 还显示了血管造影征。对照尸检所见,此征的形成是由于肿瘤呈鳞屑样生长而未侵及肺的血管所致。例 3 还可见多个结节+部分显示有“晕”征 5 例。例 4 呈单发转移。结节周围绕以少许毛玻璃样影,例 5 表现为多发气隙性结节及斑片状实质实变。例 1 和例 5 还可见小叶中心性毛玻璃样结节伴肺实变。所有病例均无淋巴管性癌变的表现。胃肠道腺癌气隙型肺转移并非罕见。其 CT 及显微镜所见极似细支气管肺泡癌。在慢性肺实质性病变的鉴别诊断中,应都考虑到这一点
王荣辉等	1	胸片:慢性支气管炎、肺气肿并感染

孤立性转移性肺癌:①大多数为圆形或椭圆形,呈扩张性生长,如无溶解坏死,密度均匀;②一般无分叶,有时有小分叶,小分叶与病灶大小无关,大病灶也可无分叶;③大多数病灶边缘光滑,境界清晰,有时病灶外周由结缔组织包裹,可能与肿块呈扩张性生长,压迫周围组织有关,而与病灶大小无关;④血浆前列腺素 E_2(PGE$_2$)测定:自 Narishwa 等报道结肠直肠癌血浆前列腺素 E_2 与肺、肝转移的关系,发现局部从癌肿引流的静脉血中 PGE$_2$ 升高,当有肺和肝转移时,外周血液中以及转移癌组织中均有大量 PGE$_2$ 产生,从而提示原发肿瘤中 PGE$_2$ 升高可增加肿瘤转移形成,外周血 PGE$_2$ 含量测定可探查结肠癌的肺、肝转移,从而有助于与原发性肺癌的鉴别诊断;⑤磷脂酰胆碱含量测定:消化道肿瘤在肺部的转移较原发性肺癌高 2 倍以上;⑥单克隆-抗 CEA 抗体:Ghoneim 研究多克隆-抗 CEA 抗血清和限于对结肠癌抗原表达的两种单克隆-抗 CEA 抗体-B18、B14。B18 在结肠癌 65%阳性,原发性肺腺癌 45%阳性;B14 在原发性结肠癌活检组织 9/9 是阳性,而原发性肺腺癌仅 1/6 阳性(P=0.002)。

诊断方法:①根据消化道肿瘤的病史、体检,内窥镜活检或手术病理,X 线与癌肿标记物检查;②痰脱落细胞检查:阳性率低于原发性肺癌,以支气管黏膜浸润(结肠癌)淋巴管炎性浸润(胃癌)相对较高;③经皮针吸活检;肺外周或胸膜下结节病变,两肺弥漫性病变,可在胸透或 CT 定位引导下进行,阳性率高;④纤支镜检查:对支气管黏膜浸润,两肺弥漫性病变,淋巴管转移者阳性率可达 79%;⑤X 线检查:消化道肿瘤肺转移,10%~20%通过胸片检查发现。胸片:①多发结节型,如肝、结肠、食管癌;②孤立结节型,如结肠癌;③粟粒淋巴管炎型,如胃癌;④胸水型,如胃、肝、胰腺癌;⑤纵隔肺门肿大型,如食管、胰腺癌;⑥阻塞性肺炎-肺不张型,如结肠直肠癌;⑦空洞型,少见,如直肠癌[4]。

孙殿敬等采用自制 14 号抽吸针与 BARD 公司产 19.5G 活检枪,组合成同轴穿刺器,对 68 例肺内小病灶(直径≤3 cm)穿刺活检。结果:68 例中鳞状细胞癌 28 例,腺癌 19 例,结核球 8 例,炎性假瘤 5 例,霉菌球 3 例,错构瘤 2 例,肺脓肿、肺硬化性血管瘤、胰腺癌肺转移各 1 例。穿刺活检阳性率为 98.5%(67/68),组织学诊断正确率 94.1%(64/68),气胸发生率为 4.4%(3/68),咯血发生率为 2.9%(2/68)[19]。

陈卫昌等分析胰头癌 55 例诊治。胰头癌相关的肿瘤标志物检测最有价值的标志物是 CA 19-9,敏感性为 68%~93%,特异性为 76%~99%,但亦有假阳性,如胰腺炎、黄疸等患者也可升高,其他消化道肿瘤亦可升高。影像学检查:动态螺旋 CT 为目前胰头癌最常用的诊断方法,多数胰头癌呈低密度或稍低密度改变,对判断不能切除的准确性达 80%~100%,其缺点是对判断可切除的准确性较低。MRI、MRCP 也是胰头癌重要的辅助诊断方法,优点是无需造影剂、无创伤,缺点是空间分辨率不高,不能显示未扩张的胰管分支[14]。

高军等认为 MRI 由于信噪比提高以及能发现小病灶,在胰腺病变的诊断方面,结果满意和稳定。文献认为胰腺的 MR 检查最好在高场(场强≥1.0T)条件下进行,这样可以改进屏气成像的信噪比[18]。田嘉禾等利用 ^{131}I-HIPDM 进行 66 例胰腺显像和 184 例肺显像临床研究。证实正常胰腺分 3 型;胰腺癌、胰腺炎和腺囊肿均有其独特的表现;静、动态肺显像反映肺内皮胺受体分布及功能状态;^{131}I-HIPDM 从肺清除呈双相,在慢阻肺、肺气肿、哮喘等疾病时有特异性改变,并与肺功能、心功能相关良好。结论:①^{131}I-HIPDM 是一种性能良好的胰、肺显像剂;②^{131}I-HIPDM 在不同胰肺疾病时呈不同显像改变;③^{131}I-HIPDM 显像提供的信息与其他临床诊断技术间有互补性; ④^{131}I-HIPDM 显像为临床提供了有效的胰、肺疾病诊断技术。胰腺癌所致胰腺缺损的特点是大于 CT、B 超所示,甚至造成大半胰腺的缺如;相当比例的胰腺癌病例全胰腺不显影,是仅见于胰腺癌的特征性表现。总之,尽管 CT、B 超、术中证实大部胰腺组织"正常",^{131}I-HIPDM 显像显示大范围功能受损,是胰腺癌诊断的重要线索,这一发现与国内外同类报道的结论一致。本组病例(内含 17 例胰腺癌)诊断准确率 59/66(89.4%)。原发性肺癌 57 例均显示放射性缺损[20]。

田小林等探索 Rho 亚家族与胰癌侵袭及转移的关系。Rho 蛋白是一种具有 GTP 酶活性的小分子 G 蛋白。Suwa 等用 RT-PCR 方法检测 RhoA、RhoB 和 RhoC 的 mRNA 在 33 例胰腺导管腺癌中的表达水平,结果显示癌组织中 RhoC mRNA 表达水平较正常组织增加, 相比之下在转移病灶中其表达水平更高,特别是在发生神经侵犯和淋巴结转移的肿瘤组织中较无转移的肿瘤组织 RhoC mRNA 表达水平更多。可见,Rho 与胰腺癌的恶性程度及转移侵袭有密切联系。另外,RhoC 在胰腺癌、胃癌、结肠直肠癌、泌尿系肿瘤等中均呈过表达,并有可能成为判断肿瘤转移潜能的指标[21]。

六、治疗

美国的研究者回顾性分析了美国退伍军人中心癌症登记数据库中 1995—2007 年间所有 80 岁以上的转移性胰腺癌患者资料。结果显示,在所有的 440 例患者中,大多数患者未接受治疗,仅 12%的患者接受化疗。多变量分析显示,与未治疗患者相比,化疗患者的中位 OS 显著延长(4.9 个月 vs 1.7 个月,HR=0.41,$P<0.0001$),1 年生存率升高(13% vs 3%)。其中,患病时患者仍吸烟与不良预后相关[22]。

徐建华等观察 KAI1 基因抑制人胰腺癌细胞转移的体内实验。MiapacaⅡ胰腺癌细胞裸鼠皮下接种后,随机分为 2 个大组(接种后第 10 天和第 21 天治疗组)。结果:接种后 10 天进行基因注射组,KAI1 治疗组和脂质复合物治疗组肿瘤体积、瘤重、肺重、肝重和肺表面转移结节数均小于对照组($P<0.05$),体积抑瘤率分别为 63.79%和 73.51%, 瘤重抑瘤率分别为 77.12%和 83.26%,肺重分别为(0.33±0.09)g 和(0.30±0.09)g,肝重分别为(1.01±0.27)g 和(0.99±0.21)g,对照组肺肝重分别为(0.45±0.09)g 和(1.62±0.39)g,对照组肺表面转移结节数平均为(2.33±1.63)个,治疗组结节数仅为(0.5±0.83)个。pCMV-KAI1 治疗组与脂质复合物治疗组相比差异无显著性($P>0.05$)。进一步提示 KAI1 基因可能是通过抑制癌细胞在继发部位的生长而起到抑制胰腺癌转移的作用[23]。

胰腺癌的生物学行为特点是浸润性强,毗邻脏器早期受侵率高,胰腺癌手术复杂、风险大、并发症多。因此,手术切除率很低,美国报道为 10%~15%,其中能根治者仅为 5%~7.5%,我国报道为 10%~30%[24]。

胰腺癌以手术切除为主要手段。但手术切除率只有 10%~20%,而且手术后的 5 年生存率为 10%左右。日本在 20 世纪 90 年代中期以后小胰腺癌 (肿瘤直径≤2 cm)的发现率显著提高,小胰腺癌患者手术后 5 年生存率达 42%[2]。

迄今为止,根治性手术切除仍是可能治愈胰腺癌的唯一有效方法。2006 年 Johns Hopkins 医院Cameron 等向人们展示其 40 年间胰十二指肠切除术的光辉历程,在这 40 年间,手术时间由 20 世纪 70 年代的平均 8.8 小时降至 21 世纪初的 5.5 小时,术后住院时间由平均 17 天下降至 9 天,手术死亡率仅为 1%。Cameron 等报道 405 例接受胰十二指肠切除术的胰头癌患者总的 5 年生存率为 18%,淋巴结阴性者的 5 年生存率为 32%,而淋巴结和切缘均阴性者的 5 年生存率则高达 41%,表明胰十二指肠切除术是一种安全、有效的手术方式。

临床研究发现,约 40%的胰腺癌患者就诊时往往已处于局部进展期,CT 片上显示肿瘤已累及邻近血管, 多数医师由此断定肿瘤无法切除而放弃手术治疗。而这部分患者经胰腺专科医师的诊治,有可能获得手术切除。复旦大学胰腺病研究所充分利用现有的诊断技术, 包括多排螺旋 CT、CTA、MRA 血管成像和 DSA 血管造影等,明确胰腺肿瘤侵犯邻近血管(肠系膜上 V、门 V、下腔 V)的程度,采用术前介入化疗新方法,使肿瘤与血管间出现"炎性水帘",部分患者的肿瘤与血管得以分离,获得根治性切除,为胰腺癌的治疗增添新的希望。有资料表明,选择合适患者进行血管切除加重建是安全的,并不增加手术并发症和死亡率,也不影响胰腺癌患者的生存时间。局部进展期胰腺癌患者合并血管切除后的中位生存时间为23个月,较姑息性放、化疗后的生存时间约延长1年。

胰腺癌较易浸润胰周神经和后腹膜组织,导致术后复发、转移率高。Doi等研究发现,主动脉旁淋巴结阳性的胰腺癌患者死于根治术后1年内者为84%,而主动脉旁淋巴结阴性者为46%,主动脉旁淋巴结的转移情况与胰腺癌的预后独立相关。胰腺癌周围神经丛浸润十分常见,发生率高达90%~100%,是术后局部复发的重要原因之一。胰内神经丛浸润可蔓延至胰外神经丛,此过程被认为是导致切缘阳性的重要因素,因而整块切除腹膜后组织包括部分神经丛应作为胰腺癌手术的一个基本组成。

APUD肿瘤的治疗依靠手术切除。肿瘤转移多见于肝,肺转移以右肺下叶居多,但临床上肺转移少见,如肿瘤局限应积极行手术治疗[8]。

常规放疗局部晚期胰腺癌可将中位生存时间延长3个月,1、2年生存率分别为30%和10%左右。于金明等报道采用立体定向放射治疗不能手术的胰头癌13例,1、2年生存率分别为92.3%和70.0%。这是目前所见最好的结果。蔡晶等采用立体定向放射治疗胰腺癌18例,1、2年的生存率分别为55.6%和27.8%。这与周桂霞等报道81.2%和26.0%的1、2年生存率相近。无论是哪一组报道,其1、2年生存率都高于李金高等报道的采用常规放射治疗+化疗综合治疗的31.3%和9.4%的结果。夏廷毅等研究中采用一种新的立体定向放疗技术——体部γ刀治疗52例中、晚期Ⅱ~Ⅳ期胰腺癌,1、2年总生存率分别为56.5%和23.1%。进一步分析发现不能手术的Ⅱ期23例的1、2年生存率分别为76.9%和46.7%,比目前一般报道的20%~30%高,提示体部γ刀治疗胰腺癌在提高局控率和生存率上可能存在优势。

夏廷毅等自2000—2003年2月采用体部γ刀治疗不能手术的胰腺癌患者62例,其中可分析病例52例。按CT分期Ⅱ期20例(Ⅱ期为病灶侵犯胰腺周围器官或血管),Ⅲ期18例(有胰腺周围侵犯和腹腔淋巴结转移),Ⅳ期11例(有肝或其他远处转移)。剂量:胰头癌0~4 Gy/次,胰体尾癌4~5 Gy/次,5次/周,10~17次,肿瘤边缘总剂量40~51 Gy,中心区域80~102 Gy,2~3周内完成治疗。近期疗效:治疗结束后局部止痛有效率83.9%(26/31),减黄率66.7%(4/6)。治疗结束后2~3个月全部病例行CT检查评价肿瘤的消退及缩小情况:CR为19.2%(10/52),PR为69.2%(36/52),总有效率(CR+PR)为88.4%。生存率:所有期别的1、2年总生存率分别为56.5%和23.1%; Ⅱ期分别为76.9%和46.7%;Ⅲ~Ⅳ期分别为39.4%和0。Ⅱ期和Ⅲ~Ⅳ期两者间的差异有显著性意义。胰头癌的1、2年生存率分别为64.5%和33.2%,胰体尾癌分别为45.8%和7.9%。胰头癌和体尾癌的2年生存率间的差异有显著性意义。治疗剂量48~51 Gy的1、2年生存率分别为58.4%和25.0%,40~45 Gy的分别为56.4%和22.6%,两者间的差异无显著意义[25]。

胰腺癌恶性度高,生存率是极低的。缺乏有效的治疗是一个主要因素。Liu WM等报道1例胰腺腺癌和肝脾转移患者,经吉西他滨联合来那度胺治疗有效,且无严重并发症。女性,70岁。因就诊妇科腹部CT检查偶然发现肝脏病变,活检后病理证实胰腺腺癌肝转移。CT还显示脾转移。化疗:先是每周吉西他滨(1000 mg/m²),2个月后临床明显恶化。在患者知情同意下开始吉西他滨每日联合来那度胺20 mg。CA 19-9逐渐下降,没有发生重大并发症。首诊后33个月疾病是稳定的,脾转移没有变化,也未发现新的肝转移。患者保持着健康并继续全职工作[26]。采用健择为主的化疗方案治疗晚期胰腺癌可获得10%~20%的近期有效率,但不延长生存时间。新辅助放化疗使80%~90%的肿瘤局部受到抑制,从而提高进展期胰腺癌的切除率,并可改善患者的全身症状,延长生存时间。

Tacamori等采用5-FU介入化疗联合吉西他滨全身化疗治疗不能切除的胰腺癌,结果该类患者的中位生存期为14个月,1年生存率为50.9%。Mambrini等对211例不宜行手术切除的胰腺癌患者进行区域性动脉灌注化疗(5-FU、甲酰四氧叶酸、表柔比星和卡铂),结果显示手术患者的中位生存期为9.2个月,其中Ⅲ期为10.5个月,Ⅳ期为6.6个月[3]。

商健彪等经皮动脉植入药盒治疗中晚期恶性肿瘤50例,其中胰腺癌8例。导管留置部位为胰十二指肠动脉。效果:CR 0例,PR 3例,NC 4例,PD 1例。无一例生存期超过1年,平均1年生存率32%[27]。

瑞典乌普萨拉大学及生物医学中心研究人员1981年报道,用人白细胞干扰素治疗晚期恶性胰腺癌22名。所有受试患者均属晚期。试验开始时,18名患者对化疗无效,10名有肝转移,1名有肺转移,2名已扩散至骨。干扰素的给药方法:前3天每日肌肉或皮下注射3×10^6 IU,而后增至6×10^6 IU。治疗的客观有效率为77%,有效期平均为8.5个月。6名有效者的肿瘤体积缩小50%以上。干扰素的疗效可与细胞毒素的疗效媲美[28]。

汤志刚等通过小鼠实验证明，组织因子途径抑制物2(TFPI2)基因表达可抑制胰腺细胞系Panca-1的侵袭转移能力，为胰腺癌的基因治疗提供了实验证据。

法国学者尼克利(Niccoli)在第46届ASCO会上报道171例分化良好的晚期胰腺神经内分泌肿瘤(NET)患者。在基线水平,95%有远处转移,89%接受过手术治疗。患者分组1:1。舒尼替尼组的中位PFS期显著延长(11.4个月 vs 5.5个月,HR=0.418,P=0.0001),ORR显著延长(9.3% vs 0,P=0.0066),PD发生率降低(31.4% vs 56.5%),6个月无事件生存(EFS)率提高(71.3% vs 43.2%)。两组死亡率分别为10.5%和24.7%。中位OS未达到,但从6个月生存率数据来看,舒尼替尼组患者具有生存优势(92.6% vs 85.2%),死亡风险显著降低59.1%(P=0.0204)[29]。

七、预后

美国癌症协会统计,美国全国胰腺癌患者的2年生存率仍低于20%,5年生存率则不足5%[2]。

余志良等的小胰腺癌病例预后:1、2、3、4、5年生存率分别为63.9%、36.1%、22.2%、11.1%、8.3%;TNM临床Ⅰ期者生存率为84.2%、63.2%、42.1%、31.6%、15.8%。与日本组比显著缩短,与普通组比明显延长。36例中位生存期19.5个月，病理分化程度显示对预后无明显影响。36例小胰腺癌与对照组预后情况见表16-7-4[15]。

表16-7-4 36例小胰腺癌与对照组预后情况(%)

组别	1年	2年	3年	4年	5年
本组	63.9	22.2	11.1	8.3	
日本组	86.0	70.7	54.5	54.5	–
普通组	27.5	16.3	8.7	3.8	–

目前尚缺乏预测恶性SPT的指标。有文献报道Ki67>25%提示预后差，但还有待更多的临床研究证实[5]。

石怀银报道胰腺腺泡细胞癌14例。14例中6例于术后8~18个月内复发,4例发生肝、肺等远处转移。14例患者术后均死于肿瘤，存活时间13~36个月,平均24个月[30]。

参考文献

[1]孙燕.内科肿瘤学.北京:人民卫生出版社,2001:630-639

[2]吴建新,王兴鹏,徐家裕.胰腺癌流行病学的研究现状.临床内科杂志,2000,17:189-191

[3]傅德良,倪泉兴.胰腺癌综合治疗的新趋势.外科理论与实践,2007,12:205-207

[4]杨家峪,胡佩莉.消化道肿瘤肺转移与肺癌的诊断.医师进修杂志,1994,17:31-33

[5]吉顺荣.胰腺实性假乳头状瘤的发病机制及其诊治现状.外科理论与实践,2009,14:572-574

[6]Kitamura N,Iwamura T,Taniguchi S,et al. High Collagenolytic activity in spontaneously highly metastatic variants derived from a human pancreatic cancer cell line (SUIT-2)in nude mice. Clinical & Experimental Metastasis,2001,18:561-571

[7]徐垠摘.胰腺外分泌腺癌发展类型和结果的观察. 国外医学外科学分册,1995,22:316-317

[8]孙旭东,祝海.胰腺APUD肿瘤肺转移一例报告. 实用癌症杂志,1997,12:313,318

[9]汤志刚,孙振阳,胡何节,等.TFP1-2对胰腺癌细胞体内和体外侵袭力的影响. 中国普外基础与临床杂志,2008,15:46-47

[10]李建刚,徐新建,王喜艳,等. 胰腺癌转移、复发的病理组织学原因分析.新疆医科大学学报,2011,34:602-604

[11]余志良,李兆申,周国忠,等.胰腺癌临床症状调查(附1 027例分析).解放军医学杂志,2002,27:286-288

[12]高德明,吴金声,何泽生,等.胰腺癌早期诊断的探讨(附210例报告).中华普通外科杂志,1997,12:205-207

[13]王荣辉,王耀谦,冼青,等.临床常见诊疗错误汇编-1例胰腺癌肺转移误诊为支气管炎、吻合口溃疡的教训.新医学,1998,29:485

[14]陈卫昌,李锐,赵毅.胰头癌55例诊治分析.苏州大学学报(医学版),2003,23:470,480

[15]余志良,周国忠,李兆申,等.中国人小胰腺癌临床特征分析.中国肿瘤临床,2002,29:764-767

[16]许志奇,陈淑琼. 75例继发性肺恶性肿瘤的临床分析.华西医学,1999,14:45

[17]吕纯业,胡先贵,张怡杰,等.胰腺神经内分泌癌的诊断和治疗 (附8例临床报告). 第二军医大学学报,2005,26:859-862

[18]高军,李基根,成官迅,等.中晚期胰腺癌的MRI诊断.中国CT和MRI杂志,2004,2:43-44

[19]孙殿敬,赵明东,冯秀栓,等.提高穿刺肺内小病灶活检阳性率的一种新方法.滨州医学院学报,2001,24:530-531

[20]田嘉禾,尹大一,刘自来,等. 应用 ^{131}I-HIPDM行胰、肺显像的临床价值.中国医学影像学杂志,1994,2:80

[21]田小林,蒋志庆.Rho亚家族与消化系统恶性肿瘤侵袭及转移的关系.中国全科医学,2011,14:1038-1041

[22]王迈. 老年转移性胰腺癌患者接受化疗可使生存获益. 中国医学论坛报,2011-7-21 肿瘤B16版

[23]徐建华,任丽楠,邵丽春,等.KAI1基因抑制人胰腺癌细胞转移的体内实验.胰腺病学,2006,6:8-11

[24]赵平.我国胰腺癌诊治策略的研究.胰腺病学,2002,2:193-195

[25]夏廷毅,孙庆选,于涌,等.体部γ-刀治疗52例胰腺癌的疗效分析.中华肝胆外科杂志,2006,12:86-88
[26]Liu WM,Nizar S,Dalgleish AG. Dalgleish Received:Gemcitabine and lenalidomide Combination in a patient with metastatic pancreatic cancer:a case study. Med Oncol,2009年5月12日发表.DOI 10.1007/s12032-009-9228-6
[27]商健彪,刘方颖,许德义,等.经皮动脉植入药盒治疗中晚期恶性肿瘤的疗效分析.中国实用内科杂志,2004,24:100
[28]相洪琴.干扰素治疗胰腺癌.国外医学情报,1987,16:274
[29]舒绎.胰腺神经内分泌肿瘤治疗.中国医学论坛报,2010-7-1B7肿瘤
[30]石怀银,韦立新,李向红,等.胰腺腺泡细胞癌14例临床病理分析.临床与实验病理学杂志,2005,20:419-421

第八节 肝癌

一、流行病学

美国临床医师癌症杂志(CA)公布全球数据(2008年)肝癌病例数。癌症新发病例数:世界范围而言,男性中占第5位,女性中占第7位;发展中国家而言,男性中占第3位,女性中占第6位。死亡病例数:世界范围而言,男性中占第2位,女性中占第6位;发展中国家而言,男性中占第2位,女性中占第5位。

在我国,城市和农村居民的情况略有不同,城市肝癌的死亡率次于肺癌和胃癌居第3位,在农村则仅次于胃癌而居第2位。全国因患肝癌死亡的人数每年约11万,几占全世界肝癌死亡人数的45%。

世界每年约有35万新发肝癌病例,其中1/3在中国,每年因肝癌死亡的人数超过40万。20世纪70年代我国曾进行过8亿多人口的死因回顾调查,肝癌的标化死亡率男性为14.52/10万、女性为5.16/10万。以上海最高、云南最低,分别为17.68/10万与4.44/10万。据1990年调查结果我国城市居民肝癌标化死亡率为20.10/10万,农村则为24.32/10万[1-2]。

肝癌远处转移的临床发现率为12.3%~22%,而其中肺部转移占了60.5%~76.5%[3]。原发肝癌较易发生肺部转移,转移率可高达20%以上,尸检可高达40%~73%[4]。

原发性肝癌肝外转移的尸检发现率为50%~78%,以肺最为多见(23%~70%),其次为局部淋巴结、膈肌及骨。肺或骨转移是提示肝癌可能性的头一个临床体征。文献中肝癌肺转移发病率与肝癌地理分布不同有关。西方国家,尸检肺癌发病率很低,美国仅0.21%,英国0.57%,瑞典1.37%,而亚洲高发。日本、印度、泰国分别为24%、1.6%、1.55%;发病率最高的是新加坡和我国的台湾地区、香港地区,分别为5.3%、5.5%、7.0%[5]。

刘玉堂报道55例原发性肝癌肺转移的X线诊断。选自250例原发性肝癌患者,转移发生率为22%。在肝外转移中,转移至肺的几达半数。发生肺转移者,几乎全部为男性,女性所占比例极小。根据肝癌的细胞学分类,肝细胞型占90%,该型多见于男性,早期可发生远处转移,也说明了原发型肝癌患者,男性更容易发生肺转移。肺转移在少年至老年组均有分布,越是年轻患者,转移出现得越早越快[6]。

在肝外转移中,据Nakashima等(1983)报告,最常见的转移部位是肺(52%)和淋巴系统(27%),其次为直接侵犯膈肌和邻近器官(10%)和腹腔种植(6%)。再次为脑、骨转移[7]。Sohreiher报道肝细胞癌肺转移率为55.6%,淋巴结转移率为21.2%;而胆管细胞癌肺转移率仅18%,淋巴结转移率则为62.5%。

上海市肝癌协作组对3254例原发肝癌分析的结果发现肝外转移448例,其中肺转移最多,占60.5%,也就是说,占全部病例的8.33%。Levy等分析了449例原发性肝癌,肺转移率竟达24%。孙如荣等统计738例原发性肝癌,其肺转移率达13.8%[8]。

二、病理学

杨林等综述原发性肝癌(PLC)转移途径的解剖学基础。肝癌以血行转移最常见,首先侵犯肝血窦,在肝门静脉和肝静脉内形成血栓,并向肝内和肝外转移。其次为淋巴途径转移,种植性转移最少见。

1.肝门静脉途径

这是PLC肝内扩散的最主要形式。

2.肝静脉途径

PLC晚期可通过肝静脉途径转移到肺、肾上腺、骨、肾及脑等处。PLC常侵犯肝脏的静脉系统而出现肝动-静脉瘘,而肝动-静脉瘘的存在可加速肿瘤在肝内及全身的扩散。肝癌绝大多数是动脉供血,且有向门静脉和肝静脉内发展的趋势,在门静脉及肝静脉内形成癌栓并不断血管化。同时,由于肝癌组织内的动静脉比例失调及结构改变,导致正常通路发生改变,肝内发生动-静脉短路,为肝癌的肝外转移提供了条

件。肝动脉-门静脉短路较肝动脉-肝静脉短路多见。一组分化差的肝细胞癌病例中，肝动脉造影发现肝动-静脉短路 31.2%(91/292)，其中肝动脉-门静脉短路占 28.8%(84/292)，肝动脉-肝静脉短路占 2.4%(7/292)。

Arakawa 报道 55 例肝硬化肝癌患者，在胃食管壁的组织学检查中，13 例在曲张的静脉内有瘤栓形成。而在此 13 例中，12 例有肺部转移。故 Arakawa 认为，除了上述肺静脉转移径路外，门静脉-曲张的胃食管静脉-肺也是一个可能的转移径路。刘光华等报告肝硬化肝癌患者的胃食管壁组织学检查中，约有 25% 在曲张静脉内有癌栓形成，而本组 20 中 16 例有肺部转移表现，因此，门静脉→曲张的胃食管静脉→肺可能是一个转移途径。

从早期血行性肺转移的血管造影和组织形态学分析，可以看出终末动脉和毛细血管前小动脉内的末梢肺循环是播散灶的起始部位。常恒等报道，转移癌的血管与终末肺循环的肺动脉分支接触，说明肺循环对癌性转移灶营养的控制，这也是转移癌同原发性肺癌的最大区别所在。后者主要由支气管动脉供血[2,3,9]。

肝癌转移复发的机制：汤钊猷所在研究所研究表明，观察到小肝癌的侵袭性略轻于大肝癌的侵袭性，但其差别不大，说明即使小肝癌也存在生物学特性的问题。文献报告肝细胞生长因子(HGF)，端粒酶、骨连接素(osteonecLin)等也与肝癌侵袭性有关。总之，肝癌侵袭性的分子基础，可能是在“癌变”基础上再加上一些基因改变的积累。癌的“发生”和“进展”这两个阶段在分子水平的变化，既有量的变化，也有质的变化。

肝癌血管生成的研究：肝癌主要为多血管型肿瘤，故研究血管生成有重要意义。研究所发现有癌栓者，与血管生成有关的 VEGF mRNA 水平高于无癌栓者。PD-ECGF 也相仿，用抗 CD34 染色测定微血管密度，证明少血管型小肝癌切除后的 5 年无瘤生存率为多血管型者的一倍。文献亦认为 VEGF 的基因和蛋白的表达与肝癌血管生成和癌的进展有关，其中 VEGF121 和 165 亚型在肝癌血管生成中起重要作用。经导管动脉内化疗栓塞(TACE)治疗后，VEGF 水平明显升高，提示 VEGF 可能是缺血的敏感指针。有研究认为，血管生成取决于人巨噬细胞金属蛋白弹性蛋白酶(metalloelastase，一种强效血管生成抑制剂)与 VEGF 基因表达的平衡状况。此外，血管生成素(angiopoietin-2)基因表达的增强与临床多血管的表型以及肿瘤进展有关。

陈晓良等报道肝癌肺转移瘤膈下动脉供血 1 例。在发现原发性肝癌、胸片右下转移瘤时，行数字减影血管造影(DSA)肝右动脉供血区有巨大的肿瘤染色区，膈下动脉稍增粗，向上供血于肝癌肺转移灶大部分区域。插管至右侧支气管动脉，DSA 发现右侧支气管动脉下部分支供血于肝癌肺转移灶小部分区域[10]。林建华等报道 36 例晚期肝细胞癌患者，经肝动脉灌注 ^{99m}Tc 大颗粒聚合蛋白(^{99m}Tc-MAA)，得出肝肺分流率，随访 1 年，观察肝内动静脉瘘对肺转移的影响。肝癌肝肺分流率与肺转移：无肺转移组例数 19例，肝肺分流率($\overline{\chi}$±S)10.03%±4.88%，肺转移组分别是 17 例，14.37%±6.10%。结果：发生肺转移患者的肝肺分流率明显高于无肺转移者(P<0.05)，而肝肺分流率高主要是肝内动静脉瘘或门静脉与肝静脉之间的分流所致，这些异常通道的内径大，有利于癌细胞的扩散与转移，同时由于这些异常通道的存在，使肿瘤局部不能达到有效的血药浓度，对患者的疗效有极大的影响。因此，作者认为经肝动脉灌注 ^{99m}Tc-MAA，计算肝肺分流率，对预后的估计有着重要的临床意义。

Sugano 等认为 ^{99m}Tc-MAA 较血管造影更佳。^{99m}Tc-MAA 经肝动脉注入后，一部分滞留在肝血窦前而不被肝细胞吞噬，另一部分则通过异常的通道入肺，并滞留在正常的肺毛细血管床，因此，体外扫描可获得肝脏和肺的灌注图像，从而判断肝肺的分流情况。据 Walser 等报道，多数肝癌的肝肺分流率在 0~15%，也有高达 67%的报道[11]。

3.淋巴道途径

PLC 肝外转移主要通过淋巴道转移到肝门淋巴结、上腹部淋巴结和腹膜后淋巴结。片山正一通过 265 例肝癌尸体解剖探讨其淋巴转移方式及其对预后的影响。56 例淋巴结转移者中 27 例为肺门及纵隔等远隔淋巴转移。肝癌肺转移在 3 个时期调查分别为 72%、61%及 41%。59 例仅有肺血行转移，31 例仅有淋巴转移，42 例为二者兼而有之。镜下肺转移者中以 38 例血行转移者为最多，而血行+淋巴转移者仅 4 例。肉眼肺转移者中以 38 例血行+淋巴道转移者为最多，而仅血行及仅淋巴转移者各为 21 例。56 例有淋巴结转移者中肺转移达 49 例(87.5%)，而在 209 例无淋巴结转移者中肺转移为 83 例(39.7%)，有淋巴结转移者中 13 例为镜下肺转移(23.2%)，而肉眼肺转移者达 36 例(64.3%)。有淋巴结转移者中骨转移为 10 例(18%)，已明确淋巴结转移增加则肺转移增多，而骨转移并非显著增加。多变量分析显示重回归系数最高者是淋巴结转移(P=0.0092)。

10%的病例有肺门及腋窝等远隔转移显示肝癌

要比预想的更易致淋巴道转移。作者强调,若考虑镜下肺转移是肺转移早期像,肉眼肺转移为终期像,虽然多数镜下肺转移是血道转移像,但是淋巴道转移形式的出现早于肉眼的肺转移。而且肉眼肺转移者中60%为伴有淋巴结转移者。60%无淋巴结转移的肝癌尸检病例不伴有肺转移的结果也显示了淋巴道转移的重要性。肝癌预后的多变量分析证明淋巴结转移是最重要的因素[12]。

淋巴道转移远较血行转移少见,金志艳的病例中仅2例(2/31)。癌肿先转移至纵隔肺门淋巴结,致淋巴回流受阻而淤积,造成逆行的淋巴道转移。但研究表明,在淋巴转移中更多的是先由血行侵及毛细血管后再累及淋巴管。淋巴道转移有时可与血行转移合并发生而呈混合型转移。金志艳的病例见1例(1/31)[3]。

4.胆道转移

肝癌合并胆道癌栓的发病率为1.3%~4.9%,尸检的发现率为10.1%~10.8%。

5.邻近器官侵犯

临近肝被膜的癌结节可侵犯临近器官和组织,如胃、膈、结肠、胸腔等。

6.种植性转移

一般发生在肝癌晚期,位于肝脏表面的癌灶,往往易破坏肝包膜,发生种植性转移,腹膜转移最常见[13]。

日本肝癌研究会报道肝癌复发率在肝达86.4%,肝外转移至肺4.5%、骨4.1%、淋巴结2.2%、肾上腺0.7%[14]。转移的部位:临床最常见的部位是肺、骨和淋巴结。尸检发现以肺、淋巴结(主要是深部淋巴结)、右侧肾上腺等处转移多见,骨转移少见。深部淋巴结转移只在尸检时才发现。染色体改变与肝癌转移:对10例肝癌的原发灶和该患者的转移灶采用此较基因组杂交(CGH)方法研究其异同。发现染色体的改变包括8p、4q、17p和19p的缺失和5p的获得。其中最有意义者为8p的缺失,8例转移灶均可测得8p缺失,而原发癌仅3例有8p缺失。说明染色体8p缺失可能与肝癌转移有关。根据文献,8p缺失在乳癌、肺癌和前列腺癌复发也可见到,提示在8p内可能存在抑癌基因,而DLC-1基因可能是其一,估计在8p中可能至少有3个值得探入研究的部位[15]。

与肝外转移可能有关的因素:①肝硬化:各家意见不一致。桑尾定明报道,不合并肝硬化者远处转移率更高。森恒报道相反,认为合并肝硬化远处转移率高。高林瑞组尸检发现无肝硬化者,远处转移发现率略高。②肝内血管癌栓的形成:多数作者认为肝内门静脉和肝静脉的癌栓形成对肝外转移有一定关系。桑尾定明报道61例肝癌,有远处转移的42例中38例在门静脉内有癌栓形成。雄谷保也报道10例肝癌中8例有肺转移,而肝静脉内均有癌栓形成。由于癌结节的增大或伴有肝硬化,肿瘤的血液回流由门静脉代替肝静脉,所以门静脉内容易有癌栓形成,因而肝外的转移率也高。高林瑞组病例表明门静脉、肝静脉有癌栓者,肝外转移率增高[16]。

肝癌经皮穿刺针道肿瘤植入发生率从1%至5%不等。中国台北学者报道了5例(1997—2002年)。原发性肝癌的治疗,3例肝切除术,1例经肝动脉化学栓塞和1例因针道腹腔播种影响根治性切除。3例肝切除术患者在活检后39~58个月发现针道肿瘤植入。植入物予广泛手术切除。2例重复手术后局部得以控制,而第3例发现肺转移。因此,在5例中2例针道植入使可以治疗的疾病变成无法治疗的情况。作者建议选择性使用细针穿刺活检对肝脏病变的确诊,而且随访以利植入肿瘤的早期发现和处理。植入瘤的特征及患者转归见表16-8-1[17]。

邓志刚等探讨异基因造血干细胞移植对SCID鼠肝癌切除术后复发转移的影响,以及SCID鼠外周血甲胎蛋白(AFP)mRNA和血管内皮生长因子(VEGF-C)mRNA水平与肝癌复发转移的关系。方法:SCID小鼠随机分为程序移植(A)组、单次移植(B)组及对照(C)组,行人脐带血造血干细胞移植后6周,将肝癌细胞株(HCCLM6)肿瘤组织块原位接种于受鼠肝脏,10天后切除荷瘤肝叶,4周后处死小鼠,摘眼球取血,实施荧光定量PCR检测各组外周血AFP mRNA和VEGF-C mRNA的表达,观察肝内复发和肝外转移的情况。结果:移植瘤切除后A、B、C各组肝内复发率均为100%,但复发瘤体积大小[(367.18±31.86)mm^3、

表16-8-1 植入瘤的特征及患者转归

序号	大小(cm)	间期(月)	部位	治疗	结果	随访(月)	最后结果
1	6/3	40	胸壁/胸壁	切除×2	多发肺转移/纵隔淋巴结	65	死亡
2	2	28	皮下	切除	肝内复发	34	存活
3	5	58	胸壁	切除	肝内/腹壁复发	73	存活
4	3.2	2.2/39	皮下/胸壁	切除×2	肝内复发	105	存活
5	–	2	腹膜播散/胸壁	未	癌扩散	6	

(648.26±155.22)mm³、(811.38±127.36)mm³,$P<0.01$]、肺转移率(14.3%、66.7%、100%,$P<0.01$)差异有统计学意义,A、B 两组的抑瘤率分别为 54.7%和 20.1%。AFP mRNA(1.95±0.92、5.23±1.96、6.36±3.38,$P=0.02$)及 VEGF-C mRNA (2.48±2.25、3.45±2.81、6.60±5.81,$P=0.27$)在各组的相对表达量亦不相同,提示外周血 AFP rnRNA 和 VEGF-C mRNA 的水平与术后复发转移有相关关系。结论:造血干细胞移植对肝癌根治性切除术后的复发和转移显示出一定的抑制作用,并且随着人源细胞嵌合率的增加,抗肿瘤效应也相应得到提高[18]。

董矜等测评端粒酶反转录酶基因单核苷酸部分位点多态性可能增加罹患肝癌和肝癌转移的风险。选择原发性肝癌组 162 例,原发性肝癌合并转移组 22 例,对照组 106 例。采用美国 Bcclunan 公司的超高通量液相芯片 SNP 基因分型系统 SNPStream 进行测定对基因进行分型。显示端粒酶反转录酶部分位点多态性可能增加罹患肝癌和肝癌转移的风险,为肝癌发病和转移机制提供一定的理论依据[19]。

三、临床表现

几组病例的临床表现见表 16-8-2[2-3,6,20-24]。几组肝癌肺转移脏器发现顺序见表 16-8-3[2,23,25-27]。

肝癌的肺部转移出现时间相当早,金芝艳报道 17 例(54.8%,17/31)几乎在确诊肝癌的同时检得肺转移,另 11 例也在平均 9 个月内出现肺转移。更有 3 例先发现肺部转移,之后才查到肝癌。鉴于肝癌肺转移发生率高、出现早,而绝大多数患者无明显呼吸道症状(26 例,83.9%)。所以对肝癌患者应定期做胸部 X 线检查,以及早发现、及早采取措施[3]。

李峰和冯国俊分析肝癌肺转移 27 例临床表现。肝癌在组织学上以肝细胞癌为最多,发病年龄以 40 岁以上中老年多见,发生肺转移以 1~3 个月为最多,死亡时间也以发生肺转移 1~2 个月为最多[22]。

高林瑞报道 252 例原发性肝癌肝外转移。1961—1980 年收治 1750 例肝癌,临床和尸检发现肝外转移

表 16-8-2 几组病例的临床表现

作者	例数	症状、体征	肺转移与发病时间
刘捷兴	20	发热、咳嗽、胸闷,无肺部体征的仅 1 例;有发热、咳嗽以及肺部有阳性体征的,如呼吸音变弱、叩诊变浊。伴干湿性啰音有 4 例。有肺部体征而无症状的有 6 例,无症状亦无肺部体征的有 9 例。后两者即无症状的共有 15 例,占 75%	20 例中,从发病到确诊肺转移的时间,在 3 个月内有 13 例,在 6 个月内的有 4 例,在 8 个月以上至 1 年以内的有 3 例
金芝艳	31	除 5 例有轻度咳嗽、痰血、气急和胸痛等症状外,余 26 例均无明显呼吸道症状	17 例 1 个月内肺发现转移,11 例 2~24 个月内肺转移;另 3 例先有肺表现
韦志武等	42	9 例有不同程度的咳嗽、血痰、气急及胸痛,4 例有胸闷、发热,29 例无明显的呼吸道症状	5 例临床先发现肺部转移灶,确诊肝癌后 1 个月内首次胸片检查发现肺转移灶 27 例,10 例在 2~3 个月发现肺部转移
崔西玉	118	24 例因咳嗽、胸痛而被发现	同时发现肺转移者 107 例,另 11 例在发现原发灶后 3~14 个月发现。24 例因有咳嗽、胸痛等症状发现。余为发现原发灶后检查发现
李峰等	27	均有肝区疼痛、腹胀、食欲下降、消瘦乏力等,100%扪及右上腹部肿块,转移时有胸闷、胸痛、气短、刺激干咳,部分痰中带血或咯血。19 例晚期肝癌压迫或侵犯胆管而出现黄疸,26 例出现腹水。	首发症状至肺转移时间,1~3 个月 14 例,3~5 个月 9例,检查发现 5~6 个月 4 例。肝癌后发生肺转移以 1~3 个月为最高,占 51.8%,次为 3~5 个月 9 例,占 33.3%,5~6 个月发生的 4 例,占 14.8%。肺转移至死亡时间,以 1~2 个月为最高,占 55.5%,1 个月内死亡者占 22.2%。
刘玉堂	55	19 例上腹部隐痛,21 例胀痛,1 例剧痛,10 例乏力消瘦,2 例黄疸,1 例低热,2 例痰中带血丝。44 例肝大、质硬,18 例上腹部可触及包块,9 例腹水	无记载
陆景峰	13	消化道症状 7 例(肝区疼痛、上腹胀),出现呼吸道症状 3 例(胸闷、咳嗽、咯血),伴有全身症状 11 例(乏力、食欲不振、低热)	发现肺转移时间:术后 1 个月者 5 例,术后 3 个月者 6 例,2 例在 6 个月后发现转移
陆景峰	13	消化道症状 7 例(肝区疼痛、上腹胀),出现呼吸道症状 3 例(胸闷、咳嗽、咯血),伴有全身症状 11 例(乏力、食欲不振、低热)	发现肺转移时间:术后 1 个月者 5 例,术后 3 个月者 6 例,2 例在 6 个月后发现转移
孙如荣	102	刺激性干咳 19 例,咳嗽、咯血 9 例,胸闷、气急 7 例,胸痛 2 例,总共 37 例(36.3%),而无明显呼吸道症状的是 65 例(63.7%)	从肝癌发现症状至确定肺转移:1~3 月者 31.4%,4~6 月者 31.4%,7~11 月者 25.4%,1 年以上者 12 例(其中 2、3、4 年各 1 例),中位时间 5 个月(1 个月至 4 年)

表 16-8-3　几组肝癌肺转移脏器发现顺序

作者	病例总数	首先发现脏器		同时
		肝	肺	
吴建国	68	40	6	22
王海燕等 #	48	31	4	12
韦志武等	42	37	5	
张钰	63	63*		
张树民等	105	92	13	

*:选择病例所致;#:原文数字有误

252 例,其中临床转移 219 例(有多处转移者 24 例);尸检证实 46 例中有转移者 33 例(71.7%)。临床转移 219 例中,有肺转移 183 例(83.6%);骨转移 43 例(19.6%),合并肺转移 15 例;浅表淋巴结转移 21 例(9.6%),合并肺转移11 例,骨转移 3 例;其他部位 5 例(2.3%),合并皮下转移 1 例,合并肺、脑转移 3 例,齿龈转移 1 例。尸检发现肝外转移 33 例,其中肺转移 29 例,淋巴结转移 12 例(6 例有多处淋巴结转移),骨转移仅 2 例。尸检发现淋巴结转移以腹腔内(脾门、胃小弯、幽门旁、腹主动脉旁、肠系膜等)、肝门及胸腔内(肺门、气管旁)深部淋巴结最多见,这些部位的淋巴结临床难以发现。血管内癌栓形成:门静脉内发现 20 例,肝静脉 12 例,肺动脉 7 例,下腔静脉 4 例,肺静脉 2 例,肝动脉、右髂静脉、右心房、心肌内各 1 例。14 例多处血管内有癌栓形成。在上述各个部位中以门静脉和肝静脉内癌栓形成例数最多。并发现当这两个部位出现癌栓时,合并肝外转移者为 75%,如门静脉有癌栓的 20 例中 16 例伴肝外转移,而肝静脉有癌栓的 12 例中 8 例伴转移。有癌栓而无肝外转移有 8 例,无癌栓但有转移者 11 例。肝硬化的有无与转移:肝癌合并肝硬化者 46 例中有 37 例,其中有肝外转移者有27 例,无肝硬化 9 例中有肝外转移者 8 例,后者转移率高,但统计学上无显著差异(χ^2=0.33,P>0.05)。肺转移早期的临床症状不明显。以下几点值得注意:①进行性消瘦、贫血和低热;②轻度的刺激性咳嗽或痰中带血;③若两肺广泛转移则临床症状显著。肺动脉栓塞:肝癌发生肺动脉癌栓并非少见,高林瑞组尸检发现 7 例,其中 2 例因肺动脉完全阻塞而导致心力衰竭死亡。临床表现是起病突然,伴严重的胸闷和呼吸困难,患者烦躁不安,不能平卧,发绀,心率加快,心电图可无异常。右心房癌栓文献报道为 0.6%~4%。加登康洋等报道 5 例。高林瑞组例尸检发现癌栓自肝静脉延伸至下腔静脉,进入右心房。临床表现为胸闷、气急、脉率加快、腹水和下肢浮肿等。患者多因重度充血性心力衰竭死亡[16]。

据国内 3254 例肝癌资料,肺转移所引起的症状最为多见,约占转移灶所引起的症状的 60.5%。而肺转移又是血行转移者常见,有 148 例(48.9%),有时转移灶的症状可以成为患者的首发症状。刘捷兴病例证实隐匿性肺转移约占 50%,特别是甲胎蛋白升高前,不少患者以肺转移为首发症状[20]。

吴时建等报道 1 例肝癌早期肺转移。患者因咳嗽、咳痰、痰中带血 2 年诊为“左上肺癌”。行放疗月余,自觉症状减轻。5 个月后出现头痛、步态不稳等,CT 脑扫描,认为“肺癌脑转移”,行 ^{60}Co 治疗。1 年后查体肺肝界在右锁骨中线第 6 肋间,肝大右肋缘下 3 cm,剑突下 4.5 cm。X 线征:左上肺尖有圆块状 8cm×7cm 密度高阴影,右肺第 4 肋间外带有一光滑圆形阴影。住院 2 个月 X 线示左上肺阴影增大伴有肺内转移。肝脏呈进行性增大,平脐,表面可扪及约 6cm×4cm 大小之肿块,压痛(+++)。腹水(+),恶病质。又半年后死亡。病理报告:肝脏巨大,重 4532 g,被膜布满大小不等的灰白色结节。切面见有大小不等的灰白色肿瘤结节遍布整个肝脏实质。镜下所见肝被膜及实质内有大量短核形及圆形癌细胞浸润。肺脏:左上肺萎缩,并见有 8cm×4cm×5cm 灰白色肿块,双肺表面及切面处均见有大小不等的粟粒样结节。镜下所见肺胸膜局限性水肿,胸膜及肺泡间可见有成巢状多角形及短梭形、胞浆红染的癌细胞浸润,部分血管内见有癌栓。病理诊断:原发性肝细胞癌肺转移[28]。

钟广琦等报道儿童原发性肝癌肺内巨大转移癌 1 例。男,7 岁。右上腹疼痛 1 月余。右上腹触及一包块,与肝脏相连,质硬,表面呈结节样,压痛明显。肝肿大。碱性磷酸酶增高,血清甲胎儿蛋白试验阳性。B 超、CT 为肝右叶肝母细胞癌。术后病理诊断:肝细胞癌。于术后 8 月余出现咳嗽、气短、呼吸困难。胸片:两肺中下野类圆形软组织阴影,密度略不均匀,边缘清楚,右肺孤立性块影 7cm×8cm。有分叶。左肺野块影直径分别为 3 cm、4 cm,相互重叠。入院后 10 天突然死亡。儿童原发性肝癌在手术后短时间内发生肺内巨大转移灶者未曾有文献报道。肺内转移灶一般为多发的圆形病变,直径在 2~4 cm[29]。

何梦龙报道父子同患肝癌肺转移例。例 1,男,54 岁。上腹部不适 2 天,伴头晕、胸闷 1 天。巩膜轻度黄染,双肺呼吸音粗,肝脾肋下未触及,剑突下压痛。胸片示右侧肺 3 个小结节阴影:1.2cm×1cm、1cm×1cm、0.5cm×0.8cm;左侧肺见 2 个小结节阴影:1.3cm×1.1cm、1cm×1cm。考虑转移癌,肝功能正常。胸部和腹部CT示肝癌、肺转移癌。例2,男,71岁,例1之父,在儿子住院后9天入院。咳嗽,双下肢水肿。胸片示左上肺和左下肺均见2个结节阴影:左上肺为0.3cm×0.3cm、0.8cm×0.8cm;左下肺为0.5cm×0.5cm、0.3cm×0.2cm。左下肺外带见横条状阴影:右下肺2个大小不等结节状阴影0.3cm×0.3cm、0.5cm×0.5cm,右侧心缘处见小片状阴影,右侧横膈上升,考虑转移性肺癌,左下肺不张。B超示肝内占位变。CT检查:肝癌、肺转移癌。尿少,巩膜轻度黄染,双肺少量湿性啰音,肝肋下1 cm,移动性浊音(+),肝功能异常。

遗传因素在肝癌病因中的作用比较肯定。在高发区原发性肝癌出现家族聚集现象,尤以共同生活并有血缘关系的肝细胞癌罹患率高。父子同时期发生肝癌、肺转移,更有力支持遗传学说[30]。

张秀宾等报道少年原发性肝癌伴肺转移CT诊断1例。男,9岁,因发热、右上腹部疼痛伴恶心、偶有呕吐就诊。胸片左肺中下部可见2个圆形结节状病灶:3cm×4cm、1.0cm×0.8cm。腹部CT肝区可见弥漫性多发性结节状低密度灶,约1~3.2 cm,CT值10 HU。诊断:原发性肝癌伴肺转移。2个月后死亡[31]。

施卫英报道原发性肝癌肺和脑转移后生存5年1例。男性,55岁。5年前因肝区痛,诊为原发性肝癌。半年内行多程肝动脉插管化疗,末程化疗前胸片示肺转移瘤。又2个月因头痛、呕吐入院,头CT左侧顶枕叶脑内血肿。1个月后胸片左下肺1cm×1cm病灶。继之榄香烯化疗。后肾上腺转移,出现腹水,多次肝动脉插管化疗及全身化疗。5年半后死亡[32]。

王芳芳等报道肝脏原发性血管肉瘤伴多部位转移1例。患者咳嗽伴胸闷、气急1个月,发热,盗汗。血红蛋白58 g/L。腹部CT平扫示肝内4枚类圆形低密度影,大小均3.1cm×3.6cm,CT值平均34 HU,边界清晰。脾下极见一直径约1.5 cm的圆形低密度影。胸部CT平扫示两肺弥漫分布的圆形小结节影,直径0.4~1.0 cm不等,边缘清晰;右侧胸腔见少量积液;骨窗示多发胸椎椎体及附件溶骨性骨质破坏。头颅MRI增强扫描示脑内灰白质交界处多发类圆形异常结节,直径0.9~1.5 cm。病理及免疫组化诊断:血管肉瘤(分化差)。术后3个月后死亡。

肝脏原发性血管肉瘤(PHA)是一种罕见的间叶性恶性肿瘤,仅占肝脏原发肿瘤的2%。好发年龄为60~70岁,男性多见。影像学表现较典型,按照其生长方式可分四型:①单发结节型;②单发大结节并多发子灶型;③多发结节型;④弥漫性小结节型[33]。

坪内拡伸等报道1例术后8年肺转移的肝细胞癌。患者8年前中分化肝细胞癌肝前段切除,Ⅲ期。现体检发现双肺多发结节。最大径2 cm,境界清楚,边缘整齐。气管前淋巴结和左肺门淋巴结肿大。PET/CT显示纵隔淋巴结和肺门淋巴结、左肾上腺异常集聚,肝内未见异常。纵隔镜下气管前淋巴结活检为肝细胞癌转移[14]。

日本学者报道肝癌肺、手指转移。49岁的女性,左小指指端肿胀且疼痛于2006年10月就诊。既往史:2001年9月肝癌切除术,2005年11月转移性肺癌并手术。手指X线片溶骨性破坏。病理学检查证实为肝癌转移。文献上有4例类似个案。预后差。但此例诊断后尚生存15个月。

Katyal等研究了连续403例原发性肝癌的发病率和转移部位。最常见的是肺(81例,55%)和腹部淋巴结(60例,41%)。骨转移的发生率28%,而肝癌切除后为3.7%~16.1%。遗憾的是,目前原发性肝癌肝外转移累积生存率从初步诊断算起6、12、24和36个月的分别为44.1%、21.7%、14.2%和7.1%。中位生存期限为4.9个月。1年生存率和中位生存期是20.3%~45.0%和4.6~13个月。Lo等手术切除9例肺转移,患者平均存活期肺切除术后为42个月。有报道,手术切除孤立转移患者12例(腹壁、肺、大网膜和腹膜),其中位数生存期和1年的患者生存率分别为19.7个月和92%[34]。

四、影像学表现(见书后附图5、7)

见表16-8-4[2-3,5-6,8,21,25,27]。

Gong-Li Tsai等人对我国台湾地区一所医院470例进行分析,其中肝细胞癌(HCC)439例,毛细胆管癌(CCC)31例。在HCC患者中,62例有肝外转移,其中转移至肺的50例(11%),骨10例(2%),锁骨淋巴结及腹壁各1例;CCC患者中仅1例转移至肺(8%)。由于丰富的供血使肝、肺之间关系密切,并引起肝肿瘤的暴发性经过。胸片肺转移灶的特点显示迅速蔓延,并主要分布于右下肺野。胸片表现多结节及胸膜渗出。本组有7例肺淋巴管癌,文献中罕见。4例肝细胞癌、1例胆管细胞癌显示类似粟粒型结核的小结节。特点为迅速播散及生长或突出于右肺下野。7例胸内转移者,5例肋骨转移,1例脊柱转移,另1例锁骨转移,均来自肝细胞癌。台湾尸检例中原发性肝癌占恶性肿瘤的21.8%,23%~70%有肺转移迹象。在仔细体检、实验室检查及排除其他恶性肿瘤之后,如胸片显示下肺野,尤其是右下肺野迅速蔓延的转移性病变,且不断增多,应首先考虑肝癌伴肺转移。作者指出,行一系列胸片的动态观察可能是临床上追踪原发性肝癌肺内转移的最好

表 16-8-4 几组病例的影像学表现

作者	例数	影像学表现
金芝艳	31	29 例表现为双侧肺部的多发瘤灶，大多位于中下肺野。2 例显示为癌性淋巴管炎。在多发瘤灶的 29 例中，11 例主要表现为 1 cm 以上的结节病灶，个别大的可选 8 cm，呈圆形或类圆形。边界多较清楚。数目自 2 个至数十个，大多可数清其数目。另 13 例主要表现为 1 cm 以下的斑块状或粟粒状阴影，密度不均，边界模糊毛糙，数目多而无法数清。其中 1 例两下肺野合并有癌性淋巴管炎的表现。余 5 例上述两种形态混合存在。2 例癌性淋巴管炎表现为中下肺野内沿肺纹理和支气管走向有许多细小间质纹理影，密度高而紊乱，杂有细小结节影，在肋膈角处可见横行的 Kerley B 线。此外，31 例中 12 例右膈抬高或局限性隆起。10 例肺纹理明显的紊乱、模糊。1 例合并右肺下积液。1 例合并有纵隔淋巴结肿大
韦志武等	42	两侧肺野多发性结节状病灶 33 例，大多病灶位于中下肺野。4 例合并有胸腔积液，3 例合并有肋骨破坏。在肺部多发结节灶中，结节在 1.0 cm 以上有 14 例，呈类圆形，棉球状改变，边界尚清楚，数目大小不等，部分融合成团块状，较大者达 9.2 cm。20 例主要表现为多个 1.0 cm 以下的粟粒状密度不均，边界模糊阴影，酷似为血行播散型肺结核表现：4 例合并胸腔积液中，3 例为右侧中等量积液，1 例为局限性胸膜包裹性积液。42 例中有 18 例右膈抬高或局限性隆起(其最高点于外侧 1/3)；14 例两肺纹理明显紊乱、模糊；3 例合并有肺底积液，2 例为合并盘状肺不张改变
Gong-Li Tsai 等	51	胸片：在 HCC 患者中，肺转移 50 例，其中有：①多发性结节状阴影(39 例)，主要分布在下肺野，可融合；②粟粒样阴影(5 例)，酷似粟粒性结核阴影，但以双下肺野为著；③癌性淋巴管炎症(7 例)，可同时或先后发生结节状阴影。这些肺转移性病变可合并有肺门增大，但以癌性淋巴管炎更多见。胸膜转移伴胸腔积液者 49 例，有的病例可发生大量胸腔积液。胸壁转移至肋骨 5 例，锁骨 1 例及第 11 胸椎 1 例，X 线表现为溶骨性病变，大多数病例形成一个大的外凸的软组织肿块。在 CCC 患者中，肺转移仅 1 例，呈粟粒样阴影，单纯性胸腔积液 8 例
王海燕等	48	CT 表现：①肺内单发或多发球型结节影，大小不一，边缘光滑，密度均匀，多分布于肺外围，直径 0.5~3.2 mm，占 40%(19/48)，为最常见的肺转移 CT 表现；②肺内软组织团块影，单发或多发，直径大于 2 cm，有分叶或毛刺，部分有空洞，占 15%(7/48)；③两肺布满粟粒样结节，直径小于 0.5 mm，占 23%(11/48)；④肺纹理呈网状改变或沿淋巴管呈细小结节状改变，HRCT 表现为小叶间隔增厚，沿肺纹理有细小结节影 (23%，11/48)；⑤同一患者出现多种形态转移征象，如胸水、胸膜结节和纵隔淋巴结肿大等(15%，7/48)
刘玉堂	55	X 线表现：血行性多发性肺转移 40 例，占 72.7%。多发者 15 例，占 27.3%。多发者中，两中下肺多发者 4 例，两下肺多发者 3 例，右肺多发者 2 例，右上肺多发者 2 例，左肺多发者 1 例，其余均为两肺广泛多发，共 28 例，占肺转移的 50.9%。单发者中，右上肺野 4 例，右中肺野 2 例，右下肺野 4 例，左上肺野 1 例，左中肺野 3 例，左下肺野 1 例。淋巴性肺转移 5 例，占 2%。此外，右膈升高者 37 例，占 67.3%，左膈也升高者 13 例，占 23.6%。
吴建国等	68	CT 表现：68 例中，53 例表现为双肺多发病灶，呈圆形或类圆形，边界清楚，大小在 0.5~4.0 cm，数目自 2 个到数十个。其中 8 例为胸膜下转移，10 例合并肺门或纵隔淋巴结肿大，5 例肺纹理呈网状改变或沿淋巴管呈细小结节状改变，HRCT 表现小叶间隔增厚，沿肺纹理有细小结节影，7 例合并胸腔积液，2 例合并右肺底积液
崔西玉	118	双肺弥漫性转移者 84 例，双肺孤立结节 9 例，单肺孤立结节 14 例，单肺多发节结 11 例。直径 0.8~4 cm
孙如荣	102	粟粒型 9 例(8.8%)，结节型 90 例(88.2%)，其中单发 2 例，多发 88 例，网状型 1 例，混合型 2 例

方法[5,35]。

长谷川洁等报道 1 例巨大纵隔淋巴结转移的肝癌。患者 14 年前肺结核治疗。11 年前肝大，未治疗。饮酒每天 200~300 mL。现因上腹痛数日入院。肝大三指，压痛。轻度肝功能损害，轻度贫血。HBsAg(+)，血 CEA 7.0 ng/mL。胸片右上叶拇指大结节，混有钙化，右纵隔肿块。肝血管造影多发结节。印象：肺癌肝转移。腹痛缓解出院。6 周后再入院。高度贫血，腹水血性。胸片右纵隔肿块更明显，右上结节不变。11 日后死亡。尸检：肝表面大小结节，剖面有直径达 3.5 cm 的大小结节。胰脏受侵，门脉周围、腹膜后、前纵隔淋巴结肿大，前纵隔 7cm×10cm 肿块。右肺硬化结核灶。病理：肝细胞癌，多发转移。

尸检纵隔转移率 1%~8%，形成肿块的很少。Levy 等报道 449 例肝癌，正常肺 36%，肺转移 19%，膈影变化 49%。阵内等报道 71 例，胸水 4.2%，肺转移灶21.1%，伴钙化的结节灶 32.4%，块状或突出隆起 31.0%，横膈的多峰影大于 50%，横膈上举 39.4%，肺不张7.0%[36]。

五、诊断

复发、转移的预测指针：文献报道的预测指针包括血中的标志物和对切除标本的检测。在层次上，包括病理水平、细胞水平和分子水平。肝癌转移分子水平研究提示：p16 突变、p53 突变、p21、cerbB-2、mdm-2、转移生长因子-α(TGF-α)、表皮生长因子受体(EGFR)、基质金属蛋白酶-2 (MMP-2)、尿激酶型纤溶酶激活物(uPA)及其受体与纤溶酶原激活物抑制剂-1(PAI-1)、细胞间黏附分子-1 (ICAM-1)、血管内皮生长因子(VECF)、血小板衍化内皮生长因子(PD-ECGF)等为肝癌侵袭性正相关因子。而转移抑制基因nm23 U1 和 KAI1、组织基质金属蛋白酶抑制剂-2(TIMP-2)及钙黏素(E-cadherin)和整合素-α5(integrin-α5)等则为负相关因子。复旦大学肝癌研究所和美国国立卫生研究院(NIH)合作，采用目前国际上最先进的基因芯片技术，在国际上第一次提出促使肝癌转移的基因改变可能发生在原发瘤阶段的观点。这项研究还发现与转移有关的包括骨桥蛋白 (osteopontin)、整合素 α9 (integrin-α9)及 H-钙黏连素(H-cadherin)，白细胞介-2 受体，丝氨酸蛋白酶抑制剂-5 (serine proteinase inhibitor member-5)、金属蛋白酶-9(MMP-9)、白细胞免疫样受体亚家族 A2 和 CD27 等。其中骨桥蛋白列首位，其相应抗体可阻断这些细胞的侵袭能力[36]。

张钰等报道原发性肝癌肺转移 63 例诊断[23]。TAE 组行肝动脉栓塞化疗，肺转移后加用支气管动脉灌注化疗；非 TAE 组全身支持法或加用免疫生物治疗。肝癌部位、大小、癌栓及转移情况见表 16-8-5。

普通胸片阳性率为 93.7%。28 例患者行胸片 CT 检查，阳性率 100%。其中 4 例胸片未能发现病灶经 CT 确诊，11 例较胸片发现更多更小的病灶特别是靠近纵隔和胸壁的病灶。症状、胸片的诊断价值见表 16-8-6。

发生肺转移时间：TAE 组平均 7.54(1~33)个月，非 TAE 组平均 2.7(<1~7)个月，有显著差异($P<0.01$)。两组转移的时间分布 (月)：TAE 组 1~3、3~5、5~7、7~9、9~11、11~12、>12 个月各是 5、6、9、11、7、2、3 例；非 TAE 组各是 10、7、2、1、0、0、0 例(注：表中 12 个月以上为 3 例，时间分别为 14、27、33 个月。编者：可能原文有误)。

田小林等探索 Rho 亚家族与肝癌侵袭及转移的关系。Rho 蛋白是一种具有 GTP 酶活性的小分子 G 蛋白。Wang 等通过 PST-PCR 及 Western-blob 法检测 RhoC 的表达，分别用肝癌组织与癌旁肝组织对照、低分化肝癌组织与高分化肝癌组织对照、肝外转移灶与相应肝内原发癌组织对照，结果提示 3 种对比中前者 RhoC 表达水平均显著高于后者。另外，RhoC 的过度表达与肝癌发生静脉浸润和肝外转移有相关性。另外，RhoC 在胰腺癌、胃癌、结肠直肠癌、泌尿系肿瘤等中均呈过表达，并有可能成为判断肿瘤转移潜能的指标[37]。

六、治疗

1.基础研究

朱珺等体内外实验研究聚乙二醇化多聚 β 肽抗肝癌转移。观察到多聚 β 肽及其 PEG 修饰物能抑制肿瘤细胞的黏附和侵袭能力，亦能防治裸鼠移植人肝癌早期切除术后的转移和复发[38]。

苏小康等研究健脾化瘀中药对肝癌转移细胞凋亡作用。方法：制作裸鼠人肝癌 MHCC97 裸鼠模型，观察高、低转移中药组，高、低转移对照组，空白对照组转移灶的形成、瘤重、瘤体大小、肝内外转移、细胞凋亡峰百分率之间影响的差异。结果：所有高、低转移组均全部能够成瘤，健脾化瘀中药抑制肝癌的肝内转

表 16-8-5 肝癌部位、大小、癌栓及转移情况

	肿瘤部位			大小(直径 cm)			门脉癌栓			肝内转移	全身其他部位转移
	左叶	右叶	双侧	<5	5~10	>10	左支	右支	主干		
TAE 组(43)	4	25	14	8	16	19	5	9	6	24	11
非 TAE 组(20)	2	12	6	3	8	8	2	4	3	9	6

表 16-8-6 症状、胸片的诊断价值

	有症状		无症状		首先出现症状确诊者		胸片首先发现病灶者	
	例	%	例	%	例	%	例	%
TAE 组	28	65.1	15	34.9	11	25.6	32	74.4
非 TAE 组	14	70.0	6	30.0	12	60.0	8	40.0

注：$P<0.01$

移不明显，而能够有效地抑制肝癌的肝外转移，尤其对高转移细胞株的肝外转移抑制更明显。所有的组别都未见肝癌肺内转移，但肠道、脾脏明显发生转移，高转移中药组与高转移对照组之间、低转移中药组与低转移对照组之间差异有统计学意义($P<0.05$)[39]。

弭玮等研究益气养阴方对小鼠肝癌及子宫颈癌肺转移抑制作用。结论：益气养阴方对小鼠移植性肿瘤的生长及转移均有明显抑制作用，且能明显抑制肺转移瘤的生长[9]。

朱伟宏等研究放射增敏药马蔺子素对H22肝癌小鼠肺转移的影响。观察到在小鼠H22模型上，马蔺子素能抑制肺转移，机制与其提高细胞免疫及减少肿瘤VEGF(血管内皮生长因子)、MVD(微血管密度计数)表达有关[40]。

牛蒡子的有效成分牛蒡子苷元(ARG)是一种细胞毒药物，具有多种生物学活性，可影响肿瘤细胞的发生、发展的各个阶段。王兵等的研究中观察到ARG抑制肿瘤细胞增殖并诱导其凋亡。实验结果表明：ARG在体外抑制肿瘤细胞的黏附、侵袭和转移，在体内抑制肿瘤的转移[41]。

2.综合治疗

郑树森等分析原发性肝癌268例综合治疗效果。手术137例，非手术131例，手术中包括规则与不规则切除、一期切除、二步切除和复发再切除及人体原位肝移植。非手术治疗包括肝动脉插管化疗栓塞(TACE)、经皮经肝无水酒精注射(PEI)、埋入式药物输注系统(DDS)、冷冻、中医中药、生物治疗、全身化疗等方法。结果：6个月内复发和转移率为27.8%(32/115)。研究表明，TACE后80%以上的肝癌有不同程度的活细胞残留。同时发现，TACE次数愈多，发生肺等远处转移的可能性愈大。故TACE选择原则是：①不能切除者，以望获得二期切除的可能；②弥漫性肝癌，无法手术者；③术后复发者；④大肝癌术后有高复发倾向，作为预防复发措施。TACE一般应用3~5次，每次间隔1~2个月，肿瘤缩小即可认为有效。

全身化疗：对一些中晚期不能手术切除的患者，单纯的全身化疗并不能带来好处。它既不能使肿瘤缩小，又对患者的生存率无影响，相反因大多数患者全身情况差，不能耐受全身化疗的副作用，全身化疗会加速病情恶化。但是临床上发现一些根治术获较长期生存的患者，在残肝没有复发、功能良好的情况下，出现了肺、骨等脏器的转移，给治疗上带来了很大的困难，严重影响了患者预后。另外，尚有一些术前就存在远处的单发转移灶，而此时肝脏病灶甚至尚处于亚临床期或为小肝癌。对上述患者的治疗，在强调手术切除及其他治疗方法综合应用的同时，应重视全身化疗的作用。目前对一些大肝癌术后均采用区域化疗与全身化疗相结合的方法。近年来，又进行了肝癌患者术前血、骨髓中AFP mRNA检测的临床研究，发现在没有出现远处转移灶的情况下，外周血、骨髓中AFPmRNA的阳性率达50%~75%，术后随访发现术前外周血、骨髓血AFP mRNA阳性者，多数患者在一定时期内表现了远处临床转移。故术后全身化疗不应被忽视[42]。

黄挺等报道放疗结合中药治疗肝癌术后肺转移肿瘤完全缓解1例。女，39岁，因肝左叶癌术后，发现肺转移7天，于1991年4月3日入院。1986年7月行肝左叶切除，肿块大小4cm×5cm，病理诊断肝细胞癌。术后4周AFP从1000 μg/L降至阴性。1991年3月发现AFP 250 μg/L。胸片示两肺粟粒状阴影。其中左上肺有一大小4cm×3cm左右结节，提示肺转移癌。肺CT两肺多发性结节，提示肺转移。肝脏B超、CT均未见明显占位性病变。入院后采用18 MV高能X线全肺移动条放疗，每日200 cGy/次，两轮后(肿瘤量1356 cGy)复查胸片示两肺粟粒状阴影不明显，左上肺结节略缩小。改用左上肺肿块单野放射。每日200 cGy/次，共20次，使局部肿瘤量达4576 cGy后完成全部放疗计划。同时结合健脾理气中药治疗。主要药物为党参、白术、陈皮、八里扎、六曲、生山楂、谷麦芽、蛇舌草、枳壳等。1991年11月复查胸片肿瘤已完全消失，AFP阴性，后多次复查胸片未见异常病变，CT未见异常病变。AFP阴性。1994年7月随访仍健在，已参加工作。

文献报道，肝癌切除后大约70%的患者发生肺转移，但有关肝癌术后出现不伴有肝内复发灶的肺转移，国内外文献尚较少见报道。①肝癌术后不伴有肝内复发灶的肺转移存在的可信性：上述病例术后56个月出现肺转移，且随访至今多次B超、CT检查未见肝内占位，结合术前AFP 1000 μg/L，术后4周恢复正常，肺内转移灶出现时AFP再度升高(250 μg/L)。放疗结合中医治疗后随肺内转移灶消失，AFP也恢复正常，因此本例诊断明确。周信达等报道5例亚临床孤立性肺转移患者，出现间隔时间平均为36个月。祝鸿耀等报道3例，出现肺转移的间隔时间为15~108个月(2例出现肺转移后分别生存18个月和26个月，均死亡。另1例出现肺转移后生存9个月尚健在)。因此认为不伴有肝内复发灶的肺转移是存在的。②术后较长时间出现肺转移的原因可能为：a.术前已有血行播散至肺；b.术中血行播散，如手术者挤压肝内病灶所造成的医源性播散。由于术后综合治疗的开展，这些微小的播散灶可处于静止状态，暂时失去增殖能力。当患者减少甚至停止各种抗癌治疗，机体免疫能力低下时，这些静止的肝癌细胞可重新生长、繁殖[43]。

3.外科手术

文献记载，直径小于 5 cm 的 100 例小肝癌的中位生存期，外科治疗者是 35.0 个月，TACE 是 28.8 个月，肝动脉化疗 10.6 个月，无治疗 9.7 个月[32]。

日本学者认为对待转移灶，如为单脏器转移，在原发灶控制的情况下，宜积极治疗，可望改善预后[14]。

甄字洋等总结4例较长时间生存的原发性肝癌肺转移手术治疗。例 1，男，58 岁，26 年前因左外叶巨块型肝癌行左半肝手术切除。病理：肝细胞癌。术后近 5 年胸片检查时发现左上肺一 2 cm 圆形病灶，做左上肺切除术，术后病理肝细胞癌肺转移。肺手术后 1 年内先后 2 次再发现脑有单个转移性肿瘤，分别 2 次手术将脑肿瘤切除，病理同前。现患者距第一次肝癌手术时间已达到 26 年，仍健在。例 2，男，62 岁，因原发性肝癌于 8 年前行肝Ⅴ、Ⅵ段切除术，轻度肝硬化，肝第Ⅴ段有一 5cm×6cm 大小肿物，边界清，有包膜。术后 AFP 转阴，病理报告为肝细胞癌。术后 3 年半复查时发现 AFP 升高，B 超、CT 检查肝脏未发现肿瘤复发，后拍胸片发现于右上肺有一 4cm×3cm 肿块，手术切除右上肺叶，术后 AFP 再次转阴，患者第 2 次手术后至今已近 5 年，一般情况好。例 3，男，45 岁，因左肝巨块型肿物、AFP 阳性于 1996 年行左半肝切除术，手术后 AFP 降到正常。病理：原发性肝癌。术后 2 年复查发现 AFP 再次升高，并于右肺发现单个肿瘤结节，肝脏未见肿瘤复发，行右下肺叶切除，病理为肝细胞癌肺转移，第 2 次手术后 AFP 下降，但未能降至正常，半年后右肺再次发现 2 个病灶，患者拒绝再次手术，患者于 2000 年初因肝癌肺转移并呼吸功能衰竭死亡。例 4，男，48 岁，因肝右叶巨块型肝癌行开腹肝动脉栓塞化疗，术后肝肿瘤缩小，1 年后因肝肿瘤增大再次手术行肝右后叶+右前叶部分切除术，为肝细胞癌。术后 4 年因咳嗽、痰中带血 2 个月，胸片、CT 检查发现左全肺不张。支气管镜检发现左气管隆突部有一肿物。开胸探查，见左上肺一 4cm×3cm 大小肿物。隆突部有一 2cm×2cm 大小肿物，上、下叶支气管亦有肿物侵犯。行左全肺切除术。肺手术后至今已达 3 年多，患者一直在从事生产劳动。

肝癌肺转移术后有较好的治疗效果者可能与下列因素有关：①与肝肿瘤的分化程度有关，本组 4 例均为梁索型肝细胞癌，分化程度较高；②肝原发灶为巨块型，包膜清楚，肺转移灶也为单个结节，病灶局限，两者均能干净彻底切除肿瘤；③如患者身体免疫功能情况良好，虽早已发生上行转移并形成隐匿性转移灶，但肿瘤生长缓慢，时隔 3~5 年后转移灶才发展成肿瘤结节；④国内对原发性肝癌术后肺转移的手术治疗效果亦有相同的认识[44]。

黄洁夫等也报道原发性肝癌伴肺转移手术切除后长期生存 2 例。例 1，33 岁，男性。因上腹部不适行肝左外叶切除。病理报告为肝细胞性肝癌，中度分化。术后 2 周行左上肺时舌段切除及肺门淋巴结扫除，切除肿瘤约 6cm×8cm×4cm，病理为肝癌肺转移性灶。进行化疗和中药治疗，健康生存和工作 4 年 2 个月。4 年多后出现剧烈头痛，左侧肢体活动障碍，右额中央回区 5cm×5cm×4cm 转移性肿瘤，切除标本为肝癌脑转移性肿瘤。4 个月后，又出现右侧肢体瘫痪，术中见左额顶部，中央静脉前方有 4cm×4cm、3cm×2cm 与 2cm×2cm 三个转移性肿瘤，分别予以切除，病理为肝癌转移性病灶。距第一次手术已 15 年健在。例 2，37 岁，女性。B 超、CT 及同位素扫描均提示有一约 4cm×4cm 大小肝左叶占位性病变，胸片显示左下肺有一 4cm×3cm 大小结节状病灶。行肝左外叶切除。病理报告为肝细胞癌，分化程度中度。行左下肺叶切除及肺门淋巴结扫除，病理报告为肝癌肺转移病灶。术后采用中医中药治疗，健康生存 5 年 9 个月，后死于肝癌肝内转移[7]。

梁文昌等认为在肝内复发肝癌病灶能够得到有效控制的前提下，肺转移灶数目为 1 个或 2 个的患者可从肺转移灶切除中获益，并有可能获得长期生存。12 例肝癌肺转移患者，1 例为同时发现肝脏原发癌灶和肺转移灶，11 例均为先确诊肝癌后再发现肺转移。9 例患者肺转移灶为 1 个或 2 个，3 例为 3 个或 3 个以上。3 例患者肺转移灶位于双肺，9 例位于单肺。肺转移灶最大直径为 1.0~6.0 cm，平均 3.2 cm。肺切除方式：3 例为楔形切除，5 例为肺叶切除，其余 4 例为楔形切除+肺叶切除。12 例患者首次肝切除术后总生存时间为 15~108 个月，中位生存时间为 52 个月，其 1、3 和 5 年总体生存率分别为 100.0%、75.0% 和 47.3%；首次肺转移灶切除后生存时间为 5~75 个月，中位生存时间为 24 个月，其 1、3 和 5 年生存率分别为 83.3%、46.7% 和 21.0%[45]。

阳燕春等经右胸单切口手术切除肝癌并肺转移癌 13 例。选择性地使用经胸单切口术式，同期处理肝癌并肺转移的患者，无需多次麻醉，手术一次完成，手术式切除范围完全符合不规则切肝原则，创伤及并发症少，术后恢复快，不延误病情，可减轻患者的心理及经济负担。本组已有9例患者生存已超过3年,该手术径路可以较容易处理第二肝门及膈肌受侵犯的病变,较难处理第一肝门受侵犯及远离膈面的病变,因此在应用上有一定局限,宜选择性使用[46]。

冯家宁等也经胸单切口肝癌并肺转移癌切除术。选择18例均为巨块型肝癌患者,经TACE治疗,出现同侧孤立性肺转移病灶。经右侧开胸一切口行肝癌及肺转移瘤同期切除11例,经左侧开胸行肝癌及肺转移瘤同期切除7例。随访:AFP阳性组、经TACE治疗及手术后,有12例AFP转阴,有3例明显降低。3例于术后第8个月及2例分别于术后第18、21个月死于肝癌复发及双肺、脑转移。3例分别于术后第9、11、15个月死于肝癌复发及双肺转移。1例于术后第16个月死于肝癌复发及双肺、脑、脊椎骨转移。2例存活超过3年,其中1例无瘤存活,另1例肝癌复发,带瘤存活。其余9例仍在追踪观察,有3例无瘤存活已超过1年,有2例于术后第6、8个月肝癌复发,带瘤存活[47]。

迄今为止,还没有公认的判断肺转移癌行肺切除预后的统一标准,大多数研究认为转移灶能否彻底切除是唯一可判断各种病理类型肺转移癌的预后指标。在肺转移癌患者行手术切除时,主要考虑原发灶的控制情况和肺部转移灶能否彻底切除,而肺部转移灶的数目常被用来判断能否彻底切除。大多数肝癌患者的肺转移灶是多发的,一般认为不能够彻底切除。对于肺转移癌的治疗,如果原发部位的复发病灶和肺转移灶同时存在,对肺转移灶来说,一般没有外科手术切除指征。然而,对于肝癌肺转移的手术切除来说,可能与其他肿瘤肺转移灶手术切除指征有所不同。由于肝癌的早期诊断、肝切除技术的进步和非手术治疗(TACE、射频等)的综合运用,即使多发的肝内复发病灶,也可以得到较好的控制。

Tomimaru等认为,肝癌肺转移患者行肺切除的标准应该是肝内的复发病灶是否得到了较好的控制,而不是肝内是否仍存在复发病灶。Lam等报道9例肝癌肺转移患者,其肺转移灶数目均为1个,手术切除肺转移灶后获得了长期生存,并且均未发现肺转移灶的复发。Tomimaru等报道14例肝癌肺转移患者,其肺转移灶数目均为1个或2个,将其分为两组,一组行手术切除,另一组只行全身化疗。经研究发现,手术切除组8例患者在肺切除后均未发现肺转移灶复发,其中5例患者死于肝内复发,3例患者无瘤生存。而全身化疗组6例患者肺转移灶逐渐增大直至死亡,其中4例患者死于肺转移导致的呼吸衰竭,2例患者死于脑转移。Koide等报道14例肝癌肺转移行肺切除患者,其中11例肺转移灶数目不多于3个,3例肺转移灶数目大于3个。在首次肺切除术后,11例肺转移灶数目不多于3个的患者中,6例再次出现肺转移,接受了再次手术切除,并且均获得了较理想的总体生存。但是对于3例肺转移灶数目大于3个的患者,其生存期均较短。本组12例患者中,1例在首次肺切除6个月后出现肺内复发,再次行肺切除,术后随访至今,患者无瘤生存。其余8例在肺转移灶切除后均未发现肺内复发。而在肺转移灶数目为3个或3个以上的患者,在行肺切除后均出现肺转移灶复发,且有2例死于肺转移导致的呼吸衰竭。从本组患者结果看,肺转移灶数目为1个或2个的患者总体生存要优于肺转移灶数目为3个或3个以上的患者。Lo等报道肝癌术后36例肝外转移,12例行手术治疗,24例行非手术治疗,手术切除肝外转移灶组在肝切除术后2、5年总体生存率分别为52%、26%,非手术组分别为21%、0%,两组之间的差异有统计学意义。Tomimaru等报道,手术切除肺转移灶组在肝切除术后3、5、10年总体生存率分别为100.0%、57.1%和28.6%,全身化疗组分别为50.0%、16.7%和0%,两组之间的差异有统计学意义。周信达等在总结1000例小肝癌手术切除经验时发现对于肝癌术后发现肺转移,对单结节肺转移做再切除是进一步提高疗效的重要途径。Rosenberg等(1985)认为,有少部分具有肺、肝、脑等转移病灶的癌肿患者,可以通过外科切除取得治愈,这对于对化疗不敏感的肿瘤更是如此。他报道对伴有肺转移灶的软组织肉瘤和骨肉瘤的患者同时采用原发肿瘤及肺转移灶切除,治愈率可达30%。对肺单一性转移灶的患者,更应采用积极的外科方式。Mofton等发现对多发性肺转移灶患者,只要外科解剖上可以切除,积极的治疗也能明显提高患者生存率。黄洁夫等认为,伴有肝外远处转移灶(如肺转移)的肝癌患者中至少有少数仍能可得益于外科治疗,尤其是单一肺转移灶患者。如符合下列条件,可考虑手术治疗:①肝癌的原发病灶能够做治疗性切除;②肺转移病灶为单一性孤立病灶,仅涉及单侧或某一肺叶、段;③除肺以外,无其他器官的远处转移灶;④患者全身情况良好,肝脏、肺脏功能能耐受治疗性规模的肝和肺切除术。

中国学者报道上海中山医院肝癌研究所1961—1987年共396例有病理的肝癌(HCC)肝切除手术病例。53例(13.4%)患者生存≥20年,343例(86.6%)患者存活<20年。到2007年3月,67.9%(36/53)患者还无病生存着,5.7%(3/53)患者死于肿瘤复发或转移,11.3%(6/53)患者死于肝衰竭,5.7%(3/53)死于其他疾病,5例患者分别于243、272、278、301和318个月后

失去随访。随访期间发现3例无症状肺转移患者。手术切除肺转移灶。两次手术间隔为平均42(3~49)个月。结果:2例仍健在(自首次手术算起分别为383和378个月)。1例肿瘤复发后死亡(自首次手术算起为318个月)[48]。

4.化疗及介入疗法

王华庆等以9-硝基喜树碱治疗肝癌术后双肺转移完全缓解1例。男性,50岁。2004年4月出现右上腹不适等。4月20日行肝右叶切除术。术后病理:肝细胞癌,伴肝硬化。2005年2月复查中发现双肺转移。2005年5月5日至2005年7月15日给予9-硝基喜树碱胶囊2 mg,每日口服,连服5天,停2天,共8周,白细胞下降至2.0×10^9/L。8个月后CT:双肺结节明显缩小,部分消失。同时AFP 277 μg/L。之后3 mg口服,连服5天,停2天,共3周。9月21日CT:双肺结节消失。AFP:63.44 μg/L。继续口服2 mg,每日口服,连服5天,停2天,共2个月。随访至2006年10月13日全面复查,仍处于CR状态,血AFP 11.3 μg/L,已经恢复正常[49]。

SHARP研究在欧美人群中考察了索拉非尼对无法手术晚期肝细胞癌(HCC)患者的有效性和安全性。其首要终点指标为中位OS(mOS)期。结果显示,索拉非尼组mOS期为10.7个月(95%CI:9.4~113.3),显著长于安慰剂组的7.9个月(95%CI:6.8~9.1,HR=0.69。P<0.001)。以上数据表明,索拉非尼能够显著改善欧美晚期HCC患者的生存,使mOS期相对延长了45%。Oriental研究是与SHARP研究平行进行的一项临床桥接研究,旨在观察索拉非尼对亚太地区晚期HCC患者的安全有效性。结果显示,索拉非尼组mOS期为6.5个月(95%CI:5.56~7.56),显著长于安慰剂组的4.2个月(95%CI:3.75~5.46,HR=0.68。P=0.014),表明索拉非尼使亚太地区晚期HCC患者获得了2.3个月的mOS期优势,死亡风险降低了32%,mOS期相对延长了47%。索拉非尼在HCC中的益处十分类似于曲妥珠单抗治疗乳腺癌、贝伐珠单抗治疗结肠癌以及厄洛替尼治疗非小细胞肺癌的重要价值(HR降低0.25~0.35)[50]。

原发性肝癌肺转移的治疗应在积极治疗原发灶的同时治疗转移灶。肝动脉栓塞化疗及支气管动脉灌注化疗能在癌灶局部形成较高药物浓度,对肝原发灶及肺转移灶有明显的抑制作用,而且毒性较小。TAE组明显的较非TAE组延长。差异非常显著,且能使从确诊到转移的时间及转移后生存时间明显延长。张钰和贾新明报道原发性肝癌肺转移63例化学治疗。治疗:TACE组应用seldinger插管法。化疗药为5-FU 0.5~1.0,表柔比星30~50 mg,丝裂霉素16~20 mg。每月一次,每次TAE前常规拍片,发现肺转移后同时行支气管动脉化疗(药物总量不变)。心脏异常者以卡铂400~600 mg或VP-16 100 mg替代表柔比星。非TAE组:仅给予营养支持治疗,少数患者加用生物免疫治疗,如干扰素300万单位,2~3次/周。生存时间及转移后生存时间:TACE组平均14.5(3~57)个月;TACE组平均4.8(1~12)个月,P<0.01。转移后生存时间6.88个月,非TACE组2.0个月,P<0.01。生存时间分布见表16-8-7[23]。

王英凯等分析25例TACE术后15例发生肺转移患者的临床资料(表16-8-8)。

肝癌肺转移X线表现(胸片或CT):结节型6例,粟粒型4例,混合型3例,胸水、肋骨转移2例。本组结果显示,TACE术后肺转移发生率为60.0%,年轻者与年长者差异有显著性。年轻者发生肺转移的时间早、生存时间短,多见于二次TACE术后,1例70岁患者36个月后发生肺转移。患者知情后严重的抑郁可加快死亡。TACE术治疗后出现肺转移的原因可能为:①肝内有分散的癌灶或者存在动-静脉短路或门静脉-肝静脉短路,使肝癌细胞经上述循环入肺,也可因反复栓塞出现新的短路;②介入治疗前后凝血及纤溶功能变化:肝癌患者表现为凝血时间延长,易出现自发性出血或代偿性DIC,TACE的上述变化可能增加出血、使癌细胞进入肺内概率增大,转移癌可能继发于手术后;③栓塞化疗后机体免疫力进一步下降,移动、黏附因子活跃常易引起恶性肿瘤的远处转移;④TACE术前肺内有微小转移灶[51]。

刘亚民等回顾性分析1126例原发性肝癌患者手术前后行TACE、TACE后射频消融(RFA)治疗、TACE或经导管肝动脉化疗灌注治疗(TAI)后辅以中药和生物治疗的临床资料。结论:原发性肝癌手术切除前后TACE效果最佳,手术前与手术后行TACE疗效相近,HACE+RFA疗效优于TACE;TAI疗效较差。不同综合介入方法治疗的原发性肝癌患者生存率比较见表16-8-9[52]。

陆景峰报道分析原发性肝癌TACE术后并发肺转移13例。治疗方法:其中5例行二次TACE术,并同时予支气管动脉灌注化疗。所用药物为:EPI50~70 mg,MMC10~18 mg,5-FU500~1000 mg,DDP30~60 mg。6例改复方苦参注射液20 mL加入生理盐水250 mL中静脉滴注,每天1次,30天为1个疗程。另2例行支持治疗。结果:随访3~12个月。5例患者经二次介入治疗后有3例存活6个月,1例存活9个月,1例存活12个月以上。该例已行第3次介入栓塞化疗,仍在随

表 16-8-7 生存时间分布(月)

	1~5	5~9	9~13	13~17	17~21	21~25	>25
TACE 组	2	12	10	7	5	4	3
非 TACE 组	11	7	2	0	0	0	0

注:表中 25 个月以上为 3 例,时间分别为 29、36、57 个月

表 16-8-8 发生肺转移者年龄、转移时间、CT 改变的比较

比较项目	30~45 岁	46~60 岁	61~70 岁
TACE	6	11	8
发生肺转移	4	8	3
发生转移时间(月)	2~6	5~12	8~36
肝 CT 变化			
块状型	4	6	2
结节型	2	2	4
结节未至弥漫型	0	3	2
合并肝硬化	0	3	2

$\chi^2=2.15, P<0.01$

表 16-8-9 不同综合介入方法治疗的原发性肝癌患者生存率比较(%)

治疗方式	例数	1 年生存率	3 年生存率	5 年生存率
术前 TACE 组	198	74.7	41.4	36.9
术后 TACE 组	114	78.9	40.4	37.5
TACE+RFA 组	106	74.5	36.8	–
TACE 组	387	69.3	21.7	8.4
TAI 组	69	11.6	0	0
合计	874	67.8	28.7	18.8

访中。另 6 例予中成药静脉滴注治疗后均在 3~5 个月内死亡。2 例大量胸腔积液者仅存活 1~2 个月[24]。

程洁敏等总结肺动脉化疗药盒埋置术治疗肝癌肺转移效果。原发性肝癌肺转移病例 62 例,其中一侧肺转移者 19 例,两侧肺转移者 43 例。除常规肝动脉化疗栓塞治疗外,加做经锁骨下静脉穿刺肺动脉化疗导管药盒埋置术。一侧肺转移病灶者:导管头端埋于患侧肺动脉内;两侧转移灶者,导管头端埋于肺总动脉处。化疗方案为 FDM 或 FDA。剂量为:5-FU 0.5~1.0 g,DDP 40~80 mg,MMC 10~20 mg 或 ADM 30~60 mg。部分患者药物一次全部注入,部分分 3~5 天药盒内滴注。如肝癌控制良好,则在药盒内每月注入化疗药物 1 次。结果:肺动脉化疗药盒埋置术的技术成功率为 100%,并发症主要为感染(3.2%),创口不愈合(1.6%),气胸(3.2%)。疗效:3 个月随访,肺部病灶明显缩小(PR)占 35.5%,无变化(SD)占 32.3%,增大(PD)占 32.3%。6 个月随访,12 例死于肺外病变,余均健在。PR 占 22.6%,SD 占 25.8%,PD 占 32.3%。结论:肺动脉化疗药盒埋置术操作简单,并发症少,疗效确切,是治疗肝癌肺转移的良好方法[53]。

姚征等研究 p53 基因瘤内注射联合支气管动脉灌注(BAI)化疗治疗 18 例肝癌肺转移瘤。原发性肝癌肺转移瘤患者 38 例,A 组(18)行 p53 基因瘤内注射(机制可能是 p53 蛋白的有效表达导致肝癌细胞生长受抑制和发生凋亡)联合 BAI 治疗,B 组(n=20)行单纯 BAI 治疗、p53 基因瘤内 1 射,1 周 2 次,每次用量 1×10^{12}~2×10^{12} VP。全部患者在 DSA 下行 BAI,1~2 个月重复治疗,治疗 2 个周期后评价疗效。结果:38 例患者均完成 2 个周期以上治疗。A 组近期有效率(CR+PR)为 67%(12/18),B 组为 30%(6/20),差异有统计学意义($P<0.05$)[54]。

随着 CT 导向下各种微创消融技术的进步,无论是肝转移还是肺转移,多数学者主张对转移瘤数目在 3 个以下的进行局部消融治疗,以获得较好的姑息治疗疗效。CT 导引下细针穿刺瘤内无水乙醇注射的原理是利用无水乙醇细胞毒性作用,使肿瘤组织细胞脱水、蛋白质变性和血栓形成,导致肿瘤组织发生凝固性坏死,从而达到治疗目的。该治疗方法操作简便,创伤小,费用低,可反复施行,在肿瘤的局部治疗中被广泛应用。顾仰葵等在CT 导向下对 17 例原发性肝癌术后或原发性肝癌 TACE 术后原发灶控制稳定的肺转移瘤患者的 37 个肺转移灶行经皮经肺瘤内无水乙醇注射治疗,8 周后复查胸腹部 CT 评估其临床疗效。结果:37 个肺内转移灶中 31 个病灶无增大,增强扫描病灶无强化,其中 26 个病灶瘤内无水乙醇沉积完全,5 个病灶沉积良好;6 个病灶复查见肿瘤增大或无水乙醇明显流失,增强后有明显强化。所有患者肝内未见复发或原发灶仍维持稳定。术后 8 周疗效评价有效率达到 83.8%,1 年生存率 64.2%,有 7 例患者至今仍生存,最长者生存超过 2 年。仅 2 例患者术中发生气胸,肺压缩均在 30%以内,经气胸引流后 3 天肺组织就完全复张,未发生其他并发症[55]。

七、预后

张辉和倪志权分析原发性肝癌猝死47例原因。1984—1992年间收住824例中晚期原发性肝癌,其中47例发生猝死。男45例,女2例,临床发生率为5.70%。发生时间以夜间为多,占61.70%(29/47),从症状或体征出现后1小时内死亡者18例,其中8例为即刻死亡,24小时内死亡者29例。82.98%无明显前驱症状;仅11.02%可有一些轻微的症状或体征,如上腹不适、胸闷、轻度恶心、厌食、尿少和乏力等。猝死原因:上消化道出血31.91%,肝癌结节破裂10.63%,电解质紊乱12.67%,肝肾综合征4.26%,急性过敏2.13%,心脏疾病8.52%,原因不明29.78%。

另14例不明原因猝死者中,男13例,女1例,年龄37~55岁。发病时间以深夜、凌晨为多。发病以突然发作的呼吸急促为主,伴有发绀、胸闷、心悸、大汗淋漓。发病至死亡时间大部分在10分钟内,有2例在5分钟内,2例在8小时内。急性肺栓塞是肝癌猝死的又一重要原因。本组病例均系中晚期肝癌,病情重,病灶大。肝癌细胞在发展过程中极易侵犯门静脉和肝静脉,肝静脉内形成的癌栓脱落后可进入肺动脉,造成栓塞,大的癌栓能直接堵塞肺动脉主干及其主要分支,继发肺动脉压急剧增高,引起左心室排出量急剧减少,导致心源性休克、猝死。即使较小的癌栓阻塞肺小动脉,由于肺自主神经的反射作用,也会引起肺动脉的广泛痉挛,导致肺动脉高压症候群,造成猝死。临床上肺栓塞以呼吸困难为最突出的临床表现,此外尚有咳嗽、发绀、胸闷。结合本组14例不明原因肝癌猝死者的发病情况,考虑以癌栓脱落造成肺栓塞可能为大[56]。

张树民等分析105例肝细胞肝癌肺转移患者的预后因素。除肺转移外,同时伴有其他部位远处转移者19例,其中肾上腺7例,骨骼6例,脑6例。肝癌肺转移患者AFP和γ-GT情况:诊断肝癌时,AFP水平超过正常水平者(>20 μg/L)87/105例(82.9%),Cox回归多因素分析,诊断肝癌后AFP对生存有明显影响(P=0.003),但对诊断肺转移后的生存期无影响(P=0.233)。Cox回归单因素分析,对诊断肝癌和肺转移后,AFP对患者的生存无影响(P=0.093和P=0.135)。诊断肝癌时,63.8%(67/105)患者γ-GT水平超过正常值(>75 IU/L),Cox回归多因素分析显示,γ-GT水平对诊断肝癌后患者的生存有明显影响(P=0.005);而对诊断肺转移后的生存期无影响(P=0.243);Cox回归单因素分析,γ-GT水平对诊断肝癌和肺转移后患者的生存均有影响(P<0.001及P=0.011)。肺转移灶治疗与生存情况:肝癌肺转移患者,其转移灶接受治疗与否的两组间仅肝内肿瘤接受外放疗和γ-GT的分布有差异。肺转移灶治疗组,诊断肝癌至死亡的生存时间均值±标准误为1066±155天(下同),中位生存值709(50~2273)天,发生肺转移后其生存时间的均值为620±105天,中位值547(15~1052)天;肺转移灶非治疗组,诊断肝癌至死亡的生存时间均值为837±152天,中位值为483(6~4597)天,发生肺转移后生存时间均值为210±26天,中位值为161(6~923)天。肺转移灶治疗与否对患者生存率影响的单因素分析:诊断肝癌至死亡的生存率比较P=0.06,但是治疗组的生存率稍高于非治疗组(相对危险度RR=0.622),发生肺转移后生存率比较P<0.05。治疗组的生存率与非治疗组差异有显著性。肝癌肺转移总体患者的生存情况:诊断肝癌至死亡时间的均值为684±68天,中位生存时间487(6~4597)天。肝癌至肺转移的时间均值为420±61天,中位值为199(0~4427)天。发生肺转移后患者的生存时间均值为264±28天,中位生存时间为179(6~1502)天。Kaplan-Meier法计算诊断肝癌后患者1、2、3年生存率分别为64.8%、33.6%和15.0%。发现肺转移后1、2、3年生存率分别为29.7%、10.8%和0%。肝癌肺转移的预后因素分析:诊断为肝癌后,患者的生存情况单因素与多因素分析中,Child-pugh A级、γ-GT水平在正常值内、肝内病灶手术切除肝内肿瘤≤8 cm、肺转移灶接受治疗均有利于患者生存。诊断肺转移后生存情况的单因素与多因素分析:Child>Pugh A级、肝内病灶手术切除、肺内单个转移灶、不伴有胸水及接受肺转移灶的治疗均有利于患者生存。若肺转移灶单发,是否治疗对预后无明显影响。若发生双肺多发转移,进行PAI、BAI、PA-PCS治疗是有必要的。若合并胸水,则预后更差。死亡原因:至统计时,80例(76.2%)患者死亡,25例(23.8%)生存。其中死于肝衰竭53例(66.3%),死于肺转移者导致肺衰竭16例(20.0%),脑转移8例(10.0%),上消化道大出血2例(2.5%),死于药物中毒意外事件1例(1.3%)。各种肿瘤患者尸检发现肺转移发生率达25%~30%;肝癌肺转移更高,在41.6%~43.6%。肝癌骨转移患者生存期为5.5个月,肾上腺转移者生存期为10个月,癌栓转移者为8个月(放疗)和4个月(非放疗)。本研究发现肺转移后生存期为264天(8.8个月),生存期较骨转移与癌栓患者长。

本研究对诊断肝癌后的生存因素分析显示,单发肺转移病灶是否治疗对生存无明显影响。主要由于肺转移病灶比较局限，患者极少因肺转移导致死亡，其主要死因系肝内肿瘤未控导致肝衰竭。本组15例患者单发肺转移，死亡9例，死因均为肝衰竭，其余6例目前均生存。单因素分析肺转移灶治疗与否对患者生存情况的影响：结果显示诊断肝癌至死亡，肺转移灶治疗与否对生存情况的比较 P=0.06。说明在肝内原发灶控制良好的情况下，肺转移灶是否治疗对肝癌患者总的生存期并无明显影响，但是治疗组的生存率稍高于非治疗组(RR=0.62)；发现肺转移灶后，组间生存率比较差异有显著性(P<0.05)。由此可见，一旦发生肺转移，应对其进行积极治疗。介入治疗应用最为广泛。程浩敏等认为PA-PCS治疗肝癌肺转移，随访3个月，35.5%肺转移灶明显缩小，且操作简便、并发症少、疗效确切，是治疗肝癌肺转移的良好方法。武兴杰等认为在TACE后进行支气管动脉灌注可预防肝癌肺转移(n=67，P<0.001)，具有较大的应用价值，经支气管动脉灌注预防肝癌可能出现的肺转移亚临床灶，有利于杀灭<1mm的转移灶，可降低肝癌肺转移的发生率，用药量为常规的1/4或1/5。

王洲等认为肺转移灶宜行肺楔形或肺叶部分手术切除。Lam等报道48例肝癌肺转移患者中仅9例有条件进行肺转移灶的手术切除，并且至死亡的中位生存期达42个月，肺转移切除后患者的生存期相当长，可能由于手术切除仅适用于肝内病灶控制好且肺转移灶单发或局限于一叶内或段内的患者。Robert等认为肺转移灶的手术适应证相当局限，标准相当严格，而肝癌肺转移大多分布于双侧肺野，手术应用相对较少。阮亚明等认为三维适形放疗(3DCRT)能够有效地控制和杀灭肝癌原发灶切除后出现的肺转移灶，延长患者的生存时间，且不良反应小。但只针对肺转移灶直径小于2 cm且肝内无复发、AFP持续升高者。而在本研究中仅有2例患者进行放疗且1例因为肝衰竭未完成治疗。放疗在临床较少应用于肝细胞肝癌多发肺转移。

总之，肝细胞肝癌一旦出现肺转移，应积极进行PAI、BAI、PA-PCS治疗。肝细胞肝癌发生肺转移，肿瘤发展导致肝衰竭仍为主要死亡原因，故治疗、控制肝内原发肿瘤更为重要[27]。

Lam Cm等报道经选择适合行肝细胞癌肺转移灶切除术患者的远期存活率。从1972—1995年共380例肝细胞性肝癌患者行肝切除术。凡胸部放射检查有异常时行肺部CT检查。有孤立性肺部转移但无肝内肿瘤复发的患者可选择行手术治疗。肺部转移灶切除后行辅助化疗并随访，当肺部再次出现另一转移灶、肝内仍无复发时，可再次行肺叶切除术。若肺内有肿瘤复发或肺部有多个转移灶则行化疗。结果：380例患者中经放射学和病理学检查发现48例（12.6%）形成肺转移，其中7例男性和2例女性患者无肝癌复发，或病变已被控制，因而适宜做治疗性的肺切除术。行肝切除术至出现肺部有转移灶，平均无病存活期为21个月。9例行肺叶切除的患者无手术和住院死亡，其中有2例患者在发现肺转移之前已形成肝内肿瘤复发，分别行经动脉化疗栓塞和病灶内酒精注射。3例患者肺叶切除术后发生肝转移。2例患者发生再次肺转移，分别于首次肺叶切除术后12和13个月后再次开胸切除转移灶。肝叶切除术后平均随访时间为53个月。肺叶切除术后平均存活42个月。肝叶切除术后1、2和5年存活率分别为100%、78%和67%。5例患者仍存活，其中4例无复发迹象。1例存活患者肺叶切除术后已存活8年以上，肝切除术后已存活10年以上，目前仍无复发。有39例患者发生肺转移，但由于合并肝本身的病变或因多发生肺转移，因而不适合行切除术。其中20例行全身化疗。39例中有23例不仅有肺转移，而且伴肝癌复发。在出现肺转移之前平均无病存活期为8个月。诊断有肺转移后平均存活期为14个月。行肝叶切除术后1、2、5年存活率分别为42%、32%和10%。

肺转移80%~85%的患者在肝切除术后18个月内复发。一些学者认为肝癌发生肝外转移是进一步治疗的禁忌证。采用化疗的一组34例患者平均存活期和1年存活率分别为4.6个月和20%。若肝内复发后行再切除或局部灭活后，单个肺转移灶仍可考虑行切除术。肺转移灶切除后仍应行全身化疗。可切除的肺转移灶切除术后患者的存活与复发有关[57]。

高林瑞报道远处转移病例的预后：219例中，3个月内死亡的有166例，3~6个月者28例，7~11个月者17例，1年以上者8例(2例生存2年)。

肝癌的5年复发率为56%~80%。自肝切除手术至复发的间期，据Hanazaki等报道5年以上的复发例占7.5%；Shirabe等报道过10年以上病例。因此肝癌需长期监督才行[46]。

孙如荣的病例预后不佳。从肺转移至死亡的时间，少于3个月者75例（73.5%），4~6个月者15例（14.7%），7~11例者为6例(5.9%)，1年以上者6例。中位生存时间为2个月(9天至3年)。88%的患者在6个月内死亡。

根据肺转移出现的时间，至少每3个月拍1张胸片是必要的[8]。从根治术至复发转移的时间有术后2

年以内的早期复发和晚期复发2个峰，而且有各自独立的复发危险因子。早期者：①原发肿瘤直径；②被膜浸润；③肉眼及显微镜的门脉浸润；④肝内转移；⑤肺解剖学的肝切除；⑥血 AFP 高值；⑦HCV 感染。晚期者：①肿瘤数目；②肝硬化；③活动性慢肝[14]。

Shuenn-Wen K 等探讨肝细胞癌肺转移瘤切除术的预后因素[58]。均为 1990—2004 年中国台北大学医院接受肝癌肺转移瘤切除术的患者。结果：34 例患者 2、5 年生存率分别为 65.2%、27.5%。首先发现的肿瘤是肝 13 例，肺 21 例。单因素分析高甲胎蛋白水平，肝切缘阳性，短无病间期(DFI)是整体生存的不利因素。然而仅 DFI(P=0.028)多因素分析被确定为一个独立的预后因素。单因素分析双侧分布和较大的肺转移瘤是生存的不利因素，多因素分析只有肺转移瘤数目作为独立的预后因素(P=0.017)。认为具有较长 DFI 和更少的肺转移瘤数目的肝癌肺转移患者可受惠于肺转移瘤切除术。

附：肝母细胞瘤、胆管癌

肝母细胞瘤又称幼儿型肝细胞瘤，男女发病率之比为(1.5~2.5):1，肝肿大、甲胎蛋白增高是主要临床特点。肿瘤可转移到引流淋巴结，转移到肺和脑等器官。早期手术切除效果较好。

庄振利和巴宁报道肝母细胞瘤术后 10 年肺转移 1 例。男，15 岁。因咳嗽、痰中带血 1 个月入院。10 年前在外院行肝肿瘤切除术，术后病理显示肝母细胞瘤。胸 CT 显示左肺下叶中心性包块，约 3cm×7cm×6cm，行左侧剖胸探查术，术中见肿瘤位于左肺下叶背段 8cm×7cm×6cm，质地硬。行左肺下叶切除术。病理显示肿瘤呈腺样分化，结合临床符合肝母细胞瘤肺转移。本患者肝母细胞瘤切除术后 10 年，出现肿瘤迟发转移到肺较为少见[58]。

孙占祺等观察肝门部胆管癌的病理学特点及转移途径。肝门部胆管癌以直接浸润和淋巴转移为主。15%~30%手术探查时已有肝内或(和)腹腔转移。死于胆管癌者尸检证实转移者达 80%，且多数有局部淋巴转移、肝实质或腹膜转移。肺转移 15%，骨转移 15%，肾、脑转移 30%。转移还与病期有关。Ⅰ、Ⅱ期(39%)局部淋巴转移 16%，广泛转移 14%；Ⅲ期(40%)、ⅣA 期侵犯邻近器官或 3 期无转移占 27%，Ⅲ期累及肝十二指肠韧带、大血管、肝实质占 28%，门静脉 19%，肝动脉 14%；ⅣA 期远处转移 15%。肺转移 10%，腹膜转移 10%。Filauro 报道 Klatskin 肿瘤154 例，Ⅳ期占 71.4%[59]。

郑秀海等探讨胆管癌浸润转移途径及其机制。胆管癌的浸润和转移具有其自身的特点，经淋巴转移是胆管癌的主要转移方式之一，以局部淋巴结转移为主，较少发生远处转移。胆管癌的血管浸润常见，病理学研究发现，胆管癌标本中其周围发现血管浸润者达 58.3%~77.5%，这与胆管的解剖位置密切相关。经神经周围浸润(PNI)转移是胆管癌的一种重要病理特征，肿瘤沿神经浸润是指肿瘤细胞包绕神经纤维，并进入神经束膜内沿其扩展的局部浸润转移现象，胆管癌细胞可通过胆管周围的神经周围间隙向近端或远程方向转移[60]。

大久保哲之等报道胆管癌手术后单发性肺转移 1 例。女性，69 岁。主诉胸部异常阴影。2 年前出现黄疸，诊为下部胆管癌。次月手术(幽门保留+胰头十二指肠切除)。术后肺栓塞，持续行抗凝治疗。现胸片右中肺币状影。胸 CT S^{2b} 0.8 cm 结节。纤支镜未果。5 个月后长大为 1.2 cm，次月胸腔镜下肺部分切除。标本为腺癌，与胆管癌相似。无法确定是否原发，再行右上肺叶切除。标本镜下及免疫组化为胆管癌肺转移。TTF-1(Thyroid transcription factor-1)和 SP-A(Surfactant apoprotein)对原发肺腺癌诊断特异性较高，于转移之腺癌的鉴别有用[61]。

小柳津毅等对肝细胞癌切除后肺转移手术例总结。初步认为，肝细胞癌切除后无瘤间期 12 个月和 AFP 500 μg/mL 二者综合考虑是肺转移病例的预后因素[62]。

参考文献

[1]孙燕.内科肿瘤学. 北京：人民卫生出版社，2001：573-592

[2]韦志武，李君成.肝癌肺转移 42 例的 X 线分析.广西医学，2007，29：287-288

[3]金芝艳.肝癌肺部转移的 X 线表现.临床放射学杂志，1992，11：292-294

[4]汤钊猷.复发与转移——原发性肝癌研究的一个重点.中华肝胆外科杂志，1999，5：3-5

[5]张和武.原发性肝癌时胸部 X 线表现.国际呼吸杂志，1985，5：205

[6]刘玉堂.原发性肝癌肺转移的 X 线诊断(附55 例报告).实用放射学杂志，2001，17：388-389

[7]黄洁夫，何晓顺.原发性肝癌伴肺转移手术切除后长期生存二例.癌症，1993，12：464-465

[8]张金铭.呼吸系统疑难病和罕少病. 天津：天津科技翻译出版公司，2004：395-396

[9]弭玮，孙静. 益气养阴方对小鼠肝癌及子宫须癌肺转移抑制作用的实验研究.大连医科大学学报，2009，31：247-250

[10]陈晓良，周培华，张斌，等.肝癌肺转移瘤膈下动脉供血 1 例.中国医学影像技术，2007，23：784

[11]林建华,李朝龙,周占春,等.肝癌肝动静脉瘘与肺转移的关系.肿瘤(上海出版),2000,20:464-465

[12]程慧敏摘.肝癌的淋巴性肺转移.国外医学肿瘤学分册,1996,23:124-125

[13]杨林.原发性肝癌转移途径的解剖学基础.中国微创外科杂志,2006,6:75-77

[14]坪内拡伸,柳重久,坂之昭裕,ほか.术后 8 年目に肺転移で再発した肝细胞癌の1 例.日本胸部临床,2009,68:880-885

[15]汤钊猷.原发性肝癌转移复发的机理及对策.外科理论与实践,2000,5:213-215

[16]高林瑞.252 例原发性肝癌肝外转移的临床分析.肿瘤,1984,4:206-207

[17]Liu YW,Chen CL,Chen YS,et al. Needle Tract Implantation of Hepatocellular Carcinoma After Fine Needle Biopsy. Dig Dis Sci,2007,52:228-231

[18]邓志刚,李波,祖存. 造血干细胞移植对肝癌术后复发转移的影响及其与外周血 AFP mRNA 和VEGF-C mRNA 关系的初步研究.四川大学学报(医学版),2010,41:256-260

[19]董矜,王玲,田亚平,等. 端粒酶逆转录酶基因单核苷酸部分位点多态性可能增加罹患肝癌和肝癌转移的风险.南方医科大学学报,2011,31:49-52

[20]刘捷兴.原发性肝细胞癌肺转移 20 例临床分析.癌症,1987,6:56-57

[21]崔西玉.消化道肿瘤肺转移临床特点分析.现代消化病及内镜杂志,1998,3:90,51

[22]李峰,冯国俊.肝癌肺转移 27 例临床 X 线分析.临床医学影像杂志,1998,9:55-56

[23]张钰,贾新明.原发性肝癌肺转移诊断与治疗(附 63 例分析).中原医刊,2003,30:13-14

[24]陆景峰.原发性肝癌经 TACE 术后并发肺转移 13 例临床分析.肿瘤研究与临床,2004,16:405

[25]吴建国,杨继金.肝癌肺部转移的 CT 诊断.江苏大学学报,2002,12:517

[26]王海燕,张佩娟.肝癌肺部转移的 CT 诊断. 中国医药导报,2007,4:110

[27]张树民,曾昭冲,孙菁.肝细胞肝癌肺转移的预后因素分析.实用肿瘤杂志,2005,20:395-400

[28]吴时建,朱西庚.肝癌早期肺转移.医师进修杂志,1992,15:21

[29]钟广琦,李娟.儿童原发性肝癌肺内巨大转移癌 1 例.医学影像学杂志,1995,6:50

[30]何梦龙.父子同患肝癌肺转移.临床荟萃,2004,19:681

[31]张秀宾,邢海风,时桂兰.少年原发性肝癌伴肺转移 CT 诊断 1 例.现代医用影像学,2000,9:107

[32]施卫英.原发性肝癌肺和脑转移后生存五年一例报告.肿瘤防治杂志,2005,32:1558

[33]王芳芳,胡春洪,张敏鸽,等.肝脏原发性血管肉瘤伴多部位转移一例. 临床放射学杂志,2011,30:1287-1288

[34]Masaki Otsuji,Shunji Matsunaga,Hiroaki Koga,et al.An atypical extrahepatic metastasis of the distal phalanx fromhepatocellular carcinoma. Int J Clin On col,2009,14:159-162

[35]王允惠.原发性肝癌胸部 X线表现. 癌症,1987,6:94

[36]长谷川洁,中野冬彦,山冈昌文,ほか.纵隔に巨大なリンパ节の転移を来たし，诊断が困难であったhepatomaの1剖検例. 日本胸部临床,1980,39:315-318

[37]田小林,蒋志庆.Rho 亚家族与消化系统恶性肿瘤侵袭及转移的关系. 中国全科医学,2011,14:1038-1041

[38]朱珺,王松梅,刘银坤.聚乙二醇化多聚 β 肽抗肝癌转移的体内外实验研究.药物服务与研究,2008,8:332-333

[39]苏小康,林谋清,赖振添,等.健脾化瘀中药对肝癌转移细胞凋亡的研究.中华普通外科学文献,2008,2:21-23

[40]朱伟宏,孙维凯,于永春,等.放射增敏药马蔺子素对 H22 肝癌小鼠肺转移的影响.江苏医药,2008,34:176-178

[41]王兵,郑国灿.牛蒡子苷元对肝癌侵袭转移的影响.世界华人消化杂志,2011,19:723-727

[42]郑树森,梁廷波,吴健.原发性肝癌 268 例综合治疗分析.中国实用外科杂志,2000,20:147-150

[43]黄挺,于尔辛,倪惠芳.放疗结合中药治疗肝癌术后肺转移肿瘤完全缓解 1 例.肿瘤,1996,15:41-42

[44]甄宇洋,马驰,刘奕山,等.原发性肝癌肺转移手术治疗.中华肝胆外科杂志,2003,9:696-697

[45]梁文昌,郭荣平,陈敏山,等.原发性肝癌肺转移患者行肺转移灶切除的疗效探讨.癌症,2008,27:319-322

[46]阳燕春,欧阳彦成,马天波.经右胸单切口手术切除肝癌并肺转移癌 13 例. 实用医学杂志,2009,25:520

[47]冯家宁,林建雄,张辉寰,等. 经胸单切口肝癌并肺转移癌切除术的探讨(18 例分析).中华肝胆外科杂志,2005,11:534-536

[48]Xin-Da Zhou,Zhao-You Tang,Zeng-Chen Ma,et al.Twenty-year survivors after resection for hep atocellular carcinoma-analysis of 53 cases. J Cancer Res Clin Oncol,2009,135:1067-1072

[49]王华庆,杨华,宋拯.9-硝基喜树碱治疗肝癌术后双肺转移完全缓解 1 例.癌症进展杂志,2008,6:419-421

[50]吴穷,秦叔逵.晚期肝细胞癌:浅谈系统性治疗的生存益处.中国医学论坛报,2010-6-3 B3版

[51]王英凯,迟宝荣,王智昊.原发性肝癌 TACF术后与肺转移.中国肿瘤临床与康复,2007,14:181-182

[52]刘亚民,秦皓,王崇宝,等.原发性肝癌综合介入治疗的疗效分析.中华肿瘤杂志,2007,29:232-235

[53]程洁敏,王建华,颜志平,等. 肺动脉化疗药盒埋置术治疗肝癌肺转移.介入放射学杂志,2000,9:158-159

[54]姚征,郑家平,邵国良,等.p53 基因瘤内注射联合支气管动脉灌注(BAI)化疗治疗 18 例肝癌肺转移瘤. 肿瘤学杂志,2009,15:859-860

[55]顾仰葵,范卫君,黄金华,等. CT 导向下原发性肝癌肺转移瘤内注射无水乙醇的疗效评价.癌症,2007,26:1112-1115

[56]张辉,倪志权.原发性肝癌猝死 47 例临床分析.蚌埠医学院

学报,1995,20:180-181

[57]杨镇. 经选择适合行肝细胞癌肺转移灶切除术患者的远期存活率.国外医学外科学分册,1999,26:178

[58]庄振利.巴宁.肝母细胞瘤术后十年肺转移一例报告.肿瘤防治杂志,2001,8:105

[59]孙占祺,邹声泉,何振平,等.肝门部胆管癌的病理学特点及转移途径.中国实用外科杂志,1998,18:368-369

[60]郑秀海,王曙光.胆管癌浸润转移途径及其机制.世界华人消化杂志,2007,15:276-281

[61]大久保哲之,高桥弘,金子行宏,ほか.胆管癌手术后に单発性肺转移を来し肺癌との鑑别が困难であった1例.日本胸部临床,2010,69:565-569

[62]小柳津毅,荒木修,苅部陽子,ほか.肝细胞癌切除後肺転移手術例の検討.胸部外科,2013,66:302-304

第九节 脾脏肿瘤

一、流行病学

脾脏是人体最大的淋巴器官和免疫器官,血运丰富,肿瘤发生率低。Rane 等在 4812 例尸检中仅发现 70 例,发生率约为 1.45%。其主要原因可能为:①脾具有免疫监视能力。脾脏作为外周免疫器官,是抗肿瘤抗体产生的重要器官,具有大量非特异性抗肿瘤物质,参与抗肿瘤免疫反应。②解剖学特异性。脾输入淋巴管少,脾动脉曲折弯曲,阻止了瘤栓进入。③脾经常有节律的收缩,肿瘤细胞被挤压出去,无法驻存。

脾脏原发性肿瘤发病率低。据尸检统计,脾脏良性肿瘤的发生率约为 0.14%,脾脏恶性肿瘤不超过全身恶性肿瘤的 0.64%。脾脏原发性肿瘤中以良性居多,其中脾血管瘤、淋巴管瘤常见。恶性肿瘤中以脾恶性淋巴瘤最多,脾血管肉瘤次之,脾纤维肉瘤、恶性纤维组织细胞瘤等均罕见。脾血管肉瘤恶性程度较高,生长迅速,可广泛播散到肝脏、淋巴结、骨髓和肺[1]。据 KRUMBHAR 文献报道脾原发性恶性肿瘤中恶性淋巴瘤占 64.19%,大多为 B 细胞型,其次为血管肉瘤,占 20.27%[2]。

孙蕾组病例中良性肿瘤占 65.5%,恶性肿瘤占 34.5%。恶性肿瘤中淋巴管肉瘤占 40%,血管肉瘤占 30%。脾转移性肿瘤是指起源于上皮系统的恶性肿瘤,不包括起源于造血系统者,多源于尸检报告,发生率约占所有脾恶性肿瘤的 2%~4%。国内脾转移肿瘤的原发灶多源于恶性黑色素瘤、乳腺癌和肺癌;国外最常见的原发灶为肺(21%),其他依次为胃(16%)、胰(12%)、肝(9%)及结肠等。本组 3 例转移性脾肿瘤原发灶分别来自于胰腺、结肠和卵巢[3]。

唐建华等回顾性分析经临床、手术病理证实的 32 例多发性脾肿瘤,其中原发性肿瘤 13 例,转移瘤 19 例。32 例多发性脾肿瘤,原发性肿瘤 13 例,其中淋巴瘤 7 例,脉管瘤 3 例,血管瘤 2 例,血管肉瘤 1 例。转移性肿瘤 19 例,来源于肺癌 7 例,胃肠道恶性肿瘤 6 例,乳腺癌 5 例,恶性黑色素瘤 1 例[4]。

马龙滨等总结 17 例经脾-结肠入路行原发性脾肿瘤脾切除的经验。包括脾海绵状血管瘤 2 例,脾血管肉瘤 6 例,脾恶性淋巴瘤 7 例,脾错构瘤 2 例。随访中除 1 例脾恶性淋巴瘤术后 14 个月死于全身转移,1 例脾血管肉瘤术后 26 个月死于肝转移,其余生存[5]。

孙蕾等报道脾脏肿瘤 29 例,其中恶性肿瘤 10 例,包括 3 例转移性脾肿瘤。B 超与 CT 的阳性检出率分别为 93.1%与 94.4%,彩超与 MRI 全部检出异常。恶性肿瘤 10 例,原发性恶性肿瘤 7 例(恶性淋巴瘤 4 例,血管肉瘤 3 例),转移性肿瘤 3 例,原发灶分别为胰腺癌、结肠癌和卵巢癌。

王金海等报道 50 例脾脏肿瘤患者中恶性肿瘤 24 例,其中淋巴瘤 15 例(单发灶 6 例,多发灶 9 例);血管肉瘤 5 例(多发灶 4 例,单发灶 1 例);转移性肿瘤 4 例(印戒细胞癌、透明细胞癌、肝细胞癌和平滑肌肉瘤各 1 例),分别原发于肾、肝、胃及右侧大腿[6]。

Lam 等报道了 25 年间 92 例脾转移性肿瘤,最常见的原发病灶为肺(21%),其他原发病灶依次为胃(16%)、胰(12%)、肝(9%)及结肠等。脾脏转移性肿瘤一旦发现,往往是晚期,同时亦可以发现其他部位转移灶,预后差[6]。

脾脏肿瘤肺转移病例报告太少。

二、病理学

Morgenstern 等提出按组织成分来源将其分为 4 类:①肿瘤病变,包括非寄生虫性囊肿、错构瘤等;②血管源性肿瘤:良性包括血管瘤、淋巴管瘤、血管内皮细胞瘤和血管外皮细胞瘤,恶性包括血管肉瘤、淋巴肉瘤和血管内皮肉瘤;③淋巴源性肿瘤,包括霍奇金病、非霍奇金淋巴瘤、浆细胞瘤滤泡假性淋巴瘤、局部反应性淋巴组织增生和炎性假瘤;④非淋巴肿瘤,包括脂肪瘤、血管脂肪瘤、恶性纤维组织细胞瘤、恶性畸胎瘤等。

陈雷等报道 1992—2003 年收治的 36 例脾占位

性病变。良性 25 例,恶性 11 例。单发肿物 21 例,其中良性 20 例,恶性 1 例;多发 15 例,其中良性 5 例,恶性 10 例。肿物直径 2.5~16.0 cm。术后病理诊断:脾囊肿 9 例,脾血管瘤 8 例,脾脓肿 2 例,脾淋巴管瘤 2 例,脾炎性假瘤 2 例,脾动脉瘤 2 例。恶性病变 10 例,其中原发性恶性淋巴瘤 5 例,转移瘤 5 例,分别为卵巢黏液腺癌脾转移 2 例, 绒毛膜上皮癌脾转移 2 例,左肾盂移行细胞癌脾转移 1 例。脾占位性病变的病理类型:脾占位性病变主要分为良性和恶性两大类。从本组资料的结果来看, 以良性占位性病变多见（为 69.4%）。脾的恶性占位性病变可分为原发性肿瘤和脾转移瘤两大类。原发性肿瘤中以恶性淋巴瘤多见,本组有 5 例,占 13.9%。此外还可见血管肉瘤、纤维肉瘤、平滑肌肉瘤、网状细胞肉瘤和恶性纤维组织细胞瘤等。脾转移瘤少见,本组中可见到绒毛膜上皮癌脾转移、卵巢黏液腺癌脾转移和肝肉瘤脾转移的病例。在文献报道中可见到多种器官肿瘤的脾转移,如胰腺腺泡细胞癌、结肠腺癌、肝细胞癌、肺鳞癌等[7]。

三、临床表现

刘博报道脾脏原发性肿瘤患者 32 例, 其中恶性肿瘤 10 例（脾恶性淋巴瘤 8 例, 脾血管内皮肉瘤 2 例）。病程 5 天至 4 年,平均病程 7 个月。18 例以左上腹疼痛不适为首发症状,其中伴腹胀、恶心、呕吐等消化道症状 12 例,消瘦 6 例,发热 3 例;14 例患者无症状,均为良性肿瘤,系因其他疾病检查或正常体检发现。25 例患者查体可扪及脾大,8 例患者血常规检查有血细胞减少。全部患者均行 B 超检查,发现脾大 27 例,提示占位 29 例,该29 例又行 CT 检查,均发现脾大并提示有占位病变[1]。

王金海等报道脾脏肿瘤 50 例。临床表现多无特异性。26 例良性肿瘤中,19 例无任何症状,体检时 B 超发现。4 例因其他疾病入院,3 例有不同程度的左上腹不适,其中 1 例伴有发热。24 例恶性肿瘤中,20 例原发脾脏肿瘤均有不同程度左上腹胀痛伴乏力、低热;转移性肿瘤有 4 例, 其中肾癌脾转移 1 例, 主要症状是腰痛;1 例贲门癌脾转移,以消化道症状入院;1 例肝癌脾转移,首发症状是右上腹不适;还有 1 例原发病是右大腿部平滑肌肉瘤,术前检查时发现脾转移灶[6]。

四、诊断

刘博的 32 例超声定位诊断 29 例,对脾囊肿的定位诊断较好(55%,6/11),对部分脾血管瘤作出定性诊断(11%,1/9),但对恶性肿瘤和其他良性肿瘤鉴别能力较差[1]。

影像学检查也存在一定局限性,主要是难以对疾病进行定性诊断。有报道 B 超、CT、MRI、DSA 术前定性诊断正确率分别为 38.9%、69.2%、66.7%、75%。研究表明在 B 超或 CT 引导下细针抽吸活检是非常有效且安全性较高的定性检查手段, 准确性超过 90%,有助于脾脏肿瘤的定性鉴别[3]。

王金海等报道 50 例影像学检查, 均做 B 超或彩色超声检查,检出 48 例,阳性率为 96%(48/50)。CT 检查 39 例,检出 39 例,检出率为 100%,但是术前定性诊断正确率只有 71.79%(28/39)。4 例转移性肿瘤影像学特征典型,CT 均作出明确诊断。还有 7 例行 MRI 检查,MRI 在发现病变上较 CT 敏感, 但定性上并不优于 CT(诊断正确率 71.43%)。

王征等报道脾平滑肌肉瘤肺转移并肺腺癌 1 例。患者左上腹胀痛不适 2 周,腹部 CT 提示脾脏占位性病变。剖腹探查术中发现脾脏中上极实质内有一 9cm×9cm×9cm 肿块,行脾脏切除术。快速冰冻切片提示为平滑肌肉瘤,肿瘤中央有坏死。同年 4 月复诊时,胸部 CT 发现右下肺叶有直径 2 cm 肿块,考虑脾平滑肌肉瘤肺转移。行右侧开胸探查,发现右下肺叶后基底段 2.0cm×2.0cm×1.5cm 肿块,右下肺近膈面距肿块约 5.5 cm 处有一直径约 0.8 cm 结节, 右下肺静脉处有3 枚直径 0.5~0.8 cm 淋巴结。遂行右下肺肿块、右下肺结节楔形切除、淋巴结摘除术。快速冰冻切片提示,右下肺肿块为平滑肌肉瘤伴坏死,右下肺结节为肺腺癌,淋巴结阴性。术后标本石蜡切片证实冰冻切片报告,腺癌显示中等分化[8]。

诊断主要依靠影像学检查,但常常不能有效地判断肿瘤的性质和来源。针吸细胞学检查尽管诊断价值较高,由于担心脾脏损伤出血和肿瘤播散,目前临床应用较少。因此手术探查仍然是最重要和可靠的诊断方法及治疗手段。

五、治疗

脾脏恶性肿瘤首选手术治疗,脾原发性恶性肿瘤的手术原则是完整切除脾脏(包括副脾),勿使包膜或肿瘤破裂,注意不要留下脾组织碎片以免种植,若术中发现脾门淋巴结受累,应行淋巴结清扫,因脾可与左肝、胃、胰尾、横结肠、膈及侧腹壁等形成广泛粘连,故必要时应争取行脏器联合切除。脾恶性淋巴瘤若病变局限于脾内,或仅有轻度脾周侵犯,手术完整切除并辅以化疗及放疗,可获满意疗效,存活 3 年以上者 3 例,均为进行放化疗者,未行放化疗等辅助治疗者仅存活3个月。原发性脾血管肉瘤一般生长迅速,可在短时间内播散到肝脏及淋巴结，预后一般较差,很少有生存1年以上者。王均组4例最长生存13个月后死于广泛转移。因脾血管肉瘤对化疗、放疗均无效,易出现严重脾外侵犯,故早期诊断和治疗是改善预后的关键。总之,恶性肿瘤因病理类型复杂,样本数较少,尚无明确资料分析,但就目前报道其预后较差。早期发现,以手术治疗为主,并行辅助放化疗,是提高脾脏恶性肿瘤患者长期生存的唯一希望[9]。

李其焕等报道7例脾脏原发性恶性肿瘤中恶性淋巴瘤6例,血管肉瘤1例。单纯脾切除4例。脾切除加腹腔淋巴结清扫2例（其中联合胰体尾部切除1例)。脾肿块活检1例。6例恶性淋巴瘤术中见粟粒结节型1例，巨块型3例，多肿块型2例。3例采用CHOP方案化疗。术后2例恶性淋巴瘤患者失访。另4例恶性淋巴瘤患者中,2例未行术后化疗,脾破裂患者因广泛腹腔内转移生存期3个月,联合多器官切除患者生存期5个月;2例术后行化疗的患者，术后生存1~1.5年。脾血管肉瘤患者术后生存期为4个月。

手术切除治疗效果取决于病期及肿瘤的生物学特性。应根据病期选择相应手术方式。Ahman将病程分为3期,Ⅰ期肿瘤限于脾脏,Ⅱ期有脾门淋巴结受累,Ⅲ期有肝脏或腹腔淋巴结受累。肉眼观察脾切面可分为四型:均匀弥漫型、粟粒结节型、多肿块型和巨块型。Ⅰ期行单纯脾切除即可,若术中发现脾门淋巴结受累,则应行局部淋巴结清扫。肿瘤已侵入邻近脏器,应争取行联合脏器切除。但原发性恶性肿瘤预后差,术后虽辅加放疗和化疗,存活时间仍不长,本组中(除失访2例外)平均生存期为8个月。文献报道自发性脾破裂后平均生存期为4.4个月,而破裂前行手术者,平均生存期延长至14.4个月[2]。

刘博的10例脾原发性恶性肿瘤中3例行单纯脾切除,5例加行脾门淋巴结清扫,2例加行侵犯脏器联合切除。脾脏原发性肿瘤最常见的临床表现是脾大,相应地引起左上腹不适、疼痛或压痛等,如病变广泛还能引起血细胞减少等脾功能亢进表现。恶性肿瘤患者除脾大外还常伴有发热、胸腔积液、恶病质等[1]。

王均等的11例恶性脾肿瘤均经手术切除，其中脾血管肉瘤4例,脾恶性淋巴瘤5例,网织细胞肉瘤1例,转移性腺癌1例。术后存活时间最长的为恶性淋巴瘤,存活期7年,最短为血管肉瘤,存活期3个月。存活3年以上者3例,均为早期诊断并进行放化疗者。结论:早期发现、手术治疗,并行辅助放化疗,是提高脾脏恶性肿瘤患者长期生存的唯一希望。

以往认为,由于脾良性肿瘤在临床上与恶性肿瘤鉴别较困难,且存在恶变可能,特别是脾衬细胞血管瘤、脾血管内皮细胞瘤和脾血管外皮细胞瘤等具有潜在恶性,并可存在一定的恶性生物学行为;同时肿瘤亦存在压迫症状或自发性破裂的危险性,尤其是脾血管瘤,自发性破裂出血的发生率可达25%~30%;脾囊肿亦存在发生囊内感染和破裂出血的危险,故多主张一经发现即应尽早手术[9]。

脾转移性肿瘤主要为血行转移，少数经淋巴途径,甚至由邻近脏器肿瘤直接侵犯。一般认为肿瘤发生脾转移时,半数已有全身广泛转移。若原发灶已根治性切除,又无局部复发和远处转移的单个病灶的脾脏转移性病变者,可行脾脏切除术,疗效较好。由于发现脾脏转移肿瘤时,多合并其他脏器的临床或亚临床转移,所以发生脾转移的病例一般预后极差[2]。

研究表明脾切除术后凶险性感染——脾切除术后爆发性感染(over-whelming postsp lenectomy infection, OPSI)发生率较未切除脾者高50~540倍。因此,很多学者主张对较小的或者位于上下两极的病变,特别是年轻患者,可行脾部分切除或脾切除后正常脾片自体移植。

脾脏恶性肿瘤总体生存情况比较差,尤其是血管肉瘤恶性程度高、容易自发破裂,并且转移快而广泛,早期便可能有脑转移,预后极差。王金海组5例血管肉瘤患者仅1例存活3年左右,其余均在术后1年内死亡。恶性淋巴瘤的预后明显较血管肉瘤好,本组随访结果存活者均为恶性淋巴瘤病例。脾脏恶性肿瘤一旦确诊,应首选根治切除,如侵犯周围脏器可行联合脏器切除,20例原发肿瘤术中有15例行脾周淋巴结清扫,术后生存率和未行脾周淋巴结清扫组相比差异有统计学意义。因此,作者认为脾脏恶性肿瘤脾脏切除同时应该行脾周或脾门淋巴结清扫[6]。

六、预后

Ahmann等报道49例脾恶性淋巴瘤,5年生存率为31%。脾血管肉瘤由于生长迅速、容易血行转移,预后极差[1]。

刘博的24例患者获随访,随访时间1~8年。恶性肿瘤患者随访10例，其中8例脾恶性淋巴瘤患者中1例生存近1年死亡,3例生存3年死亡,2例生存5年死亡,2例生存1~2年死亡[1]。

陈雷等的病例术后并发症及预后:左侧胸腔积液2例,左膈下积液1例。11例恶性占位性病变者存活6例,其中3例原发性恶性淋巴瘤患者术后已经分别存活19、23和32个月,1例卵巢黏液腺癌脾转移、1

例绒毛膜上皮癌脾转移和1例左肾盂移行细胞癌脾转移患者术后已经分别存活13、21和9个月；死亡5例。2例原发性恶性淋巴瘤患者分别于术后15和27个月死亡，1例卵巢黏液腺癌脾转移和1例绒毛膜上皮癌脾转移患者分别于术后30个月和34个月死亡，1例肝癌肉瘤脾转移患者术后56天死亡[7]。王金海等的24例脾脏恶性肿瘤的总体中位生存时间为3年、5年，生存率为24.24%，2者的生存率差异有统计学意义(P=0.00)。恶性肿瘤组的1年、3年、5年生存率分别为66.67%、46.75%、24.24%。不同病理类型的脾脏恶性肿瘤的总体生存情况：15例淋巴瘤总体中位生存时间为5年，5年生存率为42.78%，与血管肉瘤及转移性肿瘤的5年生存率相比(5例血管肉瘤均于手术后3年内死亡，4例转移性肿瘤均于术后1.7年内死亡)，差异有统计学意义(P=0.00)。脾脏恶性淋巴瘤不同疗法与预后：15例恶性淋巴瘤中单纯脾脏切除3例，脾周淋巴结清扫12例，12例中行术后化疗的9例。单纯脾脏切除组的中位生存时间为2.5年、5年生存率为0%(均于术后3年内死亡)；脾周淋巴结清扫加化疗的中位生存时间为5年，5年生存率为42.86%，二者相比差异有统计学意义(P=0.025)。影响预后的因素：对脾脏恶性肿瘤的淋巴结转移(N)、远处转移(M)、不同病理类型、治疗方法、年龄(<45岁、45~60岁、>60岁)、性别等进行Cox多因素分析，结果显示病理类型、治疗方法与恶性肿瘤的预后显著相关(P分别为0和0.04)，而淋巴结转移(N)(P=0.310)、远处转移(M)(P=0.459)、性别(P=0.210)和年龄(P=0.82)对预后的影响不显著[6]。

参考文献

[1]刘博.脾脏原发性肿瘤32例诊治分析.中国现代普通外科进展，2008，11：543-545

[2]李其焕，李年丰.脾脏原发性恶性肿瘤的诊断与治疗.中国医学工程，2009，17：43-44，47

[3]孙蕾，朱化刚.脾脏肿瘤29例诊治分析.临床外科杂志，2007，15：748-750

[4]唐建华，张开华，周梅玲，等.多发性脾肿瘤的CT和MR诊断.实用全科医学，2008，6：415-418

[5]马龙滨，何津，李宾，等.经脾-结肠入路行原发性脾肿瘤脾切除的经验(附17例).外科理论与实践，2009，14：221-222

[6]王金海，梁廷波，郑树森.脾脏肿瘤50例诊治体会.郑州大学学报(医学版)，2006，41：586-588

[7]陈雷，王福顺，李澍，等.脾脏占位性病变36例诊治分析.中国实用外科杂志，2004，24：727-728

[8]王征，归嘉伟，郭志强.脾平滑肌肉瘤肺转移并肺腺癌1例.中华胸心血管外科杂志，2004，20：43

[9]王均，陈兆波，姚永生.脾脏恶性肿瘤的诊疗分析. 黑龙江医学，2009，33：614-615

第十节　胆囊肿瘤

一、流行病学

胆囊肿瘤少见。王冬富报道2004—2006年肺转移瘤60例，内含胆囊癌2例[1]。陈健民和张萍报道244例癌症患者血液高凝状态的观察中也有胆囊癌患者[2]。徐剑等1990　1999年间总结10例多发性原发性恶性肿瘤。其中1例男性，64岁，先是发现肺鳞癌，8个月后胆囊低分化腺癌。又4个月后死亡[3]。国爱英等检测384例恶性肿瘤血液中AFP、CEA、SF、β_2-MG等肿标，内有胆囊癌8例[1]。

转移性卵巢恶性肿瘤占恶性卵巢肿瘤的10%。据Israel等(1965年)报道33例转移性卵巢恶性肿瘤中仅1例胆囊癌，而Greene等（1969年）的64例中，Webb等(1975年)的357例中胆囊癌1例也没有[2]。

二、病理学

Trophinin是一种膜蛋白，能调节细胞黏附能力，在哺乳动物早期胎盘形成中起重要作用。天津肿瘤医院学者使用trophinin在GBC-SD细胞转染的裸鼠胆囊癌模型中，证明Trophinin超表达导致更多胆囊癌侵袭表型和转移潜能，其机制至少部分是通过调节整联蛋白α3和MMP-7、MMP-9、转录因子Ets-1的表达[3]。

陈健民和张萍报道244例癌症患者的观察中指出，癌症患者的高凝状态是一个普遍现象，胆囊癌患者也是如此[4]。赵泽明等探讨去甲斑蝥素(NCTD)对人胆囊癌侵袭转移作用的抑制及机制。在裸鼠人胆囊癌模型中，证明NCTD可明显抑制人胆囊癌的侵袭和转移，若与5-FU联用则具协同作用，其机制可能与NCTD影响基质溶解和转移相关基因表达有关[5]。

俞孝庭综述黏膜面以及皮肤的“种植性转移”，胆囊癌向胆道向十二指肠的转移也是一种[6]。

三、临床表现

侯丽娜等报道胆囊癌伴蓝氏贾第鞭毛虫感染1

例。患者右上腹部疼痛 10 余年，加重 1 个月。经查胆囊癌肝、肺转移。胸片右肺阴影，右胸腔积液。粪便中发现蓝氏贾第鞭毛虫[7]。

周联生等报道 1 例胆囊腺癌副癌综合征。吞咽困难、饮水发呛半年，咳嗽半个月。胸片双下肺大片阴影。诊断该综合征合并肺感染[8]。

类癌常见部位为胃肠道，胆囊为少见部位。类癌难以细胞形态分辨良恶性。最常见于区域淋巴结转移，次为肝、肺、腹膜。David 统计区域淋巴结转移为33%，肝25%，肠系膜 17%，腹膜 9.5%，骨 2%，肺1.8%。并发类癌综合征少于 10%。该综合征 75%~90%出现在小肠类癌患者，其他如胰腺、胆囊、胃、肺亦可能出现[9]。

四、诊断

于桂英等报道了 2500 例胸腹部双螺旋 CT 扫描，胸部 1075 例，其中肺恶性肿瘤 408 例，肺炎性疾病301 例，结核 108 例，胸膜疾病 75 例，纵隔肿瘤和转移瘤 54 例，腹部 1425 例，其中肝硬化、肝恶性肿瘤427 例，良性病变 156 例，胰腺炎、胰腺癌 115 例，肾、肾上腺肿瘤 195 例，其他胸部和腹部如肝、胆囊、消化道及腹膜后疾病 232 例，余者共 429 例未查出病变[10]。

赵素斌等探讨环氧合酶-2(Cox-2)在原发性胆囊癌组织中的表达以及其与原发性胆囊癌恶性生物学行为的关系(表 16-10-1)。应用免疫组织化学方法检测 39 例原发性胆囊癌。TNM 分期：Ⅰ期 4 例，Ⅱ期9 例，Ⅲ期 13 例，Ⅳ期 13 例，淋巴结转移 28 例。术后 1 年内发生肝转移 25 例，肝合并肺转移 5 例。

表 16-10-1 Cox-2 表达与术后肝肺转移之间的关系

组别	n	年内转移		χ^2	P
		n	%		
COX-2 表达阳性	29	28	96.6	6.54	<0.05
COX-2 表达阴性	10	2	20		

研究显示，原发性胆囊癌组织中 Cox-2 表达上调，其阳性表达率达 74.4%(29/39)。且在 TNM 分期晚期病例 (25/26 例，96.2%) 比早期病例 (4/13 例，30.8%)明显高(χ^2=7.68，P<0.05)，有转移者(26/28 例，92.8%)比无转移者(4/11 例，36.4%)明显高(χ^2=4.59，P<0.05)，Cox-2 表达阳性病例术后 1 年内肝肺转移(28/29 例，96.6%)Cox-2 表达阴性病例 (2/10 例，20%)明显高(χ^2=6.54，P<0.05)。这表明 Cox-2 表达与原发性胆囊癌的恶性生物学行为密切相关，Cox-2 阳性表达可促进原发性胆囊癌的发生与发展[11]。

参考文献

[1]国爱英，石磊垣，张文萍.血液中 AFP、CEA、SF、β_2-MG、RIA 联合检测恶性肿瘤的临床意义.中国肿瘤临床，1993，20：251

[2]蔡桂茹.转移性卵巢恶性肿瘤.国外医学计划生育妇产科学分册，1981，(2)：57-60

[3]Xin-Zhong Chang，Jie Yu，Xue-Hui Zhang，et al.Enhanced expression of trophinin promotes invasive and metastatic potential of human gallbladder cancercells. J Cancer Res Clin Oncol，2009，135：581-590

[4]陈健民，张萍.癌症患者血液高凝状态的临床观察.中医药导报(原湖南中医药导报)，1983，(2)：32-35

[5]赵泽明，范跃祖，陈春球.去甲斑蝥素对人胆囊癌侵袭转移作用的抑制及机制.肿瘤，2006，26：724-726

[6]俞孝庭.黏膜面以及皮肤的“种植性转移”.蚌埠医学院学报，1981，6：300-302

[7]侯丽娜，梁开忠，高春芳.胆囊癌伴蓝氏贾第鞭毛虫感染一例报告.第二军医大学学报，2007，28：305

[8]周联生，王拥军.神经副肿瘤综合征 4 例报告.综合临床医学(现名中国综合临床)，1994，10：306-307

[9]董文广，王吉甫.胃肠道类癌.中国实用外科杂志，1993，13：652-655

[10]于桂英，池斌，彭艳坤.胸腹部双螺旋 CT 扫描与临床应用.CT 理论与应用研究，1997，6：27-29

[11]赵素斌，李守霞，赵国栋，等.原发性胆囊癌组织中 COX-2 的表达及临床意义. 医学综述，2005，11：479-480

第十一节 腹膜间皮瘤

一、流行病学

恶性腹膜间皮瘤 (peritoneal malignant mesothelioma，PMM)又称原发性腹膜间皮瘤，是原发于腹腔浆膜的恶性肿瘤。1908 年由 Miller 等首先报道。Lee 于 2002 年提出 30%~45%的间皮瘤同时并存胸膜及腹膜病变，侵犯腹膜者仅 10%~20%。发病率男性为 0.21/10 万，女性为 0.13/10 万，有逐年升高趋势，预测在未来 20 年发病率将升至目前的 2 倍[1]。

据 Hillerdal 收集西欧报道的 4710 例恶性间皮瘤的病灶部位分布，发生在胸膜者 4181 例(占 88.8%)，腹膜间皮瘤 454 例(9.8%)，胸膜及腹膜并存者 30 例，心包膜 33 例，睾丸鞘膜 9 例，未定位 4 例。Brownek 报道至少有 2/3 的间皮瘤发生在胸膜[2]。

恶性腹膜间皮瘤具有高度侵袭性,且误诊率高。有报道称发病率男性为0.28/10万,女性为0.11/10万[3]。该瘤生长方式是沿浆膜和间皮下组织增殖扩展,远处转移甚少。张高嘉等的22例中有3例肝转移,应引起重视[4]。

二、病理学

腹膜间皮瘤一般认为沿腹膜表面生长,极少浸润脏器深部及淋巴结转移。彭德银的病例中病变浸润空腔脏器深部引起溃疡或穿孔5例(2.1%),肝转移9例(3.8%),淋巴结转移率3.8%。Hillerdal报道尸检病例50%~70%有淋巴及血行转移。从彭德银报道10例完整的尸检资料分析,腹膜间皮瘤可全身转移,腹腔外转移率50%。因而可以认为沿腹膜表面匍匐生长是其一个重要的生物学特性。但高度恶性者与其他恶性肿瘤一样,可以局部浸润、种植转移、淋巴及血道转移[5]。

根据其大体观察可分为以肿块为主的局限型和以腹膜广泛增厚为特点的弥散型,其中又以后者居多,约占全部恶性腹膜间皮瘤的50%~80%,且往往伴有大量腹水。在光镜下可分为上皮细胞型(50%)、梭形细胞型(20%)和混合细胞型(30%)。肿块初期多局限于腹腔内,后期可穿透膈肌累及胸膜,甚至转移至颈淋巴结,但尚未发现内脏血运转移[6]。

三、临床表现

几组恶性腹膜间皮瘤远处转移见表16-11-1[3,4,7-9]。几例恶性腹膜间皮瘤的胸肺转移见表16-11-2[10-14]。散落在各组病例中的肺转移病例作者都着笔不多,因此本文总结也显苍白。

彭德银总结1951—1994年国内发表的236例腹膜间皮瘤。236例中少见并发症:低血糖昏迷5例(2.1%),穿透或侵犯空腔脏器深部5例(2.1%),肝转移9例(3.8%),淋巴结转移9例(3.8%)。160例统计了症状,全没有呼吸系统症状[5]。

四、影像学表现

见表16-11-2。胸肺表现可有肺门肿块、胸水、肺内结节等,尚有胸痛明显,而胸片未见明显病变者。

五、诊断

彭德银总结的236例腹膜间皮瘤,其中提出临床诊断126例,全部误诊。其中腹膜肿瘤23例,腹块待诊22例,胰腺肿瘤、囊肿14例,恶性肿瘤可能12例,结核性腹膜炎11例,肠系膜肿物8例,此外有肿瘤、结核、囊肿及肠梗阻等[5]。

剖腹探查手术作为腹膜间皮瘤的主要诊断手段具有毋庸置疑的地位。尸检能发现原发病灶及范围,还可发现有无腹腔淋巴结及远处的淋巴和血道转移,如国内的第一、二例皆是北京协和医院尸检确诊。Byan1981年报告最初活检与最后尸检诊断对照误诊率为11%。彭德银总结国内病例手术探查误诊率为2.75%(6/218),因此腹膜间皮瘤的诊断尚需仔细的病理检查、组化及免疫组化和电镜检查[5]。

表16-11-1 几组恶性腹膜间皮瘤

作者(例数)	远处转移	生存率
刘新伟等(38)	28例死亡患者中(不包括失访),死于局部复发者占67.9%(19/28),死于远处转移者占28.6%(8/28)(肝5例、肺1例、骨合并肺1例、肝合并肺1例),非肿瘤死亡占3.6%(1/28)	1年、2年和3年生存率分别为63.2%(24/38)、28.9%(11/38)和21.1%(8/38)
郭西雪等(32)	肺转移6例,肝转移2例,骨转移3例,脑转移1例	9例上皮型、囊性或低度恶性的3年生存率为5/9(55.6%);29例纤维型、未分型或分化差的3年生存率为6/29(20.7%),$P<0.05$,且有8/29(27.6%)发生远处转移。随访5年,平均生存期为14.3个月,2年生存率为28.8%,3例生存期长达5年
张忠国等(41)	肺转移4例(9.8%),肝转移3例(7.3%),骨转移1例,脑转移1例	随访5年,平均生存期为16.2个月,2年生存率为36.6%,3例生存期长达5年
戴广海等(13)	2例合并胸腔积液,4例影像学见腹膜上结节性4例影像学查见1例胸膜转移。另2例无腹水者,1例肺转移。NSE增高1例,证实肺转移	随访3年,中位生存期为2.8个月,13例随访患者,3个月内死亡7例,存活1年以上3例,其中1例至今已存活3年
肖航等(6)	6例腹水均为渗出液,为黄色混浊液体。1例胸片发现多发性结节	2例以高聚金葡素腹腔注入,1个月后无好转;另4例为治疗

表 16-11-2 几例恶性腹膜间皮瘤胸肺转移

作者	性别及年龄	腹部	胸部	转归
吴田	男,62 岁	腹胀,大量腹水。左下腹鸡蛋大肿块。腹水增生间皮细胞。剖腹左下腹壁腹膜见 4cm×3cm×3cm 肿块,肠系膜 4 枚肿大淋巴结。免疫组化:抗波形蛋白抗体染色阳性,抗细胞角蛋白抗体染色阳性。术后 4 周化疗 3 个疗程	2 年后咳嗽、咳痰、痰中带血丝,胸 CT 发现左肺门一大小约 3cm×3cm×3cm 肿块影。经皮细针肺穿刺检查,为肺转移性间皮瘤	电化学治疗,辅以 CE 方案化疗 3 个疗程,完全缓解
王玉生	男,69 岁	1 年来感体质衰退,乏力,胃纳减退,有时咳嗽。近来出现腹胀,双下肢水肿。腹水征(+)呈中等量。4 次抽出腹水	一次抽出胸水。左锁骨上淋巴结肿大。行细胞学检查,发现呈条索状分布之间皮瘤细胞	随访仍健在
周平等	男,53 岁	以胸痛为首发症状的恶性腹膜间皮瘤一例。10 日前腹部逐渐膨隆,腹胀明显。大量腹水。腹部 B 超和 CT 可见不均匀、不规则的密度增高影,腹膜略增厚,未见结节影。腹膜穿刺检查:腹膜组织病理和细胞免疫组化染色 Vimentin(+++),Cytokeratin(+++),EMA(+),CEA(-)	入院前 2 周无明显诱因出现左侧腋下持续性胸痛,平卧位、左侧卧位和深吸气时,疼痛加重。胸片未见异常	
刘艳群等	女,47 岁	胸腹膜恶性间皮瘤 1 例。体重下降 10kg。胸腔及腹部 B 超双侧胸腔中量积液,子宫左侧及后方混合性占位,腹腔中量积液。行胸腔穿刺置管术及腹腔穿刺术,胸水和腹水均为血性,均查见大量恶性间皮瘤细胞	因咳嗽、咳痰半月,加重 5 天入院。胸片双侧胸腔中量积液。第 4 天给予顺铂胸腔局部化疗。	第 5 天死亡
杜玮等	男,66 岁	胸腹腔联合间皮瘤。无诱因呼吸困难,同时伴右侧胸痛、气促、咳嗽、咳痰。行胸腔穿刺术,血性胸水 800 mL。胸 CT 右下胸膜见数个结节影,最大径约 1.2cm×1.9cm。行胸腔镜检查,见胸壁上多个白色结节	半年后上腹部疼痛,剑突下压痛、反跳痛明显。消瘦 10 kg。胸腹 CT 右下肺背段结节。右肺门径 1.5 cm 高密度影。右肾上腺 5 cm 低密度影。胃镜体、窦后壁、十二指肠菜花样隆起	1 个月后死亡

在光镜下恶性间皮瘤与肺腺癌、腹腔原发性腺癌不易鉴别,近年来免疫组化方法已被广泛采用以解决上述问题。曾有学者采用免疫组织化学染色法对恶性间皮瘤和腺癌组织进行 EMA、CEA、CK、VIM、MC 等 5 种单克隆抗体的标记。结果显示:MC、CEA 和 VIM3 种抗体联合应用具有重大鉴别价值。恶性间皮瘤 MC 的阳性率为 91%,而腺癌的 MC 几乎为阴性或(少数病例有阳性表达);恶性间皮瘤 CEA 的阳性率为 0~20%,平均为 6%,而腺癌阳性率为 60%~97%,平均为 84%;恶性间皮瘤 VIM 阳性率较高,约 73%;而腺癌阳性率约为 15%[15]。

六、治疗与预后(表 16-11-1、16-11-2)

综合治疗:近年来,肿瘤细胞减灭术联合腹腔化疗等综合治疗手段的应用,使其疗效有所改观,中位生存期为 50~60 个月,3 年生存率接近 60%。Feldman 等于 2003 年对 49 例 PMM 施行剖腹肿瘤细胞减灭术,术中连续用顺铂(中位量 250 mg/m^2)及术后一次性腹膜腔内保留 5-氟尿嘧啶、紫杉醇,术后中位随访 28.3 个月,中位统计无异常生存率为 17 个月,总生存率为 92 个月。此外,肿瘤减灭术联合持续温热腹膜灌流即顺铂腹腔连续灌注(CHPP)90 分钟已用于Ⅲ期临床试验研究。有文献报道,完全切除肿瘤辅以CHPP,其 2 年生存率可达 79%;即使未完全切除,术中及术后辅以腹腔温热化疗,其 2 年生存率也达 44.7%[1]。

刘新伟等总结 38 例腹膜恶性间皮瘤治疗经验。肿瘤首次治疗的成功与否直接影响着预后好坏,手术切除+放射+化疗组的 3 年生存率明显高于单纯手术切除组,局部复发率也明显低于后者,并且无 1 例发生远处转移,单纯手术组全部于 1 年内死亡[16]。

瑞典 Mahteme 教授认为,某些腹膜播散癌患者在接受腹膜切除术联合腹腔温热化疗后可以得到痊愈,

5 年生存率为 40%~80%[15]。

参考文献

[1]王建荣.恶性腹膜间皮瘤诊治现状及进展. 贵州医药,2007,31:852-853

[2]朱慰祺,朱惠燕,管祖庆.49 例腹膜恶性间皮瘤的临床分析.肿瘤,1991,11:34-35

[3]郭茜雪,郑美珍.恶性腹膜间皮瘤 32 例的诊治分析.中国冶金工业医学杂志,2007,24:561-563

[4]张高嘉,战中利.腹膜恶性间皮瘤 22 例报告.实用癌症杂志,1990,5:256-257

[5]彭德银.国内腹膜间皮瘤 236 例诊断分析.中国肿瘤临床与康复,1996,3:73-75

[6]朱建明,胡德杨.恶性腹膜间皮瘤的诊断与治疗.浙江医学,2007,29:583-584

[7]张忠国,郝希山.恶性腹膜间皮瘤 41 例诊治体会.中华肿瘤杂志,2004,26:631-633

[8]戴广海,陈阴,鞠艳芳,等. 恶性腹膜间皮瘤 13 例临床特点及诊治体会.临床肿瘤学杂志,2008,13:338-340

[9]肖航,刘海峰.腹膜恶性间皮瘤 6 例临床分析.第三军医大学学报,2003,25:1249-转 1253

[10]吴田.腹膜间皮瘤肺转移一例.河南肿瘤学杂志,1999,12:161

[11]王玉生.腹膜间皮瘤淋巴结转移 1 例.河北中西医结合杂志,1997,6:1005

[12]周平,张伟.以胸痛为首发症状的恶性腹膜间皮瘤 1 例.空军总医院学报,2007,23:184

[13]刘艳群,王开绿,郑晓凤,等.胸腹膜恶性间皮瘤 1 例并文献复习.临床肺科杂志,2006,11:738

[14]杜玮,李志斌,陈小容,等.胸腹腔联合间皮瘤 1 例.广东医学,2005,26:985

[15]金晶.聚焦第 7 届腹膜表面肿瘤国际研讨会.中国医学论坛报,2010-6-17B6 肿瘤版

[16]刘新伟,施学辉,何少琴.38 例腹膜恶性间皮瘤的临床分析.中华放射肿瘤学杂志,1992,1:102-104

第十七章 泌尿系肿瘤

第一节 肾癌

一、流行病学

肾癌是泌尿系统常见的肿瘤之一。肾癌在罕见的情况下可自行缓解。切除原发灶后肺内转移瘤灶可缩小或消失。文献报道肾癌转移灶的自然消退率为1%~20%。已有转移的肾癌患者的生存差异颇大,应用特异性或非特异性免疫治疗有效,推测一定程度上可能与机体的免疫功能有关[1]。

近年发病率呈上升趋势。美国统计资料显示,从1950—2001年发病率上升了126%,死亡率上升了36.5%,而5年生存率仅提高了9%左右。虽然肾癌有血尿、疼痛、肿块三大症状,但仅有10%的患者表现这三大症状,且都属晚期。近1/2的肾癌患者首次就诊时即属于晚期,30%的患者有远处转移,转移灶多发生在肺、骨、脑,疗效不理想[2]。

肾细胞癌(RCC)占全身恶性肿瘤的1%~3%,占肾原发恶性肿瘤的82%,而且通常为男性[3-4]。有说每年大约有1.03万人死于肾细胞癌,每年诊断出的新发病例约2.4万例,占所有癌的2%[5]。

肾癌由于具有多种向肺部转移的途径,故也是转移性肺癌最常见的原发肿瘤之一。据Walther等报道,肾癌所致转移性肺癌的发生率仅次于甲状腺癌、乳癌、骨肿瘤而居于第4位。Abrams等根据1000例解剖资料得知,转移性肺癌的原发部位以乳房、胃、大肠、肾为主。Thomford等对164例转移性肺癌切除术的原发病灶的统计表明,其部位依次为结肠、乳房、直肠、肾、子宫、睾丸等。据Bennington的1523例患者的尸解表明,肺转移率为55%,Saitoh报道的肾腺癌肺转移率为66.8%,一般报道肾癌肺转移发生率的范围为37%~83.3%[2]。

尽管随着影像学技术的发展,越来越多的RCC患者在早期得以诊断,但仍有20%~30%的患者就诊时已有远处转移,还有20%~40%的患者术后仍出现远处转移。

有说肾癌患者就诊时约30%已发生转移,其两年生存率为10%~20%。无论手术与否,转移灶自然消退率均小于10%[6]。肾细胞癌在行根治手术后,仍有60%~70%的病例会出现远处转移,其中,通过血运途径出现转移的器官主要是肺(75%),其次是骨、肝、脑[7]。

30%的恶性肿瘤患者在其病程中会发生肺部转移。以肾为原发单位的恶性肿瘤转移到肺的占25%~40%,但转移发生的时间不同,并以肺转移出现的症状为首发表现,但泌尿系统无明显症状。肿瘤转移与原发肿瘤大小并不完全相关,少数恶性程度很高的肾癌在原发肿瘤体积很小时即已出现转移[8]。

Mcloud等对1071例胸腔外恶性肿瘤追访2年,以胸片为准,胸腔内淋巴结转移的发生率在肾癌为21.4%。卢泰祥等统计的69例肾癌中,发生肺转移者占15.94%(11/69例)。斋藤检查因肾癌而死亡的1828例中,发现肺转移者占65%,淋巴结转移者占54.8%。肾癌理应理解为可全身转移的恶性肿瘤。里见佳照的312例肾癌的全身转移部位达十几处之多,最多的是肺、骨、淋巴结、肝、脑、皮肤等,肺转移为最常见(37%)。肺转移病例中的60%病例伴有其他脏器转移,如淋巴结、骨、肝、对侧肾、脑等。所以,当发现肺转移时,需调查其他脏器的情况[9]。

肾盂癌的远处转移:Saitoh报道肺占76%,肝占71%,骨占43%,腹膜占13%,脑占3%,卵巢为0[10]。

俄罗斯学者报道1986—1991年间197例泌尿系肿瘤死亡病例尸检:肾癌46例,膀胱癌101例,前列腺癌23例,睾丸肿瘤21例,阴茎癌5例,尿道癌1例。尸检时发现转移102例,主要部位是肺、淋巴结、骨、肝(多处转移34例,一处转移68例)[11]。

肾脏原发肿瘤大多为恶性肿瘤,肾细胞癌是最常见的肾恶性肿瘤,其中透明细胞癌占80%~90%,首诊时已有25%~30%发生远处转移,虽然手术切除疗效显著,但术后复发率仍高达20%~30%。肾癌常见的转移部位有区域淋巴结、肺、骨、脑等。转移性肾癌预后较差,中位生存期为6~12个月,5年生存率小于5%。传统的细胞毒药物和免疫治疗有效率仅为10%~20%,且毒副作用较重,部分患者难以耐受[12]。

二、病理学

肾癌肺转移率高的一个重要原因是它具有多种转移途径:

1. 淋巴途径

区域淋巴结→纵隔和肺淋巴组织。

2. 淋巴

血行径路→淋巴管

3.

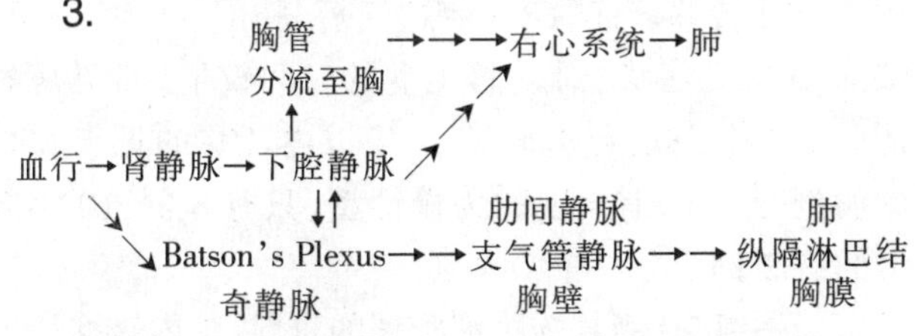

注:Batson's 静脉丛,即围绕脊柱的无瓣膜的静脉丛。

4. 支气管内转移

根据尸解资料表明,有2%~5%的恶性肿瘤表现为支气管内膜转移。Harefield等甚至报道该型肺转移约占全部转移性肺癌的28%。Braman等指出表现为该型肺转移者以肾癌占首位(其他为胃肠道恶性肿瘤或乳癌等),该作者统计的38例中,肾癌有15例[2]。肾癌术后最好以胸CT随访胸部,而胸片效果差。宫元秀昭等的3例均为CT发现,而胸片为阴性。1例手术后可见前纵隔14个淋巴结,另2例隆突下淋巴结1个。McLoud等以胸片随访胸腔外恶性骨肿瘤1071例,2年间发现胸腔内淋巴结转移的各类肿瘤中,睾丸肿瘤占29.4%,肾癌占21.4%。

转移瘤保留了原发肿瘤大部分的组织学特性,Jakobi等报道肾癌多数是高分化的。Lieven等报道为43%,Ochsner等报道为78.6%。中度和低度分化的为21.4%~57%。Jakobi等发现约10%的病例为未分化的肉瘤样肾癌。20个病例中,高分化的有19例(65%),中度分化的有6例(21%),低分化的有4例(14%)。

转移出现的时间:一组病例在治疗开始后第1年发生转移的有5%;转移发生在第2年的有16%,这表明头两年占71%,但也有病例在手术10年后出现转移。文献报道原发肿瘤治疗后第1年内有51%~76%的病例出现转移,第2年有6%~33%出现转移,平均11个月开始出现转移。Hüoener和Eibach报道在原发肿瘤确诊后出现转移的时间平均为14.4个月。一组病例在原发肿瘤治疗后6个月内出现转移的平均生存期为9.6个月,超过6个月出现转移的平均生存期为13.4个月[13]。

斋藤尸检肾癌死亡828例,肺转移占65%,淋巴结转移占54.8%,次之即为骨转移占36.6%,肋骨转移占20%[14]。肾癌的转移中肺为多发脏器。从肾摘除至肺转移,2年内占75%,5年内达97%,10年以上的很少[15]。文献报道肾癌远处转移的部位:肺占45%~59%,骨占20%~30%,脑占5%~13%,肝占5.5%~11%,皮肤占1%~11.3%,腹膜后占5%。骨转移最常见于椎体(48%),其次为骨盆骨(23%)、长管骨(15%)、肋骨8%。脊椎中最常发生转移的部位是下段胸椎和上段腰椎[13]。文献记载,当直径大于3cm时易转移,最易致肺转移(55%~75%),可高达76.9%[16]。

潘东亮等分析1995—2000年271例$T_{1-3a}N_{0-2}M_0$肾细胞癌,发现肾门淋巴结增大55例(其中炎性增大49例,转移癌6例),记录了淋巴结炎性增大49例的资料。随访8~14年,平均7.5年。失访7例,无瘤健在17例,带瘤存活4例,死亡21例。死于肾癌相关并发症18例,死于心脑血管病3例。手术1年后肺或胸壁转移8例,同侧肾门淋巴结转移1例;2年后左侧胫骨上端转移1例,左侧肱骨上端转移1例;3年后肺转移5例,腹部皮肤转移2例;5年后肺或颈部淋巴结或皮肤转移4例。本组肾细胞癌5年和10年存活率分别为53.1%(26/49)和42.9%(21/49)。结论:肾细胞癌中大多数肾门增大淋巴结为淋巴结炎。合并肾门淋巴结炎性增大的$T_{1-3a}N_{0-2}M_0$肾细胞癌患者的5年和10年生存率较低[17]。

王志蕙等报道肾脏原发性滑膜肉瘤4例。4例中1例术后6个月发生肺转移,发现转移后5个月后死亡。1例发生肝转移,术后13个月死亡。另外2例术后8个月和15个月复发,分别于术后18个月、21个月死亡。肾脏原发性滑膜肉瘤的预后很差,多数患者术后1~2年内死于肿瘤复发或者转移。本组病例中术后最长生存时间为21个月[18]。

三、临床表现

肾癌临床表现如表17-1-1所示[3,5,8,10,14,19-24]。肾癌肺转移时间如表17-1-2所示[3-5,8,10,14,19-22,25]。

30%~45%的肾癌伴有转移的患者存在缺乏血尿、腰痛、腹部肿块等肾脏原发肿瘤方面的症状。肾癌

表 17-1-1 肾癌临床表现

作者	例数	症状(例数)								体征(例数)			
		无症状	咳嗽	咳痰	咯血	胸痛	气短	发热	其他	浅表淋巴结肿大	杵状指	消瘦	其他
崔丽华	1		1		1								
王汇	1		1		1								
旦开蓉	1		1			1							胸腔积液
胡淑贞	1		1			1	1		音哑				胸腔积液
刘满仓	1					背痛				锁骨上、腋下			手麻腿沉
高中度等	1		剧		1								
叶成林等	1		1		1								
殷长军等	6	6											
卢兆桐等	9	5	4		4	3	1						
栗本典昭等	1				1								
桐生拓司等	1	1											

表 17-1-2 肾癌肺转移时间

作者(例数)	首发脏器		同时	肾→肺时间
	肾脏	肺		
张顺兴等(12)	8		4	平均 37 个月
崔丽华(1)		1		2 年
王汇(1)	1			
旦开蓉等(1)		1		
胡淑贞 (1)		1		
刘满仓(1)		1		
曾进	22%		50%~70%	
叶成林(1)	1			2 年
高中度等(1)	1			1 年余
栗本典昭等(1)	1			2 年余
桐生拓司等(1)			1	

肺转移所致的症状一般发生于原发肿瘤发现之后,其间期不一,可从 3 周~20 年,但症状也可出现在原发肿瘤被发现之前。一般早期常缺乏明显症状,如为支气管内膜转移时,其产生的症状和原发性中心型肺癌几乎无法区别,即主要表现为咳嗽、咳痰、咯血和胸痛等。偶尔也报道有杵状指和肺性肥大性骨关节病等[2]。肾癌以血尿、肿块和腰痛三联症为同时表现的为 5%~16%[16]。Schertel L 等的 62 例在治疗开始后即出现转移。右肾 29 例(47%),左肾 32 例(52%),双侧肾 1 例(2%)。转移部位:肺 32 例,骨 13 例,脑 5 例,肝 5 例,软组织 4 例,瘢痕 2 例,腹膜后 1 例。年龄:62 例中 50~80 岁占 71%。高峰年龄在 50~70 岁之间,平均年龄为 55.7 岁。文献报道男女之比为 2:1。62 例中男性占 65%,女性占 35%[13]。

有说肾癌以肺转移为首发症状者只有 2%。Katzenstein(1978 年)报道 44 例肾癌,其中 25 例在肾癌切除术后平均 30 个月(最长 28 年)发现肺转移,另外 19 例先有肺转移。症状有咳嗽、气短、胸闷、咯血、消瘦、腰痛,5 例无症状。肺转移出现的时间较早。常见病病例的 59%初诊时已有转移,2 年以内转移的见于 80%的病例,5 年以上出现的为慢性型,只有 8 例,10 年以上的有 3 例。

据一组 20 例肾透明细胞癌的资料,肺内转移灶单发的 13 例,一侧多发的 2 例,两侧多发的5 例。从肾癌切除后至肺出现转移灶的时间 1 年以内有9 例,1 年以上有 9 例,不明确时间的有 2 例;肺转移瘤可行根治术的 14 例,6 例只行姑息手术。手术中发现淋巴结转移的 3 例,未发现转移的12 例,不明确的 5 例。手术术式:段切及部分切除的 14 例,肺叶切除的 6 例[9]。

崔丽华报道超声诊断左肾内实质性占位伴下腔静脉及肺转移 1 例。间断咳嗽、咯血 2 个月伴呼吸困难 1 个月入院。左上侧腹部可扪及拳头大小包块。常规 B 超:左肾切面形态失常,其上极见范围约 81mm×76mm 的类圆形低回声团。集合系统未见明显液性暗区;下腔静脉内见范围约 43mm×23mm 的等回声团块充填; 腹主动脉周围见两个低回声团块, 最大约 20mm×15mm。CDFI:左肾团块内及周边见点状血流信号,为动脉频谱,流速 85 cm/s,RI 0.78;下腔静脉内团块血流充盈缺损。CT:左肺门区见 3.0cm×3.5cm 的软组织肿块影,左主支气管狭窄,两肺可见散在大小不一的结节影,以双下肺居多。提示:肺转移癌。经皮肺穿刺病理结果:肺转移癌[19]。

王汇报道肺曲菌病合并右肾癌双肺转移患者 1 例。因右肾癌术后刺激性干咳伴咯血 2 年入院。CT 示右肾癌术后,双肺多发转移。两肺门淋巴结转移,右下叶后基底段炎性改变。纤支镜活检示肺曲菌病,给予两性霉素B雾化吸入及静滴抗真菌治疗后症状明显缓解。复查胸部CT，肺部病灶明显增大，双侧胸腔积液，考虑为肺曲菌病合并肾癌、双肺转移所致，给予伊曲康唑口服治疗，干扰素肌注增加抵抗力，病情好转后出院[20]。

汤振铭报道肾癌的肾外表现（11例）：①发热6例，其中5例均为晚期患者，3例不能手术，1例做探查术，1例虽然手术，但已局部转移，术后很快肺、骨转移，3个月内死亡；②血沉快9例；③转移症状为首发症状，2例以肺转移症状作为首发表现[26]。

旦开蓉等报道以咳嗽、胸痛为首发症状的肾细胞癌1例。咳嗽伴胸痛2个月。胸片：双肺转移瘤伴右侧中少量胸腔积液，双下胸膜增厚。B超：双侧胸腔积液，左肾癌。彩色B超：右肾下极小囊肿，左肾长大，弥漫性损害，考虑为肾癌伴肾动脉栓塞。尿常规红细胞2~5个/HP，3次尿脱落细胞检查见可疑癌细胞（多系肾癌）。CT检查：左肾癌伴左肾门淋巴结肿大，双侧胸膜转移，右侧胸腔积液。胸腔穿刺为血性胸水。入院诊断：肾癌肺转移。诊断后28天死亡[5]。

刘满仓报道肾癌肺转移漏诊1例。男，81岁。因左侧肩背部疼痛不适、左手麻木、左腿发沉1周就诊。胸片及CT扫描：两肺多发结节影，考虑转移性肺肿瘤。腹部彩超检查示左肾实质性占位病变，锁骨上及左腋下可触及多个质地较硬的淋巴结。针吸活检病理：肾透明细胞癌。4个月后死亡。对老年人突发的、无明显诱因的、持续发展的胸背痛以及对无症状性肾癌及其易肺部转移的特点等认识不足是本例漏诊的原因[8]。

胡淑贞报道以胸水为首发症状肾癌肺转移1例。咳嗽、声音嘶哑2月余，胸痛、胸闷2周入院。胸片示双侧胸水。胸CT：报告右肺不张，胸水。查到癌细胞（肾透明细胞癌）。B超：右肾形态失常，可见约8.5cm×8.5cm占位。CT报告：右肾可见约7.5cm×9cm×7.2cm占位，右后腹膜可见约1.3cm×1.3cm×1.2cm占位。B超下行细针肾肿块穿刺：肾透明细胞癌。肾动脉插管化疗治疗后病情稳定出院[21]。

任东明等人报道左肾盂癌并肺多发性空洞样转移1例。反复咳嗽、痰中带血、发热，近20天左胸痛。胸片：双肺中叶多个呈薄壁形环形空洞，内外壁光滑。肾CT：左肾盂输尿管结核。肾静脉造影：双肾120分钟仍未显影。ECT：诊为恶性多发性骨转移，膀胱镜见左输尿管口绒毛样阻塞。病理诊断：左肾盂移行性上皮细胞癌。临床：左肾盂癌肺内多发性空洞型转移[27]。

梅森君树等报道肾细胞癌术后10年两侧肺转移胸腔镜下切除1例。10年前左肾因癌摘除，术后1年内IFN-α每周一次600万U。体检胸片：右横膈及左上肺野肿瘤影。胸CT：右S^{10} 2.7cm×2.6cm、左S^4 2.4cm×2.3cm肿瘤影。纤支镜活检为肉芽肿。胸腔镜手术，双侧同时肺叶部分切除，标本为肾癌肺转移[15]。

柴田登志也等报道肺、肝转移1例。男性，57岁。3年前Grawitz瘤左肾摘除。近日胸片：双肺多个2~5mm结节。腹CT：肝右叶10cm孤立块[28]。

江岛真理等报道多发肺转移1例。女性，60岁。16年前肉眼血尿。7年后发现左肾肿瘤，双侧肾囊肿，左肺转移。10个月后左肾摘除（Willms瘤）、右肾部分切除和左肺部分切除。此后4年内6次入院化疗。现出现血痰，胸片显示肿瘤增大。予放疗，显示右肺2处肿块。此后1.5年内化疗1次，2次分别放疗左肺复发肿瘤3处、右肺和纵隔转移。自肺转移至今11年余患者仍然生存[29]。

桥本章太郎等报道术后20年两侧胸膜播散的肾透明细胞癌1例。77岁，女性。19年前肾透明细胞癌行左肾切除。体检胸CT两肺野接近侧胸膜处有多发性小结节。左横隔上胸主动脉周围有多血管样结节（Hypervascular）。手术见左胸腔胸膜（脏壁层）多发1cm结节。触摸肺内无明显结节。病理诊断为肾透明细胞癌。文献记载，肾癌局部再发的最长时间是45年，转移到胸腔的最长28年[30]。

四、影像学表现（见书后附图27、38、44）

影像学表现如表17-1-3所示[2,5,8,10,14,19-21]。

表17-1-3　几例患者的影像学表现

作者	影像学表现
崔丽华等	CT：左肺门区见3.0cm×35cm的软组织肿块影，左主支气管狭窄，两肺可见散在大小不一的结节影，以双下肺居多
王汇	肺曲菌病合并右肾癌双肺转移1例。CT示右肾癌术后，双肺多发转移。两肺门淋巴结转移，右下叶后基底段炎性改变。复查胸CT：肺部病灶明显增大，出现双侧胸腔积液
旦开蓉等	以咳嗽、胸痛为首发症状的肾细胞癌1例。胸片：双肺转移瘤伴右侧、少量胸腔积液，双下胸膜增厚。CT：左肾癌伴左肾门淋巴结肿大，双侧胸膜转移，右侧胸腔积液。胸腔穿刺为血性胸水
胡淑贞	以胸水为首发症状肾癌肺转移1例。胸CT报告右肺不张，肺占位不排除，胸水

（待续）

（续表）

作者	影像学表现
邱祥政	表现为多种X线征象。最常见的X级表现为肺部多发性结节,有时大如炮弹;约有2%的患者表现为肺部孤立性结节,可表现为淋巴管炎性癌肿转移(约占整个淋巴管炎型肺转移的1.5%);可呈空气间隔(air-space)征象;可双侧肺门淋巴结肿大。胸膜可侵犯(有或无胸水),肋骨可破坏。支气管内膜转移时,X线可表现为阻塞性肺炎、肺不张等征象
刘满仓	胸片及CT均提示:两肺多发结节影
栗本典昭等	肾盂癌肺转移。胸片右下肺野空洞阴影。1月内(隔15、11日)连摄3个胸片,空洞直径从40mm→54mm→56mm迅速扩大
桐生拓司等	肾癌左肋骨转移。体检胸片:左肺尖阴影。左3肋骨、第3颈椎、头盖骨转移

肾癌肺转移瘤多为多处转移灶,单个转移灶仅占1.0%~3.2%[4]。肾癌原发灶10%~15%伴钙化,但显著者较少。转移灶也可有钙化。吉增隆之等病例即头盖骨明显钙化。

肾癌肺转移率达65%。依次为肺、淋巴结、肝、骨,骨转移很少转移到头颅骨。初诊时10%已有骨转移。大西报道,下肢最高达32.6%,特别是股骨远端最多,此外脊柱23.7%,上肢16.3%,骨盆15.6%,肩胛骨7%,头颅1.5%。引起钙化的肿瘤还有囊肿、畸胎瘤、血管肌脂肪瘤、淋巴瘤等。钙化的形态有边缘型、结节型、不整齐型[31]。肾细胞癌肺转移尸检达55%~67%。肾癌比其他癌(肺癌、乳癌、CRC、胰腺癌等)更易向支气管内转移。

和颖房代等报道因肺不张而发现肾癌。男性,62岁。母患乳癌死亡。现有感冒样症状3个月,咳血痰。胸片:右中叶不张。纤支镜:右中叶支堵塞,左上叶开口息肉样物。确诊为肾癌转移至肺和骨。手术左肾切除,大动脉旁淋巴结摘除。纤支镜下在肿瘤局部注入干扰素300万U使肿瘤缩小[32]。

五、诊断

肾癌的发现较难,有人报道6例中有3例通过尸检才知原发在肾,是因位于后腹膜之故。肾癌手术史很重要。在肾癌手术2年以内肺转移的占75%,5年以内的占97%,10年以后的肺转移就非常罕见了[9]。

Zavala报道用经纤维支气管镜肺活检(TBLB)对任何一种肺转移癌的阳性率为50%(刷检阳性率为30%)。Hanson等报道TBLB对转移性肺癌的诊断率高达88%,对两肺弥漫性转移病变的阳性率则更高。

CT:X线片或体层摄片并不能发现肺部的微小肿瘤,而CT扫描却能发现直径小至4mm左右的结节。Muhm等对91例肺外有原发恶性肿瘤的患者做肺CT检查,82例发现有比体层摄片更多的结节。Sehaner等对25例肺外原发性恶性肿瘤患者使用胸部线片、体层摄片和CT扫描做对照研究,发现的肺部结节的总数分别为21个、38个和69个。CT扫描对早期发现肺门和纵隔淋巴结肿大具有更重要的价值[2]。

方祖军等总结肾癌192例的临床诊治经验。B超:172例中发现后腹膜淋巴结转移3例,均与CT检查一致;发现下腔静脉癌栓2例(其中1例CT检查未提示,手术中亦未发现)。CT:152例中发现后肾门或腹主动脉旁淋巴结转移6例,其中2例经手术证实,3例保守治疗,1例手术未发现;发现肾静脉或下腔静脉癌栓5例,其中3例保守治疗,1例死亡,1例手术未发现;发现周围脏器浸润4例,其中2例保守治疗,2例经手术证实;发现远处转移3例,其中2例行姑息手术,1例保守治疗[33]。

RCC在切除肺转移灶的患者中,单发者占53%,2~5处者占21%,5处以上者占26%。文献报道,术后证实肺转移灶的数目与术前影像学资料的符合率仅有40%,而影像学对转移灶数目和肿瘤大小的判断是决定能否手术的依据[4]。

缪正鸣等报道以反复发热和右肺动脉扩大为表现的肾癌误诊1例。患者气急、咳嗽、间断发热2个月,咯血半个月入院。5个月前感乏力,2个月前开始咳嗽、发热,外院诊为右下肺炎。入院前CT:右下炎症吸收,右下肺动脉扩大,径达2.4cm。B超:肝脾肿大。住院一周时突然死亡。尸检:①右肾透明细胞癌;②右肺动脉癌栓伴出血性梗死,右肺支气管内癌转移;③右肾静脉、下腔静脉、右心房内癌栓;④肺门、纵隔、癌旁淋巴结转移伴坏死钙化;⑤冠状动脉小分支、肺间质及小血管内癌栓[16]。

日本学者报道1例血CA19-9随肾癌病情波动。患者持续发热1个月。CT确诊为肾盂癌、肾门淋巴结转移。CA19-9 2200 U/mL。行左肾盂癌根治术。病理:肾盂移行上皮癌,癌细胞CA19-9染色阳性。术后CA19-9下降为67 U/mL。2个月时放疗。3个月时双肺多发转移,CA19-9上升为96 U/mL。化疗,肺转移灶消失,CT示肾局部复发,CA19-9上升为470 U/mL。术后1年死于广泛性血管内凝血。文献报道,CA19-9在尿路肿瘤时17%~50%会升高。有的病例随病情波动为此病特点之一[34]。

刘妍等报道罕见肾碰撞癌 1 例。会诊意见不一致，值得临床深思[35]。

六、治疗

手术治疗

Snow 报道肾癌切除后 6 年肺转移灶消失。自然消退率 1%[32]。1939 年最早报道 1 例肾癌术后单个肺转移灶行肺叶切除手术，术后长期存活，23 年后死于冠心病[24]。Kozlonski 报道，肾癌肺转移手术后的5 年生存率为 44.2%~65.5%。肾癌的肺转移切除 10 年生存率不佳，小山明的 20 例中 10 年生存率只有 10%[9]。

因此，在目前无疗效相同的非手术治疗方法时，应进行积极的手术治疗，以提高患者的生存率。有报道即使肺部有多个转移灶，只要能够切除，其预后与肺部孤立性转移灶切除相同。文献记载，儿童肾母细胞瘤肺转移较常见，手术配合化疗，50%可被治愈[36]。

殷长军等报道的 326 例肾癌根治术患者资料中，Ⅳ期为 9 例，有淋巴结转移者 27 例。结果：单纯肾癌根治性切除 59 例，肾癌根治性切除加淋巴结清扫267 例。随访 237 例。5 年存活率：Ⅰ~Ⅱ期为 75.6%，Ⅲ期为23.5%，Ⅳ期为 14.1%。区域淋巴结清扫和扩大淋巴结清扫两组间比较，5 年生存率差别无显著性意义（$P>0.05$）。肾癌根治术仍是肾癌的主要治疗方法，扩大淋巴结清扫不能提高患者生存率。临床无症状由体检偶然发现者 52 例。有血尿、腰痛和腹部肿块者43 例。6 例肺转移者无明显症状。2 例脊椎转移及 1 例锁骨转移者均有局部疼痛（肺、脊椎等处孤立转移灶如有手术机会尽可能行手术切除，辅以生物治疗，可提高生存率）。6 例行肺部转移灶切除，其中 2 例先后 2 次行肺部肿瘤切除术，2 例行脊椎转移灶切除术。术后均辅以干扰素及白介素治疗，NK 细胞活性监测治疗效果，缓解期均大于 3 年[25]。

黄长海等行肾肿瘤手术治疗及肾癌根治性切除加淋巴结清扫术 234 例。术前临床 Robson 分期法：Ⅳ期伴有肺、脊柱、肝转移者 7 例。术后随访 185 例，时间为 1~10 年。5 年生存率：Ⅳ期为 13.6%。术中发现淋巴结转移者 5 年生存率为 7.9%[37]。

Piltz S 等人 1980—2000 年行肾癌继发肺转移手术 122 例，其中行治疗性手术 105 例 150 次，剖胸探查 17 例，首次肾手术和肺转移手术平均间隔 59 个月。手术前提为仅有肺转移。结果：2000 年最后随访时 105 例存活 48 例，占 46%，即肾术后存活 99（6~248）个月，肺术后存活 61（1~218）个月。肺转移术后 5 年存活率为 40%，10 年为 33%。剖胸探查 17 例，术后 29 个月无 1 例存活。方法：非典型保护肺组织切除 118 例（79%），肺段切除 9 例，肺叶切除 19 例，2 叶切除 23 例。切除 1 个转移灶 49 例，2 个转移灶 14 例，3 个转移灶 12 例，大于 3 个转移灶 2 例；1 例切除转移灶 32 个，术后存活 132 个月，最后 1 次检查仍无肿瘤。并发症：150 例发生 16 次，胸壁出血再开胸 1 例，继发性出血输血 1 例，再插管 3 例，其中肺不张插管吸引 2 例，脓胸 1 例，表浅伤口感染 5 例，住院死亡 1 例，再手术 13 例，1 例再手术开胸 6 次，再手术和 1 次手术者存活时间分别为46 和 40 个月（$P>0.05$）[38]。

因肾癌肺转移灶多为小而多发，且有影像尚不能发现者，所以肺手术时尽量保留肺组织，以备再手术需要[15]。

卢兆桐等报道肾透明细胞癌术后肺转移的外科治疗（表 17-1-4）。5 例无症状，4 例有咳嗽、咯血，3 例伴胸痛，1 例伴胸闷。术后均诊断为透明细胞癌。

表 17-1-4　9 例肺转移瘤外科治疗情况

性别/年龄	原发癌诊	术后至肺转移时间	肿块部位和大小（cm）	肺转移癌治疗	结果
男/58	左肾癌	3 年 4 个月	右上肺结节 3×2×3	右上肺叶切除。术后 4 年化疗 6 疗程，4 年 4 个月又发现左上肺、下肺及胸膜转移，行左下肺切除及左上肺楔形切除、左胸壁胸膜病灶切除。术后局部放疗加化疗及 IL-2 治疗	二次手术 1 个月后死于胸椎转移
男/56	左肾癌	5 年	左下肺结节 4×3×3	左下肺叶切除术。术后化疗多次，辅助 IL-2 及干扰素治疗	7 年 6 个月仍健在
男/59	右肾癌	3 年 6 个月	左下肺 2 个肿块，分别为 5.5×4×3.5 和 2.5×1.5×1.5	左下肺叶切除术。术后化疗多次	4 年 2 个月死于双肺转移
男/61	右肾癌	8 年 2 个月	左下肺结节 4.5×3×3	左下肺叶切除术。术后化疗多次，加 IL-2 治疗	2 年 10 个月仍健在
男/56	左肾癌	2 年 6 个月	左下肺结节 4×3×3	左下肺叶切除术。术后化疗多次	1 年 8 个月仍健在

（待续）

(续表)

性别/年龄	原发癌诊	术后至肺转移时间	肿块部位和大小(cm)	肺转移癌治疗	结果
女/57	左肾癌	11个月	右上肺结节3.5×3×2，右下肺结节1.5×0.5×0.5转移	右上肺叶切除，右下肺楔形切除术，术后化疗2次	1年2个月死于双肺广泛转移
男/51	右肾癌	8个月	双下肺转移(左3，右2)	双下肺同期冷冻局切及电灼术，术后化疗2次	6个月死于双肺广泛
男/57	右肾癌	12个月	左下肺2个肿块，各为5×4×3.5和1.5×1.5×1.5	左下肺叶切除术,术后化疗1次	5个月死于原肾区及皮下多发转移
女/49	右肾癌	2年	右下肺结节3×2×2	右下肺叶切除术。术后化疗3次	1年1个月仍健在

建议在下列情况下积极尽早手术治疗:①肺转移瘤为单发或多发且局限于一叶，身体一般情况较好，经全面检查未发现其他器官转移者;②转移瘤为单发且不能排除病变为原发者;③无严重内脏器官功能障碍,能耐受一叶肺或右中上或右中下肺切除者;④双侧肺转移,病灶集中且较小;有手术条件者。手术治疗的原则是尽量行局部、楔形、肺段或肺叶切除术,最大限度地保留正常肺组织,维持肺功能。肾癌切除术后至肺转移时间越长，肺转移瘤切除术后远期效果越好。本组6例患者肾癌术后2年以上才出现肺转移,术后远期效果均较好;5年以后转移者，术后效果更好。另3例患者术后均在1年以内发现肺转移,且均为多发性转移,术后效果较差,均在短期内出现多脏器转移而死亡[24]。

根治性肾切除术是目前治疗肾癌唯一有效的手段[6]。转移瘤外科手术切除后5年生存率可达35%~50%,未手术而观察等待或采用其他治疗方式5年生存率仅为2.7%~17%。尽管单发转移瘤发生率仅有2%~4%,但手术后的预后最好。

1. 手术方法

改良的肺楔状切除术和肺段切除术不会增加术后复发的机会,但由于保留的肺组织较多,对患者有利,可作为首选。术后并发症发生率为7%~9%,主要是肺膨胀不全、滞留性肺炎以及心律失常等。围术期死亡率为0%~3%。

2. 单纯的肾癌根治术仅能作为姑息疗法

从外科治疗的角度来看应做到如下几点:①行肿瘤肾切除;②尽可能根治性切除所有肺转移灶;③权衡手术风险性;④了解有无肺外转移病灶。

3. 手术根治性

肺转移瘤切除手术是否具有根治性,Pogrebniak报道肿瘤不完全切除组生存时间要明显低于完全切除组。前者平均生存19个月,而后者可达49个月。因为大多数肾细胞癌对化疗和放疗不敏感,术后采用这些方法来杀死残留的癌细胞意义不大;而作为完全切除术的扩大的肺楔形切除、肺段切除、肺叶切除或单侧全肺切除其实也并不是严格的根治,肿瘤切除后仍有50%会进展,1/3病例在肺部复发。因此,所谓根治性肺转移瘤切除术也只能称为完全肺转移瘤切除术,仅能起到较长时间的缓解作用。

4. 无瘤间期(DFI)

Thrasher报道,肾切除后发现肺转移癌但未做切除,其平均生存时间为35个月,而同时发现肺转移的肾细胞癌虽进行姑息肾切除，但其平均生存时间仅18个月。Cerfolio报道,DFI超过40个月,在肺转移癌切除后,5年生存率为45%,明显高于DFI短组(5年生存率为26%)。Friedel分析了77例肾癌肺转移患者,DFI大于48个月,5年生存率为46%;DFI小于48个月,5年生存率为26%。Kavolius统计了278份肾癌肺转移的临床资料,DFI大于12个月,5年生存率为55%;DFI少于12个月,5年生存率仅为9%。

5. 肺转移瘤数目

1977年Takita首次采用正中开胸方式，使肺多发转移瘤及双侧转移瘤手术成为可能。一组对96例肾癌肺转移术后随访表明,单发肺转移瘤组5年生存率为45.6%，而多发转移瘤组5年生存率仅为27%。术后证实肺转移瘤的数目与术前影像学资料的符合率仅为40%。而影像学对数目和肿瘤大小的判断又是决定能否行根治术的依据。一般而言,多发转移瘤不进行胸外科手术是没有根据的。

6. 胸内淋巴结转移

肾癌肺转移瘤发生胸内淋巴结转移是少见的,一般为2%~15%。一般来说,有纵隔淋巴结转移的病例常预后不良,而不行转移瘤切除。若有明显增大的胸内淋巴结,要考虑原发支气管肿瘤的可能。

7. 关于肺内肺外肿瘤进展的治疗

肺转移瘤在切除后最常发生复发,一般应连续切除复发病灶,肺转移瘤复发再手术的病例并没有显示预后更差。Cerfolio 观察 30 例肺外转移的病例(主要在骨、脑和腹腔),在切除转移瘤后再行肺转移瘤切除,术后 5 年生存率仍可达37.5%。Fourquier 对 12 例肺转移瘤复发病例再次手术切除,5 年生存率为 42%,与单次切除的生存率类似[7]。

汪超军等报道双侧肾细胞癌 21 例,探讨双侧肾细胞癌手术治疗的疗效。其中同时性 10 例,异时性 11 例。2 例伴下腔静脉癌栓。17 例经手术治疗。双侧肾肿瘤对肾功能影响并不大,可能和肿瘤病变特点有关,只影响肿瘤受侵犯的肾组织,而对肿瘤周围肾实质的功能无影响,所以只要保留足够的无瘤肾组织,术后肾功能还可维持正常水平。因此双侧肾肿瘤患者双侧均行手术治疗后,残肾的肾实质只要大于双肾的 1/6,肾功能也可维持在术前水平。手术径路和方法:双侧同时性肾癌,如果一侧肿瘤巨大,另一侧肿瘤较小,一侧行肾癌根治术,另一侧行肾部分切除或肾肿瘤剜出术;如果双侧肿瘤均较小,则可选择双肾部分切除术或肿瘤剜出术。

对于异时性肾癌,首发的一侧常常行肾癌根治术,后发一侧需行保肾手术治疗。在充分切除肿瘤的基础上尽可能最大限度地保留肾单位,尽量使保留的肾体积大于 30%,以减少术后肾衰竭的可能性[39]。

放射治疗

据报道,肾细胞癌确诊时,25%的患者已失去手术机会。

王庆国等分析肾细胞癌 50 例术后放疗效果。与单纯手术相比,术后放疗可提高患者 5 年生存率。区域淋巴结转移、肾周围器官侵犯和肾或腔静脉癌栓是预后不良因素,尤以前二者更为明显[40]。金同法观察肾细胞癌术后放疗的远期疗效。术后放疗组 5 年生存率为 63.1%,单纯手术组为 39.4%,术后放疗组远期疗效优于单纯手术组(P<0.01)。

近年来,随着放疗技术的进步、高能射线的应用,肾细胞癌的术后放疗取得新成绩。Riches 等英国泌尿外科协会协作组分析了 1746 例晚期肾细胞癌。通过术后放疗,其 5 年生存率由 30%提高到 49%。黄一容、王庆国、张丙兴分别报道各期肾细胞癌术后放疗 5 年生存率为 68.4%、51.1%和 58.9%;金同法术后放疗组 5 年生存率为 63.1%。疗效均优于顾方六、王文楷及本组单纯手术组,这说明术后放疗可有效地提高肾细胞癌患者的 5 年生存率。肾细胞癌术后放疗的常规剂量为 DT 50 Gy/25 次,对有残留肿瘤的患者,应追加剂量至 DT 60 Gy/30 次。注意脊髓受量 DT 要小于 40 Gy。本组病例已死亡的 44 例中远处转移 34 例,占 77.2%,单纯手术组和术后放疗组远处转移死因分别为 77.8%(21/27)和 76%(13/17)。提示术后放疗尚难有效地降低远处转移率[41]。

Huo ASY 等总结肾细胞癌(RCC)肺转移瘤射频消融(RFA)。9 例患者共 23 个肺转移灶。12 次 CT 引导下经皮进行。对 23 个病灶行 25 次消融(多灶或多次),没有死亡,导致气胸 42%(5/12),3 例需要插管,1 例有支气管瘘和少量胸腔积液,1 例为肺炎。消融结果:14 个病灶体积缩小(56%),1 个大小稳定(4%),9 个大小增大(36%),1 个记载不详。2 例无病生存(平均存活 74 个月),2 例带病生存(平均存活16 个月),5 例死于本病(平均存活 26.2 个月)。结论:射频消融治疗提供了一种控制肿瘤的手段,特别是多发的、小的、不适合肺切除手术的病变[42]。

化学治疗

肾癌对化疗不敏感,目前尚无较好的化疗方案。

叶成林等报道健择治疗肾癌肺转移 1 例。行左肾切除术后在外院给予 DDP+5-FU 方案化疗 14 个疗程,但无明显疗效。近 5 个月出现咳嗽、痰中带血。入院后化疗,诺维本 40mg,d1,健择 1.6g,d1;1.4g,d8。化疗后气急和呼吸困难的症状明显改善,痰中带血消失,复查 CT 见两肺转移病灶减少 50%[3]。

具海月等报道 2 例肾透明细胞癌经分子靶向药物 Pazopanib 治疗后肺转移灶出现薄壁空洞改变。2 例肾透明细胞癌原发灶切除术后,双肺多发实性转移灶,增强扫描多数病灶呈环形强化。经 Pazopanib 治疗 3 个月后大多数转移灶呈薄壁空洞样改变。病例 1 病情进展缓慢;病例 2 出现自发性气胸,2 个月后死亡。显示:分子靶向药物治疗促进了肾透明细胞癌的肺转移灶坏死,有助于囊样薄壁空洞形成,但这种变化对预后的影响具有不确定性[43]。

Nozomu Tanji 等 2002—2009 年间收集 71 例泌尿系上皮细胞癌(表 17-1-5)。其中肾癌 17 例,输尿管癌 21 例,膀胱癌 32 例,前列腺癌 1 例。复发转移部位:局部淋巴结 46 例,远处淋巴结 18 例,肺 24 例,肝 8 例,骨 7 例。化疗方案:吉西他滨+顺铂。肺转移瘤的 CR+PR(%)达 58%[44]。

表 17-1-5　治疗反应

	n	CR	PR	SD	PD	CR+PR(%)
局部淋巴结	46	4	18	19	5	22(48)
远处淋巴结	18	2	6	6	4	8(44)
肺	24	10	4	4	6	14(58)
肝	8	1	1	2	4	2(25)
骨	7	0	1	5	1	1(14)

生物治疗

近年来，随着分子生物学肿瘤免疫学的飞速发展，晚期肾癌的生物学治疗得到了广泛发展。有报道进行干扰素肌注，36.5%的肺、纵隔转移灶得到改善[32]。

肾癌转移的免疫治疗有自动非特异性免疫治疗（卡介苗 BCG）、自动特异性免疫治疗以及转移因子和干扰素治疗。文献报道免疫治疗的有效率在 25%~50%之间。首选生物治疗加化疗，一般缓解率为 20%~40%。

目前临床上常用的生物制品有干扰素、IL-2 和 LAK 细胞等，这些生物制剂单纯或联合应用可预防或治疗转移性肾癌，总有效率可达 15%~30%。王宗祥用 IL-2、干扰素和 LAK 细胞治疗 28 例，包括晚期和高分级肾癌及无法手术切除和有远处转移者，其中 IL-2 和 LAK 细胞联合治疗 6 例，有效率为 33.3%[45]。

据 149 例使用高剂量 IL-2(72 万 U/kg)的治疗效果看，CR 10 例，PR 20 例，有效率为 20%。其中 7 例 CR 患者缓解达 76 个月。但高剂量有严重副作用。Cannobbio 总结文献的 72 例低剂量 IL-2 治疗患者，CR 5 例，PR 9 例，总有效率为 19%。

高中度等在肺动脉留置导管 IL-2/LAK 灌注治疗肾癌术后肺转移显效 1 例。右肾切除术切除原发性肾细胞癌。1 年后胸片和 CT 示双肺散在转移灶，左肺最大为 3cm×3cm，右肺最人为 2cm×3cm，行经皮穿刺肺动脉留置导管药物灌注术。首次灌注阿霉素 30mg、卡铂 300mg、丝裂霉素 12mg，各分 3 天灌注，并每天 IL-2 30 万 U，异体 LAK 细胞 1×10^9/100 mL，间隔 1 个月再行第 2 次灌注。2 次灌注间隔期每日肌注 IL-2 10 万U。每 2 次灌注为 1 个疗程，共 8 个疗程。结果：治疗持续 5 年余，复查 CT 左肺病灶最大为 0.5cm×2cm，右肺病灶最大为 1cm×2cm，均比 5 年前缩小 50%。经检查未发现其他脏器转移，体重增加 4 kg[23]。

关于术前免疫治疗：对 IL-2/LAK 治疗效果的多中心回顾性研究结果表明，在接受免疫治疗后行转移癌切除，平均随访 21 个月所有患者全部存活，且无 1 例出现转移瘤复发。Sherry 报道 16 例肾癌多发转移，在免疫治疗后接受根治性转移瘤切除，18 个月存活率为 75%，半数肺转移瘤术后患者在 4~44 个月观察期内未见肿瘤复发。这些都显示术前进行免疫治疗在肾癌肺转移手术治疗中具有重要作用[7]。

吴国英等探讨肾癌切除术后生物治疗的作用。对 153 例肾癌患者按治疗方法分为 A、B、C 三组，A 组术后用 IL-2，B 组术后用 IL-2 和 IFN-α，C 组术后用 IL-2、IFN-α 和去氧氟尿苷联合治疗。结果：通过随访比较，三组早期（Ⅰ~Ⅱ期）肾癌患者 5 年生存率差异无显著性意义，晚期（Ⅲ期以上）肾癌患者 5 年生存率（C 组中Ⅰ~Ⅱ期和Ⅲ期以上分别是 58%和 82%）差异有显著性意义（$P<0.05$）。结论：去氧氟尿苷、IL-2 和 IFN-α 治疗对晚期肾癌有效[6]。

干扰素(IFN)是最常用的制剂。在 1684 例患者应用中有效率达 16%，平均缓解时间为 6 个月。在 α、β、γ 三种 IFN 中，有效率以 α 型最高，为 16%，次之为 10%、9%。

有报道称 IFN-α 对 6%~37%的肾癌有效，对肺转移的 33%~44%有效[15]。吉田等人对肾癌的支气管内转移行全身 IFN-α 治疗，因肝功能损害中止。5 个月后转移瘤长大，不得已行吸入治疗。以 IFN-α100 万 U 稀释，1 日 3 次吸入，1 个月后支气管内肿瘤明显缩小，也未见副作用。又用近 4 个月，肿瘤几乎消失，肺内的其他小结节也缩小了。总之，IFN 对肾癌的有效率为 6%~37%，对肺转移灶为 33%~44%，原发灶摘除后的肺转移有效率较高[9]。

鹤信雄等报道以干扰素 α、γ 合用治疗肾癌肺转移。原发性左肾肿瘤(6.3cm×6cm)伴肺转移（孤立性阴影）。行左肾全切除术加淋巴结清扫术，术中见肿瘤局限于左肾上腺，被膜无浸润，肿瘤大小为 6.5cm×7cm×7cm。病理诊断：颗粒细胞癌及透明细胞癌。术后 1 周胸片复查，肺部转移灶增大伴新生肿瘤。给予干扰素(INF-)α、γ 合用治疗。INF-γ 300 万 U 静注，连续 5 天，一周后加用 INF-α 300 万 U 肌注 5 天。出现发热、恶心、食欲缺乏等副作用，继续用至 4 周时白细胞降至 2000/mm^3，加用 G-CSF，第 6 周时纳差加重，改用单剂 INF-α，从第 8 周改为 INF-α 300 万 U 一周 3 次，第 20 周减为INF-α 300 万 U 一周 2 次，肺部肿瘤缩小，半年后肿瘤几乎完全消失。1 年 3 个月后检查未见肿瘤复发[46]。

Miwa S 等报道一名 56 岁男子接受左肾癌（透明细胞癌）根治术。随后接受了右肺和右肺门淋巴结转移瘤两次手术。术后肌肉注射干扰素-α(1 年内每周 600 万 U)治疗。意在预防复发。然而多发肺转移瘤及左肺门淋巴结转移 11 个月后停止生长，随访 16 个月无发展，健在。其他作者也观察到这种效果[47]。

Sunela KL 等观察卡培他滨联合聚乙二醇-干扰素 α-2α 应用于 26 例肾癌治疗。M 分期：肺作为首发转移的 13 例，单纯肺转移的 9 例，多发转移的 17 例，腹部转移的 13 例，肺或纵隔转移的 19 例，淋巴结或软组织转移的 12 例，其他 4 例。效果：临床有益者 69%，其中包括 23% PR 和 4% CR。效果较好的有单纯肺转移的 3 人，淋巴结转移的 3 人，多发转移的 1 人。中位无进展期 PFS 为 7.5 个月，总生存期 OS 为

17个月。因为副作用，剂量需要削减的占85%的患者，延迟使用的占46%[48]。

木村文宏等报道1例肾癌肺、脑转移治疗经验。女，62岁。因干咳行胸片检查发现肺转移癌。腹部触诊右侧腹部可扪及拳头大包块，腹部CT及MRI检查诊断为右肾肿瘤，$T_3N_0M_1$，肺部多发性转移癌。ALP 354 IU/L。行根治性右肾切除术，肿瘤大小为10cm×16.5cm×9.5cm。病理诊断：肾透明细胞癌及颗粒细胞癌。术后给予干扰素-α 500万U肌注，一周5次，共治疗8周，此后用500万U一周3次维持。治疗5个月后肺部多发性转移灶基本消失（肿瘤缩小99%），ALP正常。10个月后出现语言障碍及偏瘫，头部CT诊断为脑转移癌，同时肺部转移灶增大，ALP异常增高。再次行脑转移瘤切除手术，肿瘤病检诊断为透明细胞癌。术后上述症状改善，加用放射治疗，共照射60回，头及胸部病灶均消失。于术后1年半时死于播散性肺结核[49]。

杜楠等报道异基因外周血造血干细胞移植治疗难治性肾癌肺转移1例，取得PR效果。行根治性右肾切除术治疗颗粒细胞癌。术后干扰素500万U，IL-2 200万U，胸腺素1.6 mg，隔日1次，持续4个月。复查胸片发现双肺转移灶，经健择或紫杉醇+5-Fu+CF化疗4个疗程，多次复查胸片显示肿块增大，逐渐出现各种症状。CT显示两肺较密集转移灶，最大约5cm×8cm。预处理方案：环磷酰胺60mg/kg，-4d、-3d；TBI 5Gy，-2d，-1d，剂量率为0.518 Gy/min。供者为患者胞妹。异体外周血干细胞动员与采集，分离的单个核细胞总数为$37×10^9$个细胞/kg，流式细胞仪分析CD^{+}_{34}细胞总数为$11×10^8$/kg，CD_3细胞总数为$27×10^9$个细胞/kg。GVHD预防及支持治疗：环孢霉素A(CsA每天2 mg/kg，1~30天；CsA血浆浓度维持在200~400 ng/mL之间，以后减量，+60天停药。程序化输注供者淋巴细胞：30天输注10^5个CD_3^+细胞/kg，每2周输注1次，共4次。结果显示：肺部转移灶。移植10天以后患者咳嗽、气短、喘憋等症状曾一度减轻，22天时复查胸片显示转移灶略有缩小，但40天后呈进行性增大，80天后复查胸片开始缩小，110天胸片明显缩小。1年余复查胸片，显示双肺转移灶未再增大，达到PR。带癌存活[50]。

代替疗法：在肾癌的肺转移瘤的治疗中，以IFN治疗无效时，不得已行代替疗法取得惊人效果。水岛丰报道1例。6年前患肾癌切除。现左侧大量胸水，左胸腔多发肿瘤，确诊为肾癌转移。行17个月干扰素治疗无效。其间右上肢骨折和头皮转移。遂行替代疗法(针灸，食生野菜和菜汁，不用自来水，练气功，学五禽戏等)，9个月后胸部肿瘤好转，又8个月后消失。后因妻子死亡自己停止治疗，转年因脑转移死亡。讨论其机制，可能为：①IFN的迟发治疗作用；②肾癌的自行消退；③替代疗法的神经内分泌作用[51]。

随着舒尼替尼、索拉非尼、贝珠伐单抗、替西罗莫司等靶向药物的问世，肾癌的治疗也从细胞因子进入靶向药物时代。在舒尼替尼对照IFN-α的关键性Ⅲ期研究中，舒尼替尼的无进展生存期为11个月，比IFN-α显著提高近1倍。更值得关注的是，舒尼替尼带给患者的获益贯穿于所有危险度的患者，其也成为有史以来第一个证实总生存期超过2年的靶向药物。

舒尼替尼是一种血管内皮生长因子受体(VEGFR)抑制剂，用以治疗晚期肾细胞癌。Anilkumar Katta等人报道1例43岁男性肾细胞癌肺转移患者，表现为双侧多发肺结节。以舒尼替尼治疗3个星期后，发生双侧自发性气胸，肺结节变成囊肿样。推测为药物引起组织坏死，导致胸膜瘘引起气胸。因此在使用该类制剂时应想到该并发症，以免误诊。

刘洪明等分析局部放疗联合索拉非尼治疗转移性肾癌1例。4年前行肾癌根治术治疗左肾透明细胞癌。现左侧髋骨溶骨性破坏，胸部CT检查发现左肺尖及左肺门处两个转移结节，直径均小于1.5cm。给予左侧髋骨转移瘤局部放疗DT 5000 cGy/25次，同时口服索拉非尼每次400 mg，每日2次。2个月后结束髋骨放疗，局部疼痛明显缓解。再2个月复查ECT，左侧髋骨转移瘤较放疗前减轻。胸部CT如前。服用索拉非尼，同时给予左肺2个转移结节放疗，均达DT 6000 cGy/30次，复查CT肺转移瘤消失。后定期复查，病情稳定[12]。

TARGET研究显示索拉非尼治疗后疾病控制率可达80%，但缓解率较低，仅为2%[12]。

法国学者埃斯屈迪耶(Escudier)报道了阿西替尼与索拉非尼二线治疗转移性肾癌的国际多中心、随机对照Ⅲ期临床研究的最新结果。他们认为入组723例患者对两个靶向治疗药物均有良好的耐受性。在PFS和OS获益方面，阿西替尼治疗组显著优于索拉非尼治疗组。

日本学者江渡(Eto)报道了日本肾癌免疫SNP研究组(JISC-KC)关于信号转导和转录激活因子3(STAT3)基因的核苷酸多态性(SNP)预测IFN-α治疗转移性肾癌疗效的多中心、前瞻性临床 研究的最新结果。研究其入组203例患者，结果显示：IFN-α治疗有效率为13.8%(28例)，其中完全缓解(CR)8例，部分缓解(PR)20例。有效率与检测的其他11种基因的SNP无关，但STAT3-2基因与IFN-α疗效相关(P=0.039)，尤其 C/C 型 STAT3-2 基因的相关性更显著。他们认为:这是首次通过前瞻性研究证实STAT3 基因多态性可预测 IFN-α 治疗转移性肾癌的疗效，有望将 STAT3 基因多态性作为指导 INF-α 治疗转移性肾癌的肿瘤标志物[52]。

综合治疗

邱祥政等探讨综合治疗对肾癌肺转移患者的治疗作用,15 例肾癌合并肺转移的患者中,14 例行肾癌根治术。术后 7~10 天开始生物治疗和化疗。IL-2 100 万 U,静脉滴入,1 次/天,连续 7 天;5-FU 500 mg/m^2,静脉滴入,1 次/天，连续 5 天。1 个月后开始第 2 个疗程。IFN-α 300 万 U,肌内注射,隔日 1 次,连续治疗 8 周,休息 4 周后重新开始下 1 个疗程。如果雌激素、孕激素受体阳性，给予孕激素甲地孕酮 0.5,1 次/天,口服,长期服用。结果显示:15 例患者中,CR 1 例(6.7%),无瘤生存期为 38 个月;PR 3 例(20%),持续时间 6~14 个月(平均 9.4 个月);MR 2 例(13.3%);SD 2 例(13.3%);PD 7 例(46.7%)。初步研究结果提示:采用根治性手术、化疗、生物治疗等综合方法是治疗肾癌肺转移的较好方法。不良反应:寒战 7 例(46.7%),发热 14 例(93.3%),疲乏 10 例(66.7%),厌食 3 例(20%),恶心 2 例(13.3%),皮疹 1 例(6.7%)。经对症治疗后 1 周内均能缓解。

王宗祥对肾癌 126 例临床治疗进行分析。行肾癌根治术 98 例,单纯肾切除术 13 例,肾部分切除或肿瘤剜除术 3 例,术中探查肿瘤无法切除,仅取活检者 2 例，肾癌伴腔静脉癌栓同时行癌栓取出术 3 例,单纯肾动脉栓塞同时注入化疗药物而未手术者 10 例,术后接受 INF 治疗 22 例,IL-2 和 LAK 细胞治疗 6 例,放疗 9 例。术后随访 103 例,随访时间 9 个月~15 年,手术患者 3、5、10 年生存率分别为 76.1%、57.8%、25.9%。3 年存活者中 Ⅰ 期 33 例, Ⅱ 期 16 例, Ⅲ 期 2 例。5 年存活者中 Ⅰ 期 20 例, Ⅱ 期 6 例。10 年存活者均为 Ⅰ 期患者。未手术者随访 10 例,1 年内死亡7 例,生存 1 年以上者 3 例,其中有 1 例超过 5 年[51]。

小矶谦吉等介绍的肾细胞癌肺肝同时转移的治疗方针见表 17-1-6[53]。

Dawson 等认为,成人 Willms 瘤对放疗敏感,转移灶对放疗也敏感。并用化疗是最好的方法。他们对 1 例患者全肺照射 15 Gy,局部右上结节追加 25 Gy,随访 3 年无复发。成人 Willms 瘤 3 年生存率 Ⅰ、Ⅱ 组为 48%(小儿 87%),Ⅴ 组为 24%(小儿 53%),与小儿有明显差别。影响预后的因子主要是病期和组织型[29]。

自发脓气胸是非常罕见的，但可用以治疗癌症。

表 17-1-6 小矶谦吉等介绍的肾细胞癌肺肝同时转移的治疗方针

	一线治疗	二线治疗	三线治疗
肺肝皆单发转移	局切	预防复发：5-FU、MPA	
肺局部,肝多发灶	肺局切	肝动脉注药	化疗、免疫治疗等
肺单侧多灶,肝单灶	肝局切	肺支气管动脉注药	化疗、免疫治疗等
肺双侧多发,肝单灶	肝局切	化疗、免疫治疗等	
肺单侧局部多发,肝多发	肺局切	化疗、免疫治疗等	
双肺多发,肝多发	化疗、免疫治疗等		

Sylvain Ladoire 等遇到 2 例肾癌肺转移患者自发脓气胸。患者使用哺乳动物雷帕要素靶(Mammalian target of rapamycin,mTOR)抑制剂后发现胸液。胸腔穿刺液体培养出厌氧链锁球菌和埃希菌。测定患者原降钙素是正常的,推测 mTOR 参与脓气胸的致病机制,而后者可治疗胸膜转移[54]。

在 2010 年第 46 届美国临床肿瘤学会上报道 Temsirolimus(细胞周期抑制剂-779)与贝伐珠单抗用于转移性肾癌 Ⅱ 期研究,入组 171 例,按照 2:1:1 的比例将其随机分为 Temsirolimus+贝伐珠单抗组、单药舒尼替尼组、贝伐珠单抗+IFN 组。中位随访 14.7 个月的结果显示,三组 48 周无进展生存(PFS)率分别为 30.7%、40.5%和 65.9%，中位 PFS 期分别为 8.2 个月、8.2 个月和 16.8 个月,有效率分别为 27.3%、23.8%和39.0%,疗效持续的中位时间分别为 20.5 周、36.0 周和 25.9 周。可见,Temsirolimus 与贝伐珠单抗并无协同效应。同时,Temsirolimus+贝伐珠单抗组有 50%的患者在 48 周内因毒性停止治疗。

美国 Bullock 教授报道血浆促血管生成素 2 (ANG2)治疗肾癌。ANG2 已被证明与肿瘤新血管形成有关。在舒尼替尼治疗的 26 例转移性肾细胞癌患者中,88%的患者出现 ANG2 表达水平下降(23/26 例,$P<0.01$)。对 20 例疾病进展患者的分析显示,在应用舒尼替尼治疗的早期,ANG2 表达水平的下降率高达 90%(18/20 例,$P<0.01$),但若出现舒尼替尼抵抗,70%的患者则表现为 ANG2 水平升高(14/20 例,$P<0.08$)。

美国波士顿细胞因子工作组(CWG)对贝伐珠单抗(Bev)联合大剂量 IL-2(HD IL-2)治疗转移性肾癌。纳入 51 例患者,其中位 PFS 为 9.0 个月(90%CI 5.7~13.0),2 年 PFS 率为 15%(90%CI 5%~21%)。其中 8 例完全缓解,10 例部分缓解和 21 例稳定。在显效和治疗无效的患者中中位基线血清 VEGF 浓度分别为 459μg/L 和 38.3μg/L。与单药组相比,两药联合组的毒性反应无显著差异。

丹麦 Donskov 报道 IL-2 为主治疗不可切除转移性肾细胞癌。纳入 422 例,总有效率为 15%,其中 17 例完全缓解,47 例部分缓解。无疾病征兆患者 36 例(9%),中位随访时间为 76 个月,中位总生存时间为 15.7 个月,预期的 5 年和 10 年生存率分别为 15%和 10%。采用以 IL-2 为主的免疫治疗时,无论是单药还是联合手术,无疾病征兆患者的预期 10 年生存率可达 10%。IL-2 为主的免疫治疗仍为一线转移性肾细胞癌的有效方案。

意大利学者 ProCopio 等报道 128 例转移性肾细胞癌患者用索拉非尼联合 IL-2 方案和单药索拉非尼方案比较。结果显示,联合组与单药组中位 PFS 分别为 33 周和 28 周,1 年 PFS 率分别为 31.6%和 28.9%。在预后较好的患者中,两组的中位 PFS 分别为 49 周和 41 周,1 年 PFS 率分别为 47.4%和 32.1%。亚组分析显示,接受大剂量 IL-2 治疗患者和低剂量 IL-2 治疗患者的中位 PFS 分别为 44.5 周和 31 周,1 年 PFS 率分别为 45%和 25.1%。接受大剂量 IL-2 治疗的患者更具有生存优势。

随着抗血管生成靶向药物应用的增多,针对这些药物失败后的治疗值得关注。对既往血管内皮生长因子受体(VEGFR)-TKI 治疗(包括贝伐珠单抗)失败的转移性 RCC、RECORD-J 研究显示,mTOR 抑制剂依维莫司较安慰剂更有效,两组部分缓解(PR)率分别为 1%和 0,疾病稳定(SD)率分别为 63%和 32%,中位 PFS 期也获显著延长(4.0 个月对 1.9 个月)。因此,美国 NCCN 指南将其作为 1 类证据推荐用于 TKI 治疗失败后的二线治疗。2011 年 ASCO 年会上报道的一项Ⅲ期临床研究(AXIS)比较了索拉非尼和多靶点 TKI 抑制剂阿昔替尼(axitinib)二线治疗既往 VEGFR-TKI 治疗(包括贝伐珠单抗)失败的转移性 RCC,共入组 723 例患者。结果显示,阿昔替尼组和索拉非尼组的有效率分别为 19.40%和 9.4%,有显著差异。阿昔替尼组 PFS 期也有显著延长(6.4 个月对 4.7 个月)[55]。

在 2007 年 Mozter 等人进行的随机、对照Ⅲ期临床研究就已证实,舒尼替尼可将晚期 RCC 患者的中位 OS 延长至 2 年以上,是晚期 RCC 患者的一线治疗选择。该研究中,750 例初治晚期 RCC 患者接受舒尼替尼一线治疗的客观缓解率(ORR,47%对 12%)、无进展生存期(PFS.1 1 个月对 5.1 个月,$P<0.000001$)显著优于 IFN-α 组,并首次使患者的 OS 达 26.4 个月,优于 IFN-α 组的 21.8 个月。随后,更接近真实临床的扩大临床(EAP)试验进一步显示,体能状态(PS)评分≥2 分,年龄较大(大于 65 岁)、伴有脑转移及非透明细胞癌的患者同样能从舒尼替尼治疗中获益[56]。

七、预后

转移性肿瘤自行消退现象:Fairlamb 等统计的 67 例中,60 例为肺部转移灶的消退(其余为骨、皮、肝等转移灶)。肺转移的消退一般发生于肾癌经手术切除或放疗后,但偶尔消退可发生于肾癌未做手术切除的患者。转移性肿瘤自行消退的机制尚未完全阐明,但根据肾癌患者血清学检查可以确定对抗肾癌的补体固定抗体存在。尸解病理学检查中发现肺组织坏死,同时伴有淋巴细胞和巨噬细胞的浸润及肿瘤结节的瘢痕,故提示可能为一种免疫反应的机制[2]。

据报道,肺转移瘤术后生存率稍高于原发性肺癌。Wilk 等报道 5 年生存率为 30%,而原发肺癌为26%。

税开森等报道肾癌术后肺转移晚期癌症生存 12 年 1 例。男,76 岁。12 年前手术切除右肾透明细胞癌,术后曾用放线菌素 D 化疗 5 次。4 年前胸片提示两肺结节病灶。4 年后胸片对照,病灶有较大发展,右肺门最大的约 6.5cm×7cm。淋巴细胞转化率为 31%。Et-玫瑰花试验 32%,IgA 310 mg/dL、IgG 1853 mg/dL,IgM 150 mg/dL。发现肺转移后未用化疗、放疗,主要用胸腺素、IFN、转移因子治疗,每周 1~2 次,轮换使用。结果:从确诊肾癌后已生存 12 年 9 个月,发现肺转移已有 4 年 9 个月,且目前情况尚好[30]。

张顺兴等总结肾癌肺转移预后的因素:①无瘤间期。Colimbu 等指出,转移出现于术后 2 年者,平均存活 55 个月,而转移出现早者仅 22 个月。本组肾切除后两年内发现肺转移的,术后平均生存 16 个月。4 年后发现肺转移的 5 例均生存 3 年以上(2 例已超过 5 年)。说明肾癌根治术后,无瘤时间越长,预后越好。②肺转移灶切除时,无气管、支气管淋巴结转移,预后较好,有转移时预后较差。一般肺—支气管淋巴结转移的发生率为 14%。本组死亡 3 例中,2 例支气管淋巴结有转移。7 例存活 3 年以上者均无局部淋巴结转移。肺部转移灶已侵犯胸膜、胸壁、纵隔或肺内有多处转移者预后较差。本组有 1 例胸膜受累,术后 11 个月死亡。这类患者不宜手术治疗。肾癌确诊同时发现肺转移的患者中,主动脉旁淋巴结有转移者,预后较差。本组死亡 2 例,主动脉旁淋巴结均有转移。③X 线类型:肺实质的孤立性转移预后较好,淋巴管炎性癌肿转移预后较差。④年龄:本组死亡 5 例中 3 例年龄在 43 岁以下,60 岁以上者仅 2 例。另外 4 例 60 岁以上的患者均已存活3年以上，其中2例超过5年。似乎与年龄有一定关系。⑤其他因素：本组病例未发现细胞类型和分级对预后有明显影响，但贫血、发热和体重减轻者预后较差。本组死亡5例中4例有贫血和消瘦，其他因素的影响不明显[25]。

Piltz S等人1980—2000年行肾癌继发肺转移手术122例。预后因素：转移灶≥4cm和首次手术有淋巴结转移，与不能根治手术、转移灶小于4cm和淋巴结无转移有高度显著性差异($P<0.001$)，转移灶数目大于2个和转移灶大于2cm对预后有显著性差异($P<0.05$)。肺转移手术前提和首次手术时淋巴结转移是独立的预后因素。显示：肾癌继发肺转移的手术，围术期并发症和死亡率低，且无其他有效治疗，应放宽其手术指征，即使肺转移复发也应考虑手术切除[38]。

Jereb等统计了Willms瘤淋巴结的转移和预后。分析了国际儿童肿瘤协会汇集的512例儿童WiIlms瘤（Ⅰ、Ⅱ、Ⅲ期），对其中300例做了淋巴结显微镜检查，结果是46例有肿瘤转移(15%)，255例为正常淋巴结(85%)。具有淋巴结转移患者的存活率和治疗率分别为47%和27%，无转移者为79%和67%。淋巴结转移为Willms瘤预后不良的征兆。具有淋巴结转移患者的预后，要比有肿瘤侵犯肾包膜或血管者都差。有淋巴结转移的Ⅱ期患者，其预后和Ⅲ期患者一样差。对于这些患者，应同Ⅲ期患者一样施行全身性的治疗方案。Willms瘤患者是否要行淋巴结根治性切除？做淋巴结组织学检查的173例中，仅36例(21%)证实有转移。因此没有必要在初次手术时就进行淋巴结根治性切除。淋巴结根治性切除既不能提高治愈率，也不能降低腹腔内肿瘤的复发率。为了提高有淋巴结转移患者的治愈率，需要术后进行更有效的化学治疗。虽然Willms瘤最常转移的部位是肺，但其他器官也可发生，因此给予全身性治疗是有裨益的[57]。

大量文献报道，远处转移是肾细胞癌的主要致死原因，占82.8%~88%。王庆国等的肾细胞癌50例，83.3%死于远地转移，肺转移最多见，占58.3%，骨转移占25.6%。随诊截止时已有29例死亡，其中3例失访，2例死亡原因不详。余24例死亡原因中肺转移6例，肺转移+骨转移3例，骨转移3例，远地淋巴结转移3例，脑血管病2例，原位复发2例，脑转移+肺转移2例，肺转移+原位复发1例，肺转移+远地淋巴结转移+脑转移1例，对侧肾转移+肝转移+肺转移1例。死于多发转移占33.3%(8/24)[40]。

俄罗斯学者报道1986—1991年间197例泌尿系肿瘤死亡病例尸检。死亡原因是各种并发症：慢性肾功能不全占44.6%，肺动脉血栓栓塞占15.7%，恶病质占15.2%，急性化脓性肾病占8.6%，腹膜炎占8.3%，心肌梗死占6.5%，肺炎占1.5%[11]。

ASCO 2011年年会论文展示，近半数男性一生或可仅行3次PSA筛查。一项大型病例对照研究中位随访近30年的结果显示，前列腺特异性抗原(PSA)是预测远期前列腺癌转移度死亡风险的高度有效指标($P<0.005$)[58]。

RCC预后的指标中，疾病特异性生存(CSS)是指从进入研究起直至因疾病（肾癌）死亡的时间，该指标可最大限度避免或减少其他原因产生的偏倚。肾癌远处转移的5年CSS率为16%~21%[56]。

远期转移不予治疗预后不佳。仅肺转移如予切除5年生存率可达35%~45%。尚有长期生存者。樱庭斡等肾癌肺转移切除无瘤间期24个月以上病例5年生存率为75%，10年生存率为75%；24个月未满病例5年生存率为22%，10年生存率为11%($P=0.019$)[59]。

参考文献

[1]孙燕.内科肿瘤学. 北京：人民卫生出版社，2001：685-703

[2]邱祥政，孙三元，王阔兴，等.肾癌肺转移15例综合治疗.肿瘤防治杂志，2004，11：1325-1326

[3]叶成林，张伟民.健择治疗肾癌肺转移1例.河南肿瘤学杂志，2005，18：19

[4]曾进.肾细胞癌术后局部复发和肺转移的诊断和治疗.临床泌尿外科杂志，2002，17：513-515

[5]旦开蓉，但尚平，刘敦玉. 以咳嗽、胸痛为首发症状的肾细胞癌1例.现代中西医结合杂志，2004，13：1921

[6]吴国英，靳风烁，江军，等. 153例肾癌术后生物化疗的临床分析.临床泌尿外科杂志，2003，18：8-9

[7]宋晓东，曾进，周四维.肾细胞癌肺转移的外科治疗.国外医学泌尿系统分册，2001，21(增)：155-157

[8]刘满仓.肾癌肺转移漏诊一例.临床误诊误治，2007，20：59

[9]张金铭.呼吸系统疑难病和罕少病. 天津：天津科技翻译出版公司，2004：386-388

[10]栗本典昭，村山正毅，山本真也，ほか.薄壁空洞が急速拡大を呈した肾盂癌肺転移の1例.日本胸部临床，1994，53：365-369

[11]王昆润，潘义兴.泌尿系肿瘤患者死亡原因分析. 国际泌尿系统杂志，1983，3(4)：191

[12]刘洪明，李兰华，王明臣.局部放疗联合索拉非尼治疗转移性肾癌1例分析. 癌症进展，2010，8：97-98

[13]管竞贤，郭俊渊. 肾癌转移的放疗效果. 放射学实践，1990，5：121-124

[14]桐生拓司，松井英介，南立由歌，ほか.肋骨転移により発见された肾癌の1例. 日本胸部临床，1996，55：836-839

[15]梅森君树，福原哲治，中岛一毅，ほか.肾细胞癌术后10年

目に両側肺転移をきたし一期的に胸腔镜下切除を施行した1例. 胸部外科,1999,52:413-415

[16]缪正鸣,蔡墨华.以反复发热和右肺动脉扩大为表现的肾癌误诊分析.医师进修杂志,1996,19:45-46

[17]潘东亮,张录芳,那彦群,等.49例肾门淋巴结炎性增大的$T_{1-3a}N_0M_0$肾细胞癌患者的临床分析. 中国癌症杂志,2010,20:144-146

[18]王志蕙,工兴春,薛梅. 肾脏原发性滑膜肉瘤4例临床病理分析.癌症,2010,29:228-232

[19]崔丽华.超声诊断左肾内实质性占位伴下腔静脉转移1例.中华医学研究杂志,2006,6:797

[20]王汇.肺曲菌病合并右肾癌双肺转移患者一例护理.解放军护理杂志,2002,19:81-82

[21]胡淑贞.以胸水为首发症状肾癌肺转移1例.河北医学,2000,22(6):封三

[22]高中度,茅爱武,王月芹,等.肺动脉留置导管LAK/IL-Ⅱ灌注治疗肾癌术后肺转移显效一例.齐鲁肿瘤杂志,1998,5:103

[23]殷长军,眭元庚,吴宏飞,等.肾癌根治术326例报告.中华泌尿外科杂志,2002,23:392-394

[24]卢兆桐,孙桂武,杨德安,等.肾透明细胞癌术后肺转移的外科治疗(附九例报告).中华外科杂志,1996,34:657-659

[25]张顺兴,陈向东,张克贤,等.肾癌肺转移的手术治疗.江苏医药,1997,23:843-844

[26]汤振铭.肾癌的肾外表现.上海预防医学杂志,1998,10:229-230

[27]任东明,王洋,刘俊江.左肾盂癌并肺多发性空洞样转移1例.中国冶金工业医学杂志,1996,13:250-251

[28]柴田登志也,森敬一郎.肾癌手术后の肺、肝转移-この症例でさらに行うべき検査と治疗方针. 外科,1988,50:958-962

[29]江岛真理,寺嶋嶌美,山下茂,ほか.多発性肺転移を来した成人Willms肿疡の1例. 癌の临床,1993,39:633-637

[30]桥本章太郎,良河光一,森本真人,ほか.术后20年目に両側胸膜播种で再発した肾透明细胞癌の1例. 日本胸部临床,2012,71:190-193

[31]吉增隆之,藤井広一、原発灶および头盖骨転移巢に著明な石灰化を认めた肾细胞癌の1例. 画像诊断,1996,16:212-213

[32]和颖房代,后藤伦子,木下美登里,ほか.无気肺にて発见されたGrawitz肿疡の1手术例. 日本胸部临床,1984,43:508-512

[33]方祖军,燕翔,丁强,等.肾癌诊断192例的临床经验.临床肿瘤学杂志,2002,7:170-173

[34]肖新民,唐平.肾盂输尿管癌的肿瘤标志物-CA19-9.国际泌尿系统杂志,1993,13:40-41

[35]刘妍,刘巍,吕雅蕾.罕见肾碰撞癌1例. 中国医学论坛报,2012年9月13日B2肿瘤版

[36]焦小龙,曾庆玲.肺转移瘤的外科治疗.国外医学肿瘤学分册,1996,23:106

[37]黄长海,王寅,辛永春,等.肾肿瘤234例根治术后的临床研究.现代泌尿外科杂志,2004,9:78-79

[38]李金华,陈志强.肾癌继发肺转移的手术.中华泌尿外科杂志,2004,25:288

[39]汪超军,蒋鹏,沈志坚,等.双侧肾细胞癌21例报告. 中华泌尿外科杂志,2006,27:604-607

[40]王庆国,李庆琪.肾细胞癌50例术后放疗分析.中华放射肿瘤学杂志,1995,4:248-250

[41]金同法.肾细胞癌术后放疗的远期疗效观察.徐州医学院学报,1999,19:224-225

[42]Huo ASY,MBChB1,Morris DL,etal.Use of Percutaneous Radiofrequency Ablation in Pulmonary Metastases from Renal Cell Carcinoma. Ann Surg Oncol,2009,16:3169-3175

[43]具海月,蔡祖龙,赵绍宏,等. 分子靶向治疗后肾透明细胞癌肺转移灶囊样薄壁空洞形成(附2例报告及文献复习). 实用放射学杂志,2008,24:472-474

[44]Tanji N,Ozawa A,Miura N,et al.Long-term results of Combined chemotherapy with gemcitabine and cisplatin for metastatic urothelial carcinomas. Int J Clin Oncol,2010,15:69-72

[45]王宗祥.肾癌126例临床治疗分析.齐鲁护理杂志,2006,12:1190-1191

[46]肖新民,黄书堤. 干扰素α、γ合用治疗肾癌肺转移.国外医学·泌尿系统分册,1998,18:139-140

[47]Miwa S,Kadono Y,Sugata T,et eal.Successful treatment for metastases from renal cell carcinoma with alternation of interferon-alpha subtypes. Int J Clin Oncol,2010,15:97-100

[48]Sunela KL,Koskinen S, Kellokumpu-Lehti nen P-L. A phase-II study of Combination of pegylated interferon alfa-2a and capecitabine in locally advanced or metastatic renal cell cancer. Cancer Chemother PharmaCol,2010,66:59-67

[49]肖新民,黄书堤.手术加放疗治疗肾癌晚期肺脑转移.国外医学泌尿系统分册,1999,19:142

[50]杜楠,李留树,朱建华,等.异基因外周血造血干细胞移植治疗难治性肾癌肺转移一例.中华肿瘤杂志,2002,24:598

[51]王宗祥.肾癌126例临床治疗分析.齐鲁护理杂志,2006,12:1190-1191

[52]马建辉. 2012 EAU:肾癌研究进展.中国医学论坛报,2012年3月8日肿瘤B2

[53]小矾谦吉. 肾癌手术后の肺、肝转移-この症例でさらに行うべき検査と治疗方针.外科,1988,50:963-968

[54]Ladoire S,Beynat C,Diaz P,et al. Spontaneous pyopneumothorax in patients treated with mTOR inhibitors for subpleural pulmonary metastases. Med Oncol,2009,DOI 10.1007/s12032-009-9311-z

[55]盛锡楠,郭军.转移性肾癌靶向治疗进展.中国医学论坛报,2011年7月7日肿瘤B8

[56]李汉忠.从临床特征探讨看进展期肾癌诊治新视点. 中国

医学论坛报,2012 年 5 月 3 日 B8 肿瘤
[57]吴位育摘译,郑国芬校. Willms 瘤淋巴结转移和预后.首都医科大学学报,1981,2(2):181
[58]廖莉莉.转移性肾透明细胞癌 Axitinib 治疗初显效. 中国医学论坛报,2011 年 6 月 16 日 B7 肿瘤
[59]櫻庭幹,田中明彦,三品泰次郎,ほか.肾癌肺转移切除 1 例检讨,胸部外科,2013,66:275-278

第二节 膀胱癌

一、流行病学

美国临床医师癌症杂志(CA)2008 年公布全球膀胱癌病例数。癌症新发病例数:世界范围而言,在男性中占第 7 位,在女性中未占头 10 位。发展中国家而言,在男性中占第 7 位,在女性中未占头 10 位。死亡病例数:世界范围而言,在男性中占第 9 位,在女性中未占头 10 位。发展中国家而言,在男女性中均未占头 10 位。

膀胱癌是泌尿系统中最常见的恶性肿瘤。上海市肿瘤登记资料:膀胱恶性肿瘤年发病率为 4.021/10 万,女性为 0.929/10 万人,发病年龄高峰为 70 岁。在很多国家的统计中,膀胱癌的发病率有增高趋势,吸烟及某些职业接触芳香胺很可能是重要的发病因素。

据 1996 年公布的 1990—1992 年我国 22 个地区居民恶性肿瘤死亡率及死因构成统计,膀胱癌标化死亡率在男性中占第 11 位(1.89/10 万人),在女性中为 0.55/10 万人。

在泌尿上皮发生的肿瘤中,90%以上来源于移行上皮,另外 5%~10%为鳞癌,2%~3%为纯腺癌[1]。

李喆等的 113 例膀胱肿瘤中,7 例肺转移,4 例骨转移,3 例淋巴结转移[2]。

二、病理学

膀胱小细胞癌(SCC)是一种快速生长、侵袭性强、转移早的恶性肿瘤,初诊时往往已属晚期,预后较差。Trias 报道的结果显示其 2、3、5 年生存率分别为 20%、13%和 8%。Choong 等的 44 例报道中,1、3、5 年生存率分别为 61.4%、27.3%和 25.0%。Blomjous 等报道 18 例,有 16 例转移(89%),14 例(78%)死亡,平均生存 9.4 个月,可见其恶性程度比移行细胞要高得多。Alcala 等发现膀胱小细胞神经内分泌癌的临床分级与术后生存期并无明显相关性,表明肿瘤产生局部症状的同时即存在微小的转移灶[3-4]。

Abbess 等总结了 117 例患者就诊时的 Jewett 分期,A 期为 0.7%,B 期为 31%,C 期为 27%,D1 期为 7%,D2 期为 21%。Trias 等总结 108 例患者肿瘤分期,T1 期仅 1 例,T2 及 T3 期 104 例,94.4%的患者就诊时肿瘤已有肌肉或周围脂肪的浸润。约 78%的患者病程中出现远处转移。膀胱 SCC 的转移途径与 TCC 相似,最常见的转移部位为局部和远处淋巴结(69%),其他转移部位依次为肝 47%、骨 40%、肺 24%、脑 12%、肾上腺 9%、脾脏 7%及腹腔 7%。

膀胱 SCC 患者多有膀胱肿瘤病史,经治疗长期生存的患者约 60%发生第 2 种恶性肿瘤[5]。

三、临床表现

Abbas 等统计文献报道 124 例膀胱癌患者。临床上 87%的患者出现无痛性肉眼血尿,18%有膀胱刺激症状,9%有下腹部疼痛,另有 3%出现尿路梗阻症状,副癌综合征少见。大多数患者(86%)初次就诊时肿瘤已达 T3 以上,78%的患者在诊治过程中出现转移[6]。

许龙根等报道膀胱癌术后输尿管睾丸及肺转移 1 例。患者因无痛性血尿 3 个月,于 8 年前因膀胱肿瘤(2.5cm×1.8cm)行膀胱部分切除。病理为膀胱移行细胞乳头状癌Ⅱ级,浸润肌层。于 6 年前再次行膀胱部分切除术。又因血尿于 3 年前行左肾、全长输尿管、膀胱部分切除术。现行根治性睾丸切除术。病理为睾丸转移性移行细胞癌。术后 1 年余死于肺部转移[7]。

许志奇等报道 75 例继发性肺恶性肿瘤。其中膀胱癌 3 例,均为男性,年龄分别为 60 岁、64 岁、75 岁,于膀胱癌术后 6 年、4 年、13 年转至右下肺、左下肺、右上肺,其中右下肺转移者做了切除术,病理报告为膀胱癌转移。肺转移时间最长者为甲状腺癌,最长可达 21 年,平均 14.2 年,其次为膀胱癌,最长 12 年,平均 7.7 年,表明两者的恶性程度较低,预后较好[8]。

膀胱小细胞型神经内分泌癌(SCNC)约占膀胱肿瘤的 0.01%~1%。临床症状多为血尿,可伴随尿痛、排尿困难、腰痛等。有些有异位内分泌功能,但很少有神经内分泌症状,早期转移率达 56%,转移部位最多为髂动脉和腹主动脉旁淋巴结,然后是肝、骨、腹腔、肾上腺、脑和肺等[9]。

Cardona F 等报道一患者因下颌右侧龈颊沟肿物就诊,病史仅 2 个月,肿物约 3.5cm×2cm。下颌全景片显示右下前磨牙及第一磨牙根尖部 X 线透射区。患

者 2 年前因膀胱移行细胞癌行手术治疗,现肿瘤已转移至肾上腺、肺和脑。口腔肿物取活检,最后诊断为膀胱癌转移至下颌骨。行转移灶切除,术后 1 年死亡[10]。

李祖茂报道 26 例上尿路上皮癌患者。无痛性肉眼血尿是最常见的临床症状,大多为非浸润性(54%)和低级别(62%)肿瘤,其中 1 例在上尿路上皮癌发生前 1 个月伴有膀胱癌,2 例在确诊时伴有膀胱癌,4 例在手术后 8~36 个月发生膀胱癌(平均术后 16 个月),1 例肾盂癌发生双肺转移。结论:上尿路上皮癌容易合并膀胱癌,所有患者在外科根治手术后需要一个严格的临床随访期,浸润性高级别的肿瘤可以发生远处转移[11]。

张秀云报道膀胱癌术后肺、胸膜转移癌 1 例。男,42 岁。间断无痛性血尿 5 个月。膀胱镜检查:膀胱左侧壁肿物 2cm×2.5cm, 左输尿管外上 1cm 处 2cm×2.5cm 肿物。胸透心肺无异常。膀胱镜切除肿物。病理:移行细胞乳头状癌。5 个月后呼吸困难。胸片示大量胸水,双肺粟粒影。胸水发现癌细胞,继之死亡[12]。

叶向权等报道 3 例原发性膀胱憩室癌,其中 1 例肺转移。男,65 岁,有排尿不尽感 2 年。膀胱镜检查:右输尿管口上方有一直径 3cm 的憩室口,内有肿物,大小为 2cm×2cm×1.5cm。手术切除。病理:移行上皮癌合并腺癌。可见浸润憩室全层。1 年后肺转移死亡[13]。

四、影像学表现(见书后附图 9)

聂彩富报道膀胱移行上皮癌(BTCC)肺转移自然消退 1 例。肺转移性肿瘤的自然消退,文献已有较详细的记载,以来源于肾及绒毛膜癌多见。来源于膀胱移行上皮癌者,尚未见诸于文献。男性,72 岁,血尿 3 年,加重 1 年入院。全身极度衰竭,左下肺呼吸音减弱,双下肢凹陷性水肿。尿呈黄色,蛋白微量,红细胞+,脓细胞+,入院后尿血加重,尿中红细胞为++++。病理诊断:3 次尿脱落细胞学检查, 报告均为膀胱移行上皮癌。患者住院 8 个月,终因病情恶化死亡。X 线检查初次胸片:双肺满布球形块影,大小不等,其边缘较为完整,多达 30 余个,大者直径达 5cm。56 天后再次胸片示:双肺之球形块影消退,仅双下肺残存少量片影。做排泄性肾盂造影,显示膀胱壁不规整,呈鼠咬状、锯齿状缺损,且较僵硬,内腔缩小,X 线诊断为膀胱肿瘤双肺转移,并且自然消退[14]。

五、诊断

陈琦探讨膀胱癌的 CT 诊断与临床意义。CT 分期与病理符合者 72 例, 准确率为 78.3%。20 例分期错误,分期过低者 8 例,分期过高者 12 例。20 例分期错误者,有 14 例为 T3b 以内,分期主要错误是 CT 不能区分 T2 期与 T3a,即不能区分表浅与深层肌肉受侵,二者均可表现为膀胱壁增厚[15]。

何静华等总结 108 例膀胱尿路上皮癌中,△Np63 阳性 85 例(78.7%),VEGF 阳性 63 例(58.3%),PCNA 阳性 91 例(84.3%)。病理分级级别高、浸润性尿路上皮癌及有淋巴结转移的患者△Np63、VEGF 和 PCNA 的阳性率显著高于病理分级级别低、浅表性尿路上皮癌及无淋巴结转移的患者($P<0.05$)。说明三者均参与肿瘤的侵袭转移过程,在肿瘤的浸润转移机制中起重要作用,可以为膀胱浸润性尿路上皮癌的预后、治疗提供重要依据[16]。

六、治疗

李传刚等探讨重组人白细胞介素 (rhIL)-6 对 BTT739 荷瘤小鼠肿瘤生长及肺转移之间的作用。方法:BTT739 肿瘤细胞接种 T739 小鼠, 随机分组, rhIL-6 组每日腹腔给药 $4×10^6$ IU/kg 体重,20 天内完成;丝裂霉素(MMC)组每次腹腔给药 1 mg/kg 体重,共 14 次,20 天完成; 联合用药组为 MMC 及 rhIL-6,剂量与用法与上两组相同。第 25 天测定小鼠腋下瘤重及肺转移情况。结果:rhIL-6 对 BTT739 瘤小鼠原发肿瘤之抑制率为 35.1%($P<0.05$),对肿瘤肺转移灶数目及转移灶总面积的抑制率分别达 61.3%和 76.2%;联合用药组的抑瘤率为 81.6%($P<0.05$),肺转移灶数目及转移灶总面积的抑制率分别为 91.10%和 90.5%。结论:rhIL-6 对荷瘤小鼠 BTT739 具有直接抑制肿瘤生长及肺转移的作用[17]。王丰等研究人淋巴管内皮细胞透明质酸受体-1(LYVE-1)联合小鼠粒细胞巨噬细胞集落刺激因子(GM-CSF)干预小鼠膀胱癌的生长和转移。结果:成功构建真核表达载体 phLYVE-1 和 pmLYVE-1。预先接受了 phLYVE-1 和 pmG M-CSF 的小鼠,BTT-T739 移植瘤的生长减慢,肿瘤体积小于对照组,且肿瘤肺转移明显减少,肿瘤附近和远处淋巴结增大并呈现明显的增生反应。结论:异种同源LYVE-1 基因联合小鼠 GM-CSF 基因干预对小鼠膀胱移行细胞癌的生长和转移有抑制作用[18]。

余绍龙等总结 217 例 BTCC 外科治疗。平均随访 30 个月(1.3~70 个月)。肿瘤死亡 13 例,均为多发、反复发作、高分期和高分级的患者。死因为术后肺部转移、盆腔复发或全身多处转移。全组 2 年总生存率为 89.6%。生存率及无瘤生存率与肿瘤分期、分级呈负相关。对 T2 期和 T3 期肿瘤,根治性膀胱切除者的预后比保留膀胱者的预后好，两者相比具有统计学差异。文献报道T2期膀胱癌、Ⅰ~Ⅱ级肿瘤患者5年生存率可达90%，而Ⅲ级肿瘤患者5年生存率只有51%。因此对低分化膀胱癌患者应采用根治性治疗[19]。

钱嘉萍等以光动力学疗法治疗膀胱癌(附9例临床分析)。1例注射光敏剂DHE 1~2次，腔内激光治疗2~3次，治疗后瘤体完全消失，病理结果阴性。治疗后2年半复查膀胱镜为阴性，3年后死于肺转移[20]。

朱剑南等报道晚期膀胱癌18例治疗体会。其中肺转移3例，回肠膀胱术3例，淋巴结转移2例，肝转移1例；生存期1~3个月1例，生存期1年1例，生存期3年1例；膀胱部分切除后放疗、化疗1例，有淋巴结及肺转移，生存不足1年；姑息性经尿道膀胱肿瘤切除术(TURBT)术后1例，术前肺转移，术后肝转移，生存不足1年；其他尚有肝转移1例；脾、骨、盆腔、腹腔、胸腔转移各1例[21]。

王绍勇等置化疗泵对32例浸润性膀胱癌患者行膀胱部分切除术后注射化疗药物顺铂(PDD)60 mg及甲氨蝶呤(MTX)30 mg，每2周1次，共6次，以后每个月1次，共治疗1年。结果32例随访5~42个月，平均26个月。无复发者27例，有效率为84%。术后10、16~30个月各复发1例;2例于术后3及11个月出现肝、肺转移。显示此方法可以作为浸润性膀胱癌术后的辅助治疗[22]。

罗金玉等报道泌尿系小细胞癌3例。2例行根治性膀胱切除术+化疗，1例行肾、输尿管及膀胱袖套样切除术+放疗+膀胱灌注。随访：1例术后9个月死于肺转移，2例无瘤生存。结论：泌尿系小细胞癌恶性度高，预后差，手术联合放、化疗可能提高其治愈率[23]。

脐尿管腺癌占同期收治膀胱癌688例的1.7%，膀胱腺癌的38.7%。马建辉等报道脐尿管腺癌12例。7例行扩大性膀胱部分切除，无1例局部复发，5例行膀胱部分切除术，其中4例复发。5年生存率为33%。2例肺转移患者经放疗+化疗后分别生存28个月和60个月。结论：扩大性膀胱部分切除术可作为脐尿管腺癌的主要手术方式，对复发、转移病例应积极采取综合治疗[24]。

耿达伟等以手术+膀胱内灌注+介入化疗治疗浸润性膀胱癌。对10例确诊为浸润性膀胱癌(T2–4/G1–3)的患者采用TURBT或膀胱部分切除术+经髂内动脉介入化疗+膀胱内灌注治疗。手术结束后当天，开始用丝裂霉素20 mg或羟喜树碱10 mg行膀胱灌注。手术标本经病理确诊后，经股动脉插管达髂内动脉，给予丝裂霉索10 mg、长春碱30 mg、顺铂90 mg后拔管。结果：3例治疗1次，2例治疗2次（间隔1个月)，随访2~5年，未见肿瘤复发。2例术后2、7个月时复发，再次重复治疗，并随访。1例晚期膀胱癌，伴肺、脑转移，经联合应用放射粒子植入、γ刀放疗等，存活5年。1例盆腔广泛转移的患者，治疗两次后拒绝治疗，半年后死于癌肿。1例治疗时间较短，在随访中，初步结果表明，对于确诊的局限性浸润性膀胱癌的患者，在手术后采用经髂内动脉插管介入化疗+膀胱内灌注化疗的方法，能明显地提高疗效，有效地减少肿瘤的复发，显著地降低静脉化疗的副作用，提高患者的生活质量，患者易于接受，值得进一步探讨[25]。

Uyama T等联用术前动脉内输注阿霉素和低剂量放射治疗局部浸润性膀胱癌20例。肿物分期：T1 3例，T2 6例，T3 8例(1例肺转移)和T4a 3例。治疗方法是经皮肤做股动脉穿刺插管，顶端止于髂总动脉分叉以上2~3cm处。局部放射(2 Gy)后即注入含阿霉素20~30 mg的100 mL生理盐水。总剂量为120~540(251.5±100.2)mg，中数为290 mg。放射总剂量为4~36(24.4±7.3)Gy，中数为24.0 Gy。结果：T分期的CR率：T1 0%(0/3)，T2 100%(6/6)，T3 75%(6/8)，T4a 33.3%(1/3)。患者均随访3~54个月(26.3±16.5个月)。实际生存率T1~T2期50个月为100%，T3~T4a期54个月为40.9%。作者认为，动脉插管并压迫方法简单，利于药物发挥作用，疗效高又能保住膀胱。因T1~T2期和T3~T4a期可获得CR，认为本法是局部浸润性膀胱癌的首选疗法[26]。

七、预后

膀胱癌组织端粒酶阳性表达率高，而正常膀胱组织均为阴性。随癌的恶性表型的增加，端粒酶活性的检出率和强度也增加，其中在G2与G3级膀胱癌组织中端粒酶的阳性表达率明显高于G1级肿瘤。浸润性肿瘤明显高于浅表性肿瘤，端粒酶活性预示着肿瘤有无限制的浸润发展能力，端粒酶活性增高提示肿瘤分化差、易浸润、预后差。另有研究发现端粒酶mRNA的表达强度与膀胱移行细胞癌分级、预后呈显著相关性，提示端粒酶mRNA亦是膀胱癌独立的预后指针。另外，膀胱移行细胞癌发病和复发与端粒酶被激活有关，膀胱癌癌旁组织端粒酶活性被检出，提示可能存在微小浸润或肿瘤多灶性，或与肿瘤复发有关[27]。

膀胱移行细胞癌形态与预后：①膀胱移行细胞癌异型性与浸润深度对预后的影响：关于膀胱癌的组织异型性的分级UICC分为Ⅰ、Ⅱ、Ⅲ级。国内刘氏在报道的膀胱移行细胞癌150例中，指出膀胱移行细胞癌Ⅲ级浸润程度最深，多浸及浅肌层以下，预后较差。日本佐佐木等在分析 181 例膀胱癌时指出,膀胱癌的 5 年生存率Ⅰ级为 82.4%,Ⅱ级为 81.2%,Ⅲ级为33.9%。于冬梅等 90 例膀胱移行细胞癌,26 例Ⅲ级中浸润到肌层以下者 18 例(69%),Ⅱ级 51 例中有 5 例(10%),而Ⅰ级 13 例均未浸润肌层。在 64 例获得随访中,其中 8 例死于 3 年内,有 6 例Ⅲ级移行细胞癌浸润达肌层以下。此结果也提示肿瘤分化程度越低、浸润深度越深,其预后越差。②膀胱移行细胞癌的血管或淋巴管浸润与预后的关系:本组中 10 例膀胱癌伴有血管淋巴管浸润,其中 7 例获得随访,有 6 例在 3 年内死亡。提示膀胱癌伴血管或淋巴管浸润时预后明显较差[28]。

谢庆祥等研究膀胱癌分子病理学与预后关系。膀胱移行细胞癌 83 例。另选 12 例正常膀胱组织作对照。应用免疫组化法对 18 种涉及细胞生长的调控因子在膀胱癌组织中的表达进行检测, 并结合统计学分析方法,对各因子评估肿瘤预后的价值进行分析。膀胱癌组织中 16 种蛋白表达阳性率分别为 bFGF(84.3%)、E2F(43.4%)、NGF(51.8%)、cyclin E(57.8%)、cdk2(72.3%)、ERKl(87.9%)、IGF-I(72.3%)、IGF-I R(57.8%)、Bcl-xl(62.1%)、STAT-1(77.1%)、TNF α(62.6%)、FADD(49.4%)、Fas(85.8%)、Rb(47.2%)、P27(47.0%)及 P1 6(55.4%),与各自正常对照组相比差异均有显著性($P<0.05$)。单因素分析显示与肿瘤进展及转移显著相关的因子为 bFGF($P=0.014$)、PCNA($P=0.037$)、Bcl-xl($P=0.036$)、Fas($P=0.043$)、P27($P=0.021$)、MVD($P=0.018$)。多因素分析发现显著影响肿瘤进展及转移的因子仅为 bFGF($P=0.035$,RR=1.47)[29]。

邵强等分析 BTCC 淋巴结侵犯对预后的影响。行膀胱根治性切除术 94 例。临床分期:T2b 期 34 例,T3 期 52 例,T4 期 8 例。病理分级:Ⅰ级 17 例,Ⅱ级 56 例,Ⅲ级 21 例。淋巴结阳性 31 例(占 32.9%),淋巴结阴性 63 例(占 67.1%)。平均清扫淋巴结 12.4±4.6 个,平均阳性淋巴结 4.3±3.5 个。对所有患者随访 36~84 个月,平均 57±8.2 个月。结果表明:淋巴结转移与年龄无明显相关($P>0.05$),与临床分期和病理分级密切相关($P<0.05$)。据文献报道,膀胱癌根治性切除术标本中淋巴结阳性率为 32%左右,本组中为 32.9%。影响 BTCC 预后的临床因素有肿瘤的临床分期、病理分级、淋巴结转移和微血管密度等。据文献报道,膀胱根治性切除术加盆腔淋巴结清扫术后 5 年生存率为 7%。Koeppen 等报道肿瘤的淋巴结转移、微血管密度影响其 5 年生存率。本组所有病例采用相同的根治性膀胱切除术,尿流改道为输尿管皮肤造瘘、Bricker 膀胱及少量的原位膀胱,3 年生存率为 48.3%,不同临床分期的 3 年生存率有显著差异($P<0.05$),不同病理分级的 3 年生存率也有显著差异($P<0.05$),淋巴结阳性的 3 年生存率与淋巴结阴性的 3 年生存率有显著差异($P<0.05$)。可见不同的病理分级、临床分期、有无淋巴结转移可作为 3 年生存率的预测指针。对于淋巴结转移患者、不同临床分期、病理分级之间 3 年生存率有显著差异($P<0.05$)。

关于淋巴结转移的数目与预后的关系目前研究较少。Herr 报道在更多的淋巴结清扫中可提高阳性淋巴结的检出率。1992 年 Terrer 等指出,阳性淋巴结患者肿瘤临床分期对生存率影响显著。Stern 等指出,淋巴结阳性率(阳性淋巴结占清扫淋巴结比例)可作为生存的预测指针。淋巴结阳性率≤20%与>20%有显著性差异,国内尚无类似的报道。邵强等报道的结果显示无淋巴结转移与阳性淋巴结少于 5 个时 3 年生存率相差不大($P>0.05$),而当阳性淋巴结多于 5 个时 3 年生存率有显著差异($P<0.05$)。但由于术式与操作差异,该结果需多个中心的研究才能证实。因此,邵强等认为淋巴结转移及淋巴结阳性率可以作为独立的生存预测指针。当淋巴结阳性率大于 20%时,预后较差,一般采用 MVAC 方案化疗,必要时加用放射治疗及其他辅助治疗,以提高其生存质量[30]。

屈峰等的膀胱小细胞癌患者诊断后平均生存时间为(27.2±5.7)个月,其中 3 个月、1 年、3 年生存率分别为 88.6%、76.8%、37.2%,表明该疾病预后比膀胱移行细胞癌要差,可能诊断时即有转移或微转移。手术组 3 个月、1 年生存率分别为 94.1%、78.6%, 非手术组 3 个月、1 年生存率分别为 70%、56%,手术组要高于非手术组。但手术组平均生存时间为 23.4±5.2 个月,要短于非手术组的 49.2±13.4 个月,两组间的差异经检验无统计学意义,尚不能认为开放手术切除肿瘤提高了 SCC 患者的平均生存时间。提示手术虽然切除了原发病灶,但也一定程度上降低了患者的自身免疫力而恶化了疾病过程,反而缩短了其生存时间[3]。

孙晓飞等总结 1988—1997 年膀胱癌 187 例,其中移行细胞癌行膀胱部分切除,术后配合局部化疗并得到随访者 103 例, 术后 1 年内复发者 16 例,占 16%,肺转移 1 例[31]。

Smith JA 等报道 2 例移行细胞癌肺转移病程中自然消退。例 1,男,78 岁。膀胱低分化移行上皮癌侵犯前列腺,胸片无发现。1 年余后局部复发,胸片示双肺多处结节。针吸活检确诊转移。行骨盆姑息性外照射 14 日,症状缓解,胸片见结节缩小显著。11 个月后结节仍残存,再 6 个月后消失。但 4 个月后局部复发,肺部病变又复出现。2个月后死亡。尸检肺部有多个转移肿块。例2,男,72岁。右上段输尿管移行上皮癌再次手术。8个月后双肺多个大的转移灶,未予治疗。4个月后转移灶消失。半年后左下肺出现块影。观察4个月无临床症状。例1可能为放疗的诱退作用所致,这在网状内皮系肿瘤时可出现[32]。

参考文献

[1]孙燕.内科肿瘤学. 北京:人民卫生出版社,2001:685-703
[2]李喆,赵景松,王寿祥,等.膀胱肿瘤的治疗效果-附113例报告.河北北方学院学报(医学版),1985,(2):24-26-转28
[3]屈峰,郑金榆,肖业军,等.膀胱小细胞癌的临床病理特征分析.肿瘤防治研究,2006,33:754-757
[4]宋毅,席志军,孔祥田,等.膀胱小细胞癌(附5例报告).中华泌尿外科杂志,2001,22:214- 216
[5]潘进勇,王晓雄.膀胱小细胞癌的研究进展.中华肿瘤防治杂志,2007,14864-867
[6]Abbas F. Civantos F. Benedetto P,et al.Small cell carcinoma of the bladder and prostate.Urology,1995,46:617-630
[7]许龙根,张志根.膀胱癌术后输尿管睾丸及肺转移一例.中华老年医学杂志,1997,16:109
[8]许志奇,陈淑琼.75例继发性肺恶行肿瘤的临床分析.华西医学,1999,14:45-46
[9]丁明霞,王剑松,左毅刚,等.膀胱小细胞型神经内分泌癌1例.云南医药,2006,27:86-87
[10]张爱军,丁刚.膀胱移行细胞癌转移至下颌骨.国外医学口腔医学分册,2001,28:263
[11]李祖茂.26例上尿路上皮癌临床病理分析.检验医学与临床,2009,6:1121-1122
[12]张秀云.膀胱癌术后肺、胸膜转移癌1例报告. 哈尔滨医药,1987,7(4):46
[13]叶向权,邹世民,刘为安.原发性膀胱憩室癌-附3例报告.中国肿瘤临床,1990,17:250-251
[14]聂彩富.膀胱移行上皮癌肺转移自然消退1例报告.实用放射学杂志,1993,9:60
[15]陈琦.膀胱癌的CT诊断与临床意义.实用医技杂志,2006,13:4318-4320
[16]何静华,高放,张凤梅,等. △Np63、VEGF和PCNA在膀胱尿路上皮癌中的表达及其与肿瘤浸润和转移的关系. 中国当代医药,2012,19:12-13
[17]李传刚,武文森,胡宏慧,等.重组人白细胞介素-6抑制小鼠膀胱癌BTT739生长及肺转移的研究. 中华实验外科杂志,2001,18:171-172
[18]王丰,李惠明,王慧萍,等.人LYVE-1基因联合小鼠GMC-SF, 基因干预小鼠膀肤癌的生长和转移. 肿瘤,2009,29:847-848
[19]余绍龙,周芳坚,秦自科,等.217例膀胱移行细胞癌外科治疗的临床分析.癌症,2006,25:73-75
[20]钱嘉萍,姬青,冯云秋,等.光动力学疗法治疗膀胱癌(附9例临床分析).中国激光医学杂志,1994,3:25
[21]朱剑南,刘金华,姚宝庚,等.晚期膀胱癌18例治疗体会.中国交通医学杂志,2005,19:480-481
[22]王绍勇,徐衹顺,葛来增,等.动脉导管化疗预防浸润性膀肌癌术后复发.中华泌尿外科杂志,2002,23:538-539
[23]罗金玉,李雪飞,崔军. 泌尿系小细胞癌3例的诊断与治疗.山西医药杂志,2009,38:800-801
[24]马建辉,寿建忠,田军,等.脐尿管腺癌(附12例报告).中华泌尿外科杂志,1999,20:542-544
[25]耿达伟,章良庆,陈启平,等.手术加膀胱内灌注加介入化疗治疗浸润性膀胱癌. 安徽医学,2009,30:21-23
[26]利国威,梁培根.术前动脉内输注阿霉素合用低剂量放射治疗膀胱癌.广州医药,1990,21:53
[27]马良宏,丁强.膀胱癌预后标记物研究进展.国外医学泌尿系统分册,2003,23:625-628
[28]于冬梅,柳凤轩.90例膀胱移行细胞癌的病理观察及其预后探讨.第三军医大学学报,1991,13:42-44
[29]谢庆祥,林吓聪,韩聪祥.膀胱癌分子病理学与预后之间关系的研究.中国现代医学杂志,2005,15:3727-3729
[30]邵强,严春寅,李刚,等.膀胱移行细胞癌淋巴结侵犯对预后的影响分析.苏州大学学报,2005,25:527-529
[31]孙晓飞,王东盛,张全,等.膀胱移行细胞癌术后复发的治疗与近期疗效分析.北京军区医药,1999,11:286-287
[32]宋奇思,王鹤.移行细胞癌肺转移的自然消退.国外医学肿瘤学分册,1981,8:236-237

第十八章　男性生殖系肿瘤

第一节　精原细胞瘤

一、流行病学

生殖细胞来源的肿瘤占全部睾丸肿瘤的90%。由于本病多发生在青壮年，通过适当治疗可以治愈，并且这类肿瘤具有与诊断、治疗设计及随诊有意义的特异肿瘤标记物，更由于这些肿瘤治疗策略的成功，成为预后和生活质量改善的一个模式。

睾丸生殖细胞肿瘤占男性恶性肿瘤的1%，是男性生殖系统肿瘤中最常见的。据上海市肿瘤登记资料显示发病率为0.8/10万，高于前列腺癌和阴茎癌。在美国，每年有6000~8000新病例，欧美年发病率为2/10万。睾丸生殖细胞肿瘤是男性20~34岁之间最常见的恶性肿瘤。近年来在欧美白人中，发生率有增高趋势。其中精原细胞瘤占全部生殖细胞肿瘤的40%[1]。

男性生殖细胞肿瘤(GCTs)绝大多数起源于睾丸，其中2%~5%起源于生殖系统外，见于身体的中线部位，包括松果体、纵隔、腹膜后等[2]。

据统计，西方国家颅内胚生殖细胞瘤占全部颅内肿瘤的0.37%~0.74%，日本是1.76%~2.80%，我国天坛医院统计为1.93%，亚洲地区发病率较高。发生部位多位于中线部位，松果体区、丘脑基底节、蝶鞍部为好发区，分别占42.55%、26.24%、9.93%，位于脑干的仅占0.22%[3]。

二、病理学

精原细胞瘤起源于睾丸原始生殖细胞，属低度恶性，多数可以发生转移，如胸腔内、骨骼、肝脏、脾赃、肾上腺、皮肤、髓膜、脑及心脏、髂内、髂总和主动脉旁淋巴结等。患者常死于疾病本身、远处转移或外科并发症，如呼吸衰竭、中枢神经系统转移、心肌梗死、脓血症、肾衰竭和广泛腹膜转移[4-5]。

三、临床表现

几例精原细胞瘤的临床表现见表18-1-1[3,4,6-8]。几例精原细胞瘤肺转移脏器发现顺序见表18-1-2[3,4,6-8]。

表18-1-1　几例个案的临床表现

作者	症状及体征
佘顺求	精原细胞癌肺转移。因腹痛、血尿入院。取左锁骨上淋巴结活检，病理诊断为精原细胞瘤转移。放疗过程中发现右肺转移伴胸水，无呼吸症状
陈宝钧等	原发性纵隔精原细胞瘤。咳嗽、胸痛3个月
许典双	延髓精原细胞瘤并广泛肺转移。因左下肢麻木6个月，行枕下正中入路延髓肿瘤切除术。术后自主呼吸乏力，7次呼吸停止
杨友林	前纵隔精原细胞瘤伴肺内转移。自觉乏力，逐渐消瘦，间断发热，最高体温为39℃，反复发作，伴胸闷、气短，并出现嗜睡
张传生等	原发性纵隔生殖细胞瘤伴肺内转移。刺激性咳嗽、胸闷、右胸痛20天

表18-1-2　几例精原细胞瘤肺转移患者脏器发现顺序

作者	首先发现脏器		同时
	肺外部位	肺	
佘顺求	颈淋巴结	1	
许典双	脑	1	
杨友林	纵隔		1
张传生等	纵隔	1	
陈宝钧	纵隔		1

睾丸原发性精原细胞瘤占所有睾丸肿瘤的30%~40%，多发生于30~50岁，青春期前及50岁以后少见。隐睾者发生此瘤机会较高，卢洪胜等报道比正常睾丸者高20~40倍。临床上有时以腹膜后肿物为首发症状，需检查双侧睾丸或判断是否患隐睾[4,5]。Dixon将睾丸肿瘤分4组：Ⅰ组为单纯的精原细胞癌；Ⅱ组为单纯的胚胎性癌或伴精原细胞瘤；Ⅲ组为单纯畸胎癌或伴精原细胞瘤；Ⅳ组为畸胎瘤，伴有胚胎性癌、绒

癌或两种兼有以及伴或不伴有精原细胞瘤。李瑛等的93例活检全部属于第Ⅰ组。Ⅱ和Ⅲ组很罕见,在李瑛等的8940例尸检中各有1例。例1:男,27岁,病程14个月,病理诊断:右侧睾丸胚胎性癌伴精原细胞瘤。肿瘤转移到腹膜后、纵隔淋巴结、双肺、肝和肾上腺。例2:男,2岁,病程1年。病理诊断:右侧睾丸畸胎瘤伴精原细胞瘤。肿瘤转移至腹膜后、肾门及精索周围形成巨大结节,呈广泛出血坏死[7]。

陈宝钧等报道原发性纵隔精原细胞瘤1例。咳嗽、胸痛3个月,颜面肿胀,颈部饱满,颈静脉怒张,睾丸质地、大小正常。胸片右前上纵隔巨大阴影,拟诊为纵隔肿瘤。行开胸探查术。术中见肿块大小约6cm×8cm×12cm,侵及右中、上肺叶,上腔静脉受压。取肿瘤组织活检,病理为纵隔精原细胞瘤。化疗后症状缓解。随访2年后患者死亡[4]。

杨友林报道前纵隔精原细胞瘤伴肺内转移1例。男,15岁,自觉乏力,渐瘦,间断发热,可达39℃,反复发作,伴胸闷、气短,并出现嗜睡。CT检查如表18-1-3所示。手术探查:显露肿瘤位于右前纵隔内,约10cm×10cm×15cm大小,为实性肿块,组织较坚韧,有丰富的营养血管,无包膜,浸润性生长,肿瘤侵犯右肺上叶、前胸壁、双侧肺、腔静脉、无名静脉,紧密粘连,分离困难,易出血。病理诊断:前上纵隔精原细胞瘤伴肺内转移。AgNOR计数7.0,提示为高度恶性肿瘤[8]。

张传生等报道原发性纵隔生殖细胞瘤伴肺内转移1例。刺激性咳嗽、胸闷、右胸痛20天。胸片示右上纵隔肿瘤。胸CT见右上纵隔肿瘤大小为9cm×6cm。行剖胸探查,术中见胸腔淡黄色液体约100mL,纵隔肿瘤突入右胸腔,约12cm×10cm×10cm,包膜不完整,与前壁及右肺上叶粘连,中叶呈浸润生长,食管推向左侧。完整切除肿瘤及右肺中叶。患者化疗2次即中断并拒绝放疗。术后6个月胸片发现右肺门结节影伴中等量胸水。术后8个月时死于癌瘤复发。手术标本大小为12cm×10cm×7cm,表面结节状,有大片坏死,肺内肿瘤大小为5.2cm×2.0cm×0.6cm,纵隔胸膜及脂肪组织肿瘤浸润。病理:纵隔恶性生殖细胞瘤伴肺内转移[9]。

四、影像学表现

几例患者的影像学表现见表18-1-3[3-4,6,8-10]。

五、诊断

许典双报道1例延髓精原细胞瘤并广泛肺转移。因左下肢麻木6个月,加重并累及右下肢、左上肢1个月收住院。MRI发现延髓占位病变转神经外科。DSA见表18-1-3。此后症状渐重,双侧咽反射呈阳性,出现吞咽困难、喝水呛咳等,跛行加重。行枕下正中入路延髓肿瘤切除术即后颅窝减压术。术中见延髓呈膨大状,肿瘤位于延髓中,呈灰褐色,嵌入脑干生长与呈白色的脑干组织有“分界样”。显微镜下见肿瘤与脑干无明显分界。肿瘤大小约为3cm×1.8cm×1.0cm,供血不丰富。病理:精原细胞瘤,胎盘碱性磷酸酶(+),细胞角蛋白(-),白细胞共同抗原(-)。术后自主呼吸乏力,先后7次呼吸停止。2次查胸片如前,予抗炎未见好转。未做放疗,术后2个多月死亡[3]。

佘顺求报道精原细胞癌2例,其中1例肺转移。因腹痛、血尿入院。检查为双侧腹内型隐睾。左中下腹似可扪及一包块。1年后复查发现左中上腹近中线处可扪及一约10cm×12cm包块。左锁骨上淋巴结约黄豆大小。IVP检查双肾正常,左肾下极外有一软组织阴影,将肾下极推向外侧。取左锁骨上淋巴结活检,病理:精原细胞瘤转移。放疗中发现右肺转移伴胸水,6

表18-1-3 几例患者的影像学表现

作者	影像学表现
佘顺求	精原细胞癌肺转移。在放疗过程中发现右肺转移伴胸水,少量包裹积液
陈宝钧等	原发性纵隔精原细胞瘤。胸片示右前上纵隔巨大阴影
许典双	延髓精原细胞瘤并广泛肺转移。数字血管造影示左小脑后下动脉增粗,复查MRI见鞍上池内有一直径为1.8cm的肿块影,延髓局限增粗达2.2mn,平扫均呈略长或等T1等T2信号,信号不均,内散在斑点状高信号,增强后呈网格状强化。右侧脑室体内见一直径约0.5cm左右小结节影,增强后明显均匀增强。胸透未见心肺异常。延髓肿瘤切除术即后颅窝减压术,术后2次查胸片均双肺野多处斑片状、点状密度增高影,考虑为广泛肺转移
杨友林	前纵隔精原细胞瘤伴肺内转移。CT:右前上纵隔内可见一不规则分叶状软组织肿物,肿块大小为11cm×10cm×16cm,内部密度不均,可见少量点状钙化影。增强扫描,该肿物不均匀强化,其内可见斑片状低密度区,肿物与心脏右缘、纵隔及右肺门大血管分界不清,肺内可见多发斑片状阴影,右肺下叶可见一直径约1.0cm边缘光滑的结节影,右侧胸腔有少量积液
张传生等	原发性纵隔生殖细胞瘤伴肺内转移。术后6个月胸片发现右肺门结节影伴中等量胸水
刘庭燎	精原细胞瘤肺转移。原发灶放疗后16个月胸片左肺门淋巴结肿大,左肺门及左上肺门有数个结节状阴影

次抽胸水，同时注入丝裂霉素 C。随访几年，一直体健。体检及 B 超检查，发现腹部包块消失。右肺有少量包裹积液，未见其他异常[6]。

六、治疗

几组患者治疗转归如表 18-1-4 所示。

张锡珍总结全肺放射治疗转移性肺癌 9 例(原发于乳腺癌 2 例，精原细胞瘤 1 例，肾母细胞瘤 2 例等)。这些病例原发病灶已控制，胸片发现有较明显的转移结节阴影，2 例同时伴有肝或骨转移。治疗结果：精原细胞瘤肺转移 1 例，经治疗肺部病灶缩小，后因白细胞下降而中止治疗。6 个月后局部病灶增大，再予局部放射，病灶缩小。在第二次放射 5 个月后，患者死于全身疼痛。死亡病例的生存期最短 1 个月，最长 12 个月[11]。

刘庭燎报道放疗治愈精原细胞瘤肺转移 1 例。发现右睾肿块，4 个月后切除，确诊为精原细胞瘤。当即施行预防性 ^{60}Co 放疗，于右腹股沟给 Dm 3000 rad，腹主动脉区给 Dt 3000 rad。14 个月后胸片示左肺门淋巴结肿大。半个月后复查胸片显示左肺门及左上肺门有数个结节状阴影，符合肺转移瘤。随即施行化疗：口服 N-甲酰溶肉癌素 1 个疗程 (2 个月)，用药总量 7.8g。再 2 个半月后胸片显示：结节阴影增大，并有左上纵隔增宽，病变有进展，停止化疗，改为全肺放疗。此后 20 天中用直线加速器对前胸、后背分区轮流照射，全肺野提供 1500~2000 rad，转移部位追加到 3500~4000 rad 组织量，照射 3~4 次后，胸痛消失。放疗结束后胸片复查，肺部所有损害均消失。观察近 11 年，每半年拍片，未见复发[10]。

原发性纵隔精原细胞瘤在治疗上可采取外科手术、放疗、化疗的综合治疗。无论何时，若可能的话，尽可能行手术治疗，但切除率很低，仅 20%。放疗剂量一般建议为 3000~5000 rad，除原发部位之外，还有上腹部、主动脉旁淋巴结、锁骨上、下淋巴结。化疗可采取 VBP 方案，或加上阿霉素。一般认为该病预后良好，5 年生存率为 75%，10 年生存率为 69%，最长存活时间为 24 年[4]。精原细胞瘤肺转移者首选放疗，只有诊断需要时才手术切除。非精原细胞瘤若出现肺转移，首选化疗，治愈率高达 80%[12]。

睾丸精原细胞瘤术后放疗失败的主要原因是远处转移，多数发生在照射野之外区域，故照射野应尽可能包括有高度受累危险的部位。许康雄等认为，对Ⅱb 期以上患者，选择性照射纵隔和左锁骨上区是有价值的。Maier 等指出有 5%~10%的患者胸导管引流入右锁骨上区。经淋巴管造影证实有此解剖现象者或有巨大纵隔或锁骨上病灶者需照射两侧锁骨上区[13]。

杨晓滨等手术切除原发性纵隔精原细胞瘤 1 例，3 年后又发现右肺上叶及气管内鳞癌。因发热、咳嗽、胸闷、气短 2 个月入院。CT 检查见纵隔内有一约7cm×5cm×5cm 软组织肿块影，将气管向声门后方推移，上腔静脉向前方移位，增强后见上腔静脉与肿瘤紧密相连，且被挤压扭曲导致管腔狭窄。行右侧剖胸探查术，术中见右上纵隔有约 7cm×8cm×6cm 大小的肿瘤，前方侵犯上腔静脉。术后病理诊断：右前上纵隔精原细胞瘤。术后化疗 1 个周期，加速器照射右上纵隔 60 Gy。随访 2 年余，未见复发及转移。之后患者再次出现胸

表 18-1-4 几组患者治疗转归[13-17]

作者	期别及例数	治疗方法	生存率(年,%)				死因
			3	5	8	10	
许康雄等	Ⅲ期 11 例		98	98	98		16 例死亡(远处转移 15 例：腹膜后淋巴结、纵隔及左锁骨上淋巴结各 3 例，肺 4 例，脑及乙状结肠各 1 例)，其他 6 例
	Ⅰ期 81 例	全例放疗	90	76	45		
	Ⅱ期 27 例		56	37	0		
李刚等	Ⅱa 期 11 例	全身化疗及手术综合	100				Ⅱb 期 1 例 2 年后肺纤维化，3 年后死于肺转移。另 1 例腹膜后转移灶、广泛转移死亡。Ⅱc 期 2 例 2 年后肿瘤复发转移死亡
	Ⅱb 期 24 例		91				
	Ⅱc 期 9 例		77				
郭守芳等	124 例总数	Ⅰ术+放疗	95.9				大部分Ⅱ、Ⅲ期因远处转移而死。Ⅲ期 100.0%(24/24)因远处转移死亡
		Ⅱ术+放+化					
		Ⅲ术+放+化					
李红卫等	Ⅰ期 22 例	Ⅰ期常规	70.4				
	Ⅱ期 12 例			0	95.4		
	Ⅲ期 6 例						
王龙云等	Ⅰ期 38 例		66.6				死亡 9 例，淋巴结转移占 66.6%。2 例肺转移，1 例死因不明
	Ⅱ期 29 例	Ⅱ期再加肿块	33.3				
	Ⅲ期 5 例	Ⅲ期再加纵隔锁骨上综合	97.4	94.7			总体 10 年生存率为 77.5%
			60.0	0			全组 12 例，均死于远处转移

闷、气短、刺激性咳嗽及咯血痰，胸片见右肺上叶有3cm×4cm大小的肿块影，螺旋CT见气管内肿瘤。纤支镜检查见气管下段右侧壁有长约1.0cm菜花样肿物，累及隆突前壁及右侧气管膜部。病理活检：低分化鳞癌。随后虽经多次化疗，并且反复应用 ^{60}Co 后装照射，但气管狭窄程度逐渐加重，于首诊3年9个月死于呼吸功能衰竭[18]。

睾丸肿瘤95%为生殖细胞来源，对化疗敏感。以顺铂+长春新碱或鬼臼乙甙+平阳霉素方案为基础的联合化疗对肺转移癌的治愈率可达85%。在化疗后如有残存，在可能时应争取手术包括纵隔淋巴结的清扫。文献报道这样的患者5年治愈率为30%~84%[19]。

七、预后

郭守芳等报道精原细胞瘤患者124例。由于纵隔、左锁骨上、腹膜后淋巴结复发和(或)血行播散是影响睾丸精原细胞瘤患者预后的主要因素，本组结果说明纵隔及左锁骨上区预防性照射可以有效地预防该区淋巴结转移，而腹膜后淋巴结照射剂量超过35 Gy/4~6w，可以杜绝照射野内淋巴结复发，但不能有效地防止血行播散，而大部分Ⅱ、Ⅲ期患者治疗后因远处转移而死亡。本组资料Ⅲ期患者100%(24/24)因远处转移死亡。因此对Ⅱ、Ⅲ期睾丸精原细胞瘤患者单用睾丸切除加淋巴结区放射治疗难以从根本上改善预后，必须有计划地给予足够剂量和疗程的化疗。施学辉报道Ⅱ、Ⅲ期病例放疗后加用化疗确实能推迟放疗后远处转移的发生时间，采用“序贯治疗”(有计划放疗加化疗综合治疗)Ⅱ期精原细胞瘤患者的5年生存率显著高于同期非“序贯治疗”组(P<0.01)。

睾丸精原细胞瘤对射线极敏感，容易出现淋巴结转移，单纯手术5年生存率小于50%，手术加淋巴结引流区预防照射可以显著提高5、10年生存率。文献报道Ⅱ期病例纵隔及左锁骨上淋巴结转移率达20%。李红卫等报道40例中Ⅱ期病例10年生存率与文献报道相似，但作者认为给予Ⅱ期病例纵隔及左锁上预防照射仍属必要，因为睾丸精原细胞瘤对射线高度敏感，低剂量预防照射不致引起明显放射并发症[16]。

王龙云等报道72例睾丸精原细胞瘤。放化疗综合治疗Ⅲ期患者3年生存率为60.0%，较文献报道单纯放疗者3年生存率的37.5%高，说明放、化疗综合治疗对改善Ⅲ期的预后应该是一种有益的手段[17]。

孙永琨等分析男性腹膜后原发性生殖细胞肿瘤14例：精原细胞瘤5例，非精原细胞瘤9例(畸胎瘤3例，胚胎性癌2例，卵黄囊瘤2例，混合型2例)。本组肿瘤多数为局部侵犯，5例出现远处淋巴结转移，没有出现肺、肝等内脏转移。单因素分析显示治疗后是否达到CR、病理类型是影响预后的因素，而年龄、是否有远处淋巴结转移与预后无关。多因素分析显示治疗后是否达到CR是预后的独立因素。腹膜后精原细胞瘤和非精原细胞瘤达到CR者5年生存率分别为83%和0(P=0.001)。通过手术、化疗、放疗等综合治疗达到完全缓解是改善患者预后的关键[2]。

参考文献

[1]孙燕.内科肿瘤学. 北京：人民卫生出版社，2001：685-703
[2]孙永琨，王金万，詹晓凯，等.男性腹膜后原发性生殖细胞肿瘤14例临床分析.癌症进展杂志，2008，6：558-561-转594
[3]许典双.延髓精原细胞瘤并广泛肺转移一例.暨南大学学报，2002，23：124
[4]陈宝钧，曹道德，吴良材，等.原发性纵隔精原细胞瘤-附1例报告及文献复习.武汉医学杂志，1995，19：24
[5]安凤玲，韩阴霞.精原细胞瘤临床病理分析. 包头医学院学报，2008，25：48-50
[6]佘顺求.精原细胞瘤2例报告.贵州医药，1989，13：127-128
[7]李瑛，钟思陶.睾丸精原细胞瘤93例病理分析.中山医学院学报，1982，3：762- 765
[8]杨友林.前纵隔精原细胞瘤伴肺内转移1例.中国医学影像技术，2004，20：588
[9]张传生，叶玉坤，汪栋，等.原发性纵隔生殖细胞瘤伴肺内转移1例.中华胸心血管外科杂志，1997，13：350
[10]刘庭燎.放疗治愈精原细胞瘤肺转移一例报告.黑龙江医学，1990，33(4)：51
[11]张锡珍.全肺放射治疗转移性肺癌.肿瘤，1981，1：76-77
[12]焦小龙，曾庆玲.肺转移瘤的外科治疗.国外医学肿瘤学分册，1996，
[13]许康雄，王德镇.睾丸精原细胞瘤的放射治疗-附119例临床分析.中国放射肿瘤学，1988，2：21-23
[14]李刚，付成.Ⅱ期睾丸精原细胞瘤的临床治疗及预后.现代肿瘤医学，2009，17：1933-1934
[15]郭守芳，尹勇，马健，等.睾丸精原细胞癌124例临床分析.齐鲁肿瘤杂志，1999，6：29-30
[16]李红卫，郭汝元，布洁，等.40例睾丸精原细胞瘤10年疗效分析.肿瘤研究与临床，1994，6：102-103
[17]王龙云，涂青松，申良方.睾丸精原细胞癌72例治疗分析.中国现代医学杂志，2004，14：97-98
[18]杨晓滨，李桃源，聂惠玲.原发性纵隔精原细胞瘤重复肺鳞癌一例报告. 中国肺癌杂志，2005，8：27
[19]朱元珏，陈文彬.呼吸病学.北京：人民卫生出版社，2003：1070

第二节 睾丸非精原细胞类肿瘤

一、流行病学

睾丸恶性肿瘤占男性恶性肿瘤的1%~3%。据统计,泌尿生殖系恶性肿瘤肺转移者,睾丸恶性肿瘤约占4.3%,血行转移较少见[1]。睾丸胚胎癌属非精原细胞性肿瘤,约占睾丸生殖细胞癌的10%~20%。多见于青壮年,生长迅速,早期侵入睾丸鞘膜及附睾,淋巴、血行转移易见,以腹膜后淋巴结转移最多见[2]。

睾丸绒毛膜上皮癌是一种少见的高度恶性睾丸肿瘤,占睾丸肿瘤的0.3%~1.3%。Mostofi统计的6000例睾丸肿瘤中仅有18例睾丸绒毛膜上皮癌。单纯的睾丸绒毛膜上皮癌少见,多在灶性绒癌与其他类型生殖细胞肿瘤中并存,往往血行转移或淋巴结转移至主动脉旁和髂淋巴结、双肺、肝、肠、脾、肾上腺和脑[3]。

原发性睾丸淋巴瘤(PTL)由Malassez首次报道,非常罕见,预后差,临床极易误诊,国外统计其约占非霍奇金淋巴瘤的1%~2%,占所有睾丸恶性肿瘤的1%~7%,为男性50岁以后最常见的睾丸肿瘤,80%~90%的组织学类型为弥漫性大B细胞淋巴瘤(DLBCL)。DLBCL在西方国家占成人非霍奇金淋巴瘤的30%~40%,发展中国家要高些。在我国,属于非霍奇金淋巴瘤中最常见的亚型[4]。

二、病理学

睾丸癌早期即可远处转移[5]。

褚先秋探讨小儿睾丸卵黄囊癌早期诊断与转移途径。小儿睾丸卵黄囊癌14例的转移:腹股沟淋巴转移2例,肾门临近与腹主动脉旁淋巴结广泛转移2例,肾门旁淋巴结、左锁骨上淋巴结合并肺转移1例,盆腔淋巴结广泛转移2例,共7例。本组有2例癌肿浸润阴囊与睾丸鞘膜发生浅层淋巴转移,前者出现阴囊红肿,血管迂曲与怒张,后者出现血性鞘膜积液,该2例均有腹股沟淋巴结的转移。有4例癌肿沿精索上行到盆腔与腹膜后淋巴,发生深层淋巴转移,该4例均有精索增粗与肥厚。另1例于术后发现肾门临近与主动脉旁淋巴结转移,同时存在左锁骨上淋巴结广泛转移,淋巴转移是小儿睾丸卵黄囊癌的早期转移途经,而早期转移又是使本病病死率增高的主要原因。

血流转移:睾丸卵黄囊癌可早期转移到肺部,有人观察到在腹膜后淋巴结转移以前已有18例患者发生肺部转移,所以早期胸片应作为常规检查。晚期癌肿除发生肺转移以外,还可转移到骨与脑。扩散:睾丸卵黄囊癌可穿破睾丸白膜,向鞘膜与阴囊周围组织扩散,因此行睾丸根治术时应把与睾丸有关的邻近组织一并切除,以免残留病灶[6]。

原发性DLBCL主要临床特征为:老年患者相对多见,50岁以上者占78.6%,60岁以上者占57.1%。以无痛性睾丸肿大或阴囊沉重感为主要表现。近80%的患者就诊为临床Ⅰ期,但恶性度高,全身播散迅速,预后差。临床上,睾丸DLBCL可侵犯睾丸包膜、附睾、精索、阴囊皮肤,并有向对侧睾丸、腹膜后淋巴结、中枢神经系统、Waldey's环、皮肤、肺、肾、肝、骨、骨髓等累及的倾向。关于原发性睾丸DLBCL容易迅速全身播散的机制,推测可能与睾丸易受温度变化影响而发生收缩有关,但其分子机制有待进一步研究。常在2年内有全身多器官受累,中位生存时间为9.5~12个月。影响预后的主要因素是临床分期及治疗方案。中枢神经系统受累也是预后不良的因素[4]。

三、临床表现

几例患者的临床表现如表18-2-1所示[1-4,7-9]。

表18-2-1 几例患者的临床表现

作者	症状及体征
杨健舟	睾丸绒毛膜上皮癌。胸部隐痛,伴咳嗽、咳痰,偶有痰中带血。
孙明等	睾丸胚胎癌并发肺转移瘤。以“发现右侧睾丸质硬6个月,伴发酸痛1周”为主诉入院,无呼吸症状
刘文林等	无呼吸道症状的睾丸绒毛膜上皮癌双肺广泛转移。因会阴部疼痛一月余,并向腰部放射
何新波	手术前无呼吸道症状的睾丸绒毛膜上皮癌肺转移。睾丸术后出现发热,体温38℃,伴咳嗽、咯血
唐汉文	误诊为炎症的睾丸恶性肿瘤肺转移。干咳、胸痛、气促17天
王安喜	隐睾并绒毛膜上皮癌广泛转移。咳嗽、痰中带血2个月
许昌韶	肺巨大转移性睾丸癌放疗后延迟消退。行左睾丸切除术后1年余轻度胸痛、胸闷

睾丸肿瘤肺转移病例脏器发现顺序:杨健舟、刘文林等病例均睾丸、肺同时发现肿瘤;唐汉文、许昌韶病例均首先发现睾丸瘤,而后发现肺转移瘤。

据报道,约半数非精原细胞瘤患者就诊时已有转移病灶,10%的患者以转移灶的症状就诊,而转移灶的症状包括锁骨上淋巴结肿大、肺转移引起的咯血、腹部肿块,转移性骨痛、乳房女性化(由过度分泌

HCG所致)等。甲胎蛋白、HCG和LDH是重要的肿瘤标志物,对非精原细胞瘤的早期诊断、鉴别以及预后判断和疗效观察具有重要的参考价值[10]。

郑连文等分析睾丸肿瘤临床87例。其中良性肿瘤7例,恶性肿瘤80例,占92%(80/87)。发现同侧肾蒂淋巴结和(或)腹膜后淋巴结转移19例,肺部转移3例。44例(胚胎癌16例,畸胎瘤8例,精原细胞瘤20例)术前行甲胎蛋白(AFP)和β-人绒毛膜促性腺激素(β-HCG)检查。3种肿瘤AFP和β-HCG增高例数分别为10、8,5、4,1、5例;3种肿瘤中有1项或2项同时增高例数分别为13、6、5例[11]。

蔡冰等报道隐睾患者247例,其中继发睾丸恶变10例,1例患者行胸部CT显示两肺多发占位。临床分期:Ⅰ期6例,Ⅱ期3例,Ⅲ期1例。随访时间3个月~9年,随访期间1例Ⅱ期患者手术后5年死于远处转移,1例Ⅲ期患者随访6个月,放疗肺部病灶范围明显减小,其余患者未见复发或远处转移[12]。

杨健舟报道睾丸绒毛膜上皮癌多处转移1例。患者无意中发现左颈部有一肿块,为拇指大小,1个月后出现胸部隐痛,伴咳嗽、咳痰,偶有痰中带血。左锁骨上可触及一3cm×3.5cm大小淋巴结,左上腹可扪及一肿块,左睾丸下方有一1.0cm×1.0cm大小肿块。测血清AFP正常范围,HCG轻度增高。腹CT、胸片及20天后胸片表现见表18-2-2。行左锁骨上淋巴结活检术。病理:滋养叶细胞和巨大的合体细胞。诊断:睾丸绒毛膜上皮癌伴全身转移。予VCFM方案(VCR,5-Fu,MTX,CTX)和PAV方案(ADM,VCR和DDP)交替化疗各2个疗程后,症状缓解,血清HCG恢复正常。2个月后胸片:右肺肿块消失,左下肺仍有一直径2.0cm密度增高影,CT复查腹膜后肿块消失[7]。

孙明等报道睾丸胚胎癌并发肺转移瘤伴血HCG异常增高1例。患者发现右侧睾丸质硬6个月,伴发酸痛1周。彩超:右侧睾丸4.3cm×2.4cm,其内见3.8cm×2.4cm包块,CDFI检出有较丰富的血流信号。查体右侧睾丸下方可扪及一包块,约4.0cm×2.5cm。HCG示:49 734 mIU/mL(正常值0~29.4 mIU/mL)。腹、胸影像表现见表18-2-2。行根治性右侧睾丸、附睾切除术。术后病理:睾丸胚胎癌。术后复查HCG示:53 421 mIU/mL。出院前再次复查HCG:99 373 mIU/mL[2]。

刘文林等报道1例无呼吸道症状的睾丸绒毛膜上皮癌双肺广泛转移。因会阴部疼痛1月余,并向腰部放射而入院。左睾丸肿大约鸡蛋大小。影像学表现见表18-2-2。行左侧睾丸切除术。病理:全切睾丸7cm×5cm×3.5cm。镜下:左侧睾丸绒毛膜上皮癌[3]。

何新波报道1例无呼吸道症状的睾丸绒毛膜上皮癌肺转移。发现右睾丸有一肿块。3个月后发现肿物继续增大,伴坠胀感,隐痛不适,经抗结核治疗病情稳定。近1个月来肿块迅速增大。双侧腹股沟淋巴结豌豆大小。右侧睾丸有5cm×5cm×4cm大小的肿物,触压时有胀痛感。行右睾丸切除术。术后仍发热,出现咳嗽、咯血。术后病理见肿物呈大片坏死,查见绒癌组织成分。胸片肺弥漫分布棉球样阴影,大小不等,示睾丸绒毛膜上皮癌肺转移。本例术前既未胸透亦未拍片,术后发现广泛转移,实为教训[4]。

项文英等收治15例双侧睾丸恶性肿瘤,占同期睾丸恶性肿瘤的4.95%(15/303)。其中9例为同时发生(两侧发生间隔时间为4个月以内),6例为非同时发生(两侧发生间隔时间为5~192个月不等)。常规B超、胸片及CT检查,发现肺部转移灶2例,腹膜后转移性肿块3例,AFP升高1例。随访14例,1例失访。9例同时发生双侧睾丸恶性肿瘤,有5例目前健在,其中1例已存活12年。4例死亡(其中1例2年后死于肺转移);6例非同时发生双侧睾丸恶性肿瘤;3例随访健在,从第二原发睾丸肿瘤诊断日开始计算,生存时间在5~9年;死亡2例[13]。

桂红珍等报道以背部疼痛为主要表现的睾丸非精原细胞瘤多处转移1例。患者左侧睾丸较右侧稍大,经活检确诊为睾丸胚胎癌、部分畸胎瘤(左侧)。胸、腹部CT示纵隔淋巴结及双肺有转移病灶,腹膜后多发性淋巴结肿大。予PVB方案(BLM、VCR、DDP)化疗3个疗程后,检查示肺、锁骨上、纵隔后转移灶基本消失,但腹膜后病灶无明显缩小,予左侧睾丸切除术、腹膜后淋巴结清扫术,并再予2个疗程PVB化疗,随访1年余无复发及转移,生存状态良好[10]。

徐延波等报道小儿睾丸肿瘤56例,其中24例为睾丸恶性肿瘤,采用睾丸切除、精索高位切除术。结果:随访的恶性睾丸肿瘤15例,为术后3个月~9年,2例Ⅳ期患儿分别在术后17个月和28个月死于肺转移和周身转移[14]。

陈淑时等报道1例睾丸肿瘤肺转移误诊为肺血吸虫。1个月咳嗽且痰中带血,胸片示双肺多发1~2cm大小结节,圆形或椭圆形,查体未查生殖器,以肺血吸虫入院。主任查房发现左睾丸肿大如拳。后确诊为睾丸肿瘤肺转移[15]。

四、影像学表现

几例患者的影像学表现如表18-2-2所示[1-4,7-9]。

表 18-2-2 几例患者的影像学表现

作者	影像学表现
杨健舟	腹 CT:左腹膜后一 6.5cm×7.5cm×10.0cm 大小椭圆形混合密度块影。胸片:左肺有 3 个密度增高影,最大直径 3.0cm。约 20 天后胸片:双肺均有十多个大小不等的结节块影,最大者 4.5cm×4.4cm 左右。诊治后 2 个月后胸片:右肺肿块消失,左下肺仍有一直径 2.0cm 密度增高影,CT 复查腹膜后肿块消失
孙明等	睾丸胚胎癌并发肺转移瘤。腹增强 CT:右侧睾丸实性占位。胸片示左肺上叶前段占位性病变,多发高密度小结节影。胸螺旋 CT:双肺多发占位性病变,考虑为转移瘤,伴纵隔淋巴结肿大
刘文林等	睾丸绒癌双肺广泛转移。胸片:两肺散在球形致密影,最大约为 8cm×8cm,最小约为 1.5cm×1.5cm,多个
何新波	手术前无呼吸道症状的睾丸绒毛膜上皮癌肺转移。睾丸术后 X 线双肺弥漫分布棉球样阴影,大小不等
唐汉文	误诊为炎症的睾丸恶性肿瘤肺转移。胸片示双肺广泛性球形阴影,约为 3cm×2.5cm。1 个月后胸片示阴影增大,最大者约鸡蛋大,且密度增高,两中下肺密集
王安喜	隐睾并绒毛膜上皮癌广泛转移。胸 CT:两肺野多发结节状病灶,大小不等,直径为 0.4~1cm,边缘清楚
许昌韶	肺巨大转移性睾丸癌放疗后延迟消退。行睾丸术后 1 年余胸片示右肺下叶巨大块影,大小约为 10cm×11cm×9cm

五、诊断

唐汉文报道误诊为炎症的睾丸恶性肿瘤肺转移 1 例。因左侧睾丸持续性隐痛,阵发性加剧 1 年余,干咳、胸痛、气促 17 天入院。1 年前拟诊睾丸炎,肌注青霉素。当时胸透心肺正常。后胸透发现肺部阴影,疑肺炎,肌注青霉素 8 天。胸片双肺广泛性球形阴影,约 3cm×2.5cm。查体:双侧睾丸无肿大,左侧睾丸上方有一花生米大小的硬结,触痛明显。1 个月后胸片示阴影增大,最大时约鸡蛋大,且密度增高,两中下肺密集。行左侧睾丸切除术。病理诊断:左睾丸精原细胞瘤。1 月余死亡[1]。

王安喜等报道隐睾并绒毛膜上皮癌广泛转移 1 例。因咳嗽、痰中带血 2 个月,发现下腹部包块 1 个月入院。右腋下可触及一肿块。下腹壁皮下可触及 5 枚散在分布的结节。肝肋下 2cm、下腹部可触及 2 个包块。阴茎无畸形,阴囊空虚,内未触及睾丸及精索。盆腔 CT 显示后腹膜 2 个等密度肿块,膀胱有被挤压征象。胸部 CT 显示:两肺野多发结节状病灶,大小不等,直径 0.4~1cm,诊断为两肺转移性癌。肝脏 B 超检查发现肝左叶占位,可见 2.7cm×2.2cm 实质团块回声,诊断为肝转移癌。血 HCG>160 mIU/mL(正常<1.5 mIU/mL)。行右腋下肿块活检。病理诊断:转移性绒毛膜上皮癌。给予化疗(EP 方案)。活检 10 日后死于脑转移癌[8]。

Eeles OR 等报道 10 例睾丸肿瘤并发病,经 CT 扫描和随访显示有类似睾丸转移瘤表现的病变。①结节病:6 例为结节病并有睾丸肿瘤,5 例为典型纵隔和两侧肺门淋巴结病,1 例并有肺细结节。②蘑菇工肺:24 岁,男性。右侧睾丸混合恶性畸胎瘤和精原细胞瘤。肺 CT 扫描显示多发性小病灶,误为转移,后证实为蘑菇工肺。③淋巴瘤:20 岁,男性,左睾丸恶性畸胎瘤。一年后 CT 显示 4cm×6cm 软组织密度的胸腺肿块,组织学证实为结节状硬化性霍奇金病。④嗜铬细胞瘤:32 岁,男性,患右侧睾丸畸胎瘤。CT 扫描显示右肾上腺 2.5cm 的肿块,手术证实为无症状性嗜铬细胞瘤。作者指出,睾丸患者治疗前应行 CT 扫描,CT 能检出腹部和纵隔淋巴转移和转移性肺结节,但不都是转移灶。结节病的纵隔、肺门和肺结节可与转移灶混淆,CT 显示多发小结节散在于纵隔,分布于肺门和右侧气管旁。典型睾丸肿瘤的腹部淋巴结转移是左侧睾丸肿瘤转移至左腹主动脉旁淋巴链,恰位于或低于左肾静脉。右睾丸肿瘤转移至右腔静脉旁或前区,自肾静脉至腹主动脉分叉处淋巴结。应警惕有两种病并存的可能,应获得组织学的证实[16]。

六、治疗

胡滨等报道睾丸非精原细胞性生殖细胞肿瘤(NSGCT)68 例。对于Ⅲ期患者在化疗后残余的病灶是否应该接受进一步手术治疗存在争议。Ravi 报道化疗后直径≤3cm 的肿块进展机会较小,≥3cm 的病例中 55.0%可以发现肿瘤残余,建议对前者随访,后者积极手术。有作者认为在身体条件较好的情况下,化疗后应将残余在肺、肝等脏器处的肿块完全切除,能很大程度上提高患者的治愈率。作者治疗的Ⅲ期患者中,1 例右肺上叶直径为 3cm 的转移瘤和 1 例肝直径为 4cm 的转移瘤患者,经化疗后肿块直径缩小且没有新的转移灶出现,手术切除。其目的在于:①能够准确得出肿块的组织学构成,为下一步治疗提供依据;②由于转移病灶中可能混有畸胎瘤成分,畸胎瘤对化疗不敏感且可持续生长,并侵犯周围器官导致转移病灶无法切除,或进一步发生恶性转化(如肉瘤等非生殖细胞肿瘤),从而对化疗抵抗,故清除畸胎瘤成分有重要治疗意义;③可将一部分患者残余的恶性肿瘤成分清除,减少体内瘤细胞负荷和化疗药物用量、力争达到完全治愈。但因为病例较少，缺乏对照，治疗效果尚待进一步观察。

APP、β-HCG 和 LDH 是最重要的肿瘤标记物，对 NSGCT 的早诊、鉴诊、预后判断和疗效观察具有重要的参考价值。有报道腹膜后淋巴结清除术(RPLNT)术前 AFP 或 β-HCG 高的患者腹膜后淋巴结转移率高达 75.0%。治疗过程中也发现，治疗前 β-HCG 和 APP 水平增高以及睾丸切除和 RPLNT 术后肿瘤标记物下降缓慢，提示肿瘤有残留、转移或复发。

研究表明，仍有部分患者出现复发或远期第 2 次恶变，该类患者复发的主要部位是主动脉旁淋巴结。主要因素是肿瘤组织中以胚胎癌成分为主和有血管浸润，且绝大多数在 2 年内复发。因此，对 NSGCT 患者尤其是Ⅲ期和Ⅱ期患者要密切随访，定期复查胸片、CT 及肿瘤标记物等，如有异常立即化疗[17]。

许昌韶报道肺巨大转移性睾丸癌放疗后延迟消退 1 例。患者行左睾丸切除术，病检报告为左睾精原细胞瘤合并胚胎癌、畸胎瘤，胸片显示两肺无活动性病变。术后半个月行腹腔淋巴结清除术(标本镜检无转移)。用 VCR 及 CTX 化疗。术后第 4~7 个月行盆腔及腹主动脉旁淋巴区 ^{60}Co 外照射，DT 3530~3800 rad。又半年后主诉轻度胸痛、胸闷(但无咳嗽、咯血)，胸片发现右肺下叶背段巨大块影，大小为 10cm×11cm×9cm，诊断为睾丸癌孤立性巨大肺转移。立即给予右肺局部照射(照射野大小为 12cm×15cm，前后野隔天轮照)，DT 4000 rad/22 次/30 天。放疗结束摄片复查，肿块无明显改变，放疗后每月体检和胸片一次，肺部肿块未见明显缩小，在此期间无明显胸部症状，也无咯血及坏死样物咳出史，同时未用任何抗癌药物治疗。胸部放疗结束后 7 个月胸透见肺块较前缩小，心影向右移位。又一个月后胸片示右肺肿块消退，残留肺组织萎陷及纤维变的致密影，心影明显向右移位。再 3~9 个月期间 4 次胸片均未见复发及新转移性征象。患者一般情况良好。

Shackney 等指出凡生长迅速的肿瘤对治疗的反应性也高，睾丸肿瘤的平均倍增时间小于 30 天，理应有较高的反应性。Bartelink 等也认为在放疗或化疗期间肿瘤消退速度与肿瘤的生长速度有关，即生长快的肿瘤在治疗后消退也快。Peters 等认为肿瘤对放射的反应性(消退速度)除了与杀灭的细胞数量、肿瘤增殖动力学、肿瘤结构及细胞死亡的形式等因素有关外，也与死亡细胞的清除率有关。Duacan 等指出受照射后肿瘤的缩小是由于在肿瘤内部发生了脱落(细胞丢失)、自溶或吞噬。自溶过程取决于良好的血液供应，这有利于扩散排泄，若血液供应不良，则将发生“凝固坏死”(体积不变)。本例肿块巨大，又处于似为空泡结构的肺组织瘤床上，因此很可能血供不良而造成肿块暂不消退。一旦受照的肿瘤内部毛细血管和结缔组织新生而发生“机化”，就可使吞噬过程发挥作用，此时肿瘤逐渐缩小而最终消退。本例胸部放疗后无咯血或坏死样物咳出史，又未受过任何化疗，说明肿瘤的缩小纯系放疗所致瘤体本身动态变化的结果。患者肺部转移放疗后已健康存活 1 年 9 个月[18]。

何晓荣等报道 34 例晚期睾丸癌患者。按 Royal Marsden 医院分期标准，均为Ⅳ期。单纯肺转移 18 例，有肺外内脏广泛转移者 16 例。患者接受以化疗为主的综合治疗，化疗主要采用 PVB 或 PEB 方案。结果：总的 5 年生存率为 53%，化疗有效率为 91%。PVB 与 PEB 方案 5 年生存率分别为 50%及 55%，无明显统计学差别，但 PVB 毒副作用高于 PEB。疗前血肿瘤标记物正常与升高者 5 年生存率分别为 100%及 43%；单纯肺转移及广泛肺外转移者 5 年生存率分别为 72%及 31%，均有明显统计学差别。结论：以化疗为主的综合治疗明显提高了疗效；PEB 可作为治疗晚期睾丸癌患者的一线方案，疗前血 LDH、HCG、AFP 水平的高低、组织学类型、肺外转移灶的存在是影响预后的主要因素[19]。

有人证明即使最早期的睾丸肿瘤，淋巴管造影结果呈阴性的患者仍有 10%~15%的腹膜后淋巴结发生转移。手术后的辅助性化疗或放疗应作为常规治疗。化疗一般采用以顺铂为主的化疗方案。睾丸绒毛膜上皮癌因在确诊时大多数已有远处转移，一般不做腹膜后淋巴结清扫术和放射治疗，在睾丸切除术后应行药物治疗[7]。

石明等报道 65 例 NSGCT 患者。其中胚胎癌 17例(26.2%)，畸胎瘤 13 例(20%)，卵黄囊癌 10 例(15.4%)，绒毛膜上皮癌 3 例(4.6%)，混合性生殖细胞瘤(MGCD) 22 例(33.8%)。Ⅰ期 45 例(69.2%)，Ⅱ期 11 例(16.9%)，Ⅲ期 9 例 (13.8%)。在根治性睾丸切除基础上采用 RPLND 及化疗等综合治疗措施。Ⅲ期患者临床分期与生存率的关系：Ⅲ期的 5 年生存率为 77.8%(7/9)。治疗方式与生存率：Ⅲ期的 9 例，手术加放疗、化疗 4 例，其他治疗方法 5 例，5 年生存率分别为 75%(3/4)、80%(4/5)。治疗措施：Ⅲ期患者或术后复发者先化疗，后对残留肿块做放疗或手术综合治疗。Dunphy 及 Fung 等研究表明 NSGCT 术后复发的主要因素是肿瘤组织中以胚胎癌成分为主和有血管浸润，且绝大多数在 2 年内复发。因此，NSGCT 术后应密切随访，定期复查胸片、CT及肿瘤标记物等，随访至少达5年，如有可能可更长时间[20]。

孙晓非等分析44例儿童青少年恶性生殖细胞肿瘤综合治疗结果。44例患者中，25例行术后辅助化疗，1例单纯手术，18例行诱导化疗。其中7例患者化疗后肿瘤缩小，行手术切除；2例原发纵隔绒癌伴多发转移患者化疗后行残留病灶放疗；1例术后腹腔转移和1例术后肺转移患者化疗后获得完全缓解；1例原发纵隔内胚窦瘤化疗后部分缓解，未做进一步治疗；6例患者化疗无效进展死亡。化疗的患者均采用含铂类化疗方案治疗2~7个疗程。中位随访时间为32个月。疗效：1例睾丸未成熟畸胎瘤患者接受根治性切除术，未做化疗，至随访生存已达3.5年。25例生殖细胞瘤患者术后行辅助化疗，持续CR，至今生存未有复发。18例不能手术的晚期患者和转移患者行诱导化疗，其中7例患者化疗后肿瘤缩小，行手术切除获得CR；1例卵巢内胚窦瘤术后腹腔广泛转移患者化疗后获得CR，生存至今；1例睾丸内胚窦瘤术后肺转移患者化疗后获得完全缓解，生存至今；1例纵隔绒癌肺转移患者化疗后纵隔残留病灶行放疗，至今已生存2.5年；1例纵隔绒癌脑和肺广泛转移的患者化疗后纵隔残留，行纵隔和全脑放疗，生存1年后失访；1例纵隔内胚窦瘤4个疗程VIP化疗后PR，未做进一步治疗，随访至今已生存3.5年；6例患者化疗后无效，进展死亡，其中1例为卵巢内胚窦瘤盆腔和肝脏广泛转移，1例为卵巢无性细胞瘤双肺广泛转移，1例为阴阜内胚窦瘤术后双肺转移，另3例为纵隔恶性生殖细胞瘤肺、脑或心包转移[21]。

刘卓炜等观察睾丸非精原细胞瘤改良腹膜后淋巴结清扫术(RPLND)的疗效。RPLND是睾丸非精原细胞瘤的主要治疗方法之一，对于Ⅰ(Ⅱ)期肿瘤可取得较高的治愈率。但目前手术时机尚有争论，而且传统术式并发症较高。31例患者病理均为非精原细胞瘤。RPLND术后随访8~58个月，平均32个月，29例无肿瘤生存，血AFP和HCG亦无异常升高，1例术后17个月清扫区域外腹膜后肿瘤复发，挽救化疗2个疗程后肿瘤标志物降至正常，继续随访2个月复发灶SD。1例术后6个月出现肝肺转移，化疗6个疗程(BEP方案化疗4个疗程，VIP化疗2个疗程)后达CR，随访4个月无肿瘤复发。30例(96.8%)患者术后保留了正常射精功能。结论：改良RPLND能够有效地治疗Ⅰ(Ⅱ)期非精原细胞瘤，而且在规范化手术范围的同时又减少了对正常组织器官的损伤，降低了术后并发症的发生[22]。

七、预后

郑连文等分析睾丸肿瘤临床87例。术后随访62例，随访率71.3%，随访2~10(平均4.6)年。精原细胞瘤32例，3、5年生存率分别为90.6%(29/32)和81.3%(26/32)；NSGCT 30例，3、5年生存率分别为83.3%(25/30)和56.7%(17/30)。62例患者均死于肿瘤转移或复发[11]。

胡滨等报道NSGCT 68例。根据睾丸肿瘤分期标准，结合影像学和腹膜后淋巴结清除术后病理诊断，Ⅲ期10例中胚胎癌2例，3、5年生存率分别为100.0%、50.0%；畸胎瘤2例，3、5年生存率均为50.0%；绒癌1例，3年生存率为0；混合性生殖细胞瘤5例，3、5年生存率分别为80.0%、60.0%[17]。

参考文献

[1]唐汉文.睾丸恶性肿瘤肺转移1例报告.广东医学，1985，6：49

[2]孙明，王鸿起，吴斌.睾丸胚胎癌并发肺转移瘤伴血HCG异常增高1例.中华医学实践杂志，2007，6：301

[3]刘文林，谢彩琴.睾丸绒毛膜上皮癌双肺广泛转移1例.工企医刊，2001，14：52

[4]杨立，赵丽丽，高志安.睾丸大B细胞淋巴瘤病例报告及文献复习.辽宁医学院学报，2008，28：413-415-转447

[5]何新波.睾丸绒毛膜上皮癌肺转移一例报告.临床放射学杂志，1986，5：181- 附图见封三

[6]褚先秋.小儿睾丸卵黄囊癌早期诊断与转移途径探讨.贵州医药，1989，13：340-342

[7]杨健舟.睾丸绒毛膜上皮癌1例.临床荟萃，2000，15：849

[8]王安喜，陆晓哲.隐睾并绒毛膜上皮癌广泛转移1例.临床肿瘤学杂志，1998，3：58

[9]许昌韶.肺巨大转移性睾丸癌放疗后延迟消退一例报告.肿瘤防治研究，1985，12：55-56

[10]桂红珍，欧小平，索黎，等.以背部疼痛为主要表现的睾丸非精原细胞瘤1例报告.新医学，2009，40：187-188

[11]郑连文，李付彪，刘睿智，等.睾丸肿瘤87例临床分析.中华男科学杂志，2005，11：445-447

[12]蔡冰，张奕雄，李湘斌.隐睾继发睾丸癌10例诊治分析.中华男科学杂志，2007，13：561-562

[13]项文英，庞兆刚.双侧睾丸恶性肿瘤15例临床诊治分析.中国实用外科杂志，1997，17：681-682

[14]徐延波，韩福友，崔清波，等.小儿睾丸肿瘤56例临床分析.临床小儿外科杂志，2008，7：36-38

[15]陈淑时，李日新.临床常见诊疗错误汇编——1例睾丸肿瘤肺转移误诊肺血吸虫.新医学，1984，15：420

[16]胡继荣，余慕平，柳祥庭.类似睾丸转移瘤的病变.国外医学临床放射学分册，1991，14：242-243

[17]胡滨,付成,丘雪杉.睾丸非精原细胞性生殖细胞肿瘤 6 8 例.中国肿瘤临床,2006,33:651-653

[18]许昌韶.肺巨大转移性睾丸癌放疗后延迟消退一例报告.肿瘤防治研究,1985,12:55-56

[19]何晓荣,钟爱军,臧爱华,等.晚期睾丸癌治疗效果分析.肿瘤防治研究,2004,31:236-237

[20]石明,张朋.睾丸非精原细胞性生殖肿瘤 65 例临床诊治分析.华西医学,2006,21:509-510

[21]孙晓非,杨群英,甄子俊,等.44 例儿童青少年恶性生殖细胞肿瘤综合治疗结果分析.癌症,2006,25:1529-1532

[22]刘卓炜,周芳坚,韩辉,等.睾丸非精原细胞瘤改良腹膜后淋巴结清扫术的疗效观察.癌症,2008,27:1302-1306

第三节 前列腺肿瘤

一、流行病学

前列腺癌(PCa)是男性泌尿生殖系统中最重要的肿瘤。在美国,前列腺癌是男性最常见的肿瘤,占男性癌症死亡的第 2 位,仅次于肺癌。1998 年,美国新发现前列腺癌 184 500 人,死亡 39 200 人。国外尸检资料在 50~60 岁年龄组中,隐匿性前列腺癌发病率为 10%;70~79 岁年龄组中为 60%。黑人的发病率及死亡率均明显高于白人。我国属于前列腺癌的低发区,约 1/10 万人,但有逐年上升的趋势。北京、南京、上海报道前列腺增生手术标本中,病理连续切片标本前列腺癌的查出率为 5%~20%[1]。

美国临床医师癌症杂志(CA)公布全球前列腺癌病例数数据(2008 年)。癌症新发病例数:就世界范围而言,在男性中占第 2 位;就发展中国家而言,在男性中占第 6 位。死亡病例数:就世界范围而言,在男性中占第 6 位;就发展中国家而言亦然。

前列腺叶状囊肉瘤很少见,由恶性的间质成分和良性的上皮成分构成,也称为前列腺恶性纤维瘤。多见于 23~78 岁的患者,一般表现为尿潴留、血尿和尿痛。肿瘤最大直径可达 15cm[2]。

前列腺混合型恶性肿瘤临床上少见,发生率为 0.1%。收集国内外(1983—2008 年)发表的 26 篇有关前列腺混合型恶性肿瘤的文献报道,病例来源于 1943—2008 年的共 196 例,其中前列腺鳞癌 29 例,前列腺癌肉瘤 54 例,前列腺混合型小细胞癌和腺癌 113 例[3]。

横纹肌肉瘤是小儿较常见的软组织肉瘤,约占全身恶性肿瘤的 4%,其中膀胱、前列腺横纹肌肉瘤约占 15%,以膀胱横纹肌肉瘤多见。前列腺横纹肌肉瘤是前列腺肉瘤的一个病理亚型,为起源于前列腺间质组织的少见肿瘤。在西方发达国家发病率为 0.1%~0.3%,国内为 2.7%~7.5%[4]。

据 Bolton 统计,以胸片调查前列腺癌的肺转移率是 5.7%,而尸检中却是 25%。据查人俊总结国外文献,尸检转移率是 40%~67%,我国解放军总医院是 29%(4/14 例)。Scar-dino1989 年统计,欧美 50 岁以上者患前列腺癌可能性为 42%,临床出现症状约占 9.5%,死于本病者约 2.9%。董国勤对进行性前列腺癌临床情况做了统计,56 例患者中,有骨转移者 16 例(28.6%),这 16 例中同时有肺转移者 4 例,1 例还有下腹壁转移。晚期病例的情况是,阎士琦的 17 例前列腺癌和 1 例前列腺横纹肌肉瘤中全身骨转移 9 例,肺转移 5 例,脑转移 3 例,肝及淋巴结转移 2 例[5]。文献报道,前列腺癌肺转移尸检报道为 12%~38%,而临床仅 4.9%~6.7%。肺转移者不合并肺外转移的很少,大多合并骨和淋巴结转移。Bubendorf 等报道尸检 1 例,胸膜转移 21%[6]。

二、病理学

王元天等建立人类前列腺癌裸鼠原位移植模型,为前列腺癌的研究提供有用的工具。将 $2×10^6$ Pc-3 细胞注射于 10 只 BALB/c 裸小鼠背部靠近腋窝处。8 周后,取出背部肿瘤,剪成小块,种植于 20 只裸鼠前列腺背侧叶被膜下,缝合包埋固定。9~12 周后处死裸鼠,对前列腺和相关器官进行检测,确定肿瘤生长和转移情况。结果:18 只(90%)裸鼠前列腺生长出肿瘤,17 只肿瘤直径大于 1.5cm。12 只因梗阻出现膀胱扩张和肾积水,10 只出现腹膜后主动脉旁淋巴结转移,4 只出现肺转移,1 只肝转移,无骨转移。病理切片可见大部分腺体被肿瘤细胞破坏,细胞胞核浓染,呈多形性,可见异常分裂象,转移淋巴结的皮质和髓质被肿瘤细胞占据。结论:外科原位移植技术建立的前列腺癌模型,较好地保留了肿瘤细胞的生物学习性。生长快,局部侵犯范围较广,有较高的淋巴转移和肺转移率,是较理想的前列腺癌异种移植模型[7]。

有 4 例前列腺叶状囊肉瘤的文献报道,组织学表现与周新木报道的病例相似,特征为瘤细胞双向分化,间质细胞核多形性明显,核分裂象常见,上皮细胞良性形态。易局部复发,其中 1 例术后 3 个月死亡,1

例肺转移。一般转移的肿瘤成分多为恶性间质成分，良性成分很少转移。本病例与文献报道基本一致，有双肺转移，术后10个月复发[2]。

前列腺小细胞癌发展快，转移早。Oesterling等报道96%的病例在初诊时已为C、D期。Mackey等报道55%的病例初诊时已为D期，40%有远处转移，主要为骨、肺区域淋巴结及软组织。Aygun报道肿瘤确诊时70%有转移，脊柱最常见，也有报道脑、肝转移者[8]。

Hiroski Saitoh分析了1985—1986年日本《病理尸解病例年鉴》搜集的753例有转移的前列腺癌病例。结果发现547例（73%）为多器官转移；206例（27%）为单器官转移，其中骨96例（47%）、膀胱53例（26%）、淋巴结23例（11%）、肺11例（5%）、盆腔10例（5%）、肝4例（2%），膀胱、盆腔和淋巴结转移者发生肾盂积水较骨转移多见（P<0.01）。23例淋巴结转移病例可分为四组：①单纯盆腔淋巴结转移（4例，17%）；②盆腔及腹主动脉旁淋巴结转移（6例，26%）；③单纯腹主动脉旁淋巴结转移（12例，52%）；④其他淋巴结转移（1例，4%）。其中第1组和第2组发生肾盂积水较第3组多见（P<0.02）。所分析的735例尸解病例中，476例（65%）有淋巴结转移，最常见部位是腹主动脉旁淋巴结，其次为肺门和盆腔淋巴结。这些病例还有其他器官的转移，盆腔及腹主动脉旁淋巴结联合转移者常见膀胱和直肠转移，单纯腹主动脉旁淋巴结转移者常见肺和肝转移，单纯盆腔淋巴结转移者未见胰腺、肝门或腋窝淋巴结转移。许多病例的尸解表明，有局部淋巴结转移者已有远隔转移。盆腔淋巴结转移被认为是前列腺癌的局部淋巴结转移，却不如腹主动脉淋巴结转移常见。因此，前列腺癌淋巴结转移可归纳为两种类型：Ⅰ型为盆腔和腹主动脉旁淋巴结联合转移，Ⅱ型为单纯腹主动脉旁淋巴结转移。与Ⅱ型相比，Ⅰ型多伴有膀胱和直肠转移，而无肝和肺转移，且并发肾盂积水。Ⅰ型淋巴结转移可能是侵犯性的盆腔—腹主动脉旁淋巴结转移，即淋巴道淋巴结转移；Ⅱ型淋巴结转移可能是“跳跃式”淋巴结转移或通过脊椎静脉旁路的血行转移，即血道淋巴结转移[9]。

红细胞生成素诱导肝细胞（Eph）受体是酪氨酸蛋白激酶受体家族最大的分支，EphB受体作为酪氨酸蛋白激酶家族中的成员，被其配体EphrinB激活而导致细胞内蛋白磷酸化，在胚胎发育、神经轴突导向、血管生成、淋巴管生成等方面具有重要作用。近年来的研究显示，在多种肿瘤标本中均可检测到Eph及Ephrins的扩增和（或）过表达，并与肿瘤细胞的血管淋巴管生成、恶性转化、浸润及转移有关。EphB4是酪氨酸激酶受体家族的一员，与EphrinB2结合具有高度的特异性。探讨EphB4在PCa组织中的表达及其与淋巴管生成和肿瘤转移的关系。顾正勤等应用免疫组织化学法检测40例PCa和10例良性前列腺增生（BPH）组织中EphB4和LYVE-I蛋白的表达，根据LYVE-1染色结果计数淋巴管密度（LVD）。结果：相比BPH、EphB4在PCa组织中高表达，LVD值低于BPH。在激素非依赖性前列腺癌（AIPC）组织中，EphB4表达阳性率显著高于激素依赖性前列腺癌（ADPC）组织。肿瘤为中低分化、临床病理分期>T2、有淋巴结转移及远处转移的PCa组织，EphB4阳性率、LVD值显著高于肿瘤高分化、临床病理分期≤T2、无淋巴结转移及远处转移的癌组织，其差异均具有统计学意义（P<0.05），即EphB4表达、LVD值与PCa的肿瘤分化程度呈负相关，与肿瘤临床病理分期、淋巴结转移及远处转移呈正相关[10]。

三、临床表现

几组病例的临床表现如表18-3-1所示[2,11-14]。几组前列腺癌肺转移脏器发现顺序如表18-3-2所示[2,3,8,11-15]。

江鱼等统计上海市18所医院的前列腺肿瘤253例。转移症状：有转移情况记载的60例中，骨转移32例（53.33%），其中骨盆转移14例（23.3%），肺转移7例（11.7%），膀胱或腹腔内转移各6例（各为10%），9例发生腹膜后淋巴结及全身广泛转移（15%）[16]。

周新木报道前列腺叶状囊肉瘤伴肺转移1例。患

表18-3-1 几例个案的临床表现

作者	症状及体征
周新木	前列腺叶状囊肉瘤伴肺转移。无呼吸症状
任静等	恶性蝾螈瘤肺转移。无呼吸系症状
陈嵘等	前列腺恶性分叶状肿瘤肺转移。术后4年肺部出现转移性病变
黄宝生等	成人前列腺胚胎性横纹肌肉瘤并肺转移。右大腿内侧痛伴会阴部下坠感20余天，无呼吸道症状
新实彰男等	前列腺癌。活动后气短、咳痰、排尿困难、血尿8个月

表18-3-2 几组前列腺癌肺转移脏器发现顺序

作者	病例数	首先发现脏器		同时
		前列腺	肺	
周新木	1			1
任静等	1			1
陈嵘等	1	1		
易路等	5	5		
郦俊生等	2	2		
刘建平等	4	3		1
黄宝生等	1			1
新实彰男等	1			1

者因排尿不畅、尿频、腰部酸痛半年余入院。肛门指检示前列腺Ⅱ度肿大，质地硬。B超示前列腺4.3cm×3.3cm×3.2cm，形状不规则，回声不均匀。膀胱镜检示精阜近端前列腺尿道内有半球状肿块，大小约为4cm×3cm×2.8cm，表面欠光滑。胸部CT示双肺多发转移灶(最大者直径6cm)。临床诊断：前列腺恶性肿瘤伴肺转移。行前列腺肿瘤切除术，加术后放疗和化疗。术后10个月复发，再行组织活检。病理检查巨检加免疫组化：keratin和EMA(+)，PAS灶状(+)，ER和PR(-)，Vimentin(-)、SMA、actin和NF(+)，S-100和NSE(-)。病理诊断：前列腺叶状囊肉瘤[2]。

王益鑫等报道129例前列腺癌，平均69.6(43~86)岁。全组除2例早期患者拒绝接受治疗随访外，均接受双侧睾丸切除或药物去势治疗。随防6个月~6年，平均2.9年。死亡26例，骨转移13例，梗阻性肾衰6例，严重血尿4例，肺转移2例，肝转移1例[17]。

任静等报道恶性蝾螈瘤(MTT)1例肺转移。8个月前突发双下肢感觉、肌力消失入院。外院腰骶部MRI示T12、L1-3水平椎管内多发占位性病变，术后病理为神经纤维瘤。3个月前因排尿困难、尿潴留再次入院，无尿频、尿急、尿痛及肉眼血尿。盆腔CT：前列腺巨大软组织密度肿块影，形态失常，大小约为15cm×13cm×12cm。胸部CT提示双肺上叶多发转移瘤。前列腺穿刺活检诊断：前列腺恶性蝾螈瘤。Woodruff等认为MTT是高度恶性致死性的肿瘤，生长快，可发生于任何部位，短期内易复发转移，预后极差[11]。

Yao等报道17%的前列腺小细胞癌患者中PSA为阴性，其具有高度侵袭性，当明确诊断时大都有远处转移，主要为肺、肝、胰腺、淋巴结、脊柱等，并可引起高钙血症、抗利尿激素异常分泌综合征、重症肌无力综合征[18]。

陈嵘等报道1例前列腺恶性分叶状肿瘤肺转移。2年前诊断为前列腺肉瘤，行前列腺肉瘤根治术，术后1年出现尿频，1.5年后出现排尿困难，B超提示前列腺肿瘤复发，拟诊前列腺肉瘤复发入院。CT提示前列腺肿瘤，大小为25cm×20cm×15cm，行局部放疗后肿瘤缩小。后行膀胱前列腺全切加尿流改道(Bricher术)。术中见肿瘤从前列腺部延伸至直肠和膀胱浆膜层，切除肿瘤，大小为22cm×16cm×11cm。诊断为前列腺恶性分叶状肿瘤。术后4年肺转移(未明确症状如何)，4.5年后死于该病。前列腺恶性分叶状肿瘤(PT)经常侵犯到临近器官如膀胱和直肠，也有转移至肺、股骨和腹膜，淋巴结转移比较少见，本例在术后4.5年发现肺转移。化疗对肿瘤肺转移有效。Lam为1例35岁的恶性PT患者行前列腺肿瘤切除，术后5年患者出现肺转移，采用3天异环磷酰胺[1.5 mg/(m²·d)]加2天阿霉素[30 mg/(m²·d)]的化疗方案，取得了满意的效果[12]。

袁正等分析3例前列腺横纹肌肉瘤。与前列腺癌不同，本病发病年龄轻，以青壮年居多，约30%发生于10岁以内，70%发生于40岁以内。患者往往在出现症状时肿块已相当大，且病变发展迅速，广泛浸润周围结构，较早发生转移。肺部是血行转移的好发部位之一，也可局部淋巴结转移。本组中1例由于肿瘤巨大、破裂以急腹症就诊，行化疗，瘤体体积明显缩小，坏死明显，但盆腔出现转移肿块，肺内出现多发转移性结节影[4]。

易路等报道前列腺混合型恶性肿瘤5例。结果：前列腺混合型小细胞癌和腺癌1例，予以经尿道前列腺汽化电切术(TUVP)及氟他胺治疗，7个月后死于肺转移。前列腺混合型小细胞癌和腺癌1例，予以TUVP术及睾丸切除术，10个月后死于肺转移。前列腺腺鳞癌1例，予以TUVP术、放疗及氟他胺治疗，8个月后肺、肝、骨多处转移，死于多脏器衰竭。前列腺腺鳞癌1例，予以膀胱、前列腺切除并尿路改道，已生存1年，仍处于随访中。前列腺癌肉瘤1例，行膀胱、前列腺切除并尿路改道及盆腔淋巴结清扫术，术后予以放疗，13个月后出现广泛肺转移，死于肺部并发症[3]。

郦俊生等报道前列腺小细胞癌2例。1例术后1个月死于广泛肺转移，1例术后3个月发现后腹膜转移[8]。

刘建平等报道原发性前列腺移行细胞癌5例。其中1例4年，入院时已有肺及全身骨转移。转归：1例经根治性前列腺切除术存活至今44个月，10个月前经全身扫描显示腰椎骨转移。其余4例手术后5~20个月死亡，平均生存12.7个月[15]。

黄宝生等报道成人前列腺胚胎性横纹肌肉瘤并肺转移1例。主诉右大腿内侧痛伴会阴部下坠感20余天。影像学检查见表18-3-3。考虑：①前列腺癌；②前列腺肉瘤，精囊腺、膀胱后壁、直肠前壁、阴茎海绵体、球海绵体受侵，髂骨、腰5椎体转移。穿刺，病理诊断前列腺胚胎性横纹肌肉瘤[13]。

新实彰男等报道临床经过特异的肺转移瘤。患者68岁，活动后气短、咳痰、排尿困难、血尿8个月。直肠指诊前列腺硬度大。胸片：右中、左中肺野浸润，有支气管空气征。双肺广泛结节及浸润。CT示结节在外周，有癌性淋巴管症，肺门淋巴结肿大。血气分析PaO_2 59.2 mmHg。纤支镜支气管冲洗见瘤细胞。疑前列腺癌肺转移。给予磷酸己烯雌酚0.5/d，IV，数日后症状及检验、胸片均迅速好转。前列腺缩小，活检为腺癌伴纤维化。45日后胸片见异常影消失。出院0.2/d，继续服用。4个月后双肺病变又出现，5个月后死亡。有说用抗男性激素80%有效，有效后4~14年复发，但大多在2年内复发[14]。

四、影像学表现

几组病例的影像学表现见表18-3-3[2,4,6,11,13-14]

境雄大等报道前列腺癌肺转移和胸膜转移。患者72岁。7.5年前患前列腺癌行内分泌治疗。次年再加放疗50 Gy，继续内分泌治疗。影像表现如表18-3-3所示。经支气管肺活检为腺癌，免疫组化PSA阳性。PET/CT未发现肺外转移，1个月后手术。术前PSA 1.24 ng/mL。胸腔镜下楔状切除病灶，发现胸膜广泛转移。病理为前列腺癌转移。术后2个月PSA上升至1.51 ng/mL，疑胸膜残留病变所致，行DEC方案化疗2个周期，PSA下降至1.02 ng/mL。高木等报道肺胸膜转移病例内分泌治疗有效。而本例在内分泌治疗中肺胸膜转移，且术后PSA上升，推测是残留胸膜病变所致。因此，推荐能手术者尽量手术切除[6]。

五、诊断

李杜萍和刘剑羽报道MRI对前列腺癌及增生性疾病的诊断价值。43例前列腺癌性病变(PC)均表现为低信号，边界不清，无包膜。中央带与外周带分界不清37例，侵犯包膜34例，侵犯精囊腺24例，侵犯周围器官16例。淋巴结转移11例(主要分布于盆腔及腹主动脉、髂内动脉周围)。骨转移13例，表现为斑片状及棉球状异常信号。肺转移2例。MRI诊断前列腺疾病的价值：国内资料报道常规MRI诊断PC的准确性、敏感性及特异性分别为79.5%，81.0%，78.0%。本组资料MRI诊断前列腺疾病的敏感性特异性及准确性均高于文献记录，分别为90.7%、84.8%和88.2%。考虑可能与图像质量提高和病变分期较晚有关[19]。在美国用目前的诊断方法确诊前列腺癌时50%以上已有远处转移(通常为骨转移)。前列腺癌治愈的唯一机会是肿瘤还局限于前列腺内，因此发现早期病变至关重要。早在30年前已强调直肠指诊检查是诊断前列腺癌的主要方法，但不能检出小癌症。血清PSA比直肠指检敏感。目前将4.0μg/L作为PSA的上限[20]。

六、治疗

易路等综合有详细治疗方案的前列腺混合型恶性肿瘤共117例，加自报5例共122例治疗方法中化疗16例(13%)，放疗43例(35%)，内分泌治疗40例(33%)，手术治疗40例(33%)[3]。

马顺利等报道高能聚焦超声(HIFU)联合经尿道前列腺电切术(TURP)治疗晚期前列腺癌27例。先行TURP，3~7天后再行HIFU治疗，为观察组(10例有骨痛症状，其中2例有肺转移)。43例对照组(12例骨转移中肺转移2例，尚有单独肺转移4例)仅行TURP。结果：观察组5年生存率为66.6%，明显高于对照组的44.1%，$P<0.05$。认为TURP联合HIFU治疗晚期前列腺癌疗效较好。随访时间为12~60个月。观察组全部病例经HIFU治疗后拔除尿管均排尿通畅，10例骨转移患者在治疗后2~3个月，骨痛症状消失7例，好转3例。复查ECT示6例原放射浓聚区消失，2例稀疏，2例无变化。肺转移病变1例消失，1例无变化。在治疗1个月后PSA明显下降，3个月后全部降至正常。本组有4例再次服药后PSA持续升高，均改为二维适形放疗及口服比卡鲁胺治疗。对照组拔除尿管后均排尿通畅，其中9例分别于手术后6~33个月出现局部复发至排尿困难，其中5例再次行TURP，4例留置尿管。治疗后3个月，骨痛消失6例，缓解4例，无变化2例。复查ECT示5例原放射浓聚区消失，3例稀

表18-3-3 几组病例的影像学表现

作者	例数	影像学表现
周新木	1	前列腺叶状囊肉瘤伴肺转移。胸CT示双肺多发转移灶(最大者直径6 cm)
任静等	1	恶性蝾螈瘤肺转移。胸部CT提示双肺上叶多发转移瘤
袁正等	1	前列腺横纹肌肉瘤的肺转移。肺内出现多发转移性结节影
黄宝生等	1	成人前列腺胚胎性横纹肌肉瘤并肺转移。盆腔CT示前列腺区类圆形软组织密度肿块，最大径为9cm，右侧闭孔内肌肿胀，右耻骨局限性溶骨性骨质破坏。胸CT：双肺见分布于肺外围的多个大小不等的结节影。B超检查：前列腺体积增大，大小为8.1cm×7.8cm×8.0cm。核素显像：右髋关节局部骨代谢活跃。骨盆X线片：右耻骨溶骨性破坏并病理性骨折
新実彰男	1	前列腺癌肺转移胸片最多见癌性淋巴管症，结节型也多见，次为纵隔淋巴结肿大、癌性胸水、支气管内转移
境雄大等	1	前列腺癌肺转移和胸膜转移。X线左肺阴影。胸CT：左肺S^8 20mm×17mm单发灶，胸腔镜发现胸膜广泛转移
浜野	13	单纯肺转移，影像学分型：结节型、线状-浸润型，84.6%为结节型

疏,4 例无明显变化。肺转移病变 1 例消失,2 例无变化,1 例进展。治疗 3 个月后 PSA 测定 31 例降至正常,12 例在 4~10 ng/mL 之间。本组有 11 例再次服药后 PSA 持续升高,均改为放疗及口服比卡鲁胺治疗。观察组治疗后 5 年内死亡 9 例,其中因肿瘤死亡 5 例,5 年生存率为 66.6%,高于对照组的 44.1%,$P<0.05$。治疗 1 年后联合组前列腺素抗原(PSA)(1.61±0.63) ng/mL,明显低于对照组(3.66±0.81) ng/mL,两组相比 $P<0.05$。这些都显示了 HIFU 治疗在延缓激素非依赖性的产生及局部复发方面具有良好的作用。同时采用 HIFU 治疗的患者远处转移病灶也得到较好的控制[21]。

Yamamoto 等总结了 11 例恶性前列腺叶状肿瘤,5 例死于本病,但同时报道 1 例出现肺转移者带瘤生存 27 个月。目前报道前列腺恶性叶状肿瘤术后无瘤生存时间最长 1 例为 61 个月。根治性前列腺切除术是治疗该病最可靠的手段。放射治疗效果不明确,有文献报道认为有效。全身化疗可能有一定前景。Lam等报道 1 例肺转移的病例,采用异环磷酰胺(1.5 g/m², 3d)加阿霉素(30 mg/m², 2d)方案化疗,21 天为 1 个疗程,5 个疗程后肺部转移瘤完全消退[22]。

孟凡全等报道 5 例前列腺肉瘤。5 例中 2 例行根治性膀胱前列腺切除回肠代膀胱术,其中 1 例术后因右胸壁包块再入院,ECT 示右第 11 肋尖部转移瘤,手术切除病灶,至今未复发;另 1 例于术后 6 个月死于多发性肺转移。2 例行前列腺摘除术,术后辅以 VAC 方案(长春新碱、放线菌素 D、环磷酰胺)周期性化疗;1 例仅行放射治疗。此 3 例均于术后 1 年内死亡。预后:前列腺肉瘤发展快,预后差;横纹肌肉瘤恶性程度高,患者几乎均于 1 年内死亡;平滑肌肉瘤预后稍好,平均生存期 2~3 年[23]。

钱伟庆等报道 1 例前列腺小细胞癌。尿急 1 个月,直肠指诊发现前列腺Ⅱ度,右叶突起明显。盆腔 MRI:前列腺右侧肿块侵犯右侧膀胱精囊三角,并与直肠前壁相连。同位素骨扫描:15 异常浓集。前列腺穿刺病理:小细胞癌。入院 18 天行手术去势,术后行前列腺和盆腔区域放疗。2 个月后同位素骨扫描:腰椎及颈椎多发转移,又半个月出现左颈部及左颞侧持续性疼痛。再半个月起行下腰椎骨转移灶放疗。13 天后 MRI 第一颈椎溶骨性转移,侵犯左侧椎间孔及颈部软组织,并侵犯咽后壁,吞咽困难。6 日后盆腔 CT 示右髂淋巴结肿大,左髂骨转移。B 超:肝脏多发转移。胸片:两肺多发转移。又 5 天起用 EP 方案化疗(足叶乙甙100 mg/m²,顺铂 25 mg/m²,21 天为 1 个疗程)共进行了 5 个疗程。1.5 个月后第 3 个疗程开始前 X 片、B 超:肺、肝多发转移灶较化疗前略缩小。又 1.5 个月后第5 个疗程开始前 X 线片、B 超:肺、肝多发转移与前相仿。CT:颈椎 1 平面未见明显肿块。盆腔和 4 个月前 MRI 片情况基本相仿。同位素骨扫描:全身多处骨转移。化疗 5 个疗程后病情进展,即自发病 1 年死亡。

Amato 等用化疗治疗 21 例前列腺小细胞癌,其中 13 例有效,有效率为 62%,并且认为:在前列腺小细胞癌治疗中早期应用化疗,可延长患者的生存期。而另一项 11 期临床研究也证实,EP 方案治疗前列腺小细胞癌的有效率为 61%。本例用 EP 方案治疗了 5 个疗程,毒副反应可以耐受。虽然肺、肝转移病灶未达部分缓解,但是颈椎转移情况显著改善,血肿瘤标志物水平下降,有的恢复至正常水平,临床症状亦明显改善,提高了患者的生存质量。EP 方案目前是标准治疗方案。前列腺小细胞癌虽对化疗敏感,但其预后仍很差,中位生存期仅为 5~17.5 个月[24]。

氩氦靶向冷冻消融(TCAP)是一项微创治疗技术,具有创伤小、效果佳、并发症少、患者康复快和便于重复治疗等优点,现已成为首选治疗方法[25]。

一种喹啉-3-甲酰胺衍生物 tasquinimod(TASQ)的研究用于转移性去势抵抗前列腺癌 (mCRPC)200 例患者,疗效显著。6 个月 PFS 率为 57%,安慰组仅为 33%(P=0.0001)。两组的中位 PFS 期也具有显著性差异(24.7 个月对 12.9 个月)[26]。

转移性前列腺癌的演进和治疗策略见表 18-3-4、18-3-5[27]。

七、预后

易路等报道 122 例前列腺混合型恶性肿瘤患者的平均生存时间是 17.6 个月(34 天~5 年)。

Kageyama 等研究了日本 45 例混合型小细胞癌和腺癌患者 1 年和 2 年的生存率分别是 27% 和 10%,单纯性前列腺小细胞癌与混合性小细胞癌预后无区别。约 25%的前列腺癌肉瘤患者在明确诊断时就已有远处转移,预后很差,中位生存期为 3 年,5 年生存率为 41%。常见转移至肺、骨、淋巴结、脑,罕见转移扩散到皮肤、肝脏、腹膜、肾上腺、胸膜和肾脏[3]。

卢剑等报道 6 例前列腺移行细胞癌。6 例前列腺移行细胞癌中原发性移行细胞癌 1 例,与膀胱癌伴发的前列腺移行细胞癌 5 例。治疗前胸片提示 1 例左下肺多发结节,核素骨扫描发现 2 例腰椎可疑转移病灶。接受手术、化疗等综合治疗后,原发前列腺移行细胞癌者 6 个月后出现椎骨转移及肺转移,术后 12 个月死于全身衰竭;并发前列腺结节者接受化疗 5 个月

表 18-3-4 晚期前列腺癌的演进和治疗策略

治疗分类	雄激素敏感	去势抵抗性	激素难治性	终末期
	一线内分泌治疗	化疗 二线内分泌治疗 骨转移灶治疗 靶向治疗	化疗 骨转移灶治疗 靶向治疗	姑息治疗为主
中位生存期	18~24 个月		9~18 个月	

表 18-3-5 去势抵抗性前列腺癌何时开始化疗

疾病负荷	中位生存期	是否化疗
仅 PSA 升高（无临床转移灶）	4 年	无定论，多数患者倾向于观察 PSA 增长幅度及倍增时间，以此决定是否化疗
有转移无症状（局限性转移）	18~24 个月	根据患者个体状况决定，身体状况好且治疗态度积极者可考虑化疗
无症状的广泛转移	约 18 个月	须化疗
广泛转移且有症状	9~16 个月	须化疗

注：PSA 为前列腺特异性抗原

后死于肝功能衰竭。3 例膀胱全切者分别于术后 9、10 和 17 个月死于肿瘤转移。另 1 例膀胱全切者 20 个月后出现肺转移，至今存活 22 个月，继续接受动脉插管化疗。原发性前列腺移行细胞癌很少有生存 2 年以上者，继发性前列腺移行细胞癌患者 5 年总体生存率约为 30%。一般认为间质浸润与否决定前列腺移行细胞癌患者的预后。

淋巴结状态和原发膀胱肿瘤分期是继发性前列腺移行细胞癌患者预后的决定因素[28]。

对不能手术切除的病例应行雌激素治疗，或睾丸切除。此种治疗除部分未分化癌无效外，80%病例是有效的，有报道称如此治疗，肺转移灶可在 4~14 年内无复发，甚至在癌性淋巴管症型肺转移病例也有效。也有 2 年内复发病例，但根治是困难的[5]。

美国纪念斯隆—凯特林癌症中心流行病学与生物测量学系 Vickers 等进行的一项病例对照研究显示，男性在 60 岁时的血浆 PSA 水平可预示其 85 岁时发生前列腺癌转移或死亡的危险，PSA 水平≤1 ng/mL 者之后可不必再行常规筛查（英国医学杂志，2010 年 9 月 14 日在线发表 BMJ）[29]。

参考文献

[1]佘顺求.精原细胞瘤 2 例报告.贵州医药，1989，13：127-128

[2]周新木.前列腺叶状囊肉瘤伴肺转移 1 例.诊断病理学杂志，2002，9：256

[3]易路，王荫槐.前列腺混合型恶性肿瘤 5 例报告附文献复习.中南大学学报（医学版），2009，34：646-650

[4]袁正，王俭，刘士远，等.前列腺横纹肌肉瘤的影像学表现分析（附 3 例报道并文献复习）.临床放射学杂志，2008，27：537-539

[5]张金铭.呼吸系统疑难病和罕少病. 天津：天津科技翻译出版公司，2004：385-386

[6]境雄大，木村大辅，畑中亮，ほか.前立腺癌肺転移の1 例.胸部外科，2010，63：340-342

[7]王元天，孙额浩，邱镇，等. 人类前列腺癌裸鼠原位移植模型的建立.中华泌尿外科杂志，2005，26：208-210

[8]郦俊生，唐来坤，黄伟良，等.前列腺小细胞癌二例报告并文献复习.中华泌尿外科杂志，2006，27：559-562

[9]方笑雷，明雨.前列腺癌淋巴结转移的两种方式.国外医学泌尿系统分册，1990，10：183-184

[10]顾正勤，方晓亮，潘骏，等.前列腺癌组织中 EphB4 的表达与淋巴管生成及肿瘤转移的关系.中国男科学杂志，2010，24：10-12

[11]任静，常英娟，宦怡，等.恶性蝾螈瘤的 CT 及MRI 表现（附 3 例报告及文献复习）.实用放射学杂志，2008，24：84-86

[12]陈嵘，徐月敏，吴胜龙，等.前列腺恶性分叶状肿瘤的临床特征（附 2 例报告并文献复习）.临床泌尿外科杂志，2006，21：496-497-转 500

[13]黄宝生，柴瑾.成人前列腺胚胎性横纹肌肉瘤并肺转移 1 例. 中国医学影像技术，2004，20：334

[14]新実彰男，仓泽卓也，村山尚子，ほか.広汎な浸润影など特異な临床経过を呈した前立腺癌肺転移の1 例. 日本胸部临床，1988，47：689-695

[15]刘建平，谢克基，黄世章.原发性前列腺移行细胞癌五例报告. 中华泌尿外科杂志，1998，19：696

[16]江鱼，吴家骏，姚德鸿，等.上海市 18 所医院前列腺肿瘤 253 例临床分析.上海医学，1980，3：728-731

[17]王益鑫，黄翼然，吴家骏，等.129 例前列腺癌的诊断和治疗.上海第二医科大学学报，1996，16：52-53

[18]Yao J L，Madeb R，Bourne P，et al.Small cell carcinoma of the prostate：an immunohistochemical study [J].Am J Surg Pathol，2006，30（6）：705- 712

[19]李杜萍，刘剑羽.MRI 对前列腺癌及增生性疾病的诊断价值及其与病理对照研究. 实用放射学杂志，2008，24：793-795-转 798

[20]徐培玉，李慧灵，陈路川.中晚期前列腺癌的综合治疗（附 45 例报告）.中国肿瘤临床，1997，24：678-681

[21]马顺利，冀东英.HIFU 联合 TU RP 治疗晚期前列腺癌 27 例效果观察.山东医药，2008，48：48-49

[22]王栋，郑闪，马建辉，等.前列腺恶性叶状肿瘤（附一例报告并文献复习）.中华泌尿外科杂志，2004，25：704-707

[23]孟凡全，聂慧. 前列腺肉瘤的诊治（附 5 例报告）.中国厂矿医学，2007，20：30

[24]钱伟庆，孙忠全，徐俊，等.前列腺小细胞癌（附一例报告并

文献复习).老年医学与保健,2007,13:150-151-转 154

[25]郭志,王海涛,司同国,等.冷冻消融治疗前列腺癌的新进展.中国医学论坛报,2010 年 6 月 24 日 B2 肿瘤版

[26]谢晓冬,郭放.前列腺癌治疗研究集萃.中国医学论坛报,2010 年 7 月 1 日 B5 肿瘤版

[27]周爱萍.晚期前列腺癌内科治疗进展.中国医学论坛报,2011 年 8 月 11 日肿瘤 B4

[28]卢剑,马潞林,肖春雷.前列腺移行细胞癌的诊断与治疗(附 6 例报告).临床泌尿外科杂志,2005,20:79-81

[29]画林.前列腺癌转移与死亡风险——60 岁时 1 次 PSA 检测可定音.中国医学论坛报,2010 年 9 月 30 日 B 叠肿瘤周刊

第四节 阴茎癌

郑伏甫等分析 46 例阴茎癌的临床。病理类型:鳞状细胞癌 44 例,Paget 病 1 例,疣状癌 1 例。行盆腔 CT 检查 32 例,发现腹股沟淋巴转移 8 例,盆腔淋巴结转移 2 例。胸片发现肺部转移 1 例。腹股沟淋巴结肿大者占 52.2%,其中 23 例进行了腹股沟肿大淋巴结活检,由肿瘤转移引起者占 43.5%(10 例)[1]。

如何确定是否有淋巴结微转移成为重要的课题。Kroon 等对 140 例无肿大淋巴结的阴茎癌患者进行了前哨淋巴结活检,31 例被发现有淋巴结转移,进一步给予淋巴结清扫术治疗。对淋巴结活检阴性的患者进行随访观察发现仅有 6 例后来出现淋巴结转移。前哨淋巴结活检大大降低了传统淋巴结清扫术的并发症,由传统淋巴结切除术的 88%减少到前哨淋巴结切除术的 8%。因此前哨淋巴结活检可用来诊断阴茎癌患者是否有淋巴结微转移。但也有研究者发现其假阴性率是 15%,最近对前哨淋巴结切除术的改良有希望减少其假阴性发生率。淋巴管生物染料示踪和放射性核素示踪的应用大大提高了淋巴结活检的阳性率。因此对无淋巴结肿大的患者可以采用前哨淋巴结活检术,若发现有肿瘤转移,则进一步行淋巴结清扫术治疗。这样既减少了不必要的淋巴结清扫术所带来的风险,又可避免延误肿瘤微转移患者的治疗。

Fraley 等发现淋巴结阳性患者及时进行淋巴结清扫 5 年无瘤生存率为 75%,而延期手术者为 8%。因此对病理证实淋巴结转移者应立即进行淋巴结清扫术治疗,以改善患者的预后。Leijte 等发现 20 例无法手术切除的淋巴转移或远处转移患者中 8 例对放、化疗有效果,随后采取手术治疗,5 年生存率达 56%,取得良好效果。目前大多数研究者认为新辅助化疗是一种良好的选择,尤其对于年轻患者。

Ferreira U 等对 5 例阴茎鳞癌腹股沟淋巴结转移患者行阴茎切除和经闭孔分流术,以解决腹股沟血管的损伤。但术后 3 例分别于 20、8、8 个月肺转移死亡,1 例因心肌梗死死亡,1 例化疗局部没有复发[2]。

参考文献

[1]郑伏甫,梁月有,郭永顺,等. 46 例阴茎癌的临床分析及总结——附文献复习.癌症,2008,27:962-965

[2]Ferreira U,Reis LO,Ikari LY,et al.Extra-anatomical transobturator bypass graft for femoral artery involvement by Metastatic carcinoma of the penis:report of five patients.World J Urol,2008,26:487-491

第十九章　女性生殖系肿瘤

第一节　子宫恶性肿瘤

一、流行病学

美国临床医师癌症杂志(CA)公布子宫体癌症例数全球数据(2008 年)。癌症新发病例数:就世界范围而言,在女性中占第 6 位。就发展中国家而言,占女性疾病的第 7 位。死亡病例数:就世界范围而言及就发展中国家而言,均未占女性疾病的头 10 位。

子宫内膜癌在我国是在宫颈癌之后第二个最常见的妇科恶性肿瘤,占女性生殖系统恶性肿瘤的 15%~20%。多发生于绝经后妇女,绝经前诊断的子宫内膜癌仅占全部病例的 20%~25%,40 岁以下者仅占 5%。发病高峰年龄为 50~59 岁,中位年龄为 61 岁。随着人口平均寿命的提高,高龄妇女的增多,世界范围内子宫内膜癌的发病率近 20 年呈持续上升趋势。根据北京妇产医院 17 年统计,子宫内膜癌占子宫恶性肿瘤之比由 20 世纪 70 年代末的 10%以下逐渐增加,至 1992 年已占总数的 42.86%[1]。

子宫内膜癌约占妇女所患癌症的 6%。在非子宫内膜样癌的特殊类型中,子宫乳头状浆液性腺癌(UPSC)较常见,约占整个子宫内膜癌的 10%[2-3]。

子宫癌肉瘤是女性生殖道癌肉瘤中最常见的一种,但也仅仅占所有子宫癌的 2%~5%。已有研究表明,早期子宫癌肉瘤患者 5 年生存率不超过 33%~36%,Ⅰ期和Ⅱ期子宫癌肉瘤患者即使进行了正规治疗,5 年内的复发率仍高达 53%[4]。

子宫肉瘤发生率较低,仅为女性人群的 1.23~1.70/10 万,占子宫恶性肿瘤的 3%~4%,但恶性程度很高,发生于子宫体肌组织者比来源于子宫内膜间质者多 10 倍。林娜等的资料中就有 9 例系平滑肌瘤肉瘤样变,占 36.0%。子宫肉瘤多发生在 40~60 岁,平均年龄 50.4 岁,且已绝经者占 36%,与易村健报道的 35.8%相符。临床症状与子宫其他恶性肿瘤相似,缺乏特异性,早期与子宫肌瘤不易鉴别。文献报道术前诊断率为 30%~39%[5]。

二、病理学

王鹤等总结 116 例子宫内膜癌淋巴结转移规律。结果:116 例中 10 例有盆腔淋巴结转移。与Ⅰ期相比,Ⅱ、Ⅲ期患者的盆腔淋巴结转移率明显升高($P<0.01$)。肿瘤浸润深肌层、侵犯宫颈及分化不良也会使盆腔淋巴结转移率明显升高($P<0.05$)。结论:子宫内膜癌淋巴结转移率与临床分期、肌层浸润程度、侵犯宫颈及组织分级相关。癌灶部位与盆腔淋巴结转移的关系:在转移的淋巴结中,以闭孔组最易受累(8/21),其次为髂内(5/21)、髂外(4/21)和髂总淋巴结(3/21),有 1 例同时出现髂内和腹主动脉旁淋巴结转移。病灶位于子宫体的,多侵犯髂外淋巴结;病灶累及宫颈的,多侵犯闭孔、髂内、髂外淋巴结,甚至髂总淋巴结[6]。

冯富惠等分析全子宫切除和盆腔淋巴结清扫术的 160 例子宫内膜癌患者。淋巴结转移部位:肿瘤位于子宫底(26 例)、体(95 例)、宫颈(39 例)者有淋巴结转移者分别为 5 例(19.2%)、20 例(21.1%)、14 例(36.9%),髂总、髂外、髂内、闭孔、腹主动脉旁淋巴结均有转移,髂外淋巴结转移最常见。病灶局限于子宫底、宫体者多为髂外、闭孔淋巴结转移;累及宫颈者以髂外、髂总淋巴结转移为常见。前者髂总淋巴结转移率为 25%,后者为 71.3%($P<0.01$);腹主动脉旁淋巴结转移者中;62%有闭孔淋巴结转移。所有腹主动脉旁淋巴结阳性和累及宫颈者的髂总淋巴结均有转移,而病灶限于宫体的腹主动脉旁淋巴结转移者仅有 30%髂总淋巴结转移。透明细胞癌、乳头状腺癌的淋巴结转移率较高,达 50%,而 30 例高分化腺癌及 28 例肿瘤局限于子宫内膜层内的患者无淋巴结转移[7]。

陈国英等报道子宫癌并发多原发癌 12 例。收治重复癌 37 例，其中子宫癌并发多原发癌 12 例，占同期收治子宫癌 2400 例的 0.50%。异时性 10 例，其中 2 例三重癌。同时性 2 例，其中 1 例为首发左乳腺癌行根治术，术后 5 年后因阴道间断性出血且子宫增大，行全子宫加右附件切除术，病理检查报告为子宫肌瘤。4 年后再出现不规则阴道排液、出血，妇检见阴道残端结节状肿物，X 线片示双肺多个转移结节，门诊以乳腺癌术后阴道、双肺转移入院。经阴道肿物活检病理示肉瘤，再会诊原切片确诊为子宫内膜间质肉瘤，术后阴道残端及双肺转移[8]。

楼洪坤认为第二癌发生于肝、胃、肺、食道及白血病、黑色素瘤者治疗后预后差而累及宫颈、宫体、外阴、乳腺、甲状腺预后较好，如为转移癌则期别晚、预后差。重复癌的预后一般较差，但经过积极治疗可减轻痛苦，延长生命。本章 12 例中第二癌后生存者有 9 例，随访至 1995 年底生存满 5 年者 3 例，故仍应积极治疗[8]。文献记载，子宫癌 213 例病理解剖转移的发生率：肺 40.4%，胸膜 8.9%，肝 32.9%，骨 14.1%，肾 13.1%，肾上腺 13.6%，腹膜 23.9%，膀胱 38.5%，直肠 23.0%[9]。

宋水勤等分析经手术治疗的 196 例子宫内膜癌患者的临床病理资料。根据有无转移将患者分为转移组和无转移组，再根据肌层浸润情况将患者分为 3 组。A 组：无肌层浸润组；B 组：浅肌层浸润组；C 组：深肌层浸润组。结果：196 例患者中发生转移 68 例，无转移 128 例，有肌层浸润、中低分化、非子宫内膜样癌明显较无肌层浸润、高分化、子宫内膜样癌易发生转移，差异有统计学意义；30 例无肌层浸润者中 1 例发生盆腔淋巴结转移；166 例有肌层浸润者中 16 例宫旁组织受侵。结论：子宫内膜癌是否发生宫体外转移与其分化程度、病理类型和有无肌层浸润密切相关，与年龄无关。无肌层浸润者也可能出现盆腔淋巴结转移，应考虑淋巴结活检或切除术。肌层浸润者宫旁组织可能受侵，应适当扩大手术范围。本研究中的转移率 A、B、C 组分别为 10%、33.66%、47.69%。分化差的肿瘤则更易发生肌层浸润淋巴结转移和淋巴血管间隙受累，更易发生远处转移[10]。

子宫内膜癌分化较差的肿瘤更易发生肌层浸润，更易伴有淋巴结受累和淋巴血管间隙受累，一般测不到激素受体的表达，更易发生远处转移。一项早期的研究发现，如果肿瘤的细胞分化为 1 级，且仅仅累及子宫内膜，同时没有任何腹腔内转移的证据，淋巴结转移的机会不会超过 5%；如果肿瘤的细胞分化为 2 级或 3 级，同时肌层浸润深度少于肌层的 1/2，且没有明确的腹腔内转移的证据，其盆腔淋巴结转移的机会为 5%~9%，腹主动脉旁淋巴结的转移机会为 4%；如果细胞分化为 3 级，同时伴有深肌层浸润，伴（或）不伴有腹腔内病变，其盆腔淋巴结转移率为 20%~60%，腹主动脉旁淋巴结转移率为 10%~30%。

子宫内膜透明细胞癌是特殊类型中第一常见的，占子宫内膜癌的 2%~5%，其病变在形态上类似发生于卵巢和阴道的透明细胞癌，这种病例临床上不太常见，但却极易发生深肌层浸润、血管间隙受累，除病变局限于内膜时预后与子宫内膜样癌相仿外，其余期别均较内膜样癌明显恶劣，甚至预后远比 UPSC 还差。

子宫内膜鳞状上皮癌罕见，报道也较少，占子宫内膜癌的近 1%，此类型的子宫内膜癌预后不良，I 期的患者生存率约为 36%[3]。UPSC 病理形态类似发生于卵巢、卵管的浆液性乳头状癌，细胞核异型性非常明显，并存在大量的核分裂。临床生物学行为十分恶劣，在病变仅局限于子宫内膜或内膜息肉时，50%~75%已经发生腹腔内或更远处的转移。在一项对于局限于子宫内膜的 UPSC 的研究中发现，22%已存在颈管转移，5%有输卵管转移，10%有卵巢表面转移，25%已经发生腹膜及大网膜转移。本病较易复发，I 期患者的复发率为 31%~50%，平均复发时间为 38 个月，且复发部位 46%在腹腔。本病预后差，据报道，本病Ⅰ、Ⅱ期患者 5 年生存率为 35%~50%，且Ⅲ、Ⅳ期 5 年生存率为 0~15%。

胡春霞等报道 UPSC 25 例。子宫内膜样腺癌患者当癌肿累及深肌层或肿瘤细胞分化不良时易早期发生淋巴转移。而本组资料结果显示，病理分级、肌层浸润深度与淋巴转移、子宫外转移、腹水或腹腔冲洗液细胞学阳性之间无明显的相关性。病理分级与子宫肌层浸润深度的发生率亦无显著性差异。这与相关文献报道一致。Coff 等对 50 例 UPSC 作预后分析，结果提示，分级和肌层浸润深度不能对 UPSC 的预后情况做出正确的判断。有无淋巴脉管浸润（LVSI）者子宫外转移的发生率分别为 85%和 58%，故 LVSI 才是 UPSC 子宫外转移的预测因素。但 Turner 等报道 21 例经全面手术分期后的 1A、1B 和 1C 期患者的 5 年生存率分别为 100%、71%和 40%，因此认为在全面的手术分期的基础上，肌层浸润深度可作为一个重要的预后因子。与子宫内膜样腺癌相比较，UPSC 生物学行为高度恶性，具有组织分化差、发展快、易浸润深肌层、早期易转移的特点。本组资料显示，52%的病例肌层浸润深度超过 1/2 肌层（13/25），60%的病例有宫颈、阴道、卵巢或输卵管、宫旁、腹腔、大网膜等部位的子宫外转移（15/25），淋巴转移率为 44%（11/25）。此结果与文献报道基本一致[11]。

宫体癌盆腔淋巴结转移：据20世纪70年代报道，I期宫体癌盆腔淋巴结转移达11.2%和11.4%，腹主动脉旁淋巴结(PAN)转移达5.7%。这些资料表明，认为宫体癌初期淋巴结转移不多，即使有转移，主要也是PAN转移的观点是错误的。1984年Boronow等研究222例I期宫体癌，发现盆腔淋巴结转移为10.4%，表明盆腔淋巴结转移是PAN转移的危险因素。1987年Creasman等研究了621例I期宫体癌，发现盆腔淋巴结转移为9.0%，如果盆腔淋巴结转移阴性，则PAN的危险仅为2.0%；如为阳性，则1/3有腹主动脉旁淋巴结转移。作者研究发现I期宫体癌盆腔淋巴结转移为17.4%(16/92例)，Ⅱ期为31.0%(9/29例)。日本国内报道I期盆腔淋巴结转移率为6.1%~14.3%，Ⅱ期为9.1%~60.0%。淋巴结转移阳性病例较阴性者预后不良，阴性病例5年生存率约为90.0%，而阳性者仅为0~75.0%。1/3~2/3盆腔淋巴结转移病例有PAN转移[12]。

宁燕等分析子宫癌肉瘤26例临床病理。26例癌肉瘤均可见明确的癌及肉瘤成分。恶性上皮成分中内膜样腺癌14例，其中4例伴有鳞状上皮分化；浆液性腺癌12例，肉瘤成分中8例含异源性成分，其中3例为软骨肉瘤，2例为横纹肌肉瘤，2例同时含横纹肌肉瘤和软骨肉瘤成分，1例同时含软骨肉瘤和骨肉瘤成分；同源性肉瘤成分中，7例由未分化的肉瘤组成，11例由子宫内膜间质肉瘤、平滑肌肉瘤或纤维肉瘤组成[13]。

林娜等报道25例子宫肉瘤。病理类型：子宫平滑肌肉瘤14例，内膜间质肉瘤1例，恶性中胚叶混合瘤9例，葡萄状肉瘤1例。子宫肉瘤的主要临床表现为异常阴道流血和子宫增大，且易局部复发及远处转移。2年和5年生存率分别为68.0%和44.0%。预后和绝经前后、临床分期及病理类型有密切关系。结论：早期诊断和及时合理治疗是提高子宫肉瘤患者生存率和改善预后的关键[5]。

唐来芹等报道子宫内膜间质肉瘤(ESS)误诊为子宫平滑肌瘤1例。患者曾于8个月前因多发性子宫肌瘤在当地行全子宫切除术，术后病理为多发性子宫平滑肌瘤。CT引导下行肺部肿瘤穿刺活检，同时将当地医院子宫组织蜡块借来，同我院标本对照检查，外院子宫组织蜡块行免疫组化检查结果。诊断明确：①ESS(特别是CD_{10}阳性以及肌源性标记Desmin阴性对ESS的诊断和鉴别诊断尤为重要)；②双肺转移瘤(ESS转移)[14]。

三、临床表现

几组病例的临床表现见表19-1-1[14-16]。几组子宫癌肺转移脏器发现的顺序见表19-1-2所示[15,17-19]。

表19-1-1 几组病例的临床表现

作者	例数	症状及体征
王贵杰等	1	子宫癌的肺转移癌。近2个月出现咳嗽、咳痰带血。下腹部耻骨联合上方可触及一鹅卵大肿块
王涛等	21	宫颈癌、宫内膜癌，两者肝或肺转移5例。咳嗽、胸痛5例，均有消瘦、乏力
唐来芹等	1	子宫内膜间质肉瘤。咳嗽、咳痰2月余，伴痰中带血。2个月来体重下降3kg

表19-1-2 几组子宫癌肺转移脏器发现的顺序

作者	病例总数	首先发现脏器		同时
		子宫癌	肺	
王贵杰等	1	1		
夏文涛等	1	1		
于风玲等	3	2		1
蔡月峨等	4	3	1	

王贵杰等报道子宫癌的肺转移癌伴有多发性空洞1例。临床见表19-1-1，X线表现见表19-1-3。子宫肿块取材活体组织检查，病理诊断：子宫癌。出院后53天死亡[15]。

房朝晖等报道子宫体癌81例。I期28例，Ⅱ期25例，Ⅲ期26例，Ⅳ期2例。病理：腺癌60例，腺棘细胞癌12例，腺鳞癌4例，透明细胞癌3例，鳞癌2例。腺癌60例中病理分级分别为I级6例，Ⅱ级51例，Ⅲ级3例。随访均满3年以上，失访4例按死亡计入。81例中存活48例，死亡33例中复发9例，转移7例(肺转移6例，肝转移1例)，未控1例，原因不明死亡11例，非肿瘤死亡2例[20]。

桑原元尚等报道子宫平滑肌肉瘤同时肺、肝转移切除1例。患者51岁，49岁时贫血，单纯子宫摘除治疗子宫平滑肌瘤。术后病理为平滑肌肉瘤。1个月后追加两附件+淋巴结廓清，pT1bN0M0，病期IB。19个月后CT发现肝、肺各1个转移瘤。肿瘤标志物正常，同时手术切除。术后病理皆为平滑肌肉瘤，行5个疗程化疗。29个月后胸CT再发现左肺下叶1cm肺转移瘤，胸腔镜下切除。31个月后尾骨转移和两肺多发转移。姑息治疗，36个月后死亡[21]。

井上尚等报道引起罕见横隔膜转移的子宫体癌。66岁时因子宫体癌行扩大子宫全摘术+大动脉旁淋巴结摘除术。4年后FDG-CT发现右肺底横膈膜面有转移性肿块。化疗3个疗程后缩小又增大。肿瘤标志物唯NSE略高。手术将右肺底及部分浸润肝脏切除。

病理:腺癌,与子宫体癌一致。术后18个月再化疗。胸骨后淋巴结转移[22]。

张琳等报道妇科原发恶性肿瘤204例。其中子宫内膜癌36例。36例中2例出现胸水,无肺内转移。胸水患者为Ⅰ期和Ⅲ期患者,其CA-125均升高达261~1068 U/mL[2]。

蔡月峨等报道单发肺转移瘤30例。30例单发肺转移瘤中原发肿瘤内绒毛膜上皮癌4例,子宫癌2例,子宫平滑肌肉瘤1例。原发肿瘤子宫癌至发现肺转移瘤时间为6~144个月,平均38个月(其中1例先发现肺部肿瘤,手术切除后病理报告为绒毛膜上皮癌,再行全子宫切除术)。原发绒癌4例转移灶切除后平均生存82个月,子宫癌2例为60个月[19]。

于风玲等报道8例子宫内膜间质肿瘤。其中1例初诊时X线胸片诊为肺转移。8例中淋巴管内间质肌病(ESM)6例,间质肉瘤、间质结节各1例。1例ESM术后5年时经X线诊为肺癌,肺上有两处阴影,未手术而用癌敌治疗1个月,疗效明显。1年半后复查,肺肿块全部消失,现存活14年。间质肉瘤1例,术后肺转移2年死亡[18]。

子宫肉瘤的主要临床表现为异常阴道流血和子宫增大,且易局部复发及远处转移[5]。

四、影像学表现(请参阅书后附图35)

几例患者的影像学表现如表19-1-3所示[14,15,17]。

夏文涛等介绍1例阅片漏诊子宫内膜癌肺转移。7年前行子宫全切+盆腔淋巴结清扫术,诊断为子宫内膜癌Ⅱ期。2年前复发再手术。1年前主诉闷气、心慌3个月。胸CT:左肺上叶尖后段内见小片状高密度絮状及条状病灶,境界欠清。拟诊:左上叶陈旧性肺结核。现胸片报告:左肺多发类结节影。胸部CT:两肺多发结节,考虑(癌)转移。1年前胸部CT及现在变化见表19-1-3[17]。

五、诊断

吴少勇等回顾性分析257例子宫内膜癌。结果:术前B超检查在癌浸润深度上诊断符合率:无肌层浸润为41.1%,肌层浸润小于1/2为41.8%,肌层浸润大于1/2为86.7%,与术后病理检查相比有显著性差异($P<0.01$),肌层浸润>1/2,两者相比无显著性差异($P>0.05$)。盆腔淋巴结转移率为16.8%(38/226),临床Ⅰ期为7.3%(11/151),Ⅱ期为35.1%(26/74),Ⅲ期为1例(1/1)。盆腔转移率为16.7%(43/257),临床Ⅰ期为9.6%(16/167),Ⅱ期为28.1%(25/89),Ⅲ期为1例(1/1)。经单因素分析,临床期别、浸润深度、病理级别和组织学类型均与盆腔淋巴结转移和盆腔转移有关($P<0.01$,或$P<0.05$)。多因素相关回归分析,前3个因素间相比较,有显著性差异($P<0.05$)。B超检查对判断癌浸润深度(肌层受浸大于1/2时)有一定价值[23]。

近年来开始检测患者血清CA-125水平,对于术前了解有无子宫外转移、判断预后及有无肿瘤复发均有一定参考价值。刘文欣报道15例UPSC术前检测了血清CA-125值,平均为156 ku/L(21-557 ku/L),阳性者(≥35 ku/L)12例中发生的宫外转移率为66.7%(8/12)[11]。

六、治疗

白萍等报道子宫肉瘤153例临床资料。手术治疗38例,手术加放疗24例,手术加化疗50例,手术加放疗、化疗23例,单纯放疗4例,单纯化疗3例,放疗加化疗11例。结果:总5年生存率为49.0%。平滑肌肉瘤5年生存率为46.9%,中胚叶混合瘤为34.1%,内膜间质肉瘤为69.3%,三者比较,$P<0.01$。肿瘤局限于子宫(Ⅰ期+Ⅱ期)患者的5年生存率为59.6%,侵及盆腔(Ⅲ期)者为25.6%,转移至上腹部或远处者为10.0%($P<0.01$)。子宫体积小于妊娠3个月子宫时,5年生存率为49.9%,而≥3个月时为18.8%($P<0.05$)。绝经前患者5年生存率为56.3%,绝经后为28.9%($P<0.05$)。结论:子宫肉瘤预后与病理类型、临床及手术病理分期、子宫大小及绝经前后有明显关系。单纯放、化疗仅为姑息治疗。术后辅助放疗可明显减少阴道、盆腔复发率。手术加放疗、化疗的综合治疗可以降

表19-1-3 几例患者的影像学表现

作者	影像学表现
王贵杰等	子宫癌的肺转移癌呈多发性空洞。胸片双肺多个结节状致密阴影,0.5~0.8cm不等,有圆形、长圆形,边不甚光滑,有浅分叶,但均较锐利、清楚,在多个结节状阴影内有密度减低的透亮区。透亮区内壁薄,洞壁内缘光滑
唐来芹等	子宫内膜间质肉瘤。胸部CT:①两肺多发结节;②两侧胸腔积液;③纵隔淋巴结肿大
夏文涛等	1年前胸部CT显示除左上肺斑片状高密度影外,两侧中上肺野及左下肺有1cm以下的细小或颗粒状影,轮廓较光整,密度较均匀。现复查显示右肺(中间支气管层面)的小结节状影由原来的颗粒状病灶进一步增大,呈分叶样改变,似由小结节堆聚而成,尚有新出现的结节状病灶

低复发率,但尚需积累更多的经验。

转移及复发与治疗方法:153例患者经初次治疗后,65例(42.5%)有阴道、盆腔或远处转移。其中阴道或残端复发10例,盆腔复发18例,腹腔复发12例;肺转移29例,肝转移4例,皮肤转移3例。各种方法初治后的复发或转移率差异无显著性,但手术或手术加化疗后的盆腔复发者28例,而手术加放疗或手术加放疗、化疗后的盆腔复发者9例,二者差异有显著性($P<0.05$)。三种主要病理学类型(平滑肌肉瘤、中胚叶混合瘤和内膜间质肉瘤)患者经初次治疗的复发情况经统计学处理,差异无显著性($P>0.05$)。复发后采用VAD和AP方案化疗,效果较好,分别为6/8和4/4有效,但无完全缓解病例,缓解期为2~12个月。对盆腔或阴道复发病例,采用盆腔放疗者共18例,完全缓解占16.3%,部分缓解占38.9%,稳定占44.4%,无效1例,记录不详2例[24]。

1994年Colf等报道了在15年中47例Ⅳ期内膜癌患者的回顾性复习。发现Ⅳ期患者中位存活期仅12个月。但做了减瘤术的患者,中位存活为18个月,而未做者仅8个月。结论:成功的减瘤术对Ⅳ期内膜癌是唯一有统计学意义的预后因素[1]。

方志文等综述介入治疗在妇科恶性肿瘤中的应用。子宫内膜癌:单纯动脉化疗完全缓解率为5.0%,部分缓解率为55.0%,总有效率为60.0%,无变化占25.0%,进展占15.0%。而灌注化疗栓塞完全缓解率为55.6%,部分缓解率为22.5%,总有效率为78.2%,无变化占21.8%[25]。

王涛等探讨晚期子宫癌的介入治疗。1998—2005年开展经股动脉穿刺达靶器官灌注化疗药物21例,效果显著。晚期子宫癌21例,患者均经临床及病理确诊。其中宫颈癌15例,子宫内膜癌6例,症状有不规则阴道出血20例,下腹部胀痛12例,咳嗽、胸痛5例,均有消瘦乏力,合并肝或肺转移5例,按照FIGD分期Ⅱb期6例,Ⅲ期10例,Ⅳ期5例,共进行了36次治疗,有3例在1次化疗后进行根治手术。股动脉穿刺插管,其中双侧置管14例,单侧置管7例。灌注次数最少1次,最多4次。3例患者在首次介入治疗后,10~15天行根治手术,灌注的化疗药物选用阿霉素、卡铂、氟尿嘧啶、丝裂霉素以及环磷酰胺中3种敏感药物组合。推注明胶海绵粒2mm×2mm栓塞至血流停滞。5例合并肝或肺转移者,在介入治疗的同时通过肝动脉及支气管动脉向肝及肺内转移灶灌注敏感化疗药物。结果:20例治疗1次后阴道出血停止,12例下腹部胀痛治疗1次症状消失,5例合并肝或肺转移者治疗后转移灶明显缩小,肿块缩小50%以上14例,缩小在25%~50% 5例,缩小不足25% 2例,总有效率达65%。3例术后进行根治的患者,1例子宫内膜癌仅见子宫内膜坏死,其他2例肿瘤显示不同程度变性坏死。术中及术后并发症:2例术中疼痛较剧烈,经肌注盐酸哌替啶75mg后缓解,2例臀部疼痛,持续5天缓解。3例患者术后发热,体温38℃~39℃持续1周,1例排尿困难,对症处理,两天后缓解,无严重并发症[16]。

孕激素类药物大剂量用于子宫内膜癌,有肯定疗效。不少晚期或复发之病例经治疗后肺、骨或腹腔内的病变完全消失,病情持续缓解,甚至生存多年没有复发迹象。目前的研究表明,约70%的病例可以获得主观症状改善,30%~35%的患者有明显的客观疗效,20%持续缓解以至痊愈。用药一周后即开始发牛组织学变化,凡有效的病例,4~6周即应出现明显治疗效应。癌组织分化好、生长慢者,一般疗效较好。肺和骨转移性病变的疗效,一般比盆腔或腹腔复发好[3]。

尹晓然等报道内皮抑素联合化疗治疗晚期子宫平滑肌肉瘤肺转移1例。患者因下腹包块伴经期疼痛、月经量增多半年疑为子宫肉瘤,行子宫全切+双侧附件囊肿切除术,术后病理:子宫平滑肌肉瘤,淋巴结无转移。10个月后因下腹疼痛、恶心、呕吐伴发热10天入院。腹部B超:肝可见数个低密度影,最大者约13cm×11cm。胸部CT:双肺可见不等结节影,大者约4cm×4cm。盆腔CT:软组织肿物,直径约16cm×15cm。诊断:子宫平滑肌肉瘤术后局部复发,肝肺转移。治疗:给予EP方案(EPI 60 mg d1~d2;CBP 400 mg d2+;YH~16 15 mg d1~14;q21天)治疗。第1周期治疗结束,下腹疼痛、恶心、呕吐、发热症状明显改善。4周期化疗结束复查,腹部B超:肝可见数个低密度影,最大者约8cm×6cm。胸部CT:双肺结节影人者约2cm×2cm。盆腔CT:软组织肿物直径约8cm×7cm。疗效评价为PR。

恩度(YH-16)是我国学者研发的重组人血管内皮抑素,能够特异性抑制血管内皮细胞增殖,阻止肿瘤细胞转移,促使肿瘤细胞凋亡。可以提高化疗效果,有助于改善肿瘤患者的生活质量,并有效延长生存期[26]。

七、预后

子宫内膜癌的预后较好。5年生存率一般在60%~70%之间,部分可达80%[1]。

马绍康等探讨三种特殊类型子宫内膜癌:浆液性

乳头状腺癌(UPSC)、透明细胞癌(CCC)与低分化内膜腺癌(G3EC)的复发率。治疗情况:所有三组患者均行手术治疗。术后治疗包括单纯放疗、放疗联合化疗、单纯化疗等。肿瘤复发情况:22 例 UPSC 患者中,有 8 例复发,复发率为 36.4%,中位复发时间为 11 个月,平均为15.3 个月(6~39 个月)。复发部位:肝、肺等远处转移 4 例,腹腔转移 1 例,淋巴结转移 1 例,盆腔及阴道残端复发 1 例,盆腔阴道残端复发合并肺转移 1 例。其中以远处血行转移最常见,达 62.5%(5/8),2 例盆腔及阴道残端复发的患者均为术后单纯化疗的患者,复发率为 25.0%(2/8)。复发患者总的中位生存期为 8 个月(6~24 个月),2 年生存率为 12.5%。17 例 CCC 患者中,5 例复发,复发率为 29.4%,中位复发时间为 8 个月,平均为 11.6 个月(4~23 个月)。复发部位:肝、肺等远处转移 3 例,达 60.0%(3/5),1 例淋巴结转移,1 例盆腔复发。复发患者总的中位生存期为 6 个月(1~13 个月),2 年生存率为 0%。31 例 G3EC 患者中,6 例复发,复发率为 19.4%,中位复发时间为 8 个月,平均为 21.3 个月(5~46 个月)。复发部位:盆腔及阴道复发 2 例,2 例盆腔复发伴腹主动脉旁淋巴结转移,均为术后行孕激素治疗或单纯化疗的患者,盆腔复发率达 40.0%(4/10);2 例远处转移,为术后单纯盆腔放疗的患者。转移率为 14.3%(2/14),中位生存期为 7 个月(6~25 个月),2 年生存率期为 33.3%。UPSC 和 CCC 患者的复发率高于 G3EC 患者($P<0.05$)。虽然中位生存时间二者之间差异无统计学意义,但 G3EC 的长期生存优于前两者[27]。

凌勇等报道子宫乳头状浆液性腺癌 11 例随访及生存情况:3 例术后外院治疗,2 例失访。9 例随访时间为 3 个月到 8 年。未手术 1 例 (临床分期Ⅳ期),3 个月后死亡;外院治疗 1 例,肺转移(术后 18 个月),21 个月死亡;本院治疗 7 例,5 例死亡,最短 14 个月,最长 30 个月(2 例肝脏转移,2 例盆腔及阴道转移,1 例盆腔及肺转移)。6 例死亡患者,随访中有 2 例先表现为血清 CA-125 升高,后发现有远处转移。临床生物学行为:本病恶性程度高,细胞分化不良,极易发生脉管浸润、盆、腹腔淋巴结转移、子宫深肌层浸润、盆、腹腔转移。早期即可发生淋巴结、盆腔受累(LVSI)。本组病例中 80%有深肌层浸润,40%有淋巴结转移,细胞低分化占 60%。转移部位以腹腔、盆腔为主,大网膜往往受累,晚期还可导致远处转移,如肝、肺等[28]。

房朝晖等报道子宫体癌 81 例。临床期别对生存率有明显影响,期别越早生存率越高($P<0.01$)。手术加放射治疗疗效明显优于单纯放疗($P<0.01$)。腺癌病理分级与生存率无明显差异, 可能与本组病例少有关。无生育者生存率较有生育者明显降低($P<0.05$)。有糖尿病、高血压及肥胖并发症者与无上述并发症者相比,生存率无差异($P>0.05$)[20]。

宁燕等分析子宫癌肉瘤 26 例预后影响因素。26 例子宫癌肉瘤患者, 死亡 15 例, 总 5 年生存率为 26.5%,中位生存时间为(33±7.33)个月。手术中 21 例患者体内未发现残余病灶, 随访中 10 例出现复发或转移,距第一次手术复发时间为 5~51 个月,中位复发时间为 18±2.37 个月,其中 8 例出现局部复发和盆腔转移,2 例出现肺转移。复发或转移患者 1 年生存率为 80%,3 年生存率为 10%,5 年生存率为 0。影响因素:临床病理分期是其独立预后影响因素;单因素分析中与预后相关的肿瘤大小、肌层浸润深度、有无淋巴结转移、有无残留病灶等在 COX 多因素分析中均无统计学意义,而癌的组织学类型、肉瘤成分、脉管腔内癌栓等临床病理因素与预后无关[13]。

子宫肉瘤的 2 年和 5 年生存率分别为 68.0%和 44.0%。预后和绝经前后、临床分期及病理类型有密切关系。认为早期诊断和及时合理治疗是提高子宫肉瘤患者生存率和改善预后的关键[5]。

参考文献

[1]孙燕.内科肿瘤学.北京:人民卫生出版社,2001:704-749

[2]张琳,王金丽,周元春,等.女性生殖器原发恶性肿瘤胸部转移的 X 线与临床特征 (附 204 例报告). 实用放射学杂志,2002,18:389-390

[3]吴鸣,郎景和.子宫内膜癌的治疗.癌症进展杂志,2006,4:13-18

[4]王延洲,常青,何世荣.子宫癌肉瘤和卵巢癌肉瘤的临床特点和结局. 国外医学妇产科学分册,2007,34:294

[5]林娜,林丹玫,魏晓蝉,等.子宫肉瘤 25 例临床分析.海峡预防医学杂志,2008,14:90-91

[6]王鹤,陈心秋,黄薇,等.116 例子宫内膜癌淋巴结转移规律的分析.广西医学,2007,29:1341-1342

[7]冯富惠,公丽萍,刘正玲.子宫内膜癌淋巴结转移规律探讨.山东医药,2004,36:15-16

[8]陈国英,黄燕玲,王敏,等.子宫癌并发多原发癌 12 例临床分析.癌症,1997,16:302-303

[9]陈秀勇,张鸿未.转移性肺肿瘤的一些问题探讨(文献综述).肿瘤学杂志,1980,(3):96-102

[10]宋水勤,张国楠,廖凉. 子宫内膜癌宫体外转移相关临床病理因素分析.现代妇产科进展,2007,16:804-807

[11]胡春霞,金松,何超蔓,等.子宫乳头状浆液性腺癌 25 例临床病理分析.海南医学院学报,2007,13:149-下转 163

[12]贾刚田节，王海潮.妇科恶性肿瘤的淋巴结转移.国外医学妇产科学分册，1992，19:44-46
[13]宁燕，周先荣，朱慧庭，等.子宫癌肉瘤26例临床病理及预后影响因素分析.临床与实验病理学杂志，2007，23:520-523
[14]唐来芹，褚晓源，陈龙邦，等.子宫内膜间质肉瘤误诊为子宫平滑肌瘤1例.实用医学杂志，2008，24:191
[15]王贵杰，孟庆方，李海，等.子宫癌的肺转移癌伴有多发性空洞1例报告.哈尔滨医药，1983，3:33-34
[16]王涛，林爱清，胡添松.晚期子宫癌的介入治疗(附21例分析).福建医药杂志，2007，29:42-43
[17]夏文涛，范利华.漏诊转移性肺癌致纠纷分析.中国临床医生，2006，34:62
[18]于风玲，胡瑞素，刘士正，等.子宫内膜间质肿瘤(附8例报告).河北医学院学报，1989，10:36-38
[19]蔡月峨，王丽，何国钧，等.单发肺转移瘤30例报告.临床肺科杂志，1998，3:44-转38
[20]房朝晖，李魁秀，白兆军.子宫体癌81例临床分析.河北医科大学学报，1997，18:343-344
[21]桑原元尚，浜田利德，川上豪仁，ほか.子宫平滑筋肉肿の肺肝転移を同时切除した1例.胸部外科，2011，64:509-511
[22]井上尚，荒木修，苅部阳子，ほか.横隔膜転移をきたした子宫体癌.胸部外科，2011，64:832-834
[23]吴少勇，李隆玉，邓克华.子宫内膜癌251例临床分析.实用癌症杂志，2006，2:63-65
[24]白萍，孙建衡，晁红霞，等.子宫肉瘤153例临床分析.中华妇产科杂志，1997，32:163-165
[25]方志文，陈芳，王言奎.介入治疗在妇科恶性肿瘤中的应用.中国微创外科杂志，2006，6:635-636
[26]尹晓然，王西京，刘小旭，等.内皮抑素联合化疗治疗晚期子宫平滑肌肉瘤1例及文献回顾.现代肿瘤医学，2009，17:951-952
[27]马绍康，吴令英，高菊珍.特殊类型子宫内膜癌的临床特点.实用肿瘤杂志，2008，23:142-147
[28]凌勇，张鹏.子宫乳头状浆液性腺癌11例临床病理分析.实用妇产科杂志，2007，23:172-174

第二节　宫颈癌

一、流行病学

美国临床医师癌症杂志(CA)公布全球子宫颈癌病例数数据(2008年)。癌症新发病例数：就世界范围而言，占女性疾病的第3位。就发展中国家而言，占女性疾病的第2位。死亡病例数：就世界范围而言，占女性疾病的第4位。就发展中国家而言，占女性疾病的第2位。

宫颈癌作为女性最常见的肿瘤之一，其发病位次较前有所下降。与前列腺癌正相反。在发达国家，宫颈癌并未出现在女性肿瘤发病的前5位。但在发展中国家，宫颈癌发病数却一直位列第2位。造成这种差异的主要原因，一是发展中国家医疗资源贫乏，缺乏对癌前病变和早期癌症的有效筛查；二是人乳头状瘤病毒(HPV)疫苗价格较高，收入低的国家无法普及使用。印度的一项临床研究证实，只要进行一次HPV检测，就能降低50%的宫颈癌进展和死亡风险。

近30年世界范围内子宫颈癌的发病率和死亡率均有明显下降趋势。据世界卫生组织统计28个发达国家，1960—1980年间宫颈癌的死亡率下降了30%。上海纺织系统开展普查20余年，宫颈癌患病率下降了91.6%。北京市1977年宫颈癌普查的患病率为41.35/10万，而1989年已大幅度下降为2.5/10万[1]。

Claude J等人对243例宫颈癌进行回顾性调查，分析了①宫颈癌肺转移的发生率；②原发病变的分期与肺转移发生率的关系；③无病间期(从原发癌初诊至发现肺转移)与肺转移发病率的关系。结果表明，243例中22例(9.1%)有肺转移。22例中已知20例的最初分期，5例为Ⅰ期，9例为Ⅱ期，2例为Ⅲ期，4例为Ⅳ期。Ⅰ期癌的肺转移发生率是4.24%(5/118)，Ⅱ期癌为13%(9/69)，Ⅲ期癌为7.4%(2/27)，Ⅳ期癌为57%(4/7)，除Ⅲ期癌外，宫颈癌肺转移的发生率与病变的最初分期密切相关。22例中21例已知无病间期，结果Ⅰ期癌平均为39个月，Ⅱ期癌为37.3个月，Ⅲ期癌为18个月，4例Ⅳ期癌患者在诊断原发癌时即已有肺转移，说明宫颈癌的最初分期与无病间期呈相反关系[7]。

远处转移占13.7%，以肺转移为首，占6.3%。据侯亚君报道，国内肺转移占2.4%，国外占1.3%~8.9%。许多资料统计表明锁骨上淋巴结转移占第二位[3]。Gunasekera等报道，宫颈癌肺转移率为1.8%，预后差[4]。还有报道宫颈癌的肺转移率为9.1%~38%[1]。

肺转移为宫颈癌转移的常见部位，据研究资料统计，宫颈癌治疗后仍有35%的病例复发，其中远处转移的占11%~16%，肺转移的发生率为1.3%，肺转移癌占转移癌的23.8%。苏进等2年来共收治宫颈癌1005例，宫颈癌肺转移的发生率为1.1%，占转移癌是的23.3%。本组研究，10例为早、中期患者，仅1例为晚期患者，提示肺转移不一定常见于宫颈癌晚期，也可发生在早期，临床上不能单纯通过肿瘤分期预测发生肺转移的可能性大小,应与其他因素相结合。Nakanishi 等报道,宫颈癌远处转移与肿瘤的生物学行为有关,尤其是一些特殊组织类型的宫颈癌在早期即可发生远处器官的转移,本组研究病例表现较为突出,6 例为低分化,1 例为未分化癌。因此,对于早、中期患者,尤其是恶性程度高的宫颈癌患者应密切随诊观察[5]。

张琳等收集了宫颈癌 19 例:病理为鳞癌 16 例,腺癌 3 例。1 例Ⅳ期患者出现胸水,CA-125 升高为 261 U/mL。1 例有肝转移、肺转移[6]。

二、病理学

Claude J 等人对 9 例宫颈癌肺转移进行了尸检,仅 5 例能鉴定明确的细胞类型,其中 4 例肺部发现鳞状细胞癌。10 例(45%)仅凭多个肺结节的胸片改变即诊断为肺转移,这种改变是肺片的主要特征,在 22 例中见到的有 18 例。作者认为,这些患者无其他癌,所以这种特征可诊断宫颈癌的肺转移。对本组 20 例肺转移的患者进行了胸外转移的评价。结果 2 例无明确诊断,11 例(55%)有转移到其他部位的明确证据,4 例肝功能检查异常,但始终无明确的胸外转移表现。5 例(25%)胸外转移的评价阴性,因此有肺转移的证据并不意味有其他部位的转移[2]。

江涛等对 391 例宫颈癌患者的淋巴结转移率进行分析。结果:Ⅰa 期淋巴结转移率为 2%,Ⅰb 期为 11.9%,Ⅱa 期为 16%,Ⅱb 期为 18.52%。盆腔淋巴结转移率与病理分级、组织类型、肿瘤大小、术前化疗有关($P<0.05$),与术前放疗、临床分期关系不明显($P>0.05$)。在盆腔淋巴结转移中,以闭孔淋巴结阳性率最高,其次为髂外淋巴结,再次为髂内淋巴结[7]。

安云婷等分析 305 例宫颈癌Ⅰa~Ⅱb期行手术治疗患者的淋巴结转移。305 例中 50 例有盆腔淋巴结转移,占 16.4%。Ⅰa 期宫颈癌 22 例无盆腔淋巴结转移;Ⅰb 期 214 例盆腔淋巴结转移 21 例,转移率为 9.8%;Ⅱa 期 27 例,盆腔淋巴结转移 5 例,转移率为 18.52%;Ⅱb 期 42 例,盆腔淋巴结转移 24 例,转移率为 57.14%,差异有统计学意义。鳞癌 232 例,盆腔淋巴结转移 19 例,转移率为 8.2%;腺癌 73 例,盆腔淋巴结转移 31 例,转移率为 42.5%,差异有统计学意义。高分化组 26 例,无盆腔淋巴结转移;中分化组 215 例,盆腔淋巴结转移 24 例,转移率为 11.16%;低分化组 64 例,盆腔淋巴结转移 26 例,转移率为 40.62%,差异有统计学意义。宫颈间质浸润深度≥1/2 者 224 例,盆腔淋巴结转移 49 例,转移率为 21.88%;宫颈间质浸润<1/2 者 81 例,1 例盆腔淋巴结转移,转移率为 1.23%,差异有统计学意义。可见,Ⅰa~Ⅱb 期宫颈癌盆腔淋巴结转移与临床分期、组织类型、病理分级、生长方式、浸润宫颈间质深度有密切关系。而在盆腔淋巴结转移中,以闭孔淋巴结转移率最高,占 53.3%,髂外淋巴结次之,占25.0%。资料显示,小于 35 岁者出现盆腔淋巴结转移的有 60 例,转移率为 18.33%;35~50 岁,转移率为15.15%;≥50 岁,转移率为 17.50%。虽然各年龄组盆腔淋巴结转移差异无统计学意义,但有学者提醒要注意 HPV 患者感染的年轻化。HPV 感染与宫颈癌之间的关系已成为不争的事实。故对年轻妇女特别是早婚、早育、多孕、多产及多个性伴侣者的年轻妇女,更应注意早期的筛查。本组肿瘤直径≥4cm 者 165 例,盆腔淋巴结转移 33 例,转移率为 20.0%;肿瘤直径<4cm 者 140 例,盆腔淋巴结转移 17 例,转移率为 12.14%,差异无统计学意义。资料中,术前化疗者 54 例,盆腔淋巴结转移 4 例,转移率为 7.40%;术前未化疗者 230 例,盆腔淋巴结转移 45 例,转移率为 19.56%;术前放疗者21 例,盆腔淋巴结转移 1 例,转移率为 4.76%;未放疗者 230 例,盆腔淋巴结转移 45 例,转移率为 19.56%[8]。

宫颈癌淋巴结转移:大量报道指出,宫颈癌盆腔淋巴结转移频度与预后有关。淋巴结转移率Ⅰb 期为 10%左右,Ⅱ期为 30%左右,Ⅲ期为 50%左右。区域淋巴结为主韧带、髂内、闭孔、髂外、腹股沟、骶骨、髂总淋巴结。腹主动脉旁淋巴结(PAN)为远隔淋巴结。区域淋巴结中主韧带、髂内、髂外、闭孔、骶骨淋巴结为一次淋巴结。转移部位多为闭孔、髂内、髂外淋巴结。组织类型以腺癌,特别是Ⅱ、Ⅲ期进展性腺癌较鳞状上皮癌频度高。

有无淋巴结转移与预后密切相关,无转移的Ⅰb 期病例 5 年生存率为 91%,有转移者为 56%。有转移病例,特别是高危人群应搞清有无多个淋巴结转移、髂总和腹主动脉旁淋巴结转移以及转移淋巴结的最大直径是否等于或超过 10mm 等[9]。

由于子宫颈癌根治术的广泛开展,Ⅰ及Ⅱa 期患者淋巴结转移情况的报道甚多。Friedell 和 Graham (1939)报道 40 例Ⅰ期患者,病变小于 1cm 者无盆腔淋巴结转移;病变为 1.1~2cm 及病变大于 2cm 者,盆腔淋巴结转移率分别为14%及 29%。Piver(1975)报道289 例手术者,Ⅰ期淋巴结转移率为 26.8%,病灶小于 3cm 及大于 3cm 者,分别为 21%及 35.2%。淋巴结转移率为 33.6%,病灶小于 3cm 及大于 3cm 者分别为 21%及 42.1%。Van Nagell(1978)报道 100 例Ⅰb 患者,有血管侵犯与无血管侵犯者，淋巴结转移率分别为34%及6%。

1973年Ketcham对84例宫颈癌患者行斜角肌脂肪块切除，对象为拟行手术治疗而颈淋巴结摸不到者。Ⅰ期及Ⅱa期共28例，均无转移；Ⅱb期至Ⅳ期共36例，斜角肌淋巴结转移率为19%。复发癌22例，转移率为18%，总转移率为13%。Buch-sbaum(1976)对13例晚期患者行斜角肌淋巴结检查，10例腹主动脉旁淋巴结阳性之患者中，5例有转移。

Fletcher(1979)认为盆腔淋巴结阳性者，约50%有腹主动脉旁淋巴结转移。Ⅲ及Ⅳ期患者，腹主动脉旁淋巴结转移率在35%~40%以上。根据Buchsbaum的意见，腹主动脉旁淋巴结阳性者，斜角肌淋巴结转移率可达50%[10]。

苏进等报道子宫颈癌肺转移11例。其中有10例患者存在免疫细胞低下，1例正常但亦为正常低值。因此，笔者认为可利用免疫细胞功能的检测指导临床对宫颈癌患者远处转移估计预后，通过免疫治疗提高患者免疫功能，以降低宫颈癌发生远处转移的危险性及提高肺转移的治愈率和生存率[5]。

杨杰等研究肺耐药蛋白(LRP)在宫颈癌组织中的表达。结果：LRP表达阳性率宫颈癌组(83.33%)显著高于正常宫颈组织组(16.67%)。其表达与宫颈癌的临床病理特征不相关，其高表达可能与宫颈癌的耐药性有关，该特性可能独立于病理特征之外[11]。

三、临床表现

几组病例的临床表现如表19-2-1所示[1,5,12]。

表19-2-1 几组病例的临床表现

作者	例数	症状及体征
黄益群等	1	宫颈癌肺转移瘤。胸闷、咳嗽、痰中带血
苏进等	11	宫颈癌肺转移。咳嗽、气短症状者8例，无明显症状者3例
金栄治等	1	广泛肿瘤肺栓塞致呼吸衰竭。女性，61岁，倦怠1月余，1个月后发热，活动气短，又半个月死亡

苏进等报道子宫颈癌肺转移(CCMP)11例。平均年龄40(34~46)岁，按1994年国际妇产科联盟(F1CO)标准分期Ⅰb期4例，Ⅱa期4例，Ⅱb期2例，Ⅲb期1例。诊断CCMP时的平均年龄为41(35~47)岁。11例从诊断宫颈癌至诊断CCMP的时间间隔小于6个月2例，小于12个月7例，大于12个月2例。病理：鳞状细胞癌10例，腺癌1例。大体分型中菜花型8例，内生型2例，溃疡型1例。癌细胞分化程度：6例为低分化，3例为中分化，1例为未分化。诊断CCMP前均未发现其他任何部位的转移，宫颈原发癌灶均为完全缓解。肺转移均为原发灶治疗后随访时发现，10例为胸部CT或X线等常规检查时发现，1例为支气管镜检发现[5]。

管先华等报道宫颈癌肺转移16例。各期宫颈癌526例，经胸X片证实肺转移16例，死亡15例。平均年龄为61.3(32~71)岁。各期中肺转移情况：按FIGO分期，Ⅰb期4例(4/18)，Ⅱb期4例(4/213)，Ⅲb期6例(6/285)，Ⅳ期2例(2/9)，在首次治疗前已发生转移。病理：鳞癌14例，Ⅰ级2例，Ⅱ~Ⅲ级12例；腺癌2例，Ⅱ级。影像表现见表19-2-2。肺转移发生时间：手术治疗后3个月内2例，1年内2例，2年内1例；放射治疗同时转移2例；治疗后半年内2例，1年内2例，2年内3例[13]。

金栄治等报道广泛肿瘤肺栓塞致呼吸衰竭1例。患者倦怠1月余，检查为宫颈鳞癌，侵及膀胱，左肾积水，右肾萎缩，肾功能不全。1个月后发热，活动气短，胸片有胸膜肥厚，透过性增强。又半个月死亡。尸检：大体检查肝、骨髓、左肾上腺转移，未见肺转移。镜下双肺广泛小动脉内瘤栓和动脉内膜增厚，右肾活动性结核[1]。

四、影像学表现(见书后附图22)

几组病例的影像学表现见表19-2-2[1,5,12-13]。

表19-2-2 几组病例的影像学表现

作者	例数	影像学表现
黄益群等	1	宫颈癌肺转移瘤。胸CT见双肺边缘带多发结节及空洞性改变，空洞壁厚薄不均，可见壁结节
苏进等	11	子宫颈癌肺转移。CT：双侧多发肺转移9例，右肺上叶转移1例，左主支气管转移1例
管先华等	16	巨大菜花型10例，肿瘤直径≥5cm；空洞型2例，直径≥5cm；糜烂型4例，肿瘤≤4cm。肺转移病变部位及并发其他转移部位：左肺3例，右肺4例，双肺转移9例。伴肝转移2例，锁骨上淋巴结转移2例(其中1例同时有腹表面淋巴结转移)，合并胸、腹水各1例
金栄治等	1	胸片有胸膜肥厚，透过性增强。尸检未见肺转移。镜下双肺广泛小动脉内瘤栓和动脉内膜增厚

黄益群等报道肺转移瘤CT表现空洞样改变2例，其中1例为宫颈鳞癌。因阴道接触性出血2个月入院。宫颈有一直径5.0cm菜花样肿块，侵犯穹窿部及阴道上段，病理活检报告为宫颈鳞癌，Ⅲ级，诊断为宫颈癌Ⅱa期，行广泛性子宫切除加盆腔淋巴结切除

术,术后病理为宫颈鳞癌,盆腔淋巴结(3/10)转移。术后全盆腔放疗 DT 45 Gy/4.5 周,采用顺铂为主方案化疗 3 周期。随访 1 年无复发。1 年半后患者出现胸闷、咳嗽,痰中带血。行胸螺旋 CT 平扫,如表 19-2-2 所示。痰涂片找到癌细胞,化疗两周期后病情无缓解,出现胸腔积液并广泛脑转移,2 个月后死亡[12]。

五、诊断

Kitajjima K 等人评价 FDG-PET/CT 与 PET 单独诊断可疑子宫颈癌复发的准确性。52 例宫颈癌经过治疗,因可疑复发进行 PET/CT 检查。病例分析显示 PET/CT 诊断的敏感度、特异度、准确度分别为 92.0%(23/25)、92.6%(25/27)、92.3%(48/52),而相应的 PET 单独诊断的敏感度、特异度、准确度则分别为 80.0%(20/25)、77.8%(21/27)、78.8%(41/52)。PET/CT 解决了单独 PET 的假阳性,如良性(炎性)病变引起的代谢活跃、生理变化造成的假阳性情况,同时可发现单独 PET 遗漏的肺转移、复发、腹腔转移、主动脉旁淋巴结转移、盆腔淋巴结转移、FDG-PET/CT 可提供复发病灶的良好解剖信息及功能定位情况,在对宫颈癌患者随访中是一种有用的补充手段[14]。

宫颈癌最常见的组织学类型是鳞状细胞癌(SCC),据报道有 3.1%~8.2%宫颈癌可发生肺转移。区分肺原发性 SCC 与转移性宫颈 SCC 对评价患者预后和选择治疗措施非常重要。尽管肺转移性癌为多灶性病变,但有时也可表现为孤立性病灶,致使鉴别非常困难,到目前为止还没有可靠的免疫标记物可用于二者的鉴别。已有的研究表明,p16 过表达与 HPV 相关的宫颈癌有关,p16 免疫组化检测可作为宫颈上皮癌变的辅助诊断工具和高危型 HPV 感染的替代标记物。Wang CW 等应用免疫组化方法检测了 33 例原发性肺 SCC、48 例宫颈 SCC 和 17 例肺转移性 SCC 中 p16 表达,结果:发现 47 例(98%)宫颈 SCC 强阳性表达 p16,而 33 例肺原发性 SCC 中仅有 7 例(21%)弱到强阳性表达 p16,其中弱阳性 3 例,中等阳性 1 例,强阳性 3 例。17 例肺转移性宫颈 SCC 及其相对应的原发灶 p16 均表达阳性。14 例肺转移灶行高危型 HPV DNA 检测,结果显示 7 例仅为 HPV 16 型,7 例为 2 到 4 倍基因型。7 例 p16 表达阳性的肺 SCC 中,仅有 1 例 p16 强阳性表达者中检测到 HPV-31 型。通过这项研究,作者认为 p16 免疫检测可用于肺原发性 SCC 与宫颈 SCC 转移至肺的鉴别,p16 表达是宫颈 SCC 一个恒定的表现,即使发生远处转移至肺。该项研究结果还表明在手术切除的标本中,使用 75%阳性肿瘤细胞截断值,p16 在区分肺原发性 SCC 和转移性宫颈 SCC 的敏感性和特异性分别为 98%和 91%,但在活检标本中建议采用 10%作为 p16 阳性截断值[15]。

血清鳞状细胞癌抗原(SCCAg)是宫颈癌病情检测及随访中最常用的肿瘤标志物,宫颈癌治疗后随访血清 SCCAg 水平升高提示肿瘤复发。F-FDG PET/CT 能同时提供机体肿瘤细胞的增殖代谢信息和肿瘤病灶的解剖结构信息,从而提高病灶的探测效率;而 PET/CT 一次成像探测全身转移灶的优势也可全面检测肿瘤复发。

胡莹莹等研究 18F-FDG PET/CT 在随访血清鳞状细胞癌抗原升高的宫颈癌中的应用。31 例宫颈癌随访 SCCAg 升高患者均经 PET/CT 探测到病灶,PET/CT 检查诊断宫体或阴道局部复发 3 例,转移 28 例,其中 5 例为单个病灶转移,23 例为多发转移。31 例患者的所有病灶中,以淋巴结转移最为常见,共 26 例,肺转移 4 例,骨转移 2 例,肝转移及门脉癌栓 2 例[16]。

六、治疗

GPR48 受体偶联 Gs 蛋白介导细胞内信号转导通路通过调节微管聚合状态和基质金属蛋白酶活性,影响肿瘤细胞的侵袭转移。高芸等研究靶向 GPR48 的 shRNA 抑制人宫颈癌 HeLa 细胞的侵袭转移。结果:RNA 干扰使 HeLa 细胞 GPR48 表达下调 80%。与阴性对照组比较,转染靶向 GPR48 重组质粒的实验组穿膜细胞数显著减少 (28.3+1.5 和 17.6+1.5 对 94.4+15.7,$P<0.01$)。裸鼠在体肺转移实验中,与阴性对照组比较,转染靶向 GPR48 重组质粒的实验组肺转移结节数显著减少(1.3±11.2 和 1.5±04 对 7.8±1.8,$P<0.01$)。结论:shRNA 真核表达载体能明显抑制 HeLa 细胞的 GPR48 表达,有效抑制 HeLa 细胞的体外侵袭和载体转移[17]。

综合疗法

王婷等观察新辅助化疗结合手术治疗晚期宫颈癌 41 例临床疗效。确诊的原发宫颈癌(FICO Ⅱb~Ⅳ期)41 例,新辅助化疗方案为卡铂、丝裂霉素、长春新碱,经髂内动脉、子宫动脉灌注化疗+栓塞 1 个疗程,经阴道超声测量肿瘤体积。化疗后 3 周来院评估化疗效果,其中 40 例成功实施广泛全子宫切除术加盆腔淋巴结清扫术。结果:新辅助化疗后有效率为 78.0%(32/41)。9 例病变稳定(SD)或进展(PD),与化疗前相比肿瘤显著缩小($P=0.035$)[18]。

苏进等的子宫颈癌肺转移 11 例中 8 例发生肺转移前均仅单纯手术治疗,肺转移的发生可能与手术过程中的挤压容易形成血管内癌栓，在一定程度上促进了癌细胞血行转移，导致单纯手术后肺转移发生率增加，故笔者认为早期宫颈癌需要进行综合治疗。临床研究发现，放射线作用于肿瘤可使肿瘤细胞坏死并能被结缔组织包裹，宫颈肿块明显缩小，宫旁情况改善，降低了手术难度，以至于肿瘤可被完整地切除；同时射线可引起血管和内皮细胞增生而使管腔变窄、血液减少，对于消除亚临床病灶、淋巴转移、手术种植和消灭肿瘤细胞有积极意义。

Bolis 认为术前化疗有可能降低患者盆腔淋巴结转移率及复发率，但也有学者持慎重态度。Chen 等回顾性分析了 31 例 Ⅰb 2 期患者采用 PVB 方案，每 10 日重复 1 次，2~3 个周期后行根治术，同期 27 例患者单纯行根治术化疗组虽肿瘤体积缩减十分显著，但 3 年生存率两组无明显区别。另外，对于早期宫颈癌伴有高危因素者，如局部肿瘤体积大（直径≥4cm）、宫颈间质浸润达肌层外 1/3、盆腔或腹主动脉旁淋巴结转移、手术切缘阳性、宫旁浸润、病理分级为Ⅲ级和淋巴血管间隙受侵（LVSI）等，应进行术后辅助放疗[5]。

Claude J 等主张对于无其他部位转移证据的患者，在原发病变已被控制，患者适合手术时，应考虑切除增大缓慢的单个肺转移病灶[2]。

文献报道，Ⅰb－Ⅱb 期宫颈癌根治性切除加盆腔淋巴结清扫，复发率为 13%。58%在术后 1 年内复发，83%在 2 年内复发，35%为远处转移，远处转移以肺为首位。马志劳报道肺转移率为 1.58%。侯亚君报道，放射治疗宫颈癌 9384 例，肺转移率为 2.4%，半年内、1 年内、2 年内转移率分别为 10.8%、12.1%、45%。管先华等报道肺转移率为 2.37%，1 年内手术组发生转移者 3 例，放疗组发生转移者 6 例，余均在 2 年内发生转移。手术与放疗均是治疗宫颈癌的有效方法，是属区域性治疗，有其不足之处。如手术时造成局部种植，血行或淋巴播散，局部少量残留癌细胞，或远处亚临床病灶，巨大肿瘤缺乏氧细胞等，均是造成局部复发及转移的因素之一。

管先华等病例中在治疗同时（2 例）及治疗后短期内发生肺转移，可能与宫颈癌淋巴结转移有直接关系。据李玲、Hopkins 等分析，宫颈癌淋巴结转移因素及与生存相关的因素中，淋巴结转移随分期级别上升而升高，病理分级级别和组织类型（腺癌）、肿瘤大于 3cm、癌浸润深度等，均与淋巴转结移有关，从而影响预后。据 Tchan 等报道，在 360 例浸润性宫颈癌单纯放射治疗后高失败率原因分析中，提出了与宫颈癌生存相关的 4 项危险因素：①临床分期为Ⅲ~Ⅳ期；②肿瘤≥4cm；③小细胞癌及腺癌；④有淋巴转移者。李玲在分析有淋巴结转移的患者生存率与治疗关系后认为，为提高Ⅰ~Ⅱ期宫颈癌手术治疗的生存率，术前应充分考虑复发的高危因素。对盆腔淋巴结转移阳性、腺癌、低分化肿瘤，绝经前较年青的患者，主张术前给予插管化疗或放疗，术后对有淋巴结转移的病例施行合理辅助治疗，有利于提高存活期[13]。

庄甲花等报道全盆腔脏器联合切除治疗晚期局部宫颈癌 4 例。手术顺利，术后生存期为 4~41 个月，平均为 16.3 个月，4 例分别死于肠梗阻、小肠、阴道残端瘘绝食、盆腔疼痛绝食和肺转移。全盆腔脏器联合切除治疗晚期局部宫颈癌是一种快速、安全、切实可行的方法，克服了因放疗累积剂量增加损伤盆腔器官对再放疗限制的弊端，手术刺激还增加了肿瘤对放疗的敏感性，提高了放疗效果，其死亡主要原因为术后并发症，而非肿瘤复发[19]。

苏进等的 11 例原发灶治疗方法：8 例早期患者（Ⅰb、Ⅱa 期）接受广泛性子宫切缘阳性盆腔淋巴结清扫术，3 例中晚期患者（Ⅱb、Ⅲb 期）进行盆腔根治性放射治疗，11 例患者均未行化疗。CCMP 的治疗方法：11 例中 9 例进行全身化疗，方案均为：羟喜树碱 d1-5+卡铂 d5。2 例化疗后行局部三维适形放疗，剂量为 DT 50 Gy/25F。结果：所有患者随访 3~12 个月现均存活[5]。管先华等的 16 例原发癌首次治疗情况：全子宫切除 1 例，广泛性子宫切除加盆腔淋巴清扫 4 例，单纯放射治疗 9 例。效果：6 例因经济困难未治，并失访计入死亡。余 10 例均采用全身化疗 1~6 周期方案（为 VBP 或 ABP），死亡 9 例，带癌存活 1 年以上 1 例[13]。

化学疗法

张菊等用紫杉醇联合顺铂治疗恶性肿瘤肺转移。40 例中原发肿瘤为乳腺癌 18 例，鼻咽癌 11 例，宫颈癌 9 例，软组织恶性肿瘤 2 例。TP 方案：紫杉醇 135 mg，静脉滴注，第 1 天；顺铂 25 mg/m^2 静脉滴注，2~4 天。4 周为 1 个周期，均完成 2 个周期以上。结果：40 例患者中，CR 17.5%（7/40），PR 45%（18/40），SD 27.5%（11/40），PD 10%（4/40），CR+PR 62.5%（25/40）。中位疾病进展时间为 6 个月，中位生存时间为 10 个月。结论：紫杉醇联合顺铂方案治疗恶性肿瘤肺转移的近期疗效较好，毒副反应可以耐受。9 例宫颈癌中，2 例行术后放疗，其余 7 例行全程放疗。7 例全程放疗患者均曾配合“DPF”方案化疗。宫颈癌疗效：9 例中 CR+PR 4 例（44.4%）[4]。

赵淑萍、王泽华等对 68 例巨块型宫颈癌 Ⅰb2~Ⅱb 期术前新辅助化疗采用 FVB 方案 2 个疗程后手术，结果临床近期有效率达75%,化疗后肿瘤较化疗前有不同程度的缩小,手术切除率达100%。宫颈癌化疗途径有静脉化疗及动脉灌注化疗。研究表明,动脉灌注化疗时癌组织中的药物浓度较静脉化疗高2.8倍,动力学的研究表明,局部药浓度增加一倍,杀伤肿瘤细胞的作用可增强10倍。但亦有作者对174例巨块型或局部晚期宫颈癌作了新辅化疗中不同途径的疗效比较,发现动脉与静脉化疗有效率、化疗后手术率差异无统计学意义。术前辅助化疗,绝大多数研究趋向于术前2~3个疗程,遵守"见好就收"的原则[20]。

放射疗法

子宫颈癌术后放疗目前广泛应用于具有高危因素的患者。影响早期子宫颈癌术后预后因素有:①淋巴结转移、宫旁侵犯、切缘阳性、肌层受侵深度、脉管内有癌栓;②巨块型子宫颈癌(肿瘤≥4cm);③术前诊断CINⅢ或原位癌,术后发现浸润癌,但手术切除范围不够。术后辅于全盆腔照射比单用手术治疗者可减少局部复发率并改善无瘤生存率(PFS),尤其具有因素①者术后采用同期放、化疗比单用放疗者可以改善生存率,阴道残端癌者可给予腔内放疗。

宫颈癌放疗后复发2年内占60%,其中盆腔内复发占70%,手术后复发3年内占77.7%。以阴道和盆腔多见,局部复发率为59.8%。晚期或局部复发的患者中,部分因膀胱直肠同时受侵、输尿管梗阻再治疗困难、生理功能紊乱等很快死亡[20]。

介入及其他治疗

方志文等综合国内外报道,宫颈癌应用介入化疗后完全与部分缓解率高达70.5%~85.1%,而介入化疗联合放疗有效率高达87%。60%~74%的Ⅲ期患者和45%的Ⅳ期患者介入后可再次手术,48%的患者在介入后免除了放疗。Ⅰ、Ⅱ、Ⅲ期患者的5年生存率分别为100%、71.3%和63.5%,高于放疗组的92.1%、68.4%和58.3%,两者差异有显著性。Ⅲb期在介入后联合手术和(或)放疗的4年疾病缓解率为75.2%,明显高于单纯放疗组的42.7%[21]。

七、预后

宫颈癌的预后相对较好。根据1991年国际妇产科联盟对137个单位、1982—1986年治疗的32 052例各期宫颈癌治疗的综合报道,宫颈癌总的5年生存率为59.8%。其中Ⅰ期为81.6%,Ⅱ期为61.3%,Ⅲ期为36.7%,Ⅳ期为12.1%。而宫颈癌出现肺转移后预后很差[1,13]。

王静分析宫颈癌放疗后300例死亡病例(详情见第十一章),肺转移是一个主要因素[3]。

苏进等的11例患者中,从原发病确诊至发现肺转移时间间隔均在1年以内,故对于宫颈癌治疗后1年内的患者,不论其是否出现肺部症状,均有必要定期行肺部检查,以便及时发现肺转移,及早治疗。多数作者认为年轻宫颈癌患者预后差,易发生远处转移。本组病例发生肺转移的患者中有8例为40岁以下,占72.7%。笔者认为年轻人患宫颈癌的特点:①病情隐匿,早期不易发现;②细胞分化程度低;③腺癌比例高,腺癌多为内生型,易向宫颈组织深层浸润,侵犯血管淋巴间隙,可较早发生转移,同时腺癌对放疗敏感性差;④盆腔淋巴结转移率高,复发常见。故在临床上尤其应该重视年轻宫颈癌患者的全身检查,定期检查盆腔及肺部,以便及时发现转移灶[5]。

赵仲生等1966—1986年确诊宫颈肉瘤11例,其中平滑肌肉瘤3例,间质细胞肉瘤5例,恶性中胚叶混合瘤3例。随访7例,其中恶性中胚叶混合癌2例,1例术后1.5年后死于肺转移,另1例术后8年仍存活。文献记载,9例均在术后1~15个月内死亡,1例死于肺转移。作者认为该瘤分化极差,含有较多胚胎性成分,是预后不良的主要原因[22]。

参考文献

[1]金栄治,森一树,滝洋二,ほか.顕微镜的肺肿瘍塞栓を広汎にきたし呼吸不全に陷った子宫颈癌の1例. 日本胸部临床,1991,50:479-483

[2]李光明,文仲. 宫颈癌的肺转移.国外医学肿瘤学分册,1982,9:284

[3]王静.宫颈癌放疗后300例死亡病例分析.湖南医学,1998,15:299

[4]张菊,任涛,陈晓品.紫杉醇联合顺铂治疗恶性肿瘤肺转移的临床研究.重庆医科大学学报,2008,33:364-366

[5]苏进,刘孜.子宫颈癌肺转移11例临床分析.现代肿瘤医学,2008,16:1389-1390

[6]张琳,王金丽,周元春,等.女性生殖器原发恶性肿瘤胸部转移的X线与临床特征(附204例报告). 实用放射学杂志,2002,18:389-390

[7]江涛,李隆玉,潘玫,等. 宫颈癌381例淋巴转移情况分析.现代肿瘤医学,2006,14:873-874

[8]安云婷,李汉萍,徐小兰,等.宫颈癌盆腔淋巴结转移相关因素分析.肿瘤防治杂志,2004,11:171-172

[9]贾刚田节,王海潮.妇科恶性肿瘤的淋巴结转移.国外医学妇产科学分册,1992,19:44-46

[10]张志胜.子宫颈癌的淋巴结转移.国外医学计划生育妇产科学分册,1980,7:52-54

[11]杨杰,韩世愈. 肺耐药蛋白在宫颈癌组织中的表达.齐齐哈

尔医学院学报,2009,30:667-668

[12]黄益群,匡树根.肺转移瘤 CT 表现呈空洞样改变 2 例.九江医学,2008,23:33-34

[13]管先华,陈毅男.宫颈癌肺转移 16 例临床分析.四川医学,1994,15:21-23

[14]成丽娜,沈君.FDG-PET/CT 诊断子宫颈癌复发.国际医学放射学杂志,2008,31:517

[15]黄文斌.p16 在原发性肺鳞状细胞癌与肺转移性宫颈鳞状细胞癌鉴别诊断中的价值.临床与实验病理学杂志,2009,25:286

[16]胡莹莹,孙新儒,林晓平,等.18F-FDG PET/CT 在随访血清鳞状细胞癌抗原升高的宫颈癌中的应用.癌症,2009,28:994-999

[17]高芸,单忠艳,王红,等.靶向 GPR48 的 shRNA 抑制人宫颈癌 HeLa 细胞的侵袭转移.癌症,2009,28:126-127

[18]王婷,李立安,赵恩峰.新辅助化疗结合手术治疗晚期宫颈癌 41 例临床疗效观察.军医进修学院学报,2009,30:323-324

[19]庄甲花,王凌,孙庆旭,等.全盆腔脏器联合切除治疗晚期局部宫颈癌四例.肿瘤研究与临床,2006,18:184-185

[20]程虹,黄守国.子宫颈癌的综合治疗.中国热带医学,2007,7:1167-1168

[21]方志文,陈芳,王言奎.介入治疗在妇科恶性肿瘤中的应用.中国微创外科杂志,2006,6:635-636

[22]赵仲生,赵承洛,陈毓华,等.子宫颈肉瘤 11 例临床及病理分析.实用肿瘤杂志,1991,6:94-95

第三节 绒毛膜上皮癌

一、流行病学

郝长宏分析足月产后绒毛膜上皮癌(简称绒癌)。29 例中 13 例远处转移(包括肺转移),占 55.2%(16/29),而非足月产后绒癌组仅 26.9%(14/52)。Berkowitz 报道 86.7%(13/15) 的足月产后绒癌在诊断时已有广泛转移,而非足月产后绒癌的转移仅为 35.6%。刘蓉报道足月产后绒癌 9 例均为肺、脑转移,远处转移率为 100%。崔竹梅等报道 83%的患者就诊时已有远处转移。足月产后绒癌转移早、远处转移率高的原因也可能与误诊误治时间长使病情进展较快,先行切除子宫使癌细胞扩散、转移快、早有关[1]。

绒癌早期就可通过血液转移至全身脏器,肺转移率临床高达 70%,而尸检为 100%[2]。绒癌肺转移占肺转移性肿瘤的 25%,居首位[3]。

王元萼报道 429 例绒癌中,脑转移的发生率为 19.6%(84/429)。临床资料说明,脑转移发生前基本都有肺转移,脑转移病例合并肝、肾、消化道转移者不少见,说明脑转移是全身广泛转移的一种局部表现[4]。

肺常是血行转移的第一站,跳跃式越过肺的远处转移极为罕见。若未能有效控制肺转移,极易发生脑转移等远处转移,而这是绒癌最常见的死亡原因。大于 60%的绒癌患者初诊时已发生肺转移[5]。绝大多数绒癌继发于正常或异常妊娠,极少数绒癌与妊娠无关,又称原发性绒癌。转移途径:增生的滋养细胞穿破子宫肌层及血管,随血流进入阴道壁、肺或其他器官[6]。

纵隔原发性绒癌是一种罕见的与妊娠无关的恶性肿瘤,影像学缺少特征性,易发生肺转移,预后不良[7]。

男性原发性绒癌早期就发生血行转移,常见转移部位为肺,其次为肝脏和大脑。且发展迅速,死亡率高,预后差,多数患者是在晚期才明确诊断的,而晚期治疗往往效果差。但绒癌对许多化疗药物非常敏感,早期发现及治疗易得到根治。据国内外报道,早期绒癌 90%以上可以治愈[8]。陶学谦等的 1 例男性未成熟畸胎瘤引起肺转移,经手术病理证实为绒癌,此为由畸胎瘤衍生而来。绒癌的病理特点可见增生的滋养细胞,找不到完整的绒毛[6]。

文献报道,绒癌的肺转移率为 38.6%~82.5%,侵蚀性葡萄胎肺转移率为 29.6%~54.6%[9]。

二、病理学

绒癌肺转移的病理基础:①结节状影:呈圆形、椭圆形,境界清楚或模糊,可孤立单发或散在多发,密集分布。病变多位于小叶内,在中心支气管血管束之间的肺实质内。转移灶较大时,可见转移灶压迫其周围肺组织的改变。如果有明显的水肿,则表现境界模糊不清;如果病灶周围有一层纤维组织包绕,其余肺组织正常,则表现为境界清楚锐利。②小片状影边缘不清、密度较淡为瘤细胞在肺实质内浸润所致。③空洞影:多是在治疗过程中瘤组织中心液化、坏死。④棉团状影:表现为大小不等的实质性高密度灶,多是在进展过程中,结节影增大或融合而成。陶学谦等的病例所见大多数为结节状及小片状影,因此认为圆形结节影为绒癌肺转移的典型表现。但在病变早期,如线片出现肺纹理增粗、密度增高,呈串珠状或鼓槌状改变,有时两侧或一侧肺野满布粟粒状阴影,要高度警惕。此时,进一步行 CT 检查尤为必要。病灶分布:右肺明显多于左肺,双肺外带居多,中带次之,且以双下肺为著[6]。

三、临床表现

几组病例的临床表现如表 19-3-1 所示[3-4,6-17]。

绒癌孤立巨块型肺转移 1 例。入院前 53 天,无诱因阴道出血。20 年前患葡萄胎,去年 12 月因阴道出血 20 天,在外院行刮宫术,病理报告:增生期子宫内膜。妇检:宫体前位并增大如 50 天妊娠大小。经化疗 1 个疗程后血 HCG 由 93.3 ng/mL 降至 5.8 ng/mL。无呼吸道症状。

王丽娟等 1987—1999 年收治绒癌肺转移 28 例。已婚 26 例,未婚 2 例。平均年龄 39.4(23~54)岁。临床表现见表 19-3-1。X 线检查见表 19-3-2。生育史及妇科情况:28 例均有不规则阴道流血史。26 例有生育史,占 92.86%,2 例无生育史,但有流产史,占 7.1%。16 例有葡萄胎史, 占 57.14%,2 例为绝经后阴道流血,占 7.14%[9]。

张琳等报道妇科原发恶性肿瘤 204 例。其中绒癌 9 例,7 例肺转移, 绒毛膜促性腺激素 HCG 升高为320~200 000 mIU/mL(正常值(5m IU/mL);1 例无前次妊娠史的患者,在正常妊娠时发生绒癌,并有肺转移[18]。

邓淑莉等报道以支气管哮喘为主要表现的肺部转移癌 1 例。因咳嗽、咳痰伴气喘 5 天。X 线透视见两肺透光度增强,纹理稀疏,膈肌下降。入院后给予止喘治疗,经治疗 10 天,症状消失出院。3 天后患者因上述症状复发而再次入院。治疗 1 周病情反见加重,胸片见两肺有较广泛的棉絮团状阴影,边缘不清,有融合现象,以中下肺为著,诊断为肺部转移癌,患者终因呼吸衰竭死亡。转移性肺癌多见于癌症晚期,除绒癌肺转移者原发病灶治愈后可出现单纯肺转移外,一般应有原发肿瘤的临床表现。后经询问病史,方知患者曾于 20 年前因子宫肿瘤行子宫摘除术, 故推测本例可能为绒癌转移[19]。

王黎明等报道 1 例高热、咳嗽、咳痰、痰中带血丝患者。因"咳嗽、咳痰 2 个月,加重伴胸闷、憋气 1 周"急诊入院。14 个月前因超声诊断为葡萄胎行清宫术,此后月经不规律。妇科检查:宫体后位,约妊娠 2 个月大小,右附件区触及囊实性包块,直径 6cm。妇科超声: 子宫右侧见 6.0cm×6.1cm×6.4cm 囊实性包块,呈不规则蜂窝状,囊性部分充满血流信号,子宫肌壁间分布弥漫点状无回声区,内充满血流信号。CT 提示双肺多发性斑片结节状影, 血 β-HCG 78 970I U/L,诊断: 绒癌肺转移合并肺感染。采用长春新碱+氟尿嘧

表 19-3-1 几组病例的影像学表现

作者	例数	症状及体征
孙江泰等	1	肺内巨大绒毛膜上皮癌转移。5 年前因绒毛膜上皮癌行子宫全切术,术后全身乏力,胸闷,气短。绒毛膜上皮癌肺内转移,可出现咯血、胸痛或胸闷,亦可无症状
王元萼	1	绒癌致肺、肝、脾、肾转移。主诉产后持续阴道流血6个月。6个月前足月顺产,产后出血不多,1 个月后突然阴道大出血。近 1 个月消瘦,出现恶心、呕吐、头痛。诊断为结核性脑膜炎,抗结核治疗无效。入院盆腔检查:子宫如孕 6 周大,右侧有 5cm×6cm×6cm 之囊性包块。尿妊娠免疫试验 512 U/mL 阳性
王元萼	1	绒癌,阴道、肺、脑转移。足月产后阴道不规则出血 2 月余,咳嗽、痰中带血、胸痛 6 天
刘静等	1	足月产后绒癌肺转移。阴道不规则出血半个月,咳嗽、痰中带血及上腹部疼痛 10 天余
陶学谦等	20	绒癌(其中男 1 例)。有不规则阴道流血,停经 19 例,咳嗽、咳痰 10 例,胸闷、气促 5 例,咯血 1 例,痰中带血 1 例,无胸部症状者 3 例
陈开贤	1	绒癌巨大肺转移瘤误诊为纵隔肿瘤。咳嗽、胸痛、血痰 1 个月就诊
赵一平等	1	纵隔原发性绒毛膜癌伴肺转移。因间断性咳嗽、咳痰、痰中带血 2 月余
郑强等	1	男性原发性绒癌伴肺转移。咳嗽、胸闷、气促 20 天,伴发热、消瘦明显
胡万库等	1	男性绒毛膜上皮癌肺转移。咳嗽、咯血、乳房增大 2 月余,胸闷、气短十多天伴发热
史宏晖等	17	绒癌肺转移致低氧血症及呼吸衰竭。17 例均有不同程度的呼吸急促、心悸和贫血,其中发钳 10 例,咯血 12 例,胸痛 7 例。17 例中 3 例低氧血症,14 例为呼吸衰竭
郭建毅等	1	男性绒癌伴多处转移。出现咳嗽、咳痰,有时痰中带血
马强等	1	肺巨大绒癌转移瘤。 发热、咳嗽、咳痰 1 月余
王黎明等	1	咳嗽、咳痰 2 个月,加重伴胸闷、憋气 1 周 ,痰中带血丝
王丽娟等	28	绒癌肺转移。28 例均有咳嗽, 22 例痰中带血,10 例咯血, 22 例胸痛、胸闷,6 例出现呼吸困难
陈泽辉	1	绒癌孤立巨块型肺转移 1 例。入院前 53 天,无诱因阴道出血。20 年前患葡萄胎。去年 12 月因阴道出血 20 天,在外院行刮宫术,病理报告、增生期子宫内膜。妇检:宫体前位并增大如 50 天妊娠大小。经化疗 1 个疗程后血 HCG 由 93.3 ng/mL 降至 5.8 ng/mL。无呼吸道症状

啶+放线菌素D联合治疗，舒普深抗感染，用面罩持续高流量给氧。患者3天后病情好转，胸闷、憋气症状减轻，10天后出院，血β-HCG呈自然对数下降趋势，后同方案化疗5个疗程，血β-HCG降至正常，肺CT检查肺部病灶消失，巩固化疗2个疗程，现随诊108天无异常[8]。

杨青等报道以两肺多发斑片和结节阴影为表现的绒癌肺转移1例。因发热、胸痛、咳嗽伴痰中带血半个月，2004年3月26日拟诊肺部感染入院。胸片示两肺多发结节影伴左侧胸腔积液。尿潜血试验强阳性，拟诊为肺炎，经治疗后体温逐渐下降。2002年6月行药物流产，因流产不全而行刮宫术，此后上环后月经不规则，每次行经大于10天，2004年2月查尿HCG试验阳性。行人工流产术，经病理证实未刮出绒毛组织。3月30日妇科检查子宫、双侧附件未见明显异常，血癌胚抗原2.68 μg/L，此后抗结核治疗。3月29日胸CT：两肺多发粟粒状、结节状、棉球状阴影。经皮肺穿刺：考虑梗死组织并淀粉样变。4月15日纤支镜检查未见异常。4月16日胸CT进展。4月20日再次经皮肺活检，镜下见肺组织内有大片纤维素样渗出、出血、坏死。4月21日血HCG大于$2×10^5$ IU/L（正常值为0~10 IU/L），结合病史诊断为绒毛膜癌肺转移转入妇科。经5-氟尿嘧啶和放线菌素D化疗后胸片及CT病灶明显吸收。HCG降至49 894 IU/L，6、7月时血HCG分别为86.9、7.9 IU/L，临床痊愈出院。随诊1年余已恢复正常生活[20]。

原发性腺外绒癌常见于中线部位（如腹膜后腔和纵隔）或颅内（尤其是松果体区）。男性肺原发性绒癌的发病年龄从4个月到71岁不等，男性患者中绒癌一般发生于睾丸，也有少数发生在膀胱、肝、胃和结肠。1995—2006年有106篇关于男性绒癌的报道，其中睾丸是最常见的原发部位，占33.0%（35/106）；发生转移的占83%，且大多为多发转移；最常见的转移部位为肺，其次为肝和大脑，且发展迅速。与其他生殖细胞肿瘤相比，绒癌常通过血运转移，而不是通过淋巴系统转移。一些死于转移性绒癌的男性患者，最后只在尸检中发现睾丸异常。

姚宇锋等报道男性原发性绒癌1例。患者19岁，因痰中带少量鲜红色血丝伴发热、畏寒、右侧胸痛1个月入院。体温为37.4℃，气急貌，不能平卧，乳房轻微女性化。CT检查示右侧胸内巨大软组织影，直径12cm，增强后周边呈不均匀强化、不规则环状；纵隔和心脏均向左移位，横膈轻度向下推压；两肺内见多个类圆形结节灶，纵隔淋巴结肿大；右支气管大部分仍通畅。胸部B超见少量胸腔积液。肿瘤标记物CEA 1.6 ng/mL，NSE 8.5 ng/mL，AFP 5.6 ng/mL，尿HCG(+)。总血清β-HCG 145 050.35 mIU/mL（正常小于5.0 mIU/mL）。行经皮左下肺穿刺活检。病理：少量疏松纤维脂肪结缔组织，退化不全角化物及坏死组织。为明确诊断行剖胸探查、左肺肿块活检术。术中见左肺上下叶多处圆形病灶，楔形切除左上叶直径1.5cm病灶送病理检查、病理：绒毛膜上皮细胞癌。术后随访6个月患者仍生存[21]。

郭建毅等报道男性绒癌伴多处转移1例。21岁，2个月前出现头晕、发热症状，胸片无明显异常。1周前咳嗽、咳痰，有时痰中带血，上肢疼痛，右侧肢体麻木，伴多次呕吐。胸片示两肺中下野中外带多发大小不等、密度均匀、边缘清楚的团块灶。头颅MRI：颅内两侧顶枕部多发占位。腹部B超示肝和双肾内有偏高回声团。行颅内双侧多发占位切除术。病理：转移性绒毛膜上皮细胞癌。查尿β-HCG强阳性，血β-HCG 16 500 mIU/mL。睾丸B超未见明显异常。术后7日头颅CT示右额顶有新发转移灶伴出血。术后16天因中枢性呼吸功能衰竭死亡[15]。

段元冬等报道纵隔及右肺绒毛膜上皮细胞癌1例。男，13岁。20天前出现气促、胸痛，进行性加重，伴间断性发热及刺激性咳嗽，体重下降约5kg，胸片示右肺占位性病变。胸CT：①纵隔右侧缘巨大占位灶（13.5cm×9cm×7cm）；②左肺内多形性病灶，转移性病变，右侧胸腔积液并右肺膨胀不全。尸检：右肺与纵隔肿块（19cm×13cm×12cm）粘连。肿块重1.45 kg，有广泛、多灶性出血坏死。右肺完全破坏，左肺多个肿块、结节，无包膜，肺门、纵隔淋巴结肿大。病理证实：HCG(+)。左肺、肝脏多发转移性癌[22]。

相马一亥等报道反复胸水1例。女性，34岁。右胸痛、呼吸困难3个月，胸X线示右下胸水。近3个月月经不规则。既往：8年前葡萄胎史。查体双侧卵巢鸡卵大肿瘤。血性胸水，HCG 7890 IU/L。胸穿后胸水3周后渐消失，肺野无发现。HCG：血中2760、尿3500 mIU/mL。胸CT：与胸片一致部位有一肋骨与横膈相接部分软组织瘤。行子宫全切和双附件切除。2周后肺部分切除，肿瘤4.5cm×2cm。组织像：卵巢皮样囊肿，中等度子宫内膜异位症。肺S^9绒癌，侵及横膈（部分切除）。血胸估计为肿瘤表面血管破裂引起。肺切除后血、尿HCG显著下降。

相马広明等报道51例绒癌，尸检肺转移达95%。表现：单发或多发结节，浸润，栓塞。Evans报道本病35例中11例有胸水，几乎皆为血性。长谷川等认为，绒癌的3.1%可有10年以上潜伏期，最长者可达44年。Dormant chorioepithelioma应译为潜伏的绒癌，机制不明。可能与促性腺激素有关。生理状况下胎盘组织有溶解作用，可使绒毛膜细胞游离入血，约50%可致肺栓塞[22]。

四、影像学表现

几组病例的影像学表现如表19-3-2所示[2-16]。

绒癌肺内转移多为结节型转移灶，呈球形结节阴影，可为卵圆形或分叶状，外形比较规则，多分布于两肺的中下部，单发，多在下肺，大小多在1~2cm之间[3]。

陶学谦等评价绒毛膜癌肺转移CT诊断的价值。肺转移的显示率及发生部位：CT平扫显示30个病灶，其中右肺显示21个，左肺9个。位于中下肺22个(22/30)，外带14个(14/30)。胸片：显示病灶23个，显示率为77%(23/30)。其中右肺显示17个，左肺6个，位于中下肺18个(18/23)，外带8个(8/23)。对胸膜下结节、前后肋膈角处、心后区、脊柱旁的病灶线片大多未显示[6]。

杜成杰报道输卵管绒癌破裂误诊自血回输致子宫及肺转移1例。孕5产3。3年前因腹痛剧烈在当地医院行剖腹，右输卵管有一鸽卵大肿块，破裂出血。自血回输900 mL。标本有大片滋养细胞，胸片阴性。现复查B超：右附件4.9cm×2.5cm×3cm，低回声。胸片：双肺中、下广泛转移灶。复查当年病理片为绒癌期，行子宫全切+附件切除，子宫右角切除病灶。化疗3周期。肺转移灶消失。4个月后肺中片影，再化疗9周期，肺转移灶又消失。达临床治愈[23]。

五、诊断

王丽娟等总结绒癌肺转移误诊为肺部其他疾病28例。误诊疾病：2例为支气管炎及支气管扩张，占7.14%。26例为肺结核，占92.86%，其中16例为Ⅱ型、10例为Ⅲ型结核[9]。

陈开贤报道绒癌巨大肺转移瘤误诊为纵隔肿瘤1例。因咳嗽、胸痛、血痰1个月入院。胸片如表19-3-2所示。胸部B超：左侧胸腔内9.2cm×7.7cm实性中等回声光团，中间见片状不规则液性暗区。考虑左侧胸腔囊性占位病变。剖胸探查左下肺有11cm×10cm×9cm大小的囊性物。切口有豆渣样灰白色坏死物质，行左下叶切除。病理报告：转移性绒癌。追问病史：4

表19-3-2 几组病例的影像学表现

作者	例数	影像学表现
孙江泰等	1	绒毛膜上皮癌肺内转移多为结节型转移灶，呈球形结节阴影，可为卵圆形或分叶状，外形比较规则，多分布于两肺的中下部，单发，多在下肺，大小多在1~2cm之间
王元萼等	1	绒癌，阴道、肺、脑转移。胸片示双肺有广泛结节状阴影
陈泽辉	1	绒癌孤立巨块型肺转移。胸片见左肺门区一类圆形块影，大小约为6cm×7cm，密度较均匀，外上缘略呈浅分叶
刘静等	1	足月产后绒癌肺转移。胸片两肺野散在大小不等斑球形病灶，密度较高，边缘较清楚，以两肺中下野较多
陶学谦等	20	CT：20例中圆形结节状影15例。化疗中结节状影中有空洞3例，小片状影2例，既有结节影又有片影3例
陈开贤	1	绒癌巨大肺转移瘤误诊为纵隔肿瘤。胸片：左中下9cm×11cm巨大椭圆形致密阴影，密度均匀，边缘光滑锐利，侧位块影位于左下叶背段，椎间孔无扩大
赵一平等	1	纵隔原发性绒毛膜癌伴肺转移。胸CT双肺多发散在球形病灶，边缘光整，密度较均匀，CT值为24~45 HU，其最大直径为3cm。肺门不大，前纵隔右心缘旁可见类圆形、软组织密度肿块影，大小约为3.0cm×3.4cm，肿块密度均匀，CT值为28 HU，边界清晰。纵隔内未见异常肿大淋巴结
郑强等	1	男性原发性绒癌伴肺转移。胸CT：双肺分布大小不一类圆形结节，最大者5cm×3cm
胡万库等	1	男性绒毛膜上皮癌肺转移。胸片：两肺有多个大小不等之棉团样致密影，相互重叠，以右肺病灶的面积为大，直径约为4.5cm，把气管推向后，纵隔气管稍右移，右下胸腔积液
史宏晖等	17	绒癌肺转移致低氧血症及呼吸衰竭。胸片均为双侧多发球形或云絮状结节，合并肺大泡、空洞、肺不张、气胸各1例，胸腔积液4例。14例并发肺部感染
郭建毅等	1	男性绒癌伴多处转移。胸片示两肺中下野中外带多发大小不等、密度均匀、边缘清楚的团块灶
马强等	1	肺CT：双肺弥漫性炎症改变。复查CT提示双肺多发性斑片结节状影
王黎明等	1	CT：双侧胸廓不对称，纵隔右移，左侧胸腔被一巨大空洞病变占据，病变内部密度不均匀
王丽娟等	28	绒癌肺转移。X线检查：病灶位于一侧10例，为点片状、圆块状阴影及不规则形态的云片状阴影；两侧肺部有病灶18例，其中点片状圆形阴影16例，双侧肺纹理增粗、紊乱2例
陈泽辉	1	绒癌孤立巨块型肺转移。B超：子宫肌瘤内膜线显示不清，双附件未见异常。胸部正侧位片见左肺门区一类圆形块影，约6cm×7cm。经化疗1个疗程后左肺肿块缩至1~2cm。20天后经胸片复查，肿块进一步缩小

年前第 3 次妊娠 6 个月时阴道大出血，刮宫发现葡萄胎。诊断：绒癌肺转移。术后 1 个月进行全身化疗，随访良好[12]。

赵一平等报道男性纵隔原发性绒癌伴肺转移 1 例。32 岁，因间断性咳嗽、咳痰、痰中带血 2 月余。术前血β-HCG 为 1805.8mIU/mL（正常参考值0~5 mIU/mL）。胸片：双肺散在大小不等球形灶，以右下肺为主。胸 CT 如表 19-3-2 所示。胸腔镜右肺内球形病灶活检。病理：绒毛膜上皮癌。行胸腔镜辅助下双肺绒癌病灶切除术，分别于左肺上下叶各切除一球形病灶。右肺行开胸术，完整切除包括纵隔内肿块及肺内球形病灶共 6 块。术后病理：绒毛上皮癌细胞并坏死[7]。

郑强等报道男性原发性绒癌伴肺转移 1 例。患者 26 岁，因咳嗽、胸闷、气促 20 天，伴发热、消瘦明显。胸片示双肺多发结节，双侧乳房轻度肿大。胸 CT：双肺分布大小不一类圆形结节，最大者 5cm×3cm，纵隔淋巴结明显增大。腹部 B 超：肝大，肝脏见 2 个类圆形结节状块影，大小分别为 1.8cm×1.0cm、0.5cm×0.4cm。血肿瘤标记物 HCG 13.4 ng/mL。患肺炎 6 日后复查 HCG 20 377 IU/L（正常值 0.5~2.67 IU/L）。不同意活检而出院。6 天后返院复查胸部 CT：双肺转移性病灶明显增大，并心包积液，右侧胸腔积液中量。经皮肺穿刺活检。病理：大片坏死组织中有少许核异型细胞，无法定性。用 5-Fu+KSM 联合化疗方案化疗。10 天后复查 HCG 2245 IU/L；肝脏彩超示肝内转移灶消失；胸部 CT 肺内病灶无明显变化，心包积液明显减少，症状较前有所减轻出院[8]。

胡万库等报道男性绒毛膜上皮癌肺转移 1 例。患者 22 岁。因咳嗽、咯血、乳房增大 2 个多月，胸闷、气短 10 多天伴发热而入院。住院前 20 多天才结婚，性功能正常。婚后感觉呼吸困难，咯血痰情况加重。胸片：三个棉花团致密影，其中一个较大。右侧乳房 4cm×4cm，左侧乳房 7cm×7cm；双侧睾丸外观无异常。检查血 HCG-βμ 770 mμg/mL（正常<5mμg/mL，男性为 0），尿 HCG-β>50 mμg/mL。胸片：两肺有多个大小不等之棉团样致密影，相互重叠，以右肺病灶的面积为大，直径约 4.5cm，把气管推向后，纵隔气管稍右移，右下胸腔积液。入院第 7 天患者脸部、颈部水肿，右胸壁静脉显露，出现明显上腔静脉受压征。住院 1 个月后自动出院，22 日后死亡[13]。

王莉和苗俊红报道子宫全切术后 10 年绒癌肺转移误诊 1 例。患者 56 岁，因间断性咳嗽、咯血 3 个月于 1998 年入院。胸片见右肺下叶 5.0cm×5.5cm 大小单个结节状阴影，考虑肺内占位性病变、肺癌可能。行肺叶切除术。标本所见：肿块呈暗红色，质脆；切面呈海绵状，极似胎盘组织。镜下考虑为绒癌肺转移。追问病史：患者 10 年前患葡萄胎，行 2 次清宫术，因 1 个月后尿妊娠免疫试验仍呈阳性而行子宫全切加双附件切除术，标本未做病检，术后未进行化疗，也未随诊。血 β-HCG 大于 50 U/L，结合病理检查结果诊断为绒癌肺转移。术后 10 天即给予 5-FU 和 MTX 联合化疗，第 2 个疗程后 β-HCG 降至正常，连续 3 次在正常范围，又巩固化疗 1 个疗程。随访 1 年，β-HCG 无异常。2000 年 2 月患者又出现头痛、头晕，经头颅 CT 证实颅内有转移病灶[24]。

陶学谦等线片的病灶显示率仅为 CT 的 77%。影像是否有肺部转移，对绒癌的临床分期及化疗药物的应用有重要意义。他们认为，对于临床高度怀疑肺转移可能，胸部线片阴性时应加做 CT 扫描，必要时在鉴别小病灶上可做薄层或增强扫描。

肺转移与 HCG 的关系：陶学谦等的病例中，CT 发现有肺转移时全部病例血 HCG、β-HCG 均在异常水平。在治疗过程中，当 HCG 处于异常水平，肺转移灶消失 3 例，存在 17 例，其中 1 例因化疗反应较重治疗中断而出现 HCG 持续升高，肺内转移灶逐渐增多[6]。

原发性纵隔绒毛膜癌诊断要点：①临床表现多种多样，有发热、吞咽困难、刺激性咳嗽、体重减轻等非特异性症状；②特异的体征有男性乳腺女性化、睾丸萎缩、性欲减退；③亚急性或慢性起病；④不明原因的发热伴血沉增快，C 反应蛋白增高，LDH 升高；⑤纵隔占位性肿块；⑥血、尿 HCG 升高，且血、尿 HCG 值进行性增高，排除生殖系统肿瘤性疾患，育龄女性应排除妊娠；⑦活检组织有癌巢，合体状癌细胞，且免疫组化 HCG 染色强阳性，S-100 阴性。具备⑤、⑥、⑦项可确诊[22]。

六、治疗

肺内孤立性转移灶切除术后 5 年生存率并不低于原发性肺癌，因此对肺内孤立性转移灶也应进行手术切除[3]。

绒癌早期即可出现全身转移，87%为肺转移，化疗可使 80%~85%病例获得缓解[26]。居胜红等（3 例）与陈泽辉报道（1 例）绒癌巨块型孤立肺转移灶在全身化疗过程中，胸片随访观察发现病灶缩小，与 HCG 浓度成正相关。HCG 测定较灵敏，但易受各种因素干扰，而 X 线表现变化缓慢、稳定。

肺部是反映绒癌全身转移的窗口，临床治疗往往以肺部 X 线所见为重要依据。无论是常见的绒癌肺转移多发病灶或巨块孤立病灶，手术切除并非必要。但对于巨块孤立型肺转移的处理，在化疗过程中，定期胸片复查、反复经皮穿刺肿块活检后确定治疗方案可能是较适宜的。据文献记载，在原发病灶经手术切除后或者只做姑息放射治疗，或行抗癌药物治疗之下，甚至没有经过治疗，转移病灶有时可自行消失，这种情况以来自肾和绒毛膜的肿瘤转移较为多见，机制尚不明[17,25]。

90%以上的绒癌肺转移患者，经规范化疗即可取得完全缓解效果。仅少数具有肺部耐药病灶或复发相关病灶的患者需要手术治疗，只有手术指征选择适当才能真正发挥治疗作用。目前的手术指征为：肺转移灶局限于一叶肺的耐药病灶，子宫原发肿瘤已有效控制，全身其他部位无转移灶，经化疗血 β-HCG 控制正常或接近正常水平[5]。

史宏晖等收治绒癌肺转移 147 例，17 例合并低氧血症和呼吸衰竭，占 11.6%，其中 14 例合并其他脏器的转移。症状及 X 线表现如表 19-3-1、19-3-2 所示。首程单药 5-FU 化疗 1 例，5-FU+KSM 或 5-FU+AT1258 联合化疗 8 例，5-FU+KSM+AT1258 联合化疗 5 例，EMA-CO 化疗 1 例，病情危重未及化疗即死亡 2 例。后续化疗以 5-FU+KSM+AT1258 为主的 9 例，EMA-CO 5 例，疗程数 3~15 个，1 例仅进行了 2 个疗程的 MTX 联合化疗，病情好转。根据血氧分压及血氧饱和度的不同，17 例患者接受了从间断鼻导管给氧到持续高流量面罩给氧。2 例因不能维持正常的氧合功能，用呼吸机持续正压给氧。2 例通过抽放胸水改善呼吸功能，并在胸腔内灌注 5-FU 控制胸水生长。结果：本组有 9 例经呼吸支持治疗并接受了 3~14 个疗程的化疗；2 例血生化指标缓解，带癌存活；7 例痊愈；2 例入院时因危重未及化疗即死亡；2 例化疗过程中病情加重死亡；1 例原发耐药化疗 3 个疗程后自动出院；外院接受过化疗的 3 例因副反应严重延误化疗，2 例死亡，1 例自动出院；7 例痊愈随诊者随诊 6 个月至 2 年，6 例无复发迹象，1 例半年后复发，经再次治疗缓解。建议：①绒癌广泛肺转移并发低氧血症或呼吸衰竭时化疗的选择。由于绒癌广泛肺转移的患者肺功能受损严重，化疗又使肿瘤细胞溶解、坏死，使肺功能进一步恶化。首程化疗的选择上存在很多争议，作者认为应根据患者的呼吸功能，在积极支持治疗的同时选用正规、足量的化疗。减少药物种类和剂量不但不能改善其预后，反可引起耐药。如在化疗过程中呼吸功能损害加重应积极进行呼吸支持治疗，使患者度过危险期，继续接受下 1 个疗程化疗。②呼吸支持治疗的应用。呼吸支持包括从鼻导管间断给氧到面罩持续高流量给氧，以及呼吸机正压给氧。有人认为：呼吸机加压给氧帮助呼吸会造成压力损伤，加重对肺功能的损害。Kelly 等报道的 19 例使用呼吸机者无 1 例存活，提出要避免使用呼吸机。而本组 2 例使用呼吸机的患者最终均治愈，为大剂量联合化疗和探索呼吸支持的方式提供了经验。③肺部感染的预防和处理。本组 8 例死亡患者中，3 例死于感染性休克。可见感染不仅常见，而且致命，因此应引起高度重视。一旦在化疗中发生感染，要早期诊断，合理使用抗生素[14]。

绒癌肺转移：一般均采用静脉点滴给药，疗效较好。耐药且病灶局限于肺的一叶者，可以合并患叶切除，手术前后需合并使用化疗。如转移癌破裂发生血胸，在全身治疗的同时，可加用胸腔局部化疗(先抽出部分血液，然后注入 5-FU 1000~1250 mg，当日全身化疗应减量或停用)。如发生大量咯血，可静脉点滴垂体后叶素，并及时化疗[26]。

王元萼等报道绒癌致肺、肝、脾、肾转移的 1 例，经 5-Fu 和 KSM 联合化疗，1 个疗程后，尿 HCG 滴度下降，肺转移瘤明显吸收，于第 2 个疗程开始 3 天后手术。术中见子宫如孕 8 周大；右侧卵巢黄素囊肿大小为 5cm×6cm×5cm；脾表面有 7cm×6cm×4cm 的转移瘤；肝表面多个大小不等的转移结节，大者为 5cm×4cm×4cm，小者为 0.5cm×0.6cm×0.8cm；右肾下极有 2.5cm×2.5cm×1.5cm 大小的转移瘤。行子宫、双附件、脾及右肾切除术，并手术时行肝动脉插管。术后全身化疗，肝动脉插管滴入 5-FU 及 MTX。尿妊娠试验迅速转为浓缩阴性，肺转移瘤全部吸收，肝扫描正常，又巩固化疗 3 个疗程。健康状况良好[10]。

霍津坡总结中西医结合治疗绒毛膜上皮癌 11 例体会。绒癌 11 例，其中肺转移 8 例。治疗方法应用亚叶酸钙 0.2 g/d，5-FU26 mg/(kg·d)，同时口服天花粉 15 g/d，8 天为 1 个疗程，一般 6 个疗程，在临床症状消失、血 HCG 正常、影像学检查正常后再巩固 2 个疗程。病灶全部消失 11 例，随访 2 年血 HCG 正常。随访 10 年后阴道转移、肺转移 1 例，经化疗后又存活 4 年。至今健在 10 例[27]。

杜建层等用动脉灌注栓塞治疗难治性绒癌肺转移成功 1 例。主因绒癌半年入院，已经过 4 个疗程的静脉化疗，血 β-HCG 于第 1 个疗程后降为正常，随访中一直维持在正常水平。胸片：左下肺野转移灶直径 2cm，化疗后一直未缩小。诊断为难治性绒癌Ⅲa 期。化疗反应严重，骨髓抑制Ⅳ级，消化道反应Ⅳ级。行经皮股动脉穿刺插管超选择性肺动脉灌注栓塞化疗，用药 MTX 160 mg、VP-16 400 mg、放线菌素 D 500 μg。用药后轻度副反应。2 个月后复查胸片：左下肺野转移灶完全吸收，随访无复发。

单纯动脉灌注化疗与静脉化疗相比，可使局部组织的抗癌药物浓度提高 2.8 倍，但持续仅 30 分钟；动脉栓塞化疗比单纯灌注化疗局部组织浓度高 2.3 倍，而且局部组织平均浓度—时间曲线下降速度明显慢于单纯灌注组[28]。

七、预防与预后

绒癌绝大多数发生在正常或不正常妊娠之后，先行妊娠至绒癌发病的时间在 3 个月以内者占 44%，1 年以内者为 67.2%，1 年及 1 年以上者为 32.8%，多发生在生育年龄妇女，也可发生于绝经后妇女。极少数患者距前次妊娠可以数年甚至十几年，且发病前有阴道出血。由于间隔时间长，极易引起医生的忽视。绒癌主要经血行播散发生远处转移，最常见部位为肺。北京协和医院证实，绒癌肺转移的病例占总数的 82.5%。葡萄胎清除后，在高危患者中也应做预防性化疗，β-HCG 恢复正常后还应巩固化疗 2 个疗程，以防复发[24]。

绒癌肺转移患者预后影响因素中，末次妊娠性质、分期评分及肺转移灶部位均非影响预后的独立高危因素。年龄大于 35 岁及术前 β-HCG 大于 10 mIU/mL 是手术疗效不佳的独立预测因素。术前已更换 4 种以上化疗方案或大于 13 个疗程的患者，手术疗效差。术后 1~2 周内血 β-HCG 迅速下降至正常者，手术疗效好[5]。

附：男性绒癌

男性绒癌甚为罕见，属于胚胎癌，或由畸胎瘤恶变而引起。病情凶险，早期即可发生广泛转移，不少患者可在原发癌灶不明显的情况下，以肺部转移为首发表现。首都医院曾报道 4 例男性绒癌。胡万库的病例多次心电图右胸导联全部呈 Qr 型，考虑为大量癌细胞侵入肺循环，引起肺动脉的栓塞和痉挛，使肺循环衰竭，心肌缺血，肺动脉高压，右心负担大，以及冠状动脉供血不足，甚至坏死。和女性绒癌不同的是男性绒癌对化疗的反应差，因而预后险恶，大多数患者于几个月内死亡。国外文献的 109 例男性绒癌中仅 2 例存活超过 15 个月。癌细胞成分较复杂，可分泌女性激素和绒毛膜促性腺激素，2/3~3/4 患者可有男性乳腺增生[21]。

参考文献

[1]郝长宏. 29 例足月产后绒癌临床分析. 中国肿瘤，2006，15：488-490

[2]王黎明，戴淑真.高热、咳嗽咳痰痰中带血丝.中国实用妇科与产科杂志，2009，25：715-717

[3]孙江泰，金恒范，李刚.肺内巨大绒毛膜上皮癌转移1例.中国肿瘤临床，1992，19：27

[4]王元萼.绒癌，阴道、肺、脑转移.中级医刊，1987，22(3)：29-转 62

[5]马冬捷，张志庸，马单青. 妊娠绒毛膜癌肺转移的诊治进展.中国肺癌杂志，2011，14：801-805

[6]陶学谦，张洪业，马欣，等.绒毛膜癌肺转移 CT诊断的评价.滨州医学院学报，1997，20：51-52

[7]赵一平，刘白鹭，赵德利.纵隔原发性绒毛膜癌伴肺转移一例.中国癌症杂志，2006，16：160

[8]郑强，施蓉萍，韩忠.男性原发性绒癌伴肺转移 1 例报告.中国热带医学，2007，7：78

[9]王丽娟，于新芳.绒毛膜上皮癌肺转移 28 例误诊原因分析.中国煤矿工业医学杂志，2000，13：68

[10]王元萼，杨秀玉.绒癌，肺、肝，脾、肾转移.中级医刊，1987，22(3)：30

[11]刘静，龙采香.足月产后绒癌肺转移 1 例.承德医学院学报，1995，12：384

[12]陈开贤.绒癌巨大肺转移瘤误诊为纵隔肿瘤 1 例.医师进修杂志，1993，16：16

[13]胡万库，李稚玲.男性绒毛膜上皮癌肺转移一例.右江民族医学网院学报，1987，9：31-32

[14]史宏晖，向阳，杨秀玉，等. 绒癌肺转移致低氧血症及呼吸衰竭 17 例分析.中华肿瘤杂志，2000，22：340

[15]郭建毅，钟春龙.男性绒癌伴多处转移一例报道.上海交通大学学报(医学版)，2009，29：615-616

[16]马强，贺文.肺巨大绒癌转移瘤 1 例.中国医学影像技术，2009，25：1374-1375

[17]陈泽辉.绒癌孤立巨块型肺转移 1 例报道.罕少疾病杂志，2000，7：45-转 7

[18]张琳，王金丽，周元春，等.女性生殖器原发恶性肿瘤胸部转移的 X 线与临床特征 (附 204 例报告). 实用放射学杂志，2002，18：389-390.

[19]邓淑莉，吕祥英，金迁.以支气管哮喘为主要表现的肺部转移癌 1 例.山东医药，1994，48：60

[20]杨青，李里香，况九龙，等.第 82 例—两肺多发斑片和结节阴影.中华结核和呼吸杂志，2006，29：496-497

[21]姚宇锋，高展，柴莹，等.男性原发性绒毛膜上皮细胞癌一例报告.癌症，2004，23：1231-1232

[22]段元冬，彭镜，尹飞. 原发性纵隔绒毛膜癌.中国当代儿科杂志，2009，11：517-520

[23]杜成杰.输卵管绒癌破裂误诊自血回输致子宫及肺转移 1 例.医师进修杂志，1992，15：5

[24]王莉，苗俊红.子宫全切术后 10 年绒癌肺转移误诊 1 例.中国实用妇科与产科杂志，2000，16：728

[25]居胜红，蔡锡类，王照明. 罕见的孤立巨块型绒癌肺转移灶

的 X 线诊断.实用放射学杂志,1996,12:422-423-下转 445
[26]孙燕.内科肿瘤学.北京:人民卫生出版社,2001:704-749
[27]霍津坡.中西医结合治疗绒毛膜上皮癌 11 例体会.中国民康医学,2008,20:2674
[28]杜建层,商素洁,张玉杰.动脉灌注栓塞治疗难治性绒癌肺转移成功 1 例报告并文献复习.实用放射学杂志,2005,21:803-转 822

第四节　恶性葡萄胎

一、流行病学

恶性葡萄胎(恶葡)为妇女孕期由胚胎滋养细胞发生变化而来的肿瘤。该病在东南亚国家及我国的长江以南、沿海省份发病率高,均在 1‰以上[1]。

恶葡发病率占葡萄胎的 7%~16%。恶葡肺转移相当常见,主要通过血行转移到肺部[2]。

正常妊娠和妊娠滋养细胞肿瘤并存罕见,发生率为 1/100 000~1/22 000。产前 B 超发现胎儿与葡萄胎胎盘共存有两种情况,即双胎之一完全性葡萄胎和部分性葡萄胎, 后者胎儿几乎不可能存活到妊娠中晚期。对于双胎之一完全性葡萄胎虽然绝大部分患者可获得良好的妊娠结局,但在妊娠过程中少数可能发生转移。这样的病例罕见[3]。

韩国 Catholic 大学报道了几个医院综合的妊娠滋养细胞疾病(GTD)7188 例, 其中葡萄胎 3831 例(53.3%),侵蚀性葡萄胎(侵葡)2163 例(30.1%),绒癌 1177 例(16.4%)。美国 Berkowitz 报道 1997 年的 3724 例部分葡萄胎中,1.5%发展为持续性滋养细胞肿瘤,0.2%有转移,主要是转移到肺、神经系统等。恶变率在美国是 15%~25%, 菲律宾是 5%~6%, 在我国是 14.5%。张小为从病理角度观察葡萄胎的恶变率是 8.3%~45%,而部分葡萄胎是 0.5%~12%,但病理学家认为一致率才 75%。赵秀云观察了重复性滋养细胞病这一临床现象,GTD 258 例中重复发生者 14 例(5.4%),14 例中包括完全、部分、侵袭及绒癌各类 GTD 36 次,平均 2.6 次。首次 GTD 中为恶性者 3 例,占 21.4%,均为侵葡;第二次是 7 例,占 50%,6 例为绒癌,1 例为侵葡。GTD 的发生率东西方报道差异较大。1937 年 Sund 报道重复 GTD 是 1.3%(67/5002 例), 我国董淑英报道了 9 例,为 3.3%。侵葡有侵蚀、转移的习性,容易向肺、阴道(15.9%)、脊髓、脑(1.8%)等转移,特别是向肺的转移,诸报道不一,从 24%~40%,Sund 认为可达 65%[4]。日本统计,侵葡:总出生数=1:522.4 左右[5]。

二、病理学

侵葡介于良性葡萄胎和绒毛膜癌之间,属中间型滋养细胞肿瘤,原发于子宫。胸 X 线和血清绒毛膜促性腺激素-β 亚结构测定(HCG-β)对侵葡肺转移的诊断具有重要意义[6]。

完全性葡萄胎当存在以下高危因素时,恶变率明显增加:①年龄:大于 40 岁妇女葡萄胎恶变的发生机会要比小于 40 岁的大 2.5 倍。当大于 40 岁时,恶变率可达 37%,而大于 50 岁将达 56%。重复性葡萄胎恶变概率增加 3~4 倍;②血 HCG:血 HCG>10^6 IU/L、清宫后血 HCG 下降速度缓慢如超过 8 周或持续阳性、血 HCG 转阴后再次升高者均容易发生恶变。③子宫大小:子宫增长速度越快,恶变可能越大。子宫大于停经月份的比子宫与停经月份相等的恶变机会大 55 倍。当子宫大于停经月份,尤其超过停经月份的 4 倍时恶变概率明显增加。④卵巢黄素化囊肿:当卵巢黄素化囊肿较大,尤其大于 6cm,且持续时间长而不消退者,恶变机会大。⑤葡萄胎水泡大小:以小葡萄为主和大小葡萄均有的, 恶变率远高于以大葡萄泡为主的。⑥两种滋养细胞比例:葡萄胎中合体滋养细胞和滋养细胞比例不同,其发生恶变的概率亦不同。若滋养细胞占优势,则恶变率低,若合体滋养占优势,则恶变率高,这可能与合体滋养细胞的侵袭性强有关。⑦葡萄胎并发症:有报道,当葡萄胎患者合并妊娠高血压疾病、甲亢时容易发生恶变。⑧葡萄胎 2 次刮宫: 若刮出物中仍有少量葡萄胎组织或蜕膜中有小片滋养细胞者, 其恶变率要比刮出物葡萄胎组织阴性者为高[7]。

赵莉等探讨葡萄胎恶变高危因素。收治葡萄胎 179 例。随诊 156 例,随访时间 1~2 年,恶变 25 例。本研究显示子宫大于或等于相应孕周者,恶变结局明显高于子宫小于相应孕周的葡萄胎, 在 21 例伴有黄素囊肿的患者中 11 例发展为侵蚀性葡萄胎。葡萄胎患者由于大量 HCG 的刺激, 一侧或双侧卵巢往往呈多发性囊肿变化,黄素囊肿内可储藏 HCG。葡萄胎排出后合并黄素囊肿者,血中 HCG 消失较慢。葡萄胎排出后或多或少有一些细胞残留于子宫壁内,以后逐渐消失,如果不消失而持续存在,甚至继续增生,则有恶变的可能, 故动态测定血 HCG 含量对预测恶性结局有较大意义。本组患者葡萄胎吸宫术后 4 周内血 β-HCG 恢复正常有 3/28 例为恶性结局，而 4 周以上恢复正常者中有 8/34 例发展为恶性结局。Doppler 超声检查可通过探测病灶的图像和血流状况，为诊断子宫肌层浸润提供有力的证据[8]。

葡萄胎恶变与下述因子有关：妊娠相关血浆蛋白、上皮型钙黏蛋白、基质金属蛋白酶(葡萄胎恶变的早期表现，可以作为预测指标之一)、表皮生长因子受体、受精类型、核仁区 SIR 银蛋白、端粒酶活性、黏附分子(CD44V6)及抑癌基因、p16 及 p15 基因、p53 基因、Ras 基因和 C-erbB2 基因等[7]。

于风玲等报道恶葡肺转移尸检 1 例。患者因恶葡行子宫次全切除术后仍有阴道大出血，胸片未见异常。尸检肺脏表面有散在的直径约 0.3cm 大小的数个硬结，切面呈红色出血状。镜下结节处肺组织结构消失，可见高度水肿、退变的绒毛及大量红细胞，部分瘤组织坏死呈粉染状或呈所谓“鬼影”状，部分绒毛滋养细胞增生。肺泡壁间质内有机化的血栓，瘤结节周围肺泡腔内有粉染水肿液，间质内大量中性白细胞浸润。病理诊断：恶葡双肺转移[9]。

杨日普报道恶性滋养细胞肿瘤误诊 4 例。第 1 例有双肺多发转移，第 2 例有双肺及脑转移，第 3 例有右肺可疑转移及脑转移，第 4 例有双肺及脑转移。患者有一定的症状及体征，通过及时检查可以诊断[4]。

张伟章等报道绒癌及恶性葡萄胎肺转移 104 例，其中恶葡 80 例，发生肺转移 31 例(34.8%)，并发其他脏器转移共 9 例，其中阴道转移 6 例，脑转移 2 例，盆腔 1 例[4]。

三、临床表现

几组病例的临床表现如表 19-4-1 所示[1,4,6,10-12]。

患者常在停经 2 个月后出现阴道流血，其刮出物送病检多能确诊，恶性葡萄胎较少有远处转移，但转移灶以肺内为多见。胸片显示有小圆形阴影[1]。

张琳等报道妇科原发恶性肿瘤 204 例，其中恶葡 14 例，5 例肺转移，HCG 升高为 92~200 000 mIU/mL。无胸水出现[13]。

张云海等报道恶葡肺转移 100 例。平均年龄 34(19~49)岁。血 HCG 升高，胸片肺部可见转移病灶，药物化疗后胸片证实肺内转移瘤完全消失[2]。

马谦等报道恶葡早期肺转移 1 例。患者因停经 74 天，阴道少量流血 40 天，以葡萄胎收住。孕 5 产 1，第一胎产后胎盘粘连阴道大出血行清宫术 2 次，药流 3 次，曾 2 次上环均发生阴道大出血而取环。行葡萄胎吸宫术，吸出积血量 600g，内为粟粒样小水泡。5 天后行第 2 次清宫术，刮出少许坏死组织。血 HCG 61.8 mIU/mL。病理：滋养细胞中度异型。一次清宫术后 3 天，阴道多量出血；再行清宫术有积血及数个细小水泡。给 5-FU，放线菌素 D 8 天，停化疗第 10 天胸痛、咳嗽，胸片为双肺转移[14]。

刘素云报道侵葡 96 例，其中有肺转移者 63 例。年龄与肺发生率：96 例侵葡的年龄为 23~51 岁，有肺转移者 63 例，占 65.62%。其中 23~30 岁 62 例，有肺转移 35 例，占 56.5%；而 31~51 岁 34 例，有肺转移者 28 例，占 82%。可见 30 岁以上侵葡患者较易发生肺转移。症状见表 19-4-1。肺转移与葡萄胎终止时间的关系：肺转移 63 例中在刮宫或手术前已出现肺转移者 9 例，余 54 例在葡萄胎第一次刮宫 4 周后出现肺转移。HCG-β 值与肺转移的关系：无肺转移的 33 例中，HCG-β 值在 10~23 ng/mL 之间。有肺转移者，HCG-β 值在 30~50 ng/mL 之间者 9 例，大于 50 ng/mL 者 54 例。由此可见，侵葡转移时HCG-β 值均升高，且大多高于 50 ng/mL(正常值为 13 ng/mL)[6]。

冯凤芝等将葡萄胎清宫前无肺转移患者的临床特点与葡萄胎清宫前发生侵葡肺转移的患者进行比较。结果：葡萄胎清宫前有胸部 CT 检查的 37 例初治葡萄胎患者中，发现存在肺部转移灶的患者有 11 例，占 30%。葡萄胎清宫前有肺转移患者的停经时间[(15.0±4.0)周]、完全性葡萄胎所占的比例(91%)，均显著高于葡萄胎清宫前无肺转移的患者[(10.0±2.5)周和 50%]，两者分别比较，差异均有统计学意义(P 值分别为 0.026、0.027)。而年龄、子宫体积较相应停

表 19-4-1 几组病例的临床表现

作者	例数	症状及体征
刘运明等	1	输卵管间质部恶葡肺转移。停经 40 天时曾有少量阴道出血，无明显早孕反应，无诱因突然右下腹剧烈疼痛至晕厥，伴恶心、呕吐，肛门坠痛
李飞等	28	绒癌和恶葡 28 例，其中 3 例摄片前伴有咳嗽、咯血、胸痛，其余均无呼吸道症状
刘素云	63	侵葡肺转移。63 例中有咳嗽 13 例、血痰 10 例、胸痛 7 例，部分病例在葡萄胎排出宫腔后出现不同程度的症状，但有 33 例(52%)无任何症状
官彬等	1	恶葡术后复发并双肺转移。盆腔包块并阴道大出血
周勇安	1	恶葡。胸痛、胸闷 2 个月。2 个月前感右侧胸痛，拍片显示右胸积液
张伟章等	104	绒癌和恶葡。咳嗽 11 例，咯血 11 例，胸痛 2 例

经时间大 4 周、卵巢黄素化囊肿直径≥6cm、葡萄胎清宫前血 β-HCG 水平等比较，差异均无统计学意义（$P>0.05$）。葡萄胎清宫前发生侵葡肺转移患者的血β-HCG 水平降至正常水平，距第 1 次清宫术的时间间隔。明显短于葡萄胎清宫后发生侵葡肺转移的患者，分别为（83±18）、（126±31）天，两者比较，差异有统计学意义（$P<0.01$）。而血 β-HCG 水平降至正常水平的化疗疗程数、肺部转移灶完全消失或明显吸收后不再改变所需的化疗疗程数、治疗所需总化疗疗程数以及完全缓解率等比较，差异均无统计学意义（$P>0.05$）[15]。

栗田启等报道主诉反复胸痛的肺转移瘤。妊娠 2 个月自然流产，约 3.5 个月后左前胸痛加重，胸片左肺肿块（4.5cm×3.0cm）和胸水（血性），血痰、咯血。行部分肺切除，左 S8，病理为侵葡，子宫检查未发现异常。术前 5 日 HCG 23 900 IU/L，术后 5 日 12 500 IU/L。术后甲氨蝶呤。随访 2 年 10 个月健在[5]。

四、影像学表现

几组病例的影像学表现如表19-4-2 所示[1,2,4,6,10-11,16]。

早期肺转移病灶的特点主要表现为单发或多发小结节状、小片絮状、密度浅淡呈半透明样阴影，此种 X 线片表现有时诊断较为困难，尤其投照条件，照片质量常影响早期病灶的发现。发现可疑病灶要密切观察，及时复查胸片。病理检查中找到完整绒毛者为恶葡，找不到完整绒毛仅有滋养细胞者为绒癌。两者一般是血行转移肺部，故两者肺部转移灶形态上较难鉴别。但绒癌肺转移病灶数目较多，呈多发性播散，片絮状阴影较大，部分可呈团块状，密度较高，有时可见空洞形成。恶葡肺转移病灶数目较少，以小片絮状阴影多见，密度浅淡，少有团块状阴影和空洞形成。与其他恶性肿瘤相比，恶葡肺转移的预后良好。张云海组患者经化疗 4~6 个疗程后，肺部转移灶逐步消失，病灶处只留有残痕阴影，表现为不规则的密度不均的浅淡阴影，以后随着临床治疗逐渐消失。但即使肺转移病灶消失，还应继续定期复查胸片，以便观察病情的发展[2]。

刘素云探讨侵葡肺转移的 X 线表现。侵葡 96 例，其中有肺转移者 63 例。病灶基本形态可分为 4 类。①小片状阴影。有 12 例呈不规则、散在片状实质浸润，边缘模糊，境界不清。常见于早期病例，如不结合临床，易误诊为炎症。②结节状阴影。有 30 例，呈圆形或类圆形阴影，直径在 1.0cm 以下，密度较低而均匀，境界清楚或模糊，有的在结节内夹杂小泡状透亮影。③棉球状阴影，有 7 例呈圆形或类圆形阴影，直径在 1~3cm 之间，密度均匀，如花苞状与肺纹理相连接，境界一般清楚。④串簇状阴影，有 14 例在两侧肺野内，沿着粗重浓度的肺纹理呈绿豆大小簇状密集分布的阴影，密度浅淡而均匀，境界依稀可辨，属早期征象。病灶数目和分布：以多发为主，偶见单发。除早期串簇状小结节外，结节数目一般在10 个以下。病灶分布以两侧中下肺野为多见，符合血行肺转移的特点。本组中以右肺下部出现率最高，且以内带为多见[6]。

五、诊断

女性患者，流产后出现肺内包块，应警惕恶性葡萄胎的可能。

刘素云探讨侵葡肺转移的 X 线表现及其与 HCG 值的关系。

1. 侵葡肺转移的发生率和早期诊断问题

侵葡肺转移的发生率为 65.62%。早期诊断有如下体会：①当有葡萄胎史存在时，刮宫后 HCG-β 值持续超过正常值，或有上升趋势，无论是否有呼吸系统症状，均需胸部 X 线片随访观察，每 2 周一次。即使足月产或流产后，凡 HCG-β 值升高，亦需 X 线随访。②肺纹理增深、模糊时，亦应高度警惕有肺转移的可能，本组 47 例起初均有明显的肺纹理改变，其病理机

表 19-4-2　几组病例的影像学表现

作者	例数	影像学表现
刘运明等	1	输卵管间质部恶性葡萄胎肺转移。胸片发现有肺转移。左下肺及右下肺分别见 1.3cm 及 1.0cm 圆形阴影
张云海等	100	恶性葡萄胎肺转移 100 例。上肺野 19 例，中下肺野 81 例；肺内带 11 例，中外带 89 例；恶葡肺转移瘤单发者 10 例，多发者 90 例；小结节状为主要表现者 64 例，片絮状为主要表现者 13 例，粟粒状为主要表现者 5 例，两种形态混合表现者 18 例。100 例恶葡肺转移瘤均边缘清晰光滑，密度均匀
刘素云	63	侵蚀性葡萄胎肺转移。小片阴影 12 例，结节阴影 30 例，棉球状阴影 7 例，串簇状阴影 14 例
官彬等	1	恶性葡萄胎术后复发并双肺转移。胸片检查示双肺散在分布大小不等结节影
周勇安	1	拍片发现右胸积液。复查胸片及胸部 CT，发现右胸内包块
张伟章等	104	胸 X 线：恶葡 104 例中单发 2 例，多发 20 例，肺纹理粗伴粟粒 3 例，小斑片或棉絮样 2 例，结节 14 例，粟粒伴斑片 1 例，有纵隔淋巴结肿大 1 例
霍木兰	138	恶性葡萄胎 138 例。肺转移 17 例，阴道及肺转移 9 例。胸片：17 例肺转移者见肺部片状或结节状影，其中 4 例波及两肺，结节直径为 1~1.5cm 之间

制系滋养细胞具有侵蚀血管的特性，当初期大量滋养细胞血行进入肺循环，肺栓塞的周围末梢近端血管扩张，同时管壁周围水肿、渗出致肺纹增厚。继而肿瘤细胞浸入周围肺组织内，形成低密度小结节等，因生长方式、时间的不同，X 线表现亦各异。在这一阶段，要短期随访复查，以每周摄 1 片为宜。对于肺纹增多的胸片，仔细寻找有无串簇状浅淡结节影，这是早期诊断的关键。有时病灶密度较淡，或与肋骨、心脏、膈面等重叠，易致漏诊，此点应引起注意。

2. 侵葡肺转移灶的 X 线动态变化与 HCG-β 值变化的关系

据本组资料观察，定期复查 HCG-β 值，并与同期肺部 X 线表现对照，相关性强。侵葡肺转移最多发生于刮宫 4 周后，而 HCG-β 值在刮宫 4 周后持续升高者，肺转移也明显增多。Braga 指出，在葡萄胎排出后 4 周，如血清 HCG-β 值仍属阳性，即应考虑积极治疗。本组资料表明，凡在肺部首次发现肺转移时 HCG-β 值大于 50 ng/mL，治疗 2 个月后多次复查血清 HCG-β 值如比以前下降，则原肺部病灶密度不同程度减低，部分病灶范围亦趋缩小，很少有新的病灶再出现，提示肺转移好转；如 HCG-β 值较前上升或不下降，而 X 线表现原病灶增大或互相融合，边缘模糊，并出现许多新病灶，提示肺转移恶化。在化疗上，药物剂量要足够或多途径联合给药才有效。如 HCG-β 值明显下降或降至正常，则 X 线上两肺纹理趋于清楚，原病灶显著缩小，其密度进一步减低，此时属临床治愈，但尚需随访观察，如一段时间内连续测定 HCG-β 值 3 次均在正常范围，同时 X 线片上的病灶亦全部消失，此时说明肺转移已治愈。尚有部分病例虽在随访中 HCG-β 值连续正常，但肺部个别病灶阴影仍未完全消散，表现为密度较低与淡的小结节或小片状阴影，多次检查大小无变化，这类遗留下的残余阴影，并非有活动性肿瘤组织存在，Libshitz 认为是一些未经吸收的血块或纤维组织。此时 X 线诊断可根据正常的 HCG-β 提示已临床治愈，认识这一点是很重要的[6]。

张洪燕等对 30 例（16 例肺及盆腔转移）侵葡患者行彩色多普勒（CDFI）及脉冲多普勒（PW）超声检查，并记录病灶血流阻力指数（RI）、血清 β-HCG 值。结果：30 例侵葡患者宫壁回声增粗或见低回声结节，血流丰富，阻力指数小于 0.4，血 β-HCG 增高；化疗取得疗效后异常血流逐渐减少，RI 呈逐渐升高趋势，血β-HCG 逐渐恢复正常。结论：CDFI 对侵葡的诊断及观察化疗疗效是一个很有价值的方法[17]。

约 40%原以为无肺转移的患者经胸部 CT 可证实有肺部微小转移。所以，对于停经时间较长又没有肺部症状的葡萄胎患者，需要明确是否肺转移时，应行胸部 CT 检查[15]。

六、治疗

贺豪杰等报道双胎之一葡萄胎妊娠合并肺转移继发呼吸功能衰竭的诊断和处理。患者因停经 18 周余，阴道不规则出血 3 个月，加重 8 小时，呼吸困难伴咯血 5 天入院。B 超示胎盘增厚，靠近下段可见葡萄样无回声区，部分胎盘与子宫之间可见液性暗区，有胎心（双胎，其中一胎为葡萄胎），双附件黄素化囊肿。胸片示双肺布满絮状影。急症行双侧子宫动脉吸收性明胶海绵栓塞+妊娠中期剖宫取子术，术中清出胎儿、胎盘和葡萄样组织 1000 mL，双侧宫角见葡萄胎组织侵蚀肌层，检查胎儿长 20 cm，胎盘 10cm×12cm×20cm，一半为正常胎盘，另一半有多量葡萄胎组织。术后病理证实为双胎妊娠，其中之一为葡萄胎。术后当天床旁胸片示双肺大面积团块斑片影，PO_2<60 mmHg，予呼吸机辅助通气。术后第 1 天开始用足叶乙甙联合放线菌素 D 方案化疗。第 3 疗程一般情况大为好转，呼吸衰竭控制，遂给多药联合化疗，间隔 17~21 天 1 个疗程，共 7 个疗程。化疗 5 个疗程后 β-HCG 降至正常，肺部病灶明显缩小（胸片上已看不到病灶），6 个疗程后肺 CT（-），巩固化疗 3 个疗程后出院随诊。

妊娠期间妊娠滋养细胞肿瘤（GTN）转移虽十分罕见，但发病往往急、重。这可能和妊娠期间循环容量大、侧支循环多有关。GTN 肺转移可能出现咳嗽、咯血等症状。引起葡萄胎患者呼吸循环功能异常的常见情况有充血性心力衰竭、肺栓塞、滋养细胞肿瘤肺部广泛转移以及肺部感染。在正常妊娠母体的外周循环中可找到滋养细胞，但如果大量的滋养细胞进入肺循环则可能造成肺栓塞，葡萄胎合并滋养细胞肺栓塞的发生率为 1.9%~5.4%，好发于子宫增大超过正常妊娠 4 周以上者，可能和子宫内张力高有关。主要表现为突然胸闷不适，烦躁不安，低氧血症和呼吸困难；肺部听诊湿啰音或呼吸音降低；影像学 CT 表现为斑片状阴影。葡萄胎恶性变伴大面积肺转移的临床表现和葡萄胎肺栓塞的临床症状有时难以鉴别，影像学表现具有多样性。贺豪杰等病例肺 CT 的表现除广泛的絮状影外还有多发的结节影，而且患者的血 β-HCG 高达 2 312 376 IU/L，更支持肺转移的诊断。完全性葡萄胎（CMCF）妊娠期间发生肺转移的高危因素：虽然 CMCF 患者的胎儿预后较好，但应根据患者胎儿染色体核型分析、患者血清 β-HCG 水平以及葡萄胎的体积变化等多项检查结果决定是否继续妊娠。若在妊娠过程中葡萄胎体积明显增加血清β-HCG水平明显增高、出现咳嗽、咯血和呼吸困难等症状需警惕是否有葡萄胎恶变,一经确诊,应尽快终止妊娠。CMCF妊娠期间肺转移继发呼吸衰竭的处理:由于葡萄胎合并广泛肺转移的患者肺功能受损严重,化疗可使肿瘤出血、坏死,使肺功能进一步恶化;但滋养细胞肿瘤的细胞倍增时间很短,如不及时化疗病情可发展很快。所以,在呼吸支持的同时,及时予以合理的化疗至关重要。总之,CMCF罕见,其发生持续性滋养细胞疾病(PTD)的危险性与单纯葡萄胎相比并不增高,所以在没有严重并发症的情况下可继续妊娠。但如果葡萄胎体积增加过快或血清β-HCG水平显著增加,特别是出现咳嗽、呼吸困难等症状时须警惕肺转移的可能。一旦发现肺转移,应选择合适的方法终止妊娠[3]。

葡萄胎一经诊断应尽早行清宫术,清宫术实施的时间越晚,发生侵蚀性葡萄胎肺转移和需要进行化疗的概率就越大。若葡萄胎清宫前发生了侵蚀性葡萄胎肺转移,其治疗效果与葡萄胎清宫后发生侵蚀性葡萄胎肺转移相同,均可治愈[15]。

刘运明等报道输卵管间质部恶葡肺转移1例。诊断:右侧输卵管妊娠破裂;腹腔内失血性贫血。急诊开腹手术,术中见盆腹腔内有鲜血700 mL,右侧输卵管间质部破裂,发现约有4cm×3cm×3cm大小的一团水泡样组织,以小水泡为主,因家属不愿切除子宫,只楔形切除右侧子宫角及右侧输卵管。术后病理:右侧输卵管间质部妊娠破裂;葡萄胎滋养叶细胞增生Ⅱ级。术前血HCG 21 988 mIU/mL,术后3周HCG逐渐下降至804 mIU/mL,但于术后5周又上升至1660 mIU/mL,此时胸片两肺纹理明显增重,同时出现持续性少量子宫出血。结合手术标本以小葡萄粒为主,考虑不能排除子宫内恶性葡萄胎。用5-Fu化疗3天后,再开腹手术,术中见子宫大小、质地、颜色均正常,右卵巢大约6cm×6cm×5cm,呈囊性。切除全子宫、右卵巢及左卵管。病理:慢性子宫内膜炎及平滑肌炎,伴内膜A-S反应及肉芽组织形成,肌层未见滋养细胞浸润,右卵巢卵泡膜黄素囊肿。第2次手术后继续5-Fu化疗,化疗1个疗程后复查HCG下降至178 mIU/mL,胸片发现有肺转移。左下肺及右下肺分别见1.3cm及1.0cm圆形阴影。改用5-Fu加KSM联合化疗+HCG 4个疗程,巩固化疗2个疗程。随访3年余,HCG及胸片一直正常[10]。

张云海等评估X线胸片对恶葡肺转移治疗的监测效果。恶葡肺转移瘤经化疗后的变化,如5-FU等化疗后,每个月复查1次胸片,结果发现85例患者在4个疗程后肺内转移灶范围明显缩小,密度变淡,数目减少,最后肺内转移灶逐步消失,15例经6个疗程后肺内病灶逐步消失。临床化验血HCG恢复正常[2]。

官彬等报道恶葡术后复发并双肺转移介入治疗1例。因恶葡行子宫切除术,术后1月余复发盆腔包块并阴道大出血。妇科用止血药及阴道内纱条填塞均无效。胸片检查示双肺散在分布大小不等结节影,提示双肺转移癌。查HCG>1000 mIU/mL。B超示盆腔内偏左侧一个8cm×10cm肿块。术后3个月行第1次介入治疗,导管先后置于左、右髂内动脉造影,示双侧阴部内动脉参与肿瘤供血,肿瘤血管呈团簇状分布,略显肿瘤染色,肿瘤大小约8cm×10cm。耻骨联合下见团状造影剂外溢影。遂将导管置于阴部内动脉内,先用5-FU 500 mg、CDDP 20 mg、ADM 20 mg分别溶于30 mL生理盐水中行动脉内灌注化疗,再用吸收性明胶海绵颗粒行动脉栓塞,直至阴部内动脉主干血流停止。最后将导管分别置于左右支气管动脉,用CDDP 20mg、ADM 10mg行灌注化疗。1个月后行第2次双侧阴部内动脉化疗栓塞术及支气管动脉灌注化疗,化疗方案为MTX 30 mg、5-FU 1.0 g、MMC 10 mg。在4、7个月后分别行第3、4次双侧髂内动脉化疗栓塞术。第3次介入治疗前复查胸片示双肺转移癌消失,盆腔B超示肿块大小约2.1cm×3.0cm。第4次介入治疗双侧髂内动脉造影未见肿瘤血管及肿瘤染色。随访近3年,患者存活未见肿瘤复发[11]。

潘少辉对12例恶葡患者进行超选择性髂内动脉造影化疗栓塞,并进行短期及长期疗效观察。结果:12例恶葡患者介入治疗后全部存活,6例再妊娠后正常生育。结论:髂内动脉插管化疗可提高疗效,使用吸收性明胶海绵粉和条对子宫动脉远端末梢和近端主干的双重栓塞,可进一步提高效果。术后4周第2次血管造影复查显示肿瘤血管影减少。1例阴道转移结节及胸片示肺部转移病灶消失[18]。

冯凤芝等分析葡萄胎清宫前后发生侵葡肺转移的处理。化疗对于葡萄胎清宫后随诊中发生的侵葡肺转移患者,发生肺转移后再给予化疗,仍能获得满意的治疗效果。因此,对于葡萄胎清宫前未发生转移的葡萄胎高危患者,如担心化疗引起的相关并发症,可仅行清宫术治疗,但应强调,清宫术后必须密切随诊对于葡萄胎清宫前已经发生侵葡肺转移的患者,经过及时的化疗,仍可得到很满意的治疗效果[15]。

恶性葡萄胎一经确诊,应及时采用联合化疗,患者化疗后基本无死亡,对于肺转移并有血性胸水者,采用静脉及胸膜腔内给药,绝大多数肺内包块能够消失,胸水得到控制,少数疗效不佳者,可采用手术切除[1]。

张伟章等的 104 例绒癌及恶性葡萄胎肺转移治疗后 21 例中阴影消失 7 例(33.3%),好转 3 例(14.3%),进展 1 例(4.8%)。消失后可长时间不复发至 10 年以上[4]。

七、预后和预防

丁彦玲分析葡萄胎 35 例，强调葡萄胎刮宫后随访。葡萄胎多数是良性的,占 81.5%,经处理后为正常。有 16%的病例发展为恶性葡萄胎,2.5%的病例发展为绒癌，因此对每个葡萄胎患者的随访有重要意义。随访时间:应在清宫后每周检查 1 次尿 HCG,尿反应为阴性以后改为 1 个月复查 1 次,半年后仍保持阴性不变，改为 3 个月复查 1 次,1 年后改为半年检查 1 次,持续 2 年,且在此时期内劝导患者采用避孕方法,以避免再度妊娠而混淆诊断。随访期间除注意原妊娠反应改变外，还应注意有无不规则阴道流血，子宫体积有无增大,有无咯血,黄体囊肿是否缩小,必要时摄胸片或 B 超检查。

葡萄胎的恶变率一般在 5%~10%之间，丁彦玲组恶变率为 5.71%。恶变率与下列因素有关:①子宫大小:子宫大于停经月份者较易发生恶变,本组 2 例均有子宫异常增大。②阴道流血:葡萄胎清宫后有不规则阴道流血或流血时间长易发生恶变。③卵巢黄体囊肿:卵巢黄体囊肿大,持续时间长,不消失,易恶变。囊肿在葡萄胎排出后即开始缩小者 5 例,2 个月之后消失者 3 例。④合并妊娠高血压综合征易发生恶变。⑤尿妊娠试验：尿妊娠试验持续阳性或 HCG 下降缓慢,持续阳性或阴性又转阳性易发生恶变。⑥恶变与随访有关:本组 2 例恶变均未遵医嘱进行随访[19]。

葡萄胎恶变的预防性措施。①预防性子宫切除。根据北京协和医院 214 例的统计,44 例进行预防性子宫切除,随诊中有 6 例发生恶变,恶变率为 13.6%。而未行预防性治疗的 146 例中,23 例发生恶变,恶变率为 15.8%。两者相差并不明显。但因预防组中都是原来恶变机会较大的患者,如没有预防性子宫切除恶变机会可能会更大,说明预防性手术有一定作用。另有报道,有 20%的病例预防性子宫切除术后标本病理证实葡萄胎已侵入子宫肌层,这也说明预防性子宫切除有一定的积极作用。目前考虑做预防性子宫切除者,一般年龄大于 40 岁,无生育要求或无条件随访,或临床有高度恶变倾向者。②预防性化疗:尚存在争议。研究表明,选择甲氨蝶呤(MTX)或放线菌素 D(ACTD)单药预防性化疗，能使高危完全性葡萄胎恶变的概率,分别从47%和 50%降至 14%和 13.8%,但对低危完全性葡萄胎则没有改变。因此,建议对有高危因素之一者或无随访条件的患者行预防性化疗。Limpongsanurak 等也认为，对有高危因素的患者进行预防性化疗,恶变率可从 39.8%降到 11%。实施预防性化疗时机一般在葡萄胎清宫前 2~3 天或清宫时，最迟在刮宫次日。建议化疗方案采用的药物(MTX 或 ACTD)、疗程数尚不确定,多数建议化疗直至 HCG 转阴,但也有报道仅行单疗程化疗[7]。

冯凤芝等指出葡萄胎清宫后发生侵蚀性葡萄胎肺转移随诊要求:临床完全缓解后,第 1 个月血 β-HCG 水平每周监测 1 次;第 2~3 个月,每 2 周监测 1 次;第 4~9 个月,每月 1 次;第 10~15 个月,每 2 个月 1 次;此后每半年监测 1 次,共 3 年;3 年后,每年监测 1 次[15]。

参考文献

[1]周勇安. 恶性葡萄胎肺转移一例报告. 临床外科杂志,1997,5:20-21

[2]张云海,戴文新.X 线胸片对恶性葡萄胎肺转移的诊断和临床治疗效果的评估.天津医药,2007,35:160

[3]贺豪杰,向阳,万希润,等.双胎之一葡萄胎妊娠合并肺转移继发呼吸功能衰竭的诊断和处理. 现代妇产科进展,2006,15:545-546

[4]张金铭.呼吸系统疑难病和罕少病. 天津:天津科技翻译出版公司,2004:394-395

[5]栗田启,清水信义,柳英清.ほか.周期的胸痛を主诉とした破壊胞状奇胎の肺転移の1 例. 日本胸部临床,1990,49:434-438

[6]刘素云.侵蚀性葡萄胎肺转移的 X 线表现及其与 HCG 值的关系.影像诊断与介入放射学,1996,5:164-165

[7]谢玲,卞美璐,阳艳军.葡萄胎恶变研究新进展. 中日友好医院学报,2009,23:186-188

[8]赵莉,翁雷,段涛. 葡萄胎恶变高危因素的探讨. 现代妇产科进展,2006,15:145-146

[9]于风玲,路灵敏,焦炳忠,等.恶性葡萄胎转移尸检(附1例报告).河北医学院学报,1987,8:330-332

[10]刘运明,刘书文.输卵管间质部恶性葡萄胎肺转移 1 例.实用妇科与产科杂志,1989,5:314

[11]官彬,唐勇.恶性葡萄胎术后复发并双肺转移介入治疗一例.介入放射学杂志,2004,13:255

[12]李飞,向平.绒癌和恶性葡萄胎肺转移的 X 线表现.湖北民族学院学报医学版,2004,21(3):1

[13]张琳,王金丽,周元春,等.女性生殖器原发恶性肿瘤胸部转移的 X 线与临床特征 (附 204 例报告). 实用放射学杂志,2002,18:389-390

[14]马谦,崔芸,张学兰.恶性葡萄胎早期肺转移 1 例报告.实用癌症杂志,2006,21:82

[15]冯凤芝,向阳,单莹,等.葡萄胎清宫前发生侵蚀性葡萄胎肺转移患者的临床分析.中华妇产科杂志,2007,42:830-833

[16]霍木兰.恶性葡萄胎138例临床分析.广东医学,1997,18:750
[17]张洪燕,魏敏,郭瑞强.彩色多普勒血流显像检测侵蚀性葡萄胎30例分析.中国误诊学杂志,2008,8:697
[18]潘少辉.介入放射诊治恶性葡萄胎12例疗效观察.肿瘤学杂志2003,9:215-217
[19]丁彦玲.葡萄胎35例临床分析.中国社区医生·综合版.2004,6:10-12

第五节 滋养细胞肿瘤

一、流行病学

国内文献报道,绒癌肺转移发生率为39%~80%。张伟章等1971—1981年间共收治绒癌176例,发现肺转移87例(49.4%)。恶葡80例,发现肺转移31例(38.8%)[1]。首都医院报道,恶葡肺转移发生率为52.2%,绒癌肺转移发生率为82.5%。

绒癌潜伏期长短不一,文献报道最长者可达34年。李蔚范报道的病例潜伏期最长者为15年[2]。

二、病理学

Libshitz HL等观察的78名绒癌和其他恶性滋养叶疾患的患者中35名有肺转移(45%)。其中罕见的表现:偶尔HCG恢复至正常水平,但肺内转移灶持续存在[3]。曾有人报道3例持续存在的结节经切除后病理证实为纤维化或为厚的纤维包膜,中央有细胞碎屑,无活性肿瘤表现。1例尸检发现双肺多发性区域出血坏死,仅有极少残余有活性肿瘤。1例左肺门有持续性团块未和其他病灶一起退化,因而手术,仅发现坏死组织和纤维化,组织学检查未发现肿瘤。由于表浅的肺结节破裂和血流向胸腔,产生了胸腔积液。本组有1例胸腔积液。有人报道1例肺内转移灶化学治疗后钙化。作者认为在一定临床条件下,绒癌患者肺内持续存在结节而HCG滴度已正常,不能说明有活性肿瘤存在,而多为坏死和(或)纤维化组织。认识这一点是很重要的[4]。

有文献报道,滋养细胞肿瘤(GTT)脑转移发生率为6.3%。潘芝梅等资料肺转移合并脑转移的发生率为8.3%(2/24)[5]。

三、临床表现

几组病例的临床表现如表19-5-1所示[1,3,5-15]。几组病例的基本情况如表19-5-2所示[1,6,8-10,16-20]。

吉林大学第二临床学院妇产科报告绒癌(161例)与恶葡(162例)共323例。滋养叶细胞肿瘤以血行转移为特点,所以肺转移最为常见。有远处转移为肺转移不一定是晚期病变,而近处转移如阴道或宫颈,宫旁转移者亦不一定是早期病变。无论从发病的经过和治疗的预后看可以证明这个看法。本组有24例绒癌合并肺及阴道转移,其中有12例(50%)肺转移的症状出现在前,11例二者同时出现,仅1例阴道转移的症状出现在前。17例恶葡有肺及阴道转移的病例中,有3例肺转移症状出现在前,9例同时出现,5例阴道转移症状出现在前。从预后上来看,单纯肺转移的治

表19-5-1 几组病例的临床表现

作者	例数	症状及体征
马灵睦等	31	40岁以上滋养细胞疾病。主要症状:点滴不规则阴道出血最多见,19例;咳嗽、咯血2例;自觉阴道肿物1例;其他有恶心、呕吐、腹疼、贫血等
路虹等	86	40岁以上滋养细胞疾病。主要临床症状:阴道不规则出血74例,大出血伴贫血或休克者15例,下腹肿物首诊者2例,咳嗽、咯血等呼吸道症状者4例,急腹症者3例
许智勇等	61	恶性滋养细胞肿瘤肺转移。阴道流血占83.61%,其中阴道大出血占9.80%;闭经占83.61%;咳嗽占37.70%;胸痛、胸闷、气促占18.51%
纪燕琴等	101	恶性GTT。停经96例,阴道流血98例,腹痛82例,咳嗽26例,头痛3例
唐家龄等	223	妊娠滋养细胞疾病肺转移。咳嗽、血痰和(或)胸痛有症状者126例(56%),无症状者97例
陈秀珍等	48+19	84例绒癌中肺转移48例,124例恶萄中肺转移19例,67例肺转移患者均有咳嗽、咯血,其中肺部病变伴感染11例(18),有胸闷和憋气,2例胸膜转移中1例为血胸,均有明显的胸痛
谢钧	65	恶性GTT肺转移。呼吸道症状(包括咳嗽、胸痛和咯血等)25例,占38.5%
徐东镇等	103	恶性GTT肺转移。肺转移与症状的关系:肺转移患者中有咳嗽者占89.3%(绒癌占33.3%、恶葡占56%),咯血占60.6%(绒癌16.6%,恶葡44%),胸痛、气促占8.6%(绒癌6.6%,恶葡2%),甚至有胸片明显转移而无临床症状者
张伟章等	104	绒癌和恶性葡萄胎肺转移。绒癌组出现咳嗽53例,咯血47例,胸痛17例,无症状22例,不详2例;恶葡组出现咳嗽11例,咯血11例,胸痛2例,无症状11例

(待续)

（续表）

作者	例数	症状及体征
袁源	68	妊娠 GTT 肺转移。8 例(11.8%)无任何症状，仅胸部 X 线片或 CT 有表现，60 例(88.2%)有咳嗽、反复咯血、胸痛等，其中 5 例(8.3%)出现胸腔积液、血胸，1 例出现呼吸窘迫综合征
岳瑛等	47	侵葡和绒癌肺转移 20 例中仅有 8 例咳嗽、气喘、咯血、痰中带血等，占 40%，其余均由常规胸片及 CT 检出。侵葡肺转移时出现症状有 3 例，绒癌肺转移时有 5 例，二者比较无统计学差异
李飞等	28	绒癌 18 例，恶葡 10 例。其中 3 例摄片前伴有咳嗽、咯血、胸痛，其余均无呼吸道症状
潘芝梅等	52	GTT。有明显咳嗽、咯血、胸痛等肺部症状者 12 例，多数无肺部自觉症状。有头痛、呕吐等脑部症状 2 例，左上肢麻木 1 例

表 19-5-2 几组病例的基本情况

作者	病例内容及例数	转移		
		转移率	部位	间隔
马灵睦等	40 岁以上 31 例；葡萄胎 16 例，绒癌 7 例，侵蚀性葡萄胎 8 例	葡 绒 5/7 侵 5/8	肺部、阴道、宫旁、肠系膜等 肺部，阴道、宫旁和输卵管	
夏邦亮等	葡 38 例，侵 9 例，绒 1 例			9 例侵均有葡病史，恶变率为 19.1%
钟朝晖等	138 例妊娠滋养细胞疾病	侵 13.56% 绒 44.23%		侵例都有葡史，半年以内发病者占 80%；绒的先行妊娠以葡为主，占 47.73%，葡治疗后半年内发生绒的占 28.57%，6~12 个月的占 14.28%，超过 1 年的以上者占57.14%。绒转移率高于侵葡
路虹等	40 岁以上 86 例；葡 20例，侵 46 例，绒癌 17 例		肺转 12 例，阴道转 3 例，肺及阴道同时转移癌 2 例，右侧宫旁转移 4 例，颅内转移 2 例，子宫穿孔 3例	
陈秀珍等	208；84 例绒，124 例侵	绒 57%(肺) 侵 15%(肺)	绒肺转移例中合并阴道转移瘤 13 例，脑转移 11 例，消化道转移 4 例，肾转移 1 例。10 例侵肺转移中合并阴道转移瘤 4 例	妊娠结束起，10 例侵一年内，平均 4.2 月；48 例绒，继发于葡 24 例，一年内 15 例，平均 12.6 月。继流产后 16 例和足月产后 8 例，一年内，平均 5.8 月、6.5 月
纪燕琴	101；绒 36 例，侵 65 例	绒 16 例(肺) 侵 12 例(肺)	脑转移 3 例(绒 2，侵 1)；阴道转移 16 例(绒 10，侵 6)；绒癌膀胱转移 1 例，3 例脑转移并肺转移，28 例肺转移患者并阴道转移 14 例	
唐家龄	妊娠 GTT 肺转移 223 例	57%(223/389) 侵 43% 绒 72.2%	合并脑 36，阴道 70，肝 13，肾 5，膀胱 3，肠 2，宫颈 3，外阴 2，卵巢 1，输卵管 3，头皮 1，右上肢 1，纵隔 1 例	143 例葡，97 例肺转在 6 月内确诊。足月产及流产后半年内各 16 例。2 例葡 10 年后发生肺转，18 例发生在 2~6 年。1 例足月产后 21 年，4 例发生在 10~19 年
吉林大学二院妇产科	323；绒 161 例，侵 162 例	绒 35/161(肺) 侵 47/162(肺)	阴道 8；宫颈 1；宫旁 9；肺+阴道 41；肺+宫旁 14；肺+脑 11；肺+肠 3；肺+宫颈 3；肺+另一脏器：3；合并两处 8；三及三处以上：22	
朱兰等	妊娠 GTT 肺转移；绒 137，侵 142		侵脑转 2/142 例、盆腔转 1 例、胸膜转 1 例；绒脑转 21/137 例，其它转移 8 例	
张伟章等	104；绒 176；侵 80	绒 87/176(肺) 侵 31/80(肺)	绒 43(阴道 26 例次，脑 15 例次，肝 4 例次，骨 2 例次，小肠 1 例次，盆腔 3 例次，颊淋巴结 1 例。侵 9(阴道 6，脑 2，盆腔 1 例)	
岳瑛等	47；绒 14 例 侵 33 例	肺转移 20 例占 42.6%	共 32 例转移，宫旁转移 11 例，阴道转移 2 例，脑转移 3 例；侵葡的转移率为 60.6%，绒癌的 71.4%	

注：葡：葡萄胎；绒：绒癌；侵：侵蚀性葡萄胎

疗效果不比有较广泛的盆腔转移或阴道转移差[19]。

张琳等报道妇科原发恶性肿瘤 204 例。绒癌 9 例，其中 7 例肺转移，HCG 升高为 320~200 000 mIU/mL（正常值为 5 mIU/mL），无胸水出现。其中有 1 例无前次妊娠史的患者，在正常妊娠时发生绒癌，并有肺转移。恶葡 14 例，其中 5 例肺转移，HCG 升高为 92~200 000 mIU/mL，无胸水出现[21]。

缪韵仪等报道子宫上皮样滋养细胞瘤（BTT）1 例。25 岁，孕 3 产 2。5 个月前足月顺产 1 胎，产后 4 个月开始出现持续阴道出血，1 个月前出现怕冷、发热，体温 39℃，伴全身骨骼疼痛，以脊椎骨疼痛为甚。就诊发现宫颈后唇呈结节状。行宫颈活检，病理报告：宫颈上皮样滋养细胞瘤。锁骨上触及 3 个花生米大的淋巴结。宫颈后唇多个结节，直径约 0.4cm 大小。左侧穹隆部可触及多个绿豆大小结节，右侧穹隆部可触及一黄豆大结节。胸片：双肺野散在斑片状密度增高影。

BTT 是一种罕见的 GTT，起源于绒毛膜中间型滋养细胞，病灶呈分散或孤立的膨胀性结节，位于子宫肌层内、子宫下段或宫颈管，甚至可转移至阴道，也有报道肺部、骨髓转移者，本例疑为肺转移。绝大多数患者主诉阴道异常出血，罕见无症状者，多数由诊断性刮宫中获得病理学确诊。大多数病例血 HCG 的水平不高或轻度升高。BTT 根据临床表现、病史、形态学特征病理学检查确诊[22]。

四、影像学表现

几组病例的影像学表现如表 19–5–3 所示[5,7,10-12,15,23-26]。

肺转移病灶形成：瘤细胞通过血运藏在子宫肌层血窦内，或潜伏在子宫或卵巢静脉丛内，或从原发瘤灶、继发病灶脱落后沿卵巢或子宫静脉向上经下腔静脉到右心，经肺动脉在某些分支内停留形成癌栓。瘤栓内瘤细胞生长繁殖穿破血管壁，病变可向周围发展，在肺中显示各种不同形态。一般来说，肺纹理增粗、小片状或结节状阴影为较早期肺转移图像，团块或棉球状为相对晚期图像，可能从早期转移灶发展而来。

肺转移诊断：绒癌和恶葡均以早期转移为特点，

表 19–5–3　几组病例的影像学表现

作者	例数	影像学表现
许智勇等	61	恶性 GTT 肺转移。①结节状至圆形或椭圆形，直径在 3cm 以下 17 例；②棉球状至圆形，直径在 3~5cm 以上 28 例；③团块状至圆形或类圆形，直径在 5cm 以上 7 例；④片状，为肺内实质浸润，呈斑片状 5 例；⑤混合型至含 2 种以上不同形态者 4 例
陈秀珍等	48+19	84 例绒癌中有肺转移者 48 例（57%）。124 例恶萄中有肺转移者 19 例（15%）。以同时发生两肺转移最为多见，其中 48 例绒癌发生 40 例，占 83%，19 例恶萄发生 8 例，占 42%。以大小不等的片状加结节状为多见，各占 28 例、4 例；单纯结节状亦较多见，各占 6 例、8 例
马长祥等	52	绒癌肺转移 21 例，恶葡肺转移 31 例。1 绒癌肺转移：片状影占 9%，结节状影为 38%，多形态混合存在的为 52.3%；绒癌单发病灶占 28.5%，而多发性病灶为 71.4%。2 恶葡肺转移：单纯结节状占 51.6%，片状为 22.5%，混合形为 25.8%。恶葡单发性肺转移灶占 38.7%，多发性病灶占 61.2%。其他 X 线征象：28 例两侧肺纹理显示增多或明显增多、增粗、紊乱；2 例除肺部转移灶外肺门部有团块状病变
王绪	162	恶葡（54）与绒癌（108）肺转移。典型征象①多发性小片影：多见于恶葡肺转移（41.7%），少见于绒癌（20.8%）；②多发性小结节影：主要发生于恶葡（72.2%），少见于绒癌（23.6%）；③多发性棉球样阴影：系绒癌肺转移的典型 X 线征象。绒癌肺转移出观多发棉球样阴影者计 60 例（55.6%），而恶葡肺转移仅 1 例出现此征（1.9%）
谢钧	103	恶性 GTT 肺转移。绒癌和恶葡各类型的发生率分别为：多发密集结节型 7:2；粟粒型 8:2；斑片型 3:2；团块班 7:2；空洞型 2:2；合计为 25:9。其他并发症：①肺纹理增粗增多（6 例）；②胸膜转移（3 例），其中 1 例单纯性胸腔积液；③纵隔淋巴结肿大（1 例）；④心形增大（1 例）
徐东镇等	103	恶性 GTT 肺转移。①分布：多为双侧性，以中下肺野为多见（绒癌 96%，恶葡 86%）。②数目：以 1~10 个为多（绒癌 70%，恶葡 92%），但超过 11 个者绒癌比恶葡多见。③形态：绒癌和恶葡肺转移灶均以结节状为主（绒癌 67%，恶葡 80%），其次为团块状、棉球状，两者无明显差别。④大小：直径差别很大，但以 20mm 直径以下为多见（绒癌 70%，恶葡 84%），最小者 8~4mm，最大者绒癌 50×60mm，恶葡为 80×100mm。⑤密度：绒癌病灶密度淡者约占 33%，密度较浓者约占 67%。恶葡病灶密度淡约占 60%，浓者占 40%。⑥境界：无论绒癌或恶葡，其转移灶的境界大多数是清楚的，而境界不清楚的恶葡（占 44%）比绒癌（占 20%）多见
陈志平	52	恶性 GTT 结节型肺转移。多发性转移 39 例（75%），孤立性转移 13 例（25%）；边缘模糊且密度浅淡的圆形结节 38 例（73.1%），边缘清楚，密度中等的圆形或椭圆形结节 14 例（26.9%），其中 5 例直径大于 4cm

（待续）

（续表）

作者	例数	影像学表现
李飞	28	绒癌 18 例，恶葡 10 例。片状阴影 12 例；多发圆形阴影 9 例，单侧或双侧肺野散在大小不等的圆形阴影，直径 0.4~2.5cm，其中 2 例除两肺有小结节影外，左上肺并见一约 5cm 块影，有分叶；其他改变 5 例，仅表现两下肺纹增强、扭曲；肺内未见明显异常改变 2 例。26 例发生了肺转移(93%)
曹健荣	30	X 线所见：①圆球形 14 例。以多发多见，外围多于内带。②弥漫颗粒结节型 3 例。③支气管肺炎样型 2 例。两肺纹理增多、增粗、模糊并有小片状肺实质浸润夹杂在内。④混合型 11 例。既有肺纹理增多、增粗及小片状肺实质浸润，又有圆球形阴影。⑤其他改变如胸膜炎、心脏增大等
潘芝梅等	52	GTT。52 例中肺 CT 阳性者 24 例，占 46.1%；普通胸片阳性者 17 例，2 例为可疑阳性，占 36.5%。两者一致阳性的 17 例，另 7 例 CT 阳性，胸片示可疑 2 例，5 例阴性。24 例常规脑 CT 中 2 例阳性。肺 CT 表现：单个小结节转移 2 例，病灶约 0.6cm，1 例位于右肺，1 例在左侧第 3 前肋间胸膜下。两肺散在或广泛转移 18 例。病灶从米粒至核桃大小不等，以胸膜下居多。伴周围症渗出时，周边稍模糊，CT 值 45~75 Hu。其中化疗后 3 例。单个团块转移 4 例，表现为左肺或右肺单个块影，直径最大达 7.5cm。1 例伴少量胸水，滋养细胞肿瘤单个团块型转移相对较少，有时可能为多个病灶融合而成。CT 的高分辨力和轴位扫描是普通 X 线所不能及的。一般以 2~3 个疗程后复查一次为宜

尤以肺转移发生机会更多。目前 X 线胸片是临床诊断的一项重要手段。肺转移的出现不仅有助于诊断，其转移广泛程度亦是临床分期及预后的客观依据，且肺转移的大小、形态变化是客观病情变化及评定治疗效果的一个重要指针[10]。

许智勇等分析 61 例恶性 GTT 肺转移前期 X 线征象：肺纹理增深、模糊时，应高度警惕肺转移的可能，本组有 13 例初起均有明显的肺纹理改变。其病理机制系滋养叶细胞具有侵蚀血管的特点，初期大量滋养叶细胞血行进入肺循环，被栓塞的周围末梢近端血管扩张，同时管壁周围水肿、渗出，致肺纹理增厚。继而肿瘤细胞侵入周围肺组织内，形成密度较低小结节等。因生长方式、时间不同，X 线表现各异。在此阶段一定要短期随访复查胸片，对肺纹理增多的胸片应仔细寻找有无串珠状 0.3~0.5cm 浅淡结节影，这是早期诊断的关键之一[7]。

Libshitz HL 等观察的 78 例绒癌和其他恶性滋养叶疾患的患者中 35 例有肺转移，发生率为 45%，并将肺转移分为以下三种类型：①典型转移。是最常见的类型，和大多数肺转移灶相同，是边界清楚的圆形阴影。33 例为此型，转移灶直径在 1~3cm 之间，偶有较大的病灶，结节数目少于 10，多分布在两肺，偶有单个或更多的结节。未发现空洞样转移。②泡样转移。特点是全肺有散在的小的不透光区，边缘为绒毛样，有时最大的病灶与炎症过程的表现相似，经常为圆形，边缘不锐。在一些病例由于转移结节周围出血而呈这种表现。因为有独特的性质，所以这种不典型的表现更能引起注意，但不是常见的绒癌转移的表现。本组仅发现 2 例。③栓塞样转移。资料中报道由于转移使动脉梗阻而产生肺梗死。它不同于血栓栓塞引起的疾病，只有当肺动脉转移灶的数目多至可以产生肺高压合并心血管变化时，胸片才有肺动脉转移灶的表现。

刘文烈等观察侵葡和绒癌肺转移 300 例的肺转移阴影自然动态变化：串珠样、粟粒样和片状阴影常是转移的较早期。片状阴影如继续发展常融合成结节状、棉球状阴影。结节状或棉球状阴影可逐渐膨大或几个结节互相融合而成团块状。圆形阴影的边缘常开始模糊，逐渐变为清楚，如病情得到控制，边缘可以十分锐利。团块阴影常在晚期病例中出现。形成之后一旦继续发展往往可发生破溃而形成气胸或血胸等并发症[27]。

CT 观察病情或病变的过程特点：CT 所反映的是其瘤细胞栓子到达相应水平滞留、生长、侵蚀、破坏、出血和炎症的病理过程。随着病情的变化，肺部 CT 的表现一般多按以下顺序演变：①增粗的肺纹理（为最早期的肺部改变，类似肺部慢性炎症的表现）；②不定性的斑片影（主要为肺动脉有瘤栓存在，部分血管壁向外突出或滋养细胞侵入肺泡内将血管内及肺泡内瘤变连接成片）；③边缘不光滑的结节和肿块，或者是绒毛状的向肺内突起的结节（主要为转移瘤中心出血坏死，周围有滋养细胞聚集，周围的肺组织受积压而萎缩，并伴有水肿、炎性细胞的浸润）；④边缘清楚的结节或肿块（主要为经治疗后，瘤周反应吸收，纤维化）[28]。

陈正光等对 61 例 CT 阳性病变的 GTT 患者的回顾性研究中，发现在病变的早期和反复过程中，胸部 CT 往往表现为不规则的斑片和边缘不光滑的结节或肿块以及肺内多发病灶。此时的 HCG 往往处于较高峰而CT值却是-10 HU左右。经过有效的化疗,随着HCG水平的降低，胸部病灶主要表现为边缘较为光滑的结节或肿块,这时CT值为6 HU左右,也就是说表现为比病变早期更高密度的影像。由此看来,血HCG只是反映肿瘤活动的变化和疗效，并非反映胸部病灶的有无或多少[28]。

朱兰等总结胸片或肺CT提示妊娠GTT肺转移者279例。对GTT肺转移行肺叶切除的62例进行分析。在胸片和肺CT不符合的51例中,最多见的原因为肺CT比胸片多发现微小病灶23例,占45.1%(23/51);其次为二者对在肺门、肺尖、胸膜缘、膈面及心缘等处的病灶诊断不同23例,占45.1%(23/51)。另外胸片和肺CT所示的病灶大小不一致5例，占9.8%(5/51)。在胸片和肺CT不符合的51例中,胸片结果阴性(-)、肺CT结果阳性(+)的20例,产生差异的原因主要有:①多发现微小病灶,12例;②诊断部位不同,8例。在胸片和肺CT不符合的51例中,胸片(+)、肺CT(-)共8例,其差异主要是由于病灶在上述几个特殊部位显示不同。在肺CT(+)的22例中,出院时无变化者占81.8%(18/22),缩小者占18.2%(4/22)。出院后1年以上复查肺CT的18例中,肺CT示病灶仍存在的占88.9%(16/18),肺CT(-)占11.1%(2/18)。在胸片(+)的23例中,出院时无变化者占43.5%(10/23),缩小者占56.5%(13/23)。出院1年以上本院复查胸片或肺CT的15例中,肺部病灶仍存在的占46.7%(7/15),肺部(-)的占53.3%(8/15)。

影响胸片和肺CT诊断正确性的因素:胸片对脊柱旁、肺尖部、肺门区、心影后、奇静脉食管窝、胸膜缘、膈面上、膈面后、胸水及气管内等十大因素的隐蔽转移灶分辨率低。从近10年GTT肺转移者的胸片及肺CT资料来看,胸片和肺CT的符合率为62.2%。分析其原因主要有两个:一是CT多发现微小病灶占总数的45.1%，另一个是在上述十大因素的诊断不同,占总数的45.1%。在胸片(-)、肺CT(+)的20例中,均未发现微小病灶和十大因素的诊断不同。CT发现隐蔽灶的机制是：①组织器官的横断面无胸部X线片的前后重叠；②CT的密度分辨高于普通X线片10~20倍,在两种物质密度相差0.5%的条件下,3cm的微小病灶即能查出;③CT对病灶可图像处理、放大、累加、反转、特殊功能处理[20]。

张伟章等分析绒癌和恶葡肺转移104例临床X线表现(表19-5-4)。

另外,绒癌组合并病灶空洞者2例,胸腔积液4例,肺不张1例。恶葡有1例合并纵隔淋巴结转移。一般来说出现呼吸道症状较X线片发现肺转移为早,据本组有明确时间记录的部分病例统计,出现呼吸道症状至X线片发现肺转移的时间最短10天,最长半年,平均为2.5个月[1]。

表19-5-4 绒癌、恶葡肺转灶X线类型的病例分布

X线征	绒癌例数	%	恶葡例数	%
肺纹理增粗伴粟粒状阴影	3	3.7	3	13.6
小斑片状或棉絮状阴影	13	15.8	2	9.1
结节状阴影 *	29	35.4	14	63.5
团块状阴影 *	10	12.2		
粟粒状伴斑片状	4	4.9	1	4.5
斑片状伴结节状	15	18.3		
粟粒状伴结节状	6	7.3		
结节状伴团块状	2	2.4		

* 结节病灶指病灶≤3cm,病灶>3cm为团块状阴影。

恶性GTT肺转移治疗后X线表现动态变化如表19-5-5所示[1,7,12,15,23,25]。

化疗后肺部CT病灶持续存在的问题:①有浸润能力的肿瘤细胞杀灭后,肺转移灶坏死、机化,这些组织需一定时间才能完全吸收,少数较大病灶不能完全吸收而持续存在;②患者以往曾有肺结核,无症状而自行机化、钙化成小病灶，这些病灶在胸片或肺CT上常表现为多程化疗后病灶无改变;③主要与化疗药物的作用有关,如放线菌素D引起肺发生纤维化,不能被吸收而持续存在。因此不能单凭胸部CT结果指导临床治疗,还需结合临床表现、血清学检查结果等综合分析[28]。

五、诊断

马长祥等通过恶性GTT肺转移52例临床X线表现,分析绒癌与恶葡肺转移的鉴别:绒癌肺转移主要特点在同一胸片上病变常显示多形态的混合表现,如片状、结节、棉团、团块等病变可以同时出现。而恶葡的X线表现一般常见片状、结节状两种,少数呈混合表现。绒癌肺转移灶的数量较多而密集,分布范围广泛,常同时累及两侧上、中、下肺野。恶葡肺转移灶数量少,分布稀疏散在,多位于1~2肺野内。恶葡单发性肺转移灶较绒癌为多，病变同时累及两侧肺野,恶葡仅占9.7%,而绒癌可达38%。从病变密集上观察,无论绒癌或恶葡多数显示密度不高而均匀,有时两者很难鉴别,常需要和原发性肺癌以及甲状腺和乳腺的转移癌相鉴别[23]。

王绪探讨恶葡与绒癌肺转移的X线鉴别诊断(表19-5-6)。根据病理与临床随访证实的54例恶葡

表 19-5-5　恶性滋养细胞瘤肺转移治疗后 X 线表现动态变化

作者(例数)	化疗后变化
许智勇等(61)	病灶消退或发展的演变过程有 4 种形式：①病灶逐渐缩小乃至吸收，其中结节状病变消退率最高，39 例，占 63.93%；②病灶先缩小然后密度不均、变淡或分解成片状，最后消失，17 例，占 27.87%；③病灶消失后在不同时间与部位又出现新病灶，4 例；④病灶相互融合增大或数目增多，3 例
马长祥等(52)	片状病变经化疗后一般消退较快，结节状病变化疗后可转为片状病变再逐渐缩小以致消退，将球状与团块转移灶化疗后消退缓慢需时较长。恶性 GTT 肺转移灶在化疗效果较好的病例中，在第 1~2 个疗程时病灶吸收，消退改变显著，短者仅在化疗开始后第 8 天 X 线照片则见病变明显缩小，本组病例经化疗后 X 线检查肺转移灶完全消退者共 33 例，病变消退最快者仅为 17 天，长者可达 9 个月之久；第 3、4 个疗程时病灶吸收缩小的改变逐渐缓慢，甚至有 5 例在第 6、7 个疗程后病变仅见缩小，不见消退
徐东镇等(103)	①治疗效果：大多数肺转移处有明显吸收消失者恶葡较绒癌为高(绒癌 60%，恶葡 80%)。转移灶的吸收需在停药 2 周后才明显。根据本组随访观察，通常在 1~2 个疗程后开始吸收。②动态变化，五种病灶形态中，以结节状病灶消退率最高，绒癌和恶葡无明显区别。病灶消退的发展的演变过程有 4 种形式：病灶逐渐缩小乃至吸收，最多见；病灶先缩小，然后密度不均，变淡，分解成片状，最后消失；病灶消失后在不同时间与部位又出现新病灶，少见；病灶相互融合增大或数目增多，少见。多数病灶消退后不遗留痕迹
陈志平(结节型肺转移 52)	经正规化疗 1~2 个疗程后边缘模糊密度浅淡的结节，数目减少直至完全消失 37 例(71.2%)；继续进展增大或呈异步吸收的 10 例(19.2%)。与 X 线变化相平行的是，检测血清 HCG 和(或)β-HCG 峰值最高时肺转移灶最大、最浓、数目也最多。随着肺转移灶的部分吸收至全部消失血清 HCG 和(或)β-HCG 的峰值呈相应下降，直降至正常水平。化疗过程中转移灶继续进展增多或呈异步吸收时，其血清 HCG 和(或)β-HCG 的峰值呈忽高忽低的曲线改变，本组 10 例(19.2%)。极少数对化疗不敏感的肺部孤立性大结节转移灶，在多次检测 HCG 和(或)β-HCG 为正常水平时宜手术治疗
张伟章等(104)	治疗期间有胸片复查对比的 91 例进行了病灶的动态观察，绒癌 70 例，其中病灶消失 27 例(38.6%)，好转 22 例(31.4%)，不变 6 例(8.6%)，发展 15 例(21.4%)。恶葡组 21 例，病灶消失 17 例(81.0%)，好转 3 例(14.3%)，发展 1 例(4.8%)
李飞等(28)	12 例表现为片状影的患者中，3 例有咯血史，结合临床病史和 HCG 阳性，可以确诊。由于这类病变属于早期病变，一般经化疗后，15~30 天，最长 1 例为 3 个月，再次摄片见原肺内阴影完全吸收、消失，肺野显示清晰。当病变继续发展呈现多发结节影、棉球状或团块状影，这类患者早期化疗，结节逐渐缩小至消失，如行子宫全切，效果更佳。本组中除 2 例发生其他器官转移而死亡外，其余治疗后 1~3 个月，肺部病变逐渐消失

表 19-5-6　恶葡与绒癌肺转移 X 线鉴别诊断要点

鉴别项目	鉴别指数
年龄<30 岁	4
≥30 岁	−2
葡萄胎病史	2
肺纹理增粗	3
单发小片影	3
多发小片影	3
单发小结节	−2
多发小结节	5
多发棉球样阴影	−9
孤立性空洞	−1
单发团块	−2
纵隔增宽	−6
胸膜腔积液	−6
心影增大	−2
气胸	−1
肺不张	−4
骨破坏	−4

与 108 例绒癌肺转移的胸部 X 线片行对比分析，通过 χ^2 检验而选出有显著差异的 16 个临床 X 线征象，作为恶葡与绒癌的主要鉴别指标，而后根据概率法的基本原理，制定出恶葡与绒癌肺转移的 X 线片鉴别要点。为了验证效果，进行组外考核，计算诊断符合率。恶葡肺转移的 X 线片诊断符合率为 94.4%，绒癌肺转移为 80.6%，总计符合率为 85.2%。

对于任何一个新的病例，可将胸片所出现的 X 线征象，按相应鉴别指数相加，如果累加数≥0，则为恶葡肺转移；如果累加数<0，则为绒癌肺转移。

1. 早期 X 线征象

①肺纹理改变：主要表现为肺纹理增粗，有时在肺野外中带出现串珠状或杵状纹理，这有早期诊断意义。此征多见于恶葡(3.33%)，少见于绒癌。②单发性片影或结节影。本组恶葡肺转移出现单发性片影者 4 例，内有 2 例进行子宫切除后自行消失，1 例进行化疗后消失，另 1 例发展为多发性片影与结节影。而绒癌肺转移的早期 X 线征主要表现为单发或少数(1~3 个)结节影，必须通过正规的化疗才能消失，否则终将发展为多发的结节与棉球样阴影等典型 X 线征。

2. 典型征象

①多发性小片影：这种 X 线表现多见于恶葡肺

转移(41.7%),少见于绒癌(20.8%);②多发性小结节影:主要发生于恶葡(72.2%),少见于绒癌(23.6%);③多发性棉球样阴影:系绒癌肺转移的典型X线征。绒癌肺转移出观多发棉球样阴影者计60例(55.6%),而恶葡肺转移仅1例出现此征(1.9%)。

3. 不典型X线征象

①孤立性肺内空洞。仅见于绒癌肺转移1例。胸片见外带有一2.5cm×2.5cm大小空间，洞壁厚薄不一。经化疗2个疗程,空洞闭合。②孤立性团块。孤立性转移瘤也不能除外。对于孕龄期女性患者,应考虑恶性滋养细胞瘤肺转移的可能性(主要是绒癌)。恶葡与绒癌肺转移不必进行胸外科手术治疗。③纵隔增宽。仅见于绒癌(3例)。④单纯性胸膜腔积液。2例出现于绒癌胸内转移。⑤肺动脉高压与心影增大。恶葡肺转移1例,绒癌肺转移4例。⑥其他征象。包括肺不张、气胸、骨破坏等各1例。根据上述不同X线表现,结合临床病史与尿HCG的测定，可能对恶葡与绒癌肺转移做出X线鉴别诊断，本组符合率达85%以上(如表19-5-6所示)[24]。

路虹等回顾性分析恶性GTT肺转移57例(侵蚀性葡萄胎40例,绒癌17例)的肺转移灶阴影出现及消退与血HCG的关系。结果:血HCG与肺转移阴影同步出现者45例(79%),肺转移灶延迟(1~3个月)于血HCG出现者12例(21%)。在治疗过程中肺转灶与血HCG同时消退者17例(30%),肺转移灶迟(1~3个月)于血HCG消退者40例(70%)[3]。

六、治疗

综合疗法

向阳和宋鸿钊综述GTT各部位(外阴、阴道、肝、脾、肾、胃肠、脑等)转移瘤的治疗方针。对肺转移瘤治疗采用静脉多药联合化疗为主，常用的药物为5-FU和放线菌素D静脉给药，肺是第一个接受药物的器官,受药量最大,效果亦最好。绝大多数病例经化疗后转移瘤均可完全消失。对少数经治疗后消失不满意或已产生耐药的患者,亦可进行支气管肺动脉插管局部灌注药物及更改化疗方案以改善预后,而对于病灶已局限于一叶肺的患者,在化疗的同时进行肺叶切除术是最佳的治疗方法。如转移瘤侵及胸腔破溃形成血胸,则需在全身化疗的同时,行胸腔穿刺抽出胸腔积血,抽取量可根据积血多少和临床症状而定,一般每次可抽1000 mL左右,并向胸腔内注入5-FU 1000 mg,以促进血胸吸收及防止胸膜粘连,以后可每3天左右抽吸一次,一共3~5次,至血胸消失为止。如邻近支气管的转移瘤破裂出血,则可出现大咯血,严重时可堵塞呼吸道而发生窒息死亡。如发生大咯血,首先应清理呼吸道,保持气道通畅,并采用静脉点滴垂体后叶素止血,一般每500 mL液体中加入垂体后叶素20 U,速度逐渐加大,至患者出现轻度腹痛为止(肠道平滑肌收缩所致),并维持缓慢点滴。如能确定出血部位,在病情稳定的情况下,亦可考虑手术切除出血肺叶。

恶性GTT一旦发生远处转移,即是一种全身性疾病,通过及时、足量与正规的联合多途径化疗,80%~90%的患者可以获得治愈。然而,化疗耐药的发生以及晚期患者(特别是晚期脑转移及肝转移)仍是治疗失败的主要原因,因此,尚需探索新的化疗药物及新的治疗方法以进一步提高治疗效果[29]。凡经全身多疗程化疗后产生耐药性的孤立肺转移灶者可佐以手术切除,或局部体外放疗,放疗剂量为30~35 Gy。黄欣等曾对9例肺转移灶采用放疗或手术切除,7例行体外放射治疗,有效率为71%,其中CR 3例,PR 2例,肺灶手术切除2利,仅1例无瘤生存4年[30]。

邓雪莲等报道恶性GTT153例,分析化疗或手术治疗后的临床转归。结果绒癌治愈率为75.19%,侵葡治愈率为90.99%。结论:GTT的化疗效果可靠,对于Ⅱ期以上病例,采用以全身化疗为主,辅以多种途径的给药方式疗效更佳。以化疗为主,单纯化疗103例,化疗1~13疗程不等,平均4.01疗程,余50例进行化疗加手术治疗(表19-5-7)[31]。

随着化疗手段的提高，妊娠GTT患者的治愈率不断提高。目前，非转移性GTT的治愈率几乎接近100%，高危型及转移性GTT的治愈率也可以达到85%~90%。关键是存在转移瘤耐药的问题。2003年北京协和医院任彤报道治疗的45例GTT中38例经过

表19-5-7　153例恶性滋养细胞肿瘤治疗效果

期别	绒癌					侵蚀性葡萄胎				
	n	治愈	好转	死亡	治愈率(%)	n	治愈	好转	死亡	治愈率(%)
Ⅰ	4	4			100%	48	47		1	97.9
Ⅱ	5	5			100%	27	27			100.0
Ⅲ	29	22	4	3	75.9	33	26	5	2	78.8
Ⅳ	4	1	1	2	25.0	3	1	2		33.3

多疗程化疗后，血清 HCG 水平降至正常，影像学检查提示原发灶已得到控制(部分患者已行子宫切除术)，其他部位的转移灶经过化疗已完全吸收，而肺部转移瘤吸收缩小到一定程度后不再变化，估计肿瘤已经耐药，遂行肺叶切除术。30 例获得完全缓解。7 例患者经过若干疗程的化疗后，影像学检查提示肺部转移瘤没有缩小甚至有增大的趋势，而血清 HCG 水平持续波动甚至增长，虽改变化疗方案和化疗途径，如动脉插管化疗等，仍然无法达到临床缓解，为了去除耐药病灶，争取治愈的机会，行肺叶切除术，其中 4 例获得完全缓解。王元曹等曾经报道 29 例肺叶切除病例，其中瘤结节周围有较完整包膜者 12 例，11 例生存，无包膜者 17 例，仅 6 例生存。总之，对于经过规范治疗后血 β-HCG 水平降至正常，而再经过巩固化疗后肺内转移灶不再继续缩小的患者可以认为其为 CR，尤其是对于非耐药的初治患者并不需要肺叶切除。其意义不仅减少了过度治疗的发生，而且避免了因治疗导致的副反应及并发症的发生。但仍要密切随诊[32]。

手术疗法

关于手术范围。目前多主张行次广泛切除，即：①高位结扎并切除卵巢动静脉，以消除存在于卵巢动静脉的瘤细胞(保留卵巢者除外)；②游离输尿管至膀胱水平，切除宫旁静脉丛；③阴道无转移，阴道无需多切；④由于极少淋巴转移，无需进行淋巴清扫。研究表明，如按常规子宫切除方法处理卵巢血管及子宫旁组织，由于手术切断和结扎了这些静脉，血运已断，药物很难进入。癌细胞潜伏在这些静脉中，在内繁殖生长，形成盆腔复发瘤，同时由于静脉的另一端仍与血运相通，若瘤细胞发生脱落扩散，即可循环入肺，造成新的肺内转移。文献报道，行常规单纯子宫切除者，完全缓解后的复发率为 11.5%，而行次广泛子宫切除的患者，完全缓解后复发率为 3.0%。从而表明在手术时，应尽可能采取次广泛子宫切除的术式，以保证手术的彻底性，预防肿瘤复发[18]。

Thomford 等曾提出了 GTT 肺转移的手术指征：①患者手术风险较低；②原发灶已经得到控制(子宫已被切除或动脉造影提示盆腔没有肿瘤)；③身体其他部位没有肿瘤转移；④肺转移病灶局限于单侧肺；⑤血清 HCG 水平<1000 mIU/mL。张颖等人提出对侵葡的纯化疗即能达到满意的效果，多疗程化疗后肺部未消失的阴影多为坏死或纤维组织，可随诊观察，多于化疗结束后 1~2 年消失。对于绒癌，尤其血HCG 水平下降呈现“拖尾”现象以及既往经多疗程化疗病情缓解后，血 HCG 水平再次升高的患者，建议行肺叶切除术。对于肺叶切除的手术时机的选择，应在有效的化疗药物发现之前。滋养细胞肿瘤以手术治疗为主。单纯进行子宫切除术治疗侵袭性葡萄胎患者的 2 年生存率为 40%，绒癌患者则仅为 15%。自 1956 年 Li 等引入有效的化疗药物以后，GTT 的治疗产生了革命性的变化，无转移病例治愈率为 100%，总治愈率达 80%~90%。其中大多数患者单纯接受化疗而不需手术即可治愈，有些病例虽经长期多药联合化疗，但肺部转移阴影持续存在，对这些病例是继续化疗还是行开胸肺叶切除术一直存在争议。

耐药患者，切除耐药病灶能极大地减少肿瘤细胞负荷，增加患者化疗的敏感性，同时减少化疗疗程数，减少化疗带来的毒副反应。Evelyn L Fleming 等报道的 11 例耐药 GTT 经过肺叶切除术后，10 例获得完全缓解，平均 45 天时间血清 HCG 降至正常水平，其中 2 例术后血清 HCG 立即降至正常水平。LurainJR 等报道的 5 例肺叶切除术中 4 例 (80%) 得到完全缓解。Wbjones 等报道的 11 例患者 9 例(81.8%)得到完全缓解，Jones WB 等报道的 55 例行肺叶切除术 69%治愈[28]。

Tomoda 等对肺叶切除术患者回顾性分析，发现血清 HCG>1000 IU/L 的患者行肺叶切除术很少能够达到完全缓解，事实上这部分患者最终都将死亡。而当血清 HCG 水平<1000 IU/L 时行肺叶切除术，84.6% 的患者得到完全缓解。根据这些发现，作者认为 GTT 肺转移肺叶切除术的手术指征：①患者手术所冒的风险较低；②原发灶已得到控制(子宫已切除或者动脉造影显示盆腔没有肿瘤)；③身体其他部位没有肿瘤转移；④肺部孤立的病灶；⑤血清 HCG 水平在 1000 mIU/mL 以下。Evelyn L 等发现血清 HCG 水平在 1500 mIU/mL 行肺叶切除术预后也很好，其他的文献基本支持上述手术指征[33]。

唐家龄等分析妊娠滋养细胞疾病肺转移 223 例。手术治疗是不可忽视的手段之一，本组病例手术切除子宫者 125 例，有病灶者 99 例(79%)。而 Kumar 等报道子宫有病灶者仅占 28%。建议不需生育者，化疗效果不佳，血 β-HCG 滴度下降不明显，应行次广泛子宫切除术[9]。任彤等总结北京协和医院 1985—2002年因 GTT 肺转移而进行手术的 45 例病例进行回顾性分析，并对手术治疗的价值进行探讨。侵葡 585 例，伴肺转移 304 例，其中 7 例行肺叶切除术；绒癌患者 520 例，伴肺转移 296 例，行肺叶切除术者 38 例，其中包括原发绒癌患者男女各 1 例。11 例患者合并其他脏器转移，其中合并脑转移 8 例，肝转移 4 例，肾、肾上腺、脾和椎体转移各 1 例。临床疗效:7 例侵葡患者,术前平均化疗 5.8 个疗程,术后平均化疗 2.8 个疗程,平均总疗程 8.7 个疗程,全部获得完全缓解,至今随诊 1~6 年,无复发。11 例绒癌Ⅲa 期患者,术前平均化疗 7.3 个疗程,术后 4.9 个疗程,平均总疗程为 13 个。10 例获得完全缓解,至今随诊 6 个月~6 年,无复发。1 例患者术前为双肺转移,手术后化疗 5 个疗程,HCG 正常, 随诊 3 年, 另一叶肺部阴影一直持续存在,仍带瘤生存。17 例Ⅲb 期患者,术前平均化疗 7.4 个疗程,术后 5.7 个疗程,总 14.3 个疗程。11 例完全缓解,3 例 HCG 正常,但影像学检查提示另叶肺部阴影持续存在,已分别随诊8 个月、10 年、10 年,无复发迹象。3 例影像学检查正常,HCG 波动,术后分别进行 11、14 和 21 个疗程的联合化疗,HCG 始终不能降至正常甚至上升,患者最终放弃治疗而死亡。10 例Ⅳ期患者,术前平均化疗 8.6 个疗程,术后 5.4 个疗程,总 15 个疗程。6 例完全缓解,随诊 2~10 年,无复发。4 例肿瘤进展死亡。经统计学处理,各期患者完全缓解率无统计学差异($P>0.05$)。肺转移情况:入院时单侧肺转移 10 例;双侧肺转移 35 例,其中 23 例经化疗后一侧肺转移灶完全吸收;33 例术前单发肺转移者中 26 例获得完全缓解(79%),1 例部分缓解,6 例肿瘤进展死亡;12 例术前多发肺转移者中8 例完全缓解(67%),3 例部分缓解,1 例肿瘤进展死亡。经统计学处理,两组患者完全缓解率无统计学差异($P>0.05$)。45 例患者中肺转移瘤大于 3cm 者 19 例,其中 14 例(74%)获得完全缓解,1 例部分缓解,4 例肿瘤进展死亡。另外 26 例肺转移瘤小于 3cm 的患者中 20 例(77%)获得完全缓解,3 例部分缓解,3 例肿瘤进展死亡。经统计学处理,两组患者完全缓解率无统计学差异($P>0.05$)。病理结果:45 例患者手术切除病理标本中,27 例为出血坏死组织,其中 17 例患者 CR(63%),4 例 PR,6 例肿瘤进展死亡。16 例病灶周围有纤维化, 其中 14 例 CR(88%),2 例 PR。经统计学处理,两组患者完全缓解率无统计学差异($P>0.05$)。2 例病理结果为结核。45 例病理标本中 6 例可见滋养细胞,另有 2 例为"退变的绒毛鬼影",该 8 例患者 7 例获得完全缓解,1 例肿瘤进展死亡[34]。

Yutaka 等报道,术前肺转移瘤局限于单侧肺的患者,其预后明显好于双侧肺转移者。Mohadmed 采用多变量分析, 证实影响妊娠 GTT 预后的因素为前次非葡萄胎妊娠(RR=4.3,$P<0.01$),尤其是前次妊娠为足月产。初始转移器官超过 1 个以上(RR=7.4,$P<0.01$),尤其是伴有肝脑转移者。肿瘤原发性对单药耐药(RR=18.8,$P<0.0001$),肿瘤原发性对多药耐药(RR=7.4,$P<0.01$)。从本组 45 例患者的治疗结果看,术前肺转移瘤单发或多发、肺转移瘤的大小和预后没有明确关系。王元萼等曾经报道 29 例肺切除病例,其中瘤结节周围有较完整包膜者 12 例,11 例生存(91.7%);无包膜者 17 例,仅 6 例生存(35.3%)。本组 45 例患者也具有同样趋势,病理结果显示病灶周围纤维化者临床缓解率高于出血坏死者。一般认为,耐药病灶的形成有两种机制,一种为病灶周围瘢痕组织形成,影响其血运,化疗药物不能充分进入病灶而耐药;另一种为肿瘤生化改变所致的耐药。病灶周围瘢痕组织形成,说明肿瘤曾对化疗药物敏感,肿瘤组织被局限,术中不会因挤压而致肿瘤扩散,手术切除易彻底,效果较好。因此,病理结果可以作为判断预后的一个辅助指针。如果有以下情况应警惕合并肺结核的可能:①肿瘤通过化疗已经控制, 血清 HCG 正常后又出现不明原因的低热;②肺部阴影消失后又复现,而血清 HCG 正常;③临床疗效和 X 线转归不相符。在临床工作中必须仔细鉴别,如果误诊,患者将接受不必要的过多的化学药物治疗及开胸手术[34]。

绝大多数患者单纯药物治疗而不做手术也获得痊愈。魏丽军等认为仅在有些情况下手术治疗有必要:①子宫原发性大出血;③耐药病例中,子宫及肺内残留病变久治不愈。手术一般采用高位结扎卵巢动静脉,可能卵巢静脉丛有癌细胞残存。按照上述原则魏丽军等的 109 例只行子宫切除 9 例[35]。

英国 Charing Cross 滋养细胞疾病中心的 T Powles 等通过对 76 例肺部转移患者的预后调查发现, 化疗结束后,11%的患者胸片病灶持续存在,19%的患者 CT 病灶持续存在,最终只有 2 例患者复发。因此,他们认为肺部病灶持续存在并不增加疾病复发的风险。向阳等对北京协和医院 152 例血清 HCG 正常肺部病灶持续存在的随访发现,54%患者肺部病灶无显著改变,30%患者肺部病灶在随后 6~8 个月消失,3.9%患者复发,复发患者与其他肺部病灶消失的患者在统计学上无显著差异。因此他们认为血清 HCG 降至正常后,肺部病灶持续患者经过几个疗程巩固后可以认为治愈。综上,目前认为对于化疗成功后肺部病灶持续存在患者不需要行肺叶切除术。

化学疗法

最近 20 多年来,在人们不断的努力下,终于找到了有效的治疗药物, 建立了一套大剂量的治疗方法,取得了比较显著的疗效, 使绒癌的病死率由过去的 90%左右下降到 20%左右,恶性葡萄胎前病死率由过去的 25%左右，下降到接近 0[36]。

孙月瑛分析恶性 GTT 245 例化疗疗效。自1984—1994 年 245 例，其中恶葡 154 例，绒癌 91 例。恶葡化疗结果：Ⅳ期患者 5 例，5-FU+KSM 方案，平均疗程 7.5 个（1~10），存活率 60%。绒癌化疗结果：Ⅳ期患者8例以 KSM+CTX+MTX 方案治疗，4 例以 EMACO 方案治疗，平均疗程 5 个（1~11），存活率 41.6%。死亡原因：肺转移 5 例均为Ⅲb、Ⅳ期患者，因肺广泛转移、肺出血、血气胸，最后因肺通气及换气功能有障碍死于呼吸衰竭。另外尚有化疗反应 1 例，脑转移 8 例[37]。

袁源报道收治妊娠 GTT 肺转移患者 68 例。治疗：①68 例肺转移中有 23 例（33.8%）曾化疗，有 2 例入院后尚未进行化疗即死亡，其余采用 5-FU+KSM 化疗方案的有 45 例（66.2%），采用 EMA/C0 方案的有 21 例（30.9%），疗程数一般为 7~12 个，个别患者达 20 个疗程；②5 例肺转移患者伴有胸腔积液，出现呼吸困难进行了胸腔穿刺，每次抽取血性胸水约 1000 mL，并向胸腔内注入 5-FU 1 000 mg，每 3 天抽取 1 次，直至血胸消失，穿刺的当天化疗暂停或减量；③4 例肺转移患者因化疗后转移灶消失不满意，进行了肺叶切除术，1 例顽固性的肺转移灶向支气管动脉内注入 MTX 50 mg，1 例行体外局部放疗。结果：所有接受化疗的肺转移患者均获得了治愈。55 例肺转移患者单纯行全身化疗，肺部的病灶完全被吸收，另 11 例肺部病灶未完全消失，其中 4 例辅以肺叶切除术，5 例辅以胸腔内注射 5-FU，1 例辅以支气管动脉化疗，1 例辅以体外局部放疗后肺部病灶均消失。66 例患者经 1~10 年随访，均未复发，其中随访 1 年 3 例，2 年 4 例，3 年 7 例，5 年 40 例，10 年 12 例[13]。

石峰报道 1975—l997 年共收治绒癌和侵葡 278 例。值得一提的是，肺转移引起血胸者，胸腔内注射 5 FU 50 mg，3 5 天 1 次。5 FU 全身化疗同时加用局部注射 5-FU 时，全身化疗的 5-FU 用量应减去局部注射的 5-FU 剂量。其他有全身化疗、局部治疗及手术治疗。治疗效果：绒癌 90 例临床治愈 71 例（78.9%），好转 5 例（5.6%），死亡 14 例（15.6%）。188 例侵葡治愈 170 例（90.4%），好转 12 例（6.4%），死亡 6 例（3.2%）[38]。

梅祖敏报道 GTT 61 例中肺转移者 25 例，已随访 3 年以上者 23 例，其中 11 例为绒癌肺转移，12 例为恶葡肺转移。结果：12 例恶葡肺转移均达近期治愈（症状消失，肺转移灶吸收，尿和血 β-HCG 阴性），再巩固 1 个疗程后，均随访 8 年以上，其中 2 例已随访 7 年，均健在。绒癌肺转移 11 例均达近期治愈，巩固治疗 2 个疗程后出院，均随诊 3 年以上，其中 5 例随访 7 年健在；有 3 例复发，第 1 例出院 3 个月肺内又有阴影出现；第 2 例出院半年后又有肺转移出现，此 2 例均再次住院治疗，痊愈后已继续随访 8 年健在；第 3 例为足月产后 4 年发生绒癌，肺转移灶达Ⅲb 期，子宫绒癌结节穿孔，宫旁转移，阴道转移，住院一年多共用药 9 个疗程，切除子宫达近期治愈，巩固 2 个疗程而出院。出院 4 个月后复发，右肺尖出现转移灶，继续化疗，追踪随访因耐药病灶迟迟不吸收，胸片为孤立病灶，是肺叶切除的指征，但患者拒绝手术，要求出院，最后转移灶扩大而死于院外[39]。

魏丽军等讨论恶性GTT 治疗中几个问题（1988—l994 年间 109 例）。绒癌 66 例，恶葡 43 例。方法：按照宋鸿钊化疗方案。I 期患者采用 5-FU 单一化疗（简称单枪化疗），有转移者采用 5-FU，KSM 联合化疗（简称双枪化疗）。少部分患者采用 VPC 方案全身化疗。耐药者双枪加 MTX、AT125，或采用 EAM/CO 方案化疗。脑转移双枪加 BCUN 全身化疗或加鞘内注射 MTX。阴道转移全身化疗或加局部注射 5-FU。肺转移残留灶耐药加局部放疗。24 例手术切除子宫加全身化疗。结果：近期治愈标准为子宫原发灶及转移灶消失，血 HCG 下降至正常，然后再巩固 3 个疗程。恶葡治愈率比绒癌高。治愈患者共 89 例，随访 85 例均健在，随访率 96%。未愈 20 例均自动出院。其中 6 例在出院时生命垂危估计近期死亡。随访 5 例，出院时 HCG 70 μg/L~15 μg/L，或伴有肺内残留灶，出院后未经任何治疗自愈。失访 14 例[35]。

陈秀珍和陈加善分析 1975—1985 年间绒癌和恶葡 208 例（肺转移 67 例）。治疗及效果：首选化疗，用 KSM 加 5-FU 静脉给药，KSM 6~8 μg/kg·d，5-FU 26-28 mg/kg·d。8 天 1 个疗程，间隔三周。67 例多数经化疗 2~8 个疗程后肺转移病灶开始缩小消失，消失最快的 1 例为恶葡Ⅲ期，化疗 1 个疗程后 2 周肺转移灶完全消失，最慢的 1 例为绒癌Ⅲ期，化疗 42 个疗程肺转移病灶仍未完全消失。67 例病灶完全消失而出院，46 例（69%）治疗有好转，但肺转移灶消失不满意者 6 例（9%）转上海治疗。随访结果：52 例出院后一年复发5 例中，死于肺转移 2 例，3 例治疗好转。现健存 45 例中 14 例已超过 3 年，20 例超过 5 年，3 例已达 10 年。失访 5 例[10]。

唐雄志等比较 EMA-C0 方案与 5-FU+KSM 方案治疗恶性滋养细胞肿瘤效果。结果：EMA-C0 方案治疗恶性 GTT 25 例，总 CR 为 88.0%，耐药绒癌的完全缓解率为 88.88%，复发性妊娠恶性 GTT 的 CR 为 100%。5-FU+KSM 方案治疗恶性滋养细胞肿瘤 21

例，总 CR 为 80.95%。特例患者：合并肺转移、阻塞性肺炎。患者入院后一直有高烧，最高达 40.2℃。咳嗽、咳痰、胸闷、端坐呼吸。联用抗感染治疗效果不佳，全身状态进行性恶化。查血 HCG>100 000 mIU/mL。胸片：两肺布满大小不等棉花团状结节影。妇检提示子宫增大，宫底位于脐耻之间，质实性，表面光滑，左附件区可触及一鸡蛋大类圆形包块，质实性，与子宫连接。入院后经予 EMA-CO 方案化疗。2 个疗程后体温降至正常，综合治疗及化疗 11 个疗程痊愈出院[39]。

岳瑛等分析侵葡和绒癌 47 例(分别为 33 例、14 例)。结果：总治疗有效率为 92.9%，近期治愈率达到 78.6%，Ⅰ期近期治愈率为 100%，Ⅱ期近期治愈率为 88.9%，Ⅲ期近期治愈率为 70.6%，侵葡和绒癌在近期治愈率上无显著性差异。国内多选用 5-FU 为主的化疗方案，治愈率达 90%以上。Ⅰ期 GTT 患者首选化疗方案为 5-FU 单药化疗，Ⅱ、Ⅲ期 GTT 首选化疗方案为 5-FU+KSM 联合化疗，临床有效率达到 92.9%[14]。

七、预后

朱兰等随访了 10 年中 GTT 肺转移治疗后血 HCG 正常又化疗数个疗程不等、肺部胸片或肺 CT 结果仍阳性出院的 65 例患者，如患者出院后未行任何治疗 1 年以上，血 HCG 仍正常，肺部病灶无扩大或消失，仍认为治愈[20]。

何宏等分析 214 例恶性 GTT 死亡病例(表 19-5-8)。1964—1983 年间恶性滋养细胞肿瘤共 522 例(绒癌 326 例，恶葡 196 例)。治疗失败死亡共 214 例(绒癌 173 例，恶葡 41 例，病死率分别为 53.1%及 20.9%)[40]。

表 19-5-8 治疗后死亡原因

主要死因	绒癌		恶葡	
	例数	%	例数	%
脑转移	75	43.4	11	28.8
肺转移	50	28.9	15	36.6
阴道大出血	13	7.5	6	14.6
骨髓抑制	9	5.2	2	4.9
恶病质	11	6.4	2	4.9
子宫大出血	2	1.2		
肝转移	2	1.2	1	2.4
骨转移	2	1.2		
肾转移	1	0.6		
记录不全	8	4.6		
合计	173	100	41	100

马灵睦等报道 40 岁以上滋养细胞疾病 31 例，死亡 2 例。1 例绒癌脑转移死亡，1 例侵蚀性葡萄胎子宫穿孔，广泛性转移，化疗加子宫切除术后死亡。40 岁以上的孕妇，葡萄胎的发生率和恶变率极高，所以对 40 岁以上的妇女应力争避免妊娠。一般良性葡萄胎年龄在 40 岁以上者都具有潜在的恶性，为防恶变可采取预防性化疗。40 岁以上葡萄胎发生后，除了预防性化疗外，还应主张预防性子宫切除。因 40 岁以上妇女已无保留生育功能的必要，葡萄胎发生后化疗 1~2 个疗程，选择合适的时机行子宫切除手术。侵葡和绒癌患者行子宫切除术有下列优点：①去除危急症状，制止宫腔大出血，子宫穿孔或将要穿孔的患者可防止瘤细胞的扩散；②去除原发病灶，防止瘤细胞持续入血。子宫切除应做全子宫切除术，不作次全切除术，因次全切除术可能有残留在宫颈残端上的病灶。尤其是肌层内有侵蚀或瘤栓，残留的可能性极大。对咯血的妇女、有并发症的患者且又有阴道出血的，除了对原来的慢性病进行处理外，应首先考虑滋养细胞疾病。本组绒癌误诊慢支 1 例，究其原因皆因未能对病史、盆腔检查、HCG 测定及胸片进行综合分析，且缺乏对本病的警惕。凡是滋养细胞疾病，HCG 一般皆有升高，所以对此病测定 HCG 比 X 线胸片有更重要的参考价值[6]。

路虹等分析 40 岁以上滋养细胞疾病 86 例。临床Ⅲ期 15 例，Ⅱ期 8 例。提示对 40 岁以上有不规则出血的患者都应排除滋养细胞疾病可能。Lewis 等报道，末次月经始至接受正规治疗其时间大于 4 个月，在治疗效果上与小于 4 个月有一定差异，病程小于 4 个月者，存活率为 96.9%，病程大于 1 年者为 48.3%，大于 2 年者为 37.6%。可见病程越长，预后越差[18]。

唐家龄等分析妊娠滋养细胞疾病肺转移 223 例预后。223 例肺转移患者 2 年生存率为 65%，54 例(24%)死亡，25 例(11%)失访。足月产及流产后绒癌，脑转移发生率高，死亡率也高。主要死因为脑出血，其次为呼吸衰竭。无 1 例患者死于败血症或药物中毒。葡萄胎 143 例，死亡率为 18.9%；足月产、流产、异位妊娠分别是 47 例(32.9%)、12 例(38.4%)、0 例(0%)。总的死亡率为 24.2%。12 例肺转移化疗患者治愈后再次妊娠，其中孕 2~4 个月终止妊娠 6 例，足月产 6 例，均为健康男性，有 2 个孩子已上学，智力好[9]。

吉林大学第二临床学院妇产科报道死亡原因：绒癌(161 例)中因急性肺水肿、肺转移呼吸衰竭死亡各 1、10 例，恶葡(162 例)中各 0、1 例，其他原因及不明者各 40、8 例[19]。

陈秀珍等的绒癌和恶葡 208 例中死亡 17 例均为绒癌，其中死于脑转移 10 例，还有消化道转移出血 2 例，肾转移尿血 1 例。为达到根治，避免复发，治疗必须力求彻底。病灶消失并不说明体内无活动滋养细胞。痊愈标准：临床无症状；肺转移病灶完全消失；血、尿 HCG 连续三次以上正常值，然后再巩固 1~2 个疗程，停药后无变化。随访：从本书治愈出院1年内复发5例说明，临床上虽然已达到治愈标准，但只要体内还有残存的瘤细胞，仍有生长繁殖，引起复发之可能。根据临床观察，复发病例中，多数在停止治疗后5个月HCG出现阳性，而肺复发一般在9个月内，故出院后必须定期随诊[10]。

附：宫外生殖细胞瘤

魏瑞等报道颅内生殖细胞瘤肺转移1例。男，15岁，因头痛、头晕伴呕吐1月余入神经外科。头MRI报告：松果体区占位性病变。拟松果体区占位性病变待查，行脑室腹腔分流术，行伽马刀治疗：松果体区肿瘤中心剂量为31.11 Gy，周边剂量为14 Gy。1个月后第2次入院，行脑室镜下三脑室造瘘术。9个月后第3次入院，复查松果体区肿瘤较前病灶增大，胸片报告止常。行松果体区肿瘤切除术，见松果体区肿块约为6cm×5cm×4cm，全切肿瘤。病理：(松果体)成熟型畸胎瘤。1年余第4次入院。复查松果体畸胎瘤术后改变，与前对比，病灶已复发。胸片：右下肺野近膈面见6cm×7cm肿块。行肿瘤切除术，见肿瘤位于三脑室及侧脑室内，压迫左侧丘脑，予部分切除。病理：(松果体)未成熟型畸胎瘤，有大片坏死，其中有生殖细胞瘤成分。术后3天患者突然出现大咯血。行右侧剖胸探查术，见右下肺肿瘤约为6cm×8cm×5cm，已转移至右中叶，切除右中下肺。病理：(右下肺)转移性绒毛膜癌，结合临床考虑与脑未成熟型畸胎瘤有关。生殖细胞瘤、胚胎性癌、绒癌和畸胎瘤等多种未分化或各种分化成分混合的混合性生殖细胞瘤占生殖细胞肿瘤的30%。本例属于混合性生殖细胞瘤。生殖细胞肿瘤患者血清AFP和HCG可增高，肿瘤可向基底池、脑室系统和脊髓转移，其转移率为10%~15%，颅外转移少见[36]。

惠延平报道男性腹膜后混合性生殖细胞瘤并发肺转移性绒癌1例。患者23岁，咳嗽、发热3周，胸透发现右肺包块入院。胸片及CT显示：右肺下叶背段孤立性球形病灶。考虑为右肺下叶良性肿瘤。术中见右肺下叶背段胸膜下有一约为3cm×3cm×3cm的圆形病灶。行病灶楔形切除。病理：考虑为转移性绒癌。术后当天血清HCG 10.80 ng/mL。术后0.5~2个月血清HCG维持在3.20~4.89 ng/mL之间。术后行化疗2个月。此期间于腹部脐右侧深部触及拳头大小的椭圆形包块。B超示：腹膜后多房性占位性病变。手术探查见腹膜后右肾旁横跨脊柱前方有一大小约10cm×7cm×6cm的椭圆形肿块。诊断：腹膜后混合性生殖细胞瘤并发肺转移性绒癌，2周后数次查患者血清HCG<3.0 ng/mL[40]。

参考文献

[1]张伟章，林浩皋，曾其祥.绒癌和恶性葡萄胎肺转移104例临床X线分析.癌症，1985，4：26-27

[2]李蔚范，钱和年.恶葡绒癌肺转移的鉴别诊断.实用妇科与产科杂志，1986，2：4-5

[3]路虹，王雁，孙凤琴.恶性滋养叶细胞瘤肺转移的动态变化与血HCG水平的相关性探讨. 中国妇幼保健，2005，20：842-843

[4]王恩育，翟瞻粲.绒癌肺转移.国外医学参考资料计划生育妇产科学分册，1978，5(2)：68-69

[5]潘芝梅，石一复，谢幸.滋养细胞肿瘤肺脑转移的CT诊断.上海医学影像杂志，1996，5：64-65

[6]马灵睦，申素芳，刘素菊，等.40岁以上滋养细胞疾病31例分析.新乡医学院学报，1991，8：289-290

[7]许智勇，倪国宝.61例恶性滋养细胞肿瘤肺转移X线分析.湖南医学，1993，10：109

[8]纪燕琴，黄风英.恶性滋养细胞肿瘤101例分析.中国妇幼保健，2004，19：48-49

[9]唐家龄，陈心秋.妊娠滋养细胞疾病肺转移223例分析.实用肿瘤学杂志，1989，3：30-32

[10]陈秀珍，陈加善.67例绒毛膜癌和恶性葡萄胎肺转移临床分析.温州医学院学报，1988，18：46-48

[11]谢钧，钱铭辉.恶性滋养细胞肿瘤肺转移X线表现.实用放射学杂志，1991，7：12-13

[12]徐东镇，葛俨君.恶性滋养细胞肿瘤肺转移X线分析.临床放射学杂志，1986，5：235-236

[13]袁源.妊娠滋养细胞肿瘤肺转移68例临床分析.交通医学，2007，21：295-296

[14]岳瑛，何娟，于娥，等.侵蚀性葡萄胎和绒毛膜癌47例临床分析.中国妇幼保健，2008，23：4686-4688

[15]李飞，向平.绒癌和恶性葡萄胎肺转移的X线表现. 湖北民族学院学报·医学版，2004，21：1

[16]夏邦亮，许峰.48例滋养细胞疾病的诊治体会.实用妇产科杂志，1996，12：111-112

[17]钟朝晖，张华. 138例妊娠滋养细胞疾病住院病例临床分析.中国妇幼保健，2005，20：1204-1206

[18]路虹，王雁.40岁以上滋养细胞疾病86例临床分析.中国妇幼保健，2004，19：53-54

[19]第二临床学院妇产科.绒毛膜上皮癌与恶性葡萄胎323例临床分析.吉林大学学报(医学版)，1977，3：76-85-转126

[20]朱兰，杨秀玉，向阳，等.CT与X线对妊娠滋养细胞肿瘤肺转移的诊断价值. 中国实用妇科与产科杂志，2000，16：366-367

[21]张琳，王金丽，周元春，等.女性生殖器原发恶性肿瘤胸部转移的X线与临床特征（附204例报告）. 实用放射学杂志，2002，18：389-390

[22]缪韵仪,雷爱仙,陈锦果.子宫上皮样滋养细胞瘤一例.临床误诊误治,2005,18:616
[23]马长祥,王丽珍,马淑芬.恶性滋养细胞肿瘤肺转移 52 例临床 X 线观察. 南通医学院学报,1999,19:34-35
[24]王绪.恶性葡萄胎与绒毛膜上皮癌肺转移的 X 线鉴别诊断.徐州医学院学报,1984,21-22
[25]陈志平.恶性滋养细胞肿瘤结节型肺转移 52例 X 线表现及动态变化.南通医学院学报,1999,19:101-102
[26]曹健荣.绒毛膜上皮癌肺转移 30 例 X 线表现分析.苏州大学学报(医学版),2003,23:584
[27]刘文烈,孙戈新,苏晓明,等.侵蚀性葡萄胎和绒毛膜癌肺转移的 X 线表现.吉林医学,1997,18:160
[28]熊敏,王丹青,尹如铁,等. CT 在滋养细胞肿瘤肺转移中的诊断价值.现代预防医学,2009,36:1200-1201
[29]向阳,宋鸿钊.滋养细胞肿瘤各转移瘤的治疗.中国临床医生,1999,27:84-86
[30]黄欣,李孟达.恶性滋养细胞肿瘤转移灶的诊断与治疗.实用肿瘤学杂志,1994,9:138-139
[31]邓雪莲,胡红波,刘素云,等. 滋养细胞肿瘤153 例临床分析.中国实用妇科与产科杂志,2004,20:164-165
[32]王黎明,戴淑真.高热、咳嗽咳痰痰中带血丝.中国实用妇科与产科杂志,2009,25:715-717
[33]叶克,钱建华.妊娠滋养细胞肿瘤肺转移患者肺叶切除术的应用.中国现代医生,2009,47:50-51
[34]任彤,向阳,杨秀玉,等.肺叶切除术治疗滋养细胞肿瘤肺转移的价值.中国医学科学院学报,2003,25:418-420
[35]魏丽军,冯金桃,范改娥,等.恶性滋养细胞肿瘤治疗中几个问题(附 109 例报告).山西医药杂志,1998,27:425-426
[36]魏瑞,廖遇平,戴幼艺.颅内生殖细胞瘤肺转移一例.肿瘤,2006,26:211
[37]孙月瑛.恶性滋养细胞肿瘤 245 例化疗分析.医学理论与实践,1998,11:427-转 429
[38]石峰. 绒毛膜癌、侵蚀性葡萄胎 278 例疗效观察.南通医学院学报,1998,18:349-350
[39]梅祖敏.恶性滋养细胞肿瘤肺转移 23 例.河北医药,1987,9:349
[40]惠延平.男性腹膜后混合性生殖细胞瘤并发肺转移性绒癌 1 例.诊断病理学杂志,2001,8:121

第六节 卵巢肿瘤

一、流行病学

美国临床医师癌症杂志(CA)公布(2008 年)卵巢癌病例数全球数据。癌症新发病的例数:就世界范围而言,占女性的第 8 位。就发展中国家而言,占女性的第 9 位。死亡病例数:就世界范围而言,占女性的第 7 位。就发展中国家而言,占女性的第 8 位。

根据北京、上海、香港等地资料,卵巢癌发病率统计为(5~7)/10 万妇女,近十年来我国卵巢癌的发病率有明显上升趋势。

卵巢癌的发病年龄与肿瘤的类型有关。卵巢上皮癌多发生在绝经后妇女。国外发病高峰为 62 岁,国内发病年龄略低,约 50 岁。绝经后妇女所患卵巢肿瘤 1/3 是恶性的,而绝经前妇女仅占 7%。恶性卵巢生殖细胞瘤多发生于青少年,高发年龄为 20 岁。21 岁前 2/3 的卵巢恶性肿瘤是生殖细胞瘤,其发生率国内外报道明显不同,西欧和北美极少见,仅占卵巢恶性肿瘤的3%~5%。日本、中国常见,占 10%~20%。

卵巢恶性肿瘤是妇科三大恶性肿瘤之一。占卵巢恶性肿瘤 80%以上的上皮癌的死亡率居高不下,5 年生存率仅为 35%。其预后差的主要原因:一是患者早期症状隐蔽,出现症状时 2/3 已属于晚期。二是肿瘤易产生耐药,目前尚无克服肿瘤耐药的特效方法。虽然近 20 年来在治疗方法上不断改进,特别是外科在根治肿瘤方面的努力和联合化疗的进展,但只延长了晚期患者的寿命。近年来,抗癌新药紫杉醇、拓扑替肯等研制成功,为耐药患者提供了治疗希望。占卵巢恶性肿瘤第二位的生殖细胞瘤的联合化疗近 20 年来取得长足的进展。20 世纪 60 年代前除无性细胞瘤外,大部分生殖细胞瘤极少生存。目前即使是晚期患者,5 年生存率也达到了 60%~70%,早期超过 90%。属妇科继绒癌之后第二种可用化疗治愈的恶性肿瘤[1]。

文献报道卵巢癌肺转移率为 1%~34%,近年来的研究显示可达 44.5%。日本学者报道尸检发现肺转移高达67%,与其他妇科恶性肿瘤相比,以卵巢癌胸部转移率为高[2]。

颗粒细胞瘤是一种性索间质肿瘤, 低度恶性,约占卵巢恶性肿瘤的 7.6%,多为单侧,双侧较少见,好发于绝经期或绝经后,平均发病年龄为 53 岁[3]。

卵巢透明细胞癌(OCCA)在原发性女性生殖器透明细胞癌中最为多见,恶性程度高,具有对传统的铂类为主的化疗药物耐药,易出现腹膜后淋巴结转移和肺转移的特点,是卵巢上皮性肿瘤预后最差的一个亚型[4]。

卵巢癌肉瘤更加少见, 占所有卵巢恶性肿瘤的 1%~2%以下。卵巢癌肉瘤的预后很差,中位生存时间为 2 年内。各种研究结果提示:放疗可能会控制原发病灶,但似乎并不影响疾病进展和总体生存率,并推测这可能与大多数患者确诊时已经有盆腔外转移有关。鉴于子宫癌肉瘤高复发率和向远处转移的特性,其辅助治疗的重点已经转向寻找有效的化疗方案[5]。

二、病理学

周金年等检测碱性成纤维细胞生长因子(bFGF)和E26转录因子(Ets-1)在原发性卵巢癌中的表达,为评估卵巢癌的生物学行为提供新依据。结果:①卵巢癌组织中bFGF和Ets-1的表达明显高于癌旁组织(P<0.01);②bFGF和Ets-1的表达与原发性卵巢癌的FIGO分期和组织学分级密切相关;③有淋巴结转移患者的bFGF和Fts-1表达高于无淋巴结转移患者(P<0.005和P<0.01)。有大网膜淋巴结转移组癌细胞表达bFGF和Ets-1高于无淋巴结转移组(P<0.05);④癌组织中bFGF和Ets-1的表达密切相关,相关系数R为0.785(P<0.01)。结论:bFGF和Ets-1的表达与原发性卵巢癌的生物学行为(发展和转移等)有关[6]。

高庆蕾等研究nm23-H1基因表达与卵巢癌转移的相关性。方法:通过反复动物接种和体外培养,观察动物肺转移状况,筛选高频转移细胞株,比较原发肿瘤和转移肿瘤的特征,并应用Northern blot和Western blot方法测定各类肿瘤细胞nm23 mRNA蛋白表达水平。结果:8株卵巢恶性肿瘤细胞中,4株有较高转移潜能,多次培养接种可筛选出高频转移细胞亚群。各类细胞nm23 mRNA和蛋白表达水平与肿瘤转移特性呈负相关(r=0.96,P=0.0001)。结论:由基因分子水平决定的肿瘤转移趋势在不同肿瘤种类及细胞亚群中有明显差异;卵巢癌中nm23 mRNA和蛋白的表达与其转移能力的降低有密切关系,可作为判定卵巢癌预后的敏感指标[7]。

上皮间充质转化EMT被认为是胚胎发育的关键步骤,同时也是器官纤维化和肿瘤恶性转化的重要过程。具体表现为3个方面:①增加上皮组织迁移性,为上皮性肿瘤的发生提供基础;②EMT过程中肿瘤细胞间失去相互黏附的作用,为肿瘤的转移创造条件。③肿瘤的恶性进展启动包含着侵袭和转移。多种原癌基因的传导通路包含着EMT的过程。研究表明,EMT过程对于肿瘤的恶变和转移至关重要。在肿瘤进展中,与肿瘤细胞EMT过程相关的许多分子表型在改变的同时也可作为良性肿瘤转变为侵袭性恶性肿瘤细胞的标志。

TGF-β被认为是在卵巢腺肉瘤、肺腺瘤中诱导EMT发生的主要因子。在卵巢癌细胞系SKOV3中,用10μg/L的TGF-β处理细胞24小时后检测到丝切蛋白1(cofilin-l)和削纤维蛋白1(profilin-l)的表达增加,并且在共聚焦显微镜下观察到细胞骨架形态发生改变。

表皮生长因子(EGF)在与其受体(EGFR)结合后直接促进EMT的发生。一方面,EGFR在70%以上的恶性卵巢肿瘤中都有表达,与疾病预后较差、化疗耐药等相关;另一方面,EGF在卵巢癌的发病和转移过程中介导了EMT在卵巢表面上皮(OSE)细胞和卵巢癌细胞中的发生,用EGF刺激OSE细胞可诱导其转化为成纤维细胞样的形态。

多种原癌基因通路(Src,Ras,Ets,integrin,Wnt/β-catenin和Notch)诱导EMT的发生并降低E-钙黏素的表达。EMT过程的关键步骤是下调正常上皮细胞表面的E-钙黏素。原癌基因AKT,作为PI3K下游的作用靶点可以抑制E-钙黏素的翻译,诱导细胞从上皮细胞特性转变为具有侵袭性的间充质细胞特性,故激活PI3 K/A KT轴可以作为EMT发动的标志。在卵巢癌和乳腺癌中发现,抑制PI3K活性后细胞的增殖被明显抑制,表现为细胞周期中G1期相关蛋白CyclinD1和CDK4表达量减少以及Rb磷酸化。在卵巢癌的发育过程中起关键性作用的Wnt/β-连环素(β-catenin)信号也参与卵巢癌EMT过程[8]。

末婷等报道卵巢恶性肿瘤143例:上皮性来源卵巢恶性肿瘤114例,生殖细胞来源恶性肿瘤15例,性索间质来源恶性肿瘤7例,转移性瘤6例,脂质细胞瘤1例[9]。

石一复等分析一组3363例卵巢恶性肿瘤的组织学类型:上皮性癌占59.4%,性索间质肿瘤占7.0%,恶性生殖细胞肿瘤占19.2%。转移性肿瘤占8.1%[10]。

陈丽慧等报道1459例卵巢肿瘤病理:良性1238例(84.9%),恶性209例(14.3%),交界性12例(0.8%)。各类型构成中上皮类727例(49.8%),生殖细胞类641例(43.9%),性索间质类55例(3.8%),非性索间质类14例(1%),转移类22例(1.5%)。1459例卵巢肿瘤占同期妇科住院人数的9.1%,仅低于同期宫颈癌住院人数,居女性生殖系统肿瘤的第二位,其发病尚有逐年上升趋势[11]。

颗粒细胞瘤可有远期复发和转移,转移主要在盆腔和下腹部局部扩散,很少有远处转移,但也有颗粒细胞瘤发生骨、肝、肺、肺内淋巴结、腹壁、脊柱、颅内等转移和双侧颗粒细胞瘤引起心包积液的报道。颗粒细胞瘤的预后与核分裂和脉管浸润的范围密切相关。Fujimoto T等人报道过颗粒细胞瘤与核分裂及淋巴管浸润的相关性。核分裂象3个/10HPF及肿瘤细胞侵破脉管者易发生转移,且复发率高[3]。

妇科肿瘤患者发生血栓栓塞早在20世纪70年代就有报道，主要发生在围术期。少数患者以血栓栓塞为首发症状，随后发现原发肿瘤。妇科围术期静脉血栓形成和肺栓塞的发生率分别是15%和2.7%。大多数接受妇科手术的女性，都有中等程度发生静脉血栓的风险，卵巢癌患者在一线化疗过程中，静脉血栓形成的发病率是10.6%。脑梗死妇科恶性肿瘤患者在围术期和化疗过程中属于静脉血栓形成和肺栓塞的危险人群，应该适当给予预防性抗凝治疗。

下肢深静脉血栓(DVT)在妇科患者中的发病率是7%~45%。1999年沈铿总结了妇科肿瘤患者手术后并发DVT的11例临床资料，其中恶性肿瘤发生DVT 8例，占72.3%，并以子宫内膜癌最多见，有4例。11例DVT中，以髂静脉内血栓形成最多见，占91.1%[12]。

原发性上皮性卵巢癌淋巴结转移：约半数卵巢癌确诊时已发展为Ⅱ期以上进展癌，病变是以整个腹腔为进展部位。因此控制腹腔内病变为首选目标，而很少考虑后腹膜淋巴结转移。1983年Chen和Lee的活检结果表明，61例中14.9%有盆腔淋巴结转移，37.7%有腹主动脉旁淋巴结(PAN)转移，为确定准确的进展程度，在剖腹分期术时应检查后腹膜淋巴结。

Burghardt等强调卵巢癌的淋巴结转移途径由卵巢门→阔韧带内淋巴管→髂内淋巴结途径较沿卵巢→卵巢下丛→卵巢动静脉淋巴管→PAN这一解剖学途径更为重要。但是，Wu等根据清扫肠系膜下动脉的PAN的结果指出，不伴有盆腔淋巴结转移的PAN转移占全部后腹膜淋巴结转移的18.8%(6/32例)。作者的结果也表明，Ⅰ期中无PAN转移，临床上诊断Ⅰ期进展期有一定难度[13]。

中川胜裕等报道呈良性组织像的肺转移瘤。女性，31岁，10年前右卵巢肿瘤，经阴道子宫切除及双侧附件切除，组织像为发育不全的畸胎瘤(G-Ⅱ)，术后即发现Douglas窝有鹅卵大肿瘤。1个月后化疗，2个月后放疗，继之化疗。术后3个月发现脐下肿瘤、肝多发转移。但1年后注意到腹部肿瘤不再增大，左肺S3新发现肿瘤(12mm×14mm)且渐长，切除肿瘤(22mm×25mm)，组织像无恶性表现(G-0)。Norris等报道恶性畸胎瘤25例中，其转移瘤组织像呈恶性或不变的是18例，转为良性的是7例。Lijuen报道经2次以上手术，转移瘤10例中6例转为良性。良性化机制：Hong等认为，是自然性的发育成熟了转为良性的。Merrin等认为，化疗能使多分化的恶性胚细胞变化，未成熟细胞增殖为成熟细胞。还有认为化疗抑制了恶性成分增殖，使良性成分残留下来[14]。

三、临床表现

几组病例的临床表现如表19-6-1所示[2,12,15-16]。

表19-6-1 几组病例的临床表现

作者	例数	症状及体征
Kerr V E等	159	因肺受累而出现呼吸道症状只占1.3%
李文朴等	7	咳4例，少许白痰1例，发热1例，胸痛3例，气喘、胸闷2例，左锁骨上淋巴结肿大1例，无呼吸道症状1例
张羽等	1	肺栓塞。突然呼吸困难
金利娜等	1	空洞性肺转移。无症状

Kerr V E等认为肺和胸膜为卵巢癌最常见的远处转移，常规X线检查即可诊断。作者报道367例原发性卵巢癌，其中159例(44.5%)胸部受累。年龄1~103岁。胸部转移多见于55~64年龄组，生育状况：无生育者占22.4%，生育1胎者占18%，不明胎次为16.5%，其余均为2胎以上。最常见的症状为腹围增加、腹痛，腹压增加及异常阴道出血。无症状者仅占10.1%。阴道出血多见于颗粒细胞瘤(50%)。病变位置右侧者占20.4%，左侧者占20.2%，双侧者占33.6%，不明位置者25.8%。

组织学检查：大多数肿瘤为上皮来源(92%)，腺癌占44.3%，浆液性囊腺瘤占22.7%，黏液性囊腺癌占12.30%，其他为12.6%。所有肿瘤多为未分化或间变性瘤。性索来源的肿瘤仅有颗粒细胞瘤。间变性癌多见于老年患者。卵巢癌肺转移脏器发现顺序：106例先发现卵巢癌，另53例卵巢癌、肺同时发现病变。由诊断出卵巢癌至肺转移时平均为9.3个月。胸腔积液见于33例的卵巢癌患者，而在肺转移的患者却占75%，52例做胸水细胞学检查，73%发现癌细胞[2]。

李文朴和吴怀球报道卵巢癌肺转移7例(表19-6-2)[15]。

肿瘤标志物：①CA-125：血清值6例增高，为48~563 U/mL，3例胸水测值为58~374 U/mL；②CEA：例2、例4和例7血清值增高，分别为18 μg、21 μg和13 μg/L；例7胸水测值增高，为20 μg/L。淀粉酶：例7血清及胸水测值均增高，分别为326 U和460 U。胸水检测：例4和例6呈蛋黄色，例7呈血性，均为以淋巴细胞为主的渗出液。例7胸水发现癌细胞。纤支镜检：例3和例4分别见左上叶支气管及左下叶支气管开口处外压性狭窄黏膜充血水肿，黏膜活检均为炎症。结果：7例均误诊，原因如下：①临床表现无特异性；②某些部位为胸片盲区，而且胸片的分辨能力也有限度；③卵巢癌肺转移的X线征象较为复杂，如本组患者有结节型、浸润型、肺不张型、粟粒型、胸液型及混合型，

表 19-6-2 7 例卵巢癌肺转移临床特点与病理类型

例号	年龄	临床表现	发生时间	肺转移表现	病理
1	57	阵咳,少许白痰	手术+化疗 2 年后	左下肺后沟直径 4cm 孤立结节,无明显分叶及毛刺	浆液性囊腺癌
2	51	无呼吸道症状	手术+化疗 1 年后	右下肺后沟直径 2cm 孤立结节,无明显分叶及毛刺	同上
3	64	发热、干咳、胸痛	初发	右上叶后段浸润阴影,边缘模糊,密度欠均匀	囊腺癌
4	69	阵咳、胸痛、左锁骨上淋巴结肿大	手术+化疗 3 年后	左上叶肺不张、锁骨上淋巴结肿大,右侧少量胸腔积液	浆液性囊腺癌
5	50	阵咳、气喘	手术+化疗 3 年后	右侧胸腔积液,左下叶肺不张	浆液性囊腺癌
6	56	气喘、胸闷、血及胸水淀粉酶增高	初发	双侧直径约 2~3mm 粟粒状阴影并双侧胸腔积液	未分化癌
7	67	胸痛、血性胸水	初发	右胸包裹性积液,胸膜肥厚	黏液性囊腺癌

据报道还有空洞型、淋巴型等。疗效:例 2、例 4、例 5 和例7 给予化疗2-3个疗程(紫杉醇 135 mg/m²+卡铂 300 mg/m² 方案),肺部转移灶均获部分缓解;对例 7 的原发灶做了手术,效果满意[15]。

王玉兰等报道原发性卵巢小细胞癌(肺型)1 例。因月经量减少 1 年,B 超发现双侧卵巢肿瘤 1 周入院。B 超:左右侧卵巢分别可见 4.3cm×4.3cm、1.7cm×1.4cm 实性包块,考虑:①双侧卵巢实性占位性病变(恶性不排除);②子宫直肠窝积液。行剖腹探查术。随访资料:术后 3 个月即出现颈部淋巴结转移(细胞穿刺),X 线片示胸椎内多发高密度结节,考虑骨转移;双肺未见明显异常[17]。

郑兴征等报道卵巢颗粒细胞瘤多发转移 1 例。因阴道不规则流血,盆腔肿物行手术治疗,病理诊断为双侧卵巢颗粒细胞瘤,术后化疗。14 个月后发现肺部阴影,肺门淋巴结肿大,手术切除后病理诊断倾向转移性低分化腺癌。又 1 年后以头痛、恶心、呕吐,行头颅 CT 检查:左颞叶枕部脑转移瘤。手术在颞叶枕部见一肿瘤组织,3cm×3cm[3]。

卵巢透明细胞癌(OCCA)临床表现:绝经后出血、月经紊乱和痛经等症状较其他卵巢上皮癌高。部分患者早期表现出副肿瘤综合征包括高血钙、高促甲状旁腺相关蛋白、高 1.25-VD3 和血栓性疾病。日本曾报道 2 例 OCCA 出现假梅格斯综合征症状,表现为双侧胸膜渗出,术后自行消失[4]。

张羽等讨论晚期卵巢癌患者肺栓塞猝死的临床病理。60 岁,腹部胀痛 1 个月,开腹手术诊断为卵巢透明细胞癌Ⅲc 期,G2。在满意的肿瘤细胞减灭术后,辅以紫杉醇和卡铂联合化疗第 1 个疗程后,发生脑梗死。第 1 个疗程后出现呼吸困难,休息可缓解。3 天后夜间活动突然呼吸困难,死于呼吸循环衰竭。尸检:血性腹水3850 mL,大肠和小肠表面满布灰白色的质硬光滑结节,镜下证实是透明细胞癌。血性心包积液 250 mL,打开心脏,发现 20 cm 的灰褐色血栓骑跨双肺动脉至右心室,直径 0.5~0.8 cm。双肺肉眼未见实质性占位,肺各级血管可见大小血栓,双肺多处小梗死灶。大脑右侧颞叶 2.3cm×1.8cm×1.2cm 的灰褐色软化区,镜下均可见坏死,局部可见非常小的血栓,但在脑组织标本坏死灶周围的大血管处没有看到明显的血栓栓塞[12]。

陈丙文等报道卵巢浆液性肿瘤纵隔转移 2 例。例 1,女,52 岁。咳嗽、胸痛近 1 年。10 年前右侧卵巢浆液性肿瘤切除。胸片:右上纵隔 5cm×4cm 类圆形肿块,密度均匀。手术切除,病理为纵隔转移性腺癌。例 2,女,47 岁。干咳、胸闷、气短 4 个月,呼吸困难 2 周。6 年前左侧卵巢肿瘤切除。胸片:左上纵隔 10cm×8cm 肿块,边缘不清。手术大部分切除,病理为纵隔转移性腺癌。卵巢良性浆液性肿瘤 45%~50%会恶变,所以术后一定要随访[18]。

四、影像学表现

几组病例的影像学表现如表 19-6-3 所示[2,3,15-17]。

金利娜等报道首先发现卵巢黏液性囊腺癌空洞性肺转移 1 例。患者 40 岁,孕 3 产 1。体检发现左下肺阴影,左锁骨上淋巴结肿大,淋巴结针吸涂片可见恶性细胞,考虑为转移性腺癌。胸部 CT:左肺下叶后基底段一 2.7cm×3.1cm 不均匀空洞,壁厚 0.5~1.0 cm,两肺上、下叶多发 0.2~0.8 cm 散在转移的结节。1 个月后妇科会诊:子宫前方可扪及一巨大囊性包块。行剖腹探查术,术后病理:右卵巢低分化黏液性囊腺癌。5 个月后发热半月,肺内病灶扩大,左下肺空洞,双肺结节影待查。胸部 CT 提示左下肺背段约 5.5cm×4.0cm×5.0cm 厚壁空洞,其内壁光滑整齐,有分隔。空洞周围有散在小结节灶。左上肺及右肺内见粟粒病灶。又半个月开胸探查,术中:左肺下叶 5.5cm 的质硬病灶,有一直径约 3cm 的厚壁空洞与胸壁组织粘连。

表 19-6-3 几组病例的影像学表现

作者	例数	影像学表现
Kerr V E 等	159	159 例(44.5%)胸部受累。病变位置右侧者占 20.4%,左侧者占 20.2%,双侧者占 33.6%,不明位置者 25.8%。48 例为多发性肺转移。转移性受累包括胸膜积液(75 例),实质性转移(12.3%)、淋巴管转移(1%)、肺门淋巴结转移、实性胸膜转移以及肋骨、心包和肺血管内转移。放射线能诊断积液型、腺病型、淋巴结型、淋巴管型和骨转移
李文朴等	7	孤立结节 2 例,浸润阴影 1 例,肺不张 2 例,锁骨上淋巴结肿大 1 例,胸腔积液 4 例,胸膜肥厚 1 例,粟粒状阴影 1 例
金利娜等	1	卵巢黏液性囊腺癌空洞性肺转移。体检中发现左下肺阴影,左锁骨上淋巴结肿大。胸部 CT:左肺下叶后基底段不均匀空洞,两肺上、下叶多发 0.2~0.8 cm 散在转移的结节
王玉兰等	1	原发性卵巢小细胞癌(肺型)。剖腹探查术后 3 个月出现颈部淋巴结转移(细胞穿刺)及 X 线片示胸椎内多发高密度结节,考虑骨转移;双肺未见明显异常
郑兴征等	1	卵巢颗粒细胞瘤多发转移。盆腔肿物行手术治疗 14 个月后发现肺部阴影,肺门淋巴结肿大

行左肺下叶切除术。病理:肺转移性低分化腺癌,形态与卵巢癌一致,为淋巴结转移癌。

卵巢黏液性囊腺癌空洞性肺转移很少见。肺转移发生率与原发肿瘤的生物学特性和机体免疫状态有关,肺转移多表现为结节性转移,约 4%肺转移表现为空洞性肺损害。成因:①过去认为卵巢黏液性囊腺癌很少发生血行转移,肺转移仅见于个别晚期病例。现有研究证明卵巢癌远处转移并不是延迟治疗的结果,可发生于疾病的早期。其发生是分子遗传学异常,可能和肿瘤抑制因子 p53 的丢失有关;②空洞性肺转移的形成和以下因素有关:肿瘤生长迅速,肿瘤中央缺血坏死、液化,坏死组织从呼吸道排出;肿瘤生长迅速,与支气管相通,随后坏死物随碎屑咳出。对于薄壁空洞来说,以上两点难以解释其成因,Zorini 提出空洞形成可能是由于转移瘤本身及其周围组织产生的蛋白水解酶、脂解酶消化吸收的作用所致。诊断:①症状:早期多无症状,常在检查中发现。当转移癌侵犯胸膜、主支气管或邻近结构时,可出现与原发性支气管肺癌相同的症状,例如咳嗽、咳痰、痰中带血、胸痛、胸闷、气急等;②痰细胞学检查:诊断价值不大,阳性率低于 5%;③纤支镜下活检:X 透视下纤支镜活检,对周围性肺转移瘤的定性诊断有重要价值,阳性率较高;④CT:表现为单发或多发空洞,为不均匀的厚壁空洞或薄厚不一的空洞,壁厚 0.5~1cm,随着病情进展空洞及整个病灶都增大,可见分隔但无液平。有时转移性空洞及粟粒结节病灶同时存在,可表现为噬血管现象但非特异性,与肺脓栓、肺结节性脉管炎表现相似。Hatakeyama 等报道 1 例卵巢黏液性囊腺癌术后 5 年出现多发肺内空洞形成,PAC 方案(DDP+ADM+CTX)、紫杉醇卡铂化疗效果均不满意,最后死于肺转移、呼吸功能衰竭。由于紫杉醇帝在肺癌的治疗中取得了较好的成绩,本病例给予紫杉醇帝 3 周疗法化疗。3 个疗程后肺部转移性空洞仍进行性增大,考虑卵巢黏液性囊腺癌空洞性肺转移对化疗不敏感,遂及时行转移性空洞切除。术后再次试用紫杉醇+卡铂化疗,病情稳定[16]。

五、诊断

PET/CT 显像联合血清 CA-125 检测对卵巢癌复发、转移定性诊断的敏感性、特异性、准确性、阳性预测值和阴性预测值均为 100%。与术后病理对照,PET/CT 对于复发、转移病灶数目诊断的敏感性、特异性、准确性、阳性预测值和阴性预测值分别为 80%(24/30)、90.9%(20/22)、84.6%(44/52)、92.3%(24/26)和 76.9%(20/26)。血清 CA-125≤70 U/mL 单发病灶者 14/23,高于 CA-125>70 U/mL 者 7/24,P=0.029。显示 ^{18}F-FDG PET/CT 显像联合血清 CA-125 检测对卵巢癌术后复发、转移的诊断具有重要的临床价值。可惜病例较少,值得进一步验证[19]。

张琳等报道妇科原发恶性肿瘤 204 例。其中卵巢癌 120 例。卵巢癌中上皮类的最多为 107 例,生殖细胞类为 7 例,性索间质性的 6 例。这组病例出现胸水 21 例(占 17.5%),其中双侧胸水 6 例,单侧 15 例,胸水少量到大量不等,治疗后 19 例患者胸水可吸收,仅 2 例因胸膜转移,胸水难以吸收。这 21 例胸水中,9 例是Ⅳ期患者,占Ⅳ期总数的 40%;7 例为Ⅲ期患者,占Ⅲ期的 16.7%;2 例为Ⅱ期患者,所占比例为 15%;Ⅰ期为 1 例,占3%;2 例未手术,以腹水细胞确诊。120 例患者未见肺内转移,其中 5 例晚期患者做了胸部 CT,也只发现胸水及胸膜转移,未见肺内结节。21 例胸水病例的细胞分型以上皮类最多,为 20 例,生殖细胞类 1 例。21 例胸水患者,11 例查了 CA-125,10 例为阳性结果,测定值为 125~3765 U/mL 不等。胸水查癌细胞仅 2 例阳性[20]。

侯锐等报道经病理检查确诊的卵巢癌合并单纯右侧胸腔积液患者 8 例,所有患者均接受肿瘤细胞减灭术、化疗和随诊。腹胀、腹痛,发现腹部包块、胸闷气短、呼吸困难 6 例,以呼吸系统症状为首发症状 3 例。双侧卵巢肿瘤 7 例,单侧 1 例,均为囊实混合性(以实性为主),直径 8~25 cm。浆液性乳头状囊腺癌为7 例,移行细胞癌为 1 例。所有患者均为右侧胸腔积液,瘤细胞学检测均为阴性。8 例患者分别于术后 7~30 天(平均 18 天)内在第 1 次化疗前胸腔积液完全消失,胸闷气短、呼吸困难症状完全缓解,2 例 3C 期患者术后因肿瘤复发转移死亡,6 例生存。本组卵巢癌合并非转移性右侧胸腔积液患者符合假性 Meigs 综合征,鉴别诊断时需要注意[21]。

六、治疗

文献显示近 20 余年内,卵巢癌的 5 年生存率已获得一定的改善。由 20 世纪 70 年代中期的 30%左右至 90 年代末期已上升为 50%。25%~35%的患者可获得更长时间的长期缓解。这主要得益于卵巢癌的三大临床进展,即手术病理分期、肿瘤细胞减灭术和紫杉醇+铂类作为卵巢上皮癌的一线化疗方案[22]。

据中山大学肿瘤医院报道,19 例未受控制或复发的卵巢癌采用盆腔动脉介入化疗,总有效率为 69%(CR 48%,PR 21%),其中 7 例成功再次手术[23]。

2011 年 ASCO 会议上,Aghajanian 等报道了一项随机、双盲、安慰剂对照 OCEANS 研究结果。结果显示,贝伐珠单抗联合 GC 组较 GC 组显著改善 PFS 期(12.3 个月对 8.6 个月,HR=0.451,P<0.0001) 和 0RR(78.5%对 58.4%,P<0.0001)。该研究是首项证实抗血管生成治疗可使铂敏感复发卵巢癌患者明显临床获益的Ⅲ期临床研究[24]。

七、预后

卵巢癌发现时 70%~80%均为晚期,治疗极其困难。常规手术、化疗难以治愈,即使暂时缓解亦常在 2~3 年后复发,而对这一部分患者反复手术、化疗严重影响患者的生存质量[22]。

Kerr V E 等报道 159 例原发性卵巢癌胸部受累。胸部实质性转移占 27.6%,诊断后平均存活时间为 10.8 个月。其 5 年存活率为 14.8%,仅有肺转移者为 16.7%。46 例多发性肺转移,其 5 年存活率为 6.5%,平均存活时间为 8.3 个月。卵巢癌有肺转移的 5 年生存率为 5.6%,而无肺转移者其 5 年生存率为 49%。

卵巢癌肺转移者预后较差。资料表明,75%肺转移者有胸腔积液,占全部卵巢癌肺受累的 40%。卵巢癌以胸腔积液为唯一症状者占 15%。胸部 X 线检查对恶性肿瘤胸腔转移颇有价值。160 例中仅有 8 例为尸解诊断(4 例为实质性,4 例为淋巴管性)。显然,许多患者常因转移病灶而致命,是因不经常做胸部 X 线检查。因此,仔细的胸部 X 线检查是十分重要的[2]。

附:输卵管、阴道肿瘤

赖日权等报道 10 例阴道横纹肌肉瘤,其中 3 例向周围组织浸润生长,1 例肺转移[25]。

杜成杰报道输卵管绒癌破裂误诊自血回输致子宫及两肺转移。患者 33 岁,因剧烈腹痛、失血性休克,以宫外孕于 3 年前在当地手术治疗,见右输卵管峡部鸽蛋大包块,有破口、活动性出血,子宫、右卵巢及左侧附件正常,腹腔内出血 1500mL,术中自血回输 900mL,行右输卵管部分切除。术后瘤检未见绒毛,见大片滋养细胞。术后 7 天拆线,胸片正常。为明确诊断转院。血 HCG144 ng/mL,B 超见右附件有 4.9cm×2.5cm×3cm 低回声。胸片见滋养细胞肿瘤两肺中、下野散在转移。复查当地医院病理切片:右输卵管出血、坏死伴成片滋养细胞增生。临床诊断:绒癌期。入院化疗 1 个疗程后,行子宫全切加双侧输卵管切除术。手术标本:子宫右角部有组织坏死灶,病检为子宫平滑肌层内出血坏死伴少数可疑滋养细胞阴影(可考虑绒癌化疗后)。第 3 个疗程化疗后,血 HCG <5 ng/mL,胸片肺部转移灶消失,嘱出院 1 个月再行化疗。出院 4 个月未治疗,因 HCG 升高,胸片示右中肺部斑片阴影,拟诊绒癌复发再入院,入院后经多种化疗方案共 9 个疗程治疗,达临床治愈,再巩固 2 个疗程后出院[26]。

唐乃富报道 1 例原发性输卵管绒癌肺转移。患者 44 岁,因右下腹部包块伴下腹痛 5 天入院。双侧输卵管结扎 11 年。半年前曾停经 35 天后阴道持续少量流血 2 月余。2 月前“来月经”后又淋漓不断 2 个月,服中药后痊愈。近日劳动后突然感右下腹痛,按阑尾炎抗感染 10 余天,腹痛渐轻,入院前 3 天不明原因突然下腹痛伴轻微咳嗽,无咯血。查体:右下腹部可扪及一约 3 个月妊娠子宫大小包块,压痛。妇检:右附件处可触及约 7cm×6cm×5cm 肿物。胸片:双肺下野可见多个散在结节状阴影。尿 HCG 定性试验(+)(>25mIu/ml)。行急症剖腹探查术,术中见右侧输卵管壶腹部有一机化血块约 8cm×7cm×6cm 包绕,卵巢正常,左侧卵巢见 3cm×3cm×2cm 小黄素囊肿,左侧输卵管见结扎痕迹,行病灶切除,清理腹腔内陈旧性积血约1000 mL,标本切开见陈旧性血块及纤维组织，病理结果：右输卵管绒毛膜癌并同侧卵巢黄体出血。术后行放线菌素D及5-FU联合化疗5个疗程，血β-HCG放免测定为1.71 ng/mL(正常值小于3.1 ng/mL)，肺转移病灶消失。随访无异常[27]。

参考文献

[1]孙燕.内科肿瘤学. 北京：人民卫生出版社，2001. 704-749
[3]谭天祚. 卵巢癌肺转移：357例分析.国外医学肿瘤学分册，1987，14：55-56
[3]郑兴征，潘晓琳，陆天才，等.卵巢颗粒细胞瘤多发转移1例.农垦医学，2003，25：226-227
[4]梁致怡，张虹.卵巢透明细胞癌的现状及研究进展.天津医药，2007，35：958-959
[5]王延洲，常青，何世荣.子宫癌肉瘤和卵巢癌肉瘤的临床特点和结局. 国外医学妇产科学分册，2007，34：294
[6]周金年，肖子文，龚灵，等. bFGF和Ets-1表达与原发性卵巢癌生物学行为的关系.贵州医药，2004，28：396-397
[7]高庆蕾，马丁，孟力，等. nm23-H1基因表达与卵巢癌转移的相关性.癌症，2004，23：650-651
[8]郭融，汪希鹏.上皮间充质转化在上皮性卵巢肿瘤侵袭和转移中的作用.国际妇产科学杂志，2012，39：52-56
[9]耒婷，蒋庆春.卵巢恶性肿瘤143例临床病理分析.实用妇产科杂志，1996，12：12-14
[10]石一复，谢辛，赵来淡.14006例卵巢肿瘤组织分类型分析.中华妇产科杂志，1992，27：335
[11]陈丽慧，刘庆荣.1459例卵巢肿瘤临床病理分析.贵州医药，1998，22：179-180
[12]张羽，杨佳欣，吴鸣，等. 晚期卵巢癌患者肺栓塞猝死临床病理讨论.中国医学科学院学报，2003，25：471-475
[13]贾刚田节，王海潮.妇科恶性肿瘤的淋巴结转移.国外医学妇产科学分册，1992，19：44-46
[14]中川胜裕，岩崎辉夫，冈田贵浩，ほか.卵巢奇形肿の肺転移巣が良性组织像を呈した1例. 胸部外科，1991，44：856-859
[15]李文朴，吴怀球.卵巢癌肺转移的诊断与治疗.中国癌症杂志，2001，11：192-193
[16]金利娜，吴鸣，杨玉雯，等.卵巢黏液性囊腺癌空洞性肺转移病例分析.中国实用妇科与产科杂志，2006，22：233-234
[17]王玉兰，邹赛英，乐新华，等.原发性卵巢小细胞癌(肺型)1例并文献复习.临床与实验病理学杂志，2005，20：367-368
[18]陈丙文，肖亦南.卵巢浆液性肿瘤纵隔转移2例.实用癌症杂志，1991，6：33
[19]祝英杰，邓智勇，卢玉波，等. 18 F-FDG PET/CT显像联合血清CA125检测诊断卵巢癌术后复发、转移的价值.山东医药，2011，51：52-53
[20]张琳，王金丽，周元春，等.女性生殖器原发恶性肿瘤胸部转移的X线与临床特征（附204例报告）. 实用放射学杂志，2002，18：389-390
[21]侯锐，姜罗，王升科，等. 卵巢癌合并右侧胸腔积液八例临床病理分析.中华肿瘤防治杂志，2010，17：1978-1980
[22]崔恒.卵巢癌的诊治及其研究策略.中国妇产科临床杂志，2006，7：323-326
[23]方志文，陈芳，王言奎.介入治疗在妇科恶性肿瘤中的应用.中国微创外科杂志，2006，6：635-636
[24]吴小华. 贝伐珠单抗在卵巢癌中的研究进展. 中国医学论坛报，2011年7月28日肿瘤周刊B6肿瘤
[25]赖日权，安建成，罗祝泉，等.10例阴道横纹肌肉瘤临床病理及免疫组化观察.临床与实验病理学杂志，1991，7：205-207
[26]杜成杰. 输卵管绒癌破裂误诊自血回输致子宫及两肺转移1例.医师进修杂志，1992，15(10)：5
[27]唐乃福.原发性输卵管绒癌肺转移1例. 济宁医学院学报，1992，15(2)：1421

第七节　良性平滑肌瘤

一、流行病学

肺良性转移瘤(Benign metastasizing tumor)在极少数情况下，肺外良性肿瘤亦可发生肺转移，如子宫平滑肌瘤、子宫葡萄胎、骨巨细胞瘤、软骨母细胞瘤、腮腺多形性腺瘤及脑膜瘤等。CT上除结节的生长非常缓慢外，与一般转移结节无任何区别[1]。

尽管19世纪80年代就报道过肺平滑肌瘤，但仍是非常罕见的。1939年Steiner提出了转移性纤维平滑肌瘤的名称，并叙述了一位36岁女性患者最终死于肺心病，尸检证明平滑肌瘤累及双肺、气管、支气管、淋巴结和子宫。1960年Keers认为本病的组织成分是上皮成分和间叶成分，因此有人认为本病是肺的一种多发性错构瘤。1976年Bachman等认为本病是一种低度恶性的平滑肌肉瘤的肺转移。随后内分泌医生发现了该病对激素的易感性，用激素对该病进行治疗有效。病变好发于生育期的年轻女性，似乎更易侵犯亚洲妇女。绝大多数子宫平滑肌瘤是良性的，而平滑肌肉瘤发生率仅为0.13%~6%。极为少见的良性子宫平滑肌瘤显示极其异乎寻常的生长模式，包括血管内平滑肌瘤病、弥漫性腹膜平滑肌瘤病和所谓良性转移性平滑肌瘤(benign metastasizing leiomyoma，BML)。

BML是一种少见病。PubMed仅有89篇文献报道，其中7篇中文报道，且绝大多数为个案报道，近期

样本最大的一篇报道为 7 例。它往往发生于子宫平滑肌瘤史患者，特点是在年轻时(平均 33 岁)出现子宫平滑肌瘤，然后在绝经前后(平均 43 岁)向肺部转移。肺转移的肿瘤具有与子宫原发肿瘤相似的组织病理学形态，都是良性平滑肌瘤组织，少数转移瘤的细胞更丰富，核分裂象更易见。肺部的转移肿瘤可大至 10cm，实质性或含液体。由于支气管-肺泡上皮的陷入可形成腺体样空隙。同子宫平滑肌瘤一样，良性转移性平滑肌瘤也是一种激素依赖性病变，绝经后常停止生长。虽然形态上良性的平滑肌瘤有不同的生长方式，但发生播散及转移时，首先还应该考虑原发肿瘤是否属于恶性[1-5]。

子宫平滑肌瘤发病高峰年龄为 40~50 岁，91.9%为良性平滑肌瘤，平滑肌肉瘤发病率仅为 0.5%。另有 7.6%特殊类型的平滑肌瘤，介于良恶性之间，属于未确定恶性倾向的平滑肌肿瘤，主要包括上皮样平滑肌瘤、奇异型平滑肌瘤、核分裂活跃的平滑肌瘤、富于细胞平滑肌瘤及非典型性平滑肌瘤[6]。

二、病理学

杨慧云等报道行手术治疗并经病理证实的子宫肌瘤 430 例。病理：术后均经病理证实，有 48 例子宫肌瘤变性，其中红色变性 8 例，富于细胞平滑肌瘤 3 例，奇异型平滑肌瘤 2 例，平滑肌肉瘤 2 例，脂肪变性 1 例，钙化 2 例，黏液变性 8 例，透明变性 22 例[7]。

王文雅等报道子宫平滑肌瘤 272 例。272 例中肌瘤单发 102 例，多发 170 例。数目最多 22 个。瘤体最小如粟粒大，最大为 19cm×15cm×6.5cm。单发者中黏膜下肌瘤 14 例，浆膜下肌瘤 8 例，其余为肌壁间。多发者中多部位并发者 17 例，其余均为肌壁间；合并阔韧带肌瘤 3 例；特殊病理类型 20 例，占 7.4%，其中富于细胞性平滑肌瘤 17 例，血管性平滑肌瘤 3 例。变性共 29 例，其中红色变性 15 例，玻璃样变性 5 例，水样变性伴黏液样变性 1 例，黏液样变性 1 例，玻璃样变性伴黏液样变性 1 例，红色变性伴液化 1 例，变性坏死 4 例，坏死伴钙化 1 例[8]。

BML 继发于子宫肌瘤，常于子宫切除后 3~20 年发生。其好发部位为肺、淋巴结，可沿下腔静脉内壁向上爬行生长。从组织生化方面确定其原发灶(子宫平滑肌瘤)细胞核形态、分裂象无肉瘤(恶性)样变，同时肺内或其他器官的转移结节病理与之相近。在免疫组化检查方面，所有的瘤体均来源于间叶组织，激素受体情况也相近。在良性病变确定后，从行为学上才能认定其转移之特性[9]。

近年来，有学者认为在子宫良性平滑肌瘤与肉瘤之间存在一组交界性肿瘤，包括富于细胞型平滑肌瘤、核分裂活跃型平滑肌瘤、不典型平滑肌瘤、恶性潜能未定型平滑肌瘤(STUMP)等，临床上发现这组肿瘤的部分患者有晚期复发的倾向[10]。

武显杰等收集 2000—2004 年间切除的子宫平滑肌瘤 221 例，全部病例均行子宫全切术。肿瘤部位：浆膜下 28 例(12.7%)，肌壁间 161 例(72.9%)，黏膜下 32 例(14.5%)，其中多发性平滑肌瘤 155 例(70.1%)。组织学分型：①良性平滑肌瘤(LM)203 例(91.9%)，其中 87 例(39.4%)瘤细胞有以下继发性改变：透明变性 38 例(43.7%)，红色变性 14 例(16.1%)，水肿变性 23 例(26.4%)，钙化、黏液、脂肪变性等其他表现 12 例(13.8%)。②平滑肌肉瘤(LMS)1 例(1.1%)，为肌壁间肿物，瘤细胞核分裂象大于 10 个/10HPF，肿瘤浸润肌层、血管，可见黏液形成。③特殊组织类型 17 例(7.6%)，可见以下几种类型：a.富于细胞平滑肌瘤(CLM)9 例，核分裂象小于 5 个/10HPF；b.奇异型平滑肌瘤(BLM)1 例，瘤体内出现少量非典型增生细胞；c.上皮样平滑肌瘤(ELM)4 例，也称平滑肌母细胞瘤；d.非典型性平滑肌瘤(ALM)1 例，核分裂小于 10 个/10HPF；e.核分裂活跃的平滑肌瘤(MALM)1 例，亦称平滑肌瘤伴核分裂象增多。f.血管平滑肌瘤(VLM)1 例。221 例常规病理检查中有 58%以上的肌瘤合并子宫内膜不同程度的增生；并有 10.9%合并子宫肌腺病，并且有 2 例为子宫内膜癌[6]。

马绍康等分析子宫交界性平滑肌瘤 131 例(富于细胞型平滑肌瘤、生长活跃平滑肌瘤或有丝分裂活跃平滑肌瘤)。根据 Bell 及 Kempson 的标准，并参考国内学者的意见，诊断标准为：①富于细胞型平滑肌瘤：肿瘤细胞丰富，但细胞异型性不明显，核分裂象 0~4/10HPF；②核分裂活跃、生长活跃型平滑肌瘤：无或轻度异型性而没有凝固性坏死，核分裂在 5~20/10HPF。7 例有重度异型性及 3 例有灶性坏死(非凝固性坏死)的患者，临床行为明显与子宫平滑肌肉瘤不同，也归于子宫交界性平滑肌瘤一起分析。随访 2~15 年。131 例患者中 3 例失访，其中 10 年后死于车祸 1 例，5 年后死于乳腺癌 1 例，随访率为 98.5%。组织学诊断：①富于细胞型平滑肌瘤 24 例，肿瘤细胞丰富，核分裂不明显，核分裂象小于 5/10HPF，无异型性，无凝固性坏死；②富于细胞局部生长活跃平滑肌瘤 51 例，细胞丰富，局部核分裂象小于 5/10HPF，其中细胞异型性不明显者 36 例，轻、中度异型性改变者 15 例；③生长活跃型平滑肌瘤 56 例，肿瘤细胞丰富，核分裂象为

5~20/10HPF,其中无异型性及凝固性坏死者19例,细胞有轻及中度异型性、无明显凝固性坏死者30例,重度异型性者7例,有坏死性改变者3例,均为变性坏死,非凝固性坏死。复发与病理特征的关系:复发患者与未复发患者初次术后病理特征比较。核分裂象、侵袭性改变差异无统计学意义(χ^2检验,P均>0.05),表明核分裂象、侵袭性改变与复发无关;细胞异型性差异有统计学意义(χ^2检验,$P<0.05$)。随着异型性的加重、复发的危险性增加,7例重度异型性的患者均复发(表19-7-1)。

复发患者复发时的病理特征与初次术后病理特征比较,按分裂象差异无统计学意义(χ^2检验,$P>0.05$);细胞异型性差异有统计学意义(χ^2检验,$P<0.01$)。复发时重度异型性的7例患者中,有4例诊为低度恶性的平滑肌肉瘤(表19-7-2)。

Bell等认为,应将瘤细胞的核分裂、细胞异型性和瘤细胞凝固性坏死三者综合在一起考虑。并强调了瘤细胞凝固性坏死的重要性。无或仅有轻度异型性且无凝固性坏死者,不论核分裂象多少均应诊断为平滑肌瘤,核分裂象为5~20/10HPF者称为核分裂活跃的平滑肌瘤。恶性潜能未定型平滑肌瘤包括:①有细胞不典型性,核分裂象为2~5/10HPF;②高度富于细胞但无显著的细胞异型性,核分裂象为5~10/10HPF;③无细胞异型性和多样性的少细胞性平滑肌瘤,核分裂象>15/10HPF;④核分裂象少于上述几种情况,但有异常核分裂或瘤细胞坏死[10]。

BML被定义为子宫平滑肌瘤,组织学上表现为低的有丝分裂率,但是有远处转移。BML的发生机制是有争议的,目前广为接受的理论是血行播散。患此病的妇女发病前大部分曾接受子宫扩张术、剖除术、子宫肌瘤切除术或子宫全切术,这就增加了外科诱导的血行播散的可能性。然而一些病例中,BML与子宫原发肿瘤同时发现,甚至发生在子宫原发肿瘤之前,所以有些学者提出了多灶起源的假说。事实上任何部位均可发生平滑肌瘤(源于血管壁的平滑肌),女性有形成错构瘤的倾向,这些肺部的良性平滑肌瘤代表多发平滑肌错构瘤而不是转移瘤,这一假说似乎可以解释后一种现象。然而发生于子宫以外的平滑肌呈现雌激素受体表达阴性,仅仅少数(13%)子宫以外的平滑肌肉瘤呈现雌激素受体表达弱阳性。而BML大多数呈现雌激素受体表达阳性,故这一假说又不被大多数病理学家认可。Tietze等报道了1例BML,其基因组的杂交作用和女性染色体失活作用分析分别显示平衡的核型和完全一致的女性染色体失活模型,提示肺部肿瘤与子宫肿瘤有着同一的单克隆起源,肺内病变与子宫肌瘤的病理形态完全一致。一些学者认为子宫的原发病变原本就是具有潜在转移倾向的低度恶性肿瘤,取样的错误能解释它们冒充良性的表现,然而在这些肿瘤中未发现任何恶性组织学特征。仍然是这些学者认为上述低度恶性肿瘤在转移过程中,细胞变得成熟了,经历了由恶性向良性的转化过程。然而BML的临床过程不像肉瘤,很少有侵袭性[1]。

关于BML的起源主要有两个学说,一种学说认为BML的发生来自静脉壁的平滑肌细胞,另一种学说认为BML来自血管浸润的子宫平滑肌细胞。大多数学者支持第二种学说。依据:转移部位切除标本见子宫平滑肌样细胞,呈不同程度增生,梭型排列,无不典型及有丝分裂。平滑肌肌动蛋白(+)、肌肉特异性肌动蛋白(+)、波形蛋白(+)、结蛋白(+)、ER(+)、P(+)。BML的发病机制尚不清楚,切除标本镜下见丰富的血管,说明BML平滑肌瘤合并血管侵袭,可能是BML的转移先驱机制。文献表明,BML为激素依赖型,检测到ER和PR,而复发者有67%~75%保留了卵巢。BML组织学类似子宫平滑肌瘤,同时子宫平滑肌瘤作为BML的起因已被证实。有说目前没有证据表明良性转移性平滑肌瘤与其他子宫平滑肌瘤有关,其与静脉内平滑肌瘤病的关系提示肺部病变可能来源于静脉内平滑肌瘤病。应用比较基因组杂交方法分析病

表19-7-1 131例子宫交界性平滑肌瘤患者病理特征与复发的关系

组别	例数	核分裂象		细胞异型性			侵袭性改变	
		<5/10HPF	5~20/10HPF	无	轻、中	重	有	无
未复发者	107	62	45	67	40	0	0	107
复发者	24	13	11	7	10	7	2	22
合计	131	75	56	74	50	7	2	129

表19-7-2 24例复发患者核分裂及细胞异型性的变化

组别	核分裂象		细胞异型性		
	<5/10HPF	5~20/10HPF	无	轻、中	重
初治时	10	14	9	8	7
复发时	6	18	0	17	7

例后发现，肺内病变缺少等位基因失衡，与平滑肌瘤（或静脉内平滑肌瘤病）更类似。该病变具有 X 染色体失活模式，与来源于单克隆性肿瘤的转移一致（即提示多部位平滑肌瘤是转移而来，而不是原发），静脉内平滑肌瘤病可能是其来源。Nucci 等对 5 例患者的研究发现均有 19q 和 22q 基因缺失，但未发现典型子宫平滑肌瘤的其他基因重排。19q 和 22q 缺失在典型平滑肌瘤中不常见，提示良性转移性平滑肌瘤和典型子宫平滑肌瘤没有共同起源[11]。

向锦等观察子宫良性转移性平滑肌瘤的临床病理特点。对 2 例 BML 进行光镜观察及免疫组化标记。2 名育龄期女性患者均有子宫平滑肌瘤手术史，5~8 年后发生肺部多发性结节，其中例 2 同时伴有腹壁结节及腹腔播散性结节，术后所有结节检验均为良性平滑肌瘤，且都为 ER 和 PR 阳性，提示其激素依赖性及子宫平滑肌来源。免疫组化：梭形肿瘤细胞呈 SMA（+），HHF35（+），S-100（-），CD117（-），ER（+），PR（+），显示其平滑肌源性并具有激素依赖性，同时也表明其子宫平滑肌源性的可能性大，其中腺上皮 TTF-1（+），说明其为肺来源[12]。

子宫平滑肌肉瘤的复发间隔与核异形性及核分裂象有关。Francis 等报道在 10HPF 中，核分裂象小于 10 的患者无复发，在核分裂象为 10~20/10HPF 的患者中，3 年复发率为 61%。在核分裂象小于 20/10HPF 的患者中，3 年复发率为 79%。核分裂较少者生存时间较长。Aaron 等的病例，核分裂象大于 10/10HPF 者平均生存 10 个月，核分裂象小于 10/10HPF 者平均生存 75 个月。曾患子宫平滑肌肉瘤的患者，如果肺内出现体积较大的实性肿块，边缘呈毛刺状要考虑本病的可能[13]。

刘富元等报道生长活跃的子宫平滑肌瘤（33 例临床病理观察）。细胞生长活跃的平滑肌瘤与分化好的平滑肌肉瘤常难以鉴别，往往需要仔细检测标本，多处取材制片观察。在判断良恶性时，可根据下面几点加以鉴别：①浸润：肿瘤界限不清，瘤细胞多形性，侵袭宫旁组织、宫内膜及宫颈组织或侵袭血管时，可诊断为肉瘤；相反，肿瘤界限清楚，无浸润表现，则应考虑为良性。②瘤细胞核分裂象：当每 10 个 HPF 下有 5 个以上瘤细胞核分裂象时，应考虑为肉瘤；若 10 个 HPF 下少于 1 个核分裂，有瘤细胞多形性，亦可诊断为良性（奇异型平滑肌瘤）；若每 10 个 HPF 下在 1~4 个核分裂之间，瘤细胞多形性甚小，仍可能为良性；③坏死：肉瘤常见坏死，而平滑肌瘤较少见[14]。

从子宫切除到肺内出现结节的平均间隔时间为 15 年。肺内结节常为多发性。直径平均为 2cm。患病年龄比普通平滑肌瘤患者低。子宫外结节可能与原发性子宫肌瘤一样呈良性表现，或显示平滑肌肉瘤及 STUMP 特征（转移的平滑肌瘤形态学表现可为平滑肌肉瘤或 STUMP）。在妊娠期肺内结节可迅速缩小，绝经后结节停止生长，提示为激素依赖性肿瘤。

腹膜播散性平滑肌瘤（LPD）及平滑肌瘤良性肺部转移（BML）均为罕见疾病，为子宫肌瘤的特殊类型，两种病变目前国内外报道分别有百余例，同时发生更为罕见。LPD 最早于 1952 年由 Willson 和 Peale 首先报道，至今国外文献报道约 100 例，国内文献报道 20 余例，多为个案报道。在 LPD 中合并肺转移者李勇等报道 3 例。LPD 好发于生育期妇女，绝经后发现者很少，发病原因尚不清楚，目前认为与雌激素的水平增高有关，故妊娠口服避孕药、雌激素替代治疗及卵巢内分泌肿瘤可诱导该病的发生。在雌激素的影响下，多能性的间叶干细胞可向平滑肌细胞、纤维细胞、内膜基质细胞化生，因此该病易合并子宫内膜异位症。在已有文献中该病合并子宫内膜异位症有 8 例。肿瘤可生长于卵巢、圆韧带、内生殖器浆膜面、大网膜、肠系膜及胃肠壁等处，甚至可长入盆腔淋巴结内，很像恶性肿瘤种植和转移，但组织学上是良性的，与平滑肌瘤的形态一致，临床过程亦为良性。肌瘤肺转移多在子宫肌瘤切除后几年出现，常为无意中发现，可长期静止，也可发生囊变、坏死等[15]。

静脉内平滑肌瘤长入心脏 1903 年有首例报道，至今国外共报道 30 例，国内报道 1 例。李文彬等报道发现患者子宫肌瘤切除术后，右髂内静脉、髂总静脉、下腔静脉巨大平滑肌瘤蔓延至右心房，并肺动脉栓塞。病理上考虑为子宫平滑肌来源，雌激素依赖型，瘤细胞生长活跃，呈良性肿瘤恶性行为。从细胞学角度看，表现为：①浸润：子宫平滑肌瘤侵入静脉，沿脉管呈蠕虫样浸润性生长。可从子宫壁静脉扩展到盆腔静脉、髂静脉、下腔静脉直到右心房，甚至右心室；②转移：一群细胞远处栓塞，属显微转移。根据 ECT 检查，患者存在肺动脉栓塞，因栓子小不足以引起肺梗死症状。认为本例肺动脉栓塞是瘤细胞转移的可能性大于来自静脉系统的血栓栓塞。该患者浸润和转移 2 种途径都有。

静脉内平滑肌瘤的 CT 表现尚未见文献报道。本病主要应与静脉血栓和癌栓形成相鉴别。CT 上三者都表现为局部管腔扩大，腔内充盈缺损，密度比周围血液的密度低或相等。CT 增强扫描静脉血栓无强化，表现为低密度的充盈缺损。静脉癌栓可表现为低密度充盈缺损，其周边密度可增高，但病灶与静脉腔无包膜分隔。静脉内平滑肌瘤增强表现为不均一强化、边缘有包膜、界限清晰的非均质性肿物，尤其是上下蔓延范围较长的病例，应考虑本病的可能，但确诊仍需手术和病理诊断[16]。

三、临床表现

几例患者的临床表现见表 19-7-3[2,3,11,15-26]。

BML 男女均可发病，发病年龄为 23~77(多见于 35~55)岁。女性原发于子宫，男性原发于横膈膜、软组织或大隐静脉，可转移到身体其他多个部位，最常见的部位是肺及淋巴结。此外，还可转移至静脉、淋巴管、盆腔、腹壁、腹膜后、心脏、椎骨、眼、脑和脊髓等。而新近的文献报道显示深部软组织、骨及颅底亦可受累。大多数患者没有任何症状，常在胸片检查中偶然发现，也有些患者会有轻微咳嗽、胸痛、呼吸困难，甚至出现呼吸衰竭而死亡[11]。

BML 妊娠可以加重病情。患者出现的临床症状与病变发生的部位有关。肺内的 PBML 最初没有症状或症状为轻度咳嗽和呼吸困难，后期导致呼吸衰竭、肺源性心脏病。可以同时有全身其他部位的转移，最常见的为淋巴结转移。总之，无特征性的临床表现[27]。

BML 表现依赖于患者的雌激素水平。绝经前病变发展较迅速，而绝经后的妇女的病变发展缓慢。患者常死于其他与本病无关的疾病，也有报道病变迅速恶化而致死。

Martin 提出了肺多发平滑肌肿瘤的分类系统，即 BML、转移性平滑肌瘤和多发纤维性平滑肌瘤错构瘤。虽然这些肿瘤在组织学上是难于区分的，但是依靠临床背景和肿瘤对治疗的反应还是能够区别的。①BML：由生育期妇女的子宫原发性平滑肌瘤转移而来，这些肿瘤雌激素受体和黄体酮受体阳性，表现为明显的激素敏感，雌激素水平升高，病变明显进展；用黄体酮治疗，病变明显消退。②转移性平滑肌瘤：起源于子宫以外器官，好发于男性和儿童。这类肿瘤对激素无反应，实际代表了低度恶性的平滑肌肉瘤，只能依靠外科治疗。③多发纤维性平滑肌瘤错构瘤，由无原发病灶的肺部多发平滑肌瘤组成。这三类肿瘤都显示明显的良性生物学行为[2]。

该病进展非常缓慢，子宫肌瘤手术到出现转移瘤的时间各家报道不同，最年轻的患者为 23 岁，子宫肌瘤手术后 9 年出现肺转移，随访 13 年后带瘤生存[4]。

杨慧云等报道手术治疗并经病理证实的子宫肌瘤 430 例。无症状者占 50%，其中 128 例在体检时发现，87 例在其他疾病就诊时发现。肌瘤剔除后复发率为 15%~40%，多发性肌瘤复发机会在 50%左右[7]。

李长平等报道良性多脏器(包括肺)转移性平滑肌瘤 1 例。因左臀部发现肿物 1 年入院。超声：皮下软组织内可见极低回声结节，约 3.4cm×2.4cm。术中见位于臀大肌内，为 3.4cm×2.4cm×2.0cm。既往史：16 年前曾行子宫肌瘤切除术，5 年前因子宫肌瘤行子宫次全

表 19-7-3 几例患者的临床表现

作者	例数	症状及体征
邓晓等	1	肺良性转移性平滑肌瘤。因反复咳嗽 1 个月余，加重伴气促 10 余天
蔡雪芬等	1	肺转移性子宫平滑肌瘤。体检发现
李勇等	1	LPD。女，37 岁。因近日觉下腹痛
饶群仙等	2	2 例良性转移性平滑肌瘤转移病。例 1：无胸闷、气急、咳嗽、咯血、呼吸困难等不适；例 2：间歇性下腹部胀痛，无呼吸系统症状
李文彬等	1	右髂内静脉平滑肌瘤蔓延至右心房并肺动脉栓塞。周期性腹胀，心率加快，伴双下肢水肿 4 个月。
孟云霄等	1	子宫良性平滑肌瘤肺转移。经期延长病史 20 余年，近期加重。无呼吸道症状
Heise Y 等	2	子宫平滑肌瘤转移至肺。2 例均为体检发现
金志军等	1	子宫平滑肌瘤肺转移。14 年前子宫平滑肌瘤手术，近 2 年出现干咳，稍加活动感胸闷、气急
王忠漳等	1	子宫平滑肌瘤术后复发并肺转移。因下腹胀 1 年余，咳嗽 10 月余
倪颖梦等	1	肺良性转移性平滑肌瘤。因间歇性右上腹痛 2 个月就诊。行双侧附件切除术+子宫全切术。术后腹痛消失
张永健等	2	子宫良性平滑肌瘤肺转移 1 例：咳嗽 2 个月；另 1 例因体检胸片发现右下肺结节
谢飞来等	1	肺良性转移性平滑肌瘤。咳嗽、咳痰 2 周
Abu-Rustum NR 等	2	例 1：9 年前子宫肌瘤剔除术。无呼吸系统症状；例 2：子宫肌瘤行子宫全切术 9 年后患者出现流感症状
张云等	1	肺良性转移性平滑肌瘤 PET/CT 显像 1 例。现头痛待查入院，无呼吸道症状，PET/CT 未发现高代谢结节。开胸右下肺背段楔切，病理：上皮-间叶性肿瘤。与前子宫切片比较，确诊此病

切除术，分别于11年前和8年前行左侧乳房平滑肌瘤切除术和左侧腋窝肿物切除(术后病理诊断为平滑肌瘤),1年前发现左侧腹部肿物,术后病理诊断为平滑肌瘤。入院前2个月,因间断性左侧胸、背部疼痛1个月行胸部CT，提示左侧胸壁有2.3cm×3.8cm软组织肿块。双肺可见多发性结节影,最大直径约1.5cm;左肺上叶舌段可见2.4cm×3.3cm块状影。行左侧胸膜病灶CT引导下穿刺活检,病理:梭形细胞肿瘤,平滑肌瘤可能性大。免疫组化显示平滑肌肌动蛋白、bcl-2及CD99均阳性,CD10、CD34及CD31均阴性。腹部超声:肝脏多发低回声结节、肝转移,右肾下方腹腔内低回声结节。肿标血清铁蛋白428 μg/L,组织多肽特异性抗原162×10^6 U/L。免疫印迹试验呈弱阳性,余阴性。病理诊断:良性转移性平滑肌瘤。给予口服醋酸甲羟孕酮分散片0.25 g,1次/d，三苯氧胺片20 mg,1次/d,服用2个月,肺部表现未见明显变化[28]。

马旭晨等报道多脏器(包括肺)良性转移性平滑肌瘤1例。女,43岁。口唇及甲床发绀,双胸可闻及胸膜摩擦音。妇科检查示子宫如妊娠2个月大小。胸片及CT示双肺弥漫性斑点状实性结节。肺功能示通气功能显著障碍，吸氧时血气分析PO_2 59.1 mmHg，PCO_2 32.8 mmHg，停吸氧1小时后PO_2 46.1 mmHg，PCO_2 29.1 mmHg。腹部B超可见子宫肌瘤6.8cm×6.4cm×7.3cm。行双肺移植术,供肺工作正常,肺动脉压力不高,血气指标明显改善。但术后2小时突发肺栓塞,死亡。尸体解剖报告为子宫内多发实性小结节。子宫旁软组织、肾脏、肾上腺、胰腺、肺、心脏、胸肌内等器官组织均可见实性小结节占位,肉眼及镜下检查均与子宫原发肌瘤基本一致,肺动脉骑跨性血栓栓塞[9]。

李勇等报道1例腹膜播散性平滑肌瘤(LPD)和胸部BML。女,37岁。因近日觉下腹痛,B超检查示盆腔混合性包块入院。既往曾于7年前行子宫肌瘤剔除术,4年前再发子宫肌瘤行子宫次全切除术。胸片:双肺多发大小不等的结节影,边缘清楚光滑,直径0.5~3cm。磁共振盆腔检查:盆腔内见多个大小不等的结节状肿块，其中最大者位于膀胱上方，大小约6cm×7cm。增强扫描肿块均明显均匀强化。术中见盆腔肿物直径约10cm，左中腹壁肿物约7cm×8cm×9cm,部分大网膜、小肠壁见多发结节病灶,直径在0.5~5cm之间。行宫颈、腹部肿物、双侧附件及部分小肠切除术。诊断:腹腔播散性平滑肌瘤合并子宫内膜异位囊肿并双肺良性转移。术后未做放疗、化疗或激素治疗,多次胸片复查肺内结节状病灶明显减少及变小,3个月后复查MRI,盆腔内未见肿瘤复发。

BML的肺转移表现为双肺弥漫分布的大小不等的结节，单纯胸片观察难以与恶性的肺部转移区别。鉴别诊断：由于LPD病变的特殊性及罕见的发生率术前很难确诊,容易误诊为恶性,尤其需与下列疾病鉴别:①子宫平滑肌肉瘤;②LPD恶变:文献中共有9例LPD恶变为平滑肌肉瘤。提示本病可能恶变倾向较高[15]。

李文彬等报道右髂内静脉平滑肌瘤蔓延至右心房并肺动脉栓塞1例。女,40岁。周期性腹胀,心率加快,伴双下肢水肿4个月。3年前因子宫肌瘤行全子宫切除术,术中曾发现子宫右侧近峡部组织内有软组织包块3cm×2cm×1.5cm。1年前又因右卵巢卵泡膜细胞瘤、左卵巢单纯性囊肿行右附件切除及左卵巢囊肿剥出术。体检:右大腿周径比左大腿粗约2.0cm。右小腿周径比左小腿粗约1.0cm。上肢散在、下肢满布针尖样出血点。听诊:胸骨左侧3~4肋间闻及舒张期杂音。超声心动图:右心房内见一中等回声非均质光团反射,附着于三尖瓣隔瓣。下腔静脉近右心房段明显扩张,其内亦见性质同样的光团反射,但活动度小。彩超：下腔静脉至右髂总静脉及髂内静脉实质性占位。静脉内尚有血流。单光子发射计算机体层扫描肺灌注显像:右肺上、下叶,左肺上叶下舌段放射性灌注缺损区。第1次行心内直视右心房肿瘤摘除术。心房较大,心房内肿瘤7cm×5cm×4cm,有完整包膜,挡住三尖瓣口大部,有蒂延伸至下腔静脉内,蒂粗约2cm。将肿瘤尽量拉出后切除。残余肿瘤退回到下腔静脉内,右心房内肿瘤完全切除。病理:右心房下腔静脉内平滑肌瘤与3年前子宫肌瘤手术切片相比,示细胞形态与本次静脉内平滑肌瘤形态相似。考虑为子宫平滑肌来源。术后CT检查:下腔静脉从胰腺水平起往下至右髂总静脉及髂内静脉尚存异常密度灶。第2次手术:下腔静脉从肾静脉水平下1cm处起往下至右髂总静脉、髂内有一静脉平滑肌瘤。肿瘤质地较软,瘤体内有血管,部分还有陈旧性出血,于髂内静脉处与静脉壁紧密粘连(内侧)。下腔静脉明显扩张,直径为3cm。于双侧髂总静脉开始处上方切开下腔静脉,挤出下腔静脉内肿瘤并取出。整条平滑肌瘤粗2cm、长15cm。右髂内静脉肿瘤与血管壁致密粘连处无法抽出,切断后部分残留。同时行左附件切除[18]。据日本收集的16例BML来看，都是从偶然拍胸片发现的，年龄37~59岁,肿瘤数3~19个,少数为双侧性。6例有子宫肌瘤史,间隔10~23年。病变多较小,约数毫米大小。篠原报道1例19年前曾行子宫肌瘤切除的患者，主病变直径为3cm大小,副病变直径为5mm大小,位于肺内。本例1年前胸片阴性,1年中长至这么大也是少见的[16]。

桥诘寿律等报道以CT体检发现BML 1例。女,53岁。13年前子宫肌瘤全摘子宫。CT体检发现右肺4个、左肺2个5mm结节。胸片无发现。与1.5年前CT比较数目与大小无变化。胸腔镜辅助下左开胸手术,切除病灶。标本病理与前子宫标本一致。5个月后右肺结节无变化[29]。

Winkler T.R等报道2例。例1,37岁,女。因持续性局限性右胸痛1个月入院。6年前因子宫平滑肌瘤子宫切除术和双侧输卵管卵巢切除术,胸片显示右肺野直径1cm多发性散在结节,初步检查后行右侧开胸切除6个1cm结节。病理检查为与子宫肿瘤同一起源的多发性平滑肌瘤。手术后随访6个月,胸片无异常,但是18个月左肺又出现结节,右肺无异常。左侧开胸切除9个结节,其中3个位于舌段,6个在上叶。再次病理检查仍符合良性平滑肌瘤。二次术后6年多,随访患者无症状,胸片未见异常。例2,55岁,女。因恶心、呕吐、腹泻入院。胸片右肺有一个结节与两年前胸片所见无变化。几年前因平滑肌瘤曾行子宫切除和两侧输卵管卵巢切除术。症状经对症治疗后减轻。9个月后,胸片证实两肺多发性结节,最初的结节已增大2倍。经分期开胸手术切除多个平滑肌瘤,随访6年后胸片无新的异常,患者情况良好[5]。

张云等报道肺良性转移性平滑肌瘤PET/CT显像1例。女,35岁。4年前子宫肌瘤切除术。现头痛待查入院。胸CT双肺多发小结节,少量胸水,无呼吸道症状,头MRI和MRA无发现。PET/CT未发现高代谢结节,考虑为良性病变。开胸右下肺背段楔切,病理:上皮-间叶性肿瘤。与前子宫切片比较,确诊此病[24]。

一些病例中BML与子宫原发肿瘤同时发现,甚至发生在子宫原发肿瘤之前,所以有些学者提出了多灶起源的假说。

高良枝等报道肺原发性交界性平滑肌瘤1例。因咳嗽、右胸痛4月余入院。CT:右下肺肿块及右上肺小结节灶。PET/CT:右下肺近肺门区见大小约4cm×4.1cm×4.1cm团块状异常放射性浓聚影。术后半年未进行特殊治疗,情况良好。采用病理切片、H.E染色和免疫组化染色方法,细胞异型轻,见个别多核巨细胞,无出血坏死,核分裂象2个/50HPF,Actin(+),Vim阳性,HHF35(+),CD68(-),CK(-),故诊断为肺原发性交界性平滑肌瘤[30]。

小桧山津等报道多发肺转移瘤。女性,45岁。感冒样症状2个月,倦怠、活动气短、发热1个月,3个月不规则阴道出血,体重下降8 kg。胸片:右中肺野5cm×6cm、左上2cm×2cm肿瘤影。右叶间积液,肺底积液,左下肺炎。腹片:下腹正中巨块,右胸水1000 mL,血性液体。入院7日死亡。尸检:子宫22cm×13cm×12cm。考虑良性瘤。组织像良性平滑肌瘤和肉瘤相混杂。肺右S^3有10cm大肿瘤,左肺1.5cm数个肿瘤,亦呈良恶表现交错。右肾小转移灶,右肺门淋巴结转移[30]。

冯敏等报道良性转移性平滑肌瘤6例。6例BML均为女性,平均年龄为50.2(46~55)岁。2例以胸痛、干咳、无痰为主要临床症状,其余4例无明显临床症状。5例患者分别于子宫肌瘤摘除术后7~18年发生良性平滑肌瘤肺转移,其中1例伴有腰椎转移。肺转移结节中4例为双侧多发结节,1例为单发结节,直径为0.5~2cm。行肺结节(部分)切除术或部分肺叶切除术。另1例患者于体检时发现CIN Ⅲ累及腺体伴早期浸润及子宫平滑肌瘤,行广泛子宫全切除加双附件切除和盆腔淋巴结清扫,发现淋巴结内转移性平滑肌瘤(2/19)(右闭孔淋巴结1/4,左髂外淋巴结1/4)。所有患者转移瘤术后未进行特殊治疗,随访至今1~7年不等,无法切除的肺结节无明显变化,亦未发现其他部位病变[32]。

王春生等报道纵贯胸腹累及多脏器的10.6 kg罕见巨瘤,为原发子宫静脉的平滑肌瘤病。患者女性,38岁,未婚未育。因下腹胀半年余入院。半年前无明显诱因出现下腹胀,进行性加重。发现腹盆腔肿块,接受剖腹探查,行全子宫切除+盆腔肿瘤活检术。术后病理示子宫静脉内平滑肌瘤病,盆腔肿块活检示平滑肌瘤组织。入院体检:腹膨隆,腹盆腔可扪压腹块,直径约30 cm,质地中等偏硬,边界清,活动度差。经会诊再次手术。

子宫静脉内平滑肌瘤病(IVL)是一种少见的特殊类型子宫肿瘤,虽然组织学上呈良性增生,但具有侵袭性生长的特性。解剖学证实,该类型瘤病的延伸途径主要有两条:①子宫静脉—髂内静脉—髂总静脉—下腔静脉;②卵巢静脉—肾静脉—下腔静脉。在IVL患者中,沿子宫静脉生长者占47.L%,沿卵巢静脉生长者占25.0%,而沿双侧同时生长者占7.3%。

IVL患者的发病年龄平均为47岁,多见于绝经、经产妇女。文献报道,IVL侵及子宫周围血管者占30%~80%,而10%~30%的IVL肿瘤累及下腔静脉、右心腔和肺,造成0.1%的患者猝死,该类型患者中40%~60%有子宫肌瘤手术史。目前该病病因尚不十分清楚,主要存在两种假说:一种是肿瘤来源于血管壁平滑肌细胞,另一种是肿瘤来源于子宫平滑肌瘤,而后侵犯静脉管腔并沿静脉管腔内生长所致。有文献报道该病有染色体畸变[33]。

四、影像学表现(见书后附图 15)

影像学表现见表 19-7-4[2,3,11,15-26]。

影像学表现和鉴别诊断：肺部 BML 的影像多表现为肺内边界清楚、大小不一、无钙化的多发或单发结节或肿块。结节边缘较光滑，可有分叶，也可出现空洞。不常见的表现包括粟粒、含有较大囊变的有蒂肿块并有多发结节的巨大囊肿及支气管腔内肿块等。增强 CT 扫描病灶呈轻度强化或无强化。BML 的确定包括偶然发现肺部结节或肿块患者有子宫肌瘤的切除史或子宫全切史而无原发恶性肿瘤病史。另外，BML 不应该与肺淋巴管平滑肌瘤病相混淆，虽然都好发于年轻的妇女，但它们完全是两个不同的疾病。淋巴管平滑肌瘤病的特征是肺及其淋巴结的淋巴管壁的平滑肌细胞增生，致小气道的通气受阻以及淋巴管扩张，引起一系列继发改变，常发生自发性气胸、乳糜性胸腔积液及进行性加重的呼吸困难，特征性的影像表现包括肺过度充气和多发薄壁气囊肿。肺部的转移肿瘤可大至 10cm，实质性或含液体。由于支气管-肺泡上皮的陷入可形成腺体样空隙。Hosunatm 等回顾了 23 例 BML 的影像学表现，其中 16 例(70%)为双肺多发结节，4 例(17%)为单侧多发肿瘤，3 例(13%)为单发肿瘤。病变一般呈缓慢方式生长。Koh 报道的1 例 BML 的病变在 1 年后仍没有变化。Lipton 报道的 1 例 BML 其胸片可见粟粒状改变，被误诊为粟粒性结核，但无结核的临床表现，痰及组织学检查也未发现结核的证据，后经支气管镜活检证实为 PBML[2,4,34]。

五、诊断

发现肺阴影后，应先排除错构瘤，而后再确定是平滑肌瘤还是平滑肌肉瘤。良性平滑肌瘤或转移性平滑肌瘤的丝裂指数较低，它们之间无显著性差异；而平滑肌肉瘤的该指数却很高。子宫平滑肌瘤多发于较年轻者，而在绝经前后向肺部转移，出现肺部阴影，两期相隔大约 10 年左右。从病理解剖学上观察，转移一

表 19-7-4　几例患者的影像学表现

作者	例数	影像学表现
邓晓等	1	肺良性转移性平滑肌瘤。支气管镜平滑肌瘤电凝部分切除 2 月后 CT 示右肺上叶见一 6.4cm×5.4cm 高密度影，CT 值 51 HU，右肺上叶支气管不通畅，右下肺见一高密度影，约 1.5cm×1cm。3 个月后复查 CT 示右肺上叶肿物增大，大小约为 7cm×5cm，右肺上叶支气管阻塞伴肺不张，并见纵隔多发肿大淋巴结
蔡雪芬等	1	肺转移性子宫平滑肌瘤。CT：两肺散在大小不等肿块及结节状密度增高阴影
李勇等	1	LPD。胸片：双肺多发大小不等的结节影
饶群仙等	1	良性转移性平滑肌瘤转移病。例 1：CT 示左下肺肿块；例 2：胸片示双肺血行性转移性多发肿瘤
李文彬等	1	右髂内静脉平滑肌瘤蔓延至右心房并肺动脉栓塞。肺灌注显像：右肺上、下叶、左肺上叶下舌段灌注缺损区
孟云霄等	1	子宫良性平滑肌瘤肺转移。CT：双肺多发圆形结节灶
金志军等	1	子宫平滑肌瘤肺转移。胸片及 CT 发现双肺多发性结节，直径 1~3cm，边界尚清楚
王忠漳等	1	子宫平滑肌瘤术后复发并肺转移。CT 提示肺转移瘤
倪颖梦等	1	肺良性转移性平滑肌瘤。胸片发现双肺多发性结节。4 年前因子宫肌壁间多发平滑肌瘤行子宫次全切除术。现行双侧附件切除术+子宫全切术，随访 7 个月，复查胸 CT 显示肺部结节数量减少且体积缩小
张永健等	2	子宫良性平滑肌瘤肺转移 1 例：胸片发现双肺结节；CT 检查发现两肺多发性小结节影，直径约 0.5~1cm。另 1 例胸片发现右下肺结节；CT 检查发现双肺多发性小结节，以右下肺显著，直径约 1~1.5cm
Heise Y 等	2	例 1：子宫次全切除术 16 年后右肺 X 线检查示不同直径(0.5~2cm)的多处阴影。例 2：巨大子宫平滑肌瘤子宫切除术 13 年后，发现两肺阴影
谢飞来	1	肺良性转移性平滑肌瘤。13 年前曾因子宫肌瘤行全子宫切除术。胸片：双肺多发结节影，直径 0.5~2.0cm
Abu-Rustum NR 等	2	例 1：9 年前子宫肌瘤剔除术，胸片及 CT 示双肺小结节，行经腹全子宫切除术及双卵巢输卵管切除和开胸及左肺下叶楔切术，系列胸片及 CT 示所有肺结节退化性消失。例 2：子宫肌瘤行子宫全切术 9 年后胸片及 CT 示肺多发结节，行抗雌激素治疗及腹腔镜下双卵巢输卵管切除术，随访 3 年胸片示双肺结节进行缩小，且数目减少
张云等	1	肺良性转移性平滑肌瘤。胸 CT：双肺多发小结节
张俊慧等	1	5 年前行子宫肌瘤剥除术，宫颈口暗红色肿物，胸 CT：双肺多发散在、随机分布的大小不等圆形结节影

般通过血管或淋巴管,并以血管为主[2]。

子宫平滑肌瘤增殖有赖于雌激素,卵巢是分泌雌激素的主要器官。蔡雪芬的患者虽已 54 岁,卵巢激素测定 E2 242.2 mol/L,LH 8.72 U/L,FSH 15.27 U/L,提示卵巢功能尚未衰退,也就是说平滑肌瘤仍可不断获得雌激素的支持,为此采用手术切除双侧卵巢,术后肺部肿瘤已消失,进一步证明肺部肿瘤与卵巢激素的关系[18]。

六、治疗

对良性平滑肌瘤的治疗主要尽可能多地切除转移性肿瘤,手术切除是治疗平滑肌瘤肺转移的首选和主要方法。其手术原则:①全身情况良好,能够耐受胸部手术;②其他部位未见肿瘤病灶;③申请和进行术中快速病理是必要条件;④如为单发病灶可楔形切除或肺叶切除;⑤如多发肺转移病灶病例,首先选择探查取得快速病理结果证实,尽量多地楔形切除其周围病灶;⑥如为两肺多发病例,应首选周围性病灶较多的一侧进行胸部手术;⑦术后积极随访和定期胸部 CT 检查[3]。

目前,子宫交界性平滑肌瘤的治疗仍以手术治疗为主,多次复发多次手术。术后是否辅助治疗、何种治疗恰当有效,还需进一步探索。马绍康等认为,此类肿瘤对放、化疗均抗拒,术后辅助治疗的意义不大[10]。

刘富元等报道生长活跃的子宫平滑肌瘤 33 例。治疗:全宫切除为主要的治疗方法,5 年生存率达 100%。全宫切除 29 例,仅 1 例术后 4 年局部复发,再次手术切除生存超过 5 年。本组多数肿瘤体积较大,如位于子宫下段或宫颈,则分离输尿管,切除较多的宫旁组织,以期安全及彻底。本组 4 例做肿瘤剔出,其中1 例局部复发,再行全宫切除而治愈。由此可见,全宫切除比剔出术更彻底、有效。化疗的作用:全宫切除 29 例中 17 例未加化疗无复发,12 例加化疗,1 例于术后 4 年盆底复发,复发的 1 例再行手术切除加腹腔化疗,又缓解 1 年;1 例剔出生长活跃的肌瘤后动脉灌注化疗 1 个疗程,3 年半后出现普通肌瘤。从这 2 例看,化疗仍有一定作用,但终不能控制分化良好的肌瘤细胞的生长。术后随访:本组病例复发时间在术后 8 个月至 4 年。因此应该随访,以便对复发病例再做处理[14]。

服用 pirfendone(一种消炎、镇痛药物)可减少产生胶质原 1、3 的 RNA 数量、抑制 DNA 的分裂活动、控制平滑肌细胞的增殖,达到对平滑肌瘤及其转移灶的治疗。对转移器官则根据其对该脏器的损害程度采取相应措施。曾报道,腹部手术后放置下腔静脉过滤网对预防原发病灶转移至肺脏有很好的疗效。对于数目少、相对局限的转移灶可通过外科手术切除[9]。

Jautzke 等报道 5 例 BML,其中 4 例雌激素受体阳性;5 例黄体酮受体阳性。Rivera 等报道 2 例雌激素受体和黄体酮受体均为阳性。当雌激素有意义的下降时如妊娠终止和更年期后,显示肿瘤消退。根据这个结果,提出了控制性腺激素水平治疗 BML 的方法。双侧卵巢切除术对控制病变生长是有效的,而当外科手术不能实施、需要延期或无效时,内科的去势治疗因其不用外科操作和其可重复性越来越被关注。有人用促性腺激素释放激素同型物通过抑制内源性的促性腺素分泌来治疗 BML 取得良好的结果。黄体酮的应用对肿瘤也是有效的,在预防肿瘤复发方面亦有作用。Cho 等报道了 1 例 17 岁女性患有多处转移的病灶,在双侧卵巢切除术治疗无效的情况下,用黄体酮使症状得到了缓解。黄体酮的作用机制是:①通过抑制下丘脑-垂体-性腺轴,使卵巢雌激素合成减少;②增进雌二醇酶的灭活比率;③减少芳香酶活性的 30%;④直接作用于平滑肌瘤细胞。黄体酮的拮抗剂也被用来治疗子宫肌瘤,并取得了较好的结果,但尚未用于 BML 的治疗。最近芳香酶抑制剂阿纳托唑和选择性雌激素受体调节剂雷洛昔芬被用于临床,并取得良好的结果[1]。

陈芳报道肺良性转移性平滑肌瘤 1 例的各种治疗手段。女,48 岁。因子宫次全切除术后 6 年,肺部肿瘤转移 1 年余入院。6 年前因子宫肌瘤行子宫次全切除术,2 个月后行宫颈红光治疗。5 年后体检时 CT 检查发现双肺部多发小结节,考虑肿瘤肺转移。1 个月后行胸腔镜左下肺肿块活检,病理检查示左肺平滑肌瘤,细胞较丰富,考虑子宫平滑肌瘤肺转移。予戈舍瑞林治疗 1 个疗程(每月 1 支,6 个月为 1 个疗程)后,肺部肿块明显缩小,雌激素明显下降。停药半年后复查,肺部肿块再次增大,雌激素水平又明显升高,予丙酸睾酮肌内注射治疗 1 个月,肺部肿块仍增大,行双侧附件切除术,1 个月后复查肺部肿块明显缩小,雌激素明显下降,预后好[35]。

多项研究已证实,BML 表达 ER、PR,是激素依赖型肿瘤,一方面,手术除了切除原发及转移病灶外,同时去除卵巢,通过雌激素耗竭使肿瘤萎缩;另一方面,对 ER 和 PR 阳性及保留卵巢功能者,应给予内分泌治疗,可选用抗雌激素类药,如雷诺昔芬、LHRH 或 GnRH-a[32]。

七、预后

马绍康等分析子宫交界性平滑肌瘤 131 例预后。除 3 例失访外，其余 128 例均存活，5 年生存率为 100%。有 24 例患者复发，复发时间为 8~66 个月，平均复发时间为 28.5 个月，中位复发时间为 30 个月。其中 8 例多次复发(7 例 2 次复发，1 例 3 次复发)，再次复发的时间间隔缩短，平均复发时间为 13.8 个月、中位时间为9 个月。复发患者以腹部包块和(或)尿频为主要症状。复发部位均在盆腔。无远处转移的病例以实性肿瘤为主。全部复发患者均再次手术切除肿瘤，4 例术后给予 VAD、CFP 等化疗，多次复发者行多次手术切除。复发患者生存时间自复发诊断时计算，多次复发患者自第 1 次复发诊断时计算，24 例复发患者 5 年生存率为 91.7%。8 例多次复发患者中，6 例存活满 5 年。第 2 次复发病理诊断为低度恶性平滑肌肉瘤的患者 2 例，复发后生存时间为 43 和 48 个月，第 3 次手术后分别存活 9 和 12 个月。1 例 3 次复发患者，切除肿瘤后至今已存活 11 年，第 4 次手术后已存活 4 年。本组患者有 19.1%复发，其中 1/3 为多次复发，并表现为晚期复发的特点。Peters 等报道，恶性潜能未定型平滑肌瘤复发率达 27%。本组中部分患者复发后瘤细胞的异型性和核分裂象增加，甚至有 4 例为低度恶性的平滑肌肉瘤，表明肿瘤细胞有去分化的改变[10]。

BML 预后较好，但有 30%有复发。因此，对于 ER 和 PR 阳性及保留卵巢功能者应加用药物治疗，以防复发。可选用抗雌激素类药物——他莫昔芬、雷诺昔芬或 GnRH-a，单用或联合。治疗时间通常为半年。BML 术后应长期随访，包括临床、超声、胸片、CT 或 MRI 等，以监视残余病灶情况及早期发现复发病灶，尽早治疗，改善 BML 患者的预后[11]。

参考文献

[1]董莘.肺良性转移性平滑肌瘤.沈阳部队医药，2006，19：214-215

[2]吴宏道，王者龄.子宫平滑肌瘤肺转移二例报告.上海第二医科大学学报，1985，5：129

[3]张永健，金小寅，任军.子宫良性平滑肌瘤肺转移的病理分析与临床治疗.中国现代肿瘤学杂志，2009，17：1486-1488

[4]张金铭.呼吸系统疑难病和罕少病.天津：天津科技翻译出版公司，2004：397

[5]徐启明，黄孝迈.良性转移性平滑肌瘤(摘译).中华胸心血管外科杂志，1989，5：188

[6]武显杰，曲本祥，姜青梅，等.子宫平滑肌瘤221 例临床病理分析.肿瘤基础与临床，2006，19：427-428

[7]杨慧云，王凤娣，吴海峰，等.子宫肌瘤 430 例临床分析.中国实用妇科与产科杂志，2004，20：693-694

[8]王文雅，邢军.子宫平滑肌瘤 272 例临床病理分析.中国综合临床，2005，21：361-362

[9]马旭晨，张志泰，陈玉平，等.肺良性转移性平滑肌瘤 1 例.中华胸心血管外料杂志，2000，16：365

[10]马绍康，张宏图，吴令英，等.子宫交界性平滑肌瘤 131 例分析.中华肿瘤杂志，2005，27：698-700

[11]饶群仙，林仲秋.良性转移性平滑肌瘤转移病 2 例.中国妇产科临床杂志，2006，7：378-转 382

[12]向锦，冯沿芬，张梅芳，等. 子宫良性转移性平滑肌瘤的临床病理特点.实用医学杂志，2010，26：219-221

[13]蔡国宁，周国萍，许镭，等. 子宫平滑肌肉瘤肺转移一例报告.北京医学，2001，23：254

[14]刘富元，吴秋良.生长活跃的子宫平滑肌瘤(33 例临床病理观察）广东医学，1995，16：157-158

[15]李勇，张嵘，梁碧玲，等.腹膜播散性平滑肌瘤合并良性肺部转移 1 例报告并文献复习. 中国误诊学杂志，2006，6：2250-2251

[16]李文彬，汪守中，孔令城.右髂内静脉平滑肌瘤蔓延至右心房并肺动脉栓塞一例.中华放射学杂志，2000，34：286-287

[17]邓晓，邱莎莎，李伟松，等.肺良性转移性平滑肌瘤 1 例报道及文献复习.临床与实验病理学杂志，2008，24：581-583

[18]蔡雪芬，俞琳岭，陈峻.肺转移性子宫平滑肌瘤 1 例.中国实用妇科与产科杂志，2006，22：643

[19]孟云霄，刘晖，赵洁，等.子宫良性平滑肌瘤肺转移 1 例.临床与实验病理学杂志，2005，20：377-378

[20]金志军，李成洲，张莺.子宫平滑肌瘤肺转移一例报告.第二军医大学学报，2003，24：1296-1292

[21]王忠漳，盛修贵.子宫平滑肌瘤术后复发并肺转移一例.中国肿瘤临床与康复，2001，8：107

[22]倪颖梦，时国朝，沈继敏，等.肺良性转移性平滑肌瘤.中华结核和呼吸杂志，2009，32：779

[23]谢飞来，林清华，余英豪.肺良性转移性平滑肌瘤 1 例分析.中国误诊学杂志，2009，9：987-988

[24]张云，杨小丰，王瑜，等.肺良性转移性平滑肌瘤 PET/CT 显像一例.中华核医学杂志，2007，27：380

[25]张俊慧，赵志国，王印林，等. 肺良性转移性平滑肌瘤一例报告.天津医药，2011，39：477

[26]刘伟，董悦.卵巢切除术后的子宫低度平滑肌瘤肺转移退化. 国外医学妇产科学分册，1998，25：189

[27]刘伟，董悦.卵巢切除术后的子宫低度平滑肌瘤肺转移退化. 国外医学妇产科学分册，1998，25：189

[28]李长平，宋志刚，高军，等.良性转移性平滑肌瘤一例.中华结核和呼吸杂志，2009，32：781-782

[29]桥诘寿律，藤本博行.CT 検诊で発见され胸腔镜补助下に切除した多発性良性転移性平滑筋瘤の1 例. 胸部外科，2004，57：164-167

[30]高良枝,张志伟. 肺原发性交界性平滑肌瘤 1 例临床病理分析.现代生物学进展,2009,9:4318-4319
[31]小桧山津,中野裕康,亀井克彦,ほか.多発性肺転移をきたした子宫平滑肌肉肿の1例. 日本胸部临床,1988,47:635-638
[32]冯敏,应建明,刘秀云,等.良性转移性平滑肌瘤 6 例临床病理分析.2010,17:100-103
[33]王春生,蒋亚平,侯英勇,等.纵贯胸腹累及多脏器的 10.6 公斤罕见巨瘤:原发子宫静脉的平滑肌瘤病.中国医学论坛报,2012 年 2 月 2 日肿瘤 B7
[34]蔡柏蔷,李龙芸.协和呼吸病学.第 1 版.北京:中国协和医科大学出版社,2005:954-956
[35]陈芳.肺良性转移性平滑肌瘤一例报告. 临床误诊误治,2010,23:141

第二十章　心血管系肿瘤

第一节　心脏肿瘤

一、流行病学

心脏肿瘤的发病率相对较低，尸检报道的心脏原发肿瘤发生率仅为0.1%~0.3%。据4万例尸检资料，原发性心脏肿瘤仅占0.03%。在原发性心脏肿瘤中，黏液瘤占30%，肉瘤占21%，横纹肌瘤占8.5%，脂肪瘤占10.5%，纤维瘤占4%，故以良性肿瘤居多。心脏肉瘤是最常见的原发性恶性心脏肿瘤。典型的临床表现是进行性的、无法解释的充血性心力衰竭、心前区疼痛、心包填塞、心律失常、腔静脉阻塞，可突发死亡。从出现症状到死亡为数周至2年，易发生肺、胸腔淋巴结等处转移。病程发展快，内科治疗无效[1-2]。

原发性恶性肿瘤可发生于任何年龄，多发生于成人。常发生于血管内皮细胞、心内膜、心外膜或心包，心肌者则少见。右心多发。最常见类型为肉瘤，占20%，占心脏恶性肿瘤的80%。原发性心脏恶性间叶瘤极少见，预后极差[3]。

心脏黏液瘤约占心脏全部肿瘤的25%，占心脏良性肿瘤的50%，占心脏原发性肿瘤的75%。黏液肉瘤或黏液脂肪肉瘤均属恶性病变，约占黏液瘤的5%。此瘤可发生于任何年龄。但多见于30~60岁的成年人，女性有较高的发生率，约为男性的3倍[4]。

二、病理学(表20-1-1)

黏液瘤可发生于心脏的任何部位，75%的肿瘤见于左房，其次为右房(18%)，发生于右室4%较少见，肺

表20-1-1　几组病例的病理类型[5,12]

作者	例数	良性	恶性
王志辉等	16		脂肪肉瘤1例，黏液肉瘤1例，平滑肌肉瘤3例，恶性间皮瘤5例，血管肉瘤1例，腺细胞癌(转移性)1例，恶性肿瘤4例
韩劲松等	232	218例(94.0%)，其中左房　黏液瘤200例(86.2%)	14例(6.0%)。恶黏液瘤7例，右房血管内皮瘤2例，右房横纹肌肉瘤1例，左室及右室恶性间皮瘤各2例
熊长明等	163	145例	原发恶性肿瘤14例(77.8%)，以恶性间叶瘤多见，其次是血管肉瘤，转移性肿瘤4例(22.2%)，其原发灶分别是肝癌、肺癌和生殖系统恶性肿瘤等
熊长明等	39	黏液瘤11例；其他良性肿瘤7例	恶性肿瘤16例，包括纤维肉瘤4例，恶性间叶瘤5例，血管肉瘤3例，横纹肌肉瘤2例，黏液肉瘤、恶性血管外皮瘤各1例。转移性肿瘤5例，原发瘤4例(肝癌)，1例生殖系统恶性肿瘤
王旭洲等	41	39例	2例恶性瘤：1例心包恶性间皮瘤，13cm×7cm×15cm，肿瘤包绕心脏并与心脏严重粘连；另1例为神经纤维肉瘤，症状3个月，18cm×12cm×10cm，并与心包、肺的中、下、叶和上、下肺静脉广泛粘连
侯梅凤等	44	左房黏液瘤34例，左室黏液瘤1例，左室心肌纤维瘤1例，左室乳头状弹力纤维瘤1例；右房黏液瘤4例	左房平滑肌肉瘤1例，右房及下腔静脉横纹肌肉瘤1例，心包内心肌间叶源性恶性肿瘤1例
黑飞龙等	38	35例(92.1%)(黏液瘤28例，纤维瘤3例，脂肪瘤3例，横纹肌瘤1例)	3例(占7.9%)，其中血管肉瘤1例，心脏嗜铬细胞瘤1例，肺癌心脏转移1例
于坤等	242	原发性心脏肿瘤233例，心包肿瘤1例	继发性8例：5例肺血管来源的间叶肉瘤，3例侵犯腔静脉，为转移癌
侯晓彤等	147	143例	恶性间皮细胞瘤、平滑肌肉瘤、血管肉瘤、黏液肉瘤各1例

动脉内亦可发生，但更为少见，并可为多发性，位于肺动脉瓣较近的黏液瘤可影响肺动脉的开放和关闭[13]。

横纹肌肉瘤占心脏原发恶性肿瘤的20%。发病率仅次于黏液瘤。通过血道也可转移到肺、肝、骨、肾等处，也可通过淋巴道转移至纵隔淋巴结、肺动脉或肺静脉管腔生长。预后差[14]。

三、临床表现

几组病例的临床表现如表20-1-2所示[3,12-21]。

大宗综合病例

于坤等报道242例心脏肿瘤(表20-1-3)。

肿瘤组织脱落，可引起体、肺动脉栓塞，于坤等186例黏液瘤患者有栓塞史，占15.1%，低于国外报道30%~40%，与国内文献一致。肿瘤位于肺动脉可引起肺动脉阻塞，出现右心衰竭，易误诊为肺动脉栓塞。本组发生在肺动脉的2例患者均为恶性肿瘤，术前被误诊为肺栓塞[11]。

黑飞龙等报道心脏肿瘤38例。男女比为1:1.37，年龄6个月~68岁。26例以胸闷、气促或心前区疼痛，7例以体检发现心脏杂音，5例发现心脏肿物或心律失常就诊，病史1个月~20年。恶性肿瘤：右房1例，右室前壁1例，左室侧壁1例。恶性肿瘤以血管肉瘤为常见；好发于右心系统，60%发生于右房；多发为其特点，并可向其他部位转移[1]。

韩劲松等报道232例原发性心脏肿瘤。临床表现为心悸、气短202例(87.1%)。

1. 良性黏液瘤组

①症状：心悸及气短191例，咯血19例，周身不适62例，下肢水肿59例，咳嗽伴泡沫样痰48例，抽搐、晕厥2例。脑栓塞22例，其中表现为失语1例，偏瘫11例。右髂总动脉栓塞1例，右下肢动脉栓塞3例及双下肢动脉栓塞1例。贫血95例。②体征：心尖部

表20-1-2　几组病例的临床表现

作者	例数	症状及体征
张晓红等	1	右室、肺动脉黏液瘤。因活动后心悸、胸闷3个月，伴有阵发性干咳
胡大清等	1	巨大右室横纹肌肉瘤并主肺动脉阻塞。因活动后心慌气促、乏力2个月，加重半个月
吴松雷	1	右房黏液瘤并右肺动脉栓塞。因发烧、咳嗽、喘憋、咯血1个月
谭志军等	1	心房黏液瘤致肺动脉栓塞。因突发晕厥、胸闷、胸痛、咯血、呼吸困难
吴春华等	1	右室巨大黏液瘤延及肺动脉。因活动后胸闷、乏力4个月
颜博等	1	右心房室黏液瘤并双肺转移。因咳嗽、痰中带血丝、胸闷2个月
熊长明等	1	右心室流出道肺动脉内巨大恶性间叶瘤。因活动后胸闷、气短2年，加重20天
何煌君	1	原发性心脏纤维肉瘤双肺转移尸检。因疲乏无力、心悸气促20天
侯梅凤等	44	原发性心脏肿瘤引起肺动脉高压及相关肺部表现。据肺动脉压力分组：A组均有肺部症状，阵发性或活动后胸闷、气急、呼吸困难、咳嗽、咳痰、痰中带血、胸痛等。B组很少肺部症状，仅少数阵发性或活动后胸闷、气急，部分表现为脑栓塞的症状(肢体活动障碍)和右心功能不全的症状(下肢水肿)各3例(23.08%)，3例无任何症状。A组近1/3的患者有肺部湿啰音，B组肺部均无体征
周启昌	1	婴儿右室多发脂肪瘤致肺动脉严重梗阻。因进行性心悸气促5个月，卧位加重
曾连华等	1	右心室黏液肉瘤并肺转移。心悸、气短1年，活动受限

表20-1-3　心脏肿瘤与呼吸有关临床表现例(%)

临床表现	总例数(n=242)	黏液瘤(n=186)	非黏液性良性肿瘤(n=28)	恶性肿瘤(n=28)
体检发现	21(8.7)	17(9.1)	4(14.3)	–
发热	8(3.3)	5(2.7)	–	3(10.7)
消瘦	2(0.8)	–	–	2(7.1)
胸痛	6(2.5)	3(1.6)	1(3.6)	20(71.4)
心悸气短	200(82.6)	160(86.0)	20(71.4)	20(71.4)
活动受限	106(43.8)	77(41.4)	14(50.0)	15(53.5)
咳嗽	28(11.5)	16(8.6)	4(14.3)	8(38.1)
咯血	8(3.3)	4(2.2)	–	4(14.2)

注：表内括号内数字为百分数

双期杂音44例，短促舒张期杂音或扑落音79例，Ⅱ/Ⅲ级以上收缩期杂音29例，胸骨左缘第3~4肋间Ⅱ~Ⅲ/Ⅳ级收缩期杂音3例，杂音随体位变动而改变98例。余未闻及明显杂音。胸片示肺血增多、心影增大。黏液瘤位于左心房200例，右心房12例，左心房+右心房2例，左心房+右心房+右心室、肺动脉、右心室及左心室各1例。

2. 恶性黏液瘤组

①症状：主要临床表现为心悸及气短4例，消瘦6例，咳嗽伴泡沫样痰1例，贫血7例，周身不适2例。②体征：听诊无明显杂音。心电图窦性心律6例；房颤1例；胸片肺血增多5例；正常2例，超声心动图心腔内实质性回声，瘤蒂不明显；肿瘤位于肺动脉1例，左心房、右心房及右心室各2例。

3. 非黏液瘤组

①症状：均有心悸及气短、腹胀、下肢水肿、贫血。②体征：胸骨左缘第3~4肋间Ⅱ~Ⅲ/Ⅴ级收缩期杂音1例，6例无杂音。心电图窦性心律不齐4例，窦性心动过速3例，伴肢导低电压3例，胸片示肺血增多7例，伴胸腔积液2例，心包积液1例。超声心动图心室外侧肿块，疑似心包或心脏外肿块，不能确诊。病理性质均为恶性，包括右心房恶性血管内皮瘤2例，右心室恶性横纹肌肉瘤1例，左心室及右心室恶性间皮瘤各2例[6]。

恶性肿瘤病例

王志辉等报道心脏和心包恶性肿瘤16例。病理类型见表20-1-1。1例有肺内转移伴胸水和心包内积液，心功能Ⅳ级和脑栓恶病质史而在术前死亡；另1例心包内与房室均有肿瘤广泛侵犯，考虑切除可能性小，危险性大，自动出院[5]。

熊长明等报道18例恶性心脏肿瘤。原发恶性肿瘤14例(77.8%)，以恶性间叶瘤多见，其次是血管肉瘤，转移性肿瘤4例(22.2%)，其原发灶分别是肝癌、肺癌和生殖系统恶性肿瘤等。临床表现为胸闷、气短、心包积液、消瘦和进行性右心衰竭。恶性心脏肿瘤位于左心房3例(16.7%)，左心室3例(16.7%)，右心房5例(27.8%)，右心室3例(16.7%)，肺动脉3例(16.7%)，心包1例(5.6%)。右心肿瘤靠近上腔静脉入口主要引起上腔静脉阻塞综合征；位于下腔静脉入口可出现下腔静脉综合征；位于三尖瓣附近，常引起三尖瓣破坏，导致三尖瓣关闭不全；发生三尖瓣堵塞者，可导致晕厥或猝死。肿瘤位于肺动脉可引起肺动脉阻塞，右心室负荷增加，出现右心衰竭，易误诊为肺动脉栓塞，恶性肿瘤组起源于肺动脉的3例患者术前均被误诊为肺栓塞[7]。

胡大清等报道巨大右室横纹肌肉瘤并主肺动脉阻塞1例。因活动后心慌气促、乏力2个月，加重半个月入院。胸骨左缘第4肋间闻及收缩期吹风样杂音。胸片示肺血偏少，肺无实变，肺动脉段饱满，右心增大。心胸比率为0.53。心脏多普勒示左房左室无增大，右房右室扩大，右室腔见一大小为7.2cm×4.9cm中等不均匀异常体回声，边缘欠规整，瘤体附着于右室心尖部、室壁、室间隔右室面中间段及心尖段(附着处室间隔及室壁正常，组织回声消失)，并占据整个右室流出道。部分瘤体越过肺动脉瓣体水平进入主肺动脉腔内。手术见右室、右房扩大，瘤体占据右心室，并进入主肺动脉，与右室流出道及肺动脉无粘连。手术切除瘤体，解除右室及肺动脉梗阻。病理报告：横纹肌肉瘤[14]。

熊长明等报道右心室流出道肺动脉内巨大恶性间叶瘤1例。因活动后胸闷、气短2年，加重20天入院。超声心动图：右心室流出道可见占位性病变并向主肺动脉内延伸，并影响肺动脉瓣的开放。放射性核素肺灌注检查：右肺未见显影，左肺形态完整。电子束计算机断层摄影术(EBCT)：右心室流出道、主肺动脉及左右肺动脉内大量肿块，边界清楚，主肺动脉内肿块可见分叶和分隔现象。右心导管检查：右心室流出道及肺动脉内阻塞性病变，右心室压力：120/25mmHg，肺动脉压力：70/25mmHg。行肺动脉肿块切除术。术中所见：右心室流出道及主肺动脉被白色肿物充塞，肿物坚韧，大小为12cm×5cm×5cm，与血管内膜粘连紧密，远心端接近左右肺门，近心端达肺动脉瓣下，肺动脉瓣受压损害。病理：右心室流出道肺动脉恶性间叶瘤，侵及肺动脉内、中膜[3]。

何煌君报道原发性心脏纤维肉瘤双肺转移尸检1例。因疲乏无力、心悸气促20天，胸片发现多个圆形结节入院。1个月后胸片示原结节状阴影明显增大，并有新的结节出现。9个月后因心力衰竭症状加重再次入院。入院后3日死亡。尸检所见：右室肺动脉圆锥部有一肿块向腔内隆起，约2.5cm×2.5cm，呈长柱形，从肺动脉瓣以下3.3cm处起始，向上斜行破坏肺动脉左前瓣叶，延伸并充塞肺动脉，全长达9cm，其末端一分支游离于肺动脉腔内。肿物切面灰白，鱼肉样外观，隐约可见编织状条纹。双肺共重1660g，各叶满布绿豆至乒乓球大的圆形结节，质硬，灰白色。病理：①原发性右心室纤维肉瘤，延伸到肺动脉主干；双肺广泛转移及右侧纤维素性胸膜炎。②右心室肥大，轻度扩张。③代偿性肺气肿，肺灶性出血。④主动脉轻度粥样硬化。⑤肝、肾淤血，细胞肿胀。⑥轻度慢性肾盂肾炎[19]。

右心肿瘤病例

熊长明等报道右心肿瘤39例。右心肿瘤的主要临床表现有发热、贫血、消瘦、心悸、气短、晕厥、肺栓塞、心脏杂音和心包积液。最常见的是气短和心悸31例(79.5%),其次是心脏杂音12例(30.8%)和心包积液7例（17.9%)。右心肿瘤多发生于右心房25例(64.1%),其次为右心室11例(28.2%)、肺动脉3例。发生在右心的心脏非黏液性原发肿瘤少见,但恶性程度较高。原发右心恶性肿瘤多为肉瘤，好发年龄为30~50岁。肿瘤位于肺动脉可引起肺动脉阻塞,右室负荷增加,出现右心衰竭,易误诊为肺动脉栓塞。本组发生在肺动脉的3例患者均为恶性肿瘤,术前均被误诊为肺栓塞。右心肿瘤特别是黏液瘤组织松脆,容易脱落导致肺柱塞。本组2例并发肺栓塞,使病情加重。有些早期可无临床症状,随着肿瘤生长,出现心肌浸润或阻塞症状。部分转移性心脏肿瘤以心血管系统症状为首发临床表现,而少有原发病灶的异常,易造成误诊[8]。

黏液瘤病例

缪干兵等报道72例左房黏液瘤。病程7天~11年。无明显症状3例。临床表现主要为:①心脏表现65例:表现为心悸、胸闷62例,晕厥6例,双下肢水肿13例,咯血6例;②全身表现18例:长期发热12例,一般状况减退、乏力、消瘦、贫血等10例,关节痛4例;②栓塞表现4例:脑栓塞2例,肢体栓塞2例。胸片示异常46例:呈二尖瓣型心影35例,肺淤血21例,胸腔积液3例,见到钙化的肿瘤3例。肿瘤大小(将黏液瘤近似长方体)大于90cm³者36例,小于90cm³者35例,多发性肿瘤1例[22]。

左心房黏液瘤约占全部病例的75%,右房黏液瘤约占20%,少数可侵及双心房或双心室,以及其他部位。夏氏报道1例经超声心动图及术后病理证实肺动脉瓣黏液癌。体积较小的黏液瘤不引起血流阻塞,可无临床表现或早期因免疫化学反应，表现为发热、贫血、白细胞总数升高及血沉增快,容易误诊为感染性心内膜炎或心肌炎。较大的黏液瘤可使肺动脉阻塞,从而发生晕厥、右心衰竭,甚至猝死。因此,作者认为黏液瘤阻塞肺动脉影响血流动力学,后果严重,应视为恶性肿瘤,尽早诊治。

Melekzadeth等观察心脏黏液瘤生长迅速，其重量每月增长约1.2g,每年增加约14g,这一发现支持黏液瘤的不良顶后。左房黏液瘤常堵塞二尖瓣口,右房黏液瘤则常阻塞三尖瓣口,有时起球瓣作用,时塞时通,造成相对性二尖瓣或三尖瓣狭窄,从而出现左心或右心功能不全。右房黏液瘤患者可发生发绀,这是由于三尖瓣间歇性阻塞，在心房水平出现右向左分流,从而使动脉血氧饱和度降低。

栓塞:大约50%的患者有栓塞表现。右房黏液瘤可引起肺动脉栓塞，左房黏液瘤可引起体循环栓塞。以脑栓塞多见,约占栓塞患者的50%。栓塞是心脏黏液瘤术后最主要的死亡原因,所以瘤体切除后用大量的冷盐水冲洗心腔、洗刷残余的肿瘤碎片非常重要。Bough等证实,患有心脏黏液瘤的患者,在拔牙、皮肤疖肿或妇科炎症时,黏液瘤瘤体可成为细菌繁殖的巢穴,即感染性黏液瘤,此时栓塞率高达80%,一旦确诊应立即手术。

全身表现:大约90%的心脏黏液瘤患者有全身性表现,主要有发热、体重减轻、贫血等[4]。

吴松雷报道右房黏液瘤并右肺动脉栓塞1例。因发烧、咳嗽、喘憋、咯血1个月。胸片:右肺功脉栓塞并右下背段及外基底段梗死。心脏彩色多普勒:右房大横径为4.9cm，剑下四腔心及右房多切面见右房内4.5cm×4.0cm犁形光团中等偏强回声,内部不均,随心脏收缩轻松变形。三尖瓣轻度反流信号,连续多普勒测反流速度4.0米/秒,压差64 mmHg。估测平均肺动脉压60 mmHg,肺动脉分支轻度扩张。报告:右房黏液瘤,继发性肺动脉高压(考虑黏液瘤脱落)。手术所见:切开右心房见肿瘤位于右房侧壁上部,界嵴上方,有短蒂2cm,粗1cm,大小为5cm×4cm,附有纤维素约10cm长,下端呈直角掉入下腔静脉。剖面透明状,易碎。病理报告:右房黏液瘤[15]。

谭志军等报道心房黏液瘤致肺动脉栓塞1例。因突发晕厥、胸闷、胸痛、咯血、呼吸困难入院。胸CT:右肺下斑片状阴影,疑肺栓塞。心脏彩超:右心房与右心室均扩大，右心房内探及4.6cm×3.3cm团块状物,舒张期到达右室心尖部,收缩期回到右心房;三尖瓣反流,肺动脉压升高。术后证实为右心房黏液瘤,经治疗无效而死亡[16]。

吴春华等报道右室巨大黏液瘤延及肺动脉1例。因活动后胸闷乏力4个月入院。胸片是两肺血减少,右室增大。心脏彩超:右室巨大黏液瘤延及右肺动脉,右心室扩大。手术切除黏液瘤,术中见肿瘤位于右心室,约4cm×2cm,不规则,分叶,果冻状,延及右肺动脉干。术后恢复良好,痊愈出院[17]。

颜博等报道右心房室黏液瘤并双肺转移1例。因咳嗽、痰中带血丝、胸闷2个月入院,于1周前胸闷加重,伴心慌。心脏B超:心脏右房室内径扩大,右房内见3.7cm×3.3cm强回光团反射，右室内见2.3cm×

2.2cm 强回声光团反射，均有蒂连于房室间隔，并随心脏舒缩右房内光团在三尖瓣口作往复运动。肺 CT 示双肺野散在大小不等结节状病灶，大者 2cm，密度均匀，境界清晰，平均 CT 值 33 为 HU，以肺野周边居多。拟诊：双肺转移瘤。螺旋 CT 引导下行肺穿刺，HE 染色镜检见散在肺癌细胞、星芒状或梭形，核呈卵圆形，大小较一致，染色均匀。细胞间可见大量黏液。细胞学诊断：黏液瘤肺转移。出院后 7 日死亡[18]。

其他病例

侯梅凤等分析 44 例原发性心脏肿瘤引起肺动脉高压及相关肺部表现。以肺动脉收缩压（即反流压差）大于 30 mmHg 定为肺动脉高压。根据肺动脉压力大小分为肺动脉高压组（A 组）31 例和肺动脉压力正常组（B 组）13 例。两组肺部的主要症状和体征均有明显差异（$P<0.05$）（表 20-1-4）。

资料表明左心肿瘤尤其是左房肿瘤易引起肺动脉高压，肺动脉高压的产生与肿瘤的位置、大小和活动度有关。A 组多为左心肿瘤，其中左房黏液瘤占 90.32%，其瘤蒂多数位于房间隔卵圆窝附近或与二尖瓣的瓣叶粘连，瘤体来回随心脏活动，舒张期易阻塞二尖瓣口，造成二尖瓣相对狭窄，使左房压力增高，部分瘤蒂位于左房的顶端，肿瘤的瘤体在肺静脉入口处，肿瘤易阻塞肺静脉入口引起肺静脉回流障碍。左室肿瘤的瘤体位于乳头肌上也可造成相对二尖瓣狭窄，A 组有 1 例左室乳头状弹力纤维瘤，其瘤体位于乳头肌顶端。心包肿瘤的瘤体过大，如 A 组中 1 例心肌肉瘤，瘤体直径大于 11cm，可影响心室舒张，使左房压力升高。以上因素均可引起肺静脉容量与压力升高，导致肺静脉扩张、肺淤血、肺平均毛细血管压力升高，产生继发性肺动脉高压。B 组中有 6 例左房黏液瘤，因瘤蒂位于房间隔的中上部，且基底部较宽，瘤体活动度小，不影响二尖瓣口的血流，故未发生肺动脉高压。B 组 2 例左室肿瘤，其中 1 例其蒂位于二尖瓣瓣叶上，但瘤体较小（直径 1cm）；另 1 例为左室心肌纤维瘤因位于侧壁心肌内，未进入心腔，不影响血流，故此 2 例均未出现肺动脉高压。右心肿瘤特别是黏液瘤组织松脆，部分瘤体组织容易脱落，导致肺动脉栓塞，引起栓塞性肺动脉高压[10]。

表 20-1-4　两组患者的肺部主要症状和体征比较（%）

肺部表现	A 组（n=31）	B 组（n=13）	*P* 值
症状			
阵发性或活动后胸闷、气急、呼吸困难	24（77.42）	4（30.77）	0.006
咳嗽、咳痰	10（32.26）	0	0.021
痰中带血	4（12.9）	0	
胸痛	2（6.45）	0	
体征			
贫血貌	9（0.29）	0	0.021
肺部湿啰音	10（32.26）	2（0.15）	
心界向左扩大	8（25.81）	2（15.38）	
P2 亢进	11（35.48）	0	
心尖部舒张期杂音	18（58.06）	2（15.38）	
心尖部收缩期杂音	7（22.58）	1（7.69）	

周启昌报道婴儿右室多发脂肪瘤致肺动脉严重梗阻 1 例。男，6 个月。因进行性心悸气促 5 个月，卧位加重而就诊。手术所见：右房、右室增大，右室肥厚+右室流出道可见局限性隆起并可扪及收缩期震颤，右室内有 2 个肿瘤，大的 16cm×13cm×13cm，重 1.7g，位于右室流出道室上脊膈束侧部位，蒂长 10mm；小的 5mm 直径大小，蒂长约 3mm，位于肺动脉瓣右瓣叶下方，与瓣口有粘连。术后诊断：右室流出道多发性肿瘤，肺动脉继发性梗阻。病理切片：右室多发性脂肪瘤[20]。

四、影像学表现（表 20-1-5[3,13-21]）

侯梅凤等用影像学手段分析原发性心脏肿瘤引起肺动脉高压及相关肺部表现。超声心动图检查结果：UCG 提示心腔或心包内异常回声占位，左房内异常回声占位 36 例，右房内异常回声占位 5 例，左室内

表 20-1-5　几例患者的影像学表现

作者	例数	影像学表现（包括超声）
张晓红等	1	以彩超诊断右室、肺动脉黏液瘤。右心增大（右房容积 42mL，右室容积 62mL），肺动脉内可见多个高回声团块，大约 4.6cm×2.8cm，基底较宽，部分相互之间可有相连，一直延伸到右肺动脉，右肺动脉内径增宽。彩超：肺动脉内呈红色为主的五彩镶嵌血流，收缩期最大流速为 330cm/s。右室游离壁、右室流出道近肺动脉瓣亦可见高回声突起。右室前壁近心尖部心包腔内可见液性暗区，深 0.7cm
胡大清等	1	右室横纹肌肉瘤并主肺动脉阻塞。胸片示肺血偏少，肺无实变，肺动脉段饱满，右心增大。心胸比率为 0.53。心脏多普勒示左房左室无增大，右房右室扩大，右室腔见一大小为 7.2cm×4.9cm 中等不均匀异常体回声，瘤体附着

（待续）

(续表)

作者	例数	影像学表现(包括超声)
吴松雷	1	右房黏液瘤并右肺动脉栓塞。胸片：右肺动脉栓塞并右下背段及外基底段梗死。心脏彩超：右房大横径为4.9cm，剑突下四腔心及右房多切面见右房内4.5cm×4.0cm犁形光团中等偏强回声，内部不均，随心脏收缩轻松变形，基底粘连于右侧壁。彩色多普勒示三尖瓣轻度反流倍号，连续多普勒测反流速度为4.0米/秒，压差64 mmHg。估测平均肺动脉压60 mmHg，肺动脉分支轻度扩张
谭志军等	1	心房黏液瘤致肺动脉栓塞。肺CT：右肺下斑片状阴影，疑肺栓塞。心脏彩超：右心房与右心室均扩大，右心房内探及4.6cm×3.3cm团块状物，随心脏收缩而动，舒张期到达右室心尖部，收缩期回到右心房；三尖瓣反流，肺动脉压升高影像学表现(包括超声)
吴春华等	1	右室巨大黏液瘤延及肺动脉。胸片是两肺血减少，右室增大。心脏彩超：右室巨大黏液瘤延及右肺动脉，右心室扩大
颜博等	1	右心房室黏液瘤并双肺转移。心脏B超：心脏右房室内径扩大，以右房为明显，右房内见3.7cm×3.3cm强回光团反射，右室内见2.3cm×2.2cm强回声光团反射，均有蒂连于房室间隔，并随心脏舒缩右房内光团在三尖瓣口作往复运动。肺CT示双肺野散在结节状病灶，以肺野周边居多
熊长明等	1	右心室流出道肺动脉内巨大恶性间叶瘤。超声心动图：右心室舒张末内径39 mm，右心房内径增大，左心室舒张末内径32 mm，右心室流出道可见占位性病变并向主肺动脉内延伸，右心室收缩压86 mmHg，左心室射血分数为0.68。放射性核素肺灌注检查：右肺未见显影。EBCT：右心室流出道、主肺动脉及左右肺动脉内大量肿块，主肺动脉内肿块可见分叶和分隔现象
何煌君	1	原发性心脏纤维肉瘤双肺转移尸检1例。胸片多个圆形结节，入院胸片示原结节明显增大，并有新的结节出现
周启昌	1	婴儿右室多发脂肪瘤致肺动脉严重梗阻。胸片见肺血减少，心影增大，以右室增大为主。二维彩超：右房增大，右室肥厚，大动脉短轴见右室流出道肺动脉瓣下有一个16.4cm×13.5cm×13cm椭圆形等回声肿块，瘤蒂达10mm。肿块随心动周期活动，严重堵塞肺动脉瓣口。彩超肺动脉与肿块的间隙中有一窄束变细的、以蓝色为主的五色相间的血流色彩，连续检测为高频射流频谱，速度为5.16 m/s，峰值压差为13.5 kPa(101 mmHg)
曾连华等	1	右心室黏液肉瘤并肺转移。有症状1年后胸片示心肺未见明显异常，转年胸片示心脏轻度增大，肺动脉段较凸出，左中下肺野有3个结节状密度增高阴影。2个月后拟行心腔肿瘤手术摘除，复查胸片见肺部结节状明显增大约2.8cm×2.5cm及3.7cm×3.0cm

异常回声占位2例，心包内占位1例。A组UCG检查均有不同程度的三尖瓣反流，估测肺动脉收缩压为33~98 mmHg，平均为58.42±16.19 mmHg。多数为中度肺动脉高压(50~70 mmHg)，共16例(52%)。轻度肺动脉高压8例，高度肺动脉高压7例。B组均无三尖瓣反流。

影像学检查：44例中6例术前MRI检查，提示心腔内异常回声占位，2例CT检查均示心腔内实质性肿块。A组27例术前胸片，表现为肺纹理增多，不同程度肺淤血，肺动脉段突出，上肺静脉增宽、增粗和左房影增大，少数有胸腔积液等。B组9例，仅1例表现为肺纹理增粗，余无异常(表20-1-6)。

表20-1-6 两组患者的X线表现比较(%)

肺部表现	A组(n=31)	B组(n=13)	*P*值
N	27(87.1)	9(69.23)	
肺纹理增多、不同程度肺淤血	22(81.48)	1(11.11)	0
肺动脉段突出	17(62.96)	0	
上肺静脉增宽、增粗	8(29.63)	0	
胸腔积液	5(18.52)	0	0.32
左房影增大	20(74.07)	1(11.11)	

注：括号内数字为百分数

X线表现：心脏肿瘤引起房室瓣口阻塞并导致血流动力学改变之前，X线表现大多正常。随着瘤体对房室瓣口血流阻塞的逐渐加重，心肺X线表现与相应的房室瓣病变如二尖瓣或三尖瓣狭窄相同，如有继发性肺动脉高压，胸片可显示左房大和肺动脉高压的征象。早期显示肺纹理增多，以上叶中外带更明显，典型者出现肺静脉扩张、肺动脉段突出、右下肺动脉直径大于1.5cm和左房扩大。间质水肿阶段，可见整个肺野透亮度降低，肺门血管增粗、模糊，肺叶间淋巴管扩张；肺泡水肿阶段，两肺出现密度较高的粟粒状阴影或云雾状阴影；发生急性肺水肿时，自两肺门伸向肺野中部及外带的蝶形云雾状阴影。A组和B组X线表现在两肺纹理增多、不同程度的肺淤血有显著性差异($P<0.001$)，故肺部的影像特征与肺动脉压力升高有关。A组共有7例在外院X线表现肺纹理增多或粟粒状、云雾状阴影，忽略了其他表现而被误诊为支气管炎或肺部感染，其中1例因咳嗽、咳痰、痰中带血，外院胸片提示肺部阴影，而拟诊为肺结核予以抗结核治疗。B组中仅1例在外院因发热首次被误诊为感冒予以对症处理，1例肺纹理增粗，余心肺均无异

常。有胸水时多为双侧,少至中等量胸腔积液多见,胸水中蛋白含量较一般漏出液高,A 组胸腔积液(肋膈角消失)5 例,其中双侧胸腔积液 4 例,右侧胸腔积液 1 例,均为少至中等量胸腔积液,无大量积液。

临床上出现肺动脉高压的症状和体征,胸片显示肺淤血和(或)胸水、心脏扩大的表现应考虑心脏肿瘤的可能,可进一步做 UCG 检查以早期明确诊断[10]。

五、诊断

二维超声能详细显示肿瘤大小、形态、部位、活动度,并可观察到随着心脏的舒张与收缩肿瘤移动的位置;多普勒超声可显示肿瘤引起的瓣膜狭窄和关闭不全的程度,对临床诊断治疗提供了可靠的诊断价值。但超声对肿瘤性质难做出诊断,肿瘤的良、恶性必须依靠病理检查确诊[7]。

Fyke 等对黏液瘤瘤体的超声与临床表现的关系做统计,发现瘤体大的黏液瘤因机械性堵塞瓣口,易释出免疫物质,因此多有阻塞症状、全身症状、心脏杂音和实验室异常。体积小者组织多较松脆,易致栓塞。瘤体大,质地坚硬,活动时冲撞左房壁者则易发生肺动脉高压。黏液肉瘤和黏液脂肪肉瘤的特点是破坏整个房间隔,属恶性病变,应尽早手术治疗[4]。

六、治疗

手术切除是治疗原发心脏肿瘤的首选治疗方法。恶性心脏肿瘤手术治疗可以明确肿瘤性质,解除机械梗阻,缓解患者症状,但由于心脏恶性肿瘤对放疗和化疗效果差,因此预后不良[7]。

曾连华等手术治疗右心室黏液肉瘤并肺转移 1 例。术中见右室及肺动脉干内被灰白色肿瘤所充满,瘤蒂位于室上嵴处,完整摘除肿瘤。表面呈菜花样,大小为 11cm×6cm×4cm,重约 100g。病理:右室黏液肉瘤[21]。

王志辉等报道 16 例心脏和心包恶性肿瘤的治疗。其中手术 14 例,2 例为探查。手术死亡 2 例,死亡原因与恶性肿瘤广泛侵犯心肌组织,包括部分冠状血管、心肌收缩无力、低心排综合征。1 例因肿瘤侵犯心肌组织过多而中止手术。余者均恢复出院。术后随访,目前存活着有 3 例,分别为术后 7、9、11 个月,在死亡病例中术后存活最短时间为 3 个月,最长时间为17 个月,平均(7±2)个月,死亡原因主要是心脏肿瘤复发、心力衰竭和其他脏器转移及并发症导致死亡[5]。

侯晓彤等总结 4 例原发恶性心脏肿瘤外科治疗效果。术前依靠超声心动图及 CT 诊断。肿瘤位于左心房、右心房、右心室、下腔静脉开口处各 1 例。4 例均有不同程度的充血性心衰表现。3 例手术在体外循环心脏停搏下进行,1 例采用深低温停循环进行手术,并同时行下腔静脉内血管植入,肿瘤位于右心室和下腔静脉开口处者因侵及广泛无法全部切除,另 2 例切除全部肿瘤[12]。

韩劲松等报道 232 例原发性心脏肿瘤。230 例手术,其中完整切除 223 例,局部切除 2 例(左心室恶性间皮瘤),5 例(均为恶性肿瘤)仅行活检。瘤体为实性的 5 例同期行二尖瓣置换术,1 例肺动脉瓣黏液瘤行肺动脉瓣置换术,5 例行经股动脉取瘤栓术。结果:术前死亡 2 例,术中死亡 3 例。术后随访 6 个月~24 年 185 例,其中良性肿瘤 174 例,恶性肿瘤 11 例。死亡 21 例,其中良性肿瘤 10 例(因良性肿瘤死亡6 例,其他原因死亡 4 例),恶性肿瘤 11 例,3 例复发(良性 1 例,恶性 2 例),其余恢复良好[6]。

赵高峰等建议右心系统肿瘤术毕应常规负压抽吸肺动脉及其左右分支。作者曾遇 1 例患者术毕预防性抽吸时竟发现大小不一重约 40g 的肺动脉内瘤栓存在[23]。

阎德民等手术治疗恶性肿瘤位于肺动脉 1 例。肺动脉黏液瘤体范围广,向上累及左右肺动脉分叉,肺动脉破损严重,肿瘤切除后置以牛心包生物瓣[24]。

赵九芝等报道左心房右下肺转移性胸腺瘤 1 例。因咳嗽、胸闷、气短 9 个月加重伴低热 4 个月。X 线、B 超及彩色多普勒等检查诊为:左心房巨大黏液瘤并右胸腔积液,心功能Ⅳ级,于入院 17 日行左房黏液瘤摘除术。术中见一暗红色肿物充满左房腔,探查有食指粗样蒂充满右下肺静脉,在其远侧掐断,完整摘除重 84g 肿瘤,心脏复跳后拔管,将右中下肺叶及右下肺静脉相连的左房壁一并切除。病理:左心房、右下肺转移性胸腺瘤。十分罕见。本例在行左房肿瘤摘除术中发现肿瘤来自右下肺静脉,为继发性心脏肿瘤,故将左房肿瘤摘除,心脏复跳后即将右中下肺叶与右下肺静脉相连的左房壁一并切除[25]。

七、预后

心脏恶性瘤生长快,浸润性强,范围广,预后极差。

参考文献

[1]黑飞龙,李桂芬,孙桂民,等. 心脏肿瘤流行病学分析.肿瘤防治杂志,2003,10:561-562

[2]郭治彬,宋志芳,谢富兰,等. 心脏恶性外周神经鞘瘤一例.中华内科杂志,2002,41:493

[3]熊长明,程显声,陈白屏.右心室流出道肺动脉内巨大恶性间叶瘤一例.中国循环杂志,2001,16:374

[4]孙广辉,刘运德.心脏黏液瘤的研究现状.心血管病学进展,1994,15:36-39

[5]王志辉,邱兆昆.16 例心脏和心包恶性肿瘤的诊断和治疗.肿瘤,2001,21:109-110

[6]韩劲松,安君,阎德民.原发性心脏肿瘤 232 例临床分析.中华外科杂志,2006,44:87-89

[7]熊长明,柳志红,吴清玉,等.163 例心脏肿瘤临床分析.中国循环杂志,2003,18:444-445

[8]熊长明,柳志红,吴清玉,等.右心肿瘤 39 例临床分析.临床心血管病杂志,2004,20:46-49

[9]王旭洲,宋金环,陈常召.41 例心脏和心包肿瘤的临床病理分析.中华病理学杂志,1998,27:17-18

[10]侯梅凤,陆存林,徐德民,等.原发性心脏肿瘤引起肺动脉高压及相关肺部表现分析. 苏州大学学报(医学版),2005,25:891-893-转 906

[11]于坤,龙村,黑飞龙,等.242 例外科治疗的心脏肿瘤的临床分析.中国肿瘤临床,2006,33:877-880-转 884

[12]侯晓彤,孙衍庆,陈宝田,等.147 例原发心脏肿瘤外科治疗的近远期效果.中华胸心血管外科杂志,2002,18:155-156

[13]张晓红,王尔松.彩色多普勒超声心动图诊断右室、肺动脉黏液瘤 1 例.上海医学影像杂志,2002,11:292

[14]胡大清,龙艳丽.巨大右室横纹肌肉瘤并主肺动脉阻塞一例.实用心脑肺血管病杂志,2006,14:307

[15]吴松雷.右房黏液瘤并右肺动脉栓塞 1 例.佳木斯医学院学报,1998,21:34

[16]谭志军,胡言华,杨晓雪.右心房黏液瘤致肺动脉栓塞 1 例.中国心血管病研究杂志,2004,2:1003-1004

[17]吴春华,蔡艳,李强.右室巨大黏液瘤延及肺动脉 1 例.中国误诊学杂志,2006,6:1211

[18]颜博,孟祥芝.右心房室黏液瘤并双肺转移 1例.济宁医学院学报,1999,22:78

[19]何煌君.原发性心脏纤维肉瘤双肺转移尸检一例.湖南医科大学学报,1990,15:312

[20]周启昌.婴儿右室多发脂肪瘤致肺动脉严重梗阻一例.中华儿科杂志,1995,33:120

[21]曾连华,周慧,曾行德.右心室黏液肉瘤并肺转移一例.中华肿瘤杂志,1993,15:33

[22]缪干兵,陈亮,陈广明,等.心房黏液瘤 72 例诊断与外科治疗体会.实用临床医药杂志,2005,9:47-48

[23]赵高峰,僧靖静,张新,等.心脏黏液瘤 82 例诊治体会.郑州大学学报(医学版),2002,37:111-113

[24]阎德民,修宗谊,谷春久,等.心脏原发肿瘤131 例外科治疗.中国医科大学学报,1998,27:198-200

[25]赵九芝,林华莉.左心房右下肺转移性胸腺瘤 1 例的围术期监护.齐鲁护理杂志,1996,2:66-67

第二节 血管类肿瘤

一、流行病学

据世界卫生组织统计上皮样血管内皮瘤(EHE)占原发性骨肿瘤的 0.28%,占恶性骨肿瘤的 0.52%。全身诸骨均可发生,以下肢骨为常见。肿瘤可单发或多发,多发者可发生于单骨或多骨,但常集中于同一肢体或部位。X 线片示片状或不规则状溶骨性破坏。多发性 EHE 可表现为圆形的中心性或皮质骨内溶骨性改变,当病变扩展后可融合成广泛的透 X 线区域,表现为多环影,呈泡沫状或蜂窝状。治疗首选广泛手术切除,不能切除者可选用局部姑息放疗和化疗。术后易出现肺、骨转移,突然发生的重度血小板减少症提示原发肿瘤的快速生长或转移[1]。

头皮血管肉瘤是皮肤恶性间叶肿瘤的一种,占全体肉瘤的 1%。江良的 11 例中有 7 例肺转移及气胸。北川的尸检例中,头皮血管肉瘤 33 例中有 26 例(79%)肺转移。气胸及血胸也仅在肺转移例中出现,其发生率各是 11%、26%[2]。

皮肤血管肉瘤(AS)是起源于血管或淋巴管、少见的软组织肉瘤,多见于 40 岁以上中、老年人,可发生于全身各个部位,但最多发生于头颈部,是一种转移率及复发率很高的恶性肉瘤[3]。

血管外皮肉瘤系血管肉瘤的一种,临床罕见,其发病率占肺恶性肿瘤的 0.5%~1.5%。可发生于任何年龄,多见于成年人,常发生于皮下肌肉或内脏(肺、肝、脾)[4]。

二、病理学

血管外皮肉瘤生物学行为可表现为良性或恶性。转移程度与组织形态分化无明显关系,形态上分化良好的亦可发生转移。相反,组织学上恶性可能发生血行和淋巴转移。最常转移至肺和骨,淋巴结转移少见。瘤组织切面富于血管,镜下瘤组织由相互连接的不典型毛细管构成,突出腔内,可以充满内腔,肿瘤能直接侵犯胸膜、胸壁、纵隔等。常发生于四肢或躯干的肌肉内或靠近肌肉的深筋膜或骨膜附近。恶性尤其如此。发生在皮下者少见。肿块直径常在 10cm 以下,极少超过 20cm。肺原发性血管外皮细胞肉瘤是指起源于肺毛细血管外皮的恶性肿瘤。因良、恶性血管外皮瘤在组织学上没有截然的区别,故均应视为恶性[4-5]。血管外皮瘤临床上较少见,转移到肺部更少报道。具有显著恶性特点,瘤细胞有较显著异型性,细胞丰富,排列紧密。良、恶性区别主要是核分裂象数,≥4/10HPF为恶性。恶性者病理镜检可见坏死。大体标本切面从灰白到红棕色,有不等量扩张的血管腔,常伴出血和囊性变[6]。

三、临床表现

几例患者的临床表现如表 20-2-1 所示[1,3-10]。

表 20-2-1 几例患者的临床表现

作者	症状及体征
张颖等	肱骨头上皮样血管内皮细胞瘤术后肺转移。术后第 5 天患者出现咯血
杨亚英等	颈部恶性血管内皮瘤伴肺转移。左颈部隐痛、左上臂上抬困难 1 周
田波等	头皮血管肉瘤复发肺转移。咳嗽、气急,伴痰中带血
吴纪瑞	血管外皮肉瘤肺转移。无明显诱因出现干咳,咯两口鲜血
张晓林等	右臀部巨大型血管外皮癌肺转移。干咳
居朝强	转移性肺恶性血管外皮瘤。因痰中带血、咯血
魏长宏等	左小腿血管外皮肉瘤迟发性肺转移。左小腿血管外皮肉瘤术后 8 年,咯血 20 天,右胸痛、憋喘 2 天
尹金淑等	软腭血管瘤并发腺泡细胞癌并肺转移。23 年前血管瘤,3 年前软腭腺泡细胞癌,1 年前出现咯血
松本裕晓等	头皮血管肉瘤胸膜肺转移。IL-2 和放疗肿瘤消失,而 6 个月后右侧气胸和左侧胸水,继而左侧也发生气胸,且胸水增加,无呼吸道症状

恶性血管内皮瘤也称为血管肉瘤或血管内皮肉瘤,是来源于血管内皮细胞或向血管内皮细胞分化的间叶细胞的一种少见恶性肿瘤,可发生于身体任何部位,发生于颈部甚罕见。该病可发生于任何年龄,但以45~72 岁多见,男女比例为 2:1。临床表现依其所在部位不同而多样。早期可无任何症状,或仅有轻微症状。无痛性快速生长,易向周围破坏、伸展,界限不清,无明显包膜或为假膜。病程中局部和远处转移常见。远处转移最常见部位是肺,其次为肝、脾、骨、肾和心肌等[7]。皮肤血管肉瘤是起源于血管或淋巴管少见的软组织肉瘤,多见于 40 岁以上中、老年人,可发生于全身各个部位,但最多发生于头颈部,是一种转移率及复发率很高的恶性肉瘤。由于临床及组织病理学表现多样,诊断困难,易被视为外伤或其他肿瘤而忽视[3]。

杨亚英等报道 1 例颈部恶性血管内皮瘤伴肺转移。左颈部隐痛、左上臂上抬困难 1 周,发现左颈部包块 3 天。左颈部扪及 2cm×2cm 大小包块,轻压痛。胸透见右肺上野可疑小片状阴影。CT:左颈部胸锁乳突肌内侧见一不规则软组织密度肿块,约 3.3cm×4.0cm×4.5cm。CT 值为 43 HU、25 HU,增强后实质部分中度强化,低密度坏死区无强化;CT 值为 76 HU、26 HU,邻近肿块的第 5 颈椎可见骨质破坏,双肺可见多发小片状密度增高影。手术所见:肿块位于左颈部胸锁乳突肌深面,臂丛神经前上方与颈血管鞘相邻,边界不清,血供丰富。病理检查:免疫组化Ⅷ因子胞浆表达SP 法,镜下示肿瘤组织内有许多不规则血管腔样结构,相互连接及吻合,管壁内衬异形的内皮细胞,呈梭形、椭圆形,局部细胞增生呈乳头状突入管腔。F8(++),Vimentin(+)。病理诊断:(左颈部)恶性血管内皮瘤[7]。

田波等报道头皮血管肉瘤复发肺转移 1 例。患者发现额、顶部皮肤肿块 10 个月入院。有长期染发、烫发史。双侧额部发际处肿块,右侧肿块直径为 4cm,左侧直径为 2cm,表面质软,基底硬,有浸润,无触痛。手术切除并行自体游离植皮术。病理:头皮血管肉瘤。同年 5 月,接受化疗,后因不能耐受而终止。半年相继 4 次发生头皮血管肉瘤复发,均手术切除。2 年后患者出现咳嗽、气急症状,伴痰中带血,X 线检查发现双侧气胸,肺部囊性改变。行双肺囊性组织切除并送病检。术后 20 天患者死于心、肺功能衰竭。病理诊断:皮肤血管肉瘤(中度分化)[3]。

李宏聪报道血管外皮肉瘤 2 例。其中 1 例有双肺转移,因上腹部包块 1 个月入院。2 年前因上腹壁肿物而手术。病理:(腹壁)血管外皮肉瘤。上腹壁可触及一约 8cm×8cm 大小的肿物,活动性差,无明显压痛,腹水征(++)。联合化疗 3 个周期,肿瘤明显缩小,10 个月后死于双肺转移。

血管外皮肉瘤可发生于身体任何部位,约一半位于皮下组织及横纹肌组织,下肢最多见,肿物体积不大,很少直径大于 10cm。高度恶性。多数患者主诉为无瘤性肿物,表皮下有假包膜,结节状,富于血管,硬度不一,有肺转移的倾向。治疗以手术切除为主,复发者可放疗。有肺转移者可用长春新碱、放线菌素 D、阿霉素及三嗪咪唑联合化疗[11]。

吴纪瑞报道血管外皮肉瘤肺转移 1 例。左腹股沟肿物 2 个月入院,胸片正常,左腹股沟可扪及大小约9cm×8cm 大小的肿块。手术见肿块呈紫蓝色,血供丰富。病理:左腹股沟血管外皮肉瘤。约 2 年半后因痰中带血再入院。胸片发现右肺下肿物,行开胸术。术中见右下肺内基底段肿瘤约 5cm×4cm 大小,将上叶肿物连同肺组织做楔形切除。病理:左上肺及右下肺血管源性肉瘤(考虑为转移性)。约 19 个月后胸片又见右中下肺野结节状影,又 3 个月后胸片复查见结节状影明显增大,再入院。手术见肿物位于右肺上叶后段。病理:右上肺转移性血管外皮肉瘤(多发性),术后行二次化疗。1 年后因咳嗽、咯血入院,检查发现左肺门部 2cm×3cm 大小的肿块,再行开胸术,发现左上肺尖后段约 3cm×3.5cm 大小的肿物,下叶肺表面散在米粒至蚕豆大小结节 5 个,行转移瘤楔形切除术。病理:血管外皮肉瘤转移,纵隔淋巴结 1/2 转移[4]。

张晓林等报道右臀部巨大型血管外皮癌肺转移。半年前偶然发现右臀部有一鸡蛋大小包块,近 2 个月包块增大明显,行走时略跛行,干咳,右臀部明显隆起,局部皮肤静脉充盈,温度稍高,可触及一 25cm×18cm×18cm 之包块,质硬。胸片:双肺多个圆形絮状阴影,密度均匀,边界清晰,大小为 0.3cm×0.3cm~2.5cm×2.5cm。右臀部包块活检:术中于臀大肌深面找到包块,有一假包膜,其内组织呈鱼肉状。病理:右臀部血管外皮瘤,核分裂象较多见。确诊为右臀部巨大型血管外皮瘤,转移性肺癌[5]。

居朝强报道转移性肺恶性血管外皮瘤 1 例。因痰中带血、咯血摄胸片:右下肺占位病变。CT:右肺下叶前外基底段 4.1cm×3.5cm×5.0cm 大小囊实性肿块,边缘清,其内可见数支血管深入,强化囊性密度影增强后上缘 CT 值约 50HU,囊性 CT 值约 20HU。手术切除肺肿块局部送冰冻切片提示恶性肿瘤,随即行右下肺叶切除术。术后病理:右下肺恶性血管外皮瘤,伴出血坏死,肿物约 6cm×5cm,结合病史考虑为转移性。4 周后化疗 1 次出院。术后随访 8 个月共化疗 4 次,胸片和 CT 均无异常[6]。

上皮样血管内皮瘤(EHE)是罕见的上皮血管源性交界性肿瘤,肝脏原发并全身多脏器转移尤为罕见。EHE 分为 EHE 与婴儿型 EHE,发病年龄为 20~80 岁,平均年龄为 50 岁,女性居多。临床表现有厌食、恶心、呕吐、消瘦、腹痛、黄疸和肝脾肿大等。初建国等报道一患者右上腹胀痛 2 个月行 CT 扫描,见肝左叶有一 0.5cm 点状钙化,周围环形低密度带。2 年后再 CT 扫描,见肝左叶 3.5cm×3.0cm 混杂密度病灶,内见斑片状钙化。MRI 的 T1 加权图像为低信号,T2 加权图像为高信号,病灶中心为低信号。Gd-DTPA 增强后,T1 加权病灶周缘不均匀强化,中心不规则低信号,诊断为肝血管瘤。服中药保守治疗后,肝区间断性胀痛。又半年后 CT,提示病灶约 6.5cm×4.5cm;MRI 见 T1 加权图像不均匀低信号,T2 加权图像为高信号,中心区见裂隙状低信号,Gd-DTPA 增强边缘不均匀强化,中心低信号区增大,周围血管推挤移位。诊断:肝血管瘤,血管肉瘤不除外。遂行手术治疗,术中见肿瘤约 7.0cm×7.0cm×6.0cm。病理 HE 染色:黏液基质中上皮细胞浸润,血管腔见内皮细胞。免疫组化染色:CK7、CD34 肿瘤细胞表达均阳性。诊断:肝 EHE。行介入性区域化疗、栓塞 3 次。术后第 4 个月行 CT 扫描,见肝内散在点状钙化,脾内 2 枚小低密度灶,右下肺钙化斑。术后 16 个月行 ECT 扫描,见第 3、4 腰椎、右肱骨核素浓染,提示骨转移。术后 41 个月行 CT 扫描,见低密度灶弥漫性分布于肝、脾,下腔静脉明显扩张并有瘤栓形成,两侧胸腔中等量积液,病变侵及两肾上腺,出现 Budd-Chiari 综合征。术后 52 个月患者因全身多脏器转移合并肝肾综合征、心、肝、肺功能衰竭死亡[12]。

张颖等报道 1 例肱骨头上皮样血管内皮细胞瘤术后肺转移。12 年前 X 线片发现右肱骨近端占位病变,CT、MRI 考虑为良性病变,现右肩部出现疼痛,并逐渐加重,3 个月后 CT 检查提示右肱骨近端占位病变较前增大,右肩部冈上肌、冈下肌萎缩,右肩部前方和外侧压痛明显,右肩关节活动受限。X 线片:右肱骨上段病理性骨折。CT 引导下穿刺活检术,病理:肿瘤上皮样构成,部分呈梭形,伴有血管样裂隙形成及大片出血。免疫组化:AEL(-)、AE3(+)、CD_{34}(血管内皮+)、LCA(-)、Vimentin(+)、S-100(-),确诊为上皮样血管内皮细胞瘤。穿刺术后行右上肢动脉栓塞后再行肩胛带离断术。术后第 5 天患者出现咯血。肺部 CT:双肺多发性结节影,结合临床考虑肺部转移瘤。本例患者发病 12 年,每年复查均考虑良性病变,仅靠影像学诊断困难。确诊发生恶变后,进展迅速,手术后出现肺部转移,因此早期诊断和彻底的外科切除是治愈本病的关键[1]。

胡华等报道肺上皮样血管内皮细胞瘤(PEH)并双侧胸腔积液 1 例。因咳嗽、咳痰、胸闷 2 月余,以肺弥漫性病变、右侧胸腔积液性质待查入院。某省级医院结合 CT 诊为过敏性肺炎,予以静脉滴注阿奇霉素及口服泼尼松 15 mg 治疗,效果不明显。B 超右侧胸腔积液 7.5cm×8.1cm。右侧胸腔闭式引流术,每日胸液约 300~600 mL。胸液白细胞计数为 3.65×10^9/L,胸液CA-125>600 U/mL,CA-199 105.93 U/mL,CEA296.8 ng/mL。考虑胸部少见恶性肿瘤并胸膜转移。行 CT 引导下肺穿刺术 2 次。病理:上皮样血管内皮瘤,CK18(-),D2-40(+/-),SMA 血管壁(+),CD_{34}、CD_{31} 血管内皮(+)。半年内濒于衰竭状态。

PEH 女性多见,平均年龄为 40 岁。大多数无症状，常在体检中发现。部分患者可表现为气短、轻度胸痛、干咳、乏力、低热、咯血、关节痛。上皮组织瘤可引起低血糖，多见于肝癌（约 20%），其次为消化道肿瘤（约 10%）、肾上腺皮质瘤（约 10%）和其他肿瘤（约10%）。影像学常为两肺多发性小结节，病灶沿血管及支气管分布，以两下肺为重，此为该病相对特异的表现。结节 0.1~3.0 cm，可有钙化，少数可累及胸膜并出现胸腔积液[13]。

杉崎康太等报道 1 例作为全身性血管炎症候群治疗的肝血管肉瘤。女性，78 岁，因发热、血痰 10 日，右腹痛入院。因 WBC 25 470/μL，血 AST 2564 IU/L、ALT 2055 IU/L、LDH 2965 IU/L，血小板 $4.6×10^4$/μL。双肺多发磨玻璃样片影，疑肺出血。腹部造影 CT 肝巨大血肿。怀疑弥漫性血管内溶血（DIC）。抗 DIC、感染治疗无效。入院 21 日行腹部血管造影，发现右肝动脉造影剂漏出，且右支气管动脉也有漏出。疑全身血管炎症候群。给皮质激素 60 mg/d，症状好转。后又加用CTX。第 37 日症状恶化，第 53 日死亡。尸检：肝巨大血肿，其内见异型纺锤形细胞，免疫组化 CD_{34} 阳性，Keratin(-)。确诊为血管肉瘤。肺内出血并见肝脏同样细胞，合并曲菌感染[14]。

Bo Ye Wang Li 等报道 56 岁女性肺上皮样血管内皮瘤多器官转移（肺、肝脏和骨骼）。胸腔镜的病理切片检查和免疫组化证实，这是一种罕见的疾病，英文文献大约 90 例，中国报道 10 例。继发病例多表现为肺结节和肝脏、骨骼转移。因为罕见，缺乏明确的标准治疗，有的患者病程长达 15 年。这是个自然病程罕见的病例[15]。

影山贵一等报道呈空洞和气胸表现的肺转移瘤。女性，63 岁。左头皮自溃出现拇指大肿瘤。病理：确诊原发恶性血管内皮细胞瘤。放疗 56 Gy，6 个月后局部复发，11 个月后血痰，14 个月后胸片双侧薄壁空洞（右中大者 1.0cm×1.3cm），16 个月后胸片见增大（2.5cm×3.0cm），数目也增多，22 个月后左气胸发病，肝囊肿样转移，第一腰椎转移，2 年时呼衰而死。

Dodd 等报道原发肺肿瘤的 9.1%、转移肺肿瘤的 4.0%可呈空洞样。后者的特征是多个、薄壁。远藤报道 31 例空洞肺转移瘤，从组织型看鳞癌 15 例，腺癌 11 例，肉瘤仅 1 例。石田等报道皮肤恶性血管内皮瘤致肺转移造成气胸。汇集文献同疾患 14 例，其中有肺转移的 9 例中 6 例（66.7%）出现气胸[16]。

沈碧霞等报道恶性颈动脉体瘤肝肺转移 1 例。患者因发现左侧颈部搏动性肿块 6 个月，肿块明显增大 3 个月入院。查体：左侧胸锁乳突肌前缘可见局限性隆起，大小约为 7.0cm×5.0cm，边界清楚，可移动，可触及搏动，质地略硬，无明显压痛。增强磁共振血管造影（CE-MRA）：左侧颈总动脉分叉水平梭形肿块，富血运，包绕颈内、外动脉，使颈内、外动脉间距扩大。颈部 CT：左侧颈部椭圆形低密度影，边界清楚，挤压周围软组织，并侵犯左侧舌骨与 C2 左侧横突。胸部 CT：双侧肺野多发小圆形高密度影。腹部 CT：肝脏右叶不规则低密度影，增强见不均匀强化。术前考虑为左侧恶性颈动脉体瘤伴肝、肺多发转移。行左侧颈部肿块切除术，术后病理诊断：左侧颈动脉体瘤。

颈动脉体瘤是一种少见的、生长缓慢的化学感受器肿瘤。双侧者约占 10%。颈动脉体瘤多为良性，但仍有转移倾向。文献报道颈动脉体瘤的恶性比例为 6%~30%不等，主要转移至颈部淋巴结，也可远处转移至骨、肺、肝脏、乳腺、胰腺等，但远处转移较为少见[17]。

黄群报道颈动脉体瘤恶变多器官转移 1 例。患者女性，35 岁，右颈部肿物切除术后 6 年，痰中带血 1 年，右上睑下垂，右髂疼痛半年，近日加重入院。患者6年前因发现右颈部无痛性肿块伴右上肢无力，轻度舌瘫行肿块切除术，术后病理报告为右颈副神经节瘤（颈动脉体瘤），可见血管神经浸润。术后行化疗加局部放疗。MRI 示鞍区不规则软组织肿块，T1 加权图像呈等低信号，T2 加权图像呈不均质等高信号，增强扫描表现显著不均质强化，累及右侧海绵窦，右岩骨尖。肺部 CT 示两肺多发结节状高密度影，增强有强化。外院生长抑素受体显像示双肺、15 及鞍区异常放射性浓聚，考虑转移[18]。

四、影像学表现（见书后附图 11、32）

几例患者的影像学表现如表 20-2-2 所示[1,3-10]。

魏长宏等报道 1 例左小腿血管外皮肉瘤迟发性肺转移。患者 8 年前发现左小腿肿物，渐大，疼痛，行走时加重，行肿块局部切除术，术后病理为血管外皮肉瘤，累及周围骨骼肌和结缔组织，再次行瘤区扩大切除术。行直线加速器外照射 60 Gy，化疗 5 周期出院。近 20 天前出现咯血，2 天前咳嗽后突然出现剧烈的右胸痛、喘憋，不能平卧。胸片示双肺野数个大小不等圆形及椭圆形密度增高阴影，最大为 2.8cm×3cm，右胸腔大量积液，左侧可见多个占位累及胸膜，纵隔左移。右胸腔闭式引流血性胸腔积液 3200 mL，瘤细胞(+)。胸腔内注入顺铂 200 mg，静脉分次共应用诺维本 80 mg，VTIC 1.0，20 天后复查胸片示右肺复张，肺部肿块较前缩小，最大块影缩小至 2.2cm×2cm。第 2 周期化疗中，出现左侧胸腔积液。抽出血性胸腔积液

表 20-2-2 几例患者的影像学表现

作者	影像学表现
张颖等	肱骨头上皮样血管内皮细胞瘤术后肺转移。CT 示双肺多发性结节影
杨亚英等	颈部恶性血管内皮瘤伴肺转移。双肺可见多发小片状密度增高影
田波等	头皮血管肉瘤复发肺转移。X 线检查发现双侧气胸、肺部囊性改变
吴纪瑞	血管外皮肉瘤肺转移 1 例。胸 CT 扫描诊断左肺下叶结节影。胸片见右中、下肺野结节状影。左肺门部 2cm×3cm 大小肿块
张晓林等	右臀部巨大型血管外皮癌肺转移。胸片:双肺多个圆形絮状阴影
居朝强	转移性肺恶性血管外皮瘤。CT:右肺下叶前外基底段 4.1cm×3.5cm×5.0cm 大小囊实性肿块
魏长宏等	左小腿血管外皮肉瘤迟发性肺转移。胸片示双肺野数个圆形及椭圆形密度增高阴影,右胸腔大量积液,左侧可见多个占位累及胸膜,纵隔左移
尹金淑等	软腭血管瘤并发腺泡细胞癌并肺转移。胸片示右肺上叶、左侧下叶分别有 3.5cm×3.0cm、4.5cm×4.0cm 肿块影
松本裕晓等	头皮血管肉瘤胸膜肺转移。右侧气胸和左侧胸水,继而左侧也发生气胸,且胸水增加。胸 CT 见双侧胸膜下小结节及左肺空洞影

1000 mL,20 天后复查左侧胸腔积液完全吸收,原方案化疗 2 周期后复查,肺内转移瘤较入院时明显缩小,最大块影缩小至 2.0m×1.5cm,小病灶消失[8]。

五、诊断

尹金淑等报道软腭血管瘤并发腺泡细胞癌并肺转移1 例。23 年前因咽部异物感发现软腭右侧近舌腭弓有一 1.0cm×1.0cm 大小肿物,穿刺抽出鲜血诊断为血管瘤。予 95%酒猜 0.5mL 做患部注射,每周 1 次×5。瘤体缩小,变硬。20 年前、6 年前、4 年前又出现肿物复发分别给予有效处理。3 年前软腭右半侧至翼下颌皱襞又有大块不规则肿物突出,活检证实为腺泡细胞癌。全麻下行病灶切除。右侧预防性颈清扫、胸大肌肌皮瓣口咽侧壁、软腭修复术,术后皮瓣生长良好,进食顺利。1 年前出现咯血,胸片示右肺上叶、左侧下叶分别有 3.5cm×3.0cm、4.5cm×4.0cm 肿块影,边缘光滑,考虑肺转移。行介入性灌注化疗、栓塞术 2 次,1 年后复查右肺转移灶消失,左肺转移灶明显缩小[9]。

朱佳等报道 23 例骨血管源性肿瘤。4 例恶性骨血管瘤中有 2 例术后发生肺及纵隔转移。WHO 统计,骨血管瘤占原发性骨肿瘤的 0.85%,占良性骨肿瘤的 1.89%。1963 年鲍润贤报道了 4 例骨血管瘤,至 1942 年美国仅 12 例。过去认为骨血管瘤发病率低,少见,事实上并非如此。Topfer 在 2154 例尸检中发现脊柱血管瘤发病率高达 12%[19]。

原发性肺动脉肉瘤极易发生复发和转移,复发出现在术后 3 个月至 6 年不等。已报道的病例中有 2/3 远处转移,其中主要是肺部转移,还有转移到骨、肝、脑、肾上腺、淋巴结、肠系膜等。肺和纵隔转移的病例占 40%,远处转移的占 20%[20]。

李永标等报道两肺多发性血管瘤并皮肤血管瘤 1 例。因咳血痰 20 天入院。胸 CT:两肺多发性类圆形结节,1~2cm,边缘稍模糊。左上臂及肩部可见多处蚓团样肿物隆起,质软,可见皮下血管扩张。行电视胸腔镜左肺结节活检术,术中见左肺上、下叶有多个散在暗红色结节,大小不一,1~2cm,质软。下叶取活检。病理:血管瘤。结合临床、病理,诊断为两肺及肩部多发性血管瘤[21]。

六、治疗

目前,EHE 尚无统一的治疗方法,单发或小病灶可手术切除,多发或大病灶可行介入化疗与栓塞。生物学治疗近年较多采用干扰素。本病约 27%患者发生转移,存活期 3~28 年不等,5 年生存率可达 43%[11]。

血管外皮肉瘤恶性程度高。魏长宏等病例患者术后 8 年发生双肺转移,两侧胸腔积液的出现相距 1 个月,均系咳嗽后突然出现剧烈胸痛、憋喘,血红蛋白进行性下降,考虑双胸腔积液均系肺内转移瘤破裂出血所致。化疗治疗软组织肉瘤尚有争议,甚至有人持反对态度,但该例发生了肺转移,通过姑息化疗仍取得了良好的效果,因此化疗在软组织肉瘤的治疗上仍具有重要的作用[8]。

Domont J 等报道用抗血管生成因子靶向治疗肿瘤。患者 1982 年被诊断为骶前血管外皮细胞瘤,完全切除。后多次复发:1994 年肺转移和 1996 年胰腺癌转移,2000 年肺部第三次复发。首次化疗(顺铂,表柔比星和异环磷酰胺)。6 个周期后 CT 扫描表现稳定,从而手术切除。2003 年,由于肺部进一步恶化,患者参加 trabectedin(Yondelis)第二阶段试验,但由于肝毒性治疗中断。曾计划紫杉醇方案,后进一步肺手术。2005 年 7 月发现肺、肝及盆腔进展。在 2005 年 11 月她被列入新药第一阶段的试验,联合卡巴嗪(DTIC)和索拉非尼。DTIC 1000mg/m^2 每 3 周,索拉非尼 400mg,每日 2 次,连续每天服用。经过 2 个周期的治疗,CT 表明肿瘤体积缩小 25%。动态对比增强超声现象发现病灶肿瘤血管减少。获得 4 周期 DTIC 治疗,18 个周期(14 个月的治疗)索拉非尼治疗。2007 年 1 月 CT 显示病情恶化,患者因骨疼痛和呼吸困难住院。后死于肿瘤进展[22]。

七、预后

叶为民等报道 8 例头颈部恶性血管外皮瘤。8 例全部采用手术治疗,颅外扩大切除 2 例,双侧颈淋巴结清扫 1 例,局部扩大切除 5 例。复发 3 例,双侧颈淋巴结转移 1 例,2 例接受 2 次手术,1 例接受 3 次手术。随访 5~10 年,死亡 1 例。有统计显示局部复发率为 25%~50%,转移率为 11%~65%,因此长期随访是非常重要的[23]。

文献报道 PEH 复发率为 10.0%~12.0%(手术复发率 10%~20%),转移率为 20.0%~21.0%。PEH 是介于良、恶性之间的交界性肿瘤,预后介于二者之间。偏良性者,肿瘤生长较慢,可存活十几年;如伴发严重临床症状,出现气道、血管、胸膜侵犯,则预后差,可 1 年内死亡。Kitaichic 报道的 21 例 PEH 有 4 例发生胸膜转移,2 年内死亡。国内个案报道,预后差,数月内死亡。Kitaichi 等提出起病时伴有呼吸道症状、胸腔积液、病理可见纤维素性胸膜渗出,且其中有肿瘤细胞侵犯,可见纺锤形肿瘤细胞为预后差的因素[12]。

参考文献

[1]张颖,谢晓华,李朝晖. 肱骨头上皮样血管内皮细胞瘤术后肺转移 1 例.第三军医大学学报,2006,28:615-616

[2]张金铭.呼吸系统疑难病和罕少病.天津:天津科技翻译出版公司,2004:383-384

[3]田波,鲁常青,谈敏,等.头皮血管肉瘤复发肺转移 1 例.诊断病理学杂志,2005,12:48-49

[4]吴纪瑞.血管外皮肉瘤肺转移 1 例.罕少疾病杂志,2001,8:35

[5]张晓林,孙家琪.右臀部巨大型血管外皮癌肺转移 1 例.陕西医学杂志,1994,23:190

[6]居朝强.转移性肺恶性血管外皮瘤 1 例.中华胸心血管外科杂志,2005,21:174

[7]杨亚英,包颜明,赵川,等.颈部恶性血管内皮瘤伴肺转移一例.放射学实践,2004,19:543

[8]魏长宏,王作志,郭鲁闽,等.左小腿血管外皮肉瘤迟发性肺转移一例报告.中国肿瘤临床与康复,2000,7:342

[9]尹金淑,黄璟.软腭血管瘤并发腺泡细胞癌并肺转移 1 例.中国耳鼻咽喉颅底外科杂志,2000,6:7

[10]松本裕暁,中西洋一,国武律子,ほか.头皮血管肉肿の胸膜·肺転移の1 例.日本胸部临床,1994,53:708-712

[11]李宏聪.血管外皮肉瘤 2 例报道.肿瘤,1994,14:351

[12]初建国,孙红霞,陈福刚,等.上皮样血管内皮瘤全身多脏器转移一例.中华肿瘤杂志,2005,27:32

[13]胡华,鞠云飞,池晶宇,等.肺上皮样血管内皮细胞瘤并双侧胸腔积液 1 例及文献复习. 中国防痨杂志,2009,31:100-102

[14]杉崎康太,遠藤正美,斎藤敦子.全身性血管炎症候群として治疗された肝血管肉肿の剖検例.内科,2010,105:540-543

[15]Bo Ye Wang Li,Xiang-Yang Liu,Ke-Ling Sun. Multiple organ metastases of pulmonary epithelioid haemangioendothelioma and a review of the literature. Med Oncol, 2010,27:49-54

[16]影山贵一,髙桥元一郎,西村哲夫,ほか.薄壁空洞化肺転移と両側気胸を合并した头皮原発悪性血管内皮细胞肿の1 例.画像诊断,1989,9:345-350

[17]沈碧霞,陆建平,金爱国,等. 恶性颈动脉体瘤肝肺转移 1 例.中国医学影像技术,2011,27:436

[18]黄群. 颈动脉体瘤恶变多器官转移 1 例及文献复习.中国医药指南,2012,10:235-236

[19]朱佳,宋立军,徐山淡,等.骨血管源性肿瘤的影像学诊断(附 23 例报告).实用放射学杂志,2007,23:493-495

[20]沈凌.原发性肺动脉肉瘤的诊治进展.国际呼吸杂志,2009,29:1259-1262

[21]李永标,左传田,茅乃权,等.两肺多发性血管瘤并皮肤血管瘤 1 例.广西医科大学学报,2006,23:1044-1045

[22]Domont J,Massard C,Lassau N,et al.Axel Le Cesne & Jean-Hemangiopericytoma and antiangiogenic therapy:clinical benefit of antiangiogenic therapy (sorafenib and sunitinib)in relapsed Malignant Haemangioperyctoma/Solitary Fibrous Tumour. Invest New Drugs,2010,28:199-202

[23]叶为民,竺涵光,张志愿,等.头颈部恶性血管外皮瘤.罕少疾病杂志,2004,11:20-21

第二十一章 神经系肿瘤

第一节 脑瘤

一、流行病学

美国临床医师癌症杂志(CA)公布(2008年)脑及神经系统肿瘤病例数全球数据。癌症新发病例数:皆未占男女性头十位。死亡病例数:就世界范围而言,皆未占男女性头十位。就发展中国家而言,占男性第9位,占女性第10位。

据上海1972年的统计,中枢神经系统的肿瘤在居民中的发病率为每年1.34/10万人,而1983年全国六城市神经系统流行病调查发病率相当于每年1.58/10万人,转移瘤发病率为每年9.67/10万人[1]。原发性脑瘤的发生率在日本是14.5/10万,在中国是4~9/10万。据Smith统计脑瘤的中枢神经外转移是0.4%(55/8000例)。日本统计是0.6%(146/22898例)。室管膜瘤的中枢神经外转移是0.007%(3/424例)。脑肿瘤的全身转移是少见的[2]。

Smith等复习8000例原发性中枢神经系统肿瘤,经病理证实仅35例有远隔部位转移。有人报道室管膜瘤手术后能引起肿瘤的扩散和转移至脑底、侧裂和脊髓等处,或接种于其他部位的室管膜形成接种性瘤结,以后再侵及邻近的肺组织。偶可见经血流转移至肺、肝和股骨骨髓。中枢神经系统缺乏淋巴组织,故不存在经淋巴道转移的可能性;另一方面,可能因瘤细胞难以侵及颅内的静脉,较大的静脉窦有厚而致密的硬膜被覆,且瘤组织内或邻近的小静脉也常由于颅内压的增高而萎陷[3]。

神经胶质瘤是最常见的颅内肿瘤,占全部脑肿瘤的33.3%~58.6%,平均为43.5%。颅内浸润扩散是较常见的转移方式,神经外组织远隔转移,临床上报道不多。

有人统计,胶质母细胞瘤、间变型胶质瘤、髓母细胞瘤发生脑脊液(CSF)转移,为5%~9%,而转移处的肿瘤可能较原发肿瘤增长活跃及病变更明显。原发肿瘤至发生转移灶的出现时间不等,转移瘤的镜下特点,往往与原发肿瘤相似。转移通常发生于恶性病例,但较为良性的病例也有发生转移的可能。目前认为神经胶质瘤的转移方式有3种:①局部扩散;②通过CSF沿蛛网膜下腔扩散,伴有脑膜转移,可为弥散性,也可为结节性,包绕脊髓和神经根,有的患者马尾、终丝也受累及,严重者阻塞脊髓蛛网膜下腔;③神经外组织远隔转移。曾有作者总结116例胶质瘤的全身转移资料,胶质母细胞瘤主要累及肺和淋巴结,髓母细胞瘤主要累及骨和淋巴结。文献报道,在过去20余年中远隔转移的发生率,每5年增加20%~50%[4]。

二、病理学

脑膜瘤在组织学上属良性肿瘤,但常有恶性肿瘤的生物学特征,如局部浸润、复发,近处或远处转移。肿瘤可循脑脊液通路种植于颅内其他部位,也可沿血液、淋巴道转移至颅外。转移癌可与原发癌同时发现,也可晚很多年(甚至24年)才发现。脑膜瘤发生颅外转移比较少见,发生肺转移临床罕见。确诊靠经皮穿刺肺活检或开胸肺活检[5]。

脑膜瘤总体远处转移率是0.76%,恶性率为24%~43%。其中肺转移占60%,肝占29%,淋巴结占15%,骨占15%,胸膜占11%。

日本脑膜瘤远处转移病例共25例。年龄21~68(平均48)岁。男:女=1:1。其中局部复发88%(21/24),转移脏器以肺、肝、骨多见,还有淋巴结、肾和胰等。约半数是多处转移。转移间期:从原发灶与转移灶同时发现到延后15年(平均8年)都有。

Geerge等统计成神经管细胞瘤的转移:骨占82%,淋巴结占65%,肝占28%,肺占12%,脾占10%,肾上腺占5%。Slowik等报道恶性皮质瘤43例,肺转移19例,骨19例,颈淋巴结8例,肝8例。转移途径:

血行路是经脑静脉或浸润头骨、颅软组织后血行转移,或通过 Virchow-Robin 腔的颈淋巴结转移[6]。

血转移机制:脑膜瘤常见静脉浸润。通过连接头盖和脊椎的奇静脉和脊椎丛到达肺循环。因此说是静脉性质的[7]。

三、临床表现

几例患者的临床表现见表 21-1-1[4,7-10]。

据所沢等统计的 62 例脑肿瘤中,可向中枢神经外转移的多形性成胶质细胞瘤 11 例,脑膜瘤 10 例,松果体瘤 10 例,成神经管瘤 10 例,类肉瘤 7 例,室管膜瘤 6 例,异位生殖细胞瘤 3 例,其他 3 例,还有不明种类的 2 例。其中自然病程发生中枢神经转移的是 5 例,计类肉瘤 2 例,多形性成胶质细胞瘤 1 例,原始釉质上皮瘤和室管膜瘤各 1 例。转移部位以肺及淋巴结居多,其中 4 例为尸检确诊。从发病到死亡有 3 例还不足 6 个月。转移的部位以肺及胸膜为多(33%),其次为颈及纵隔淋巴结(22%),还有肝(14%)、脊柱、骨骼(9%)及肾(6%)等。而 George 等的 101 例成神经管细胞瘤的转移脏器以骨为首(82%),其次为淋巴结(65%)、肝(28%)、肺(12%)、胰 10%、肾上腺(5%)。Slowik 等的 43 例多形性成胶质细胞瘤,肺和骨转移都是 19 例,颈淋巴结 8 例,肝 8 例。可见肺转移是颅内肿瘤中枢神经外转移最常见的部位[2]。

汪健等报道神经胶质瘤并肺转移 1 例。女,14 岁。咳嗽、咳痰、发热 3 周,头痛、恶心、呕吐 5 天,左肢体偏瘫 4 天入院。头颅 CT 轴位平扫提示右额顶深部有一占位性混杂密度肿块影,边界欠清,1.5cm×3.8cm。胸 CT:左下叶外后基底段肿瘤伴左下后基段节段性肺不张,左舌叶下部少许感染,左肺门淋巴结肿大。胸片结合透视提示左侧第 3~5 前肋间见椭圆形密度增高影,约 8cm×10cm,内有斑片状钙化。胸腔 B 超提示左胸 8.8cm×6.9cm 实性包块回声。在 B 超引导下行肺组织肿块活检术。病理诊断:免疫组化 VIM(+)、GFAP(++)、S-100(+)、DES(2),间叶来源恶性肿瘤,考虑为神经胶质细胞瘤Ⅲ~Ⅳ级肺转移。最后诊断为神经胶质瘤并肺转移[4]。

侯淑玲等收治 1 例脑胶质母细胞癌患者经二次手术后胸膜转移、肺转移的病例。因二次开颅术后 4 月余,胸憋、气短 10 余天入院。患者于 9 个月前出现头痛,3 个月后出现喷射样呕吐,CT 检查提示右顶枕部占位。行颅内肿物切除术,病理:(右顶枕部)脑星形胶质细胞癌,Ⅱ级。术后当日症状缓解,17 天后复现头痛,原切口处进行性膨出。5 个月前行第 2 次手术。病理:(左顶枕部)脑星形胶质细胞瘤Ⅱ级。术后恢复放疗,DT 60 Gy/5 周,化疗 3 次。CT 复查肿瘤消失,出院后可工作。半个月前出现胸憋、气短。胸片:右侧胸腔积液,抽出血性胸腔积液 2 次,第 1 次为 600 mL,第 2 次为 250 mL。复查胸片:双侧胸腔积液,肺野显示不清。病理会诊:(左、右顶枕部)脑多形性胶质母细胞瘤,Ⅳ级。诊断:脑多形胶质母细胞瘤术后,双侧胸膜、肺转移。入院 5 日死亡[10]。

张荣军等报道复发间变性脑膜瘤肺转移 1 例。复发脑膜瘤术后 5 年,伴颅骨缺损入院。13 年前感觉言语不利,行脑膜瘤切除术。7 年后方向感较差,CT 示脑膜瘤复发,再次行脑膜瘤切除术。颅脑 CT 检查示左侧颅中窝呈现类圆形高密度强化肿块影,大小约为 4cm×5cm。左颞叶稍受压,肿块中心可见低密度坏死液化区,左侧颞、枕叶区域呈大片低密度软化灶,左侧颞枕颅骨缺损。胸 CT 示右肺上、中、下叶及左肺上叶尖后段、下叶多发圆形软组织肿块,可见占位强化,累及胸膜。行左颞枕开颅肿瘤全切除术和颅骨修补术,术中见约 4cm×5cm 大小肿块。病理诊断:左颞间变性脑膜瘤(WHOⅢ级)。胸部穿刺活检示间变性脑膜瘤。拒绝手术和放射治疗[9]。

许罡等报道脑膜瘤两肺转移 1例。因左侧蝶骨脊(内皮细胞型)脑膜瘤,行左额颞部开颅脑膜瘤切除术。分别于术后 6、20 年因脑膜瘤复发两次行手术切除。24 年后胸片发现两肺多发性球形病灶,0.5~1.5cm 大小,经皮穿刺肺活检病理学检查见核轻度异形细胞。3 个月后行电视胸腔镜辅助下左肺病灶活检术,术中见左肺下叶背段 1.5cm×1.5cm 及基底段0.5cm×0.5cm 光滑、质硬、灰白色病灶,行肺楔形切除术。病理:转移性脑膜瘤。免疫组化 EMA(++)、cKer(-)、Vimentin(++)、

表 21-1-1 几例患者的临床表现

作者	症状及体征
金莲玉等	脑胶质瘤肺转移误诊肺结核。因间断咳嗽、胸闷、痰中带血伴乏力 3 个半月,视物不清 11 天
张荣军等	复发间变性脑膜瘤肺转移。复发脑膜瘤术后 5 年,伴颅骨缺损入院,无呼吸症状
侯淑玲等	脑胶质母细胞癌经二次手术后,胸膜转移、肺转移。二次开颅术后 4 月余,胸憋、气短 10 余天
汪健等	神经胶质瘤并肺转移。咳嗽、咳痰、发热 3 周,头痛、恶心、呕吐 5 天,左肢体偏瘫 4 天
石橋洋則等	脑膜瘤多发肺转移。体检发现

S-100(-)、GFAP(-),符合脑膜瘤肺转移[5]。

畠山隆等报道恶性脑膜瘤肺转移，男性,42 岁,头痛 1 个月。脑 CT 发现肿瘤,行脑肿瘤摘除术。为恶性室管膜瘤。术后放疗转放射科。胸片发现肺转移（左中 3.2cm×2.2cm),复习旧片发现术前已有 1cm×2cm 大小肿瘤被漏读。CT:位左 B^4,前纵隔、左肺门淋巴结大。纤支镜见左 B^4 全堵、坏死。活检同脑[6]。

四、影像学表现(见书后附图 36)

几例患者的影像学表现见表 21-1-2[4,7-10]。

表 21-1-2 几例患者的影像学表现

作者	影像学表现
金莲玉等	脑胶质瘤肺转移误诊肺结核。胸片示右肺上、中、下与左肺上、中散在斑片状影,中等密度
张荣军等	复发间变性脑膜瘤肺转移。胸 CT:右肺及左肺多发圆形软组织肿块,可见占位强化,个别累及胸膜
侯淑玲等	脑胶质母细胞癌患者经二次手术后，胸膜转移、肺转移。胸片示双侧胸腔积液,肺野显示不清
汪健等	神经胶质瘤并肺转移。CT:左下叶肿瘤伴左下后基段节段性肺不张，左舌叶下部少许感染,左肺门淋巴结肿大
石橋洋則等	脑膜瘤多发肺转移。左肺 S^8 30mm×60mm 肿块,左肺 S^6 10mm,右肺 S^6 16mmmm 结节

石桥洋则等报道 1 例术后 26 年脑膜瘤多发肺转移。男,68 岁。26 年前做脑肿瘤摘除术。现体检发现左下肺阴影。纤支镜无发现。血 CEA、SCC、ProGRP 均正常范围。胸片:左下心影内外 40mm 椭圆肿块,而且较 1 年前增大。CT:左 S^8 30mm×60mm 肿块,左S^6 10mm、右 S^6 16mmmm 结节。PET/CT 左 S^8 的SUV3.5,左S^6、右 S^6 无集聚,脑 MRI 无新发现。胸腔镜行左下叶部分切除。病理:脑膜瘤。随访半年肺结节无增大[7]。

五、诊断

金莲玉等报道脑胶质瘤肺转移误诊肺结核 1 例。因间断咳嗽、胸闷、痰中带血伴乏力三个半月,视物不清 11 天入院。入院前抗结核治疗无效。胸片示右肺上、中、下与左肺上、中散在斑片状影,中等密度,大部分边缘清,双肺下纹理增重。继续抗结核治疗仍无效。9 日后出现神志不清伴失语及口角歪斜。腰穿,压力 320 mm H_2O,淡黄色,潘氏反应(+),细胞数 10 个/mm^3,糖 45mg%,蛋白 45mg%,氯化物 725mg%。脑 CT 诊断:右枕叶星形细胞瘤。胸片示双肺布满大小不等类圆形边缘毛糙的致密影,诊断为肺转移瘤。行脑肿瘤和右枕部头皮肿物切除。病理诊断:右枕叶多形性胶质母细胞瘤,右枕部头皮肿物为多形性胶质母细胞瘤颅外转移。肺穿刺活检证实为脑胶质瘤肺转移[8]。

Erman 等报道 1 例具有典型特征和肺胸膜转移的复发性脑膜瘤病例。一个 34 岁的女性分别于 1996 年、2000 年和 2002 年摘除前矢状窦周围脑膜瘤。病理:切除肿瘤均为脑膜瘤。WHO 为 1 级。行放疗。2 年后,肿瘤在前额复发。切除标本组织学诊断为非典型脑膜瘤,脑膜瘤性脑膜瘤。WHO 分级为 2 级。2 个月后出现咳嗽、咯血、胸痛和呼吸困难。胸片显示双肺各有一阴影。增强 CT 显示左肺有一大肿块和胸水,胸膜上有不规则结节。右中肺野有一具有结节的肿块。肿瘤转移到肺和胸膜。尚未发现其他部位转移。左肺大肿块经胸活检。细胞病理学与患者已知恶性脑膜瘤一致。单克隆抗体 Ki-67 染色在原发和转移部位的指数分别为 7%和 5%。又接受放疗和化疗。呼衰死亡[11]。

星形胶质细胞瘤是中枢神经系统最常见的恶性肿瘤之一。胶质纤维酸性蛋白(GFAP)是星形细胞的特异性标记物,波形蛋白(VIM)为间叶组织的标记物,但也存在于其他类型细胞(如星形细胞,上皮细胞)的早期发育阶段。张锟等对 276 例神经胶质细胞瘤进行 GFAP、VIM、S-100 蛋白免疫组化染色研究,结果显示 GFAP、S-100、Vimentin 可以作为星形细胞瘤恶性程度的标志物[4]。

六、治疗

费舟等总结 26 例生存期达 5 年以上的脑恶性胶质瘤病例。26 例均进行手术、放疗和化疗等治疗,并进行长期随访。全组病例行肿瘤手术显微镜下全切除 23 例,次全切除 3 例。术中采用神经导航、神经内镜等先进仪器辅助切除肿瘤。术后患者全部行放疗或 X 刀与 γ 刀治疗,并均经颈动脉注药或静脉给予尼莫司汀进行化疗。结果全部患者都得到随访,时间 5.5~13年,其中 5 年生存率为 100%,10 年生存率为 42.3%[12]。

七、预后

脑瘤的死亡主要原因是局部复发,而不是远处转移。这不同于其他恶性肿瘤。

上海市居民 1972 年调查恶性肿瘤死亡率为每年 1.18/10 万人。我国六城市 1983 年调查结果 63 195 人中,神经系统肿瘤 26 例,死亡 2 例,中枢神经系统肿瘤死亡率为每年 3.16/10 万人[1]。Willis 指出大脑静脉壁薄而柔软,在恶性病变未累及其管腔之前，即被推挤与压扁,因而脑瘤的颅外转移较为少见。Montent's 认为手术改变了这种状况，不仅切除肿瘤时脱落的瘤细胞可移植于切口处皮肤上。而且手术可使瘤细胞进入被损伤的静脉内，手术后瘢痕也可以使头皮、颅骨，脑膜与脑连接起来，成为脑瘤颅外播散的途径(Neuro-chir1986；2206：658)。

有人提出为预防肿瘤的颅外转移，手术时应严密缝合硬脑膜。可是司永兵等的3例手术中硬脑膜皆予缝合，并未能防止颅外转移。有人认为瘤细胞一旦接触硬脑膜，则存在沿淋巴系统转移的可能性。从转移多自开颅皮瓣处开始来看，以手术造成瘤细胞移植的可能性为大，所以司永兵等认为应尽可能整块切除肿瘤并严密保护好手术创口。另外，近年来开展的激光切除、冷冻技术，可能有助于防止脑瘤颅外转移的发生[13]。

参考文献

[1]杨遇春，戴钦舜，叶远柱，等.中枢神经系统肿瘤的流行病学探讨—附经病理证实的中枢神经系统肿瘤2081例分析.哈尔滨医科大学学报，1989，39(3)：3-6

[2]张金铭.呼吸系统疑难病和罕少病. 天津：天津科技翻译出版公司，2004：388-389

[3]周建，王卫民，刘军，等.室管膜瘤颅外转移一例报告.白求恩医科大学学报，1987，13：462-463

[4]汪健，岳炫烨，席刚明. 神经胶质瘤并肺转移1例. 中国实用神经疾病杂志，2008，11：139-140

[5]许罡，汪栋，张传生.脑膜瘤两肺转移1例.中华胸心血管外科杂志，2002，18：379

[6]畠山隆，甲藤敬一，熊谷宏，ほか.开头术前に発见された悪性脳室上衣肿の肺転移の1例. 日本胸部临床，1989，48：674-678

[7]石桥洋则，太田伸一郎，広瀬正秀，ほか.术后26年目に诊断しえた脳髓膜肿多発肺転移.胸部外科，2008，61：478-481

[8]金莲玉，刘乃军.脑胶质瘤肺转移误诊肺结核一例分析.吉林医学，1992，13：242-243

[9]张荣军，游潮，蔡博文，等.复发间变性脑膜瘤肺转移一例.中华神经外科杂志，2005，21：720

[10]侯淑玲，王军，孔丽慧，等.脑胶质瘤颅外转移(附胸膜、肺转移1例报告).肿瘤研究与临床，2000，12：421

[11]Erman T，Hanta I，Hac_yakupoǧlu S，et al. Huge bilateral pulmonary and pleural metastasis from intracranial meningioma：a case report and review of the literature. Journal of Neuro-Oncology，2005，74：179-181

[12]费舟，章翔，蒋晓帆，等.长期生存脑恶性胶质瘤患者治疗随访研究. 中华神经外料疾病研究杂志，2006：5：449-451

[13]司永兵，张叔辰，韩丽华，等.脑胶质瘤颅外转移三例.中华神经外科杂志，1987，3：176

第二节　脊索瘤、副脊索瘤

一、流行病学

脊索瘤的年发病率为0.2~0.5/10万人，占颅内肿瘤的0.1%~0.7%。脊索瘤可发生于任何年龄，多见于40~60岁，随年龄增长发病率上升。无性别差异，50%以上发生于骶尾部。脊索瘤的发生率约占原发恶性肿瘤的3%~4%，有文献报道高达8.4%，是继骨肉瘤、软骨肉瘤和尤文瘤之后的第4位常见的原发恶性骨肿瘤。美国国家癌症研究所在1973—1987年间调查的221例脊索瘤的流行病学资料显示，50%病例发生在55~80岁，发病年龄峰值在40~60岁。必须指出，儿童和青少年也可以发生脊索瘤，并有先天性脊索瘤的报道，但非常罕见。

脊索瘤远程转移罕见，发生率低于10%，柳伟明等报道病例出现左下腹壁转移，实为少见。但在复发的肿瘤和起源于脊柱和骶骨的脊索瘤转移相对常见，种植性转移罕见，也可发生在肿瘤切除的手术野(可与原发肿瘤分开)。脊索瘤部位：髓骨为60%，颅底骨为25%，颈椎为10%，胸腰椎为5%。肺原发者极少见，查阅文献仅1例，是占据右下叶巨大瘤病例。发展慢，除颅底瘤外，多无症状，至发现时已为巨大瘤[1-5]。

副脊索瘤(parachordoma)是一种罕见的软组织肉瘤，1955年Laskowski首先报道此病，1977年Dahska详细描述并命名了此病。有人认为其为良性病变，典型的病理表现与脊索瘤极为相似，确诊依赖于免疫组化结果。大多数文献认为本病恶性度低，易于局部复发，很少发生远处转移。Satoshi总结了2003年以前的英文文献，共37例副脊索瘤，其中6例于术后3个月至12年后发生局部复发。预后差。Satoshi、Carstens、Miettinen等报道的3例有远处转移的病例均于术后14~32个月后死亡。雷玉涛报道1例患者术后16年，发现双肺转移瘤6年，目前仍带瘤生存，可能与肿瘤的恶性程度低有关[6]。

二、病理学

蝶鞍部脊索瘤为一低度恶性肿瘤，生长缓慢，少有转移。其转移率各作者报道不一，一般认为该肿瘤局部浸润破坏常见，很少发生转移。髋骨脊索瘤转移率可达 5%~40%。转移部位包括淋巴结、肝、脾、肺、肾、肾上腺、腹膜、甲状腺、心脏、骨、胰腺、膀胱、胸膜和皮肤等,但就每个病例而言,转移灶少而小,多半限于淋巴结和肝脏等一两处,广泛转移者更为少见[5,7]。

Littmon 报道尾骶部脊索瘤 165 例中有 16 例(约 10%)转移。郭荻萍等的 32 例中 6 例发生肺转移,另 1 例转移到股骨粗隆部[8]。

副脊索瘤是一种缓慢生长、低侵袭性的肿瘤。虽然大体标本界限清楚,但镜下往往发现有少量肿瘤细胞呈跳跃分布于周围软组织。副脊索瘤常需与脊索瘤及骨外黏液样软骨肉瘤鉴别[9]。

三、临床表现

几例患者的临床表现如表 21-2-1 所示[5-7]。

表 21-2-1 几例患者的临床表现

作者	症状及体征
王学春等	蝶鞍部脊索瘤伴肺转移。因声音嘶哑、饮水呛咳、吞咽困难 18 个月,左侧偏头痛 16 个月,口角歪斜 6 个月
雷玉涛	软组织副脊索瘤 16 年。第 3 次住院发现肺转移瘤,无呼吸症状
涩谷丈太郎等	脊索瘤肺转移。8 年前体检时发现右肺中野 0.8mm 大小结节,现胸 CT 约 15mm,仍无症状

王学春等报道蝶鞍部脊索瘤伴肺转移 1 例。症状如表 21-2-1 所示。曾做 9 次鼻咽部活检未见癌,但终因病情加重而死亡。尸检所见:蝶鞍部见一灰白、半透明的肿物,大小约为 5cm×4cm,蝶骨破坏。肿瘤侵及脑干和右侧小脑。深部侵及第四脑室,并在其中见一脱落的肿物,大小约 0.3cm×0.3cm×0.3cm。肺脏:左肺重 600g,右肺重 565g,表面及切面于两肺边缘近肺膜处见多个灰白色黄豆大小结节。镜下两肺肺膜处可见多个肿瘤结节,与周围界限清楚。肿瘤结节有排列条索状的液滴状细胞,中央部分坏死,基本结构和蝶鞍部肿瘤相同。病理诊断:蝶鞍部脊索瘤伴肺转移[7]。

2007 年检索中外文文献副脊索瘤共报道 57 例(中文 12 例)。除 1977 年 Dabska 报道 10 例外,其余文献报道都为个案报道。其中 Abe 等报道的 1 例原发于左小腿副脊索瘤,行膝关节下截肢术,术后局部无复发,术后 13 个月相继发生肺转移,右侧肩胛骨、左股骨远程、肋骨、骨盆等多发骨转移,其间虽行化疗及放疗,术后 32 个月死于肺转移[9]。

郭荻萍等报道 32 例脊索瘤。其中 1 例颈椎和 1 例胸椎均合并完全性瘫痪,做刮除和椎板减压,术后 2~10 天有不同程度恢复,然均于手术后半年因衰竭而死。4 例失访。另 28 例中 5 例于 3 年左右死于肺转移,余 23 例均存活,其中 2 例于术后 2~4 年复发,但范围较小再次手术,发现肿瘤均为游离软组织肿块。随访时间最长者 19 年,最短 2 年[3]。

四、影像学表现

几例患者的影像学表现如表 21-2--2 所示[5-7]。

表 21-2-2 几例患者的影像学表现

作者	影像学表现
雷玉涛	软组织副脊索瘤 16 年。第 3 次住院发现肺转移瘤。第 4 次住院胸片示双肺多发大小不等的圆形高密度影
王学春等	蝶鞍部脊索瘤伴肺转移。(无胸片)尸检所见肺脏:左肺重 600g,右肺重 565g,表面及肺切面于两肺边缘近肺膜处见多个灰白色黄豆大小结节
涩谷丈太郎等	脊索瘤肺转移。8 年前发现右肺中野 0.8mm 大小结节,圆而平滑。现胸 CT 显示明显增大,约 15mm,边清,内部均匀

五、诊断

雷玉涛报道 1 例诊断困难的软组织副脊索瘤。随访治疗 16 年,前后行 3 次手术,头 2 次病理诊断未能确诊,第 3 次才得以确诊。

第 1 次住院:男,54 岁,发现右大腿增粗 4 个月来诊。右大腿前方可见肿物隆起。术后病理恶性间叶瘤(为滑膜肉瘤及横纹肌肉瘤)。第 2 次:6 年半后右大腿根部肿物 20 天来诊。手术行局部扩大切除术。术后病理:右下肢腺样囊腺癌。免疫组化:S-100 及 CK 弱阳性,Actin 阴性。第 3 次:10 年后发现肺转移瘤,行化疗 2 个月,肿瘤无明显缓解。第 4 次:16 年后右大腿肿物 3 日来诊。右腹股沟韧带下方 8cm×5cm 肿物。胸片:双肺多发大小不等的圆形高密度影。手术行肿物局部扩大切除术,肿物位于肌肉间,8cm×8cm×3cm,肌肉组织内尚可见数个囊实性肿物,最大直径为 3cm。术后病理:软组织副脊索瘤,低度恶性。免疫组化:p63(+),desmin(-),SMA(-),CK(-),MBP(-),S-100(+),Vimentin(+),EMA 少数阳性细胞。复习 3 次病理切片并结合多种免疫组化结果,应以此次为准。目前患者仍带瘤生存(肺部),未发现其他部位转移[6]。

涩谷丈太郎等报道 1 例脊索瘤肺转移 8 年后确诊。患者 8 年前体检时发现右肺中野 0.8mm 大小结节,圆而平滑。开胸肺活检因触摸不到而罢。现仍无症状,但胸 CT 明显增大,约 15mm。边清,内部均匀。脑 MRI、全身骨扫描、腹部 CT 及上消化道内镜全无发现。遂胸腔镜下手术。右 S4 处触知结节,切除之。剖面灰白色。病理:细胞核小圆或类圆,细胞质透明或轻度嗜酸性,细胞质内有空泡,部分产生黏液。免疫组化:S-100(+),AE1/AE3(+),CAM52(+),EMA(+),HMB45(+),Vimentin(+)。兼有上皮细胞和间叶细胞性质。诊断:脊索瘤肺转移,原发灶不明[5]。

六、治疗

钱立庭等报道 37 例颅底部脊索瘤的治疗。手术加放射治疗 28 例,单纯放疗 8 例,单纯手术 1 例。放射治疗总剂量为 30~75 Gy,中位剂量为 60Gy。结果:全组患者治疗结束时症状缓解率和病灶明显消退或消失率分别为 86.5%和 48.6%。治疗后 6 个月至 2 年,部分病例神经和内分泌损伤得到恢复。全组1、3、5、10 年总生存率分别为 97.3%、87.3%、71.5%和41.0%。将有颅神经损害的患者按部位分为前组和后组:前组颅神经损伤的 1、3、5、10 年生存率分别为 100.0%、92.9%、85.7%和 50.8%;后组分别为 100.0%、75.0%、45.0%和 0,差异有统计学意义(P=0.04)。死因分析:37 例患者中死亡 23 例,其中 20 例死于局部复发,3 例死于其他原因。认为脊索瘤的治疗以手术为首选。由于解剖部位特殊,手术难以彻底切除,局部治疗失败是死亡的主要原因。放射治疗对于缓解症状、控制局部病灶具有重要作用。根治术后预防照射剂量应不低于 60 Gy,术后残留病灶、复发和未手术者照射剂量应达 70 Gy 或更高。后组颅神经受损提示预后不良[10]。

目前公认的脊索瘤有效治疗方法为根治性切除。单纯的瘤内切除或边缘性切除常导致局部复发,复发率达 44%~60%。因此,目前主张脊索瘤除尽量切除外,应常规追加放疗,放疗可以控制肿瘤,缓解症状,减轻痛苦,降低肿瘤复发率。柳伟明等的 2 例术后均未做局部放疗而导致多次复发,甚至远处转移,目前普遍认为化疗对本病作用不大,而国内经验认为有效。例 1 介入治疗亦收一定效果[3]。

文献的副脊索瘤 57 例,大部分患者手术切除后预后较好。57 例全部经手术治疗,其中 44 例(占 77.2%)预后好,未出现复发或转移,10 例(占 17.5%)术后 3 个月至 19 年出现局部复发;3 例(占 5.3%)出现转移。3 例转移病例中,Abe 等报道的 1 例术后 32 个月死于肺转移。另 2 例转移病例都发生于肿瘤局部复发后。Limon 等报道发生于右手掌副脊索瘤 1 例,术后 2 年局部复发,术后 3 年发生局部淋巴结转移。因此认为副脊索瘤手术治疗效果较好,但术后可发生局部复发,少数出现转移。术后应密切随访,在注意肿瘤是否有局部复发的同时注意是否出现远隔转移,特别对于复发病例应行肺 CT 及全身骨扫描检查[9]。

局部扩大手术切除是软组织副脊索瘤的主要治疗方法,但局部切除后常复发,放化疗效果均不明显,雷玉涛病例第 1 次术后曾行放疗,局部 2 次复发。发现肺转移瘤后曾行化疗,也无明显效果[6]。

化疗及温热疗法无效。近年重粒子放疗有进展。转移比复发发生率高[5]。

七、预后

据 Heffelfinger 等统计,经典脊索瘤患者平均生存期为 4.1 年,软骨样脊索瘤为 15.8 年,若术后辅以放疗,经典脊索瘤生存期为 5.2 年、而软骨性脊索瘤为 24.9 年。与经典脊索瘤相比,软骨样脊索瘤的预后良好。未经治疗的脊索瘤患者平均生存时间从出现症状起约为 28 个月。手术和(或)放疗后的生存时间从 3.6~6.6 年不等,且所有患者几乎均在此时间内复发,平均在首次治疗后的 2~3 年内复发,亦有在首次治疗后 10 余年才复发。手术切除后 1 个月内复发,可能为残余肿瘤的进行性生长,而不是复发[1]。

刘宁等随访 5 年 29 例脊索瘤发现有 10 例术后复发,复发率为 34.4%。其中 1 例于术后 1 年复发死亡;4 例 2 次复发,随访 5 年健在;4 例 1 次复发,再次术后随访 4 年健在;1 例 8 次复发均给以手术,于第 8 次复发后 CT 示双肺转移。

脊索瘤可以多次局部复发,最终会致死。据统计,70%~80%的患者于 5~10 年内死亡,死亡原因多为局部浸润破坏所致[2]。

尽管外科有了很大的进步,但绝大多数脊索瘤仍不能完全切除。局部复发率为 44%~60%。残余的肿瘤的治疗可采用高剂量、分次放射治疗。通常放射治疗不能明显缩小肿瘤体积,如果与肿瘤有关的临床症状无进展,并且影像学检查无肿瘤增大的征象,就可认为肿瘤被控制。但可存在影像学无复发表现,而临床复发一般需要每半年或一年进行一次影像学随访检查。放射治疗后 5 年,脊索瘤的局部控制率约为 62%。脊索瘤患者的生存期差异较大,颅底脊索瘤平均约为 5 年,骶骨脊索瘤患者术后 5 年生存率为 84%,10 年生存率为 64%[4]。

参考文献

[1]朱林,史继新,王汉东,等.18 例颅底脊索瘤临床分析.医学研究生学报,2005,18:1025-1027

[2]刘宁,阎庆娜.29 例脊索瘤的临床病理分析.大同医学专科

学校学报,2006,27(4):9-10

[3]柳伟明,应筱莉,李洁.脊索瘤2例及文献复习.浙江实用医学,2004,9:69-72

[4]刘松龄,张云亭.脊索瘤的病理和影像学表现.国外医学临床放射学分册,2001,24:224-228

[5]渋谷丈太郎,一ノ瀬高志,君塚五郎.末梢肺野の孤立性陰影として発見された脊索肿.胸部外科,2010,63:138-141

[6]雷玉涛.一例诊断困难的软组织副脊索瘤16年诊治体会.实用医学杂志,2005,21:2594

[7]王学春,滕映璠.蝶鞍部脊索瘤伴肺转移1例.临床与实验病理学杂志,1991,7:58

[8]郭获萍,宋献文,徐万鹏.脊索瘤(附32例分析).铁道医学,1990,18:150-151

[9]李远,邓志平,刘文生,等.副脊索瘤一例报告并文献综述.中国骨肿瘤骨病,2007,6:76-78

[10]钱立庭,刘新帆,李晔雄.37例颅底部脊索瘤的治疗与预后.中华肿瘤杂志,2005,27:635-636

第三节 神经鞘瘤

一、流行病学

恶性神经鞘瘤是来源于周围神经或显示向神经鞘膜分化的恶性肿瘤,除外原发于神经束膜或周围神经脉管系统的肿瘤,属于2007年WHO神经系统肿瘤分级的Ⅲ~Ⅳ级。恶性外周神经鞘瘤(MPNSTs)占软组织肉瘤的5%,约2/3来源于神经纤维瘤的恶变,在普通临床人群中其发病率是0.001%,在多发神经纤维瘤病(NF)人中是4.6%,其中50%~60%的恶性外周神经鞘瘤患者同时合并NF。肿瘤可以发生于身体的任何部位,最常见发生于躯干(约50%),其次是四肢(约30%),然后是头颈部(约20%),主要起源于坐骨神经、臂从神经和股神经。亦有报道肿瘤原发于骨骼、椎管旁、肺部、纵隔、腹部、腹膜后、心脏、乳腺等少见部位[1]。

恶性神经鞘瘤临床上较少见。资料表明,该瘤源于脊神经根部,位于硬膜内占62%,硬膜外占31.8%,其余6.2%在硬膜内外,多呈哑铃状,小部分在椎管内。大部分可在胸腔、腹腔、腹膜后或皮下,疼痛是其首发或最突出的症状。Forster报道约占55%。一般影响1~2皮节区域,胸部肿瘤常出现似心绞痛、胸膜痛、胆绞痛、胃痛等症状。约1/3左右患者早期出现感觉运动障碍,进行性加重,出现瘫痪时间多在3~4个月后,短者仅3~4天。范鲁鼎等认为,未出现神经功能障碍的脊柱旁巨大肿瘤,无论位于胸部、腹部或其他部位,都应考虑神经鞘瘤之可能。手术时一定要警惕哑铃型肿瘤,尽量切除椎管内肿瘤组织,以达到满意疗效[2]。

二、病理学

神经鞘瘤生长缓慢,很少恶变。临床影像学无典型表现,诊断困难,最后诊断只能靠病理组织学检查确诊。赵玉春等病例行截肢术不足1年就发生了肺转移[3]。

李懿堂等报道12例上皮样型MPNSTs。根据肿瘤所累及的组织层面,上皮样恶性周围神经鞘瘤可分为深部和浅表两类。本组12例均为深部型,肿瘤累及神经干或兼有良、恶性寻常型神经鞘瘤病史。这12例又可区分为纯上皮样型、混合型和骨化型。纯上皮样型就诊前病程较短,侵袭性明显。混合型常为寻常型神经鞘瘤的上皮样变异。骨化型在放射影像学方面有意义。无论何型,如出现异质分化,则预后不良。有肺转移的3例分别为纯上皮样型兼有透明细胞区,混合型伴有节细胞分化,骨化型伴有横纹肌样瘤区域。电镜下横纹肌样瘤成分可出现于多种间叶源和上皮源恶性肿瘤,而上皮样型恶性周围神经鞘瘤出现该瘤成分,仅Laskin等报道1例。横纹肌样瘤成分被认为是原始性高侵袭性表型,其出现预示后果险恶,本组的2例均发生肺转移[4]。

三、临床表现

几例患者的临床表现见表21-3-1[2,3,5]。

表21-3-1 几例患者的临床表现

作者	症状及体征
赵玉春等	恶性神经鞘瘤截肢后肺转移。截肢术后8个月恶病质,两肺呼吸音低
郭治彬等	心脏恶性外周神经鞘瘤。胸闷、气促1月余,咳嗽,咳粉红色泡沫痰
范鲁鼎等	例1:右上腹部及右腰部皮肤阵发性针刺样疼痛3个月,食欲减退。例2:右上腹痛14个月,右上腹肿块4个月

范鲁鼎等报道巨大恶性神经鞘瘤误诊2例。例1:女,22岁,症状及胸片表现如表21-3-1及21-3-2所示。开胸探查见后纵隔9、10胸肋关节水平有一10cm×10cm×10cm肿块,完整切除肿瘤,重约300g。术后上述症状消失。病理:恶性神经鞘瘤。术后第9天双

下肢麻木,渐重,腰部剧痛,后大小便失禁,T11 平面以下镇痛消失,出现脊髓压迫症状。胸片:8 椎间孔扩大,椎弓根变小。行椎管探查术,见椎管内外肿瘤广泛转移,切除椎管内肿瘤组织重约 8 克。截瘫情况未改善。例 2:女,60 岁,右上腹痛 14 个月,右上腹肿块 4 个月。肿块进行性增大。右上腹脐上触及直径 7.0cm 肿块。B 超:胰头周围占位病变可能。CT:右中腹部占位病灶,侵犯下腔静脉。剖腹探查,发现肿块 10cm×10cm×10cm,位于胰头后,与下腔静脉及腹主动脉粘连。术中穿刺细胞学:恶性神经鞘瘤[2]。

郭卫等报道手术治疗骶骨区神经源性肿瘤 48 例。良性肿瘤 41 例,其中神经鞘瘤 19 例,神经纤维瘤 22 例;恶性肿瘤 7 例,其中神经纤维肉瘤 3 例,恶性神经鞘瘤 4 例。术后随访 20~96 个月,平均 47 个月,良性肿瘤患者中 3 例神经鞘瘤术后复发;恶性肿瘤患者中 5 例局部复发,3 例术后出现肺转移,死亡 5 例,无瘤生存 2 例[6]。

倪莲芳等报道恶性神经鞘瘤 25 例。其中体检发现肺转移结节 1 例(4%)。23 例给予手术完整或部分切除,1 例未行手术,1 例行剖腹探查发现广泛转移而无法切除。随访时间为 7 个月~5 年,4 例(16%)发生肺转移,2 例(8%)淋巴结转移,7 例(28%)局部复发,2 例失访,余 10 例(40%)未见复发及转移[7]。

郭治彬等报道心脏恶性外周神经鞘瘤 1 例。胸闷、气促 1 月余。入院前 3 天加重,不能平卧,伴咳嗽、咳粉红色泡沫痰。胸片示肺泡肺水肿,双侧胸腔积液。心脏彩超:左房黏液瘤。行左房肿瘤切除术及二尖瓣置换术,二尖瓣根部探及一肿块,阻塞二尖瓣口,呈鱼肉状,切除肿块及行二尖瓣置换机械瓣。术后 3 天因心源性休克抢救无效死亡。病理:心脏恶性外周神经鞘瘤[5]。

四、影像学表现

影像学表现见表 21-3-2[2,3,5,7]。

表 21-3-2 几例患者的影像学表现

作者	例数	影像学表现
赵玉春等	1	恶性神经鞘瘤截肢后 8 个月肺转移。胸片:两肺散在多发圆形致密阴影,大小不等,分布不均
郭治彬等	1	心脏恶性外周神经鞘瘤。胸片示肺泡肺水肿、双侧胸腔积液
倪莲芳等	25	其中体检发现肺转移结节 1 例(4%)。23 例给予手术完整或部分切除,随访 7 个月~5 年,4 例(16%)发生肺转移
范鲁鼎等	1	胸片:右后纵隔第九胸椎以下可见直径 10cm×10cm 圆形肿块。T9 椎间孔扩大,椎弓根变小

Moan WK 等观察了胸部恶性神经鞘瘤的 CT 表现。5 例肿块位于后纵隔,1 例在中纵隔,2 例在胸壁。肿块直径为 6~13cm,平均为 9cm。5 例肿块边缘相对规整,3 例不规则。6 例患者肿块内可见低密度区,表示有出血和坏死,其中 1 例肿块为囊性,囊壁厚度均匀。6 例均可见肿块邻近结构受压征象,5 例患者有胸腔积液,3 例可见胸膜结节,2 例有骨质破坏,5 例在首次 CT 检查时即发现转移性肺结节,3 例患者行肿块针吸术可见浅黄色混浊液体,被切除的肿块有完整包膜,其内有坏死,囊腔内充满浅黄色混浊液或血性液体。CT 所见低密度区相当于出血或坏死区,强化的边缘相当于周围的包膜或肿块的实性部分[8]。

五、诊断

恶性神经鞘瘤可伴或不伴有神经纤维瘤病,神经纤维瘤患者肉瘤样变发生率为 2.4%~29%。Moan WK 等比较胸部良性神经源性肿瘤与恶性神经鞘瘤的 CT 表现,认为下列征象多见于恶性肿瘤:肿块内有低密度区,对邻近组织结构有压迫,胸膜病变如胸腔积液或胸膜结节以及转移性肺结节。而低密度区也可见于良性神经鞘瘤。6/8 例患者的肿块对邻近的气管或大的血管有压迫并可浸润纵隔。当胸膜有异常改变如胸膜结节、胸腔积液时提示为恶性。在首次 CT 检查中,伴有胸部肿块的 2/5 例孤立肺结节最后进展并证实为转移瘤[8]。

六、治疗

李懿堂等的 12 例上皮样型 MPNSTs,局部切除后 9 例 1~5 次复发,3 例手术后 7 个月~4 年因肺转移死亡[4]。

Minovi A 等人报道,肿瘤完整切除的患者平均生存期为 30 个月,而不能行完整切除的患者平均生存期仅有 19 个月。Greager JA 等人认为做扩大切除的患者的生存期较未行扩大切除而仅行肿物全切的患者明显延长。

辅助或新辅助放疗已经被应用于控制软组织肉瘤的复发,包括各种组织亚型的肉瘤,其中也包括 MPNSTs 的随机试验,证实了放疗能减少肿瘤的复发。因此放疗应作为术后常规治疗手段,减少肿瘤的复发。从目前的研究来看,大部分学者均认同化疗在那些高危的原发性 MPNSTs 或无法手术切除或已发生转移的病例中的作用。针对无法手术切除或已转移的 MPNSTs 患者的一线化疗方案均包括异环磷酰胺和多柔比星。在儿童和年轻成人,只有在原发肿瘤大于5cm,不可切除或者初诊时有转移才考虑系统性化疗。一线化疗的作用还未确定，但某些方案如吉西他滨/多西他赛或卡铂/VP-16也显示出一定的疗效[1]。

七、预后

与其他软组织恶性肿瘤相比，MPNSTs更加容易原位复发。文献报道，手术后肿瘤复发率为20%~40%。肿瘤远处转移亦不少见，最常见的为肺部转移。尽管外科手术和辅助性放化疗不断进展，MPNSTs的预后仍然不乐观，5年生存率为16%~53%。5年内复发及远处转移率分别为27%~42%和26%~65%。和预后相关的因素包括：肿瘤发生部位、大小、肿瘤分级及组织学分类、放射治疗史、NF-1、手术切缘的情况。大部分文献都认为其中阴性切缘是改善生存率和减少复发最有利的因素[1]。

参考文献

[1]郑眉光，李方成，刘安民，等.恶性外周神经鞘瘤2例报告并文献回顾.岭南现代临床外科，2009，9：223-225

[2]范鲁鼎，任增玺，王书平，等.巨大恶性神经鞘瘤误诊两例.临床误诊误治，1995，8：269-270

[3]赵玉春，张继兴，李振世.恶性神经鞘瘤截肢后肺转移一例.内蒙古医学杂志，1999，31：35

[4]李懿堂，杨红，李光容，等.上皮样型恶性周围神经鞘瘤.中华病理学杂志，1996，25：355-356

[5]郭治彬，宋志芳，谢富兰，等. 心脏恶性外周神经鞘瘤一例.中华内科杂志，2002，41：493

[6]郭卫，汤小东，杨荣利，等.骶骨区神经源性肿瘤的手术治疗策略. 中国脊柱脊髓杂志，2008，18：761-765

[7]倪莲芳，赵雅妮，刘新民.恶性神经鞘瘤25例临床分析.临床肿瘤学杂志，2007，12：204-206

[8]刘英虹.胸部恶性神经鞘瘤：CT表现.国外医学临床放射学分册，1994，17：107

第四节　嗅神经母细胞瘤

一、流行病学

嗅神经母细胞瘤(ENB)，也称嗅神经上皮瘤或嗅神经细胞瘤，是鼻腔和前颅区的一种少见的恶性肿瘤，其发病率占鼻腔肿瘤的3%~6%。自1924年Berger首次报道以来，至1994年国内外文献报道300例左右。有说ENB的发病率占鼻腔恶性肿瘤的30%[1]。

二、病理学

鼻ENB一般认为是由嗅黏膜的感觉细胞发生的肿瘤，确诊有赖组织学检查[2]。ENB病程进展较缓慢，呈局部侵袭性生长，可侵及筛窦、上颌窦、蝶窦和额窦，也可向眼眶、鼻咽部和颅内侵犯，易出现早期转移，最常发生的部位是颈淋巴结，国内外文献报道颈淋巴结转移率为20%~33%，远处转移率为33%~40%，最常见的部位为骨、脑和肺，乳腺、大动脉、脾、前列腺等部位也有报道。有说ENB就诊时4%~16%的患者伴有颈部淋巴结转移[3]。早期症状多不典型[4]。ENB是一个低度恶性肿瘤，不常转移的说法不妥[5]。

三、临床表现

一般认为，该肿瘤生长缓慢，浸润、转移和复发都出现较晚，5年生存率为45%~75%，但也有为数不少的病例发展较快[6]。

程世斌报道ENB肺转移1例。因右侧鼻腔反复出血伴鼻通气不畅及鼻咽部异物感来诊。检查发现右鼻腔内有暗紫色质硬新生物。鼻旁窦瓦、柯氏位X线片见左鼻腔密度较对侧稍高。行右侧鼻息肉摘除术。术中取出一红枣大肿块。病理：右鼻腔ENB。术后2年6个月良好。后始觉咳嗽，胸部不适。胸片：右肺门处有4cm×4.5cm块状影。右第四前肋下为广泛均匀增高影。仰卧高仟伏片右侧主支气管抬高，分叉角度稍增大，肿块影较清楚。结合临床病史，考虑右肺门淋巴结转移性病变。行肺部放疗2个月右肺门肿块消失，右膈显示正常[2]。

张雅巍等报道ENB误诊为鼻息肉，术后肺转移1例。右侧鼻塞、嗅觉减退1年。多次就诊均诊为鼻息肉。近2个月因右侧鼻腔反复出血入院。右侧鼻腔见淡红色新生物，表面有坏死组织。取组织标本送检，病理诊断为鼻ENB。行胸透、腹部B超检查均未见转移灶。于全麻下行鼻侧切开ENB切除术。术后予直线加速器放疗，2年后复诊无复发，CT检查示肺转移，2个月后死亡[7]。

四、影像学表现

孙秀华等报道ENB伴多处转移1例。因右眼球凸出、胀痛、流泪、头痛1月余入院。查见右颌下一约

5cm×5cm 大小肿块，右鼻腔内可见一 0.5cm×0.6cm 大小息肉样肿物。CT 检查诊断为鼻旁窦癌侵及右眼眶内，行右颌下肿块切除活检术。术后病理示 ENB 转移结节，后经耳鼻喉科检查证实原发癌灶位于右鼻腔。行局部 ^{60}Co 放疗。患者拒绝手术。4 个月后出现双面部肿胀，右眼球再次凸出，视物模糊，双颊部及额部渐渐出现肿块，张口困难，颈部肿胀。查体见左颊部皮下肿块，右颊肿块，左额部肿块，背部双肩胛间区肿块，双颈部多个肿大淋巴结。胸片检查示右下肺转移性病灶，CT 诊断为右下肺转移癌。化疗 3 个周期，同时行双颊部微波热疗，治疗后双颊部肿块完全消退，额部及背部肿块明显缩小，眼球回缩，视力恢复，颈部淋巴结明显缩小，张口自如，可进普食。又 11 个月后头痛较重，脑CT 检查示双额叶转移癌，右筛窦、额窦内肿物。经化疗及其他对症治疗后病情无好转，因呼吸衰竭死亡[1]。

五、诊断

邵少慰等报道 1 例 ENB 全身广泛性转移。反复进行性鼻塞 8 个月，鼻涕带血 2 个月，曾多次按鼻息肉行烧灼治疗，后仍反复鼻出血。检查前后鼻孔均被肿物所填塞，病理确诊为：ENB。局部手术切除后做联合放疗和化疗。10 个月后，相继发现腋窝、头皮、大阴唇、腹股沟及两大腿内侧等多处皮下无痛性肿物，小指头至鸡蛋大。近 1 周自觉心悸、气促，不能平卧，伴刺激性咳嗽，痰少，无血痰。胸片：心脏普遍扩大，搏动弱；肺纹理粗，肋膈角变钝。心脏 B 超：大量心包积液。终因并发急性心包填塞、严重胸腔积液而死亡[8]。

六、治疗

鼻嗅神经母细胞瘤对放疗相当敏感，在较短时间内可使转移病变消失[2]。

李国文等分析 10 例 ENB 放疗疗效。A 期 1 例、B 期 5 例、C 期 4 例。6 例行单纯放疗，4 例行术后放疗。全部病例均随访 5 年以上。1、3、5 年生存率分别为 7/10、6/10、5/10。报道时存活 4 例，死亡 6 例，死于肺转移 2 例（其中 1 例为双肺转移）、腰椎转移 1 例、肿瘤未控 2 例、恶病质 1 例。C 期患者中除 1 例生存 3 年 2 个月外，另 3 例均在 1 年内死亡。本组 B 期病例 5 例，3 例行术后放疗（DT 4020 cGy~5000 cGy），其中 1 例已健康生存 7年，1 例 9 年后死于肺转移，1 例 3 年半后肿瘤侵犯右眼眶及眶内容物，再次放疗 DT 7656 cGy，放疗后 1 年零 3 个月又发生双肺转移，对转移灶放疗，放疗后转移灶消失，现又生存 6 个月[9]。

刘文胜等总结 ENB 34 例。Kadish 分期：A 期 1 例，B 期 9 例，C 期 24 例。治疗方法：单纯手术 3 例，单纯放射治疗 9 例，综合治疗 22 例。综合治疗包括手术结合放射治疗 15 例，放疗结合化疗 4 例，手术结合放疗、化疗 3 例。结果：5 年生存率为 47.1%(16/34)，局部控制率和远处转移率分别为 61.8%(21/34) 和32.4%(11/34)。死亡病例中，10 例死于远处转移，5 例死于局部复发。远处转移部位：骨转移 6 例，腹腔转移 6 例（4 例胰腺转移），胸腔转移 3 例（2 例肺转移，1 例胸膜转移），脊髓转移 1 例，腮腺转移 1 例。转移灶对放疗和化疗均敏感，可达到 PR，但未能提高生存率。所有死亡患者，除 1 例 3.5 年局部复发死亡外，其余均在 2 年内复发和（或）转移而死亡。远处转移和死亡患者的年龄中位数均为 20 岁[10]。

钱立庭等报道 ENB 54 例。9 例死于局部复发，9 例死于远处转移，转移部位有肾脏、腹腔、颅骨、脊柱、腋下、双乳、胸壁等。7 例转移患者用过化疗。死亡病例中 9 例放疗剂量≥6000 cGy。可见对于晚期，尤其发生了远处转移的病例尽管应用化疗和提高放疗剂量，也难以延长生存期[11]。

蒲建章等治疗 8 例 ENB。单纯手术 1 例，手术加放疗 6 例，手术加放疗及化疗 1 例。肿瘤全切除 5 例，次全切除 3 例。随访：1 例于 2 个月内复发，患者拒绝再次手术，1 个月后死亡；2 例于 1 年后复发，行放疗控制；1 例于 3 年后复发，再次手术并联合放、化疗控制。8 例中 3 例死于远处转移，1 例死于急性脑梗死，至今仍存活者 3 例。

ENB 易复发和转移，而颈部淋巴结是最常见的途径，其中 Radish C 期患者可高达 44%，故术中怀疑有颈淋巴结转移者须同时行淋巴结清除，也有学者认为术后应常规行颈部预防性放疗。ENB 复发后仍有希望长期存活，有研究报道 24 例患者复发后再治疗 5 年生存率为 28.8%，其中 1 例存活达 13 年以上，因此对首次治疗后复发患者仍应给予积极的治疗[12]。

郭京等采用上颌骨翻转入路连续切除鼻咽颅底肿瘤 27 例。结果：1 例于术后 11 个月出现肺转移，现带瘤生存[13]。

七、预后

Davis 将 ENB 的生物学行为归纳为：①潜在的黏膜下侵犯；②局部复发，不典型远处转移；③不良的长期预后。绝大多数学者认为其预后与 Kadish 分期有关，Silva 等报道，A、B、C 期患者 5 年生存率分别为

75%、60%、41%。颈部淋巴结转移是一个明显的预后不良因素，Dulguerov 等报道 390 例 ENB，有颈部淋巴结转移和无颈部淋巴结转移的 5 年生存率分别为 29%和 64%。赵路军等发现患者的一般状况对生存率有明显的影响，KPS≥80 和<80 者，其 5 年 OS(生存率)和 DFS(无病生存率)差异均有统计学意义。该病病程长，常规治疗后局部和区域复发较常见，复发可发生于治疗后多年，甚至超过 10 年。有报道随访超过 12 年出现复发者，复发后中位生存期为 12 个月，但复发后33%~50%的患者再行挽救性治疗可延长生存期，故推荐长期随访(至少 5 年)[4]。

赵路军等分析 49 例 ENB 的预后因素。改良 Kadish 分期为 A 期 3 例，B 期 15 例，C 期 22 例，D 期 9 例。单纯手术治疗 4 例，单纯放射治疗 11 例，手术+放疗 19 例，放疗+化疗 8 例，手术+放疗+化疗 7 例。49 例患者中有 24 例患者在随访期内出现了复发或进展，首次复发进展时间为 2~77 个月，中位时间为 10.2 个月。有 13 例出现原发部位复发，6 例出现区域淋巴结复发，14 例出现远处转移。最常见的远处转移部位为骨转移(7/14 例)，其次为腹膜后淋巴结转移(4 例)和肺转移(3 例)。复发患者中，22 例接受了挽救性治疗，复发后中位生存时间为 20.9 个月。有 8 例出现 2 次复发；3 例 3 次复发；1 例 10 年内 4 次复发，最后死于第4 次复发。本组患者就诊时颈部淋巴结转移率为 18.4%，累积颈部淋巴结转移率为 28.6%，远处转移率为 28.6%。

ENB 复发后经积极再治疗，仍有部分患者可以长期存活。本组患者复发再治疗后，其 5 年总生存率 OS 为 28.8%，有 1 例患者复发后存活 13 年，现仍健在。因而对首次治疗后复发患者应给予积极有效的治疗，延长患者的存活期，提高患者的生存质量[3]。王进等分析 ENB 颈部淋巴结转移的相关因素。21 例 ENB，8 例综合治疗，单一治疗 13 例，5 例患者颈部淋巴结转移。Logistic 回归分析影响颈部淋巴结转移的因素，年龄具有相关性($P<0.05$)。性别、病程、临床分期、组织病理学分级及治疗方式无相关性($P>0.05$)[5]。

参考文献

[1]孙秀华，钟敏，段欣晖.嗅神经母细胞瘤伴多处转移 1 例报告.大连医科大学学报，1998，20(3)：21

[2]程世斌.鼻嗅神经母细胞瘤肺转移一例报告.临床放射学杂志，1992，12：212

[3]赵路军，高黎，徐国镇，等.嗅神经母细胞瘤的预后因素和治疗结果分析.中华肿瘤杂志，2005，27：561-565

[4]张文华.嗅神经母细胞瘤的影像诊断及治疗进展.现代中西医结合杂志，2007，16：5062-5065

[5]王进，杨伟炎，王荣光，等.嗅神经母细胞瘤颈部淋巴结转移的相关因素分析.西南国防医药，2006，16：44-45

[6]李红，李扬.嗅神经母细胞瘤 21 例临床病理分析.黑龙江医学，2004，28：267-268

[7]张雅巍，王品.鼻嗅神经母细胞瘤误诊为鼻息肉一例.临床误诊误治，2008，21：97

[8]邵少慰，林华欢. 嗅神经母细胞瘤全身广泛性转移一例并文献复习.中国神经肿瘤杂志，2004，2：142-143

[9]李国文，樊锐太，师国珍，等.10 例嗅神经母细胞瘤放疗疗效分析.中国肿瘤临床，1998，25：431-432

[10]刘文胜，唐平章，徐国镇.嗅神经母细胞瘤 34例临床治疗经验.中华耳鼻咽喉科杂志，2004，39：328-332

[11]钱立庭，程广源.嗅神经母细胞瘤 54 例临床分析.安徽医学，1995，16：43-44

[12]蒲建章，赵洪洋，张方成.嗅神经母细胞瘤的诊断与治疗.中国耳鼻咽喉颅底外科杂志，2006，12：271-273

[13]郭京，祁永发，徐振纲，等.经上颌骨翻转入路切除颅底侵入瘤.中华外科杂志，2002，40：87-88

第五节 神经纤维瘤病

一、流行病学

神经纤维瘤病(NF)是神经皮肤综合征中相对较常见的类型之一，该综合征是指一些起源于外胚层的组织和器官发育异常的病，特别是神经、皮肤和眼睛的异常，有时也波及中胚层或内胚层。到目前为止，其包括的病种已有 40 余种，但临床均较少见[1]。从广义而言，任何肿瘤包含神经和肌肉 2 种组织成分均可称为蝾螈瘤，而从严格意义上讲只有恶性周围神经鞘瘤(MPNST)伴横纹肌肉瘤才能称为恶性蝾螈瘤。恶性蝾螈瘤(MTT)约占全部恶性周围神经鞘瘤(MPNST)的不到 5%，其中 2/3 患者并发神经纤维瘤病 1 型[2]。

MPNST 是描述那些被称作恶性神经鞘瘤(恶性雪旺细胞瘤)、神经源性肉瘤和神经纤维肉瘤的肿瘤，1993 年 WHO 正式将该类肿瘤命名为恶性外周神经鞘膜瘤。虽然 MPNST 可发生于各个部位，但是最常累及坐骨神经。这种肿瘤常发生于 NF-I 型患者大的神经干，在大多数患者中，具有复发转移及致人死亡的侵袭性过程,但 MPNST 累及脑神经罕见。肿瘤易发生转移,最常发生转移的部位是肺,其次有软组织、骨、肝脏,腹腔内、脑、卵巢、肾脏和腹膜后。病程为 1 个月~23 年不等。影响预后最重要的原因有:NF-I 即 von Recklinghausen's 病的存在、肿瘤大于 5cm 和手术切除的范围。

国外报道 MPNSTs 的 2%~9%发生于 NF-Ⅰ型的患者,并且认为与放疗有关,大约有 10%的患者为放疗后继发 MPNSTs[3]。

NF 是一种常染色体显性遗传性疾病,其外显率为100%。其中Ⅰ型主要表现为多发性神经系统肿瘤皮肤色素斑、血管系统及其他脏器病变,基因定位在 17 号染色体上,发病率大约为 1:40 000 活产儿,我国儿童发病率尚无确切报道。Ⅱ型少见,主要表现在双侧听神经瘤,基因定位在 22 号染色体上,发病率大约为 1:33 000 活产儿。其中 NF-Ⅰ是最常见的神经皮肤综合征。

有研究该病 15%~19.87%合并中枢神经系统肿瘤及其他恶性肿瘤。有学者提出伴横纹肌肉瘤分化型手术切除后的复发率仍为 43%,转移率为 48%,其 5 年生存率为 12%。其他如合并血管病变者,复发率亦较高[1]。

二、病理学

典型的周围型最为常见,占 NF 的 90%。NF 可以恶变,恶变率为 3%~17%,有人认为大神经干容易恶变,而皮肤 NF 恶变罕见,但也有作者发现浅表肿瘤更易恶变。国内文献报道不多,且多为个例,尚无较一致意见。肿瘤一旦恶变即为恶性神经鞘瘤,但仅凭 HE 在光镜下难以与恶纤组、横纹肌肉瘤相区别。NF 一旦恶变,极易复发,平均生存期仅 2 年。原有肿块突然增大、破溃、出血及局部疼痛均提示恶变可能。如瘤体小可做局部根切,瘤体大或复发瘤则应做肌群或高位截肢[4]。

三、临床表现

陈孝柏等报道多发性 NF 7 例,其中 1 例 MRI 显示左胸腔、左上腹部可见多个团块状、结节状异常信号[5]。

任静等报道恶性蝾螈瘤的 CT 及 MRI 表现 3 例。其中 1 例有肺转移:8 个月前突发双下肢感觉、肌力消失入院。外院腰骶部 MRI 示 T12、L1-3 水平椎管内多发占位性病变,术后病理为神经纤维瘤。3 个月前因排尿困难,尿潴留再次入院。盆腔 CT 检查:前列腺巨大软组织密度肿块影,约为 10cm×13cm×12cm。胸部CT 提示双肺上叶多发转移瘤。盆腔 MRI 平扫见巨大的软组织肿块影,边缘呈分叶状,T2 加权像呈高信号影,且信号不均匀,其内可见环形低信号分隔影,T1 加权像以低等信号为主,夹杂有高信号影,增强扫描呈明显不均匀强化,膀胱直肠受压。前列腺穿刺活检诊断为前列腺恶性蝾螈瘤[2]。

刘世恩等报道 12 例恶性外周神经鞘膜瘤的 CT 和 MRI 表现。发病部位分别为股部 5 例,小腿下端 1 例,腹膜后 2 例,盆腔 1 例,纵隔 2 例,颈部 1 例。5 例患者腹股沟、纵隔或腹膜后淋巴结肿大;2 例发生肺转移,合并胸腔积液;1 例邻近髋关节受累,关节囊肿胀,并可见少量关节积液[3]。

陈秋干报道妊娠期皮肤 NF 恶化出现胸液 1 例。因左胸痛、气促,不能平卧 1 周入院。妊娠 7 个月。从初潮开始发现胸前一浅褐色赤豆大结节,随年龄增长,结节增多、增大,由胸、腹、背逐渐到四肢和头面部。于妊娠期成批生长,明显增大。胸片示左胸膜腔大量积液,未见结核病灶。胸水为渗出液。结节活检:NF。住院 17 天,4 次胸穿抽液共 4500 mL,积液未见减少。出院 4 周后自然分娩一死婴,6 周后患者病死[6]。

四、影像学表现

几例患者的影像学表现见表 21-5-1[2-6]。

表 21-5-1 几例患者的影像学表现

作者	影像学表现
陈孝柏等	多发性神经纤维瘤病。MRI:左胸腔多个团块状、结节状异常信号
陈秋乾	妊娠期皮肤神经纤维瘤病恶化出现胸液。胸片示左胸膜腔大量积液
任静等	前列腺恶性蝾螈瘤。胸部 CT 示双肺上叶多发转移瘤

五、诊断

杨景震等报道 NF 的影像诊断 1 例。1 例前纵隔迷走神经、多处的肋间神经纤维瘤(均切除)表现前纵隔肿物。前纵隔迷走神经的肿瘤,如果注意到其家族史和多处皮下的肿瘤,术前有可能做出诊断[7]。

六、治疗

主要是对症处理及手术切除肿瘤。神经纤维瘤是不易恶变的良性肿瘤,一般可行保守观察。怀疑恶变者,应行手术切除,尽量全切肿瘤而完整保留其神经功能[1]。

七、预后

NF 病常伴有多种后遗症和并发症,但大部分肿瘤进展缓慢,部分生长迅速且剧痛者易恶变。MTT 是高度恶性致死性的肿瘤,生长快,可发生于任何部位,短期内复发转移,预后极差[1]。

参考文献

[1]齐凤芹,王德亮,田春莉,等.神经纤维瘤病 1 家系报告并文献复

习.山西医药杂志,2008,37:938-939
[2]任静,常英娟,宦怡,等.恶性蝾螈瘤的CT及MRI表现(附3例报告及文献复习).实用放射学杂志,2008,24:84-86
[3]刘世恩,郭永存,王希强,等.恶性外周神经鞘膜瘤的CT和MRI表现.实用放射学杂志,2007,23:208-209
[4]郭坚.皮肤神经纤维瘤病恶变1例.临床皮肤科杂志,1998,27:122-123
[5]陈孝柏,刘军,郭绍伦.多发性神经纤维瘤病的MRI诊断(附7例报告).实用放射学杂志,1994,10:665-667
[6]陈秋乾.妊娠期皮肤神经纤维瘤病恶化一例.中国医刊,1998,33:61
[7]杨景震,王成健,何凤丽,等.神经纤维瘤病的影像诊断10例分析.放射学实践,2003,19:152-153

第六节 化学感受器瘤

一、流行病学

通常认为化学感受器瘤是一种良性肿瘤,但有潜在恶性。即使出现转移病灶,由于生长缓慢,其生存期仍相对较长。

恶性化学感受器瘤临床少见,至1974年文献有33例报道,1994—2005年国内有13例报道。化学感受器瘤起源于外胚层细胞与神经管之间的神经嵴(原始神经的交感神经系统始基),其中一些细胞演变为嗜铬细胞组织,而不能分泌儿茶酚胺者则称化学感受器瘤。由于人体化学感受器分布范围很广,故化学感受器瘤可发生于颈动脉体、颈静脉球体、主动脉体、腹膜后体、鼓室、喉体、鼻腔、鼻窦、甲状腺、腮腺、肺、心、膀胱、骨骼等30多个部位。化学感受器瘤又称非嗜铬性副神经节瘤。多见于颈动脉体及颈静脉球部,二者占化学感受器瘤的98%。复发率低,占7%~25%。Staat于20世纪中叶积累了600余例颈动脉体瘤,复发及转移率均不超过3%。

颈部副神经节瘤又称化学感受器瘤。颈动脉体瘤起源于颈动脉体,仅占头颈部肿瘤的0.22%[1]。

发生于肺的恶性化感瘤更少见。患者性别差异不大,年龄多在20~60岁[2]。

二、病理学

多数认为化学感受器瘤与肾上腺髓质共同来源于神经嵴,故将化学感受器及肾上腺髓质以及它们的同类组织统称为副神经节,其发生的肿瘤又称为副神经节瘤或非嗜铬神经节瘤。化学感受器瘤有1%~30%出现恶变。恶性者早期诊断困难,主要标志为通过血行和淋巴结途径转移。因为本瘤血供丰富,手术过程中瘤细胞极易入血造成人为的转移,转移部位包括肺、骨、肝、颈淋巴结等。骨转移多见于脊柱、肋骨、颅骨,可出现病理性骨折[3]。

良、恶性组织形态特征无明显区别,单纯根据组织形态很难判断肿瘤的生物学特性。因而大多数学者认为副神经节瘤的预后判定应将手术所见及临床资料置于首位,如包膜是否完整、周围组织有无侵犯及转移等,而组织学改变则退为预后判定的第二位。组织学分化高并不能判定为良性,细胞异型性明显,核分裂象多见,侵犯包膜及大片瘤细胞坏死则高度提示恶性可能。生长较慢,倍增时间约为4.2年。杨友等的病例从有自觉症状至出现L3椎体转移10余年[3-6]。

三、临床表现

临床表现如表21-6-1所示[2-3,5-8]。

表21-6-1 几例患者的临床表现

作者	症状及体征
杨道元等	化学感受器瘤早期胸、腹部广泛转移。1个月午后低热,术后第2天体温持续39℃~41℃,伴咳嗽
吴健等	全身多处转移性化学感受器瘤。左下肢疼痛进行性加重,咳嗽、咳白色泡沫样痰4个月
马建青	化学感受器瘤肺转移。全身多处浅表淋巴结肿大,颜面及双侧肢体肿胀,颜面色素沉着伴体重下降2年余
温珍平等	原发性肺恶性化学感受器瘤多发转移。突发咳嗽,咯血量约600 mL等
王洪臣等	肩背部化学感受器瘤。肩背部进行性增大的无痛性肿块5年就诊,右侧肩背部有8cm×4.5cm大小的肿物
杨友等	颈部恶性副神经节瘤并多处转移。因颈部包块16年,腰痛2年,加重半月入院。查体:右颈部扪及约8cm×7cm×15cm包块和右眼眶上方鸽蛋大小包块,L3、L4椎体旁叩击痛

位于纵隔的化学感受器瘤常来源于主动脉体的化学感受器,多位于主动脉弓附近,症状多为胸闷、胸痛、咳嗽、咯血等不典型临床表现[7]。

温珍平等报道原发性肺恶性化学感受器瘤多发转移。患者于1小时前因生气哭泣后突发咳嗽,咯血量约600 mL,CT如表21-6-2所示。纤支镜见左肺下叶支气管开口处有血性分泌物。行左肺下叶切除术。病理:化学感受器瘤,瘤细胞有一定异形性。5年后双眼视物模糊,头痛伴恶心、呕吐,头颅CT示左大脑枕顶叶一占位，大小约为 2.8cm×3.2cm×3.0cm，诊断为脑转移瘤，行 X 光刀治疗(24 Gy)，3 个月后肿瘤缩小，6 个月后肿瘤消失。3 个月后出现痰中带血，胸腹部 CT 示左肺下叶区域肿块影。右肺中、下叶和左肺上叶可见多个大小不等的肿块影及肝内多发占位灶。给予 CE-CAP 方案化疗 4 个周期，复查肿瘤进展。又 6 个月后出现下腹部胀痛及右臀部包块，B 超示子宫右侧囊实性肿物。行盆腔肿瘤切除术，病理为(右侧卵巢)化学感受器瘤。右臀部肿瘤切除，病理同。又 13 个月再次出现下腹部胀痛及右臀部肿物。又 1 年头痛、眩晕、走路不稳伴恶心、呕吐，头颅 CT 及 MRI 示左侧小脑占位，行 γ 刀治疗(16 Gy)，3 个月后死亡[2]。

杨道元等报道 1 例化学感受器瘤早期胸、腹部广泛转移。因左股骨颈动脉瘤样骨囊肿行人工全髋关节置换术后 11 个月，近 1 个月午后低热来院检查。X 线片显示左股骨颈假体下方约 8cm 及大、小转子骨质呈明显溶骨性破坏。局部取活检报告：左股骨颈残端动脉瘤样骨囊肿复发。术后病理报告：左股骨残端周围软组织恶性化学感受器瘤。术后第 2 天体温持续 39℃~41℃，伴咳嗽，病情迅速恶化。超声检查：肝右叶最大斜径为 12.7cm，前后径为 11.2cm，肝实质内弥漫分布着 10 多个低回声包块，包块边界较清楚，呈“牛眼征”，最大者为 4.9cm×2.2cm，其他仅为 1.8cm×1.2cm。脾厚3.9cm，右肾为 12.8cm×6.2cm，右肾的内上方可探及一19.0cm×11.0cm 包块，包块边界清楚，向下延伸到右肾肾门处，包块内部回声绝对不均匀，中高回声相间，中心部有两个无回声暗区，在右肾静脉平面探查下腔静脉，在下腔静脉内可见一 5.6cm×4.0cm 中等回声均匀的椭圆形包块，该处下腔静脉被撑宽到 4.0cm。超声诊断：肝内多发性占位病变；多考虑肝转移癌；右肾上腺区巨大肿瘤，并已侵犯右肾门部，腹后部转移性包块；下腔静脉及右肾静脉内巨大癌栓。胸片及 CT 如表 21-6-2 所示。术后 45 天患者死于左股部化学感受器瘤广泛转移，肺、肝、肾等多脏器功能衰竭[3]。

吴健等报道 1 例全身多处转移性化学感受器瘤。因左下肢疼痛进行性加重，咳嗽、咳白色泡沫样痰 4 个月就医。胸片：两肺散在分布多个大小不等，密度均匀、边缘光滑之结节影，最大灶约为 1.7cm×1.6cm，右肺门可见肿大淋巴结，约为 3.9cm×2.6cm，诊断为双肺转移瘤。经 CT 扫描，左侧髋臼可见骨质破坏性改变。3.5 个月后行肺穿刺活检，病理为化学感受器瘤，并化疗 5 个周期，均无效。5 年后行骶椎管转移瘤切除术。病理为化学感受器瘤。呼吸极度困难。胸片：两肺野见密集的大小不等的结节影，有的融合，以双下肺为著，最大为 7.0cm×8.0cm，诊断为双肺多发转移瘤伴胸腔少量积液。又 1 年死亡。此例患者发现时即为双肺多发转移、左髋臼转移。原发部位不明确，发现时即失去手术机会。病情缓慢进展，生存 6 年 4 个月[8]。

马建青报道化学感受器瘤 3 例，内有 1 例肺转移。因发现全身多处浅表淋巴结肿大、颜面及双侧肢体肿胀、颜面色素沉着伴体重下降 2 年余。满月脸，颜面色暗，双侧肢体近端肿胀。双锁骨上下区及双侧腋下、双侧腹股沟扪及质硬活动之肿大淋巴结。锁骨上及腋下淋巴结穿刺，并对腹股沟肿大淋巴结活检。提示为转移性化学感受器瘤，胸片如表 21-6-2 所示。腹部 B 超为腹膜后化感器瘤，于 2 年 8 个月后死亡。死因：晚期肿瘤，多器官衰竭[9]。

周仪等报道脊椎骨、胸骨化学感受器瘤转移 1 例。因两下肢麻木、无力 1 月余，近 1 个月行走不便。一年前曾行颈动脉体瘤切除术，胸骨体区可见局部隆起改变。腰部有压痛。MRI 检查矢状面 T1 加权像 T10~15 多个椎体有多发圆形低信号病灶，边缘有高信号。胸骨病灶活检病理报告：胸骨转移性化学感受器瘤[10]。

王洪臣等报道肩背部化学感受器瘤 1 例。女，36 岁，肩背部进行性增大的无痛性肿块 5 年就诊。右侧肩背部有一 8cm×4.5cm 肿物，行肿物切除。病理：腺泡状横纹肌肉瘤。术后患者拒绝放射及化学治疗。6 年后体检发现右肺下叶转移瘤，又 2 年肩背部切口处肿瘤复发。又经 2 年再次行右侧肩背部肿瘤切除，并行右肺下叶肿瘤切除。病理免疫组化报告：肩背部化学感受器瘤并肺部转移。患者术后行肩背部及肺部 X 线放射治疗，随访至今健在[5]。

杨友等报道颈部恶性副神经节瘤并多处转移 1 例。因颈部包块 16 年，腰痛 2 年，加重半个月入院。查体：右颈部扪及约 8cm×7cm×15cm 包块和右眼眶上方鸽蛋大小包块。L3、L4 椎体旁叩击痛。患者于 1978 年 4 月发现右颌下包块。1992 年 10 就诊手术，术中诊断为血管瘤，未切除。1994 年 3 行血管造影，诊断为右颈动脉体瘤并动静脉瘘，右颈内外动脉起始部血管畸形，未做治疗。1995 年 11 月发现右眼眶上方包块并在耳鼻喉科取活检(本次入院)，病理诊断为右侧额窦区骨组织化学感受器瘤。腰椎 CT 示 L3 椎体多处溶骨性骨质破坏。行 L3 椎体穿刺取材活检，病理及免疫组化诊断为 L3 椎体副神经节瘤，其他影像检查结果如表 21-6-2 所示[6]。

表 21-6-2 几例患者的影像学表现

作者	影像学表现
杨道元等	化学感受器瘤早期胸、腹部广泛转移。胸片显示双肺散在大小不等棉絮状结节性阴影,CT 显示肺部、右肾上腺区下腔静脉及右肾静脉内巨大癌栓
吴健等	全身多处转移性化学感受器瘤。胸片:两肺散在分布多个大小不等、密度均匀、边缘光滑之结节影
马建青	化学感受器瘤肺转移。胸片:双肺布满大小不等的转移性病灶
温珍平等	原发性肺恶性化学感受器瘤多发转移。CT 示左肺下叶类圆形阴影,2.0cm×1.8cm×2.3cm,头颅 CT 示左大脑枕顶叶占位。3 个月后右肺中、下叶和左肺上叶可见多个大小不等肿块影及肝内多发占位灶。又 6 个月后 B 超示子宫右侧囊实性肿物和右臀部肿瘤切除。又 13 个月再次出现下腹部胀痛及右臀部肿物。又 1 年左侧小脑占位
杨友等	颈部恶性副神经节瘤并多处转移。腰椎 CT 示 L3 椎体多处溶骨性骨质破坏。颈根部至眼眶螺旋 CT 平扫加增强检查示右侧颈鞘区和右侧眼眶内及右侧额部不规则软组织肿块,明显推移周围组织,右侧眼眶内、上壁及额窦壁膨胀性破坏,增强扫描示病灶明显强化。颈根部至眼眶的 CT 血管造影较直观地显示血管与病变的关系

四、影像学表现

影像学表现如表 21-6-2 所示[2,3,6-8]。

杨荫清等报道化学感受器瘤肺转移多发球形影生存 8 年 1 例。因咯血 8 年来多次住院,10 岁、12 岁时2 次左颈部化学感受器瘤、颈动脉体瘤手术,16 岁、19 岁胸片:肺内多发球形阴影;22 岁肺内多发球形影,大者 2.3cm,小者 0.4cm,有时阴影会有所减少、缩小。现肺内病灶增大、增多,大者 2.6cm。因恶心、喷射性呕吐,脑内发现病灶。后双目失明死亡。诊断:颈动脉体瘤肺、脑转移[11]。

五、诊断

如果临床初步诊断为颈动脉体瘤,切忌盲目穿刺活检。影像学检查对颈动脉体瘤的诊断非常重要,彩色多普勒超声、CT、MRI/MRA 检查均可提供一定的诊断依据。动脉造影数字减影技术(DSA)检查是诊断颈动脉体瘤的最佳手段。彩色多普勒超声检查诊断颈动脉体瘤的特异性和敏感性均较高,被认为是目前确诊颈动脉体瘤最好的非创伤性的检查措施。报道应用彩色多普勒观察瘤体及外周血管血流来诊断化学感受器瘤,准确率达到 90%以上。CT 检查有助于观察肿瘤向颅底的侵犯情况。MRI/MRA 检查显示化学感受器瘤所特征性的“盐和胡椒征”,表现为瘤体内出现迂曲点、线状流空信号伴点状高信号。MRI/MRA 与 CT 相比,可多轴向成像及二维血管成像,立体、直观地显示肿物与血管的关系,准确率较高且无放射性损伤。20 世纪 80 年代以来,DSA 广泛应用于临床,颈动脉体瘤诊断的准确性得以有效提高,其诊断颈动脉体瘤的准确率可达 100%。对诊断颈动脉体瘤、评估肿瘤累及血管的程度、评估脑侧支循环建立有重要价值。最新的研究表明 PET/ CT 检查可应用于颈动脉体瘤的诊断,对小于 10mm 的肿瘤的诊断准确率优于其他的检查手段[1]。

六、治疗

肿瘤恶性度较低,复发及转移间隔时间长,手术切除是治疗化学感受器瘤的有效方法。大多数学者认为放疗对肿瘤无效, 但 Copt Andre 认为行 X 线放射治疗,剂量为 4500 rad,可延缓肿瘤生长。30 年前曾有人报道了 1 例较大颈部化学感受器瘤,因有转移未能手术,经放射治疗后,该瘤体明显缩小,故此对拒绝手术或不能手术者,可放射治疗。化学感受器瘤对化学治疗一般不敏感,故少采用[5]。

聂大年等报道化学感受器瘤 11 例。9 例行肿瘤全切除术,其中 2 例失访。5 例术后随访 2~17 年无复发,2 例分别于手术后 14 个月及 3 年出现骨转移,前者为肱骨转移,行左肱骨头切除术,术后失访;后者为全身广泛骨转移,包括胸骨、髂骨、骨盆、股骨,此患者经同位素治疗及全身化疗 1 个疗程,随访 2 年,目前仍带瘤生存。2 例行肿瘤部分切除,其中 1 例术后随访 5 年,残瘤缓慢增长,无转移;另 1 例术后随访 4 年肿瘤无进展。本组 12 例患者中有 2 例出现骨转移,恶变率为 16.7%。

由于化学感受器瘤恶变率低,鲜见转移性化学感受器瘤治疗的文献。Massey 曾报道放射治疗 6 例转移性化学感受器瘤(剂量 27~45 Gy),取得满意疗效。聂大年组1 例为化学感受器瘤全身骨转移患者,由于病灶分布广泛,难以实施常规放疗,采用核素钐(153Sm-EDIMP)加联合化疗(CTX 0.6,1d;VCR 2 mg,1d;DDP 20 mg,5d),1 个疗程后骨痛症状缓解,局部病灶明显缩小[4]。

一旦诊断颈动脉体瘤,应积极采取手术治疗。近年来, 放射治疗对颈动脉体瘤的局部控制率已达到 95%,可作为治疗颈动脉体瘤的有效手段[1]。

七、预后

本瘤少见，诊断要慎重。应采取综合治疗手段。化学感受器瘤可以15~20年不变。有报道多次放疗后存活26年[11]。

参考文献

[1]王旭东，葛正津.颈动脉体瘤诊断与治疗进展.中国肿瘤临床，2007，34：117-120

[2]温珍平，赵昆，刘利.原发性肺恶性化学感受器瘤多发转移一例.肿瘤防治杂志，2004，11：221

[3]杨道元，杨芳，李枝，等.化学感受器瘤早期胸、腹部广泛转移一例报告.华北国防医药，2006，18：356-357

[4]聂大年，徐立卓，尹松梅，等.化学感受器瘤11例临床分析及随访报告.中国实用内科杂志，2002，22：503-504

[5]王洪臣，周通.肩背部化学感受器瘤1例.中国中西医结合外科杂志，2009，15：91

[6]杨友，韩丹，胡茂清，等.颈部恶性副神经节瘤并多处转移一例.放射学实践，2006，21：210

[7]张东伟，杨维良，刘涛.化学感受器瘤的研究现状.医师进修杂志，2005，28：55-56

[8]吴健，吴迪，陈德英.全身多处转移性化学感受器瘤1例.临床肿瘤杂志，2001，6：256

[9]马建青.化学感受器瘤3例诊治体会.青海医药杂志，2005，35：28

[10]周仪、朱为娅.脊椎骨、胸骨化学感受器瘤转移1例报告.颈腰痛杂志，2004，25：296

[11]杨荫清，李润明. 化学感受器瘤肺转移生存八年一例报告.西安交通大学学报（医学版），1981，（S3）：71-72

第七节　副神经节瘤（嗜铬细胞瘤）

一、流行病学

对于肾上腺外嗜铬组织来源的肿瘤，过去常称之为异位嗜铬细胞瘤。近年来提出了一个新的概念：副神经节瘤，它是对所有嗜铬组织来源肿瘤的统称。其中起源于肾上腺髓质的肿瘤即为嗜铬细胞瘤（PHEOs），又称肾上腺髓质副神经节瘤。

副神经节瘤80%~90%位于肾上腺髓质，髓外主要分布于腹膜后、腹主动脉前、左右腰椎旁间隙、肠系膜下动脉开口处的嗜铬体，更少见的部位尚有肾上腺、肾门、肝门、肝及下腔静脉之间、腹腔神经丛、近胰腺处、髂窝或近髂窝血管处、卵巢内、膀胱内、直肠后、胸腔内、脊柱旁、颈部或颅内等处。副神经节瘤约90%为良性，但肾上腺外的副神经节瘤，有24%~50%是恶性的。尽管如此，由于其恶性程度较低，即使发生了转移，手术后治愈率也较高，生存时间较长。对于恶性副神经节瘤的诊断标准主要为包膜浸润，血管内有癌栓，或有远处转移等细胞行为表现，而不是常规的细胞形态异常[1]。

大部分肾上腺肿瘤（95%）发生在腹部，最常见的肾上腺外部位是主动脉旁（75%）、膀胱（10%）、胸部（10%）以及头部、颈部、骨盆（5%）[2]。

恶性嗜铬细胞瘤（MP）临床上较为罕见，在原发的肾上腺嗜铬细胞瘤中占13%~29%，在肾上腺外的比例达43%。单从临床表现或组织病理上来诊断恶性嗜铬细胞瘤并非可靠标准。邵鹏飞等总结19例MP和100余例良性嗜铬细胞瘤认为，肿瘤的生物学行为、术中情况、病理学诊断结果和其他辅助诊断技术相结合是判断恶性嗜铬细胞瘤的可靠证据。恶性嗜铬细胞瘤患者临床表现包括儿茶酚胺过度分泌和肿瘤浸润转移产生的症状。邵鹏飞等19例患者中除1例膀胱恶性嗜铬细胞瘤无明显高血压的临床表现外，其余均有阵发、持续性高血压或疼痛等症状，且复发性恶性嗜铬细胞瘤早期也多表现为术后血压再次升高。本组5例复发性恶性嗜铬细胞瘤均以头晕、心悸等高血压症状前来复诊。CT、MRI等影像学技术有助于肿瘤的定位和定性，对于肿瘤和临近组织结构的关系，包膜、血管、淋巴结是否有侵犯，是否存在转移病灶有重要价值。文献报道，CT扫描肿瘤直径大于5cm、尿儿茶酚胺数值异常升高者应考虑恶性倾向[3]。

MP约占全部嗜铬细胞瘤的20%，预后不良。MP的表现多种多样，转移部位可有多处，如腹膜、肝、胰和骨骼等，个别患者可有肺转移。肺转移MP患者的临床表现除有嗜络细胞瘤的表现外，常合并呼吸系统罹患的症状和胸部X线的改变[4]。MP的定位诊断：原发于肾上腺区的CT定位较容易，而异位的定位诊断有时困难。因为异位嗜铬细胞瘤起源于胚胎期神经嵴组织发育产生的嗜铬细胞，异位嗜铬细胞瘤发病率为10%~20%，颅底至盆腔均可发生[5]。

PHEOs是肾上腺素能系统的嗜铬组织分泌过多儿茶酚胺的肿瘤，占高血压患者的0.05%~0.10%。国外报道72%~82%发生在单侧肾上腺，3%~11%发生在双侧肾上腺，9%~19%在肾上腺外。瑞金医院1958—1998年手术并经病理证实的286例嗜铬细胞瘤中，男125例，女

161 例（男女比为 1:1.3）。肿瘤位于肾上腺内 220 例(76.9%)，肾上腺外 66 例(23.1%)，双侧性 17 例(5.9%)，多发性 26 例(9.1%)，恶性 29 例(10.1%)[6]。

罗邦尧等报道上海二医瑞金医院内分泌科 1960—1989 年嗜铬细胞瘤 150 例，其中良性肿瘤 134 例(占 89.3%)，恶性肿瘤 16 例(占 10.7%)，其中膀胱 3 例均为恶性)[7]。

腹膜后副神经节瘤发病率低，临床罕见。金水龙等复习 1965—2000 年国内 40 余篇文献共报道 126 例。有资料统计，在 4045 例腹膜后肿瘤中，本病仅 76 例，占总数的 1.88%。在各个部位的副神经节瘤中，以腹膜后副神经节瘤的转移发生率最高，达 28%~42%[8]。

二、病理学

副神经节瘤根据其生物学习性有良、恶性之分，肾上腺外的副神经节瘤 40%为恶性。仅 1%~12%原发肿瘤转移至肺、骨、肝等，以血源性转移较常见。在嗜铬性组织不会正常发生的部位，如肺、肝等，如发现副神经节肿瘤细胞，可判断为恶性。转移是诊断恶性的可靠标准。染色体倍数的研究有助于揭示肿瘤的生物学行为，正常的 DNA 直方图提示良性可能，四倍体或多倍体提示恶性可能。转移性肺副神经节瘤的临床表现与肺原发恶性肿瘤类似。转移灶通常位于肺的周边、多发性、大小不一，可有咳嗽或痰中带血。如 CT 等检查难以找到原发病灶，可采用 MBG-^{131}I 全身 γ 照相帮助寻找[9]。

邵鹏飞等的 MP 19 例术后病理均提示恶性倾向。一般认为的细胞异型性、血管内癌栓、包膜外浸润等恶性病理学表现的肿瘤可有良性生物学行为，相反，正常组织学形态的肿瘤可出现复发和转移，而复发、转移已是恶性肿瘤的晚期表现[3]。

特别是在无嗜铬细胞的组织，如淋巴结、肌肉、骨髓、肝脏、肺脏发现嗜铬细胞肿瘤即可确诊为 MP。

近年来，不少学者试图从细胞学及分子生物学角度鉴别嗜铬细胞瘤的性质。Teruhiro 等发现 MP 组织中过氧化锰歧化酶的活性明显低于良性肿瘤。Nativno 等应用流式细胞仪分析了肿瘤细胞 DNA 的倍体性，结果二倍体肿瘤大多为良性、94%有血管浸润、局部或远处转移，嗜铬细胞瘤的 DNA 为四倍体或非整倍体。另有研究证明，MP 组织中的端粒酶活性明显升高，而良性肿瘤及正常肾上腺组织中无此表达。但是目前还没有一种高效特异性的检测手段能鉴别良、恶性嗜铬细胞瘤[10]。

MP 转移最常见的部位为骨骼、肝、淋巴结、肺，其次为脑、胸膜、肾等。根据基因等遗传背景及肿瘤部位的不同，MP 的发生率为 3%~36%[11-12]。

Thompson 提出了一项肾上腺嗜铬细胞瘤量化评分系统(PASS)。他将肉眼和镜下的组织标本形态逐一给予量化，弥漫性生长或较大的巢状组织记 2 分，中心性或块状坏死记 2 分，每 10 个高倍镜下大于 3 个有丝分裂细胞记 2 分，非典型性有丝分裂记 2 分，核染色加深记 2 分，大量细胞质记 2 分，细胞单一化记 2 分，异型分裂记 2 分，浸润脂质组织记 2 分，血管侵犯记 1 分，包囊侵犯记 1 分等，总计 20 分。应用 PASS 对 100 例肾上腺嗜铬细胞瘤患者进行随访和统计分析，结果发现 PASS≥4 分的 50 例患者中 33 例临床确诊为 MP，另外 17 例组织学上均有恶性倾向，但临床未出现转移灶，而 PASS 小于 4 分者均为良性嗜铬细胞瘤。在总结既往组织学研究经验的基础上，PASS 的提出确实为判断嗜铬细胞瘤性质提供了有力帮助。

^{131}I 间-碘苄胍(肾上腺髓质显像 MIBG)由于其对嗜铬细胞组织特异的亲和力，一直为诊断嗜铬细胞瘤的重要手段，对异位的阳性病灶能判断其恶性性质。MIBG 最小可检出直径 0.4cm 的病变，灵敏度和特异性分别达 88.4%和 98.5%，但缺乏对肾上腺原发灶的诊断能力，也无法对转移灶准确定位。

细胞过度增殖是恶性肿瘤的重要特征。Ki-67 蛋白的表达与细胞增殖密切相关，用 Ki-67 的单克隆抗体 MIB-1 测定其阳性细胞的比例可提供重要信息。Brown 等测定 45 例良性和 6 例 MP 组织中 MIB-1 免疫活性，结果显示 100%的良性和 50%的 MP MIB-1 活性小于 1%，另 50%MP 活性为 10%~15%。良恶性嗜铬细胞瘤间可见显著性差异。

肝素酶：细胞外基质(ECM)和基膜蛋白的降解是肿瘤发展、浸润和转移的重要过程。肝素酶(HPR)是其中发挥降解作用的蛋白酶，在许多肿瘤细胞中均有表达。Ouiros 等采用原位杂交技术和免疫组化方法对 29 例嗜铬细胞瘤患者检测其 HPR 表达。结果显示良、恶性嗜铬细胞瘤中 HPR 表达阳性的比例分别为 37%和 100%，存在显著差异。HPR 的生物学作用可能包括：降解 ECM 和基膜促使肿瘤浸润转移，激活 VEGF 介导血管形成，抑制 T 淋巴细胞免疫功能。

但是，由于肿瘤发病机制复杂，与标记物的关系未完全明了，单一的肿瘤标记物难以全面反映具体肿瘤的产生和发展情况[13]。

三、临床表现

几组病例的临床表现如表21-7-1所示[10,14-19]。几例肺转移病例的临床表现如表21-7-2所示[4,9,11,14,20-21]。

邵鹏飞等的MP 19例中5例复发性MP均因高血压而复诊，手术证实肿瘤已多处转移[3]。

郑锡广分析误诊膀胱嗜铬细胞瘤4例。膀胱嗜铬细胞瘤约占膀胱肿瘤的0.06%。1953年Zimmerman最早报道，马永江于1964年首先报道。过去认为膀胱MP极罕见，Javaheri于1975年总结文献仅报道6例。1978年史铁繁搜集京津地区6例膀胱嗜铬细胞瘤有3例属恶性。1985年宋宗禄报道4例膀胱嗜铬细胞瘤中有3例属恶性。因此，国内膀胱嗜铬细

表21-7-1　几组病例的临床表现

作者	性质(例数)	部位	转移	其他
Lewi (1995)	MP(5)	其中4例有肝和骨转移，仅1例肺内有多处转移	Baba(1985)发现MP转移到空肠，造成肠麻痹和高钙血症。Shildon (1985)报道了MP的纵隔转移	随访6个月至17年、其中5例术后8个月至5年3个月复发并广泛转移死亡，1例死于心衰，余5例无复发存活
谭善峰等	MP(11)	肿瘤位于肾上腺区5例（左侧2例，右侧3例），腹主动脉旁2例，盆腔1例，膀胱壁3例。肿瘤直径4.0~16cm，平均6.3cm	11例均有局部浸润或远处淋巴、器官转移。首次拟诊良性者3例，术后1~8年出现复发或转移灶确诊为恶性，其中1例左肾上腺瘤首次复发在原位，第二次原位复发并腹膜后淋巴结转移确诊	12例中从出现临床症状最长生存时间24年，但术后平均寿命为6年，6年生存率为60%
郭冀珍等	MP(12)	肾上腺4例（双侧1例，左侧2例，右侧1例），膀胱内3例，腹膜后、腹主动脉旁4例，胸腔纵隔1例	初次手术已有广泛转移、无法根治者4例，余8例分别在术后1、2、4、6、7及10年发生腹腔内、肺、骨或硬膜外转移	CT定位符合率达100%(43/43)，CT诊断符合率达93%(40/43)
方文强等	MP(11) 良性瘤(32)	全组：腹膜后-腹主A旁21例，肾门附近8例，髂A旁3例，盆腔内2例，膀胱内2例，右心房、肝内、肝门、胰头、小肠各1例	11例均为恶性肿瘤，其中1例并两肺多发转移结节，1例并多发骨转移，1例并肝内多发转移和脊柱多发转移，瘤体直径均大于5cm，其中大于10cm者4例	存活小于2年者3例，3~11年者4例（包括目前存活3例）
李汉忠等	MP(12)	左肾上腺2例，右肾上腺3例，双肾上腺2例，膀肤2例，后腹膜中央1，腹主动脉旁多发肿瘤2例	7例首次手术病理诊断为嗜铬细胞瘤者，术后10个月~5年肿瘤复发，病程中发现肿瘤转移至肝3例，肝、肺、骨均有转移者2例，局部淋巴结转移2例	1例为腹膜后嗜铬细胞瘤复发，术后8个月死于脑血管意外
李锦青等	MP(5)	右肾上腺区肿块3例，左肾前方肿块1例，胰腺略下方腹主动脉旁肿块1例	例1伴肝转移，例2伴肺转移，例3伴肺（左下肺片块状影）、腰椎及骨盆转移，例4伴骨盆转移，例5伴腰椎转移瘤	术后6个月因肿瘤肺转移死亡。
刘兴凯等	儿茶酚胺症(32) MP(2)	肾上腺28例（左12例，右14例，双2例），腹主动脉旁2例，膀胱2例	1例术后1年出现双肺及肝、骨转移，18个月后死亡	行切除术中血压37/24kPa，术后血压正常
张坚等		肾上腺	1例术中发现侵犯肝脏。另1例无远处转移征象，瘤体直径11cm，行左肾上腺切除术。术后随访3个月发现肿瘤肺转移和多发骨转移	
郑锡广	膀胱MP(1)	血压高与血尿3年。血压24/14.7kPa。膀胱镜：左前壁3cm乳头状肿瘤	术后3年肺转移死亡	

注：MP恶性嗜铬细胞瘤

表 21-7-2 几例肺转移病例的临床表现

作者	症状及体征
陈小妹等	恶性嗜铬细胞瘤（肾上腺1例，腹主动脉旁8例，肾动脉旁1例）。3次手术后刺激性咳嗽、咳痰4个月
张喜林等	恶性嗜铬细胞瘤伴肺转移，腹膜后充气造影术致脑出血，无呼吸道症状
郭冀珍等	膀胱病灶切除后血压虽比术前下降，但未降到正常，并仍有阵发性发作。术后4年发现肺广泛转移
王怀禄等	肾上腺恶性嗜铬细胞瘤。头痛、头昏、心慌、气短、多汗1年4个月，左肾上腺嗜铬细胞瘤术后7年左肾上腺区、腹主动脉外侧、脾门处肿瘤
马绍波	恶性嗜铬细胞瘤并多发转移。眼花、阵发心悸、出汗6个月，发现高压升高半个月。呼吸道症状不显
朱有才等	腰椎副神经节瘤双肺多发转移。咳嗽1个月

胞瘤恶性较多，远远高于国外报道[10]。

Dajee，A 等报道1例卡尼三联症。女性，9岁时因消化道出血发现胃窦部肿物，后行胃次全切除。23岁妊娠期间，因缺铁性贫血及上腹部疼痛药物治疗。次年行胃镜检查发现残胃内有不规则肿块及黏膜溃疡，活检为胃平滑肌肉瘤。此时血压高达150/100 mmHg，几次尿化验NMA、儿茶酚胺等均正常。同时，左肺出现肿块阴影，胸穿活检证实为软骨瘤。行全胃切除，胃内有4cm×4cm×2cm大小肿块，中心区域有1.5cm的黏膜溃疡。随访中发现左肺肿瘤增大，而且变为双侧多发。27岁行开胸手术，在切除左肺肿瘤时血压上升，用硝普钠控制。探查纵隔，切除主动脉弓下2cm×2cm肿块。病理为嗜铬细胞瘤。术后血压恢复正常。后又将右肺的几个小于2cm的软骨瘤切除。

卡尼三联症(Carney's Triad)包括肺软骨瘤、肾上腺外嗜铬细胞瘤和胃平滑肌肉瘤。卡尼三联症的肺部病变，有时因出现钙化而疑为错构瘤，又因其多发而疑为转移瘤，胃平滑肌肉瘤往往于消化道出血或腹部包块始被发现。一般肾上腺外嗜铬细胞瘤常常发生在腹部，但在卡尼三联症却常常位于纵隔内，有的患者同时可有几个嗜铬细胞瘤，小的看不见，大的则不能切除[22]。

章必成等报道腹膜后副神经节瘤12例。其中1例诊断为副神经节瘤伴节细胞神经瘤。经免疫组化证实，嗜铬性7例，非嗜铬性5例。综合临床表现及病理特征，良性9例，恶性或低度恶性3例。3例恶性的根据：镜下见核呈多形性，已累及血管、包膜或与邻近脏器粘连、浸润，其中2例在术后3年左右复发，并伴区域淋巴结转移[8]。

李彬强报道儿童腹膜后恶性副神经节瘤1例。男性，3岁。上腹部包块2天入院。CT平扫示胃、脾脏及左肾之间软组织肿块(15cm×12cm×16cm)，其内等密度、低密度及散在点状细条状高密度影，肿块边界清楚。增强扫描示肿块明显不均匀强化。开腹术中见左侧腹膜后巨大肿物(12cm×10cm×8cm)。病理结果：(腹膜后肿物)副神经节瘤。患者术后2个月因腹痛再入院。复查CT：腹膜后肿块影考虑为副神经节瘤术后复发，肝脏多发大小不等混杂低密度圆形病灶，考虑为转移瘤，腹膜后(左肾内侧)结节(3cm×3cm)考虑为淋巴结转移。后因全身多发转移、恶病质死亡[23]。

四、影像学表现

几例患者的影像学表现见如表21-7-3[4,5,9,11,14,20-21]。

表 21-7-3 几例患者的影像学表现

作者	例数	影像学表现
陈小妹等	1	恶性嗜铬细胞瘤。胸片右肺中下部散在斑片状密度不均阴影
李锦青等	2	恶性嗜铬细胞瘤。1例左肺门增大，左下肺结节状影；1例左下肺片块状影
张喜林等	1	恶性嗜铬细胞瘤伴肺转移，腹膜后充气造影术致脑出血。胸片：两肺散在大小不等球形阴影，密度稍淡，以右下为著
郭冀珍等	1	膀胱恶性嗜铬细胞瘤术后4年。^{131}I-MIBG右肺中下方放射性较左肺明显浓集。
王怀禄等	1	肾上腺恶性嗜铬细胞瘤。胸片诊断为两肺转移瘤
马绍波	1	恶性嗜铬细胞瘤并多发转移。胸、腹MRI：盆腔右后壁血管旁见多个肿块，在盆底、膀胱左后方约4cm×5cm肿块，右侧臀中肌、小肌处约4cm肿块，左侧臀小肌见一约1cm肿块。多个胸椎、腰椎见灶性强化影
朱有才等	1	腰椎两旁副神经节瘤双肺多发转移。胸部CT示双肺多发结节呈转移瘤形态。^{131}J-MIBG第一腰椎两旁各有一直径1cm的放射性浓聚区，提示为原发病灶所在

CT和MRI是常用的影像学检查，敏感性为90%~95%，特异性为50%。功能性影像检查包括^{131}I-MIBG、^{123}I-MIBG显像和PET。^{123}I-MIBG敏感性为83%~100%，特异性为95%~100%，如果结果阴性，则应选择^{131}I-MIBG显像，其敏感性为77%~90%，特异性为95%~100%。

对于MIBG阴性的患者可行PET检查，PET显像不建议作为首选检查,因为它的灵敏度略低于 MIBG,由于其他多种肿瘤和非肿瘤同样摄取葡萄糖,其特异性相当低。如果 PET 检查也是阴性,肿瘤的类型可能较为少见(肿瘤细胞不表达去甲肾上腺素转运系统,或儿茶酚胺存储颗粒较少),或是恶性可能,应行非特异性配体显像,如生长抑素受体奥曲肽显像。^{123}I tyr3-奥曲肽或 ^{111}In-DTPA(二乙烯三胺五乙酸)奥曲肽已被用于临床。大多数良性 PHEOs 患者 ^{131}I-MIBG、^{123}I-MIBG 阳性,但奥曲肽实验可能阴性。但奥曲肽与 ^{123}I-MIBG 相比,诊断恶性肿瘤或转移性 PHEOs 效果更好(87%比 57%)[2]。

五、诊断

^{131}I-MIBG 能发现直径为 4mm 的病灶,敏感性和特异性均较高,可作为早期发现肿瘤复发的依据。邵鹏飞等的 1 例患者术中将可见肿瘤组织切除干净,但术后 ^{131}I-MIBG 检查发现腹膜后有残留病灶[3]。

24%~50%的肾上腺外嗜铬细胞瘤为恶性。通过肿瘤的 CT 表现可对肾上腺外嗜铬细胞瘤的良、恶性做出初步判断。方文强等资料显示,若肿瘤直径小于 5cm,且 CT 表现为密度均匀、边缘清晰、包膜完整的肿块,则良性的可能大;而肿瘤直径大于 5cm,且密度不均匀,肿瘤内见钙化,形态不规则,边界欠清晰,侵犯周围组织,强化后病灶内见大片坏死区域者,恶性的可能较大[15]。定位诊断已无困难。CT 定位准确率为 85%,^{131}I-MIBG 为 77%,MRI 为 86%[16]。

CgA 是嗜铬素家族的主要成分,存在于神经内分泌细胞的分泌颗粒中。CgA 由嗜铬细胞瘤细胞颗粒产生,其水平与肿瘤大小及分泌儿茶酚胺水平有关。有研究证实血中 CgA 水平在嗜铬细胞瘤患者,要明显高于正常人和其他肾上腺髓质外瘤患者,不仅与 ^{131}I-MIBG 结果存在一致性,同时与肿瘤体积亦呈正相关,诊断敏感性和特异性分别达到 90.2%和 99.0%。嗜铬细胞瘤,尤其是 MP 患者血清 CgA 水平明显高于正常对照,且治疗效果及预后好者 CgA 必可下降,反之无明显下降趋势。故血清 CgA 明显升高可能提示为 MP,并可临床监测肿瘤对治疗的反应及预后[24]。

恶性 PHEOs 的诊断:当 PHEOs 出现转移可诊断为恶性,基因表达分析可能对预测肿瘤的生物学行为有一定价值。人端粒酶反转录酶在恶性 PHEOs 中表达更常见。一些分子标记物在研究中,术前 24 小时尿多巴胺水平高、肿瘤较大、术后持续性高血压等提示有恶性 PHEOs 的可能[2]。

六、治疗

副神经节瘤对放疗、化疗均不敏感,主要靠早期或彻底的手术切除。据报道,该瘤的手术切除率可达 75.5%,部分切除率为 7.3%[13]。术后应严密随访,这对于有家族史者尤为重要,以便早期发现复发和转移。肺转移的患者预后较差,平均生存期为 1~2 年[9]。手术中尽量完整、彻底切除肿瘤,是防止复发、提高生存率的关键。所以,即使肿瘤体积较大或已复发,只要患者能够耐受,都不应轻易放弃手术。对待可疑恶性的副神经节瘤,术后应定期复查,必要时可行预防性放疗[8]。

魏伯俊等手术治疗颈胸交界部转移性肿瘤 14 例。其中恶性嗜铬细胞瘤淋巴结转移 1 例,行转移肿瘤摘除术。嗜铬细胞瘤者 2 年症状无复发[25]。张坚等介绍腹腔镜切除直径≥6cm 肾上腺肿瘤的临床经验 34 例。其中 8 例嗜铬细胞瘤,2 例为恶性[18]。

目前对于再次复发广泛转移或有手术禁忌证的 MP 可采用化疗及 ^{131}I-MIBG 内放射治疗,亦有学者主张术后常规行 ^{131}I-MIBG 内放射治疗。对个别转移灶配合介入治疗亦可取得良好疗效[10]。^{131}I-MIBG 内放射治疗:^{131}I-MIBG 可被嗜铬细胞选择性吸收,贮存在瘤细胞嗜铬细胞颗粒中,其发出的 β 射线可杀伤肿瘤细胞、减少儿茶酚胺的分泌,从而达到治疗作用。Krempfn 等报道 15 例患者接受 ^{131}I-MIBG 治疗,总有效率为 60%(9/15),其认为该疗法对软组织灶的疗效优于骨转移灶。朱瑞森即等报道一组病例(58 例),总有效率为 71.4%(40/56),其中肿瘤体积小于 8cm^3 的 11 个病灶均见缩小或消失,患者 24 小时尿儿茶酚胺量下降。谭善峰等的 1 例因广泛转移而行 ^{131}I-MIBG 治疗,结果尿儿茶酚胺、血压较前下降,但瘤体积未见缩小[10]。

邓京平等报道 1 例。32 岁,女性,肿瘤位于肾上腺,1 年后出现双肺及肝、骨转移,予化疗,20 个月后死亡[26]。

七、预后

文献报道恶性 MP 复发平均的时间为 7.8 年,曾有嗜铬细胞瘤术后 20 年复发的报道,邵鹏飞等的 19 例中 5 例平均复发时间仅为 4.2 年,与样本量少、缺少远期随访数据有关。对确诊恶性和可疑恶性的嗜铬细胞瘤患者长期随访乃至终身随访是有必要的[3]。

MP 生存率与肿瘤转移灶的部位有关。生存期短者(小于5年)一般均出现肝脏及肺脏的转移,而生存期较长者一般可能存在骨转移。总的5年生存率为34%~60%。MP患者的预后不佳。目前,除了SDHB基因突变能提示发展为恶性肿瘤的可能性较高外,尚无可靠的指标[12]。范晋海等研究嗜铬细胞瘤组织端粒酶活性表达与患者预后的关系。端粒酶的活性表达:23例中2例阳性表达(8.7%),均为肾上腺外嗜铬细胞瘤,其中1例为腹膜后骶前副神经瘤,另1例为膀胱嗜铬细胞瘤;余21例及6例正常对照均无端粒酶表达。随访结果:23例随访3~25个月,平均随访(12.6±7.4)个月。端粒酶表达阳性的腹膜后骶前副神经瘤患者于术后19个月在右下腹发现一8cm×9cm囊实性肿物,并在术后24个月发展为盆腔多发占位。另1例端粒酶阳性的患者在术后16个月时出现盆腔多发占位。1例端粒酶阴性的肾上腺嗜铬细胞瘤患者术后10个月于原肾上腺手术区域又发现一5cm×5cm肿物,并出现双肺转移。

常规的组织病理检查很难预测嗜铬细胞瘤的恶性潜质。端粒酶是一种RNA依赖的DNA聚合酶,活化后可在染色体末端不断合成端粒DNA序列,维持端粒的长度,使细胞成为永生化细胞或癌细胞。绝大多数恶性肿瘤细胞呈现端粒酶活性,说明在人端粒酶与永生化细胞及癌细胞之间存在一定的关系。Kubota等研究了19例肾上腺嗜铬细胞瘤端粒酶活性,发现16例良性肾上腺嗜铬细胞瘤和16例正常肾上腺髓质端粒酶的表达正常,而3例已明确诊断的恶性肾上腺嗜铬细胞瘤端粒酶活性明显增高。以上研究表明,端粒酶活性可作为嗜铬细胞瘤恶性生物学行为的标志之一。按照细胞增殖理论,如果细胞拥有无限增殖能力,即使组织学上良性也应考虑为临床恶性。端粒酶阳性的肿瘤细胞具有无限的有丝分裂能力。端粒酶可作为潜在MP的重要标志之一,有助于MP的早期诊断和预后判断。据统计,嗜铬细胞瘤恶性率为10%,其中肾上腺外嗜铬细胞瘤恶性率为30%,甚至更高。肾上腺外嗜铬细胞瘤比肾上腺嗜铬细胞瘤具有更高的端粒酶活性表达,更易于恶变,这反映了二者在发病机制以及生物学特性上的不同[27]。

副神经节瘤5年生存率为33.3%~44%,10年生存率为25%。章必成等病例最长存活已达10年,其余接受随访者均健在。Attyaoui等报道有的病例在术后20年和40年发生复发和转移,故对此类患者应该长期随访[4,8]。

参考文献

[1]王卫庆,姜蕾,苏颋为,等.肾上腺外副神经节瘤一例报道.中华内分泌代谢杂志,2005,21:482-483

[2]杜林栋,王文营.嗜铬细胞瘤的诊断和治疗.临床泌尿外科杂志,2008,23:325-328

[3]邵鹏飞,钱立新,吴宏飞,等.恶性嗜铬细胞瘤19例诊断与治疗分析.南京医科大学学报(自然科学版),2004,24:408-409

[4]陈小妹,韩炳森.恶性嗜铬细胞瘤肺转移一例报告.天津医药,1991,19:39

[5]李锦青,王健,黄俊松,等.恶性嗜铬细胞瘤的CT诊断(附5例报告).临床军医杂志,2008,36:238-239

[6]王卫庆.嗜铬细胞瘤的生化诊断.诊断学理论与实践,2003,2:148-150

[7]罗邦尧,赵咏桔,李寺元,等.嗜铬细胞瘤150例临床分析和诊断探讨.中华内分泌代谢杂志,1993,9:21-23

[8]章必成,赵勇,饶智国,等.腹膜后副神经节瘤12例临床分析.实用医学杂志,2005,21:487-488

[9]朱有才,余国伟,屠政良.双肺多发转移副神经节瘤1例报告.中国医师杂志,2006,8:861

[10]谭善峰,程继义,尉立京.恶性嗜铬细胞瘤的诊断与治疗(附11例报告).山东医药,2002,42:29-30

[11]马绍波.恶性嗜铬细胞瘤并多发转移1例.现代医药卫生,2008,24:2014-2015

[12]王卫庆.嗜铬细胞瘤的临床诊治规范进展.上海医学,2009,32:90-91

[13]邵鹏飞,钱立新.恶性嗜铬细胞瘤的诊断进展.国外医学泌尿系统分册,2004,24:51-53

[14]郭冀珍,龚兰生,陈绍行,等.12例恶性嗜铬细胞瘤临床分析.中华内分泌代谢杂志,1986,2:169-172

[15]方文强,宋琦,孙福康,等.CT检查对肾上腺外嗜铬细胞瘤的诊断价值.上海医学,2009,32:102-104

[16]李汉忠,黄金国,王惠君,等.恶性嗜铬细胞瘤(附12例报告).中华泌尿外科杂志,2001,22:719-720

[17]刘兴凯,杨敬进,袁勤民.儿茶酚胺症诊治分析(附32例报告).临床泌尿外科杂志,2002,17:260-261

[18]张坚,胡强,徐进宇,等.腹腔镜切除直径≥6cm肾上腺肿瘤的临床经验.腹腔镜外科杂志,2008,13:373-375

[19]郑锡广.膀胱嗜铬细胞瘤4例误诊分析.临床误诊误治,1991,4:23-24

[20]张喜林,王建华.腹膜后充气造影术致脑溢血一例报告.临床误诊误治,1992,5:234

[21]王怀禄,王提梅,张欣.B超诊断肾上腺恶性嗜铬细胞瘤.西北国防医学杂志,1993,(S1):59

[22]赵锋,戴绍东.卡尼氏三联症.吉林大学学报(医学版),1983,9(4):7

[23]李彬强.儿童腹膜后恶性副节瘤1例.汕头大学医学院学报,2004,17:148

[24]王卫庆,周薇薇.嗜铬细胞瘤的研究进展.中国实用内科杂

志,2006,26:1585-1587

[25]魏伯俊,张宝泉,张连山,等.颈胸交界部转移性肿瘤的手术治疗.中国医学科学院学报,2003,25:694-697

[26]邓京平,万奔,王建业,等.嗜铬细胞瘤诊治分析(附42例报告).中华泌尿外科杂志,2000,21:517-519

[27]范晋海,毛全宗,荣石,等. 嗜铬细胞瘤组织端粒酶活性表达与患者预后的关系. 中华泌尿外科杂志,2001,22:651-653

第二十二章　内分泌器官肿瘤

第一节　肾上腺肿瘤

一、流行病学

肾上腺肿瘤大多数为良性肿瘤，恶性肿瘤相当罕见。肾上腺恶性肿瘤约占肾上腺肿瘤的4.2%(50/1196例)[1-2]。

肾上腺皮质癌：Bellantone等收集全意大利21个外科研究单位随诊20年病例共188例，是报道例数最多的文献。国内本病也较少见，吴德诚等总结280例肾上腺肿瘤仅见肾上腺皮质癌8例。张容明等分析了212例肾上腺肿瘤仅见肾上腺皮质癌4例[3]。

肾上腺皮质癌每年发病率为1/200万~1/50万，占各种恶性肿瘤的0.02%。由于其恶性程度高，预后极差，故早期诊断对改善预后十分重要。天津医科大学总医院自1978年以来收治原发性醛固酮增多症146例，仅1例为肾上腺皮质癌[4]。

恶性嗜铬细胞瘤临床较为少见，其占原发性肾上腺的嗜铬细胞瘤的13%~29%[5]。

二、病理学

几组肾上腺肿瘤的病种见表22-1-1[6-10]。

病理学检查有时亦难以确定肿瘤的性质，尤其是包膜未受累，无浸润及转移证据者。江玮等报道1例60岁男性患者，瘤体较大，20cm×15cm×10cm，手术时包膜完整无粘连，术后病理诊断为腺瘤，但1年后发

表22-1-1　几组肾上腺肿瘤的病种

作者(例数)	病例性质	良性肿瘤	恶性肿瘤
金晓龙等(1166)	1980—2002年间肾上腺手术标本	肾上腺病变共1166例，其中肿瘤913例(78.3%)。肿瘤中良性881例(96.5%)，恶性32例(3.5%)。占良性瘤前三位的依次是肾上腺皮质腺瘤634例(72.0%)、嗜铬细胞瘤196例(22.2%)和髓性脂肪瘤30例(3.4%)	恶性肿瘤32例中肾上腺皮质癌22例(68.8%)，恶性嗜铬细胞瘤5例(15.6%)
刘定益等(1077)	1957—2001年手术治疗1077例肾上腺肿瘤	包括986例肾上腺肿瘤，双侧肾上腺肿瘤25例及肾上腺外肿瘤66例。肾上腺皮质肿瘤493例中腺瘤491例，切除492例，腺癌活检1例。库兴综合征89例中腺瘤86例，切除86例。嗜铬细胞瘤332例，切除324例，活检8例。偶发瘤163例，其中良性肿瘤150例，肿瘤切除157例	库兴综合征中恶性瘤3例，原发醛固酮增高症中恶性瘤2例，嗜铬细胞瘤中恶性瘤6例，肾上腺性征异常综合征中恶性瘤1例，无功能瘤中恶性瘤11例，肾上腺皮质腺癌2例
张坚等(34)	腹腔镜切除直径≥6cm肾上腺肿瘤	其中嗜铬细胞瘤8例，肾上腺皮质腺瘤20例(原发性醛固酮增多症12例，皮质醇增多症1例，无功能腺瘤7例)，髓性脂肪瘤3例，肾上腺囊肿2例，神经节细胞瘤1例	
王斌等(39)	肾上腺偶发瘤	良性肾上腺非功能性皮质肿瘤30例，肾上腺囊肿2例，肾上腺髓样脂肪瘤2例，细胞神经瘤1例，嗜铬细胞瘤1例	
张永康等(60)	非嗜铬细胞性肾上腺瘤	皮质腺瘤30例，其他有髓脂瘤4例，节神经瘤2例，囊肿8例	皮质腺癌18例，转移癌4例

现肺转移[11]。

恶性嗜铬细胞瘤又称嗜铬母细胞瘤。其组织学诊断尚无一定标准，单凭观察细胞形态并不能判断良性或恶性，但邻近器官的浸润及转移则应定为恶性。临床上根据肿瘤的广泛粘连、侵犯、转移或手术后的复发判断良恶性，病程长似为恶性的一个特点。B超可根据肿瘤包膜是否光滑、完整、界限清楚、有无邻近或远隔器官的转移，对部分肿瘤的良恶性进行分析判断[12]。

24%~50%的肾上腺外嗜铬细胞瘤为恶性。方文强组11例为恶性(11/43例)，与文献报道相符，可见恶性肾上腺外嗜铬细胞瘤的构成高于肾上腺嗜铬细胞瘤。文献报道，肾上腺外嗜铬细胞瘤可转移到淋巴结、肝、肺和骨骼等，本组资料中，3例就诊时已发生两肺、肝脏和骨骼转移[13]。

张永康等总结中山医院30年60例非嗜铬细胞性肾上腺肿瘤的诊疗经验。各类肿瘤中恶性的比例：偶发瘤2/16，无功能肿瘤9/17，功能性肿瘤2/24，转移癌3例。无功能性肾上腺肿瘤临床表现：腹块、腹痛、发热。多数为恶性肿瘤。无功能性肿瘤恶性病变占53%，若以肿瘤直径大于10cm统计，则恶性病变占59%[10]。

三、临床表现

几例患者的临床表现如表22-1-2所示[8,9,14-17]。

表22-1-2 几例患者的临床表现

作者	例数	症状及体征
胡义瑛等	1	肺转移性肾上腺癌。右侧肾上腺癌切除术后8年，刺激性咳嗽伴血痰1年
张坚等	1	恶性肾上腺嗜铬细胞瘤，术后3个月发现肺转移和多发骨转移，未报告呼吸症状
张逊等	1	肾上腺皮质腺瘤切除术后20年肺转移。查体发现肺转移
王斌等	1	肾上腺偶发瘤。肺转移无症状
王俭等	1	肾上腺腺瘤恶变肝肺转移。因内分泌指标再度异常就诊，双肺见多枚小结节影
郑军华等	2	肾上腺嗜铬细胞瘤摘除术后并发双侧大量胸腔积液2例。呼吸急促

张坚等总结腹腔镜切除直径≥6cm肾上腺肿瘤。1例术前诊断为嗜铬细胞瘤，无远处转移征象，瘤体直径为11cm，术中发现瘤体血管丰富，出血较多且与周围组织粘连紧密，转开放手术经腹行左肾上腺切除术，病理报告为嗜铬细胞瘤，术后3个月发现肺转移和多发骨转移，最终诊为恶性嗜铬细胞瘤。术后6个月死亡[8]。

齐桓等报道7例肾或肾上腺肿瘤伴下腔静脉瘤栓病例。其中2例有肺部孤立性转移灶，2例同时发现左肝边缘小转移灶，1例有对侧肾上腺转移灶，4例伴肾周淋巴结转移。腔静脉瘤栓膈上型3例(其中2例瘤栓伸入右心房)，肝内型4例。术后随访9~64个月，平均24个月，2例术前确诊肺转移患者分别存活29个月和8个月，死于肺、脑转移；1例术后2个月发现肺部转移灶(此例与经血行传播转移多为多发灶的特点不符，考虑该病灶为术前已存在的微小转移灶)，行光子刀治疗多次，肺部转移灶得到控制，现已存活22个月；其余3例仍存活，未发现肿瘤局部复发或远处转移[18]。

肾上腺偶发瘤是指无症状和体征而偶然发现的肾上腺占位病变。肾上腺偶发瘤多为良性非功能性肿瘤，但也可为恶性肿瘤、功能性肿瘤及转移瘤等。没有症状和体征不等于没有功能。术前无症状的嗜铬细胞瘤有极大的潜在危险性。王斌等总结肾上腺偶发瘤39例。其中1例恶性肿瘤有肺转移，手术探查时发现肿块巨大，粘连，仅取活检，无法切除，术后3个月死亡[9]。

张逊等报道1例肾上腺皮质腺瘤切除术后20年肺转移。女，24岁。20年前左肾上腺皮质腺瘤切除术，不久前查体时发现右肺团块状阴影。胸片显示右膈肌上方有一个6cm×4cm的类圆形阴影，侧位片显示肿瘤位于右肺中叶。腹部B超(包括肾上腺)均未发现异常。剖胸：肿瘤位于右肺中叶外段，约6cm×4cm×3cm大小。行肿瘤切除术。镜下表现亦诊断为肾上腺皮质腺瘤转移至肺。至今术后1年未见复发[15]。

王俭等报道罕见肾上腺腺瘤恶变肺肝转移1例。男，51岁，高血压20年，右肾上腺腺瘤(病理证实)切除术后1年半，因内分泌指标再度异常就诊。MRI示右肾上腺区、右肾上腺包膜旁、右肾下方众多大小不等结节影，最大径约为5cm。双肺见多枚小结节影。手术切除右肾下方肿块，确诊为肾上腺腺癌转移。半年后复查，肾上腺区病灶增多、增大，并侵犯邻近肝[16]。

既往研究发现，10%~17%的肾上腺嗜铬细胞瘤没有任何临床症状。易发现等1998—2004年诊治肾上腺嗜铬细胞瘤患者90例，其中有22例(24.4%)为不典型肾上腺嗜铬细胞瘤。不典型嗜铬细胞瘤的表现多种多样，如急性循环衰竭、冠心病、脑缺血、炎症综合征、上腹痛伴高热及麻痹性肠梗阻等。所以当任何提示高儿茶酚胺血症的不典型症状存在时，临床医生应想到嗜铬细胞瘤存在的可能[19]。

马绍波报道恶性嗜铬细胞瘤并多发转移1例。眼花、阵发心悸、出汗6个月，发现血压升高半个月。胸、腹MRI：盆腔右后壁血管旁见多个肿块，大小从1.8~

2.2cm,在盆底、膀胱左后方见一约 4cm×5cm 肿块,右侧臀中肌、小肌处见一约 4cm 大小肿块,左侧臀小肌见一约 1cm 大小肿块。多个胸椎、腰椎见灶性强化影,上述病变均有明显强化。临床高度怀疑恶性嗜铬细胞瘤,并多发转移[5]。

郑军华等报道肾上腺嗜铬细胞瘤摘除术后并发双侧大量胸腔积液 2 例,占 6.25%(2/32)。例 1,左肾上腺嗜铬细胞瘤。术后第 13 天,患者感呼吸急促。听诊:左侧呼吸音低。胸片:左侧肺被压缩 30%。行胸腔穿刺引流,约 500 mL 血性液体。左侧 3 次,共抽出 2500 mL 的血性液体;右侧一次,抽出 800 mL 的血性液体。例 2,右肾上腺嗜铬细胞瘤。术后第一天胸片示右侧肺被压缩 40%。闭式引流术后第 9 天拔除。B 超检查双侧较大量积液。左侧胸腔穿刺抽出 370 mL 的血性液体[17]。

胡义瑛等报道肺转移性肾上腺癌 1 例。因右侧肾上腺癌切除术后 8 年,刺激性咳嗽伴血痰 1 年入院。胸片示右肺密实影,右肺上叶处可见 1.5cm 圆形密度增高影。纤维支气管镜检见上叶支气管处肿物 2cm 大小,触之易出血。行右肺上叶切除术。术后恢复顺利,随访 1 年,无复发。病理诊断与原发癌一致,均为透明细胞癌[14]。

叶敏等报道原发性肾上腺皮质癌 16 例。有功能的和无功能的肿瘤各 8 例。无功能的 8 例患者中,上腹部疼痛并扪及肿块 3 例,远处转移 3 例(肺、肝、骨转移各 1 例),下肢水肿 1 例[1]。

四、影像学表现(表 22-1-3)[8,14-17]

表 22-1-3 几例患者的影像学表现

作者	例数	影像学表现
胡义瑛等	1	肺转移性肾上腺癌。胸片示右肺密实影,右肺上叶可见 1.5cm 圆形密度增高影
张坚等	1	恶性肾上腺嗜铬细胞瘤,术后 3 个月发现肺转移和多发骨转移
郑军华等	2	例 1,左肾上腺嗜铬细胞瘤。左侧 3 次,共 2500 mL 血性液体,右侧 800mL 血性液体。例 2,右肾上腺嗜铬细胞瘤。双侧较大量积液。左侧 370mL 血性液体
王俭等	1	肾上腺腺瘤恶变肝肺转移。双肺见多枚小结节影
张逊等	1	肾上腺皮质腺瘤切除术后 20 年肺转移。胸片:右膈肌上方 6cm×4cm 类圆形影,侧位片显示肿瘤位于右肺中叶

放射性核素检查和影像学检查:^{131}I-间-碘苄胍(肾上腺髓质显影 MIBG)由于其对嗜铬细胞组织特异的亲和力,一直为诊断嗜铬细胞瘤的重要手段,对异位的阳性病灶能判断其恶性性质。MIBG 最小可检出直径 0.4cm 的病变,灵敏度和特异性分别达 88.4%和 98.5%,但缺乏对肾上腺原发灶的诊断能力和无法对转移灶准确定位。CT、MRI 对肾上腺外转移病灶无法判断其性质和来源,但配合 MIBG 技术联合诊断有一定优势。有报道采用 MIBG、SPECT、MRI 融合图像技术在恶性嗜铬细胞瘤转移病灶识别和精确定位中显示出很好效果。近年来 PET 技术也应用于恶性嗜铬细胞瘤诊断。Pdcak 等用 PET 技术发现 9 例恶性嗜铬细胞瘤,均能在 PET 图像中识别其异常,而大多数良性嗜铬细胞瘤无异常表现[20]。

郑军华等报道肾上腺肿瘤 112 例的影像学诊断。结果:B 超、CT、MRI 术前定位诊断准确率分别为 85.71%、95.54%和 98.14%;定性诊断准确率分别为 33.33%、65.69%和 79.63%;综合影像检查组定位和定性诊断准确率则高达 100%及 86.92%[21]。

方文强等探讨 CT 检查对肾上腺外嗜铬细胞瘤的诊断价值。43 例患者中 32 例为良性病变,11 例为恶性肿瘤,其中 1 例并两肺多发转移结节,1 例并多发骨转移,1 例并肝内多发转移和脊柱多发转移,瘤体直径均大于 5cm,其中大于 10cm 者 4 例。CT 定位符合率达 100%(43/43),CT 诊断符合率达 93.0%(40/43)。通过肿瘤的 CT 表现可对肾上腺外嗜铬细胞瘤的良、恶性做出初步判断。本组资料显示,若肿瘤直径小于 5cm,且 CT 表现为密度均匀、边缘清晰、包膜完整的肿块,则良性的可能居多;而肿瘤直径大于 5cm,且密度不均匀,肿瘤内见钙化,形态不规则,边界欠清晰,侵犯周围组织,强化后病灶内见大片坏死区域者,恶性的可能较大[13]。

王怀禄等报道 B 超诊断肾上腺恶性嗜铬细胞瘤。头痛、头昏、心慌、气短、多汗 1 年 4 个月入院。既往曾有左肾上腺嗜铬细胞瘤手术史。术后 7 年 2 个月 B 超复查在左肾上腺区显示 6.0cm×1.9cm 不均质肿瘤,形态不规则,包膜不光滑,界限不清楚,内部以低回声为主,间有斑片状不规则较强回声区。另于腹主动脉外侧、脾门处分别显示 7.6cm×5.9cm、1.4cm×1.2cm 与肾上腺区回声相似肿瘤。B 超诊断左肾上腺嗜铬细胞瘤术后复发并有腹腔转移。胸片诊断:两肺转移瘤。CT 诊断:左肾上腺嗜铬细胞瘤术后复发,两肺及腹腔广泛转移瘤[12]。

五、诊断

何敏分析 53 例经手术、病理证实为肾母细胞瘤的 B 超、CT 表现结果 B 超和 CT 对肾上腺肿瘤的定位诊断率分别为 89%和 97%,定性诊断准确率分别为 65%和 78%[22]。

李汉忠等报道肾上腺皮质癌 18 例。肿瘤位于右侧肾上腺 12 例,左侧 5 例,双侧 1 例(右侧肿瘤16cm×10cm,左侧 3cm×4cm,有肺转移)。所有病例均进行了B 超及 CT 检查,行 MRI 检查 6 例,肾上腺髓质显像(MIBG) 检查 10 例。同时发现合并肝转移灶6 例,下腔静脉癌栓 1 例,腹腔多发转移灶 1 例,侵及周围器官(肝、肾或胰等)4 例,并且不能确定肿瘤来源部位。CT 诊断有肝转移 8 例, 肺转移 4 例, 腔静脉癌栓 2 例,腹内多发转移 1 例。行 MRI 检查 6 例,显示肿瘤大小来源均匀,与 CT 报告基本一致,其中 2 例显示的腔静脉癌栓更加清楚,定位更加准确。在本组病例中,3 例因肝、肺等多个转移灶,行穿刺活检,另 15 例均行手术探查[3]。肾上腺良恶性肿瘤的鉴别:肾上腺肿瘤定性和定位之后,术前进一步确定肿瘤良恶性比较困难, 内分泌水平高低对鉴别肿瘤良恶性无意义。CT 和 MRI 对评价肿瘤良恶性有一定帮助, 通常 CT 肿瘤体积小,外形光滑,呈圆形或椭圆形,内部结构均匀者多为良性肿瘤;而肿瘤体积大(直径大于 6cm),外形不规则,瘤体内部不均质者多为恶性肿瘤。与 CT 相比,MRI 通过 Gd-DPTA 造影增强前后信号强度变化, 可提高对良恶性肿瘤的鉴别能力, 但仍有 20%~30%重叠。有人提出在 B 超和 CT 引导下肾上腺肿瘤抽吸或活检有助于良恶性鉴别,敏感性达85%。90%的肾上腺皮质癌直径大于 6cm。本组 23 例恶性肿瘤中,除 1 例嗜铬细胞瘤(PHE)直径为 4cm 外,余 22 例直径均大于 6cm。17 例肾上腺皮质癌中 16 例根据病理和术中发现肿瘤广泛浸润或转移确定,1 例恶性原发性醛固酮增多症(PAL)术后 3 年才出现转移。6 例恶性PHE 中 2 例术中发现转移灶,另 4 例经长期随访才发现转移灶。为此大部分肾上腺皮质癌可依靠病理诊断定性, 但直径大于 6cm 的良性 PAL 仍需长期随访。PHE 尚不能根据病理确定良恶性,诊断恶性 PHE 的唯一,标准是肿瘤细胞播散或扩散到无神经节组织或在随访中发现转移灶[7]。

鉴别良恶性肿瘤,张永康等认为下列三个因素有助于鉴别诊断。①肿瘤大小:肿瘤越大,恶性可能性越大。张永康等的 13 例恶性肿瘤,除 2 例(分别 6cm、8cm)外均大于 15cm(84.6%),肿块小于 6cm 者均为良性病变。但少数肾上腺良性肿瘤也可以相当大,有大于 20cm 的腺瘤和髓脂瘤。②年龄:肾上腺肿瘤很少发生在高年龄组。本组 13 例恶性肿瘤,11 例(84.6%)年龄小于 50 岁,但有 2 例分别为 58 和 70 岁,所以年龄也不是绝对可靠的单项鉴别参数。③临床表现为腹块、腹痛、发烧的肾上腺无功能性肿瘤,应高度怀疑恶性病变,尤其是肿瘤直径超过 10cm 者[10]。

CT 被视为肾上腺皮质癌的首选影像学检查手段。田伟等归纳肾上腺皮质癌较特征性的 CT 表现依次是:①肿块呈分叶形,轮廓不规则;②边缘模糊,与周围器官粘连;③中心低密度,钙化,不均匀增强;④围绕低密度肿块的边缘增强环。

肾上腺是转移癌好发部位,最常见的原发肿瘤是肺癌、乳腺癌、甲状腺癌、黑色素瘤及胃肠道癌,此外肾癌也易局部侵犯转移。转移癌以双侧较多,是与其他肿瘤的主要鉴别点,临床上一般无明显肾上腺功能改变,症状不典型。有原发肿瘤的患者同时合并肾上腺占位时,并非都是转移瘤,也可能为无功能腺瘤,要结合临床、是否为双侧病灶及有无其他转移征象。如伴发单侧肾上腺肿块、体积又较小时,诊断转移瘤要慎重。CT 引导下穿刺活检对确诊极有意义[2]。

Heidenreich A 等推荐肾癌患者做 CT(MRI 等)检查,以了解肾局部和全身的状况。有 10%的假阴性率(小于 4mm 的病变难于显示)和 3%~43%假阳性率(主要是肾上腺增生)。对了解淋巴结和肺转移有好处。因为有两项试验证明,没有淋巴结和肺转移的患者的肾切除比单纯的免疫疗法才有更高的生存率[23]。

张立等通过 102 例肾上腺肿瘤用比较影像学的方法,对各种影像学检查方法的定位、定性诊断正确率对比分析。①20 世纪 80 年代以前, 肾分泌造影(IVP)一直是肾上腺肿瘤的主要非侵入性检查方法,本组 IVP 组假阴性率达 53.7%,IVP 对于肾上腺肿瘤无定性诊断价值, 只能作为定位诊断的初步筛选手段。②与 IVP 相比,B 型超声实时显像(BUS)提供的影像诊断信息明显增多, 本组定位诊断正确率达 91.6%。它不仅能检出肿瘤的有无,而且可以根据声像图的密度高低、均匀与否、增强光团还是液性暗区等鉴别肿瘤是实质性还是囊性,如本组 95 例中鉴别囊、实性的定性率达83.2%,这是 BUS 的一大优点。同时,BUS 还能检测邻近器官有无侵犯,如本组检出 2 例肝脏受侵犯,2 例下腔静脉推移(其中 1 例并发现下腔静脉癌栓),这也是 IVP 所不及的。BUS 应列为肾上腺肿瘤的常规检查手段,对定位诊断有很大帮助。随着高性能彩色多普勒问世,彩色多普勒血流显影(CDFI)可为临床提供动态观察肾上腺肿块内部血管分布及血流状态的手段,对于判断肿瘤的良、恶性可提供优于切面声像图的信息。本组 CDFI 定位、定性诊断正确率分别为 94.1%、64.7%,均与 CT 组相近。③CT 对肾上腺肿瘤的高定位诊断价值已肯定,本组 CT 定位诊断正确率达96.9%,总定性诊断率可达69.4%。CT还可清晰显示肿瘤对邻近组织器官的局部侵犯或区域淋巴结的转移情况,本组检出肿块侵犯同侧肾脏、肝脏、下腔静脉以及后腹膜淋巴结等共8例,其中2例检出下腔静脉癌栓。应该指出的是,CT增强扫描在肾上腺肿块的诊断中,可较平扫提供更多的定性方面的信息,做对比增强后薄层扫描,肾上腺周围的血管和肾上腺清楚显示,增强扫描对于肾上腺肿瘤良、恶性的鉴别具有较高的价值。④随着空间分辨力的提高,MRI用于肾上腺肿瘤检测的机会越来越多。本组MRI的定位诊断正确率与CT组相近,定性诊断正确率则高于CT组。

比较上述各组影像学诊断情况,对于临床拟诊肾上腺肿瘤的患者,可以IVP+BUS为初步筛选手段,并根据各病例的实际情况再辅以CT、CDFI或MRI检查,以提高影像学检查对肾上腺肿瘤的诊断正确率。综合影像检查可发挥多种检查的互补作用,明显提高肾上腺肿瘤的诊断正确率。定位诊断正确率高达100%,定性诊断正确率84.3%[24]。

张永康等病例有过其他部位肿瘤者6例,占总数的8.3%,明显超过正常人群发病率。Belldegrum报道一组其他脏器癌肿患者发现肾上腺肿块,该肿块并非一定是转移灶,33例中9例(27.3%)是并存的肾上腺良性肿块,24例(72.7%)是转移癌,分别来自肺癌、肾癌和淋巴瘤。无功能或内分泌症状不明显的肾上腺皮质癌患者,临床症状都不典型。有些患者在原发肿瘤诊断前已存在转移症状,肿瘤的巨大生长可产生呼吸困难和胸痛。无功能的肾上腺皮质癌易漏诊和误诊,3例有转移的患者中误诊为胃和十二指肠溃疡病、慢性胰腺炎、慢性胆囊炎等2年多[1]。

六、治疗

对功能性肿瘤行手术治疗。对非功能性肿瘤和偶发性肿瘤,文献上有不少争论。张永康等的非嗜铬细胞性肾上腺肿瘤60例中除2例临床观察随访外,余均进行了手术。Belldegrum等主张只对大于6cm的肾上腺无症状肿瘤进行手术,他报道一组88例中无1例恶性肿瘤小于6cm。Chang等47报道12例中小于3.5cm的7例均为良性病变。故主张肿瘤大于3.5cm者应手术。张永康等的经验:直径6cm可以作为鉴别肿瘤良恶性的参考数。Prinze等和Guerrero则主张对50或60岁以上患者采取保守治疗。张永康等认为决定手术与否不能只依靠某个单项参数,应根据影像学特征、肿块大小、年龄及临床表现综合考虑。对明显良性倾向的肿瘤也应密切随访,至少一年内每三个月B超和(或)CT检查一次,若影像特征发生变化,即应及时手术治疗[10]。

江玮等的肾上腺皮质腺癌20例中17例行手术切除,3例因远处转移未行手术。随访半年内死亡8例(包括未行手术的3例),1年内死亡3例。迄今仍存活者9例,其中术后随访半年1例,1年1例,2年3例,3~4年2例,5年以上2例。本组病例2年生存率为35%(7/20),5年生存率为10%(2/20)[11]。郑军华等总结肾上腺肿瘤112例治疗。12年内成功切除肾上腺肿瘤102例,其中巨大肾上腺肿瘤(体积大于10.0cm×5.0cm×4.0cm)30例,3例肾上腺转移癌在超声引导下进行局部穿刺硬化治疗,6例肾上腺转移癌采取介入性治疗,1例因经济原因而未手术。随访1~12年,平均5年,102例巨大肾上腺肿瘤患者生存率为85%[21]。

刘定益等的1006例肾上腺肿瘤中行肿瘤切除术996例,手术探查10例,手术死亡率为0.3%[25]。

周国保等的肾上腺皮质癌19例。肿瘤直径为1~20 cm,平均为9.3 cm,1~5 cm 4例,5~10 cm 6例,大于10 cm 9例。Ⅰ期2例,Ⅱ期16例,Ⅲ期5例,Ⅳ期6例。手术完整切除13例,姑息性切除4例,仅做活检2例。术后平均生存28个月。其中5例行腹腔镜手术,4例至今生存,1例2年后死于肺转移。影像学检查:CT检查15例提示肾上腺恶性肿瘤,平扫密度不均,内有不规则低密度区,增强后瘤体不规则轻度强化,肿瘤周边壳样增强,中央坏死区无强化,其中4例可见钙化灶,侵犯肝脏2例,肾脏2例,胰腺1例,肺转移伴腔静脉癌栓1例,双侧2例。16例无功能性肾上腺皮质癌中有2例因广泛浸润及肝脏多发转移仅做活检,术后分别存活2、6个月。4例行姑息性切除术,3例分别存活4、7、15个月,1例术后失访。10例完整切除肿瘤,其中4例行腹腔镜手术,无一例术中和术后有并发症,无术中改开放手术,3例至今生存,1例2年后死于肺转移。6例开放手术,平均存活39个月[26]。

肾上腺肿瘤的腹腔镜手术切除过去在肿瘤大小上是有限制的,最大限制在6cm以内。MacGillivray DC等连续60例腹腔镜手术,其中53例顺利完成。12例(20%)的肿瘤大于6cm(中位数为8cm,范围为6~12cm)。术后没有复发,只有1例肺转移。平均手术时间、手术失血量、术后住院时间没有明显差别[27]。

七、预后

肾上腺皮质腺癌的手术切除,常因诊断延误而预后不佳。国外报道本病 72%的病例于手术后发生全身转移,61.5%的病例发生局部复发,但小儿预后较成人为佳[11]。

李汉忠等随访 18 例肾上腺皮质癌。Ⅰ期者 16.7%(3/18),平均存活为 47.3 个月,5 年生存率为 66.7%(2/3);Ⅱ期者 16.7%(3/18),平均存活为 37 个月,3 年生存率为 66.7%(2/3),但有 4 例肿瘤复发,进行再次手术切除,其中 1 例已进行 4 次手术,仍存活;Ⅲ期 1 年生存率为 50%(1/2),2 年生存率为 0;Ⅳ期中活检病例均在半年内死亡,1 年生存率为 37.5%(3/8),2 年生存率为 12.5%(1/8),其中 1 例非功能性右侧肾上腺皮质癌(约 6cm)合并左下肺转移癌(孤立性,约 3cm),在胸外科及泌尿外科分别切除肿瘤后,存活 2 年 7 个月,死于无关疾病[3]。

叶敏等的 16 例原发性肾上腺皮质癌,有远处转移和手术后患者行放射治疗 6 例,化疗 4 例,放疗加化疗 2 例。肿瘤完全切除后的复发率为 35%~85%,复发后还应尽可能行手术治疗。Pommier 和 Brennan 报道复发后再手术和仅行化疗的生存率分别为 56 个月和 19 个月。本组 16 例患者随访 3~62 个月,3 例诊断时已有远处转移者生存仅 3~9 个月。13 例患者行根治术的患者中,随访 2 年以上的 11 例患者中,至今仍存活的 6 例(54.5%)还在随访中,死亡的 5 例平均生存时间为 26 个月。尽管目前对放疗和化疗的效果尚有争论,但接受放疗和化疗患者的生存时间比单行手术者明显延长[1]。

参考文献

[1]叶敏,黄云腾,朱英坚,等.原发性肾上腺皮质癌的诊治分析.中国医师进修杂志,2006,29:16-18

[2]陈世松,万单军.肾上腺恶性肿瘤的临床特征.浙江中西医结合杂志,2007,17:45-46

[3]李汉忠,王惠君,冯照晗,等.肾上腺皮质癌.中华外科杂志,2001,39:217-219

[4]彭杰,强万明,杨民海.肾上腺皮质癌的诊断和治疗(附 19 例报告).天津医科大学学报,2002,8:478-480

[5]马绍波.恶性嗜铬细胞瘤并多发转移 1 例.现代医药卫生,2008,24:2014-2015

[6]金晓龙,袁菲,蔚青,等.肾上腺肿瘤和瘤样病变 1166 例病理分析.诊断学理论与实践,2003,2:119-121 转 125

[7]刘定益,吴瑜漩,周文龙,等.1 006 例肾上腺肿瘤诊治体会.中华泌尿外科杂志,2003,24:77-79

[8]张坚,胡强,徐进宇,等.腹腔镜切除直径≥6cm 肾上腺肿瘤的临床经验.腹腔镜外科杂志,2008,13:373-375

[9]王斌,宋希双,高春章,等.肾上腺偶发瘤 39 例.临床泌尿外科杂志,2000,15:415-转 418

[10]张永康,张立.非嗜铬细胞性肾上腺肿瘤 60例临床分析.上海医科大学学报,1994,21:65-66-转70

[11]江玮,杨国忠,魏维山.肾上腺皮质腺癌 20例报告.中华外科杂志,1995,33:621-622

[12]王怀禄,王媛梅,张欣.B 超诊断肾上腺恶性嗜铬细胞瘤.中国超声医学杂志,1992,8:78-79

[13]方文强,宋琦,孙福康,等.CT 检查对肾上腺外嗜铬细胞瘤的诊断价值.上海医学,2009,32:102-104

[14]胡义瑛,董发光.肺转移性肾上腺癌 1 例.青岛大学医学院学报,1991,27:311

[15]张逊,陈东鸿,姚计方,等.肾上腺皮质腺瘤切除术后二十年肺转移 1 例.肿瘤防治研究,1994,22:75

[16]王俭,李富青.肾上腺腺瘤恶变一例.临床放射学杂志,2004,23:541

[17]郑军华,闵志廉,朱有华,等.肾上腺嗜铬细胞瘤术后并发双侧大量胸腔积液.中国冶金工业医学杂志,1998,15:340-341

[18]齐桓,郑少斌,王武军,等.深低温停循环辅助下切除肾或肾上腺肿瘤及下腔静脉瘤栓.中华肿瘤防治杂志,2007,14:1167-1169

[19]易发现,魏强,沈宏,等.22 例不典肾上腺嗜铬细胞瘤的临床分析.中国循证医学杂志,2009,9:37-40

[20]邵鹏飞,钱立新.恶性嗜铬细胞瘤的诊断进展.国外医学泌尿系统分册,2004,24:51-52

[21]郑军华,章建全,刘沙勤,等.肾上腺肿瘤 112例的影像学诊断与临床治疗.第二军医大学学报,2001,22:1181-1182

[22]何敏.53 例肾上腺肿瘤的 B 超和 CT 诊断价值分析.中国现代医生,2009,47:112-113

[23]Heidenreich A,Ravery V.Preoperative imaging in renal cell cancer. World J Urol,2004,22:307-315

[24]张立,张永康,王国民,等.肾上腺肿瘤影像学检查的临床应用价值（附 102 例分析）.临床放射学杂志,1999,18:536-540

[25]刘定益,邵远,祝宇,等.肾上腺肿瘤手术径路探讨(附 1 077 例报告).中华泌尿外科杂志,2003,24:14-15

[26]周国保,张旭,陈忠,等.肾上腺皮质癌 19 例报告.临床外科杂志,2005,13:304-305

[27]MacGillivray DC,Walen GF,Malchoff CD,et al.LaparosCopic Resection of Larde Adrenai Tumor.Annals of Sargical Oncology,2002,9:480-485

第二节 甲状腺肿瘤

一、流行病学

美国临床医师癌症杂志(CA)公布(2008年)甲状腺癌病例数全球数据。癌症新发病例数:就世界范围而言,未占男性头十位,占女性第9位。就发展中国家而言,男女性中皆未占前10位。死亡病例数:无论世界范围,还是发展中国家,男女性中皆未占头10位。

甲状腺癌是最常见的内分泌肿瘤,在我国发病率约为1.49/10万,占全部恶性肿瘤的0.86%(或者1.3%~1.5%)。发生肺转移者约占甲状腺癌的5.2%(有的说可达7.8%),近年有上升趋势[1]。

甲状腺癌约占癌的0.5%。乳头状瘤约占甲状腺恶性肿瘤的50%,颈淋巴结转移多见,生长缓慢,病程可达10年以上。滤泡状癌血运转移多见,病程可达10年以上,转移后经放射性治疗仍可长期生存。有人报道1例肺转移后生存12年。后因其他病死亡。滤泡癌5年和10年生存率分别为58%和33%[2]。

崔俊生等分析1011例甲状腺恶性肿瘤病理资料。将1961—2000年间每10年分四个阶段,甲状腺恶性肿瘤占甲状腺疾病的比例依次为6.5%、4.8%、9.7%、9.1%。可见是逐渐增多的,有明显差异($P<0.05$)。同样,不同年代各型甲状腺恶性肿瘤构成,占据前两位的乳头状癌依次为48.1%、45.9%、57.0%、67.8%,逐渐增多;而滤泡癌依次为23.1%、29.7%、25.9%、16.7%,逐渐减少,有明显差异($P<0.05$)。20世纪90年代女性患者明显增多($P<0.05$)[3]。

据日本桂重次的统计,在23 678例甲状腺病中,甲状腺癌计1112例(4.7%)。从总体看,以中、低度恶性的居多。甲状腺癌易发生全身转移,尤其是肺转移。后者可达60%~80%。桂重次的143例中,38%有转移。其中淋巴结转移45例,肺转移6例,骨转移6例,其他处转移2例。从组织型上看,单纯癌18例中10例有转移,远处转移是6例;中度恶性癌是105例,其中37例有转移,远处转移的是8例,特别是乳头状癌是87例,远处转移的是3例(4%);低度恶性的是22例,临床上全然没见到转移。而日本新潟大学病理教研室的14例甲状腺癌,只3例没有肺转移,11例有肺转移,且为弥漫性多发灶,单发的只2例。日本东北大学1915—1959年间18例甲状腺癌,其中尸检确诊为甲状腺癌的只有6例,知为癌但原发灶不明的有6例,还有6例是尸检中偶然发现的。从组织型上看,乳头状癌6例,腺癌4例,单纯癌8例,除2例腺癌外,其余皆有转移,所属淋巴结及其他淋巴结转移的各13例,肺转移12例,肾及肠转移各5例,胰脏、肝、心、肾上腺、骨转移各是3例,脑转移2例。就肺转移而言,桂重次的6例中单纯癌3例,滤泡状腺癌2例,乳头状腺癌1例。而东北大学的12例中单纯癌7例,滤泡状腺癌2例,乳头状腺癌3例。桂重次的87例乳头状腺癌中只1例肺转移,骨转移2例,但Frazll等人的43例中肺转移13例,且为死因之一[4]。

甲状腺原发恶性肿瘤以上皮来源者最多,间叶组织来源的肉瘤较少见,占甲状腺恶性肿瘤的0.5%~1%,其中以淋巴瘤占首位,平滑肌肉瘤仅有个案报道。因此,原发性甲状腺平滑肌肉瘤是一种十分罕见的疾病。Endocrine Tumor Registry杂志1946—1996年的统计中共有28 630例甲状腺肿瘤,其中只有4例平滑肌肉瘤,占0.014%。根据Medline1960—2004年检索的结果显示,目前世界文献中详尽描述的此种病例只有10多例。平均年龄为68.7(45~90)岁,男女之比为4:7。通常体积较大,最大直径测量从1.9~13cm,平均为9.3cm,肿块质硬而固定,表面不平,吞咽时上下移动性小,浸润性生长,压迫、侵犯周围组织,如气管、食管、喉返神经、颈前肌等,短期内表现出相应症状。我国仅5例,朱琳所在医院1986—2004年有2340例甲状腺瘤,平滑肌肉瘤只有2例,占0.085%[5]。

二、病理学

据报道甲状腺癌患者中,因首先发现转移瘤而得到确诊者占总数的2.7%,其中38%的转移属于肺、骨等的远处转移。颈部甲状腺癌术后肺转移也较常见,为7%~9%[1]。

甲状腺癌肉瘤转移途径早期以淋巴转移为主,晚期可以通过血行转移。癌肉瘤多发生于中老年人。一般来说,癌肉瘤是没有功能的、不发生吸碘现象的,^{131}I对肿瘤转移灶无治疗作用[6]。小儿甲状腺癌肺转移率是2%,甲状腺癌初诊时已有肺转移的为18.4%,淋巴结转移率是62.6%(而在成人各是2.9%和16.9%)[7]。

裴云等总结1997—2002年经手术病理证实的346例甲状腺癌中发生肺转移的27例。其中乳头状癌9例、滤泡癌10例、髓样癌3例、混合癌5例,并有骨转移者5例。最迟1例出现肺转移为甲状腺癌，手术后13年后伴有多处骨转移[8]。

血行性肺转移：甲状腺血管较丰富，故癌细胞早期即可侵入静脉，形成肺部转移性瘤灶。血行性转移癌灶在胸片上多数表现为具有转移性瘤灶的肺部特征性影像表现：结节状或大小不等的类圆形肿块影，边界光滑、清楚，密度均匀，且以中下肺外周肺野多见，病灶沿肺纹理分布。少数甲状腺癌肺部转移病灶早期表现为两肺斑点状与粟粒状，密度均匀，边界光滑、清楚，病灶以中下肺野为多，上肺野较少。文献报道甲状腺癌40%左右有钙化。

淋巴性肺转移：肺内淋巴性转移有两种方式。一种为先有肺内血行性转移灶，然后经肺内淋巴管引流到肺门淋巴结，即为顺行性转移方式。表现为先有肺内结节状转移灶，后经复查再出现肺门、纵隔的淋巴结肿大；另一种先转移到纵隔、肺门淋巴结，最后发展到肺内淋巴管，即为逆行性转移方式。不管哪一种转移方式，胸片上均表现为肺门影增宽、增浓或肺门、纵隔肿大、肺纹理增粗，边缘模糊，呈网格状。CT表现为：纵隔、肺门淋巴结增大，支气管—血管束及小叶间隙增粗、边缘毛糙。这些表现的病理基础是由于肺支架结构中有较丰富的淋巴管，淋巴管内大量肿瘤细胞堆积生长、浸润而引起肺支架结构中，如小叶内间质、小叶间隔、支气管—血管束周围浸润、堆积、水肿、渗出和纤维化[8]。

范西红等探讨甲状腺乳头状腺癌(PTC)颈淋巴结转移途径的规律及其临床意义。1991—2002年为97例甲状腺乳头状腺癌颈淋巴结转移的患者做了108次功能性颈淋巴结清扫术。参照美国耳鼻咽喉头颈外科基金协会颈淋巴结分区法，分析淋巴结转移的规律。结果：Ⅵ、Ⅳ、Ⅲ区淋巴结转移最为常见，转移率分别为78.5%、70.3%、68.5%；在转移早期的Ⅳ和Ⅲ区转移中，转移淋巴结多位于颈内静脉后方，单靠触诊不易发现：Ⅰ区较少淋巴线转移，Ⅱ、Ⅴ区淋巴结转移率居中。

表22-2-1　108次PTC颈部各区淋巴结癌转移情况

分区	淋巴结转移率(%)	每例淋巴结转移数	淋巴结转移度(%)
Ⅰ	10.2(11/108)	1~4	22.0(13/59)
Ⅱ	37.0(40/108)	1~7	26.3(80/297)
Ⅲ	68.5(74/108)	1~7	27.7(117/422)
Ⅳ	70.3(76/108)	1~10	37.6(175/466)
Ⅴ	22.2(24/108)	1~6	17.4(55/316)
Ⅵ	78.7(85/108)	1~14	64.5(253/392)

常规病理检查：每次清扫淋巴结数目14~47枚，平均19枚，转移淋巴结1~24枚，平均6.4枚(表22-2-1)。

认为本研究的发现有助于甲状腺乳头状腺癌手术时前哨淋巴结活检的设计，并恰当地选择清扫区域和范围[9]。

乳头状癌是甲状腺癌中常见的类型，占甲状腺癌的60%~80%，虽然具有局部浸润和淋巴结转移的倾向，而远处转移不常见(4%~9%)，如局限在腺体内无颈淋巴结转移者，术后5年生存率可达90%。而滤泡状甲状腺癌淋巴结转移者多数已有远处转移，即使手术也不能获得满意的疗效[10]。

分化型甲状腺癌(DTC)分为乳头状癌和滤泡状癌两种，乳头状癌约占85%，乳头状癌恶性程度较低，其主要转移途径是淋巴通道。滤泡状癌约占15%，属中度恶性，且有侵犯血管倾向，易经血运远处转移到肺、肝、骨及中枢神经系统等部位[11]。

文献记载，发生于软组织深部或浅部的平滑肌肿瘤如直径大于5cm，几乎为恶性。平滑肌肉瘤恶性度高，一半有远处转移，大多经血转移至肺、皮内、肾，少数可至局部淋巴结。

三、临床表现

几组病例的临床表现见表22-2-2[1,2,7,8,12-20]。几组甲状腺癌肺转移脏器发现顺序见表22-2-3[7,15,17-21]。

甲状腺癌肺转移以女性多见，王东病例中男性与女性之比为1:3.4。患者多无自觉不适，且病变多无明

表22-2-2　几组病例的临床表现

作者	例数	症状及体征
王东	22	分化型甲状腺癌肺转移。主要症状：呼吸困难10例，声音嘶哑6例，咳嗽、咯血3例，胸腔积液3例
陶仲为	1	甲状腺癌并肺转移，5年不变。颈部包块6年，肺弥漫密布小结节(0.2~0.8cm)状转移癌5年，气急1年余
王少凡等	8	甲状腺癌肺转移8例。主要为咯血丝痰、眼球突出、声音嘶哑、呼吸困难
陈彦凡等	11	甲状腺癌肺转移。咳嗽、咳痰10例，胸闷、气促9例，咯血丝痰3例，伴发热、乏力、消瘦2例，胸痛1例，两侧胸腔积液1例。可触及颈部肿块或甲状腺肿大5例，颈部、锁骨上或腋窝淋巴结肿大7例
董丽华等	1	甲状腺癌肺转移误诊为肺结核7年。因间断、少量咯血7年，甲状腺肿大4年半，气短
陈柏梁等	1	甲状腺癌术后18年双肺、胸壁转移误诊。3年前无诱因开始咳嗽、咯少量白色黏痰。1年来咳嗽加重并伴有胸闷。1周前再次出现咳嗽、胸闷，伴发热。查体甲状腺未触及

(待续)

（续表）

作者	例数	症状及体征
韩仲杰等	1	甲状腺癌远期多发转移。后腰部肿物手术切除，半年后复发，腰部正中突起肿物。穿刺细胞：大量腺泡样细胞。既往史：7年前做过甲状腺瘤切除术。全面检查：右锁骨上方肿物。胸片：双肺转移癌
范惠然	1	以咯血为主要表现的甲状腺癌。1年前开始干咳，2个月后开始咯血，一般每日数毫升，偶可达20~30mL。纤维喉镜检查声门下气管前壁隆起新生物
裴云等	27	甲状腺癌肺转移。以颈部肿块就诊22例，甲状腺稍大，未触及肿块5例。B超检查27例均发现甲状腺肿块或结节，3例因胸膜转移出现胸腔积液而有咳嗽、胸痛、胸闷、气紧症状。6例有咳嗽、消瘦，但均无咯血痰、发热等症状。18例患者无呼吸道症状，最迟1例出现肺转移为甲状腺癌手术后13年并伴有多处骨转移。合并骨转移者5例
俞丽萍等	1	甲状腺癌肺转移长期误诊为肺结核。间歇性咯血1年半
唐智中等	1	甲状腺癌肺转移存活20年。咳嗽、气急、咳白色泡沫样痰
丁洪涛	2	隐匿性甲状腺癌肺转移。例1，咳嗽，劳累后出现心悸、气短而就诊。颈部淋巴结肿大，活检为腺癌。例2，劳累后气喘、憋气而就诊。B超检查：右侧甲状腺有2个结节
内藤龍雄等	1	少年者甲状腺癌肺转移。学校体检胸片发现双肺中下粟粒阴影。经检查为甲状腺癌

表 22-2-3　几例患者甲状腺癌肺转移脏器发现顺序

作者	病例总数	首先发现脏器		同时
		甲状腺	肺	
陈柏梁等	1		1	
范惠然	1		1	
俞丽萍等	1		1	
唐智中等	1			1
丁洪涛	2		2	
蒋志涛	1			1
内藤龍雄等	1			1

显的恶性表现，有咳嗽、咳痰、胸闷、气短等非特异性的肺部症状。甲状腺癌病理分型中乳头状癌最多见，占甲状腺癌的59.9%~89%。乳头状癌一般呈缓慢浸润生长，但也有较长期膨胀性生长，多发生淋巴结转移，较少发生血行转移，转移率为4%~8%，以肺转移多见，其次为骨。滤泡癌占甲状腺癌的10.6%~15%，比乳头状癌血行转移较多。王东分析分化型甲状腺癌肺转移22例，肺转移15例，合并骨、脑等脏器转移7例。术后到确诊肺转移的病程5个月到24年，其中病程1年以内4例，1年以上18例。病理检查：22例分化型甲状腺癌患者，术后病理证实甲状腺乳头状癌16例(72.7%)，甲状腺滤泡癌3例(13.6%)，髓样癌3例(13.6%)。22例颈清术后淋巴结转移均为阳性[1]。

甲状腺癌可并发胸水，若肺转移癌直接侵及胸膜，则为血性胸水；若肺门淋巴结转移及淋巴管癌病致淋巴通路阻塞造成胸水，则为非血性胸水；若癌细胞侵及胸膜又兼有淋巴管阻塞，则胸水常迅速增加，抽胸水后可很快再产生。此外，有极少病例可由于肺转移癌侵及胸膜而并发自发性气胸[12]。

小儿甲状腺癌明显少于成人，约占所有甲状腺癌的1%。初诊时约半数以上患者已发生颈淋巴结转移，由于早期没有明显症状，有的患儿长期误诊为颈部慢性淋巴结炎。除颈部外，肺是最常见的转移部位，可以没有临床症状，X线检查可呈粟粒样肺结核阴影，主要在基底部，易误诊为粟粒型肺结核，其他转移部位包括纵隔、长骨、颅骨与腋部，偶见功能性癌则有甲状腺功能亢进症状[21]。

佐藤进的5例甲状腺癌中3例为团检发现的肺内转移，2例因轻度咳嗽、乏力，疑感冒拍胸片得知。甲状腺都无肿大。只1例发现颈部淋巴结肿大，活检得知为转移。2例以 ^{131}I 核素扫描发现甲状腺病变。品田章二等人发现了1例转移灶为单发而迅速生长、抑制原发甲状腺癌的病例。患者先以血痰就诊，右上肺初为4.0cm×2.9cm大小肿物，5个月后变为8.9cm×8.2cm大小，疑右肺癌行右全肺摘除+右横膈膜部分切除。术后1个月发现甲状腺有长大的1个肿瘤，尸检为未分化型，从组织像及全身状况来看，定为甲状腺癌全身转移[4]。

陈柏梁等报道甲状腺癌术后18年双肺、胸壁转移误诊1例。因反复咳嗽、咳痰3年，加重伴胸闷1年入院。3年前诊断为粟粒型肺结核，给予HRZ方案抗结核治疗。1年来咳嗽加重并伴有胸闷，多次行胸腔穿刺抽液等。18年前曾行甲状腺癌根治术，术后留气管套管至今。CT：右侧肺轻度塌陷，双侧肺野弥漫性小点状密度影，右侧大量胸液。经右胸小切口行胸液清除+活检术，术中见胸壁广泛结节，肺实变并有结节样改变，取前胸壁结节及下肺组织1.5cm×1cm。病理：甲状腺滤泡状癌肺转移及胸壁转移[15]。

范惠然报道以咯血为主要表现的甲状腺癌1例。1年前开始干咳,2个月后开始咯血，一般每日数毫升,偶可达20~30mL。气管正侧位片见气管上段有局限性狭窄,周围可见软组织阴影。甲状腺吸 ^{131}I试验：2小时为7%,4小时为11.5%,24小时为29.5%。^{131}I彩色扫描:甲状腺形态位置、大小正常,腺内放射性分布均匀。纤维喉镜检查见左侧声带固定,声门下气管前壁隆起新生物,约1.5cm×0.8cm大小。诊断:气管肿瘤。在颈丛加局麻下行气管切开术加活检,术中见甲状软骨被覆的肌肉组织及甲状腺峡部,均被肿瘤组织浸润,在甲状腺峡部取活组织一块送检。病理诊断:甲状腺滤泡细胞癌。

甲状腺癌以咯血为主要表现者，国内未见报道。Woolner报道甲状腺癌885例中有6例咯血，且大多具有本病的局部表现。Blass(1985)报道1例以咯血为唯一表现的甲状腺癌,咯血来自肺内转移灶。津森报道甲状腺癌气管浸润14例,其中4例有气管出血,可见当本病累及气管时,即可出现咯血。因此对咯血原因不明的患者,要想到甲状腺癌的可能性[17]。

俞丽萍等报道甲状腺癌肺转移长期误诊为肺结核1例。女,11岁,因间歇性咯血1年半入院。1年半前因咯血就诊于外院，胸片示左上肺外带2cm×2cm圆形密度中等阴影,经抗结核等治疗症状消失。但多次复查肺部阴影无变化。长期抗结核治疗。体检:左侧甲状腺Ⅰ度,可扪及1cm×1cm的结节。甲状腺球蛋白(TG)45%(正常小于30%)。胸片示左上肺阴影增大至3cm×3cm,右肺散在点状阴影,以中下肺为多。B超:甲状腺左侧叶一1.2cm×1.3cm低回声结节,包膜不完整,有细点状钙化。手术证实为甲状腺乳头状癌,已发生肺、脑转移[18]。

唐智中等报道甲状腺癌肺转移存活20年动态观察1例。女性,45岁,20年前因发现颈部逐渐增大来院渐查,当时感咳嗽、气急、咳白色泡沫样痰,同位素扫描示甲状腺内单个冷结节。颈部淋巴结活检为甲状腺滤泡状癌。胸片:两中下肺野呈小结节状致密阴影。甲状腺瘤体内未见钙化灶。用环磷酰胺注射3个月并使用中草药治疗近2年。11年后胸片示甲状腺瘤体有所增大,右侧明显,其内可见条状钙化灶,左颈淋巴结环状钙化,气管左移,肺转移灶与首次胸片相比大致相同。又3年胸片示甲状腺瘤体进一步增大、钙化增多、颈淋巴结钙化未变、气管左移、肺转移灶数目增多、密度增高,部分病灶有融合趋势,两侧肺门密度增大、增浓。再4年胸片示两上肺转移灶增多,显示肺气肿。现胸片示两肺转移灶数目有所减少,但甲状腺瘤体内钙化灶更多,颈部淋巴结钙化形态未变。一系列胸片分析,甲状腺瘤体内钙化灶逐年增多是由于瘤体内发生蜕变、坏死而后钙化的一系列病理表现,肺部转移灶数目的改变说明发生了多次血行播散。病灶相互融合除与血播有关外,还与病灶周围炎有关,所以患者常感咳嗽、气急,当炎症吸收后,自觉症状可减轻。转移灶的密度比一般肿瘤肺转移灶的密度高也为本病的一大特点[19]。

李连贺等报道甲状腺癌肉瘤伴肺转移1例。左颈肿物20年,肿物增长迅速伴声音嘶哑、呼吸困难1个月而就诊。查见颈前正中偏左有一12cm×10cm×8cm大小的肿物,气管及喉体右移。左颈可触及多个肿大淋巴结。增强CT见甲状腺峡部及左叶肿物。胸片示两肺下野中外带多发结节状阴影。诊断:甲状腺癌左颈转移伴肺转移。行甲状腺左叶、峡部切除及右叶大部切除术+左颈根治性清扫术。术后病理:癌肉瘤[6]。

刘发生等报道甲状腺乳头状癌全身多处转移1例。6年前诊断为甲状腺右叶乳头状癌,行全甲状腺切除及右颈淋巴结功能性清扫术。术后行2次 ^{131}I治疗,长期用甲状腺素。1年前(术后5年)发现左大腿内侧皮下一3cm×2cm×2cm包块，病检报告为甲状腺乳头状癌转移灶。6个月前发现右颈包块伴咯血,近3个月右颈包块长大。锁骨上窝处扪及一5cm×5cm×5cm包块。CT:第6颈椎椎体破坏,双肺及左右肝多个占位。^{131}I全身扫描显示双肺、肝及右颈有核素聚集。血清中甲状腺球蛋白明显升高。诊断为甲状腺右叶乳头状癌术后复发伴双肺、肝、第6颈椎及颈淋巴结转移。行右颈包块切除及第6颈椎病灶清除术。病理:右颈软组织、淋巴结及第6颈椎刮出物均为转移性甲状腺乳头状癌。术后 ^{131}I扫描显示双肺、肝,左颈有核素聚集,再次用 ^{131}1治疗及甲状腺素。随访1年,CT示:双肺、肝转移病灶缩小。患者带瘤生存,无明显自觉症状[22]。

朱琳等报道2例以颈部结节—咳嗽—肺部结节为表现的甲状腺平滑肌肉瘤肺转移。例1,女,57岁,因发现颈部结节3个月,咳嗽、咳痰1个月,声音嘶哑3天入院。气管右移,双侧甲状腺Ⅱ度肿大,双叶及峡部可触及多个实性结节。胸片:双肺多发不规则团块影。CT:甲状腺左叶增大,呈高低混杂密度改变,内见不规则钙化影,气管受压向右移位,双肺野内多发大小不等结节影,内见空洞,纵隔内见小淋巴结。手术探查。病理:左侧甲状腺梭形细胞肉瘤,结合免疫组化考虑为平滑肌肉瘤。2周后,患者再次出现颈部肿块,伴声音嘶哑及颈部压迫感。3周后患者死亡。例2,女,81

岁,因发现左颈前结节伴疼痛1月余入院。甲状腺左叶质硬,压痛(+),约6.5cm×9cm质硬结节。胸片:左下肺结节影,气管明显受压,向右移位。胸腹CT:左侧胸内甲状腺并明显增大,两肺野散在多个小结节灶,右肺门、纵隔淋巴结肿大,肝右叶圆形低密度灶。腹B超:右肝内2.2cm×2.0cm,提示右肝囊肿。B超引导下行甲状腺左叶细针穿刺活检。病理:极少许梭形细胞肿瘤,可能为平滑肌肉瘤。免疫组化:SMA(+),S-100、AE1/AE3、Vim、Tg(-)。诊断:甲状腺平滑肌肉瘤,肺转移瘤,肝囊肿。1个月后死亡[5]。

下地克佳等报道1例搏动性肋骨转移瘤。10年前右前颈肿瘤(6cm×4cm),5年前右前上胸壁(8cm×6cm)及双侧胸壁肿瘤(右5cm×4cm,左2cm×2cm),腰背痛和右股关节痛入院。胸壁瘤有与心搏一致的搏动。颈部肿瘤10年不变,颈部及胸壁肿瘤活检均为滤泡型甲状腺癌。搏动是甲状腺癌及Grawitz瘤的特点,因为瘤有丰富的血管。胸壁转移瘤约占胸壁肿瘤的9%~59%,原发灶肺、乳腺、肾和甲状腺癌为多。胸骨肿瘤145例中恶性肿瘤57例(39%),转移瘤67例(46%),还有其他。胸骨肿瘤145例中有搏动者22例(15.2%),包括转移瘤20例(甲状腺癌11例,Grawitz瘤9例),原发恶性血管肉瘤1例,良性瘤1例。Estrera等总结15例有搏动的胸骨瘤,其中Grawitz瘤11例,多发骨髓瘤2例,甲状腺癌1例,恶性血管瘤1例。甲状腺癌的骨转移约13%,对肋骨和胸骨的转移占21%。50%的甲状腺癌的胸骨转移、82%的Grawitz瘤的胸骨转移是搏动性的。有人报道过甲状腺癌致头顶骨、侧头骨、锁骨、骨盆转移且有搏动。Grawitz瘤致大腿骨转移且有搏动,有搏动者可听到血管杂音。Crile等18例有搏动的胸骨肿瘤中5例(28%)可有杂音,或为收缩期,或为连续杂音。血管造影显示血流丰富也可见动静脉分流,组织学可见扩张的、囊状的细小血管或与中等动脉相连,为搏动原因[23]。

Ilgan S等报道1984—2002年间1023例甲状腺癌(DTC),肺转移42例(4%)(表22-2-4,5)[24]。诊断时的年龄为6~77岁。肺转移的诊断:甲状腺蛋白、^{131}I摄取和胸部X线表现。原发肿瘤组织学:乳头状30例、滤泡9例和分类不明3例。

间变型甲状腺癌(ATC)发展迅速,一年生存率仅10%~20%。晚期治疗往往在远处转移上。ATC合并甲状腺功能亢进症几率是很少的。Kumar V等报告1例ATC患者合并甲状腺功能亢进症的罕见病例。65岁,

表22-2-4 42例甲状腺癌肺转移患者的临床资料[24]

	例数	治愈及稳定例数	3年生存率	死亡例数	P值	5年生存率	死亡例数	P值	持续和进展例数a
诊断时年龄(岁)									
6~25	20	9	18/20(90%)	2	0.665	17/20(85%)	3	0.284	8
26~77	22	8	18/22(82%)	4		15/22(68%)	7		7
性别									
男	27	8	23/27(85%)	4	0.639	20/27(74%)	7	0.487	12
女	15	9	13/15(87%)	2		12/15(80%)	3		3
组织学分类									
乳头状	30	15	26/30(87%)	4	0.561	24/30(80%)	6	0.296	9
滤泡状(9)和未分类b	12	2	10/12(83%)	2		8/12(67%)	4		6
肿块大小									
T1(<1cm)和T2(1-4cm)	22	12	18/22(82%)	4c	0.494	18/22(82%)	4c	0.627	6
T3(>4cm)和T4(侵至甲状腺外)	10	5	9/10(90%)	1		8/10(80%)	2		3
Tx(不明)	10	-	9/10(90%)	1		6/10(60%)	4	-	6
淋巴结									
NO	14	5	10/14(71%)	4	0.163	10/14(71%)	4	0.520	5
N1a(同侧)+N2b(双侧)	25	11	23/25(90%)	2		19/25(76%)	6		8
Nx(不明)	3	1	3/3(100%)	-		3/3(100%)	-	-	2
Stage(TNM)									
Ⅰ+Ⅱ	30	14	28/30(93%)	2	0.046	26/30(87%)	4	0.020	12
Ⅲ+Ⅳ	12	3	8/12(67%)	4		6/12(50%)	6		6

(待续)

（续表）

	例数	治愈及稳定例数	3年生存率	死亡例数	P值	5年生存率	死亡例数	P值	持续和进展例数a
肺转移瘤大小									
肺和肺+淋巴结	28	15	26/28(93%)	2	0.155	26/28(93%)	3	0.008	10
肺+骨和肺+骨+其他器官d	14	2	10/14(71%)	4		5/14(36%)	7		5
^{131}I摄取类型									
弥漫型	17	8	15/17(88%)	2	0.534	15/17(88%)	2	0.162	7
局灶型	25	9	21/24(88%)	4		17/24(71%)	8		9

表22-2-5 22例甲状腺癌肺转移患者胸部X线和HRCT的比较[24]

	例数	治愈及稳定例数	3年生存率	死亡例数	P值	5年生存率	死亡例数	P值	持续和进展例数a
胸部X线									
正常	14	8	12/14(86%)	2	0.735	12/14(86%)	2	0.447	4
可疑	3	–	2/3(67%)	1		2/3(67%)	1		2
阳性	5	3	4/5(80%)	1		3/5(60%)	2		–
HRCT									
正常	4	3	4/4(100%)	–	0.060	4/4(100%)	–	0.019	1
微结节(<5mm)	14	7	13/14(93%)	1		12/14(86%)	2		5
结节(5~20mm)	4	1	2/4(50%)	2		1/4(25%)	3		–

男性，颈部肿块迅速扩大，CT扫描双肺小结节并T-8水平转移病理性骨折，甲状腺功能测定为亢进，肿瘤免疫组化染色p53基因、Ki-67、CD10、CK7、甲状腺球蛋白阳性，甲状腺转录因子-1等阳性。治疗以类固醇和放疗脊椎病变。肿瘤进展迅速，患者死于严重呼吸道外压性阻塞[25]。

四、影像学表现(见书后附图1、26)

几组病例影像学表现见表22-2-6。

川村信之等总结1956—1976年21年间甲状腺癌672例，胸片肺转移者40例。组织型：乳头腺型583例，肺转移17例(2.9%)，滤泡腺型50例(肺转8例，16.0%)，未分化型26例(13例，50%)，鳞型5例(2例，40%)。胸片表现：肺内大结节17例，小结节(包括粟粒)12例(二者占72.5%)；肺内浸润3例，混合型3例；肺门淋巴结肿大1例；胸水2例；胸片无表现2例[26]。

据报道，有1例甲状腺癌肺转移者，24年肺转移

表22-2-6 几组病例的影像学表现[1,2,7,8,12-15,19-21,27]

作者	例数	影像学表现
王东	22	分化型甲状腺癌肺转移。胸片表现双肺多发小结节影20例，双下肺散在结节影2例。胸部CT表现为双肺多发小结节影20例，右上肺致密影1例，双下肺结节影1例
陶仲为	1	甲状腺癌肺转移，6年不变。颈部包块6年，气急1年余。6年前双侧颈部各有一枣大淋巴结，1年后始增大，第2年活检和胸片证实为甲状腺滤泡型腺癌并肺弥漫密布小结节(0.2~0.8cm)转移癌。^{131}I甲状腺扫描示甲状腺面积增大，B超示甲状腺右叶有一3.2×5.2cm实质肿块，胸片示两肺弥漫性结节，化疗后摄胸片肺部病变无变化
王少凡等	8	甲状腺癌肺转移。6例双肺散在不等圆形结节，部分有不规则钙化。右上纵隔增宽1例，左肺门旁淋巴结肿大。右肺大片阴影，右第八后肋、第七胸椎溶骨性破坏各1例。左肋膈角变钝4例，肺部结节融合4例，结节大5×7cm，最小直径0.3cm，1例多个空洞，结节周围淋巴管炎5例，结节周围浸润2例。8例定期拍胸片，病灶均有进展
陈彦凡等	11	甲状腺癌肺转移。两肺弥漫性多个结节，结节直径1~2mm，其中4例见小斑片状钙化
董丽华等	1	甲状腺癌肺转移误诊为肺结核7年。胸片示双肺中下野可见密度较多的粗颗粒多发结节影，大小不等，从上至下逐渐增多。CT示两肺弥漫结节影，高密度边缘模糊，两肺门不大
陈柏梁等	1	甲状腺癌术后18年双肺、胸壁转移误诊。3年前前诊断为粟粒型肺结核，1年前来在外院行胸片及CT检查，诊断为右侧胸腔积液、肺泡细胞癌。胸CT：纵隔内未见肿大淋巴结，右侧胸轻度塌陷，双侧肺野可见弥漫性小点状异常密度影，右侧大量胸腔积液

（待续）

(续表)

作者	例数	影像学表现
马芹等	1	甲状腺癌肺转移。胸片:双肺多发结节影,并融合成片
蒋志涛等	1	小儿甲状腺癌伴肺转移。因颈部多发肿块2周入院,胸片示双肺弥漫性点状结节影
裴云等	27	胸片表现:①两肺多发大小不等的结节或球形病灶,密度均匀,边缘清楚,且沿外周肺纹理分布者18例,2例伴有肺门纵隔淋巴结肿大,1例伴有右侧胸腔积液;③胸膜转移表现为胸腔积液4例;③表现为两肺斑点状与粟粒状病灶并存者3例;④只表现为两肺粟粒状病灶者2例;⑤肺间质改变表现为肺纹理增粗乱、模糊者4例。所有肺部病灶均以中下肺野为甚。8例在未做 ^{131}I或其他化疗治疗前,1~3个月复查肺部病灶基本无变化
唐智中等	1	CT表现:①两肺散在分布、大小不等、密度均匀、边界清楚的结节影4例,结节状病灶分布于小叶内、小叶间隔旁、支气管-血管束周围;②两肺散在的粟粒状、小结节状致密影沿支气管-血管束及肺小叶间隔周围分布2例;③支气管-血管束及小叶间隔增粗、边缘毛糙2例;④胸腔积液2例,但均未见伴有胸膜结节
丁洪涛	2	甲状腺癌肺转移存活20年。胸片:两中下肺野呈小结节状致密阴影。甲状腺瘤体内未见钙化灶隐匿性甲状腺癌肺转移。例1,胸片示双肺密布粟粒及结节状影;例2,胸片示双肺弥漫性粟粒及结节状影
内藤龍雄等	1	少年甲状腺癌肺转移。学校体检胸片发现双肺中下粟粒阴影,胸CT示双肺大小不一的粟粒

灶基本未变(Radiology,1966,87:516)。有的患者虽有肺转移,但病变较小,故胸片仍正常,此称为阈下肺转移。阈下肺转移胸片虽未显示肺转移性,但此时患者肺血管内已有广泛微瘤栓,故70%~75%患者呈不同程度的急性肺心病征象。通常血行转移者无肺门淋巴结转移征象,但若血行转移到肺毛细血管后再侵入伴随的末梢淋巴管,则可沿淋巴管播散到肺门淋巴结,出现转移征象。Janower等报道20例尸检证实有肺小血管内瘤栓者,其中转移至肺门淋巴结有11例。陶仲1例为滤泡癌,病初时仅发现颈淋巴结转移,实际上此型癌以血行转移为主,颈淋巴结有显著转移时已多有血行转移。故考虑本例在当地医院首次就诊时可能已有阈下肺转移,应行 ^{131}I肺扫描确定是否有肺转移后再行手术[12]。

曹务成报道2例甲状腺癌患者,5年前均行双侧甲状腺癌全切术,病理证实属高分化型,检查前口服 ^{131}I 2 mci(74 mbq),24小时后进行全身显像。2例甲状腺癌显像发现,甲状腺部位及肺和脑最放射性浓集,尤以双肺浓集灶明显,可见多处大小不等的放射性浓集区,查血清甲状腺球蛋白TG高于正常值,证明甲状腺癌复发并肺脏转移[28]。

清水馨等报道甲状腺乳头癌全摘术20年后发生显著的嗜酸细胞增多症1例。87岁,女性。主诉食欲缺乏,25年前甲状腺乳头癌全摘术。6年后肺转移,以后两肺野散在性结节影增加增大,全身状态良好。4年前全身倦怠感。胸部X线片、CT示双侧肺野多发性充实性肿瘤影,肺门淋巴结肿大,腹CT多发性肝肿瘤,胃黏膜下肿瘤,腹部淋巴结肿大,腹膜播散。入院后发生误咽。白细胞增多WBC 110 200/μL(中性64.5%,嗜酸性14.5%),血中GM-CSF高值(460 ng/mL)。免疫染色乳头癌产生GM-CSF引起白细胞及嗜酸细胞增多症。第34病日死亡[29]。

五、诊断

王东分析分化型甲状腺癌肺转移22例。误诊为血行播散型肺结核4例,而行抗结核治疗,最长者达6年。误诊为颈部淋巴结结核4例,误诊时间1~6年。另有2例误诊为肺泡癌而行化疗[1]。

段智维等报道甲状腺乳头状癌双肺转移误诊为粟粒性肺结核1例。5年前因干咳、胸闷、乏力,胸片:双肺弥漫性均匀分布、境界清楚的粟粒性结节状病灶,病灶的大小、密度大体相等,诊为粟粒性肺结核,行抗结核治疗,无效。此后一直干咳、胸闷、乏力,症状逐渐加重。2个月前左颈部触及肿块,渐增大。胸片:双肺粟粒性结节状病灶,密度比5年前增加。CT:两肺广泛分布小点状阴影。拟诊:粟粒性肺结核;双肺弥漫性肺泡细胞癌;肺结节病。B超:左甲状腺内见一直径2cm的肿块,轮廓不清,形态不规则,包膜不完整,内部回声不均。纤支镜检查:双肺各支气管通畅。查体:左颈部触及淋巴结,约3cm×3cm×2cm,质较硬,有压痛。行左颈部淋巴结切除活检。病理:甲状腺乳头状癌左颈淋巴结及双肺粟粒性转移[30]。

罗桢敏等报道甲状腺乳头状癌肺转移误诊1例。患者因咳嗽、咳痰、气急1周。9年前曾行颈部手术,结果不详(后知为甲状腺恶性瘤,腺癌)。胸片示两肺感染性病变。抗感染治疗无效。3个月后CT检查:双肺弥漫斑片结节影。5个月后发现颈部有肿大淋巴结,予右颈部淋巴结活检术。病理报告:转移性癌,符合甲状腺乳头状癌特点。6个月后会诊为颈部淋巴结甲状腺癌转移,但不能排除间质性肺病。7个月行CT引导下肺穿刺活检术,病理报告:(右肺穿刺标本)转移性甲状腺乳头状癌。

肺和颈部淋巴结是甲状腺癌最易侵犯的器官,常表现为肺部弥漫性小结节和颈部淋巴结肿大,易被误诊为血行播散型肺结核及淋巴结结核[31]。

乳头状癌极少转移到肺、骨、神经系统和其他器官,而滤泡状癌血行转移则较多见,但肺转移致双肺弥漫性病变者则很少见。肺和颈部淋巴结是甲状腺最易侵犯的器官,常表现为肺部弥漫性小结节和颈部淋巴结肿大,易被误诊为双侧肺粟粒性结核及淋巴结结核。因此,对于接受正规抗结核治疗的患者,如果肺部病灶无明显吸收,或有增大融合趋势,应警惕肿瘤转移的可能性。胸片对分化型甲状腺癌肺转移的诊断敏感性较低,尤其在儿童,常被误诊为肺结核,有报道其敏感性为44.4%。目前,对甲状腺癌肺转移的诊断主要依靠TG测定、^{131}I全身显像及胸片或CT检查,而联合应用此三种手段有利于及时发现肺转移[15]。

^{131}I进入人体后参与代谢,只有甲状腺组织和甲状腺转移灶浓集,其余经尿排出体外。资料表明,大约25%以上的甲状腺癌分化程度较好,均有不同的摄^{131}I功能。其甲状腺癌转移灶也相应地浓聚^{131}I。当原发性甲状腺癌及全部组织切除后,转移病灶的组织分化程度可以改善,摄^{131}I功能将增高;而那些分化不好的甲状腺癌,术后常转移到对侧甲状腺,当正常甲状腺组织存在时,转移灶很少浓集^{131}I,在这种情况下,就不易发现功能性转移灶,但不能排除转移的存在。

为了保证较高的阳性率,可以增加^{131}I的剂量,延长显像时间(48~72小时)。挡去甲状腺部位的射线,以转移灶为热点,调节显像条件,不扣除仪器本底,手术切除或用大量^{131}I摧毁正常的甲状腺组织,再给2mci的^{131}I进行探测,如发现阳性显像,为实施治疗方案和追踪疗效提供资料。甲癌转移灶发展比较缓慢,要完全消除转移灶摄^{131}I功能所需时间为3~5个月,长者可达1.5年,按年龄来看,40岁以下的疗效优于40岁以上的;按部位来看,肺及软组织优于骨转移;按组织病理类型与死亡关系来看,乳头状癌和滤泡性腺癌肺转移时,其生存率较淋巴结转移者低,生存率最低的为骨转移者。在治疗前X线胸片阴性者生存率高,经过治疗后,由阳转阴者次之;从治疗上来说,大剂量要比多次小剂量效果佳。治疗中常见并发症为骨髓抑制,但大多数为轻度或是可逆性的,以上充分说明利用^{131}I追踪和治疗甲状腺癌转移灶的必要性[28]。

鉴别诊断:本病应与粟粒型肺结核、支气管肺泡癌及其他肺转移瘤鉴别:①粟粒型肺结核在分布上以上中肺野为多,痰中可找到抗酸杆菌,OT试验或抗结核抗体试验均阳性,抗结核治疗有效。急性血播结核胸片特点为两肺弥漫性粟粒斑点状阴影,密度、大小均匀一致;慢性和亚急性血行播散型结核常见于两上肺为主,并涉及肺尖及外带。其余病变则主要位于中下肺野。如果经抗结核治疗肺部病灶未见消散,反而出现更多的融合状况,应考虑甲状腺癌肺转移的存在。甲状腺癌肺转移X线表现主要是双肺散在性分布大小不等圆形结节,边界清楚,部分结节中有不规则钙化,有甲状腺癌病史,且^{131}I治疗有效。②支气管肺泡癌临床症状明显,如咳嗽、咳痰、痰中带血等,肺部病灶内可见空泡征,且病灶进展较快。③其他肺部转移瘤病灶进展较快,且结合病史鉴别诊断容易[8]。

汪长银等以$^{99m}TcO_4^-$显像发现甲状腺滤泡性癌并全身多部位转移1例。$^{99m}TcO_4^-$显像不常规应用于探测甲状腺癌的转移灶,但是在甲状腺静态显像的常规视野中发现了腺外的局部异常浓聚病灶的情况下,汪长银等通过1例甲状腺滤泡性癌并全身多部位转移患者说明应用$^{99m}TcO_4^-$显像进一步探寻全身转移病灶是有意义的,而且$^{99m}TcO_4^-$全身显像有以下优点:①灵敏度高,$^{99m}TcO_4^-$显像发现的L3、L4及髂骨病灶,MRI平扫并未发现异常,MRI增强扫描才发现了L4及髂骨病灶;②特异度高,$^{99m}TcO_4^-$能在钠碘转运体(NIS)蛋白介导下被癌组织摄取的特殊性决定了其诊断局部病灶的特异性,甲状腺外异常浓聚灶是转移性癌组织的特征;③有利于甲状腺结节的定性诊断,本例甲状腺"凉结节"的特点不足以鉴别其良恶性,然而其转移病灶的发现却高度支持其恶性结节的诊断;④可全身扫描,探测范围更广、更全面[32]。

隐匿性甲状腺癌肺转移,系指甲状腺癌原发灶较小,无临床症状,不易发现,而首先发现肺部及颈部淋巴结转移灶。甲状腺癌易早期转移,时有发现先肺及骨转移而后怀疑甲状腺癌转移。肺转移病灶多呈粟粒及结节状,有融合趋向,结节直径多在0.3~1.0cm,病灶小而集密,在肺部的分布与其他恶性肿瘤肺转移相似,上部稀疏,下部密集,原发灶和转移灶由于细胞变性、坏死、钙盐沉着易发生钙化。肺部结节的空泡为钙盐沉着不均所致,若发病年龄较小,易误诊为肺结核。甲状腺癌发展缓慢者,肺及骨转移的严重程度与轻微的临床症状不相称,且有相对静止和病灶消失或病灶缩小的趋向。隐匿性甲状腺癌肺转移,其双肺弥漫性的结节性病灶，临床症状轻微，与发展缓慢的特征在鉴别诊断上有一定的意义。丁洪涛报道2例[20]，李镜发等 ^{131}I 全身显像双肺弥漫性显影1例[33]。

Brendon G 等比较 ^{68}Ga-Dotatate 和 ^{18}F-FDG PET/CT 在髓性甲状腺癌复发转移时的诊断能力。18个患者中涉及甲状腺癌局部复发、颈部淋巴结、纵隔、肺、肝和骨转移，仅2例侵犯到肺，1例侵犯到纵隔。^{68}Ga-Dotatate、^{18}F-FDG PET/CT 和 CT 平扫显示病灶的数目分别是1、0、大量；5、3、3；2、3、3。病例太少无法评判，可能在显示能力上有所差异[34]。

六、治疗

1.外科手术

目前分化型甲状腺癌远处转移的治疗手段主要有：外放射治疗、^{131}I 治疗、化疗和内分泌治疗。①甲状腺癌对放疗敏感性差，一般不宜采用放疗，对骨转移或与药物进行综合治疗时可考虑并用放疗。②^{131}I 主要用于治疗甲状腺癌远处转移，一般需先行甲状腺全或次全切除术，以增强转移癌对碘的吸收。癌组织吸收碘的能力与其病理结构有关，滤泡癌能力最高，其次为乳头状癌和髓样癌，未分化癌几乎不吸收碘。但即使同一类型的吸碘率亦可有较大差异。③化疗主要用于不可手术或远处转移的晚期甲状腺癌，常用药物为阿霉素及顺氯胺铂等。甲状腺素可抑制脑垂体前叶促甲状腺激素分泌，从而对甲状腺组织增生及癌组织生长起到抑制作用。患者术后服用甲状腺素对预防复发和治疗晚期甲状腺癌有一定的作用[1]。

小儿甲状腺癌大部分属于分化较好的乳头状腺癌和滤泡腺癌，未分化腺癌少见。甲状腺全切除或次全切除如肿大的淋巴结清扫是最好的治疗方法，对于小儿的甲状腺全切宜持谨慎态度，因为易引起较多的并发症，且需终生应用甲状腺制剂行替代疗法。对于少许残留癌或转移癌可行 ^{131}I 及口服甲状腺素片治疗，亦可局部辅助外照射治疗，儿童甲状腺癌预后较成人好，绝大多数能生存10年以上[21]。

由于甲状腺癌恶性程度低，转移慢，大部分患者可长期存活。对于甲状腺癌肺转移的治疗有学者主张予以手术切除原发灶及尽可能多的甲状腺组织，并行颈部淋巴结清扫，术后口服 ^{131}I 加甲状腺素替代治疗，转移灶可明显缩小或消失[14]。

陈彦凡等报道11例甲状腺癌肺转移患者。2例患者分别于28年和6年前行甲状腺癌切除术，其中1例曾行颈部放疗。3例患者行甲状腺全切术，术后服用 ^{131}I 加甲状腺素替代治疗。随访6个月至1年，颈部淋巴结和肺部结节明显缩小。3例患者行化疗，肺部无明显变化。1例局部胸腔内化疗，胸腔积液消失出院。其余4例自动出院。本组上述头3例患者肺部转移灶及颈部淋巴结均明显减少，因此认为这可能是治疗甲状腺癌肺转移的一种可行方法[14]。

张仑和李树玲报道自1954—1991年间收治甲状腺乳头状癌1221例，剔除失访48例(3.9%)。随访10年以上的计1221例(表22-2-7)[35]。

1173例均获得10年以上随访，其中598例获得20年以上随访。术后复发187例(15.9%)，其中原部位复发69例，颈部复发96例，对侧腺叶发现癌灶22例(1.9%)。平均复发时间为术后3.84年(3个月~19年)。术后发生远处转移56例(4.8%)，其中肺转移36例，骨转移6例，腹腔转移4例，颅内转移4例，全身广泛转移6例。术后因本病死亡128例(10.9%)，其中因颈部复发95例，远处转移33例，其他病死亡68例。

肿瘤不全切除、复发、远处转移对预后的影响：本组病例治疗中，因肿瘤严重侵犯相邻组织，而不能完整切除115例N(+)中7.8%发生远处转移，而N(0)病例中仅2.2%发生远处转移($P<0.001$)。肿瘤侵犯程度对手术切除彻底性有所不同，腺内型癌中9例原发癌不全切除，腺外型癌中78例原发肿瘤不全切除($P<0.001$)。468例行选择性颈清病例中仅8例肿瘤不全切除(1.7%)，而396例治疗性颈清病例中，有58例(14.6%)肿瘤不全切除($P<0.001$)。选择性颈部淋巴结清除术和治疗性颈清术，术后远处转移率分别为2.1%、10.9%，术后复发率分别为5.5%、21.9%($P<0.001$)(表22-2-8)[32]。

对于临床N(+)的甲状腺乳头状癌采取颈淋巴结清除手术治疗，目前无可非议。而对于N(-)的患者是否采取选择性颈淋巴结清除手术，是意见分歧的焦点。有学者通过大量临床资料统计分析，确认颈淋巴结转移尽管增加局部复发的可能，但不是影响预后的主要因素。有学者认为颈淋巴结转移在低危险组的年轻患者，其10年生存率仍在90%以上。有学者报道一

表22-2-7 1173例患者分型、治疗及转移的比例(%)

项目		腺内型		腺外型	总计
		包膜内	包膜外		
颈淋巴结转移	N1	27(205)	447(69.1)	289(73.4)	763
	N0	105	200	105	410
远处转移	M1	2(1.5)	18(2.8)	47(11.9)	67
	M0	130	629	347	1106
合计		132(11.3)	647(55.2)	394(33.5)	1173

表 22-2-8　TNM 分期对甲状腺乳头状癌预后影响的比较

项目	例数	无瘤生存率	
		10 年	20 年
原发肿瘤			
T1	133	93.9	86.9
T2	798	88.4	79.6
T3	169	70.3	61.9
T4	73	37.7	29.1
颈淋巴结			
N0	725	91.5	85.4
N1	448	70.2	50.0
远处转移			
M0	1162	84.3	72.1
M1	11	0	0

组 1776 例患者，其淋巴结转移 10 年以上生存率为 83.7%，与无转移的 99.3%有显著差异。本组资料显示，病理颈淋巴结转移与否，其 10 年无瘤生存率分别为 80.9%和 88.1%，无显著差异，但其 20 年无瘤生存率分别为 65.7%和 81.7%，有显著差异。甲状腺乳头状癌属分化型癌，与其他实体肿瘤不同，即使发生腺外转移，仍能长期生存，这就要求大宗长期随访资料作为分析的依据。根据本书资料对于乳头状癌生存 10 年不足以说明问题，随访 20 年才能显示出淋巴结转移与生存率间的差异。

甲状腺乳头状癌颈淋巴结转移甚高，即使临床未触及肿大淋巴结，在选择性颈部淋巴结清除术标本中，病理证实淋巴结转移为 40%~65%，本书资料为 65.8%。当甲状腺乳头状癌患者出现颈淋巴结转移时，应行颈淋巴结清除术。事实上当临床颈淋巴结阳性时，其中确有一些病例给根治带来困难，甚至可能已经广泛浸润和远处转移。除此之外，当颈淋巴结触及肿大，行治疗性颈部淋巴结清除术时，6%的患者因转移癌侵犯重要部位，而无法彻底切除。这说明当临床触及颈淋巴结肿大时，部分病例已属晚期，治疗效果及预后均较差，所以对于甲状腺乳头状癌选择性颈部淋巴结清除术是有必要的[32]。

王东分析分化型甲状腺癌肺转移 22 例。22 例均行手术治疗(包括 2 例行姑息性肿瘤切除)。4 例术后辅以 ^{131}I 治疗，3 例应用阿霉素化疗，1 例术后辅以 ^{60}Co 外照射治疗。术后随访 5~10 年，平均 7.4 年。5 年生存率为 64%(14/22)，10 年生存率为 40%(4/10)。结果：45 岁以下、仅有肺转移、术后加放疗或化疗的患者 5 年生存率分别为 86%(6/7)、67%(10/15)、75%(6/8)；45 岁以上者，肺合并其他器官转移者、仅经手术治疗者的 5 年生存率分别为 47%(7/15)、28%(2/7)、43%(6/14)。结论：年龄因素及是否合并其他器官转移与分化型甲状腺癌肺转移患者的预后关系密切[1]。

张钧等通过手术治疗 125 例分化型甲状腺癌的 5 年随访结果分析，认为与单侧腺叶加峡部切除术相比，全切术之长期生存率无明显改善，需终身服用甲状腺素制剂替代，这降低了患者的生活质量，故应慎重选择手术适应证。蔡伟耀提出目前我国甲状腺全切术宜控制在 4 个方面：①双侧甲状腺癌；②对侧复发癌；③伴有远处转移，作为核素治疗的先驱治疗；④病变累及甲状腺包膜外的高危患者。他们认为，甲状腺全切术的手术指征可较上述适当放宽，对包块直径大于 1.5cm，或年龄大于 45 岁者，因其复发可能性较大，应做全切术[36]。

日本岩手医大 1954—1988 年间甲状腺癌病例 491 例，其中 41 例血行转移(8.4%)，后者中的 14 例原发灶及转移灶切除。表 22-2-9 为其中与胸部有关病例 7 例[37]。

Haveman J W 等报道 21 例儿童各种甲状腺癌(17 例乳头状、滤泡 3 例和 1 例何氏细胞癌)，有 3 例肺转移。行甲状腺癌切除(11 例颈淋巴结转移)和颈淋巴结清除术后，再做放射性碘治疗。随访：中位数 11 年(范围 2~26 年)，2 例(9.5%)复发，无死亡病例(表 22-2-10)[38]。

许特尔细胞甲状腺癌的远处转移率是 34%(滤泡型是 19%)。Yutan E 等认为肺转移瘤的楔状切除对患者生存是有益的[39]。

2.核素治疗

甲状腺乳头状癌一般预后良好，较晚出现转移，多经淋巴途径转移到颈淋巴结或直接浸润颈部软组织。仅有 5%~10%经血循环转移到肺、骨等组织，一般转移到肝及软组织较少，而且大多为单个转移灶。经淋巴及血循环同时转移到颈淋巴结、颈椎、双肺、肝及远处软组织则很少有报道。诊断主要依靠病状(某部位疼痛)、查体及 CT、MRI 等影像学检查，对已行全甲状腺切除术的患者，如血清 HTG 升高，提示癌复发转移，^{131}I 全身扫描对发现转移灶(尤其是隐匿灶)有很大帮助。对这类患者应进行综合治疗，包括尽量切除可切除病灶、多次使用 ^{131}I 治疗及终身用甲状腺素抑制治疗。甲状腺乳头状癌全身转移患者的预后比其他恶性肿瘤全身转移的预后要好得多，不要轻易放弃，应积极综合治疗[22]。

裴云等的甲状腺癌肺转移的 27 例，23 例患者行口服 ^{131}I 治疗，只有 11 例治疗后复查病灶得到控制或好转，但 3 个月或半年后复查病灶又较前发展(出

表 22-2-9 日本岩手医大病例

	转移部位	组织学	术式	转归
*男 39(岁)	肩胛骨、肺	滤泡型	肩胛骨部分切+左全肺切+^{131}I	8 年后大咯血紧急手术,又 4 年后骶骨转移死亡
*女 68	胸骨	索状癌	胸骨上部切除	窒息紧急手术,2 年后死亡
*女 75	胸椎	滤泡癌	椎弓切+^{131}I	全身麻痹稍恢复,3 年 3 月生存中
女 77	肋骨	索状癌	左 9、10、11 肋切	2 个月后癌死亡
女 56	肋骨	乳头癌	右 3、4 肋切+^{131}I	2 年 7 个月死亡
女 21	肺	未分化癌	右中叶切+阿霉素	1 年 3 个月癌死亡
女 42	肋骨、髂骨	乳头癌	右 10 肋切	5 个月后癌死亡

*为紧急手术例

表 22-2-10 3 例肺转移病例情况

序号	年龄	性别	淋巴结切除	术后肺 ^{131}I 扫描摄取%	^{131}I 治疗次数	累积量(mCi)	无病期(年)
1	8	M	身体同侧	肺未测得	9	885	26
2	11	F	身体同侧	肺 11%	3	350	2
3	15	M	身体同侧	肺未测得	2	150	11

现新病灶、病灶增大或相互融合)。27 例患者常规胸正、侧位片,追踪复查两次以上者 23 例,做胸部 CT 检查者 7 例[8]。

甲状腺癌伴远程转移时,通常在切除甲状腺后再应用放射碘治疗其残余,这样能使转移灶更多地摄取放射碘。如果癌组织有摄取放射碘的能力,但疗效欠佳,此时则为应用甲状腺素制剂的指征。因为甲状腺切除后 3~6 周垂体分泌促甲状腺素增多,可致远程转移灶增大,应用外源性甲状腺素可抑制促甲状腺素的分泌,使远程转移灶缩小,通常用干甲状腺素片即可[12]。

青春等用小剂量 ^{131}I 治疗 24 例肺转移性甲状腺癌。24 例甲状腺癌伴肺转移患者。治疗有效率为 95.8%,其中治愈 11 例,有效 12 例,无效 1 例。治疗后未发生白细胞减少,无甲状旁腺素降低病例。结论:采用多次小剂量 ^{131}I 治疗分化型甲状腺癌伴肺转移疗效好,不良反应少[40]。

刘媛媛等探讨 ^{131}I 治疗分化型甲状腺癌肺转移的疗效及影响因素。分化型甲状腺癌(DTC)发生肺转移者约为 5.2%,如不进行及早的诊断和有效的治疗,5 年死亡率超过 69%。^{131}I 能选择性地聚集在肺转移病灶中,经衰变放出 β 射线,能直接杀伤肿瘤细胞,部分或完全消除病变,显著延长患者的生存期,改善生存质量。国内研究中,李晓波等观察了 35 例 DTC 肺转移癌,^{131}I 治疗治愈率为 60%,有效率为 85.7%。陆汉魁等 ^{131}I 治疗远处转移的治愈率为 24.3%,有效率为 78.2%。国外研究中,Miyamoto 等观察了 47 例DTC 肺转移患者,^{131}I 治疗有效率为 54%。Ilgan 等观察了 42 例 DTC 肺转移患者,^{131}I 治疗治愈率为23.8%。总之,^{131}I 治疗肺转移的有效率均大于 50%,且最高可达 90%,治愈率也可达 30%左右。对 ^{131}I 治疗 DTC 肺转移的确切疗效及影响治疗效果的确定性因素仍需要进一步研究。治疗单次剂量,国外文献报道有 1.8~10.4 GBq(50~290 mCi)和 2.2~13 GBq(60~380 mCi)。国内 20 世纪 90 年代以来开始采用多次大剂量方法治疗,单次治疗剂量为 5.5~7.4 GBq(150~200 mCi),重复治疗间隔 3~9 个月,不但缩短疗程,且每次治疗肿瘤的 ^{131}I 吸收剂量是小剂量的 2~3 倍,所以治疗效果良好。^{131}I 治疗 DTC 肺转移重复治疗的次数和累积剂量主要根据病情的需要和患者身体状况而定。转移病灶消除:一般在 ^{131}I 治疗后 6~24 个月,少数患者可以接受 1 次治疗后显效,部分患者需要接受 2 次治疗,绝大多数患者治疗次数大于 3 次才能有效或完全缓解。

影响因素:①年龄。可作为预测 ^{131}I 治疗 DTC 远处转移尤其是肺转移效果的一个重要指标。陆汉魁等把患者分为<20、20~40、40~60 和>60 岁 4 个年龄组,结果显示年龄影响 ^{131}I 治疗 DTC 肺转移的治疗效果,年龄越小,^{131}I 治疗效果越好。②病理类型。10%的乳头状癌、25%的滤泡状癌可出现远处转移,远处转移的患者中,肺转移占 49%。国内发现 ^{131}I 治疗乳头状癌转移灶的治疗效果好于滤泡状癌。滤泡状癌更常见于老年患者,转移灶摄取 ^{131}I 常减低或不摄取。③颈部淋巴结转移及远处转移。^{131}I 治疗 DTC 转移灶,颈部淋巴结转移效果最好,肺转移次之,骨转移最差。肺转移之外的远处转移者的 5 年生存率低于单纯肺转移者,甲状腺癌骨转移患者的死亡率是肺转移的 4 倍。

远处转移增加了DTC肺转移患者死亡的高度危险性，也降低了^{131}I治疗DTC肺转移的疗效。④胸片有无显示。不少研究发现^{131}I全身显像阳性而胸片阴性的DTC肺转移患者^{131}I治疗效果好，主要与肺转移灶直径较小有关。⑤转移灶摄取^{131}I能力。早期的转移灶基本保留了DTC细胞摄碘的基本特性，随着病程的延长，转移癌细胞在增殖的同时逐步发生去分化改变，并因此逐渐丧失摄碘特性，所以当甲状腺癌发展到后期病灶增大、增多或呈弥漫性转移，^{131}I的疗效会明显下降。转移灶摄取^{131}I的能力与^{131}I治疗效果呈正比；⑥其他。在TSH较低的情况下，甲状腺癌细胞摄^{131}I的能力低，^{131}I难以有效地聚集在肿瘤组织内，治疗效果不佳，所以治疗前必须停用甲状腺素或优甲乐大于2周，以等待TSH上升到大于30 mU/L后再做^{131}I治疗。

^{131}I治疗DTC肺转移的不良反应：仅少数大剂量或累积剂量较高的^{131}I治疗可产生严重的不良反应，如骨髓抑制、放射性肺炎或肺纤维化、严重的唾液腺功能受损等。国内外研究对于^{131}I治疗引起的不良反应及引起不良反应的^{131}I累积剂量仍不确切。①血常规：对342例DTC术后接受^{131}I治疗的患者进行了随访研究，随访1~10年，一过性血小板减低和一过性WBC减低总发生率分别为10.4%和4.0%，^{131}I累积剂量>18.5 GBq的患者其发生率明显高于累积剂量<18.5 GBq的患者。血常规的变化与^{131}I累积治疗剂量呈负相关；^{131}I累积治疗剂量安全值上限为53.5 GBq。②肺功能：^{131}I治疗引起肺损伤的原因是肺组织对射线极为敏感。肺转移多次大剂量治疗尤其是^{131}I累积剂量>37GBq者需警惕发生肺纤维化。③唾液腺功能：大剂量^{131}I治疗DTC肺转移时，可引起唾液腺功能性损伤。接受100~200 mCi的患者发生放射性涎腺炎的问题不容忽视，估计每mCi ^{131}I给予唾液腺的剂量为0.5 Gy。如果唾液腺接受的辐射总剂量达到40 Gy，大多数的患者唾液腺功能会降低，超过66 Gy，患者会发生干燥综合征。Malpani等报道^{131}I剂量大于18.5 GBq时，80%的患者唾液腺功能异常；剂量继续增大，唾液腺功能异常可接近100%[11]。

春日好雄等观察^{131}I反复治疗甲状腺癌肺转移对肺功能的影响。男3例，女8例。平均年龄为30.6(9~74)岁。肺转移灶均为双肺中下粟粒样表现。^{131}I一次90 mci(3330 MBq)，5~10次，每次间隔0.5~1年。治疗前后比较，用力肺活量(FVC)90.8±11.2%对91.4±17.1%；一秒量(FEV_1)82.2±8.8%对88.7±11.3%，均无显著性差别[41]。

马芹等报道甲状腺癌肺转移合并巨大气管食管瘘食道内置入支架成功1例。因甲状腺癌术后12年，肺部转移，进行性呼吸困难4个月，加重3天入院。6年前CT发现甲状腺癌术后肺部转移。胸片：双肺多发结节影，并融合成片，中下肺野及肺门处为重，密度不均，符合甲状腺癌肺部转移肺部感染。经口插管呼吸机辅助呼吸。后胃镜检查发现气管食管瘘，位于会厌下4cm，瘘口直径为2~3cm，未见癌肿侵犯周围组织。经胃镜在会厌下气管食管瘘上方2cm处置入覆膜支架完全覆盖瘘口。透视下见支架扩张充分，术后病情稳定，2天后经口可进少量流食。食道支架术后3个月死亡。死亡原因：感染性休克，甲状腺癌肺部转移、肺部感染、呼吸衰竭、重度营养不良[27]。

3.进展

2010年第46届美国临床肿瘤学会(ASCO)年会上，对于尚无标准治疗方案的局部进展期和转移性甲状腺髓样癌，国际多中心Ⅲ期随机双盲、安慰剂对照研究(N=331)首次提示，范德他尼(vandetamib)具有延长患者无进展生存率(PFS)的显著作用(HR=0.45，P=0.0001)[42]。

美国国立癌症研究所统计35 663例局限于甲状腺的甲状腺乳头状癌分析后发现，其中1.2%未立即接受确定性治疗。这些患者的20年癌症特异性生存率估计为97%，而接受治疗者的生存率是99%。研究者认为，该结果可以提醒外科医生思考对此类甲状腺癌患者进行手术治疗的危险和益处。对较小的甲状腺瘤患者可以随访，而不用活检。而对有吞咽困难和声音改变等症状、头颈部曾有放射物质暴露史以及癌症放疗史的患者，进行手术的益处大于危险。

这与日本学者提出手术时机问题有异曲同工之妙。这个命题大胆地冲击了手术越早越好、癌症治疗争分夺秒的传统观点。扩而广之，检查手段也不是越多越好，这已是被证明的道理，尤其是有损伤的影像学手段[43]。(参考总论第八章第二节)

七、预后

川村信之等的肺转移病例自肺转移至死亡31例。初诊即发现肺转移15例，2例尸检发现肺转移。这17例均不计算在内。其他14例，11例6个月内死亡谓早期死，以未分化型多，腺癌也有3年内死亡的。从胸片看，浸润型、混合型、胸水型全部6个月内死亡。结节型长期生存的有3例。死因：乳头型易远处转移与致气道压迫致死各占半数。但在肺转移例致气道压迫的死亡例少，几乎全是肺转移而死。未分化型死因除远处转移外，气道压迫、大出血、气管-食管瘘等是多样的。在肺转移病例中，因肺转移而死的多，滤泡型骨转移的也多。

金涛等分析甲状腺恶性肿瘤术后死亡原因。对术后5年以上的227例甲状腺恶性肿瘤病例进行随访，其中因肿瘤致死的有45例，占19.8%。不同病理类型主要致死原因：17例乳头状癌中，因全身转移致死的4例，占23.5%，同局部侵犯或压迫致死的13例，占76.5%。13例滤泡癌中，因全身转移致死的9例，占69.2%；局部因素致死的4例，占30.8%。8例未分化癌中，仅2例为全身转移死亡，其他均为局部侵犯所致。另6例少见类型恶性肿瘤，除2例转移性甲状腺癌死于全身衰竭外，其他无1例死于远处转移。1例髓样癌死于纵隔转移，各型局部直接致死主要原因为原发灶未能控制或局部复发转移所致的进行性气管食管受侵，气管食管瘘、纵隔压迫症、双侧喉返神经麻痹、肿瘤破溃等[44]。

张文清等报道甲状腺癌转移患者长期存活1例。女，29岁。因右侧颈部肿物伴乏力、消瘦3个月入院。右侧颈部可触及一约4cm×5cm大小肿物，随吞咽上下活动。右侧胸锁乳突肌前缘可触及数枚肿大淋巴结。胸片：右肺上中肺野有3个球形阴影，直径分别为1cm、2cm、3cm。颈淋巴结活检病理结果为乳头状+滤泡状转移癌。行右侧甲状腺全切除术+右侧颈淋巴结清扫术，病理报告为乳头状癌。行右肺病灶(术中为4块)楔形切除术，病理报告为滤泡状转移癌。长期口服甲状腺素片治疗，未再行化疗和放疗。术后5年内，反复出现右颈部淋巴结肿大，先后共进行7次手术切除，病理报告为转移癌者有4次。已术后15年，患者仍健康存活，未再发现复发和转移[10]。

日本东北大学的14例中的3例腺癌，平均生存期达37.3年，而未分化型的4例才5.75年，二者相差悬殊。佐藤统计的113例肺转移瘤中，术后再发的65例(58%)，再发大部分在肺切除1年以内，至迟在3年以内，3年以上的则很少再复发。这113例中有甲状腺癌肺转移3例，1例在肺切除1日死亡，另2例分别于3个月、22个月再发后死亡。佐藤自己的5例中有2例分别于术后8个月和4年因复发而死亡。

儿童甲状腺癌预后同成人一样较好。欧美报道，小儿甲状腺癌的预后10年生存率可达80%~86.7%，20年生存率为56.2%~56.6%，30年为20%。有肺转移者预后则差得多，宜尽早治疗。^{131}I内照射据Review统计半数转移灶可消失，1/4可缩小[4,7]。

甲状腺乳头状癌的预后有关因素：①年龄：40岁以上者预后较40岁以下者差，几乎所有因乳头状癌致死的均为40岁以上患者；②性别：男性患者较女性患者预后差；③肿瘤大小：随着原发瘤体积的增大，乳头状癌致死的危险性增加，肿瘤平均直径小于1.0者预后较好；④病理学分型：乳头状微癌、包裹型乳头状癌预后好，而弥漫性硬化型或有间变灶、鳞状细胞癌灶者预后差；⑤转移：远处转移，尤以肺、骨转移者预后较差。淋巴结转移不影响预后[30]。

Ilgan S等的甲状腺癌肺转移42例，随访时间24~228个月。全甲状腺切除后加转移淋巴结剥离。选择^{131}I治疗。剂量：单次1.8~10.4 GBq，总量5.5~43.7 GBq。42例中肺转移灶30例是现有的，其余12例是后续期中发现的。12例患者死于甲状腺癌广泛转移和重复瘤(恶性间皮瘤)。10例肺转移瘤患者临床治愈和近乎治愈，另有7人在观察期间病情稳定。3、5年生存率分别为86%(36/42)和76%(32/42)。^{131}I治疗可以治愈肺转移瘤，尤其是在没有其他部位转移的情况下。高分辨率CT比胸部X线有更高的肺部病变显示价值，而且有预后价值[24]。

参考文献

[1]王东.分化型甲状腺癌肺转移22例临床分析.临床肺科杂志，2005，10：285-286

[2]董丽华，闫敬，苗凯.甲状腺癌肺转移误诊为肺结核七年一例报告.临床肺科杂志，2000，5：309

[3]崔俊生，陈桂秋，倪劲松，等.不同年代甲状腺恶性肿瘤构成分析(附1011例病理报告).中国实用外科杂志，2004，24：600-601

[4]张金铭.呼吸系统疑难病和罕少病.天津：天津科技翻译出版公司，2004：384-385

[5]朱琳，李小毅，高维生，等.颈部结节-咳嗽-肺部结节-平滑肌瘤肺转移.中华医学杂志，2005，85：1145-1147

[6]李连贺，胡建功，岳卓立，等.甲状腺癌肉瘤伴肺转移1例.疑难病杂志，2007，6：459

[7]内藤龙雄，中川智津子，松下兼弘，ほか.学校健诊で発见された若年者甲状腺癌肺転移の1例.日本胸部临床，1995，54：423-427

[8]裴云，李凯龙，莉玲，等.甲状腺癌肺转移的影像学表现.广西医科大学学报，2005，22：439-440

[9]范西红，贺青卿，孙英刚.甲状腺乳头状癌颈淋巴结转移途径的探讨.外科理论与实践，2003，8：308-310

[10]张文清，高春晖，贾岩峰，等.甲状腺癌转移患者长期存活1例.罕少疾病杂志，2005，12：38

[11]刘媛媛，潘明志.^{131}I治疗分化型甲状腺癌肺转移的疗效及影响因素.中华肿瘤防治杂志，2008，15：314-318

[12]陶仲为.甲状腺癌并肺转移.山东医药，1990，30：31-32

[13]王少凡,吴淑贝.甲状腺癌肺转移 8 例 X 线分析.福建医药杂志,1997,19:30-31
[14]陈彦凡,陈少贤,王良兴.甲状腺癌肺转移 11 例临床分析.新医学,2001,32:419-420
[15]陈柏梁,段明科,王继武,等.甲状腺癌术后l8 年双肺、胸壁转移误诊 1 例.中国误诊学杂志,2005,5:2777
[16]韩仲杰,林昌万.甲状腺癌远期多发转移误诊 1 例分析.吉林医学,1997,18:244
[17]范惠然.以咯血为主要表现的甲状腺癌一例报告.第二军医大学学报,1988,9:87
[18]俞丽萍,董辉.甲状腺癌肺转移长期误诊为肺结核 1 例.实用儿科临床杂志,2000,15:144
[19]唐智中,毕昶炎.甲状腺癌肺转移存活 20 年动态观察 1 例报告.实用放射学杂志,1993,9:246
[20]丁洪涛.隐匿性甲状腺癌肺转移二例报告.医学影像学杂志,2000,10:226
[21]蒋志涛,李昭铸.小儿甲状腺癌伴肺转移一例.中华小儿外科杂志,2005,26:33
[22]刘发生,王斌,朱精强.甲状腺乳头状癌全身多处转移 1 例.华西医学,2004,19:302
[23]下地克佳,金城勇德,兼岛洋,ほか.転移性拍动性肋骨肿瘤を伴った甲状腺癌の1 例. 日本胸部临床,1988,47:276-280
[24]Ilgan S,Karacalioglu AO,Pabuscu Y,et al.Iodine-131 treatment and high-resolution CT:results in patients with lung metastases from differentiated thyroid carcinoma. European Journal of Nuclear Medicine and Molecular Imaging, 2004,31:825-830
[25]Kumar V,Blanchon B,Gu X,et al.Anaplastic Thyroid Cancer and Hyperthyroidism. Endocrine Pathology Volume, 2005,16:245-250
[26]川村信之,千贺修,宫川信,ほか.甲状腺癌の肺転移例の検讨. 日本胸部临床,1979,38:354-362
[27]马芹,刘双,韩振民,等.甲状腺癌肺转移合并巨大气管食管瘘食道内置入支架成功 1 例. 心肺血管病杂志, 2005,24:179
[28]曹务成.甲状腺癌肺转移两例探讨.实用医技杂志,1998,5:578
[29]清水馨,池田贤司,荒木亘,等.全摘术 20 年后に著明な好酸球增多症を认めた甲状腺乳头癌未分化転化の1 例.内科,2011,107:165-168
[30]段智维,魏永祥.甲状腺乳头状癌双肺转移误诊为粟粒性肺结核一例.中国全科医学,2006,9:667
[31]罗桢敏,赵雄碧. 甲状腺乳头状癌肺转移误诊 1 例. 中国乡村医药杂志,2011,18:51-52
[32]汪长银,沈美娟,沈影. $^{99m}TcO_4^-$显像发现甲状腺滤泡性癌并全身多部位转移 1 例. 中国临床医学影像杂志,2011,22:908-909
[33]李镜发,邹德环,朱旭生,等.^{131}I 碘全身显像双肺弥漫性显影 1 例.中国医学影像技术,2005,21:1352
[34]Brendon G,Conry Nikolaos D,Papathanasiou Vineet,et al. Comparison of ^{68}Ga-DOTATATE and ^{18}F-fluorodeoxygluCose PET/CT in the detection of recurrent Medullary thyroid carcinoma. Eur J Nucl Med Mol Imaging,2010,37:49-57
[35]张仑,李树玲.1173 例甲状腺乳头状癌外科治疗远期疗效观察.中国肿瘤临床,2003,30:805-808
[36]张钧,李鸣,李平.手术治疗 125 例分化性甲状腺癌的 5 年随访结果分析.西南国防医药,2007,17:420-422
[37]佐佐木纯,斎藤和好.甲状腺癌の他臓器転移巣に対する手术疗法.外科,1988,50:999-1006
[38]Haveman JW,van Tol KM,Rouwé CW,et al.Surgical Experience in Children With Differentiated Thyroid Carcinoma. Annals of Surgical Oncology,2003,10(1):15-20
[39]Yutan E,Clark OH.Hürthle Cell Carcinoma. Current Treatment Options in Oncology,2001,2:331-335
[40]青春,朱云芝,汪开明,等. 小剂量 ^{131}I 治疗 24 例肺转移性甲状腺癌临床分析. 中华实用诊断与治疗杂志,2011,25:1169 -转 1173
[41]春日好雄,浜善久,伊藤研一,ほか.甲状腺癌肺転移巣に対する^{131}I 反复治疗后の呼吸机能への影响. 外科治疗,1998,78:134-136
[42]王斓,廖莉莉. Vandetamib 延长甲状腺髓样癌患者 PFS.中国医学论坛报,2010 年 6 月 10 日 B7版
[43]白水.局限于甲状腺的甲状腺乳头状癌确诊后 1 年内治疗与否或不影响转归. 中国医学论坛报,2010 年 5 月 27 日 A5 版
[44]金涛,刘奇伦,程炳权.甲状腺恶性肿瘤术后死亡病例分析(附 45 例报告).中国肿瘤临床与康复,1998,5:38-39

第三节 甲状旁腺肿瘤

一、流行病学

甲状旁腺癌 (PTC)Armstrong 于 1938 年首先报道,至 1995 年国外共报道 400 余例。本病 90%以上有不同的原发性甲状旁腺机能亢进症(PHPT)表现,故常将其归入 PHPT 中。我国的 PHPT 发病率远低于欧美白色人种, 至今在 90 余篇有关文献中共 780 余例(包括甲状旁腺肿瘤),其中甲状旁腺癌共有 44 例。孟迅吾等报道 134 例 PHPT,癌占 3.0%。甲状旁腺癌是少见的内分泌恶性肿瘤, 在原发性 PHPT 症患者中,

甲状旁腺癌的发病率为 0.1%~5.1%，但近年来 Montenegro 等报道为 6.1%,似有增多趋势[1-2]。

美国麻省医院 1 000 例 PHPT 中有 PTC 28 例(2.8%)。Hohnes 复习 1938—1968 年文献共有 PTC 50 例,Sharee 复习 1968—1981 年文献共有 PTC 62 例,Ohara 复习 1981—1989 年文献共有 163 例，日渐增多。1999 年 Hundahl 等报道了美国国家癌症数据库 1985—1995 年的资料共收集 PTC 286 例，占数据库恶性肿瘤的 0.005%,属少见病。我国的 PTC 在 PHPT 中约占 3%左右。周建平等统计了 1995—2004 年国内文献报道的780 例 PHPT,PTC 27 例,占 3.5%,异位PTC 仅有 4例[3]。

De Quervain 在 1909 年首次报道了无功能性甲状旁腺癌。至今国外文献已报道甲状旁腺癌超过 500 例，国内则不足 50 例。甲状旁腺癌多表现为高钙血症、高甲状旁腺素血症、颈部肿块。该病在日本的发病率较高,约为 5%,意大利亦有一组病例报道达 5.2%。Obara 等综合了 8 组病例报道,在 4239 例原发性甲状旁腺功能亢进症患者中发现 88 例甲状旁腺癌,占 2.1%[4]。

1939 年 Meyer 首先报道了原发甲状旁腺功能性恶性肿瘤。甲状旁腺癌的发病率男女相等,而腺瘤的发生率女性偏高。Castlernon 总结 70 例,就诊时平均年龄为 44.3 岁,84%的患者在 30~60 岁之间发病。虽然没有报道过特异的致病因素,但很多人认为甲状旁腺增生或腺瘤可以恶变[5]。

文献记载，约 30%的患者可经淋巴或血行转移。转移最常见于淋巴结，转移率为 15%~32%,15%~20%有颈淋巴结转移。远处转移率在 55%~66%,有肺(26%)、骨、肝、胰腺、肾及脑等远处转移。36%~65%的患者术后出现局部复发。Hundahl 资料显示淋巴结及全身脏器转移一般在局部复发后才发生[5-7]。

二、病理学

PHPT 病理类型中腺瘤最常见,其次为增生,腺癌少见,囊肿罕见。国内有学者分析了 877 例 PHPT 的病理结果:腺瘤 84.49%,增生 10.26%,腺瘤伴增生 0.23%,腺癌 4.79%,囊肿 0.23%。甲状旁腺癌的恶性程度差异很大，所以诊断难度较大。据 1976 年 Castlemen 等 557 例 PHPT 中，腺瘤占 81.2%，癌占 3.6%。Cope(1966)343 例 PHPT 中,腺癌占 80%,癌占 4%[8]。定位诊断:除好发于颈部外,甲状旁腺病变位于纵隔占 3%~18%,偶见于心包,这是腺体在胚胎时期迁移异常所导致的,且甲状旁腺位置变异较大。

Hundahl 等和 Shaha 等认为即使对经验丰富的甲状旁腺专科医生来说,术中 86%的 PTC 诊断不出来。国内外资料均证明几乎所有的冰冻切片检查都无法确诊 PTC。临床上经常在肿瘤术后局部复发或远处转移时才诊断为 PTC。目前我国 PHPT 的误诊率高达 40%以上。病理学上甲状旁腺肿瘤良恶性质很接近,因为 80%的肿瘤分化较好,所以病理医师仅以组织学标准来诊断 PTC 常遇到困难。1969 年 Holmes 等提出甲状旁腺癌病理特点为:①侵犯包膜,周围组织或远处转移;②瘤细胞有核分裂现象;③有纤维包膜并可伸入肿瘤内形成小梁;④可侵犯血管。后来 Castleman 等认为实质细胞内存在有丝分裂是最重要的病理检查标准。最近 Smith 与 Castleman 又认为不应单纯考虑有丝分裂,甲状旁腺癌的特征是:①肿瘤质地较硬;③有纤维性包膜或小梁或二者共存;③玫瑰花样细胞结构;④存在有丝分裂。但临床上病理学还不能诊断所有甲状旁腺癌,国内有几例病理误诊,直至发现肿瘤多次手术后复发、转移才被确诊。所以病理学仍需与临床相结合,并密切随访观察[1]。

蒋筠和盛正妍报道异位甲状旁腺癌肺转移第 2 次发病时,单看病理组织,是在良性病变的基础上部分恶变,故报道为腺瘤恶变,再根据周围组织、包膜受侵犯以及 7 年后发生肺转移这些生物学行为来看,确系甲状旁腺癌。腺瘤、腺癌在同一患者先后发生,也是本例特点之一[8]。

甲状旁腺癌最大直径为 3.5cm,重 12g。周围有致密的纤维包绕肿物,故其质地坚硬。40%患者的纤维反应与炎症有关,它将肿瘤与颈部其他组织粘连在一起。甲状旁腺癌的局部复发率为 30%,这可能与肿瘤切除的方式有关。复发的患者可再手术治愈[5]。

PTC 生物学特性：病因仍不明，生物学行为多样,恶性程度有很大差异。约 80%的肿瘤细胞分化较好,生长速度较缓,90%以上表现为 PHPT,病程平均为 3.8 年(3~8 年),恶性程度相对较低。往往到晚期才有淋巴结转移。肿瘤的 DNA 倍体情况及肿瘤标志物等分子生物学的研究提示尚难以直接鉴别其良恶性性质。肿瘤大小与生存率之间没有特别的联系,且多数学者亦认为淋巴结转移情况也不是重要的预后因素，甚至常不能根据其结构及细胞学形态做出诊断。

PTC 无功能的一般不足 10%。75%的病例血钙大于3.2 mmol/L,易发生甲状旁腺危象,骨型占 70%~89%以上,PTC 体积较大者可分泌多量 PTH，是严重高血钙的原因。在颈淋巴结清扫的 PTC 中,有 15%~33%发生癌转移,约有 33%发生肺转移[3]。

三、临床表现

临床表现见表 22-3-1[8-11]。

表 22-3-1 几例患者的临床表现

作者	症状及体征
庞青松等	甲状旁腺癌肺转移。右甲状腺局部切除术 1 年后无症状，双肺转移
蒋筠等	异位甲状旁腺癌肺转移。甲状旁腺腺瘤 12 年后出现髋、膝关节疼痛伴乏力、恶心
林凌	甲状旁腺癌伴多发性癌转移。四肢乏力 1 个月，气促、呛咳、双下肢水肿 2 天
马广贞等	纵隔异位甲状旁腺癌。声音嘶哑 2 个月

临床特点：甲状旁腺癌多见于中青年人，国外发病年龄平均为 45 岁，国内更低，平均为 34 岁。男女发病比较无显著性差异。

甲状旁腺癌 90%以上病例具有典型的 PHPT 表现，与甲状旁腺瘤极为相似。早期两者极难区分，而且甲状旁腺癌生长缓慢，病程可达数年。甲状旁腺癌的症状比良性病变更严重、更复杂，绝大多数先后有突出的 PHPT 表现：骨病、肾石、消化性溃疡、急性胰腺炎、甲状旁腺危象。

甲状旁腺癌的体积常较大，半数患者可触及颈部肿块。Wynne 等报道 31 例中有 14 例(45%)触及肿块。Sandeiin 等观察 40 例甲状旁腺癌病变直径平均为 25mm(5~50mm)，35 例癌重量平均为 4.42g(1.05~40.0g)。Shalle 等报道 62 例甲状旁腺癌有 22 例(35%)触及肿块。国内有记载 24 例甲状旁腺癌，肿瘤直径均大于 1.5cm，有 20 例(83%)颈部触及肿块，这种差异与病期早晚有关。PHPT 患者触及颈淋巴结肿大，可作为甲状旁腺癌佐证之一。晚期癌的肿块常与周围组织粘连，需仔细体检方可发觉，有诊断意义。

无症状型甲状旁腺癌较为罕见，当肿块长到可触及时才易被发觉，但一般均被误认为甲状腺瘤，国内仅见 1 例报道。

甲状旁腺癌绝大多数具有分泌功能产生大量甲状旁腺素(PTH)。血 PTH 值要高出正常值的 2~4 倍，甚至 10 多倍。同时血钙浓度也明显增高，75%的病例高于 3.2mmol/L(14mg%)，而甲状旁腺瘤很少如此[1]。

甲状旁腺癌早期有疲劳、乏力、食欲减退、消瘦、恶心、呕吐、烦渴、多尿等非特异性症状。晚期表现较复杂，主要有：①高钙血症：功能性甲状旁腺癌患者血清钙水平显著升高，多数患者血钙超过 3.5mmol/L，部分患者可出现甲状旁腺危象；②骨损害：发生率为 39%~73%，表现为骨质疏松、囊状纤维性骨炎、棕色肿瘤及骨折；③肾脏损害：发生率为 27%~64%，表现为肾结石或肾钙质沉着症，临床表现为多尿，夜尿增多等；④复发或转移：36%~65%的患者术后出现局部复发，多发生在残留甲状旁腺，胸腺等亦可复发异位甲状旁腺癌，肿瘤组织局部浸润常累及甲状腺、气管、食道及带状肌等。11%~32%的患者发生颈部淋巴结转移。17%~32%的患者发生远处转移，常见部位是肺(56%~67%)、骨(13%~44%)、肝(11%~13%)、肾(7%~11%)、脑(低于 11%)；⑤颈部肿块：30%~76%的患者可触摸到质硬、固定的颈部肿块，若肿块累及喉返神经可有声嘶表现；⑥其他：少数患者可并发胰腺炎、消化性溃疡等[4]。

庞青松等报道甲状旁腺癌肺转移 1 例。右颈肿块进行性增大，右甲状腺局部切除术。1 年后局部复发行右甲状腺切除+颈部淋巴结清除术，术中见广泛侵犯，术后软组织(+)，LN(-)，次月双肺转移，给予 ADM 30 mg，1 次，1 月余因局部病变多发合并双肺转移而死亡[5]。

蒋筠等报道异位甲状旁腺癌肺转移 1 例。因全身骨痛伴肌无力 1 年入院。卧床半年身材变矮、食欲缺乏、恶心、便秘、多尿。X 线示头颅、腰椎、骨盆、四肢诸骨骨质疏松，双侧股骨囊样变，弯曲畸形，右股骨中上段病理性骨折，CT 甲状腺下方一 1.7cm×3cm 密度增高结节影。手术切除，病理：甲状旁腺腺瘤。术后血 PTH 0.07 μg/L，血钙正常，骨痛消失。6 年半又出现全身骨痛、肌无力、恶心、多尿。CT 示胸骨柄后方、气管右前方软组织块影。^{201}T1/^{99m}TcO_4 双核素减影法与^{99m}Tc-MBI 双时相法示右上纵隔异常放射性浓聚。行纵隔肿瘤切除术，病理检查示甲状旁腺瘤，部分周围脂肪组织内浸润，包膜有侵犯，符合恶变。术后放疗一次，骨痛消失。6 年余髋、膝关节疼痛伴乏力、恶心，X 线及 CT 示双肺上叶及右肺中叶、下叶多发结节影。行胸腔镜右肺楔形切除术，右下肺背段直径 1.5cm 结节，病理示肺组织转移性癌，符合甲状旁腺癌肺转移[8]。

林凌报道甲状旁腺癌伴多发性癌转移 1 例。因四肢乏力 1 个月，气促、呛咳、双下肢水肿 2 天入院。既往有肾结石病史。胸片：右第 6 后肋破坏，双侧胸腔积液。腹部 B 超：双肾肿大并弥漫性改变。胸 CT：右肺中叶内侧小结节灶及右肋骨改变，双肺毛玻璃样改变，左肩胛骨及右肋骨改变。颈 CT：右甲状旁腺占位性病变。1 年后因全身骨关节疼痛再次入院，一系列检查证实为甲状旁腺癌复发并 PHPT 及全身多处转移[10]。

马广贞等报道纵隔异位甲状旁腺癌 1 例。因声音嘶哑 2 个月入院，行喉镜检查示右侧声带麻痹，近期体重下降约 3 kg。甲状腺右叶下方触及直径约 3cm 大小的肿块。CT 见上纵隔右侧气管旁一不规则块影。行上纵隔肿瘤切除术，术后血钙为 1.67 mmol/L。病理：有甲状腺组织，细胞巢在包膜及甲状腺组织内浸润，血管内见癌栓，伴有神经侵犯。2 年后患者又因恶心、呕吐 1 月余再入院，CT 示上纵隔占位，血钙为 3.93 mmol/L。行上纵隔肿瘤切除术，见肿瘤位于右侧颈总、锁骨上动脉与气管、食管之间，约 6cm×4cm×5cm，局部肿瘤坏死，侵及食管肌层，周围多个淋巴结融合成团。术后血钙为 2.09 mmol/L。免疫组化：肿瘤细胞 CK(+)、NSF(+)、CgA(+)、Syn(+)、TG(-)、CT(-)、TTF-1(-)、CD5(-)、CD10(-)、CD117(-)。病理：(上纵隔)异位甲状旁腺癌复发伴凝固性坏死、神经浸润、血管内癌栓、淋巴结转移[11]。

熊峰等报道甲状旁腺癌侵犯气管血管 1 例。因月经不规则 8 年，腰背部酸痛 5 年，B 超示右肾结石，以肾结石收住泌尿外科。行右肾结石取出术。体检时发现右髋骨骨折。血钙为 3.24 mmol/L，磷为 0.78 mmol/L。CT 示甲状腺后低密度灶。1 个月后行右甲状腺叶全切+左甲状腺部分切除术。病理：右甲状旁腺癌伴血管侵犯。后复发，肿块向前上纵隔延伸，部分突向气管膜部并侵及食管，局部侵犯颈总动脉。曾 5 次手术。术后恢复良好血钙降至正常，PTH 降至 1250 μg/mL[12]。

四、影像学表现

影像学表现见表 22-3-2[8-12]。

表 22-3-2 几例患者的影像学表现

作者	症状及体征
庞青松等	甲状旁腺癌肺转移。右甲状腺局部切除术 1 年后无症状，双肺转移
蒋筠等	异位甲状旁腺癌肺转移。甲状旁腺瘤 12 年后 CT 示双肺上叶及右肺中叶、下叶多发结节影
林凌	甲状旁腺癌伴多发性癌转移。胸片：右第 6 后肋破坏，双侧胸腔积液。腹部 B 超示双肾肿大并弥漫性
熊峰等	改变。胸 CT：右肺中叶内侧小结节灶及右肋骨改变，双肺毛玻璃样改变，左肩胛骨及右肋骨改变
马广贞等	甲状旁腺癌侵犯气管血管。右甲状旁腺癌伴血管侵犯。肿块向前上纵隔延伸，部分突向气管膜部并侵及食管，局部侵犯颈总动脉，纵隔异位甲状旁腺癌。CT 见上纵隔右侧气管旁一不规则块影

五、诊断

无症状型甲状旁腺癌诊断标准：Schantz 较早提出的诊断标准是：①外科手术时见肿物与周围组织粘连；②颈部可触及肿块；③有较厚的纤维包膜和纤维素伸入肿瘤内；④肿瘤侵犯包膜或血管；⑤有核分裂出现。概括近期文献的说法，其诊断标准应为下列 5 条：①PHPT 表现显著；②血 PTH 值高于正常的 2~4 倍，血钙值大于 3.2 mmol/L；③颈部触诊或 B 超检查发现有肿块；④术中发现肿块与周围组织粘连；⑤病理见核分裂现象，或侵犯包膜、血管，或证明有颈部淋巴结转移。最后一条是最重要的依据，应综合前几条做结论。诊断应依据病理检查结果，Holmes 认为此外还需血钙正常才能真正无症状。对普通病理检查不能确定者可用免疫组化检查提高准确性[1]。

甲状旁腺癌的诊断比较困难，高血钙和高甲状旁腺素血症是诊断甲状旁腺癌的重要依据，典型患者有三高一低，当血钙大于 3.5mmol/L，甲状旁腺素超过正常值 2~3 倍以上，颈部出现肿物，伴有或不伴有声带麻痹，骨、肾等病变同时存在，即高度怀疑甲状旁腺癌的。同位素扫描、颈部 B 超、CT 检查均有助于定位诊断，而且还能发现肿瘤的边界以及是否有淋巴结转移，穿刺活检可明显提高该病的诊断正确率，但有种植或转移之虞，因此除非必须要求术前做出病理诊断，一般并不主张穿刺活检，术中冰冻切片以及术后常规石蜡切片检查仍然是目前最可靠的病理学诊断方法[2]。

张缙熙综合文献指出，B 超对 PHPT 的敏感性为 66%~84%，正确率为 94%；最小可查出 3mm×31mm×8mm 的甲状旁腺肿瘤，明确其具体位置，对异位甲状旁腺定位也很有价值。CT 对甲状旁腺肿瘤定位正确率为 50%~77%，略逊于 B 超。二者合用可提高定位正确性。B 超和 CT 为常规检查方法，可发现直径 1cm 以上的病灶。^{99m}Tc-MBI 双时相法操作简便、成像清晰，还被认为是复发病例定位的最佳选择。对 PHPT 做定位，敏感性高于 B 超和 CT，优于 ^{99m}Tc 减影术。对肺与骨转移的诊断应用 X 线摄片即可[13]。

六、治疗

治疗方法的选择原则尚不够成熟。治疗的目的在于根治癌和控制严重的 PHPT 损害。目前对早中期的甲状旁腺癌即尚未发现有远处转移者宜采用手术治疗。放疗、化疗均无明确效果。对晚期的即已有广泛的肺、骨转移者手术根治已不可能，即使切除原发灶也不能减轻 PHPT 症状，只能用些对症药物治疗。

手术治疗：主要适用于未转移或仅有颈部淋巴结转移的甲状旁腺瘤；颈部复发的癌灶，有的可多次手术；对孤立的远处转移灶仍可考虑切除。应力求根治，既治愈癌又能降低血 PTH、血钙，控制 PHPT。1969 年 Holmes 等报道手术治疗的 5 年生存率为 50%，至今没有明显提高。1992 年文献报道术后癌复发率为 42%，所以手术治疗仍需改进。

甲状旁腺癌的最佳切除范围还有不同意见。多数人支持做包括患侧甲状腺颈前肌群、气管前和同侧动静脉鞘附近淋巴结在内的甲状旁腺癌扩大切除术。因有约 30%的病例会发生颈淋巴结转移，术中应仔细探查，有转移者应做颈部淋巴结清扫术。手术探查的范围意见不尽一致，多数人认为首次手术应探查 4 个甲状旁腺，因甲状旁腺癌患者同时可能并存甲状旁腺癌或弥漫性增生。但实际这种情况极少，做单侧探查即可避免瘤细胞种植。对术后确诊者，若仅行肿瘤切除，应追加扩大切除术，减少复发，以求根治，提高 5 年生存率。首次手术颈清扫时一般用功能性颈清扫术即可，而对多次复发、无症状型癌块往往应扩大手术范围，有浸润的应做经典式颈清扫术（Crile 手术）。复发者再手术常难根治，仅可缓解症状。术中探查大体观可疑者应完整切除肿块和该甲状旁腺送做快速切片。绝不可做部分切除与损坏肿瘤包膜，防止复发，有人报道初次手术时包膜破裂者，局部复发率可达 80%[1]。

由于死亡病例多数是死于甲状旁腺功能亢进引起的代谢性并发症，而非肿瘤本身的生长、压迫或浸润破坏，因此复发肿瘤和转移肿瘤的切除对控制症状仍然十分有效，王春喜等 11 例中 2 例均行复发肿瘤连同周围组织切除，手术后血钙增高等临床症状明显改善。可见复发肿瘤切除尽管是一种姑息性治疗方法，包括侵犯的气管食管或肺组织的姑息切除，也可缓解症状，纠正代谢障碍，延长生命，也为进一步治疗赢得了时间[2]。

甲状旁腺癌的早期手术切除，除切除甲状旁腺外还要切除同侧的甲状腺小叶、相邻的气管软骨及气管食管沟的淋巴结和与肿瘤密切粘连的组织[5]。

Shaha 等主张按照他们的 PTC 的 TNM 分期系统选择治疗方式，PTC 体积较大，与周围组织可有粘连或侵犯（Ⅱ、ⅢA、B、C 期）应做扩大切除，有淋巴结转移者仍需做颈淋巴结清扫术，这个意见有一定的临床意义，适当扩大切除是必要的，手术后 5 年生存率有显著提高。另对肺、骨转移以及局部复发肿瘤都宜做切除，以减轻高钙症候群的症状。对于已是晚期的可加做放疗[3]。甲状旁腺癌即使手术根治，其术后局部复发或远处转移的概率仍达到 42%。局部复发灶和远处转移灶同样可致高钙及一系列严重并发症，故根治的彻底与否关系到甲状旁腺癌术后的预后。August 等认为流式细胞仪检测可以通过监测肿瘤细胞 DNA 含量为整倍体还是非整倍体来判断癌肿是否易致局部复发和远处转移[14]。

陈曦等报道对进行甲状旁腺癌根治术的 4 例患者随访 10~58 个月，发现血钙、血 PTH 均正常，术前症状缓解。而仅进行甲状旁腺肿瘤摘除的 4 例患者中 3 人在术后 12~18 个月再次出现血钙及血 PTH 升高，其中 1 例为肺转移，切除转移结节后，血钙正常 1 年后再复发，另 2 例为肿瘤局部复发，行同侧甲状腺叶全切除加颈淋巴结清扫术，但术后高血钙无缓解[15]。

陈润成等报道 1 例甲状旁腺癌骨、肺转移患者，甲状旁腺癌术后血钙和甲状旁腺素有下降但仍高于正常值，临床症状 1 年后无改善[7]。

庞青松等的 4 例患者中 3 例行 2 次或 2 次以上手术，另 1 例术后仅生存 1 年因脑出血死亡，术后血钙水平仍高，血磷水平低。第 1 次术后平均仅 13 个月局部复发，有 2 例发生远处转移，1 例发生于肺，1 例发生于骨。4 例患者中 2 例已死亡，分别生存 12、13 个月；另 2 例分别生存 48、96 个月，其中 1 例第 2 次术后接受局部放疗，给予术后放疗 DT 62 Gy/6w，已生存 23 个月，局部未见复发，推测术后即行放疗，而非复发时再行放疗可能会更好。另外需注意的是本病的转移率很高，对于肺转移瘤一般采用肺的楔形切除，口服中性磷酸盐以降低高钙血症及其引起的并发症。一旦出现转移患者往往不能治愈，目前资料显示化疗有效率较低。

Hundahl 分析了 964 例甲状旁腺癌患者，其中单纯手术者占 89.2%，手术加放疗占 6.3%，单纯放疗者占 1.0%，而手术组中根治性手术仅占 12.9%。甲状旁腺癌的复发率很高，文献报道为 40%~86%，考虑手术残存及术中种植为其主要原因，手术后复发及远处转移是影响甲状旁腺癌患者生存的主要因素。虽然甲状旁腺癌为一种生长相对较慢的肿瘤，但 Franker 等认为其具有向周围侵犯的特点，即使肉眼下完全切除，局部复发往往不可避免，复发时间从术后 3 个月至10 个月。因而 Holmes1969 年指出局部切除仅起姑息作用，达不到根治目的。Mashbuarn 进一步指出完全切除后有 1/3 的患者会出现局部复发，而复发的患者中又仅有 1/3 患者可再次手术，因而局部切除后的处理尤为重要。目前尚无有效的术后放疗资料,多为复发及转移肿瘤姑息性放疗,部分病例有效,但不理想[9]。

多数文献报道甲状旁腺癌患者进行放射治疗效果不理想。然而 Chow 等报道了 10 例甲状旁腺癌患者,其中 6 例因术后显微镜下肿瘤细胞残留而接受颈部肿瘤床放射治疗,治疗后平均随访 62.3(12~156)个月,未发现局部复发和高钙血症。Munson 等回顾性报道了 70 例甲状旁腺癌患者,其中 4 例术后接受了辅助性放射治疗,在分别随访了 53、54.5、66 和 67 个月后均存活,未发现肿瘤复发。Rasmuson 等亦报道 1 例甲状旁腺癌肺转移患者经辅助性放射治疗后高甲状旁腺素血症纠正,临床症状缓解。这提示甲状旁腺癌患者术后进行辅助性放射治疗有助于控制局部复发,改善临床症状[4]。

药物治疗:晚期甲状旁腺癌治疗难点是严重的高血钙,进而引起的甲状旁腺危象。化疗药物不能阻止肿瘤生长。现在仅能用一些药物直接抑制骨骼释放钙和增加尿钙排出。经过临床试验证明,应用 hisphosphonte、gallium、pamironate 是有效的,但不宜长用,用的过程中需定期测血钙、肌酐等。Mithramycin 有抑制破骨细胞作用,可用于治疗有远处转移的晚期癌的高血钙症。Calcitonin 作用弱、作用时间短,现已很少应用[1]。

七、预后

王春喜等诊治甲状旁腺癌 11 例。11 例患者均完整切除肿瘤,包括复发性肿瘤和转移淋巴结。随访结果:全组随访 1~10 年(平均 5 年),手术后 5 年内死亡 2 例,分别于术后 8 个月、2 年死于急性心肌梗死和全身广泛性转移、呼吸循环衰竭。5 年死亡率为 18.18%,5 年生存率为 81.82%;术后 5 年以上死亡 3 例,分别于术后 6、7、9 年死于急性脑出血、弥漫性肺转移合并肾衰竭死亡。存活 6 例,其中 2 例均于术后 13 年复发,均在全麻下再次手术。余 4 例患者健康存活,其中存活 1 年以上 1 例,存活 3 年以上 1 例,存活 7 年 1 例,存活 10 年 1 例[2]。

甲状旁腺癌是一种生长较慢、恶性度高的内分泌肿瘤。由于其发病率低,难以对其生存率进行准确统计。文献报道甲状旁腺癌患者平均在初次手术约 3 年后发生局部肿瘤复发。5 年生存率为 40%~86%。Hundahl 报道了 286 例甲状旁腺癌患者的 5 年及 10 年生存率分别为 85.5%和 49.1%。PTC 随访证明有 40%~60%术后复发,62%死于 PTC。Munson 等在一组病例报道中预设了肿瘤局部复发的 6 个危险因子,经单变量分析发现,只有手术切口边缘的病理状态具有统计学意义,提示初次手术时完整切除肿瘤组织可以减少局部复发,延长无病生存时间。术后长期规则地监测血清钙水平可以及早发现肿瘤复发或转移,以便尽早干预,从而提高患者的生存率[4]。

预后因素主要与下列因素有关:①诊断时的年龄和是否及时;②首次手术范围;③组织学上的恶性程度。改善预后的关键在于早期发现,及时正确治疗[3]。甲状旁腺癌术后复发率高,术后 9 年者仍可复发。需长期进行随访,定时体检,测定血 PTH 与血钙[1]。6 年生存率约为 50%,10 年生存率为 13%。术后 2 年内复发者预后不良。死因通常为长期高血钙所致的肾衰、神经系统改变及心律失常。因为复发和转移的癌细胞常常持续产生代谢活性的 PTH,术后连续监测血钙水平十分重要,高血钙常预示复发或转移[5]。

参考文献

[1]徐少明.甲状旁腺癌的诊断和治疗.中国实用外科杂志,1998,18:177-179

[2]王春喜,蔡相军,徐文通,等.甲状旁腺癌 11例诊治分析.临床外科杂志,2007,15:165-166

[3]徐少明,王平,郑毅雄,等.甲状旁腺癌(附二例报告及文献复习).中华内分泌代谢杂志,2003,19:498-499

[4]李进,肖海鹏.甲状旁腺癌研究进展.国外医学内科学分册,2005,32:243-转 273

[5]马瑞琴,邱明才.甲状旁腺癌—附两例的诊断、治疗和处理.国际内分泌代谢杂志,1988,9:39

[6]周扬,龚日祥,罗书画,等.甲状旁腺癌的诊断与治疗(附 5 例报告).华西医学,2009,24:579-582

[7]陈润成,梁柳森,沈梁. 甲状旁腺癌的诊治:附 6 例报告.中国普通外科杂志,2008,17:419-422

[8]蒋筠,盛正妍.异位甲状旁腺癌肺转移一例报告.中国内分泌代谢杂志,2005,21:484-485

[9]庞青松,王凤玮,王军,等.甲状旁腺癌 4 例.中国肿瘤临床,2003,30:294

[10]林凌.甲状旁腺癌伴多发性癌转移 1 例报告.中国热带医学,2007,7:252-253

[11]马广贞,滕玲玲,王敏,等.纵隔异位甲状旁腺癌 1 例报告并文献复习.滨州医学院学报,2009,32:153-154

[12]熊峰,赵文和,冯一正.甲状旁腺癌一例.中华普通外科杂志,2005,20:223

[13]张缙熙. 原发性甲状旁腺功能亢进的超声定位评价.中国超声医学杂志,1992,8:259

[14]阎波,忻颖,庄志祥,等.甲状旁腺癌一例报道及文献复习.中国癌症杂志,1999,9:494,496

[15]陈曦,蔡伟耀,何永刚,等.甲状旁腺癌的诊断和治疗.中华普通外科杂志,2006,21:631-633

第二十三章 骨及软组织肿瘤

第一节 骨肿瘤

一、流行病学

骨肿瘤发生率为(2~3)/10万人口，占全部肿瘤的2%左右，分良性和恶性，良性多见。

成骨肉瘤：占所有骨肿瘤的20%，发病率为1.7/年·100万人。软骨瘤：软骨瘤(osteochondroma)最多见，占良性肿瘤的40%~50%，占所有骨肿瘤的12%~25%。软骨肉瘤(chondrosarcoma)占恶性骨肉瘤的20%。骨巨细胞瘤(GCT)多见，占所有骨肿瘤的20%。好发年龄为20~40岁。美国GCT占全部骨肿瘤的6.6%，占良性骨肿瘤的21.87%。脊索瘤(chordoma)较少见，占所有恶性骨肿瘤的4%。40~60岁多发。手术切除肿瘤是主要治疗方法，保留骶神经，患者可获痊愈。复发率为20%。低度恶性、肺转移率低于10%，淋巴结转移者少见。骨髓瘤多见，约占恶性骨肿瘤的半数，大部分患者内科就诊，骨科就诊者也不少。40~70岁最多发，多发病变经常累及脊柱、肋骨、颅骨、髂骨和股骨。恶性纤维组织细胞瘤(MFH)少见，占恶性骨肿瘤的2%~3%。中老年人居多。5年生存率为33%~51%。尤文肉瘤1921年由Ewing发现故命名，少见，占恶性骨肿瘤的6%，好发年龄为10~20岁。间叶性软骨肉瘤罕见，20~30岁发病，恶性度高[1]。

骨肉瘤发病率占原发性恶性骨肿瘤的20%~34%。最常见于10~20岁青少年，易发生肺部转移，约20%的在初诊时就发现有肺转移，另有30%肺转移在确诊后1年内发生。有说80%以上在确诊时已有微小肺转移灶。其远处转移是大多数患者治疗失败和死亡的最主要原因。以往5年生存率仅为15%。强调在治疗开始即应重视预防肺转移。在化疗前，80%~90%的患者死于肺转移[2,3,4]。辅助化疗和新辅助化疗的应用，大大地提高了骨肉瘤患者的生存率，同时其转移方式也发生了改变。肺外转移的发生率增高，肺转移的发生率下降到32%~46%，其中45%~78%的患者转移仅发生在肺，且肺转移瘤的数量减少，有利于手术治疗[5]。在2008年7月中国抗癌协会骨肉瘤专业委员会化疗学组的学术会议上，国内17家医院2002—2007年共2015例骨肉瘤，肺转移率是9%~42.5%(平均24.8%)[2]。

骨外骨肉瘤是一种罕见的高度恶性软组织肉瘤。其发病率仅占软组织肉瘤的1.2%，骨肉瘤的3.7%~4.6%，但是极易发生局部复发和(或)远处转移，且其预后极差。发生于胸腔的恶性纤维组织细胞瘤型骨肉瘤(MFH-typeOS)更为罕见。骨外骨肉瘤自1941年Wilson首次报道以来，国内外报道400余例；而发生于胸腔的骨外骨肉瘤国外报道仅22例。经病理确诊为胸腔MFH-type OS目前国内外尚未见报道。骨外骨肉瘤好发于中老年患者，发病年龄为50.7~54.6岁。发病部位以下肢多见，占46.6%~68.0%；发生于脏器器官者以乳腺多见；肾脏、甲状腺、膀胱、子宫亦有报道；胸腔(心脏、肺、胸膜)和腹腔内少见。病因目前尚无定论，从临床资料看，12%~30%的患者发病前患处曾有创伤史，5.5%局部有放射治疗史。复发率为45%，转移率为65%，一般复发和(或)转移均发生在初诊后的3年内，最常见的转移部位是肺。行单纯手术、放疗及化疗治疗，其预后均较差。但以手术为主的综合治疗可以延长患者生命，甚至获得治愈。患者的5年生存率为25%~38%，一旦发生转移，其中位生存期仅为8个月[3]。

成骨肉瘤往往早期即有肺转移，有15%~20%的患者在临床诊断时就已存在，使用常规的临床检查手段就可发现肺转移，约有50%的患者在治疗的各阶段出现肺转移。一般从出现症状到肺转移约为半年至一年。国内1983年报道一组肺转移瘤，原发肿瘤发现至肺转移时间平均为18.4个月。崔景伦等病例从出现症状到发现肺转移长达 7 年,实属少见。肺部约占成骨肉瘤远处转移部位的 90%。在肺转移的患者中,通过临床有效的治疗在明显降低原发肿瘤瘤负荷的同时也消灭了肺部的微小转移灶[4-5]。

恶性骨巨细胞瘤发病年龄多在 20~40 岁,国内目前统计最大年龄为 71 岁。恶性骨巨细胞瘤占原发性骨肿瘤的 1.1%。陆裕朴等统计肺转移为 1.7%[6]。

良性巨细胞瘤(GCTB)具有局部侵袭性和潜在远处转移能力,转移到区域淋巴结少见,有转移至腘窝部淋巴结的文献报道,骨转移罕见。Tyler 报道了 1 例向对侧皮肤转移的 GCTB。单纯的病灶刮除加植骨术,术后复发率高达 40%~60%。复发多在初始后 2 年内,最长 7 年。术后应开展长期复查。美国梅奥医院报道的该病的恶变率为 5%。病灶刮除加局部辅助治疗(氯化锌溶液、苯酚灼,液氮冷冻,骨水泥热填塞),可使术后局部复发大大降低,但仍有 10%~25%的复发率[7-11]。Tubbs WS 等报道 13 例肺部转移的发生率为 3%,与较早研究的 1%~8%的范围相一致。其肺部转移最常发生在局部复发和位于桡骨腕端的病例。但预后相对较好。这种转移的放射学发现,就其形态、大小、边缘或分布来说,不具有鉴别特征,但病理发现提示在 CT 检查时,认真注意衰减值和窗位,有可能检出肺部转移结节边缘较多的钙质[10]。

间叶性软骨肉瘤预后差、恶性度高、生长迅速、转移率高,主要转移到肺脏。平均生存期 5 年左右,少数患者生存期较长[11]。

二、病理学及当今研究成果

柴斌等探讨骨形态发生蛋白(BMP)、骨桥蛋白(OPN)、血管内皮生长因子(VEGF)的表达在骨肉瘤肺转移中的意义。结果:①BMP-2、OPN、VEGF 阳性表达均定位于细胞胞浆,BMP-2、OPN 和 VEGF 在 53 例骨肉瘤组织中的阳性表达率分别为 62.26%(33/53)、50.94%(27/53)和 67.92%(36/53);②在已发生肺转移的骨内瘤组织中 BMP-2、OPN 和 VEGF 的阳性表达率分别为 92.3%(12/13)、76.92%(10/13) 和 92.3%(12/13),明显高于无肺转移的骨肉瘤组织中 BMP-2(52.5%,21/40)、OPN(42.5%,17/40)和 VEGF(60%,24/40)的阳性表达率,差异有统计学意义(P<0.05);③三者在骨肉瘤组织中的阳性表达与患者的性别、年龄、肿瘤的大小、肿癌部位、组织学类型、发病时间等因素差异无统计学意义(P>0.05),但与是否肺转移显著相关。结论:BMP-2、OPN 及 VEGF 在骨肉瘤中有着不同程度的高表达,与骨肉瘤的发生发展,并与骨肉瘤肺转移密切相关,BMP-2 的表达和 0PN、VEGF 的表达密切相关(表 23-1-1)[12]。

Tsunemi T 等指出,伴发性肿瘤抵御是指原发瘤能够抑制转移瘤生长。在其他肿瘤动物实验中已显示切除原发瘤后可加速转移瘤的生长,但在骨肉瘤中是否有此现象尚未得到试验证实。作者认为,骨肉瘤原发灶通过抑制血管生成而抑制肺转移灶的形成,骨肉瘤原发灶切除后肺转移增加,其原因可能是原发肿瘤切除后血清血管生成抑制因子水平显著下降,使机体血管生成能力激活,抗血管生成药物能够阻止骨肉瘤术后肺转移形成,并有利于骨肉瘤患者的预后[13]。

吴子晏等检测骨肉瘤组织中骨桥蛋白(OPN)和血管性血友病因子(vWF)的表达,分析 OPN 和 vWF 的表达与骨肉瘤肺转移的关系。应用免疫组织化学SABC 方法检测 10 例骨软骨瘤和 62 例骨肉瘤组织中的 OPN 和 vWF 表达情况。结果:2 例骨肉瘤患者中OPN 和 vWF 阳性表达率为 75.81%(47/62)和 67.74%(42/62),且在转移骨肉瘤中 OPN 和 vWF 阳性表达率分别为 94.44%、88.89%,明显高于无肺转移骨肉瘤组织中 OPN(68.18%,30/44)和 vWF(59.09%,26/44)的阳性表达率,两者的差异有显著意义(P<0.05)。OPN 和vWF 在骨肉瘤中的阳性表达与患者的性别、年龄、肿瘤大小、肿瘤分型无关,而与临床分期、肺转移呈正相关[14]。

梅炯等观察重组腺病毒介导小鼠内皮抑素(endostatin,ES)对荷骨肉瘤MG-63 细胞裸鼠肺转移的抑制。构建 DC315-mEndo 表达质粒,同源重组产生重组腺病毒 Ad-mEndo。裸鼠右前肢皮下注射骨肉瘤MG-63 细胞建立移植瘤裸鼠模型,随机分为 4 组:小鼠内皮抑素腺病毒(Ad-mEndo)组、携带 EGFP 基因腺病毒(Ad-EGFP)组、PBS 组、未接种肿瘤细胞裸鼠空白对照组。各组裸鼠每周分别注射相应药物200μL,连续 5 次,观察各组动物移植瘤体积、瘤组织病理,ELISA 法

表 23-1-1 骨肉瘤组织中 BhO-2、OPN、VEGF 的表达与肺转移的关系

组别	n	骨形态发生蛋白			骨桥蛋白			血管内皮生长因子		
		+	−	%	+	−	%	+	−	%
肺转移	13	12	1	92.3	10	3	76.92	12	1	92.3
无肺转移	40	21	19	52.5	17	23	42.5	24	16	60

注:两组对比差异有统计学意义,P≤0.05

检测各组裸鼠血ES水平。7周后处死动物，观察有无肺转移及肺转移灶病理。结果：Ad2EGFP组肿瘤体积为(1.53±0.05)cm^3，PBS组为(1.56±0.07)cm^3，Ad-mEndo组为(0.91±0.03)cm^3，Ad-mEndo治疗的抑瘤率达40.7%。Ad-mEndo组裸鼠血内皮抑素表达水平明显高于Ad-EGFP组和PBS组($P<0.05$)。Ad-mEndo组裸鼠肺部未发现肿瘤转移灶，其他两组肺部见大量散在转移灶，肺转移率分别为80%和90%。未发生肺转移裸鼠的ES水平显著高于发生肺转移的裸鼠($P<0.05$)。结论：腺病毒介导的小鼠内皮抑素显著抑制了荷骨肉瘤裸鼠肺转移，内皮抑素表达水平与肺转移有着直接的关系[15]。

刘尚礼等报道骨巨细胞瘤263例。采用了临床、X线和病理三结合综合分类，把本瘤分为良性、可疑恶性和恶性。虽是人为的划分，但有助于确定本瘤在其属性阶谱上的大约位置。其结果表明：属于良性者为多，占46.9%；恶性者只占19.3%；可疑恶性居中，占33.8%。这一结果也较近乎实际。三结合综合分类既能较切合实际地判断本瘤属性，又能对其预后的估计较为准确(表23-1-2)[16]。

在人乳腺癌、肺癌和卵巢癌中发现一种人表皮生长因子(Her-2/neu)的过度表达与这些肿瘤的生长、浸润和肺部转移存在着明显的相关性。这种人表皮生长因子能与具有癌基因编码的膜转换酪氨酸激酶受体同源性的Her-2/neu受体相结合，导致这些肿瘤的复发和肺部转移。美国盐湖城Utah大学病理科、儿科和骨科的学者通过免疫组织化学技术作为筛选和基因扩增技术作为精选检测了25例通过术前活检的成骨肉瘤标本和12例成骨肉瘤肺转移的切除标本，其筛选结果显示在25例活检的肿瘤标本中，11例Her-2/neu呈阳性表达(44%)；在12例肺转移切除标本中，7例Her-2/neu呈阳性表达(58%)。在精选结果中，7例筛选呈Her-2/neu阳性表达的标本中，6例呈阳性表达；5例筛选呈Her-2/neu阴性表达的标本中，2例呈阳性表达。这一研究结果表明：具有Her-2/neu表达的成骨肉瘤患者，早期肺转移的危险性明显增加。这一检测方法可以在临床用来评价成骨肉瘤患者的预后以及提示对Her-2/neu阳性表达的患者应给予密切的临床观察[5]。

为提供一个对骨肉瘤(OSA)的研究对象，Khanna C等研究出一种同系(BALB/c)OSA小鼠模型。其主要特点是不但原位肿瘤生长，一段时间后自发的发生肺转移，且无性变种K7M2及K12有不同的肺转移潜能。骨唾液酸糖蛋白、biglyan、deCorrin和骨桥蛋白可作为骨细胞谱系表达的标志物。使用最具活性的OSA细胞株K7M2导致超过90%的小鼠自发转移到肺部，而K12的转移率只有33%。使用K7M2从转移到死亡中位数是76天，而K12中位数达到了140天。通过原发肿瘤和肺部转移瘤的作为血管新生的潜力特征的CD31和第八因子测定，K7M2模型高于K12。而血管新生相关基因的表达(flt1、flt4、TIE1、TIE2表达和VEGF)发现K7M2及K12之间在体外或体内无显著差异。这个具备优良特点的OSA模型将是一个宝贵的资源，以改善我们对生物学的理解和OSA转移的治疗[20]。中国学者建立了高转移性人骨肉瘤细胞系MG63.2，是从MG63细胞系转变而来的，其肺转移能力大于原代200倍。生长较为缓慢，黏附力较弱，可以下调MMP-2和MMP-9的表达，并上调TIMP-2的表达，为研究骨肉瘤的诊治增添了一个很有用的工具[17]。

GAS(growth arrest-specific protein)与调节细胞增殖和分化有关。Gas7为其一亚型。Chen1 H等检测Gas7蛋白在骨肉瘤中的表达并探讨其意义。方法：免疫组织化学采用SABC法检测54例骨肉瘤和15例骨软骨瘤标本Gas7蛋白表达。结果：Gas7蛋白阳性表达率分别为74.1%(40/54)和0%(0/15)，二者比较有显著性差别($P<0.05$)。复发和转移者42例阳性(35/42，83.33)，无复发和转移者5例阳性(5/12，41.67%)。Gas7蛋白表达较高的病例，可能与复发或肺转移有关，与对照组的表达有差别($P<0.05$)。Gas7蛋白表达与肿瘤大小、性别或年龄不相关($P>0.05$)。结论：Gas7蛋白的高表达可能在人类骨肉瘤发生和发展上起重要作用[18]。

骨肉瘤通常发展为肺转移。Luu H H等报道开发3个相关人骨肉瘤细胞系的动物模型，原代的TE-85及2个传代的MNNG/HOS和143B。在体外论证表明，143B系是3个细胞系中具有最大迁移力和最小细胞黏附力的一个。该143B系还显示了锚地(anchorage)最大能力的独立生长性。当绿色荧光蛋白标记骨肉瘤细胞注入裸鼠胫骨近端，发现143B细胞高度发生肿瘤和转移，而MNNG/HOS细胞可发生肿瘤但较少转移。TE85细胞既不能形成肿瘤，也不转移。对注入老鼠肺转移灶的数目，143B系50倍于MNNG/HOS。注入TE85者观察8个星期没有发现肺转移灶。MNNG/

表23-1-2　145例骨巨细胞瘤三结合综合分类与预后的关系

综合分类	例数	局部复法	肺转移	死亡	5年生存率*
良性	68	2(2.9%)	0	0	100%
可疑恶性	49	11(22.5%)	1(2.0%)	2(4.0%)	94.1%
恶性	28	7(17.9%)	5(17.9%)	10(35.7%)	58.3%
总计	145	20	6(4.1%)	12(8.3%)	88.5%

*按随访5年以上的105例计

HOS 及 143B 细胞形成的原发肿瘤和当肺转移灶尸体解剖时可全部荧光成像。GFP(绿色荧光蛋白质)标记的 143B 细胞(次要对 MNNG/HOS 细胞)很容易从肺转移复原。这个骨肉瘤临床相关的模型可供观察原发肿瘤生长大小和肿瘤转移潜能[19]。

三、临床表现

一些病例的临床表现如表 23-1-3 所示[3,11,20-29]。

成继民等报道肺转移性间叶性软骨肉瘤 1 例。1 个月前无明显诱因咯血少量，胸片示右肺下叶占位性病变。8 年前行子宫切除术，5 年前行右股骨软骨瘤切除术。行右肺下叶肿瘤切除术，瘤位于右肺下叶后基底段，约 6cm×5cm×4cm。支气管旁和纵隔可见数枚肿大淋巴结，约 1cm×1cm×0.5cm。切除右肺下叶及肿物。病理：可见 5cm×3cm×3cm 肿物。镜下：肿瘤组织主要由幼稚的间叶细胞和成熟的软骨细胞组成。免疫组化：间叶细胞和软骨细胞 Vim(+)、CK、Syn、S-100、LCA、CD45R0、CD20 均阴性。特殊染色：PAS(+)。病理诊断：肺转移性间叶性软骨肉瘤[11]。

石富报道肺内多发钙化样转移瘤 1 例。因右股骨下端成骨肉瘤，1981 年 8 月 13 日行右股骨中上段截肢术。术后病理诊断为骨肉瘤。术后切口愈合，经化疗病情好转出院。1982 年 12 月末(术后 15 个月)咳嗽，咳痰带血，1983 年 1 月 17 日又收住院。既往史：1981 年 6 月 20 日术前胸透示除右肺前二肋间有钙化点外无特殊。1983 年 1 月 18 日胸片：右上肺野有少许点条状致密阴影，两肺中下野散在圆形、椭圆形小点状致密影。住院后化疗，仍咳痰带血。且贫血逐渐明显。每月复查胸片，见两肺钙化点影逐渐增大、增多。右下肺钙化点明显增大，并见钙化点的两边出现小毛刺状阴影。5 月 13 日胸片见右侧胸水。咳嗽加重，咯血量增多，并出现呼吸困难，下腹部出现拳头大小固定性包块，出现剧烈头痛，口角歪斜，16 日后呼吸循环衰竭死亡。最后诊断：右股骨远程骨肉瘤截肢术后肺、胸膜、腹腔及脑转移[20]。

表 23-1-3 一些病例的临床表现

作者	例数	症状及体征
成继民等	1	肺转移性间叶性软骨肉瘤 1 例。1 个月前无明显诱因出现咯血，少量、鲜红色
石富	1	肺内多发钙化样转移瘤 1 例。咳嗽、咳痰带血
吴焕祥等	1	骨肉瘤单发巨大肺转移。2 个月来自觉胸闷，咳白色黏痰
孙红等	1	良性骨巨细胞瘤肺转移 1 例。20 天来患者无诱因出现左侧背部疼痛
颜珏等	1	右肺转移性骨肉瘤 1 例。无明显诱因出现阵发性咳嗽，伴白色痰，偶有痰中带血丝，且咯血 1 次
朱建国等	1	成骨肉瘤肺转移致气胸。化疗期间出现胸痛、刺激性干咳、呼吸困难等症状
刘斌等	1	骨肉瘤肺转移 1 例。左下肢截肢术后 2 年余无明显诱因出现右胸痛，以活动后为著
赵有财等	1	伴肺转移的软骨母细胞瘤。左胫骨上端软骨母细胞瘤术后半年，出现恶心、呕吐等症状
邓志荣等	4	骨巨细胞瘤复发并肺转移。3 例无呼吸症状，1 例无诱因出现左侧背部疼痛
田口和浩等	1	急速支气管内进展的下颚骨骨肉瘤肺转移。咳血痰 3 个月
唐晓霞等	1	胸腔恶性纤维组织细胞瘤型骨肉瘤。咳嗽、胸痛伴活动后胸闷、气短 1 个月
余文熙等	1	右髂骨骨肉瘤合并肺脑转移。无呼吸症状

骨肉瘤肺转移多在脏层胸膜下。转移至肺组织内而浸润至支气管腔内者少见[30]。吴焕祥等报道骨肉瘤单发巨大肺转移 1 例。女性，42 岁。2 个月来自觉胸闷，咳白色黏痰。9 年前因左肱骨骨肉瘤行肩关节离断术。胸片：左下肺有一 10cm×11cm×12cm 肿物影。侧胸壁有少量胸膜影与肿块粘连。手术见左下肺后外侧有一 10cm×12cm×10cm 肿物。病理诊断：骨肉瘤肺转移[21]。

田口和浩等人报道 1 例急速支气管内进展的下颚骨骨肉瘤肺转移。因咳嗽、血痰 3 个月入院。2 年 8 个月前左下颚骨骨肉瘤手术。胸片：右肺野块影。胸 CT 右 S^6 有 5cm×8cm 块，有钙化；右 S^2 有 2cm 大小、左S^1+S^2 有 5mm 结节。纤支镜见右主支气管内 2cm 大结节。手术切除右中下叶并右上叶部分切除。术后化疗，13 个月荷瘤生存，并且生长很快[28]。

周仪报道 1 例以肺、纵隔、胸膜钙化转移为突出表现的儿童骨肉瘤。男性，7 岁，不规则发热 20 余天，呼吸困难 2 天入院。一周前在外院以结核性胸膜炎抽胸水，抽出血性胸水 800 mL，2 天前因气急转院。胸片：肺多枚致密结节及斑片影(钙化或瘤骨)，以下肺为主，左肺门增大，左侧胸水，纵隔淋巴结钙化。左胸膜弧形钙化。骨 X 线检查：右股骨弥漫破坏，以下段为著，见瘤骨、骨膜增生，软组织肿胀，右侧腹股沟区多权淋巴结肿大，密度不均，血碱性磷酸酶上升，达 9404 U。右侧腹股沟淋巴结活检：转移性骨肉瘤[30]。

徐世伟等报道骨肉瘤术后心肺肾转移肿瘤 1 例。3 年前因右股骨骨肉瘤行保肢治疗。2 年前经化疗 3 个月后行人工股关节置换术，术后再行 3 个疗程化疗。近 2 个月胸闷、心悸。胸片提示左肺肿瘤。心脏超声提示左心房 6.74cm×1.43cm 肿瘤。MRI 提示左房内 1.0cm×7.0cm 肿瘤。左上、下肺各有一 4.5cm×6.5cm 和 1.2cm×1.5cm 肿块。B 超提示左肾占位病变。手术切开左心房见一 7.0cm×1.5cm 游离肿瘤。沿肺静脉深处探查肿瘤蒂，见左上肺叶 5cm×6cm 肿瘤，切除肺上叶，左肺下叶 2cm×2cm 肿瘤做楔形切除。发现心尖部 0.5cm×0.5cm 肿瘤,再做心尖部肿瘤切除。病理:转移性成骨细胞型骨肉瘤[31]。

千保纯一郎等报道 1 例心肺转移瘤。女性,35 岁。2 年前右下颌齿龈肿胀,诊为骨肉瘤,行右下颌半切除。3 个月前心慌、失神发作,1 个月前发现左下肺野肿瘤。心超声:左心房内肿瘤,肿瘤向左心室突入。手术见瘤蒂在左下肺静脉的左心房流入处,切除缝合,左下肺叶切除。术后化疗。1 年后死亡(肺、肝、骨转移)。

Nakamura T 等报道 38 例骨及软组织肉瘤肺转移患者临床情况,并与 15 例良性病变比较。统计显示,肺内结节的确诊,发现时年龄、性别、结节数目、分布和肿瘤起源皆无鉴别意义,只有结节大小有一定意义。前者平均为 10.3(2~20)mm,后者为 3.9(3~7)mm(P<0.001)[32]。

肉瘤患者出现肺小结节,很难区分良性抑或转移性结节。本研究 206 例肉瘤患者中检出 70 例肺结节。结果:55 例肺转移,17 例转移被排除在对比之列,因为他们没有经过必要的成像检查。本研究回顾了 38 例转移性结节和 15 例良性结节患者。观察结节的大小和确诊病种之间在统计学上的关联。肺结节不超过 5mm 大小的比大结节的总生存率有显著差别(5 年:58.4%对 20.4%)。胸部 CT 显示不超过 5mm 大小的良性病变之间生存率无显著差异(5 年:92.3%对 85.3%)。诊断为转移性肺病变唯一的因素是结节的大小。如果超过 6 个月结节仍然 5mm 大小,结节就是一个良性病变。相反,如果结节 6 个月内变成大于5mm,建议外科切除[32]。

文献记载,骨肉瘤的 70%~80%治疗开始 2 年内肺转移,以至呼吸衰竭死亡。肺转移者淋巴结转移非常少见,只做肺部分切除即可[33]。

唐晓霞等报道胸腔 MFH-type OS 1 例。因咳嗽、胸痛伴活动后胸闷、气短 1 个月,于 2007 年 6 月 19 日入院。右胸钝痛,较剧烈。体温 37.3℃左右,午后发热显著,自觉夜间汗多。超声示右侧大量胸腔积液 12.7cm×12.1cm。抽液后 CT:纵隔结构略左移,右肺可见巨大软组织肿块影,CT 值为 18~26 HU,约 15cm×8cm。右肺上叶支气管狭窄、封闭。经静脉团注造影剂后,动脉期、静脉期软组织肿块病灶明显强化,可见类圆形低密度坏死区。CT 引导下经皮肺穿刺活检病理提示为间叶组织来源的恶性肿瘤。行右全肺切除术,术中见位于肺外累及肺组织,约为 16cm×15cm×10cm。右胸腔肿物及右全肺均取组织行病理及免疫组化检查:肿瘤组织 vimentin、actin 个别细胞、S-100 蛋白、bcl-2、CD68、p53 蛋白均为阳性。结论:多形细胞性恶性肿瘤,形态学及免疫组化表型符合MFH-type OS[3]。

邓志荣等报道骨巨细胞瘤复发并肺转移 4 例。

例 1:男,22 岁,因左大腿下段肿痛伴膝关节活动障碍 3 年,加重 8 天入院。3 年前患者被撞伤,左大腿下段随后出现肿痛。左股骨下段 X 线示骨质膨胀性破坏,后方见骨壳,累及关节面,前方骨壳消失,局部软组织肿胀,密度增高,边界不清。胸片:双侧肺野见多量棉絮状、大小不一、圆形密影。行肿瘤切除加人工关节置换术,术后标本病检示骨巨细胞Ⅰ~Ⅱ级(Jaffe 分级)。术后化疗两次。2 年后肿瘤局部复发,行截肢治疗,肺部转移灶未作特殊处理。3 年后死于肺转移。

例 2:男,20 岁,因左腕肿痛 2 个月入院。左腕 X 线:左桡骨远端膨胀性骨质密度降低区,骨小梁结构不清,桡骨远端掌侧有骨质破坏,部分骨皮质缺失,见软组织肿块,穿刺活检:骨巨细胞瘤Ⅱ级。行肿瘤切除加自体腓骨移植术。术后 2 个月局部发现腱鞘巨细胞瘤。术后 2 年局部复发病发现肺部有多个转移灶。肺 CT 最大肿块约 2.8×2.3cm。当时即行复发肿瘤切除,肺部转移灶未做手术处理,术后化疗 9 次。2 年半仍带瘤存活。肺 CT:肺部转移灶无明显变化。

例 3:男,36 岁。4 年前因右股骨肿瘤行手术治疗,术后病理诊断:骨巨细胞瘤。入院前 20 天左侧背部疼痛,胸片发现双肺多发性结节及肿块影,以双肺转移瘤收治。

例 4:女,38 岁,因发现右股骨下段骨巨细胞瘤并多次复发 7 年余,再次复发 1 个月入院。X 线及 CT 发现右肺门上方一肿块及右第 4、5 掌骨溶骨性病灶,行髂关节离断加右肺转移灶切除加右手掌转移灶切除术,术后病检示骨巨细胞Ⅰ~Ⅱ级[8]。

陈远明等报道骨巨细胞瘤 4 例远处转移(4/162,2.5%)。原发灶:股骨远端 2 例,股骨近端 1 例,桡骨远端 1 例。转移灶:1 例坐骨转移,1 例肺转移合并掌骨转移,2 例肺转移。男:女=3:1,年龄 17~43(中位数为 29)岁。首次发病时间:最长 4 年,最短 2 个月,中位数为 4 个月。发现有远处转移病灶的时间:3~77 个月(中位数为 3 年)。4 例患者均表现局部疼痛,其中 3 例伴有局部肿胀,1 例伴有关节活动障碍。随访 5~84 个月,中位数为 42 个月。病理诊断:根据 Jaffe 等标准,本组 2 例Ⅰ~Ⅱ级,2 例Ⅲ级[7]。

Tubbs WS 等报道 13 例(13/475,3%)良性骨巨细胞瘤的肺部转移的临床发现。良性巨细胞瘤的特征是无异型核和病理核分裂。13 例均有胸片,10 例有胸部 CT。诊断为巨细胞瘤伴肺转移时,平均年龄为 30 岁(12~16 岁),男 6 例,女 7 例。原发肿瘤发生在桡骨远程,股骨远端,胫骨近端和远端,骶骨和骨盆。其中5例(38%)位于桡骨远端。初次骨肿瘤的治疗包括:刮除并自体骨移植(7例),刮除后放疗(3例),切除并自体骨移植(3例)。放疗(骶骨2例,桡骨远端1例)总剂量为14~50 Gy。7例(54%)肺转移前原发肿瘤部位有局部复发。原发肿瘤诊断后3年内54%检出肺部转移,7.5年内92%检出肺部转移,平均间隔3.8年(最长10.7年)。4个月内检出肺部转移的3例,其中1例首次就诊时就有肺部转移。发现转移前无1例有肺部症状[10]。

孙红等报道良性骨巨细胞瘤(GCTB)肺转移1例。男,36岁。4年前因右股骨肿瘤行手术治疗,术后病理诊断:骨巨细胞瘤Ⅰ级。20天来左侧背部疼痛,胸片:双肺多发性结节及肿块影。胸CT示右肺上叶后段、左肺上叶前段分别可见2cm×2cm及3cm×3cm的结节状影。左上肺病灶邻近胸膜,左下肺病灶呈囊性,大小约9cm×10cm。病理诊断:双肺多发转移性骨巨细胞瘤Ⅰ级[22]。

桥村孝久等报道呈薄壁空洞的肺转移瘤1例。男性15岁。5个月前左腓骨原发骨肉瘤截除左下肢。3个月前咳血痰,低热,胸片示右下淡结节2个,呈环状样。胸CT:右中及下叶空洞下叶洞内有液平。抗炎治疗无效。肺穿右中叶影。病理:骨肉瘤肺转移。2周期化疗,右下洞消失。行右中下叶切除。

肺转移瘤呈空洞者1%~4%,较原发肺癌少。大小一般为2~7mm,较大者可达4cm。两侧多发者多,鳞型多[34]。

下地勉等报道1例呈肺性肥大型骨关节病肺转移瘤。女性,52岁。大腿远端骨巨细胞瘤,行搔扒术。25年后发现肺转移(10cm×8cm),半年前开始双手关节痛。纤支镜:右B7受压,黏膜(-)。支气管造影:瘤内血管扩张屈曲。^{99m}Tc-MAA证明肺内分流率达26.1%。行右肺下叶切除。标本内见肿瘤富血管,有动静脉分流。术后低氧血症改善,手痛及杵状指消失[35]。

王茂源等报道1例软骨母细胞瘤合并肺转移。男,15岁,因左膝关节疼痛、酸胀伴活动受限2个月余入院。X线片:左胫骨上端溶骨性病灶。遂行病灶刮除+植骨术,术中取出灰红色鱼肉状组织约0.5cm。病理诊断为左胫骨上端软骨母细胞瘤。未化疗和放疗,左膝关节仍肿胀,跛行,疼痛,尤以夜间、步行为甚。6个月后患者出现恶心、呕吐,食欲下降。胸部X线及CT表现:两肺散在多发大小小等结节影,提示肺转移癌,考虑为左胫骨上端软骨母细胞瘤肺转移。患者行4周期化疗,化疗后2个月随访复查胸部CT:两肺野可见多个类圆形结节影,大小不一,与化疗前比较,结节影减少,两肺见多个钙化灶。

软骨母细胞瘤的预后主要为复发和转移问题。有报道称软骨母细胞瘤的恶变率为3.7%~4.5%。Green等发现1例肺部多发转移,未治,病灶未见进展,患者情况好。而Mirra认为手术刮除术时肿瘤栓子被挤入血管内随血流迁移至肺部,形成小于2cm直径的单发和多发转移灶,病灶有限制性,不增大,预后好。有报道发现肺部转移灶与原发肿瘤一样生长缓慢,有的转移瘤可自发停止生长,对于单个肺部转移灶可行肺部肿瘤切除术,术后长期生存[9]。

四、影像学表现(见书后附图17、24、29、33)

几组病例的影像学表现见表23-1-4[10-11,20-21,26,28-29,31,35]。

肺转移性肿瘤常见的X线表现可分为结节型、团块型、淋巴管型、淋巴结型、淋巴混合型。少数肺转移瘤内可发生空洞、钙化或骨化。石富的病例为多发性单纯钙化样肺转移瘤,比较罕见,肺内转移癌的钙化点样影在初期呈圆形或圆形,酷似肺结核钙化灶,但逐渐增大,并有增多是其特点。对成骨肉瘤或软骨肉瘤患者的肺内钙化点及伴有咳嗽、咯血、贫血者应该定期复查[24]。肺转移瘤在影像学上表现为钙化结节不常见。Kaste等报道28例患者有4例发现有钙化结节,均见于多发转移者,其中1例同时有肺门、脾等处钙化[36]。

柴莹等报道骨肉瘤肺转移伴左心内瘤栓形成1例。3年前因左膝关节骨肉瘤(软骨母细胞型)高温隔离灌注化疗1次后,行肿瘤广泛切除及人工膝关节置换肢体重建术。术后共行7个疗程的化疗。约3个月前出现胸闷、心悸。1个月前行心脏多普勒超声检查,发现左心房内占位性病变,考虑左房黏液瘤。胸片及CT示左上肺、左下肺转移性病灶。复查超声心动图及多普勒:左心腔内6.74cm×1.43cm大小的中等回声团块,并可见回声纤细的蒂与左上肺静脉相通,左上肺静脉宽约1.57cm。左肺静脉口仍可见血流多普勒信号。体检在心尖区可闻及“啪嗒”音。手术:发现左上肺肿块位于上叶前段,直径6.0cm,且可扪及沿左上肺静脉形成的向左房内延伸的条索状硬块;左下肺肿块位于下叶前基底段,直径2.0cm;右肺未探及肿块。行左心房探查,见瘤栓心内部分源自左上肺静脉口,呈章鱼爪状,前端经二尖瓣口突入左室腔,质地偏硬,直径约1.0cm,长7.0cm。遂在心包内切除左上肺静脉起始段及其左心房入口的周边房壁,连同左心房内瘤检一并完整取出。心脏复跳后,再辅以左前外侧第4肋间

表 23-1-4 几组病例的影像学表现

作者	例数	影像学表现
石富	1	胸片:右上肺野少许点条状致密阴影,两肺中下野散在圆形、椭圆形小点状致密影。每月复查胸片,两肺钙化点影渐大、增多。右下肺钙化点明显增大,并见钙化点的两边出现小毛刺状阴影。后胸片见右侧出现胸水
柴莹等	1	骨肉瘤肺转移伴左心内瘤栓形成。胸片及 CT 示左上肺、左下肺转移性病灶
Tubbs WS 等	13	肺转移的 X 线特征:圆形至卵圆形、密度均匀、直径为 0.5~8.0cm 的结节,边缘清楚,结节与周围肺实质间有窄的移行带。肺外围(85%)和肺底(67%)为最常受累区。胸片示 8 例为孤立结节,4 例为多发结节,1 例正常。
Nomori 等	1	CT 示 3 例为孤立结节,7 例为多发结节。胸片不能检出结节的钙化,CT 显示 1 例 3 个结节的明显钙化壳。这种致密非连续的钙化壳的外圈包绕着内部低密度区。病理:13 例中 8 例转移结节骨化,每结节常有硬化缘
成继民等	1	CT 表现为孤立的薄壁空洞
吴焕祥等	1	肺转移性间叶性软骨肉瘤。胸片示右肺下叶占位性
徐世伟等	1	骨肉瘤单发巨大肺转移。胸片:左下肺有一 10cm×11cm×12cm 肿物影,密度均匀,有浅分叶。侧胸壁有少量胸膜影与肿块粘连骨肉瘤术后心脏、肺肾转移肿瘤。左上、下肺各有一 4.5cm×6.5cm 和 1.2cm×1.5cm 的肿块
赵有财等	1	伴肺转移的软骨母细胞瘤。胸片及胸部 CT 示两肺多发肿瘤转移灶
余文熙等	1	右髂骨骨肉瘤合并肺、脑转移 1 例。术后 40 天胸 CT:两侧肺野多发大小不等小结节影

切口左上肺叶切除及左下肺转移灶切除术。术后 14 天后行全身化疗,随访半年存活。病理标本:瘤细胞侵犯小血管,形成瘤栓,其镜下所见与原发灶相同[35]。

Nomori 等报道 1 例 CT 表现为孤立的薄壁空洞,病理证实为肺转移瘤累及细支气管,内为坏死组织。

骨肉瘤血供丰富,原发灶及肺、骨等转移灶内的成骨细胞形成的肿瘤样类骨和骨组织,可高度摄取 ^{99m}Tc-MDP。国内有研究证实,与 X 线检查相比,在骨肉瘤的随访中,^{99m}Tc-MDP 全身骨显像可较早期、全面、灵敏地探测复发、转移灶。刘斌等病例患者全身骨显像中所见的右下肺异常放射性浓聚灶,诊断为肺转移,这与术后病理检查一致,但 CT 所见的右肺上叶 0.5cm 大小的病灶,骨显像却为阴性。这主要与转移灶体积过小、转移灶内肿瘤骨生成较少、单光子发射计算机断层(SPECT)空间分辨率较低有关。故在骨肉瘤患者的随访当中,应将骨显像与 X 线检查结合起来,用以提高检测的灵敏度[25]。

Rastogi R 等报道 136 例骨肉瘤随访 3 年间 16例胸部 CT 少见表现。包括孤立肺肿块 1 例,胸内淋巴结钙化 6 例,食管纵隔瘘 1 例,淋巴管炎样癌病 1 例,肺动脉瘤栓 2 例,多发胸膜结节 2 例,叶间隙孤立肿块 1 例,弥漫胸膜钙化和积液 1 例,气胸 3 例,横膈沉淀物(deposits)1 例,胸壁沉淀物(deposits)1 例,原发性肋骨骨肉瘤 1 例[37]。

五、诊断

关于 GCTB 的分级,Jaffe 等 1940 年提出了 3 个组织学等级,Ⅰ级为良性,Ⅲ级为恶性,Ⅱ级介于两者之间。但不少作者发现此类分级与肿瘤的生物学行为并不平行,某些组织学为良性的 GCTB 可表现为局部高度浸润性生长,甚至发生远处转移。现在临床上有 Enneking 外科分期法,即临床表现、影像学资料及病理组织学相结合,此对指导临床工作及判断肿瘤预后更合理。Gamberi 等发现纤维酶原活化因子受体在复发或肺转移的 GCTB 中出现高表达。刘光耀等认为 TGFβ-1 mRNA 的表达水平和 GCTB 的复发与转移有着密切的关系,是评价肿瘤预后的重要指针;应用竞争性 RT-PCR 检测 TGFβ-1 mRNA 的表达量结合肿瘤病理分级标准,可以比较准确地判断肿瘤的预后。潘鑫等报道 GCTB 的复发、转移等不良预后与肿瘤中较高的血管内皮生长因子(VEGF)阳性表达率和微血管密度(MVD)呈显著相关性。

一般认为,GCTB 局部复发或转移多数发生在术后 3 年以内,故特别要在手术后前 3 年对原发病灶处和肺野进行监测。Kitano 等报道 1 例术后 8 年发现肺部转移,他们认为长时间的随诊和仔细观察是否有远处转移对组织学上为良性的 GCTB 是非常必要的。应当注意,仅有组织复发时 X 线检查可能为阴性,陈远明等组有 1 例曾 2 次出现局部肿块,但 X 线均为阴性,骨质未见异常,故局部发现肿块应做进一步检查,如 CT、MRI 或活检等[7]。在应用辅助化疗前,肺是骨肉瘤转移的主要靶器官。90%的患者死于肺转移,肺外转移一般为肺转移之后的再转移。经过近 30 年新辅助化疗的开展,转移的方式随之发生了变化:①肺外转移发生率增高。Giuliano 等报道 40 例骨肉瘤远处转移,其中 27.5%(11 例)为肺外转移为首发转移部位,27.5%为肺和肺外转移同时出现,45%(18 例)为单纯肺转移。②肺转移瘤的数量减少,边界清楚。骨肉瘤发生远处转移后,一般认为其预后较差。目前,通过对转移瘤积极的治疗,1 年生存率达到 21%~40%。

骨肉瘤肺转移诊断：大多数骨肉瘤肺转移患者长时间内几乎没有症状。主要表现为气胸、胸腔积液或胸膜炎性引起的胸闷、胸痛，肺转移瘤大多位于胸膜下和周边1/3肺。早期诊断主要依靠影像学检查。动态血碱性磷酸酶(AKP)检查对揭示是否有转移或复发有一定的价值。X线片可作为基本的随访手段。一般每个月复查1次，但其敏感性较差。Baccl等报道23例肺转移者，X片发现仅10例(43%)。CT扫描是术后常规随访的手段，一般每3个月复查1次，有条件者可代替X线片每月复查1次。CT检查肺转移瘤的敏感性优于X线片。常规胸CT一般可发现直径大于3mm的肺外周结节。Robertson等报道肺转移CT检查有11%假阳性率 (4/38)，13.6%假阴性率(6/44)，遗漏的病灶直径为5~10mm。而Bacci等报道在15例患者中CT发现32处病灶，术中发现82处，病理证实62处为转移瘤。同一报道中36例CT阳性者，10例证实为良性病变(2例为肉芽肿，1例为炎症，3例为纤维化，4例为淋巴结)。肺转移瘤在影像学上表现为钙化结节不常见。CT能发现肺结节，但不能明确结节的性质。所以结节性病灶应与肉芽肿性疾病、肺炎、炎性假瘤、错构瘤、肺不张、放射性肺炎、闭塞性细支气管炎等鉴别，部分结节性病灶能从病史及其临床资料加以区别，如血AKP降低后又升高提示转移。散在的病变多提示恶性。由于转移瘤生长缓慢，可每1个月复查CT，观察发展情况，必要时行CT引导下穿刺活检。

^{99m}Tc-亚甲基二磷酸盐(^{99m}Tc-MDP)是一种常用的核素骨显像剂，可以特异性地显示骨骼影像。骨肉瘤的成骨细胞以及由这些细胞形成的肿瘤样骨组织对^{99m}Tc-MDP高度摄取，因此，它可显示骨肉瘤成骨的生物学踪迹。与X线一样，^{99m}Tc-MDP骨显像可作为观察骨肉瘤肺转移的有效方法。^{99m}Tc-MDP全身骨显像(必要时加做局部骨显像)能早期诊断恶性肿瘤的骨转移，对确定肿瘤分期选择治疗方案、评估预后都具有重要的临床意义[23]。

^{99m}Tc-MDP骨扫描在发现肺转移瘤方面远不如CT、X线敏感，不作为骨肉瘤术后随访的常规检查。但它有很强的特异性，几乎无假阳性报道。Pevarski等对比研究PECT与CT检测肺转移瘤：8例肺转移中，SPECT阳性4例，无假阳性；CT无假阴性，但7例假阳性(37%)；有2例SPECT比CT发现更多的病灶。所以，SPCET可作为CT的补充检查。随访期间，术后1年每月复查胸片，每3个月复查CT；术后2年每2个月复查胸片，每3个月复查CT；术后3年每2个月复查胸片，每6个月复查CT；术后4年每3个月复查胸片，每6个月复查CT。目前已应用的螺旋CT在肺转移瘤检出率上要优于普通CT[36]。

颜珏等报道右肺转移性骨肉瘤浓聚^{99m}Tc-MDP 1例。女性，17岁。4年前因右下肢成骨肉瘤行右下肢截肢术。现阵发性咳嗽，伴白色痰。偶有痰中带血丝，且咯血1次。胸片提示右肺肿块。右肺呼吸音低。CT：右下肺近膈顶处可见2个软组织密度影，大者直径5cm，其内密度不均并有钙化点，气管前、腔静脉后方可见肿大的淋巴结。行^{99m}Tc-MDP全身骨显像及胸部左、右侧位骨显像，在第7、8胸椎体的右侧及右前方有2个放射性异常浓聚团块影，位于右侧的团块影与右肩胛下角影有重叠。第7、8胸椎体右侧及右前方的放射性异常浓聚团块影可能为肺转移瘤。行右肺转移瘤切除术。术中见2个肿瘤位于右肺下叶，较大，直径分别为6.0cm和4.0cm。因其中一个侵犯肺下静脉，故行右肺下叶切除。病理：肺转移性骨肉瘤伴大片出血、坏死。术后再次行^{99m}Tc-MDP全身骨显像及胸部左、右侧位骨显像，第7、8胸椎体周围未见放射性异常浓聚团块影[23]。

刘斌等报道1例。左股骨下段骨肉瘤行左下肢截肢术2年后无明显诱因出现右胸痛，胸部CT示右肺下叶内侧基底段1cm×3cm的骨样密度结节影，右肺上叶尖段见0.5cm大小的结节影。行全身骨显像，见右下肺邻近T8椎体处一条索状异常放射性浓聚影。后患者于胸腔镜下行右肺上叶结节、下叶结节楔形切除术。病理检查：右肺上叶结节、下叶结节均为骨肉瘤转移灶[25]。

六、治疗

屈小鹏等研究观察MDP-阿霉素(ADM)脂质体对裸鼠SOSP-M成骨肉瘤肺转移的治疗。ADM是有效抗肿瘤药物，其脂质体对于网状内皮系统的治疗效果已得到证实，但其靶向治疗在临床实际应用上具有局限性。亚锡亚甲基二磷酸盐(MDP)是一种亲骨性药物，与阿霉素脂质体(LADM)交联后通过改变其在体内的药代动力学分布，可提高骨肿瘤的抗瘤效果。建立SOSP-M成骨肉瘤裸鼠肺转移模型，制备MDP-LADM，经尾静脉注入裸鼠体内，观察其抑瘤作用。应用高效液相色谱法检测裸鼠肺内ADM的含量。结果：MDP-LADM对裸鼠肺转移模型具有明显的抑瘤作用，其抑瘤率为40.0%($P<0.05$)，肺湿质量的减轻率为21.6%($P<0.05$)，裸鼠肺内ADM含量MDP-LADM组高于LADM组($P<0.05$)和ADM组($P<0.05$)。结论：

MDP-LADM 能明显提高 ADM 对 SOSP-M 成骨肉瘤裸鼠肺转移模型的抑瘤作用[38]。

骨肉瘤是儿童癌症有关死亡的主要原因,主要是由于肺转移所致。Pigment Epithelium Derived Factor (PEDF)能抑制骨肉瘤的增长,现已有重组 PEDF。大鼠实验证明可以抗血管生成和抑制肺转移。这些结果表明,PEDF 正在成为一个具有吸引力和临床吸引力治疗骨肉瘤的候选药物[39]。

骨肉瘤

杨迪生等认为骨肉瘤肺转移需要多学科合作,制定有效的综合治疗方案。定期的影像学复查,手术辅以正规有效的化疗,能够使骨肉瘤肺转移的治疗取得更好的效果。手术适应证:①原发病灶必须完全控制或能够完全控制;②没有无法控制的肺外转移;③转移瘤能完全切除;④术后能保留足够肺组织以维持呼吸功能;⑤患者须能耐受手术。应注意:①原发灶切除后至转移灶被发现的无瘤间期。无瘤间期短,转移灶可能多发而且生长较快,预后较差。Roby 等报道无瘤间期每增加一年,生存机会相应增加 18%;②肺转移瘤的数目、大小与预后相关。Mayer 等报道肺转移低于 6 个者生存率优于 6 个以上者。Rogy 等报道肺转移病灶≤3 个者生存期限明显长于≥4 个者。结论:每增加一个转移灶,死亡危险性加大 43%。也有报道示转移病灶能够完整切除者,转移灶数目对肺转移手术预后的影响不大,对于开胸手术切除的患者,必须仔细探查以免遗漏病灶。既要切除肿瘤,又要尽可能地保留正常肺组织,保证患者手术后的呼吸功能,以提高生活质量,并能耐受下次可能再次发生肺转移而接受的手术治疗。下列术式可选择:①楔形切除:位于肺周 1/3 的转移瘤,楔形切除是有效的手术方式,也是最常用的切除方式。对于少数较靠近中心的病灶,可以使用一种带针尖的电灼器进行圆锥状肺楔形切除,在病灶周围形成 0.5~1.0cm 的正常切缘。②肺叶切除或全肺切除:适合于转移瘤临近肺门和肺门淋巴结有转移者。Putnam 等报道肺转移瘤的扩大切除术的效果与楔形切除没有明显差异。③胸腔镜下肺转移瘤切除手术:具有创伤小、手术死亡率极低和住院期短等优点。胸腔镜下肺转移瘤切除手术仅限于治疗肺表面的病灶,对深处病灶无法切除。依赖 CT 来发现和定位病灶,可导致 CT 无法发现的病灶没有切除,手术后有较高的复发率。另外,胸腔镜穿刺口肿瘤种植的风险较开胸手术高[40]。

吉村敬三等总结 1953—1978 年间骨肉瘤肺转移 25 例。骨肉瘤即使早期发现,手术 5 年生存率也不过 20%左右。日本全国至 1975 年转移性肺肿瘤 515 例中骨肉瘤所致者 98 例,其 5 年生存率为 25.4%(有报道 33%的)。25 例中骨肉瘤 20 例,软骨肉瘤 2 例,纤维肉瘤 3 例。处置:骨肉瘤切除肺转移灶 12 例,试开胸 2 例,非手术 6 例。其他 5 例:肺转移灶切除 3 例,非手术 2 例。①手术的 15 例自原发灶处理至发现肺转移灶在 1.5 年内早期转移的,没有能生存 3 年以上的。即使 5、8 年后发现肺转移的病例也会在 3、4 年内死亡。似乎不符合 DFI 越长预后越好的说法。肿瘤倍增时间(TDT)有说越长者越长期生存,但也有不足 20 天者能生存 15 年以上。②原发灶自有症状至处理都在 10 个月之内,早期手术迟了的 1 例,反倒生存了 15 年以上。③统计发现本组本例自发现肺转移至手术的时间与预后无关。肺转移手术后复发 4 例,预后均差。肺转移手术后前 3 年内死亡多,以后生存较为稳定。④骨肉瘤 12 例中 3 例(25%)仍生存中。都是肺内局灶型,可视为永久治愈。⑤肺切除后行辅助放、化疗有一定效果[41]。

木村秀树等总结骨软组织肉瘤肺转移切除。1983—1995 年间共手术治疗骨软组织肉瘤肺转移 93 例。男 48 例,女 45 例,年龄为 5~68 岁(平均 27 岁)。原发瘤:骨肉瘤 44 例,滑膜肉瘤 14 例,恶性纤维组织肉瘤 12 例,软骨肉瘤及其他肉瘤 16 例,恶性骨巨细胞瘤及尤文肉瘤 7 例。1985 年前手术后 5 年生存率为 26.7%,1990 年是 34.2%,1995 年是 58.1%。全组中位生存期 36.1 个月,5 年生存率为 40.9%。预后因子:首次切除时根治($P<0.001$)、单侧(或双侧,$P<0.001$)、肿瘤最大直径 1cm 以下 ($P<0.01$)、肿瘤数目 3 个以下($P<0.01$)等几个因子,效果较好[42]。

马忠泰等总结 32 例骨源性肉瘤肺转移的手术治疗。骨肉瘤 25 例,皮质旁骨肉瘤 2 例,软骨肉瘤 3 例,骨纤维肉瘤 1 例,Ewing 肉瘤 1 例。ⅡB 期 26 例 83.9%),ⅢB 期 5 例 (6.1%),另 1 例 Ewing 肉瘤按 Enneking 外科分期系统规定不能纳入分期。双肺多发转移 25 例(78.1%),单肺多发转移 1 例(3.1%),单肺单发转移 6 例(18.8%)。合并肺外引流区淋巴结转移 3 处,锁骨转移 2 处,T8 椎体转移 1 处,胸骨转移 1 处,臀大肌转移 1 处,颈部肌肉转移 1 处。共施行开胸术62 例。术式以肺转移瘤局部切除为主,施行肺叶切除术仅 5 次。结果:32 例中 30 例获得随访,2 例失访。25 例骨肉瘤中完成双肺转移瘤切除的 18 例,无瘤生存7 例(38.9%)。平均生存 7 年 3 个月,其中ⅢB 期 2 例。Ewing 肉瘤、软骨肉瘤各 1 例,分别无瘤生存 22 年 5 个月、13 年 3 个月。皮质旁骨肉瘤 2 例,分别无瘤生存19年3个月和1个半月。死亡的21例(包括失访的2例)中除死于术后感染2例及麻醉意外2例外,余生存期均得到延长。结论:手术切除肺转移瘤是挽救患者生命的有效措施,术式应以转移瘤局部切除为主。新辅助化疗是提高骨源性肉瘤肺转移手术治疗疗效、挽救患者生命的重要前提。原发瘤切除后至发现肺转移的时间:在25例骨肉瘤中,除ⅢB期4例和记录不详(外院截肢者)1例,余ⅡB期20例中最短3个月,最长5年6个月,平均14.4个月。6个月以内者5例,7~12个月者7例,13个月以上者8例。1例皮质旁骨肉瘤在原发瘤切除后9年、局部复发切除后6年发现肺转移,此时转移癌直径已达7.5cm。本组32例共开胸62例次,其中因复发再开胸5例共12次。3例双肺多发转移者分别开胸6、4和3次;1例毛细血管扩张性骨肉瘤单肺单发转移,因首次开胸前转移瘤破碎,胸腔大出血而污染,共开胸5次;1例单肺多发转移者开胸2次。62例次开胸术共切除肺转移瘤363个,左肺30例次共169个,右肺32例次共194个,平均每次5.9个。最多的1例,左肺切除21个,右肺切除44个,共65个,多数为小米粒至绿豆大小。肺转移瘤实际切除数量与术前影像学发现比较,只有7例9处肺(14.5%)术前发现与实际切除数量相符,其中5例尚为单肺单发者。在多数病例实际切除数量均较影像学发现为多。肺转移瘤部位及大小:有明确记录的29例次开胸切瘤术共切除转移瘤235个,位于肺表面(可梭形或环形切除)者200个(85.1%);位于肺实质内(需切开肺组织摘除)者35个(14.9%),其中3例为肺门附近转移。有明确记录的25例次左肺切瘤术,转移瘤分布在上叶62个,下叶80个;24例次右肺切瘤术,转移瘤分布在上叶44个,中叶28个,下叶65个。转移瘤小者如小米大小,直径约1mm,大者直径可达12cm,占据一个肺叶,其中直径0.5~2.5cm者居多。肺转移癌侵犯肺外脏器和结构情况:本组50例次首次开胸见胸膜广泛粘连、胸膜腔闭塞3例;转移瘤与壁层胸膜粘连9例14处;胸腔血性积液2例,积液分别约100mL和400mL;巨大转移瘤破碎1例;侵犯横膈4例;侵犯心包2例;侵犯和包裹主动脉弓各1例;侵犯纵隔2例;侵犯胸壁2例。肺转移瘤切除缘:在50例次首次开胸术中,有7例9处在剥离转移瘤与胸膜粘连时,肿瘤或因质脆或因坏死呈囊性而破裂;胸腔血性积液2例,表明已有胸膜转移;开胸前肺转移瘤破碎、胸腔积血污染1例;姑息切除2例,1例侵犯主动脉弓壁层,另1例肿瘤巨大充满肋膈角,均不能完整切除,术中采用液氮冷冻。以上12例属病灶内切除或转移癌清扫不完全。可疑转移瘤切除不充分5例。肺门淋巴结转移2例,行淋巴结摘除术;侵犯纵隔2例(1例喉返神经麻痹而音哑,1例吞咽困难)及包裹部分主动脉弓1例,均行肿瘤边缘剥离切除术。25例骨肉瘤患者中死亡16例,失访2例按死亡计。在此18例中有7例为双肺多发转移,但只施行了一侧肺转移瘤切除术,因故另一侧肺未行手术。接通常做法,未完成治疗的病例应从总数中除去,7年生存率为38.9%(7/18)。若将未完成治疗的7例统计在内,则7年生存率为28.0%。另外,软骨肉癌2例分别在术后9个月和1年死亡。1例骨纤维肉瘤患者术后半年死亡。本组死亡21例:死于麻醉意外者2例,直接死于术后感染者2例,1例死于肺脓肿大咯血,另1例死于脓胸,余下的17例中15例先后死于肺转移,2例失访,此17例中有5例为双肺多发转移,只施行了一侧开胸术。

Spanos等(1976)报道1946—1974年未化疗的30例,每例开胸1~4次,切除124个转移瘤,平均每次切除3个,5年生存率为28%。Saltzman等(1993)报道1977—1992年的26例,平均每例行3次手术,每次切除10个转移瘤,5年生存率为24%。Wand等(1994)报道1981—1990年的36例,5年生存率为23%。Harris等(1998)报道经手术治疗的17例,5年生存率为46.7%。Briccoli等报道206例,5年实际生存率为34%。马忠泰等认为治愈率高低并不重要,因为没有两组病例能在相同条件下进行比较。适应证严格,治愈率自然升高,适应证放宽则治愈率必然下降[43]。

钟景春等报道1978—1988年骨肉瘤手术治疗161例疗效。本组辅助化疗大多数术后才开始,如术前就开始用药,不但可早日全身化疗消灭微小转移,而且可诱导化疗使原肿瘤缩小,手术规模也可减少,并可根据诱导化疗在原发瘤的效果修订术后辅助化疗方案,提高生存率[44]。

Putnam等报道38例扩大的肺转移瘤切除术,切除病灶并包括累及的胸膜、胸壁、心包或其他胸腔结构,围术期死亡率仅5%。

由于CT检查的局限性,有相当一部分患者(38%~60%)CT诊断为单肺转移者实际上为双肺转移,所以不论是单肺还是双肺转移,正中开胸术被推荐为首次手术方式。术中强调仔细扪诊整个肺,对可疑的结节均切除。Bacci等强调戴薄手套,有利于扪及更小的结节。

香港Yim-AP等行11例骨肉瘤肺转移胸腔镜下肺转移瘤切除(VATS)手术,7例随访有3例于4.6个月内复发。已有VATS术后穿刺口肿瘤种植的报道。

钟景春等 1989 年开始治疗骨肉瘤肺转移，早年采用侧方切口开胸手术，近年选用正中开胸术。其中 1 例患者，先后 4 次行肺转移瘤切除，首次肺手术后患者存活 6 年。

肺转移瘤首次手术后有很高的转移再次出现率(Kaste-SC 21/36、Carter-SR 21/25)。所以有必要进行化疗，杀灭小病灶，减少转移灶再次出现。

疗效分析：在手术治疗肺转移瘤之前，转移后的 3 年生存率仅为 5%，而手术结合化疗治疗肺转移瘤的术后 5 年生存率达 20%~41%。各组报道因病例选择标准不一、化疗方案不同而无法进行相互比较。因为：①肺外转移者疗效明显差于仅肺转移者，如果病例包括肺外转移者则生存率偏低；②有些报道只统计能进行肺转移瘤手术的病例，其疗效较好。最大一宗病例是 Briccoli 等 1999 年报道的近 7 年 206 例肺转移，3、5 年生存率分别为 40%、34%。虽疗效已有所提高，但明显差于无肺转移者。

Ⅲ期骨肉瘤患者肺转移的治疗：高度恶性骨肉瘤患者就诊时即有 15%~20.4%为Ⅲ期患者，其中仅肺转移的占 77%~92%。无肺外转移的Ⅲ期骨肉瘤的治疗过程为病理活检证实后即行术前化疗。术前化疗结束后影像学评价肺转移瘤能否切除，能切除者，同时或先后行原发灶和转移灶切除术，再行术后化疗；若肺转移瘤不能被切除，则更改化疗方案或其他尝试性治疗。具体手术方法：①先行原发瘤手术，待创口愈合后再行肺转移瘤手术；②同时进行原发瘤和肺转移瘤手术[36]。

成骨肉瘤肺转移：有报道这类患者平均无瘤的生存时间仅为 17 个月。尽管通过根治性手术和新辅助化疗已提高了成骨肉瘤患者的生存率，但仍有一部分患者出现肺部的转移。对于这部分患者，早先的研究认为预后极差。近年来通过对这部分患者进行积极治疗，约有 40%的患者可有 5 年以上的生存。目前的研究表明，要试图提高肺转移患者的生存率，在临床治疗方面，主要是采用挽救性化疗(salvage chemotherapy)，通常在临床上所采用的药多为表柔比星、顺铂、异环磷酰胺和 VP-16 等，另外在各化疗药之间的使用配伍、药物的剂量、给药的时机等方面进行一定的调整。对成骨肉瘤肺转移采用辅助化疗和新辅助化疗，目前认为可以使肺部转移灶的数量减少和体积缩小，这就可以为临床完全切除肿瘤创造条件。来自意大利肉瘤协作组报道的 32 例成骨肉瘤肺转移，通过采用大剂量的卡铂和 VP-16（卡铂 375 mg/m^2 2 小时内静脉输入，连续 4 天，VP-16 450 mg/m^2 静脉输入，连续 4 天为 1 个疗程，可以在 4~6 周后再进行 1 个疗程）。辅以造血干细胞的支持治疗。在这一治疗的基础上，再行手术治疗切除肿瘤。平均随访 23 个月后，14 例患者生存，18 例患者死亡。采用超大剂量化疗辅以自体干细胞的支持治疗是近年来研究的热点，并已在临床上实施，目前认为：采用这一方法必须具备一定的要求：①患者对化疗具有一定的敏感性，但常规剂量的化疗药尚不能完全控制病情；②患者具有较好的造血储备功能，可允许采集到一定数量的干细胞；③患者具有较好的身体状况，实施治疗的医院要具备干细胞采集、保存和治疗的条件。另一项提高患者生存率的方法就是实施肺转移灶的切除。有研究指出：对于肺部的转移病灶，不论是多发的还是单发的，不论在一侧肺部还是两侧肺部，只要患者的全身情况允许，肿瘤可以被切除，就应该尽可能地切除。从目前的临床观察显示，多次进行肺部转移灶的切除对肺无明显影响。但是对于实施上述治疗的肺转移患者，随着随访时间的延长，在 5 年生存期内仍有 16%~50%的患者再次有肿瘤的复发。已有学者指出，采用抗肿瘤药物的肺部灌注、免疫治疗、同种异体外周血造血干细胞治疗、基因治疗和肺移植可能是今后治疗成骨肉癌肺转移的方向[5]。

化疗：骨肉瘤肺转移手术前后是否需要化疗，还存在争议，肺转移瘤的出现意味着原来辅助化疗的失败。主要对策：①调整化疗方案；②增加化疗的剂量；③调整化疗方案的同时，给予大剂量的化疗。粒细胞刺激因子或周围血干细胞再输注的支持，可使该方法成为可能。Carter 等报道 1977 年至 1983 年间 23 例Ⅱ期骨肉瘤肺转移，肺转移瘤切除后化疗组与观察组生存率无差别。该报道病例数少，且化疗剂量比近年的化疗方案小，难以说明问题。支持者认为化疗能减少新转移瘤出现。肺手术前化疗可能减少转移瘤数目和体积。Jaffe 等研究发现化疗后肺转移瘤大结节的坏死率低，而小结节的坏死率高，认为大结节坏死率低与耐药有关，小结节坏死率高是因为其体积小。相对表面积大，药物易进入病灶。Rosen 等发现肺转移瘤越小，坏死率越高，坏死率高是因为体积小而不是对化疗药的敏感性。这些研究证明小的转移灶对化疗是敏感的。另外，肺转移瘤首次手术后有很高的再转移出现率。所以有必要进行化疗，以杀灭小病灶，减少转移灶再次出现。Ward 等建议在肺手术前进行化疗，认为若不化疗而直接进行肺手术，有可能在身体康复至能耐受化疗时已出现新的转移瘤。研究发现 48%的肺转移瘤的血供全部来自肺动脉，36%的肺转移瘤的血供为动脉加小部分的支气管动脉，只有16%的病灶为支气管动脉供血，且这些转移瘤位于中间1/3肺，距肺门较近，故肺转移的化疗选择外周静脉途径。肺转移的化疗方案多种多样，一般是根据新辅助化疗方案和原发灶坏死率来调整。当转移发生早或发生在辅助化疗过程中，则更改化疗方案，补加另外的药物，如异环磷酰胺和(或)VP-16；对转移灶出现迟或原发灶坏死率低者可在原方案基础上做较小调整。另外，在肺转移瘤术前化疗过程中，应根据影像学疗效评价(病灶数减少、体积变小)，决定是否更换化疗药物或提早手术[40]。

近年来，微脂粒包裹的胞壁酰三肽磷脂酰乙醇胺(L-MTP-PE)可作为系统治疗的一部分，补充化疗、手术的不足。原发瘤手术切除了大体肿瘤，辅助化疗能杀灭98%~99%的肺内微转移瘤，在此基础上使用L-MTP-PE可以破坏遗留的耐药肿瘤细胞，降低肺转移发生率[36]。

刘向东等分析三氧化二砷介入治疗骨肉瘤肺转移的效果，认为用As_2O_3介入治疗对骨肉瘤肺转移的患者近期疗效确切，毒副反应低，具有一定的治疗价值。对19例骨肉瘤肺转移的患者行股动脉穿刺、血管造影(DSA)后明确肿瘤的位置和范围，将导管头分别置于骨肉瘤供血动脉及支气管动脉内，共注入As_2O_3 30mg，1次1个疗程，1个疗程/月，给予4个疗程。结果：骨肉瘤软组织肿块体积缩小50%以上7例，缩小10%~49% 9例，骨肉瘤中软组织肿块体积增大25%以上2例，骨肉瘤中软组织肿块体积无变化1例，总显效率为84.2%。肺转移瘤体积缩小50%以上6例，缩小10%~49% 10例，肺转移瘤体积无变化3例，总显效率为84.2%[45]。

Wilkins RM等报道静脉注射阿霉素和顺铂治疗年轻晚期肢体骨肉瘤，得到较好转归。平均随访92个月(20~178个月)，有7例肺转移。其中4例分别于转移后11、17、46和51个月无症状生存[46]。

季平等报道复发性骨肉瘤15例，9例肺转移。术后无瘤期平均6.7个月。术后化疗5例的无瘤期为12个月，较未化疗的10例4个月为长。9例肺转移中6例用HD-MTX、CAP方案化疗，计14个疗程，3例5个疗程有效，其中1例HD-MIX 2个疗程后达PR，2例CAP方案中1例2个疗程后达CR，1例1个疗程后PR。6例骨肉瘤肺转移化疗结果：化疗对骨肉瘤肺转移的有效率可达50%(3/6)。在不具备条件使用HD-MIX化疗的病例，选用CAP方案可获较好疗效[47]。朱建国等报道自体血灌注在成骨肉瘤肺转移所致气胸治疗中的应用。均为下肢成骨肉瘤术后1~2年出现肺转移，在住院化疗期间出现胸痛、刺激性干咳、呼吸困难等症状。单侧气胸5例，双侧气胸3例，肺压缩55%~95%。所有患者均先经内科胸穿无效改行胸腔闭式引流，1~2周后气胸消失拔管。但均在1个月左右复发而再行胸腔闭式引流，3例患者2次，4例患者3次，1例患者4次。后采用自体静脉血20 mL从引流管注入胸腔，随访3~8个月，仅1例复发[24]。

骨巨细胞瘤

Tubbs WS等报道13例良性骨巨细胞瘤的肺部转移。13例初次肺部转移的治疗是手术(肺楔形切除或肺叶切除)或内科治疗，1例因转移范围广不能手术而仅用内科治疗。4例完全切除了全部现存的结节，其中3例0.5、17.8和18.2年后无复发征象，1例再次肺转移，并2次开胸治疗，于初次肺手术后7.3年仍无活动性病灶。8例未完全切除的随访结果：2例首次肺手术后3.8和8.0年直接死于转移。1例尽管3次开胸，3.7年后肺部转移仍有进展。4例3.5、5.3、9.3和9.7年时肺部转移稳定。1例0.5年时肺部转移稳定(化疗后见结节退化)。肺转移灶首次切除后，6例(46%)发生另外的肺转移，其中5例为肺结节切除不完全者。13例中8例存活(平均随访8.5年)，5例死亡，但只有3例的死亡与巨细胞瘤有关(2例死于肺转移，1例死于化疗并发症)。良性巨细胞瘤的总死亡率为23%(3/13)[10]。陈远明等的骨巨细胞瘤4例远处转移治疗方式及结果：1例左侧股骨远端发病4年后首次手术时发现双肺弥漫性转移，行肿瘤切除加人工关节置换，肺转移瘤旷置，术后化疗(阿霉素+DDP，下同)2次。手术2年后，肿瘤局剖复发行截肢术，3年后死亡。1例右桡骨远端发病2个月后行肿瘤切除加自体腓骨移植。术后1个月，局部发现腱鞘巨细胞瘤术后2年，局部复发并发现双肺弥漫性转移，予局部复发肿瘤切除，肺转移瘤旷置，术后化疗8次，最后一次手术后22个月随访，患者仍带瘤存活，肺部CT检查示肺部转移灶无明显变化。1例右股骨远端发病3个月后行单纯病灶刮除术，后局部多次复发，最后行截肢术。5年后发现右上肺部和右第四掌骨远端转移，行转移灶切除，术后化疗2次，最后1次手术后7个月随访，患者暂无复发及新转移灶。另1例为坐骨转移病灶[7]。

Hjspjut等通过大量病例统计，发现所有的骨巨细胞瘤肺转移均发生于某种治疗措施如刮除或照射之后，无1例出现于原发灶未经处理之前。他认为肺转移多由局部反复发作和处理不彻底引起。邓志荣等病例出现肺部转移前原发灶未经处理,此患者病史较长(4年),可能与肺转移有关。GCT患者应常规性胸片检查。肺转移病例中在组织学方面,转移灶病变与其原发肿瘤一致,这些转移病例的病程较慢,而且即使不切除或部分切除,患者也可能生存很长,甚至痊愈。近年来对此类转移灶的处理趋向积极态度。对肺转移如有可能应争取手术治疗,否则应行放疗,大多数肺转移病灶疗效良好。

骨巨细胞瘤局部复发很少发生在术后3年以上,故特别在手术后前3年应对原发肿瘤处和肺野进行检测。应注意,仅软组织复发时X线检查可能为阴性,邓志荣等组病例中曾2次出现局部肿块,但X线均为阴性,骨质未见异常,故局部发现肿块应做进一步检查,如CT、MRI等[8]。

七、预后

文献报道骨旁骨肉瘤的肺转移率为5%~10%,施学东等病例为20%(2/10)。骨旁骨肉瘤多预后良好。国内丁易报道48例骨旁骨肉癌的随访结果,5年生存率为85.8%[48]。

郭荻萍报道骨肉瘤62例。观察10~58个月。62例中8例于术后1~3年间因肺转移而死亡,此8例中6例在术中发现软组织广泛浸润,骨质破坏严重,术后4~6个月行截肢术。另有1例术后1年肺转移,至今已45个月仍存活,无自觉症状,X线示肺部病灶稳定,可正常参加社会活动,膝关节功能恢复正常[49]。

骨肉瘤患者在40年前80%即使手术亦会死于肺转移。自从常规术前和术后高剂量化疗以来治愈率已经明显提高,不同单位的治愈率为50%~80%。但仍有20%以上发生肺转移,应及时更换方案。文献中治愈率为20%~60%[50]。

文献记载,Ⅱb期骨肉瘤5年生存率为59%~94%,但仍有20%~40%远处转移,肺是主要靶器官。原发灶治疗后肺转移发生率高,可达80%,且多无他处转移,如不治疗,95%将于3年内死亡。近10年报道,转移灶术后,5年生存率为20%~66%[51]。

杨迪生等病例的预后相关因素。COX模型分析:发病年龄(P=0.843)、原发灶手术方式(P=0.777)、开胸次数(P=0.889)、转移瘤数目(P=0.588)和无瘤时间(P=0.896)与首次肺转移术后生存率无相关性。

1.影响预后的因素

(1)*肺转移瘤坏死率*。Ward等研究发现111例Ⅱ期骨肉瘤原发瘤坏死率与生存率相关。其中36例肺转移者仅4例肺转移瘤坏死率大于90%,与生存率无统计学相关。Ⅲ期骨肉瘤肺转移瘤坏死率与原发瘤坏死率明显相关,Bacci等1992年报道65%的病例两者坏死率一致,15%不一致。坏死率与预后相关,1997年的报道也得出类似结果。

(2)*转移瘤数目*。多数报道肺转移瘤数目、大小与预后相关。一般认为,肺部转移灶的数量少于3~4个时,患者的预后较好。在一组28例行肺转移灶切除的患者中,最终有9例患者存活,且这9例患者在每次手术时肺转移灶数量均少于3个。目前的研究中,肺部转移灶每增加一个,患者的病死率就有可能增加43%。Ward等报道肺转移瘤3个以上者死亡危险性增加2.9倍。Mayer等报道肺转移瘤少于6个者生存率优于6个以上者。Kaste报道多于3个者死亡危险性增加5.1倍。Harris发现肺转移瘤少于8个与8个以上者的生存率有差别。而Coorin的研究则相反。

(3)*能否手术切除*。能完全切除肺转移瘤者预后优于无法切除者。Coorin等报道15例未行彻底切除肺转移瘤仅2例存活,11例完全切除者9例存活。Pastorino等报道完全切除者5年生存率为47%,而不能完全切除者生存期不足42个月。

(4)*无瘤间期*。无瘤间期短,转移灶可能多发且生长较快,提示预后差。但Coorin和Meyer报道无瘤间期大于与小于1年者,其生存率无差别。

(5)*肺转移出现的时间*。成骨肉瘤患者出现肺部转移的时间通常有:①患者在明确成骨肉瘤诊断时就已有肺转移;②患者在术前化疗期间发现肺转移;③患者在术后化疗期间发现肺转移;④肺转移出现在成骨肉瘤的全部治疗结束以后。肺转移出现的时间的不同是否对成骨肉瘤的患者的预后有影响?日本多个医疗中心组成的肿瘤协作组对该问题进行了研究。该研究将280例有肺转移的成骨肉瘤患者按上述肺转移出现的时间进行分组对照研究表明:在术前和术后化疗期间出现肺转移的患者预后较差;在成骨肉瘤确诊时就已有肺转移的患者,如果术前化疗的反应良好,则患者的预后较好;对在成骨肉瘤治疗后出现的肺转移的患者,如果进行肺部转移灶的切除术,则预后较好。根据这一研究显示:①了解肺转移出现的时间对成骨肉癌患者预后的判断有一定的意义;②化疗的效果对患者的预后起到了非常重要的作用;③实施肺转移灶的切除术也有助于提高患者的生存率。

(6)*肺转移合并其他部位的转移*。成骨肉瘤患者在出现肺转移的同时又出现另一部位的转移时通常预示有一个较差的预后。目前在临床上发现成骨肉瘤在肺部以外的转移灶有:另一部位的骨组织、淋巴结、皮肤、脑组织、肝和软组织。最近在一组德国、奥地利和瑞士等国肿瘤协作组临床观察的1702例患者中，有211例患者出现远处转移，其中155例单纯肺转移,56例有其他部位的转移。在后者的部分患者中,同时有肺和另一部位的转移。比较上述两组远处转移患者发现:单纯肺转移的患者的预后较合并其他部位转移的患者要好。在后一组56例患者中,能够完全切除所有肿瘤的患者仅有8例，对这组患者平均随访1~3年后,仅有15例患者存活(15/56,26.8%);在前一组155例患者中,平均随访2.5年,有85例患者存活(85/155,54.8%)。在另一组临床报道发现,在肺转移发生后又出现骨转移的患者随访4年的生存率为零[5,52]。

骨肉瘤中仅肺转移与伴有肺外转移的患者预后差异很大。Meyers等报道14例存在肺外转移者存活期不足4年,而48例仅肺转移者5年生存率为15%。多家报道Ⅲ期患者术后5年生存率为14%~53.3%。Harris等1998年报道的多中心研究,5年生存率、5年无瘤生存率分别为53.3%、46.7%，并且30例中包括3例骨转移、1例淋巴转移以及肺转移瘤无法切除者，若除外肺外转移者,则预后更佳。其中仅有肺转移且转移瘤少于8个的患者5年无瘤生存率(EFS)为66.7%,与Ⅱ期骨肉瘤的生存率相当。Bacci等于1993—1995年进行的23例前瞻性研究,2年生存率为45%,2年EFS为43.4%；同期Ⅱ期患者2年生存率和EFS分别为92.8%、76.8%。该组病例同构型好,结果可信度大。总的来讲，生存率在近期的研究高于早些年的报道,可能与新化疗药物和化疗方案的使用有关[36]。

刘沛等搜集并复习105例骨巨细胞瘤患者的资料,对手术效果及预后进行了较长期的随访观察。结果:发生肺转移与纵隔转移各1例,经转移瘤摘除病检为良性骨巨细胞瘤表现,术后随访均10年以上,未见复发及新转移灶[53]。

Balke M等认为骨巨细胞肿瘤(GCTB)复发率较高。作者总结1980—2007年214名患者。67名患者至少有一次局部复发,被纳入本研究。平均随访77.3(13.2~267.2)个月。7例患者(10.5%)出现肺转移。1名男性尽管高剂量化疗还是死于肠穿孔后病情发展(肺癌,上臂软组织多发性转移,包括胸部、舌头、大脑和小肠)。相比非复发GCTB的肺转移是高的(10%)。因此,复发性GCTB,必须考虑是一个严重的疾病。虽然长骨的复发GCTB结果通常是好的,但这并不适用于脊椎巨细胞瘤[54]。

日本学者Okada K等总结日本东北肌肉骨骼肿瘤学会和东京国立癌症中心1972—2002年间50岁以上64例(9.9%,64/645)骨肉瘤。最常见的位置是股骨远端(13),其次是骨盆(10)、股骨近端(9)、与近端腓骨(6)。7例(11%)患者肺转移。54名患者接受手术治疗,另10例进行其他治疗。5年总生存率为55.5%。多变量分析显示初始肺转移[5年生存率:无肺转移者55例58.6(43.2~74.0)%对有肺转移者7例25.0(0~65.0)%]、轴向肿瘤位置和较大的肿瘤为重要的预后因素[48]。

Szendröi M长期观察11例成釉细胞瘤的临床转归。1例21岁女性患者患小腿成釉细胞瘤截肢手术后2年复发,并在9年后因肺转移而死亡。作者强调了长期随访的重要性[55]。

参考文献

[1]孙燕.内科肿瘤学.北京:人民卫生出版社,2001:750-788

[2]牛晓辉,张清.中国骨肉瘤进展.中国医学论坛报,2009年9月17日B7版

[3]唐晓霞,刘运秋,兰璇.胸腔恶性纤维组织细胞瘤型骨肉瘤1例报道并文献复习.中国实用内科杂志,2008,28:702-704

[4]崔景伦,贠山登.成骨肉瘤7年肺转移一例报告.西北国防医学杂志,1987,8:78

[5]吴苏稼.成骨肉瘤肺转移的研究现状.江苏医药,2006,32:160-162

[6]王恩斌,刘建业,聂潘荣,等.骶骨骨巨细胞瘤肺转移1例.中国骨伤,2003,16:756

[7]陈远明,杨忠汉,廖威明,等.良性巨细胞瘤远处转移的临床特征与治疗.罕少疾病杂志,2004,11:4-6

[8]邓志荣,陈远明.骨巨细胞瘤复发并肺转移4例报告.海南医学,2007,18:37-38

[9]王茂源,谢瑞莲.软骨母细胞瘤合并肺转移1例.实用医学杂志,2010,26:2108

[10]周生焰,杨超.良性骨巨细胞瘤的肺部转移:13例转移的临床发现和X线表现.实用放射学杂志,1993,9:275

[11]成继民,张文,刘艳丽,等.肺转移性间叶性软骨肉瘤1例.中国肿瘤临床,2004,31:839

[12]柴斌,杨述华,王渝,等.BMP-2、OPN、VEGF的表达在骨肉瘤肺转移中的意义.肿瘤防治研究,2007,34:270-273

[13]贾永伟,梅炯.骨肉瘤术后肺转移演进.国外医学骨科学分册,2003,24:190

[14]吴子晏,杨述华.OPN和vWF在骨肉瘤中的表达及与肺转移的关系.实用癌症杂志,2008,23:263-65

[15]梅炯,窦帮,马晓辉,等.重组腺病毒介导小鼠内皮抑素对荷骨肉瘤MG-63细胞裸鼠肺转移的抑制.中国肿瘤生物治疗杂志,2008,15:115-118

[16]刘尚礼,何天骐.骨巨细胞瘤263例临床病理分析(临床、X线和病理三结合对其预后的估计和手术选择的意义).中

山医学院学报,1984,5:70-79

[17]Yuxi Su,Xiaoji Luo,Bai-Cheng He,et al. Establishment and characterization of a new highly metastatic human osteosarComa cell line. Clin Exp Metastasis,2009,26:599-610

[18]Chen1 H,Wang1 J,Xie1 J,et al.GAS7 ex pression and its significance in human osteosarComa. Chinese-German Journal of Clinical Oncology,2008,7:118-120

[19]Luu HH,Kang Q,Park K,et al.An orthotopic model of human osteosar Coma growth and spontaneous pulmonary Metastasis. Clinical & Experimental Metas tasis,2005,22:319-329

[20]石富.肺内多发钙化样转移瘤1例报告.实用内科杂志,1984,4:213-214

[21]吴焕祥,徐满长.骨肉瘤单发巨大肺转移一例报告.临床放射学杂志,1989,8:333-334

[22]孙红,王新明,白友贤,等.良性骨巨细胞瘤肺转移一例.中华放射学杂志,1996,30:814

[23]颜珏,袁贺匀.右肺转移性骨肉瘤浓聚 99m Tc-MDP 1例.中日友好医院学报,2001,15:286

[24]朱建国,胡波,许刚.自体血灌注在成骨肉瘤肺转移所致气胸治疗中的应用.临床军医杂志,2007,35:128-129

[25]刘斌,匡安仁,曾宇.99m Tc-MDP 全身骨显像诊断骨肉瘤肺转移1例.中国医学影像技术,2008,24(增刊):244

[26]赵有财,周晓军.伴肺转移的软骨母细胞瘤1例.诊断病理学杂志,2007,14:476

[27]邓志荣,陈远明.骨巨细胞瘤复发并肺转移4例报告.海南医学,2007,18:37-38

[28]田口和浩,则行敏生,风吕中修,ほか.急速な気管内进展をきたした下颚骨骨肉肿肺転移.胸部外科,2009,62:571-573

[29]余文熙,汤丽娜,郑水儿,等.右髂骨骨肉瘤合并肺脑转移1例.临床肿瘤学杂志,2008,13:1149-1151

[31]周仪.以肺、纵隔、胸膜钙化转移为突出表现的儿童骨肉瘤1例.罕少疾病杂志,2003,10:40-41

[31]徐世伟,陈芳,丁敏君.骨肉瘤术后心脏肺肾转移肿瘤1例.中华胸心血管外科杂志,2002,18:294

[32]千保纯一郎,佐佐木忠,长谷川洋一,ほか.経肺静脉性左心房,左心室内発育を来した骨肉瘤肺転移の手术経験.胸部外科,1991,44:929-932

[33]Tomoki Nakamura,Akihiko Matsumine,Rui Niimi,et al. Management of small pulmonary nodules in patients with sarComa. Clin Exp Metastasis,2009,26:713-718

[34]桥村孝久,滝本佐栄子,浜田富三雄,ほか.薄壁空洞を呈した骨肉腫肺転移の1例.日本胸部临床,1983,42:749-753

[35]柴莹,沈钢,陈丽荣.骨肉瘤肺转移伴左心内瘤栓形成一例报告.中华骨科杂志,2003,23:59-60

[36]杨迪生,李伟栩,陶惠民,等.骨肉瘤肺转移的诊断和治疗近况.中华骨科杂志,2000,20:68-70

[37]Rastogi R,Garg R,Thulkar S,et al.Unusual thoracic CT manifestations of osteosarComa:review of 16 cases. Pediatr Radiol,2008,38:551-558

[38]屈小鹏,吴道澄,陈军,等.MDP-阿霉素脂质体对裸鼠SOSP-M成骨肉瘤肺转移的治疗.第四军医大学学报,2007,28:2232-2234

[39]Eugene T. H. Ek,Crispin R. Dass,Karla G. Contreras,et al. Inhibition of orthotopic osteosarComa growth and metastasis by multitargeted antitumor activities of pigment epithelium-derived factor. Clin Exp Metastasis,2007,24:93-106

[40]杨迪生,叶招明.骨肉瘤的远处转移.国外医学·骨科学分册,2003,24:174-176

[41]吉村敬三,吉竹毅,冈厚.骨肉瘤肺転移の治疗.日本胸部临床,1979,38:346-353

[42]木村秀树,岩井直路,安福和弘,ほか.骨软部肉瘤肺転移切除例の検讨.日本胸部临床,1996,55:703-707

[43]马忠泰,施学东,米川,等.骨源性肉瘤肺转移的手术治疗.中华骨科杂志,2003,23:668-674

[44]钟景春,刘洪波,姜宏,等.原发性骨肉瘤161例疗效分析.实用肿瘤杂志,1991,5:57-58

[45]刘向东,张伟,吴文娟,等.三氧化二砷介入治疗骨肉瘤肺转移效果分析.河北医药,2007,29:913-914

[46]Wilkins RM,Cullen JW,Odom L,et al.Superior Survival in Treatment of Primary Nonmetastatic Pediatric OsteosarComa of the Extremity. Annals of Surgical Oncology,2003,10(5):498-507

[47]季平,杨广才.复发性骨肉瘤15例分析.河南肿瘤学杂志,1999,12:61-62

[48]Kyoji Okada,Tadashi Hasegawa,Jun Nishida,et al. OsteosarComas after the Age of 50:A CliniCopathologic Study of 64 Cases—an Experience in North ern Japan.Annals of Surgical Oncology,2004,11:998-1004

[49]郭获萍.四肢恶性骨肿瘤截除并保留肢体方法的探讨(附62例分析).铁道医学,1990,18:65-66

[50]朱元珏,陈文彬.呼吸病学.北京:人民卫生出版社,2003:1069

[51]焦小龙,曾庆玲.肺转移瘤的外科治疗.国外医学肿瘤学分册,1996,23:106

[52]杨迪生,虞攀峰,叶招明,等.骨肉瘤肺转移综合治疗的临床研究.实用肿瘤杂志,2003,18:224-226

[53]刘沛,陶松年,夏开屏.骨巨细胞瘤的诊断和治疗(附105例分析).中华肿瘤杂志,1997,19:313-315

[54]Balke M,Ahrens H,Streitbuerger A,et al.Treatment options for recurrent giant cell tumors of bone.J Cancer Res Clin Oncol,2009,135:149-158

[55]Szendröi M,Antal I,Arató G.Adamantinoma of Long Bones:A Long-term Follow-up Study of 11 Cases. Pathol Oncol Res,2009,15:209-216

第二节　滑膜肉瘤

一、流行病学

方志伟等分析 796 例软组织肉瘤。以恶性纤维组织细胞瘤发病最多为 251 例(31.5%),其余依次为滑膜肉瘤 134 例(16.8%),脂肪肉瘤 134 例(16.8%),横纹肌肉瘤 129 例(16.2%),纤维肉瘤 49 例(6.2%),恶性神经纤维瘤 25 例(3.1%),平滑肌肉瘤 17 例(2.1%),其他肿瘤均在 2%以下[1]。

Leibel 报道 81 例软组织肉瘤，滑膜肉瘤占第三位。Vezeridis 报道 242 例软组织肉瘤,滑膜肉瘤为第5。李澍报道的 582 例软组织肉瘤,滑膜肉瘤发病率仅次于纤维肉瘤而居第 2 位。中青年为滑膜肉瘤的高发年龄,约占 80%。Varela-Duran 曾指出年龄越大预后越好,50 岁以上的患者预后最好。李澍认为滑膜肉瘤的发病年龄和预后的关系不大[2]。

童英等报道滑膜肉瘤患儿 8 例。肿瘤发生于颈部 2 例,肘部、腿部各 3 例。肺转移 2 例,X 线示腓骨、肱骨破坏各 1 例[3]。

滑膜肉瘤约占全部软组织肿瘤的 10%,恶性程度较高，一般认为起源于关节的滑膜、滑囊或腱鞘,以 20~40 岁多见,男性居多(占 60%),多位于关节及其附近,下肢多见,以膝、足、踝、腕、肘为排列顺序,亦见于骨盆关节。80%发生于肢体。

陈会双等报道 13 例滑膜肉瘤中术后 3 个月发生转移者(以肺转移为主)9 例,术后生存最长者 2 年,只 1 例为肿块小者。因此,要早期发现早期治疗[4]。

二、病理学

肿瘤细胞可直接通过血液或淋巴转移,早期即可转移到肺,亦可转移到附近淋巴结,肺部是转移性肿瘤最多发的部位[5]。

滑膜肉瘤发生于胸椎旁致脊髓压迫并肺转移极为罕见。往往血行播散转移[6]。

滑膜肉瘤分类:①滑膜肉瘤:在软组织肉瘤中有 5%~10%,多发生于男性,30~50 岁占 73%。生长缓慢,平均病程 2 年半。主要症状是肿块,逐渐增大。X 线片见关节旁分叶状软组织肿块、病变内钙化见于20%~30%的患者。可行切除术,但复发率高(50%)。截肢不一定控制转移发生。应做区域性淋巴结清扫。有人主张切除术后辅以放疗。化疗有助于抢救肢体手术。5 年治愈率报道为 25%~51%。分化不良单相型是26%,而双相型是 59%。可转移到肺 (80%)、区域淋巴结(20%)。②透明细胞肉瘤。③上皮样肉瘤,多发生在 10~40 岁间,位于手和前臂,表现缓慢生长肿块,起自肌膜或皮下组织深层,很少起自肌腱或腱鞘。常在手术后复发(85%),转移多发生在肺和淋巴结(30%),可行切除术,复发时根治手术[7]。

三、临床表现

几例患者的临床表现如表 23-2-1 所示[5-6,8-9]。

表 23-2-1　几例患者的临床表现

作者	症状及体征
幸东等	滑膜肉瘤肺转移。间断咳嗽、痰中带血 1 月余
徐庆等	滑膜肉瘤致脊髓压迫并肺转移。咳嗽、胸痛
崔耀升等	腰背肌滑膜肉瘤肺转移。咳嗽
和田直樹等	滑膜肉瘤肺转移。12 年前左腹股沟滑膜肉瘤手术,今胃炎就医,意外发现肺转移瘤

幸东等报道滑膜肉瘤肺转移 1 例。因间断咳嗽、痰中带血 1 月余,近日咯血增多。胸片示左上肺云絮状致密影。左前臂肿痛。左前臂前外侧近肘关节处有肿块,约 5cm×4cm 大小,轻度压痛,左肘关节活动受限。X 线片:左前臂上端软组织肿胀,桡骨近端骨皮质片絮状骨质硬化,其下骨干可见数个大小不等的骨破坏灶,呈串珠样,邻近骨膜三角形翘起,呈袖口征样改变。诊断为左桡骨上段恶性骨肿瘤,行肿物切除术。病理:滑膜肉瘤[5]。

徐庆等报道滑膜肉瘤致脊髓压迫并肺转移 1 例。胸背疼痛 10 个月、两下肢活动障碍 15 天入院。10 月前始无明显诱因出现背部疼痛。经常感觉两下肢麻木,弯腰活动时症状加重。双下肢活动障碍,大小便潴留。胸椎 1~3 右侧有 3cm×4cm 隆起,压痛明显。胸椎 3 以下浅感觉消失,两下肢肌张力低下,肌力 0 级。腰椎穿刺,脑脊液无色透明。脑压 220 mm H_2O,压颈静脉右侧不升,左侧升至 280 mm H_2O,下降缓慢。椎管造影并坐位拍正侧位片检查发现造影剂行至第 2 胸椎平面受阻,阻塞端呈杯口状局部脊髓受压移位,呈偏心性弧状凹面,阻塞部位蛛网膜下腔不对称,呈左侧窄右侧增宽现象,提示为髓外硬膜内肿瘤。行胸椎 1~3 椎管探查术，术中见胸椎 2 处椎板骨质特别松软,偏右侧易出血。探查椎间小关节已破坏，肿瘤组织在硬膜外不规则生长，将其切除(近全切)。切开硬脊膜上下探查通畅。病理为滑膜肉瘤、上皮细胞型。术后2个月背部又隆起鸡蛋大小肿块，第5个月出现咳嗽、胸痛，胸片报告并发肺转移，病情恶化，呼吸衰竭死亡[6]。

崔耀升等报道腰背肌滑膜肉瘤肺转移1例。5年前因发现背部肿物入院。当时B超检查脊柱右侧肾后方皮下1.8cm深处可见一9.6cm×5.4cm低回声区。胸透心、肺无异常。手术腰背深筋膜深层切除一囊性肿块，病理诊断为滑膜肉瘤。近2个月咳嗽。胸片：右肺下叶尖段可见一14cm×11cm大小的长圆形阴影。考虑滑膜肉瘤转移。右背部肩胛7、8、9肋间可显示一9.2cm×6.6cm×8.4cm弱回声光团，内有散在液性区。手术：右肺下叶有一直径约8cm包块。病理：右肺下叶转移的滑膜肉瘤[8]。

小高伦生等报道突然以偏瘫症状为表现的全身性肿瘤栓塞滑膜肉瘤1例。女性，73岁。因突然左侧偏瘫入院。急诊发现左小腿皮下3cm×2cm硬肿瘤。胸片及胸CT示右下肺8cm直径肿瘤，从右上肺静脉向左心房内突出。考虑肿瘤细胞引起脑栓塞，继而引起中枢性呼吸衰竭而死。尸检发现左小腿肿瘤，组织诊断及免疫染色确诊下肢原发纺锤形滑膜肉瘤。尸检确认：肺静脉瘤栓，右肺门及气管旁淋巴结、左内静脉及右内静脉-中大脑静脉瘤栓，右上臂皮下、右中指皮下、空肠及结肠浆膜黏膜下、肠系膜动脉均见转移。

滑膜肉瘤好发于四肢，尤其下肢(60%)，罕见于无滑膜的肺、心、肾等[10]。

四、影像学表现

几例患者的影像学表现如表23-2-2所示[5-6,8-9]。

表23-2-2　几例患者的影像学表现

作者	影像学表现
幸东等	滑膜肉瘤肺转移。胸片示左上肺云絮状致密影
徐庆等	滑膜肉瘤致脊髓压迫并肺转移。胸片示肺转移
崔耀升等	腰背肌滑膜肉瘤肺转移。胸片示右肺下叶尖段可见14cm×11cm大小的长圆形阴影
和田直树等	滑膜肉瘤肺转移。胸片及胸CT：左S5肿瘤，直径6cm大小

可见肺转移阴影呈云絮状致密影或圆形阴影，且后者直径较大。

五、治疗

滑膜肉瘤的治疗仍以手术切除为主，由于其预后与肿瘤分期有关，所以应争取在瘤体尚小(小于5cm)时确诊，积极采取肿瘤广泛切除或根治性切除、区域肿大淋巴结清除。术后复发率达50%，一般发生在2年以内，约40%病例转移至肺、骨和局部淋巴结等部位。单纯放疗不敏感，无法达到治愈，目前趋向于局部广泛切除加放疗。国内外临床研究表明，术前、术后辅以放疗和化疗是提高疗效、改善预后的关键。不能手术和已转移的晚期肉瘤患者预后很差，一般来说生存期从治疗开始不到1年。过去化疗在软组织肉瘤的地位不受重视，认为滑膜肉瘤对化疗不敏感，近年来化疗特别是大剂量化疗在滑膜肉瘤的治疗中被广泛应用。Eilber等对101例四肢滑膜肉瘤患者术后随机分为加化疗(以异环磷酰胺IEO为基础的方案)和不加化疗两组，4年生存率分别为88%和67%，显示术后辅以化疗可以增加生存率。阿霉素(ADM)是治疗滑膜肉瘤最有效的药物之一，其有效率为20%~30%，其疗效与剂量相关。目前临床治疗方案主要是以ADM单药或以其为基础的联合方案，IFO+DTIC（达卡巴嗪)+ADM即MAID方案可作为治疗滑膜肉瘤的首选方案[11]。

氩氦靶向治疗系统是世界上第一个兼具超低温和热效应双重功能的手术系统。冷冻靶向手术系统旨在刀尖冷冻和加热治疗肿瘤，对患者的损伤小，出血少，并发症少，目前已在肺癌、肝癌等多种实体肿瘤中应用，取得非常好的疗效。

王洪武阐述氩氦刀对软组织肉瘤等的治疗作用。肺是骨肉瘤转移的常见部位，在应用化疗前，80%~90%的患者死于肺转移。手术治疗是骨肉瘤肺转移最有效的方法，但由于肿瘤多发，单纯手术切除很难全部切除干净。研究发现，肺转移瘤3个以上者死亡危险性增加2.9~5.1倍。本组2例均经截肢手术和多次化疗失败，肺内出现3个以上转移灶，对小于3cm的肿瘤，氩氦刀尚有抑制作用，而对大于4cm的肿瘤，氩氦刀术后虽病理证实组织坏死，但残留的肿瘤仍很快增长，未能有效地控制，且出现其他的肺内转移灶。近年来，经动物实验和临床试验证实，微脂粒包裹的胞壁酰三肽磷脂酰乙醇胺(L-MTP-PE)对骨肉瘤肺转移有很好的治疗效果，可配合手术和化疗应用。

对那些恶性程度较高、瘤体较大、病变广泛、已有多处转移的患者，一般不主张氩氦刀单独应用。若无其他治疗方法可选，需行氩氦刀治疗，可与手术配合，先将大部分肿瘤切除，不能切除的部分行氩氦刀冻融，尽量减少残余肿瘤，术中还可置入放疗粒子、化疗粒子等，或与热灌注化疗结合应用。作者还对小细胞肺癌、弥漫性胸膜间皮瘤、晚期恶性胸腺瘤等试用氩氦刀治疗,均未取得理想效果,所以应正视氩氦刀在高度恶性肿瘤中的作用,且勿夸大疗效或盲目滥用[12]。

李澍等分析179例(1956—1978)滑膜肉瘤。随访到1983年底。复发和转移:139例治疗后复发,二次治疗后仍有30例复发。在40例首次治疗病例中也有9例复发,总复发率为21.8%。106例施行区域淋巴结清除术中,35例(19.6%)淋巴结有转移。特别是因屡次复发经过4次治疗以上的病例,其淋巴结转移率竟高达66.6%。随访中有血道转移者92例(51.4%),其中72例为肺转移(39.7%),其次依序为骨、脑、肝、皮内和肾脏等,8例同时累及2个器官。根据病理类型观察,纤维型和混合型的复发率较高,均在25%以上,而上皮型的淋巴转移和血道转移都较高,分别为36.6%和75.5%。本组病例半数以上出现血道转移,以肺为主,在此种情况下再行肺叶切除加用全身化疗,可延长生命。但在治疗原发肿瘤过程中,同时又出现肺转移者,预后极差[2]。

毕剑恒等报道滑膜肉瘤38例。肺转移8例,腹腔转移1例,肺部淋巴结转移3例。有1例以头痛、面神经瘫、视力模糊为主要表现入院,住院后确诊为右小腿滑膜肉瘤转移颅内所致。治疗:①29例手术治疗,其中行截肢术者16例,关节离断术4例,局部切除术8例,1例术前误诊为骶髂部结核,手术时发现肿瘤组织,手术未进一步处理。未手术者9例,1例应用化疗和放疗,2例因肿瘤所在部位无法切除而未行手术。有肺转移者3例,腹腔转移者1例,脑转移及多处淋巴结转移各1例。此6例仅作对症治疗。住院期间死亡1例,一年后死亡2例。②入院前做过肿瘤局部切除术,术后肿瘤迅速复发的17例。肿瘤迅速复发时间与住院治疗情况:术后复发时间最短为1个月,最长5年,8个月内者4例,8~6个月8例,6个月~1年5例,1~2年2例,4~5年8例,3个月~1年共12例,占大部分。这个事实说明17例经肿瘤局部切除后,肿瘤都迅速复发。此17例住院后,行截肢术者7例,关节离断术8例,行肿瘤局部切除术4例,有肺转移而未治疗2例(肺转移者共8例),另1例为腹腔转移者,死于首次局部切除术后5年[13]。

六、预后

孙燕等分析滑膜肉瘤患者预后。采用免疫组织化学方法检测72例滑膜肉瘤(内含转移者16例,22.22%,16/72)中上皮钙黏素(E-cad),基质金属蛋白酶-2(MMP-2)和Ki-67的表达,并对可能影响预后的14项临床病理因素进行单因素和多因素分析。结果:①E-cad(-)、(+)、(++)和(+++)分别为11例(15.28%)、22例(30.56%)、22例(30.56%)和17例(23.60%);MMP-2(-)、(+)、(++)和(+++)分别为11例(15.28%)、18例(25.00%)、17例(23.60%)和26例(36.12%);Ki-67标记指数(LI)为2.00%~73.00%(28.30%±16.61%);②全组术后1、3、5、7和10年生存率分别为86.44%、54.24%、28.81%、16.95%和8.47%;③单因素分析显示,手术切除范围、转移、组织学分级、临床分期、Ki-67 LI及E-cad和MMP-2表达情况对患者预后有影响($P<0.05$);④多因素分析表明,临床分期、E-cad和MMP-2表达情况影响滑膜肉瘤的预后($\chi^2=21.00$,$v=3$,$P=0.000$)。结论:临床分期、E-cad和MMP-2表达情况是影响滑膜肉瘤预后的重要因素[14]。

预后因子:转移灶10mm以下、灶个数1~3个,术后预后较好。Heij等认为,DFI不影响预后。对肺转移应积极手术,术后化疗(大剂量IFO+ADM)。

滑膜肉瘤肺转移发生率为73.6%,是左右滑膜肉瘤预后的重要因子,是主要死因。2年生存率是67%,5年生存率仅为21%。矢部等统计从滑膜肉瘤初诊至肺转移短则1年11个月。Franz等认为,从原发灶治疗到复发转移通常2年内,且有不少初诊即有肺转移的。也有少数长达10年以上才发现复发和转移的[9]。

滑膜肉瘤5年生存率为40%~60%,10年生存率为10%~30%[10]。

参考文献

[1]方志伟,陈勇,宋金纲,等.796例软组织肉瘤分析.中国肿瘤临床,2006,33:87-89

[2]李澍,李月云.179例滑膜肉瘤临床分析.肿瘤,1985,5:109-111

[3]童英,张闯,文安智,等.滑膜肉瘤患儿8例临床病理分析.实用儿科临床杂志,2007,22:1162-转1177

[4]陈会双,孟庆丽.滑膜肉瘤的影像学诊断(附13例分析).中国医药指南,2009,7:293-294

[5]幸东,崔幸力.滑膜肉瘤肺转移一例.临床误诊误治,2004,17:109

[6]徐庆,陈长生,梁付学,等.滑膜肉瘤致脊髓压迫并肺转移一例.肿瘤基础与临床,1993,4:279

[7]孙燕.内科肿瘤学.北京:人民卫生出版社,2001:789-796

[8]崔耀升,张耀东,杨钖亮.腰背肌滑膜肉瘤肺转移一例报道.医学影像学杂志,1994,5:106

[9]和田直树,松山南律,小玉敏弘,ほか.12年后に肺転移をきたした滑膜肉瘤の1例.胸部外科,2004,57:155-157

[10]小高伦生,山岸亨,黒瀬嘉幸,ほか.全身性腫瘍塞栓を来した纺锤形细胞型肉腫の1例.日本胸部临床,2011,70:1075-1081

[11]任晓华,邹晓敏,金成,等.滑膜肉瘤的诊断和治疗进展.医学综述,2009,15:541-542

[12]王洪武.氩氦刀对软组织肉瘤等的治疗作用.国外医学呼吸系统分册,2005,25:77-78

[13]毕剑恒,郭民修.滑膜肉瘤38例临床分析.广西医学院学报,1983,6(1):69-72

[14]孙燕,孙保存,赵秀兰,等.滑膜肉瘤患者预后的多因素分析.中国肿瘤临床,2005,32:575-578

第三节 软组织瘤

一、流行病学

软组织肿瘤系来源于间叶组织的一组常见的良、恶性肿瘤和瘤样病变,良、恶性肿瘤的比例大约为5:1。恶性软组织肿瘤的发病率在0.75/10万~1.85/10万之间[1]。

几组软组织恶性肿瘤的病种见表23-3-1[2-8]。

软组织肉瘤(STS)约占成人恶性肿瘤的1%,占儿

表23-3-1 几组软组织恶性肿瘤

作者	种类、例数	内容
吴密璐等	STS 85例	纤维肉瘤16例,平滑肌肉瘤12例,MFH 9例,皮肤隆突性纤维肉瘤7例,横纹肌肉瘤7例,滑膜肉瘤8例,间叶性STS 7例,脂肪肉瘤6例等
Fisher 方志伟等	STS 200例	前6位分别是MFH、脂肪肉瘤、横纹肌肉瘤、滑膜肉瘤、恶性神经鞘瘤及骨外骨肿瘤
上医肿瘤医院	STS 796例	MFH、滑膜肉瘤、脂肪肉瘤、横纹肌肉瘤等,分别占收治例数的31.5%、16.8%、16.8%和16.2%
法国联邦癌症中心肉瘤组	恶性软组织瘤7239例	最多见依次为脂肪肉瘤、MFH、横纹肌肉瘤、平滑肌肉瘤等
日本2002年 赖日权等	STS 1240例	MFH、脂肪肉瘤及平滑肌肉瘤占前三位,分别占STS的28.15%、15.16%和11.94%。依次为滑膜肉瘤(10.08%)、恶性神经鞘瘤(5.81%)、横纹肌肉瘤(4.84%)、纤维肉瘤(3.06%)等
中山医学院	STS 2474例	发病率第一位是MFH,占26.3%,其次为脂肪肉瘤、滑膜肉瘤、横纹肌肉瘤、恶性神经鞘瘤等
Hashimoto.H	软组织恶性瘤1434例	MFH(19.6%),横纹肌肉瘤(18.4%),滑膜肉瘤(12.7%),脂肪肉瘤(9.9%),恶性神经源性肿瘤(6.8%),纤维肉瘤(6%),隆突性皮肤纤维肉瘤(5.9%),平滑肌肉瘤(5.6%),血管源性肉瘤(3.3%),恶性间皮瘤(3%)等
赵玲等	软组织恶性瘤693例	隆突性纤维肉瘤(18.6%),纤维肉瘤(16.6%),横纹肌肉瘤(13.7%),脂肪肉瘤(11.7%),滑膜肉瘤(11.7%)平滑肌肉瘤(7.2%),血管源性肉瘤(5.6%),MFH(4%),恶性黄色肉芽肿(2%),其他
		MFH(25.1%),脂肪肉瘤(11.6%),横纹肌肉瘤(9.7%),平滑肌肉瘤(9.1%),滑膜肉瘤(6.5%),恶性神经鞘瘤(5.9%),纤维肉瘤(5.2%)
	STS 66例	术后肺转移12例,其中纤维肉瘤2例(2/15例)、横纹肌肉瘤4例(4/12例)、滑膜肉瘤2例(2/8例)、非黏液性脂肪瘤2例(2/8例)、平滑肌肉瘤1例(1/5例)、血管内皮肉瘤1例(1/2例)。在远处转移中,以肺转移为首,次之为肝转移(3例)、骨转移(4例)、淋巴结转移(1例)
ERTC-STBSG	STS肺转移225例	原发部位:下肢85例(34.3%),腰下部55(22.2%),上肢27(10.9%),腰以上部17例(6.8%),胸22例(8.9%),腹腔内17例(6.8%),腹膜后13例(5.2%),多发部位12例(4.8%),5例原发部位不清,1例无肺外STS病史。病理:MFH 24.2%,滑膜肉瘤22.9%,平滑肌肉瘤19.4%,脂肪肉瘤12.6%,纤维肉瘤12.6%,其他类型8.3%

注:MFH为恶性纤维组织细胞瘤,为软组织肉瘤(STS)

童期肿瘤的15%，仅次于白血病、淋巴瘤、脑肿瘤，列第4位。国内资料统计其发病率为(1.1~2.0)/10万。一般好发于30~50岁人群，国内高峰年龄为20~50岁，欧美多见于40~80岁。国内资料70年代前后，均男高于女，二者之比3:2。常见部位及病理类型：见于全身任何部位，肢体占半数以上(以下肢较多)，其他依次为躯干、腹膜后间隙(各占30%)、泌尿生殖系、上肢和头颈部，少数发生于内脏器官[2]。易于侵犯周围正常组织，手术切除后有较高的复发率和转移率，肺脏是最常见的远处转移播散部位，且有70%左右的患者转移仅限于肺，原发肿瘤局部治疗后，辅助化疗也不能改变肺转移的发生率[9]。

腺泡状软组织肉瘤(ASPS)1952年Christopherson首次报道，是一种罕见的软组织恶性肿瘤，占软组织肉瘤的1.2%。Lieberman等报道1923—1986年间共102例，张仁元等报道1950—1989年间有135例[6,10]。Hashimoto等报道软组织肉瘤1116例，其中腺泡状软组织肉瘤11例，占1%。Enzinger等统计占软组织肉瘤的0.5%~1%[6]，多发于15~30岁。主要发生于四肢，尤以下肢常见。肿瘤为发展缓慢的无痛性肿块，故易造成临床上漏诊和误诊。早期转移为该肿瘤特征，临床上可以肺、脑、骨转移为首发症状[11]。

近年来逐渐认识到炎性肌纤维母细胞瘤(MT)本质上为一真性肿瘤，在大量临床资料和病理学观察的前提下，通过遗传学和分子学证实炎性肌纤维母细胞瘤是单克隆增生，发现其有2号染色体长臂和9号染色体短臂的异位，在很大程度上支持炎性肌纤维母细胞瘤是一种真性肿瘤，而非炎症性假瘤，本质不像炎症性或反应性。起病多较隐匿，临床表现多由肿块本身及其压迫周围脏器引起，另可有发热、身体质量下降、贫血、血小板增多、血沉加快等，临床症状与恶性肿瘤相似，但均缺乏特异性，症状和体征往往在肿瘤切除后消失。最近WH0定义为由分化的肌纤维母细胞性梭形细胞组成，常伴大量浆细胞和(或)淋巴细胞的一种间叶性肿瘤。一般认为本病绝大部分为良性的，文献报道病变常见的部位在肺部。Coffin等报道84例肺外炎性肌纤维母细胞瘤，认为脑、眼、鼻咽、肝脏、膀胱和子宫等均可发生。王鲁平等报道3例，其中2例发生在腹腔，1例发生在头皮。多见于儿童和青年，也有中间型或恶性。良性者称炎性假瘤。若瘤细胞分化程度低，有明显异型性，核分裂象较多，核仁明显，则要考虑为恶性，称炎性肌纤维母细胞肉瘤(炎性纤维肉瘤)。介于两者之间的中间型病变具有侵袭性的生物学行为，其术后局部复发率有时高达37%，并具有向周围组织浸润和远处转移的特征。发生在软组织的肌纤维母细胞瘤，可进一步发生肉瘤转化。国内有心脏炎性肌纤维母细胞瘤恶变伴骨转移的报道。彭自强病例发生在小腿并转移至背部确实极为罕见[12]。MT占肺肿瘤的0.04%~1%。Kato于2002年报道1例患者外阴、下肢、右肺于12年内相继患MT，肺包块切除术后继发双肺多结节MT，病理提示反应性病变而非转移[13]。

1978年Hart W.R等人将既往诊为子宫平滑肌肉瘤的28例从病理形态学上再观察，分成平滑肌肉瘤15例和子宫平滑肌瘤13例。后者与前者的预后有明显的不同[13]。平滑肌瘤的良恶性常难以判断清楚。一般而言，如肿块越过5cm，位于深部组织，即使瘤细胞分化较好，也不能完全排除恶性。瘤细胞的核分裂数目可用于诊断参考，平均每10个高倍镜视野有一个核分裂，并出现病理性核分裂象，应考虑为恶性。

肺转移性平滑肌肉瘤(PBMI)由Steiner首次报道(1937)，至1996年报道40余例，最常见的影像学表现为双肺内的多发结节，边缘较光滑，可有分叶，也可出现空洞[14]。

平滑肌肉瘤是软组织肉瘤的一种，尚属较为常见的种类，占第3~7位。张仁元等统计的462例平滑肌肉瘤中，125例在软组织，腹膜后76例，四肢深部软组织23例，皮下组织10例。而Hashimoto报道的75例软组织平滑肌肉瘤中，位于后腹膜与肠系膜的有44例，生殖器部位6例，而25例(33%)位于软组织外面。赵玲等的66例软组织肉瘤手术中只有5例平滑肌肉瘤。

小肠肿瘤发生率很低，只占消化道肿瘤的0.6%~3.1%。其中小肠平滑肌肉瘤占14%~26%。发生部位以空肠为多(72%~76%)。好发年龄是60多岁，男女比为2:1。小肠肿瘤的转移以肝为多见，为31%~43%，其次是淋巴结，为20%~39%，肠系膜转移为16%~31%，肺转移为6%~8%。就小肠平滑肌肉瘤而言，术前得以诊断的才2.3%~4.8%。常有转移灶早于原发灶的报道，但肺转移灶的报道少。久米统计日本文献的4例，连自己的1例共5例。这5例多为70岁以上高龄者，都是男性。考虑与发现该病有关的肺症状的是3例，有胸水潴留引起的呼吸困难还有音哑及背痛。除1例左上叶外，都是下叶，左右无差别。胸片1例示胸水，余为单发结节影，原发病变都在Treitz韧带以外的90cm范围内的空肠内。能触及肿块、出血，2例穿孔性腹膜炎，2例肠套迭，但原发灶无1例是手术前或生前发现的[8]。

恶性纤维组织细胞瘤(MFH)虽境界清楚但在镜下常见到肿瘤沿筋膜或肌间隙扩展,故切除后易局部复发(44%),亦易发生转移(40%),最常转移到肺[15]。

Schwab JH 等总结 230 例黏液性脂肪肉瘤中有远处转移者共 72 例,其中包括 40 例骨转移,肺转移 32 例(14%)。骨转移中合并肺实质转移 14 例,肺作为首先发现部位仅 2 例(5%)[16]。

二、病理学

软组织肉瘤常见的血行转移为 17.5%~51.4%,至少 20%软组织肉瘤将出现局部复发,而腹膜后和头颈部复发率高。

血管肉瘤、胚胎横纹肌肉瘤、上皮样肉瘤、MFH、滑膜肉瘤、透明细胞肉瘤、腺泡状软组织肉瘤易发生淋巴或血行转移,而低分化非黏液性脂肪肉瘤、黏液脂肪肉瘤、横纹肌肉瘤、血管肉瘤、淋巴管肉瘤易发生广泛血行转移。MFH、脂肪肉瘤、滑膜肉瘤、恶性神经鞘瘤、上皮样肉瘤、透明细胞肉瘤、腺泡状软组织肉瘤等易术后复发。

血行转移常见部位是肺、骨、脑和肝,其危险因子为肿瘤直径大于 5cm、高度恶性、深部肿瘤、复发性病灶,肢体与躯干软组织肉瘤常转移至肺,而腹膜后及内脏软组织肉瘤常转移到肝、腹膜,其次为肺[2]。

ASPS 过去也称为恶性颗粒细胞肌母细胞瘤,认为组织学和超微结构上与非嗜铬性副神经节瘤相似。1956 年 Fisher 用组化方法研究,支持肌源性起源。该肿瘤好发于头、四肢,好发于下肢深部软组织,临床上常表现为无痛性肿块,特点是生长缓慢,但易复发(局部复发率可达 20%)、转移发生早、播散快。区域淋巴结转移少见,由于血供一般较丰富易发生血行转移,转移率为 50%~75.8%。最常见的转移部位是肺,其次是脑、骨和颅脑等。预后差[3]。

在子宫平滑肌肉瘤中合并子宫平滑肌瘤达 60%~70%。平滑肌肉瘤是来自中胚层细胞的比较罕见的恶性肿瘤,主要见于 40~50 岁成人,男略多于女。平滑肌肉瘤恶性程度较高者多数经血行转移,且以肺部转移为主。平滑肌肉瘤一旦出现肺部转移增大速度加快,常在 1~2 个月成倍增大[13,14]。

三、临床表现

几例患者的临床表现见表 23-3-2[9,11-12,14-15,17-23]。几组软组织肿瘤肺转移脏器发现顺序见表 23-3-3[11-12,17-20]。

软组织肿瘤的诊断:临床表现:肿块(硬度、部位、活动度、温度)、疼痛、胸腹水、区域淋巴结等。病期短,较早出现血行转移,治疗后极易复发为其临床特点[2]。

表 23-3-2　几例患者的临床表现

作者	例数	症状及体征
努尔兰等	1	左食指肉瘤双肺多发转移。胸闷、气短、痰中带血 15 天
左翠娥等	1	圆形细胞型脂肪肉瘤并早期肺转移。自发病以来无咳嗽、咯血及痰中带血丝,仅有时感胸闷
孙景春	1	纤维肉瘤双肺多形式转移。无呼吸症状
彭自强	1	小腿炎性肌纤维母细胞瘤并肺部转移。无呼吸症状
彭大为等	1	腺泡状软组织肉瘤肺转移后长期生存。咳嗽、咯血,进行性消瘦
曲仪庆等	1	双肺多发结节表现的软组织肉瘤。2 年前查体时胸片示双肺多发性结节影,无任何症状。后活动胸闷、气短 6 个月,加重 14 个月
刘强等	1	多发性软组织透明细胞肉瘤。胶质母细胞瘤术后 3 个月,右下肢多发肿块 2 个月
冯飞跃等	17	软组织肉瘤肺转移。随访中胸片和 CT 检查发现,其中 5 例有咳嗽、气短等非特异性症状,其余 12 例无症状
李响等	1	臀部腺泡状软组织肉瘤骨及肺转移。因左臀部局限性疼痛 5 个月,发现包块 3 个月。无呼吸症状
徐超范等	1	恶性纤维组织细胞瘤并两肺及胸膜转移。2 年前无意中发现右大腿后侧有一约 2cm×2cm 的无痛性包块。肺 CT 检查:两肺多发结节。无呼吸症状
赵恩福	1	肺转移性硬纤维瘤。下腹内斜肌内肿物切除术 4 年后因胸闷、咳嗽,胸片发现两肺多发性结节状阴影
汪伟明等	1	肺转移性平滑肌肉瘤。颈部右侧肿块 8 年,增大 2 年,咳嗽、左肩痛 10 天

表 23-3-3　几组软组织肿瘤肺转移脏器发现顺序

作者	病例总数	首先发现脏器		同时
		软组织瘤	肺	
努尔兰等	1	1		
左翠娥等	1			1
孙景春	1			1
彭自强	1	1		
彭大为等	1	1		
曲仪庆等	1		1	

吴密璐等回顾 85 例 STS。常见转移部位:肺 11 例(12.9%),肝 5 例(5.9%),浅淋巴结 7 例(8.2%),后腹膜淋巴结 3 例(3.5%),纵隔淋巴结 2 例(2.4%),骨4例(4.7%),多发转移 13 例,共 45 例(58.8%)[2]。

李兴江等报道 ASPS 14 例。男 7 例,女 7 例。年龄 11~43(平均 27.7)岁。病期 6 个月~5 年,平均为 2.5

年。肿瘤为圆形或半球状结节，直径 1.5~11cm，平均 4.5cm。除 3 例有疼痛外，均无症状。以上病例在病理检查前临床多未能确诊。预后：14 例均得到随访，随访时间为 6 个月至 3 年。5 例在术后 1 个月至 3 年发生肺转移，占全组随访者的 35.7%。9 例患者中 6 例患者无变化，3 例患者进展。本组 1 例患者在随访 14 个月时死亡，有 3 例患者存活 3 年以上[3]。

邓元等报道西安交通大学第一附属医院 26 年间共计 28 例 ASPS。1 例大腿肿块手术后 13 年发现左额部转移，术后 15 年发现肺转移。1 例大腿肿块手术后 6 年发现肺转移。发病年龄最小的 2 岁，肿瘤位于腹壁，手术后 5 年发现肺部转移[10]。

孙馨等报道 15 例 ASPS。15 例患者中，女性 9 例，男性 6 例。小于或等于 30 岁者 8 例，大于 30 岁 7 例。肿瘤大于 5cm 者 11 例，小于 5cm 者 4 例。原发于软组织 12 例，原发于骨骼 3 例。未见其他部位转移 6 例，肺转移 6 例，骨转移 3 例，脑转移 2 例[24]。

刘东颖等报道左小腿肿物伴肺脑转移 1 例。发现左侧小腿肿物，4 年后生长迅速，手术切除。病理：ASPS。术后半个月发现肺内肿物，手术切除，病理同。1 年后因头痛、呕吐，发现脑额叶转移，行手术切除。1 年半后转移到脑顶叶，行 X 刀治疗。又 1 年行左肺光子刀治疗。又 3 年后发现小脑转移，行 γ 刀治疗，后行小脑腹腔引流术。1.5 年后行左肺 X 刀治疗。1 年后行左肺介入治疗。又 3 年后出现咳嗽、声音嘶哑，行 DC 瘤苗及易瑞莎治疗。胸部 CT：左侧支气管远端闭塞、左全肺不张伴胸腔积液、上腔静脉后小结节，双腋下淡薄小结节影，心包线样密度增高[11]。

Gadd MA 等复习 Sloan-Ketterlng 癌肿中心1983—1990 年的资料，共有 716 例肢体软组织肉瘤成人患者，计原发性肉瘤 585 例（82%），局部复发病灶 131 例（18%）。结果发生 135 例肺转移（19%），其中 112 例原为治疗原发病灶，23 例原为治疗复发病灶。在 112 例中，35 例（31%）同时有肺转移，77 例（60%）以后发生肺转移，其无病间歇时间（DFI）中位值为 14 个月（1~152 个月）。20 例胸片可供肿瘤倍增时间测定，不足 20 天者 9 例，20~40 天者 5 例，40 天以上者 15 例。①组织类型与肺转移率：在 716 例中，最常见的肉瘤为脂肪肉瘤 213 例（30%），MFH 184 例（20%），肌腱滑膜肉瘤 103 例（14%）。最易发生肺转移的为梭形细胞肉瘤（$P<0.001$），其次为肌腱滑膜肉瘤（$P=0.006$）和骨肉瘤（$P=0.04$）。②部位：下肢肉瘤病例为上肢的 2.3 倍（$P<0.001$），计下肢肉瘤 500 例和上肢肉瘤 216 例，分别发生肺转移 109 例（22%）和 25 例（12%）（$P=0.002$）。③级和大小：523 例高分级肉瘤和 193 例低分级肉瘤中，分别发生肺转移 134 例（26%）和 1 例（0.5%）。545 例有肉瘤大小的记录，≤5cm、>5~10cm 和>10cm 的高分级肉瘤分别为 169 例、101 例和 118 例，各发生肺转移 18 例（11%）、29 例（29%）和 39 例（33%）。④治疗：在 135 例肺转移病例中，78 例（58%）行手术治疗，38 例（28%）行非手术治疗，19 例（14%）未予治疗。78 例行剖胸手术，其中 65 例（83%）切除肺转移灶，梭形细胞肉瘤和骨肉瘤的肺转移灶多能完全切除，而脂肪肉瘤的肺转移灶多不易完全切除（$P=0.001$）。⑤切除后的生存率：135 例肺转移的总生存中位值为 12 个月，8 年生存率为 7%。65 例完整切除肺转移灶的生存中位值为 19 个月，不完全切除者为 10 个月，非手术治疗为 8 个月（$P=0.005$）。病灶完全切除肺转移灶的生存中位值为 19 个月，不完全切除者为 10 个月，非手术治疗为 8 个月（$P=0.005$）。病灶完全切除者的 3 年生存率为 23%。横纹肌肉瘤完整切除后的生存中位值为 39 个月，而骨肉瘤为 11 个月。25 例为单个肺转移灶，13 例有 2 个，12 例有 3 个，28 例的转移灶超过 3 个。⑥肺转移灶切除后再次复发：在 65 例切除肺转移后，45 例再次复发，其 DFI 为 4 个月（0.8~32.8 个月），其中 24 例又行剖胸手术，15 例得以切除，生存中位值为 17 个月；13 例第 3 次复发，其中 3 例再行剖胸手术，2 例得以切除，分别生存 12 个月和 19 个月。唯一能延长生存期是手术切除，但疗效不甚理想，且再次复发的相隔时间（DFI）缩短，需努力寻找有效的辅佐疗法[25]。

李海峰等报道 2 例肌纤维母细胞肉瘤。1 例在活检诊断后，行大腿中段截肢术，术后化疗。术后 1 年，患者因肺转移死亡。另 1 例行肿瘤切除术，术后 3 个月肿瘤复发，再次行手术切除并行化疗，术后 11 个月发生肺转移，3 个月后死亡。复习近 30 年的文献，共有54 例同样的病例报道。患者以成年男性多见，肿瘤好发于头颈部、躯干以及四肢。逐渐增大的无痛性包块是其最常见的临床表现。Mont Comerv 等认为，肌纤维母细胞肉瘤可以发生在儿童或成人，患者年龄为 7~85 岁，平均 40 岁，男女比例相等。Fisher 总结文献后认为，患者以男性常见。逐渐增大的无痛性包块是肌纤维母细胞肉瘤患者最常见的临床症状，病程 4 周~72 个月，平均为 13 个月。肿瘤体积 1.4~17cm，平均 4cm。肿瘤位于皮下或筋膜下，但多数常位于深部软组织。少数肿瘤界限清楚，多数情况下，肿瘤沿结缔组织间隔呈不规则浸润，甚至可以侵入肌肉或骨骼。肿瘤常见的部位包括头颈部（如耳后、面部、扁桃腺、甲状腺、颈部、头皮等)、躯干以及四肢等[26]。

张华等报道15例炎症性肌纤维性母细胞瘤(IMT)。肺外IMT最大径分别为22cm和9cm。IMT复发病例大多体积较大。本组病例中,2例复发者最大径分别为7cm和8.5cm。而最大径22cm者除复发外还出现转移[27]。

刘强等报道多发性软组织透明细胞肉瘤1例误诊。患者表现为进行性加重的头晕、头痛、呕吐,MRI示多发性脑肿瘤,手术病理诊断为胶质母细胞瘤。因右下肢多发肿块2次入院,手术病理:软组织神经外胚叶肿瘤。胸CT示双下肺分别见2枚类圆形结节,最大直径为1.6cm,考虑为转移性肿瘤。病理会诊:2次标本同为多发性软组织透明细胞肉瘤,脑及肺转移[21]。

田晓军等报道12例原发性腹膜后软组织肉瘤。脂肪肉瘤5例,平滑肌肉瘤3例,神经纤维肉瘤2例,MFH 1例,横纹肌肉瘤1例。随访8例,时间为3~60个月,平均28个月,2例分别于术后6、9个月复发,再次行手术切除,1例术后1.5年因肝、肺转移而死亡,2例术后3~12个月局部复发,无法手术切除,转行放、化疗。原发性腹膜后软组织肉瘤是一种临床发生较为少见但恶性程度较高的肿瘤,由于腹膜后间隙较大,位置隐蔽,肿瘤可膨胀性生长较大后才被发现。有文献指出,肿物小于5cm者占6%,5~10cm者占25%,大于10cm者占60%。以局部生长为主,最常见的血行转移是肺和肝脏,局部淋巴结转移较为少见。病理类型:主要有脂肪肉瘤22%,平滑肌肉瘤19%,MFH 17%,纤维肉瘤10%,横纹肌肉瘤4%,还有其他一些较为少见的病理类型。一般不主张行术前活检,除非无法手术切除,需行放疗和化疗时可考虑经皮穿刺活检[28]。

Callejo IP报道了一个腹膜孤立纤维瘤(SFT)个案。44岁的白人男子在肿瘤手术切除后3年复发。复发是腹腔弥散型,进展型肉瘤样表现和肝脏转移,由减瘤手术治疗+术中腹腔内温热化疗。随后,出现肺转移结节,予姑息性化疗。报告时仍生存[29]。

日本学者总结肉瘤肺转移38例患者。对比15例良性病变,发现时平均年龄、性别、结节数目、分布、肿瘤起源(骨或软组织)全无鉴别意义。肉瘤患者出现肺小结节,很难区分良性抑或转移性结节。本研究206例肉瘤患者中检出70例肺结节。结果:55例肺转移,17例转移被排除在对比之列。因为他们没有经过必要的成像检查。回顾38例转移性结节和15例良性结节患者。观察结节的大小和确诊病种之间在统计学上的关联。肺结节的患者不超过5mm大小的比大结节的总生存率有显著差异(5年:58.4%对20.4%)。胸部CT显示不超过5mm大小的良性病变之间生存率无显著差异(5年:92.3%对85.3%)。诊断为转移性肺病变唯一的因素是结节的大小。如果超过6个月结节仍然5mm大小,结节就是一个良性病变。相反,如果结节6个月内变成大于5mm,建议外科切除[30]。

腹腔内促纤维增生性小圆细胞瘤(IDSRT)是一种罕见的恶性肿瘤,通常发生在年轻的成年人。虽然IDSRT对化疗敏感,多数情况下难达到CR。即使CR,结果经常复发及预后不良。Suehara Y等报道2例IDSRT。其中1例23岁男子,活检诊断为IDSRT,化疗使用18个周期异环磷酰胺,切除腹部病变,又额外2周期辅助化疗。4个月之后,肿瘤复发。确诊后36个月死于肺弥漫性转移[31]。

四、影像学表现

几组病例的影像学表现如表23-3-4所示[9,11-12,14-15,17-23]。

五、诊断

文献报道,MRI对软组织肉瘤的良恶性诊断正确率为70%~90%。核素扫描:^{67}G9扫描用于诊断软组织肉瘤,评价肿瘤复发和转移,敏感性和特异性均明显提高,有作者报道^{99m}Tc(V)DMS作为肿瘤阳性显像剂,静脉给药后显像效果良好,可达到定性及定位目的,标记率大于90%,可评价复发和转移[2]。

六、治疗

80% STS根治术后2年内复发和转移,临床治愈的一半以上死于远处转移。Yang对接受保肢手术141例患者术后给或不给辅助性放疗的随机试验,结果10年随访,接受放疗者只有1例复发,未接受放疗组17例复发,有明显差异。化疗:①软组织肉瘤为异源性新生物,对化疗反应很不相同,总有效率为20%~40%,改善生存期效果不肯定。化疗药物中ADM与IFO无交叉耐药,疗效与剂量有关,为治疗软组织肉瘤最常见药物。②对生长速度快、手术切除困难且对化疗敏感的肉瘤(MFH,滑膜肉瘤、横纹肌肉瘤等)给予术前化疗;而对于体积大、恶性度高的局限性肉瘤常采用术前动脉灌注,可减轻症状,减少复发,提高疗效和生存率;区域热灌注化疗可提高局部药物浓度,使边缘生长活跃区域得以控制,同时消灭临床未发现的转移。③术后化疗杀灭残留和亚临床病灶及远处转移,对低度恶性肉瘤不予术后化疗,对高分级患者用

表 23-3-4 几组病例的影像学表现

作者	例数	影像学表现
努尔兰等	1	左食指头肉瘤双肺多发转移。胸片示双肺多个结节性球形病灶
左翠娥等	1	圆形细胞型脂肪肉瘤并早期肺转移。胸片示双肺广泛性球形病灶
孙景春	1	纤维肉瘤双肺多形式转移。CT:右肺中叶、下叶絮状、斑点状影像,左肺下叶后基底见类圆肿块影
彭自强	1	小腿炎性肌纤维母细胞瘤并肺部转移。CT 检查发现双肺多发圆球形高密度影
彭大为等	1	腺泡状软组织肉瘤肺转移。胸片:两肺散在圆形肿块影,后见两肺转移灶比原病灶有所增大
曲仪庆等	1	双肺多发性软组织透明细胞肉瘤。发现结节表现的软组织肉瘤,发现双肺多发结节影 2 年
刘强等	1	胸部 CT 示双下肺 2 枚类圆形结节影,最大直径为 1.6cm
冯飞跃等	17	软组织肉瘤肺转移。单发转移者 12 例,2 个转移者 3 例,3 个转移者 1 例,双肺多发转移者 1 例
李响等	1	臀部腺泡状软组织肉瘤骨及肺转移。X 线:双肺纹理增多,双肺门及右下肺可见多发结节影。左股骨上段骨皮质毛糙,边缘欠光整,有骨膜反应,左股骨内侧软组织内见圆弧形钙化影,股骨上段软组织明显肿胀。CT:左侧臀大肌内侧可见一软组织肿块影,约 4.5cm×5.5cm,其内可见坏死,相邻坐骨后下缘可见骨质破坏。全身骨显像左侧股骨、颅骨及脊柱多处显像剂局灶性浓聚
徐超范等	1	恶性纤维组织细胞瘤并两肺及胸膜转移。右大腿无痛性包块。CT 检查:两肺多发结节。术后 22 天胸片及 B 超发现左侧胸腔积液
赵恩福	1	硬纤维瘤肺转移。左下腹内斜肌内肿物切除术后 6 年胸闷、咳嗽,胸片发现两肺多发性结节状阴影
汪伟明等	1	平滑肌肉瘤肺转移。颈部平滑肌肉瘤 8 年胸片:右上纵隔旁可见 6cm×7cm 块影,右上中肺部 6 枚 1cm×1cm~3cm×3cm 不等肿块,左肺部示 12cm×15cm 巨大块影

化疗比不用好,早用比晚用好,预防性化疗比非预防性化疗好,辅助化疗明显增加无复发生存、无转移生存、无病生存,总体上是有益的。1981 年以来,国内外 1222 例 STS 综合治疗结果,5 年生存率可达 45%~83%,局部控制率可达 47%~97%[2]。

对 STS 的治疗,目前仍主张只有彻底切除肿瘤,才能降低其复发、转移及病死率。但另一些学者认为,由于软组织肉瘤的特殊的生物学特性,即使已行局部广泛切除,亦应再配合放疗、化疗及生物治疗等综合治疗措施,以达到良好的疗效。李兴江等的 14 例全部接受手术治疗,其中 8 例行局部切除,6 例行扩大切除。在术后局部复发的 5 例患者中,3 例是局部切除,在 5 例肺转移的患者中有 3 例(60%)为局部切除术。因此认为,腺泡状软组织肉瘤若只行局部切除,尽管在术后给予一定的辅助治疗,但其复发和转移的机会亦会明显增加。对术后是否进行巩固性放疗或化疗,多数学者认为,对未能行广泛切除的软组织肉瘤患者,给予局部放射治疗可减少复发和转移。本组有9 例患者接受了术后放疗或化疗,结果 2 例患者在治疗后出现肺转移,术后辅助治疗的 9 例患者中,有 4 例患者术后出现复发和转移,1 例术后无瘤生存。本组腺泡状软组织肉瘤术后辅助治疗患者虽然个别有较长的生存期,但和单纯手术者的复发和转移率没有明显差别,对本组出现的 5 例肺转移患者,均进行了正规的放疗和化疗,4 例行肺局部照射 45~65 GY,2 例行全肺照射 15~30 GY,采用以ADM、CTX、VCR 为主的联合化疗方案。对所有转移病例均进行了 2~6 个周期的化疗。8 例带瘤生存,其中 1 例已带瘤生存 5 年[3]。

王雅棣等报道一组软组织肉瘤患者治疗情况,其术后行预防性放射治疗的 5 年生存率(56.4%)比单一手术者 5 年生存率(47.9%)为高[32]。

王可敬等报道软组织纤维肉瘤 28 例。本组 28 例复发率达 78.6%(22/28),其中首次广切者复发率为 25%(2/8)。首次为局部切除者复发率为 100%(20/20)。大多数经血道转移至肺、骨等脏器。经病理确诊有淋巴道转移者仅 1 例[33]。

罗英等以不同方法治疗 184 例 STS 患者。总结分析单纯手术(94 例)、手术后加辅助放疗(62 例)、手术后加辅助化疗(28 例)的长期生存率和影响预后的因素。结果单纯手术、术后加辅助放疗和手术后加辅助化疗患者的 5 年生存率分别为 39.4%、48.4%和28.6%。综合治疗是提高患者生存率与改善生活质量的关键。全组有 47 例(25.5%)发生转移,其中肺转移 30 例(63.8%)、肝转移 5 例、脑转移 3 例、骨转移 7 例、肾上腺转移 2 例。47 例转移患者全部死亡。由于软组织肉瘤常浸及肌肉、肌筋膜、血管神经等结构,故极易复发。若仅局部切除包膜以内的组织病变,更不能控制亚临床病变,常出现血道转移[34]。

冯飞跃等报道 17 例 STS 肺转移的外科治疗。17 例患者除原发肿瘤部位不明的 1 例外,原发肿瘤均经手术扩大切除，其中两例局部复发后再次扩大切除，原发肿瘤切除术后有10例行局部放疗和(或)化疗，均得到良好局部控制。自原发肿瘤切除至发现肺转移的时间为0~10年,平均3.5年。本组患者术前均未发现有其他部位转移征象,全身情况及肺功能良好。自发现肺转移至肺转移瘤手术的时间为0~3年。治疗方法:切除方式包括单个楔形切除7例,双楔形切除3例,叶切除7例。除双肺多发转移1例进行单侧转移切除为不完全性切除外,其他16例均为完全性切除。术后行辅助化疗者12例。结果:本组除1例术后发生肺不张经支气管镜吸痰后治愈外,其他患者术后均顺利恢复无手术死亡。术后1、3、5年生存率分别为81%(13/16)、42%(5/12)、29%(2/7)。

根据AJCC的分期,STS肺转移属于Ⅴ期，通常预后不佳。在没有真正有效的非手术治疗方法的情况下，手术切除单个或多个软组织肉瘤肺转移灶目前仍是唯一的治愈性治疗手段，过去仅对有满意预后因素的患者如有较长的无瘤间期、孤立肺转移者行肺转移瘤切除术。近年来肺转移瘤切除手术的指征不断放宽,即使是多发转移或双侧转移,手术切除也能延长生存期，完全切除术后的五年生存率可达30%~40%。手术指征:目前已达成共识的有:①肺实质结节改变符合转移；②没有其他未控制的胸外转移;③原发肿瘤已得到良好控制;④肺转移瘤能够完全切除;⑤手术后患者有足够的心肺功能。上述指征是较宽的，可以包含所有可能受益于肺转移切除的患者，可以进一步对这些患者进行研究以便更好地确定与生存相关的指针和预测因素。手术径路:应根据肿瘤的分布情况，尽量减少患者创伤并不遗漏多发转移灶。单侧肺转移可以通过前切口、后外切口和胸腔镜手术切除。双侧肺转移可以通过胸骨正中劈开、分期双侧开胸、同期双侧前切口开胸探查。电视胸腔镜手术创伤小,缺点是不能直视和触摸,难以定位较小的转移，但其应用必将随着技术的进步而逐渐增加。切除方式:肺切除的方式以局部切除为主,遵循最大限度地切除肺转移瘤并最大限度地保留正常肺组织的原则,以提高患者的生活质量。对于病变靠近肺门者可根据患者的耐受情况有选择地进行肺叶切除,甚至全肺切除,探查纵隔淋巴结以期发现少见的转移侵犯。辅助治疗:单独外科手术可以切除孤立的单发或多发肺转移瘤,但不能控制微转移。对于STS只有阿霉素和异环磷酰胺两个药物的活性大于20%,当前应用的2个化疗方案是环磷酰胺+多柔比星+达卡巴嗪和多柔比星+异环磷酰胺+美司钠,有效率为40%~57%。到目前为止还没有前瞻性的研究评价围术期化疗较单用手术的价值，应进行前瞻性研究以期改善手术治疗的效果[9]。

欧洲软组织和骨肉瘤研究治疗组织(ERTC-STBSG)对225例STS肺转移行完全性病灶切除术做了回顾性研究。少数病例以肺转移为STS的首发症状(n<4),大部分病例初次治疗后0~30.8年发生肺转移，平均3.2年。所有病例均行单侧胸廓切开术(n=167),或取侧切开术(双侧胸廓切开术或胸骨切开术,n=87)行肺转移灶切除。对双侧肺转移者行双侧胸廓切开术分期进行。单侧转移者采取胸骨切开术。221例切除病灶肉眼观察无残余灶,33例镜下无残余灶(14.9%)。50%的患者行单发转移灶切除,15.5%切除转移灶≥5个,切除淋巴结最多达27个。单侧胸廓切开术后对侧转移者也属于转移灶复发。1例转移灶切除术后6周死亡。死亡率<0.5%。3年总体生存率和术后生存率分别为54%和42%,5年总体生存率和术后生存率分别为38%和35%,10年为26%和28%。转移时间间隔≤2.5年(P=0.002)、分级Ⅲ级(P=0.002)、镜下病灶未完全切除(P=0.002)、年龄>40岁(P=0.03)提示预后不良,组织类型、原发灶部位、术式及转移灶切除数目不影响预后。手术作为STS肺转移首选治疗方法,转移灶切除后5年生存率可达到或超过40%。对双侧肺转移灶分期行胸廓切开术(胸骨切开术)或Clamshell式(双侧前外侧胸廓切开术)手术取得了良好效果。单侧胸廓切开术可漏治15%的隐性对侧转移者,需行2次胸廓切开术。术前、术后化疗作为辅助性治疗可增强其手术效果[7]。

Tpnmknh BA等总结STS肺转移的治疗。对软组织肉瘤患者肺转移的各种治疗方案做比较。1960—1992年的104例软组织恶性肿瘤伴肺转移患者。绝大多数患者(87例,83.7%)的肿瘤属于低分化肉瘤,其中包括滑膜性(21例)、肌原性(14例)、血管性(10例)和纤维组织性(9例)肉瘤;未分化的胚细胞瘤33例;高分化肉瘤罕见(脂肪肉瘤3例、纤维肉瘤8例、神经源性母细胞瘤6例)。应指出,低分化肉瘤的自然转移倾向明显高于高分化肉瘤。104例原发肿瘤的治疗评价:根治性手术71例(68.3%)。根治术后局部复发率为56.3%(40/71)。104例肺转移灶的治疗评价:外科手术治疗10例、化疗48例和对症治疗46例。总的5年生存率为13.5%±3.4%,上述3种治疗方法的5年生存率相应为30.0%±14.5%、19.1%±5.7%和0(对症治疗46例均于2年内死亡)。作者最后指出,STS在原发灶切除后晚期(3年以上)发生肺转移时应采取外科手术治疗。化疗主要适合于低分化型或原发灶切除后发生多处转移者。根据肿瘤的组织类型选择适当的化疗药物更为有效[35]。

蔡建强等报道腺泡状软组织肉瘤22例。全组均接受手术治疗，共17例行肿瘤局部切除，5例行扩大切除。术后接受辅助性治疗者9例，其中4例行单纯局部放疗（40~60 Gy），2例行局部放疗加预防性全肺照射(15 Gy)，3例行长春新碱加环磷酰胺加阿霉素联合化疗。全组除1例行局部扩大切除术后未随诊外，其余21例均得到随访，随访时间为4个月至9年，其中6例在术后8个月至5年1个月局部复发，平均复发时间为2年6个月，占随诊患者的28%。有13例患者在术后1个月至5年4个月发生肺、脑转移，占全组随访者的62%。对本组出现的13例肺转移患者均进行了正规的放疗和化疗。其中5例同时进行放疗和化疗(2例行肺局部照射45~65 Gy，3例行全肺照射15~30 Gy)，8例行单纯化疗，其采用以ADM加CTX和VCR为主的联合化疗方案。对所有转移病例均进行了2~6个周期的化疗，其中5例达PR，6例为NC，2例为PD。有2例患者在肺转移后3个月及2年5个月出现了脑转移，分别进行局部切除及γ刀治疗，但疗效不甚满意。全组转移病例除5例死亡外，其余8例均带瘤生存。其中1例已带瘤生存7年，所有转移病例自转移日始至随访日平均存活时间为2年3个月[32]。

腺泡状软组织肉瘤除手术治疗外，辅助放、化疗无显著疗效，早期发现且扩大切除是治疗的关键。广泛切除是治疗首选，脑转移瘤切除对预后有利，切除肺转移灶有利于生存。如无镜下切缘阳性则无需放疗。化疗效果不明显，且不改善生存状况。局部切除后的复发率，各家报道不一，为18.6%~50%[6]。

一般认为，手术切除是治疗肌纤维母细胞肉瘤的主要手段，术后可以辅以放、化疗，但后者的疗效尚不能肯定。肌纤维母细胞肉瘤具有侵袭性，手术后容易复发。Morawietz等认为，肌纤维母细胞肉瘤为低度恶性，易复发，但很少会出现转移。Chiller等却认为该肿瘤的复发率为44%~75%，转移率可高达44%。Fisher总结2001年7月以前的文献，共39例患者，手术后有13例(33%)复发，3例(8%)发生转移。Mentzel等报道18例患者，均行手术切除，4例行辅助化疗。11例获随访，时间为10~151个月，平均为29个月。这11例中有2例出现局部复发，1例出现锁骨上区、小腿等部位软组织、股骨、颅骨等骨骼以及肺部转移。但未出现患者死亡。MontComery等报道15例患者，有13例复发，其中1例复发2次，1例术后12个月出现肺转移。所有患者均存活。Taccagni等报道1例55岁妇女，行乳腺肌纤维母细胞肉瘤切除，1个月后局部复发，行乳腺切除及淋巴结清扫，并行5个疗程的化疗，10个月后患者出现广泛的肺转移而死亡。故他们认为是侵袭性病变，诊断后数月可以出现多处转移，并出现致命的结果[26]。

陈贵平等报道36例复发性腹膜后肉瘤的治疗。36例患者首次复发瘤体直径5~30cm，平均11.2cm。首次复发距第1次手术间隔时间为3个月~7年，中位复发时间为1年4个月，其中复发1次者18例，复发2次者8例，复发3次者6例，复发4次者3例，复发5次者1例。病理类型：高分化脂肪肉瘤13例，低分化脂肪肉瘤4例，MFH 4例，黏液脂肪肉瘤4例，神经纤维肉瘤6例，平滑肌肉瘤5例。有5次复发者的病理类型为黏液脂肪肉瘤。治疗情况：全组行单一手术切除10例，手术加放疗8例，手术加化疗11例，手术、放疗加化疗7例。联合脏器切除10例(肾4例，脾3例，肠3例)。结果：除7例在近2年内治疗中外，余29例距离第2次治疗均3年以上。生存情况：小于1年生存2例；3~5年15例；大于5年12例(其中带瘤生存4例)，占41.4%。联合脏器切除10例，5例生存已达5年以上，其中1例脂肪肉瘤患者在3次复发后经联合脏器切除已存活8年。16例在随访6个月至5年零7个月时死亡，其中9例死于局部复发，4例死于肺转移，3例死于肝转移[36]。

文献中子宫肉瘤肺转移手术效果较好，5、10年生存率分别为43%、35%[37]。

2010年第46届美国临床肿瘤学会(ASCO)年会美国一项Ⅱ期随机对照研究显示，对67例转移性不可切除软组织肉瘤患者，与多柔比星单药相比，Palifosfamide(一种新型DNA交叉连接复合物)+多柔比星超过6个周期治疗，可使患者无进展生存率(PFS)延长近1倍，且患者耐受良好[38]。

天白宏典等对骨软部恶性肿瘤肺转移例放射波烧灼疗法(radiofrequency ablation：RFA)，取得一定效果。适应证：①不可能手术的患者；②因呼吸功能不适合手术和放射线治疗的患者；③再发肺转移；④放射线治疗后的局部再发；⑤患者拒绝手术。深部病变、不足1cm病变、多发于多叶的病变等，要积极考虑RFA，这在骨软组织瘤时不少见[39]。

七、预后

软组织肿瘤的预后：与肿瘤大小、部位、深度、分期、分级、复发概率、转移灶数目、生物学特性、治疗方法和对治疗的反应等有关，总5年生存率已达40%。内脏、腹膜后肉瘤切除是否彻底及病理分级是主要因素。分子病理学预后因素：PR6的改变与肿瘤高度恶性、转移侵袭和生存率下降相关，p53表达与总生存率下降有关，p53或Mdm2状态与预后有高度相关性，Ki-67是反映良、恶性及恶性程度的指针，检测分裂细胞的一种方法，Ki-67活性增加，预后不良。软组织肿瘤细胞核的DNA含量决定肿瘤性质，良性多为二倍体，恶性为异倍体，S期细胞增多与预后及细胞增殖活跃有关[2]。

彭大为等报道ASPS肺转移后长期(达10年余)生存1例。因左小腿肿物2年余，逐渐增大伴行走牵涉痛。左小腿内侧中上1/3处触及一6cm×5cm肿块，局部有压痛。肿块穿刺提示恶性肿瘤。行左小腿肿瘤扩大切除术，术中见大小为肿块8cm×7cm，切除肿块及周围受侵肌肉。病理：ASPS，局部血管有被浸润现象。4年后出现咳嗽、咯血，进行性消瘦。两颌下2枚0.3×0.3cm淋巴结，双侧腹股沟均2~3枚0.5cm×0.5cm~1.0cm×1.0cm淋巴结。胸片：两肺散在直径2~5cm圆形肿块影。半年后行ADM+CTX及HDMTX联合化疗各2周期。复查胸片：两肺转移灶与前片比无明显改变(NC)。后门诊化疗2周期，病灶依旧。再6年后出现间断性头痛、呕吐伴视力减退。眼底检查：视神经乳头境界不清，右眼鼻侧上方有火焰状出血。头颅CT见右脑顶叶后部有一混合密度肿块影，约4cm×3cm，周围有大块低密度水肿影，中线结构向左移位，增强扫描见肿块密度明显增高，肿块形态不规则，有分叶。诊斯：右脑顶叶占位。胸片见两肺转移灶与6年前比病灶有所增大。经口服洛莫司汀+双克、氨苯蝶啶，头痛减轻，呕吐停止，但仍有视力模糊。又4年后患者病情呈进行性加重死亡[20]。

潘毅等报道ASPS 30例临床及病理。其中1例大腿肿块伴肺、肝、脾弥漫性转移及大量血管淋巴管瘤栓；1例大腿肿块手术后半年肋骨转移；1例足底肿块手术后1.5年复发；1例小腿肿块手术后4年发现肺转移，5年出现脑额叶转移，12年后出现小脑转移[40]。

文献报道的ASPS预后情况并不乐观，只发生局部肿瘤的患者5年生存率为60%~71%，但是有远处转移的患者5年生存率仅为10%左右。Lieberman等认为性别及肿瘤的原发部位对预后有一定影响，原发于骨的ASPS预后明显较差，3例患者都迅速出现其他部位及器官的转移，且系统性治疗亦不能阻止疾病进展，直至死亡。文献报道的发病高峰在30岁以下，研究数据趋势是越年轻的患者预后越差，转移率及转移速度都要高于年长的患者。肿瘤越大，说明发病时间越长，肿瘤血供越丰富，恶性程度越高。肿瘤大小应与局部复发、发生转移乃至整体预后相关。Evans发现大于5cm肿瘤的预后较差。肿瘤的局部彻底切除是防止复发和转移最重要的因素。文献中的数据显示发生转移的患者的中位生存时间为2年。尤其是发生肺转移及脑转移的患者2年生存率仅为40%。由于1/3的患者在初次就诊时即发现其他部位转移，建议考虑ASPS可能的患者术前即完善胸部线片或CT、头颅CT及全身骨扫描等检查，尽早评估病情，制定合适的治疗方案；对于没有转移的患者，尽可能采取原发部位广泛切除，以降低转移及复发风险，以期获得良好的预后[14]。生物学行为：虽然生长缓慢，但易血行转移，预后差，几乎均危及生命，5年生存率为62%，20年生存率为18%[6]。

戚威等报道腺泡状软组织肉瘤41例，四肢占63.4%。病程平均7年。单纯肿块切除27例，平均2.5年内7例复发，13例分别出现肺、脑、骨和十二指肠等转移，6例死亡。术后平均死亡时间为1.5年。单纯切除术后化疗1例，于术后1.5年死于转移；单纯切除后局部放疗1例，术后11年死于肺转移；7例截肢者有2例17年后死于肺、脑转移，5例生存；单纯切除加中药治疗2例，随访4年未见复发及转移。单纯肿块切除有复发倾向，并可发生血性转移到肺、脑等处。尽早截肢或肿块切除加放疗，预后较好[41]。

涂光辉等报道12例软组织透明细胞肉瘤。2例局部淋巴结肿大；1例胸片示双肺多发性小结节，考虑为肿瘤转移。治疗与预后：12例患者均接受了肿瘤手术切除治疗，其中2例有淋巴结转移的患者手术包括局部淋巴结切除。4例局部辅以放射治疗，2例辅以全身化疗，后者包括考虑肺部有转移者。8例有随访结果，随访时间4~96个月。4例在诊断后4~38个月死于肿瘤；2例局部复发，再次治疗，其中1例带瘤生存40个月，1例无瘤生存34个月；2例分别无瘤生存18和66个月。本瘤的预后类似恶性程序较高的其他肉瘤，五年生存率不到60%，治愈率不超过20%。复发和转移常见。一半以上的患者最终发生转移，转移的部位多为淋巴结、肺和骨[42]。较为肯定的不良预后因素有肿瘤大于5cm及组织出现坏死者。刘强等报道1例确诊时已发生脑及肺转移，加之拒绝化疗、放疗，仅生存数月[19]。

临床和病理表现多样，IMT病变性质及恶性程度一直难以把握。文献报道大多数IMT呈良性经过，少数局部进行性生长和复发，复发率为25%，与肿瘤部位、是否可再次切除和肿瘤是否多结节有关。个别远处转移虽不常见(<5%),但仍倾向于恶性。张华等8例患者复发2例,转移1例。复发时间不定,从1月至2年。可见其恶性程度并不低,对IMT患者需长期随访。目前尚无具有指导治疗和预后意义的指标。手术是主要的治疗手段,放、化疗疗效不确切[27]。

因腹膜后肉瘤多在2年内复发,故能否按时随诊甚为重要,陈贵平等认为,对复发性肉瘤术后应每3个月定期复查B超,对B超怀疑复发者应进一步做CT或MRI检查,以便复发肉瘤在较小时确诊,使再次完整切除的机会增加[36]。

组织学上,恶性神经鞘瘤很难与纤维肉瘤相区别。诊断的根本依据是外科检查。本病与神经纤维瘤病有密切关系。25%恶性神经鞘瘤的患者患有神经纤维瘤病,预后较单纯,恶性神经鞘瘤差。50%神经纤维瘤病患者,50岁以后有恶性改变[43]。

参考文献

[1]张永一.软组织肿瘤的诊断原则.中国实用外科杂志,1997,17:325-326

[2]吴密璐,李积德,李克文.85例软组织肉瘤回顾分析及软组织肉瘤诊治进展.中国骨肿瘤骨病,2006,5:1-6

[3]李兴江,孙明辉.腺泡状软组织肉瘤14例临床及病理特点分析.中国厂矿医学,2007,20:652

[4]方志伟,陈勇,宋金纲,等.796例软组织肉瘤分析.中国肿瘤临床,2006,33:87-90

[5]赖日权,王卓才,戈立东,等.1434例软组织恶性肿瘤统计分析.诊断病理学杂志,1998,5:201-203

[6]刘东颖,吴雄志,王毓敏,等.左小腿肿物伴肺脑转移.中国肿瘤临床,2008,35:353-356

[7]王桂兰,陈增谦.肺转移瘤的外科治疗.国外医学肿瘤学分册,1996,23:311

[8]张金铭.呼吸系统疑难病和罕少病.天津:天津科技翻译出版公司,2004:389-391

[9]冯飞跃,刘向阳,张德超.软组织肉瘤肺转移的外科治疗(附17例报告).中国医刊,2005,40:46-47

[10]邓元,张学斌,王鸿雁,等.腺泡状软组织肉瘤28例临床病理分析.诊断病理学杂志,2004,11:383-385

[11]曲仪庆,杜以明,吴大玮,等.双肺多发结节.山东医药,2004,44:68-69

[12]彭自强.小腿炎性肌纤维母细胞瘤并肺部转移1例.现代中西医结合杂志,2008,17:1388-1389

[13]崔键,王建军.肺炎性肌纤维母细胞瘤12例诊治体会.临床外科杂志,2008,16:640

[14]汪伟明,屠文俊.肺转移性平滑肌肉瘤1例报告.江苏医药,1999,25:674

[15]徐超范,桂君.恶性纤维组织细胞瘤并两肺及胸膜转移一例.中华内科杂志,2004,43:579

[16]Schwab JH,Boland P,Guo T,et al. Skeletal Metastases in Myxoid LiposarComa:An Unusual Pattern of Distant Spread. Annals of Surgical Oncology ,2007,14(4):1507-1514

[17]努尔兰,热夏提,方彦患,等.左食指头肉瘤双肺多发转移一例报告.中国肺癌杂志,1999,2:22

[18]左翠娥,阴亮.圆形细胞型脂肪肉瘤并早期肺转移1例.新医学,1996,27:472

[19]孙景春.纤维肉瘤双肺多形式转移1例报告.实用放射学杂志,2005,21:781-782

[20]彭大为.腺泡状软组织肉瘤肺转移后生存10年1例报告.江苏医药,1990,16:141

[21]刘强,方好,易智蜂,等.多发性软组织透明细胞肉瘤一例误诊报告.临床误诊误治,2008,21:80-81

[22]李响,赵志梅,李春志,等.臀部腺泡状软组织肉瘤骨及肺转移1例.中国医学影像技术,2006,22:587

[23]赵恩福.肺转移性硬纤维瘤1例.中华胸心血管外科杂志,1992,8:87

[24]孙馨,郭卫,杨荣利,等.15例腺泡状软组织肉瘤临床特点及预后分析.中国癌症杂志,2009,19:784-787

[25]钱明富.肢体软组织肉瘤成年的肺转移及其治疗.国外医学外科学手册,1994,21:319-320

[26]李海峰,阮狄克,王鹏建,等.肌纤维母细胞肉瘤(附2例报告并文献复习).中国矫形外科杂志,2007,15:666-668-转680

[27]张华,庄恒国.炎症性肌纤维性母细胞瘤临床病理学因素分析.南方医科大学学报,2009,29:1080-1081

[28]田晓军,肖春雷,马潞林,等.原发性腹膜后软组织肉瘤的诊断与治疗.临床泌尿外科杂志,2007,22:205-206

[29]Callejo IP.Peritoneal solitary fibrous tumour(SFT):long-term survival of recurrent and metastasised SFT treated with cytoreductive surgery and intraperi toneal chemotherapy. Clin Transl Oncol,2009,11:250-252

[30]Tomoki Nakamura,Akihiko Matsumine,Rui Niimi,et al. Management of small pulmonary nodules in patients with sarComa. Clin Exp Metastasis,2009,26:713-718

[31]Suehara Y,Yazawa Y,Hitachi K.Intraabdominal desmoplastic small round cell tumor:results of ifosfamide-based chemotherapy. Int J Clin Oncol,2004,9:134-138

[32]蔡建强,邵永孚,石远凯,等.腺泡状软组织肉瘤22例临床治疗分析.中华普通外科杂志,1999,14:130-132

[33]王可敬,刘爱华,孙文勇.软组织纤维肉瘤28例临床分析.实用癌症杂志,1992,7:314-315

[34]罗英,陈章定,胡炳强.184例软组织肉瘤患者不同治疗方法分析.中华肿瘤杂志,2004,26:502-504

[35]刘书明,唐明惠.软组织肉癌肺转移的治疗.国外医学肿瘤学分册,1998,25:186-187

[36]陈贵平,赵阳,范永田,等.复发性腹膜后肉瘤的治疗及其预后(附36例报告).肿瘤防治研究,2003,30:47-49

[37]焦小龙,曾庆玲.肺部转移性恶性肿瘤的外科治疗.国外医学肿瘤学分册,1996,23:106-110
[38]王斓,廖莉莉.联合方案(Palifosfamide)可延长软组织肉瘤患者 PFS.中国医学论坛报,2010 年 6月 10 日 B7 版
[39]天白宏典,高尾仁二,島本亮,ほか.骨软部恶性腫瘍肺転移例に対する治療.胸部外科,2013,66:311-313
[40]潘毅,张连郁.腺泡状软组织肉瘤 30 例临床及病理分析.中国肿瘤临床,2008,35:617-618
[41]戚威,张秀兰,刘惠萍.腺泡状软组织肉瘤 41例临床分析.中国矫形外科杂志,1996,3:176-177
[42]涂光辉,粟占三,朱建思.软组织透明细胞肉瘤的临床与病理学特点.南华大学学报医学版,2006,34:375-377-转 395
[43]孙燕.内科肿瘤学.北京:人民卫生出版社,2001. 789-796

第四节　恶性纤维组织细胞瘤

一、流行病学

恶性纤维组织细胞瘤(MFH)1963 年由 Ozzeiio、Stout 和 Murray 首次报道,其具有的特征是瘤细胞+席纹状或车轮状排列形式。本瘤多位于肢体,少数见于胸壁、躯干、腹膜后,发生于乳腺者少见。国内近 5 年文献均为个案报道,共 3 篇。是好发于深部软组织的肉瘤。恶性程度高,易发生血行转移,肺是最常见的转移部位,可高达 82%。手术后复发率高达 50%~84%,预后差。发病率占软组织恶性肿瘤的 20%~25%,男性约占 2/3。70%的肿瘤发病年龄在 40~70 岁之间,20 岁以前,尤其小儿发病少见[1-3]。

骨 MFH 于 1964 年首次报道,占原发骨肿瘤的 0.42%~1.3%,占恶性骨肿瘤的 0.78%~5%。好发于中年男性,男女比例为 1.5~2:1,可发生于各年龄组,以 30~50 岁最多。发病部位以四肢多见,股骨约占 35%,胫骨占 25%以上,也可见于骨盆及脊柱。该瘤复发率很高,为 41%~51%,肺转移高达 31.5%[4]。

二、病理学

WHO 于 1994 年确定分型为:Ⅰ型,席纹状多形性恶纤组;Ⅱ型,黏液型恶纤组;Ⅲ型,巨细胞型恶红组;Ⅳ型,炎症型恶纤组;V 型,血管瘤样纤维组织细胞瘤。

三、临床表现

几组病例的临床表现如表 23-4-1 所示[2,5-6]。

胥丽勋等报道 MFH 21 例。手术 19 例,未手术 2 例,术后复发 9 例,转移 7 例,其中肺转移 2 例,肝转移 1 例,淋巴转移 2 例,肺、胃、骨、腹膜后转移各 1 例。结果:随访 9 年,失访 2 例(均系 6~8 年前病例),随访率 84.2%,死亡 7 例,系Ⅳb 期。包括原发于肺恶纤组 1 例。无复发健在 10 例。生存率 2 年以下为 9.5%(2/21),2~5 年生存率为 43%(9/21),5 年以上生存率为47.6%(10/21)。总的 2 年以上生存率为 90.6%[7]。原发性肝脏

表 23-4-1　几组病例的临床表现

作者	例数	症状及体征
王宪东等	45	肺原发性 MFH。2 例无症状,体检时发现。咳嗽(35/45)、痰中带血(24/45)和胸痛(23/45),少数有低热(8/45)、胸闷气短(5/45)、乏力(3/45)、消瘦(3/45)及全身不适(2/45)等症状。2 例仅有咯血但量较大,1 例因肿瘤坏死合并感染有高热,咯大量脓痰。症状可单独或共同存在。大多数病例体检时无明显的阳性体征,少数有呼吸音减弱(9/45),胸部叩诊呈浊实音(4/45),1 例有气管偏移,无颈部等浅表淋巴结肿大
陈谦等	1	原发性肝 MFH。上腹部不适、疼痛 3 个月,加重 10 余天
高春晖等	4	乳腺 MFH 4 例。2 例未行治疗,分别于术后 21 个月和 28 个月因双肺转移死亡。1 例术后 30 个月肝、腹腔、双肺转移,再化疗,生存期 3 年。病变直径小于 5cm 者 1 例未行其他治疗,健在

MFH 非常少见,1985 年由 Conran 和Stocke 报道首例,此后报道 29 例。肝脏 MFH 可以直接侵犯临近组织器官,但仅 2 例远距离转移至肺。大部分患者手术治疗,但预后不佳,平均术后随访时间为 48 个月,29 例中只有 7 例术后未发现局部复发和远处转移。国内报道肝脏 MFH 局部复发率为 41%~51%, 转移率为 14%~55%,疗效和预后极差,平均生存期不到 1 年。

陈谦等分析原发性肝 MFH 3 例, 其中 1 例有肺转移。2 例接受手术治疗,其中 1 例发现时无症状,肿瘤较小,预后也较好,另 1 例入院时已有肺部转移,虽然手术成功切除了两处病灶,但预后不佳。1 例采用介入治疗,虽然入院时没有发现转移灶,但预后最差。原发性肝脏 MFH 早期可以没有任何症状,肝内肿瘤逐渐增大,表现出消化道症状,以腹痛常见,诊断时多已属晚期,预后不佳。肝脏 MFH 可以没有周围组织的侵犯而直接远处转移, 转移灶也常表现为无痛性肿块[6]。

高春晖等报道罕见乳腺 MFH 4 例。病史发现 1 个月~2 年,肿物直径 2~16cm 不等。4 例均行手术。病变直径小于 5cm 者 1 例未行其他治疗,健在。2 例未行治疗,分别于术后 21 个月和 28 个月因双肺转移死亡。1 例术后 3 个周期后局部放疗。术后 1 年切口旁复发,局部切除后放疗。术后 19 个月出现对侧腋下肿物,局部扩大切除。术后 21 个月右前臂肿物,切除。化疗 3 个周期后右肘肿物逐渐缩小并消失。术后 30 个月肝、腹腔、双肺转移,再化疗,肿物略有缩小而后未再治疗,生存期 3 年[5]。

王宪东等报道肺原发性 MFH 45 例。男 36 例,女 9 例。平均年龄 45.2(6~74)岁。从出现症状到就诊时间半年之内者 32 例,半年以上者 11 例,2 例无症状于体检时发现。临床症状主要为咳嗽(35/45)、痰中带血(24/45)和胸痛(23/45),少数有低热(8/45)、胸闷气短(5/45)、乏力(3/45)、消瘦(3/45)及全身不适(2/45)等症状。2 例仅有咯血但量较大,1 例因肿瘤坏死合并感染、高热,咯大量脓痰。症状可单独或共同存在。大多数病例体检时无明显的阳性体征,少数有呼吸音减弱(9/45),胸部叩诊呈浊实音(4/45)。1 例有气管偏移,无颈部等浅表淋巴结肿大;14 例行痰细胞学检查均未找到肿瘤细胞;18 例行支气管镜检查;15 例无异常所见;3 例有息肉样增生物;1 例活检找到恶性肿瘤细胞;3 例活检阴性;2 例查到恶性肿瘤细胞,不能定性[2]。

四、影像学表现

几组病例的影像学表现如表 23-4-2 所示[2,6]。

表 23-4-2 几组病例的影像学表现

作者	例数	影像学表现
王宪东等	45	肺原发性 MFH。X 线及 CT:肿瘤均较大,肿瘤均为实质性,类圆形。1 例因肿瘤坏死感染形成巨大脓腔,多数与胸膜或纵隔关系密切(29/45),2 例侵及肋骨,有骨质破坏
陈谦等	1	原发性肝 MFH 肺转移。胸 CT 显示左肺占位病变伴段性肺不张。肝脏原发性 MFH 术后 50 天复查胸部 CT,左肺门肿块及阻塞性肺不张均有所增加,左侧胸腔积液,提示病情进展。行左全肺切除术,术中见肺门处一肿块(10cm×9cm×8cm)

王宪东等病例 X 线及 CT 所见:45 例行 X 线摄片,38 例行 CT 检查,肿瘤位于右肺上叶 18 例,右肺下叶8 例;左肺上、下叶各 7 例,左肺中叶 5 例。绝大多数肿瘤位于肺周边(44/45),其中 2 例因肿瘤巨大累及肺门,病理报告为中心型者仅 1 例。本组肿瘤均较大,直径多大于 5cm(29/45),其中 10 例大于 10cm;少数小于 5cm(16/45)。肿瘤均为实质性,类圆形。仅 1 例因肿瘤坏死感染形成巨大脓腔。大多数质地均致密(40/45),少数密度不均。多数边缘光滑清晰(37/45),有分叶(34/45),少数边缘粗糙或不清:2 例有毛刺,1 例周围有炎症改变。无 1 例有肺门或纵隔淋巴结增大。多数与胸膜或纵隔关系密切(29/45),2 例侵及肋骨,有骨质破坏。病理:有 28 例肿瘤侵及脏层胸膜,与周围有粘连。其中广泛粘连 5 例,侵及肋骨 2 例,肋间肌 1 例。肿瘤多有假包膜(37/45),往往不完整,多有分叶(34/45),1 例病灶周围有小卫星灶。少数无包膜,边界欠规整[2]。

五、诊断

肺原发 MFH 较少见,故诊断肺原发 MFH 首先要排除肺转移 MFH。由于少见,尚未被广大临床医生所认识,其表现又不具有区别于其他肺肿瘤的显著特征,因此诊断比较困难。王宪东等 45 例无 1 例术前确诊。综合本组病例,有以下几点在诊断时应当考虑肺 MFH 的可能:①本病具有肺癌的症状,即患者多有咳嗽、咳痰带血及胸痛等,但由于肿瘤位于肺周边,不向气管内生长,呼吸道阻塞症状不明显,体征相对较少;②痰细胞学检查、支气管镜检查及胸穿等微量组织病理学检查对诊断本病几乎无意义;③X 线及 CT 检查显示肿瘤绝大多数为周边型,肿瘤较大,直径多大于 5cm,边缘光滑、清晰,密度均匀有分叶,无明显肺门淋巴结增大。作者认为,这种肺癌的临床表现和良性肿瘤的 X 线所见应是肺 MFH 的最大特征。当临床诊断不能排除本病时,应果断地行手术治疗,以防止遗漏而延误治疗,本组有 5 例初诊时考虑为结核球等良性病变,分别给予抗结核治疗 3~9 个月,未能及时手术。有 1 例手术时已不能切除肿瘤,余 4 例虽切除肿瘤,但预后不良,应引以为戒[2]。

六、治疗

郑广钧等探讨 CT 引导下种植放射性 ^{125}I 粒子治疗肺转移癌的近期疗效。82 例肺转移癌中 MFH 10 例。82 例 126 个肺转移灶在 CT 引导下经皮穿刺肿瘤内种植放射性 ^{125}I 粒子,处方剂量为 80 Gy。6 个月后复查 CT 观察肿瘤体积变化,随访 2 年。结果:MFH 10 例,病灶数 18 个,CR 3.2%(4 例),PR 11.1%(14 例),NC 0,PD 0。8~12 个月 6 例死亡,13~24 个月余 4 例死亡[8]。

王建文等报道 7 例 MFH。7 例患者表现为进行性消瘦、肿块、疼痛。行根治性手术切除后,未见复发。4例患者出现肺转移,术前1例,术后3例。4例术后均死于肺转移,3例患者无瘤存活至今。

据报道,MFH的5年生存率小于14%。腹膜后MFH全切除术后的复发率为49%~84%。关于术后放、化疗的作用,目前报道MFH根治术后辅以放、化疗均有助于延长患者的生存时间。Muzaffer等报道肾脏MFH术后辅以放疗,随访15个月无复发[9]。

许建波等用腓肠肌内侧肌瓣移位修复胫骨上段恶性骨肿瘤切除后的软组织缺损13例。其中成骨肉瘤4例,骨MFH 6例,尤文瘤、滑膜肉瘤、恶性骨巨细胞瘤各1例,病程3~16个月。术前行新辅助化疗1~2个疗程。结果:术后13例均获随访7~47个月。中位随访时间为19.2个月。1例MFH,因全身转移,术后20个月死亡;1例尤文瘤,术后18个月局部肿瘤复发,行复发病灶刮除加骨水泥填塞,术后26个月肺转移;1例成骨肉瘤术后12个月,肿瘤复发行截肢术。术后下肢功能按Mankin标准评定:优6例,良4例,差3例。结论:胫骨上段恶性骨肿瘤切除的保肢术中,采用腓肠肌肌瓣移位可修复软组织缺损,降低局部并发症,提高临床治疗效果[10]。

张平等观察44例软组织MFH化疗价值。采用皮下埋植式动脉介入化疗系统,用阿霉素和顺铂联合咖啡因、去甲斑蝥素治疗后随访32个月。结果:本组病变影像改变PR 18例(56.3%)。化疗后手术标本病理改变为中重度以上化疗反应30例(77.4%)。平均随访32个月,术后无肿瘤局部复发。肺转移3例中2例死亡[11]。

刘铖等以介入化疗为基础综合治疗股骨远端恶性肿瘤。股骨远端恶性肿瘤39例,其中骨肉瘤33例、MFH 6例。结果:随访24~57个月骨痛缓解率为97.4%。骨病变的影像学较显著改变者占74.4%,病理中重度以上化疗反应占87.2%。31例患者无局部复发或远处转移,3例局部复发,2例肺转移患者带瘤生存,3例因肺转移死亡[12]。

杉尾贤二报道1例恶性纤维组织瘤肺转移。女性,67岁。5年前左大腿恶性纤维组织瘤广泛切除。因肺转移又5次右肺部分切除和左肺部分切除。6个月后右肺发现7cm肿瘤,遂行胸壁(包括肋骨)肺横膈膜切除,并横膈膜重建[13]。

周举等观察皮下埋植式动脉化疗治疗骨MFH。4例患者化疗后疼痛完全缓解,1例明显缓解,且病变均有明显影像学改变。术后病理显示5例均有中重度的化疗反应。平均随访26个月,1例股骨MFH-B术后10个月因肺转移死亡,余4例患者未见复发及转移[4]。

七、预后

王宪东等的病例中未手术1例就诊后1个月死亡。44例手术者得到随访39例,死亡35例。行开胸探查,3例术后均在半年内死亡,生存时间最长者为13年4个月,最短为3个月,平均13个月。1年生存率为41.0%(16/39),2年生存率为28.2%(10/39),低于其他肿瘤,可能与未完全得到随访有关。死因以局部肿瘤复发或转移为主,转移主要为血行转移,未明确有淋巴转移。远处转移以头部最多见。本组有9例,肝、肾各3例,腹腔2例。转移往往发生较早,本组有11例在半年内发生转移而死亡。

肺MFH对化疗和放疗可能敏感,生存时间达1年的16例中有8例术后行化疗或(和)放疗,生存达2年的10例中有6例,因此肺MFH术后应常规给予化疗和放疗[2]。

李会杰等对62例肢体恶性骨肿瘤及骨转移癌保肢治疗。其中MFH 8例。术后随访5~42个月。41例原发肿瘤中,术后无瘤生存21例。6例局部复发,行根治性截肢术,术后14个月假体断裂1例,再次行假体置换;术后31个月假体骨质连接处骨折1例,行加长假体置换。4例于术后12~24个月死于肺转移。7例于术后5~18个月发生肺转移,带瘤生存。3例发生其他部位转移,2例转移至脊柱,1例转移至肾脏,带瘤生存[14]。

MFH的组织分型是指导治疗和估计预后的重要指标。Douglas对220例MFH患者进行回顾性研究,单变量分析显示5个因素提示不良预后:高龄、肿瘤深在、肿瘤较大、外科高分级、边缘或囊内切除。多变量分析显示只有3个因素提示不良预后:高龄、肿瘤深在、不充分的外科手术。MFH平均5年生存率为50%,肿瘤最大径小于5 cm者5年生存率为82%,5~10 cm者为68%,大于10 cm者为51%[1]。

MFH手术切除治疗局部复发率达41%~61%,转移率达23%,2年以上生存率仅为60%[5]。

参考文献

[1]田晓军,肖春雷,马璐林,等.原发性腹膜后软组织肉瘤的诊断与治疗.临床泌尿外科杂志,2007,22:205-206

[2]王宪东,李光德,童伟.肺原发性恶性纤维组织细胞瘤45例临床分析-国内文献复述.辽宁医学杂志,2000,14:261-262

[3]李小宝,段庆虹,王学建.恶性纤维组织细胞瘤的影像学表现.贵州医学,2005,29:754

[4]周举,李鼎锋,刘铖,等.皮下埋植式动脉化疗治疗骨恶性纤维组织细胞瘤的临床观察.中国骨肿瘤骨病,2008,7:335-338

[5]高春晖,张文清,贾岩峰,等.罕见乳腺恶性纤维组织细胞瘤4例临床报道.中外医疗,2008,27:149

[6]陈谦,李强.原发性肝恶性纤维组织细胞瘤3例分析.中华肝脏病杂志,2006,14:313-转317

[7]胥丽勋,李志平.恶性纤维组织细胞瘤21例临床分析.中国肿瘤临床与康复,1996,3:55

[8]郑广钧,柴树德,毛玉权,等.CT引导下放射性粒子植入治疗肺转移癌.中国微创外科杂志,2008,8:125-127

[9]王建文,陈晓,闫勇,等.恶性纤维组织细胞瘤的诊治体会(附7例报告).北京医学,2006,28:531-533

[10]许建波,孙洪瀑,肖砚斌,等.腓肠肌内侧肌瓣在胫骨上段恶性肿瘤切除保肢术中的应用.2007,21:352-355

[11]张平,李鼎锋,刘蜀彬,等.软组织恶性纤维组织细胞瘤化疗的临床观察.中国肿瘤临床与康复,2008,15:58-61

[12]刘铖,李鼎锋,周举,等.以介入化疗为基础的股骨远端恶性肿瘤综合治疗.中国肿瘤临床与康复,2009,16:250-252

[13]杉尾贤二(九州がんせんタ一腫瘍病态研究部长/呼吸器外科).悪性線维性组织球腫の肺転移に对する胸壁および横隔膜合并切除术.胸部外科,2011,64:1162

[14]李会杰,张英泽,扈文海,等.肢体恶性骨肿瘤及骨转移癌保肢治疗.中国骨伤,2006,19:546-549

第五节 恶性横纹肌瘤

一、流行病学

恶性横纹肌瘤(MRT)发生率:Avila等对4所儿童医院的500例肾脏恶性肿瘤分析表明,除1所例数较少的医院MRT发生率略高(9.1%)外,其余3所医院的MRT分别占同期肾脏恶性肿瘤的0.6%、0.9%和1.3%。Beckwith等在1212例儿童原发性肾脏肿瘤中共检出MRT 21例,占1.73%。Weeks等的资料中MRT占儿童肾脏恶性肿瘤的1.8%,也有2.0%的报道。但是学者们指出,年龄在1岁的儿童,其MRT发生率则较上述结果高出1倍。肾外MRT十分罕见,以往报道多为个例。对15万外检标本复查后仅发现肾外MRT 6例[1]。

横纹肌肉瘤(RMS)是一组复杂的疾病,来源于分化为骨骼肌的胚胎间胚层,是小儿最常见的软组织肉瘤,约占小儿软组织肉瘤的50%,小儿恶性实体瘤的5%~10%,恶性病变的4%~8%。北京儿童医院经病理证实的2492例(1955—1995)恶性实体瘤中有RMS 182例,仅次于淋巴瘤(521例)、肾胚瘤(326例)、神经母细胞瘤(324例)、组织细胞增生性疾病(304例)及内胚窦瘤(202例),居第6位。无明显性别差异,可发生于各年龄,从婴儿到大龄儿童,但70%病例见于10岁以前。原发部位:泌尿生殖系44例(36%),腹膜后29例(24%),头颈部18例(15%),躯干11例(9%),四肢10例(8%),肛旁、会阴3例(2%),肝胆5例(4%),其他3例(2%),共123例。该组年龄分布为3个月~14岁,小于1岁13例(10.5%),1~5岁81例(66%),大于5岁29例(23.5%)。123例中94例(76%)小于5岁。

RMS是常见的软组织肉瘤。其发病率高,占全身软组织恶性肿瘤的第4位,占软组织肉瘤第2~3位。可发生于任何年龄,成人和儿童发病率相近,但发病年龄与组织类型有关。通常RMS最好发于头颈部,泌尿生殖系次之。在泌尿生殖系中最好发于膀胱(多位于膀胱三角区)、前列腺及阴道(好发于阴道前壁贴近膀胱处)。睾旁横纹肌肉瘤起源于精索间胚层[2-3]。

二、病理学

MRT的转移:极易发生转移且发生较早。Avlia报道的8例中有7例为淋巴结转移,3例为肺转移,其中6例转移发现于初诊时,另2例的转移则分别发生于诊断后2个月和4.5个月。而Weeks的79例MRT中有54例发生转移,且常为多部位。其血道转移的最常见部位是肺(39例),多为双侧,其次是腹部(13例)、肝脏(10例)、脑(4例)和骨(4例)等,其他少见的转移部位为纵隔、椎旁、卵巢及腹膜后等。淋巴结转移多表现为颈淋巴结和腹股沟淋巴结等[1]。转移性RMS多由身体其他部位肿瘤经血行转移而来,文献报道极为罕见。从病理HE染色形态结构来看,易与恶性纤维组织细胞瘤、多形性脂肪肉瘤相混淆。根据多形性肿瘤中没有黄色瘤细胞,印戒细胞中找不到成熟脂肪细胞,并结合特殊染色基本上可与之鉴别[4]。

其木格等报道儿童RMS尸检1例。男性,5周岁。在1周岁时于左鼻腔内发现一长径1cm大小的肿物,全部取材后送病理诊断为鼻息肉。大概1周岁半左右鼻腔内又见肿物,到北京儿童医院就诊,病理结果为胚胎性RMS。在4年左右时间内肿瘤全身扩散。身体发育延缓,五官歪斜。尸体除内脏外多处取材,诊为鼻咽部胚胎性RMS周围扩散及右侧胸锁乳突肌、胸骨上窝、右颈部双腋下、双侧腹股沟等多处转移[5]。

腺泡状RMS的组织来源尚不清楚，有人认为可能是副神经节瘤的一种特殊类型，其好发部位主要在肢体，以下肢为多见，其中臀部和股部发病占一半以上，发生于躯干部者很少。其生物学行为主要是治疗后局部复发和远处转移，并以肺转移为多[6]。

血道转移：这是肉瘤最常见转移之途径，如骨肉瘤，很早就可出现肺转移。但在上皮性癌，通常中晚期才出现血道转移。躯干或四肢软组织肉瘤，瘤细胞常常进入体循环的静脉系统，直接引流进入肺脏，出现早期的肺转移。众多资料显示，软组织肉瘤最早出现肺转移，其肿瘤发生的部位以及血流方向是其原因之一。血道转移另一条重要途径是通过脊柱静脉系统，它是不同于体循环或肺循环的第二组血液循环系统。它的特点是无静脉瓣，位于椎管内和胸腹部脊柱的附近，在后纵隔或者腹膜后肿瘤受到挤压（胸压或腹压增大时），瘤细胞可以通过脊椎静脉系，不经过肺脏而直接进入脊椎或颅腔转移。因此临床往往见到脊椎或脑转移瘤的患者，并见不到肺的转移灶。血道转移原因之一是肿瘤血管十分丰富，而且多数血窦之壁本身就是瘤细胞构成的，因而很易脱落进入血流，出现肺转移。肺的转移灶中，瘤细胞脱落进入体循环，形成其他脏器或组织的转移灶[7]。

上海肿瘤医院李月云1978年报道RMS 64例，血道转移34例，占53.1%，淋巴道转移9例（14.1%），局部复发19例（29.7%），多血道转移是多见的[8]。

儿童多见胚胎型RMS，老年以多形型为多，而青少年以腺泡型多见。男性患者较多，该病好发于四肢、头颈及躯干。该肿瘤可发生于有横纹肌的部位，或横纹肌少甚至无横纹肌的部位。RMS多发生血道转移，特别是肺转移。有资料显示RMS绝大多数因肿块就诊。最短1周，最长1例是臀部肿块10年就诊，一般平均7~10个月。病程长不能排除恶性，是本病一特征[2]。

RMS的成分有时由畸胎瘤或胚胎性混合瘤的某些成分发展而来，其发病率高[9]。

三、临床表现

几例患者的临床表现如表23-5-1所示[2,4,6,8,10-12]。几例横纹肌肉瘤肺转移患者脏器的发现顺序如表23-5-2所示[4,6,8,10-11]。

前列腺RMS是前列腺肉瘤的一个病理亚型，为起源于前列腺间质组织的少见肿瘤。在西方发达国家发病率为0.1%~0.3%，国内为2.7%~7.5%。与前列腺癌不同，本病发病年龄轻，以青壮年居多，约30%发生于10岁以内，75%发生于40岁以内。患者往往在出现症状时肿块已相当大，且病变发展迅速，广泛浸润周围结构，较早发生转移。肺部是血行转移的好发部位之一（骨、肝脏和浆膜等），也可局部淋巴结转移。进行性排尿困难，直肠指诊发现前列腺增大是其主要症状和体征。

表23-5-1 几例患者的临床表现

作者	症状及体征
梁秀莲等	肺转移性横纹肌肉瘤。右侧胸痛伴低热、咳嗽、气促15天
宋俊玲	横纹肌肉瘤并肺转移。因活动后气短半年，加重伴咳嗽1月余
吴承金等	横纹肌肉瘤肺和脑转移。4年后肺转移瘤，无呼吸道症状
黄宝生等	成人前列腺胚胎性横纹肌肉瘤并肺转移。无呼吸症状
姚文宾	左下肢横纹肌肉瘤肺转移。无呼吸症状
王军贤等	腺泡状横纹肌肉瘤乳腺、肺转移。10个月后咳嗽、咳痰，痰为白色泡沫样，偶尔痰中带有少量血丝。4个月后咳嗽、咳痰较前加重，血丝较前增多
曹胜	左臀横纹肌肉瘤误诊。左臀部肿块伴疼痛3个月，无呼吸道症状

表23-5-2 几例横纹肌肉瘤肺转移患者脏器的发现顺序

作者	首先发现脏器		同时
	横纹肌肉瘤	肺	
梁秀莲等	1（左腰）		
宋俊玲			1（股四头肌）
吴承金等	1（右股）		
黄宝生等			1（前列腺）
王军贤等	1（右股）		

袁正等报道3例前列腺横纹肌肉瘤中1例由于肿瘤巨大、破裂以急腹症就诊，行化疗后瘤体体积明显缩小，坏死明显，但盆腔出现转移肿块，肺内出现多发转移性结节影[13]。

闫敏等报道7例胸壁原发恶性肿瘤。其中5例发生于胸壁软组织（脂肪肉瘤和纤维肉瘤各2例，RMS 1例），2例发生于胸壁骨组织（胸骨骨肉瘤、肋软骨肉瘤各1例）。5例有明显的胸壁骨质破坏，4例伴有肺转移[14]。

杜隽等报道儿童盆腔RMS共23例，原发膀胱RS 10例，其中1L2~3椎体水平硬膜下转移1例；骨盆骨髓转移1例；原发阴道RMS 1例，伴腹盆腔及腹股沟淋巴结转移；原发前列腺RMS 2例，其中肺转移1例（胸部CT示右下肺外侧结节）；原发盆腔RMS 10

例，其中腹股沟淋巴结转移1例，盆腔淋巴结转移1例，骨转移2例，左肾转移1例[15]。

肢体RMS比头颈部和泌尿生殖道RMS少得多，占横纹肌肉瘤的大约14.6%。临床上表现为肌肉深部生长迅速，一般无疼痛和触痛。一般病情发展早期较慢，晚期可沿血道或淋巴转移，恶性程度高，转移部位以肺、肝、骨、骨髓、脑、远处肌肉和淋巴结常见[12]。

张朝晖等报道9例四肢RMS。4例为多形性，3例为腺泡状，2例为胚胎型RMS。5例发生转移的病例中有2例肺转移，1例淋巴结转移，另2例发生多器官转移(其中1例转移到淋巴结和肺，1例转移到淋巴结和骨)。发生在四肢的RMS多见于年龄较大的患者，多为多形性或腺泡状，并且较头颈部的RMS史容易发生转移，肺是RMS最常见的转移部位，其次为骨和淋巴结。本组发生转移的5例RMS中3例为多形性，侵犯邻近血管的4例中2例为多形性，由此可见多形性RMS较其他两型的侵袭性强，预后不佳[16]。

四、影像学表现

几例患者的影像学表现如表23-5-3所示[2,4,6,8,10-12]。

表23-5-3 几例患者的影像学表现

作者	影像学表现
梁秀莲等	肺转移性横纹肌肉瘤。X线片：右胸腔积液。CT提示右肺中央型肺癌伴右肺门淋巴结转移并右胸腔积液
宋俊玲	横纹肌肉瘤并肺转移。胸片：双肺满布类圆形的密度增高影。胸CT示双肺中、下肺野布满类圆形大小不一的高密度病灶，纵隔淋巴结肿大，左肺门有2cm×2cm、3cm×3cm 2个病灶
吴承金等	横纹肌肉瘤肺和脑转移。胸片：两肺有大小不等的球形病灶(左肺下野有一个病灶重叠在心影中)
黄宝生等	成人前列腺胚胎性横纹肌肉瘤并肺转移。胸部CT：双肺见分布于肺外围的多个大小不等的结节影
姚文宾	左下肢横纹肌肉瘤肺转移。胸片：双肺野散在多发大小不等、密度均匀、边界光滑圆形结节状高密度影
王军贤等	腺泡状横纹肌肉瘤乳腺、肺转移误诊为乳腺癌肺转移。胸片：两肺多发性转移病灶
曹胜	左臀横纹肌肉瘤误诊。胸片：右肺门影增大。胸部CT示右肺门旁一直径约2cm不规则肿块影，边缘分叶。骨盆CT：左臀部见大片密度不均之软组织肿块，其内见多个大小不等之低密度影，CT值约为12HU

五、诊断

王军贤等报道腺泡状RMS乳腺肺转移误诊为乳腺癌肺转移1例。5年前因右大腿内侧无痛性肿物3月余以右大腿纤维瘤行手术切除。入院前10个月无明显诱因出现咳嗽、咳痰，痰为白色泡沫样，偶尔痰中带有少量血丝。入院7个月前，无意发现右侧乳房内下方有一约蚕豆大小的肿物。入院前4个月，咳嗽、咳痰较前加重，血丝较前增多。右乳内下象限可触及一2cm×2cm类圆形肿物。右侧大腿内侧有纵行手术切口瘢痕，其上端可触及2.0cm×2.0cm肿物，压痛明显。胸片：两肺多发性转移病灶。痰恶性细胞(+)。右大腿肿物再切除病理诊断：腺泡状RMS；乳腺转移、肺转移。给予CVADIC联合方案化疗，22天为1周期，化疗4周期。休息5个月后再化疗4周期。复查胸片：两肺转移病变明显好转。随访健在[6]。

王捍平等报道55例儿童RMS。原发于头面部5例，四肢和躯干部12例，生殖泌尿系统24例，胸腹腔14例。病理类型：胚胎型49例，腺泡型5例，多形型1例。头面部、四肢和躯干部表现为肿块，就诊时很少有伴发症状。胸、腹、盆腔部位肿瘤早期无症状，肿瘤较大时产生占位和侵蚀引起的非特异性临床症状。就诊时恶病质少见。MRI或CT检查的27例，第一诊断准确率为81%(22/27)。本组中Ⅲ~Ⅳ期肿瘤占64%，与确诊过晚有关。国内一组34例RMS Ⅲ~Ⅳ期患儿，5年生存率为零。头面部、四肢和躯干的最初发现肿瘤至确诊时间，平均为54.7天。确诊时间过长容易造成肿瘤的浸润和扩散，而发生在胸、腹、盆腔的肿瘤比较隐匿，其浸润、扩散和转移产生许多非特异性临床症状。确诊前非特异性临床症状存在的时间平均为64.3天，其中2例排尿淋漓不尽伴血尿症状长达1年，以尿路感染给予抗生素治疗，忽视了肿瘤的存在，B超发现时肿瘤已严重浸润周围器官，均于1年后死亡[17]。

六、治疗

由于RMS和大多数恶性软组织肿瘤一样，呈蟹足样浸润性生长，所以单纯肿块切除术后极易复发，即使广泛切除，术后仍常有复发。陈奇勋等报道RMS 39例平均手术1.6次，其中1例曾行4次手术。由于泌尿生殖道的RMS易发生区域淋巴结转移，所以发生在以上部位常规行区域淋巴结清扫术。放射治疗对RMS有效。头颈部的RMS因无法行广泛切除术，更要强调术后放疗。大剂量放疗能控制肉瘤的微小病灶或手术切除后的微小残余灶。放疗剂量一般不能少于

5000 cGy，一般在 6000~8000 cGy 之间。RMS 很容易通过血道转移，转移部位以肺、骨、肝、肾等处常见，为防止转移，化疗显得必要。常用的化疗是 VAC 方案，即长春新碱、放线菌素 D、环磷酰胺的联合化疗，也可在 VAC 方案的基础上加阿霉素。VAC 方案对儿童的 RMS 较为有效，而成人的多形型 RMS，则以阿霉素加达卡巴嗪(DTIC)的联合化疗较有效。此外，分离性的局部灌注化疗对肢体和头颈部的 RMS 有效。总之，对 RMS 的治疗，以综合性治疗为佳，原先需截肢的采用综合治疗后可保留肢体而且效果比单纯截肢佳。治疗原则：①尽可能将肿瘤切除干净；②若肿瘤肉眼观不能完全切除或切缘阳性者在原肿瘤区需做放疗；③常规行全身化疗[18]。

据国内文献报道，综合性治疗多形性 RMS 5 年存活率为 30%左右。梁秀莲等报道术后 8 年第 2 次转移至肺脏，于此次术后 45 天因呼吸衰竭死亡[4]。

七、预后

许延发等报道 RMS 84 例，占本院同期软组织肉瘤的第 2 位(17.2%)。随访 56 例，随访率为 66.67%，5 年以上生存 22 例，5 年生存率为 26.19%。最长 1 例现已健在 18 年。38 例入院前曾行过切除而后复发，3 例经 4 次手术后复发，发生在原切除局部。在 2 年内复发27 例，最长 1 例是鼻部手术后 16 年局部复发。复发38 例中肺部转移 7 例。复发往往与病变早晚、手术方式有关，且多在 2 年内多发于局部[9]。

RMS 过去治疗方法单一，5 年生存率很低。陈奇勋等 23 例单纯手术中 65%的患者在 3 年内死亡，5 年生存率为 22%。其余 16 例术后辅以放疗或(和)化疗，虽然多为切缘阳性或有远处转移，但预后仍优于单纯手术组，5 年生存率为 31%。影响预后的因素除治疗方式外，尚有肿瘤的原发部位、分期及病理类型。从本组资料看，RMS 的预后四肢好于头颈部，多形型的较其他类型好[19]。

RMS 患者的预后很差，多在 1 年内死亡。Weeks 对 111 例肾脏 MRT 中的 70 例做了 18 个月的随访观察，结果发现病死率高达 80%。淋巴结累及程度与生存率呈负相关关系。临床分期与预后则密切相关。15 例无血道、淋巴道转移的可完全切除肿瘤者(Ⅰ~Ⅱ期)中 7 例存活，而伴有血道转移(Ⅳ期)的 18 例中则无 1 例存活。另一与肿瘤分期关系密切的观察指针——平均核仁直径(MND)对比发现，MND<2μm 的 2 例均存活，2~4μm 的 18 例中有 4 例存活，而 4μm 以上者有 41 例死亡，仅 9 例存活。这再次表明临床分期与预后的关系密切。另外，他发现女性患者较男性患者预后好，其生存率分别为 56.3%和 11.1%，但各亚型之间无预后的显著差别[1]。

参考文献

[1]陈高平，张学斌.恶性横纹肌样瘤(综述).陕西医学杂志，1992，21:38-39

[2]曹胜.左臀横纹肌肉瘤误诊 1 例.基层医学论坛，2008，12:564

[3]孙燕.内科肿瘤学. 北京：人民卫生出版社，2001:949-955

[4]梁秀莲，雷伟华.肺转移性横纹肌肉瘤 1 例.中国实用内科杂志，1999，19:750

[5]其木格，师永红，刘小辉，等.儿童横纹肌肉瘤尸检 1 例.临床与实验病理学杂志，2009，25:109-110

[6]王军贤，陈文元，郝天军，等.腺泡状横纹肌肉瘤乳腺、肺转移误诊为乳腺癌肺转移 1 例.肿瘤研究与临床，2003，15:93

[7]刘复生.癌瘤转移规律的探讨.肿瘤防治杂志，2002，9:539-543

[8]吴承金，袁克文，陈宇军.横纹肌肉瘤肺和脑转移一例报告.锦州医学院学报，1987，8:367-368

[9]许延发，宋玉清，汪存涛，等.横纹肌肉瘤 84 例治疗分析.癌症，1996，15:69

[10]黄宝生，柴瑾.成人前列腺胚胎性横纹肌肉瘤并肺转移 1 例.中国医学影像技术，2004，20:334

[11]宋俊玲.横纹肌肉瘤并肺转移 1 例误诊分析.中国实用内科杂志，2000，20:762-763

[12]姚文宾.左下肢横纹肌肉瘤肺转移 X 线误诊 1 例. 两藏医药杂志，2009，30:27

[13]袁正，王俭，刘士远，等.前列腺横纹肌肉瘤的影像学表现分析（附 3 例报道并文献复习）. 临床放射学杂志，2008，27:537-538

[14]闫敏，齐波，沈迎建，等. 胸壁原发恶性肿瘤的 CT 诊断.实用放射学杂志，2004，20:926-927

[15]杜隽，王谦，仲卿雯.影像学检查联合应用对儿童盆腔横纹肌肉瘤临床分期的价值.肿瘤，2007，27:499-451

[16]张朝晖，孟俊非，陈应明.四肢横纹肌肉瘤的 MRI 和 CT 影像学特征—附 9 例报告.癌症，2007，26:1001-1004

[17]王捍平，严文波，吴燕，等.55 例儿童横纹肌肉瘤的临床和病理特征. 上海交通大学学报（医学版），2006，26:1333-1224

[18]宋俊玲.横纹肌肉瘤并肺转移 1 例误诊分析.中国实用内科杂志，2000，20:762-763

[19]陈奇勋，毛伟敏，郭剑民.横纹肌肉瘤 39 例报告.浙江肿瘤，1993，17(3):33-34

第六节 尤文肉瘤

一、流行病学

尤文肉瘤(EWS)发病率低于骨肉瘤,占全身恶性肿瘤的10%~14.2%,儿童和青少年多见,发病年龄90%在5~25岁[1]。

Thomas收集448例尤文肉瘤,原发于肋骨者29例,占6.5%。陈明耀等1978—1991年间手术治疗原发性胸壁肿瘤33例,其中3例肋骨EWS,占总数的9.1%[2]。

EWS具有恶性程度高、发展快、病程短、早期即可广泛转移、预后不良和对放射线敏感等特点[3]。

二、病理学

文献报道,在初诊时有15%~35%患者有肺部转移,侯军等的9例中有2例出现肺部转移,约为22.2%。虽可有区域性淋巴结转移,但以血性转移为主,肺为最常见的部位,其次是骨转移和内脏转移,不到2%的患者有中枢神经系统侵犯症状[1]。

Mikulic D等研究血管生成与EWS的肺转移和生存率的关系。采用微血管密度(MVD)定量分析肿瘤内血管生成作为预后指针。结果:在单变量分析中,还不能确定MVD升高就是预后不良的影响因素。而且高MVD(每个视野的血管数>31.6)与低MVD(每个视野的血管数≤31.6)比较,生存率或者无瘤生存率均无统计学差异。最后,高MVD和低MVD间肿瘤转移率无统计学差异。结论:不能证实通过MVD定量分析的微血管生成能预测EWS的预后以及肺转移情况。EWS中微血管的分布模式可能与预后有关,需要进一步研究来评估MVD在该病预后判断中的重要性[4]。

三、临床表现

几例患者的临床表现如表23-6-1所示[2,5-6]。

表 23-6-1 几例患者的临床表现

作者	症状及体征
何职应等	跟骨EWS并肺转移。因左侧踝关节肿胀、疼痛4月余,加重1个月收治。无明显呼吸症状
陈明耀等	肋骨EWS。左侧第10肋骨前外侧8cm×4cm肿物。无明显呼吸症状
吴世学等	胸壁巨大EWS误诊为晚期肺癌。咳嗽、气短,心悸20天

陈明耀等报道肋骨EWS 3例。其中1例患者21个月前曾因左侧第10肋骨前外侧8cm×4cm肿物行单纯局部切除术。病理报告为肋骨EMS。现因左胸壁肿物伴疼痛入院。胸片示左胸一约8cm×6cm肿物影突向胸腔。手术可见肿瘤基底位于原手术部位。侵犯左肺下叶,壁层胸膜上散在多个转移灶。姑息性切除瘤体大部、部分左肺下叶组织和一部分胸膜转移灶,术后胸壁痛较术前缓解。3个月后随访患者尚存活[2]。

吴明灿等报道原发性颅骨EWS 1例。5个月前左额颞部被人用肘击伤,出现一拇指大小的皮下肿块,曾诊为脓肿而行切排,但包块仍继续增大。CT检查示左额颞颅骨内外占位性病变颅骨反应性增生重度脑水肿。行左额颚开颅、肿瘤切除术。剪开硬脑膜见约4cm×3cm×3cm大小的分叶状肿瘤与脑组织边界清楚,基底部位于硬脑膜,通过破坏的硬脑膜与硬脑膜外肿瘤相连。出院后接受放疗及化疗。出院后1年半肿瘤复发并转移至肺,不治而亡。病理诊断:EWS[7]。

许建波等应用腓肠肌内侧肌瓣在胫骨上段恶性肿瘤切除保肢术中。术后13例均获随访7~47个月,中位时间为19.2个月。1例恶性纤维组织细胞瘤,术后14个月双肺转移、脊柱骨转移并截瘫,术后20个月因多器官功能衰竭死亡;1例EWS,术后18个月局部肿瘤复发,行复发病灶切除加骨水泥填塞,术后26个月肺转移[8]。

四、影像学表现

几例患者的影像学表现如表23-6-2所示[2,5-6]。

表 23-6-2 几例患者的影像学表现

作者	影像学表现
何职应等	跟骨EWS并肺转移。胸片示右上、下肺及左下肺多发结节状密度增高影,密度均匀,边缘光整
陈明耀等	肋骨EWS。胸片示左胸一约8cm×6cm肿物影像突向胸腔
吴世学等	胸壁巨大EWS误诊为晚期肺癌。CT示右胸腔高密度阴影,密度均匀。右第三肋骨前段可见溶骨性破坏

吴世学等报道胸壁巨大EWS误诊为晚期肺癌1例。女,17岁。咳嗽、气短、心悸20天。胸部右侧明显隆起,右锁骨中线第三肋骨处可触及5cm×5cm大小

之肿块。CT示右胸腔高密度阴影,密度均匀。右第三肋骨前段可见溶骨性破坏。B超示右胸腔实质性肿块,约28cm×13cm×12cm,纵隔明显左移,右心房及膈肌明显受压,肝上界下移。胸壁肿块穿刺针吸细胞涂片光镜见腺癌细胞。行纤支镜检查,见右侧主支气管狭窄,黏膜红,右主支气管口处刷片有间变细胞。初诊为肺癌伴肋骨转移。行右第三肋间动脉灌注化疗3个疗程后,胸壁肿块消失。复查胸片:右胸腔高密度阴影明显缩小,约10cm×9cm。胸部超声:右胸腔实质性肿块约9cm×8cm×7cm,纵隔、右心房、膈肌受压已解除。距第一次肋间动脉灌注治疗第90天,在全麻下行右第四肋前外侧切口剖胸探查术,术中见胸壁第三肋骨处突入胸腔一巨大肿块,基底大,表面光滑,仅与肺有丝状粘连。行包括第三、第四肋骨及第一肋间肌的整块胸壁组织及肿瘤切除。术后测量离体肿瘤为12cm×10cm×8cm,肉眼观剖面为灰白色鱼肉样组织。病理:EWS[5]。

五、诊断

何职应等报道跟骨EWS并肺转移1例。男,15岁。因左侧踝关节肿胀、疼痛4月余,加重1个月收治。左外踝下方基底处有一鸡蛋大小表面暗红色之软组织肿块,压痛明显,皮温略高。X线片:左跟骨骨质结构不规则破坏,其间以增生、硬化为主,周围软组织肿块明显。行跟骨切开引流,死骨清除术。病理:(左跟骨)破碎纤维结缔组织中见反应性增生的骨小梁,伴有灶状炎性细胞浸润。胸片:右上、下肺及左下肺可见多发结节状密度增高影,密度均匀,边缘光整。诊断:肺转移瘤。左跟骨第2次组织活检,病理:左跟骨软组织小细胞恶性肿瘤(EWS可能性大),行左小腿下1/3截肢手术。病理:左跟骨EWS[6]。

六、治疗

约90年前,发现这一肿瘤的Dr Ewing博士说:"直接对原发肿瘤进行局部放射治疗大多可获得局部控制,但是患者常在2年内死于转移"[9]。过去采用截肢、病灶刮除术或放疗,多数患者在1年内出现转移,75%患者于2年内死亡,大多数死于转移性病变,5年生存率仅为5%~15%。成卫等病例78.6%(11/14)死于转移性病变,71.4%(10/14)最早转移至肺[9]。

常见约15%的患者在就诊时就已发生肺转移,单纯手术难以奏效,即使经手术治疗或放疗达到有效的局部控制,多数人在几个月内就产生远处转移,无论是放疗、根治性手术还是二者联用,都未能使5年生存率超过20%[10]。

丁茹虎等应用人工关节在四肢恶性骨肿瘤保肢重建。手术48例均获随访12~65个月,平均31个月。术后1~2年肺转移7例,2~3年肺转移4例,转移率为22.9%(11/48)。3年无瘤存活率为77.1%(37/48)。恶性骨肿瘤患者最终保肢率为93.8%(45/48)[11]。毫无疑问,多数学者认为骨EWS对化疗和放疗有较高的敏感性。事实上1976年初期随着辅助化疗方法的应用,已经降低了转移率并提高了生存率,这已成为综合治疗的成功典范。

在国际EWS研究协作组IESS-Ⅰ(长春新碱、放线菌素D、环磷酰胺即VAC)和Ⅱ(长春新碱、多柔比星、放线菌素D、环磷酰胺)中对非骨盆原发灶病例进行讨论,发现通过加强全身治疗,其远处转移率从44%降到26%,而且对原发于骨盆的患者也同样会出现这种趋势。其转移率从IESS-Ⅰ中的63%降低对IESS-Ⅱ的37%,在IESS-Ⅱ中,化疗疗效较IESS-Ⅰ更好,并可出现较低的肺转移率,即从34%降到17%(P=0.03)[12]。

邢智庆等认为在化疗广泛应用的今天,截肢并不必需。手术切除瘤组织采用骨移植或人工关节置换,以取代截肢术,保存了患肢及功能,患者易于接受。术后仍采用IESS-Ⅱ方案化疗,以增强疗效,防止肿瘤复发和转移[10]。

Razek指出,VAC+ADM无论是对局部控制、减少肺转移还是对长期生存都比其他方法好。对复发、转移病例再做综合治疗,有助于延长生存期[9]。

EWS对放疗相当敏感,一般经低剂量照射后,肿胀迅速缩小,疼痛减轻。局部控制率高达90%。已有取代手术之势,只是在某些特殊情况下方考虑手术治疗。但局部治疗(放疗/手术+放疗)无法防止远处转移[9]。

预防性全肺照射对于降低肺转移率是有效的,但对既往用过阿霉素的患者应认真对待[12]。

生物治疗对于预后不良的EWS患者具有更好的临床意义,其类型包括基因治疗、免疫治疗、抗血管生成靶向治疗等。基因治疗主要体现在反义核酸技术的应用;免疫治疗主要体现在抗体疗法、T细胞疗法、DC疗法和肿瘤疫苗治疗等方面;抗血管生成治疗主要体现在抑制肿瘤血管的生成,从而抑制肿瘤的生长和迁移。随着研究的深入,发现端粒长度的变化、微粒体谷胱甘肽转移酶1(MGSTl)表达水平、肿瘤转移和多药耐药相关基因的表达以及乳头状瘤病毒结合因子等都有可能成为尤文肉瘤预后的判断指标。目前,针对EWS的生物治疗虽然有很多新的治疗策略,但是并没有证实有明确的益处。EWS 生物治疗目前仍然没有找到确切分子靶标及明确有效的治疗方案,因此需要国际化多中心研究机构进行广泛而有计划的全球合作,并且进一步寻找判断预后的更加准确的指标[13]。

七、预后

成卫等自 1981—1991 年间收治 EWS 16 例。治疗中或治疗后出现一处或多处远隔转移,其中肺 10 例,脑 3 例,颅骨 3 例,胸椎 2 例,股骨 2 例,骶椎、舟状骨、颌骨各 1 例,局部淋巴结 9 例。随访 15 例,占总数的 93.8%。生存最短 6 个月,最长 148 个月。中位生存期 18 个月,1 年生存率为 73.3%(11/15),2 年生存率为33.3%(5/15),5 年生存率为 6.7%(1/15)[9]。

侯军的 9 例随访 1~8 年,1 例术后 1 个月肺部转移死亡;1 例术后 3 个月,肺部转移,1 个月后死亡;1 例放疗期间出现第二肉瘤(骨肉瘤),放弃治疗出院,1 个月后死亡;1 例 3 年后复发死亡;1 例术后 6 个月复发,仍在随访中;无瘤生存 5 年以上者 4 例。

20 世纪 60 年代,EWS 主要靠手术治疗,效果差。自采用综合治疗后,5 年生存率可达 50%~75%。大量的临床资料显示,原发于肢体远端者初诊时乳酸脱氢酶正常和无转移的,预后好[1]。

影响预后的指标主要包括 EWS 是否远处转移、年龄大小、肿瘤体积是否超过 200cm^3、是否存在骨盆或脊柱的多中心病变、对化疗的敏感性等。Miser 等指出,确诊时出现远处转移者 5 年无病生存率只有 20% 左右,而没有转移病灶者为 69%。确诊时年龄越大预后越差。在 INT 0091 的研究中,Grier 等指出,10 岁以下患者的无病生存率为 70%,10~17 岁患者无病生存率为 60%,18 岁或大于 18 岁患者的无病生存率为 44%(P=0.001)。肿瘤的体积越大,生存率越低。在无转移患者中,肿瘤最大直径大于 8cm 的比小于 8cm 的无病生存率要减少 20%,分别为 75%和 55%。在 CESS-86 研究中,Paulussen 等指出肿瘤体积等于或大于 200cm^3 的患者复发率成倍增加。Bacci 等通过临床分析 359 个患者认为,原发于骨盆与骶骨的EWS 的 5 年无病生存率只有 43.2%,而生长在四肢末端的 EWS 为 60.6%。在 CESS-86 研究中,Pauluasen 等指出对新辅助化疗的组织反应性较差的患者会有近两倍的复发概率[13]。

参考文献

[1]侯军,张云峰,刘卫华,等. 尤文氏肉瘤九例临床特点分析. 肿瘤防治杂志,2005,12:784-786

[2]陈明耀,高宗人,邵中夫,等.肋骨尤文氏肉瘤(附 3 例报告). 河南肿瘤学杂志,1993,6:60

[3]王云钊,曹来宾.骨放射诊断学.北京:北京医科大学、中国协和医科大学联合出版社,1994:259-262

[4]Mikulic D,Ilic I,Cepulic M ,et al. Angiogenesis and Ewing sarComa-Relationship to pulmonary metastasis and survival. J PEDIATR SURG,2006,41:524-529

[5]吴世学,董振雷,李少民.胸壁巨大尤文氏肉瘤误诊为晚期肺癌一例.临床误诊误治,1995,8:180-181

[6]何职应,刘吉刚.跟骨尤文氏肉瘤并肺转移 1 例报告.实用放射学杂志,2006,22:1040-转 1062

[7]吴明灿,罗国才,陈世洁,等.原发性颅骨尤文氏肉瘤 1 例报告并文献复习.华中医学杂志,2006,30:315-316

[8]许建波,孙洪瀑,肖砚斌,等.腓肠肌内侧肌瓣在胫骨上段恶性肿瘤切除保肢术中的应用. 中国修复重建外科杂志,2007,21:352-355

[9]成卫,宋依林.16 例尤文氏肉瘤的临床分析.江苏医药,1995,21:28-29

[10]王剑鸣,刘争民,马玉林,等.Ewing 肉瘤诊断与治疗的体会(附 9 例报告).现代肿瘤医学,1998,6:19-20

[11]丁茹虎,向阳,齐勇,等.人工关节在四肢恶性骨肿瘤保肢重建功能中的应用. 中国修复重建外科杂志,2007,21:898-890

[12]陈佩玲节,常力方,杨天恩. 尤文氏瘤的"4S".国外医学临床放射学分册,1993,16:125-126

[13]王洪伟,李长青,周跃.尤文肉瘤生物治疗基础研究的现状. 中国肿瘤生物治疗杂志,2010,17:349-353

第二十四章 头颈部肿瘤

第一节 头颈部癌

一、流行病学

美国临床医师癌症杂志(CA)公布(2008年)口腔癌病例数全球数据。癌症新发病例数:就世界范围而言,在男性中占第10位;在女性中未占头10位。就发展中国家而言,在男性中占第9位,在女性中未占头10位。死亡病例数:就世界范围而言,在男女性中皆未占头10位。就发展中国家而言,在男性中占第10位,在女性中未占头10位。

近年来各家报道的头颈部恶性肿瘤远处转移率,因临床检查或尸检方法有别而结果悬殊。一般临床诊断的远处转移率较低,Bhatia报道为4.3%,Sisson报道的鼻旁窦癌中为5%,而文献上的尸检阳性率则可达36%~57%。发生远处转移的原发部位,国外报道常以喉、口咽、鼻窦等部位多见。樊晋川等病例以鼻咽部占显著优势(71.8%)。各部位的转移率以口咽(12.5%)、鼻咽(9.6%)、喉(6.1%)转移率较高[1]。

头颈部肿瘤多为鳞癌,主要转移至肺,约占远处转移的75%。原发灶治疗后肺转移发生率约为3%,术后5年生存率为41%~47%[2]。

曹静报道腮腺肿瘤208例。腮腺肿瘤可发生颈淋巴结转移及腺周淋巴直接侵犯。52例恶性变肿瘤患者中有12例发生淋巴结转移,占23.1%;2例发生肺转移[3]。

林国础等报道20例涎腺泡细胞癌。20例中有3例局部复发,复发率为15%。20例中有3例远处转移,均转移到肺部,远处转移率为15%。20例中有3例发生颈部淋巴结转移,转移部位在颈深上、中群。区域性淋巴结转移率为15%[4]。

大涎腺恶性肿瘤肺转移22例原发肿瘤组织分类:腺样囊性癌占17%(9/52),恶性混合瘤占4%(1/24),腺癌占14%(6/44),黏液表皮样癌占6%(3/48),低分化癌占11%(1/9),鳞癌占16%(2/13)。口腔颌面部恶性肿瘤血行转移率在5.3%~7.0%之间,涎腺癌发生血行转移者并不少见,高于口腔颌面部其他部位的恶性肿瘤[5]。

有报道腮腺混合瘤多次手术发生恶变者为5%~10%,而发生肺转移者是少见病例[6]。

Calhoun KH等回顾分析1975—1987年Texas大学医院诊治的727例口腔、口咽、下咽或喉部鳞癌病例,平均随访期36.1个月。结果:83例患者发生远处转移,发生率为11.4%,在文献报道的4.3%~25.1%范围之内。分析表明,原发灶部位和初次治疗方法与远处转移无关。原发灶体积大(T分期高,$P<0.04$)或颈部广泛转移者($P<0.001$),最易发生远处转移。初次治疗至发生远处转移的时间平均为11.7个月(0~60个月),其中84%发生于初诊后2年内。除喉部鳞癌外,其他部位的肿瘤,发生远处转移的速度或部位不受肿瘤、宿主或治疗方法的影响。远处转移的部位以肺脏最常见(83.4%),其次是骨骼(31.1%)和肝脏(6.0%)[7]。

扁桃体区可发生各类恶性肿瘤,以鳞癌多见。扁桃体癌颈部潜隐性淋巴转移率在术前放疗后为22%,而颈部实际转移率为50%~60%。扁桃体癌前远处转移率与原发癌肿大小及颈淋巴结受累情况明显相关。文献报道T1~T4者远处转移率分别是5.2%、9.6%、12.7%和16.1%,颈部N0~N3者远处转移率分别为5%、12%、21.8%和27.1%。鳞癌可经淋巴道向腋部或纵隔转移,血行性转移较少。在远处转移部位中,肺部约占66.6%[8]。

文献记载,Merino等头颈部癌的5019例中10.9%有远处转移,肺有52%,骨有20%。原发灶治疗后2年内复发的有80%[9]。

二、病理学

头颈部肿瘤转移的特点:已经证明,头颈部肿瘤首先转移至所属区域淋巴结,再越过此屏障,迁徙至远隔部位。Leemans 利用多元素分析头颈部肿瘤的转移相关性。认为预后相关因素中首推局部淋巴结的状态。如果颈淋巴结有三个以上为阳性,则极易发生远隔部位的转移,其比率为 46.8%。因此对头颈部肿瘤患者的颈转移的正确认识,是准确判断患者预后的重要依据。国人以头颈部肿瘤原发部位不同,对颈部转移的特点进行了统计分析。研究表明,转移的淋巴结主要分布于相邻的三个解剖区。口腔癌主要向Ⅰ、Ⅱ、Ⅲ区转移,口咽癌、下咽癌及喉癌主要向Ⅱ、Ⅲ、Ⅳ区转移。颈淋巴结转移病理阳性发生率为 67.4%,N0 期发生的隐匿性转移发生率为 31.2%,N1~N3 转移率为 81.2%。Jones 等对 117 例 N0 期患者的颈廓清标本进行了连续切片检查,发现 32%具有癌浸润。隐匿性病变发生概率最高者为下咽癌,达 50%,舌癌及口底癌为 29%,扁桃体为 25%,喉癌为 21%。作者同时调查了 1631 例未经颈廓清的 N0 期患者,认为手术组与术后放疗组生存率无明显差异,但未经治疗组生存率显著降低($P<0.01$),认为 N0 期下咽癌患者有必要进行颈廓清术,而其他部位需进行放疗以防止转移[10]。

头颈部肿瘤转移的相关的染色体异常:许多资料显示,头颈部肿瘤转移的发生涉及多个染色体数目或结构异常。已发现头颈部肿瘤转移过程中最常见的特征性、非随机性改变的染色体有 3、9、11、13、17 号等,这些变化包括染色体区带的丢失或增加、易位和染色体数目异常等。

染色体改变的复杂性与头颈部肿瘤的进程有关,晚期病例的染色体改变较为复杂,而早期病例可出现简单染色体政变,即只涉及数目异常或一两个结构异常,这种情况下较易确定有特征性的染色体改变。头颈部肿瘤转移相关的基因和蛋白:nm23 和 MTA1 是与转移抑制有关的两个重要基因。研究显示,对高转移的肿瘤细胞进行 nm23 转染后可减弱其转移能力,且肿瘤细胞中 nm23 的存在状态与患者的淋巴结转移和预后直接相关,MAT1 也是这样。RECK 基因可通过调节基质蛋白酶-9 抑制肿瘤的侵袭和转移。

遗传不稳定性与头颈部肿瘤转移:Bockmuhl 等报道在 64%的低分化头颈部肿瘤中微卫星位点出现复制错误,而高分化的头颈部肿瘤中有 17%出现该位点的复制错误,这一发现表明遗传的不稳定性在低分化的头颈部肿瘤的进展中起重要作用。Komiyama 等发现多数原发性头颈部肿瘤中常出现多个位点的错误修复。Yamamoto 等的研究表明,DNA 错配修复基因的突变可能是遗传不稳定性的重要原因。遗传不稳定性与 DNA 修复基因的缺陷是否在头颈部肿瘤的转移过程中发生以及这些遗传不稳定性是否引起肿瘤中转移相关的癌基因和抑癌基因的变化还有待进一步研究[11]。

隐匿性微转移:按照其能否被光学显微镜检查(苏木将伊红染色)发现又可以分为 2 类,即能够被显微镜发现和不能被显微镜发现的转移。后者又称为隐匿性微转移,这些微转移在直径上最大不超过 2~3mm。隐匿性淋巴结转移在口腔癌、口咽癌、下咽癌、喉癌尤为多见。头颈部鳞癌容易发生隐匿性淋巴结转移,即使行先进的影像学等临床常规检查,隐匿性淋巴结转移的发病率仍为 20%~30%。研究认为头颈部肿瘤的隐匿性淋巴结转移率与肿瘤细胞的侵袭力、角化程度、组织病理分级(G 分期)、T 分期等因素相关。

隐匿性淋巴转移的检测方法:有文献报道,对前哨淋巴结活检能够提高肿瘤转移的敏感性,但是头颈部肿瘤也常发生跳跃性转移。因此对颈清扫术中所有的淋巴结行常规病理、免疫组织化学和分子生物学等检测,无疑是目前推断淋巴结转移状态最可靠的方法。前哨淋巴结活检:Pitman 等对 20 例 N0 的头颈部鳞癌患者通过术前淋巴闪烁显影和术中 γ 探针引导定位准确发现 19 例(95%)患者的前哨淋巴结(SLN),平均每个患者有 2.9 个 SLN,并发现 3 例(15%)有隐匿性淋巴结转移。Kosuda 等对 11 例 cN0 的头颈部鳞癌患者结合运用以上 3 种方法,所有患者均发现 SLN,其中 4 例(36%)发现隐匿性淋巴结转移。Kontio 等对术前颈部触诊及影像学检查呈 N0 的 15 例 T1 或 T2 的口腔癌患者术前 20 小时行淋巴结显影、颈淋巴结清扫前注射蓝染料,术中用 γ 探针确定放射性淋巴结的方法,发现 14 例患者有 43 枚 SLN,1 例发生跳跃式转移,3 例(20%)有隐匿性淋巴结转移。

检测隐匿性淋巴结转移对准确分期的临床意义:1997 年 UICC 制定的新 TNM 分期中对于喉癌、鼻咽癌、上颌窦癌等头颈部肿瘤的淋巴结分级标准仍为:N0、N1、N2、N3 四个等级,它基于淋巴结的大小而不是肿瘤阳性细胞淋巴结的数目。Barrera 等的研究使 29%的 N0 升级为 N1、45%的 N1 升级为 N2。现在 UICC 只将乳腺癌的隐匿性淋巴结微转移独立分类为 pNla。Ferlito 等主张将隐匿性淋巴结微转移纳入头颈肿瘤新的 TNM 分期[12]。

研究表明,头颈部癌侵袭转移过程中涉及许多黏附因子:整合家族、钙黏附素族(Cadherins,CD)、选择素族(selectins)、透明质酸受体类、免疫球蛋白超家族(IgsF)[13]。

趋化因子及其受体在头颈部肿瘤侵袭和淋巴结转移中的研究。Robert 等运用 RT-PCR 技术,发现在同一头颈肿瘤患者中,CCR6、CCR7 在原发灶和转移灶中均有表达。进一步定量研究表明,CCR7 在头颈肿瘤的转移灶中的表达是原发灶的 10 倍，从分子水平揭示肿瘤转移的迁移与 CCR7 及其配体相关[14]。

三、临床表现

几例患者的临床表现如表 24-1-1 所示[6,8,15-16]。

表 24-1-1 几例患者的临床表现

作者	例数	症状及体征
程世斌	1	鼻嗅神经母细胞瘤肺转移。术 2 年 6 个月觉咳嗽、胸部不适,且伴胸闷、憋气,渐加重
殷汉民等	121	口腔颌面部恶性肿瘤肺转移。转移瘤早期可无症状,后期出现胸痛、胸闷、咳嗽、咳痰、咯血、气急及低热等。2 例有杵状指、肺性骨关节病
谢富强	1	腮腺混合瘤多次手术后恶变及肺转移。术后 1 年复发,伴咳嗽及咯血
陈梓宏等	1	双肺转移为首发表现的扁桃体癌。咳嗽半年,偶有血丝痰。肺癌放疗后 2 周患者始觉咽部不适、疼痛,见右扁桃体上极有分叶状肿物

樊晋川探讨 583 例头颈部恶性肿瘤的远处转移。其中 39 例(6.7%)发现远处转移,但仅 25 例(64.1%)有明确的转移部位症状。39 例中男 29 例,女 10 例。年龄为 7~75 岁,平均为 46.5 岁。10 例(25.6%)在首程治疗前即发现转移,27 例(69.2%)发现于治疗后 0~59 个月,2 例不详。针对发生的远处转移,采用化疗者 20 例,放疗 6 例,放疗+化疗 3 例。仅对症处理或自动出院10 例。共 8 例在诊断远处转移后 1~17 个月死亡,平均6.4 个月。有 10 例系多处转移。远处转移的部位:肺 23 例,占转移病例百分比为 59.0%(左肺 2 例,右肺7例，双肺 14 例)；骨 16 例，占转移病例百分比为43.2%;肝 11 例,占转移病例百分比为 28.2%;纵隔 8 例,占转移病例百分比为 20.5%;胸壁软组织 3 例,占转移病例百分比为 7.7%;腋下 3 例,占转移病例百分比为 7.7%;盆腔 1 例,占转移病例百分比为 2.6%;腹股沟 2 例,占转移病例百分比为 5.1%[1]。

张军生等报道口腔颌面部恶性肿瘤 31 例远处转移。1987—995 年共收治原发性口腔颌面部恶性肿瘤 492 例(恶性淋巴瘤除外),31 例发现远处转移。单纯肺转移 18 例(58.1%),肝转移 5 例(16.1%),骨转移 3 例,肺+肝转移 3 例,肺+骨转移 2 例(如表 24-1-2~21-1-4)。

表 24-1-2 原发部位与远处转移关系

部位	总例数	转移例数	转移率(%)	构成比(%)
唇	68	1	1.5	3.2
颊	38	2	5.3	6.5
舌	59	6	10.2	19.4
口底	26	4	15.4	12.9
牙龈	49	5	10.2	16.1
腭	28	3	10.7	9.7
颌骨	103	5	4.9	16.1
涎腺	121	5	4.1	16.1
合计	491	31	6.3	100

表 24-1-3 病理类型与远处转移关系

病理类型	总例数	转移例数	转移率(%)	构成比(%)
未分化癌	16	3	18.8	9.7
低分化鳞癌	43	4	5.3	12.9
高分化鳞癌	95	4	4.2	12.9
低分化腺癌	36	4	11.1	12.9
高分化腺癌	74	3	4.1	9.7
恶性黑色素瘤	27	6	22.2	19.4
腺样囊性癌	55	1	1.8	32
黏液表皮样癌	47	1	2.1	3.2
肉瘤	99	5	5.1	16.1

表 24-1-4 原发灶分期与远处转移关系

分期	总例数	转移例数	转移率(%)	构成比(%)
T1	163	4	2.5	12.9
T2	111	5	4.5	16.1
T3	137	12	8.8	38.7
T4	81	10	12.3	32.3
N0	203	3	1.5	9.7
N1	122	9	7.4	29.0
N2	136	14	10.3	45.2
N3	31	5	16.1	16.1
合计	492	31	6.3	100

远处转移：本组远处转移率为 6.3%(31/492)。Sisonn 报道鼻旁窦癌尸检远处转移率高达 35%~37%。本组中转移部位局限于肺、肝和骨,涉及肺转移的占 74.2%(23/31)。不同部位口腔黏膜恶性肿瘤远处转移率有明显差异,其中口底、舌和腭部转移率较高,与唇癌相比有显著性差异($P<0.05$)。各病理类型中,恶性黑色素瘤转移率最高,上皮性恶性肿瘤分化程度降低转移率提高，最低为黏液表皮样癌和腺样囊性癌,肉瘤居于中间。最高与最低比较有显著性差异($P<0.01$)。T1~T4 及 N0~N3 转移率依次增高。T3、T4 较 T1、T2 期以及 N1~N3 较 N0 期转移率明显增高,两者比较有显著性差异($P<0.05$)。本组中早期有自觉症状的远处转移仅占 35.5%(11/31)[17]。

殷汉民等报道口腔颌面部恶性肿瘤肺转移121例。年龄:3~77岁,以40~60岁组为高峰(65%)。原发部位:口腔62例(腭26例、颊8例、牙龈5例、舌7例、口底9例、唇7例),口咽16例(舌根5例、双侧5例、软腭6例),涎腺20例(腮腺16例、颌下腺2例、舌下腺2例),上颌窦19例,颌骨4例。组织类型:腺样囊性癌36例,鳞状细胞癌11例,黏液表皮样癌25例,乳头状囊腺癌10例,恶性混合瘤10例,混合瘤恶变17例,腺癌8例,腺泡细胞癌5例,肉癌3例,未分化癌1例。原发瘤至肺转移出现时间:最短者1个月(舌癌),最长者10年(混合瘤恶变)。其半数病例为2年左右,平均为19.6个月[16]。

奥村栄总结头颈部癌肺转移切除71例。组织类型:鳞癌53例,腺样囊性癌11例,甲状腺腺癌4例,唾液腺小细胞癌和黏表皮癌各1例,舌黏表皮癌1例。全例中肺转移灶发现在前和同时发现原发灶者共5例(7%)。经治疗全组3、5和10年生存率为37%、30%和25%。鳞型癌3年生存率为32%,5和10年生存率均为27%。其他类型3年生存率为58%,5年生存率为45%。最长例是唾液腺小细胞癌术后7年3个月仍生存。鳞癌肺转移切除例:①DFI不足2年的病例占80%,原发灶复发或颈淋巴结复发后的肺转移例占21%;②从肺转移灶向肺所属淋巴结的2次转移率达60%,而与肺转移灶大小无关,因此,对单发灶或同一肺叶内转移都应廓清肺所属淋巴结;③5年生存率为27%。2年内的复发死亡例多,5年后复发死亡例本组没有[9]。

程世斌报道鼻嗅神经母细胞瘤肺转移1例。因右侧鼻腔反复出血伴鼻通气不畅及觉鼻咽部异物感来诊。行右侧鼻息肉摘除术。病理诊断:右鼻腔嗅神经母细胞瘤。术后2年6个月咳嗽、胸部不适,且伴胸闷、憋气,渐加重。胸片见右肺门处有如4cm×4.5cm块状影,考虑有右肺门淋巴结转移性病变。行肺部放疗,见右肺门肿块消失,右膈显示正常[15]。

谢富强报道腮腺混合瘤多次手术后恶变及肺转移1例。女,14岁。因左耳前反复出现无痛性肿物4年,复发1个月入院。4年前左耳前一黄豆大小无痛性肿物,手术切除肿块。病理诊断为左腮腺混合瘤。术后1年后复发,手术切除,病检仍为左腮腺混合瘤。1年后又复发4次,只做了肿瘤切除,并遗留左侧面瘫后遗症。复发间隔时间逐渐缩短,病检均为左腮腺混合瘤。其间共做2次放射治疗。1个月前左耳前又出一黄豆大小肿物,并迅速增大,伴疼痛。查耳垂前下方有一不规则肿物,约40cm×4cm×3cm。左耳道内可见暗红色肿瘤突出。左侧面瘫表现。左颌下及颈中上可触及2个约0.3cm×0.3cm×0.3cm肿大淋巴结。胸片无肺转移病灶。初步诊断为左腮腺混合瘤恶变伴颈淋巴结转移。行左腮腺及肿瘤、面神经全切术及左颈清扫术,术后病检为左腮腺恶性混合瘤并淋巴转移。术后1年复发,生长呈进行性,伴咳嗽及咯血。胸片提示已广泛性肺转移。经放疗无效后死亡[6]。

蓝痣,又称真皮良性黑色素瘤,位于真皮结缔组织内较深处,发生年龄为30~50岁,多在四肢、手腕背部、臂和脸等处,肿瘤生长缓慢。蓝痣常见于皮肤,国内也有报道发生子宫颈黏膜的良性蓝痣。马洪等报道上颌牙龈恶性细胞性蓝痣并双肺转移1例。女,40岁,因右上牙龈渐进性疼痛6个月入院。查4与5之间可见一宽约5mm的蓝紫色色素沉着,未突出于黏膜,654颊侧牙龈发现一大小约1.5cm×2.5cm×1.0cm的蓝紫色包块,明显突出于牙龈黏膜。7|与|5腭侧牙龈可见一宽约1.5cm的扁平状蓝紫色包块,完全覆盖腭侧牙龈及牙体腭侧面,性状与右上牙龈包块类似。入院诊断为上颌牙龈恶性黑色素瘤。行右上牙龈包块活检术。腭骨及上颌骨CT平扫,胸片及CT检查发现腹部B超及肝肾功能检查等,阳性检查结果:①病理报告为上颌牙龈恶性细胞性蓝痣;②右上颌骨磨牙区恶性占位征象;③双肺多发转移瘤结节,恶性细胞性蓝痣双肺转移可能性极大。修正诊断:上颌牙龈恶性细胞性蓝痣并双肺转移[18]。

陈梓宏等报道以双肺转移为首发表现的扁桃体癌1例。因咳嗽半年来诊,偶有血丝痰。MRI:双肺门区较大肿块影,右肺门区肿块影明显向右中肺野内中带突出,左下肺叶见小肿块影,隆突下及主动脉旁有肿大淋巴结。行右肺肿物穿刺活检。病理:分化好癌细胞。诊断:①左下肺中央型肺癌并双肺门纵隔淋巴结转移;②双肺转移瘤。行左下肺叶和双肺门肺块及全纵隔区放疗,总剂量为60 Gy。复查胸片见双肺肿物影明显缩小且渐被吸收。放疗结束后2周患者觉咽部不适、疼痛。见右扁桃体上极有分叶状肿物约2cm×2cm×3cm,质硬、固定。活检后病理报告为右扁桃体低分化鳞状细胞癌。遂行全身化疗[8]。

徐樟钦报道上唇鳞癌肺转移1例。主诉咳嗽、咳痰、咯血2个月。上唇渐进性肿块6个月,2个月来增长加快。胸透:左下胸腔少量积液。1个月后自觉胸部胀痛,上腹隐痛,咳嗽加剧,痰含鲜血块。再胸透,诊断:左下胸膜炎。胸片示两上陈旧性肺结核,左下胸膜炎,慢支。上唇人中右侧唇红,唇缘皮肤及黏膜部位约2cm×3cm×2cm肿块。病理:上唇多形细胞鳞癌,已浸润横纹肌。2个月后再次摄片:两肺大小不等圆形、卵圆形多发性阴影,左肋膈角消失。诊断:肺转移性肿瘤伴感染。1个月后随访已亡[19]。

四、影像学表现

几组病例的影像学表现如表24-1-5所示[6,15-16,18-19]。

表24-1-5　几组病例的影像学表现

作者	例数	影像学表现
程世斌	1	鼻嗅神经母细胞瘤肺转移。胸片见右肺门处有4cm×4.5cm块状影
殷汉民等	121	口腔颌面部恶性肿瘤肺转移。X线表现:①多发结节灶型。多发结节型77例(63.6%),多发肿块型12例(9.9%),粟粒型7例(5.7%)。②单发结节型13例(占10.7%);③淋巴道或(和)混合型12例(占9.9%)。④其他:2例转移灶中出现空洞,1例伴有薄层液平,9例并发胸腔积液
谢富强	1	腮腺混合瘤多次手术后恶变及肺转移。术后1年复发胸片提示已广泛性肺转移
马洪等	1	上颌牙龈恶性细胞性蓝痣并双肺转移。入院即见双肺多发转移瘤结节
徐樟钦	1	上唇鳞癌肺转移1例。胸透:左下胸腔少量积液。1个月后再胸透,诊断:左下胸膜炎。胸片示两上陈旧性肺结核,左下胸膜炎。2个月后再次摄片:两肺大小不等圆形、卵圆形多发性阴影,左肋膈角消失

殷汉民等总结口腔颌面部恶性肿瘤肺转移X线表现鉴别诊断经验:①单发性病灶:1个恶性肿癌患者,肺部出现1个孤立性病灶,是否原发抑或转移?文献报道,63%的肺内病变为重复癌,25%为单发性肺转移瘤,余为良性病变。短期内动态观察是否有新的瘤灶出现。②转移瘤之形态、边缘、密度变化:一般认为肺转移瘤的边缘可规则或不规则(取决于肺内位置及生长性质),前者为扩张性生长呈球形或椭圆形,后者为浸润性与破坏生长,酷似炎症,靠近胸膜时则可误为间皮瘤。其密度随病灶的倍增而密度增高。③某些特殊征象:肺转移灶中的大小与空洞范围有关。尤其是腺样囊性癌的转移灶较小,亦可发生空洞。作者曾遇到骨肉瘤、软骨肉瘤的肺转移瘤灶出现骨化与钙化。④对于部分病例胸透及线片发现单发或多发性病灶,临床上无症状难以其他疾患解释时应考虑有转移性肺肿瘤的可能[16]。

五、诊断

Stalpers LJA等报道213例口腔鳞癌患者定期胸片检查,研讨对肺癌的诊断价值。随访不低于18个月,平均49个月。29例(13.6%)发生了第二原发癌,其中23例(10.8%)发生在上呼吸道和消化道,5例(2.3%)局限在肺。另有17例发生转移性肺癌。共22例(10.3%)发生在呼吸道(原发和转移)。口腔癌患者实际肺癌发生率1年为8.5%,2年为13.0%,2年后未再发现新的。该22例中13例是在无症状期经胸片发现的。此22例1年生存率是25%。作者建议患口腔癌2年后没有必要再做胸片定期检查。1年内频繁的检查能尽早发现肺转移[5]。

Troell RJ等人早在1996年就倡导在头颈部恶性肿瘤治疗前,都应该检查是否有远处转移(DM)。肺、肝、骨是头颈部鳞癌DM最常发生的部位。采用肝功能(LFT)、碱性磷酸酶(AP)和胸片(CXR)的方法,以了解在DM检查中的精确性。病例来源为两部分。A组:斯坦福医学中心头颈部肿瘤科在1991年12个月间收治的97例头颈部鳞癌患者。分析患者的CXR和LFT水平,用以评价DM检查的灵敏度和特异度。如果在正常结果12个月内没有发生DM,则为真阴性。B组:1970—1993年间某医学中心和斯坦福医学中心患者中,被确立为头颈部鳞癌有DM的患者共79例。检查LFT、CXR以及其他放射学检查,如胸腹CT、肝B声、肝/脾扫描、骨扫描以及四肢和脊柱X线片等,并注意到肿瘤临床分期、T期、N期、分化程度(分好、中、差)。肿瘤位置、组织细胞病理学和X线研究的特征都用于DM的分析。结果发现:A组14例发生17处DM,10处为肺转移,5处为骨转移,2处为肝转移。确定肺DM时,CXR有50%的灵敏度,94%的特异性。LFT在确定肝DM方面的灵敏度为50%,特异度为81%。B组DM的发生率在临床晚期、晚T期、组织学分化差的肿瘤患者中增加。DM与N分期几乎没有什么关系。作者得出以下结论并提出头颈部鳞癌治疗前诊断DM的合理方案:①DM的发生与低分化和肿瘤晚期有关;②头颈部鳞癌DM常发生的部位在肺、骨和肝;③肝转移极少发生在其他部位无远处转移时;④CXR和AP水平在筛选肺和骨转移方面是高度特异的,然而CXR、AP和LFT敏感性低,因此,应视为肿瘤DM的粗筛检查;⑤起决定作用的检查应具有特异性。因此在CXR异常时,应行CT和MRI扫描。当AP水平升高时,应做骨扫描。如果LFT水平升高应做超声检查,特别是原发肿瘤分化好,中等分化以及Ⅰ、Ⅱ期肿瘤。倘若肿瘤分化差或晚期的肿瘤LFT升高时应行腹部CT或MRI扫描[20]。

六、治疗

林国础和邱蔚六报道20例涎腺泡细胞癌,建议远处转移的处理:鉴于腺泡细胞癌病程发展慢,虽有肺部转移,但能带瘤多年生存,如果原发灶及颈转移灶不处理,可能很快溃破。因此,做腮腺颈淋巴结联合根治术后再辅以化疗,随访6年中至今未见原发灶及颈部复发,而肺部病灶发展缓慢,带瘤存活。本组3例肺部转移患者平均带瘤存活5年。因此认为,如初治病例已伴有肺转移者,对原发灶或颈转移灶采取外科切除是可以的,对于孤立的甚至局限于肺一叶的转移灶,同时进行肺叶切除术也是可能的。

张军生等报道口腔颌面部恶性肿瘤31例远处转移后的治疗:转移后治疗的第一步应是对原发病灶及转移淋巴结的根治性手术,术后追加必要的放疗。原发灶复发是最后死亡的主要原因之一。对肺转移癌手术治疗明显延长患者的生存时间,但在以下情况时应禁忌手术:①双侧肺弥漫性转移;②原发灶未能完全控制;③恶性黑色素瘤和未分化癌的转移;④患者不能耐受手术。肝、骨转移多表现为弥漫或多块型,不宜选择手术治疗,全部采用放疗,虽然能明显延长患者生存时间,但较手术治疗效果仍不理想,其原因在于转移范围较广,发现较迟,患者体质差,不能耐受大剂量放疗,致使病灶控制失败。近来有报道用静脉注射放射性同位素及降钙素方法治疗骨转移瘤能明显延长生存时间,对此值得进一步研究探讨[17]。

Winter H 等总结头颈部癌肺转移瘤的手术效果。1984—2006年间诊断为头和颈部癌症肺转移瘤治疗的患者332例。入住外科80例,头部和颈部肿瘤病理证实的67例。肺转移瘤切除后的中位数整体存活率为19.4个月,与没有手术者比较有统计学显著差别($P<0.001$)。多变量分析后发现,不完整切除肺病变、手术并发症和原发肿瘤的辅助治疗是独立的、负性的预后因素。作者观察到无肺门或纵隔淋巴结转移的有利于改善患者生存。结论:手术患者生存率显著高于保守治疗的患者。即使肺转移瘤多发,原发瘤经过有效治疗,如无禁忌证,没有理由拒绝手术,能完整切除肺转移灶就应该接受手术治疗。头颈部癌肺转移瘤的切除手术生存率文献回顾如表24-1-6~24-1-13所示[21]。

布洁等回顾性分析1958—1998年初治的、无远处转移的、经病理证实的160例扁桃体癌的根治性放射治疗结果。63例死于肿瘤复发或病情进展,其中局部复发或未控34例,占54.0%;远地转移28例,占44.4%;1例局部复发加远地转移,占1.6%。局部复发以原发灶为主27例,区域淋巴结复发7例。远地转移依次为肺(10例)、肝脏(7例)、骨(6例)[22]。

李作仙报道吡柔比星联合化疗治疗32例晚期头颈部癌(内有淋巴结及远处转移病例)。初治局部晚期有颈部淋巴结和(或)远处转移10例,手术或放疗后局部复发、颈部淋巴结复发或远处转移22例。方法:吡柔比星40mg,第1天静注顺铂80~100mg,第2天静滴平阳霉素8mg,第3~7天肌注,21天为1周期。结果:近期疗效:32例中CR 4例,PR 6例,NC 8例,PD 4例,

表24-1-6 头颈部癌肺转移瘤的切除手术生存率文献回顾

作者	年代	例数	组织类型	肺未手术5年生存率	肺切除术5年生存率
Rendina 等	1986	6	鳞型	0%	36%(2年生存率)
Mazer 等	1988	44	鳞型	NA	43%
		13	腺样囊性癌		63%腺样囊性癌
Finley 等	1992	20	鳞型	4%	29%
Wedman 等	1996	10	鳞型	4%	59%
		7	腺样囊性癌		
		2	未分类		
		2	腺癌		
Nibu 等	1997	32	鳞型	NA	32%
					15.4%口腔
					45.2%(原发癌其他部位)
Liu 等	1999	41	鳞型	22%	34%鳞型
		16	腺样囊性癌		84%腺样囊性癌
本作者	2006	55	鳞型	6%	19.4%鳞型
		6	腺样囊性癌		33.3%腺样囊性癌
		6	其他		20.9%总体

注:NA不适用

表 24-1-7　是否有肺转移瘤的切除手术头颈部癌的部位及数目

原发瘤部位	总数(%)	肺转移例数(%)	肺切除术例数(%)
鼻腔	238(4.6%)	6(2.5%)	1(0.4%)
鼻咽	126(2.5%)	6(4.8%)	1(0.8%)
喉咽	738(14.4%)	80(10.8%)	14(1.9%)
口咽	1340(26%)	87(6.5%)	19(1.4%)
口腔	895(17.4%)	41(4.6%)	10(1.1%)
唇	149(2.9%)	3(2.0%)	0
唾液腺	246(4.8%)	32(13.0%)	8(3.3%)
喉	1403(27.3%)	77(5.5%)	14(1.0%)
总体	5135	332(6.5%)	67(1.3%)

表 24-1-8　肺转移瘤切除术类型

手术类型	例数	%
楔切	63	77.8
段切	10	12.3
叶切	5	6.2
全肺切除	1	1.2
双侧部分切除	2	2.5
Total	81	100

表 24-1-9　头颈部癌肺转移瘤的切除手术生存状况配对分析

年	0	1	2	3	4	5	6	7	8	9	10	11	12
未手术	67	16	8	4	1	1	0						
手术	67	43	32	14	11	10	9	5	3	3	3	2	1

此表表示，配对分析两组均手术组生存好于非手术组

表 24-1-10　头颈部癌肺转移瘤切除手术后生存状况单因素分析(简化表)

	例数(%)	中位生存期(95%CI，月)	5 年生存率	P 值(单因素分析)
组织类型				
鳞型	55(82.1)	15.2(12.6~17.8)	19.4	0.236a
腺样囊性癌	6(9.0)	43.5(21.2~65.9)	33.3	
其他	6(9.0)	19.4(6.7~32.1)	20.8	
原发瘤 Rb				0.506
完全手术	56(87.5)	16.0(8.6~23.5)	19.0	
不完全手术	8(12.5)	16.0(0~44.7)	25.0	
辅助治疗				0.103
No	11(16.4)	43.5(25.0~62.1)	26.7	
Yes	56(83.6)	15.2(12.6~17.8)	19.5	
转移瘤 R				0.214
完全手术	44(65.7)	19.4(3.8~35.0)	27.7	
不完全手术	23(34.3)	16.0(8.4~23.6)	6.7	
淋巴血管侵犯				0.688
No	57(85.1)	19.4(10.6~28.2)	25.0	
Yes	10(14.9)	16.0(0·~36.1)	20.0	
胸膜浸润				0.177
No	54(80.6)	21.6(14.6~29.0)	24.5	
Yes	13(19.4)	14.5(5.2~23.7)	8.5	
并发症				<0.001
No	58(86.6)	21.6(9.3~34.0)	24.1	
Yes	9(13.4)	3.6(0~7.6)	0	

注：95%CI，95%可信限；a 鳞型，对腺样囊性癌

表 24-1-11　每个肺转移瘤患者切除的淋巴结数

淋巴结数目	患者	
	例数	%
1	25	37.3
2	19	28.4
3	8	11.9
4	7	10.4
5	4	6.0
6	2	3.0
18	1	1.5
21	1	1.5
总数	67	100.0

表 24-1-12　根据手术类型鉴别头颈部癌肺转移瘤的生存状况

危险(年)	0	1	2	3	4	5	6	7	8	9	10	11	12
完全切除	44	27	16	9	9	9	7	5	3	3	3	2	1
不完全切除	23	16	6	5	2	1	1	0					

表 24-1-13　肺转移瘤术后影响生存因素的多变量分析

影响因素	HRR(95%CI)	P 值
并发症	13.2(4.8~35.9)	<0.001
辅助治疗	4.9(1.5~15.3)	0.007
非全切对全切	1.8(1.2~2.9)	0.010

总有效率(CR+PR)62.5%(20/32)。其中初治组为70.0%(7/10),复治组为59.1%(13/22)。32组中症状得到改善的有28例,包括疼痛、吞咽困难、呼吸困难,颈部肿胀减轻[23]。

2010年第46届美国临床肿瘤学会(ASCO)年会上一项Ⅲ期临床研究纳入743例Ⅲ/Ⅳ期头颈部恶性肿瘤患者,将其随机分为常规分割照射(70Gy/7W)组或同期增量加速组(72Gy/6W),两组均给予顺铂化疗。随访发现,两组5年生存率无显著差别。但放疗的持续时间和顺铂的剂量可显著影响患者生存[24]。

第47届ASCO年会认为,目前在复发、转移头颈部鳞癌(SCCHN)一线化疗方案主要是铂类与5-FU或紫杉类药物,EXTREME研究显示,与单纯化疗相比,在化疗基础上联合西妥昔单抗治疗及后续西妥昔单抗维持治疗提高缓解率近一倍(36%对20%,0R=2.33,P<0.001),其中完全缓解率提高得更显著(6.8%对0.9%)。联合西妥昔单抗同时使患者PFS和OS延长了2.3个周和2.7个月。EXTREME研究突破了过去30年来复发转移SCCHN治疗方面的瓶颈,显著延长了患者的OS。在患者无法耐受顺铂治疗时,采用卡铂治疗也会获得一定的疗效,虽然缓解率低于顺铂治疗,但联合西妥昔单抗时疗效提高的程度不受影响。卡铂/紫杉类联合西妥昔单抗可获得与EXTRENIE研究所采用方案相似的疗效。培美曲赛作为一个多靶点的抗代谢药,值得在头颈部鳞癌中进一步研究[25]。

王乃谦1975—1981年间给42例口腔颌面部恶性肿瘤做了肿瘤摘除,继之液氮冷冻治疗或自体再植。41例取得较好效果,只1例术后5个月发生肺转移[26]。

七、预后

1980—1992年重庆医科大学附属第一医院肿瘤科报道扁桃体癌63例。按1987年UICC分期,Ⅱ期9例,Ⅲ期24例,Ⅳ期30例。颈淋巴结转移N0 17例,N1 346例。结果:放疗后随访已超过10年,失访4例按死亡计算,随访率93.7%,5、10年生存率分别为55.6%和44.4%。治疗失败的主要原因是远处转移和局部复发,前者多见于未分化或低分化鳞癌型,后者可见于分化较好的鳞癌型。本组未分化及低分化癌死亡21例中有15例(71.4%)死于远处转移(其中8例死于腹腔转移),鳞癌死亡14例中8例(57.1%)死于局部复发[27]。

庆建纲报道原发性鼻腔黏膜恶性黑色素瘤7例,占同期本院恶黑的17.5%,为耳鼻喉科恶性肿瘤的1.46%。本组存活最长1例是肺转移者,4.5年;最短是术后4个月[28]。

Calhoun KH等的727例口腔、口咽、下咽或喉部鳞癌病例,平均随访期36.1个月。发生远处转移的患者平均生存期为4.3个月(1天~2.7年),其中86.9%的患者于1年内死亡。研究表明:①原发灶大小和颈部转移状况是决定头颈部鳞癌患者发生远处转移的主要因素,N0患者为2%~8%,N1为9%~29%,N2和N3为17%~51%;②远处转移通常发生于初诊后2年内;③最常见的转移部位是肺脏,因而胸X线片成为最有效的监测手段;④发生远处转移的患者通常在1年内死亡[7]。

冯锡珍报道鼻咽、中耳横纹肌肉瘤3例。例1,男,2.5岁。左侧周围性面瘫50日,左耳道流血水20日。左耳道活检为横纹肌肉瘤。2cm×2.5cm×3.5cm肿物手术切除。半年后脑转移死亡。例2,女,19岁。鼻塞、血性鼻涕6个月。鼻咽肿物活检为横纹肌肉瘤。右耳道肿物,易出血。胸透无异常。化疗后1月余因脑转移死亡。例3,男,9岁。鼻塞、血涕伴呼吸困难1个月。鼻咽部肿物活检为胚胎型肉瘤,右耳鼓膜充血内陷,予放疗,5个月肺转移死亡[29]。

参考文献

[1]樊晋川.头颈部恶性肿瘤的远处转移.临床耳鼻咽喉科杂志,1991,5:155-157

[2]焦小龙,曾庆玲.肺转移瘤的外科治疗.国外医学肿瘤学分册,1996,23:106

[3]曹静.腮腺肿瘤208例分析.交通医学,2002,16:281-282

[4]林国础,邱蔚六.20例涎腺腺泡细胞癌临床分析.肿瘤,1985,5:104-105

[5]邢汝东,王植三.口腔癌患者定期胸片检查对肺癌早期诊断价值.国外医学口腔医学分册,1989,16:359

[6]谢富强.腮腺混合瘤多次手术后恶变及肺转移一例.兰州医学院学报,1999,25:29

[7]郑家伟,刘振帆,张奎洪.头颈部鳞癌的远处转移.国外医学口腔医学分册,1995,22:304-305

[8]陈梓宏,李先明.以双肺转移为首发表现的扁桃体癌1例.广东医学院学报,1996,14:79

[9]奥村栄.头颈部癌肺転移切除例の検讨.日本胸部临床,1996,55:692-697

[10]李兰,郭晓峰,杜宝春.肿瘤转移的分子机制及头颈部肿瘤的转移特点.耳鼻咽喉-头颈外科,1998,5:254-256

[11]金晓明.头颈部肿瘤侵袭转移的遗传学基础.国外医学口腔医学分册,2002,29:151-152

[12]何龙,王继群.头颈部肿瘤隐匿性淋巴结转移研究进展.国外医学肿瘤学分册,2004,31:907-909

[13]金晓明,李金荣.头颈部癌侵袭转移中的黏附分子.现代口腔医学杂志,2001,15:223-226
[14]尹东,高志.趋化因子及受体在头颈部肿瘤侵袭和转移中的作用.临床口腔医学杂志,2006,22:496-498
[15]程世斌.鼻嗅神经母细胞瘤肺转移一例报告.临床放射学杂志,1992,11:212,28
[16]殷汉民,江传铎.口腔颌面部恶性肿瘤肺转移X线表现-附121例分析.口腔医学纵横,1989,5:33-34,封3
[17]张军生,刘赵英,生怀恩.口腔颌面部恶性肿瘤31例远处转移临床分析.癌症,1998,17:151-152
[18]马洪,宋宇峰,刘睿,等.上颌牙龈恶性细胞性蓝痣并双肺转移1例.现代口腔医学杂志,2007,21:65
[19]徐樟钦.上唇鳞癌肺转移1例报告.口腔医学,1986,6(4):171
[20]丁加根,高贤铭.头颈部癌远处转移的检查.国外医学口腔医学分册,1996,23:181
[21]Winter H,Meimarakis G,Hoffmann G,et al. Does Surgical Resection of Pulmonary Metastases of Head and Neck Cancer Improve Survival Annals of Surgical Oncology,2008,15:2915-2926
[22]布洁,高黎,徐国镇,等.160例扁桃体癌的放射治疗及预后.中华放射肿瘤学杂志,2001,10:104-107
[23]李作仙.吡柔比星联合化疗治疗32例晚期头颈部癌.肿瘤学杂志,2003,9:56
[24]王斓,廖莉莉.放疗持续时间和顺铂剂量影响头颈部恶性肿瘤患者OS.中国医学论坛报,2010年6月10日B7版
[25]郭晔.规范头颈部肿瘤的综合治疗—复发/转移SCCHN一线治疗策略.中国医学论坛报,2011年7月14日B19版
[26]王乃谦.口腔颌面部恶性肿瘤利用液氮冷冻保留下颌骨.制冷学报,1981,(2):47-49
[27]李明,陈绪元.扁桃体癌放化综合治疗63例远期疗效分析.四川医学,2001,22:181-182
[28]庆建纲.原发性鼻腔黏膜恶性黑色素瘤-附7例报告.广西医学院学报,1986,3:23-26
[29]冯锡珍.鼻咽、中耳横纹肌肉瘤3例报告.白求恩医科大学学报,1987,13:251-253

第二节　鼻咽癌

一、流行病学

在各种头颈部肿瘤中,未分化鼻咽癌是组织侵犯率和转移率最高的肿瘤之一。该肿瘤的早期转移率很高,远处转移主要于肝、骨和肺。

鼻咽癌(NPC)发病率最高的是中国南方(30~80/10⁵·年)。男性患者多于女性(2.4:1)。中国的高发年龄在40~60岁。

绝大多数患者(78%)转移灶的出现与首次临床症状的间隔时间在18个月之内。仅有20%的患者只有局部复发而无远处转移。肺转移占20%,多数进展较为缓慢[1]。

吴青莲等报道265例NPC。远处转移89例,其中骨45例,肺28例,肝10例,远处淋巴结转移6例。又报道首程治疗963例NPC患者,于放疗后3个月至6年出现肺转移47例,单纯肺转移14例,伴骨转移16例,伴肝转移8例,伴全身广泛转移9例。肺转移距鼻咽癌放疗后1年内12例,1~2年内18例,2年以上17例[2-3]。

TH Khor报道362例NPC中有10例就诊时或在治疗过程中已发生远处转移,其中骨转移7例,肺2例,腋窝和腹股沟1例,余352例在放射治疗后发生远处转移者99例,发生率为28.1%。99例发生远处转移,其发生的器官共有124处,其中只发生在一个器官的有76例,2个器官的有21例,最普遍的是骨和肺(7例)及骨与肝(8例),三个器官的有2例(肺、上前胸壁结节和腋窝、淋巴结转移1例,另1例为肝、前胸壁软组织和腋窝淋巴结转移)。

许德明等的1383例NPC住院患者,远处转移281例,远处转移率为20.3%。转移部位:肺转移120例,占42.7%,骨转移91例,占32.4%,肝转移60例,占21.4%,纵隔淋巴结转移13例,脑转移5例,其他部位转移8例[4]。

远处转移率与淋巴转移情况密切相关:凡临床出现N3的患者,40%存在无症状的远处转移,90%死于远处转移灶[5]。

据文献报道,放疗后随访发现远处转移率为20.2%~28.1%,最常见的部位为骨(38.7%)、肺(19.7%)和肝(17.5%)。NPC一旦发生了远处转移,其预后极差。中位生存期为4个月,其中肝转移患者预后最差,骨转移患者次之,肺转移患者生存期最长。黄国栋等的206例NPC血行转移患者的远处转移率为20.8%。转移部位依次为肝(37.4%)、骨(25.2%)和肺(19.4%)[6]。

二、病理学

张锋等通过尸检病例研究NPC扩散途径。40例带瘤病例中有远处转移的31例,占77.5%(表24-2-1、24-2-2)。

研究表明,出现了锁骨上区淋巴结转移的病例极

易发生纵隔或腹腔淋巴结的转移。剖胸即发现，从锁骨上区直至纵隔布满了大小不等成串状的淋巴结转移灶，不少病例还延伸到腹主动脉旁、髂窝淋巴结、腹股沟淋巴结。关于这种逆行转移途径，可能是因为锁骨上区小淋巴管与胸导管间存在交通吻合支，当锁骨上淋巴结被肿瘤充满后，瘤细胞就逆向流入胸导管，引起纵隔淋巴结转移，继而向腹腔、髂窝转移[7]。病程短，很快发生远处转移并导致死亡的NPC，称为迅速发展型鼻咽癌。张锋等报道31例。特点：①患者从自觉症状至死亡的时间平均仅11.7个月；②多数患者来诊时已有大块或累及锁骨上区的颈淋巴结转移(N3病例占51.6%)；③角化性鳞癌和非角化性癌所占比例较高(43.3%)；④癌组织中淋巴细胞、树突状细胞以及单核/巨噬细胞浸润较少[8]。

作为与鼻咽癌侵袭和转移相关的基因，HPA及HIF-1均可通过促进血管内皮生长因子VEGF的活化导致肿瘤侵袭性增强、新生血管形成，最终引起转移。而作为抑癌基因XGX6、LIF、THY-1则各自主要通过相关的信号传导来抑制肿瘤细胞周期，从而抑制鼻咽癌的侵袭及转移。总之，鼻咽癌是一个非常复杂的过程，其中可涉及多个癌基因和抑癌基因的改变，并与激活的癌基因及抑癌基因之间的失衡有关[9]。

三、临床表现

几组病例的临床表现如表24-2-3~24-2-6所示。

吴青莲等报道首程治疗963例NPC患者，于放疗后3个月至6年出现肺转移47例。单纯肺转移14例，伴骨转移16例，肝转移8例，伴有全身广泛转移9例。肺转移距鼻咽癌放疗后1年内12例，1~2年内18例，2年以上17例，肺癌单发灶13例，多发灶34例[3]。

胡永红等报道NPC侵犯支气管1例。因左颈肿物2个月就诊。鼻咽部活检病理为泡状核细胞癌。行^{60}Co分段照射。9个月后因咳嗽，CT扫描示主动脉弓下及隆突下多个淋巴结肿大；纤支镜下见右上叶支气管开口，右中间支气管、右基底段开口及左主气管开口内壁均见少许小结节状肿物，病理同上[10]。

表24-2-1 远处转移部位

部位	例数	%	部位	例数	%	部位	例数	%
淋巴结	22	55	肾上腺	3	7.5	脑膜	1	2.5
骨	19	47.5	甲状腺	3	7.5	肾	1	2.5
肝	17	42.5	脾	3	7.5	胆囊	1	2.5
脊髓	9	22.5	皮下	3	7.5	膀胱	1	2.5
肺	8	20.0	心包	2	5.0	附睾	1	2.5
大脑	5	12.5	腹膜后	2	5.0	输尿管	1	2.5
胸膜	5	12.5	小脑	1	2.5	垂体	1	2.5

表24-2-2 淋巴系统转移部位

部位	例数	%*	部位	例数	%*
颈淋巴结	27	67.5	髂窝淋巴结	6	15.0
锁骨上淋巴结	14	35.0	腹股沟淋巴结	4	10.0
纵隔淋巴结	12	30.0	腹膜后淋巴结	3	7.5
(包括支气管旁LN)			肝门、胰周、乳糜池	各1	各占2.5
腹主动脉旁淋巴	10	25.0	耳前、耳下、腋窝淋巴结	各1	各占2.5

*指该组淋巴结转移在40例有肿瘤病例中占的比例

表24-2-3 几组病例的临床表现[10-12]

作者	例数	症状
胡永红等	1	鼻咽癌侵犯支气管。鼻咽癌后3年因咳嗽，胸片发现双上纵隔淋巴结肿大
夏丽天等	157	咳嗽100.0%，咳痰55.4%，胸痛64.3%，胸闷47.1%，体重减轻47.7%，咯血35.0%，呼吸困难5.1%，声嘶3.8%，锁骨上转移2.5%
王出祖等	59	80%肺转移患者有乏力、食欲缺乏、咳嗽、胸痛、气紧或痰血等症状

表24-2-4 2组鼻咽癌肺转移脏器发现顺序[6,13]

作者	病例总数	首先发现脏器		同时
		鼻咽	肺	
易俊林等	60	53		7
黄国栋等	206	160	21&	25

*鼻咽癌血行转移；&不单指肺，指全身各处

表 24-2-5 鼻咽癌远处转移[12-15]

作者(总数,远处转移数)	转移部位
许德明等(1383,20.3%)	肺转移120例,占42.7%;骨转移91例,占32.4%;肝转移60例,占21.4%,纵隔淋巴结转移13例;脑转移5例;其他部位转移8例
谢杰雄等(N0期638,56)	肺转移17例,骨转移8例,肝转移7例,远处淋巴结转移5例(腋窝淋巴结1例,纵隔淋巴结2例,腹股沟和腹腔淋巴结2例),脑转移2例。肺伴肝转移7例,纵隔淋巴结伴肺转移3例,肺伴骨转移3例,肝伴骨转移1例,骨伴腹部皮下转移1例,颈局部淋巴结伴肺、肝转移各1例。其中2例同时出现鼻咽复发
王出祖(59,100%)	同时伴肺外纵隔转移3例(5.1%),伴骨转移6例(10.2%),伴肝转移4例(6.8%)
易俊林等(60)	肺转移及合并其他脏器转移:7例初诊发现肺转移(7/60),其他肺转移发生在初次治疗后1~150个月,中位时间为13个月。83.6%的肺转移发生在首程治疗后3年以内,其中1年内出现的占46.7%,2年内占66.7%。合并其他脏器转移的发生时间为0~24个月,18例(30%)在肺转移发生同时合并多脏器转移。治疗开始时单纯肺转移的42例患者中9例在治疗后出现其他脏器转移。在多脏器转移的27例中,26例(96.3%)发生在肺转移后的9个月内

表 24-2-6 鼻咽癌出现远处转移的时间[12,14-16]

作者(总数,远处转移数)	出现远处转移的时间
许德明等(1383,20.3%)	原发灶放疗后至转移时间:31例在确诊时出现转移,6个月内转移23例,7~12个月8例,1年内74例,2年内60例,3年内36例,其他49例,最长为15年,1~2年发生远处转移134例(47.7%)
谢杰雄等(N0期638,56)	从放疗结束算起,最短出现时间为7个月,最长为120个月,平均为48个月,其中少于12个月出现的9例,13~36个月23例,37~60个月13例,60~120个月11例
王出祖(59,肺91.5%)	21例(35.6%)发生于1年内,20例(33.9%)发生于2年内,其中3例(22%)发生于3年内。5例(8.5%)发生于3年以上,其中2例分别发生于6、10年
周华等(160,放疗后)	转移出现时间为疗后半年至7年7个月,中位时间为2年6个月,3年内发生转移者占75.0%(39/52),52例转移部位依次为骨11例,肝8例,肺、纵隔6例,脊髓2例,脑1例,广泛器官转移24例

四、影像学表现(表 24-2-7[10,1,17-18])

吴敬亮和潘国英分析154例NPC肺转移临床和X线表现(表24-2-8)[17]。从表中可以看到多发性肺转移120例(77.9%),其病灶直径在3cm以下者占多数(60.4%)。

特殊类型:①间质浸润型:病灶沿肺间质分布,纹理增粗呈网状改变;②混合型:指肺实质和间质转移同时出现;③粟粒型:肺野呈现普遍性散在小粟粒状阴影。

肺转移灶在肺的分布:转移灶中以散布于全肺为最多(37%),中、下肺野次之,顺序为下肺野、上肺野、肺门区、上中肺野。

特别值得注意的是12例类炎症型肺转移中,8例发生在肺门区,其中7例合并不同程度的肺不张或肺充气不全。出现在上肺野的13例中,10例为单发性转移,此两种情况需与中央型肺癌和肺结核球相鉴别。

154例中,合并肺门及纵隔淋巴结肿大者44例(28.8%),伴肺不张或肺充气不全14例(9.1%),伴肋骨破坏8例(0.9%),还有5例(3.2%)合并单侧胸腔积液。

空洞型改变是NPC肺转移在肺内的特殊改变。有如下特点:①空洞可大可小,但直径多在3cm以内,数目可多可少;②同一张胸片中,病灶可能全部为空洞或空洞和结节同时存在;③空洞有薄壁和厚壁之分,薄壁者呈环线状致密带,厚壁者其壁在2~5mm左右;④空洞周边和其周围肺野可清晰或模糊。

类炎症型12例中,8例发生在肺门区,其中7例合并不同程度肺不张或充气不全。结节型83例中,有22例为单发性肺转移,其中8例直径在8cm以上,其密度较高和均匀,边缘清楚或略呈分叶状[19]。

林上才等报道多发性空洞型肺转移瘤1例。患者确诊为鼻咽部未分化癌,行根治性放射治疗。半年后出现呛咳、痰中带血,多次胸片检查发现肺部呈多发性薄壁空洞转移灶。3年后开始出现多处转移,又半

表 24-2-7 几组患者的影像学表现

作者	例数	影像学表现
胡永红等	1	鼻咽癌侵犯支气管。胸片发现双上纵隔淋巴结肿大,CT 扫描示主动脉弓下及隆突下多个淋巴结肿大
夏丽天等	157	①多发结节型 79 例,占 50%;②孤立球形 33 例,占 21%;③片状炎症型 22 例,占 13%;④不规则形 14 例,占 9%;⑤其他不典型的有粟粒斑点状及肺纵隔淋巴结增大型等
卢志平	38	单个转移灶 8 例,多个病灶 10 例,单个病灶并纵隔淋巴结转移 7 例,多个病灶并纵隔淋巴结转移 13 例。转移灶最小为粟粒样,最大直径 4cm
王成名	95	CT 表现多种多样。表现为结节型 49 例,其中多发结节型 41 例,单发结节型 8 例,粟粒型 6 例,肺门纵隔型 10 例,胸膜型 4 例,癌性淋巴管炎 4 例,混合型 22 例

表 24-2-8 154 例鼻咽癌肺转移 X 线表现

形态	例数	%	数目(个)		直径大小(cm)			密度			边缘			
			单发	多发	<3	3~5	>5	高	中	低	清楚	模糊	分叶	毛糙
常见类														
结节型	63	40.9	22	41	33	11	19	11	35	17	5	35	10	13
空洞型	49	31.8	1	48	34	11	4		19	30	3	41		5
斑块型	21	13.7		21	21				21			21		
类炎症型	12	7.8	11	1		4	8		12			12		
特殊类	9	5.8		9	4#					9		9		
合计	154	100												

在特殊类的 9 例中,4 例呈网状改变,不计入大小

年死亡。首次胸片:右肺第 4 前肋处一类圆形空洞,约 3.0cm×2.0cm, 壁厚 1.0mm。8 个月后复查:空洞 3.9cm×3.0cm,壁厚 3.9mm,右下肺第 6 前肋间处第二个薄壁空洞 1.0cm×1.0cm,厚 0.5cm,。以后每两个月复查胸片:空洞渐大,壁渐增厚且内壁凹凸不平,双纵隔影亦渐增宽,同时又见右侧第一前肋骨溶骨性转移灶和新的空洞性转移灶位于右肺第七前肋间及左肺第三前肋间,每个空洞均按第一个空洞的同样规律发展,最后诊断为多发性空洞型肺转移瘤[20]。

五、诊断

胡皓报道误诊 1 例。患者男性,51 岁, 因涕血 3 个月入院。先发现双肺转移瘤,后诊断鼻咽低分化鳞状细胞癌。化疗 6 周期。4 周期后 CT 示鼻咽病灶 PR,肺部病灶完全缓解(CR),总评价:PR。6 周期后复查胸部 CT:双肺多发小结节,考虑转移瘤可能性大。鼻咽病灶较前进一步缩小。6 周期后鼻咽病灶 PR,肺部病灶进展(PD),总评价:PD。经讨论后观察 1 个月肺部阴影消失,定为炎性肉芽肿[21]。

林晓平等研究 ^{18}F-FDG PET/CT 在 NPC 诊断及分期中的临床价值。对鼻咽癌患者短径小于 1cm 病理阳性淋巴结,MRI 提示数目显著少于 PET/CT 检查结果。^{18}F-FDG PET/CT 除显示局部病灶、区域淋巴结和该部位的其他脏器转移情况外, 基于 PET/CT 全身扫描功能, 易发现远处转移灶。68 例 NPC 患者中,PET/CT 检查发现 8 例肺、骨、肝脏转移。^{18}F-FDG PET/CT 因发现锁上淋巴结转移改变 2 例 NPC 患者 N 分期。本组共有 24 例患者,因 PET/CT 检查结果而调整了临床分期[22]。

张海等分析 125 例 NPC 患者治疗后发生远处转移的临床诸因素,建立远处转移的危险指数,计算根据 Cox 分析结果,HI 公式如下:HI=0.379×(N 分期)+0.796×(临床分期)+0.578×(有无化疗)。HI 值越大,治疗后远处转移出现越早,预后越差。单因素分析 T 对治疗后半年远处转移有影响,但多因素分析无统计学意义。临床分期是影响治疗后远处转移的主要因素,Ⅰ期、Ⅱ期、Ⅲ期、Ⅳ期治疗后发现远处转移的平均时间为 85、23、15 和 11 个月,在 0.5~2 年内远处转移分别占 0、47.5%、80.7%、96.0%[23]。

广州中山大学肿瘤防治中心发布消息, 该中心与美国温安洛科学研究所等研究机构合作, 发现一种新鼻咽癌分子标志物。研究人员发现,丝甘蛋白聚糖与鼻咽癌患者预后密切相关, 高表达丝甘蛋白聚糖会增加肿瘤细胞扩散至身体其他部位的可能性。当阻断丝甘蛋白聚糖分泌后, 肿瘤细胞的侵袭和转移能力受到显著抑制。该蛋白有望成为预测鼻咽癌进展的重要分子标志物, 并为鼻咽癌靶向综合性治疗提供新的思路[24]。

六、治疗

NPC 无论局部扩展或是远处转移均十分广泛，而且远处转移发生早，涉及面广，其主要通过淋巴扩散。文献报道综合治疗可提高 5 年生存率 20%~27%，降低复发率 10%~13%[7]（表 24-2-9、24-2-10）。

放射疗法

肺转移在 NPC 患者远处转移中居第 2、3 位，其治疗尚无标准方案。国内多采用化疗或局部放疗或联合化疗等，化疗有效率为 52%~62%。

随着放疗射野设计的不断合理化和新治疗技术如适形和调强放疗的应用，NPC 的治疗效果有很大提高，早期病例 10 年疾病相关生存率、无复发生存率、无远处转移生存率分别可达 98%、94%、98%，晚期病例的总生存率为 60%~70%。局部控制率和生存率的提高使得患者出现远处转移的机会增加。Sham 等分析759 例 Ⅰ~Ⅳ患者放疗后的失败模式，结果表明最常见的远处转移部位是骨，其次是肺和肝。Huang 等报道 95%的鼻咽癌肺转移发生在 3 年内，1 年内出现 52%，2 年内出现 75%，45%（27/60）的患者在整个病程中会合并其他脏器转移，96.3%（26/27）在肺转移出现后 9 个月内出现。

易俊林等认为放疗是 NPC 肺内孤立性转移灶的有效治疗手段，只要一般情况许可，就应积极治疗，采用化疗加放疗综合治疗措施，可以延长生存期，有些患者可获得长期存活。对肺内单发转移病灶可以采用局部照射，而对于肺内多发转移灶，可采用全肺照射加局部小野补量同时配合化疗等综合治疗。对合并其他脏器转移者应以全身化疗为主[13]。

俞志英等报道晚期 NPC 肺转移放疗后长期存活 3 例。

例 1，男性，32 岁。确诊为鼻咽低分化鳞癌（T3N0M0）。放疗后鼻咽部新生物消失。1 年半后因干咳伴右侧胸痛，胸片见右下肺 5cm×5cm 肿块。行手术，病理为转移性低分化鳞癌。7 个月又因干咳伴胸痛，胸片见右肺门处及外上方 2 个球形病灶，各3cm×3cm 大小。放

表 24-2-9 鼻咽癌病例非手术治疗疗效[6,25-26]

作者	方法	生存率(%)				中位生存期(月)	最短~最长(平均生存期，月)
		1 年	2 年	3 年	5 年		
程剑华	中西化疗治疗有效者已死亡 15 例					19	4~61(22.7)
	治疗无效者已死亡 41 例					7	1~44(11.2)
	全组 96 例	49.5	33.3	24.7	15.8		
黄国栋等	鼻咽癌血行转移未治组 108 例						0.5~8.0(2.0)
	治疗组 98 例						2.0~53.0(8.0)
	肺转移组				11.5		
华贻军等	放、化疗 406 例	88.34		73.03	62.95		

表 24-2-10 鼻咽癌肺转移病例非手术治疗疗效[6,12-13,15,17,27-31]

作者	方法	生存率(%)					中位生存期(月)	最短~最长(平均生存期，月)
		1 年	2 年	3 年	5 年	以上		
王出祖	放化疗 59 例	55.9		0.05		0.02		
黄金华等	^{125}I 放射性粒子植入 19例	57.9						
易俊林等	放化疗 单纯肺			44.4	38.0			
	肺+其他	36.1	0.0					
陈卓明等	化疗 42 例							
卢志平	放化疗 38 例							4~35(14)
潘洛等	综合治疗 36 例	60.5	42.1	7.9				
黄国栋等	放化手术 42 例	36.11	19.44	8.33			10.0	3~42(11)
谢杰雄等	放化疗 25 例						24.4	3~36
	GP 方案 29 例	63.9	31.9	21.3			15	
蔡正文等	PF 方案 32 例	57.7	19.2	9.6			13	
	化放组 30 例	73.33	53.3	20.00			24	
王万伟	化疗组 19 例(PF)	36.84	0	0			9	

疗结束时胸片复查见肺肿块明显缩小,2个月后复查全胸片见肺部肿块完全消失。随访:17年以上健在。

例2,女性,39岁。诊断:NPC(T3N1M0)。采用常规分割外照射,鼻咽部新生物及颈部淋巴结均消失。放疗后口服CTX 1个月。1年后胸部CT见右下肺团块状软组织块影,约3.1cm×3.1cm。拟诊:右下肺转移性癌,放疗结束时胸片见右下肺肿块基本消失。随访:14年健在。

例3,男性,19岁。确诊为鼻咽低分化鳞癌(T3N1M0)。放疗后鼻咽部新生物基本消失。又化疗5个周期。3年后胸片见右下肺5cm×5cm块影,考虑为鼻咽癌右下肺转移性癌,放疗后胸片示右下肺肿块基本消退,再PBP方案化疗4周期,定期摄片见右下肺纤维索条状阴影。10年后检查,全身未见肿瘤情况[32]。

何丽佳等报道NPC双肺先后转移局部放射治疗后生存14年1例。女,27岁。NPC低分化鳞癌伴右上颈淋巴结转移。^{60}Co放射治疗,治愈出院。1年后因咳嗽、胸痛,胸片发现左下肺3cm×3cm大小孤立转移灶。常规放射治疗。照射野面积7cm×8cm,前后对穿野照射,剂量7000cGy,照射7周,2个月后病灶消失。又半年后胸片发现右肺中外带2个1cm大小圆形病灶,同前方法治疗。3年后胸片发现左肺门块影及右中肺外带1cm大的球形癌灶。针对2个癌灶分别穿野照射,剂量4000cGy,照射4周。治疗中因重复感冒,放弃治疗。半年后复查胸片,肺内转移灶消失,双肺纤维条索影。随访至今健在,生活自理。结论:第1次出现肺转移进行局部放射治疗的同时,加上全肺放射治疗,能否减少或避免以后的再次复发,值得进一步观察[33]。

超分割放疗以减少分割剂量而增加每天剂量对早期反应组织增加杀灭作用,从而对晚期反应组织起保护作用。肿瘤组织可看作早期反应组织,肺组织为晚期反应组织。廖卫坚等报道NPC肺转移28例。治疗均采用^{60}Co外照射。超分割治疗每天2次,每次DT 80~90cGy,间隔≥6小时。全肺照射剂量最小DT 1760cGy,最大DT 2080cGy。全肺照射完后一般各个转移瘤都有明显缩小和阴影变淡。然后在模拟机下定位缩小照射野,针对各个转移瘤加量DT 3800~4400cGy,使总量达到60Gy。照射全过程未做肺校正。结果:CR 6例(21.4%),PR 10例(35.7%),MR 12例(42.9%),总有效率(CR+PR)为57.1%。所有病例临床症状明显减轻,均未发现放射性肺炎[34]。

化学疗法

一般恶性肿瘤肺转移大部分经肺循环播散而分布于中外带肺野,少部分经纵隔淋巴结转移。中川健等1987年对137例肺转移癌肺叶切除和淋巴结清扫发现肺区域淋巴结转移率为38%,纵隔淋巴结为28%,头颈癌转移率高。据报道NPC有纵隔淋巴结转移倾向,本组病例肺转移中内带、中外带比例机会均等,与NPC亲纵隔淋巴结转移特性有关。值得注意的是位于肺野外带病灶化疗疗效好,CR 75%,大于全组CR 30.95%;有效率100%,大于全组有效率69.05%。跨肺野由于病灶大,瘤体负荷重,故疗效不好,造成疗效不均一性,考虑与化疗药代动力学有关。据DSA表现,肺转移血供主要来源于肺动脉,但位于肺野中内带的转移瘤可完全由支气管动脉供血。静脉滴注化疗药后,由腔静脉进入右心房-右心室经肺动脉而直接到达由肺动脉供血外侧野的转移灶,其药代动力学优势明显大于由支气管动脉供血的肺野中内带转移灶。这种药代动力学优势在支气管动脉灌注治疗肺癌中得到证实,优于静脉化疗。据报道,支气管动脉灌注化疗治疗肺癌近期疗效显著,有效率为68%~97%,中央型支气管动脉供血丰富的肿瘤优于周围型支气管动脉供血欠丰富的肿瘤。

陈卓明等分析42例NPC肺转移化疗疗效及死因。NPC肺转移化疗有效率高,报道80.9%有效,但生存时间长短不一,与多器官转移及复发有关。另外DDP+5-FU联合化疗缓解期3个月左右,对于转移灶小独立病灶化疗后配合放疗可提高生存时间。本观察病例说明多器官转移及复发为死亡的基础原因,由于长期慢性消耗,恶病质及免疫功能低下,放疗后唾液腺受损,口腔卫生差,长期卧床最终绝大部分(38/42)死于肺部感染所致的呼吸衰竭,肝转移致肝功能衰竭以及上消化道出血也是死亡的促进因素,一旦肝转移则疗效差,(16/18)发展为肝功能衰竭。一旦肺转移提示患者进入晚期,可能同时或相继有其他部位转移。临床上强调综合治疗改善患者生存质量,如肝转移放疗或介入治疗以及骨转移外照射配合^{89}Sr内照射,^{89}Sr不仅能镇痛,还能预防和延迟骨转移,均有一定疗效[35]。

黎建军等研究多西他赛联合顺铂治疗NPC肝、肺转移瘤。治疗组CR+PR 71.4%(15/21),对照组5%(1/19)。多西他赛联合顺铂方案病例1年内死亡2例,生存~2年内11例,2~3年内6例,超过3年1例,至今存活1例。对照组1年内死亡13例,生存1~2年6例,最长1例生存2年零3个月[36]。

陈文珊等总结顺铂联合5-FU治疗41例晚期NPC近期疗效。41例接受PF方案治疗NPC肝、肺转移病例。按不同给药方法分为两组:A组22例,5-FU 3g/m^2,120

小时持续静脉输注;B 组 19 例,5-FU 600mg/m²,5 天间断静脉输注。所有患者至少接受 2 个疗程化疗。结果 A 组有效率为 86%,B 组有效率为52%，具有统计学意义($P<0.05$)。结论:PF 方案 5-FU 持续静脉输注法治疗晚期鼻咽癌疗效优于 5-FU 间断静脉输注法[37]。

综合疗法

从远处转移发生的时间看,3 年内为高发,1 年之内最多,3 年后基本稳定。转移部位排列为骨、肺、肝。T1~T2 期骨、肺、肝的转移无明显差异,T3~T4 期则以骨转移最多。病期的早晚与远处转移有关,说明越是晚期治疗难度越大。年龄与远处转移的关系不明显。颈部淋巴结的大小、多少与远处转移有关。在鼻咽癌放疗的根治措施上根据 T 与 N 的不同分期，制定不同的综合治疗方案应是今后值得探索的[38]。

王纹等分析 62 例 NPC 肺转移灶治疗:非随机性接受单化(C 组)17 例,局部肺照射+化疗(R+C)15 例,全肺+局部照射(Rt)18 例,单纯局部照射(R1)12 例。全肺照射组 DT 15~20 Gy，单次量 DT 1.0~1.8 Gy 后缩野，针对各个局部病灶推量至 DT 50~60 Gy。12 个月生存率,Rt 组(6 个月 16/18,12 个月 14/18,18 个月 13/18 生存。死因情况：肺复发未控 6 例，他因 2 例,失访 2 例,存活 8 例)明显好于 R1 组。存活 9 例中除 1 例外,均系 Rt 治疗组。最长 1 例存活 4 年[39]。

黄国栋等比较各种手段治疗 NPC 中发生锁骨窝以下部位淋巴结转移 61 例。得知远处淋巴结转移灶治疗与否,生存期差异非常明显($P<0.01$),故对治疗应持积极态度。对腋窝、腹股沟等体表部位转移灶可行手术切除,术后放疗或单纯放疗,而纵隔、腹腔转移灶可在模拟机或 B 超下定位后行局部照射,照射范围包括该区域淋巴结,根据转移灶部位选择射线,体腔深处宜用直线加速器或 ^{60}C0，体表部位用中、浅层X线或电子束,DT 50~60 Gy/5~6 周,远处淋巴结转移广泛或同时伴发血行转移,先行化疗(选用 DDP 为主方案),对残留灶行局部照射。远处淋巴结转移灶治疗后发生的血行转移，孤立转移灶可行局部照射 DT 50~60 Gy,5~6 周。广泛的血行转移宜行化疗同时或以后发生原发灶复发者，可考虑行再程放疗。由于 59.0%(36/61)的患者发生血行转移,故治疗宜采用综合治疗[6]。

赵勇等报道 94 例 NPC 远处转移病例(肺 28 例,骨 17 例,肝脏 11 例,其他 8 例,多脏器 30 例)治疗情况。结果:全组的 1、3 及 5 年累积生存率分别为37.5%、11.7%及 3.3%。不同转移部位病例的生存率:肺转移病例的中位生存期为 17 个月，而肝脏或多脏器转移病例的中位生存期分别为 7 或 6 个月。文献报道无瘤生存时间>5 年的病例均为通过化疗合并放疗(≥40Gy)达到 CR 疗效的病例,且转移部位均为肺或纵隔淋巴结。文献报道了疗效达 CR 与长期生存的关系。肺转移病例的预后最好,4 例生存时间≥4 年的病例均为肺转移,其中 3 例行放疗或化疗,1 例行放疗加化疗,疗效均达 CR。骨或纵隔淋巴结转移的病例无 1 例生存时间超过 4 年,可能与其中较多病例仅行单纯放疗有一定关系,提示化疗对于这类病例可能较重要[40]。

许德明等报道 1383 例 NPC 住院患者,放疗后 1~2 年发生远处转移 134 例(47.7%)。NPC 大多数为低分化癌或未分化癌,放疗一直是 NPC 的基本方法,但中晚期 NPC 治疗后有较高的远处转移率及局部区域复发率,2/3 以上 NPC 远处转移在局部区域良好控制的状态下发生,因此全身综合治疗显得尤其重要。作者认为对化疗敏感的中晚期患者应做放疗前新辅助化疗、放疗后辅助化疗,目的是控制和消灭可能存在的微小转移灶,使原发灶缩小,减少放疗剂量,放疗不能控制远处转移,而化疗即以顺铂和 5-FU 是目前治疗 NPC 最有效的化疗方案[14]。

谢杰雄等报道 638 例 N0 期 NPC 患者首程放疗后出现远处转移的 56 例。治疗方法以全身化疗为主,部分患者进行姑息性放疗。结果:未治组 31 例平均生存期为 6.5 个月，经治组 25 例平均生存期为 24.4 个月，其中 1 例首程放疗后 37 个月出现纵隔淋巴结和肺转移,经化疗 4 个疗程,累计生存 48 个月。本组患者远处转移发生率为 8.8%，其中 5 年内出现的例数占总数的 80.4%(45/56),其发生率为 9.2%。可见 N0 期 NPC 首程放疗后出现远处转移,多见于前 5 年,所以应注意此期患者首程放疗后 5 年内远处转移情况的追踪观察,以便早诊早治[15]。

NPC 总的 5 年生存率较高,远处转移是治疗失败的主要原因。转移部位的频度依次为:肺、骨、肝及纵隔淋巴结等,90%的转移发生在 33 个月内。因此,鼻咽癌患者的随访在治疗后 2~3 年内尤其要重视。

我国 NPC 患者占全世界 NPC 患者的 50%~80%,因此,NPC 的治疗是我国癌症防治的重要课题。早期 NPC 的 5 年生存率可达 90%~95%，晚期 NPC 的5 年生存率仍然为 50%左右,25%~30%的患者常规治疗后出现局部复发和(或)转移,预后较差。而不幸的是大部分 NPC 患者在诊断时已经进入晚期，难以达到理想的疗效。

Chan 等人采用西妥昔单抗与卡铂联合治疗经铂类为基础化疗治疗失败的复发或转移 NPC 患者,疾病控制率达 60%(部分缓解率为 11.9%，疾病稳定率为

38.3%),中位生存期为8个月,且耐受性良好,此方案已得到NCCN指南推荐。通过对我国100例局部晚期NPC患者验证了调强放疗(IMRT)同步顺铂化疗联合西妥昔单抗安全性良好,绝大部分患者可以耐受。而且治疗结束后3个月100%的肿瘤控制率,更加令人振奋。香港的Ⅱ期临床研究也得到证实[41-42]。

黎建军等观察评价细胞因子诱导杀伤(CIK)细胞回输联合吉西他滨和顺铂(GP)方案化疗治疗鼻咽癌放疗后肝、肺转移瘤的近远期疗效,并探讨其机制。2007—2008年放疗后随访发现肝或肺转移患者30例,随机分为3组。结果:CIK+GP组有效率(90%)比单纯GP组(70%)好,但2组间无明显差异;而CIK+GP组和GP组均比对照组(10%)好,差异明显。CIK+GP组和GP组治疗后血清EBV-DNA PCR定量均有不同程度的下降,尤以CIK+GP组最为明显,而对照组则无明显改变。鼻咽癌放疗后肝肺转移瘤患者外周血CD_3^+比例较健康志愿者显著低下,经CIK+GP治疗后CD_3^+比例较单纯GP化疗组有所提高。肝肺转移瘤患者和健康志愿者CD_4^+/CD_8^+比例无明显差异,经CIK+GP生物化疗后其比例明显升高,而经GP化疗后明显降低,2组之间存在明显差异。CIK+GP组、GP组和对照组2年生存率(OS)分别为60.0%、40.0%和20.0%,生存曲线分析显示3组病例之间均有明显差异($P<0.05$)。结论:CIK细胞回输联合GP化疗治疗鼻咽癌放疗后肝、肺转移瘤具有肯定的近、远期疗效,并可改善其预后。两者具有协同作用,其作用可能与改变CD_3^+及CD_4^+/CD_8^+比例有关[43]。

七、预后

NPC患者治疗后死亡病例中,57.9%死于远处转移。国内报道NPC常见的转移部位是骨、肺、肝,多发生在放疗后2年内[4]。

近几十年来,虽然NPC放射治疗的疗效不断提高,但5年生存率仍在35%~50%之间,放疗后局部复发率及远处转移率分别为20%~28%、49.8%~55.08%,合占死亡原因的80%[7]。

张恩罴等随访1422例NPC 5年结果。1422例的5年随访率为91.70%,失访的118例均按死亡算。全组的1、2、3、4和5年生存率分别为90.72%、73.21%、62.59%、56.05%、51.62%。5年无瘤生存613例(43.11%),5年死亡570例,其中因远处转移死亡262例(占46%)。

远处转移(M1)的预后比局部晚期的T或N更差,2年内出现远处转移的80例中,除4例骨转移局部放疗后生存2年以上外,肝转移在3个月、肺转移在18个月内全都死亡,故将M1(T1~3,N0~3)划分为Ⅳb是需要的,这有别于长沙、AJCC方案而与HO氏方案相同[44]。

T H Khor分析362例NPC。发生远处转移者99例,预后都非常差。从远处转移的诊断之日起,50例(50.5%)于3个月内死亡,90例(91%)在1年内死亡。总的中等生存期为2.7个月。只有8例生存18个月以上[5]。

吴青莲等报道265例NPC。Ⅰ期5例,Ⅱ期73例,Ⅲ期113例,Ⅳ期74例。总5年生存率为38.5%。全部病例随诊5年以上,随访率为89.4%。死亡共160例,远处转移89例,占总死亡率的55.6%。其中骨45例,肺28例,肝10例,远处淋巴结转移6例,死于原发灶复发19例,颈淋巴结复发14例,鼻咽大出血2例,全身衰竭2例,非肿瘤死亡4例,不明原因30例[2]。

夏丽天和赵美毅认为不同的X线类型及病理类型与预后有明显关系。本组1年内死亡的123例中,多发结节型、孤立球型89例,片状炎症型12例,不规则型12例,其他10例病理多见未分化癌、低分化癌、大圆形细胞癌及低分化鳞癌。2年内死亡25例中,多发结节型13例,孤立球型5例,不规则形2例,其他5例。存活3年5例,全部为多发结节型。2~3年存活的14例患者,病理诊断均为低分化鳞癌。NPC肺转移患者的预后,不仅取决于及时诊断、治疗方法、身体状况、转移灶的部位及大小,而且与病理、X线类型有着重要关系。特别是对体质较好、X线类型为孤立球型或多发结节型的鳞癌患者,可行全肺切除或主体瘤切除,另加放疗或化疗,均可提高生存率[11]。

周华等报道160例NPC放射治疗后10年结果。160例中125例有明确死亡原因,除5例鳞癌死于其他原因,仍以远处转移为多。3年内发生转移者占75.0%(39/52),52例转移部位依次为骨11例,肝8例,肺、纵隔6例,脊髓2例,脑1例,广泛器官转移24例。局部复发鳞癌58例(58.6%),高于未分化癌10例(47.6%)[16]。

生存率变化:以我国高发区广东省西江流域四会市为例,20世纪70~80年代初期的5年生存率仅为42.5%,到21世纪则提高到70%。临床分期仍然是决定鼻咽癌预后的主要因素,Ⅰ期5年生存率达73.7%,中位生存期为14.4年,而Ⅳ期则分别是31.5%、2.3年[45]。

何思敏等分析72例转移性鼻咽癌的预后。2004—2008年间72例转移性鼻咽癌中,合并骨、肺、肝多脏器转移58例,多脏器转移中少数出现颅内、脾、腋窝/纵隔淋巴结转移。单脏器单发转移 14 例,其中骨、肺、肝单发转移分别为 8 例、3 例、2 例,颅内转移 1 例。结论:转移性鼻咽癌以化疗为主的综合治疗并未提高总生存率。性别、有合并局部复发是影响转移性鼻咽癌预后的独立影响因素[46]。

参考文献

[1]孙燕.内科肿瘤学.北京:人民卫生出版社,2001:506-521
[2]吴青莲,王济生,戴慧,等.265 例鼻咽癌疗效分析.齐鲁肿瘤杂志,1998,5:193-194
[3]吴青莲,翁欣然.鼻咽癌肺转移的疗效及预后因素分析.临床肿瘤学杂志,2004,9:298-299
[4]许德明,陈国权,李声谊,等.鼻咽癌远处转移281 例的临床分析.河南肿瘤学杂志,2001,14:99-100
[5]孙世良,王静波.鼻咽癌的远处转移.重庆医药,1978,7:107-108
[6]黄国栋,杨权烈,李亮,等.鼻咽癌血行转移的治疗(206 例分析).四川肿瘤,2002,15:217-219
[7]张锋,张锦明,闵华庆,等. 鼻咽癌扩散途径的研究.癌症,1991,10:128-130
[8]张锋,张昌卿,陈勇,等.迅速发展型鼻咽癌-31 例临床病理分析.中山医科大学学报,1993,14:222-225
[9]邓文婷,王双乐.鼻咽癌侵袭与转移相关基因的研究进展.肿瘤防治研究,2011,38:224-227
[10]胡永红,张恩罴.鼻咽癌侵犯支气管 1 例报告.癌症,1992,11:278
[11]夏丽天,赵美毅.157 例鼻咽癌肺转移癌 X线分型及姑息治疗疗效分析.中华肿瘤杂志,1997,19:316-317
[12]王出祖.鼻咽癌放疗后肺转移 59 例治疗临床分析.四川医学,2000,21:415-416
[13]易俊林,徐国镇,高黎,等.鼻咽癌肺转移不同治疗方法的探讨.中华放射肿瘤学杂志,2005,14:149-151
[14]许德明,陈国权,李声谊,等.鼻咽癌远处转移 281 例的临床分析.河南肿瘤学杂志,2001,14:99-100
[15]谢杰雄,雷章华.638 例 N0 期鼻咽癌患者放疗后远处转移临床分析.广西医学,1999,21:1053-1054
[16]周华,潘志荣,杨红波,等.鼻咽癌放射治疗10 年疗效分析(附 160 例报告).中国肿瘤临床,2000,27:829-831
[17]卢志平.鼻咽癌肺转移 38 例临床分析.广西医学,2000,22:666-667
[18] 王成名. 鼻咽癌肺转移 95 例的肺部 CT 表现.广西医学,2010,32:563-564
[19]吴敬亮,潘国英.鼻咽癌肺转移(附 154 例临床和 X 线分析).广东医学,1983,4:19-21
[20]林上才,陈玉仙,杨美山.多发性空洞型肺转移瘤 1 例报告.福建医药杂志,1995,17:281
[21]胡皓,郑登云,张华. 鼻咽癌肺转移的诊断治疗.循证医学,2011,11:378-384
[22]林晓平,赵充,陈明远,等.18F-FDG PET/CT在鼻咽癌诊断及分期中的临床价值.癌症,2008,27:974-978
[23]张海,王志新.125 例鼻咽癌患者治疗后发生远处转移的临床多因素分析.感染、炎症、修复,2007,8:19-22
[24]张静文.丝甘蛋白聚糖或可预测鼻咽癌进展. 中国医学论坛报,2011 年 7 月 21 日 A3 版
[25]程剑华.中西医结合治疗晚期鼻咽癌 96 例疗效分析.中西医结合实用临床急救,1999,6:221-223
[26]华贻军,洪明晃,罗东华,等.406 例鼻咽癌患者预后多因素分析.中国肿瘤临床,2005,32:435-436
[27]黄金华,顾仰葵,张亮,等.鼻咽癌肺转移瘤125I 放射性粒子植入疗效分析.国际呼吸杂志,2006,33:233-235
[28]陈卓明.何晓洪,黄羽,等.鼻咽癌肺转移化疗疗效及死因分析(附 42 例).现代肿瘤医学,2006,14:1206-1207
[29]潘洛,温俄罗,高时荣.鼻咽癌肺转移综合治疗临床分析.肿瘤防治研究,2003,30:517-转 521
[30]綦正文,刘汉锋,甘廷庆,等.吉西他滨联合顺铂治疗鼻咽癌肺转移的临床观察.中华肿瘤防治杂志,2009,16:1256-1258-转 1264
[31]王万伟.化疗综合放射治疗鼻咽癌双肺转移49 例分析.西部医学,2009,21:93-95
[32]俞志英,周菊英,许昌韶.晚期鼻咽癌肺转移放疗后长期存活 3 例报告.肿瘤防治研究,2005,32:604
[33]何丽佳,吴敬波,范娟,等.鼻咽癌双肺先后转移局部放射治疗后生存 l4 年一例.中华放射肿瘤学杂志,1999,8:76
[34]廖卫坚,陈志仁,彭少华.全肺超分割放疗鼻咽癌肺转移近期疗效分析.河南肿瘤学杂志,1999,12:345
[35]陈卓明.何晓洪,黄羽,等.鼻咽癌肺转移化疗疗效及死因分析(附 42 例).现代肿瘤医学,2006,14:1206-1207
[36]黎建军,古模发,徐国良,等.多西他赛联合顺铂治疗鼻咽癌肝肺转移瘤的临床研究.广东医学,2009,30:1169-1171
[37]陈文珊,王智辉.顺铂联合 5-氟尿嘧啶治疗41 例晚期鼻咽癌疗效观察.福建医药杂志,2009,31:128-129
[38]闫卫平,陈龙华,陈永清.鼻咽癌放疗后远处转移的分析.中国肿瘤临床与康复,2000,7:68-69
[39]王纹,徐国镇,谷铣之,等.全肺照射在鼻咽癌肺转移治疗中的价值.中华放射肿瘤学杂志,1995,4:161-163
[40]赵勇,文浩,李永楷,等.鼻咽癌首程治疗后远处转移病例的预后因素分析. 华西医学,2001,16:184-185
[41]卢泰祥,林桐榆.局部晚期鼻咽癌治疗的新希望. 中国医学论坛报,2010 年 6 月 10 日 B13 版
[42]江北,潘建基,石梅.引领鼻咽癌治疗的研究和实践. 中国医学论坛报,2010 年 8 月 5 日 B7 版
[43]黎建军,古模发,刘立志,等.CIK 细胞回输联合吉西他滨和顺铂治疗鼻咽癌放疗后肝肺转移瘤的效果及机制研究 *.中国病理生理杂志,2011,27:272-274
[44]张恩罴,曾祥发,蔡光龙,等.鼻咽癌分期的新建议(Ⅱ)—1422 例 5 年随访结果.癌症,1992,11:295-298
[45]柳青,卢泰祥.我国鼻咽癌近 10 年发病特点.中国医学论坛

报,2010年9月9日B4版
[46]何思敏,黎静,李志强,等.72例转移性鼻咽癌的预后分析.现代肿瘤医学,2012,20:277-280

第三节 喉癌

一、流行病学

陈艳峰等报道中山大学肿瘤防治中心的喉癌患者610例复发率:喉鳞癌复发80例,占13.0%,80例中单纯局部复发36例(45.0%),单纯区域复发(颈淋巴结复发)36例(45.0%),4例同时发生局部复发和区域复发(5.0%),1例局部复发和肺转移(0.95%),3例颈淋巴结转移和远处转移,部位为肺、骨(3.75%)[1]。郭容等报道喉癌865例,全部随访3~5年。其中发生肺转移11例[2]。

喉癌远处转移国外报道为7.2%~8.5%。Spector等报道,远处转移的发生介于1.5~6年之间,平均3.2年。文献报道喉癌远处转移的5年生存率为6.4%。与喉癌远处转移相关的因素较多。Spector等对大宗喉癌及下咽癌的调查显示远处转移的发生与T分期显著相关,T3、T4患者容易出现远处转移[3]。

王冬富报道60例肺转移瘤,原发肿瘤中喉癌3例[4]。

二、病理学

黏附因子:CD44位于11号染色体短臂基因组,nm23-H1定位在17号染色体长臂近着丝点处(17q21~22)。研究显示喉癌组织中存在CD44v和nm23-H1蛋白的高表达,提示CD44v和nm23-H1蛋白高表达可能与肿瘤发生有关。Ristamaki等研究结果均显示,CD44v的高表达与人体荷瘤状态有关,也证实了CD44v与肿瘤发生的相关性。Gun duz等报道nm23在喉癌组织及正常喉黏膜均有表达,但癌组织中呈现过度表达。研究结果还显示,癌组织中nm23-H1蛋白定量表达与癌旁组织接近,虽然阳性表达率低于癌旁组织,但其差异无显著性意义,提示癌旁组织的高度恶变的可能,在癌旁组织癌变发生的早期,nm23-H1蛋白表达已出现异常,这或许对肿瘤的早期诊断有意义。在淋巴结转移组患者CD44v蛋白的定量表达和阳性表达率均明显高于非转移组,统计学上其差异均具有显著性意义,提示CD44v蛋白表达与喉癌转移呈正相关。nm23-H1蛋白的表达量和阳性表达率在淋巴结转移组均显著低于非转移组,提示nm23-H1蛋白表达与喉癌淋巴结转移呈负相关。两者可能共同参与了喉癌转移过程中的调控,分别起着正负调控作用。由两基因产物这种量的依存关系,或许可以解释某些单独CD44v蛋白表达阳性、nm23-H1蛋白表达阴性患者并未发生淋巴结转移的原因。随着肿瘤的分化程度的降低,CD44v蛋白表达有增加的趋势,说明CD44v蛋白的表达可能与肿瘤的分化有关。CD44v和nm23-H1在喉癌发展及淋巴结转移中可能起着重要的调控作用。有报道p16在头颈部鳞癌中也起作用,p16在喉鳞癌中的表达阳性率为54.90%,提示p16基因的改变与喉鳞癌的发生、发展有一定的关系,它可能成为评价喉癌恶性程度、转移的一个指针。

喉癌的生物学行为、分期与复发的关系:对喉癌切除的标本进行病理组织学研究发现不同类型喉癌的局部扩散特点,并结合临床长期随访发现了影响喉癌患者生存期的因素,除患者接受治疗时病变为早期或晚期以外,尚有下列因素致预后较差,即:①患者有淋巴结转移,转移淋巴结有被膜外扩散者;②肿瘤呈浸润性生长及大体标本为溃疡型者;③流式细胞仪检测肿瘤细胞核DNA,D1值高者属多倍体肿瘤,其预后较二倍体肿瘤的患者为差,但复发癌有反常的表现;④喉癌雌激素受体阴性者;⑤属同一分期、同一病理分化程度,临床转归并不相同,在Ⅳ期病例中p53表达增高者、EGFR阳性表达和高表达者、CD44H低表达,预后较差,且CyclinD1过度表达可能是易于复发的信号;⑥第二重复癌的发生及远隔转移影响喉癌患者的长期存活。研究还表明,采用PCR方法对肿瘤切缘进行p53、PCNA等的检测,较病理切片检查能更精确确定安全切缘[5]。

王力红等报道喉癌淋巴结跳跃性转移1例。因声音嘶哑半年喉部检查发现声带新生物,喉活检病理:鳞癌。做中位喉切除,术后1个月拔除气管导管,随访。4年后右腹股沟包块,包块切除病检:鳞状细胞癌转移。遂行腹股沟区放疗。6年后再次右腹股沟数枚淋巴结长大,行右腹股沟淋巴结清扫术。7年后左腹股沟淋巴结肿大,病理活检:鳞癌转移。在随访的7年中,喉癌无肿瘤复发,一直未发现颈部淋巴结及腋窝淋巴结肿大、肝、胆、肺等处转移[6]。

刘巍巍等分析277例喉癌病理,鳞状细胞癌的远处转移率为6.0%(16/268),非鳞状细胞癌的其他恶性肿瘤为 22.2%(2/9),1 例为小细胞未分化癌,1 例为癌肉瘤)[3]。

喉癌发生肺转移与其解剖关系密切直接相关,可通过瘤细胞脱落种植,血行及淋巴扩散而致癌症病灶转移[2]。

三、临床表现

几例患者的临床表现如表 24-3-1 所示[2,7-8]。

表 24-3-1　几例患者的临床表现

作者	例数	症状及体征
郭睿等	11	喉癌肺转移。4 例以咳嗽为主要症状,2 例以呼吸困难症状为主,以胸痛、发热、咯血为主要症状者各 1 例,其余 3 例无明显临床症状
苗淑贤等	1	喉癌种植性转移。9 个月后因声音嘶哑 5 个月再入院。纤支镜:前联合、双声带、双室带均被肿物占据。
黄友等	1	左肺舌支的上、下分支的间嵴处有直径为 0.8cm 结节样肿物,分别取活检,病理均为低分化鳞癌、喉癌肺癌并存。8 个月前声音嘶哑,咽痛。3 个月前症状加重,伴咳嗽、痰中带血丝,咽部异物感明显

郭睿等报道喉癌的肺转移 11 例。喉癌患者 865 例,全部随访 3~5 年,发生肺转移者 11 例。年龄 48~67(平均 58)岁。声门上癌 5 例(T3N0M0 3 例,T3N1M0 1 例,T4N1M1 1 例),声门癌 2 例(T2N0M0 2 例),喉咽癌 2 例(T3N1M0 的 2 例),外院手术 2 例患者的诊断不详。肺转移症状如表 24-3-1 所示。肺转移部位及诊断依据:5 例为纵隔及肺门转移,双肺广泛转移者 3 例,单侧肺叶者 3 例。11 例均于常规胸片检查中发现:1 例通过痰脱落细胞学检查、1 例通过胸水细胞学检查证实。喉癌肺转移以声门上型喉癌较为常见,其次为声门型喉癌。Silvestri 等认为声门上喉癌在 2 年内有发生肺转移的最大危险性,且男性多发,本组男女之比为 10:1,符合上述推断。肺转移部位以肺门及纵隔淋巴结多见,提示其转移途径可能以淋巴转移为主。11 例患者中,有 1 例患者通过痰脱落细胞学检查,1 例通过胸水细胞学检查证实:其肺转移灶与喉癌病灶的病理类型相同[2]。

刘巍巍等的 277 例喉癌患者中 18 例出现远处转移。喉癌远处转移的发生率为 6.5%(18/277),肺转移占 83.3%(15/18,13 例单侧,2 例双侧,3 例肺合并纵隔淋巴结),肝转移 16.7%,3 例肺转移合并骨转移(椎骨 1 例,肋骨 1 例,多发性骨转移 1 例)。2 例初诊入院时即发现远处转移,其余患者从初诊入院到发现远处转移的时间间隔为 1~103 个月,间隔中位时间为 7 个月。除 9 例于外院治疗无法进行分类外(其中包括 2 例出现远处转移的患者),其余 268 例喉癌患者中声门癌远处转移的发生率为 4.5%(7/155),声门上癌为 7.1%(5/70),声门下癌为 0(0/2),贯声门癌为 9.8%(4/41)[3]。

苗淑贤等报道喉癌种植性转移 1 例。发现右侧颈部肿块进行性增大 10 个月后入院,查见右侧颈深上多个肿大淋巴结融合成约 10cm×8cm 肿块,颈前淋巴结直径约 0.6cm,耳鼻咽喉部检查及 CT 均未见肿物。行颈部肿物切检,病理报告为淋巴结慢性炎症。两日后行颈部肿物扩大切除术,病理报告为淋巴结转移性低分化鳞癌。又 9 个月后因声音嘶哑 5 个月再次入院。纤支镜表现见表 24-3-1。转移灶很大,而原发灶隐匿,在颈部肿块切除术后 9 个月的期间内,喉原发病日趋加重,其黏膜表面的癌细胞脱落,由于重力和吸气运动,使其下降至支气管内,黏附在黏膜上,在此处继续增大,发展成新的瘤结节,即种植转移结节[7]。

四、影像学表现(见书后附图 19)

几组病例的影像学表现如表 24-3-2 所示[2,3,7-8]。

表 24-3-2　几组病例的影像学表现

作者	例数	影像学表现
郭容等	11	喉癌肺转移。5 例为纵隔及肺门转移,双肺广泛转移者 3 例,单侧肺叶者 3 例
苗淑贤等	1	喉癌种植性转移 1 例。CT 均未见肿物。左肺舌支的上、下分支的间嵴处有直径 0.8cm 的结节样肿物
刘巍巍等	18	喉癌远处转移的发生率为 6.5%(18/277),肺转移占 83.3%(15/18),肝转移占16.7%,3 例肺转移合并骨转移(椎骨 1 例,肋骨 1 例,多发性骨转移 1 例)
黄友等	1	喉癌、肺癌并存。肺 CT:左侧肺门处有一高密度影。纤支镜检查:左上叶支气管开口处有灰白色增生物堵塞管腔

五、诊断

刘巍巍等的 277 例喉癌,除 13 例于外院首治无法进行 TN 分期(其中 3 例出现远处转移患者)外,其余 264 例按照不同 TN 分期计算的远处转移发生率分别为 T1 2.9%(1/34)、T2 4.3%(4/93)、T3 7.2%(7/97)、T4 7.5%(3/40);N0 3.3%(7/214)、N1 17.2%(5/29)、N2 18.8%(3/16)、N3 0%(0/5)。按照相应临床分期计算远处转移的发生率分别为Ⅰ期 2.9%(1/34)、Ⅱ期 2.6%(2/78)、Ⅲ期 3.7%(3/82)以及Ⅳ期 12.9%(9/70)。资料中有 1 例 T1 和 1 例Ⅰ期患者出现了远处转

移,这说明不能完全排除早期喉癌即存在远处转移的可能。本资料和相关文献都肯定了N分期对喉癌远处转移的预测价值,认为颈部转移的出现提示远处转移存在的可能。Moe等和ALvi等的资料显示3个或以上颈部淋巴结阳性是喉癌远处转移的预测因子。进一步的分析表明颈部淋巴结Ⅰ区阳性和Ⅴ区阳性是喉癌远处转移的显著预测因子[3]。

黄友等报道喉癌肺癌并存1例。症状见表24-3-1。6天前发现会厌结节左侧有2cm×2cm大小肿物, 表面不平。取活检报告:左声门上区鳞癌。肺CT:左侧肺门处有一高密度影。纤支镜检查:左上叶支气管开口处有一灰白色增生物堵塞管腔,活检:左肺鳞癌。在全麻下行双侧功能性颈清扫术、水平半喉切除术。伤口Ⅰ期愈合,继而开始行颈、喉部放疗,共45 Gy。后在全麻下行左侧全肺切除术。伤口Ⅰ期愈合。随访3年无复发[8]。

喉癌患者出现肺部病灶如何判断?一般认为,肺原位癌多为单一病灶,且直径大于2cm,靠近肺门,符合支气管起源。而喉癌肺转移灶则多范围且广泛。Hordijk G J认为喉癌确诊后,6个月内发现肺内病灶者,多为肺原位癌;6个月后出现肺转移灶者,多为喉癌肺转移[2]。

六、治疗

1.手术

梁建民等观察喉癌颈淋巴结转移行颈清扫术后的疗效。1990—2000年喉癌病例356例,病理均为鳞状细胞癌,予以手术和放疗。结果:随访3年以上42例,随访5年35例。术后肿瘤原发部位复发3例,颈部复发6例(术侧5例,对侧1例),远处转移2例(肺和纵隔各1例),死亡5例(2年1例,3~5年4例)。结论:根据肿瘤位置、范围及颈部淋巴结转移情况选择不同的颈清扫术式加术后放射治疗, 虽然仍存在复发,但在减少创伤、预防颈清扫术的并发症和疗效等方面收到了较好的效果[9]。

欧阳绍基等分析喉癌手术15例疗效。喉裂开声带切除术2例,喉垂直部分切除8例,喉声门上水平部分切除3例,喉全切除2例。同时行同侧颈廓清术4例, 双侧颈廓清术1例。Ⅲ期以上者术后补充放疗(60~70 Gy)。术后随访3年以上,死亡3例,1例死于脑血管意外,2例死于肺转移及肝转移; 无瘤存活12例。3年生存率80%(12/15),5年生存率20%(2/10)。除2例全喉切除外,术后全部拔管,拔管率86.6%。所有保留喉功能的患者,生活质量较好[10]。

成立新等为30例喉癌患者行喉部分切除后会厌下拉肌筋膜成形术。结果:患者均随访2年以上,喉功能均恢复良好,1例T2N0M0术后12个月颈淋巴结转移,行颈廓清术后再次复发,后死于肺转移。1例T4N0M0术后1年局部复发,行全喉切除术,未再复发。1例术后发生肺炎,2例气管切开处感染,均治愈。认为喉部分切除会厌肌筋膜重建术是一种简单有效的整复方法[11]。

蒋立新等研究气-食管通路发声重建防治误咽的新方法,评价对叠式气-食管通路发声口重建及"檐状会厌"成形术防治误咽的疗效。将纵向切开的气-食管漏行衣襟样叠缝合, 保留带蒂环状软骨瓣并修成会厌形状,在重建气-食管通路发声口上方将会厌形状骨片植入食道前壁黏膜下,使曲面向下凸入食管腔形成"檐状会厌"。结果:33例喉鳞癌术后3、7或12天拔除鼻饲管,经6~11天常规进食适应后均无误咽。随访2~5年,28例无发声口漏,2例癌复发并肺、骨转移死亡,3例失访。认为对叠式气-食管通路发声口及"檐状会厌"能有效地防治误咽[12]。

贾深汕等观察保留一侧杓状软骨的喉次全切除术的远期疗效。82例喉鳞状细胞癌患者随访均满5年以上,失访5例,随访率为93.9%。5年内死亡26例,其中喉癌局部复发5例,颈淋巴结转移4例,喉癌复发及颈淋巴结转移4例,其他4例(心功能衰竭、心肌梗死、肺转移、直肠癌各1例),死因不明4例,失访5例。随访满10年者68例,死亡30例(包括5年内死亡26例,5年后死于喉癌复发1例,死因不明2例,失访1例),5、10年生存率分别为68.3%(56/82)及55.9%(38/68)。认为保留一侧杓状软骨的喉次全切除术对于T3及某些经过选择的T4期喉癌是可行的[13]。

颈淋巴结是否有癌转移将对喉及下咽鳞癌患者的治疗及预后评估产生重要影响。目前,对有颈淋巴结转移患者的治疗尽可能采用切除原发病灶加颈清扫术。然而对颈淋巴结阴性患者的治疗却存在较大争议。

魏伯俊等总结伴咽后间隙淋巴结肿大的6例头颈恶性肿瘤。其中声门上型喉癌2例,下咽中分化鳞癌、口咽中分化鳞癌、鼻腔恶性黑色素瘤及甲状腺乳头状癌各1例。由CT和(或)MRI影像测得咽后间隙肿大淋巴结的直径为1.5~2.5cm。在控制原发灶和颈部转移淋巴结的基础上行咽后间隙淋巴清扫,并单独送病理检查。结果:6例咽后间隙清扫标本均见转移,均为单发。且均伴颈内静脉链淋巴转移。下咽癌患者2年后死于肺转移。鼻腔恶性黑色素瘤者第3次手术后14个月复查时无复发,后失访。口咽癌患者术后18个月局部复发，2 年后死亡。其余 3 例患者随访 2~4 年均无瘤生存。结论：CT 和 MRI 是诊断咽后间隙淋巴转移的主要手段，该处淋巴清扫是比较安全的。

咽后淋巴转移对预后的影响报道不一。咽后转移淋巴结与颈内动脉及后组颅神经关系较密切，转移淋巴结发生包膜外侵犯时可直接侵犯上述重要结构[14]。

梁健新等以胃代食道咽胃吻合术治疗晚期下咽颈段食管癌、复发性喉癌。其中 1 例下咽癌侵犯喉部伴右侧颈部淋巴结转移并右上肺转移，同期进行了下咽、全喉切除、食道剥脱胃代食道咽胃吻合术、右颈淋巴廓清术和右上肺切除术。没有出现倾倒综合征，术后放疗 50 Gy，3 年后死于局部复发[15]。

郭睿等报道喉癌的肺转移 11 例。手术方法：行全喉切除术者 3 例，其中 1 例行单侧廓清术。次全切除术 2 例，半咽半喉切除术 2 例，3/4 喉切除术 1 例，垂直半喉切除术 1 例。外院手术 2 例，术式不详。喉癌术后肺转移的时间：喉癌术后 1 个月以内发生肺转移者1 例，半年以内发生者 3 例，1 年以内 2 例，2 年以内 4 例，术后 3 年 1 例。其中半年以内发生者 4 例，占 36%；半年以后发生者 7 例，占 64%。结果：随访 11 例肺转移癌患者均于 2 年内死亡，其中 7 例于术后半年内死亡，术后 1~2 年死亡 2 例，术后 2~3 年死亡 2 例[2]。

2.放射治疗

李长青分析 239 例喉癌放射治疗。单纯放射治疗 160 例，术后放疗 76 例，术前放疗 3 例。全组 5 年及 10 年生存率分别为 40.6%及 21.3%。中晚期患者采用有计划性术前放疗疗效较好。术后放疗对于手术不够彻底或疑有残存病灶的晚期患者仍能达到减少复发提高治愈率的作用。放疗后复发的患者以手术挽救疗效较好，2 例行全喉切除均存活 5 年以上。再放疗 14 例中 12 例在 2 年内死亡，可见再放疗疗效极差[16]。

3.化学疗法

目前文献报道应用全身化疗可能会对远处转移的发生有一定的抑制作用，特别是有助于控制临床隐匿的远处转移[3]。

4.综合治疗

陈芦波等分析 64 例喉癌治疗结果。治疗方法：单纯放疗 19 例，放疗加化疗 10 例，手术后放疗 22 例，手术后放疗加化疗 13 例。随访率为 95.3%，总的 5 年生存率为 42.18%。结果表明：手术后放疗加或不加化疗的生存率都高于其他方法的生存率（$P<0.001$）。

文献报道，单纯放疗 5 年生存率高达 66.7%~80.5%。本组Ⅰ期单纯放疗 5 年生存率为 72.7%。对Ⅱ~Ⅳ期主张采用综合治疗疗效较好。文献报道综合治疗组 5 年生存率为 57%~61.8%。单纯放疗只有 29.4%~38%。有无淋巴结转移是影响预后的重要因素。文献报道无淋巴结转移者 5 年生存率为 55%~78%，本组为55.6%。有颈淋巴结转移者 5 年生存率只有 17.6%~40%，本组为 25%。文献报道行颈淋巴结摘除术能提高生存率，5 年生存率达 62.1%~74.1%。因此，主张颈淋巴结转移灶应尽早手术，不宜放疗[17]。

葛俊恒等分析晚期喉癌的综合治疗效果。生存情况：204 例晚期喉癌总的 3、5 年生存率分别为 70.1%（143/204）和 61.8%（126/204）。单纯手术组与手术+放疗+化疗组比较：$\chi^2=6.72$，$0.01<P<0.05$，差异有显著性。单纯手术组与综合治疗组比较：$\chi^2=6.52$，$0.01<P<0.05$，差异有显著性意义。术后复发 50 例，复发率为 24.5%，远处转移率为 14.2%（29 例）。不同治疗方法的转移情况不一。综合治疗组远处转移率为 10.6%，单纯手术组为 20.8%（$\chi^2=3.99$，$0.01<P<0.05$），二者之间差异有显著性意义。共死亡 78 例，其中局部复发 40 例，颈部转移 12 例，均为颈清扫术后再复发，其中 3 例已行术后放疗，给予局部再切除和化疗，均于 5 年内死亡，远处转移 8 例，第二原发癌 15 例，其他如心、脑血管意外 3 例[18]。

七、预后

段东升等分析 847 例喉癌死亡原因：局部复发67 例，颈淋巴结转移或复发 32 例，局部及颈部均有肿瘤 21 例，因手术并发症死亡 5 例，远处转移 12 例，死于全身其他疾病 19 例，死因不详 17 例[19]。

战卓分析喉癌 42 例预后。42 例中死亡 10 例，其中声门上型 8 例，声门型 1 例，贯声门癌 1 例。全部病例随访均在 5 年以上。死亡原因：因肿瘤转移复发死亡 3 例，死于心脑血管病 6 例，肺部病 1 例。手术并发症：咽瘘 3 例，乳糜瘘 1 例，颈部皮下脓肿 1 例。复发情况：局部复发者 2 例，远处转移 2 例（骨、腹腔转移），颈淋巴结转移复发 8 例[20]。刘巍巍的病例远处转移患者的 3 年和 5 年累计生存率分别为 23.8%和 11.9%。出现远处转移距死亡的间隔时间介于 2~77 个月，中位时间为 4.6 个月。喉癌出现肝转移的预后最差，最长仅为 4.6 个月。对 277 例喉癌进行单因素 Kaplarr-Meier 分析显示病理诊断、鳞状细胞癌病理分化程度、N 分期以及临床分期是影响喉癌远处转移的显著因素。多因素 Cox 模型分析仅有 N 分期是喉癌远处转移的显著因素（Wald=7.889，$P=0.005$）。非鳞状细胞癌的其他恶性肿瘤更容易出现远处转移。对于鳞癌来说，低分化鳞癌较分化好的鳞癌更容易出现远处转移。临床存在颈淋巴结转移者，尤其是 N2 患者容易出现远处转移。临床分期比T分期对远处转移的预测更有价值。临床晚期者容易出现远处转移。

喉癌肺转移患者多死于肺肿瘤。对于喉癌患者术后1年内每隔3个月行胸片检查,一年后应每隔6个月行胸片检查,有利于转移灶的早期发现。对于早期转移灶可行手术、放疗或化疗,这有利于延长患者的存活期。同时,戒烟、酒也是预防第二原发癌的主要措施。因此,喉癌确诊后有计划的随访和严格的预防措施十分重要[2]。

姚小宝等探讨Bmi-1基因过度表达与喉癌的分化转移及预后的关系。通过52例配对标本分别进行Bmi-1mRNA荧光检测,认为Bmi-1基因在喉癌组织中的表达状态与喉癌的生长和浸润转移关系密切;Bmi-1基因mRNA可望作为喉癌病情发展及指导临床治疗的标记物之一。Bmi-1mRNA的测定有助于判断肿瘤预后[21]。

参考文献

[1]陈艳峰,陈福进,杨安奎,等.复发性喉癌患者的临床特点和影响预后因素的分析.癌症,2004,23:584-588

[2]郭睿,郭志祥,付晓莲.喉癌的肺转移.空军总医院学报,1997,13:115-转117

[3]刘巍巍,种宗渊,郭朱明,等.喉癌的远处转移和相关因素分析.中华耳鼻咽喉头颈外科杂志,2003,38:221-224

[4]王冬富.CT诊断肺转移瘤的体会.现代中西医结合杂志,2007,16:3380-3381

[5]郭睿.黄德亮.喉癌复发的研究进展.空军总医院学报,2003,19:29-31

[6]王力红,陈飞,刘加林.喉癌淋巴结跳跃性转移一例.华西医学,2005,20:768

[7]苗淑贤,刘大为.喉癌种植性转移1例报告.实用肿瘤学杂志,1997,11:60

[8]黄友,杜双有,彭丽荣,等.喉癌肺癌并存1例.肿瘤研究与临床,1998,10:143

[9]梁建民,许联,刘晖,等.喉癌颈淋巴结转移行颈清扫术后的疗效观察.现代肿瘤医学,2009,7:1048-1050

[10]欧阳绍基,姚榕威,周光华,等.喉癌手术15例疗效分析.实用心脑肺血管病杂志,2009,17:496-497

[11]成立新,沈志森,赵侃,等.喉部分切除会厌及肌筋膜重建术(附30例报告).山东大学基础医学院学报,2003,17:89-90

[12]蒋立新,张向博,刘新,等.喉切除对叠式气-食管通路发音重建防治误咽的研究.中国临床康复,2003,7:2467-2468

[13]贾深汕,孙冀,裴荣.保留一侧杓状软骨的喉次全切除术的远期疗效观察.中华耳鼻咽喉头颈外科杂志,2005,40:49-51

[14]魏伯俊,申虹,祝小莉,等.头颈部恶性肿瘤咽后间隙淋巴转移的诊断和手术治疗.中华耳鼻咽喉头颈外科杂志,2006,41:363-364

[15]梁健新,何建行,张明,等.胃代食道咽胃吻合术治疗晚期下咽颈段食管癌、复发性喉癌.现代临床医学生物工程学杂志,2005,11:317-318

[16]李长青.239例喉癌放射治疗分析.中国放射学杂志,1990,4:146-147

[17]陈芦波,高远红,陈述嫦.64例喉癌治疗结果分析.江西医学院学报,1995,35:55-57

[18]葛俊恒,赵瑞利,胡俊兰.晚期喉癌的综合治疗分析.中华耳鼻咽喉科杂志,2004,39:20-21

[19]段东升,刘丽梅,郭汝元,等.847例喉癌临床治疗分析.肿瘤研究与临床,1999,11:115-116

[20]战卓.喉癌42例分析.中国误诊学杂志,2003,3:1081

[21]姚小宝,王晓侠,张少强,等.Bmi-1基因过度表达与喉癌的分化转移及预后的关系.西安交通大学学报(医学版),2011,32:246-249

第四节 腺样囊性癌(圆柱瘤)

一、流行病学

涎腺腺样囊性癌(salivary adenoid cystic carcinoma,SACC)是常见涎腺恶性肿瘤,占涎腺肿瘤的5.0%~10.0%,在涎腺恶性肿瘤中占24.0%。易侵袭神经并远处转移。SACC以40~60岁多发,为颌下腺和舌下腺好发肿瘤[1]。

1963—1980年Mallinckrodt放射学研究所收治唾液腺腺样囊性癌71例。就诊时就有肺转移2例。随访期间50%病例发生远处转移,平均存活时间仅40个月。远处转移顺序:肺(39%)、骨(19%)、软组织(10%)。病理学证实淋巴结受侵的仅3例[2]。

转移部位以肺部最常见,其次为骨、肝脏、脑等。李正江等报道远处转移率为29.0%,肺转移占86.0%,5年和10年的累积肺转移率可分别高达70.0%和100.0%,患者可带癌生存多年,肺外转移的患者预后差。以往认为,SACC在多次局部复发后和晚期易发生远处转移,但也有报道SACC在首诊前已发生肺转移。鉴于SACC高肺转移性的特点,提示对肺ACC患者要注意判别是原位癌还是转移癌,以利早期诊治[1]。

远处转移发生率较高,可达26%~40%,并且表现为特征性的嗜肺转移特性。Fordice等通过大量病例的回顾性研究后发现,本瘤经综合治疗后,仍有21.9%的患者发生了肺转移。肺高转移的特性使远期生存率显著降低，文献报道为37.4%~41.8%，肺转移则是主要致死原因[3]。

二、病理学

SACC的嗜神经侵袭特性和高肺转移特性是其重要的生物学特征。SACC无包膜，虽生长缓慢，但侵袭性很强，极易侵袭神经并沿神经扩散，即使给予扩大切除，仍很难切除干净，使得其易于局部复发和远处转移。局部复发率为42.5%~69.2%[1]。

李正江等报道126例SACC。26例患者在初诊时16例淋巴结临床阳性，同期行颈淋巴结清扫，其中12例淋巴结病理阳性，淋巴结转移率为10%(12/126)。在随诊期间共有35例(28%)发生远地转移，其中肺转移30例(占总例数的24%和远地转移的86%)，且4例合并骨、肝脏及脑转移。其余5例仅转移至骨、肝脏及脑。本组33例死亡，其中死于局部复发20例、肺转移6例、骨转移4例、肝转移1例、脑转移1例、原因不明1例。

Kim等报道腺样囊性癌（ACC）增殖细胞核抗原(PCNA)指数可预测远地转移。史宏男等发现nm23表达与临床分期有关，且在肺转移的过程中起到抑制转移的作用。Shintani等发现cerbB2和cerbB3的过度表达与肿瘤的分化和侵袭有关。Papadaki等研究表明p53突变发生在肿瘤侵袭的晚期。以上生物学指针可能是将来判断该肿瘤转移和预后的一个重要预测因子[4]。

郭澍等研究蛋白激酶CK2-β(PKCK2-β)在SACC肺转移中的作用。nm23-H1基因是颇受人们关注的肿瘤转移抑制基因，已在多种恶性肿瘤中发现，包括SACC中发现nm23-H1的表达与肿瘤转移呈负相关。为了证实PKCK2-β对nm23-H1的影响，进而更进一步证实PKCK2-β对SACC转移性的影响，用不同浓度的PKCK2-β抑制剂DRB和同一浓度的DRB，以不同的作用时间处理SACC肺转移细胞后，采用半定量RT-PCR方法，发现随着DRB浓度的增加，PKCK2-β被抑制程度的加深，nm23-H1的表达也随之提高，即SACC的转移能力降低。在同一浓度条件下，随着DRB作用时间的增加，PKCK2-β被抑制的程度加深，nm23-H1的表达也随之提高，即SACC的转移能力降低[5]。

1996年，关晓峰等从ACC细胞系ACC-2中筛选出肺高转移细胞系ACC-M，该细胞株的建立为探讨ACC的肺转移机制提供了具有重要价值的实验模型。肺高转移相关基因的研究：2003年杨捷琳等应用mRNA抑制性消减杂交技术和双向电泳结合肽质量指纹分析技术，对ACC-2和ACC-M细胞系的mRNA和蛋白质表达谱的差异性进行比较研究，在抑制性消减杂交中，分别以2个细胞系为测试子，共获得差异片段34个，其中包括2个新的表达序列标签EST、32个基因在mRNA水平上有不同程度的表达量改变，改变趋势与消减杂交结果一致。肺高转移相关蛋白的研究：2004年孙俊勇等利用ACC-2及其肺高转移细胞株ACC-M，通过蛋白质组学方法，差减处理，发现两细胞株间蛋白表达有差异，并对差异蛋白质点进行了分析鉴定。结果发现ACC-2与ACC-M细胞系之间有12个蛋白质点表达水平明显不同。其中转酮醇酶、v-Ha-Ras蛋白等在ACC-2中低表达，在ACC-M中高表达；肿瘤坏死因子超家族成员4（配合基)在ACC-2中高表达，在ACC-M中低表达；Pirin仅在ACC-2中表达。提示这12种差异蛋白可能通过不同途径参与ACC肺高转移。趋化因子CXCL12及其受体CXCR4在ACC肺高转移中的作用：2003年徐晓刚等通过免疫组化技术，观察到趋化因子CXCL12及其受体CXCR4在伴有肺转移的SACC原发灶以及淋巴结转移灶中具有明显的增高表达，通过体外细胞培养和单抗标记流式细胞仪技术，观察到CXCR4在SACC肺高转移细胞株ACC-M中的表达明显高于其在SACC细胞株ACC-2以及舌癌细胞株Tca8113中的表达。通过趋化实验观察到，趋化因子CXCL12对于ACC细胞ACC-M的趋化作用最为显著，从而证明CXCL12/CXCR4在ACC肺高转移中具有重要的作用[3]。

俞光岩等研究细胞外基质与SACC的远处转移。通过肿瘤手术标本的免疫组化染色和超微结构观察、细胞系体外黏附实验及人工重组基底膜侵袭实验，并采用整合素受体抑制剂精氨酸-天冬氨酸进行体外及荷瘤动物体内实验，观察其预防及治疗肺转移的效果。结果：肿瘤团索周围的基膜样物质呈多层、溶解或断裂现象。出现腺样囊性癌远处转移患者的肿瘤标本组织蛋白酶D免疫组化阳性反应率(75%)明显高于无转移患者(43.8%)。肺高转移SACC细胞株对人工重组基膜的侵袭细胞数明显高于其相应的非高转移细胞系。精氨酸-天冬氨酸在体外能抑制肺高转移SACC细胞对人工重组基膜的侵袭，在体内能显著延长SACC实验性肺转移动物的生存期[6]。

RO等按唾腺腺样囊性癌的分级方法，将乳腺ACC分为3级，发现肿瘤中实性区域越多预后越差。Ⅰ级腺样囊性癌(无实性区域)患者预后较好，未发现复发或死亡病例。6例Ⅱ级腺样囊性癌患者（实性区域<30%)中2例复发，1例Ⅲ级腺样囊性癌患者(实性区域>30%)出现转移。但Kleer等运用同样的分级方法，未发现乳腺腺样囊性癌分级与预后有关[7]。

气管 ACC 纵隔淋巴结转移率为 19.0%~30.8%，远地转移率为 18.5%~44.0%，肺转移最多见。46.0%~93.1%患者行手术治疗方法，术后放疗率为 32.5%~81.2%。术后 5 年生存率为 52.4%~91.0%，未手术 5 年生存率为 33.3%~53.0%。

美国(20 例)文献报道，淋巴结转移率为 30.8%，远地转移率为 40.5%。加拿大(38 例)分别是 19.0%和 44.0%；法国(65 例)的远地转移率是 18.5%[8]。

刘辉等报道咽旁肿瘤切除术 29 例。病理类型：良性 21 例，占 72.4%，恶性 8 例，占 27.6%，其中颌下腺腺样囊性癌术后复发 2 例。随访 5 年，颌下腺腺样囊性癌术后 4 年复发并肺转移，未继续治疗[9]。

沈末伦等采用免疫组化法检测 40 例涎腺腺样囊性癌组织中 Dermo-1 蛋白的表达情况，分析 Dermo-1 表达与腺样囊性癌临床病理因素的关系。结果 Dermo-1 在涎腺腺样囊性癌组织中的表达水平明显高于正常涎腺组织($P<0.05$)。Dermo-1 表达与腺样囊性癌的病理分型、嗜神经侵袭、术后复发及远位转移有关($P<0.05$)[10]。

三、临床表现

几组病例的临床表现如表 24-4-1 所示[4,8,11-14]。

表 24-4-1 几组病例的临床表现

作者	病例类型(例数)	复发率	淋巴结	远处转移	预后
贾振川等	ACC(59)	一次或多次局部复发史，占 30.0%	区域性淋巴结转移 5 例，占 8.5%	远处转移 18 例，占 30.5%，其中肺转移 14 例，骨转移 3 例，颅内转移 1 例。远处转移占全部病例的 80.5%	3 年内死亡 3 例，5 年内死亡 6 例，6 年生存率为 86.4%
梁军等	原发性气管 ACC(74)	术后局部复发 20 例	纵隔淋巴结阳性 8 例(10.8%)	远处转移 2 例(2.7%)，术后远处转移 17 例，局部复发+远处转移 6例。除 2 例外，所有远处转移患者均有肺转移	62 例 (83.8%) 接受手术治疗。第一次复发或转移的中位时间为 32 个月，第一次、第三次复发或转移的中位时间分别为 12 个月和 6 个月。所有患者中位生存时间为 55 个月，5 年、10 年总生存率分别为 69.7%和 35.9%
李正江等	SACC (126)	局部复发率为 35%	区域淋巴结转移率为 10%	肺转移率 30 例(24%)，且 4 例合并骨、肝脏及脑转移，其余 5 例仅转移至骨、肝脏及脑	治疗后总的 5、10 及 20 年生存率为 81.7%、63.8%及 37.0%，无局部复发者的生存率分别为 87.6%、77.0%及 73.1%。33 例死亡(局部复发 20 例、肺转移 6 例、骨 4 例、肝 1 例、脑 1 例、不明 1 例)
冯平柏等	头颈部 ACC(51)	复发率为 44.8%		远处转移率为 41.2%(21/51)。单部位和多部位远处转移分别占 71.4% (15/21) 和 28.6%(6/21)。肺、骨、肝和脑的转移依次为 81.0%(17/21)、23.8% (5/21)、14.3%(3/21)和 9.5%(2/21)	远处转移的平均发生时间在首次治疗后 5.36 年。远处转移组和未远处转移组的生存期为 9.81 年和 14.31 年，10 年生存率分别为 53.8%和 41.0%。远处转移后平均生存期为 2.55 年，2 年生存率为 47.8%
保森竹	SACC (96)	34.4%复发。12 例远处转移；42 例未发生局部复发者中，17 例出现远处转移	5 例(3 例为同侧颈Ⅱ区淋巴结转移，2 例为腮腺内淋巴结转移)	术后远处转移 32 例，转移率为 33.33%，其中肺转移 25 例，全身转移 1 例，脑转移 2 例，肝转移 2 例，骨转移 2 例	生存超过 10 年者 22 例(带瘤生存 7 例，无瘤生存 15 例)。死亡 32 例(21 例死于复发，7 例死于肺转移，2 例死于脑转移，1 例死于骨转移，1 例死于全身转移
卿菁等	大涎腺 ACC(64)			29 例(45%)发生远处转移，其中肺转移 22 例，骨转移 5 例，肝转移 2 例	5 年累积生存率为65.6%，10 年累积生存率为 54.5%。无瘤生存 22例，带瘤生存 5 例(其中肺转移 4 例，局部复发未治 1 例)，死亡 37 例(30 例死于该肿瘤)，肿瘤相关死亡率为 46.9%

ACC的临床表现颇为特殊，其主要特点是发展慢，病程长，肿瘤术后易复发，尤其容易出现浸润，侵犯神经并沿神经束膜扩展。

贾振川等报道ACC 59例。其中有8例肺转移后仍存活6年以上，有的病例胸片上见到转移瘤体布满肺野，但临床上症状并不严重，只是逐渐消瘦、衰竭[11]。

原发性气管ACC起源于气管黏液腺上皮，好发于气管后壁软骨与膜部连接部。常见于气管上段，生长慢，常在黏膜下以及沿周围神经扩展。临床症状出现较晚，肿瘤占据气管腔30%以下可无症状，超过50%可有自觉症状，超过75%可出现阻塞症状。Webl等报道的74例原发气管的恶性肿瘤，45.9%为鳞癌，25.7%为腺样囊性癌。77.3%的患者有吸烟史，首发症状中呼吸困难占55.4%，咯血占48.0%，咳嗽占41.9%，声嘶占35.1%。梁军等病例中15例有吸烟史占20.3%(15/74)。首发症状中以咳嗽(40/74)和气短(38/74)最多见。中位年龄43岁，较年轻。女性患者较男性稍多。病理来源主要靠手术获得。73.0%患者的病变长度为2~4cm，明确诊断时淋巴结转移以及远处转移少见[15]。

冯平柏等回顾性分析51例头颈部ACC。①首次手术治疗不规范者，其远处转移率比规范者明显高，分别为58.3%和25.9%(χ^2=5.509，P=0.025)。规范手术后未按要求行术后放疗者其远处转移率比按要求者高，分别为55.6%和25.0%(χ^2=4.894，P=0.045)。局部复发患者的远处转移率比未复发者高，分别为61.9%和27.6%(χ^2=5.126，P=0.043)。②远处转移部位与治疗方式的关系：规范手术和规范治疗的远处转移部位均只在肺部，分别为7例和6例，两个或两个解剖部位以上远处转移的6例均为非规范手术和非规范治疗者。③全组远处转移率和远处转移部位及远处转移发生时间：全组远处转移率为41.2%(21/51)。其中单一部位远处转移的共15人，占转移人数的71.4%(15/21)；两个或两个部位以上远处转移的为6人，占转移人数的28.6%(6/21)；肺、骨、肝和脑转移分别占远处转移人数的81.0%(17/21)、23.8%(5/21)、14.3%(3/21)和9.5%(2/21)。单纯肺转移占远处转移人数的52.4%(11/21)。远处转移发生的时间平均为5.36(0.13~26.0)年，中位时间为3.93年。④全组、未远处转移、远处转移、单纯肺转移和肺外转移者的平均生存期分别为13.58、14.31、9.81、13.44和6.04年，10年生存率分别为41.0%、53.8%、27.8%、36.4%和20.0%。其中肺外转移与未远处转移者生存差异有显著性(P=0.031)。⑤远处转移、单纯肺转移和肺外转移后平均生存时间分别为2.55、3.48年和1.49年，2年生存率分别为47.8%、72.7%和20.0%，其中单纯肺转移和肺外转移者生存差异有显著性(P=0.032)。⑥远处转移率与患者性别、年龄、病程长短、侵犯解剖部位多少和局部淋巴结转移均无关[16]。

孔旭辉等分析外耳道ACC 8例。肺部转移率相对较高，肿瘤男女发病率相似，但发生肿瘤转移的概率女性较男性高2倍，所以女性患者术后尤其要注意有无肺部转移[17]。

SACC肺转移居远处转移首位。研究发现，5年和10年的累积肺转移率可分别高达70%和100%，管状型和筛状型以及T1、T2SACC较实体型和T3、T4发生肺转移晚20个月左右。转移灶形成时间为86~1064天，平均393天，较已报道的其他恶性肿瘤转移灶形成时间长，并且发现肺转移往往在首诊前早已发生，由于早期自觉症状不明显，常被患者和医生同时忽视[18]。

杨振群和秦洪义报道口底部ACC后18年肺转移1例。因右侧口底肿块年余入院。肿块逐渐增大，近月持续性疼痛，夜间或舌运动时加重。外院或组织检查为口底腺样囊性癌。4日后切除1.0~1.2cm完整原发灶。3周后行两侧舌骨上淋巴结清扫术。病理证实为转移灶。术后又进行颞浅动脉插管化疗和颌下部^{60}Co放疗。随访10余年，情况良好，无复发、转移现象。术后18年体检中发现右上肺第2前肋间隙中带有1.1cm×2.5cm椭圆形、边缘清楚、呈分叶状、无毛刺、密度一致阴影。X线诊断为右上叶靠尖、前段开口处周围型肺癌。行右肺上叶切除。术后病理报告：右上叶肺腺样囊性癌。后随访4年多，情况良好[19]。

沈立杰等报道1971—1993年有完整资料的190例大涎腺恶性肿瘤，发生肺部转移的共22例，占11.5%。年龄为32~71岁。原发于腮腺者13例(59%)，颌下腺者6例(27%)，舌下腺者3例(14%)。组织学分类以腺样囊性癌最多。Levitt标准分期，其中Ⅰ期3例，Ⅱ期4例，Ⅲ期6例，Ⅳ期9例。经手术治疗，原发灶被控制者11例，9例术后复发，2例原发灶未行手术治疗。22例肺转移均有胸片证实，同时伴有颌下淋巴结转移者3例，颈部淋巴结转移者5例，均经病理证实。随访者有15例，观察期最短2个月，最长8年，死亡13例，其中腺癌死亡率最高也最快，腺样囊性癌生存时间最长，甚至可带瘤生存多年。

口腔颌面部恶性肿瘤血行转移率在5.3%~7.0%之间，涎腺癌发生血行转移者并不少见，高于口腔颌面部其他部位的恶性肿瘤。有报道远处转移最多见于腺样囊性癌，腺样囊性癌和鳞状细胞癌发生肺转移率分别为17%与23.1%。肺部转移灶早期常无临床症状。口腔癌患者可能发生第二原发肺癌，当X线检查表现为进展性肿块而且临床病情恶变，但未经病理证实为原发肺癌者，均应作为转移癌。胸片检查怀疑为恶性肿瘤，但一年内病变无X线动态改变和临床病情恶化者，不视为第二原发肺癌。口腔涎腺癌患者的第一年内要多次、定期进行胸片检查，定期检查对肺癌无症状期的早期诊断具有重要意义[20]。

四、影像学表现(见表24-4-2[1,11,19])

表24-4-2 几组患者的影像学表现

作者	例数	影像学表现
杜予	1	CT检查：右肺上叶中野直径约15mm结节，有分叶、小毛刺及支气管通气征。11个月后胸部CT复查见两肺多发转移结节
贾振川等	59	ACC 59例。其中有8例肺转移，有的病例X线胸片上见到转移瘤体布满肺野
杨振群等	1	口底部ACC 18年后肺转移。体检中发现右上肺第2前肋间隙中带有1.1cm×2.5cm、椭圆形、边缘清楚、呈分叶状、无毛刺、密度一致阴影

杜予报道1例SACC早期肺转移。男，72岁。体检时胸片见结节，无症状。3个月后左侧颌下发现一约25mm×20mm×20mm痛性包块。胸片见右肺上叶中野有一直径约12mm实性结节。CT检查如表24-4-2所示。行右肺上叶切除术。病理证实。3个月后左侧颌下发现一约25mm×20mm×20mm痛性包块。行切除术。又8个月后再次发现口底肿物，渐增大。胸部CT复查见两肺多发转移结节[1]。

五、诊断

鉴于SACC高肺转移性的特点，提示对肺ACC患者要注意判别是原位癌还是转移癌，以利早期诊治[1]。

李雷激等报道9例以硬质肿块为表现的耳鼻咽喉小涎腺来源ACC，从出现症状到确诊时间平均为4.3年[21]。

在超声指导下对涎腺肿块及其相关淋巴结进行针吸活检，因其定位准确临床效果比较满意，可在临床上推广[18]。

六、治疗

ACC是一种侵袭性很强的肿瘤，通过黏膜下和纤维组织向肿瘤周围播散，同时又沿神经扩展，故手术难度大，局部复发率高，但该肿瘤生长缓慢，带瘤生存时间较长。SACC远处转移率较高，常见的转移部位是肺，且肺转移的患者可以长期带瘤生存。马玲的病例远处转移死亡2例，均非肺转移所致，亦证实这一点，故单纯肺转移者应考虑积极治疗方法[22]。

综合治疗

李正江等报道126例SACC。综合治疗组的中位复发时间较单纯手术组长。放射治疗推迟了局部复发的时间，综合治疗可能提高了患者的生存时间。本组资料显示放射治疗有效率达80%。Vikram等报道96%的腺样囊性癌对放射治疗有效。Sur等报道术后放射治疗可提高局部控制率和无瘤生存率，但不能改变总的生存率，中子放射治疗对晚期的腺样囊性癌有较好的治疗效果。Garden等建议手术后瘤床放射治疗60 Gy，切缘阳性加至66 Gy，可以获得较好的局部控制。Fordice等认为在多数腺样囊性癌中，综合治疗是获得延长肿瘤控制所必需的，广泛的外科切除是综合治疗的关键。所以，腺样囊性癌应采取广泛的外科切除，必要时辅以放射治疗，以延迟局部复发，提高生存质量[4]。

保森竹分析96例SACC。综合治疗组5年生存率(71.1%)明显高于单纯手术组(50%)，10年生存率(42.1%)更加明显高于单纯手术组(10.3%，$P<0.001$)，说明综合治疗可以提高局部控制率和生存率。本组资料显示远处转移率为13.5%，其中肺转移25例(78.13%)，转移率明显高于其他部位，有文献报道的远处转移率为16%~29%，其中肺占69%~88%，且显示有肺转移的患者可以带瘤生存多年，肺外转移患者预后差，故对单个或局部的肺转移灶又无肺处转移的，可考虑手术切除[13]。

法国208例气管癌中ACC 65例，43%行术后放疗，5年和10年生存率分别为73%、57%。所有患者中，手术是否为根治性是预后因素，淋巴结阳性不降低生存，对于非根治性手术患者，术后放疗可提高生存率。T分期和病变长度对生存的影响差异均有统计学意义。手术切缘是否阳性与局部复发无明显相关性。Le等报道对不能手术患者推荐放疗剂量>60 Gy。Spiro等报道ACC局部复发率为40%~70%。Maziak等报道局部复发较多见，44%患者出现远处转移，预后仍较好。该病血行转移晚，最多见于肺转移，多数作者认为即使转移，手术仍有机会获长期生存。王永岗教授认为肺转移不应成为原发病灶切除的绝对禁忌证。法国学者认为肺转移是预后影响因素之一。加拿大学者报道38例气管ACC，肺转移患者平均生存时间为37个月。梁军等病例33.8%出现局部复发，29.7%出现远处转移，绝大多数均有肺转移，复发或转移后再治疗与无复发和(或)转移差异无统计学意义，提示即使出现复发或转移，给予积极的治疗仍能取得较好的疗效。患者治疗后可以出现多次复发或转移，并且随着复发或转移的次数增加，间隔时间越来越短。文献提示气管ACC 5年总生存率为66%~100%，10年为51%~62%[15]。

梁军等报道74例原发性气管ACC。62例(83.8%)接受手术治疗，27例手术完全切除，R1或R2切除35例。单纯手术24例，单纯放疗12例，综合治疗38例。结论：原发性气管ACC治疗效果较好。病变长度、T分期以及包含手术的治疗可能是影响预后的因素。患者治疗后出现多次复发或转移，积极治疗仍能获得长期生存的机会。远处转移以肺转移最多见[15]。

SACC治疗：手术加术后辅助放疗是目前治疗ACC的主要方法。Gurney等报道，SACC患者行手术加放疗可以获得很好的局控率，其5年及10年局控率分别为94%、73%。Spiro等认为，对于早期的ACC，在手术能切除干净的前提下，单纯手术是主要的治疗手段。Douglas等报道，手术对局部复发的患者仍有一定的价值。目前不少学者认为术后加辅助放疗可以提高某些患者的局控率、无复发生存率及无瘤生存率，但在提高患者总的生存率方面意义不大。Garden等认为，接受50~55 Gy放疗剂量的患者，特别是切缘阳性的时候，往往局控较差。作者推荐肿瘤原发灶的放疗剂量应至少达到60 Gy，而当存在多处切缘阳性或周围软组织受侵时，剂量需达到66 Gy。Regine等建议切缘阴性者的放射剂量为60 Gy，阳性者为66 Gy，明显残留者为70 Gy。

Douglas等研究结果显示，就诊时出现颅底受侵或淋巴结转移的患者5年内有较高的远处转移率。部分学者认为照射范围应包括颅底及神经走行。Garden等则认为，颈部淋巴结及颅底转移并不常见，且当前放疗一般包括上颈区域淋巴结(而颈联合对穿野照射)。故作者所在医院仅对已有淋巴结转移的病例行颈照射，至于是否需要将颅底纳入放疗范围，则取决于是否有被命名的神经受侵。当三叉神经的分支或有命名的神经受侵时，照射范围应包括颅底及通向颅底的神经走行[14]。

外科疗法

对早期的病灶尚小的ACC采取较广泛的外科切除是防止复发和区域性淋巴结转移的较为有效的治疗方法。首次手术切除尤为重要，应达到足够的宽度，包括肿瘤全部切除在内，最好能得到外科切除边界组织病理检查证实，尤其是神经断端及其边缘组织切片。术后辅以放疗视需要而定。肿瘤如有复发，第二次手术不能姑息，否则很难根治。

关于远处转移问题，复发可能与转移有较大的关系。复发手术次数越多，转移的机会越多，转移率也较高。尤其是远处转移可能与多次创伤，包括术前切取组织活检，多次手术切除病灶等，均可促使瘤细胞由血行播散。当然肿瘤的播散与另外一些因素有关，例如与病理类型、肿瘤发展阶段等也有一定的关系。据观察，病程至晚期转移率往往增高[11]。

惠建华等报道135例SACC。随访125例。随访5~25年。10例失访者按死亡统计，总的5生存率为66.67%(90/135)。全组已知死亡35例，除1例死于心脏病、1例死因不明外，其中18例死于局部复发，4例死于颈淋巴转移，9例死于肺转移，2例死于肝转移。综合治疗组的肿瘤局部控制率为93.26%(83/89)，局部复发率为6.74%(6/89)，远处转移率为3.37%(3/89)，89例中1例发生颈淋巴结转移死亡。单纯手术组肿瘤局部控制率为72.73%(34/44)，局部复发率为27.27%(12/44)，远处转移率为18.18%(8/44)。44例中3例发生颈淋巴结转移死亡。综合治疗者5生存率和肿瘤局部控制率为(78.65%，93.26%)，高于单纯手术者(45.45%，72.73%)，局部复发率和远处转移率为(6.74%，3.37%)明显低于单纯手术者(27.27%，18.18%)。证明手术+放疗+化疗的综合治疗的效果优于单纯手术[23]。

SACC肺转移灶的处理。是否手术切除肺转移灶尚无定论。一则因为肺转移灶往往多发；再则临床发现即使未经任何治疗，肺转移患者有较长的生存期也很常见[18]。

由于耵聍腺肿瘤(腺样囊性癌为其一类型)发展缓慢，即使发生肺转移，也可生存数年至数十年，所以远处转移不是手术的禁忌证。Pulec等报道，转移的病例平均发生在出现耳部症状后第13年。对于转移灶可予以局部手术切除或放疗以提高生存率。虽然外耳道腺样囊性癌对放疗不很敏感，但多数学者认为放射治疗是手术治疗的一个有益补充。放疗40 Gy可以控制亚临床灶90%，60 Gy可以控制亚临床灶99%。放疗可在术前或(和)术后进行，本组4例行术后补充放疗，降低了肿瘤复发率。近年来随着对其局部高复发率和全身性播散性的认识，主张初期即行扩大手术治疗。对于仅局限于外耳道的肿瘤，提倡大范围的外耳道全切，切除骨周围相关的软骨、乳突、中耳甚至腮腺。对于侵及中耳及颞骨和(或)累及面神经的肿瘤，提倡行次全颞骨切除和腮腺切除，有时还应进行相应的硬脑膜、下颌骨升支切除。过去放疗对腺样囊性癌的效果一直有争议，近10年研究表明，能使肿瘤明显回缩和症状减轻，延缓局部复发时间[17,24]。

SACC远地转移率较高，但肺转移的患者可以长期带瘤生存，肺外转移的患者预后极差。因此，李正江等建议对单个或局限的肺转移灶，若局部病灶控制而又无肺外转移，可行手术切除或小野放射治疗[4]。

放射治疗

对于远区血行转移者，若部位局限，放疗有助于延长寿命，若广泛转移者则行化疗。史克骏组3例肺转移者行放疗，转移灶明显缩小，分别延长生存3~4年。这同肺转移灶生长较慢并对放疗有一定敏感性有关。

李正江等报道126例涎腺腺样囊性癌患者的放射治疗有效率为80%。总的5、10及20年局部控制率分别为85.7%、60.1%及29.4%[4]。

由于气管ACC对放疗较敏感，术前放疗可以使肿瘤局限，提高肿瘤切除率，但放射线引起瘢痕形成，使气管的伸缩性降低，可切除长度减少，且影响手术操作并阻断血运，影响切口愈合，因此对术前放疗应持慎重态度。放疗主要用于R1或R2切除术后，或不能手术的患者。法国作者65例气管ACC研究提示术后放疗或放疗、化疗未提高生存率。多数国外文献报道对于R1或R2切除术后的辅助性放疗可能是好的预后影响因素，对于不能手术的患者放疗是首选治疗。文献提示放疗的局部控制率为20%~70%。有例数很少的报道，对不能手术的患者采用同步放疗、化疗，提示取得较好的结果。气管腺样囊性癌既面临局部控制的挑战，又面临后期肺内转移的挑战。对于不能手术的患者，同步放疗、化疗也许是一种挽救性治疗[8]。

化学疗法

余杨等实验研究羟喜树碱联合吡柔比星治疗SACC肺转移。60只裸鼠建立ACC肺转移动物模型后，将动物随机分为6组，分别按6种用药顺序组合治疗。6周后处死各组动物并取完整肺部标本，经图像分析测量肿瘤面积。结果：化疗各组肿瘤面积明显小于空白对照组（$P<0.01$），羟喜树碱HCPT和吡柔比星THP同时给药组和两单药组差异无统计学意义（$P>0.05$），但两药顺序给药或间隔48小时给药组与2个单一给药组及两药同时给药组比较，差异有统计学意义（$P<0.05$）。结论：HCPT联合THP在治疗ACC肺转移时具有协同效应，但应避免同时给药[25]。

刘浩和俞光岩研究紫杉醇抑制SACC远处转移的机制。观察泰索（Taxol）对涎腺腺样囊性癌细胞远处转移的作用及其对肺转移灶血管内皮生长因子（VEGF）、基质金属蛋白酶（MMP-9）表达的影响。用SACC肺高转移细胞株（ACC-M）裸鼠肺转移模型观察泰索体内抗转移效果，免疫组化法检测转移灶肿瘤细胞VEGF和MMP-9的表达。结果：对照组与Taxol治疗组相比，2组之间瘤结节数差异有统计学意义（$P<0.05$）；Taxol治疗组VEGF及MMP-9表达明显弱于对照组（$P<0.05$）[26]。

免疫疗法

1996年李笑梅等通过体外实验表明：ACC-2细胞为LAKs杀伤敏感细胞，TNF-α与INF-γ均适合作为增强剂增强LAKs杀伤ACC-2细胞的活性。从而为ACC过继免疫治疗提供了实验基础。

基因治疗：张蕾等通过免疫组化技术观察到抑癌基因TIP30在ACC中低表达，而在正常涎腺中高表达。还通过MTT法检测到TIP30基因转染联合紫杉醇对ACC-2及ACC-M细胞的生长抑制率最高。动物实验表明采用TIP30转基因治疗的肿瘤生长明显受到抑制。

减毒沙门菌作为一种新的基因治疗载体。江中明等构建了TIP30与人干扰素IFN-γ的共表达质粒pCI-TIP30/IFN，分别将已构建的重组表达质粒pCI-TIP30、pCI-IFN和共表达质粒pCI-TIP30/IFN转化到减毒鼠伤寒沙门菌SL7207，制备重组减毒沙门菌SL7207/pCI-TIP30、SL7207/pCI-IFN和SL7207/pCI-TIP30/IFN，建立ACC-2与ACC-M荷瘤裸鼠模型，并给荷瘤裸鼠口服上述重组减毒沙门菌，结果发现减毒伤寒沙门菌靶向介导的TIP30、IFN-γ及其联合基因对ACC有明显的治疗作用，联合基因较单基因治疗效果好，有协同作用[3]。

其他

抗血管生成治疗：TNP-470是目前研究比较多的血管生成抑制剂。邱存平等研究了TNP-470联合顺铂对ACC生长及肺转移的抑制作用，结果发现：与单用TNP-470相比，TNP-470联合顺铂对ACC生长和肺转移的抑制作用更强，但对皮下移植的血管密度影响无明显差异。农晓琳等也通过动物实验证明TNP-470可抑制ACC生长，但单独应用TNP-470对ACC的治疗效果不好，因此建议将TNP-470与化疗药5-FU联合使用，以提高对ACC的治疗效果[3]。

张娜等总结爱必妥联合放化疗治疗1例左外耳道腺样囊性癌术后肺转移的疗效。因左外耳道腺样囊性癌术后5年余，干咳2月余，痰中带血10余天。胸部CT：右下结节等多处病变。CT引导下肺穿刺病检结果：腺样囊性癌。左外耳道腺样囊性癌术后肺转移诊断明确。因双肺转移病灶侵及周边的血管，未采用手术方式，而使用放化疗联合靶向治疗的综合治疗方式，疗效佳，目前患者双肺病灶明显缩小，病情稳定，未出现新的转移病灶。因此对于条件相似的患者若经济条件允许，可采用爱必妥联合化疗（紫杉醇酯质体+顺铂）及放疗[27]。

七、预后

乳腺ACC预后较好，较少发生淋巴结或远处转移。在文献报道的182例乳腺腺样囊性癌中仅4例（1.7%）出现腋下淋巴结转移，故目前主张对乳腺ACC行单纯切除术或肿块切除辅以放射治疗，而不主张进行腋下淋巴结清扫术。在182例乳腺ACC中仅14例出现局部复发，其中11例为肿块局部切除而术后未接受放疗的患者，1例为乳腺单纯切除患者，2例为乳腺癌根治术患者。文献报道的182例ACC中仅14例（3.3%）在术后10年内出现远处转移，但也有报道ACC患者在术后10~20年发生转移，提示应长期随访。乳腺ACC中最常见的远处转移是肺转移，因此随访中要注意拍摄胸片。此外，肝脏、骨和肾转移也有报道，但十分罕见。关于ACC术后辅助治疗，目前认为术后患者用与不用者预后没有明显差别[7]。

卿菁等分析SACC预后因素。①神经受侵：多数学者认为神经受侵是ACC预后差的指标。Vrielink等发现，神经受侵者的局控率和生存率低，且该类患者容易出现远处转移。Van Del Wal等认为，神经受侵者有较高的远处转移率。②病理类型：ACC的病理类型有筛孔状、管状型（又称小管型）及实体型三种。多数文献报道，病理类型与预后关系密切，其中实体型预后最差。黄敏娴等报道实体型10年生存率为21.1%，腺样或小管型为44.8%。Matsuba等认为，筛孔状及管状型对患者远处转移率及总的生存率的影响没有差别，但筛孔状者的局部复发率更高，而实体型者则更容易出现远处转移。③临床分期：多数文献报道临床分期是影响ACC预后的主要因素。④手术切缘：Garden等报道，手术切缘不干净者的10年局控率（77%）低于手术切缘干净者（93%）。作者认为虽然术后辅助放疗可提高局控率，但手术切缘阳性或有命名的神经受侵时，放疗对改善头颈ACC患者局控率的效果明显下降。李正江等认为手术切缘对SACC患者的生存有明显的影响，因此，手术切缘阳性者均应给予术后放疗，以提高局控率和患者的生存质量[14]。

从以上叙述可见虽属同一性质（腺样囊性癌），但不同病变部位具备的生物活性度不一。乳腺与涎腺者有很大不同。史克骏的30例上颌窦ACC预后较好，5年生存率为50%，手术5年生存率为61.5%，手术+放疗为54.6%，单纯放疗者均存活不满2年。最长者生存16年[27]。

大样本资料显示影响SACC远处转移生存率的最大因素是原发灶大小、局部或颈部复发以及发生淋巴结转移。原发于颌下腺、Ⅲ或Ⅳ期、实体性并侵犯神经的病例，预后较差。发生颈淋巴结转移者，其远处转移可能性增大，预后不良。具有反分化特征的SACC及SACC杂交癌较易发生转移，预后较差。像绝大多数恶性肿瘤一样，早检查、早诊断和完全切除对SACC患者局部病灶的控制和长期生存都具有重要意义[18]。

李正江等报道126例SACC预后。33例死亡，其中死于局部复发20例，肺转移6例，骨转移4例，肝转移1例，脑转移1例，原因不明1例。生存情况：126例治疗后，总的5、10及20年累积生存率分别为81.7%、63.8%及37.0%，无局部复发者的累积生存率分别为87.6%、77.0%及73.1%[4]。

华丽等分析气管ACC 5例报道及国内131例文献。有随访记录者64例，其随访时间40天~10年不等，5例分别于术后8个月、5年（3例）、8年复发，16例死于局部复发或全身转移，4例死于局部并发症，其余均健在。由于本病复发和转移发生较晚，且可带瘤生存多年。因此，应终身随访。加拿大学者报道38例气管腺样囊性癌，肺转移患者平均生存时间为37个月[8,28]。

文献报道，头颈部ACC的远处转移率为17.1%~60%，冯平柏等病例为41.2%。腺样囊性癌从首次治疗至出现远处转移的时间较长。孟昭业等的6例远处转移患者有3例发生在8年以后，最长1例为10年8个月。冯平柏等病例最长1例是在首次治疗后26年，平均为5.23年。从冯平柏等病例资料看，该病的远处转移率与首次手术是否规范、术后综合治疗是否规范有关。手术和（或）治疗不规范者其远处转移率高（$P<0.05$）。冯平柏等病例治疗的不规范是指：①首次手术仅为单纯瘤体切除术，切除范围不够；②虽首次手术切除规范，但患者未按需要或要求再行放射治疗；③患者反复单纯手术治疗。这提示手术以及围术期的处理可能会影响该病的远处转移率。手术次数可能也会增加远处转移率。另外，远处转移还可能与局部复发等情况有关，冯平柏等病例局部复发者，其远处转移率高（$P<0.05$）。

发生远处转移后患者仍可有较长生存期，即Spiro报道发生远处转移后54%的患者3年内死亡，但仍有10%的患者存活10~16年。孟昭业等报道的存活时间为4个月至10年2个月，中位时间为4年。有报道远处转移的部位不同,其生存相差甚远。肺转移患者可带瘤长期生存,而肺外远处转移者预后极差。冯平柏等病例单纯肺转移和肺外远处转移者,其转移后生存期分别为3.48年和1.49年,两者累积生存率经Log-rank检验差异有显著性($P<0.05$)。因此,对于仅有局限肺转移的患者,很多学者提出实施单纯手术治疗或局部小野放疗,但这样做是否能进一步提高其生存期有待研究[12]。

外耳道ACC发生肺转移,多出现在5年后。大部分ACC生长缓慢,患者可维持多年正常生活,甚至可长期带瘤生存。国外学者报道,10年生存率为20%~29%。故5年生存率不能准确反映外耳道ACC的预后,超过5年的随访是必需的,否则无实际意义[24]。

关于小涎腺来源ACC(又名圆柱瘤型腺癌,筛状癌)神经受侵与预后的关系报道不一,李雷激等的病例有神经侵犯5例,复发率为100%,远处转移3例,转移率为60%,均在术后1~3年内复发、转移。加强随访对预后也有重要影响,而每年1次的X线胸片检查对于早期肺转移的诊断价值不及CT检查,建议定期行CT检查[21]。

卿菁等报道64例大涎腺腺样囊性癌。病理类型与生存率的关系:筛孔状者预后最好,实体型及管状型者比筛孔状者预后差($P<0.05$)。7例实体型中,2例发生局部复发,6例发生远处转移,7例患者均于入院治疗后1~200个月内死亡,5年死亡率为42.9%(3/7),10年死亡率为71.4%(5/7)[14]。

参考文献

[1]杜予.涎腺腺样囊性癌早期肺转移1例.人民军医,2007,50:369

[2]陈东福,谷铣之.唾液腺腺样囊性癌的放疗和手术.国外医学临床放射学分册,1985,8:64

[3]吕春堂,周中华.涎腺腺样囊性癌生物学特性与生物治疗.口腔颌面外科杂志,2009,19:153-157

[4]李正江,唐平章,徐国镇,等.126例涎腺腺样囊性癌的疗效及预后因素.中华放射肿瘤学杂志,1999,8:204-207

[5]郭澍,王玉新,孙长伏,等.蛋白激酶CK2-β在涎腺腺样囊性癌肺转移中的作用.中国医科大学学报,2003,32;228-229

[6]俞光岩,李凤,孙开华,等.细胞外基质与涎腺腺样囊性癌的远处转移.现代口腔医学杂志,2005,19:338-340

[7]杨文涛,张廷璆,沈铭昌,等.乳腺腺样囊性癌临床病理特点及文献复习.临床与实验病理学杂志,2005,21:10-13

[8]梁军,王绿化.气管腺样囊性癌诊治研究.实用肿瘤杂志,2009,24:206-208

[9]刘辉,边聪,黄加兴,等.咽旁肿瘤切除术(附29例).现代肿瘤医学,2006,14:148-149

[10]沈末伦,温艳丽,刘瑜,等.Dermo-1在涎腺腺样囊性癌中的表达及其临床意义.现代口腔医学杂志,2011,25:199-202

[11]贾振川,杨振群,彭玉田,等.涎腺腺样囊性癌59例.口腔颌面外科杂志,1992,2:52-53

[12]冯平柏,陆进成,吴建峰.头颈部腺样囊性癌血行转移的临床研究.肿瘤防治研究,2003,10:165-168

[13]保森竹.96例涎腺腺样囊性癌的临床分析.青海医药杂志,2008,38:9-11

[14]卿菁,张诠.魏茂文,等.64例大涎腺腺样囊性癌的预后因素分析.癌症,2006,25:1138-1143

[15]梁军,王文卿,陈东福,等.74例原发性气管腺样囊性癌的临床分析.实用肿瘤杂志,2009,24:381-384

[16]冯平柏,陆进成,吴建峰.头颈部腺样囊性癌血行转移的临床研究.肿瘤防治研究,2003,10:165-168

[17]孔旭辉,鲍学礼,黄永久.外耳道腺样囊性癌8例临床分析.中国耳鼻咽喉颅底外科杂志,2007,13:275-277

[18]王新军,周正炎,季振威.涎腺腺样囊性癌转移的研究进展.同济大学学报(医学版),2003,24:246-248

[19]杨振群,秦洪义.口底部腺样囊性癌术后18年肺转移一例报告.第二军医大学学报,1989,10:83-转封三

[20]沈立杰,张平,刘香丽,等.大涎腺恶性肿瘤肺转移22例临床资料分析.上海口腔医学,1996,5:179-180

[21]李雷激,骆文龙,甘秀妮,等.以硬质肿块为表现的耳鼻咽喉小涎腺来源腺样囊性癌(附9例报告).临床耳鼻咽喉科杂志,2006,20:875-877

[22]马玲.16例涎腺腺样囊性癌的临床观察.哈尔滨医药,2009,29:36

[23]惠建华,陈维系,潘兴元,等.135例大涎腺恶性肿瘤疗效分析.口腔颌面外科杂志,1996,6:54-56

[24]白云波,尹金淑,张丽琴.外耳道腺样囊性癌(附7例临床分析).临床耳鼻咽眠科杂志,2004,18:202-203

[25]余杨,郭伟,邱蔚六,等.羟喜树碱联合吡柔比星治疗涎腺腺样囊性癌肺转移的实验研究.中华口腔医学杂志,2006,41:291-294

[26]刘浩,俞光岩.紫杉醇抑制涎腺腺样囊性癌远处转移的机制研究.天津医药,2008,36:283-285

[27]史克骏.腺样囊性癌30例报告.实用口腔医学杂志,2001,17:535-536

[28]华丽,李强,白冲.气管腺样囊性癌5例报告及国内131例文献分析.中国现代医学,2005,15:2319-2321-转2325

第五节　面中型(Stewart 型)恶性肉芽肿

一、流行病学

Kassel 等 1969 年通过大量尸检及免疫学电镜检查研究,发现恶性肉芽肿面中线进行性破坏性病变,最终均可侵犯各内脏器官[1]。

二、病理学

1897 年 M cbride 首先报道 1 例鼻腔以进行性坏死性溃疡而致死的病例，称为鼻面部迅速进展性坏死。1921 年 Wood 报道 2 例类似病例称恶性肉芽肿。教科书对恶性肉芽肿(Malignant granuloma)定义为始于鼻部,渐延及面部中线进行性坏死性溃疡为特征的一种少见的肉芽肿[2]。

恶性肉芽肿的文献发表以来,命名混乱,出现过恶性肉芽肿、特异性面部肉芽肿、假瘤性炎症、恶性网织细胞增多、Stewart 综合征、致死性肉芽肿等约 30 种诊断名称。

鉴别诊断:面中线型恶性肉芽肿病理诊断的依据是在一非特异性炎症的基础结构背景中,有大量淋巴网织细胞浸润,并呈弥漫增生,且此种细胞为异形细胞,成熟程度各异。而韦格纳型的病理变化表现为三联征：一是病变部位活检病理结果为非特异性炎症；二是病变处出现本病特有的弥漫性或灶性坏死性动脉炎,肺部最易出现多发性结节;三是肾脏出现病变,呈坏死肉芽性肾小球肾炎。面中线型好发于中年男性的鼻部及中线部,局部黏膜组织糜烂、坏死,重度者溃疡穿孔,除非合并感染,否则抗生素治疗无效。

黄一蓉等研究认识恶性肉芽肿与恶性淋巴瘤的关系，初步认为这两组病例是一类病发展的不同阶段。报道自 1983—1989 年的病例共 173 例,早期以恶性肉芽肿较多,后期以中线外周 T 淋巴瘤较多,可能由于病理检测手段提高所致。病理类型:104 例中线恶性淋巴瘤,除 13 例不肯定 T 细胞来源或为 B 细胞淋巴瘤外,其余均为外周 T 淋巴瘤,占 87.5%。69 例病理诊断为坏死性肉芽肿,均表现为坏死肉芽组织及炎症,未见肿瘤细胞。两种不同病理诊断的病例,在性别、中位年龄方面大致相同。症状均多为鼻部及咽喉部症状,但中线恶性淋巴瘤也首先见颈部肿物,而坏死性肉芽肿首见鼻部肿物。两组均有 60%以上原发部位在鼻腔，中线恶性淋巴瘤原发于韦氏环也较高(31.7%)，而坏死性肉芽肿除鼻腔外，多原发于软硬腭。根据病变侵及区域中线恶性淋巴瘤侵及 3、4 区及多于 4 区的病例较多,因此远方受侵及短期内发展至Ⅳ期的病例也较多。而坏死性肉芽肿似乎发展较慢,最长的病例可达 7 年才来就诊[3]。

1964 年 Fridmann 将恶性肉芽肿分为 Stewart 型肉芽肿和 Wegener 型肉芽肿两种类型。随着现代临床病理学和免疫组化的发展，现在认为 Stewart 型恶性肉芽肿,以及既往所谓的致死性中线肉芽肿、恶性中线肉芽肿、中线恶性网状增多症等概念实质上是一种特殊类型的恶性淋巴瘤。病理为慢性非特异性肉芽组织和坏死,伴有多种组织成分和细胞浸润,无多核巨细胞和坏死性血管炎。根据免疫组织化学检测,可分为 T、B 和 T/NK 细胞淋巴瘤。其中大多数鼻淋巴瘤属 T/NK 细胞型。

病理检查是诊断的主要依据。应做多次不同部位的活检,对溃疡坏死病灶应避开坏死部分,尽可能大块地深取组织,在病灶坏死组织和正常组织之间取材可提高诊断的阳性率,有时在光镜下对恶性肿瘤难以定性,可行免疫组织化学检查确诊[4]。

三、临床表现

几组病例的临床表现如表 24-5-1 所示[4-6]。

张萍等报道恶性肉芽肿 6 例。年龄 19~45(中位

表 24-5-1　几组病例的临床表现

作者	例数	症状及体征
张萍等	6	恶性肉芽肿。鼻塞、流脓血涕 5 例,鼻出血 2 例,咽喉痛伴吞咽困难 2 例,面部肿胀、牙痛 2 例,耳痛伴听力下降 1 例,咳嗽、咳痰、咯血 1 例,胸痛伴轻度呼吸困难 1 例,发热 6 例,体温为 38.5℃~40℃,消瘦、乏力 3 例,全身器官衰竭 1 例,颈部淋巴结肿大 1 例,病变累及鼻腔 5 例,鼻咽部 3 例,上颌窦 2 例,咽部 3 例,软硬腭 2 例,肺脏 1 例,心脏、肺脏、肝脏、脾脏和肾脏功能受损 1 例
王孝英等	4	中线恶性肉芽肿 4 例合并肺部恶性肉芽肿性病变。均有咯血症状,2 例在鼻咽部病变发生 3 个月后,2 例在鼻腔及鼻窦病变发生的同时,其中 1 例行纤支镜检查时因出血而死亡
王越等	2	中线性恶性肉芽肿 7 例。合并肺受损 2 例

30)岁,全为男性,病程2个月~2年。6例中4例活检病理诊断为面中线型恶性肉芽肿,2例为韦格纳型恶性肉芽肿。临床表现及影像表现见表24-5-1、24-5-2[3]。

刘桐宇等报道恶性中线肉芽肿1例。反复发热20余天为主诉。左颌下触及质硬淋巴结,右颈部触及质韧肿物,咽后壁见白色脓苔附着,右下肺呼吸音弱,双肺未闻及干湿啰音,双下肢重度凹陷性水肿。入院后第5天出现胸背、腰背部较多淤点,腹股沟新出现多个淋巴结,肝大,脾未触及,早产产后第2天渐出现急性左心衰、呼吸衰竭、麻痹性肠梗阻、中毒性心肌炎、应激性溃疡、消化道出血、腹水、多脏器功能衰竭。因呼吸及循环衰竭而死亡。鼻咽病理活检报告:鼻咽部黏膜中性恶性肉芽肿(倾向于NK/T淋巴细胞淋巴瘤)[2]。

王越等报道中线性恶性肉芽肿7例。男5例,女2例,年龄17~53岁,病程1个月~1年。有发热病史者3例,鼻前庭溃烂者1例,下鼻甲坏死、骨质外露3例,鼻中隔糜烂穿孔1例,鼻底肉芽组织坏死1例,软腭正中溃烂1例,合并肺受损2例,肾明显受损1例。病灶活检第1次确诊者2例,第2次活检确诊者3例,经第3次活检确诊者2例。治疗:7例患者中应用局部放射治疗3例,因合并肺、肾受损而同时给予全身化疗3例,患者自行放弃治疗1例。结果:7例患者中5例于2~6个月内因并发症或全身器官衰竭死亡,仅2例随访5年,仍健在[5]。

四、影像学表现

几组病例的影像学表现如表24-5-2所示。

表24-5-2 几组病例的影像学表现

作者	例数	影像学表现
张萍等	6	恶性肉芽肿。1例患者行心脏B超、腹部B超检查发现心包积液、胸腔积液、气胸、腹腔积液、脾肿大。1例患者胸部CT示双肺占位性病变、双下肺多发性结节及肿块样变性
王孝英等	4	中线恶性肉芽肿4例合并肺部恶性肉芽肿性病变。X线表现:均见双肺多发性空洞及多发结节,空洞大小为0.5~1.5can不等,结节大小为0.3~1.5cm。其中2例分别在1周及2周复查时发现原结节病变形成空洞,洞壁较薄,个别内有小液面,边界清楚,并有散在浸润病变

五、诊断

诊断恶性肉芽肿应十分谨慎,特别要注意与中线淋巴瘤鉴别。两者在病程、中位年龄、原发部位和症状等方面有相似之处,但组织病理学改变、治疗方法及预后不尽相同:①中线淋巴瘤基本病理学改变是在凝固坏死和多种炎症细胞混合浸润的背景上散在分布肿瘤性淋巴细胞(ALC),免疫组化分析多数为T细胞源性。而恶性肉芽肿病理仅见坏死肉芽组织或炎症细胞,无肿瘤细胞或异形淋巴细胞;②两者原发部位主要为鼻腔,但恶性肉芽肿除鼻腔外多原发于软腭,而中线淋巴瘤除鼻腔外多原发于韦氏环,且淋巴结受累者稍多;③恶性肉芽肿病变范围局限者多,而中线淋巴瘤病变范围更广,远处受侵及短期内迅速进展也较多;④在治疗方面,恶性肉芽肿多数采取单纯放疗,而中线淋巴瘤常采用放、化疗综合治疗,且前者放疗剂量较后者高。恶性肉芽肿完全缓解率及生存率均高于中线淋巴瘤[7]。

结节性病变种类繁多,须与常见的几种疾病做鉴别:①首先应与结核干酪结节及增殖病灶相区别。结核病变在有多数干酪结节时类似恶性肉芽肿病变,鉴别时应注意两点:其一,结核病变变化不如恶性肉芽肿进展快,干酪结节不会在1~2周形成空洞;其二,结核病灶多局限在某一个肺野,很少全肺同时伴有渗出、纤维钙化等病变。②金黄色葡萄球菌感染:两者病变形态相似。但金葡肺炎的结节病变转为空洞病变的病程快,一般有典型的肺气囊和广泛的胸膜反应;而恶性肉芽肿未发现气胸、胸水及肺气囊征象,且金葡肺炎患者常咳脓痰、高热,病情重笃,短期内抗感染治疗有效,可与肺恶性肉芽肿区别。③结节病:本病为肉芽肿样病变,但此病结节不易发生空洞,短期内无明显变化,常靠激素治疗观察病变变化来确诊[5]。

六、治疗和预后

伊斯刊达尔等报道放射治疗74例中线恶性肉芽肿。中线恶性肉芽肿多为结外侵犯的外周T细胞淋巴瘤,首选的治疗方法是局部放射治疗。生存情况:1年、3年、5年和10年生存率分别为89.2%(66/74)、72.1%(49/68)、63.5%(40/63)和40.0%(22/55)。配合化疗共9例,生存7例,死亡2例,其中1例死于复发,另1例死于远处转移。在已知死亡原因的病例中,22例为局部复发、出血及全身衰竭,6例为远处转移[8]。

黄一蓉等认为中线恶性淋巴瘤使用放、化疗综合治疗较多(占74%),坏死性肉芽肿只有27%采用化疗,放疗肿瘤剂量坏死肉芽肿组给予50~60 Gy,而恶性淋巴瘤组45~55 Gy。前者CR达82.6%,后者为66.4%。5年生存率:Ⅰ期及Ⅳ期两组无明显差别,Ⅱ

期坏死性肉芽肿组稍高。因病例数目少，不能说明有统计学意义。但受侵部位在 3 个以上的病例，5 年生存率明显下降，侵及部位 1、2 与 3、4 区相比较，后者明显低于前者，有统计学意义。病理诊断为恶性淋巴瘤的病例，恶性程度较高，尤其是受侵部位在 3 区以上时，更容易向远处发展，应考虑综合治疗，先行化疗再放疗。这类病变对放疗不是很敏感，肿瘤量宜达 55~60 Gy，以提高局部控制率及 5 年生存率[3]。

参考文献

[1]Kassel SH,et al. Mjdline malignant reticulosis (socalled lethas midlina grAnuloma).Cancer,l983,23:920

[2]刘桐宇，林晓，陈美云，等.恶性中线肉芽肿 1例报告及文献复习.福建医学杂志，2002，24:46–47

[3]黄一蓉，王纹.如何认识恶性肉芽肿与恶性淋巴瘤的关系.中华放射肿瘤学杂志，1995，4:94–96

[4]张萍，刘汝利. 恶性肉芽肿 6 例临床分析. 新医学，2003，34：500–501

[5]王孝英，张振亚.中线恶性肉芽肿的影像学研究(附 10 例报告).临床放射学杂志，2001，20:585–586

[6]王越，付波，张建华. 中线性恶性肉芽肿 7 例. 现代中西医结合杂志，2004，13:381

[7]吴新生，彭世义，万桂芬.恶性肉芽肿 53 例临床分析.实用癌症杂志，2000，15:542–543

[8]伊斯刊达尔，王海蜂，阿合力，等. 放射治疗中线恶性肉芽肿临床分析.肿瘤研究与临床，2004，16:253–254

第六节　成釉细胞瘤

一、流行病学

成釉细胞瘤(AB)又称造釉细胞瘤。颌骨成釉细胞瘤是最常见的牙源性肿瘤，约占全部牙源性肿瘤的 63%。下颌骨成釉细胞瘤发生率约占颌骨肿瘤与囊肿的 1%。一般好发于下颌骨，70%位于磨牙区和升支部[1-3]。1885 年 malassez 首先报道造釉细胞瘤，当时称牙釉质瘤，1934 年 Chu–chin 正式命名为造釉细胞瘤[3]。

Gall 与 Ikemura 复习文献，共有 22 例造釉细胞瘤发生转移的报道，有些病例可发生多处转移。计肺转移 16 例，胸膜转移 7 例，区域淋巴结转移 5 例，胸腔淋巴结转移 4 例，肝脏 3 例，脑、颈、膈、颈突转移各 2 例，脾、肾、肋骨、胸突、髂、腰突、颞、额骨、面骨转移各 1 例[4]。

AB 是较常见的颌骨良性肿瘤，属于临界瘤，具有明显的局部浸润、破坏颌骨和高复发率的特点。其发生有多种组织来源：可能来自于造釉器和牙板的残余上皮或牙周组织中的上皮残余，也可能来自于口腔黏膜上皮基底细胞，或来自于含牙囊肿和角化囊肿的衬里上皮。多数首次发现的年龄在 0~60 岁，多见于 20~29 岁，少儿少见，无明显性别差异。一般好发于下颌骨，70%位于磨牙区和升支部，生长缓慢，早期无自觉症状，后期因体积增大致面部畸形和功能障碍[3]。

二、病理学

只看组织学表现并不能预言 AB 的转移倾向。其转移播散的方式有三：一是手术时癌细胞被吸入肺内；二是经淋巴系统播散至区域与远处的淋巴结；三是血行播散至远处的器官[5]。AB 在镜下可分为几种亚型，而一个肿瘤可以有不同的区域，因而在同一肿瘤中可以有不同的组织学类型出现，没有资料证实这些镜下的变化对生物学行为有影响，在周昌龙等报道的 1 例病理切片中，可以见到几乎所有的病理类型。

发生于长骨的 AB，术后极易复发，可发生肺转移、局部淋巴结和骨骼转移。1984 年 Slootweg 等总结了前人报道的 42 例恶性造釉细胞瘤与造釉细胞癌，强调造釉细胞瘤可表现出组织学的恶性形态而不只是转移，建议恶性造釉细胞瘤与造釉细胞癌应加以区分：将组织分化高而发生了转移，且转移瘤和原发瘤无明显区别的称为恶性造釉细胞瘤，组织分化程度较低，具有恶性特征的原发、复发或转移瘤称造釉细胞癌。前者指原发灶和转移灶均为造釉细胞瘤表现而无恶性形态，后者包括：原发灶有恶性表现而无转移；原发灶为恶性表现而转移灶无恶性表现；原发灶及转移灶均为恶性表现。从其追踪资料来看，发生转移者不论有无恶性表现，预后均较差，而未发生转移者预后好于发生转移者。1992 年 WHO 牙源性肿瘤组织学新分类将恶性造釉细胞瘤的定义修改为“具有造釉细胞瘤形态和恶性细胞学特征，原发于颌骨和(或)转移性的肿瘤，可能由造釉细胞瘤恶变而来，也可能为原发恶性”。

恶性造釉细胞瘤转移近年来屡有报道。Philips(1992)报道 1 例 AB 17 年后局部复发并发脑转移。Ueta(1996)报道 1 例上颌骨内恶性造釉细胞瘤广泛转移。Takeda(1996)报道 1 例良性 AB 恶变后见有黑色素细胞，组织来源不明。Ameerally(1996)报道 3 例不典型 AB 均死亡，1 例组织学恶性但没有转移，1 例发生肺转移,另 1 例颅底广泛受累。Shinoda(1996)报道 1 例 AB 第一次手术诊断为恶性造釉细胞瘤,5 次复发并放、化疗之后,间质成分恶变而发展为癌肉瘤。Sakai(1996) 报道 1 例 8 岁母狗下颌发生恶性造釉细胞瘤,其上皮明显异型,间质为骨肉瘤手术后很快复发[3]。

AB 是罕见转移而被视为具有局部浸润的良性肿瘤。刘素香等的 52 例 AB 中 4 例细胞不典型,其中 3 例明显异型,组织学诊断恶性:1 例行原发瘤摘除后31 年复发,复发 5 年后行第二次手术,肿瘤侵入口底及颌面部皮下,另 1 例镜下见累犯神经,下颌骨广泛受累,临床出现咯血, 怀疑胸膜转移, 第 3 例 5 次手术后复发,肿瘤组织见大量坏死并侵犯肌肉组织。刘素香等认为细胞明显异型时应考虑为恶性造釉细胞瘤[5]。

陈新明等报道 322 例 AB 临床病理研究。行 SP 法细胞核增殖抗原(PCNA)检测和核仁组织区染色(AgNOR)定量分析。结果:322 例成釉细胞瘤分为一般型(实性型或多囊型)和低复发型。一般型复发率为 23.08%,低复发型为 10.72%,两者间有显著性差异($P<0.05$),PCNA 阳性细胞指数和 AgNOR 计数一般型分别为(6.67±3.35)和(2.67±0.28),低复发型分别为(2.49±0.67)和(1.73±0.26),两者有显著性差异($P<0.05$)。结论:成釉细胞瘤为多形性肿瘤, 两型临床病理和细胞增殖活性均不同。

在临床病理诊断中, 对各具体病例的诊断不能简单地诊断为成釉细胞瘤, 而是应指出其临床病理类型或组织学类型, 供临床制订治疗计划和评估其预后等参考[6]。

钟鸣等研究 AB 的侵袭性生物学行为。采用免疫组化 SP 法对 43 例 AB(原发 16 例,复发 21 例,恶性6 例)进行了上皮性钙黏附蛋白(E-cad)、基质金属蛋白(MMP-2,MMP-9)及其血管生成因子(VECF)的定位表达。AB 中复发间隔时间为 2 个月~19 年,复发次数最少 1 次,最多达 6 次,恶性中 2 例肺转移,1 例区域淋巴结转移。结果:侵袭恶变 AB 细胞离散度增加,基膜断裂消失, 瘤细胞外侵,E-cad 在 AB 中表达下降,MMP-2、MMP-9 在 AB 上皮中有 28/41 例和 30/43 例强表达,AB 中 VECF 阳性表达随着 AB 复发、恶变而逐渐增加, 伴随 AB 的复发与恶变,E-cad、MMP-9、VECF 与其生物学行为显著相关(rs=0.309、0.519、0.381,$P<0.05$)。结论:AB 为具有较高侵袭性的肿瘤,其生物学行为与 E-cad 的丢失和异常表达,MMP-2、MMP-9、VECF 的强表达有关。目前研究认为,与肿瘤侵袭和转移关系最密切的是 E-cad、E-cad 的异常表达及下降预示疾病的进展和不良预后。同时有实验证实:癌细胞具有上皮样表型时不侵袭,E-cad 表达是阳性,而癌细胞具有成纤维细胞样表型时有侵袭力,同时丧失了 E-cad 的表达。此结论为本实验所证实,本组病例中部分 AB 型网状层细胞密集增生呈现为成纤维样细胞,在恶性 AB 中则呈现为梭形肉瘤样或成纤维细胞样,E-cad 往往表现为阴性(11 例)。细胞外基质(ECM)是肿瘤侵袭和转移的天然屏障,ECM 的溶解为肿瘤侵袭提供了一个通道, 必然促进肿瘤的侵袭和转移,MMP 能降解 ECM 及肿瘤细胞的基底膜, 为肿瘤侵袭的关键霉素。本实验表明,MMP-2 和 MMP-9 的强阳性表达与 AB 的侵袭性生物学行为有关。以往研究表明,AB 为典型的血管依赖性病变。有人认为:MMP 为一种血管形成相关蛋白,MMPs 可能产生生物可利用性的 VEGF。本研究表明,VEGF 在AB 中有较高的表达率, 这种强表达伴随 AB 的复发和恶变有增高趋势, 且阳性上皮岛周边可见较多肿瘤性血管。MMP-2 与 VEGF 之间在恶性 AB 中具有显著相关性[7]。

AB 转移的途径尚不十分清楚。不恰当的局部切除和(或)刮除术后,吸入瘤细胞被怀疑是肺转移的原因之一。Buff 等认为,吸入瘤细胞可能发生在术中咳嗽反射受到抑制时,少数瘤细胞被游离,经血行转移至其他部位[8]。

有关转移途径, 比较一致的看法还是血路转移和淋巴途径转移。但自从 Vorziner 和 Perla 提出吸入瘤细胞是肺转移途径后,该说法一直存在争议,他们的依据是在患者的支气管内发现肿瘤管型。胡世辉等资料中 20 例肺转移,有 17 例为双肺或单肺多发,单发灶仅 3 例。个别报道中还提到了患者同时伴有高钙血症。胡世辉等资料共有 2 例伴有高钙血症, 其中 1 例同时伴有肾结石。

Kunze 等分析了 25 例恶性成釉细胞瘤的病理类型,发现 80%是单纯或混合的丛状型。同时,他也注意到这些原发瘤及转移瘤的组织学、细胞学模式与非转移性成釉细胞无显著差异。因此,病理分型尚不能作为判断有无转移的形态学标准[1]。

Small 和 Waldron 总结了自 1883—1953 年发表的下颌骨 AB 报道,共 1036 例,有 21 例发生转移,转移发生率约为 2%。Laughlin 总结报道的 43 例,第 1 次治疗时平均年龄为 30.5 岁,胸膜内转移(肺、胸膜、肺门淋巴结)最多(75%),其他转移部位有颈淋巴结、脊椎、肝、颅底、膈、脑。初次治疗后中位无瘤生存期为 9 年,转移瘤治疗后中位生存期为 2 年, 大部分病例都有复发手术史[1]。

发生于长骨的 AB,术后极易复发,可发生肺转移、局部淋巴结和骨骼转移。发生于颌骨的AB罕见转移而被视为局部浸润的良性肿瘤[3]。

三、临床表现

几例患者的临床表现如表24-6-1所示[3,5,9-12]。

表24-6-1　几例患者的临床表现

作者	症状及体征
高虹等	左下颌骨AB并肺内种植。无呼吸症状
Samuel J B	下颌骨AB 15年后肺转移。6个月体重下降21磅外,无其他不适症状
迟文光等	恶性AB 10年后肺内转移。咳嗽、咳痰带血
郑家伟等	上颌骨AB肺转移。无呼吸症状
杨明达等	上颌骨AB肺转移。体检发现
周昌龙等	下颌骨AB肺转移。左侧下颌骨AB术后13年,3个月前无明显诱因出现胸痛、气促,CT:左下肺叶包块,左侧胸腔积液。左下肺叶切除,胸腔淋巴结清扫术。术后病理:左肺下叶肺转移性造釉细胞瘤。随访2年,未见复发和转移

文献报道AB肺部转移的并不多见。1980年Buff等曾报道1例下颌AB 2次手术后肿瘤复发并转移至肺部。Gall等曾综合文献有22例AB发生远处转移,其中16例转移至肺部,7例转移至胸壁,4例转移至胸腔淋巴结[12]。

胡世辉等综述包括自验1例的恶性AB 25例。部位:下颌骨17例,上颌骨5例,胫骨、肋骨、尺骨各1例。原发灶中位手术次数25次。肺转移20例(20/25),颈淋巴结转移6例(6/25),肝3例(3/25),颅内、股骨、胸椎、脾、心肌、纵隔各1例。转移瘤出现时间:最短的为原发灶与转移瘤同时发现,最长的1例为尸检时发现(46年),中位时间为12.25年。转移后随访:有记录的共19例,其中2例尸检时发现转移瘤,不做统计。有死亡记录的5例,死亡时间分别为0.75、2、2、5、6年,中位生存时间为2年;其余12例,随访时间最短1年,最长12年,中位随访时间为4.5年,有1例自肺部转移瘤出现后,7年内共做了8次开胸手术。病理类型:8例有记录,滤泡型4例,丛状型2例,颗粒细胞型及棘皮瘤型各1例。本组有3例颌骨外骨组织AB发生转移。颌骨外AB极少,可发生在胫骨和垂体内,其他部位更罕见,可能由口腔黏膜基底细胞或上皮异位发展而成。据报道,其他骨组织的AB更易发生远处转移,约占20%,最常见的转移部位是腹股沟淋巴结、肺,局部复发率也可高达31%,且平均复发时间为4.7年[1]。

杨明达等报道1例上颌骨AB术后12次复发和肺转移。20岁因右上颌骨肿瘤做手术切除术,病理:造釉细胞瘤。21~32岁间共11次手术治疗复发。34岁第12次手术,右颅颌颈联合根治术+左大腿阔筋膜移植,术中发现颅底骨质破坏明显。病理:造釉细胞瘤复发。接受放疗。37岁体检时发现右肺下叶有3cm球形病灶。第13次手术,右肺下叶切除术,3cm×3cm×2cm肿块,右上、中、下叶均可扪及米粒样结节。病理:转移性造釉细胞癌。接受化疗,转年再化疗,41岁死亡。计近17年内13次手术,仅最后一次确诊为造釉细胞癌,其他12次均为良性病变、复发[12]。

高虹等报道1例左下颌骨造釉细胞瘤剜除术后2次复发合并肺内种植患者。患者偶然发现左下前颌骨玉米粒大小肿物,行剜除术,病理为造釉细胞瘤。5年后左下颌牙槽骨枣样大小,行左下颌骨肿物剜除术。又6年后发现左下颌骨牙槽骨核桃大小肿物。断层:肿瘤上缘牙槽间隔的骨组织有浸润性破坏。胸片:右下叶内2.5cm阴影,行右肺下叶切除术。病理为右肺下叶及肺膜下造釉细胞瘤(丛状型)。行下颌骨3~6段切除术+左髋骨游离移植术。病理:左下颌骨造釉细胞瘤(丛状型)[9]。

郑家伟等报道1例上颌骨AB多处(包括肺)转移。因右上颌骨AB行5次手术治疗,最后1次为颅外扩大根治术,背阔肌肌皮瓣修复颅底缺损。第5次手术后1年,颅底、颊部、颞部头皮多处复发。头颅CT示肿块向上突入颅内,向后达椎前肌束,向外突至皮下,向下突入口腔,颞部皮下可见肿块影影。胸片及CT:右肺中叶圆形、高密度影,1.5cm×1.5cm。复习每次术后病例组织切片,均报告为成釉细胞瘤,未见恶变细胞[11]。

Tsaknis PJ等报道经组织学证实的24例上颌骨AB,其中16例有完整的随访资料。在复发的8例中有6例(75%)侵犯窦腔,2例直接死于窦的侵犯,1例转移到双肺及侵犯脑垂体,另1例因颅内肿瘤进行性扩展死亡[13]。

周昌龙等报道下颌骨AB肺转移1例。因左侧下颌骨AB术后13年,左侧胸腔积液3个月入院。13年前,因发现左侧下颌骨包块,行左侧下颌骨切除术,术后病理:造釉细胞瘤。3个月前胸痛、气促就诊,CT:左下肺叶包块,左侧胸腔积液,以左下肺癌伴胸水入院。行左下肺叶切除、胸腔淋巴结清扫术。病理:左肺下叶肺转移性造釉细胞瘤,低度恶性,支气管旁、主动脉弓、肺叶间、左下肺韧带、隆突下淋巴结呈反应性增生。诊断:左下颌骨AB左肺下叶转移。术后随访2年,未见复发和转移。该肿瘤病理切片表现典型,具备AB的基底细胞型、梭形细胞型、鳞状细胞型、腺样构型4

型病理特征,并见牙骨质形成及囊性变[3]。

四、影像学表现

几组病例的影像学表现见表 24-6-2[3,5,9-12,14]。

表 24-6-2 几组病例的影像学表现

作者	影像学表现
高虹等	左下颌骨 AB 并肺内种植。胸片:右肺下叶内基底段 2.5cm 直径大小阴影
Samuel J B	下颌骨 AB 的肺转移。肺断层扫描可见多个结节状病变
迟文光等	恶性 AB 肺内转移。X 线表现:右肺内见数个块状及结节状影
郑家伟等	上颌骨 AB 肺转移。胸片及 CT 片:右肺中叶圆形、高密度转移灶影像
杜平功等	颌骨恶性 AB。1 例胸片示右肺内可见 2cm×3cm 球状影。右肺门及左肺、左心缘可见 2 个 1.0cm×1.5cm 球状影。另 1 例胸部 CT 见双肺内多个类圆形较高密度结节影,边缘完整,密度均匀
杨明达等	上颌骨 AB 肺转移。右肺下叶基底有 3cm×3cm×2cm 肿块,右肺上、中、下叶均可扪及米粒大小结节
周昌龙等	下颌骨 AB 肺转移。左侧下颌骨造釉细胞瘤术后 13 年。3 个月前 CT 检查发现左下肺叶包块,左侧胸腔积液

五、诊断

陈黎明等报道颌骨 AB 346 例。临床诊断误诊率高达 40.1%,最容易误诊的是囊肿和肿瘤[2]。Witterick 等认为,对复发患者应严密随访监测发生远处转移,措施包括询问病史(有无肺、肌、骨骼不适)、颈部触诊、胸片、胸部 CT 和骨扫描[2]。

左金华等分析 153 例 AB 的侵袭性及其与牙齿的关系。其局部侵袭性生长可引起受累牙根吸收和牙槽骨破坏。本组 153 例中 84 例有牙根吸收(54.90%),其中牙根呈锯齿或截根状吸收者高达 81 例(96.42%);有骨密质破坏者 56 例(36.60%),其中 34 例牙槽嵴骨密质破坏,17 例升支前缘牙槽嵴破坏。这些都说明 AB 具有侵袭性生长的特点。有学者认为肿瘤并不大、膨胀也不很明显时出现密质骨连续性中断,是 AB 的特点[15]。

六、治疗

AB 肺转移后的治疗,目前尚无一致意见。显然,最好的方法是力求第一次手术治疗恰当、彻底,防止复发和远处转移。Witterick 等认为,可能时复发灶与转移灶可予手术切除。Laughlin 建议,切除肺转移灶时,应尽可能保存肺组织。Byme 等认为,如肿瘤有明显的有丝分裂活性,肺转移灶可采用放射治疗,但化疗对原发灶及转移灶的价值不大。如肺内淋巴结符合转移,原发灶已予控制,无胸外扩散,所有淋巴结可行手术切除,术后预期效果较好[9]。陈黎明等认为手术治疗以颌骨切除为主,自体骨修复仍然是颌骨 AB 的主要方法,虽然颌骨 AB 的复发率在 13%~24%之间[2]。

陶谦等分析 51 例 AB 局部复发。51 例中有 24 例复发(24/51,47%),以滤泡型和丛状型为基本类型,共 15 例。共计手术 65 人次,其中单纯摘除者 39 人次,30 人次复发;颌骨方块或部分切除及扩大切除者有 26 人次,复发 11 人次。结论:AB 的病理学分型不能提示其术后复发与否,不同手术方式的术后复发率显著不同,颌骨方块或部分切除及扩大切除都能明显降低术后复发率[16]。

王恩博等报道 109 例 AB 病理分型与预后:76 例初治患者中复发 22 例,复发间隔 1~22 年,平均6.3 年,滤泡型者复发最多,共有 9 例(33%),其他为单囊型 6 例(27%),丛状型 5 例(23%),33 例复治患者平均复发间隔为 5.3 年。以滤泡型复发最多,共16 例,占 48%。治疗方法与预后:76 例初治患者中 22 例出现复发,占 29%;行刮治术 43 例,19 例(44%)出现复发;方块切除术 12 例,3 例(25%)出现复发;节段性截骨 21 例,术后无复发[17]。

张军生等报道壁性 AB 33 例患者术后 10 年全部生存并成功随访,术后复发 13 例,复发率为 39.4%,复发时间为术后 0.5~8 年,平均 2.5 年。统计资料采用 χ^2 检验。结果显示:袋形术复发率显著高于其他术式($P<0.01$)。

壁性成釉细胞瘤虽为临界性肿瘤,但其浸润性生长能力较弱,术后复发率较低,多提倡保守的手术方法[18]。

七、预后

有充分的证据表明,多次手术后复发或失败者,可发生远处转移。从初次就诊至出现肺转移,可能需数年时间。Ikemura 等认为,不恰当的治疗与长时间带瘤不予治疗,与发生远处转移有很大关系。Laughlin 复习英文文献,共有 43 例发生转移的 AB 病例报道,远处转移以胸膜内(肺、胸膜、肺门淋巴结)多见(75%)。初次治疗后的中位无瘤生存期为 9 年,而转移灶治疗后的中位生存时间为 2 年。但 Pennisi 报道 1 例患者,发现肺转移后带瘤生存长达9年[11]。

陈黎明等的颌骨造釉细胞瘤346例中恶变及死亡率极低(0.029%~0.043%)。恶变1例,复发45例,感染22例,痊愈277例,死亡1例,另96例出院记录中无疗效记录或记录不明[2]。

预后较差,无满意的治疗手段。虽然有报道称化疗能使转移瘤缩小而改善症状,但总体来讲疗效尚不确切,放疗对无手术适应证的转移灶可能有一定帮助,只要有可能,仍应以手术治疗为主。从转移瘤的发生、预后及目前的治疗状况来看,防止转移瘤发生的最好办法正如胡世辉等强调的,是第1次原发灶手术要力求及时、恰当、彻底。术后定期复查,特别是有复发病史的患者更应注意肺部、颈部以及可疑部位的检查,及时发现转移灶[1]。

参考文献

[1]胡世辉,赵云富,姜晓钟,等.恶性成釉细胞瘤25例临床分析.医学研究杂志,2006,35:
[2]陈黎明,杨威,田卫东,等.颌骨造釉细胞瘤346例临床研究.贵州医药,2003,27:519-520
[3]周昌龙,郑英,何向蕾,等.下颌骨造釉细胞瘤肺转移报告及文献复习.现代口腔医学杂志,2008,22:327-328
[4]刘玉祥,陈瑞梅.下颌骨造釉细胞瘤的肺转移(复习文献与病例报告).国外医学口腔医学分册,1981,8:238-239
[5]刘素香,陈香菊,王贞,等.颌骨造釉细胞瘤的浸润方式及其意义.中国肿瘤临床,1999,26:207-210
[6]陈新明,刘进忠,汪说之,等.322例成釉细胞瘤临床病理研究.现代口腔医学杂志,2002,16:331-332
[7]钟鸣,李自娟,王洁,等.成釉细胞瘤的侵袭性生物学行为研究.中华口腔医学杂志,2004,39:45-48
[8]郑家伟,车宗刚,张志愿,等.上颌骨成釉细胞瘤肺转移:病例报告及文献复习.中国口腔颌面外科杂志,2003,1:189-190
[9]高虹,徐明,高春英,等.造釉细胞瘤多次复发含并肺内种植1例报告.口腔医学,1983,3:76
[10]迟文光,聂洪才.恶性造釉细胞瘤肺内转移一例.中华病理学杂志,1994,23:134
[11]郑家伟,车宗刚,张志愿,等.上颌骨成釉细胞瘤肺转移:病例报告及文献复习.中国口腔颌面外科杂志,2003,1:189-190
[12]杨明达,夏婉贞,陈关福,等.上颌骨造釉细胞瘤术后复发和转移.口腔颌面外科杂志,1994,4:40-41-转45
[13]赵德明,洪元康.上颌骨成釉细胞瘤.国外医学肿瘤学分册,1981,8:139-140
[14]杜平功,郑家伟,杨育生,等.颌骨恶性成釉细胞瘤10例报道.上海口腔医学,2004,13:462-464
[15]左金华,刘道峰,李金荣,等.153例成釉细胞瘤X线分析.滨州医学院学报,2008,31:101-103
[16]陶谦,黄洪章,潘朝斌,等.51例成釉细胞瘤局部复发的临床分析.口腔颌面外科杂志,2003,13:34-35
[17]王恩博,李铁军,俞光岩,等.109例成釉细胞瘤病理类型、影像学表现、治疗方法和预后的对比研究.现代口腔医学杂志,2002,16:352-354
[18]张军生,牛怀恩,张彬.壁性成釉细胞瘤(附33例报告).实用口腔医学杂志,2005,21:272

第七节 眼科肿瘤

一、流行病学

据本书第一节资料,眼科肿瘤不多见。

二、病理学

阎卫等报道眼睑恶性肿瘤199例。其中基底细胞癌占首位,其余依次为鳞状细胞癌、睑板腺癌、恶性黑色素瘤、皮脂腺腺癌、恶性淋巴瘤。患者平均年龄为57.3岁,50岁以上141例(70.9%)。治疗以手术为主,根据肿瘤侵犯范围决定手术方式。75例进行3年以上随访,其中9例复发(12%),10例死亡(13.3%)。

从10例死亡病例分析中显示,在眼睑恶性肿瘤中,恶性黑色素瘤和皮脂腺腺癌恶性程度最高,睑板腺癌次之,鳞状细胞癌、基底细胞癌恶性程度最低[1]。

三、临床表现

恶性黑色素瘤是一种高度恶性肿瘤,病因不明,好发于老年人,可发生局部淋巴结转移或肝、肺转移。雷春燕等报道眼睑恶性黑色素瘤多器官转移1例。该例是眼睑恶性黑色素瘤摘除术后3个月内同时眼眶骨质破坏,右上颌窦占位病变,肝、脾转移。起初右上睑长黄豆大小肿块。14个月后肿物生长迅速,活动度差,不能睁眼,有压痛。右下颌触及约1cm×1.5cm^{3}肿大的淋巴结。右上睑可触及一30mm×15mm×25mm肿块,易出血。活检病理:眼睑恶性黑色素细胞瘤。1个月后行右眼眶内容物剜除术及肿大的颌下淋巴结摘除术。病理:右上睑及眶上部恶性黑色素瘤,侵及右上睑板,副泪腺及眶上深部软组织,右颌下淋巴结转移性恶性黑色素瘤。又4个月头颅CT示右下眶骨骨质破坏,右上颌窦占位性病变。肝脾B超示肝脾恶性肿瘤,CT证实。2个月后死亡[2]。

黄胜等报道结膜恶性黑色素瘤17例。17例患者中2例合并肺转移及颅内转移者未手术,3例放弃手术治疗。随访1~6年,平均36个月,预后相对较差,痊愈2例(11.76%),局部复发8例(47.05%),死亡7例(41.17%)。5例行病理活检未手术(其中包括肺转移及颅内转移者2例)死亡,1年内死2例,其他2、3、5年内各1例[3]。

陆丽萍报道脉络膜黑色素瘤肝、肺转移1例。右眉弓处被铁棍击伤,施行清创缝合后,自觉右眼胀痛,视物模糊,诊为青光眼。继之施行青光眼滤过术。3年后患者因右眼上方角巩缘处有一黑色赘生物逐渐增大。X线、B超和CT检查发现右肺及肝右叶各有一3cm×3cm大小的占位性病变。初步诊断:右眼巩膜葡萄肿。右恶性黑色素瘤肝、肺转移。行右眼球摘除术。病理:脉络膜恶性黑色素瘤(上皮细胞型)。患者因咳嗽、腹痛伴黄疸转肿瘤科治疗。3个月后因消化道大出血全身衰竭而死亡。

脉络膜黑色素瘤是成年人较为多见的一种恶性眼内肿瘤。恶性程度高。位于脉络膜者多见,约占81.5%,位于睫状体与脉络膜相接处次之(18.5%)。恶性黑色素瘤经常引起青光眼,小肿瘤也不例外[4]。

视网膜母细胞瘤为婴幼儿最常见的恶性肿瘤,系起自视网膜核层的胚胎性肿瘤,具有先天性和遗传性。肿瘤可直接蔓延或血行淋巴转移,最易转移至骨骼、头颅,其次为肺、肝[5]。

MALT淋巴瘤的概念最早在1983年由Isaacson等提出。MALT结外边缘区B细胞淋巴瘤(MALT)是一种原发于结外的小B细胞淋巴瘤。MALT结外边缘区非霍奇金淋巴瘤最常见于胃(50%),其次为肺(14%)、涎腺14%)、眼附属器(12%)、皮肤(11%)、甲状腺(4%)和乳腺(4%)等。眼附属器淋巴瘤中最常见的类型是MALT淋巴瘤,占其原发性淋巴瘤的50%~76%。该病起病隐匿,病程较长,多见于老年人,呈低度恶性的惰性发病过程。眼附属器是其中较为多发的一个结外部位,在眼眶实体肿瘤中占10%~15%。

朱婧等报道眼附属器MALT结外边缘区B细胞淋巴瘤45例。其中1例手术切除后25个月转移至肺而死亡,79岁,病理为MALT非霍奇金淋巴瘤,发病时位于左眼眶,CT示包绕眼环的不规则占位,免疫表型结果为CD45、CD20、BCL-2阳性[6]。

齐晓荣等分析27例眼睑基底细胞癌(BCC)的临床,均以手术切除为主。病变大者行植皮或皮瓣转移,1例行眶内容剜除术,2例术后放射治疗。随诊13例,最短2年,最长12年,其中2例不到2年复发[7]。

四、治疗

陈美兰等观察32例眼睑基底细胞癌远期疗效。用4种不同方法治疗眼睑基底细胞癌32例(色素性7例,非色素性25例),包括单纯手术切除7例,低温冷冻治疗5例,手术加低温冷冻11例,手术加放射治疗9例。随访8~15年,全组远期治愈率为87.5%(28/32),复发率为12.5%(4/32)。生存15年者4例,9~14年者21例,8年者7例。在23例I期患者中,单纯手术治疗后第1年复发1例,低温冷冻治疗后第5年复发1例。7例色素性基底细胞癌患者有2例于手术加放疗后第5、第6年复发[8]。

潘志红等报道5例结膜黑色素瘤。一般认为瘤体厚度小于1.5mm可行局部切除,对进行性广泛扩散的后得性黑变病施行眶内容摘除术可能得到根治。但病变厚度大于2mm者,多已发生转移,手术只能达到局部控制的目的。病变厚度大于3mm者,即使眶内容摘除术也不能提高生存率。本组例1拒绝施行眶内容摘除术,仅行局部切除,术后很快复发,8个月后死于肺转移。例4因肿瘤侵入较深,已超过3mm,单做眶内容摘除术,拒绝化疗,术后9个月死于肺转移。例3经活检证实后,拒绝行眶内容摘除术,3个月后肿瘤迅速蔓延上下睑结膜及球结膜,行眶内容剜出术后加化疗,3年后鼻泪管及泪囊窝处复发再次手术,术后化疗生存期达7年[9]。

视网膜母细胞瘤目前仍以手术治疗为主,辅以放疗、化疗及冷冻治疗。5年治愈率各家报道不一,分别为6.6%、13%,甚至高达63.2%,治疗效果差别与肿瘤分期、治疗方式及经验有关[5]。

目前手术切除BCC是最常用、最确切有效的方法,其复发率最高可达20%。术后复发可能与瘤细胞残留有关[7]。

五、预后

结膜恶性黑色素瘤的预后与肿瘤的厚度、累及范围、发生部位、起源、首次就诊及首次治疗时间等因素有关。肿瘤厚度小于0.75mm者存活率为100%,大于3mm者存活率为22%,即死亡率为78%。发生于角膜缘、球结膜的预后较好,发生于穹窿部、泪阜及睑结膜的预后较差。球结膜恶性黑色素瘤5年治愈率为100%,泪阜及睑结膜为50%~80%。男性比女性预后差[3]。

视网膜母细胞瘤预后较差，约有 50%死于颅内转移[5]。

对结膜黑痣尤其是位于泪阜处并增大较快者，应提高警惕，每 3 个月复查一次，必要时可做活检。一旦证实有恶变应迅速进行手术治疗，手术时应掌握安全界限。对有结节样增生病变广泛者应行眶内容摘除术，并联合化学治疗，不要顾惜尚有良好视力的眼睛而延误治疗[9]。

参考文献

[1]阎卫，韩祥中，余秀美.眼睑恶性肿瘤 199 例临床分析.南京医科大学学报(中文版)，1997，17:277-278
[2]雷春燕，董永章.眼睑恶性黑色素瘤多器官转移 1 例.中国实用眼科杂志，1998，16:504
[3]黄胜，任永丰.结膜恶性黑色素瘤 17 例临床分析.眼科新进展，2009，29:216-218
[4]陆丽萍.脉络膜黑色素瘤肝肺转移 1 例.中国实用眼科杂志，1999，17:633
[5]高鹤舫.视网膜母细胞瘤的 X 线诊断(附 57例 X 线分析).肿瘤防治研究，1983，10:275-276
[6]朱婧，魏锐利.眼附属器 MALT 结外边缘区 B细胞淋巴瘤临床分析.眼科新进展，2007，27:117-119
[7]齐晓荣，张铭.眼睑基底细胞癌的临床分析.实用肿瘤杂志，1995，9:49
[8]陈美兰，魏桂珍，薛静逸，等.眼睑基底细胞癌远期疗效临床观察(附 32 例分析).中国肿瘤临床，1995，22:723-725
[9]潘志红，陈美兰.结膜黑色素瘤 5 例.广东医学院学报，1998，16:276-277

第二十五章 皮肤肿瘤

第一节 皮肤癌

一、流行病学

皮肤癌约占全部恶性肿瘤的3%~5%。白人在65岁以上人群中约50%将发生皮肤癌。

日本1987—1991年调查资料，在皮肤原发恶性肿瘤中，基底细胞癌占45%，鳞状细胞癌占26%，恶性黑色素瘤占17%，乳房外Paget病占9%，恶性淋巴瘤占3%。

Kopia等报道基底细胞癌3054例，其中发生在头面部占大多数，为86%，颈部占7%，胸部占7%，头面部中以鼻、眼眶和面颊部为最多。病变发展缓慢，极少转移。其转移部位以淋巴结多见，其次为肺、肝和骨。

鳞状细胞癌多见于50岁以上男性，好发于暴露部位，尤以手背、前臂、头皮、面部、耳郭等处，也可见于龟头。日本报道的发病部位，头面部约为50%，手指为7%，足趾为10%，外阴部为5%。临床表现开始为小的硬结，淡红色，微高于皮面。增大，表面粗糙不平，易破溃，渗出浆液带恶臭。可出现淋巴结转移。鳞状细胞癌多为高分化(75%)，但低分化者亦易发生区域淋巴结转移，并可发生远处转移，转移的发生率为1%~2%[1]。

蓝痣又称真皮良胜黑色素瘤，位于真皮结缔组织内较深处，生长缓慢。恶性细胞性蓝痣在影像学上具恶性肿瘤的CT征象，但不具备特征性[2]。

二、病理学

苏星友等报道隆突性皮肤纤维肉瘤30例。除2例发生肺转移外，其余预后均良好，5年生存率达93%。隆突性皮肤纤维肉瘤的手术复发率很高，可达75%，本组复发率为76.7%，但很少远处转移，淋巴转移亦不常见。李国辉报道54例中仅有1例发生肺转移，但反复复发及手术次数的增加可出现血道转移[3]。

刘勇等报道236例皮肤恶性肿瘤。基底细胞癌(BCC)95例，所有病例均未发现肿瘤转移。其中就诊时复发病例15例。鳞状细胞癌(SCC)92例。鳞状细胞癌发生局部转移（即局部淋巴结侵犯和深部组织浸润)5例，1例远位转移。有复发病例10例，其中4例为肾移植患者。皮肤恶性黑素瘤(CMM)49例。发生转移17例，其中远位转移8例，4例为复发。本组195例随访2~5年，41例失访。BCC术后随访80例，无1例复发；SCC随访70例，复发9例，复发率为12.9%，死亡1例。CMM随访45例，复发16例，复发率为35.6%，死亡6例，死亡率13.3%，均为发生远位转移患者[4]。

三、临床表现

陆东庆、马洪、李志仁、王金良、但文富等报告病例肺转移后皆无呼吸症状。

曾亮等报道74例隆凸性皮肤纤维肉瘤(DFSP)。年龄范围7~77岁。肿瘤部位以胸腹壁最多见31/72，占43%，其次为头颈面部和肩背腰部。临床表现以皮下肿物为主，无明显自觉症状、常以多年肿块史，短期迅速增大而就诊。本组复发病例49/72(占68.1%)，一次复发31/49(63.3%)，一次以上复发18/49(36.7%)；复发间隔时间最短6个月，最长14年。本组共2例发生转移，1例为颈部皮肤DFSP转移至颈部淋巴结，另1例为胸壁皮肤DFSP复发后伴锁骨上淋巴结转移[5]。

DFSP虽术后很易复发，但极少转移。张仁元总结文献报道的700多例DFSP，仅有30例发生转移，其中21例为血行转移，7例为淋巴结转移，1例兼有血行及淋巴管转移，1例为腹膜种植，且转移的病例多为多次复发的病例。周叔恭等报道的143例中，发现转移者也仅有2例，占1.4%。蔡宏等报道119例DFSP，只有1例发生淋巴结转移，为头皮和面部双病灶且多发、复发的病例。由于肿瘤生长缓慢，且较少转移，因此生存率高[6]。

赵东兵等报道DFSP 85例。其中55例术后发生复发，包括复发1次25例，2次14例，3次5例，4次5例，5次以上者6例，最多的1例复发11次，复发率为64.7%(55/85)。转移5例(肺转移3例，脑转移2例)[7]。

陆东庆等报道外阴浸润性鳞状细胞癌并肺转移1例。女，78岁。无明显诱因出现外阴瘙痒，起小疙瘩。6年后外阴溃烂，又3年后外阴及肛门缺损，大小便不能自理。右侧腹股沟可触及一杏核大小的淋巴结，可活动。会阴部至外阴及肛门皮肤缺损约10cm×8cm大小。外阴溃疡黏液涂片查到癌细胞。肺CT平扫：右肺野外带多发小结节影，提示右肺占位性病变。病理：外阴中分化鳞状细胞癌并肺转移[8]。

刘楚华等报道19例汗腺癌。汗腺癌有明显复发倾向，且最终都会有转移。作者报道在11例转移性汗腺癌中，区域淋巴结转移占90.9%(10/11)，血行转移占9.1%(1/11)。转移部位依次为骨、肺及远处皮肤。本组患者在首次治疗后有14例局部复发和转移，复发间隔时间为2个月至9年，而多半在首次治疗后1至4年内复发，7例在首次治疗后发生远处转移，其中肺转移占57.1%(4/7)[9]。

马洪等报道上颌牙龈恶性细胞性蓝痣并双肺转移1例。因右上牙龈渐进性疼痛6个月入院。开口度及开口型正常，4｜与｜5之间可见一宽约5mm的蓝紫色包素沉着，654｜颊侧牙龈发现一大小约1.5cm×2.5cm×1.0cm的蓝紫色包块。7｜与｜5腭侧牙龈可见一宽约1.5cm的扁平状蓝紫色包块。入院诊断：上颌牙龈恶性黑色素瘤。经全面检查报告：①上颌牙龈恶性细胞性蓝痣；②右上颌骨磨牙区恶性占位征象；③双肺多发转移性结节。恶性细胞性蓝痣双肺转移可能性极大[2]。

微囊肿性附件癌(MAC)是一种罕见的皮肤肿瘤，局部复发率高。Gabillot Carre M等人报道微囊肿性附件癌7例，其中肺转移1例。结果：所有患者MAC均初发于面部，85%最初被误诊。随访期平均为108个月，复发率高，4例患者复发，3例患者病情严重，其中1例经病理证实有肺转移，证实了MAC的临床恶性进展及导致转移的罕见能力，必须进行长期临床影像学检查[10]。

四、影像学表现

几例患者的影像学表现见表25-1-1所示[2,8,11-13]。

李志仁等报道1例汗腺癌肺转移。因发现左腋窝肿块手术切除。病理：大汗腺癌。2年后胸透发现左下肺结节状阴影。再2年后摄胸片示左下肺4cm×5cm大小阴影，侧位胸片位于后基底段。纤支镜肺活检，病理为左下肺基底段转移性汗腺癌。又1.5年复查胸片示左下肺块影明显增大，且见两中下肺野多个结节状、棉花团状阴影。再1.5年全身衰竭而死[11]。

表25-1-1　几组病例的影像学表现

作者	影像学表现
陆东庆等	外阴浸润性鳞状细胞癌并肺转移。CT平扫：右肺野外带多发小结节影
马洪等	上颌牙龈恶性细胞性蓝痣并双肺转移。双肺多发转移性结节
李志仁等	汗腺癌肺转移。胸透发现左下肺结节状阴影，胸片示左下肺4cm×5cm大小阴影
王金良等	复查胸片示左下肺块影明显增大，且见两中下肺野多个结节状、棉花团状阴影
但文富等	汗腺癌肺转移。胸片：双侧中下肺野多个棉絮状结节状影并融合隆突性皮肤纤维肉瘤两肺转移。胸片发现右上肺及左下肺各有一圆形块影

王金良等报道汗腺癌肺转移1例。7岁时发觉左胸壁有一小指头大小包块，近年来增大。组织活检病理为汗腺癌。半年后胸片示双侧中下肺野多个棉絮状结节状影并有融合，右侧胸腔少量积液[12]。

五、诊断

皮肤癌发病率高，只要早发现、尽早治疗是最有希望痊愈的一类恶性肿瘤，因此对于皮肤新生物，或在原有皮肤病变基础上发生变化均应引起重视。尤其对一些高危因素的患者，如年龄在50岁以上、免疫抑制患者、长期暴露于紫外线下等。门诊筛查皮肤病变时应警惕，常规做病理检查，避免漏诊，一旦明确为恶性病变，要及时手术治疗[4]。

蓝痣病理特征变化很大，亦可发生气球样变性及溃疡。联合型蓝痣应具备细胞学上的双相性，Mle-5染色对无色素型蓝痣的诊断很有帮助。特别是在无色素型蓝痣中，应与皮肤纤维瘤、环状肉芽肿相鉴别，Perls染色和硝酸银氨染色及Mle-5免疫组化染色有助于鉴别诊断。无色素型蓝痣的诊断，Mle-5抗体染色阳性率明显高于S-100、HMB45染色，因此Mle-5是无色素型蓝痣细胞免疫病理诊断的可靠指标，值得引起注意和推广应用[14]。

六、治疗

文富等报道DFSP两肺转移1例。患者骑车不慎挫伤右前胸壁，半年后发现此处皮肤隆起，皮下有约3cm×3cm大小肿块，可动。1年后行包块切除术，病理：DFSP。即行局部放疗，共6000 Gy。2年后胸片发现右上肺及左下肺各有一圆形块影。行右上肺肿瘤冷冻切除术。术中切除肺瘤共 7 个,病理为 DFSP 右肺转移。1 个月后行左下肺肿瘤冷冻切除术,术中共切除肿瘤 3 个。曾用中药及干扰素。此后大约每隔半年左右两肺交替发生转移瘤,均在发现后及时行转移瘤切除术。7 年来共行开胸转移瘤切除术 14 次(左右侧开胸各 7 次)。出现双下肢无力、麻木、大小便潴留等症状,MRI 检查为胸椎椎管内硬膜外肿瘤。2 次行椎骨内硬膜外肿瘤切除术,病理为椎管内 DFSF 浸润。检索国内外文献,本例为开胸手术次数最多者。术中既要尽可能彻底切除转移瘤,以防复发;又要最大限度地保留正常肺组织,以维持呼吸功能[13]。

DFSP 的重要特征为局部复发,复发率为 20%~60%,有报道可高达 70%。蔡宏等报道达 64.7%,周叔恭等高达 74.1%,复发时间 2 个月至 8 年,平均 1 年,复发次数 1~8 次,半数 2 次以上复发。蔡宏组资料显示局部切除术后复发率为 43.2%,广泛切除术后复发率为 9.4%。两者在复发灶大小、复发平均时间等方面没有显著差别。但初步分析已显示广泛切除术后复发率较低的趋势。国内倪进斌认为皮肤切除距肿瘤边缘 2.5cm 是安全的,切除深度不得少于 1cm。蔡宏等认为对首发肿瘤的皮肤切缘应该保证有 3cm 左右,由于肿瘤有向周围浸润性生长的特性,切除范围宜包括肿瘤周围直径 4~5cm 的皮下脂肪组织,基底应该包括肿瘤床所附着的肌肉筋膜。对复发肿瘤的切除范围要更大些,以便彻底切除原局部切除手术区域可能存在的残留灶,手术缺损可采用植皮术。对由于解剖条件限制而无法施行广泛切除的病例可加用局部放射治疗。造成复发率高和复发次数多的原因可能有:①初诊时误诊为皮肤良性肿瘤,手术切除不彻底;术后未做病理检查或病理诊断错误,从而失去扩大切除的机会;②肿瘤初期较小,伴随症状少,患者未予重视,延误了治疗时机;③肿瘤体积大,多无包膜,浸润生长,不易彻底切除;④复发的 DFSP 瘤细胞异型明显,核分裂象增多肿瘤恶性程度增高。该瘤较少发生转移,赵东兵组中有 5 例发生了转移。反复复发的患者易发生转移,该肿瘤患者因手术损伤出血、多次手术后脉管损伤以及肿瘤侵犯血管和淋巴管造成瘤细胞扩散[6-7]。

赵东兵等的 DFSP 85 例,行肿瘤扩大切除术 45 例,扩大切除加植皮术 20 例,扩大切除加皮肌瓣修复术 14 例,联合脏器切除或淋巴结清扫术 5 例,肺转移行肺切除手术 1 例。术前行放疗 2 例,术后合并放疗 10 例。放疗剂量为 2000~6000 cGy[7]。

樊大庆报道汗腺癌 8 例。其中 1 例Ⅲ期患者,尽管做了广泛性肿块+区域淋巴结清扫+放疗+化疗,术后 2 年仍因肺转移死亡。提示了早期治疗的重要性[15]。

常见的皮肤恶性肿瘤手术切除为主要的治疗手段,早期病例的治愈率达 90%~100%,故预后良好。然而其恶性程度高,易转移,晚期病例的预后差[1]。

七、预后

尹军平等的汗腺癌 6 例随访结果:随访时间为 4 个月~5 年。2 例扩大根治术中 1 例已存活 5 年,至随访无复发转移;另 1 例 16 个月后复发,2 年后死于肺转移;外院手术患者 6 个月后复发,1 年后亦死于肺转移;余 3 例中 1 例已存活 2 年,无复发及转移;1 例于12 个月、15 个月复发 2 次,19 个月死于胸膜转移;另 1 例随访已 4 个月,无复发及转移发生。冯文华报道汗腺癌术后放疗组复发转移率(12.5%)明显低于非放疗组复发转移率(23.6%)[16]。

汗腺癌复发和转移后再治疗预后差。刘楚华等的 14 例局部复发和转移患者,其中有 7 例未治,而在这 7 例中有 5 例均在复发或转移后 3~6 个月内死亡,有 2 例带瘤生存 1 年以上仍在;另 7 例患者分别采用再手术、放疗或化疗等措施,仍有 4 例分别在治疗后 3~7 个月内死亡,1 例手术加放疗患者生存 3 年死亡,2 例生存 1 年以上至今仍在。对于汗腺癌应早期诊断、早期治疗,采取积极的综合治疗措施来延长生存期[9]。

参考文献

[1]孙燕.内科肿瘤学. 北京:人民卫生出版社,2001:797-801

[2]马洪,宋宇峰,刘睿,等.上颌牙龈恶性细胞性篮痣并双肺转移 1 例.现代口腔医学杂志,2007,21:65

[3]苏星友,李长江.隆突性皮肤纤维肉瘤 30 例报告.中国综合临床,1999,15:243

[4]刘勇,岑瑛,许学文,等.236 例皮肤恶性肿瘤临床分析. 华西医学,2007,22:368-369

[5]曾亮,胡骏,刘志红,等.74 例隆突性皮肤纤维肉瘤的临床病理分析.中国医师杂志,2000,2:355-356

[6]蔡宏,师英强,王亚农,等.119 例隆凸性皮肤纤维肉瘤临床分析.中国实用外科杂志,2002,22:472-474

[7]赵东兵,徐立斌,李正江,等.隆突性皮肤纤维肉瘤 85 例临床分析.实用癌症杂志,2002,17:400-401

[8]陆东庆,朱凤贤,耿龙,等.外阴浸润性鳞状细胞癌并肺转移一例.中华皮肤科杂志,2003,36:536-537

[9]刘楚华,李长青.19 例汗腺癌临床治疗分析. 肿瘤防治研究,1994,21:119-120

[10]罗素菊.微囊肿性附件癌 7 例伴肺转移 1例报道.世界核心医学期刊文摘·皮肤病学,2006,2:48

[11]李志仁,郑金香.汗腺癌肺转移 1 例.实用内科杂志,1991,11:596

[12]王金良,涂应华,李君武.汗腺癌肺转移1例.临床放射学杂志,1994,15(增刊):68
[13]但文富,周建国,马游.隆突性皮肤纤维肉瘤两肺转移1例.临床肿瘤学杂志,2000,5:133
[14]曹双林,Jag Bhawan.665例蓝痣组织病理及免疫病理分析.临床皮肤科杂志,2001,30:292-294
[15]樊大庆.汗腺癌临床治疗浅析(附8例临床报告).现代肿瘤医学,1996,4:214
[16]尹军平.李文华.汗腺癌6例诊治体会.肿瘤研究与临床,2002,14:321

第二节 黑色素瘤

一、流行病学

恶性黑色素瘤(malignant melanoma,MM)在我国虽然发病率不高,但其恶性程度高,易发生远处转移,预后较差。本病约60%是由黑痣恶变的[1]。MM的发病率在世界范围内具有逐步增高的趋势。一旦发生远处转移其平均生存期仅为6~9个月,5年生存率低于5%[2]。

MM来源于神经鞘的黑色素细胞(meIanocytes)。好发部位:皮肤(90%)、口腔、消化道、生殖系统的黏膜、眼球的睫状体、虹膜以及脑膜的脉络膜处。有说原发部位以皮肤最多(33%),次之是鼻、咽部黏膜(27%),再次是眼球(21%)。MM多发生于头颈部皮肤。Moore报道1546例中头颈部占27.6%,耳鼻咽喉部位占1.7%~2.7%。MM好发于白色人种。主要致病因素:紫外线照射、结构不良痣、遗传、内分泌异常等[3]。

脉络膜黑色素瘤是成年人较为多见的一种恶性眼内肿瘤。多发生于50~70岁,为单侧性。位于脉络膜者多见,约占81.5%,位于睫状体与脉络膜相接处次之(18.5%)。恶性黑色素瘤经常引起青光眼,小肿瘤也不例外[4]。

在Stewart的63例肺转移瘤患者中有黑色素瘤11例。在北村一雄的128例肺转移瘤手术中只有5例是黑色素瘤[5]。MM占恶性肿瘤的1%以下。日本病理剖检辑报67 218例中MM 278例,转移至肺69.8%、肝-肝内胆管64.0%、骨-骨髓41.7%、肾上腺38.1%、胰腺35.6%,还有心、胃、脑等[6]。

1869年Luck首次报道了鼻腔恶性黑色素瘤及手术治疗。Grace报道43例中18例有鼻息肉摘除史,郑光文组15例中有7例。Lerner等认为脑垂体中叶内有一种黑色素生成激素。因此,儿童由于内分泌系统发育不健全而很少发生本病,相反,妇女在怀孕期则易患此病[3]。

二、病理学

蒙志斌等报道MM 128例。转移以区域淋巴结转移为主。腹股沟淋巴结转移32例,腹主动脉旁淋巴结转移7例,腋窝淋巴结转移6例,颈部淋巴结转移8例;肝转移6例,肺转移4例,肾转移2例,骨转移4例,全身广泛转移12例。临床分期:Ⅰ期40例(31.3%),Ⅱ期60例(占46.9%),Ⅲ期28例(占21.9%)[7]。

吕刚等研究Ghgkhknk八肽对小鼠黑色素瘤细胞B16-F10侵袭和转移的抑制作用。应用C57BL/6J小鼠,尾静脉注射小鼠黑色素瘤B16-F10细胞建立人工肺转移模型,通过免疫组化分析检测Ghgkhknk八肽对小鼠黑色素瘤B16-F10细胞肺转移瘤形成的影响。结果:1×10^{-4} mol·L^{-1} Ghgkhknk八肽作用48小时对小鼠黑色素瘤B16-F10细胞的增殖抑制率为17.4%,高剂量组(500μg·kg^{-1}·d^{-1})Ghgkhknk八肽明显抑制小鼠黑色素瘤B16-F10细胞的肺转移[2]。

Harpole DH等强调指出,黑色素瘤的肺部转移灶并非都是恶性的,Pogrebniak曾报道49例黑色素瘤肺转移灶切除后有16例的预后过程是良性的[8]。

有资料说明黑色素瘤的肺转移不是少见的。一组黑色素瘤的肺转移,临床达18%~36%,约占第二位;而尸检达70%~87%,占第一位。Thayer JO等指出,尸检报道死于黑色素瘤者89%有胸内转移灶[5,9]。

原发灶位于躯干、头颈部或确诊时已有区域淋巴结转移者易出现肺转移,出现远处转移者60%~87%有肺转移,但仅7%~9%局限于肺。单个肺转移,术后5年生存率从0~31%不等[10]。

近年研究发现,磷酸酰肌醇-3-羟基激酶(PI3K)/丝氨酸/苏氨酸蛋白激酶B(Akt)信号转导通路通过影响下游分子的表达,与恶性黑色素瘤的侵袭转移密切相关。大多数恶性黑色素瘤中存在Akt的异常活化。Akt在传导通路中可广泛地激活下游靶分子,其受抑制后将会抑制大部分下游分子,控制恶性黑色素瘤的发展和转移,这使Akt成为最有吸引力的靶目标[11]。

肺切除(PNX)是治疗肺转移瘤的重要手段。肿瘤局部复发是常见的手术后并发症。在一些小型哺乳动物PNX后残余肺组织会代偿性增生以恢复正常的肺叶、结构和功能。已知PNX促进致癌物质处理的小鼠的肺肿瘤形成。Brown LM 等研究的前提是假设 PNX 促进实验性肿瘤转移到肺,给 PNX 后不同代偿阶段的 C57BL/6 小鼠静脉注射 B16F10 黑色素瘤细胞。小动物注射 B16F10 细胞后的反应是 77%至 260%呈线性增长,比 PNX 对小鼠肺转移影响更大($P<0.01$)。此外,肿瘤面积测量(mm^2)显示,PNX 小鼠比对照组动物有一个更多的肺肿瘤负荷,肺部肿块的肿瘤细胞接种体的规范化测量取得类似的结果。PNX 没有促进皮下接种的 B16F10 黑色素瘤细胞生长的作用,这表明黑色素瘤转移的增强是因肺局部微环境的改变。结果提示:①PNX 是研究局部癌症复发机制的合适的模型;②黑色素瘤细胞转移潜能至少部分地受 PNX 后代偿性肺局部增长因子影响[12]。

三、临床表现

几例患者的临床表现如表 25-2-1 所示[2,13-23]。

表 25-2-1 几例患者的临床表现

作者	症状及体征
章树乔等	MM 伴大量胸腔积液。气紧、心悸、端坐呼吸
李玉萍等	MM 全身转移。女,53 岁。心慌、气喘、背部疼痛半月余
谢红旗等	肺转移性 MM。咳嗽、咳痰气促 2 个月,偶有血痰伴发热、气促进行性加剧,呼吸困难
陈先龙等	黑色素瘤恶变浸润性肺转移。咳嗽、咯血痰半个月
张颖等	甲下黑色素瘤术后 8 年复发伴肝、肺转移。无呼吸症状
徐发第	皮肤 MM 肺转移。无呼吸症状
黑玉升等	手指 MM 并肺转移。无呼吸症状
谢锦来等	阴茎 MM。无呼吸症状
王生权等	左肺转移性黑色素瘤。无呼吸症状
曹爱国等	肺转移性 MM。干咳 1 个月,加重伴发热、咳痰、咯血 10 天
朱斌等	肺转移性 MM。1 年无诱因出现右胸针刺样痛,10 日胸部针刺样疼痛加剧,咳嗽,咳白痰
陆丽萍	脉络膜黑色素瘤肝肺转移。CT 检查发现右肺及肝右叶各有一 3cm×3cm 大小的占位性病变

MM 的主要临床表现:肿瘤早期为棕色或黑色小点,颜色逐渐加深,瘤体逐渐增大,表面隆起不规则,周边呈锯齿状,瘤体边界不清,易破溃、出血。此后在瘤体周围可出现卫星结节、局部淋巴结转移和血行播散[1]。

章树乔等报道 MM 伴大量胸腔积液 1 例。发现右足小趾长一颗黑痣,经擦伤后反复发生溃烂,后因病侧腹股沟淋巴结逐渐肿大,行腹股沟包块活检,诊断为 MM 伴腹股沟淋巴结转移。病灶处行放疗,选用 DAV 方案化疗 1 个疗程后,腹股沟淋巴结由 7cm×5cm 缩小至 5cm×3cm,脚趾溃烂加重。又 8 个月出现气紧、心悸、端坐呼吸。胸片显示左肺多个大小不等边缘模糊的片状阴影,右侧大量胸腔积液。提示左肺转移性肿瘤,伴右胸腔积液。先后 8 次行胸腔穿刺,抽出胸水呈草黄色,偶浊,共 800mL 左右。未找到癌细胞。病情逐日恶化,同时合并肺部感染,终因全身衰竭死亡[13]。

李玉萍等报道 1 例 MM 全身转移致死。因左手食指黑色斑块 4 年,上肢躯干多个黑色小结节 3 月余,伴心慌、气喘、背部疼痛半月余就诊。患者 4 年前因干活时不慎左手指外伤,包扎并用抗生素治疗,伤口不能完全愈合,当地医院局部手术切除末端手指。3 年内先后手术切除 4 次,仍反复发作,7 个月前锁骨处出现结节,随后上肢、躯干部出现多个黑色结节。体温 37.5℃。颈部、双腋下可触及多个蚕豆大小淋巴结,触痛。双侧肩胛下线第 9 肋间以下叩诊实音,双肺呼吸音低,散在啰音。皮肤科情况:锁骨处、上肢及躯干散在黑色结节数十枚,黄豆至蚕豆大小,质硬;压之疼痛,食指中段约蚕豆大小扁平黑色结节。胸片:双肺纹理重、双中下肺野见多个片影及结节影,以左下肺为著,双肺门影增大,两侧肋膈角消失,心影大。B 超:胰尾部肿大,厚 3.2cm,长 5.5cm,其中见 2 个低回声结节,1.2cm×1.1cm,边界清,呈类圆形。印象:①胰尾部异常所见,结合病史考虑为转移癌;②双侧胸腔积液。组织病理:恶性黑色素瘤。全身转移,2 周后死亡[14]。

谢红旗等报道肺转移性 MM 1 例。2 个月前高调刺激性咳嗽、大量白色稠痰不易咳出,偶血痰伴发热、气促进行性加剧,呼吸困难。3 年前右腹股沟 3~4cm 大小包块经手术切除,病理为黑色素瘤。口唇发绀,左下肺叩浊,可闻及高调干性哮鸣音及湿性啰音。血气分析为Ⅰ型呼吸衰竭。胸片:右下肺动脉旁多个结节状影,边界清楚。纤维支气管镜检查:右主支气管后新生物,表面覆盖大量乳白色坏死物,管腔明显狭窄,活检钳夹出长 2.5cm 的乳白色坏死组织条。病理活检为凝固性坏死组织。支气管黏膜内可见恶性黑色素瘤浸润。诊断:皮肤恶性黑色素瘤肺转移。本例特点是手术切除后3 年发生肺转移,以支气管腔内阻塞并阻塞性肺炎的表现,浸润支气管黏膜,坏死物呈长条索状,与肺转移瘤的常见血行播散及临床影像学特点有区别,应引起重视[15]。

陈先龙等报道黑色素瘤恶变浸润性肺转移 1 例。咳嗽、咯血痰半个月,伴腹痛、腹胀,以浸润性肺结核、肝硬化腹水收住院。左颞部可见一棕黑色结节,25mm×25mm。患者自述从小即有左颞部痣,呈紫红色。无痛,近 2 个月黑痣逐渐增大,色着加深,触之疼痛。胸腹部皮下可扪及 19 处多发性结节,直径为 1~3cm,质硬,不红,有压痛,不活动。两肺广泛湿鸣。B 超提示肝硬化腹水。胸片示两肺弥散浸润性病灶,密度不均,边缘模糊。后经肺穿刺右胸第2肋间皮下结节活检证实为黑色素瘤肺及皮下转移。2个月后死亡[16]。

张颖等报道1例甲下黑色素瘤术后8年复发,伴肝、肺转移。10年前无意中发现右拇指指甲中央呈黑褐色,为线条状,无疼痛等不适。2年后发现甲下有黑色颗粒脱落,指甲中央裂开,甲下有肉芽长出,并逐渐增大。右拇指指甲中部呈黑褐色,甲下肉芽组织长出,恶臭,直径约1cm,甲周红肿。在局麻下行右拇指近节指骨基底部截断术。病理诊断:恶性黑色素瘤。7年后患者发现右上臂远程尺侧软组织肿物,约蚕豆大小。又半年后超声提示约1.4cm×2.7cm大小,有轻压痛,肿物逐渐增大,压痛加重。右上臂远程足侧软组织肿物,4cm×4cm大小,压痛明显。肺CT:双肺多发小结节影。1个月后行右上臂肿物切除术,术中见肿物包膜尚完整,表面血运丰富,与周围软组织粘连严重。术后病理:右上臂深筋膜内MM,约5.5cm×5.5cm×3cm大小。肝CT:肝内多发占位病变。PET:右腋下淋巴结、双肺、肝脏、腹腔淋巴结异常高代谢改变。结合术后病理及以上检查,临床诊断:甲下黑色素瘤术后复发伴肝、肺转移[17]。

徐发第报道皮肤MM肺转移1例。1987年7月,无任何原因出现右手食指疼痛,肿胀,当年底诊断为右手食指黑色素瘤,行食指切除。于1988年8月发现右腋下有一蚕豆大小肿块,至1988年12月生长有鸡蛋大。右腋下可触及2cm×4cm×2cm的圆形肿块。1988年12月9日右腋下肿块切除。病理:右腋下淋巴结转移性MM。1988年12月5日胸片:右下野肺纹理增重。1989年1月4日及1989年5月12日2次胸片:肺野内均无病变阴影。1990年2月16日胸片:两肺纹理明显较前增重,右肺基底部有-4.5cm×4cm大小的类圆形肿块影,密度均等,边缘模糊,无分叶,下界与膈顶重叠。右肺门增人,右纵隔增宽。诊断:MM肺转移[18]。

黑玉升等报道手指MM并肺转移1例。右手中指远端外伤后创口不愈,肿物4年,近3个月肿物渐增大。伤后曾有2次拔甲史,病理为右手中指末端骨肉瘤。右手中指远程肿物呈菜花状,表面灰暗,易出血,大小约为10cm×10cm×4cm。X线片示右手中指远程近似团块状软组织肿物,肿物中心密度增高,远指间关节呈半脱位,且末节指骨大部分破坏,基底部有破坏性缺损。胸片:左肺上叶前段可见边界清楚、密度增高团块状影。行右手中指掌指关节离断切除术。术后放疗。病理诊断:右手中指MM[19]。

谢锦来等报道阴茎MM 1例。阴茎头肿物1年。阴茎头肿物为一不规则的肿瘤,约4.0cm×4.0cm,表面溃烂,呈褐色,触之出血。其他部位皮肤及黏膜无黑痣。行阴茎部分切除术。免疫组化染色(S-P法):HMB45黑色素瘤(+),S-100蛋白(+),Vimentin波形蛋白(+),Actin(SM)肌动蛋白(-),Cytokeratin细胞角蛋白(-)。病理:阴茎MM。术后1年死于肺转移[20]。

王生权等报道左肺转移性黑色素瘤1例。1957年发现右手拇指甲下有一黑丝线样改变,2年后黑色肿物增大将指甲破坏裂开。1959—1972年二次行右手拇指甲黑色病变局部切除术,第二次手术时连同右手拇指末节一并切除。病理为黑色素瘤。1983年发现右乳房有一蚕豆大黑色素瘤,行局部切除术。术后一直感胸壁疼痛不适。胸片发现左肺下野有一约8cm×7cm×5.5cm的肿块阴影,边缘不光滑,呈分叶状。1983年8月左侧剖胸术,术中见左肺下叶之黑色肿物为黑色胶冻样组织,肺门淋巴结肿大,色黑。行左肺下叶切除术。病理为左肺转移性黑色素瘤,恶性变。淋巴结转移4/4。术后随访1年,患者一般情况良好[21]。

曹爱国等分析肺转移性MM 1例。因干咳1个月,加重伴发热、咳痰、咯血10天入院。7年前曾患左拇指黑色素瘤行左拇指截肢加左腋窝淋巴结清扫术。肺CT见表25-2-2。气管镜检查中吸出黑色血块和坏死组织。病理:右上肺恶性黑色素细胞瘤转移。免疫组化:HMB45(-),S-100(+)。行右上肺叶切除术+淋巴结清扫。肿瘤位于右上肺,约8cm×8cm×6cm,边界不清,质硬,跨叶生长侵及部分中叶及下叶背段。上纵隔、肺门及隆突下有多枚淋巴结。术后病理:右上叶肺转移性MM,支气管腔内见大量瘤栓,支气管旁淋巴结、肺门淋巴结见肿瘤组织转移[22]。

迎寛等报道术后10年肺转移瘤。49年前右上臂MM手术加右腋淋巴结清除。家族史:兄前列腺癌、妹胃癌死亡。近10年来右颈、右胸、腹部多发皮下肿块,近1个月内见长。胸片:左上肺肿瘤影,左肺门肿大。胸CT:$S^{2,6}$肿瘤影,左胸肋间3cm肿瘤。颈CT:右颈肿瘤。血PaO_2 54.3 mmHg。纤支镜:左上支气管内见白色肿瘤,几近堵塞。下干受压迫变狭窄,波及左主支气管。右颈活检、经皮肺活检、胃活检皆为MM[6]。

郑光文报道1977—1980年病理证实的鼻腔及鼻窦MM 15例。Emmanud等认为,MM易早期转移。本组15例在治疗6~12个月内8例发生了颈部、面部与远处转移,有2例发生胃肠道转移。有些患者发病2年但并没有转移,而手术后半年内就转移了。可能与手术激惹和切除不彻底有关。因此,Emmanud认为活检应视为禁忌。本组15例有5例原发于上颌窦,3例在下鼻甲,2例在中隔,3例在鼻腔侧壁,1例在鼻底,1例在筛窦。以发生于上颌窦者预后最差,与国外报道相一致[3]。

慕永飞等报道MM早期多发转移1例。主因左前臂先天性胎记隆起增大并出血3个月于2008年6月29日来诊。患者左前臂先天性胎记,大小约1.2mm×1.5mm,2008年3月发现摩擦后突出皮肤表面渐增大隆起,触碰后破溃出血2次,出血不易自止,逐行左前臂肿块切除术。病理报告:(左前臂)皮肤非典型黑色素细胞痣,早期恶变不除外。8月14日北京肿瘤医院病理会诊(左前臂)符合痣恶变,恶性黑色素瘤,向上浸润表皮全层,向下浸至真皮网织层中部,厚2mm。干扰素a-2b治疗。2008年11月复诊,浅表淋巴结超声检查发现左颈部、左锁骨上、双腋下及右腹股沟多个低回声小淋巴结。CT检查示右肺中叶可疑结节,肠系膜多发小淋巴结节,10mm×7mm。2009年4月复诊,B超:左颈根部、双腋下、双侧腹股沟可见靶环状淋巴结,局部皮质增厚,2.1cm×0.9cm。CT检查示右侧顶骨模糊低密度灶,右肺中叶结节同前,主动脉弓下见少许条状低密度影,双侧腋窝多发小淋巴结同前,肠系膜多发小淋巴结同前。2009年11月B超检查:左腋下囊实性占位,1.9cm×1.7cm×1.5cm,考虑转移。颅脑CT增强扫描,左顶叶见一小结节样显著异常强化灶,约5mm×3mm。两肺内可见多发结节影,较大者约12mm×10mm,左腋窝可见肿大淋巴结,约20mm×17mm。考虑为脑、肺、淋巴结转移[24]。

四、影像学表现(见书后附图39)

几组病例的影像学表现如表25-2-2所示[2,13-23,25]。

Morton RL等试图评估胸片监测黑色素瘤阳性前哨淋巴结活检患者无症状肺转移的准确性。1994—2003年每6个月CXR检查一次,共5年。共108例,随访中位期为52.5个月。21%(23/108例)发现肺转移,其中监测得到的病例是48%(11/23,监测胸片敏感度为48%,95% CI为0.27~0.68),能得以尽早切除的3例(3/23,13%)。胸片异常的19例,但并非由于转移(特异性78%,95%CI为0.77~0.79)。6~12个月的胸片监视检查,只发现一半的肺转移,很少能确定潜在的手术治疗患者,并没有达到早期肺转移监测的目的。此外,这样可能造成患者不必要的焦虑,假阳性率高。

皮肤黑色素瘤指南的随访监测各国不一。在英国、荷兰和澳大利亚对无症状患者,美国癌症联合委员会(AJCC)对ⅢA/B期患者均不建议常规X线检查。德国指南建议全身成像,包括胸片,10年内每6个月检查。瑞士指南建议前5年每年胸片Ⅰ/Ⅱ期的患者,PET或CT检查Ⅲ期的患者。美国国家联合癌症网络推荐每3~12个月胸片监测Ⅲ期患者。所有这些建议是基于临床经验或回顾的低级别的证据[26]。

表25-2-2 几组病例的影像学表现

作者	例数	影像学表现
章树乔等	1	MM伴大量胸腔积液。胸片:左肺多个大小不等边缘模糊的片状阴影,右侧大量胸腔积液
李玉萍等	1	MM全身转移。胸片:双肺纹理重,中下肺野见多个片影及结节影,肺门影增大,肋膈角消失
谢红旗等	1	肺转移性MM。胸片:右下肺动脉旁多个结节状影
陈先龙等	1	黑色素瘤恶变浸润性肺转移。胸片示两肺弥散浸润性病灶,两肺纹理增粗
张颖等	1	甲下黑色素瘤术后8年复发伴肝、肺转移。肺部CT:双肺多发小结节影
徐发第	1	皮肤MM肺转移。胸片见右下野肺纹理增重;后两肺纹理明显较前增重,右肺基底部有一4.5cm×4cm大小的类圆形肿块影,右肺门增大,右纵隔增宽
黑玉升等	1	手指MM并肺转移。胸片:左肺上叶前段可见边界清楚、密度增高团块状影
谢锦来等	1	阴茎MM。术后1年死于肺转移
王生权等	1	左肺转移性黑色素瘤。胸片:左肺下野有一约8cm×7cm×5.5cm的肿块阴影
曹爱国等	1	肺转移性MM。CT:多个病灶,以实变为主,伴空洞样改变,边缘较清楚周围晕环改变,液平明显,有细长毛刺症,壁厚,有增强,内壁呈虫蚀状改变。俯卧位CT:空洞内病灶位置无改变
朱斌等	1	肺转移性MM。5年前因右股部黑色素瘤切除。1年前右胸针刺样痛,胸片示左肺阴影,考虑为肺结核而抗炎、抗结核治疗3个月症状仍不缓解。咳嗽症状明显加剧,咳少许白痰,再拍胸片示左肺内阴影,无明显好转,左侧前肋第3、4肋间处可见3cm×3.5cm大小、密度均匀一致、有分叶呈卵圆形的阴影
陆丽萍	1	脉络膜黑色素瘤肝肺转移。3年前右眉弓处被他人用铁棍击伤。现CT检查发现右肺及肝右叶各有一3×3cm大小的占位性病变
南幸谕等	1	多发、单发结节85%,肺门淋巴结肿大43%,胸水15%,肺不张12%,癌性淋巴管炎8%
张金铭	1	肺内单发或多发结节状阴影(85%)、肺门淋巴结肿大(43%)、胸水(15%)、肺不张(12%)、癌性淋巴管(8%)

五、诊断

某些抗原性标志已被用于MM的诊断，其中S-100蛋白和HMB-45已被广泛用于组织病理学诊断，S-100蛋白几乎在所有黑色素瘤上表达，HMB-45在黑色素瘤细胞上有一定特异性，但在某些转移性恶性黑色素瘤中呈阴性。两者合用可提高诊断水平[22]。

Harpole DH分析了Duke大学癌症中心从1970—1990期间共7654例黑色素瘤（含有随访）的资料，其中945例发生了肺转移。采用单变量与多变量分析方法，借以确定黑色素瘤肺转移的危险因素，肺切除术在治疗黑色素癌肺转移中的地位以及影响肺转移患者存活的因素。结果发现：①在诊断黑色素瘤后3、5、10和20年发生肺转移的比率分别为0.9、0.13、0.19和0.30，肺转移瘤1年、3年和5年生存率分别为30%、9%和4%；②以下因素增加黑色素瘤发生肺转移的危险：男性、黑人，原发灶在躯干部位，组织学类型为结节型和肢端雀斑型病变，Clark分级级别在Ⅳ和Ⅴ级者，肿瘤厚度越厚者（如>4mm），区域淋巴结有转移者[8]。

南幸谕等报道眼球摘除26年后肺、肝、胃等转移的脉络膜MM 1例。男，60岁。26年前因右眼球脉络膜MM摘除眼球。发热、食欲差、体重下降5个月就诊。胸片未发现异常。胸CT左S^3 4个小结节。胃钡餐后确诊胃转移性MM。腹CT肝实质多个结节。半年后因肝衰竭死亡。尸检：肺、肝、胃、骨髓多处转移[25]。

花谷崇等报道发现胸腔内多发转移，而以FDG-PET找到原发灶的1例。女性，23岁。体检发现胸部异常阴影。胸片及胸CT两肺多发结节影。结节影接近胸膜。左侧少量胸水。肿瘤标志物多项无异常，仅CA-125轻度升高。耳鼻喉科、妇科消化科检查无发现。全身（除胸腔外）CT及MRI无发现。胸腔镜检查：壁层胸膜及脏层胸膜多发黑色结节，且与肺内结节性质一致。免疫染色确为恶性黑色素瘤。其肿瘤标志物S^5 CD（5-S-cysteinyldopa）30.3 nmol/L（正常值为1.5~8.0 nmol/L）为寻找原发灶请皮肤科及眼科检查，仍无发现。只好接受FDG-PET，发现除两侧胸腔多发肿瘤外，右臀部及左背部皮下病变。但相应皮肤表面无色素斑及色素脱失，触诊也无发现。虽经化疗，但6个月后死亡。

黑色素瘤原发灶不明而有多脏器转移淋巴结转移被发现的占1%~5%。肺原发的恶性黑色素瘤极其罕见，在肺全体肿瘤中，恶性黑色素瘤只占0.01%，占恶性黑色素瘤的0.4%~0.5%[27]。

六、治疗

姜新等研究人参皂普Rg3对小鼠B16黑素瘤细胞侵袭、转移及MMP-9表达的影响。观察到Rg3能够抑制小鼠黑色素瘤细胞的肺转移，其抗肿瘤转移作用可能是通过降低肿瘤细胞中基质金属蛋白酶MMP-9的表达水平及细胞侵袭能力来实现的[28]。

张超等通过雾化10%羟喜树碱（HCPT）用于治疗B16黑色素瘤肺转移癌小鼠，考察雾化吸入HCPT治疗肺癌的可行性以及疗效。结论：雾化吸入HCPT给药对于黑色素瘤肺转移的治疗效果明显，具有一定的应用前景和深入研究的潜力[29]。

张海宁等探讨重组人内皮抑制素抑制肺黑色素瘤转移。小鼠素实验结果：重组人内皮抑制素可以明显抑制血管的生成。与生埋盐水组相比，高、中、低剂量重组人内皮抑制素能明显减少肺转移瘤数目，并对由于黑色素瘤体积的增长而引起的肺重增加有抑制趋势。

肿瘤相关的血管生成是一个复杂的多步骤过程。Hanahan等提出肿瘤血管形成开关平衡学说：为了刺激血管生成，肿瘤可以上调各种血管生成因子的生成，包括成纤维细胞生长因子（aFGF和bFGF）、血管内皮生长因子/血管渗透因子（VEGF/VPF）等。许多恶性肿瘤也产生血管生成抑制因子，包括angiostatin、thrombospondin、内皮抑制素（endostatin）等。血管生成是这些刺激因子与抑制因子作用平衡后的结果。研究资料显示，内皮抑制素通过抑制肿瘤新生血管的生成，从而抑制肿瘤的生长及转移，使肿瘤消退到显微休眠状态，对肿瘤的休眠治疗有重要的药用价值[30]。

综合治疗仍是最佳方案。MM术后5、10年生存率分别是43%、21%，平均生存42个月。以血行转移者，多以小结节为初始表现。一旦肿瘤复发，85%在6个月内死亡。眼球黑色素瘤比皮肤、黏膜发生者预后较好，手术后有长达20年以上才复发的。日本10年以上才复发的有13例。南幸谕等人报道1例手术后26年才全身转移（肺、肝、胃等），胸部CT的表现是S^3上有4个小结节状转移瘤。尸检证实为眼脉络膜MM转移。任少华综合文献资料显示肺转移病变为60%~87%。手术疗效的报道不一，5年生存率从0~31%不等。在一组黑色素瘤发生肺转移的945例资料中，未接受手术治疗的5年生存率仅为4%，而手术治疗组为20%。术后病理检查淋巴结转移数目≤2个比≥3个者好[5]。

Harpole DH等认为以下因素影响患者的生存率：

①肺转移灶:1~2 个者比≥3 个者存活时间长,如肺转移灶为 1 个时,中位存活时间为 0.99 年,2 个为 0.76 年,≥3 个时仅为 0.44 年(P<0.001);②黑色素瘤原发灶诊断后至发现肺转移的间隔时间越长存活率越高,如间隔小于 1 年时,中位存活时间仅 0.43 年,1~5 年为 0.56 年,大于 5 年为 0.78 年(P<0.001);③做肺切除者比不做手术的存活率要高,本组做肺切除术的 2 年与 5 年生存率分别为 40%与 20%,其中做全肺切除者中位存活时间为 1.7 年,部分肺切除为 0.68 年,未手术者仅为0.50 年(P<0.001);④接受化疗(至少二个疗程)比不接受者的存活时间长,其中位存活时间分别为 0.6 年与 0.45 年(P=0.014);⑤区域淋巴结无转移者存活时间长,其中位存活时间为 0.7 年,有转移者仅 0.5 年(P<0.001);⑥组织学类型仅有边缘意义(P<0.043)。

Harpole DH 等强调指出,黑色素瘤的肺部转移灶可长期存活。据报道约 10%的黑色素瘤肺转移者可能是孤立性无症状的结节,Blach 的资料甚至高至38%。因而完全可采用肺切除手术治疗,资料如证实做彻底的肺切除其 5 年生存率可达 20%。将来肺切除手术无疑是一项重要治疗措施,尤其对于那些孤立性的转移灶将能改善其生存率。早年孤立性肺转移手术治疗的 5 年生存率为 4%~35%[8,31]。

目前认为广泛病灶切除是首选方法。Conway 主张在广泛手术切除后应做局部淋巴结与间隙结缔组织的大块切除。Freedman 指出早期广泛手术切除 5 年生存率为 61%,而单纯放射治疗 3 年生存率仅为 5.5%,郑光文组病例皆采用肿瘤切除加冷冻疗法或颞浅动脉插管灌注化疗等综合治疗。8 例在治疗后 2 年内死亡,5 例生存 3 年以上,3 年生存率为 33%[3]。

已经证明肺切除能改善生存率。Wood T F 等研究 60 例黑色素瘤肾上腺、肝、脾或胰腺转移的切除效果。完全切除组的 5 年生存率为 24%,而在不完全切除组没有 5 年的幸存者。完全切除后的 DFS 中位数为 15 个月。值得注意的是,完全切除的 2 年 DFS 多处转移者为 53%,高于单处转移的 26%。似乎转移部位的多少不影响 2 年生存率[32]。

靶向免疫治疗药物 Ipilimumab 可阻滞细胞毒性T淋巴细胞相关抗原 4,以增强抗肿瘤 T 细胞应答。斯蒂芬霍迪等所在的美国波士顿市达纳-法伯癌症研究所等进行的Ⅲ期研究中证明,其能延长Ⅳ期黑色素瘤患者的生存期。其研究包含了 Ipilimumab 组、Ipilimumab+gp100 疫苗组和单纯 gp100 疫苗组(3:1:1)。入组的患者均为反复治疗失败的进展期患者(676 例)。最终结果显示,Ipilimumab 组以及联合组患者OS 期分别为 10.1 个月(P=0.0004)和 10 个月(P=0.002),均显著长于单纯疫苗组(6.4 个月),死亡风险降低 32%~34%[31,32,37]。对于转移性黑色素瘤的治疗,化疗仍以达卡巴嗪和替莫唑胺为主,虽有效率只有 8%~15%,但仍是金标准。在个体化靶向治疗中,针对 BRAF 和 CKIT 的靶向药物已在黑色素瘤的治疗中取得了令人振奋的结果。如针对黑色素瘤 BRAF(V600E)突变的药物能达到约 70%的有效率。我国用伊马替尼治疗 CKIT 变异的多次治疗失败晚期黑色素瘤,能达到 60%的疾病控制率[33]。美国的一项最新观察证实,在晚期黑色素瘤患者中,与单纯 IL-2 相比,疫苗联合 IL-2 治疗的有效率较高,并且无进展生存期较长。

BRAF 激酶抑制剂 Vemurafenib (PLX4032) 的 1 期和 2 期临床试验已经显示,在有 BRAF V600E 突变的转移性黑色素瘤患者中的缓解率大于 50%。在 675 例有 BRAFV600E 突变的初治、转移性黑色素瘤患者中,进行了一项比较 Vemurafenib 与达卡巴嗪(疗效)的 3 期随机临床试患者中,Vemurafenib 可提高总生存率及无进展生存率[33]。

法国一项包括既往曾接受治疗的转移性黑色素瘤患者的Ⅲ期研究显示,与糖蛋白 100 相比。伊匹单抗单药治疗(剂量为 3mg/kg 体重)改善了总生存情况。502 例患者进入分组试验。结果:接受伊匹单抗加达卡巴嗪组中的总生存期显著长于继受达卡巴嗪加安慰剂组中的总生存期(11.2 个月对 9.1 个月),并且伊匹单抗-达卡巴嗪组在 1 年(47.3%对 36.3%)、2 年(28.5%对 17.9%)和 3 年(20.8%对 12.2%)时的生存率较高(死亡的风险比为 0.72,P<0.001)[34]。

2011 年 ASCO 会报道,Ⅲ期临床研究证实,ipilimumab 联合达卡巴嗪能够延长转移性黑色素瘤患者的 OS。研究纳入 502 例转移性黑色素瘤患者,随机分为 2 组接受 ipilimumab+达卡巴嗪或安慰剂+达卡巴嗪治疗。结果显示,与达卡巴嗪比较,联合治疗可显著改善患者 1 年及 3 年 OS 率(47%对 36%,21%对 12%)。联合治疗组中位 OS 期优于化疗组(11 个月对 9 个月)[35]。

七、预后

早期 MM 患者行根治性切除预后较好。一旦发生远处转移预后很差,中位生存期仅为 6~8 个月,5 年生存率为 5%~6%。现普遍认为,体质状况、内脏转移部位、转移数目、血清 LDH、白蛋白水平与预后密切相关。李曙光等研究认为,女性较男性预后好,提示性别是影响预后的因素,孤立转移病灶行手术切除后2年生存率明显高于放疗、生物治疗、化学治疗和单纯支持治疗患者,仅有一个部位转移的患者行手术切除可以明显改善预后[17]。

转移性病灶预后较差,根据140例有肝、肺、骨、脑及肠道脏器转移的患者预后分析,其平均生存期为9.7个月,中位生存期仅为5个月。Crowle报道7104例在生存10年或10年以上的各期恶性黑色素瘤,发生局部复发或远处转移者共168例,远处复发率为24%。最长的病例在原发灶治疗后47年后再发生复发,故对长期生存者仍需继续定期随访。MM再发情况下,85% 6个月内死亡[22,25]。

眼球原发MM比皮肤黏膜原发恶性黑色素瘤预后稍好,有报道20年再发的。日本报道10年以上所谓晚期转移的仅13例[25]。

本病恶性程度高,对肿瘤的直接刺激均可引起转移,并易发生血行播散。雀斑型和指甲床下型预后较好。在组织学检查中,其肿瘤浸润深度与淋巴结转移和治愈率有密切关系,浸润深度≤0.75mm者生存率高,而大于4.5mm者其生存率明显降低。有人报道肿瘤原发灶厚度≤0.75mm时,其10年生存率大于90%;病灶厚度为0.76~1.5mm时,其生存率为75%;为1.5~3.0mm时生存率为60%;为3.01~4.5mm时生存率大于45%;大于4.51mm时为30%[36]。

阴茎恶性黑色素瘤预后差,在确诊时有40%~60%患者已出现转移,大多数患者在3年内死于转移[20]。

约23%的黑色素瘤患者最终将发展并有肺转移,中位生存期只有7~11个月。Lee JB等汇集约翰韦恩癌症研究所、圣约翰健康中心的20例孤立性肺转移的黑色素瘤患者。分析转移瘤切除术后5年生存率与年龄、肺转移灶的数目、TDT、肿瘤坏死、免疫组化、4种生物标志物表达(Ki-67、glucose transporter-1(Glut-1)、caspase-3和CD31)的关系。结果:TDT中位数为61天。多变量分析TDT(P=0.008)、Glut-1(P=0.04)和CD31的表达(P=0.004)为转移瘤切除术后生存率重要预测因素。年龄、肺转移灶的数目、肿瘤坏死及Ki-67和caspase-3表达没有显著影响生存率。TDT中位数是56天的与TDT中位数是165天的caspase-3表达不一(P=0.002),Glut-1的强度是TDT的独立影响因素(P=0.012)。结论:手术切除可能是系统治疗有强烈毒性的、TDT≥61天和Glut-1高表达无组织学依据的孤立性肺转移恶性黑色素瘤患者的最好选择[37]。

Neuman HB等回顾Ⅳ期黑色素瘤肺转移的自然史和寻找预测生存的因素。结果:122例中位生存期为14个月(5年生存率为8%)。Ⅳ期诊断时的独立预测因素是孤立性肺转移(HR2.7,CI1.6~4.4,P<0.0005)和没有肺外转移(HR1.9,CI1.2~3.1,P=0.01)。在治疗因素中肺转移灶切除是生存的唯一独立预测因素(HR0.42,CI0.21~0.87,P=0.02)。只26例(21%)接受转移瘤切除术,其中位生存期(40个月)高于不能手术治疗的(13个月)。这26例中的23例(88%)术后中位5个月后复发。接受是否系统治疗之间没有明显差异(P=0.55),如表25-2-3~25-2-5所示。

表25-2-3 Ⅳ期黑色素瘤及肺转移的统计学及临床特征

	全体	肺转移灶切除	未切除	P值
患者数	122	26(21%)	96(79%)	
性别				
男	77(63%)	19(73%)	58(60%)	0.26a
女	45(37%)	7(27%)	38(40%)	
Ⅳ期 M1b 时年龄	63(21~91)	60(21~82)	66(30~91)	0.04b
前阶段				
stage Ⅰ/Ⅱ	39(32%)	13(50%)	26(27%)	0.03a
stage Ⅲ	83(68%)	13(50%)	70(73%)	
LDH				
LDH≤200	78(64%)	21(81%)	57(59%)	0.15a
LDH>200	13(11%)	1(4%)	12(13%)	
LDH 不详	31(25%)	4(15%)	27(28%)	
发现原发瘤到Ⅳ期时间(月)	38(6~236)	32(7~162)	39(6~236)	0.82b
DFI(至Ⅳ,月)	16(0~129)	21(0~123)	13(0~129)	0.02b
肺转移瘤数				
单个	39(32%)	21(81%)	18(19%)	<0.0005a
≥1个	83(68%)	5(19%)	78(81%)	
肺外转移				
仅肺	90(74%)	23(88%)	67(70%)	0.08a
肺外	32(26%)	3(12%)	29(30%)	

注:原表稍有删节;a:Fisher's exact 试验;
b:WilCoxon rank-sum 试验

表25-2-4 Ⅳ期黑色素瘤及肺转移生存预测Cox回归分析

	危险率	95% CI	P值
性别			
男	待查		
女	1.04	0.67~1.6	0.85
诊断Ⅳ期时年龄	1.01(每年)	1.00~1.03	0.12
前阶段			
stage Ⅰ/Ⅱ	待查		
stage Ⅲ	0.91	0.57~1.5	0.71
LDH			
<200	待查		
≥200	1.6	0.81~3.3	0.17
发现原发瘤到Ⅳ期时间(月)	1.0(每月)	0.99~1.0	0.09
DFI(至Ⅳ,月)	0.99(每月)	0.98~1.00	0.06
肺转移瘤数			
单个			
≥1个	2.7	1.6~4.4	<0.0005
肺外转移			
仅肺			
肺外	1.9	1.2~3.1	0.01

表 25-2-5 Ⅳ期黑色素瘤肺转移完全切除生存期

	发表年	数目	中位生存期(月)	5 年生存率	肺术后生存预测因素
Mathisen	1978	12	12		
Thayer	1984	18	17	11%	
Pogrebniak	1988	33	13	8%	
Karp	1990	22	11	4.5%	
Corenstein	1991	54	18	25%	Antecedent stage
Karakousis	1994	39	14	14%	
Tafra	1995	63	25		肺转移数，肺外转移，肿瘤倍增时间
Ollila	1998	38	26		肿瘤倍增时间
Harpole	1991	98	20	20%	肺转移数，先行阶段，DFI，化疗
Leo	2000	282	19	22%	肺转移数，自原发瘤时间
Andrews	2006	86	35	33%	肺转移数
Petersen	2007	249	19	21%	
Our series	2007	26	40	29%	

总之，肺转移瘤仍然是一个生存的独立预测因子。虽然大多数患者最终经历术后复发，肺孤立转移瘤手术切除仍是与长期生存相关的治疗因素[38]。

参考文献

[1]吕刚，田丹，安丽萍，等.GHGKHKNK 八肽对小鼠黑色素瘤细胞 B16-F10 侵袭和转移的抑制作用.吉林大学学报(医学版)，2008，34：825-828

[2]陆丽萍.脉络膜黑色素瘤肝肺转移 1 例.中国实用眼科杂志，1999，17：633-634

[3]郑光文. 原发性鼻腔、鼻窦恶性黑色素瘤(附 15 例报告).癌症，1983，2：103-104

[4]郑光文. 原发性鼻腔、鼻窦恶性黑色素瘤(附15 例报告).癌症，1983，2：103-104

[5]张金铭.呼吸系统疑难病和罕少病. 天津：天津科技翻译出版公司，2004：381-382

[6]迎寛，岩本雅典，吉田登，ほか.术后 10 年目の転移巣が肺癌とまぎらわしかった悪性黑色腫の1例. 日本胸部临床，1989，48：924-929

[7]蒙志斌，黄卓正，曾爱屏.恶性黑色素瘤 128例临床分析.河南肿瘤学杂志，2000，13：329-330

[8]林建华. 945 例黑色素瘤肺转移曲分析.国际外科杂志，1993，20：31

[9]赵德明，洪元.肺转移黑色素瘤手术切除的远期效果.国外医学呼吸系统分册，1986，6(2)：封底

[10]焦小龙.曾庆玲.肺转移瘤的外科治疗.国外医学肿瘤学分册，1996，23：106

[11]王园园，王义善，王鑫，等. PI3K/Akt 信号通路与恶性黑色素瘤浸润转移的研究进展. 实用医学杂志，2012，28：322-323

[12]Brown LM，Welch DR，Rannels SR，et al.Brown LM，Welch DR，Rannels SR，et al.B16F10 melanoma cell Colonization of mouse lung is enhanced by partial Pneumonectomy. Clinical & Experimental Metastasis，2002，19：369-376

[13]章树乔，贾钰铭，张中强.恶性黑色素瘤伴大量胸腔积液一例.肿瘤预防与治疗，1993，21：47

[14]李玉萍，漆军，赵国治，等.恶性黑素瘤全身转移致死 1 例.中国皮肤性病学杂志，2002，16：49-转69

[15]谢红旗，林欣莉，陈玲玲，等.肺转移性恶性黑色素瘤 1 例.临床肺科杂志，2004，9：209

[16]陈先龙，沈行平.黑色素瘤恶变浸润性肺转移 1 例.陕西医学杂志，1991，20：319

[17]张颖，谢晓华，陈雯.甲下黑色素瘤术后 8 年复发伴肝、肺转移一例.中国肿瘤临床与康复，2006，13：259

[18]徐发第.皮肤恶性黑色素瘤肺转移 1 例报告.实用放射学杂志，1992，8：239

[19]黑玉升，杨玉民，胡刚，等.手指恶性黑色素瘤并肺转移一例报告.中华骨科杂志，1996，16：278

[20]谢锦来，李励献，罗立君，等.阴茎恶性黑色素瘤 1 例报告并文献复习.中国男科学杂志，2006，20：49-50

[21]王生权，刘彦民.左肺转移性黑色素瘤一例报告.西北国防医学杂志，1986，7：71

[22]曹爱国，黄海，李兵.肺转移性恶性黑色素瘤 1 例分析.中国误诊学杂志，2007，7：6186-6187

[23]朱斌，柳仓生. 肺转移性恶性黑色素瘤 1 例.中国肿瘤临床，1997，24：156

[24]慕永飞，刘海华.恶性黑色素瘤早期多发转移一例.中国全科医学，2011，14：671-672

[25]南幸谕，石田栄，大岛昌辉，ほか.眼球摘除26 年后に肺，肝，胃などに転移巣が确认された脉络膜恶性黑色肿の1例.日本胸部临床，2001，60：182-186

[26]Morton RL，MScMed，Craig JC，et al.The Role of Surveillance

Chest X-Rays in the Follow-Up of High-Risk Melanoma Patients. Ann Surg Oncol,2009,16:571-577

[27]花谷崇,砂留広伸,野口哲男,ほか.胸腔内多発転移を呈した悪性黒色腫の他病巣検索にFDG-PETが有用であった1 例. 日本胸部临床,2011,70:1082-1086

[28]姜新,辛颖,许天敏,等.人参皂苷 Rg3 对小鼠 B16 黑素瘤细胞侵袭、转移及 MMP-9 表达的影响. 肿瘤,2011,31:117-121

[29]张超,胡巍,方芸.雾化吸入经基喜树碱对小鼠 B16 黑色素瘤实验性肺转移的影响. 中国中药杂志,2011,36:618-622

[30]张海宁,宋海峰,张晋昕,等. 重组人内皮抑制素抑制肺黑色素瘤转移. 实用医学杂志,2008,24:2766-2768

[31]朱元珏,陈文彬.呼吸病学.北京:人民卫生出版社,2003:1070

[32]Wood TF,DiFronzo LA,Rose DM,et al.Does Complete Resection of Melanoma Metastatic to Solid Intra-Abdominal Organs Improve Survival? Oncology,2001,8(8):658-662

[33]保罗.B.查查曼, BRIM-3 研究组成员. Vemurafenib 提高有 BRAF V600E 突变黑色素瘤(病人)的生存率. 中国医学论坛报,2011 年 6 月 30 日肿瘤B5

[34]卡罗琳·罗伯特,法国维勒瑞夫(Villejuif)市古斯塔夫鲁西研究所.伊匹单抗(Ipilimumab)加达对既往未经治疗转移性黑色素瘤的疗效. 新英格兰医学杂志文章选登. 中国医学论坛报,2011 年 7 月 7 日 E4 版

[35] 彭群惠, 王迈整理. 肺癌及黑色素瘤. 中国医学论坛报,2011 年 12 月 15 日肿瘤 B3 版

[36]孙燕.内科肿瘤学. 北京:人民卫生出版社,2001:797-814

[37]Lee JB,Gulec SA,Kyshtoobayeva A,et al.Biological Factors, Tumor Growth Kinetics,and Survival After Metastasectomy for Pulmonary Melanoma. Ann Surg Oncol,2009,16:2834-2839

[38]Neuman HB,Patel A,Hanlon C,et al.Stage-IV Melanoma and Pulmonary Metastases:Factors Predictive of Survival. Annals of Surgical ncology,2007,14(10):2847-2853

第三节　卡波西肉瘤

一、流行病学

1872 年由匈牙利皮肤病学家 Moritz Kaposi 首次描述 kaposi 肉瘤(KS)。顾立怡等收集 1985—2003 年间在皮肤科就诊并经病理明确诊断的卡波西肉瘤 18 例。5 年随访 6 例中,有 1 例死于多脏器衰竭。内脏型的病变除侵犯皮肤外,还侵犯胃肠道、呼吸道、呼吸道淋巴结,需与恶性淋巴瘤鉴别[1]。

KS 在器官移植患者中的发病率是普通人的400~500 倍。国内文献报道肾移植术后卡波西肉瘤发生率是 0.52%,纪玉莲所在医院 2500 多例肾移植仅出现 1 例 KS,其发生率远较其他报道为低[2-3]。

买买提艾力·吾布力等报道新疆地区 40 例艾滋病。临床表现主要为发热、咳嗽、咳痰、消瘦、腹痛、腹泻以及颈部淋巴结大,4 例患者身体多处结节样皮损,经病理检查证实为 KS。霍开明报道小儿艾滋病58例内卡波西肉瘤/淋巴瘤 3 例(5.2%)[4-5]。

二、病理学

内脏 KS 常发生于皮肤、黏膜损害之后,约见于 50% 的 KS 患者,顺次累及淋巴结、消化道、肺、肝、心包及肾上腺等。部分患者可先于皮肤损害。胃肠道 KS 最常见,胃、结肠、小肠均可被累及,也可见于肝、脾、胰、网膜[6]。

谭光明等报道 KS 广泛肺间质弥漫浸润尸检 1 例。左颊部可见红色斑疹样病变 5cm×3cm。右侧及左侧胸腔浆液性血性积液(左侧 2800 mL,右侧 1650 mL)。无胸膜粘连。左、右心室侧壁距心尖部 3~4cm 处可见多个附壁机化性血栓,0.2cm×3cm~0.5cm×0.8cm。双肺表面暗褐色,右肺各叶及左下肺叶脏层胸膜表面可见纤维素性渗出物附着。切面见肺各叶广泛淤血水肿及弥漫实变,右肺及左下肺叶病变尤其显著,扪之略有实性结节感,但肉眼难以辨认,大小形态不一,弥漫散布于肺实质内,胸膜下及支气管旁较为明显。双侧胸膜下广泛出血。镜下观察:全肺各叶广泛淤血、水肿,其中右肺及左下叶大部分肺泡萎陷,肺间质弥漫性纤维样增生,肺泡间隔增厚,局部融合成片。部分区域梭形细胞丛状排列并形成含红细胞的裂隙,尤以胸膜下及支气管旁明显。增生的梭形细胞浸及支气管软骨及黏膜下,但大部分支气管黏膜上皮尚完整。梭形细胞胞质丰富,胞核卵圆形或短梭形,大小形态较一致,核染色质细,核仁不明显,无核分裂象。免疫组织化学染色示梭形细胞胞质 CD34、CD31、第八因子及波形蛋白阳性。原位分子杂交示部分区域人类疱疹病毒 8 (HHV-8)及 Epstein-Barr(EBV)病毒灶状阳性。肺泡间及肺间质内可见弥漫性淤血、出血及淋巴细胞、浆细胞灶状浸润,但缺乏典型的大叶性肺炎或支气管肺炎的改变。此外,还可见气管炎、支气管炎及双侧纤维素性胸膜炎,双侧肾脏符合动脉性及小动脉性肾小球

硬化。病理诊断：①右肺各叶及左下肺叶KS，弥漫累及肺间质；②急性气管炎、支气管炎伴黏膜下出血；③双肺广泛淤血及水肿；④双侧纤维素性胸膜炎伴胸膜下出血；⑤双侧浆液性血性胸腔积液；⑤血管性肾小球硬化[7]。

三、临床表现

几例患者的临床表现如表25-3-1所示[3,7-10]。

表25-3-1　几例患者的临床表现

作者	症状及体征
胡晓芸等	头皮KS肺转移。右枕部肿物1月余，咳嗽、痰中带血25天，后呼吸急促，双肺可闻及中小水泡音，右下肺呼吸音弱，体温37.0℃~38.7℃，反复咯血、呕血、黑便，胸水2次暗红色血性液
谭光明等	KS广泛肺间质弥漫浸润。偶有室上性心动过速，因咳嗽、气促、痰中带血1周
周曾全等	AIDS并发皮肤、肺KS。时感胸痛，无咳嗽，体温正常
张永萍等	HIV/AIDS相关型KS。少许咳嗽
纪玉莲等	肾移植术后KS。皮肤结节增多、增大，气促

胃肠道KS的症状多为腹痛、腹泻、体重下降及便血。肺部KS的发生率居内脏KS的第二位。患者常出现呼吸困难、咳嗽，也可出现咯血，KS可发生于呼吸道的任何部位，引起阻塞、感染或出血，患者可出现干咳、呼吸困难、喘息，继而发生呼吸衰竭[6,8]。

KS的临床表现分为4型：①经典型：早期损害最常出现于足趾或足跖部。最易受累是消化系统，小肠可能是最常受累的脏器。另外，可累及肺、心脏、肝脏、眼结膜、肾上腺以及腹部的淋巴结。②非洲型：分为4种亚型：结节型、菜花样型、浸润型、淋巴结病型。③AIDS相关性KS：损害分布广泛，好发于头部、颈部、躯干和黏膜。25%的患者仅有皮肤损害，而29%的患者只有内脏损害。最常受累的内脏为肺(37%)、胃肠道(50%)和淋巴结(50%)。④免疫抑制相关性KS：皮损广泛分布于皮肤和黏膜，淋巴结和内脏受累或不受累[2]。

胡晓芸等报道头皮KS肺转移1例。症状如表25-3-1所示。1个月前发现右枕部原γ刀做松果体瘤手术处，有一黄豆大小的暗红色肿物，压痛，其母自行刺破并挤压。25天前出现咳嗽，晨起有暗红色血痰。胸片：右下肺纹理增重。入院前5天出现右下胸痛，伴呼吸困难，咳嗽、咯血加重，黑便1次。既往：1年前因松果体瘤行γ刀手术治疗。右枕部可见一约3.0cm×2.5cm的暗褐色肿物。胸片：双肺多发斑片状阴影。体温37.0℃~38.7℃，反复咯血、呕血、黑便，头皮肿物触之易出血。复查胸片示右侧胸腔积液，抽胸水2次均为暗红色血性液。抗生素和支持治疗无效，病情恶化。再复查胸片示双肺多发球形病灶，较入院时明显增多，并发现右颈部有3cm×2cm肿大之淋巴结。头皮肿物增至5cm×4cm，活检。病理：头皮KS。患者术中出血多，术后15小时死亡[9]。

谭光明等报道KS广泛肺间质弥漫浸润1例。男，16岁。15年前发现HIV阳性。1年前左颊部出现红色斑疹，活检示KS。症状如表25-3-1所示就诊。胸片示右侧胸腔积液及下肺叶实变，口腔黏膜有少量干血迹，右肺呼吸音减弱，可闻及干性及湿性啰音。1周后患者因病情恶化，治疗无效而死亡[7]。

周曾全等报道AIDS并发皮肤、肺KS 1例。确诊感染HIV。1年后首次就诊，背部毛囊样皮疹，诊断为HIV感染合并毛囊炎。又2年后再次就诊，自述1年来出现皮损。口腔黏膜有白色片状物，涂片镜检示白念珠菌感染。颜面、躯干、四肢皮肤多发性、局限性的浅紫红色斑块或结节。诊断为KS。开始高活性抗反转录病毒疗法(HAART，AZT+3TC+ABC)和抗真菌治疗，后治疗暂停。又半年感胸痛，胸片及胸CT可见双肺沿纹理分布呈串珠状阴影。继续接受HAART。3个月后一般情况较前好转，胸痛消失，无咳嗽，皮肤KS颜色变浅，质地变软，数目有所减少，肺部病灶无明显改变[8]。

张永萍等报道HIV/AIDS相关型KS多处侵犯1例。因全身出现红色皮疹半年。经皮损组织病理检查诊断为KS，最后确诊为HIV/AIDS相关型KS。住院过程中病情逐渐加重，少量出现咳嗽。胸片：右肺透亮度减低，右心缘及右纵隔可见带状密度增高影，边缘模糊。排尿困难、进食哽噎，遂行膀胱造瘘、胃造瘘。胃窦黏膜组织病理检查示KS浸润。自动出院，出院后1个月死亡[10]。

梁福英等报道5例肾移植术后发生KS。1800多例肾移植患者的临床资料，其中5例(约0.28%)符合KS的诊断。5例KS患者中，2例表现为双下肢多发性紫红色斑块，1例表现为全身淋巴结肿大，2例表现为扁桃体及双侧腹股沟淋巴结肿大[11]。发病时间3~46个月，平均18.4个月[11]。

郭瑞章等报道AIDS合并多部位Kaposi肉瘤1例。不明原因发热1个月，淋巴结肿大2周余。HIV抗体检测阳性。入院前体温高达39℃左右，随后发现双侧腹股沟淋巴结肿大，行活组织检查。病理检查：腹股沟淋巴结和口腔肿块活检均提示血管肉瘤，形态学符合Kaposi肉瘤。而且KS先后侵犯眼、口角、舌、软腭及牙周软组织，国内尚未见报道。细胞免疫CD_4^+ T细胞4个/μL。巨细胞病毒IgG抗体阳性。胸部CT见表25-3-2。KS对化疗敏感。经过1个多月的HAART，CD_4^+ T细胞升为30个/μL。但是其后肿瘤增长迅速，口腔及肺部扩散范围增大。经3个疗程多柔比星脂质体注射液化疗，肿瘤明显缩小或消失。胸CT：两肺多发结节影消失。临床效果较理想[12]。

四、影像学表现

几组病例的影像学表现如表25-3-2所示[3,7-10,12]。

表25-3-2 几组病例的影像学表现

作者	影像学表现
胡晓芸等	头皮KS肺转移。首次胸片：右下肺纹理增重。复查胸片示右侧胸腔积液，再次复查胸片示双肺多发球形病灶
谭光明等	KS广泛肺间质弥漫浸润。X线片示右侧胸腔积液及下肺叶实变
周曾全等	AIDS并发皮肤、肺KS。胸片可见双肺沿纹理分布呈串珠状阴影，胸CT检查示双肺串珠状影像更明显
张永萍等	HIV/AIDS相关型KS。胸片：右肺透亮度减低，右心缘及右纵隔可见带状密度增高影，边缘模糊
纪玉莲等	肾移植术后KS。胸片：双肺野满布细小结节
郭瑞章等	艾滋病合并多部位KS。胸部CT检查提示两肺多发小结节阴影

肺KS影像学检查显示炎症性或肿瘤性肺浸润，部分病例出现肺部孤立性结节。广泛弥漫累及双侧大部分肺叶的病例却十分少见[7]。胸片检查可见双肺间质性浸润，肺门或纵隔淋巴结肿大以及胸水等，但缺乏特异性，难与其他机会性感染鉴别。

五、诊断

徐益明等报道新疆KS 43例。皮肤损害主要位于四肢。30例有麻木、疼痛感，25例伴下肢水肿，15例累及淋巴结，1例有内脏损害，1例伴有骨损害。

不同临床类型的KS临床表现及生物学行为差异很大。经典型KS相对良性，进展缓慢，生存期长。而艾滋病相关型KS却是一种发展迅速、死亡率高的恶性肿瘤。经典型KS的皮损常由斑块和结节组成，主要发生在四肢末端，伴有免疫缺陷的KS最常见的损害为斑片和轻度浸润的斑块，结节小而少，损害主要位于躯干与头面部，非洲型KS常发生于青年或儿童，以淋巴结病变为主，常累及内脏，皮肤损害少见[13]。

六、治疗

纪玉莲等报道肾移植术后KS 1例。因慢性肾炎、尿毒症首次行同种异体肾移植。约半年后，因皮肤结节增多、增大、气促入院。血清抗HIV抗体阴性。胸片：双肺野满布细小结节，提示双肺多发性转移瘤可能性大。胸部CT考虑真菌感染或KS。皮肤病理活组织检查符合KS。最后确诊肾移植术后KS(皮肤及内脏型)。将环孢素、麦考酚吗乙酯的剂量减少50%，同时予阿霉素、长春新碱和博来霉素3联疗法，每周1次，共4个疗程，治疗期间患者皮肤结节明显缩小、脱落。复查胸片：双肺弥漫性病灶明显吸收、好转。但患者于化疗期间出现急性排斥反应，血清肌酐升高至700μmol/L以上，抗排斥方案改为西罗莫司、麦考酚吗乙酯、泼尼松，结果肾功能恢复正常。20个月后KS未见复发。

既往对肾移植后发生KS患者的治疗极其困难，为控制肿瘤减少免疫抑制药，常发生急性排斥反应，甚至需要切除移植肾而控制急性排斥可导致的肿瘤扩大，前功尽弃。近年来，西罗莫司作为抗排斥药物在肾移植临床已取得初步经验。一旦诊断为KS必须尽早治疗，首先减少免疫抑制药剂量，其次化疗，可用：①长春新碱、阿霉素和博来霉素联合方案，3次为1个疗程，可根据临床病情需要设计使用剂量和具体疗程；②放线菌素、长春新碱；③环磷酰胺、氮芥、甲氨蝶呤等；④其他抗病毒药物，如胸腺素、干扰素等有助于控制肿瘤。

由于KS对放射治疗较敏感，故对局部小面积病灶可行放射治疗或手术切除。开展人类白细胞抗原基因配型，选择理想的肾源，减少术后急性排斥，避免使用强烈的免疫抑制药，术后密切监测巨细胞病毒和人类单纯疱疹病毒感染等，对预防肾移植术后受者发生KS是非常重要的。若有条件，移植前后检测受者、供者的人类单纯疱疹病毒-8的抗体或DNA，对阳性者加强监测，必要时使用抗病毒药。

KS一般对生命没有危险，并在停用免疫抑制药后缓解，经过治疗，有此患者有相当长的临床缓解期。KS的完全治愈率为24.0%~28.5%，约50%的肾移植受者在治疗KS过程中发生不可逆性排斥反应，导致移植肾失去功能[3]。

七、预后

KS的预后与临床类型有关，经典性KS病程很长，平均可生存8~10年；非洲淋巴结型进展迅速，累及的淋巴结生长迅速,预后极差,常累及内脏器官,一般在2年内死亡;伴AIDS者预后也很差,进展快,病情严重,死亡率高达40%;移植相关型KS在停用免疫抑制剂后,病情可趋于稳定,约2%的患者可完全消退,死亡原因主要是严重出血、继发感染、脏器穿孔、恶病质和严重贫血等[2]。

参考文献

[1]顾立怡,周炜.18例Kaposi肉瘤临床病理分析.病理诊断学杂志,2005,12:160

[2]康晓静,石得仁.卡波西肉瘤.临床皮肤科杂志,2006,35:747-749

[3]纪玉莲,彭炎强,魏小梅,等.肾移植术后卡波西肉瘤的临床特征和防治—附1例报告.新医学,2003,34:750-751

[4]买买提艾力·吾布力,宋江美,佐合拉·吐尔地,等.新疆地区40例艾滋病患者临床特点分析.中国感染控制杂志,2008,7:389-391

[5]霍开明.小儿艾滋病58例.中国当代儿科杂志,2008,10:401-402

[6]程海军,王兮.艾滋病相关卡波西肉瘤的研究进展.国外医学·流行病学传染病学分册,2002,29:275-278

[7]谭光明,Rolf F,Barth Cynthia M,等.卡波西肉瘤广泛肺间质弥漫浸润一例.中华病理学杂志,2002,31:563

[8]周曾全,王玲,杨欣平,等.AIDS并发皮肤、肺卡波西肉瘤一例.诊断学理论与实践,2004,3:26-27

[9]胡晓芸,王红.头皮卡波西肉瘤肺转移一例误诊.临床误诊误治,2000,13:117

[10]张永萍,赵琴,仲英娜.HIV/AIDS相关型卡波西肉瘤1例.临床皮肤科杂志,2008,37:387-388

[11]梁福英,余英豪,曾玲,等.肾移植术后发生卡波西肉瘤的临床表现及病理学特点.中华器官移植杂志,2006,27:90-92

[12]郭瑞章,冯艳玲,卢洪洲,等.艾滋病合并多部位/Kaposi'肉瘤一例.中国全科医学,2010,13:2293-2294

[13]徐益明,普雄明,李帮.新疆kaposi肉瘤43例临床及病理学分析.中国麻风皮肤病杂志,2005,21:685-686

第二十六章　血液病、淋巴瘤

第一节　白血病

一、流行病学

白血病是非实体瘤，其对肺的侵犯和并发症不属转移。但若实体癌瘤为全身疾病（分子网络病，基因病等），则其多元学说（所谓原发灶、转移灶均为一元）与白血病的各脏器浸润似为同一概念。

美国临床医师癌症杂志（CA）公布（2008年）白血病病例数全球数据。癌症新发病例数：就世界范围而言，在男性疾病中占第9位；在女性疾病中未占头10位。就发展中国家而言，在男性疾病中占第8位；在女性疾病中占第10位。死亡病例数：就世界范围而言，在男性疾病中占第7位；在女性疾病中占第10位。就发展中国家而言，在男性疾病中占第7位；在女性疾病中占第9位。

我国的白血病年发病率与死亡率为（2~4）/10万人口（褚建新，1978）。从总体上看男性发病率高于女性，比例约为1.3:1。白血病可发生于任何年龄，总发病率的年龄分布曲线呈两个高峰，婴幼儿期出现第一个高峰，随后下降，20岁后开始上升，至老年期达到第二个高峰。

我国慢性髓细胞白血病（CNL）发病率明显低于急性白血病，大约为1:3.8，占全部白血病的18.1%。据1991年中国医学科学院血液学研究所调查，CNL年发病率为0.36/10万。可见于任何年龄组，包括青少年，但在50~60岁有一高峰，男性略多于女性。在西方，慢性粒细胞性白血病（CGL）占全部白血病的15%~20%。

慢性淋巴细胞性白血病（CLL）在欧美发病率高，为2.4/10万，占全部白血病的25%~30%，但在亚洲人中少见。在日本CLL仅占全部白血病的3%，北京协和医院统计自新中国成立后至1982年间，CLL占全部白血病的3.2%。本病好发于老年人，中位年龄为55岁，近年有年轻化趋势，男女比例为2:1[1]。

白血病肺部浸润并非少见。白血病肺部并发症的确切发病率尚难确定，有报道肺病变发生率约为93%，其中淋巴结肿大约为50%，肺浸润占10%~40%，以肺出血、肺水肿、肺淤血、白血病细胞浸润及继发性感染最常见。Tenholder等发现98%的白血病患者尸检时有肺并发症，并复习139例白血病肺浸润的病因，在84例肺实质浸润者中，仅10%为肺实质白血病细胞浸润，其他病因有细菌或机会性感染、出血、白血病或淋巴瘤侵及、白细胞淤滞、淋巴细胞溶解性肺病、白细胞过度反应、肺泡蛋白沉积症及药物不良反应等。一般认为急性单核细胞白血病和CLL肺浸润较多见。急性淋巴细胞白血病（ALL）以双侧纵隔及支气管淋巴结肿大最为多见。病理改变：可见白血病细胞浸润于细胞壁、小支气管、小血管及其周围间质、肺泡浆液渗出与继发感染，肺组织广泛而不规则出血及多发性出血性梗死，亦可见广泛纤维化性改变。胸膜有弥漫性白细胞浸润，胸膜增厚，并可见出血性胸水[2]。

据Watdman等113例白血病尸检资料发现，肺部有白血病细胞浸润者达41%。白血病的肺部浸润多位于肺泡与肺泡间隔，多位于血管与小支气管周围。Klatte等还强调了胸膜下病变的存在。肺门和纵隔淋巴结也常受侵。据Vieta报道，肺门和纵隔淋巴结的发生率分别为27%与36%，而尸检高达50%。白血病胸膜病变也不少见，Klatte报道121例白血病尸解中发现胸水者20%，其中以CLL最高，为40%，ALL最低，为7%。尽管尸解中白血病肺部浸润发现率很高，但X线的诊断率却很低。国内傅氏等报道为19.3%，张国材等报道为13.3%（44/334）。其原因是白血病细胞以肺泡壁及间质浸润为主，这种细小的病理变化在胸片上很难表现出相应的X线征象。

在白血病类型与肺部浸润的关系上,Bar Cos 等总结 1206 例各种年龄的白血病尸解资料,发现 ALI与CLL 的肺部浸润明显高于急性粒细胞性白血病(AGL)与 CGL,依次为 41%、41%、28%、29%。张素芬等报道尸检白血病肺部浸润率达 96.7%[3-4]。

二、病理学

1931 年 Fisher 报道了 32 例尸检资料,对白血病表现进行了详尽的组织学研究。Mail 等报道美国 Duke 安大学医学中心 113 例尸检结果,发现肺浸润达 41%,且与白血病的类型有关,以 CML 最高,占42%,AML 最低,仅 8%。关于白血病的肺内浸润尸检资料,有 13%~93.3%的报道差别。肺白血病浸润按其病理变化可分为两类:第一类为白血病细胞沿肺泡壁和肺泡间隙内浸润,致使肺泡间隔有不同程度增厚、水肿,肺泡腔相应变小,甚至白血病细胞向肺泡腔内渗出堆积,或使肺泡腔压缩,形成白血病细胞结节。第二类为白血病细胞在支气管和血管周围的间质内浸润。Bodey 报道支气管周围占 87%,血管周围占36%,并可在局部堆积成团,或堵塞血管导致局部灶性出血或梗死。Austrian 氏把上述改变称为肺泡-毛细血管阻塞综合征。亦有作者把肺的浸润分成实质和非实质浸润,前者指肺泡壁及肺泡间隙(alveolar spaces),后者则包括肺的支架和连接组织如支气管、血管、胸膜及它们的周围组织。痰液内常找不到白血病细胞,因此过去一直把 X 线检查作为肺浸润的主要诊断手段[5]。

肺功能的变化是因为白血病细胞浸润肺部主要在肺泡壁和肺泡间隙,也因浸润支气管、胸膜及血管,同时初发白血病多伴贫血、缺氧,甚至部分有心功能不全存在,部分患者伴发感染,故易引起弥散功能和通气功能障碍以及小气道阻塞的表现[6]。

肺出血是白血病细胞阻塞于肺毛细血管之中,更重要的是患者血小板减少便于肺出血的发生。尸检资料表明,不同程度肺出血占 54%。肺出血在 X 线片上呈现斑点状或斑片状阴影。白血病细胞形成栓子,可造成多发性小灶性或大片的肺梗死,但临床往往可无症状。Robert 报道 1 例生前 X 线诊断为支气管肺炎,死后尸检证实为白血病细胞形成多发性栓子致肺梗死。白血病肺部浸润发生率与外周血白细胞总数的高低,并不成相关性,而与白血病类型有一定的关系。黄幼亭等 6 例 CML 胸片中 3 例有网络样改变,其中 2 例伴粟粒样影。

胸内淋巴组织:白血病细胞浸润胸内淋巴组织主要见于肺门及纵隔淋巴结群。X 线表现为肿大的纵隔或肺门淋巴结呈肿块影,或连成片,或分叶状。多数为双侧性病变,亦可单侧性。以中纵隔增宽为主,它常重叠于大血管和心脏阴影上,以致不易辨认。Eugene 报道尸检证实肺门与纵隔淋巴结肿大约占 50%,常见于 CML 和 ALL,而 341 例胸片检查能发现纵隔淋巴肿大仅占 7%,肺门淋巴结肿大仅占 10%。黄幼亭等 82 例胸片纵隔肿大 8 例,肺门淋巴结肿大 8 例,各占 9.7%。6 例 CML 肺门淋巴结肿大有 2 例,24 例 ALL 有 4 例肺门淋巴结肿大。肺门和纵隔双侧同时增大者各有 5 例。1 例 12 岁 ALL 的纵隔增宽占胸腔的 1/2,临床则往往没有症状,仅仅小部分病例由于压迫支气管而出现剧咳或肺不张,或出现上腔静脉压迫综合征等。这类肿大的淋巴结经化疗可迅速缩小,症状消失。

胸膜:胸膜白血病浸润致使胸膜增厚、纤维增生和粘连。亦可形成胸水,胸水产生的原因:①白血病细胞浸润并引起胸膜下梗死;②白血病细胞浸润胸内淋巴结群,破坏了它的正常形态与结构,致使胸膜淋巴回流障碍。Eugene 报道尸检中胸腔积液>100mL 可占 20%,且以 CML 多见,胸水大多为血性,胸水中可找到大量白血病细胞。而 X 线检查能发现胸膜病变仅占 5%。

黄幼亭等 82 例胸片,4 例有胸膜病变,可双侧性,但单侧性多见。1 例单型白血病,化疗前胸片正常,化疗未缓解,2 个月后复查胸片,两肺呈显著网络样、小结节状改变,伴左侧胸腔中等量积液。胸片有胸膜改变的 4 例中,2 例肺门阴影增大,临床可有轻微胸痛、咳嗽,若积液量多,可出现胸闷、气急。

肺部感染:Solan 指出感染与低丙种球蛋白血症有关,约 68%的 CLL 存在低丙种球蛋白血症。中性粒细胞极度低下时的高热是感染的有力佐证。胸片可呈现大片或小片状阴影,以中下肺野常见。黄幼亭等 82 例治疗前所摄胸片中,诊断炎症改变者有 21 例,占 25.6%,这类病例有发热、咳嗽、胸痛等表现。其中以 APL 型更易发生感染。在各类白血病末期,几乎所有病例都合并感染,且这种感染可占死亡率的 60%~65%。白血病肺部的浸润、出血、梗死和合并感染常常同时存在,给 X 线片的鉴别带来困难[5]。

三、临床表现

白血病肺部浸润常见,有时以肺部症状为首发症状。孔令璐等的诊断标准:①患者均符合白血病的诊断标准;②有呼吸系统症状,胸片有改变,病理符合白血病肺部浸润;③抗感染治疗 5~7 天无效或症状加重,抗白血病治疗有明显疗效,完全缓解后肺部病变

表 26-1-1　白血病的肺部浸润

项目	作者	内容
发生率	陈少贤综述	肺病变发生率约为 93%，其中淋巴结肿大约 50%，肺浸润占 10%~40%。在 84 例肺实质浸润者中，仅 10%为肺实质白血病细胞浸润
	张国材等	Watdman 等 113 例白血病尸检资料发现肺部有白血病细胞浸润者达 41%。Bar Cos 等总结 1206 例各种年龄的白血病尸检资料，发现 ALL 与 CLL 的肺部浸润明显高于 AML 与 CGL，依次为 41%、41%、28%、29%。急性非淋巴细胞性白血病(ANLL)为 14.6%(32/218)、ALL 为 17.7%(11/62)、CGL 为 2%(1/49)，而 5 例 CLL 无 1 例有肺部浸润
	姜丽慧	占白血病肺部并发症的 25%~60%，初诊时有肺浸润者占 5%，尸检中发现者占 50%，本文肺浸润占 25.5%(51 例)。ANL 7/11，ALL 7/16，CML 0/19，CLL 1/10
	黄幼亭等	Eugenl 等报道尸检证实 33 例白血病有肺浸润的病变，生前 X 线检查异常者仅 7 例
病理	陈少贤综述	可局部或弥漫性累及肺实质、胸膜、支气管周围及支气管内膜。小儿患者、急性患者及淋巴细胞白血病患者的肺浸润发生率较高
	孔令璐等	纤维支气管镜检查：肺活组织检查病理证实为白血病肺浸润 21 例(65.6%)
临床表现	李相生综述	白血病肺部浸润多发生于病变的终末期，但也可以发生于病变早期
	陈大朝等	尽管 20%~60%的慢性白血病在尸检时组织病理学发现有肺部白血病细胞浸润，但因白血病细胞肺浸润引起肺部症状较为罕见(少于 10%)
	张国材等	症状轻微：44 例中 41 例有发热(93%)，轻咳 31 例，痰带血丝 2 例，气促 2 例，9 例无呼吸道症状，11 例肺部可闻少许干湿啰音。但有体征者不多，这种不相称的矛盾现象乃其特征之一。肺部浸润的 X 线改变与临床症状无明显相关性。本文仅 2 例有气促，余仅有轻咳，偶带血丝或无呼吸道症状。少数患者偶可出现严重症状，如本文 1 例发生肺部浸润时并发 ARDS，此种情况虽属少见，但预后极差
	刘庆福	肺浸润为首发症状的急性白血病。发热、咳嗽、痰中带血丝。右锁骨上淋巴结轻度肿大，胸骨无压痛。痰液内见大量白血病细胞
	孔令璐等	32 例均有不同程度的咳嗽，其中无痰 18 例(56.3%)，有痰 14 例(43.8%)，呼吸困难 5 例(15.6%)，发热 21 例(65.6%)，淋巴结肿大 15 例(46.9%)，胸骨压痛 11 例(34.4%)，肝、脾肿大 16 例(50%)
	闻艳等	白血病肺部浸润误诊为肺部感染。头昏、面色苍白伴腹痛 2 个月。确诊为急性粒细胞白血病 M2，HA 方案化疗后原粒细胞 0.42。继而出现高热、呼吸困难、胸闷、肋骨疼痛，双肺均可闻及湿性啰音
	李立等	白血病 100 例，大部分有不同程度肺脏损害。症征：全例咳嗽、咳痰 50 例(50%)，呼吸困难 40 例(40%)，胸痛 54 例(5.4%)，咯血 2 例(2%)，呼吸音减弱 50 例(50%)，呼吸音粗糙 42 例(42%)，中小水泡音者 20 例(20%)，胸膜摩擦音 4 例(4%)，肺气肿体征者 2 例(2%)
影像表现	孔令璐等	①肺纹理增强型，此型多见，有 16 例。特点是多数分布在两肺中、下野，肺纹理增粗，边缘不清晰，成粗网状。②肺部片状阴影型 7 例，特点为两肺中、下野散在小片状阴影，边缘模糊，密度均匀。③斑点状结节影 6 例，特点为双肺结节状、斑点状密度增高影。④胸膜炎型 3 例。其中 ALL 2 例，CLL 1 例，主要表现为中量或大量胸腔积液。大部分的浸润并没有在胸片上得到显示。多发生在两肺下野，尤其是下垂肺底部，两肺常同时受累，病灶呈多发性，呼吸道症状相对较轻，白细胞数很高，抗生素治疗无效
治疗反应	张国材等	急性白血病肺部弥漫性浸润出现在治疗前或细胞毒药物化疗 3 天以内者，通常为非机会感染。本文在治疗前发现肺部弥漫性浸润者 27 例，为 61%。其中 23 例抗生素治疗无效后经化疗病变吸收好转。肺部浸润与骨髓象缓解程度的关系：32 例骨髓象缓解肺部 X 线病灶吸收好转，11 例髓象恶化，肺部浸润亦随之加重，仅 1 例其治疗反应较髓象变化为迟。表明 X 线改变与化疗后髓象的变化基本一致
	闻艳等	白血病肺部浸润予 HA 方案化疗第 2 天体温降至正常，呼吸困难明显好转，1 周后复查胸片仅有双下肺纹理增多，胸水已吸收，较前明显好转，半个月后胸片肺部体征恢复正常，骨髓取得部分缓解
预后	张国材等	同时合并肺外 2 个器官以上浸润者 43 例，为 97.7%，表明白血病肺部浸润乃全身组织浸润的一部分。文献报道白血病合并肺部浸润者与未合并者相比，预后差异十分显著。Penington 等指出，伴有发热和肺部浸润的恶性血液病者的病死率(62%)明显高于无肺部浸润的患者(9%)

消失[7]。

白血病的肺部浸润如表 26-1-1 所示[2,3,5,7-13]。

蓝梅总结白血病肺部损害 168 例(表 26-1-2，26-1-3)。诊断标准：①所有病例均经血象、骨髓象确诊为白血病。②根据临床表现，结合胸片、B 超、胸腔积液等证实有肺胸膜损害。③经联合抗感染治疗，病情好转，胸片示病灶吸收、消失，诊断为肺部感染。一般抗感染治疗效果欠佳，痰涂片找到抗酸杆菌或 PPD 皮试阳性至强阳性，抗结核治疗有效，诊断为肺结核。④抗感染、抗结核治疗无效，联合化疗后病情好转，胸片示病灶吸收、消失，诊断为肺部浸润.抗感染治疗后肺部病灶部分吸收，须加联合化疗后病灶吸收，诊断为肺部浸润并感染[14]。

李秀珍等报道急性白血病并发 ARDS 10 例。由于肺毛细血管白细胞淤滞、出血、肺部感染等因素，可诱发 ARDS。病情危重，预后差。肺部 X 线征：7 例检查，全部均呈现肺纹理增多、边缘模糊。3 例肺部有片状或散在斑片状阴影。转归：7 例死亡，3 例缓解[15]。

表 26-1-2 白血病各种肺部损害症状和体征的比较(例)

肺部损害	总例数	发热	咳嗽	胸痛	气促	呼吸困难	呼吸音粗糙	呼吸音减弱	有干湿性啰音
肺部感染	89	73	63	7	13	8	29	9	50
肺部浸润或浸润并感染	79	60	50	16	15	15	20	12	39
P 值	>0.05	>0.05	<0.05	>0.05	>0.05	>0.05	>0.05	>0.05	

表 26-1-3 白血病各种肺部损害胸部 X 线表现的比较(例)

肺部损害	总例数	肺纹理增粗有网状、索条状影	有片状、斑片状影	胸腔积液胸膜肥厚	肺内有团块状、结节状影	肺门或纵隔淋巴结肿大
肺部感染	89	48	40	8	0	0
肺部浸润或浸润并感染	79	22	37	19	12	31
P 值	<0.05	>0.05	<0.05	<0.05	<0.05	

胡瑛报道急性白血病合并肺脏损害 16 例。53 例中有肺损害 16 例,其中 ALL 10 例,急性非淋 6 例。临床表现:除 ALL 本身表现外,16 例均有轻度或中度呼吸困难,1 例严重者表现为呼吸窘迫综合征。10 例合并感染,咳嗽、咳黄痰、发烧。16 例中仅 1 例胸片呈毛玻璃状改变,15 例胸片检查无异常表现,5 例痰细菌学培养阳性[16]。

李军等报道急性非淋巴细胞性白血病合并肺动静脉血栓栓塞症 1 例。因突发心慌、气短 1 小时来院急诊。动脉血气:pH 值 7.548,$PaCO_2$ 36:1 mmHg,PaO_2 49.1 mmHg。CT 示右上肺静脉近端、右下肺动脉分支、左上肺动脉、左肺舌叶动脉近端、左下肺动脉近端等,其分支均可见不同程度的充盈缺损影。右下肺可见部分肺组织膨胀不全,两侧胸腔可见少量积液,右膈升高。提示多发肺动脉栓塞。诊断为急性非淋巴细胞性白血病合并肺动静脉血栓栓塞症。次日死亡。

急性非淋巴细胞性白血病患者末梢血中大量白细胞淤滞,使全身血液循环系统处于高凝状态,导致肺动静脉形成原位血栓。国内曾有 10 例白血病合并肺动脉栓塞的病例报道,而并发肺静脉血栓形成的报道尚少见。其机制可能为:①白血病细胞可侵犯血管壁,损伤其内皮细胞,导致因子Ⅻ接触激活,而且血浆中 a2 抗纤溶酶含量增高,引起血管壁表面纤溶活力减弱,从而促进血栓形成。②高白细胞性白血病所引起的细胞性高黏滞性,在血栓形成中亦起到作用[17]。

高力等报道毛细胞白血病发生肺腺癌 1 例。因确诊毛细胞白血病 6 年余,右侧胸痛 2 个月,痰中带血 10 天入院。胸 CT:①右肺下叶后基底段小片影;②胸 10 椎体破坏及周围软组织肿胀;③纵隔内淋巴结肿大等。行 CT 引导下经皮肺穿刺活检,病理:肺腺癌。国外大宗病例显示:毛细胞白血病患者与其他肿瘤患者相比第一肿瘤的发生率差异无统计学意义,而发生的第一肿瘤最常见者为前列腺癌、头颈部癌、黑色素瘤和淋巴细胞增殖性疾病等。本例为毛细胞白血病继发肺腺癌,临床少见[18]。

杨同华等报道以肺及脾梗死为首发症状的急性早幼粒细胞白血病(APL) 1 例。以咳嗽、咯血 1 周,脐周阵发性绞痛 3 天于 2004 年 8 月 23 日收住。胸片正常。MRI 示脾栓塞。8 月 27 日 CT 示右肺下叶外基底段高密度影,考虑肺梗死。APTT 39.4s,PT 17s,纤维蛋白原(Fib) 1.38g/L,D-二聚体(D-D)强阳性,3P 试验阴性。诊断为APL。9 月 3 日咯少量血痰,剑突下剧烈疼痛 30 分钟,骨穿示增生极度活跃,早幼粒细胞占 0.930。9 月6 日咯血痰,活动时气促。胸片正常。9 月 29 日咯少量血痰,右侧胸痛,便后气促,血压 75/40 mmHg。胸片示右侧胸腔少量积液,胸膜增厚、粘连。10 月 9 日又出现胸痛,与呼吸有关,右下肺叩诊浊音,并有双下肢疼痛。纤支镜检查示气管扩张,毛细血管呈网状改变。胸片示左肺门影增大,左肺门占位待查。10 月 13 日 CT 显示纵隔双侧增大。超声心动图示右房、右室扩大,肺动脉重度高压。吸氧条件下血氧饱和度 0.89。10 月 14 日 CT 增强扫描示右肺动脉主干及左下肺动脉内血栓形成,左肺上叶尖后段及双肺下叶后基底段梗死。双肺动脉造影示双肺动脉多发卵石样充盈缺损,以右肺动脉明显。10 月 19 日开始予尿激酶 50 万 U 静脉滴注,行肺动脉造影加血栓消融器(ATD)溶栓术:造影示右下肺动脉开口处见一类圆形充盈缺损,造影剂流通缓慢,实质像可见右下肺血管网稀少,左下肺动脉血流缓慢[19]。

四、影像学表现(请见书后附图 37、45)

几组病例的影像学表现如表 26-1-4 所示[2,5,9,20-22]。

黄明等观察 60 例急性白血病 X 线特征。由于肺

表 26-1-4　几组病例的影像学表现

作者	例数	内容
黄明等	60 例急性白血病 X 线特征	肺部改变以肺间质改变为主。16 例见肺纹理增粗、边缘模糊、呈条索状和网状影广泛分布，两侧多对称，其间杂有小点状阴影。急淋 5 例和急非淋 3 例，见肺门区、纵隔淋巴结肿大，融合成块且为对称性。1 例见肺部多发性结节或小圆形病灶。胸膜增厚 5 例。胸腔积液 2 例。17 例可见心脏有不同程度的心影扩大。3 例肋骨质稀疏，皮质变薄。1 例见虫蚀样改变
陆勤	186 例急性儿童白血病肺部	五型：①白血病细胞对血管和支气管周围间质的浸润，双肺纹理增粗、网状纹理增多 58 例，多在双肺中下野，常合并肺门或纵隔淋巴结肿大；②肺门影增多、纵隔影增宽 15 例（双侧 9 例，单侧 6 例）；③白血病细胞的肺实质性浸润致肺内片状浸润 12 例，X 线酷似支气管肺炎，常伴有肺外部位的白血病细胞浸润；④肺泡壁被较多白血病细胞浸润、沿肺纹有均匀的粟粒状阴影 8 例；⑤胸膜炎 3 例，中量积液，局部胸膜粘连等
陈少贤	X 线表现综述（X 线异常）	五种类型：①肺纹理增多、增粗，中、下肺野出现网织状阴影，伴小量粟粒状小点状阴影，示白血病细胞肺间质浸润；②弥漫性或散在性斑片状阴影，边界模糊，伴肺门及纵隔淋巴结肿大，示白血病细胞肺实质浸润；③两肺单发或多发圆形或结节状阴影，大小不一，密度较高，边界清，系白血病肺栓塞所致；④两肺大片或小片状阴影，由继发感染所致；⑤双侧肺门或纵隔淋巴结肿大，多见于淋巴细胞白血病
黄幼亭等	82 例 X 线胸部表现	①肺纹理增强，在不应有肺纹理增粗的肺野，出现网络样、条状改变，特别是两上肺野，对诊断很有意义。这种改变虽是非特异性的，但却是白血病最常见的。82 例白血病胸片中有 31 例，占 37.8%。此型是由于肺泡壁和间隙内白血病细胞浸润。②肺粟粒影：肺野斑点状影散在分布，边缘欠清，尤其在上中肺野中外带区，可与肺纹理增粗影相互交织和重叠。82 例中有 19 例，占 23.1%。是由于肺泡壁内较多白血病细胞浸润，或肺泡内渗出，形成了小结节。③结节状或腺瘤状阴影：这种结节可单发或多发，大小不定，有报道大至 3~5cm 者，边缘较清楚，亦可由结节或腺瘤样改变压迫出现肺不张，个别病例甚至出现空洞。由于白血病细胞积聚而成，常易误诊为结核或肺内其他疾病。④肺片状影，可分为大片状或小片状影，是由于白血病细胞造成大片肺实变
李相生	综述 CT 表现	肺部浸润最常见的 CT 表现为支气管血管束增粗（81.8%）、周围肺动脉增粗（81.8%）及非肺段性分布的磨玻璃密度（90.9%）。分析两组（与非白血病浸润性肺部并发症）支气管血管束增粗及周围肺动脉增粗征象，对比有显著性差异，对于支气管血管束增粗，阳性预测值和阴性值分别为 75.0%、90.5%；对于周围肺动脉增粗，阳性预测值及阴性值分别为 60.0% 和 88.9%。小叶间隔增厚占白血病浸润患者的 54.5%，明显高于对照组。实变影多不按肺叶、肺段分布，有些沿支气管血管束分布，有些位于胸膜下。结节性改变在白血病肺部浸润中相对少见，可以分布在小叶中心、支气管血管束周围，也可以分布无规律，小叶中心分布者多见于对照组。支气管血管束变粗及周围肺动脉增粗的病理学基础包括白血病细胞沿支气管与血管周围的淋巴途径浸润，多见于小的外围支气管。肺外胸部浸润包括淋巴结肿大及胸腔积液，偶可致心包积液
尚延海等	X 线表现 68 例	肺间质浸润性改变 49 例，占 72%；肺内多发粟粒灶 21 例，占 30.8%；肺内结节灶 5 例，占 7.4%；肺实质受累 15 例，占 22.1%；心肌心包受累 12 例，占 17.6%；胸膜受累 6 例，占 8.8%；纵隔、肺门及腋窝淋巴结肿大 24 例，占 35.3%；乳腺受累 3 例，占 4.4%；胸部骨性组织受累 1 例，占 1.5%；以肺间质浸润性改变最为常见。同一患者可同时存在 2 种或 2 种以上胸部异常改变，如肺间质性异常改变可伴有肺内多发结节灶、心包积液及胸膜腔积液等

部 X 线改变多在临床缓解后 2~3 周仍存在，后经继续巩固和强化治疗后好转，这将提示 X 线动态变化不仅与临床是一致的，而且能清晰地观察病变范围及浸润程度。急性白血病患者进行肺部和骨骼 X 线检查对进一步估计预后、指导临床治疗有十分重要的意义[20]。

Sigler 等报道 1 例 26 岁女性 ALL 患者，于妊娠末 3 个月胸片发现前纵隔包块及右胸大量积液，化疗 2 周后病情完全缓解，纵隔包块及胸水消失。但胸部X 线表现和尸检资料并非完全符合。Maile 等对 113 例进行对比，发现 60 例 X 线表现与尸检所见不符，主要是因病变处于晚期，在原阴影的基础上增加了肺水肿、肺淤血等循环功能不全及肺出血表现。Tenholde 等根据 139 例白血病患者肺活检所见，探讨 X线阴影和肺病变的原因。98 例中 17 例在治疗前出现阴影，均未见机会性感染；81 例肺实质浸润影与化疗药物有关;70 例发现实质浸润影 81 人次，局灶性者占 38%,弥漫性者占 62%。局灶性阴影中 82%为感染,其中 72%为细菌感染,11%为机会性感染。而在弥漫性阴影中以非感染因素居多,占 65%,多为出血、淤血及白血病细胞浸润[2]。

姜丽慧分析200例白血病肺部并发症的影像学特点(表 26-1-5、26-1-6)。致病因素:单一细菌感染占 33.5%(67 例),细菌混合感染占 35%(70 例),真菌感染占 3.5%(7 例)，真菌细菌混合感染占 5%(10 例),致病菌不明占 23%(46 例)[8]。

表 26-1-5 各型白血病并发症的肺部改变

影像学表现	肺纹理改变	肺实质病变	胸膜改变	胸腔积液	肺门或纵隔改变
AML	43	67	19	13	21
ALL	17	34	7	5	17
CML	15	8	1	0	0
CLL	9	7	2	1	2
合计	84 (42%)	116 (58%)	29 (14.5%)	19 (9.5%)	40 (20%)

表 26-1-6 各型白血病肺部并发症的类型

并发症类型	细菌感染	真菌感染	白血病浸润	白血病浸润合并感染	其他
ANL	56	11	7	18	18
ALL	16	6	7	15	7
CML	19	0	0	1	3
CLL	10	0	1	2	3

李迎春等收集 20 例白血病肺部浸润并行化疗患者的 CT 资料,结合病理分析 HRCT 表现。结果病变以多形性多见(17/20):小叶间隔增厚 17 例,毛玻璃样变 16 例,支气管血管束增租 15 例,结节 13 例,实变 6 例。治疗转归:①治疗有效 18 例,表现为病灶消失 5 例、减少 11 例及不变 2 例,其中毛玻璃样变完全吸收率达 81.3%(13/16),小叶间隔增厚、支气管血管束增粗、结节及实变消失率分别为 47.1%(8/17)、53.3%(8/15)、53.8%(7/13)、33.3%(2/6);②治疗无效病灶增大 2 例,均为实变发展而致;③继发霉菌感染 3 例。结论:,白血病肺部浸润具有多形性的 HRCT表现及不同的化疗转归,其中毛玻璃样变治疗最佳[23]。

五、诊断

白血病合并肺部感染与白血病肺部浸润必须加以鉴别。肺部感染是白血病末期常见的并发症,占白血病肺部并发症的首位。约有 10%的急性白血病以呼吸道感染就诊,李立等报道占 30%。常有发热、咳嗽、咳痰,呼吸道症状明显,白细胞计数低,但中性粒细胞增多,血清 C-反应蛋白呈阳性反应,抗生素可有效治疗。肺炎多发生在上叶的尖后段、下叶的背段,常单侧发病,病灶多为单发性,临床上多有高热,呼吸道症状明显,白细胞增高以中性为主,但很少大于 100×10^9/L[8]。白血病的肺浸润较为常见,有报道可占肺损害的 96%。无上述感染临床表现,白细胞计数较高,多伴有肺外部位浸润性肿块,C-反应蛋白呈阴性反应,X 线片多以中下肺野中外侧带区分布为特征,化疗后肺部浸润病灶可减轻或消失[21]。Eugenl 等报道尸检证实 33 例白血病有肺浸润的病变,生前 X 线检查异常者仅 7 例。因此认为 X 线诊断白血病肺浸润存在一定的假阴性及局限性。究其原因是肺白血病细胞主要在肺泡壁及间隙内和支架组织的间质内弥散性浸润，这种显微镜检查能确诊的细小病理变化,在胸片上常难表现出相应的 X 线征，所以临床血液学者在寻求肺部病变其他诊断技术，如纤维支气管镜、支气管冲洗液及吸出物、肺细针穿刺活检等进行病理组织学检查，从而使诊断与尸检符合率达到 65%~70%,这就大大提高了白血病肺浸润的早期诊断[5]。

胸腔积液与胸膜粘连的肺病变,孔令璐等资料显示占20%,因胸腔积液较多行胸穿,为血性胸水。多数文献认为以肺出血较常见,因此不排除白血病细胞浸润胸膜所致出血[13]。

肺内并发症的 CT 表现多样性病变的形态及分布可以相对性缩小鉴别诊断范围。例如随机分布性结节、晕征及小叶中心分布性结节应怀疑为血性播散性结核、真菌感染等;支气管血管束增粗及小叶间隔增厚多见于肺水肿或白血病肺部浸润;呼气末空气滞留征是阻塞性细支气管炎的相对特征性表现。片状磨玻璃密度改变或实变是白血病患者最常见的 CT 表现,大部分病变都可以出现此种表现，因此较难定性诊断。一般来说,如果磨玻璃密度改变及实变呈马赛克分布，同时合并网状改变或分布于支气管血管束周围,多见于肺孢子菌肺炎、肺出血及 BOOP,而单纯片状磨玻璃密度改变或实变多见于药物毒性反应及特发性肺炎综合征等疾病。CT 表现结合临床改变,对肺部并发症的诊断很有帮助,例如:于骨髓移植术后的不同时间阶段可以发生不同性质的病变,因此诊断时结合骨髓移植术后病变发生的时间可以缩小鉴别诊断范围。骨髓移植术后 3 周内多发生真菌感染、肺出血、肺水肿、药物毒性反应,术后 3 周~100 天内多发生巨细胞病毒性肺炎、肺孢子菌肺炎等，100天后多发生阻塞性细支气管炎并机化性肺炎及慢性移植物抗宿主病[9]。

封蔚莹等测定60例白血病患者肺功能。结果：60例患者中肺功能异常45例（异常率75%），17例为混合性通气功能障碍，11例为单纯呼气流量减少，10例为单纯限制性通气功能障碍，7例为单纯阻塞性通气功能障碍。治疗完全缓解患者化疗前肺功能异常率为67%，多为轻到中度通气功能障碍；死亡患者肺功能异常率为90%，且多为严重通气功能障碍。结论：白血病患者的肺功能异常比例较高，以混合性通气功能障碍多见，肺功能异常程度严重者预后不佳。

杨云芳等对150例白血病胸片改变进行分析，胸片异常率为52.7%。行肺功能测定的异常率达75%，有助于早期发现肺部异常。白血病患者的肺功能异常率较高，本组资料显示随着疾病缓解大部分均能恢复正常，肺功能异常程度严重者预后不佳。

Shaw等测定长期生存的儿童白血病患者肺功能，显示65%伴有不同程度的肺功能异常。Nysom等对长期缓解后中位生存期8年的急淋患儿肺功能研究，认为普遍存在轻度无症状的限制型通气功能障碍，可能与长期的巩固与维持性化疗，部分化疗药物如阿糖胞苷等对肺间质的损害以及化疗伴随的肺部感染等并发症有关[6]。

六、治疗

肺部浸润的治疗是全身化疗的一部分。肺部感染的关键是判断及时，治疗及时和有效，往往是抗细菌、抗真菌的同时，甚至与肺孢子菌肺炎一起治疗。肺出血用激素一般不难。

对于伊马替尼耐药或不耐受的患者，使用达沙替尼或尼洛替尼均有较好的疗效及耐受性。基于临床研究，FDA新近批准达沙替尼可用于各期的慢性髓细胞白血病（CML）患者，尼洛替尼可用于慢性期（CML-CP）、加速期（CML-AP）患者。两者的选择需结合安全性特征和针对特殊突变的基因活性考虑[24]。

七、预后

白血病肺浸润与疾病的预后密切相关。因此，临床上应及时发现肺部浸润，并采取强有力的治疗手段，诱导治疗的时间应加长，尽量消除肺浸润病灶，从而提高缓解率，降低复发率及病死率[21]。

李立等统计了1987—1997年的各类白血病，100例中有20例死亡。生前均出现不同程度呼吸困难，胸片可见斑片状或浸润状阴影，诊断为呼吸衰竭。文献报道应注意白血病合并ARDS[13]。

2006年，Kin等首次对101例初发AML的亚洲人MDR1基因多态性与AML治疗预后相关性进行了研究。结果表明，26外显子C3435T基因多态性与P-gP表达相关（P=0.029）。C3435T的C/C型及G2677T/AG/G型与CR相关（P=0.05，P=0.04），且两个位点野生基因型的患者对于EFS的影响与突变基因型患者相比差异均存在显著性（P=0.0241，P=0.0139），但对于OS不存在相关性（P=0.491，P=0.955）。GC单倍体纯合子（58.2%）与非GC单倍体纯合子（22.6%）相比差异也有显著性（P=0.0427）。在多变量分析中，非GC单倍体纯合子表达组与EFS和不良遗传基因学间分别有相关性（P=0.030，P=0.008）。

对MDR1 mRNA表达和功能的影响仍存在分歧。大多数研究指出，MDR1 mRNA过度表达的患者，其预后较差，预测指标CR、EFS、OS降低。MDR1基因多态性对急性白血病预后的影响，多数文献的结论表示两者有一定的相关性，但具体在哪种基因型患者预后较好上并无统一观点，其原因可以归结为两点：一是存在种族差异，各种族间甚至同一种族不同地区间都存在MDR1基因多态性表达的不同，环境因素对MDR1 mRNA表达的影响不容忽视；二是所研究位点的局限性[25]。

参考文献

[1]胡瑛.急性白血病合并肺脏损害16例.包头医学院学报，1998，14:35

[2]陈少贤，邓伟吾.白血病的肺部并发症.国外医学内科学分册，1992，19:530-532

[3]张国材，谭恩勋，洪文德，等.白血病的肺部浸润（附44例分析）.新医学，1991，22:576-577

[4]张素芬，郭步云，王海林，等.白血病肺部损害的临床及病理.中华内科杂志，1994，33:99

[5]黄幼亭，林峰.白血病的胸部表现.临床血液学杂志，1992，5:45-46

[6]封蔚莹，刘忠民.60例白血病患者肺功能分析.现代中西医结合杂志，2006，15:2618-2619

[7]孔令璐，张爱兰.白血病肺部浸润临床分析.白血病与淋巴瘤，2003，12:40

[8]姜丽慧.白血病肺部并发症的影像学分析.实用放射学杂志，2003，19:899-901

[9]李相生，张挽时，徐家兴审校.白血病肺部并发症的CT诊断研究进展.中国医学影像学杂志，2007，15:133-134

[10]陈大朝，许乙凯.白血病肺部浸润的CT表现.医学影像学杂志，2004，14:410-413

[11]刘庆福.以肺浸润为首发症状的急性白血病1例.白血病,1995,4:90

[12]闻艳,陆智祥,史克倩,等.白血病肺部浸润误诊为肺部感染1例.中国误诊学杂志,2006,6:166

[13]李立,谭平,周世明,等.白血病的肺损害(附100例临床分析).白求恩医科大学学报,1998,24:188

[14]蓝梅.白血病肺部损害168例临床分析.广西医学,2000,22:1330-1332

[15]李秀珍,平小莉.急性白血病并发成人呼吸窘迫综合征10例报告.中级医刊,1992,27:277-278

[16]胡瑛.急性白血病合并肺脏损害16例.包头医学院学报,1998,14:35

[17]李军,毛懿,熊长明,等.急性非淋巴细胞性白血病合并肺动静脉血栓栓塞症一例.中国循环杂志,2006,21:124

[18]高力,孔佩艳,梁雪,等.毛细胞白血病发生肺腺癌1例.临床血液学杂志,2005,18:245

[19]杨同华,沈晓梅,史克倩,等.以肺及脾梗死为首发症状的急性早幼粒细胞白血病一例.中华血液学杂志,2006,27:5

[20]黄明,刘天才.60例急性白血病X线特征分析.工企医刊,1997,10:38-39

[21]陆勤.186例急性白血病患儿肺部X线分析.南京铁道医学院学报,1996,15:287

[22]尚延海,张淑香,张志伟,等.白血病胸部浸润的临床X线表现(附68例分析).医学影像学杂志,2002,12:449-451

[23]李迎春,陈加源,印隆林,等.白血病肺部浸润及化疗转归的高分辨率CT表现.实用放射学杂志,2011,27:879-880

[24]孟凡义.新一代TKI在CML一线治疗中的选择.中国医学论坛报,2011年12月15日,肿瘤B12

[25]王丹,克晓燕,胡永芳.MDR1基因多态性及表达与急性白血病患者预后相关性的研究进展.中国药理学通报,2007,23:707-708

第二节 恶性淋巴瘤

一、流行病学

美国临床医师癌症杂志(CA)公布(2008年)非霍奇金淋巴瘤病例全球数据。癌症新发病例数:就世界范围而言,在男性疾病中占第8位;在女性疾病中占第10位。就发展中国家而言,在男性疾病中占第10位;在女性疾病中未占头10位。死亡病例数:就世界范围而言,在男性疾病中占第10位;在女性疾病中未占头10位。就发展中国家而言,在男性疾病中占第8位;在女性疾病中未占头10位。

1973—1975年全国恶性肿瘤死亡回顾调查资料表明,本病的死亡率为1.16/10万(男性1.35,女性0.96),在常见恶性肿瘤中占第9位(男性)和第11位(女性)。1990—1992的抽样调查中位于10位以后[1]。

我国淋巴结外淋巴瘤的临床特点。解放军总医院病理科1955—1997年诊断为淋巴瘤1631例。其中结内688例,占42.18%;结外943例,占47.82%。在943例结外淋巴瘤中,消化道229例(24.28%),鼻腔121例(12.83%),皮肤104例(11.03%),扁桃体84例(8.9%),口腔77例(8.17%),骨55例(5.83%),鼻咽部40例(4.24%)。其余部位为软组织37例,腹腔26例,涎腺24例,肝脏12例,眼部19例,肺19例,颅内14例,睾丸11例,脾10例,纵隔9例,喉部8例,甲状腺6例,胸腔6例,乳腺5例,胰腺及膀胱各2例,肾上腺、肾及卵巢各1例。

淋巴瘤来自淋巴结外的淋巴瘤并不少见。有的是来自结外淋巴组织,如扁桃体、脾脏等,有的则来自正常情况下无淋巴组织的器官,如胃、脑等。目前通用的结外淋巴瘤的定义:当经过全身检查后发现淋巴瘤主体病变在结外,此时淋巴结无病灶或只有轻微病变,即结外病灶大于75%,而结内病灶小于25%。在我国,结外淋巴瘤的比例也存在很大的差别。江苏44%、东北42%~43%、安徽41%~49%、上海41%、海南34%、云南26%、浙江14%、湖南12%、解放军总医院组58%。由此看出,多数地区在40%以上,而浙江、湖南竟低到12%,影响因素值得探讨[2]。

张琴等报道112例非霍奇金恶性淋巴瘤(NHL)。结外病变中呼吸系统25例,其中鼻腔8例,支气管1例,肺16例[3]。肺内淋巴瘤发生率:分为原发性和继发性,原发性淋巴瘤十分少见,至今国内文献上仅见少数报道。肺内原发性淋巴瘤一般无纵隔及肺门病变存在或肺内先出现病变,后发现纵隔及肺门病变。肺继发性恶性淋巴瘤并不少见,主要来源于纵隔恶性淋巴瘤。霍奇金瘤(HD)肺内受侵发生率为11.6%,非霍奇金瘤(NHL)占3.7%~4.0%,也有的高达44.7%~47.1%。以往淋巴瘤肺内浸润X线检查发现率较低。由于CT性能提高,报道肺内受累发生率明显增多。滕陈迪搜集155例纵隔恶性淋巴瘤,有肺内浸润25例,占16.1%。可见纵隔恶性淋巴瘤肺内浸润发生率不低[4]。

原发性肺淋巴瘤绝大多数为NHL,多数系黏膜相关性淋巴组织(MALT)淋巴瘤,以B细胞淋巴瘤为主。某些病例在病初由于其良性的临床表现和病理学特征,过去常被归类为假性淋巴瘤或炎症假瘤，少数有肺门、纵隔淋巴结侵犯，实际上就是低度恶性B细胞性淋巴瘤。吴友茹等报道肺原发T-淋巴细胞淋巴瘤1例，发热2个月入院，骨髓常规提示感染性骨髓象。CT示双肺间质性改变伴多数结节病灶。1个月后病灶增大，纤支镜肺活检为T-淋巴细胞淋巴瘤[5]。

原发性肺部淋巴瘤占原发性肺部肿瘤的0.5%，结外淋巴瘤的3%。Cachnd等总结了三类典型的原发于肺的淋巴系统克隆性增殖病的特征。肺部低度恶性B细胞淋巴瘤是最常见的原发于肺脏的淋巴瘤，起源于黏膜相关淋巴组织，常呈惰性，表现缓慢的肺泡透明度下降，预后好。肺部高度恶性B细胞淋巴瘤极少见，常单独出现，多有原发疾病(如免疫缺陷病)，预后差，治疗依赖原发疾病的转归。对原发于肺的淋巴瘤样肉芽肿病还有争议，克隆起源尚未可知。

恶性淋巴瘤肺部浸润：在临床上的发生率为10%~20%，但尸检发生率可达到29%~50%。有报道188例NHL中占29%，272例HD中占46%[6]。

皮肤NHL临床较为少见，合并肺转移者国内文献尚未见报道[7]。

二、病理学

纪小龙等总结1289例，淋巴瘤的部位见于淋巴结者597例(颈部364例、腋下46例、腹股沟77例、胸腔内38例、腹腔内61例、肘部11例)，占46.3%；胃肠道195例，占15.1%；口鼻咽喉228例，占17.7%；其余部位有骨66例，皮肤60例，软组织内48例，肝脾30例，涎腺14例，眼眶16例，睾丸8例，脑7例，肺6例，外耳道5例，甲状腺4例，胰腺3例，胸腮3例，乳腺3例，卵巢1例。淋巴结外共692例，占53.7%[8]。

恶性淋巴瘤继发胸部病变临床多见。HD胸部病变发生率为15%~40%，最高达67%。文献报道91%的患者纵隔、肺门或二者同时受累，且好发于气管、气管分叉及肺门处的淋巴结。淋巴瘤累及胸膜的发生率为7%~30%。另有尸检资料显示淋巴瘤可累及心包，侵犯骨骼[9]。胸部原发恶性淋巴瘤少见，大约占原发性胸部恶性肿瘤的0.45%。胸部继发性淋巴瘤：HD胸部病变发生率为15%~40%，最高达67%。NHL胸部病变发生率相对轻低。

文献报道的胸膜侵犯率为7%~30%。恶性淋巴瘤肺实质侵犯并不少见。据报道，HD肺实质侵犯较NHL更普遍，尸检发现39%~62%的HD有肺实质病变，而NHL则为25%，几乎所有未治疗的HD并肺实质受累的患者都有纵隔淋巴结肿大。相反，NHL的肺实质侵犯常不伴纵隔病变[10]。

浸润方式：纵隔恶性淋巴瘤浸润肺部主要有4种方式：①直接蔓延浸润而来。病变由纵隔、肺门向肺内浸润，以中内带为著。滕陈迪的病例中有8例以这种方式浸润，占32%，其中1例病变由肺门向外发展呈扇形改变。②瘤细胞沿支气管、血管周围及胸膜下间质向淋巴组织播散，侵犯肺间质形成放射状常伴球状或呈网织状阴影。滕陈迪的病例中占28%。③瘤细胞经淋巴管和血管播散而来。形成粟粒状或散在1cm以下小结节病灶。滕陈迪的病例占12%。④瘤细胞浸润破坏肺泡间隔后进入肺泡间隙，形态类似支气管肺炎。滕陈迪的病例占28%[4]。

三、临床表现

几组病例的临床表现如表26-2-1所示[7,9,10-13]。

表26-2-1　几组病例的临床表现

作者	例数	症状及体征
马俊义等	30	恶性淋巴瘤的肺胸膜表现。干咳、咯血、咳痰、胸闷、发绀、声音嘶哑等
陈素丽等	27	恶性淋巴瘤。最常见症状是咳嗽、胸痛，2例。少数患者可出现上腔静脉压迫症、声音嘶哑等
刘文衡等	28	肺继发性淋巴瘤。胸痛、干咳者9例，咯血丝痰者4例，无呼吸道症状者15例，肺部均无明显阳性体征
李瑾娴等	1	皮肤非霍奇金淋巴瘤合并肺转移。肺部无明显症状
董世兰等	30	淋巴瘤肺浸润30例。胸痛、干咳7例，气促5例，咯血丝痰7例，无呼吸道症状10例，一侧肺呼吸音消失13例，肺部无阳性体征17例
陈小燕等	1	酷似肺转移瘤的肺原发性恶性淋巴瘤。间断性胸痛1年，2个月前因受凉出现肩背部疼痛，同时伴咳嗽、痰中带血

恶性淋巴瘤肺部浸润早期常无症状，以后可出现干咳、憋气，少许清痰[6]。而刘嘉玲报道以高尿酸血症为首发症状的恶性淋巴瘤1例(见总论临床表现节)。

陈素丽等报道恶性淋巴瘤40例中有纵隔、肺及胸膜病变者27例(占67.5%)。发病情况：胸部原发性恶性淋巴瘤只1例。胸部继发性淋巴瘤：HD胸部病变发生率为50%，NHL为81.8%。共11例累及胸膜占23%。其中HD 3例，占16%；NHL8例，占30%，可见NHL胸膜侵犯并不比HD少见。HD肺实质侵犯2例(占11.1%)，均伴纵隔淋巴结肿大，NHL肺实质侵犯9例(占40.9%)，其中3例伴纵隔淋巴结肿大。临床表现：胸部恶性淋巴瘤患者最常见症状是咳嗽、胸痛，较肺癌等其他肺部恶性肿瘤少见。本组仅2例。少数患者可出现上腔静脉压迫症、声嘶等(因纵隔淋巴结肿大压迫所致），肺部体征视病灶大小、有无阻塞性肺炎或肺不张、胸水及纵隔有无压迫等情况而定。杵状指一般少见（本组未发现）。其他全身症状和体征则与淋巴瘤的全身表现相同[10]。

郭霞等报道恶性淋巴瘤65例。HD和NHL的原发部位及受累脏器。HD以颈部淋巴结无痛性进行性肿大为首发者最常见。在NHL中，19例淋巴母细胞淋巴瘤以外周淋巴结大为首发症状4例，以纵隔淋巴结大为首发1例，外周淋巴结伴骨髓侵犯12例。7例间变性大细胞淋巴瘤中均首发于外周淋巴结，其中4例伴有腹腔淋巴结大，伴脾大、纵隔大各2例。2例外周性T细胞性淋巴瘤中，1例以呼吸道浸润、进行性呼吸困难为主要表现，尸检发现气管及支气管黏膜肿瘤浸润、黏膜坏死，全身浅、深部淋巴结广泛肿大，肝大，噬血细胞综合征，原位杂交肿瘤组织EBV编码的RNA（ESER+）[14]。

叶献光等收集了35例淋巴瘤患者，以肺部为首发症状。胸片正常14例，异常21例。其中2例胸片为片状阴影及肺纹增粗，考虑感染。另外1例抗感染无效，经CHOP化疗肺部病变吸收并好转，异常胸片表现为胸腔积液、纵隔影增宽、肺门肿大、肺内结节状阴影，其他如心包积液、肺不张、骨质破坏、肺纹增粗等。

金美玲等报道原发性肺淋巴瘤3例。例1：体检中发现右下肺结节影，CT示右下肺近膈面5cm×5cm块状软组织影，边缘呈毛刺状，拟诊为右下肺癌。行右下肺叶切除术，术后8年症状复发，经纤支镜肺活检病理诊断为小B细胞型恶性淋巴瘤黏膜相关组织淋巴瘤，低度恶性，复习第一次标本，认为第一次肺内病变即为低度恶性淋巴瘤。例2：反复咳嗽、咳痰1年，加重伴气急2个月入院。胸片示右下肺占位性病变，考虑肺癌可能。纤支镜肺活检病理诊断为黏膜相关性淋巴组织淋巴瘤，B细胞型。例3：因反复蛋白尿1年，伴体重明显下降，不规则低热、咳嗽、咳痰1个月入院，诊断为肾小球肾炎，消瘦原因待查。CT显示双肺弥漫性间质改变，双侧背段结节状影，以炎性病变可能性大。2次纤支镜肺活检示肺组织慢性炎症伴纤维增生，入院后呼吸道症状加重，病程中出现多处皮肤结节，米粒至蚕豆大小，皮肤结节活捡，病理诊断为NHL高度恶性，B细胞型，确诊为肺和皮肤恶性淋巴瘤（结外淋巴瘤）[5]。

李瑾娴等报道皮肤NHL合并肺转移1例。因周身结节、斑块2个月就诊。2个月前无意发现右上臂外侧出现一黄豆粒大小的红色斑块，4~5天后后背部出现约20个黄豆至鸽蛋大红色结节及斑块。皮疹逐渐增大，数量增多，并波及前胸、腹部及下肢。因疑为囊虫病行组织病理检查诊断为硬皮病改变。胸片：心肺正常。皮肤科检查：周身皮肤见百余个指甲大小及核桃大小的淡红色结节及斑块，浸润明显部分皮损呈环状。胸CT：①双侧肺内见多发小结节影，转移瘤可能性大；②双侧腋窝见多个肿大淋巴结影。皮肤活检组织病理诊断：皮肤NHL伴肺转移[7]。

董世兰等报道淋巴瘤肺浸润30例。年龄在10~70（中位数55）岁。HD 6例，NH 124例。临床表现如表26-2-1所示。右肺23例，左肺6例，双肺1例。男性多于女性。肺内病变多发生在一侧肺，右肺多见。少数表现为胸部疼痛、干咳、气促及肺部呼吸音消失，大多数常无任何症状和体征，部分患者行常规X线检查时发现[12]。

MALT结外边缘区B细胞淋巴瘤是一种原发于结外的小B细胞淋巴瘤。通常发生在与黏膜和腺上皮有关的结外器官，呈低度恶性的惰性发病过程。眼附属器是其中较为多发的一个结外部位，在眼眶实体肿瘤中占10%~15%。朱婧等报道眼附属器MALT结外边缘区B细胞淋巴瘤45例。其中1例手术切除后25个月转移至肺而死亡，79岁，病理切片为MALT非霍奇金淋巴瘤，发病时位于左眼眶，CT示包绕眼环的不规则占位，免疫表型结果为CD_{45}、CD_{20}、BCL-2阳性[15]。

欧晋平等观察1例恶性淋巴瘤合并肺间质浸润的特征。患者因皮疹、发热、白细胞减少入院，发现全身多系统损害。表现为皮肤、口腔、鼻、心肌、骨髓、肝、脾、淋巴结以至肺脏的浸润。诊断为NHLⅣ期B组。根据化疗前后病变的急剧变化，推断淋巴瘤肺部病变的可能性大。NHL结外侵犯的病例非常常见，但病变如此广泛，进展如此迅速者尚属少见。淋巴瘤的肺部表现多种多样，以团块状的胸片表现最为常见，肺间质弥漫性侵犯的少见。影像学特点如表26-2-2所示。治疗：标准CBOP方案化疗。化疗第2天即发热退至正常，心率降至80次/min，憋气明显好转，未吸氧时血为PaO_2为85 mmHg，胸片肺部浸润影明显缩小，浅表淋巴结缩小。化疗结束后患者无憋气症状，且肺浸润影完全消失。复查骨髓象示幼稚淋巴细胞11.5%。但2周后上述肺部症状又复出现。在以后的化疗中，剂量逐渐增大和更换化疗药物均不能控制病情进展，2个月后死于心肺功能衰竭[6]。

四、影像学表现（见书后附图4、8、20、40）

几组病例的影像学表现见表26-2-2[4,6-7,9-13,16-18]。恶性淋巴瘤胸部X线表现复杂多样：①肺门和纵

表 26-2-2 几组病例的影像学表现

作者	例数	影像学表现
马俊义等	30	恶性淋巴瘤。30 例有纵隔、肺及胸膜病变
陈素丽等	27	恶性淋巴瘤。肺门和纵隔淋巴结肿大型 21 例,肺结节型 1 例,支气管血管-淋巴管型 2 例,肺-肺泡型 4 例,其他粟粒样病变(多见于 NHL)、肺不张、胸水、胸膜肿块、肋骨破坏等,粟粒样病变 1 例
刘文衡等	28	肺继发性淋巴瘤。肺-肺泡型 4 例,结节型 6 例,空气管血管型 16 例,粟粒型 2 例
李瑾娴等	1	皮肤非霍奇金淋巴瘤合并肺转移。胸 CT 双侧肺内见多发小结节影,双腋窝见多个肿大淋巴结影
董世兰等	30	淋巴瘤肺浸润。肺-肺泡型 5 例,结节型 6 例,支气管血管型 17 例,粟粒型 2 例
滕陈迪	25	纵隔恶性淋巴瘤肺内浸润。HD 9 例,NHL 11 例,未分型 5 例。胸片:肺炎型 8 例,间质型 7 例;肿块型 1 例;结节型 1 例;混合型 6 例,肺炎型与间质型并存;粟粒型 2 例。化放疗后肺内病变吸收好转 12 例,病变增多增大 9 例,无病变 4 例。结论:纵隔恶性淋巴瘤肺内浸润多为肺炎型、间质型和混合型
单华等	26	肺继发淋巴瘤。CT 表现四个类型:肺炎肺泡型(NHL3 vs HD1),肿块(结节)型(NHL2 vs HD2),粟粒型(NHL1),混合型(NHL12 vs HD5)
孙洁等	24	肺继发性淋巴瘤。CT 包括支气管血管束增粗、单发和多发结节肿块样实变及渗出性改变等 5 种形式,分为肺炎-肺泡、结节、支气管血管淋巴管、粟粒和混合型等 5 种类型,其中混合型最多见($P<0.05$)
欧晋平等	1	恶性淋巴瘤合并肺间质浸润。CT 示双肺弥漫性分布云雾状、磨玻璃状密度增高影,小叶间隔增厚,纤细的纤维索条影可达胸膜下,左肺舌叶小结节影,气管及双侧支气管通畅,纵隔内淋巴结肿大,直径 1cm。4 天后胸片出现中上肺大片致密影,6 天后延及全肺
徐随福等	16	胸部表现的悪性淋巴瘤。肺门、纵隔淋巴结肿大型 12 例;片状浸润型 7 例;肿块型 4 例;纵隔旁浸润型 4 例;胸腔积液型 7 例,中等量积液 2 例,大量积液 5 例,治疗后 1 例未变化,2 例减少,4 例胸腔积液消失
陈小燕等	1	酷似肺转移瘤的肺原发性恶性淋巴瘤。胸片左肺中上野及双肺下野分别见多发性大小不等之肿块影。胸部 CT 前上纵隔可见 5.0cm×7.0cm×4.5cm 大小软组织块影,呈分叶状,边缘光整,境界欠清晰

隔淋巴结肿大型:纵隔淋巴结肿大是最常见的肺部表现。纵隔肿物常是 HD 的证据,多位于前、中纵隔,呈不对称波浪状或分叶状肿块,出现在单侧或双侧,分开或融合存在。肿大的淋巴结可以压迫气管、血管、神经,产生呼吸困难、上腔静脉阻塞综合征、声音嘶哑等;NHL 淋巴结肿大常呈单个,且好发于后纵隔。②肺实质病变:发生率为 20%~30%。纵隔淋巴结直接向肺部蔓延的病灶在 X 线检查时易于与肺炎相混淆,常表现肺野内圆形影或呈整个肺野分布。肺部侵犯通常不会单独存在。经淋巴道扩散的患者早期呼吸道症状不明显,X 线表现呈大小不一的粟粒状结节或孤立性肺内结节或形成空洞,多伴纵隔肺门淋巴结肿大。若继发于支气管内膜或结节梗阻可形成阻塞性肺炎或肺不张。有的呈弥漫性肺间质病变,表现为肺内网状结构,出现咳嗽、咯血、憋气、呼吸困难等症状。NHL 肺内浸润分四型,即结节型:大部分原发性肺淋巴瘤尤其是 NHL 表现为此型。结节多是圆形或卵圆形,大小不一,单个或多个,多累及下叶。本文 1 例,单发于左肺下叶后基底段。肺炎-肺泡型:系均匀一致性实变,与细菌性肺炎不易区别,其病变可以是段的或叶的,单侧或双侧。支气管-血管-淋巴管型:又进一步分为中心性支气管血管型、弥漫性淋巴管型。弥漫性淋巴管型可呈网状、网状结节样浸润,进而演变为斑片状改变,此型以 NHL 最常见。中心性支气管血管型放射影像为自肺门向外放散的粗线柱网状结节影,病变进一步加重,则呈斑片状的浸润,类似支气管肺炎之所见。粟粒血行播散型:少见,几天内即可遍布全肺,发展迅速,双肺呈粟粒样浸润,多见于 NHL。③其他 X 线改变:肺不张、胸水、胸膜肿块、肋骨破坏等。胸腔病变:胸腔积液为主要表现,胸水为血性或浆液性。胸膜实质性肿物不常见[6,10]。

淋巴瘤样肉芽肿病(LYG):LYG 由 Liebow 于1972 年首次描述,是一种血管中心性、血管破坏性淋巴网状内皮细胞增生病。后来报道某些病例进展为 T 细胞淋巴瘤,然而 1994 年 Cuinee 等发现不典型淋巴样细胞具有 B 细胞的表型特征。此病的发病年龄平均为 50 岁(4~80 岁),男性多见。胸部影像学通常显示多发双侧病变,常有空洞性结节,但单侧受累亦有报道。一些患者最初表现为边界不清的阴影,然后在数周内进展为结节或肿块。HRCT 显示 30%。40%的患者其结节为空洞性,还可表现为边界不清、磨玻璃样阴影以及弥漫性多灶气腔影伴或不伴空洞形成。薄壁囊性病变(1~2cm)纵隔淋巴结增大也有报道。

有报约 12%的 ND 和 4%的 NHL 患者影像学上有肺部受累的证据,在死于肿瘤全身转移的患者中肺部受累比例超过 50%[19]。

西隆二等报道 NHL 致空洞影肺转移瘤。男性,59 岁。发热、咳嗽、脓痰 1 个月。胸片:右上多房空洞,短期扩大,自肺门向外放射肿块影(7cm×10cm)。肺门淋巴结肿大,左上叶线条影。肺活检疑淋巴瘤。入院 1 个月右锁骨淋巴结活检确诊为 NHL,行 VEMP、VEM 方案化疗,3 个月后死亡。

Filley 等报道 300 例恶性淋巴瘤中,NHL 136 例中仅 5 例肺浸润(3.7%)。曾根等报道细网肉瘤 124 例中 5 例,淋巴肉瘤 7 例中 2 例,HD 6 例中 1 例。临床中出现肺病变,细网肉瘤是 17/82 例,淋巴肉瘤是 2/15 例,HD 是 2/11 例。日本全国调查恶性淋巴瘤 2073 例中肺实质病变的仅 4 例(0.2%)。美国 Strauss 等报道 NHL 发现时有肺病变的是 11/499 例 (5.6%),而 Johnson 等的 HD 44/1470 例(3%)胸廓内局部发病,而其中 44%(19 例)是肺实质病变。可见恶性淋巴瘤中,作为初发症状的肺实质病变率较低。初诊时肺野空洞在 HD 多,但也在 1%以下。Filley 等的病例中 HD 病例中是 1.2%(2/164 例)。本例为 NHL,又呈空洞样表现,实乃罕见[20]。

五、诊断

江平报道淋巴瘤肺浸润 11 例。其中原发性者 3 例(2 例为 NHL,1 例为 HD),继发性者 8 例(HD 3例,NHL 5 例)。根据 Neleson 等原发性肺淋巴瘤的诊断标准:①病灶局限一侧肺;②无同侧纵隔、肺门淋巴结及胸壁受累;③全身其他部位淋巴结无类似病变。11 例中有 7 例误诊,其中误诊为结核 3 例,肺脓肿 2 例,炎症、癌症各 1 例。临床表现:咳嗽 8 例,低热 4 例,气急 3 例,痰血 2 例。8 例行纤支镜检查:3 例为支气管黏膜充血、肿胀、糜烂;2 例为支气管腔内新生物;1 例为管腔受压;2 例无异常。8 例检查血清肿瘤标志物,异常 4 例,以神经元特异烯醇化酶(NSE)增高为主,最高达 170ng/mL(正常<14ng/mL),其余为轻度增高。

11 例的影像学表现: 浸润影 9 例, 空洞阴影 2 例,胸腔积液 3 例。浸润影中有 4 例表现为斑块或肺不张影。临床表现为干咳为主,伴有低热、痰血。淋巴瘤对肺实质的侵犯,可通过支气管-血管鞘的淋巴管,由纵隔淋巴结直接蔓延或直接通过肺门间质扩散,故病变主要集中于支气管周围, 形成大小不等的结节,甚至形成厚或薄壁空洞。支气管黏膜下淋巴丛受侵犯,形成支气管内肿物凸起或不规则环状狭窄,可引起肺不张,但大多数淋巴瘤更倾向于侵犯管壁外肺组织,支气管仍保持通畅。肿大的肺门淋巴结压迫支气管时,临床表现为干咳;如支气管内腔受累时,临床表现还有咳痰、发热、痰血。肺不张或胸腔受累伴胸腔积液时可有气急、胸痛。继发性肺淋巴瘤中,HD 最常见,且以结节硬化型多见,HD 肺侵犯发生率达 67%,NHL 肺侵犯发生率为 37.8%, 胸膜受累发生率为 7%~30%。本组继发性肺淋巴瘤 HD 均为结节硬化型。11 例中有 3 例胸腔积液,均为继发性肺淋巴瘤。胸膜病变的发生与病理类型无明显关系。约 2%淋巴瘤有胸廓骨组织侵犯,以 HD 多见。本组有 1 例同时侵犯胸廓组织,为 NHL[21]。

马俊义等报道的恶性淋巴瘤 110 例中 30 例 (占 27.3%)有纵隔、肺及胸膜表现。HD 61 例,16 例有纵隔、肺及胸膜病变,占 26.2%;NHL 49 例,14 例有胸部病变,占 28.6%。本组纵隔肺门淋巴结肿大 10 例,占 63.3%,其中有 8 例压迫气管。本组胸腔积液 13 例,胸膜肥厚粘连 6 例,共 19 例,占 17.3%。本组分别有 2 例破坏左侧第 1、2 肋骨,2 例心包积液。诊断:恶性淋巴瘤。患者如出现干咳、咯血、咳痰、胸闷、发绀、声音嘶哑等症状,甚至出现上腔静脉压迫症时,应高度怀疑有胸部病变,尽早做胸部 X 线检查,如有以下改变则支持诊断: ①典型表现为肺门和纵隔淋巴结肿大型;②肺部结节型;③肺-肺泡型;④支气管淋巴管型;⑤其他:粟粒样改变、肺不张、胸水或胸膜肿块、肋骨及椎体破坏等。此外还可通过支气管镜肺活检获得阳性结果,而开胸肺活检是目前诊断疑难肺部病变的重要手段,CT 及 MRI 则能清楚地显示肺部病变的部位及与邻近组织的关系,其他如 ^{60}Co 扫描、纵隔针吸活检等手段也可采用,个别患者痰中可发现脱落的淋巴瘤细胞[9]。

陈素丽等报道恶性淋巴瘤 27 例的胸部表现(表 26-2-3)。

表 26-2-3 恶性淋巴瘤分型与胸部 X 线表现

胸部 X 线表现	HD		NHL		总计
	单侧	双侧	单侧	双侧	
纵隔淋巴结肿大	7	0	5	5	17
肺门琳巴结肿大	6	2	3	3	14
肺部结节状改变	0	1	1		
肺部弥漫性浸润	1	5	6		
肺炎样段(叶)性浸润	1	3	4		
胸腔积液	3	8	11		
心包积液	0	4	4		

误诊分析:27 例中 8 例于入院前后误诊。常见误诊疾病为肺癌、原发型肺结核、浸润型肺结核、肺炎、结节病、结核性胸膜炎、胸腺肿瘤等。原因:①对恶性淋巴瘤缺乏警惕性;②对恶性淋巴瘤胸部表现复杂多样性认识不足,多以原发部位的主要症状或体征而误诊为相应的常见病;③对晚期经淋巴或血液播散者易先考虑恶性肿瘤而忽视综合分析;④对单纯出现或先出现胸部病变者同临床上只靠胸片、CT 扫描或 B 型超声波等提出诊断,不易采取病理标本,不易得到细胞学证据[10]。

林高塔等通过自验病例鉴别原发性和继发性肺胸膜恶性淋巴瘤(表 26-2-4)。淋巴瘤的肺、胸膜侵犯

表 26-2-4　6例肺胸膜恶性淋巴瘤

例号	性别	年龄	肺胸膜主要病变	病理诊断
1	男	58	双肺团块状病变	(原发性)非恶性淋巴瘤
2	女	48	右肺网织状及散在片状病变	纵隔恶性淋巴瘤(HD)肺胸膜浸润及肺栓塞
3	男	19	右肺上叶实变	HD(混合型)
4	女	27	右上肺 4cm×4cm 块影	HD(弥漫型)
5	男	23	右侧胸腔积液	NHL(淋巴母细胞性)
6	男	36	右侧胸腔积液	NHL(淋巴细胞性)

相当常见，但多见于ⅢB和Ⅳ期患者，以胸部症状为首发表现者仅占3.0%~5.0%，常易引起误诊。本报道1例原发性和5例继发性。

尽管未经治疗的HD和NHL肺部侵犯分别高达67.0%和37.8%，但原发性肺淋巴瘤却很少见。有报道在结外淋巴瘤中原发性肺淋巴瘤占3.6%。原发性肺恶性淋巴瘤临床表现缺少特征性。X线征象大都表现为单发或多发肺实变或块影，如出现支气管充气征或类似囊腔性改变，应警惕本病可能性，肺胸膜继发性恶性淋巴瘤中，以胸部症状为首发表现者在HD中约占在5.0%，在NHL中占3.0%。本文5例以肺胸膜浸润及胸腔积液为首发表现的淋巴瘤中，3例为HD，2例为NHL，虽然病例数偏少，但亦能反映上述规律。淋巴瘤的肺浸润通常是纵隔、肺门淋巴结病变沿支气管鞘向外扩散，引起肺间质或肺实质浸润，当侵犯肺泡间隔时，肺泡隔增厚引起肺泡腔闭塞，从而导致肺实变；支气管黏膜下淋巴丛受侵犯形成支气管内肿物凸起或不规则环状狭窄，可引起肺不张。但大多数淋巴瘤更倾向于侵犯管壁外肺组织，支气管仍保持通畅。此外，淋巴瘤尚可引起肺栓塞和肺梗死等继发性病变，如淋巴瘤的胸膜病变较肺实质病变更常见。本组6例中5例有胸腔积液，其中2例为首发表现。然而6例仅表现为胸腔积液，可能是纵隔和肺内病变细小，不能为X线所显示的缘故[8]。

陈小燕等报道酷似肺转移瘤的肺原发性恶性淋巴瘤1例。男，45岁。临床及影像学表现如表26-2-2所示。两次纤支镜检：左上叶支气管管口可见一肿物，将管口大部分堵塞，表面有坏死物附着。病理：左上叶支气管口黏膜炎伴局限性鳞化及小块坏死组织。CT引导下行经皮右肺穿刺活检，病理报告：黏膜相关性淋巴组织淋巴瘤[13]。

误诊主要原因除临床资料无特异性外，未取得病理依据，单凭临床诊断也易造成误诊。对有支气管内膜病变的淋巴瘤，支气管镜检查的阳性率与中央型肺癌大致相近，对周围性孤立性肿块或弥漫性肺浸润，可应用支气管肺活检或经皮肺活检技术。胸膜受侵合并胸水的患者，胸水细胞学阳性率不高。胸膜活检阳性率较高。开胸活检是在以上方法无结果时的选择。随着支气管镜和胸部CT引导下经皮肺穿刺的普遍应用，淋巴肺部病变的诊断水平将明显提高。江平报道8例进行血清肿瘤标志物检查，4例异常，以NSE阳性率高，说明血清肿瘤标志物检查有一定临床价值，但须与肺癌鉴别[21]。

刘文衡等认为在无病理诊断时，诊断可参考以下条件：①有多部位系统淋巴结肿大，肺外病理证实为恶性淋巴瘤；②肺内病灶与系统淋巴结肿大治疗反应同步化；③无肺内炎症症状、体征，经多方抗炎治疗无效，而化、放疗有效；④多发生在一侧肺，多合并同侧纵隔及肺门淋巴结肿大，可在同一部位反复出现。肺继发性淋巴瘤部分病例可经放、化疗缓解，消失者较少[11]。

郑红等分析115例纵隔及肺门淋巴结肿大X线表现。除12例诊断不清外，其中确诊为淋巴结核53例，占46.1%，X线多呈单侧纵隔及肺门淋巴结肿大；确诊为淋巴瘤25例，占21.7%，X线多呈双侧纵隔或纵隔伴双侧肺门淋巴结肿大；确诊为结节病18例，占15.7%，X线多呈双侧肺门或纵隔伴双肺门淋巴结肿大；确诊为淋巴细胞白血病、红斑狼疮、淋巴错构瘤及药物性引起者病例数较少，仅供临床鉴别诊断参考[22]。

臧贵明等报道多中心弥漫型Castleman病误诊为肺癌。本例因胸闷、腹胀3月余，发现左肺占位性病变2周入院。曾于多家医院就诊，分别误诊为胃炎、肺癌晚期。经完善检查，初步诊断：肺癌晚期广泛转移，左上肺阻塞性炎症及肺不张，胸腺瘤，系膜增生性肾病，继发性甲状腺功能减低，高血压病，2型糖尿病。后于CT引导下行心包旁肿物穿刺活检术，病理报道为胸腺瘤。一步法免疫组化标记：淋巴细胞CD20(+)，CD45R0(+)，CK5/6(-)，CK7(-)，LCA(++)。行右腋下淋巴结活检术，最后经病理专家会诊确诊为多中心弥漫型Castleman病。结论：对全身多系统、多部位受累特别是有淋巴结增大者，要考虑Castleman病，及时行病理活检和免疫组化检查。刘宁等总结我国1984—2008年文献，共报道Castleman病737例，多数患者未能及时确诊，其中误诊为淋巴瘤居多(34例)，其次为某部位肿瘤，如肺癌、胰腺癌、腹膜后肿瘤等，也有误诊为淋巴结结核、结节病、肉芽肿、多发性骨髓瘤者[23]。

六、治疗

手术切除是首选治疗。淋巴瘤继发性肺病变出现越早，预后越差；胸片上病变弥漫分布预后较差；胸水的出现和胸水中恶性细胞存在，预后更差[21]。

当肺淋巴瘤诊断明确时，不管是原发性或是继发性，只要病变局限于一肺应首选手术治疗。因为肺胸膜侵犯病灶对化疗和放疗敏感性差，相反，胸内淋巴结病灶对治疗反应好。肺部病灶切除联合术后化疗较单纯化疗为佳。遗憾的是大多数病例不具备手术指征，化疗和放疗效果不理想，然而原发性肺淋巴瘤例外，林高塔等的1例双侧肺病变并累及胸膜，不能手术，化疗仍然十分有效，一般不必加用放疗。原发性肺淋巴瘤复发大多在30个月内，因此近2~3年内密切随访尤为重要[8]。

HD并发胸部病变可采用放疗，5年和10年生存率分别为93%和84%，其中以全淋巴结照射效果最佳，NHL并发胸部病变应尽早给予化疗。为提高疗效可放疗加化疗[9]。

肺内浸润与疗效关系：纵隔恶性淋巴瘤肺部浸润的疗效与纵隔淋巴瘤治疗方案和肺内浸润出现时间密切相关。纵隔恶性淋巴瘤在治疗前发现肺内有浸润病例，一般采用化疗或化疗加放疗的原则，这样肺内病变同时接受治疗，其效果好，不易复发。滕陈迪报道中8例纵隔和肺内同时发现病变，并按正规化疗1~3个疗程，肺内和纵隔病变同时缩小、吸收或消失，肺内症状也随之消退，间隔1~2个月复查，未见病灶复发。17例纵隔恶性淋巴瘤接受化疗后或治疗过程中发现肺内浸润。该17例治疗结束后复查，其中肺内病变吸收好转仅4例，4例病变无变化，9例反而见病变增多、增大。可见肺内病变发现早与晚关系到治疗方案选择，也直接影响愈后[4]。

有报道原发性肺淋巴瘤手术加化疗存活长达25年。林高塔等的1例虽侵犯胸膜，但经过化疗维持缓解15年以上，因此将二者加以区别具有实际意义。原发性肺淋巴瘤的诊断标准尚未统一，但必须是病变局限于肺或区域性淋巴结，不应有纵隔淋巴结，更不应有周围淋巴结的播散，肺部病变一侧或两侧均可，胸膜累及与否亦不限。区别以肺胸膜病变为首发表现的淋巴瘤与原发性肺淋巴瘤在于仔细检查和动态观察，以明确有无纵隔和周围淋巴结肿大。胸部CT扫描能清楚显示肺部病灶及肺门或纵隔淋巴结，应列为常规检查，以利于诊断及分期[8]。

原发性乳腺淋巴瘤(PBL)仅占乳腺恶性肿瘤的0.04%~0.53%，占所有结外淋巴瘤的2.2%，多为NHL，PBL最大威胁在远处转移。刘波等分析原发性乳腺淋巴瘤36例，仅1例行根治术，39个月后死于骨转移；35例行改良根治术或局部肿块切除术，中位生存期为45个月。2例死于中枢神经系统转移，5例死于骨髓转移，另5例因肝、肺广泛转移死亡[24]。

马俊义等的30例恶性淋巴瘤中联合化疗23例，化疗加放疗7例，获得良好效果，其中24例病变吸收好转[9]。

据文献报道HD较NHL效果好。董世兰等的30例中5年生存者4例。死亡病例从肺内病灶出现到死亡最长1年半，最短3个月。生存病例均为HD病例。一旦发现肺浸润，应先用含有蒽环类药物的化疗方案为佳。在蒽环类药物的基础上，可以精选某些低毒性药物。总之虽属晚期疾病，也应积极治疗，延长患者生存期[12]。

七、预后

原发性肺淋巴瘤的预后较继发性肺淋巴瘤好，5年生存率达61.7%~70%。刘文衡等全组5年生存者2例。死亡病例中从肺内病灶出现到死亡最长者10个月，最短者2个月，生存病例均为HD病例[11,21]。

低度恶性淋巴瘤的5年生存率为84%~94%，高度恶性淋巴瘤为0%~60%[19]。

参考文献

[1]孙燕.内科肿瘤学.北京：人民卫生出版社，2001：815-852

[2]纪小龙，申明识.我国淋巴结外淋巴瘤的临床特点.癌症，1999，18：570-572

[3]张琴，蒋中平，金杏泉.112例非霍奇金恶性淋巴瘤的临床特征.肿瘤，2007，27：249-250

[4]滕陈迪.纵隔恶性淋巴瘤肺浸润(附25例报告).实用放射学杂志，2005，21：247-249

[5]李良平，张建中.恶性淋巴瘤结外表现特点-附248例文献综述.中国医学文摘·内科学，2002，23：544-546

[6]欧晋平，马明信，曹香红，等.恶性淋巴瘤合并肺间质浸润的特征研究.中国综合临床，2003，19：902-903

[7]李瑾娴，李久宏，郑松，等.皮肤非霍奇金淋巴瘤合并肺转移1例.中国麻风皮肤病杂志，2007，23：623-624

[8]纪小龙，徐长江，刘雨清.我国淋巴瘤的临床病理特点—附1289例分析.肿瘤防治研究，1996，23：268-269

[9]马俊义，潘岐，姚尔固，等.恶性淋巴瘤的肺胸膜表现.河北医学院学报，1994，15：37-39

[10]陈素丽，王玉珍.恶性淋巴瘤27例的胸部表现.河北医药，1996，18：145-146

[11]刘文衡，赵玉芹，邵福义.肺继发性恶性淋巴瘤28例临床

分析.中华肿瘤杂志,1994,16:140
[12]董世兰,金萍,刘玉芹.淋巴瘤肺浸润30例临床分析.肿瘤研究与临床,1995,7:206-207
[13]陈小燕,张有成,弓甩莲.酷似肺转移瘤的肺原发性恶性淋巴瘤.临床误诊误治,2002,15:74
[14]郭霞,李强.恶性淋巴瘤65例.实用儿科临床杂志,2006,21:160-161
[15]朱婧,魏锐利.眼附属器MALT结外边缘区B细胞淋巴瘤临床分析.眼科新进展,2007,27:117-119
[16]单华,顾雅佳,李文涛,等.肺继发性淋巴瘤的CT多样性.中国医学计算机成像杂志,2007,13:85-87
[17]孙洁,郭佑民,付和睦,等.肺继发性淋巴瘤的CT诊断.实用放射学杂志,2002,18:670-转674
[18]徐随福,卢秀仙.有胸部表现的恶性淋巴瘤的治疗和预后.中国肿瘤临床与康复,1997,4:44-45
[19]蔡柏蔷,李龙芸.协和呼吸病学.北京:中国协和医科大学,2005:977-990,1163-1169
[20]西隆二,平冈武典,直江弘昭,ほか.空洞を伴う胸部異常陰影で発见された非ホジキン悪性リンパ腫の1例.日本胸部临床,1984,43:610-614
[21]江平.恶性淋巴瘤的肺部浸润.临床腫瘤学杂志,2002,7:133-134
[22]郑红,李庆棣.115例纵隔及肺门淋巴结肿大X线分析.临床医学,1991,I1:111
[23]臧贵明,王苏苏,王洪瑛,等.多中心弥漫型Castleman病误诊为肺癌.临床误诊误治,2009,22:63-64
[24]刘波,唐中华,易文君,等.原发性乳腺淋巴瘤36例分析.中国普通外科杂志,2008,17:433-435

第三节 浆细胞瘤

一、流行病学

在美国,多发性骨髓瘤(MM)占全部肿瘤的1%,占血液系统恶性肿瘤的10%多一些。年发病率约为3/10万。在其他一些国家或地区年发病率从0.1/10万(波兰华沙郊区女性与罗马尼亚蒂米什男性)~8/10万(美国旧金山男性黑人)不等。其中黑人发病率明显较白人高,而在一些亚洲国家(日本、韩国、新加坡等)发病率则较低。截止1993年,国内文献报道已有3000余例。

纽约州1950—1971年骨髓瘤的年发病率呈明显的线性上升。在我国也存在类似情况,上海医科大学附属中山医院1971—1985年间收治MM 62例,其中前8年诊断的为22例,后7年为40例;北京协和医院1933—1991年有125例,其中1949年前1例,1950—1960年4例,1961—1970年21例,1971—1980年51例,1981—1990年48例[1]。

骨的孤立性浆细胞瘤(SPB)是一种发生于全身骨骼的单克隆浆细胞异常增生性肿瘤。骨孤立性浆细胞瘤发生率极低,至今文献报道SPB约200多例[2]。

二、病理学

孤立性浆细胞瘤(SP):新版WHO分类中包含髓外浆细胞瘤(EMP)和SPB两种变异型。临床少见,占浆细胞肿瘤的5%~10%。EMP原发灶多位于鼻腔、鼻旁窦和鼻咽部、扁桃体及眼眶,占76%,其次可见于舌、喉、甲状腺、肾上腺、脾、肺、皮肤、胃肠道、睾丸等器官。常因肿块或疼痛就诊,受累部位出现相应的炎症样不适。少数患者可见淋巴结肿大,后期极少远处转移或发展为MM。疾病进展较缓慢,病程较长,就诊时间常延迟2~3年以上。SPB的发病年龄在50岁以内为多,侵犯颈椎、胸椎、腰椎、骨盆及锁骨、桡骨、胫骨、股骨、肋骨、颅骨等处,表现为局部骨性肿块和疼痛,可见骨质破坏,甚至病理性骨折[3]。

三、临床表现

几组病例的临床表现如表26-3-1所示[4-8]。

国内学者对1240例多发性骨髓瘤首发症状分析,10%以上患者中有骨痛(55.2%)、贫血(28.4%)、发热

表 26-3-1 几组病例的临床表现

作者	例数	症状及体征
张放等	1	多发性骨髓瘤。左肋部痛半年,呼吸困难2个月。偶有咳嗽。左腋前线第6肋骨触痛,局部隆起,胸骨有叩痛
毛文光	18	多发性骨髓瘤的肺胸膜病变。结节影3例,均无明显症状;数片状影1例,咳嗽、血痰、其他出血倾向;片影7例;片影并积液2例;点片状影并积液1例;5例发热,咳嗽、咳痰,肺部有啰音
黄文金	1	多发性骨髓瘤全脊柱溶骨性破坏并肺转移。胸腰背痛10个月,加剧5天
任永富	1	胸腔积液为主要表现的多发性骨髓瘤。咳嗽、胸闷1个月
王春等	1	多发性骨髓瘤并发胸腔积液。脊背、胸肋针刺样疼痛持续不能缓解,并出现呼吸困难

(16.9%)、出血(13.8%)、消化道症状(12.4%)、水肿与蛋白尿(11.4%)和神经系统症状(10.4%)。骨痛:骨痛为首发和最常见症状之一。疼痛部位以腰骶部最多见(70%),其次为涉及胸骨和(或)肋骨的胸痛(20%),再次为四肢骨骼及其他部位(包括骨关节)疼痛(10%)[1]。

毛文光报道MM 44例中具有肺胸膜病变者18例,占41%。男性13例,女性5例。年龄为42~78(平均52)岁。临床及影像学表现见表26-3-1。

MM的胸膜病变主要表现为胸腔积液,发生率为6%。毛文光44例有胸腔积液7例(15%)。骨髓瘤患者出现胸腔积液有多种病因:①最常见的是充血性心力衰竭,与血浆的高黏滞性及老年骨髓瘤患者心脏发病率增高有关;②其次为肺栓塞,系患者的高凝状态引起的静脉血栓形成或浆细胞栓塞所致;③为MM的肾脏损害,尤其并有淀粉样变性所致的肾病综合征;④是骨髓瘤患者所继发的恶性肿瘤,最常见的是肺癌和乳腺癌所致的恶性胸腔积液;⑤为骨髓瘤直接侵犯胸膜所产生的胸腔积液。Kintzer等报道58例骨髓瘤并发胸腔积液的病因为:充血性心力衰竭27例,骨髓瘤侵犯8例,感染4例,肺梗死3例,间皮瘤1例,原因不明15例。本文7例胸腔积液的有关病因为:1例胸腔积液并腹水的患者,在胸水中发现浆细胞样癌细胞,证实为骨髓瘤侵犯所致;其余6例可能继发于胸部骨骼病变(3例)及肺部浆细胞浸润或炎症(3例)。对骨髓瘤的胸膜浸润,这可作为胸水的免疫球蛋白测定及免疫电泳显示M带,胸膜活检亦有诊断价值。

骨髓瘤侵犯胸膜所致的胸腔积液,多系患者的终末期表现,一般认为生存期不会超过4个月。5例胸腔积液的生存期分别为7、15、22、30及45天。其余2例经治疗后,1例病情稳定,2个月出院;1例4个月后两侧胸腔积液吸收。表明积极化疗可以延长生存期,改善预后[4]。

张放等报道1例MM的肺部表现。症状及体征见表26-3-1。血色素84 g/L,血总蛋白112.5 g/L,白蛋白23.7g/L。血IgA 0.47 g/L,IgG 81.5 g/L,IgM 0.35 g/L,血浆蛋白电泳可见M峰。骨ECT:颊骨、肋骨、右侧股骨头区有异常核浓聚。骨穿:诊断为MM,原始浆细胞占51.2%。胸片及肺CT如表26-3-2所示。行MP方案化疗,美法仑2 mg,每日3次口服、泼尼松50 mg,每日1次,口服,共10天。胸片复查:双肺病变有所吸收,右肺吸收明显,胸水消失[5]。

黄文金报道1例全脊柱溶骨性破坏并肺转移的MM。主诉"胸腰背痛10个月、加剧5天入院。脊柱正中,T3~L3棘上压痛、叩痛,T10~L1尤甚,双下肢肌力5级,肌张力正常。查3次尿本周氏蛋白均为阴性,血沉130 mm/h,ASO 1.21 U/mL,类风湿因子7.111 U/mL全脊柱椎体及附件螺旋CT及胸CT见表26-3-2。骨髓象示浆细胞异常增生,占48.6%。骨髓活检示浆细胞异常增生明显,约占48.6%,为浆细胞瘤。临床诊断:MM并肺及左肩胛骨转移。本例出现全脊柱虫蚀样溶骨性破坏,从CT示全脊柱破坏,典型表现者临床上少见。多发性骨髓瘤并肺转移者亦少见[6]。

任永富报道以胸腔积液为主要表现的MM 1例。因咳嗽、胸闷1个月入院。外周血红蛋白70 g/L,ESR 148 mm/h,胸腔积液呈淡黄色,黏蛋白试验呈阳性。胸CT及骨X线表现见表26-3-2。骨髓增生活跃,骨髓瘤细胞占0.32。诊断:MM IgGλ型Ⅲ期。5个月后死亡。MM以胸腔积液为主要表现亦属罕见[7]。

白元松等报道孤立性浆细胞瘤21例,其中EMP 15例,SPB 6例。15例EMP中病变累及鼻腔、鼻旁窦6例,扁桃体2例,牙龈及眼眶各1例,同时伴颈淋巴结肿大2例,结肠3例,合并肠梗阻2例,肺伴胸腔积液及肾上腺各1例。6例SPB侵犯胸椎、腰椎、耻骨及下颌骨各1例,长管状骨2例。仅2例于晚期发展为MM,距发病时间分别为8年及5.5年。本组15例EMP的病变均源于淋巴组织丰富的部位[3]。

刘学维等报道脊椎骨孤立性浆细胞瘤1例。主诉腰痛,双下肢感觉麻木,无力,行走渐难。CT:胸12椎体肿瘤。手术探查:T12椎体变窄、变形,呈虫蚀样改变。椎体肿瘤呈深褐色肉芽肿样,易出血。瘤体病理诊断:T12椎体孤立性浆细胞瘤(分化较好)。COAP方案化疗1个疗程,病情明显缓解。7个月后再次出现腰痛,行MRI检查,示T12、L1椎体破坏,肿瘤大小约6厘米×4厘米,遂行2次手术,术后病理结果同第1次[2]。

四、影像学表现

几组病例的影像学表现如表26-3-2所示[4-8]。

Kintzer等回顾性研究958例MM,443例(48%)有胸片异常或肺部病变的其他证据。胸片异常的病例中,1/4是骨髓瘤患者的首发表现。毛文光病例有1例在2年内多次患肺炎,仅在确诊前8个月内,3次胸片于不同部位出现片状影。

MM的肺部病变(14/44例),结合X线特征和临床表现分3种类型:①单个与多发结节影(3例),无明显呼吸系统症状。1例单个肺结节化疗后逐渐缩小。多发的肺结节是一种特征性的浸润性病变,在胸片上位于两侧中下肺野、大小不等、边缘模糊的结节

表 26-3-2　几组病例的影像学表现

作者	例数	影像学表现
张放等	1	MM。胸片:双肺散在的点片状浸润影,形态不规则,密度不均,边界不清,上、中野明显。肺CT双肺广泛细小的结节及网格影,双肺上、中野明显,双侧比较对称,纵隔未见肿大淋巴结,双胸腔少量积液
毛文光	18	MM的肺胸膜病变。18例中胸片有肺病变11例,肺病变并胸液3例,单纯胸液4例。肺病变表现为单个结节影1例,两肺多个大小不等结节影2例,两侧中下肺野呈磨砂玻璃状并多数片状影1例,片状密度增高影7例。胸骨骼病变并肺病变者4例,并胸液3例
黄文金	1	MM全脊柱溶骨性破坏并肺转移。螺旋CT示全脊柱椎体及附件均见骨质疏松,大部分骨质内可见多发小片状低密度影,部分椎体缘骨质可见中断。胸CT示左肺下叶背段不规则结节状及斑片状等低密度影,CT值13~23 HU,增强后明显强化,CT值42~70 HU。左肩胛骨多发虫蚀状破坏,周围软组织影伴随,CT值53~63 HU,增强后明显强化,CT值:78~83 HU
任永富	1	胸腔积液为主要表现的MM。CT示右侧大量胸腔积液并下叶中叶部分肺不张,胸部X线见胸椎、肋骨、肩胛骨多发凿孔样溶骨性病变
王春等	1	顺铂为主胸腔注入治疗MM并发胸腔积液。胸部CT示右胸腔大量积液,右肺压缩呈条形软组织密度影,扫描野内T8椎体示类圆形骨质破坏区

影,与肺内转移灶之大小均匀一致、边缘较清晰且锐利者不同。②磨砂玻璃状及片状影(1例)。为两肺以细点状及条索状影构成磨砂玻璃样肺野为背景,并有多数斑片状影。患者有咳嗽、血痰及其他出血倾向。可能是浆细胞浸润肺实质导致肺出血的表现。③斑片与大片状影(10例),其中5例患者合并发热、咳嗽、脓痰及肺部啰音。抗生素治疗后肺部阴影吸收,提示系炎症所致。肺部炎症是MM常见的非特异性表现,有反复发生的倾向,亦是主要的死因之一。肺部浸润的X线表现与炎症相比,其片状影密度相对较浓,边界较清楚,病变呈单发或多发,临床上无感染表现,亦不受抗生素治疗的影响[4]。

五、诊断

徐敏分析21例MM误诊原因。误诊率为58.3%(21/36例),误诊时间为1~12个月,其中误诊时间3~10个月16例,占72.2%。误诊为骨科系统疾病14例,占66.7%,其中因腰骶痛误诊为腰椎间盘突出症5例,误诊为骨质疏松5例,误诊为腰肌劳损2例,因胸痛、病理性肋骨骨折误为普通(外伤)骨折2例,误诊为肾脏疾病6例,占28.6%,以下肢水肿、蛋白尿、肾功能异常为首发症状者误诊为慢性肾炎4例、肾病综合征2例。误诊为结缔组织疾病5例,占23.8%,其中因骨关节痛、腰痛、血沉快误诊为类风湿性关节炎4例,强直性脊柱炎1例。因反复咳嗽、咳痰误诊为一般肺部感染3例,占14.2%。因贫血为首发症状误诊为营养性贫血2例,占9.5%;误诊为肝脏疾病2例,占9.5%。因全身乏力、纳差、白/球蛋白倒置误诊为慢性肝病1例,肝硬化1例。因骨痛、血钙升高误诊为甲状旁腺功能亢进1例,占4.3%[9]。

Cltejfec报道1例MM患者,有肾功能不全,肾活检诊断为骨髓瘤肾,末期出现肺浸润,胸片示双肺弥漫性病变,死后尸检证实为恶性浆细胞浸润,与肾的恶性浆细胞浸润十分相似,首次报道并起名为骨髓瘤肺。浆细胞的肺浸润在影像上也可以表现为块状影,Foresman报道1例MM患者,头痛、复视,影像学示蝶窦有块影,颅盖骨多处受损,孤立的肺肿块,活检证实为浆细胞浸润,最后诊断为MM并发肺的浆细胞瘤和颅神经受累。浆细胞的肺浸润临床上诊断困难,经支气管肺活检不易取到病变部位,操作中容易导致大出血,严格的鉴别诊断和化疗有效对诊断有帮助。

对于MM的双肺弥漫病变,肺泡灌洗对诊断具有重要意义。对MM患者不明原因的肺间质改变,应做组织的刚果红染色,特别应在偏光显微镜下明确诊断。MM的肺改变在影像学上可看到两种以上肺病变的重叠影像,在对MM肺改变的诊断过程中,还应注意肺改变出现的时间是在治疗前还是治疗后,MM的治疗将引起肺泡弥漫性的损伤,肺部并发疾病的种类和频度也将发生变化。总之,MM的肺改变是多种多样的,如Shin在CHEST杂志上报道的2例MM肺改变患者,1例是肺部的孤立结节影,为浆细胞的肺浸润;1例是双肺的弥漫病变,为肺淀粉样变[5]。

对肺实质浆细胞浸润的诊断,可做特殊检查,通过获得细胞学依据而确立。Garewal等报道1例MM患者,胸片示两肺斑片状肺泡浸润影,经开胸活检证实为浆细胞浸润。Simon等报道1例两肺结节影并咯血的MM患者,纤支镜检查发现右下叶前基底段支气管腔内有一易碎肿块,活检为浆细胞浸润,其细胞形态与原发于骨髓瘤的细胞极为相似。Hauteville等报道1例多发性髓外浆细胞病的MM患者，胸片示肺内散在球形病灶，尸检发现为数众多的、不规则的肺结节由成簇的原浆浆细胞浸润肺实质形成。对弥漫性肺浸润患者的痰液细胞学检查，发现骨髓瘤细胞亦有助于诊断[4]。

六、治疗

王春等以顺铂为主胸腔注入治疗MM并发胸腔积液1例。因颈部疼痛半年、突发四肢活动失灵行颈椎CT扫描：①第3颈椎转移瘤；②颈椎结核待排。为减轻颈髓压迫3个月后行第3颈椎肿瘤切除术。病理：恶性淋巴瘤(NHL)。CHOP方案化疗1个周期。又2个月后到上级医院行骨髓检查诊为MM。VAD方案化疗4个周期，四肢活动逐渐好转，双上肢功能恢复正常，能下地行走。1个月余又出现脊背、胸肋针刺样疼痛持续不能缓解，并出现呼吸困难，双下肢麻木、活动不利和排尿困难进行性加重。4个月后至北京确诊为MM。化疗1个周期无效，双下肢不能直立行走。2个月后入院放疗。胸部CT示右胸腔大量积液，扫描野内T8椎体示类圆形骨质破坏区。先给予放疗，脊背胸肋疼痛渐缓解，双下肢瘫痪及麻木明显改善。抽血性积液1500 mL×4次，并注入多柔比星50 mg、凝血酶5000 U、顺铂100 mg，积液得以控制，后完全吸收。积液中找到骨髓瘤细胞。顺铂在MM的化疗中不是首选药物，此患者既往化疗中未用过顺铂，2次胸腔注入顺铂后，胸腔积液得以控制[8]。

七、预后

韩俊庆等探讨80例髓外浆细胞肉瘤的预后。本组患者治疗后1、3、5年的生存率分别为95%(76/80)、71.25%(57/80)和43.75%(35/80)。其中单纯手术治疗者的1、3、5年生存率分别为100%(26/26)、65.33%(17/26)和23.08%(6/26)。单纯放疗的1、3、5年生存率分别为100%(15/15)、80.0%(12/15)和46.67%(7/15)，与手术疗效相比无显著性差异($P>0.05$)。单纯化疗者的1、3、5年生存率均为0，而综合治疗者的1、3、5年生存率分别为100%(35/35)、80%(28/35)和62.86%(22/35)，显著高于上述其他三种方法治疗者($P<0.01$)。治疗后5年内局部复发和远处转移率为47.5%(38/80)。治疗后先败的主要原因为手术并发症、局部复发和肿瘤扩散或远处转移[10]。

毛文光20例(20/44例)MM的死亡原因：肺部炎症9例，肾衰竭8例，其他3例。

MM目前尚无根治方法，故预后均不良，其自然病程平均为12个月。经有效化疗后中位存活期可延长到36个月，少数长达7年以上[1]。SP的预后与细胞分化程度及生物学行为明显相关，病理学Ⅲ级者侵犯邻近组织、淋巴结，远处转移和并发MM的比率均高，EMP在40%左右，SPB在60%左右。肿瘤局部破坏者预后亦差。因此，应重视随访，对可疑转变为MM者需进行血清蛋白电泳、骨髓穿刺及全身骨骼X线、ECT等检查[3]。

参考文献

[1]孙燕. 内科肿瘤学. 北京：人民卫生出版社，2001:852-867，873-909

[2]刘学维，潘贤英.脊椎骨孤立性浆细胞瘤1例及文献复习.青海医学院学报，2007，28：219

[3]白元松，孙步彤，张秀梅. 孤立性浆细胞瘤21例.中国肿瘤临床，2008，35：319-321

[4]毛文光.多发性骨髓瘤的肺胸膜病变(附18例报告).武汉医学杂志，1988，12：114-115

[5]张放，孙力均，康健，等.多发性骨髓瘤的肺部表现(病案报告并文献复习).中国实用内科杂志，2003，23：285-287

[6]黄文金.全脊柱溶骨性破坏并肺转移的多发性骨髓瘤1例.实用肿瘤学杂志，2004，18：48

[7]任永富.以胸腔积液为主要表现的多发性骨髓瘤1例.新医学，2002，33：72

[8]王春，彭万军，王海峰.顺铂为主胸腔注入治疗多发性骨髓瘤并发胸腔积液一例.肿瘤防治杂志，2003，10：559-560

[9]徐敏.多发性骨髓瘤误诊分析.临床和实验医学杂志，2007，5：37-38

[10]韩俊庆，陈延条，田国栋，等.髓外浆细胞肉瘤的临床特点及其预后(附80例临床分析及文献复习).实用肿瘤学杂志，1990，4：65-67

第四节 恶性组织细胞增生症

一、流行病学

1939 年 Scott 和 Robb-Smith 从一些非典型的霍奇金病例中识别出 4 例恶性组织细胞增生症，其病理特点为全身淋巴网状组织中存在异常细胞，并伴吞噬现象。患者均有发热、消瘦、淋巴结和肝脾肿大、进行性贫血和白细胞减少等症状。他们从文献中收集了有类似改变的 6 例，提出这是一种独立的疾病，并命名为组织细胞髓性网状细胞增生症(HMR)。之后，相继有组织细胞性网状细胞增生症、恶性网状细胞增生症、白血病性网状内皮细胞增生症等名称。1966 年 Rappaport 将有异型的组织细胞及其前体、有肝、脾、骨髓等造血组织发生肿瘤性增殖，呈致死性转归的疾患称为恶性组织细胞增生症 (malignant histiocytosis, MH)，简称“恶组”。在当时得到了广泛的认可并沿用至今[1]。

二、病理学

杨怀涛等用能特异标记甲醛固定、石蜡包裹组织中的 T、B 细胞及组织细胞的三种单克隆抗体(UCHL1、126 及 Mac387)，对 20 例尸解 MH 进行免疫组化染色，结果发现有 18 例 UCHL1 确切阳性。结果表明 MH 其实绝大部分为 T 细胞源性肿瘤，而真正的 MH 非常罕见[2]。

重点器官侵犯模式如下：①肝：常以肝窦及汇管区侵犯为主；②脾：病变主要位于红髓；③淋巴结：常以淋巴窦及副皮质区侵犯为主；④骨髓：轻者骨髓常增生活跃，间质中可见少量瘤细胞，中、重度者可见瘤细胞弥漫性分布；⑤肺：常以肺泡壁毛细血管侵犯为主。

因系统性间变性大细胞淋巴瘤(ALCL)除累及淋巴结，还可累及骨髓、呼吸道和胃肠道，可以有(无)噬血细胞综合征，故常误诊为 MH。认为部分 MH 属 ALCL 的主要依据：①CD30(+)；②常表达 T 细胞标记；③常存在 T 细胞受体基因重排；④部分具有特异的染色体异位-t(2;5)(p23;q35)。综上所述，MH 大多数病例实为 ALCL 或外周 T 细胞淋巴瘤(PTCL)，真正源于组织细胞的极少见。而有类似 MH 临床表现的疾病却有好几种，因此，最好将其统称为恶组样综合征[1]。

王娟红等报道 13 例 MH 中，有恶组细胞肺浸润 8 例，肺轻度散在少数细胞浸润 7 例，中等量细胞浸润 1 例，弥漫浸润 0 例[3]。

费显让等报道肾型 MH 误诊为慢性肾小球肾炎及尿毒症 2 例，2 例均有发热、贫血、末梢血出现幼细胞，2 例尚有肝脾淋巴结肿大，2 例均无呼吸系症状，仅 1 例听诊右下肺湿啰音，但均有多脏器包括肺脏有多数异常组织细胞和巨细胞弥漫浸润，有的形成肉芽肿性小结节[4]。

钱晓萍等报道 MH 47 例。尸检及死后穿刺：4 例肝、脾穿刺均见异常组织细胞大量浸润。10 例尸检均见恶性组织细胞累及肝、脾、骨髓、淋巴结，其中 6 例累及心、肺、肾、肠。6 例肠 MH 中 2 例结肠形成多个溃疡，1 例空肠壁有局限性肿瘤性浸润。1 例膀胱型恶组弥漫浸润膀胱壁厚达 4cm，并侵犯全身[5]。

病理上为广泛的组织细胞(尤其可见异型组织细胞)增生，形态怪异，大小悬殊。

三、临床表现

几组恶性组织细胞增生症病例见表 26-4-1[1,5-9]。几组病例的肺部临床表现见表 26-4-2[3,7,10-14]。

恶性组织细胞增生症是具有起病急、来势凶猛、病情险恶、预后极差的一种血液病。

阳云平等报道 1976—1997 年 20 例恶组患者中有肺胸膜损害者 16 例(发生率为 80%)。临床表现(表 26-4-2)复杂多样，其主要表现为不规则发热，肝、脾和淋巴结肿大，全血细胞减少及衰竭。部分病例以单一脏器为首发表现，难以及时确诊。本组病例有肺胸膜损害者达 80%，高于文献报道的肺胸膜损害发生率，如马俊义等报道一组为 44.4%，段模英等报道一组为 67.9%。而有肺部体征者则明显低于文献报道。本组有 3 例以发热、咳嗽、咳痰为早期或首发症状，其中 1 例误诊为粟粒性肺结核长达半年之久，1 例被误诊为淋巴结核，1 例误诊为肺部感染。其余 13 例被误诊为伤寒、SLE、Wegener's 肉芽肿、风湿热、疟疾、吸收不良综合征、肝炎，误诊率达 70%。可见临床医师对本病的肺部表现缺乏足够的认识。作者认为临床上疑诊恶组的患者应常规摄胸片以了解肺部变化。对以肺胸膜损害为首发或早期症状者经常规治疗无效，可行胸水、纤支镜、经皮肺穿或开胸肺活检加以鉴别。发热待查者宜常规做骨髓细胞学检查以助诊断。恶组病程短，进展快、预后差，本组中有 10 例分别经治疗 4 周

表 26-4-1 几组恶性组织细胞增生症病例

作者(例数)	年龄(男:女)	病程	症状及体征
鲁昌立综	15~40 岁较常见(3:1)	起病急，进展快，病程不超过 9 个月	发热为首发及常见症状。多数有黄疸、肝、脾、淋巴结肿大，由全血细胞减少而引起贫血、感染和出血，肺部受累也较为常见，半数患者有胸水及心包积液，部分有皮肤、肾、脑等器官的累及
刘茂发等(32)	15~68 岁，平均 32岁(24:8)	诊断前病程平均 6.78(0.3~72)个月	全例发热、腹痛黏液便(8%)，皮肤黏膜出血(8%)，黄疸(28%)，皮肤结节丘疹(8%)，神经系统症状(16%)。体征：脾肿大(70%)，最大平脐，肝大(60%)，可达肋下 4.5cm；淋巴结肿大(32%)，最大为花生米大。特殊类型 8 例(30%)，其中皮肤型 2 例(8%)，神经型 3 例，淋巴结型 3 例(12%)
钱晓萍等(47)	4 月~63(平均 27.7)岁(6.8:1)	最短 4 天，最长达 1 年	起病一般较急，首现症状大多为发热(42 例，89.3%)，多数患者有肝、脾大(40 例，85.1%)、出血倾向(30 例，63.8%)和消化系统表现(32 例，68%)，半数以上患者淋巴结肿大(26 例，55.3%)，另有皮肤表现(11 例)，下肢水肿(3 例)，腹水(3 例)，胸水(2 例)，截瘫(1 例)，鼻腔流脓、鼻腔及鼻咽部新生物各 1 例
王莉等(39)	~1 岁 2 例，~3 岁 12例，~6 岁 5 例，~14 岁 20例(3.3:1)	最短 1 天，最长 341 天(中位数 16 天)，6 个月内死亡 9 例(30%)	小儿 MH。起病多急骤，进展快。发热 37 例(94.9%)，热型不定；乏力、消瘦 16 例(41.0%)；咳嗽、气喘 10 例(25.6%)；腹痛、腹泻、腹部肿块 6 例(15.4%)；骨、关节、肌肉疼痛 9 例(23.1%)；皮肤黏膜或消化道出血 21 例(53.8%)；突眼 2 例(5.1%)；抽搐、神志不清、嗜睡、昏迷 9 例(23.1%)；肝大 32 例(82.1%)；脾大 31 例(79.5%)；淋巴结肿大 30 例(76.9%)；黄疸 7 例(17.9%)；胸腹水 6 例(15.4%)；双下肢水肿 9 例(23.1%)；皮肤损害 8 例(20.5%)；胸片示肺纹理增粗、斑片状影或肺门阴影增大 64.0%(15/25)；胸腔积液 2 例。
王凌云等(30)	8 个月~60 岁(中位年龄24 岁)，0~5 岁 5 例，~14 岁 7 例，~40 岁 11 例，~60 岁 7 例(22:8)	1 个月内 4 例，最短 15 天，余为 1~6 个月。平均病程：年龄<3 岁者 18.8 天，>7 岁者 90.3 天	MH。均有发热，25 例(83.3%)有贫血表现，如头晕、面色苍白、活动后气促等；18 例(60%)有消化道症状，如食欲减退、呕吐、腹痛、腹胀、排黏液血便；13 例(43.3%)有出血表现，如皮下淤斑、牙龈出血、鼻出血、黑便等。体检 21 例(70%)肝脏肿大，15 例(50%)脾脏肿大，15 例(50%)全身浅表淋巴结肿大，10 例(33.3%)有黄疸，6 例(20%)两肺野可闻及干湿性啰音，5 例(16.7%)有胸水或腹水，4 例(13.3%)有皮肤损害如皮疹或全身红斑等，2 例合并中枢神经系统损害，其中 1 例死后病解合并隐球菌性脑膜炎，1 例合并左动眼神经损害及多发性神经根
付晓玲等(8)	<3 岁者 5 例，>7 岁者 3 例，最小年龄为 3 个月(6:2)		儿童 MH。全例有厌食、发热、贫血 7 例，伴全身散在充血性丘疹 1 例，咳喘、腹痛、呕吐各 2 例，血便 4 例，呼吸困难、抽搐各 3 例，腰痛及咽部异物感各 1 例。浅表淋巴肿大者 5 例，肝大者 6 例，脾肿大者 7 例，肺部闻及细湿啰音者 3 例，黄疸 2 例，血性胸水 2 例，腹水、血尿、管型尿、血红蛋白尿、扁桃体结节状包块及双下肢弛缓性瘫痪各 1 例

及 6 个月复查发现肺门淋巴结肿大消失而其他伴随征象亦减轻，说明肺胸膜损害可同时随造血系统改善而改善。2 例死亡病例死前复查胸片则有较前加重倾向，提示恶组的肺胸膜损害与其预后相关[12]。

付晓玲等报道儿童 MH 8 例。临床表现如表 26-4-1 所示。胸片：肺部浸润 4 例，其中炎症与浸润同时存在者 2 例，伴中等量胸水 2 例，胸椎 X 线检查见胸椎 9~12 椎间隙变窄 1 例。胸水检查呈血性，蛋白 3.8~4.2g/L，WBC(1200~1400)$\times10^6$/L，N 0.24，L 0.76，未见异常细胞[9]。

四、影像学表现(见书后附图 12)

几组病例的肺部临床表现如表 26-4-3 所示[7,12-14]。

五、诊断

刘海川等报道经尸检证实的 30 例，生前确诊的仅 5 例(16.9%)[15]。钱晓萍等报道 MH 47 例。初诊确诊者仅占 27.7%，病程中确诊者占 53.2%，尸检确诊

表 26-4-2　几组病例的肺部临床表现

作者	例数	症状及体征
王娟红等	13	MH。有发热，但无明显呼吸系统症状、胸腹水 5 例
杨学才	3	MH。例 1：以呼吸症状表现，寒战、高热、胸闷、气短、胸痛 1 个月，呼吸略促，双肺可闻及干啰音，左肺底可闻及中小水泡音，肝肋下 2.0cm 肝脾肿大，双胸腔少量积液。入院 16 日出现痰血。例 2：以呼吸窘迫综合征为表现。入院前 10 天受凉后出现低热乏力，7 天前出现咳嗽、高热。例 3：以胸腔积液为表现。1 个月前因受凉发热呈不规则热全身酸痛，半月后加重，咳嗽、右胸痛、鼻出血
王莉等	10	小儿 MH。咳嗽、气喘 10 例(25.6%)，胸腹水 6 例(15.4%)。其中与胸肺有关的有浆膜炎型：恶组细胞易浸润浆膜，可出现胸腹水及心包积液，本组 6 例出现不同程度的胸腹水。肺型：当恶组细胞浸润肺泡及间质时，临床出现肺炎、肺结核的表现。本组有 10 例表现为肺型，4 例误诊为肺结核
蒋见复等	110	MH。在诸多症状中，呼吸系症状有咯血 11 例，胸水 7 例。而尸检 20 例中，淋巴结大多累及胸腹腔各组，心、肺、肾受累半数以上
阳云平等	16	MH 中有肺胸膜损害者。16 例经骨髓细胞学检查，骨髓、淋巴结活检、外周血浓集等检查方法确诊。主要有发热，肝、脾、淋巴结肿大，腹泻，腰部胀痛，全血细胞减少，贫血，出血，面颊部起红斑，前额部包块外，仅 3 例有咳嗽、咳痰、气急等呼吸系统症状，胸部有体征者仅 2 例，为呼吸音增强
阳云平等	18	MH 肺胸膜损害。主要临床表现有发热，肝脾淋巴结肿大、腹泻、腰部胀痛、全血细胞减少、贫血、出血、面颊部红斑、前额部包块外，仅 4 例有咳嗽，咯血，气急等呼吸系统症状，胸部有体征者仅 2 例，表现呼吸音增粗
王孝英等	11	发热 11 例，贫血 10 例，浅表淋巴结肿大 5 例，肝大脾大 9 例。有呼吸道症状者 5 例

表 26-4-3　几组病例的肺部临床表现

作者	例数	影像学表现
王莉等	10	小儿恶组。胸片示肺纹理增粗、斑片状影或肺门阴影增大(15/25)。胸腔积液 2 例。
阳云平等	16	恶组肺胸膜损害。胸片：本组两肺纹理增多、增粗者 6 例，双肺门增浓并双下肺散布片状、斑点状模糊阴影 1 例，双肺门增浓、双上肺似雾状之小片状阴影 1 例，肺纹理增多、细密呈网状 1 例，双肺门增大、边缘模糊、双肺纹增多 2 例，双肺满布细结节状阴影 1 例，双肺纹理多、细密呈网状并胸膜增厚 2 例，上纵隔增宽 1 例，左下肺透光度增强 1 例
阳云平等	18	恶组肺胸膜损害。胸片：两肺纹理增多、增粗者 7 例，双肺门增浓并双下肺散布片状、斑点状模糊阴影 2 例，双肺门增浓、双上肺似雾状之小片状阴影 1 例，肺纹理增多、细密呈网状 1 例，双肺门增大、边缘模糊、双肺纹增多 2 例，双肺满布细结节状阴影 1 例，双肺纹理增多、细密成网状并胸膜增厚 2 例，上纵隔增宽 1 例，左下肺透亮度增强 1 例
王孝英等	11	恶组。胸片：①肺浸润 5 例：大叶、部分小叶、间质、斑片影和单侧肺叶细点浸润阴影各 1 例。大叶者类似一叶性大叶性肺炎，但密度更高。小叶者类似支气管肺炎。一侧支气管炎者不易区别，表现为肺纹理增多。病理分别为肿瘤细胞浸润肺泡、肺泡隔及肺间质，未见支气管内浸润。1 例肺内浸润及纵隔淋巴结肿大，压迫支气管使其变窄，纤支镜病理检查未见异常。②纵隔及肺门淋巴结浸润 4 例：一侧性纵隔淋巴结增大及纵隔与肺门淋巴结均增大各 2 例，呈一侧纵隔增宽及沿肺门大血管周围呈糖葫芦样，上纵隔和肺门连成一气。③胸水并胸膜增厚粘连，少及中量胸水 3 例：横膈显著升高，B 超提示腹水，肝脾肿大。④混合病变：肺内浸润病变、淋巴结增大及胸水并存 2 例，肺内浸润病变与淋巴结肿大并存 3 例

者占 19.1%[5]。邹霓报道 MH 误诊率达 78.8%[16]。王莉等报道 39 例小儿 MH。首诊误诊率为 51.3%，误诊疾病多达 15 种，误诊时间最长达 1 年之久[7]。

六、治疗

阳云平等报道 20 例恶组患者中有肺胸膜损害者 16 例。16 例均采用联合化疗(HOAP，COP)，治疗2~4 个疗程，其中症状较轻、肝脾回缩、肺胸膜病变好转者 10 例，恶化 4 例，死亡 2 例(肺胸膜损害无明显变化)[12]。

七、预后

王莉等报道的 39 例小儿 MH 转归：10 例死亡，死于颅内出血、感染性休克各 2 例，消化道出血、心衰、肝肾衰竭各 1 例，全身衰竭 3 例[7]。

付晓玲等的儿童 MH 8 例，均于入院后 3~15 天死亡。尸检 6 例均确诊为恶组，病变广泛。6 例胸腹腔、肠系膜淋巴结均受侵犯；1 例肝门淋巴结肿大，压迫肝管导致胆道阻塞。浸润肝脾 5 例，副脾 1 例，心包膜 3 例，肺 4 例，肾 2 例，肾上腺 4 例，胰 3 例，胸腺1 例，小肠 3 例，结肠 4 例，阑尾 1 例，胸椎、胸骨、肋骨、舌、扁桃体、胃、咽侧壁及后壁、颈部肌肉各1例,1例肠穿孔并化脓性腹膜炎,1例胸椎椎管内肿块形成并压迫脊神经根,每例受侵犯的内脏器官及部位至少7个,最多达16个[9]。

参考文献

[1]鲁昌立.李甘地,刘卫平.恶性组织细胞增生症的研究进展.诊断病理学杂志,2003,10:116-118

[2]杨怀涛,李甘地,杨秀英,等.恶性组织细胞增生症的免疫组化-20例尸解研究.诊断病理学杂志,1995,2:14-15

[3]王娟红,黄高升,杨国嵘,等.恶性组织细胞增生症临床病理及免疫表型研究.中国肿瘤临床,2004,31:502-505

[4]费显让,张崇明.肾型恶性组织细胞病误诊为慢性肾小球肾炎及尿毒症二例.吉林医学,1986,7:57-58

[5]钱晓萍,王学文,应江山.恶性组织细胞病47例临床分析.金陵医院学报,1995,8:268-269

[6]刘茂发,丁凡,孔庆芬,等. 恶性组织细胞病32例临床分析.江西医学院学报,1995,35:95-96

[7]王莉,尹洪臣,于慧卿.小儿恶性组织细胞病—附39例临床分析.中国小儿血液,2000,5:165-158

[8]王凌云,王连源,朱兆华.恶性组织细胞病30例临床分析.实用医学杂志,1999,15:715-716

[9]付晓玲,王予川.儿童恶性组织细胞增生症8例误诊分析.贵州医药,2008,32:901-902

[10]杨学才.几种特殊临床表现的恶性组织细胞病.河北医药,1997,19:358-360

[11]蒋见复,章勤荣,卢家祥,等.恶性组织细胞病110例分析.中华内科杂志,1982,7:410-412

[12]阳云平,李羲,钱桂生.恶性组织细胞病的肺胸膜损害16例报告.临床肿瘤学杂志,1997,2:63

[13]阳云平,钱桂生.恶性组织细胞病肺胸膜损害18例报告.临床肺科杂志,2005,10:110-111

[14]王孝英,罗汉超.恶性组织细胞增生症的胸部X线表现(附11例分析).临床血液学杂志,1993,6:79

[15]刘海川,罗忠仙,彭裔云,等.恶性组织细胞增生症的诊断(附30例临床病理分析).实用内科杂志,1986,6:143

[16]邹霓,王萍,金仲萍,等. 恶性组织细胞病41例误诊分析.临床误诊误治杂志,1998,11:224-225

第二十七章 其他

第一节 腺泡细胞癌

一、流行病学

腺泡细胞癌(acinar cell carcinoma,ACC)于1953年首次由Foote与Frazell系统描述并命名。在此之前命名混乱,有的称为良性黏液表皮样瘤或肾上腺细胞瘤等,并且从生物学行为上始终认为是良性瘤。1972年世界卫生组织定名为腺泡细胞瘤,但其临床表现有复发和转移,目前多认为是低度恶性肿瘤。

ACC约占全部涎腺上皮性肿瘤的5.1%~12%[1]。ACC是一种比腺样囊性癌、黏液表皮样癌及恶性混合瘤更少见的涎腺恶性肿瘤。其占大涎腺肿瘤的1%~4%,大涎腺恶性肿瘤的7%~15%;90%以上发生于腮腺,0.3%起源于小涎腺[2]。

有报ACC约占唾液腺肿瘤的2.5%,占大唾液腺肿瘤的7%~15%,92%发生在腮腺,1%起源于小唾液腺[3]。

二、病理学

涎腺ACC偶见转移,多经血行播散于肺、骨等组织。ACC恶性程度显著低于腺样囊性癌、高度恶性黏液表皮样癌,对邻近组织侵犯程度低[4]。

腮腺ACC很少发生远处转移,远处转移常至骨、肝、肺、脑等器官,且远处转移后常能长期带瘤生存[3]。

根据不同的组织学特征分为实体型、小叶腺泡型、滤泡型及乳头状囊型4类,实体型最多见且复发转移率也较高。有文献报道复发率为20%~50%,淋巴转移率为3%~9%,远处转移率为10%~20%,可转移至肺、胃、脑等器官,极少发生颌骨转移[5]。

涎腺透明细胞癌(CCC)也称为伴玻璃样变得透明细胞癌,是一种少见的涎腺恶性肿瘤,目前国外文献报道共30余例,且多为个案报道,国内尚无报道[6]。

文献报道ACC淋巴结转移率3.8%~16%,王玥等病例为15.8%(3/19)。腮腺ACC术后极易复发,国外报道复发率最高达45%,王玥等病例复发率为26.3%[3]。

高奉浔等将ACC组织类型分为6型(表27-1-1)。并统计了其临床与病理的关系。可惜例数太少,难于总结规律[7]。

表 27-1-1 37例ACC临床病理相互关系

组织学类型(共37例)(例数)	淋巴结转移	复发			周围组织浸润					随访					生存率	
		1次	2~4次	4次以上	神经	骨	肌肉	血管	包膜	死于本病	死于他病	带瘤生存	带瘤转移	生存	5年	10年
囊性乳头型(8)	1	1		1	1				2					1		3(100%)
实性筛状型(17)		7		1		3	1	1	6	2	1	1			10(58.8%)	7(41.1%)
小梁乳头型(6)	1	2				1	1		1	1					4(66.7%)	2(33.3%)
腺泡腺样型(2)											1				1	1
腺泡巢状型(1)						1	1	1							1	
弥漫型(8)		1							5	1		1			7(87.5%)	1(12.5%)

三、临床表现

张春生等报道8例ACC。8例中4例已达5年以上,2例已达9年,均未出现转移及复发。故认为,对于发生在唾液腺的缓慢生长的肿块,尤其是青壮年患者应给予高度警惕[1]。

陈列等报道31例涎腺ACC。主要临床表现为局部肿块,少数伴疼痛或压痛,甚至麻木感。发生于腮腺者占61.3%,发生于小涎腺者占32.2%[2]。

王玥等报道19例腮腺ACC。发生在耳垂下14例,耳前3例,耳后2例。表现为无痛性肿块18例,肿块伴疼痛1例,面神经受累者1例,肿瘤直径最大10 cm,最小1 cm,发生同侧淋巴结转移3例,均经病理确诊。最常见的转移部位为颈深上淋巴结,转移率为5.8% (3/19)。本组占本院同期腮腺恶性肿瘤的4.7%,任何年龄均可发病,病期长短不一,最短2个月。多数患者有长的病史,本组最长为10年。国内外报道曾有20~30年之久。随访1~20年。其中术后复发有5例,复发率26.3% (5/19)。其中1例多次复发4次手术,2次术后放疗,首次术后第8年出现两肺转移,第20年出现右第9肋,第8、9胸椎及左侧坐骨转移,带瘤生存至今。本组无1例死亡,5年无瘤生存率为84.2% (16/19),10年无瘤生存率为78.9% (15/19)[3]。

石怀银等报道胰腺ACC 14例。14例中6例于术后8~18个月内复发,4例发生肝、肺等远处转移。14例患者术后均死于肿瘤,存活时间13~36个月,平均24个月[8]。

四、治疗

ACC由于淋巴结转移率不高,一般不主张做预防性颈淋巴结清扫术[3]。

五、预后

Beahrs和Foxelal等分别报道ACC术后复发率为56%和48%。东罗春组涎腺ACC 3例复发(17.8%)。东罗春组3年、5年、10年及15年生存率分别为94%、66%、53%和26%,低于Eneroth的报道。

预后与临床病程、肿块大小、包膜完整与否及治疗方式有较密切的关系。与病理形态有无关系尚存争论。Spiro认为无明显关系,而张晓珊等则认为实体型易复发转移及侵犯邻近组织。作者认为:临床表现恶性度高、复发及死亡者其组织学成分以闰管样细胞为主,核分裂较易观察到;小巢型排列的肿瘤具有明显的浸润性,预后差。

文献记载ACC复发率为8%~55%,死亡率为14%~22%,5、10、15存活率分别为90%~96%、83%及60%~68%。陈列等资料复发率为30.5%,死亡率为8.7%。5、10和15年存活率为83.3%、71.4%和50%[2,4]。

关于对腮腺ACC预后如何监测,国外报道Ki-67及MIB1对ACC预后有价值,可通过MIB1抗体免疫组化染色来估计。MIB1值低者无复发转移和死亡,预后好。MIB1值高者易复发、转移。最新研究表明CD34可能是有价值的指标[3]。

胰腺ACC属侵袭性肿瘤,多数患者明确诊断后死亡时间平均为18个月,5年生存率约为5.9%,但其平均生存率比导管腺癌稍高。60岁以下以及肿瘤直径小于10cm的患者生存时间比60岁以上以及肿瘤直径大于10cm的患者相对要长。症状明显以及血液脂肪酶升高的患者预后更差(平均8.8个月)[8]。

文献报道CCC很少局部复发,仅Tang等报道了1例12年间数次外科手术后复发。Wang等发现CCC复发倾向比肌上皮癌、上皮-肌上皮癌低。组织学观察可见CCC有易侵犯外周神经的特性,而侵犯血管者少见。胡宇华等的研究中4例侵犯外周神经,1例侵犯血管,但术后均无复发。

文献报道30余例CCC中仅有4例就诊时已发生淋巴结转移,但术后发生淋巴结转移者未见报道。胡宇华等的10例CCC就诊时已发生淋巴结转移者5例,高于文献报道,但术后随访8例均无复发或转移,且生存率100%。Sirnpson等报道了1例带瘤生存15年且术后随访11年无局部复发和转移。Milchgruh等随访的10例术后均无局部复发或转移。Wang等报道的11例CCC中有2例远处转移至肺部但未死亡。因此,多数学者认为CCC是一种低度恶性的涎腺肿瘤。最近,O'Reran等报道1例1年内发生广泛转移并死亡。由于报道病例数的有限及相对较短的随访时间,其生物学特性尚有待于对更多病例的总结[6]。

参考文献

[1]张春生,纪伟明,杨利,等.8例腺泡细胞癌的临床及病理分析.天津医科大学学报,1998,4:280-282

[2]陈列,何志秀,刘臣恒,等.涎腺腺泡细胞癌临床病理研究.华西口腔医学杂志,1992,10:113-115

[3]王玥,吴文澜,张园.腮腺腺泡细胞癌临床诊治.中国耳鼻咽喉头颈外科杂志,2009,16:363-365

[4]东罗春,李克莉.涎腺腺泡细胞癌临床研究.天津医药,1994,36:485-487

[5]李晓军,徐兵,史俊.腮腺腺泡细胞癌下颌骨转移1例.口腔颌面外科杂志,2008,18:68-69

[6]胡宇华,李江.涎腺透明细胞癌 10 例临床病理分析.中华口腔医学杂志,2005,40:54-56
[7]高奉浔,胡安元,鲍晓明,等.唾腺腺泡细胞癌 50 例临床病理分析.中华病理学杂志,1985,14:99-101
[8]石怀银,韦立新,李向红,等.胰腺腺泡细胞癌 14 例临床病理分析.临床与实验病理学杂志,2005,20:419-421

第二节 腺癌

一、流行病学

尚无完整的统计资料。为何将腺癌单列一节?就是为了引起人们的关注。作为一大病理型癌症,肯定有值得总结的特点(共性及个性),但我们所知甚少。

郭佑民等报道腺癌肺转移的 CT 和 HRCT 诊断的一组病例,原发腺癌肺转移病 77 例,其中肺腺癌 32 例,乳腺腺癌 18 例,胃腺癌 15 例,胆管腺癌 8 例,胰腺腺癌和囊腺癌 4 例。郭佑民等探讨腺癌肺转移的 HRCT 特征的另一组原发腺癌发生肺转移的病例 60 例中,肺腺癌 32 例,乳腺腺癌 18 例,胃腺癌 10 例,胆管腺癌 6 例,胰腺腺癌和囊腺癌 4 例。另收集非腺癌肺转移的病例 44 例作为对照,其中肝癌 11 例,小细胞肺癌 16 例,肾癌 6 例,甲状腺癌 3 例,绒癌 8 例[1-2]。

吕平欣等报道 15 例肺腺癌经支气管肺转移的表现。其中 14 例腺癌,1 例细支气管肺泡癌[3]。

二、病理学

在腺癌病例的尸检中,100%发现有肺门、纵隔的淋巴结增大。还可伴有胸膜转移、胸腔积液等改变。累及血管可发生远处转移。文献报道腺癌肺转移最常见的原发肿瘤来源于乳腺、胃肠道和胰腺,郭佑民等的资料则显示肺腺癌肺转移的病例占第 1 位[1]。

三、临床表现

腺癌肺转移早期可以位于肺的一个叶、段。大约 30%的患者有双侧或单侧胸膜渗出,此时 X 线表现常无特征。即便有时有呼吸系统非特异性症状,而胸片也可以表现正常。这时选择 CT 或 HRCT 则有助于腺癌肺转移的诊断。

四、影像学表现

郭佑民等探讨腺癌肺转移的 CT 和 HRCT 诊断。原发腺癌肺转移病例病种如上述。肺转移异常征象出现的频度(n=77):腺癌肺转移,肺小叶结构异常,表现为肺小叶间隔增厚、粗细不均、不光滑、有网状、串珠样改变等。肺内小结节性病变、分布于小叶内、小叶间隔旁、支气管-血管束周围、叶裂和胸膜下,大小在 0.3mm 至数毫米。支气管-血管束异常,表现为支气管-血管束增粗、边缘不光滑、走行僵直、分布不规则。纵隔肺门异常,表现为纵隔肺门淋巴结增大。两肺转移,表现为广泛分布的小结节性病变,大多数病例同时伴有肺小叶间隔、支气管-血管束、肺门、纵隔和胸膜的受侵等。单侧肺或局部转移,表现为肺小叶间隔增厚,粗细不均,局部可见沿小叶间隔、支气管-血管束、小叶内分布的结节影。胸膜受累,表现为胸腔积液、胸膜增厚和转移性结节等。转移性空洞,表现为薄壁或壁稍厚的空腔性病变,还可伴有肺小叶间隔、支气管-血管束的异常等[1]。

郭佑民等比较腺癌肺转移的 HRCT 特征,以一组非腺癌的肺转移瘤作为对照。

腺癌肺转移组:肺小叶结构异常占 34/60,表现为肺小叶间隔增厚、不光滑、有网状、串珠样改变等。肺内小结节占 46/60,分布于小叶内、小叶间隔旁、支气管-血管束周围、叶裂和胸膜下,大小以 0.3mm 至数毫米为主。支气管-血管束增粗,边缘不光滑,走行僵直,分布不规则占 37/60。纵隔肺门异常,以纵隔、肺门淋巴结增大为主,占 39/60,两肺转移占 41/60,单侧肺或局部转移占 19/60,胸膜受累占 44/60,表现为胸腔积液、胸膜增厚和转移性结节、转移性空洞 6/60。

非腺癌肺转移组:肺小叶间隔异常占 12/44,表现为肺小叶间隔增厚,增厚的肺小叶间隔多与肺内小结节有关,肺小叶间隔形态尚光滑,未见肺小叶间隔有网状、串珠样改变等。肺内有结节或肿块的占 20/44,分布于肺野的内、中、外带。支气管-血管束增粗占 14/44,增粗的支气管-血管束较光滑,部分与结节或肿块相连。纵隔肺门异常,表现为纵隔肺门淋巴结增大,占 11/44,两肺转移占 19/44,单侧肺转移占 25/44,胸膜受累占 18/44(表现为胸腔积液)。

肺的淋巴管位于小叶内间质、小叶间隔、支气管-血管束周围、胸膜下等部位,因此恶性程度高的腺癌,容易侵犯淋巴管并沿淋巴道转移,常引起这些结构内的肿瘤细胞浸润、堆积水肿、渗出和纤维化,形成白色的网状隆起，光镜下的诊断特征是这些结构的淋巴管内有大量的肿瘤细胞。依据肺淋巴管的走行和分布，累及支气管-血管周围的间质，沿淋巴管蔓延或沿支气管-血管丛蔓延，表现为这些结构的增厚，然后再分别引流到支气管旁、肺门和纵隔，引起淋巴结增大。累及血管可发生远处转移。

以血行转移为主的肺转移瘤表现以结节或肿块为特点，也可以见到肺小叶间隔结构增厚，支气管-血管束的增粗，但这些改变都比较光滑，很少能见到粗细不均、呈串珠样改变的特点，而且增厚、增粗的肺小叶间隔或支气管-血管束多分布于结节或肿块的周围，这种表现可能和肺转移瘤的供血血管或转移瘤压迫了肺小叶间隔，使静脉回流受阻等因素有关，较少同时合并肺门、纵隔的淋巴结增大、胸腔积液等表现[2]。

五、诊断

吕平欣等报道15例肺腺癌经支气管肺转移的表现。14例腺癌及1例细支气管肺泡癌患者在CT上原发病灶均为实变型肺癌，在同侧或对侧肺内出现多发性、与支气管分布有明确相关的病灶，胸膜不受累。在初诊的CT上表现为小叶中心性结节5例、树芽征7例、腺泡结节2例、毛玻璃影10例和实变13例，其中5例仅有小叶中心结节单一型，10例为多种形态病变共存复合型，曾全部被误诊为结核或炎症，经抗结核或抗炎治疗无效。在平均4个月的随访中，单一型转移者进展缓慢，结节融合形成边界相对清晰的实变影，初诊为复合型的病变恶化较快。

有说迄今文献曾报道有2种肺部肿瘤可经支气管播散或转移，即气管-支气管乳头状瘤病及细支气管肺泡癌。

经支气管转移病灶在随访中的表现：①在未手术的13例中，12例曾误诊为肺结核，1例误诊为炎症，而分别进行了2~12个月的抗结核或抗感染治疗，在随访过程中可见到在初诊时为单一型，呈围绕支气管血-管束分布，边界清楚的小叶中心性结节影者的3例中，在抗结核治疗过程中结节逐渐增大，并融合成大小不等、边界较清晰、密度较均匀的实变，周围毛玻璃影不明显。病变进展较慢，其过程常大于3个月。在初诊时为复合型的10例中，病变进展均较快，最短者2个月后复查即可见到病变有进展，融合成斑片或大片实变，密度较均匀，同时其他肺野有新病灶出现，病变区伴大片毛玻璃影。在以后的复查中，该10例均进展为两肺广泛分布的实变及毛玻璃影。②手术病例：2例对原发病灶行手术治疗，其中1例于术前CT上已可见对侧肺野局限性扇形分布的边缘清楚的小结节影，当时误诊为合并肺结核病并进行了抗结核治疗，术后8个月复查可见病变已融合成实变影，并在其他肺野上出现新的结节灶，术后12个月复查见病灶继续进展为多发实变，同时继续有新的病变出现。另1例在原发肿瘤术前其他肺野无病变，术后3个月复查胸片，见对侧肺野出现沿支气管纹理走行的小结节影，当时误诊为术后合并肺结核，并行抗结核治疗，术后6个月复查，可见病变有明显进展，结节增大、融合，术后12个月病变进一步融合，形成多发实变。

鉴别诊断：无论早期还是晚期肺癌，经支气管肺转移的CT表现并无特异性，早期时的小叶中心性结节或树芽征也可见于活动性肺结核经支气管播散的病例中，但后者在其他部位常有空洞等活动性肺结核的表现。较晚期的肺癌气道转移者出现复合型表现在影像上与结核或炎症鉴别有困难，容易误诊，而进行了抗结核或抗感染治疗。此时密切结合临床做动态影像随访非常重要，一般肺炎和肺结核在1~2个月有效治疗后应见到病变有吸收、缩小，而未经有效控制的肺结核在进展中则多伴有液化坏死和空洞形成，此与肺癌经支气管肺转移时的进展表现不同，当然，临床症状及各项实验室检查也不支持肺炎和肺结核诊断。肺癌经支气管肺转移还要与淋巴道肺转移区别，后者的转移早期也可为局限分布，在病变进展中形成双肺弥漫分布的结节和实变，但经支气管肺转移者的病变区支气管-血管束光滑，胸膜和叶间裂未见结节或增厚，无小叶间隔增厚等，可区别于淋巴道肺转移。综上所述，在实变型肺癌患者的同侧或对侧肺野出现以小气道和肺泡病变为主的表现时，勿轻易诊断为炎症或肺结核，必须密切结合临床表现及实验室检查进行综合分析，当临床无发热症状、抗结核或抗炎治疗无效时，应及早想到肺癌经支气管肺转移的可能[3]。

王焕杰回顾分析25例经临床和病理证实的腺癌空洞型肺转移瘤患者的CT表现，并观察其中16例复查病例的空洞变化。结果腺癌空洞型肺转移瘤的CT表现大多为肺内空洞与肺内多发实性结节并存，空洞呈现多样性和多变性。25例共发现空洞85枚，其中小环形空洞61枚，泡样空洞11枚，囊样空洞2枚，不规则空洞11枚。空洞在总体上具有随机分布的特点，其发生率与肺内的部位无关。16例在随访过程中空洞数目、大小及形态等发生变化。结论：腺癌空洞型肺转移瘤的CT表现有一定特征，有助于推测原发灶病理类型，且在随访过程中可有多种动态变化，对临床诊断和治疗有重要意义[4]。

参考文献

[1]郭佑民，杜红文，唐安琪，等.腺癌肺转移的CT和HRCT诊断.实用放射学杂志，1998，14：8-10
[2]郭佑民，杨健，付和睦，等.腺癌肺转移的HRCT特征与一组非腺癌的肺转移瘤对照.中国医学影像技术，1998，14：191-193
[3]吕平欣，周新华，骆宝建，等.肺腺癌经支气管肺转移的表现.中华放射杂志，2007，45：475-479
[4]王焕杰.腺癌空洞型肺转移瘤的CT表现及动态变化.现代实用医学，2010，22：82-84

第三节　儿童肿瘤

一、流行病学

儿组大宗儿童肿瘤概况如表27-3-1所示[1-4]。

北京市1974—1976年城区死亡原因的回顾性调查。恶性肿瘤占1~4岁儿童死亡原因的第2位，5~14岁占第1位。根据北京市肿瘤防治研究所肿瘤登记处提供的材料，1988—1990年北京地区14岁以下儿童恶性肿瘤发病率为4.6~7.7/10万人口。因此提高儿童肿瘤的诊断治疗水平是降低儿童死亡率的关键。

儿童恶性肿瘤多见于出生后5年内。国内五所儿科

表27-3-1　大宗儿童肿瘤概况

作者	性质(例数)	比例	内容
董关萍等	恶性肿瘤(2107)	良恶比4:1	白血病1180例(56.00%，以下同)，肾母细胞瘤187(8.88)，恶性淋巴瘤149(7.07)，神经母细胞瘤129(6.12)，脑肿瘤127(6.03)，软组织肉瘤125(5.93)，肝癌69(3.27)，睾丸肿瘤47(2.23)，卵巢肿瘤30(1.42)，骨瘤9(0.43)，视网膜母细胞瘤3(0.14)，其他52(2.47)
赵强等	儿童实体肿瘤(2456)	良恶比4:1	良性肿瘤：软组织肿瘤占良性肿瘤的52.6%，以血管瘤、淋巴管瘤、纤维瘤、脂肪瘤等为主要类型。胚胎残余组织肿瘤占良性肿瘤的20.2%，主要包括畸胎瘤、皮样囊肿、先天性囊肿等。皮肤肿瘤占良性肿瘤的7.4%，主要为痣和钙化上皮瘤。良性骨肿瘤为5%，以骨疣及骨软骨瘤为主。神经来源肿瘤为3.6%，主要为神经纤维瘤、神经鞘瘤、神经节细胞瘤。来源于腺体的肿瘤为2.9%，甲状腺腺瘤男女比为2:1。乳腺纤维瘤主要是女性发病恶性肿瘤：恶性淋巴瘤，包括霍奇金淋巴瘤32例和非霍奇金淋巴瘤92例，男女比为2.3:1，占恶性实体肿瘤的25%。神经母细胞瘤109例，占21.9%。肾母细胞瘤53例，占10.6%。横纹肌肉瘤51例，占本组所有软组织肉瘤的63.7%。上皮来源肿瘤占少数，为神经母细胞瘤、肾母细胞瘤、肝母细胞瘤等胚胎性肿瘤
何平生	儿童肿瘤活检资料(3081)	良恶比3:2	良性肿瘤1841例，占59.8%，主要为脉管瘤和畸胎瘤，占良性肿瘤的59.4%；其他软组织肿瘤以脂肪瘤多见。上皮性良性肿瘤280例，占15.2%，主要为甲状腺腺瘤、钙化上皮瘤和乳头状瘤，分别占良性上皮性肿瘤的42.5%、24.3%和16.4%。良性肿瘤前10位依次是：脉管瘤、畸胎瘤、脂肪瘤、甲状腺腺瘤、纤维瘤、钙化上皮瘤、神经纤维瘤、乳头状瘤、骨肿瘤和纤维腺瘤
陈莲等	儿童肿瘤及瘤样病变(3051)	瘤样病变、良瘤和恶瘤之比为1:4.04:1.21	恶性肿瘤1240例，占40.2%。有以下特点：①依发生顺序主要为淋巴系统肿瘤、肾母细胞瘤、视网膜母细胞瘤、软组织肉瘤、睾丸生殖细胞肿瘤和神经母细胞瘤。②发病年龄集中在4岁以前，占儿童恶性肿瘤的50.4%。睾丸生殖细胞肿瘤占恶性肿瘤的8.1%，列第5位。83.2%发生于4岁以前，这部分肿瘤绝大多数是胚胎性癌。精原细胞瘤发生于大年龄组 瘤样病变共488例，其中肠息肉最多，达287例，占58.8%，其次为皮肤色素痣123例，占25.2%，居第3位的是纤维瘤病27例，占5.5%。 良性肿瘤共1971例，其中以血管瘤最多，723例，占36.7%；其次是结、直肠腺瘤335例，占17.0%；第3位是淋巴管瘤323例，占16.4%；第4位是畸胎瘤156例，占7.9%。 恶性肿瘤共592例，淋巴瘤187例，占恶性肿瘤的31.6%；肾母细胞瘤91例，占15.4%；神经母细胞瘤85例，占14.4%；横纹肌肉瘤37例和睾丸恶性肿瘤38例，各占6.4%左右

医院恶性实体瘤1805例中1176例诊断时年龄小于5岁，占65.2%。

原发于中枢神经系统的肿瘤约占所有恶性肿瘤的2%，在儿童中一般占常见肿瘤的第2位。此外，很多恶性肿瘤可发生颅内转移。中枢神经系统肿瘤是指原发于颅内和脊髓的肿瘤，在我国并不少见。在我国1990—1992年肿瘤死亡回顾调查中，我国脑瘤在居民总死亡中占2.01%，死亡率为1.89/10万人口。

神经母细胞瘤容易穿过包膜外侵，也容易发生血行播散，特别是肝、骨转移。很多作者报道，在小儿恶性实体瘤中，神经母细胞瘤居第三位。就诊时，常伴有全身广泛转移。发病部位：约70%位于腹部(腹膜后及肾上腺)，其次为后纵隔、颈部及盆腔，5%左右原发部位不详。极少发生在鼻、下颌迷走神经节。转移部位：1岁以内转移部位多为肝脏及皮下，超过1岁常见转移部位为附近及远隔淋巴结、骨(常见盆骨、股骨、颅骨及眶骨)、肝、骨髓及脑。2岁以上者转移最多见。原发瘤很小时就已发生转移。

淋巴瘤在儿童时期比较多见，约占该时期所有肿瘤的13%左右。1995年儿童白血病及恶性肿瘤国际学术研讨会资料提供淋巴瘤占住院肿瘤的14.87%~15.59%。北京儿童医院自建院至1995年共收治霍奇金病(HD)165例，非霍奇金淋巴瘤(NHL)356例。

HD可侵犯全身各组织器官，以肺脏受累较常见，可有咳嗽、气促、胸闷、胸痛和呼吸衰竭，它是从纵隔淋巴结通过气管、血管周围的淋巴管以及胸膜下途径扩散到肺，在X线片上常见病变呈扇形分布，亦可表现为肿块、片状浸润、结节或粟粒样改变。

NHL起源于淋巴结者，占70%~80%，结外组织占20%~30%。胸肺淋巴瘤由于肿大淋巴结引起压迫症状，可见纵隔淋巴结肿大压迫气管和支气管，出现刺激性咳嗽、呼吸困难，甚至上腔静脉阻塞。胸膜受累出现胸水，可由穿刺液中找到肿瘤细胞[5]。

Askin瘤好发于儿童和青少年，以女孩多见。患者多以胸痛、发热、胸闷、气急、咳嗽等症状就医。肿瘤好发于胸壁区域软组织并短时间内迅速增大，可侵犯临近肋骨及肺组织。恶性程度高，预后差。文献报道确诊患者5年生存率低于20%。该瘤目前多主张综合治疗，尽可能切除肿瘤，但手术难以切除干净，容易局部复发和远处转移，以血行转移多见，淋巴道转移少见，常见转移器官有脑、肺、骨、肝、肾和肾上腺等[6]。

儿童甲状腺癌少见，国内报道不多，尤其同时发生颈部及双肺转移更为罕见。其特点为：①恶性程度低，生长缓慢，病死率低；②滤泡状腺癌和乳头状腺癌多见，占80%以上；③甲状腺组织有丰富的血管及淋巴管，易发生转移，滤泡状腺癌更易发生血行转移，特别是侵犯双侧肺及淋巴结[7]。

甲状腺癌罕见于18岁以下的儿童，仅占所有同期癌肿的1%，85%~95%为分化良好的乳头状癌(PTC)。预后良好。区域淋巴结受累者占20%~80%，远处转移不多见，其中主要为肺转移，肺转移发生在9%~20%儿童期PTC[8]。

二、病理学

张学斌等报道138例小儿软组织肉瘤。前7位为横纹肌肉瘤(52.9%)、外周神经来源肿瘤(6.52%)、恶性纤维组织细胞瘤(MFH)(6.25%)、纤维肉瘤(6.52%)、滑膜肉瘤(5.8%)、脂肪肉瘤(3.62%)以及软组织骨及软骨肉瘤(2.9%)。

胸腹腔肿瘤：横纹肌肉瘤73例中有10例位于胸腹腔，脂肪肉瘤5例中有2例，恶性间叶瘤3例中有2例，恶性间皮瘤2例全在胸腹腔，副神经节瘤2例中有1例，未分类3例中有1例，总计138例中胸腹腔有18例[9]。

肾胚胎瘤最重要的转移途径是血行，在2岁以上患儿50%就诊时已有远处转移，淋巴转移较晚，在腹腔内有转移者，治愈率明显下降，如有广泛转移治愈的可能性则更少[10]。

三、临床表现

几例患者的临床表现见表27-3-2[7,11-16]。几例儿童肿瘤肺转移脏器发现顺序见表27-3-3[7,11-16]。

陈直华等统计600例儿童头颈恶性实体瘤。按肿瘤的组织来源分为八类。神经组织肿瘤、上皮组织来源的癌、间叶组织来源的肉瘤分别居第1、2、3位(62.18%，16.83%，13.87%)。本组病例中神经来源的肿瘤占多数(62.1%)，可见淋巴结转移和远处器官转移，251例中分别为3.6%(9/251)和6%(15/251)，耳前淋巴结、骨和颅内转移为主。儿童鼻咽癌均属低分化癌，且极易发生颈淋巴结转移(67%，30/45)，全部在学龄期发病。横纹肌肉瘤是最常见的软组织肉瘤(27/94，29%)，常发生颈淋巴结转移(8/27)，也可发生血行转移(3/27)[17]。

何家维等报道儿童Askin瘤2例。例1：男，13岁。因右侧胸背部间歇性疼痛1年。查体：右胸背部少许隆起，轻度压痛。影像学检查示右肺中部外侧带致密肿块影，拟诊为右侧胸膜间皮瘤，行肿瘤切除术。术中发现肿块位于右后胸壁，约7cm×6cm×5cm，表面有

表 27-3-2　几例患者的临床表现

作者	例数	症状及体征
谷小华	1	儿童甲状腺癌合并颈淋巴结及双肺转移。低热、盗汗1月余,1年前行右颈部淋巴结穿刺提示腺细胞瘤。右颈部淋巴结活检病理诊断为淋巴瘤样性腺瘤
蒋志涛等	1	小儿甲状腺癌伴肺转移。颈部多发肿块2周,无呼吸症状
钟广琦等	1	原发性肝癌肺内巨大转移癌。无明显诱因地出现右上腹疼痛1月余,查体和B超诊断。
程展	1	肝癌术后8个月出现咳嗽、气短、呼吸困难
张秀宾等	1	小儿原发性肝癌有弥漫型肺转移。3个月来食欲缺乏,时有恶心,上腹部胀满及隐痛。1个月来微咳嗽,胸部两侧对称,呼吸音减弱
曹岩	1	少年原发性肝癌伴肺转移。右上腹部疼痛伴恶心,偶有呕吐。无呼吸症状
王怀娥等	4	4例幼儿肺部转移瘤。例1:腹胀3月余,加重伴发热10余天;例2、例3、例4无呼吸症状
杨皓平等	1	肾上腺无功能性嗜铬细胞瘤伴肺转移。间断发热、咳嗽,伴腹痛

表 27-3-3　几例儿童肿瘤肺转移脏器的发现顺序

作者	病例总数	首先发现脏器		同时
		儿童肿瘤	肺	
谷小华	1			1
蒋志涛等	1			1
钟广琦等	1	1		
程展	1			1
张秀宾等	1			1
曹岩	1	1		
王怀娥等	4	2		2
杨皓平等	1			1

包膜,向胸腔内突出,与部分肺粘连,肿瘤基底部位于第6后肋且侵犯至脊椎骨横突处。切下肿瘤呈鱼肉状。病理会诊:小细胞神经外胚层肿瘤。例2:女,15岁。因背痛、发热2月余,CT示右后胸腔内椭圆形软组织肿块,约5cm×4cm×6cm大小,紧贴后胸壁,向胸腔呈弧形凸出,周围肺组织受压移位,临近第5肋骨骨质破坏。行肿块切除术,术后病理提示小细胞恶性肿瘤,考虑小细胞肺癌侵犯胸壁。术后行右胸壁放射治疗,肿瘤剂量60 Gy/30次。15个月后胸部不适及头痛,再次行胸部CT及头颅MR检查,发现右侧胸壁及脑膜多发转移,经病理诊断为右胸壁小圆细胞恶性肿瘤、原始神经外胚叶肿瘤(Askin瘤)[6]。

黄东生综述儿童Askin瘤的诊断与治疗(表27-3-4)。国内15例资料:肺浸润4例,肋骨浸润9例,远处转移2例(其中1例明确为腹),胸腔积液5例[18]。

儿童原发性肝癌肺内转移灶一般为多发的圆形病变,直径2~4cm。钟广琦等病例右肺野瘤体巨大,可能与儿童时期癌细胞代谢旺盛有关[12]。儿童原发性肝癌病例也不乏报道。1岁左右的幼儿亦有发病者。CT扫描时常见单发或多发低密度灶,少数出现等密度灶,个别病例可见钙化[14]。

叶信健等分析25例儿童肾母细胞瘤的CT诊断。远处转移肺部最常见,其次为肝脏、骨等转移。本组中有1例术后3个月发生了肺、肝、胰腺、腹腔内多处转移,1例术前有肺转移,1例术前有肝、肺转移,1例在术后半年出现对侧肾脏肾母细胞瘤[19]。

四、影像学表现

几组病例的影像学表现如表27-3-5所示[7,11-16]。

郑石芳等报道28例儿童胸部恶性淋巴瘤的X线分析。本组表现为无痛性颈部淋巴结肿大22例,伴有全身多处淋巴结肿大8例,不规则发热4例,脾肿大4例,肝大2例,贫血18例,胸腔积液2例,上腔静脉压迫1例,皮肤结节及心脏受累各1例。病理类型:HD 20例,NHL 8例。X线表现:纵隔淋巴结肿大、纵隔阴影增宽25例,肺门淋巴结肿大9例。前纵隔淋巴结肿大4例,肺不张4例,肺内结节3例,肺门结节治疗后钙化2例,肺内浸润2例,胸腔积液2例,心影增大1例。

HD与NHL的X线各自特点:双侧纵隔病变多见于HD,单侧多见于NHL。HD的肺内病变常继发于纵隔和肺门淋巴结肿大之后,而NHL常表现为仅有肺内病变而无纵隔肺门淋巴结肿大。HD经化疗后其纵隔及肺门病灶消退后可见钙化,本组见2例。HHL肺内病灶并发空洞较少见,HD则时有发生。纵隔淋巴结肿大合并胸膜病变以HD多见,但骨骼侵犯两者均可发生,其主要区别在于HD可发生成骨性改变,NHL则极少发生。HDⅠ期病可治愈,Ⅱ期经治疗预后较好,而NHL预后较差。因其病变范围常较广,病变发展快,缓解期短,复发期高,死亡率相对较高[20]。

表 27-3-4 儿童 Askin 肿瘤 15 例临床资料

病例	性别	年龄(岁)	病程(个月)	原发部位	肿瘤大小(cm)	发热	胸痛	肺浸润	肋骨浸润	远处转移	胸腔积液	确诊前诊断	治疗	生存期(个月)
1	男	8	5	7~8 肋/左	15×10×6	+	+	−	−	−	+	肺脓肿及神经母细胞瘤	S+C+R	24
2	男	13	1	右		+	+	−	−	−	+	肺结核	C+R	25
3	男	12	2	8~9 肋/左	14×11×8	+	+	−	+	−	+	胸膜炎	S+C+R	5
4	男	10	1	4~5肋/右	8×7×6	+	+	+	−	腹	+	肺结核	C+PBSCT	5(治疗中)
5	男	13	2	左		−	+	−	−	−	−	转移瘤	S+C+R	13
6	男	14	6	右	8×6×6	−	+	−	+	+	+	间皮肉瘤	S+C	15
7	男	8	1	5~6 肋/左	3×2×3	−	−	−	−	−	−	胸膜炎	S	不详
8	男	10	2	10 肋/右	6×6×6	−	+	−	+	−	−	淋巴瘤	S+C	不详
9	女	9	1	6 肋/右	12×8×7	−	+	−	+	−	−	肺炎	S	不详
10	女	13	1	7~9 肋/右	7×6×4	−	+	+	+	−	−	Askin 瘤	S+C	不详
11	男	8	1	3~4 肋/右	11×12×13	−	−	−	+	−	−	肺癌	S+C	不详
12	男	4	1	2~3 肋/右	6×5×2.5	−	+	+	+	−	−	神经母细胞瘤	S+R	不详
13	男	5	1	3 肋/左	4.5×2.8	−	+	−	+	−	−	尤文肉瘤	S+C	不详
14	女	13	1	7~9 肋/右	7×6×4	−	+	−	−	−	−	Askin 瘤	S	不详
15	男	14	1	7 肋/ 左	8×4×4	−	+	+	+	−	−	不详	S+C	11

S:手术;C:化疗;R:放疗;PBSCT:自体外周血干细胞移植

表 27-3-5 几例患者的影像学表现

作者	例数	影像学表现
谷小华	1	甲状腺癌合并颈淋巴结及双肺转移。胸片粟粒型肺结核。经正规抗结核治疗 1 年。复查:满肺野弥漫性斑点状密度增高影,较前片明显增多。右颈部淋巴结活检证实
蒋志涛等	1	小儿甲状腺癌伴肺转移。胸片发现肺部有大片点状影。复查胸片见双肺弥漫性点状结节影
钟广琦等	1	原发性肝癌肺内巨大转移癌。胸片:两肺中下野类圆形软组织阴影,右肺孤立性块影,7cm×8cm。左肺野块影直径 3cm×4cm
程展	1	小儿原发性肝癌弥漫型肺转移。胸片"两肺野有弥漫的圆形致密阴影,大小不甚均匀,左肺第一肋间有一致密斑点,呈长索状,纵隔中亦可见圆形病灶,肺纹理增粗
张秀宾等	1	少年原发性肝癌伴肺转移 CT 诊断。胸片:左肺中下部可见 2 个圆形结节状病灶
曹岩	1	小儿肾胚胎瘤肺转移 1 例。术后 2 周肺淋巴结转移,1 个月后全身广泛淋巴转移
王怀娥等	4	4 例幼儿肺部转移瘤。例 1:术后半年,胸片示两肺内出现大小不等的数个类圆形块影;例 2:术后 3 个月复查胸片示右上肺野一圆形密度增高影;例 3:胸片见双肺门周围及右中、下肺野数个大小不等类圆形结节状及团块状致密影;例 4:胸片见右中、下肺野及左肺门外下方类圆形团块状阴影,左肺肿块内见不规则透光区,有空洞形成
杨皓平等	1	肾上腺无功能性嗜铬细胞瘤伴肺转移。胸增强 CT:两肺野内可见散在、多发结节样病灶,直径为 5~18mm

五、诊断

甲状腺癌初诊时约半数以上患者已发生颈淋巴结转移,早期没有明显症状。除颈部外,肺是最常见的转移部位,可没有临床症状,X 线检查可以似粟粒样肺结核阴影,主要在基底部,易误诊为粟粒型肺结核,其他转移部位包括纵隔、长骨、颅骨与腋部[11]。

王怀娥等研究幼儿肺部转移瘤(附 4 例报告)。幼儿肺转移瘤的形态与成人不同。成人肺转移瘤多为球形病灶,可单发或多发,多位于两肺中、下野外围。除肝癌及绒癌肺转移时两肺多为棉团状结节外,其他转移病灶数目不多,且肿块较小,单发对肿块往往较大。而幼儿肺转移癌常为多发,密度均匀,边缘清晰,呈较大团块状影,病灶多位于肺门周围,其原因可能与小儿肺部解剖特点有关。小儿肺部血液循环旺盛,淋巴相对丰富,其转移途径以血行转移为主。转移瘤生长较快,当病灶生长迅速而缺血时,病灶内可出现液化坏死而形成空洞,此种 X 线征象较少见,本组有一典型病例。肾胚胎瘤恶性程度高，其转移性病灶恶性程度亦高，发展快。本组1例间隔半月复查，病灶明显增大[15]。

Brisse HJ等分析肾母细胞瘤诊断时各种放射性影像技术相对优势和弱点，还特别关注转移性疾病（尤其是肺）和后果（表27-3-6所示）[21]。

表27-3-6　儿童肿瘤组织关于肾母细胞瘤胸部随访的频率

危险度分组	手段	频率
很低(stageI)	CT	治疗后每2个月×3，随后每3个月×4
	CXR	治疗后早期（21个月）每3个月×4，随后6个月×5
低和一般(stage Ⅰ~Ⅲ)	CT	治疗后3年内每6个月1次（与CXR交替）
	CXR	治疗后早期（每23个月）1次，3年内每6个月（与交替CT）1次，随后5年内每6个月1次
高（组织学有用）	CT	治疗后每3个月×8
	CXR	治疗后早期（24个月）每6个月×4

注：仅取原表胸部部分内容

目前规定在治疗结束2至3年内用胸部CT，根据病期和组织学诊断切换到胸部X线片检查。胸片只显示较大的病灶。CT扫描的胸部已被证明是一个比较敏感的成像方式。一项大规模的回顾性研究涉及202例儿童肾母细胞瘤，由三位有经验的放射科医师对肺结节的X线和CT扫描表现进行各自审读。结果是观察者之间存在差异，无论是有无病变和分级。202例CT扫描，至少一位医师阅读阳性的是78例。有趣的是，41例只有一位医师读得，18例2人读得，19例3人读得。重复阅读观察者之间差异是不显著的。但是有14例肺转移患者的CT扫描，3位阅读者都认为阳性的仅5例。阅读者之间的差异说明CT扫描的作用是有限的。阅读者的主观性也是存在的。

Wilimas等报道11例有组织学依据、正常的胸片、肺部CT扫描可见病变的病例。11例中有4例（36%）转移，比预期复发率高（36%比20%），但无统计学显著差别。

Owens等分析了141例儿童肾母细胞瘤腹部局部治疗患者，31例CT扫描肺结节而胸片正常患儿，后来发现8例复发，4例在肺部（后死亡）。Ⅰ期患者（治疗仅用长春新碱）CT阳性组肺复发率43%和CT阴性组10%有显著差异。

一组有肿瘤组织学依据和CT肺某种表现的53例患者三药化疗（包括阿霉素）和全肺照射，另有37例Ⅰ~Ⅲ病期局部肿瘤，但未肺放疗。后组18例肺CT有病变且有病理，其中15例开胸肺活检。4年无病生存率在CT仅有结节，被视为Ⅳ期53例患者为89%，比CT仅有结节，被视为局部期37例患者的80%为高。观察两组之间的差异不显著。样本是有限的，但表明接受全肺照射的肺较少复发，遗憾的是更多的肺毒性致死。

两项最近的研究对此作出了重要贡献。肺转移灶如果不化疗（阿霉素）或放疗，预后很差。注册登记的患者，231例胸片有肺转移，同时有186例仅在肺CT报道有病变。那些接受长春新碱和放线菌素D治疗的相比于阿霉素有一个较差的无复发生存率，不管他们是否接受肺放疗。这个结果表明：大多数病灶代表转移，虽然这些病灶较小。另一项研究共129例，42例行肺活检（16例患者肺孤立病变，26例多病灶，病灶平均5.8mm）。孤立病灶13/16例（81.3%）和在多病灶18/26例（69%）为活检证实。这项研究是有局限性的（一是样本量小，二不是随机的），但结果还表明，这些小病灶通常是（但不总是）肿瘤。肾母细胞瘤复发大多数发生在肺部（58%），腹部（29%），很少发生在其他部位（骨，脑，纵隔）。多数复发（90%）发生在诊断后的头4年内。复发的主要风险因素是发现时病期和病理类型（弥漫性退行性和主要胚类型具有最高风险）。局部复发是指在原发肿瘤床复发或后腹腔、腹腔内或骨盆复发，较好的组织学类型的儿童腹部复发治疗的重要性明显低于肺部转移的治疗。局部复发者平均2年生存率是43%[21]。

六、治疗

儿童甲状腺癌甲状腺全切除或次全切除加肿大的淋巴结清扫是最好的治疗方法，对于全切宜持谨慎态度，因为易引起较多的并发症，且需终生应用甲状腺制剂行替代疗法。对于少许残留癌或转移癌可行^{131}I及口服甲状腺素片治疗，亦可局部辅助外照射治疗，预后较成人好，绝大多数能生存10年以上[11]。

叶智轶等分析20例儿童和青少年分化型甲状腺癌（DTC）^{131}I治疗。20例患者中，乳头状癌18例，滤泡状癌2例。单纯淋巴结转移7例，肺转移8例。8例肺转移患者病灶消除4例，^{131}I治疗肺转移的治疗次数及累积剂量明显多于单纯淋巴结转移。治疗次数6次，累积剂量（GBq）40.42。肺转移患者的疗效评定：8例远处转移患者均为肺转移，其中6例胸部CT表现为两肺多发粟粒样小结节，功能性影像表现为^{131}I（+），而^{18}F-FDG（-），经^{131}I治疗后4例病灶消除，好转或稳定2例；另2例胸部CT表现为两肺多发大小不等结节，功能性影像表现为 ^{131}I(-)而 ^{18}F-FDG(+)，疗效显示为无效或进展。

儿童和青少年 DTC 远处转移的部位几乎都是肺，少数患者可发生骨、脑和其他软组织转移。提示：儿童和青少年 DTC 肺转移通常表现为摄碘能力较好的粟粒样转移，^{131}I 治疗效果较好。大小不等结节样肺转移病例较少，且治疗效果较差[22]。

肾胚胎瘤绝大多数为 3 岁以内的儿童，治疗以手术为主，并辅以放疗及化疗[10]。

七、预后

Brink JS 等探讨儿童乳头状甲状腺癌(PTC)伴肺转移的远期预后。1937—1998 年 Rochester May0 临床中心的 14 例儿童 PTC 伴肺转移者。男 10 例，女 4 例，平均年龄为 13.6(8~17)岁。术前证实肺转移 12 例，术后发现者 2 例。10 例行全甲状腺切除，2 例行近似全甲状腺切除，11 例同时行颈淋巴结清扫术(双侧 7 例，单侧 4 例)。术后行放射性碘治疗和甲状腺素抑制疗法。结果：中位随访期 21.5(1~45)年。12 例在最后 10 年仍有联系。术后检出颈内淋巴结复发 2 例(分别在术后 1 年和 3 年)，再做手术切除。至随访日，14 例均健在，包括 1 例仅做淋巴结活检和加用外照射已存活 36.6 年，1 例拒用 ^{131}I 治疗已生存 24 年。7 例已无瘤生存至今，另 7 例肺转移灶无恶化，也无症状，平均已生存 16.5 年。5 年和 10 年生存率均为 100%，未再有新转移灶。并发症：发生永久性喉返神经麻痹 5 例，其中 1 例在术前已有声带麻痹，3 例喉返神经已被肿瘤浸润，故真正的神经损伤仅 1 例(7.7%)，发生永久性甲状旁腺功能低下 4 例(3.1%)，均发生在全甲状腺切除病例，这些病例均是在 1980 年以前施行的手术。随访结果提示儿童期 PTC 伴发肺转移者，经全甲状腺或近似全甲状腺切除以及 131 治疗，预后良好，可长期生存[8]。

梁黎等分析住院儿童病死率和死因顺位 40 年来的变化。死亡顺位：1958—1967 年组肺炎占第 1 位，占 23.9%，头十位中无肿瘤；1968—1977 年组肺炎占第一位，占 25.0%，肿瘤占第 10 位 (2.1%)；1978—1987 年组败血症占第 1 位(22.1%)，肿瘤占第 9 位(2.2%)；1988—1997 年组败血症占第 1 位 (24.5%)，肿瘤仍占第 9 位(2.2%)[23]。

参考文献

[1]董关萍，梁黎，欧弼悠.儿童恶性肿瘤 2 107 例分析.实用肿瘤学杂志，2000，15：403-404

[2]赵强，曹嫣娜，李润田，等.2456 例住院儿童实体肿瘤特点分析.天津医科大学学报，2004，10：114-115

[3]何平生. 3081 例儿童肿瘤活检资料分析. 中国肿瘤临床，2001，28：756-757

[4]陈莲，高解春.儿童肿瘤及瘤样病变 3051 例统计分析.医学理论实践，1995，8：546-547

[5]孙燕. 内科肿瘤学. 北京：人民卫生出版社，2001：493-505，910-939

[6]何家维，史建静，虞志康，等.儿童 Askin 瘤 2 例报告及文献复习.浙江临床医学，2005，7：804

[7]谷小华.儿童甲状腺癌合并颈淋巴结及双肺转移一例报告.实用肿瘤杂志，1999，14：192

[8]邹强.儿童乳头状甲状腺癌伴肺转移的远期预后.国外医学外科学分册，2001，28：304

[9]张学斌，刘敏，王鸿雁.138 例小儿软组织肉瘤临床病理分析.陕西医学杂志，1995，24：174-177

[10]曹岩.小儿肾胚胎瘤肺转移 1 侧报告.中国基层医学，1998，5：191

[11]蒋志涛，李昭铸.小儿甲状腺癌伴肺转移一例.中华小儿外科杂志，2005，26：33

[12]钟广琦，李娟.儿童原发性肝癌肺内巨大转移癌 1 例.医学影像学杂志，1995，6：50

[13]程展.小儿原发性肝癌有弥漫型肺转移一例.癌症，1984，3：302

[14]张秀宾，邢海风，时桂兰.少年原发性肝癌伴肺转移 CT 诊断 1 例. 现代医用影像学，2000，9：107

[15]王怀娥，韩广秀，王世东，等.幼儿肺部转移瘤(附四例报告).医学影像杂志，1993，3：31-32

[16]杨皓平，黄东生，张伟令. 儿童肾上腺无功能性嗜铬细胞瘤伴肺转移一例.中华肿瘤杂志，2007，29：949

[17]陈直华，谢汝华，闵华庆.600 例儿童头颈恶性实体瘤统计分析.癌症，1991，10：408-410

[18]黄东生.儿童 Askin 瘤的诊断与治疗.实用儿科临床杂志，2005，20：8-9

[19]叶信健，陈雄飞，徐丽，等.25 例儿童肾母细胞瘤的 CT 诊断分析.医学影像学杂志，2010，20：515-518

[20]郑石芳，张孔志.28 例儿童胸部恶性淋巴瘤的 X 线分析.福建医药杂志，1995，17：54

[21]Brisse HJ，Smets AM，Kaste SC，et al.Imaging in unilateral Wilms tumour. Pediatr Radiol，2008，38：18-29

[22]叶智轶，傅宏亮，李佳宁，等.儿童和青少年分化型甲状腺癌 ^{131}I 治疗分析. 上海交通大学学报 (医学版)，2010，30：264-267

[23]梁黎，欧弼悠，吴胜，等.住院儿童病死率和死因顺位 40 年来的变化.中华儿科杂志，1998，36：302-303

第四节　老年肿瘤

一、流行病学

总体而言，老年是癌症高发年龄。老年癌症有其流行病学及临床特点。

张侠等收集住院的肺癌患者共536例，比较老年组和中青年组患者的临床资料。结果：老年组吸烟情况与青年组的差异有统计学意义($P<0.05$)，老年组平均就诊时间3.9个月，老年组就诊时间长短与中青年组的差异有统计学意义($P<0.05$)。病理类型以腺癌最多，鳞癌其次，肿瘤以右肺上、下叶为主，中心型多见，临床分期多为Ⅲa、Ⅲb、Ⅳ期。两组患者的病理分型结构间差异有统计学意义($P<0.05$)。老年组肺癌晚期多见，Ⅲa期以上237例，占44.2%，两组的临床分期间差异有统计学意义($P<0.05$)，两组伴随疾病率比较差异有统计学意义($P<0.05$)。结论：老年肺癌患者以男性居多，就诊时间长，伴随疾病多，多数属于中晚期，腺癌最多，胸膜转移多见。

肿瘤转移：老年组发生肺外转移110例，转移率为32.16%，中青年组发生肺外转移86例，转移率为44.33%，两组比较差异有统计学意义($\chi^2=7.90, P<0.05$)。老年组胸膜转移(23.39%)最多，其次为骨、脑转移；中青年组骨转移最多，其次为胸膜(15.98%)、脑转移[1]。

多原发癌(MPC)的发病率：各家报道不一，国外资料远高于国内，分别为2.7%~6%及0.27%~1.5%。而老年人在MPC中所占比例并不低。林忠等报道4155例恶性肿瘤，肺癌803例，其中8例出现原发恶性肿瘤。MPC的好发部位以宫颈、乳腺、食道、皮肤合并其他癌瘤为多见，也有报道肺的MPC并不少见。但肺与食道同时或异时发生癌瘤的报道较少。肺为全身恶性肿瘤最常见的转移器官，但肺部转移灶很少种植于气管、支气管内，即使纤支镜刷取涂片取得标本，阳性率也不超过10%[2]。

二、病理学

刘杜蛟等对24例确诊为原发性肺癌的患者，取术前和术后血清以及手术中肺癌及肺周边组织标本进行IL-6检测，并观察5年生存情况。结果：5年内死亡9例，其中5例死亡原因为肿瘤复发或转移。老年肺癌患者IL-6的水平在肺癌组织中(8.944±3.682μg/L)显著高于肺周边组织(6.062±3.087μg/L)，老年组与非老年组差异显著($P<0.05$)；老年存活组IL-6水平在肺癌组织(8.794±4.163μg/L)和肺周边组织中(6.278±2.226μg/L)均高于老年死亡组，并且各组中IL-6的水平在肺癌组织较肺周边组织有显著差异性($P<0.05$)。结论：老年存活的原发性肺癌患者其IL-6在肺癌组织和肺周边组织的相应增高对患者的生存有一定的作用[3]。

三、临床表现

蔡建强等回顾性分析了127例老年女性乳腺癌的临床资料。结果：在127例患者中114例手术治疗，其中95例进行了乳腺癌根治、改良根治及单纯切除术，19例行肿瘤局部切除术，9例单纯放疗，4例单纯化疗。12例于术后(局部切除9例，单纯切除3例)6个月至5年时局部复发。36例在随访4个月至6年时出现肺、肝、骨及脑部转移(占全组的28.3%)。35例在随访8个月至6年7个月时死于本病(占全组的27.6%)，9例死于其他疾病。经Kaplan-Meier生存率计算其总的3、5、10年生存率分别为93.7%、59.3%及58.1%。结论：老年女性乳腺癌的临床治疗应以外科手术为主，并应多选择改良根治的手术方式。淋巴结转移、病理类型及肿瘤大小是影响预后的显著因素($P<0.05$)[4]。

康基顺等总结286例老年胸腔积液，其中恶性胸水192例，支气管肺癌139，直肠癌10，食道癌9，肝癌8，鼻咽癌6，胃癌5，乳腺癌3，胸腺癌2，肾癌1，其他癌(不明)9例。81例良性胸水[5]。

候敏全等报道肺和食道的多原发癌(MPC)2例。例1：男，73岁，以进行性吞咽困难1个月主诉入院。食道钡透示食管下段长约2.5cm的管腔狭窄，僵硬黏膜粗乱，钡透通过受阻。纤维胃镜检查示食道下段癌，病理示食道鳞癌(Ⅰ级)。胸片：①慢性肺气肿；②右上中纵隔及右肺门区可见多个结节影，纤支镜检查示右肺上叶尖段之内壁处乳头状突起，基底宽，表面有血迹。病理示右肺上叶支气管小细胞未分化癌。诊断：MPC(食道癌和肺癌)。经过放疗症状缓解。诊断后半年死于肺部感染、呼吸衰竭。例2：男，65岁，3年前始因咳嗽、痰中带血收住院，经纤支镜检诊断为右肺上叶鳞状细胞癌，行右上肺癌支气管袖状切除。术后病理未见局部淋巴结转移。术后行右侧肺门及纵隔区预防性放射治疗,术后经随访未见转移征象。1个月前出现吞咽困难,呃逆,进行性加重,再次收住。食道钡透示食管中段长约3cm管腔狭窄,似外在性压迫,狭窄上端食道扩张,钡透通过受限。胸部CT示气管隆嵴下2.5cm×2.5cm类圆形肿块,压迫食道,考虑为肺癌纵隔转移。纤维胃镜检查示食道中段黏膜粗乱,管腔狭窄,呈外在性压迫。病理检查示食道鳞状上皮癌伴局部鳞状上皮化生。诊断:MPC(肺和食道异时性MPC)。经食道局部放疗肿块缩小,半年后死于食道溃烂出血[2]。

肖砚斌等回顾分析5例老年原发性骨肉瘤患者的临床特点。发病首诊时均被误诊或漏诊。5例患者均获随访。1例单纯放疗后4个月死于肺转移,确诊到死亡病程共8个月。骨盆骨肉瘤患者化疗后肿胀明显消退,疼痛明显减轻(VAS级别由8降至2),放疗后4个月死于肺转移,确诊到死亡病程共10个月[6]。

殷晓明等报道老年异时三重癌1例。患者男,84岁。20年前因进行性消瘦、体力下降就诊。经胃镜检查为胃癌,行胃癌根治术,术后病理确诊为胃窦低分化腺癌。13年前因排便习惯改变伴便血,经肠镜检查为乙状结肠癌(菜花状肿块),行结肠癌根治手术,病理确诊为乙状结肠低分化腺癌,化疗1年,至今无复发。2个月前因血尿、乏力经磁共振检查诊断为前列腺癌,血前列腺特异性抗原明显高于正常,活组织病检为低分化性前列腺癌伴精囊腺转移,后行双侧睾丸切除辅以比卡鲁胺片口服,现血尿消失且尿时顺畅,磁共振复查未见肿瘤增大,且无骨、肠、淋巴结等转移[7]。

四、诊断

MPC诊断一般仍采用Warren和Gates所提出的标准:①每个肿瘤都是恶性的;②癌瘤同时或先后发生在不同部位,两者不相连续;③每个癌瘤的组织形态不同,如相同必须排除是转移或复发;④每个癌瘤存在各自的转移途径。最近有研究发现原发性恶性肿瘤与其转移灶除了组织结构相似外,免疫组织化学反应也基本一致。相反,MPC的各个癌之间即使组织结构相同,免疫组织化学反应却有明显不同,这提示通过多种免疫酶标记能反映不同起源的肿瘤代谢和功能的差异,是鉴别MPC抑或转移性肿瘤的好方法[2]。

临床上不能很好地鉴别多重癌与转移癌,尤其是异时多重癌,常误诊为癌的复发和转移,从而使患者丧失了适当的治疗机会。对多重癌的治疗应持积极态度,只要肿瘤及患者情况允许,应尽量根治性治疗(如手术切除),其预后与单发癌相似。文献报道,多重癌二次发病时间间隔多在1~3年内,平均5~7年,且间隔时间越短,预后越差。老年多原发癌发病率随年龄增长而不断升高。Cianciulli等体外研究发现,多重癌患者对致突变剂的敏感性较正常人群要高。研究表明,这种趋势随着首发年龄的增高而减少。近年来有学者提倡积极保护和提高恶性肿瘤患者的免疫功能,消除致癌因素,是预防多原发癌的重要手段[7]。

五、治疗

刘志东等分析70岁以上老年人肺癌手术适应证、肺功能保护、围术期处理以及影响预后的因素。全组273例,年龄70~85岁,平均77.5岁。Ⅰ期85例,Ⅱ期137例,Ⅲ期51例。肺段和楔形切除17例,单纯肺叶切除(包括双叶切除)158例,支气管袖式肺叶切除21例,肺动脉加支气管袖式肺叶切除6例,全肺切除65例,右肺上叶切除加隆突切除重建4例,右肺上、中叶加隆突切除重建2例。总5年生存率为44.2%,Ⅰ期、Ⅱ期、Ⅲ期患者5年生存率分别为73.2%、32.6%和15.0%。预后危险因素为:长期大量吸烟(P=0.004)、肺癌Ⅲ期(P=0.013)及慢性阻塞性肺部疾病(P=0.042)。结论:70岁以上老年人肺癌肿瘤的侵袭与转移发生较慢,在严格选择手术适应证的前提下,结合术中肺功能保护及周密的围术期处理,患者术后可获得相对良好的远期预后,应采取积极的手术治疗。病死率:273例中死亡121例,病死率为44.3%,分别为围术期死亡9例(3.3%,其中循环衰竭5例,呼吸衰竭4例)。死于远处转移85例(31.1%),死于肺部感染8例(2.9%,5例术前患糖尿病),死于非肿瘤相关的老年疾病如心脑血管疾病死亡17例(6.2%,包括4例肺动脉栓塞患者),死于其他肿瘤2例(0.7%)。本组无术中死亡,围术期病死率为3.2%[8]。

燕锦等回顾性分析27例80~92岁老人结直肠癌(CRC)的诊断治疗过程。从明确诊断到采取有效治疗手段最短8个月,最长50个月,平均26个月。其中除2例行单纯性放疗外,25例行根治性手术治疗。无手术死亡病例,4例(16%)合并肺部感染,2例(8%)并发尿路感染,5例(20%)切口感染,3例(12%)切口感染并裂开。随访过程中,2例(8%)局部复发,5例(20%)肝、肺及其他部位转移。去除其他疾病死亡者,3、5年生存率分别是88%(22/25)和59%(11/19)。结论:80岁以上老年人肠癌患病率女性高于男性,多为瘦形体质,很少合并严重的高血压、心脏病、糖尿病、肺功能障碍和肾功能损害。肿瘤常为良好的高、中分化腺癌,即使是病程迁延,仍会停留在局部生长[9]。

陈祥锦等总结82例60岁以上老年女性乳腺癌的临床资料。在82例患者中77例手术治疗,乳腺癌根治术8例,改良根治术54例,乳房单纯切除术10例,肿瘤局部切除术5例。单纯放疗3例,单纯化疗2例。9例患者于术后11个月至4年时出现局部复发,21例在随访5个月至7年时出现肺、肝、骨及脑部转移,20例在随访9个月至8年时死于本病,6例死于其他疾病。结论:老年女性乳腺癌应早诊断、早治疗,可手术者应以外科手术为主,强调内分泌治疗的重要性[10]。

刘新梅等回顾性分析1996—2007年收治的老年女性乳腺癌临床资料。89例患者中83例手术治疗,其中乳腺癌根治术2例,改良根治55例,单纯乳腺切除术18例,肿瘤局部切除术8例。6例单纯放疗加内分泌治疗。8例于术后14个月至5年内局部复发,25例在随访10个月至5年内出现肺、肝、骨及脑转移,24例在随访14个月至6年内死于本病。5年生存率为86.7%。结论:老年患者可灵活选用创伤小、时间短的手术方式来降低手术风险,同时可根据激素受体情况选择以内分泌治疗为主,放、化疗为辅的综合治疗手段,患者可以收到同样的生存机会和更高的生活质量[11]。

冯伦高等对62例老年食管癌和贲门癌并肺、心疾病患者进行了手术探查和肿瘤切除,并与62例青壮年食管癌和贲门癌患者进行了对照。两组病例术后30天内均无死亡,咽下困难获得满意解除。1~5年生存率老年组明显优于对照组($P<0.001$)。对术后满5年的病例追踪结果,老年组死亡4例,对照组死亡19例。前者主要死于心肌梗死(2例)和脑出血(1例),后者主要死于癌症、局部复发和纵隔转移。

影响老年食管癌和贲门癌并肺心疾病者术后疗效的因素:①年龄的影响。有作者报道,60岁以上者癌切除率为91.2%,5年生存率为44.4%,而40岁以下者则分别为80.3%和29.9%,说明年龄大者癌发展慢,切除率和远期生存率高,而年轻者则相反。在本书报道的病例中,老年组手术切除率和生存率分别为100%和80.95%,对照组为69.4%和24.4%,二者呈非常显著差异($P<0.001$)。②临床病理分期的影响。有文献报道,Ⅰ、Ⅱ期病变患者的术后生存为Ⅲ期病变者的5倍。1、3、5年生存率,早期食管癌和贲门癌为94.9%、92.3%和90.0%。晚期贲门癌1年生存率仅为52.6%。老年组Ⅰ、Ⅱ期病变计53例,Ⅲ期9例,术后满5年生存率为80.95%。按食管癌临床分级的Ⅰ、Ⅱ期中段癌,Ⅲ期下段癌及病变局限的贲门癌为较早期癌诊断标准,老年组大都属较早期病例,其组织学类型为高分化的鳞癌和腺癌,恶性程度低,进一步解释了术后生存率高的原因。③癌切除彻底性的影响:病变彻底外科切除是改善生存率的一个关键。老年组51例根切,11例姑切,其5年生存率分别为88.9%和33.3%($P<0.05$)。2例食管癌切除术后,上切缘癌细胞浸润,随诊2年余未发现局部复发和纵隔及远处转移的证据。其远期效果有待进一步观察。④癌复发或转移的影响:Isono曾报道,食管癌切除5年内死于癌复发者占78.8%,其次为心血管疾病。本组病例5年内死亡率老年组明显低于对照组,且老年组死因主要为心血管疾病,而对照组死因主要为癌复发和(或)转移,说明年轻者癌复发和(或)转移明显高于年老者,亦进一步证实了年老者病变进程慢,更适于手术切除。另外,在追踪中见到1例食管癌切除术后锁骨上淋巴结转移已18个月仍健在,表明了淋巴结转移的预后较其他方式转移的预后为佳。

手术过程中遇到部分患者胸膜腔内肺呈广泛性膜性粘连反应,可能是机体的保护反应,对预后有意义。至于这种反应是否具有抵抗癌肿生长、外侵和转移的作用,有待进一步研究。两组62例有肺粘连反应,癌肿较局限,无淋巴结转移。其中老年组53例,术后1、3、5年生存率为100%、97.4%和88.9%;对照组9例,术后生存满5年以上者有6例。反之,癌肿外侵明显,区域淋巴结转移,术后生存率低。

手术的耐受性:一般认为,60岁以上老年患者对手术的耐受性较年轻患者差。实践证明,老年人患有慢性肺、心疾病者虽非手术禁忌,但应慎重。62例老年患者癌切除术的难度明显高于对照组,表现在:①对麻醉要求高,全麻过浅或过深都不适宜,通气要良好,供氧要充分;②要求术中监护、监测和备好抢救设施;③老年人高血压、冠心病多,麻醉过程中心律失常机会显著增加,甚至可出现严重心律失常或心搏骤停。老年组术中心律失常32例(51.6%),其中房颤、室颤和心搏骤停各1例。由于术前准备充分和对合并病症进行对症治疗,术中抢救处理及时均获复律。另外,由于适当增加了全麻深度,加强了心电监护及麻醉和脑活动监测仪对肺通气监测,确保心肌氧的供需平衡和循环基本稳定,加以轻巧熟练的手术操作,仍可耐受手术[12]。

李文良等总结老年性恶性脑肿瘤的临床特点(附40例分析)。①易误诊:老年性恶性脑瘤的发病特点取决于老年人神经系统的生理特点,老年人脑组织多数均有不同程度的退行性变和脑萎缩,因而颅内空间较青年人稍大,不易产生高颅压症状,老年人的脑动脉硬化决定了老年性恶性脑瘤,尤其是大脑半球肿瘤初期很少出现局灶性神经症状和体征,而多数患者以精神症状和轻度的意识障碍为首发症状,极易误诊为脑血管病或老年性痴呆等,尤其是在没有CT条件的医院误诊率更高。②病程长:老年性恶性脑瘤病程较年轻人长,因为老年患者出现高颅压症状较晚,早期多数患者又无明显特征性神经系统定位体征。③老年性恶性脑瘤以胶质瘤、转移癌为多,而转移癌又以肺癌脑转移为多(本组14例,其中小脑3例),其原因可能是肺为活动性器官,肺组织血运丰富,有利于癌细胞随血流进入颅内。④治疗效果差,预后不佳。老年人各主要脏器生理功能均有减退,尤其是心、肺、肝、肾功能差,对手术、放疗、化疗承受能力差,术后并发症多,故老年性恶性脑瘤生存时间短,死亡率高。本组患者入院治疗后生存时间最长14个月,最短1周,平均生存时间4个月。4例死于肺癌晚期,余大多数患者死于并发症(肺炎最为多见)及全身衰竭[13]。

梁寒等回顾性分析老年人直肠癌的临床病理特征,对影响术后生存的因素进行单因素及多因素分析。10年间手术治疗60岁以上直肠癌患者343例,其中R0(病理根治)术261例,占76.09%;R1(镜下切端阳性)29例,占8.45%;R2(大体标本切端阳性)53例,占15.45%。低位前切除术116例,Miles术169例,其他术式58例。结果:手术死亡率为0.87%,149例患者于术后108个月内死于复发和转移。随访期间发生肝转移17例,肺转移18例,骨转移1例。患者总的平均生存时间为(72.12±2.60)个月。3、5和10年的总生存率分别为69.62%、55.73%及34.23%。单因素分析表明,术式、手术性质、病理类型、肿瘤直径、肿瘤浸润深度、淋巴结转移、肝转移、肺转移及其他远处转移是影响患者术后生存的因素。多因素回归分析显示,淋巴结转移、肝转移及肺转移是影响患者生存的独立因素。随访期间149例患者术后108个月内死于复发和转移。随访期间发生肝转移17例(95%CI 1.45,P=0.015),肺转移18例(95%CI 1.41,P=0.021),骨转移1例[14]。

自20世纪70年代中后期Rosen等人倡导骨肉瘤新辅助化疗以来,患者5年生存率由原来的20%提高到现在的50%~70%及以上,并且有高达80%的患者获得了肢体的保留,继而逐渐形成了目前为大多数学者所认可的骨肉瘤标准治疗模式,即新辅助化疗+手术(保肢术或截肢术)+辅助化疗。Huvos1986年报道了117例60岁以上发生于骨与软组织的骨肉瘤患者,44%为原发性,治疗后5年生存率为18%,10年生存率为7%,提示该类患者发病较少且预后不好[6]。

参考文献

[1]张侠,王衍富.老年肺癌的临床现状及流行病学研究.中国全科医学,2008,11:610-612

[2]候敏全,卢红元,周文旭.老年肺和食道并存的多原发癌.现代肿瘤医学,1998,6:101,108

[3]刘杜蛟,华传宝,高福兴,等.白介素-6对老年原发性肺癌患者5年生存影响的初步观察.西北国防医学杂志,2002,23:207-208

[4]蔡建强,邵永孚,高纪东,等.65岁以上老年女性乳腺癌的治疗和预后.实用癌症杂志,2000,15:179-181

[5]康基顺,李浩.286例老年胸腔积液临床分析.中国老年保健医学杂志,2006,4:19-21

[6]肖砚斌,许建波,李凌,等.老年性原发骨肉瘤五例报告.中国骨肿瘤骨病,2005,4:274-277,292

[7]殷晓明,杨慧清.老年异时三重癌1例.实用医学杂志,2008,24:2831

[8]刘志东,许绍发,韩毅,等.70岁以上老年273例的外科治疗.中华老年医学杂志,2005,24:103-105

[9]燕锦,刘宝善,左明,等.80岁以上老年CRC诊治特点.四川医学,2010,25:29-30

[10]陈祥锦,张惠濒,许东坡.82例老年女性乳腺癌临床分析.福建医药杂志,2007,29:21-23

[11]刘新梅,张晨芳,李婷,等.老年女性乳腺癌89例分析.中国妇幼保健,2008,23:4984-4985

[12]冯伦高,潘永成,王家顺.老年食管癌及贲门癌患者外科治疗分析.同济医科大学学报,1991,20:120-123

[13]李文良,菅树声,朴颖哲,等.老年性恶性脑肿瘤的临床特点(附40例分析).实用肿瘤学杂志,1994,8:32,22

[14]梁寒,郝希山,王晓娜,等.老年人直肠癌患者的预后因素分析.癌症,2004,23:299-302

第五节 免疫功能障碍疾病

本节内容叙述免疫功能障碍疾病并发肿瘤,其中也包括转移性肺肿瘤。可惜未能找到相关内容,恐也是临床科研未竟之处。肿瘤也是一免疫监视障碍疾病,此处竟无相应文章。作者想在此给读者一个强烈的提醒,提醒大家在临床各种场合下(包括免疫功能障碍状态)都不要忘记肿瘤是一个常见的角色,绝不是少见的;肿瘤的转移也不应只认识成疾病晚期现象。同时,要有一个完整的概念,肿瘤是一种全身性疾病,绝不能只认识成局部恶性病。机体任一症状、体征,任一影像表现、生化改变,几乎都能和肿瘤联系起来。

一、流行病学

黄连秋等调查老年住院患者情况。结果141名老年住院患者罹患10类37种疾病，同时患2种及以上疾病患者占77.30%，其中肿瘤3例（2.13%）[1]。

张宏等回顾性分析371例初诊时全血细胞减少患者的临床资料（表27-5-1A、B）。结果：主要为造血系统疾病，占73.9%。非造血系统疾病引起的有恶性肿瘤15例（4.04%），其中癌细胞骨髓浸润8例，还有其他疾病等[2]。

二、病理学

李秀丽等对284例系统性红斑狼疮分析。结果：有家族遗传史31例（1组）和无家族史患者253例（2组）。良性或恶性肿瘤：1组1例，2组8例，两者比较差异无统计学意义（χ^2=0.275，P>0.05）[12]。

关于结缔组织病（CTD）发生恶性肿瘤的机制尚不清楚，可能为：①二者具有共同的致病因素：如病毒、化学物质、药物等，形成可能的致癌物质和炎症靶物。②遗传因素：或许存在某一类遗传物质，它的存在或变化可能与二者有联系。③肿瘤细胞可能分泌某些物质，引起自身的免疫应答或机体对抗肿瘤的同时出现自身组织的交叉反应，肿瘤组织所表达的新抗原可能与自身组织具有交叉反应性。④免疫功能紊乱：健康个体由于有天然免疫耐受性，不能产生对自身的抗体，CTD患者因某种原因天然耐受性被打破，故发生了自身免疫应答。肿瘤多发生于免疫功能低下的情况，它逃逸了机体免疫功能的杀伤作用，在体内不停生长。⑤免疫抑制剂的应用：多数患者以CTD为首发表现，均采用激素等免疫抑制剂进行治疗。有患者在CTD诊断治疗后半年或1年后出现恶性肿瘤，因此不除外因抑制免疫状态导致免疫监视功能低下而发生肿瘤[13]。

三、临床表现

金春玉等报道鼻咽癌并发混合结缔组织病1例。患鼻咽癌12年，做过3次手术，在准备做第3次手术时发现面部、颈部、胸背出现淡红色斑，术后皮疹大部分自行消退，但1年后面部、颈部、前胸、后背又出现淡红色斑，双上眼睑明显水肿，躯干、四肢局部皮肤逐渐肿胀、硬化，四肢肌肉疼痛，轻度吞咽困难。拟诊为混合结缔组织病入院。四肢肌肉触痛，肌无力，上肢举起、起坐、行走困难。尿肌酸为235.14 μmol/24h，尿肌

表27-5-1A　不明原因发热（FUO）、胸水等临床表现病例组中的肿瘤病例[2,3-9]

病例性质	作者（例数）	肿瘤（%）	内容
不明因发热（FUO）	黄延风等（114）	12例（13.3%）	恶性组织细胞增生症5例，白血病3例，何杰金淋巴瘤3例，肾母细胞瘤1例，淋巴肉瘤伴淋巴白血病1例，平滑肌肉瘤1例
	沈瑛（358）	63例（20.19%）	淋巴造血组织肿瘤21例（恶性淋巴瘤5例，恶性组织细胞瘤1例，白血病5例，再生障碍性贫血7例，MDS 3例），实体肿瘤42例（肺癌21例，结肠癌6例，肝癌7例，胃癌4例，卵巢癌2例，宫颈癌2例）
	于连玲等（254）	21例（8.3%）	实体瘤10例，造血系统肿瘤11例
	马小军等（449）	64例（16.5%）	淋巴瘤25例，恶性组织细胞病4例，急性白血病10例，肺癌8例，肾癌6例，其他11例
	赖基栋等（小儿长期260）	99例（38.4%）	急性白血病48例，恶性淋巴瘤16例，组织细胞增生症10例，神经母细胞瘤9例，恶组8例，骨髓增生异常综合征8例
胸水	王廷焱等（162）	55例（34.0%）	肺癌35例，恶性淋巴瘤5例，卵巢癌4例，肝癌5例，胃癌2例，间皮瘤3例，不明1例
全血细胞减少	张宏等（371）	15例（4.04%）	癌细胞骨髓浸润8例
发热为主症	陈南晖等（感染科288）	5例（1.74%）	肿瘤5例，其中恶性组织细胞病2例，淋巴瘤2例，胸膜间皮瘤1例

表27-5-1B　癌症病例中表现风湿症、骨关节肌肉症状[10-11]

性质	作者（例数）	内容
风湿症为突出	张文等（28）	血液系统肿瘤居多，为19例（67.9%），其中淋巴瘤11例，白血病5例，多发性骨位瘤3例；实体瘤共9例（32.1%），包括转移癌2例，肺癌、胰腺癌、鼻咽癌各2例，前列腺癌1例。对于风湿病难以解释的临床表现、常规治疗效果差者，要警惕恶性肿瘤的可能
骨关节肌肉疼痛为首发症状	邓紫玉等（癌性风湿症28）	肺癌5例（燕麦细胞癌1例，腺癌2例，鳞癌2例）；胃低分化腺癌1例，黏液癌1例，食管鳞癌1例，大肠管状腺癌1例，黏液腺癌1例；前列腺癌1例，卵巢癌2例；甲状腺癌1例，肾癌1例；乳腺导管癌1例，导管内癌1例，乳头状癌1例；胰腺癌2例，胆管癌1例；多发性骨髓瘤2例，非何杰金氏淋巴瘤2例，骨髓增生不良综合征1例；宫颈癌2例

酐为 8.56μmol·kg^{-1}/24h，谷草转氨酶 72U/L，乳酸脱氢酶 235U/L，磷酸激酶 265U/L，磷酸激酶同工酶 11U/L，α-烃丁酸 273U/L，抗核抗体阳性，抗核糖核蛋白抗体阳性。病理：取后背肿胀、周围有暗红色皮损部位。真皮和皮下组织中有大量淋巴细胞和组织细胞、胶原纤维束略肿胀。另处取自三角肌，镜下可见肌纤维肿胀，横纹不清。诊断为混合结缔组织病。说明鼻咽癌是混合结缔组织病的诱因[14]。

刘志超等总结大肠恶性肿瘤合并皮肌炎 7 例治疗特点：①皮肌炎易并发阻塞性肺炎，肺不张，肺功能不全等并发症；②长期应用大剂量肾上腺皮质激素可致术后刀口愈合延迟或不愈合，吻合口瘘；③可伴有各种内脏损伤，出现脏器功能不全；④预后较差，老年人比年轻人预后更差；⑤用药禁忌：应用青霉素类药物可诱发结缔组织病。因此应采取包括手术在内的综合治疗。就诊时皮肌炎与大肠恶性肿瘤同时发现者 4 例，皮肌炎发生在大肠恶性肿瘤之前者 2 例，皮肌炎发生在大肠恶性肿瘤之后者 1 例。临床表现：脓血便、腹痛、腹部包块合并皮肤损害，以上眼睑紫红色水肿性红斑多见，有时表现为四肢近端肌无力，疼痛及吞咽困难，肺炎，呼吸困难等[15]。

崔芳报道多发性肌炎合并颅内生殖细胞瘤 1 例。患者因多饮、多尿 5 年余，进行性四肢力弱、酸痛 21天入院。全身皮肤细腻、干燥，弹性差，出汗少，腋毛及阴毛稀疏。双上肢近端肌力 3 级，远端肌力 4 级，双下肢肌力 3 级，肌张力低，双下肢肌肉有压痛，四肢腱反射消失，病理征阴性。血生化 GPT 59.8 U/L，COT 55U/L，CK 3037 U/L，Na 179 mmol/L，Cl 125 mmol/L，K 4.5 mmol/L，血渗透压 315 mmol/L，尿渗透压 225 mmol/L，CEA 8 ng/mL。肌电图检查提示肌源性损害。头颅 MRI 左侧下丘脑处长 T1、长 T2 异常信号，周围有强化。初步诊断为多发性肌炎合并颅内生殖细胞瘤[16]。

结缔组织病与肿瘤并发如表 27-5-2 所示[3-4,17 18]。

在各种结缔组织病并发恶性肿瘤的报道中，以皮肌炎、多发性肌炎报道最多，而且并发率最高，可达 52%。且 CTD 的年龄越大，并发的恶性肿瘤可能越大，多在 40 岁以上。也有 CTD 合并少见的恶性肿瘤的报道[14]。

江山平等总结皮肌炎患者 380 例。恶性肿瘤与皮肌炎的先后关系：在皮肌炎起病之前诊断恶性肿瘤 8 例；恶性肿瘤与皮肌炎同时诊断 12 例；在诊断皮肌炎后 1~3 年内诊断恶性肿瘤 40 例。临床表现：65 例中有 21 例鼻咽癌，3 例肺癌，2 例卵巢癌，1 例肝癌为检查时发现，2 例颈淋巴结转移癌未能确定原发病灶，余 36 例均有相应部位恶性肿瘤的症状或体征。38 例鼻咽癌患者 EB 病毒壳抗原-IgA 抗体(VCA-IgA)检测均为阳性[1:(20~320)]，3 例卵巢癌中 1 例血 CA125 水平升高(425 U/mL)，3 例肝癌中 1 例血 AFP 水平升高(1710 μg/L)，13 例肺癌中 2 例血 CEA 水平升高(大于 15 μg/L)。至末次随访时死亡 43 例，死亡原因为癌转移 22 例，肺部感染 13 例，心脏损害 5 例，误吸异物窒息 2 例，消化道出血 1 例。

复习近 10 年国外文献报道，揭示皮肌炎患者可能发生恶性肿瘤的征象：①高龄；②坏死性皮肤溃疡；③皮肤瘙痒；④指(趾)甲周红斑；⑤四肢末端水泡；⑥吞咽困难；⑦血沉明显增快；⑧C-反应蛋白水平显著增高；⑨血白蛋白含量低于正常；⑩CA125 水平升高(预测卵巢癌)；⑪对激素治疗无效。江山平组 65 例中有 59 例(91%)具有上述 11 项中的 1 项或几项。

江山平组 65 例中恶性肿瘤与皮肌炎同时诊断者 12 例，在诊断皮肌炎后 1 年内诊断恶性肿瘤者 40 例，两者合计 52 例，占 80%。据 Chow 等报道，皮肌炎患者发生恶性肿瘤的危险性随着皮肌炎病程的延长而逐年降低，第 1 年明显升高，约为正常人的 6 倍，第 2 年为正常人的 2.5 倍，以后与正常人比较差异则无显著性。因此，在皮肌炎起病后 2 年，尤其是第 1 年内应高度警惕其伴发恶性肿瘤的可能。及早发现和诊断皮肌炎患者伴发恶性肿瘤的措施：①仔细询问病史，做到详尽系统回顾；全面体格检查，包括直肠、盆腔、乳腺等。②全血细胞计数和血清学检查，大便潜血试验和尿液分析等。③胸部 X 线检查。④女性乳腺 X 线检查。对上述过程中的任何异常发现，均应做更进一步的彻底检查。无异常发现者亦应每年定期追踪观察，有皮肌炎不能解释的表现时更应立即复查。对鼻咽癌流行地区的皮肌炎患者，则应重视鼻咽部检查[20]。

孙乐栋等分析 562 例系统性红斑狼疮(SLE)伴发恶性肿瘤 12 例。恶性肿瘤的出现时间：12 例伴发恶性肿瘤的 SLE 患者，SLE 既可先于肿瘤发生也可后于肿瘤发生，或者两者同时发生，其中后于肿瘤发生者 2 例，同时发生者 1 例，先于肿瘤发生者 9 例。SLE 诊断后 1~3 年发现恶性肿瘤 7 例，SLE 诊断后 3 年发现恶性肿瘤 2 例，其中最长的 1 例为 SLE 诊断后 9 年。临床表现：12 例患者中有 6 例出现 SLE 难以解释的临床表现，如常规治疗无效的发热、消瘦、疼痛、淋巴结肿大、球蛋白单克隆或多克隆的增高等 9 例先于肿瘤发生的 SLE 患者中有 7 例长期使用免疫抑制剂[21]。各种结缔组织病的恶性肿瘤发生率见表 27-5-3 [13,16,18,20-31]。

表 27-5-2　结缔组织病与肿瘤并发

疾病	内容(并发率,有关因素)
CTD	年龄越大,并发的恶性肿瘤可能就越大,多在 40 岁以上。也有 CTD 合并少见的恶性肿瘤的报道
SLE	一般认为在 3%以下。据村上等 1978 年统计日本剖检集报(1958—1972 年)的 591 例中,发现 4 例恶性肿瘤,占 0.7%。欧美报道相对较高,1966 年 Dubois 在 58 例 SLE 中见 1 例,为 1.7%。1974 年 Canoso 等统计 70 例 SLE 发现 8 例,占 11.4%。1976 年 Lewis 等报道在 20 年间住院的 484 例 SLE 中有恶性肿瘤者 18 例,占 3.7%。均高于本组之 1.02%。然而高品等观察在 1971—1987 年之 SLE 162 例,无 1 例发现恶性肿瘤
	Blotnadal 等对 SLE 患者进行随访发现肿瘤发生的危险较普通人群增加约 25%,认为与血液和淋巴系统肿瘤有一定的相关性,与实体肿瘤无关。但 Bernatsky 等认为 SLE 患者恶性肿瘤发生率较普通人群高,不但与血液和淋巴系统肿瘤有一定的相关性,与实体肿瘤如肺癌、肝胆系统恶性肿瘤也有相关性。但 Chun 等认为肿瘤发生的危险性与普通人群差异无统计学意义。孙乐栋组恶性肿瘤发生率为 2.1%,明显高于全国恶性肿瘤的发生率。SLE 患者合并恶性肿瘤中以血液和淋巴系统肿瘤为主,但也有实体肿瘤
	Blomnaclal 等和 Mellemkjaer 等认为 SLE 患者合并淋巴瘤者多见,SLE 发病 15 年内非霍奇金淋巴瘤发生的危险性较正常人群增加约 3%。SLE 晚期尤其在 15 年之后,发生肺癌及皮肤鳞状细胞癌的危险性分别增加 1.7 倍和 1.5 倍,与病毒感染可能相关的肿瘤如肝癌、阴道或外阴肿瘤在 SLE 患者中亦相对增加。Sweenev 等对 219 名 SLE 患者 10 年的随访结果建议应对 SLE 患者妇科肿瘤、淋巴异常增生及膀胱癌等的发生保持警惕 Elliot 等认为 SLE 中膀胱癌的发生与环磷酰胺的总剂量及疗程有关,环磷酰胺总量大于 50g 膀胱癌的发生率是正常人群的 100 倍以上
PSS	欧美报道多为 3%~5%,1979 年日本胶原病治疗调查研究班报道,在 234 例 PSS 中并发恶性肿瘤者为 13 例,占 5.56%,1989 年高品等统计为 7/117,占 6%,也都高于本组的 2.86%
DM-PM	与其他结缔组织病相比,恶性肿瘤的并发率最高,为 7%~34%,多为 15%,高出自然人群 5~7 倍,在 40 岁以上的患者中可达 50%,特别是眼睑周围有紫红色水肿性红斑时,多有恶性病变存在并发率最高,可达 52%
	江山平等共 380 例,小于 40 岁者 172 例,伴发恶性肿瘤 10 例,发生率为 5.8%;大于 40 岁者 208 例,伴发恶性肿瘤 55 例,发生率为 26.4%。两者合计 65 例,占总例数 380 例的 17.1%
	在西方国家,15%~34%的皮肌炎患者伴发恶性肿瘤,而新加坡皮肌炎患者有恶性肿瘤者则高达 2/3。年龄因素对皮肌炎是否伴发恶瘤有重要影响。与年轻人相比,中老年皮肌炎患者更易伴发恶性肿瘤,以 40~69 岁最为多见。年龄小于 40 岁者女性明显多于男性,男女之比为 1:2.3;而年龄大于 40 岁者男性则稍多于女性,男女之比为 1:0.8。一般认为,在皮肌炎患者中发生的恶性肿瘤类型与普通人相似。但不同年龄、性别、地区的皮肌炎患者,所伴发的恶性肿瘤的类型可能有差异。Marie 等报道瘤 50%为结肠癌。而 Dourmishev 报道男性皮肌炎患者易伴发呼吸道肿瘤,女性则以生殖系统(卵巢)及乳腺肿瘤多见。新加坡、中国台湾和香港的皮肌炎患者易伴发鼻咽癌。广东的皮肌炎患者所伴发的恶性肿瘤也以鼻咽癌最为常见,占 58.5%(38/65),其次为肺癌,占 20%(13/65)

注:CTD:结缔组织病;SLE:系统性红斑狼疮;PSS:系统性硬皮病;DM-PM:皮肌炎-多发性肌炎

文献记载,肺癌合并 COPD 占 22%。肺癌219 例中合并 COPD 占 21.95%,COPD 193 例中合并肺癌占 24.9%。二者同为吸烟相关疾患,又均为免疫功能障碍疾病,所以二者合并率较高[17]。

买买提艾力·吾布力等报道新疆地区 40 例艾滋病患者临床特点。主要临床表现为发热、咳嗽、咳痰、消瘦、腹痛、腹泻以及颈部淋巴结大。4 例患者身体多处结节样皮损,经病理检查证实为卡波西肉瘤(KS)。与呼吸道有关的机会性感染及并发症 15 例(37.50%)。肺结核患者中,11 例为浸润性或增殖性肺结核,4 例为播散性肺结核。4 例肺部感染者中,1 例为支气管炎,1 例为真菌性肺炎(经 CT 及培养证实,痰培养出白假丝酵母菌),2 例为肺间质性改变。5 例真菌感染者均表现为鹅口疮[32]。

霍开明报道小儿艾滋病 58 例。累及多系统,以呼吸、消化、血液和淋巴系统为主。2 个系统同时受累者 43 例(74.1%),3 个系统同时受累 24 例(41.4%),4 个系统同时受累 11 例(19.0%)。各种机会性感染是AIDS的主要临床表现,特点为反复、严重、持久,不常见和致病力低的病原体常为感染原;多于婴幼儿期发病(74.1%);感染部位以呼吸道最常见(46 例,占 79.3%),其次为消化道(42 例,占 72.4%)。反复或持续性上呼吸道感染、鼻窦炎或中耳炎 18 例(31.0%),反复发作迁延性肺炎 20 例(34.5%),肺孢子菌肺炎 11 例(19.0%),结核病 10 例(17.2%),卡波西肉瘤或淋巴瘤 3 例(5.2%)[33]。

四、诊断

刘桂英组恶性肿瘤在 CTD 确诊后 1 个月内诊断 2 例,1~6 个月内诊断 4 例,6~12 个月诊断 3 例,1 年后诊断 2 例[13]。

孙新芬等报道结节性硬化症 98 例临床表现。结节性硬化症临床表现多种多样,且与肿瘤易相互误诊。其面部血管纤维瘤、前额纤维斑块易误诊为各种皮肤病。有脑肿瘤或肾脏肿瘤者因忽略 TS 其他表现

表 27-5-3　各种结缔组织病的恶性肿瘤发生率

作者(例数)	疾病	并发肿瘤类别
张春波等(327)	SLE(2/196)	1 例为 39 岁女性,SLE 发病后 4 年 2 个月,并发肺未分化癌;另 1 例为 66 岁女性,患宫颈癌经放疗 1 年 SLE 发病
	PSS(1/35)	1 例为 64 岁女性,患肢端硬化病后 13 年,面部发生恶性黑色素瘤
	DM-PM(5/58)	相关 5 例,均为 DM,除 1 例 50 岁女性外,余为 58~67 岁男性。有结肠腺癌 2 例,胃腺癌、胆管癌、肺癌各 1 例。2 例 DM 先期发病,2 例在 DM 发病 2 个月即查出肿瘤,另 1 例肿瘤先于 DM
	SS(1/12)	1 例系 52 岁女性,SS 病史 20 年,第二次住院期间,诊断为胆囊癌,死于全身衰竭,未经病理证实
陆璧等(23)	SLE 3 例,SS 3 例,DM 9 例,PSS 1 例,RA 3 例,白塞 1 例,MCTD 1 例,高球蛋白血症 1 例,MPA 1 例	肺癌 6 例,恶性淋巴瘤 4 例,多发性骨髓瘤 2 例,恶性组织细胞病 3 例,卵巢肿瘤 2 例,胃癌 2 例,纵隔肿瘤 1 例,乳腺癌 1,肝癌 1 例,前列腺癌 1 例。肿瘤确诊时间:最短 1 个月(皮肌炎合并乳腺癌),最长 6 年(干燥综合征合并肝癌)。1 年内确诊者 9 例,2~5 年内确诊者 12 例,5 年后确诊者 2 例
张春波(文献)	SLE	虽并发淋巴网状组织的恶性肿瘤居多,但从已报道的病例中,其他实体瘤也不十分罕见,如宫颈癌、乳癌、肺癌、胃癌、皮肤癌、甲状腺癌、结直肠癌(CRC)等均有发现,近年还见肾上腺皮质癌、乳腺血管肉瘤等
	PSS	并发恶性肿瘤亦多种多样,几乎遍及各器官,不过大部分是肺、消化道、造血系统及乳房的恶性肿瘤,其中又多为前两种,以肺癌备受关注。过去认为肺癌的组织类型以肺泡细胞癌多见,可达半数,但最近报道肺泡细胞癌并非 PSS 特征性组织型
	DM-PM	虽无特殊倾向性,但和 SLE 不同之处是琳巴网状组织系统的肿瘤少见,而以上皮性肿瘤为主体,其中乳癌、胃癌、肺癌、CRC、子宫癌、卵巢癌等占大部分,另外还有胰腺癌、食道癌、肝癌等
	SS	与恶性淋巴瘤的关系最为密切。据报道 SS 患者并发恶性淋巴瘤为一般人群的 44 倍,特别是有腮腺、淋巴结和脾肿大的患者,并发的危险性更大
刘桂英等(CTD 首发 11)	RA2 例,DM-PM6 例,SLE1 例,PSS1 例,SS1 例	鼻咽癌 4 例,平滑肌肉瘤、恶性组织细胞病、胃癌、子宫内膜癌、肺癌、黑色素瘤、乳腺癌各 1 例
蔡铁勇综述文献	LE	盘状红斑狼疮的瘢痕皮损上可发生鳞状上皮表皮瘤。SLE 有发生淋巴网状系统恶性肿瘤及少数实体瘤的可能
	SS	可发生腺组织良性淋巴细胞浸润、假性淋巴瘤(腺外组织淋巴细胞浸润)、恶性淋巴瘤和巨球蛋白血症
	RA	有报道 20 例在平均间隔 13.2 年后发生了淋巴增殖性恶性肿瘤,包括淋巴瘤和 Hodgkin 病,长期发作、难以控制的 RA 有潜在性恶性肿瘤存在的可能,有单个或多个肺部结节性损害者应想到支气管肺癌
	PSS	器官的纤维样变性是恶性肿瘤发病的基础,以肺瘤为最多,其中尤以肺泡细胞癌更为突出。伴 PSS 的肺癌,1/2 以上是肺泡细胞癌,而一般的原发性肺癌中,这种类型的癌肿不足 4%。其发生的过程是:PSS→肺纤维变→蜂窝状肺→腺瘤病→肺癌。PSS 并发的肺泡细胞癌可能是纤维性变化发生的结果,而不是 PSS 的直接后遗症,有人认为吸入的致癌物质不易被纤维化肺所排出,可能是另一种恶变的解释
	嗜酸性筋膜炎	特点为硬皮病样皮损,高嗜酸细胞血症,高 γ 球蛋白血症,深层筋膜增厚并有大量浆细胞浸润。该病可并发 Hodgkin 病等淋巴系统恶性肿瘤
崔芳(文献)	PM	有 10%~20%患者可能合并恶性肿瘤,以腺癌多见,次为组织细胞增多症、肉瘤等,主要见于肺癌、乳腺癌、鼻咽癌、胃肠道和生殖系统肿瘤等
骆文静等(文献)	肌炎	台湾地区 1720 例炎性肌病(IM),显示 DM 恶性肿瘤发病率为 12.8%,PM 为 7.0%,DM 倾向发生鼻咽癌、肺癌和乳腺癌,即易患乳腺癌、宫颈癌和肺癌,DM 患癌症危险性较常人高 10 倍,PM 高 6 倍。随访 90例 PM/DM 并恶瘤 5 例,发病率为 5.6%,DM 恶瘤发病率为 5.0%,PM 为 6.7%,4 例均死于恶瘤,1 例 DM 先后鼻咽癌、宫颈癌前病变、乳癌

(待续)

（续表）

作者(例数)	疾病	并发肿瘤类别
刘爽等(25)	结节性血管炎	8例继发于各种感染之后，6例合并其他结缔组织病，5例合并肿瘤
江山平等(380)	DM	鼻咽癌38例，肺癌13例，卵巢癌3例，肝癌3例，颈淋巴结转移癌(原发部位不明)2例，食管癌、结肠癌、舌癌、喉癌、肾癌、恶性淋巴瘤各1例
李霞(21)	DM	合并肺癌8例，合并腹膜后肿瘤4例，合并卵巢癌患者3例，合并胃癌3例，2例患者合并纵隔肿瘤
陈丽芳(1)	DM	12例皮肌炎中有1例并发肺癌
林洁等(53)	嗜酸粒细胞增多症	5例肿瘤中2例为淋巴瘤，1例为肝癌，1例为肺癌，1例为垂体占位，性质未明
孙乐栋等(12)	SLE	淋巴瘤4例，白血病3例，卵巢癌、肺癌、肝癌、多发性骨髓瘤、乳腺癌各1例
舒荣等(9)	SLE	1例同时发生，余8例均为后续发生，且1例先后发生2次肿瘤。泌尿生殖系统肿瘤4例(膀胱癌2例，其中1例于膀胱癌后2年患阴道平滑肌肉瘤，宫颈癌1例)；消化道肿瘤2例(均为胃腺癌，1例确诊时已有腹膜种植转移)，鼻咽鳞癌1例（确诊时已有颈部淋巴结转移)；肺泡癌1例(确诊时已有骨转移)，血液系统肿瘤1例(急性粒细胞白血病部分分化型)，骨转移癌1例(原发灶不明)
韩宝康(56)	变应性皮肤血管炎	特发性占41.86%，感染占25.91%，药物占20.83%，结缔组织疾病占9.2%，肿瘤占2.2%
甄莉等(216)	DM	伴发恶性肿瘤24例。DM后1年内伴发者12例，DM后2~3年者6例。肿瘤于DM前1年内3例，DM前2~6.5年3例。鼻咽癌7例，乳腺癌3例，胃癌2例，食管癌2例，淋巴瘤、膀胱癌、胰腺癌、宫颈癌、恶性脑胶质瘤、卵巢癌、肺癌、白血病、前列腺癌和贲门癌各1例

表27-5-4 COPD合并肺癌

性别	年龄(多岁)	吸烟(支/d×年)	发现次序	FEV$_1$/FVC% FEV$_1$	影像表现	诊断方法	组织类型	治疗	转归
女	70	20×46	先COPD，诊他病时发现	41.2% 32.2%	肺气肿 左上结节	纤支镜支涂	SCLC	放、化	3个月纵隔淋巴结大 10月脑转。吸氧
男	70	20×55	同时	未测	肺气肿，右肺结节观察2.5年 左上肺炎？ 肿标上升	纤支镜 左上活检支涂	SCLC	放、化(CR)	5个月后 肿标上升
男	40	30×22	同时 咳、痰	66.6% 83.3%	肺气肿，右肺大泡下浓度上升， PET强信号	胸腔镜手术	大细胞癌 腺癌	手术切右上叶 化、放	化疗
男	70	10×40	同时 肺炎诊断时	75.5% 105%	肺气肿，左上块	痰检	腺癌	化	呼衰，吸氧
男	60	25×40	同时。咳、咯血 胃癌全摘史	74.6% 73.5%	肺气肿，右下S^{10}块	痰检	鳞癌	化、放	肾转移
男	70	20×52	检诊 同时	71.7% 101%	肺气肿，右S^{10}块 腰转移		痰检	化、放	呼衰，吸氧 1年后死亡
男	60	30×38	同时 咳、痰	43% 24%	肺气肿 胸水	痰检NSCLC 胸水	胸水鳞型	处理胸水	呼衰死。 右肾转移 多发脑、肺转移

易漏诊[34]。

五、治疗

并发恶性肿瘤的CTD单纯应用激素治疗，效果不显著，合用抗肿瘤治疗后，CTD病状可明显缓解或完全消失。刘桂英组11例中7例已死亡，其中2例儿童类风湿病全身型中，1例合并子宫阔韧带平滑肌肉瘤；1例合并恶性组织细胞病，病情迅速恶化而死亡；其余5例死于广泛转移、合并感染或全身多脏器功能衰竭。发生肿瘤到死亡时间为15天~48个月。尚有4例经积极治疗，病情稳定[13]。

六、预后

甄莉等探索皮肌炎患者致死的危险因素。结果：216 例患者中 43 例死亡(19.9%),24 例(11.1%)伴发恶性肿瘤,死亡 18 例。发病第 1 年病死率最高,占患者的 9.7%,第 2 年和第 5 年的生存率分别为 87.5%、81.5%。致死的危险因素为肺纤维化、恶性肿瘤和急性发病。老龄和心脏疾患为非致死的危险因素。死亡情况：病故于恶性肿瘤 18 例，患鼻咽癌 7 例中死亡 5 例。Maugurs 等认为心脏异常是 PM 死亡的主要原因,肺纤维化和恶性肿瘤是 DM 死亡的主要原因[31]。

重叠综合征(OS)为 2 种或 2 种以上结缔组织病组成的累及多系统、多器官的慢性自身免疫性疾病。邱实等收治 34 例重叠综合征，其中合并恶性肿瘤 3 例,均为女性,平均年龄为 31 岁,其中鼻咽癌 2 例,乳腺癌1 例。死亡原因:本组死亡 8 例(23.5%),死于肺部感染 4 例,肾衰竭 2 例,神经系统病变、鼻咽癌各 1 例[19]。

参考文献

[1]黄连秋,李勇强,刘文伟.141 例老年住院患者疾病调查分析.广西医学,2007,29:1570-1571

[2]张宏,李军,傅晋翔.全血细胞减少 371 例病因分析.中国血液流变学杂志,2007,17:64-65,148

[3]沈瑛.不明原因发热 358 例患者诊断与病因分析.中国实用内科杂志,2007,27:19-21

[4]王廷焱,冯磊,乔冬梅,等.多发性浆膜腔积液 162 例分析.医学理论与实践,2008,21:1056-1058

[5]黄延风,叶梅,朱朝敏.114 例小儿不明原因长期发热的临床分析.重庆医科大学学报,2005,30:744-745

[6]于连玲,张锦. 发热待查 254 例临床分析.宁夏医学杂志,2008,30:799-800

[7]马小军,王爱霞,邓国华,等.不明原因发热 449 例临床分析.中华内科杂志,2004,43:682-683

[8]赖基栋,欧阳长安,郭瑞官.小儿长期发热 260 例临床分析.中国热带医学,2005,5:1017-1018

[9]陈南晖,李莉. 以发热为主要症状的疾病 300 例临床分析.中国医疗前沿,2008,3:60-61

[10]张文,刘晓萍,史群,等.以风湿病症状为突出表现的恶性肿瘤 28 例临床分析. 中华临床免疫和变态反应杂志,2007,1:181-183

[11]邓紫玉,郑红梅.以骨关节肌肉疼痛为首发症状表现的癌性风湿症 28 例临床分析.中国实用医药,2008,3:100-101

[12]李秀丽,廖万清,李小建.284 例系统性红斑狼疮的遗传因素分析.中国麻风皮肤病杂志,2008,24:442-444

[13]刘桂英,时阳,谭岩.结缔组织病合并恶性肿瘤的临床分析.中国肿瘤临床,2004,31:172-173

[14]金春玉,金莲花,李莲花,等.鼻咽癌并发混合结缔组织病一例.延边大学医学学报,1997,20:193

[15]刘志超,李哲,孙玲,等.大肠恶性肿瘤合并皮肌炎治疗分析.泰山医学院学报,2003,24:351-352

[16]崔芳.多发性肌炎合并颅内生殖细胞瘤 1 例.第三军医大学学报,2004,26:94

[17]阿部达也.慢性阻塞性肺疾患(COPD)と肺癌の合并.综合临床,2010,59:642-648

[18]陆璧,沈友轩.结缔组织病合并恶性肿瘤 23 例临床分析.菏泽医学专科学校学报,2006,18:19

[19]邱实,谭升顺,李菊裳.重叠综合征 34 例临床分析. 临床皮肤科杂志,2004,33:737-738

[20]江山平,曾志勇,陈宜芳,等.皮肌炎伴恶性肿瘤 65 例临床分析. 中华内科杂志,2000,39:756-757

[21]孙乐栋,曾抗,王茜. 系统性红斑狼疮伴发恶性肿瘤 12 例临床分析.中华风湿病学杂志,2006,10:372-373

[22]蔡铁勇,葛冠英. 恶性肿瘤和风湿症候群.临床荟萃,1988,3:376-378

[23]张春波,盛琪.结缔组织病与恶性肿瘤.中华皮肤科杂志,1994,27:42-43

[24]骆文静,蒲传强,石强.90 例多发性肌炎和皮肌炎预后影响因素随访研究.第三军医大学学报,2010,32:842-845

[25]刘爽,徐建华,王芬.结节性血管炎 25 例临床分析.安徽医药,2005,9:775

[26]李霞. 皮肌炎合并恶性肿瘤护理.医药论坛杂志,2010,31:116-117

[27]陈丽芳. 皮肌炎合并肺癌 1 例.皮肤病与性病,1990,12:41-42

[28]林洁,武永吉.嗜酸粒细胞增多症 53 例临床分析.中国实用内科杂志,2005,25:1017-1018

[29]舒荣,韩晓燕,张奉春.系统性红斑狼疮合并恶性肿瘤 9 例临床分析.中国综合临床,2005,21:611-612

[30]韩宝康.变应性皮肤血管炎 56 例临床分析.中国医学文摘·皮肤科学,2009,26:279-280

[31]甄莉,俞宝田,张成训,等.216 例皮肌炎预后因素的统计分析.中华皮肤科杂志,1999,32:25-27

[32]买买提艾力·吾布力,宋江美,佐合拉·吐尔地,等.新疆地区 40 例艾滋病患者临床特点分析. 中国感染控制杂志,2008,7:389-391

[33]霍开明.小儿艾滋病 58 例.中国当代儿科杂志,2008,10:401-402

[34]孙新芬,严淑贤,陈连军,等. 结节性硬化症98 例临床表现对诊断的意义.中国皮肤性病学杂志,2009,23:285-287

第二十八章　原发部位不明的转移瘤

一、流行病学

原发部位不明的转移癌(Metastasis of unknown Origin, MUO)系指以转移病灶为临床表现而未能确定其原发解剖部位的一类恶性肿瘤,文献中也称作原发部位不明的肿瘤或隐匿性原发癌。MUO 的第一个特点在于,转移癌是患者就诊时的首发症状或体征,它可能仅发生于表浅淋巴结,或只累及内脏器官,也可能同时累及两者。MUO 的第二个特点是,原发肿瘤隐匿难以发现。面对 MUO 临床医师必须解决:①肿瘤是否肯定为恶性;②是原发癌还是转移瘤;③是单发还是多发;④是否有可能为多个癌症同时或先后发生,即多原发;⑤积极治疗是否获益[1]。

原发灶不明的肿瘤可分为 9 个亚群,各亚群的生理学和解剖学不同,治疗方法亦不同。①不明起源的小细胞癌。②组织混淆的巨细胞淋巴瘤。③女性腋窝孤立淋巴结内的腺癌。④女性原发灶隐伏的恶性腹水。⑤非典型转移的滋养层肿瘤。⑥各种生殖细胞肿瘤。⑦非典型转移类型前列腺癌。⑧单独的转移分两组亚群,第一组为鳞状细胞癌的颈部、腋窝或腹股沟淋巴结转移型;第二组为鳞状细胞瘤、腺癌或巨细胞未分化癌的内脏转移型。发生部位可为脑、肝、肺等[2]。

MUO 占癌症患者的 5%~15%。一般 MUO 为晚期,平均生存期仅 3~4 个月,85%患者在 1 年内死亡。原发灶不明的转移癌尸检时也只有 60%~80%可以找到原发病灶,仍有相当一部分找不到原发灶。Didolker 等 1997 年统计 MUO 占转移瘤的 30%~82%病例。有两种可能:一是原发肿瘤已行退化而转移灶仍较明显。另一种可能是原发肿瘤的恶性表型和基因型的转移能力超过其局部生长速度,以致缓慢生长的原发肿瘤可发生早期转移,而后者的生长更超越其母瘤[3-5]。

原发灶不明癌据 Holmes 等 1970 年报道占全癌的约 3.3%,也有报道为 1%~5%的。原发灶不明纵隔淋巴结癌的频度据 Holmes 等报道是 1.3%。日本报告共 70 例。其特征是男性多,右侧多,组织型腺癌多(50%),次之为鳞癌、大细胞癌、小细胞癌和未分化癌等。原发灶术后判明肺癌 4 例,前列腺癌 1 例[6]。

现有的各种检测手段都有其局限性,部分 MUO 患者生前甚至死后都难以找到原发灶。有人尸检 34 例生前接受广泛检查仍为 MUO 的患者,仅 14 例查到原发灶,其中 7 例原发于肺,均为非小细胞性肺癌;肾、膀胱、胆管、后纵隔各 1 例;源于胰腺 2 例;内脏 Kaposi 肉瘤 1 例[1]。

二、病理学

MUO 的病理类型及其可能的原发部位如表 28-1 所示。

表 28-1　MUO 的病理类型及其可能的原发部位

病理类型	百分比(%)	可能的原发部位
腺癌	40	胰腺、肺、结肠、直肠、肝、胆管、胃、卵巢、肾、肾上腺、前列腺、乳房、甲状腺、生殖系
未分化瘤	40	可源于任何部位
鳞癌	13	肺、口、咽、食道、乳房、宫颈、膀胱、宫体
恶性黑色素瘤	4	皮肤、眼、口咽、直肠、阴道
神经母细胞瘤	1	肾上腺髓质、后腹膜
其他	2	无定处

分析其主要原因可能有:①原发肿瘤过小,不易被现有的检查手段查出;②肿瘤位置隐蔽,如位于腹膜后,暂不易被发现;③获取的标本未做连续切片或将某些肉瘤或黑色素瘤误诊为转移癌;④原发肿瘤自行退化、坏死,或转移前已被切除(如子宫内膜癌的刮除、黑色素瘤电灼等)而未送病理检查;⑤颈部转移癌行放疗,而其原发癌在放射野内,将原发癌放疗治愈;⑥有些肿瘤如前列腺癌、乳腺癌、子宫内膜癌等与性激素有关,妇女在闭经后原发癌可自行消退,但转移癌仍可发展[5]。

目前已达成共识的除上述外,还有:①肿瘤的广泛转移致使原发病灶难以辨认。②肿瘤播散方式特殊。MUO 的生物学行为与一般转移癌不同。例如,肺癌 30%~50%有骨转移,但肺癌以 MUO 为特征时,骨转移仅为 5%。通常胰腺癌、肝癌 5%~10%有骨转移，MUO 出现时，骨转移高达 30%。前列腺癌一般情况下肝、肺转移少于 15%，MUO 中却可达 50%。MUO 的这些反常行为，使得根据转移癌模式寻找原发灶变得很困难。③转移灶局部的微环境改变了原发癌的生物转移。同一原发癌在脑、肝、肺的转移灶、组织形态可互不相同，生物特点也可能不同。如昆布氨酸的受体，在肺转移癌就比肝转移癌多。有时原发肿瘤不同，但在某转移部位的组织学表现却完全相同，并不表现出原发癌的组织学特点，例如各种原发癌的骨转移。局部微环境对转移癌的影响，使寻找原发灶更为困难。④患者就诊时已处于病情晚期，不允许过多检查[1,7]。

Guthrie TH 等认为，MUO 的组织类型多为腺癌类型和巨细胞未分化类型[2]。

三、临床表现

王安喜等报道隐睾并绒毛膜上皮癌广泛转移 1 例。男，24 岁。因咳嗽、痰中带血 2 个月，发现下腹部包块 1 个月入院。右腋下可触及一肿块。下腹壁皮下可触及 5 枚散在分布的结节，位于肝肋下 2cm。下腹部可触及 2 个包块。阴茎无畸形，阴囊空虚，内未触及睾丸及精索。盆腔 CT 显示后腹膜 2 个等密度肿块，膀胱有被挤压征象。胸 CT 显示：两肺野多发结节状病灶，大小不等，直径 0.4~1cm，边缘清楚，诊断为两肺转移性癌。肝脏 B 超检查发现肝左叶占位，可见 2.7cm×2.2cm 实质团块回声，诊断为肝转移癌。血 HCG>160 mIU/mL(正常<1.5 mIU/mL)。行右腋下肿块活检。病理诊断为纤维脂肪组织内转移性绒毛膜上皮癌。给予化疗(EP 方案)。入院第 14 天死于脑转移癌[8]。

Reza Vaghei 报道不同来源的肺部多发性癌转移 1 例。患者因间歇性腹部绞痛，伴恶心、呕吐数日，经检查发现明显贫血，大便隐血(+++)，钡剂灌肠示升结肠有一个似苹果轴心样的狭窄区，诊断为升结肠癌。同时做静脉肾盂造影、超声波检查发现右肾有一囊性肿块，符合肾肿瘤。胸片正常。乃决定做右肾切除和右半结肠切除术。病理为右肾透明细胞癌，肾动静脉内均无肿瘤细胞。右侧结肠腺癌，分化良好，部分为黏液性，肿瘤穿透肠壁全层。21 只淋巴结中仅 1 只阳性。术后 3 个月胸片随访发现右下肺转移性结节，行右下肺楔形切除。病理为转移性肾癌。胸片定期随访，半年后发现肺上叶出现一枚结节，断层片显示肿瘤，左肺上叶楔形切除，病理为分化良好的部分黏液性腺癌。此后随访 8 年未再发现转移病灶，患者可农业劳动[9]。

谢小平等报道前列腺隐蔽癌肺、骨转移 1 例。患者咳嗽、胸痛及腰骶部疼痛 10 天，腰骶部压痛明显。直肠指诊：前列腺鸽蛋大，质偏硬，表面光滑无结节，压痛(±)，中间沟存在。胸片示两肺有数个散在性硬币状阴影。骨盆及脊椎摄片提示 L3~5 和骶骨有多处不同程度的成骨性改变。X 线报告为肺部和骨骼转移癌。经会阴穿刺活检，病理报告为前列腺癌，临床诊断为前列腺隐蔽癌。遂行双侧睾丸切除术。术后患者疼痛缓解，食欲增加，全身情况明显改善。7 个月后因病情再次恶化而死亡[10]。

山田昌弘等报道手术后长期生存的原发不明的大脑及纵隔淋巴结转移癌。男性，68 岁。2002 年因腰椎骨折入院步行障碍和神智障碍，发现脑肿瘤，摘除后为低分化腺癌转移瘤。此后复发，予 γ 刀放疗无效。第一次手术后 9 个月再摘除脑肿瘤。2008 年胃癌手术，为低分化腺癌，但与脑转移瘤不同。2009 年胸 CT 右上纵隔淋巴结转移入院。几项肿瘤标志物正常。胸 CT：右前纵隔有一 1.5 cm 淋巴结肿大，手术摘除。病理：淋巴上皮样癌，与原脑转移灶组织象一致。术后检查鼻咽、胸腺均未见异常。PET-CT 未见异常。后 MRI、CT 未见异常[6]。

涉谷丈太郎等报道 1 例脊索瘤肺转移 8 年后确诊。患者 8 年前体检时发现右肺中野 0.8mm 大小结节，圆而平滑。开胸肺活检因触摸不到而罢手。现仍无症状，但胸 CT 明显增大，约 15mm。边清内部均匀。脑 MRI、全身骨扫描、腹部 CT 及上消化道内镜全无发现。遂胸腔镜下手术。右 S^4 处触到结节，切除之。病理：脊索瘤肺转移，原发灶不明。肺转移瘤虽经 8 年仍无症状力。8 年之长仍原发灶不明。此二者实为罕见。不能不叹诊断之难[11]。

王健等分析原发灶不明的转移癌 20 例。病史 1 个月至半年不等，中位 2 个月。首发症状为腹腔肿块(2 例)、胸片或 CT 发现肺多发结节(2 例)、胸腔积液(1 例)等。病理诊断为转移性鳞癌(7 例)、转移性腺癌(8 例)、腹水中找到癌细胞(1 例)、胸水中找到癌细胞(1 例)、转移性高分化鳞癌(1 例)、转移性未分化癌(1 例)、转移性低分化癌(1 例)。随访：生存期最短的1 个半月，最长的 4 年 2 个月，有 5 例仍生存[5]。

谢晓冬等总结原发灶不明转移癌 20 例的诊治体会。MUO 目前原发灶的检出率仍然很低，近 20%的患者濒临死亡时才发现原发灶。从尸检数据分析，仅分化较好的腺癌可较容易地发现原发灶，一般原发灶常位于肺、胰腺，其次是胃肠和妇科肿瘤。但转移性黑色素瘤、淋巴瘤应该除外，不能作为 MUO。超过 50%的

MUO 患者存在多处转移,其余的仅有一处转移灶,最常见的转移部位是淋巴结、肺及骨骼,其中以颈部淋巴结转移最为常见。颈部 MUO 占头颈部恶性肿瘤的 1%~2%，其中组织学为鳞癌或未分化癌的锁骨上淋巴结转移患者预后较差。本组患者中颈部转移癌 13 例,约占全部病例的 65.0%[12]。

原发灶不明的转移癌患者一般分为淋巴结转移和其他脏器转移 2 类，前者约占 15%，后者约占 85%。淋巴结转移者以颈部淋巴结转移者预后最好。其他脏器转移包括腹腔内、胸腔内、脑、硬膜外和骨转移等,其中,腹腔内转移占 35%~50%,骨转移占 5%~25%,脏器转移预后较差。

不明起源的小细胞癌:支气管源小细胞癌生长迅速,早期广泛转移。原发于肺的患者多为吸烟男性,肿瘤可迅速向肺门或纵隔转移,临床表现仅为锁骨上淋巴结肿大。中央型的可导致上腔静脉综合征。肺外起源可为窦道、喉、唾液腺、食管、胰腺、膀胱、子宫等。患者共有症状为体重下降、全身不适和出汗。副癌综合征、柯兴氏综合征、抗利尿激素分泌异常综合征和 Eaton-Lambert 综合征等提示与小细胞癌有关。血清乳酸脱氢酶典型升高。

非典型转移的滋养层肿瘤:多数滋养层肿瘤发生在妊娠胎块内,患者年龄为 20~40 岁。发病比率随怀孕日期、流产或异位妊娠而发展,转移甚至能于妊娠后数月至数年发生。临床表现为多发的肺部结节、脑或肝转移。

各种生殖细胞肿瘤:男性生殖细胞肿瘤的特点为肿瘤发生在中线分布内，患者多为小于 50 岁男性，40%的患者血清 β-HCG 和 AFP 升高,30%的患者肿瘤组织中发现 β-HCG 和 AFP,肿瘤生长迅速。临床表现为纵隔、腹膜或骶骨前肿块,偶见肺及锁骨上淋巴结转移。

非典型转移类型前列腺癌:前列腺癌典型转移发生在骨盆和脊柱下部,偶表现为锁骨上淋巴结,单个肺结节或溶骨性骨转移。如原发灶不明且不能排除前列腺癌,可用过氧化物酶做 PAP 或 PSA 染色检查。

单独的转移:鳞状细胞瘤、腺癌或巨细胞未分化癌的内脏转移型,发生部位可为脑、肝、肺等[2]。

四、影像学表现(见书后附图 2)

Görich J et 等探讨 CT 找寻原发肿瘤的价值。结果 31 例确诊的转移瘤,大多数病例是腺癌。31 例中 18 例是手术或尸检证实的,13 例是细胞学证实的。31 例患者曾用胸部正、侧位、支气管镜、超声、胃肠检查、钡灌肠、胃镜、结肠镜、CT 检查。CT 层厚为 8~9mm,为 2mm,2/3 病例用 100~150 L 非离子型造影剂团注。19 例从肺尖至肾上腺,12 例从肝到耻骨联合。以 CT 表现与常规 X 线检查对比:18 例中 16 例在 CT 能检查的范围中,其中 6 例得出正确诊断。故 CT 能查出 1/3 的不引人注意的肿瘤,如胸膜间皮瘤、胰腺肿瘤、肾上腺样癌。误诊的有:1 例胸膜间皮瘤的范围很小,当做肿瘤引起的胸膜转移;1 例是胰腺肿瘤没有器官轮廓的改变;1 例胸腺肉瘤，转移至胸膜被误认为胸膜间皮癌。没有找到原发肿瘤者中的 5 例,进一步发现了其他转移灶。故 CT 可以查出常规 X 线不易发现的肿瘤,如胰尾瘤,CT 可以分辨出大量积液中的软组织包块。但肿瘤如果不大、未凸出器官之外,如胰腺肿瘤，亦不能被 CT 发现,小的胸腺瘤也不能诊断。31 例中诊断出胸膜间皮瘤 4 例,胰腺肿瘤 4 例,支气管瘤 2 例,乙状结肠癌 2 例,十二指肠肿瘤 1 例,异位乳腺癌 1 例,肾上腺样癌 1 例,胸腺肉瘤 1 例,腔外生长的胃癌 1 例,卵巢癌 1 例,共 18 例;13 例仍未找出原发肿瘤[13]。

五、诊断

MUO 的诊断是对一个单位、一个科室、一个医生的考试。根据患者病情和经济状况,最快地、最经济地动用本单位甚至本地区的医疗资源,在熟悉各种检查设备的优劣长短基础上，从患者的最大利益出发,制定一个恰如其分的科学诊治计划，既不能乱检查,也不能草率结论。边检查边修正最佳途径,以期最大限度地节约时间和资金,减少患者损失。

过去的 30 年中，寻找原发灶 CT 或 MRI 应用最为广泛。准确率从 11%~26%提高到 33%~55%。MRI 对隐匿性乳腺癌患者的诊断价值尤为突出,大约70%患者明确原发部位。对于孤立腋窝淋巴结转移的女性腺癌患者,应推荐行乳腺 MRI 检查。有报道 PET/CT 神经内分泌系统 MUO 的诊断中优于其他影像学检查,对找出孤立、潜在可以切除的 MUO,PET/CT 也有其独特优势。组织病理学检查尤其是免疫组织化学对 MUO 的诊断有着重要意义。免疫组化检查应达到以下目的:确定肿瘤是上皮来源还是黑色素瘤、淋巴瘤或肉瘤,如果是上皮来源,应进一步明确是腺癌还是生殖细胞肿瘤、肝细胞癌、肾癌、甲状腺癌神经内分泌癌或是鳞癌,然后尽可能找出腺癌的原发部位。目前“抗体鸡尾酒”已被广泛用来诊断腺癌的原发部位,但只有大约 30%的 MUO 患者可通过该方法找到原发部位或组织。因此临床上迫切需要基因芯片等分子检测技术的发展和应用，以帮助找出癌症原发组织及制定个体化治疗方案。

其他检查手段如内窥镜，因其发现原发灶的特异性、敏感性及准确性都很低，除非有相应临床或病理学提示，一般不常规推荐。某些肿瘤标志物检测如前列腺特异性抗原(PSA)升高对骨转移成年男性患者前列腺癌的诊断、癌抗原(CA)15-3升高对腋窝淋巴结转移的女性乳腺癌患者的诊断具有特定意义[14]。

诊断标准：三种不同意见。①通过详细的询问病史、体检、血粪尿常规检查、胸片，原发灶仍无法确定，但转移癌已通过细胞学或组织学证实，即可诊断为MUO；②除上述条件外，尚需根据转移癌部位、性质、临床特点以及细胞学和(或)病理检查结果的提示，通过有关血清生化和(或)免疫学分析、B超、同位素扫描、内窥镜、X线甚至CT等多种检查，仍查不出原发病灶，方可诊断为MUO，但在以后的病程观察中，即使原发灶暴露出来，也不妨碍原先MUO的诊断；③基本与第二种意见相同，但强调无论在病程的任何时候，包括在尸检中，只要原发灶最终可以确定，患者就不能诊断为MUO。

MUO患者一般病情已属晚期，能存活一年的不到25%，中位生存期仅3~4个月，随访至5年的不到10%。鉴于此，可给予此诊断，根据情况边治疗边进一步诊断。根据第二个标准，MUO占全部恶性实体肿瘤的5%~10%[1]。

夏晓明等探讨电视胸腔镜手术在不明原因肺孤立性小结节诊断中的价值。应用胸腔镜技术对42例40岁以上直径小于3cm不明原因肺孤立性小结节进行诊治。其中恶性病变22例(包括肺转移乳头状腺癌3例)，良性病变20例。3例肺转移癌术后15、15、21个月死亡。

他们认为，发现肺小结节后其手术适应证如下：①有恶性肿瘤高危因素者应积极建议选择胸腔镜活检，如年龄较大、有长期吸烟史、恶性肿瘤家族史、恶性肿瘤手术史且考虑可疑肺部转移性结节等。有恶性肿瘤手术史3例，术后均证实为转移性病变。②经过各种影像学检查如CT、MRI等，或经皮肺穿刺检查、短期抗感染治疗以及抗结核治疗等无法排除肺癌者。③肿瘤标记物或分子生物学检查提示肿瘤可能性较大[15]。

韦力等报道电视胸腔镜在肺孤立性结节诊治中的应用。恶性病变12例，其中1例肺转移癌，行病灶切除。23例良性病变。12恶性病变中1例术后18个月出现全身多处转移而死亡，1例肺转移癌术后9个月因脑转移死亡。肺孤立性结节发现不断增多，但此类病灶性质的定性诊断仍是目前临床上的难题。肺孤立性结节是指不伴有肺门和纵隔淋巴结肿大、肺不张或肺炎的肺实质内的圆形或椭圆形致密影，通常直径小于3cm，其以良性病变为主，占50%~70%，恶性肿瘤占35%~50%。胸片及CT是肺孤立性结节常规检查项目。影像学存在较高的误诊率，本组10例术前影像学存在影像学恶性征象，但仅6例最后确诊为恶性，误诊率达40%。而无影像学恶性特征的25例，最终确诊为恶性6例，漏诊率亦达24%，故影像学检查对病变的定性诊断有较大的局限性[16]。

Loutfi等认为骨外软组织摄取骨显像剂可由多种病理因素所致异常引起。软组织异常摄取骨显像剂的机制包括各种原发和转移性肿瘤、胸腹腔积液、炎症等。朱宝等探讨骨外软组织异常摄取骨显像剂的临床意义。30例患者骨外软组织异常摄取^{99m}Tc-MDP部位分别为肝脏9例，肺部5例，结肠5例，皮下4例，胸膜3例，腹部3例，乳腺1例。肺摄取5例均为局灶性，摄取程度均在2级以上，其中4例经CT和手术病理为肺小细胞癌3例，肺腺癌1例，1例手术病理为右股骨肉瘤肺转移。胸膜摄取3例，程度为2级2例(局灶性和弥散性各1例)，4级1例(弥散性)，经CT和手术病理均为肺癌胸膜转移。胸膜局灶性异常放射性摄取常预示恶性肿瘤局部软组织转移[17]。

胸膜转移癌常并发恶性胸腔积液。胸膜转移以肺癌和乳腺癌最多见。对于此类患者，肿瘤细胞的病理分类越细越有利于寻找原发灶。如胸腔积液中癌细胞病理类型为鳞癌，则原发肺癌的可能性大；若为腺癌，则肺癌、乳腺癌的可能性大；若为间皮瘤，则胸膜间皮瘤的可能性大。

肺、肝、脑、骨是多数肿瘤好转移的部位，故肺、肝、脑、骨转移癌很常见。转移性鳞癌多来源于鼻咽、食管、肺；转移性腺癌多来源于胃肠、肺、乳腺、胰腺、卵巢。建议对下列情况者应尽量明确转移灶的病理类型及积极寻找原发癌灶：①根据病史特征，考虑原发癌极可能为对现有抗肿瘤治疗方法高度敏感的肿瘤类型，如睾丸癌、绒癌；②患者一般情况好，能耐受相关检查及抗肿瘤治疗；③预期生存期不太短。

日益发展的肿瘤生化、免疫、病理、基因等技术对寻找MUO的原发灶也起到很大作用。如CA125升高提示卵、子宫肿瘤；NSE升高提示小细胞肺癌；光镜下同一病理类型，通过免疫组化可能鉴别出不同部位来源的肿瘤等[18]。

发现转移性肿瘤而未找到原发灶者应尽量应用

现代医疗技术寻找，如 Kole 等应用 PET 检出 44%原发灶。现在从肿瘤患者血含有游离 DNA 中可以检出多种肿瘤相关的异常基因。正常人的血清和血浆中有 10~30 ng/mL 微量游离 DNA，来源于淋巴细胞。而肿瘤患者中的游离 DNA 来源于肿瘤组织，其值可达 180 ng/mL，其中消化道良、恶性肿瘤者差别显著（118±14 ng/mL，412±63 ng/mL）。此外，在肿瘤患者的游离 DNA 中可以检测肿瘤相关基因的异常，如 K-ras、p53 基因的突变、p16 高甲基化、微卫星不稳定序列和异合子缺失（LOH）等，临床上已用于胰腺和消化道肿瘤的检测。CEA 检测肿瘤的敏感性不高，仅用于手术后的随访，应用放射标记的 CEA 抗体进行闪烁扫描则可提高消化道肿瘤的检出率。大部分癌肿有染色体改变的特点，在 DNA 片段上的 LOH 缺失在癌肿类型发生中具有重要作用，根据这一原理可用以确诊肿瘤的类型。新的技术层出不穷，如血浆胸腺素 α_1 作为肿瘤的标记物，比较基因组杂交法的问世极大地提高了筛选实体肿瘤基因畸变的能力，可同时检测遗传信息的增加、丢失，为检测肿瘤提供了手段[4]。

Guthrie TH 等认为，年轻女性的脑、肺、肝转移瘤应考虑为滋养层肿瘤。年老女性出现原发灶不明的恶性腹水应作为卵巢瘤处理。年轻男性患者中线性生长迅速的病灶，可作为生殖细胞肿瘤处理。患转移性腺癌且年龄较大之男性可疑为前列腺癌，做 PSA 和 PAP 检查。多数生长迅速的肿瘤为化疗敏感性肿瘤。应用免疫过氧化物酶标志物把已扩散的男女两性肿瘤筛分成淋巴瘤和小细胞瘤，对 MUO 做出鉴定[2]。

王晶等评价 MR 全身弥散成像（WB-DWI）对恶性肿瘤全身转移及寻找原发灶的诊断价值以及评估其对恶性肿瘤骨转移的诊断价值。对 17 例已知转移灶寻找原发灶病例以及 10 例已知原发灶寻找转移灶病例行全身 WB-DWI 检查。11 例患者同时行同位素骨扫描（SPECT）检查。对 WB-DWI 图像与常规 MR 图像和 SPECT 图像进行帧对帧对比分析，原发灶与转移灶表观弥散系数（ADC）值进行定量分析，应用统计学进行数据处理。结果：17 例已知转移瘤寻找原发灶病例，14 例 WB-DWI 确定原发灶，经病理或其他影像学证实为原发灶 13 例，假阳性 1 例，余 3 例阴性病灶，经病理或其他影像资料证实未见原发灶 2 例，1 例心影后方 1.5cm 肺癌 WB-DWI 漏诊，经 CT 及穿刺细胞学证实为肺腺癌，经配对 t 检验统计学分析，原发灶与转移灶 ADC 值差异无统计学意义（$P>0.05$）。11 例同时行骨扫描及 WB-DWI 患者，二者均阳性 8 例，骨扫描假阳性 1 例，WB-DWI 假阳性 1 例，另 1 例二者均为假阴性的病灶位于左肋弓前方疼痛结节，病理证实为乳腺癌转移结节，WB-DWI 与 SPECT 对恶性肿瘤骨转移检出率差异无统计学意义。结论：WB-DWI 对全身转移灶及寻找原发灶方面均有较高的检出率，且 WB-DWI 对原发灶及检出其他部位转移灶方面明显优于 SPECT，WB-DWI 有望成为筛查恶性肿瘤患者全身转移及寻找原发灶的一种新型手段[19]。

六、治疗

刘江莹指出几种特异亚型的 MUO：女性腹膜乳头状癌、女性腋窝淋巴结腺癌、颈部淋巴结鳞癌、神经内分泌 MUO、中线低分化癌、单个病灶 MUO，并指出需特殊治疗[20]。

最终找到原发灶的 MUO 应按原发肿瘤的治疗原则进行治疗。未找到原发灶的 MUO 则根据转移灶的部位、数量、病理类型、症状和身体情况来选择治疗方法。不难理解，MUO 不论用何种方法治疗几乎都是姑息性的。治疗上可遵循以下原则：①重点解除 MUO 引起的各种不适症状；②对高度怀疑来源于某种原发肿瘤的 MUO，倾向采用治疗该种原发肿瘤的方法来治疗；③治疗 MUO 过程中密切留意原发肿瘤的可能出现，随机应变地调整治疗方案。一般来说，MUO 局限于单一区域者以手术和（或）放疗为主，累及多个区域者以化疗为主。鳞癌以手术和（或）放疗为主，腺癌以手术和（或）化疗为主。症状进展迅速，有梗阻、压迫、出血等症状者，手术起效快；引起骨痛、病理性骨折、脊髓压迫、上腔静脉压迫者或脑转移者，放疗效果好；体质较差者，不宜行大手术、强烈化疗或放疗[18,21]。

由于很难找到原发病灶，人们根据治疗经验总结出某些反应率较高或预后相对较好的亚群，例如低分化腺癌、头颈部的鳞状细胞癌等，对其治疗提出了较为固定的化疗方案。但对于大多数 MUO 患者，化疗的反应率和存活率很低。还有分析指出，除了某些癌症以外，原发灶的发现并不能提高治疗的有效率。特异性治疗 MUO 的化疗方案仍有待临床试验的不断分析和总结。吴银松等共检索出符合入选标准的随机对照临床试验 3 项，采用固定效应模型和随机效应模型对 203 例患者的生存率进行 Meta 分析。为了方便比较，治疗方案分为阿霉素为主型、铂类为主型和混合型三种。有许多随机临床试验比较了不同化疗方案的肿瘤反应率，发现阿霉素为主的方案取得了较高的反应率。但结果以阿霉素为主的联合化疗组和其他组相比，并不能显著提高原发灶不明转移癌患者的反应率和生存时间[3]。

Pastelz Ref 等报道在 1980—1984 年间收集 70 例应用联合化疗的原发灶不明的转移性癌。70 例转移性癌中，腺癌 62 例，转移部位有肺(19 例)、骨(18 例)、外周淋巴结和皮下包块(10 例)腹腔或盆腔(9 例)、肝(9 例)、脊髓(3 例)、脑及肾各(1 例)。作者使用的化疗方案现已不适用，但提出的观点仍有一定的合理性。如对于原发灶不明的转移性癌症患者在功能状况良好或仅有外周淋巴结或皮下受累时，不管患者的年龄大小，肿瘤的组织类型和转移灶的多少，都应进行联合化疗[22]。

张天泽撰文原发灶不明的转移瘤，认为从复杂多样的一大群所谓原发灶不明的转移性瘤中能识别出一些治疗奏效的亚类瘤种，从治疗角度而言可谓一大进展。71 例(肺转移 17 例，纵隔 28 例)原发部位不明分化不良癌或分化不良腺癌用 DDP 为主化疗。治疗结果(68 例可供分析)：CR 15 例(22%)，PR 23 例(34%)，NR 30 例(44%)，长期无瘤生存 9 例(13%)。原发部位不明分化不良神经内分泌肿瘤 29 例(纵隔 3 例)。化疗效果：CR 6 例(24%)，PR 12 例(48%)，NR 或无法评估 7 例(28%)，长期无瘤生存 3 例(12%)[23]。

Guthrie TH 等对不明起源的小细胞癌应用环磷酰胺、阿霉素、顺铂、VP-16 等多药物化疗，有效率为 60%~80%，中位生存期为 9~15 个月。

组织混淆的巨细胞淋巴瘤应用多药联合化疗的有效率为 50%~90%，长期无瘤生存率为 30%~75%。如肿块较大，可做局部放疗。

原发灶不明显，含有腺癌转移的女性腋窝淋巴结应确认为乳腺癌，诊断以病理检查为准，治疗采用乳腺根治术，术后应用Ⅰ期乳腺癌的治疗方案做化疗，局限于局部者长期无瘤生率达 50%。

对中、老年女性出现未明原发灶的恶性腹水，可做腹水细胞学检查鉴别是否乳头状类型有助于诊断。手术切除病灶结合与Ⅰ期卵巢癌相类似的以顺铂为基础的化疗。患者平均生存 24 个月。

非典型转移的滋养层肿瘤：应用多药联合化疗结合有选择的放疗，对脑肝转移有效率超过 60%。

各种生殖细胞肿瘤：男性生殖细胞肿瘤的特点对化疗和放疗敏感。应用顺铂类药物化疗症状可迅速消退，有效率达 30%。化疗后部分缓解者可行切除残余肿瘤而完全缓解，15%~20%的患者可治愈。

前列腺癌典型转移应用激素治疗能使 70%之患者平均缓解 2~3 年。

单独的转移分两组亚群。第一组为鳞状细胞癌的颈部、腋窝或腹股沟淋巴结转移型，采用切除和局部放疗，患者无瘤生存率为 30%。第二组为鳞状细胞瘤、腺癌或巨细胞未分化癌的内脏转移型。发生部位可为脑、肝、肺等，采用切除加局部放射治疗，20%~30%的患者可生存 2~3 年。

Guthrie TH 等认为对 MUO 首先判明病变是局限于某一部位或已扩散。局限于单一的淋巴结群，可应用手术切除后加局部照射的方法治疗；局限于内脏转移的肿瘤，手术切除加局部照射后状况良好的患者，能长期生存[2]。

统计表明，仅有 40%以下的 MUO 患者属能有效治疗的范围，而要明确其属于区域局限或广泛播散尚有很多困难。鉴于以上原因，相对于原发瘤明确的肿瘤，不论在手术、放疗、化疗上均有很大局艰性，故疗效也较差。而中医因其对疾病的诊治与西医思维模式不同，其整体观念、辨证论治的行为模式，在对 MUO 的治疗上体现出独特的优势(具体内容参考中医治疗节)。

肖文华是我国最早开展恶性肿瘤表现遗传学基础研究与临床治疗的学者之一。他采用 DNA 甲基转移酶抑制剂——普鲁卡因、组蛋白去乙酰化酶抑制剂——丙戊酸钠治疗难治性恶性胸水患者 24 例，取得了良好的效果，为肿瘤治疗开辟了一条新的途径[24]。在英国，无明确原发灶的癌症患者约占 4%。近期英国国家卫生与临床优化研究所(NICE)公布了《原发灶不明转移癌诊治指南》。指南指出，诊断步骤第一步：通过快速转诊通道，立即将原发灶未定癌(指经过初步检查暂未发现明确原发灶的癌症，MUO)转诊原发灶不明癌(CUP)小组；第二步：给予检查、症状控制和心理学支持；第三步：综合考虑和判定结果。①诊断为非恶性疾病。②检出原发灶或肿瘤为非上皮来源→根据肿瘤类型进行专业咨询。③诊断为暂定原发灶不明癌(指虽经初步组织学、细胞学诊断为暂未发现原发灶的转移性上皮来源癌或神经内分泌肿瘤，但未经过专家的进一步研究判定，Provisional CUP)，由 CUP 小组根据患者病情及其意愿给予适当的检查和处理；诊断为确定原发灶不明癌(指经过组织学最终确认的转移性上皮来源癌或神经内分泌肿瘤，并且经过全面、系统的检查及专家的进一步研究判定，仍未确定肿瘤的原发来源，Confirmed CUP)，由 CUP 小组给予适当处理：明确原发灶，根据肿瘤类型进行专业咨询。④仅给予姑息治疗。

三层次的诊断要点：①MUO：病史及临床检查，影像学、肿瘤标志物、内镜检查等。②Provisional CUP：若不耐受进一步检查，应进行相应治疗；如有意愿进一步检查,则进入下一步。③Confirmed CUP:系列肿瘤标志物、标本免疫组织化学、影像学及内镜的进一步检查(如 MRI、胸腔镜 PET/CT)和多学科会诊[25]。

七、预后

目前有一种错误认识,认为诊断 MUO 时多数患者处于肿瘤晚期,所以治疗上采取消极的态度。虽然约有 2/3 以上的 MUO 患者确诊时已有两个或两个以上的脏器发生转移,预后较差,但近年来相当一部分肿瘤的预后有了较大改观,对 MUO 消极治疗是不可取的。应努力在 MUO 患者中,发现那些可治疗并有机会长期存活的患者[5]。

MUO 的疗效及预后并非一概恶劣,若转移癌仅限于表浅淋巴结(锁骨上淋巴结除外),患者仍可望有较好的疗效及预后。例如,颈中、上淋巴结转移的 5 年生存率仍可高达 25%~35%,而累及内脏器官的转移癌预后恶劣,疗效不佳。肝脏转移最差[1,5]。

一般 MUO 的患者生存期较短,中位生存期仅有 6~9 个月,5 年生存率为 3.5%。

近年国内外的多篇文献报道了 MUO 治疗的有效率和长期生存情况,为 MUO 的积极治疗提供了循证医学证据。其中 Pavlidis 等总结了 1983—2002 年的 26 项治疗 MUO 的临床前瞻性研究,总有效率最高接近 50%,其中更有 25%的完全缓解率和 10%~15%的患者得以带病长期生存。在过去的 40 年中,细胞毒药物或是单药治疗,或是联合治疗,患者并没有得到较高的生存期。近年内用紫杉类、铂类为基础药物治疗 MUO 的前瞻性临床研究较多,明显优于那些早期的化疗方案或最佳支持治疗[2,13]。

参考文献

[1]陈振东,熊福星,胡家骅.MUO 的诊断问题.肿瘤防治研究,1991,1:125-127

[2]张政,许名贵,温国贤.不明起源肿瘤(Cuo)的治疗.癌症,1992,11:170

[3]吴银松,王臻.联合化疗治疗原发灶不明转移癌的 Meta 分析.中国骨肿瘤骨病杂志,2003,2:225-227

[4]张延龄.原发灶不明的肿瘤患者的处理.国外医学外科学分册,2002,29:282-287

[5]王健,杨家梅,张中冕,等.原发灶不明的转移癌 20 例临床分析.医药产业资讯,2005,2:70

[6]山田昌弘,后藤智司,皆川忠德.手术により长期生存中の原発不明大脑·縦隔淋巴结転移癌.胸部外科,2011,64:571-573

[7]苏大聪.中医中药治疗原发不明转移癌优势探析.云南中医中药杂志,2003,24:45

[8]王安喜,陆晓哲.隐睾并绒毛膜上皮癌广泛转移 1 例.临床肿瘤学杂志,1998,3:58

[9]刘古霁,林建华.不同来源的肺部多发性癌转移的手术治疗.国外医学外科学分册,1989,16:375-376

[10]谢小平,易小进.前列腺隐蔽癌二例.临床泌尿外科杂志,1990,5:185

[11]渋谷丈太郎,一ノ瀬高志,君塚五郎.末梢肺野の孤立性陰影として発见された脊索肿.胸部外科,2010,63:138-141

[12]谢晓冬,刘永叶,郑振东,等.原发灶不明转移癌的诊治体会.中国肿瘤临床与康复,2009,16:230-232

[13]颜小琼,朱通伯.CT 找寻原发肿瘤的价值.国外医学临床放射学分册,1989,12:241

[14]吴辉菁,于丁.应重视原发部位不明的恶性肿瘤.中国医学论坛报,2012 年 4 月 5 日肿瘤周刊,B 叠

[15]夏晓明,施仁忠,张亚锋.电视胸腔镜手术在不明原因肺孤立性小结节诊断中的价值.中国微创外科杂志,2008,8:599-600

[16]韦力,潘毓标,王跃军,等.电视胸腔镜在肺孤立性结节诊治中的应用.临床肺科杂志,2009,14:1010-1011

[17]朱宝,尚玉琨,李舰南,等.骨外软组织异常摄取骨显像剂的临床意义.中华核医学杂志,2006,26:171-173

[18]林奔,邓燕明.来源隐匿转移癌的诊治探讨.实用癌症杂志,2006,21:312-313

[19]王晶,杨国志,白莉.MR 全身弥散成像对恶性肿瘤全身转移及寻找原发灶方面的初步探索.实用肿瘤杂志,2010,25:661-663

[20]刘江莹.众里寻他千百度——聚焦原发部位不明恶性肿瘤.中国医学论坛报,2012 年 4 月 5 日肿瘤周刊,B 叠

[21]李绍明,林沸腾,谢树贤,等,不明原发灶转移癌的治疗探讨(附 13 例报告).中国肿瘤临床与康复,2002,9:107-108

[22]祁晓梅,陈关校.影响原发灶不明的转移性癌的预后因素.癌症,1988,7:363

[23]张天泽.原发灶不明的转移瘤.中国肿瘤临床,1994,21:781-785

[24]张献怀.治恶性胸水,表观遗传学疗法另辟蹊径.中国医学论坛报,2010 年 8 月 19 日 A2 版

[25]管忠震.原发灶不明转移癌诊断:三层次循序渐进.中国医学论坛报,2010 年 9 月 23 日 B8 版

本书常用中英文缩写及药物名称

化疗药物

5-FU　5-氟尿嘧啶
ADM　Adriamycin;阿霉素,吡柔比星,多柔比星
BLM　博来霉素
Carmofur　卡莫氟,嘧福禄
CBP　Carboplatin;卡铂,伯尔定
CF　亚叶酸钙
CTX　环磷酰胺
Dactinomycin　放线菌素 D
Daunorubicin　柔红霉素
DDP　Cisplatin;顺铂,方坦
ECX,Xeloda,CAP,Capecitabine　卡培他滨,希罗达
EPI　表柔比星,表阿霉素
Fluorouracil　氟尿嘧啶,格芬特
Fotemustine　福莫司汀,武活龙
GEM　吉西他滨,健择
GEMZ　健择,氟胞苷
HCPT　羟喜树碱
Idarubicin　伊达比星,善唯达
IFO,ISP　异环磷酰胺
Irinotecan　伊立替康,开普拓
KSM　放线菌素 D
L-OHP　草酸铂,奥沙利铂,乐沙定
MMC　丝裂霉素
MTX　甲氨蝶呤
Nimustine　尼莫司汀,宁得朗
NVB　长春瑞滨,诺维本
OXA　奥沙利铂
Pemetrexed　培美曲塞,力比泰
PYM　平阳霉素
Taxol　紫杉醇,泰素
Tegafur　替加氟,维康达
Topotecan　托泊替康,和美新
VCR　长春新碱
Vindesine　长春地辛,西艾克
VLB　长春碱
VM-26　替尼泊苷,威猛
VP-16　足叶乙苷,依托泊苷

有关统计学名词

DFI　无瘤间期
mOS　中位总生存时间

可测量的病变

cCR　临床完全缓解
CR　可见病变完全消失,超过 1 个月
DCR,PR+SD　总的疾病控制率
NC　肿块缩小不及 50%或增大未超过 25%
ORR(Objective RR)　客观有效率
pCR　病理完全缓解
OS　总生存时间
TTP　疾病进展时间(从治疗开始到出现复发)
PD　一个或多个病变增大 25%以上或出现新病变;病情进展
PR　肿块缩小 50%以上,不少于 4 周
RR(=CR+PR)　有效率
SD　病情稳定

缓解时间

CBR　临床获益反应
CR（完全缓解）　自开始判定 CR 起至肿瘤开始复发时的时间
CSS　疾病特异性生存，是指从进入研究起直至因疾病死亡的时间
DFS　无病生存率

DT 倍增时间
EFS 无事件生存
FFS 无失败生存率
IPI 国际预后指数
KPS 一种患者一般状况评分标准
mPFS 中位疾病进展事件
MST 中位生存期
NPV 阴性预测值
OR 优势比
ORR 客观缓解率
PFS 无进展生存期(持续缓解的生存期)
PPV 阳性预测值
PR（部分缓解） 自开始判定PR起至肿瘤两径乘积增大到治疗前1/2以上时的时间
QOL 生活质量
RD(response duration) 有效期间
RFS 无复发生存率
RR 相对危险度
TTSP 症状进展时间
生存时间 从开始化疗至死亡的时间或末次随诊时间
无病生存时间 CR患者从开始化疗至开始复发或死亡的时间

其他

AJCC 美国癌症联合会
ASCO 美国临床肿瘤学会
CAP 美国病理学家学会
CSCO 中国临床肿瘤学会
EAPC 欧洲姑息医学会
EMA 欧洲药监局
EORTC-STBSG 欧洲癌症研究治疗组织软组织与骨肿瘤协作组
ESMO 欧洲临床肿瘤学会
FDA 美国食品药品监督管理局
FICO 国际妇产科联盟
IARC 国际癌症研究机构
IASLC 国际肺癌研究协会
LCSG 美国国立卫生研究院肺癌研究组
NACT 新辅助化疗
NCAB 美国全国癌症咨询委员会
NCCN 美国国立综合癌症网络
NCCTG 美国北部中心癌症治疗组
NCI 美国国立癌症研究所
NIST 美国国家标准与技术研究院
NSCLCCG 肺癌协作组
UICC 国际抗癌联盟
WHO 世界卫生组织

抗肿瘤激素类药物

Aminoglutethimide 氨鲁米特
Anastrozole 阿那曲唑，瑞宁得
Goserelin 戈舍瑞林，诺雷得
Estramustine 雌莫司汀，艾去适
Flutamide 氟他胺，福至尔
Letrozole 来曲唑，弗隆
Leuprorelin 亮丙瑞林，抑那通
Medroxyprogesterone 甲羟孕酮
Megestrol 甲地孕酮，梅格施
TAM 三苯氧胺，他莫昔芬

肿瘤标志物

CA 125 糖原抗原 125
CEA 癌胚抗原
HCG 人绒毛膜促性腺激素
NSE 神经烯醇化酶
PSA 前列腺特异抗原

靶向药物

Avastin，Bevacizumab 抗VEGF单克隆抗体，贝伐单抗(安维汀)
Campath 阿仑珠单抗
Cetuximab，erbitux，C225 抗EGFR单克隆抗体，西妥昔单抗(爱必妥)
Conmana，ICotinib 凯美纳，埃克替尼
Erlotinib 厄洛替尼，特罗凯
Gefitinib，Iressa 吉非替尼，易瑞沙
Glivec，STI 571 格列卫，甲磺酸伊马替尼
Herceptin 抗Her-2单克隆抗体，曲妥珠单抗(赫赛汀)
Lapatinib 拉帕替尼

Nilotinib 尼洛替尼,达希纳

Pertuzumab 帕妥珠单抗

Rituximab 利妥昔单抗(美罗华),奥吉妥单抗(麦罗塔)

Sorafenib,Nexavar 索拉菲尼,多吉美

Sutent,Sunitinib 舒尼替尼,索坦

Tositumomab 托西莫单抗,百克沙

Zevalin 替伊莫单抗

靶向药物相关缩略语

APUD 胺前体摄取脱羧细胞瘤

ASCT 自体造血干细胞移植

EGFR 1型表皮生长因子受体

EPO 红细胞生成素

ER 雌激素受体

GEP 基因表达谱

HER 人表皮因子家族

Her-2 2型人表皮生长因子受体

HR 激素受体

IGFR 胰岛素样生长因子受体

NET 神经内分泌肿瘤

PDGF 血小板源性生长因子

PIGF 胎盘生长因子

PR 孕激素受体

TKI 酪氨酸激酶抑制剂

VEGF 血管内皮生长因子

索　引

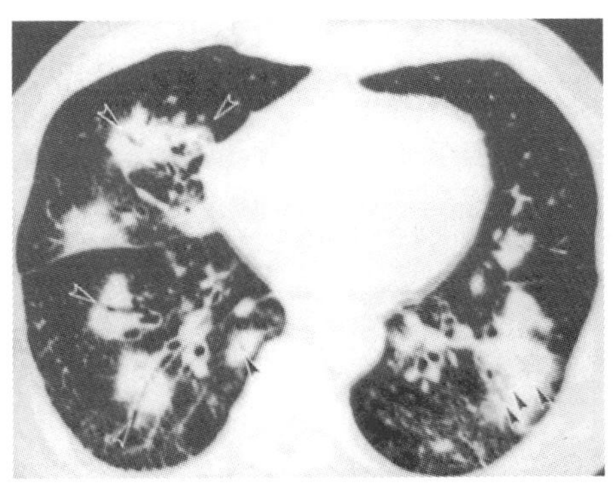
图 37　成人 T 细胞白血病多发肺病变

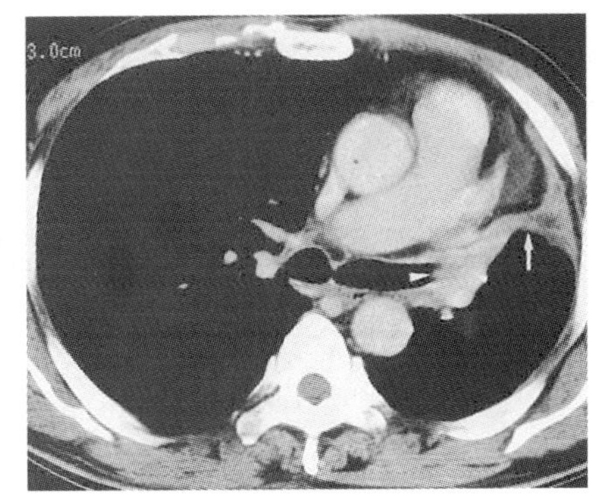
图 38　肾细胞癌左主支气管内转移致左肺不张

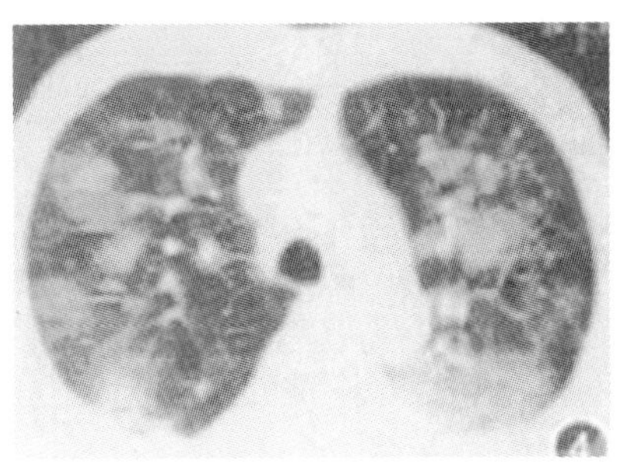
图 39　恶性黑色素瘤肺转移。左下后基底段原发恶性黑色术后 5 周 CT 双肺多发毛玻璃样病变

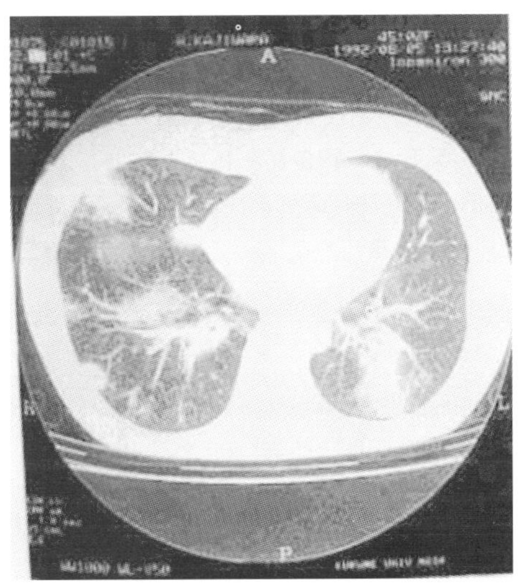
图 40　恶性淋巴瘤。2 年前副鼻腔恶性淋巴瘤，放化疗完全缓解。现咳嗽，胸片多发边缘淡的结节

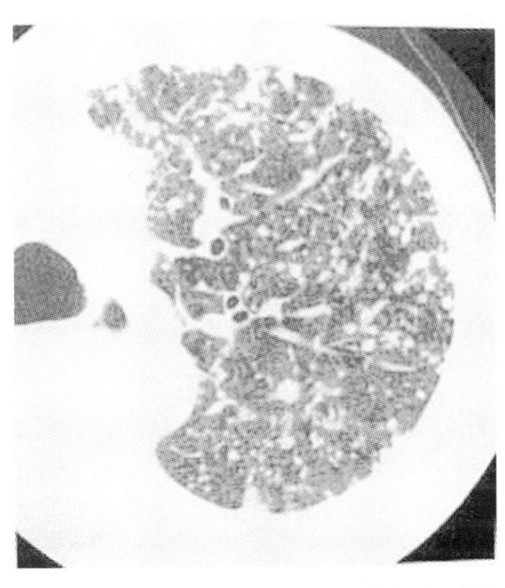
图 41　肺癌的血行转移。结节与小叶构造无关

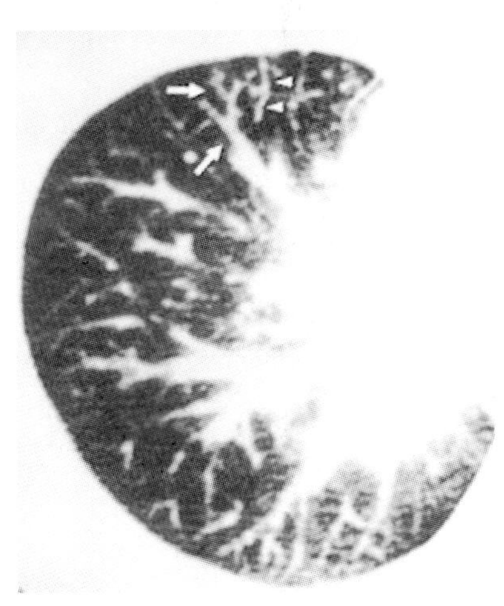
图 42　癌性淋巴管癌症

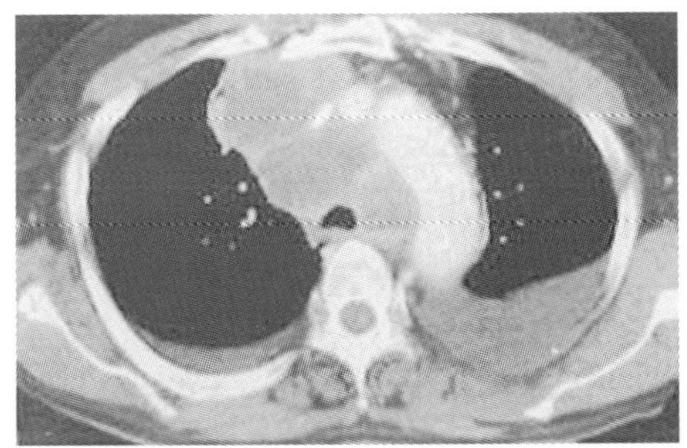
图 43　胰小细胞癌纵隔转移，压迫上腔静脉，双侧胸水

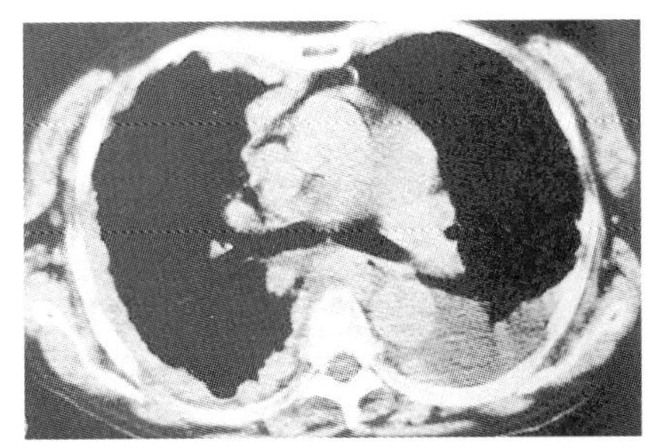
图 44　肾癌胸膜转移。右肺胸膜肥厚，左胸水

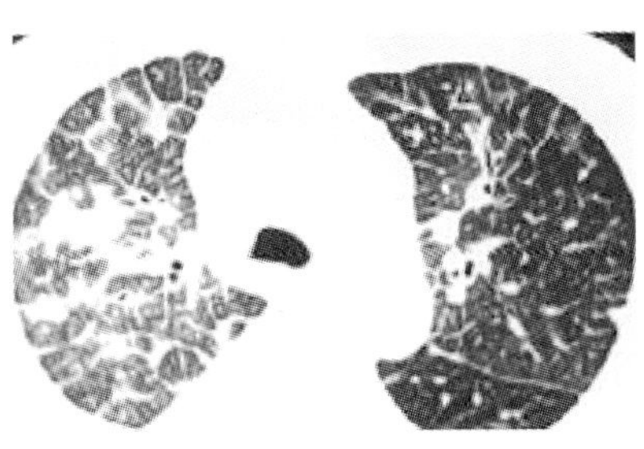
图 45　急性粒细胞白血病小叶间隔增厚，支气管血管束增厚

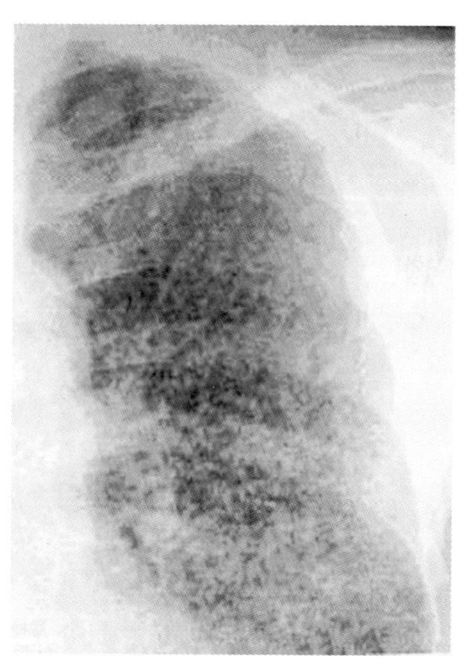

图 46 肺转移瘤。胸片多发小结节

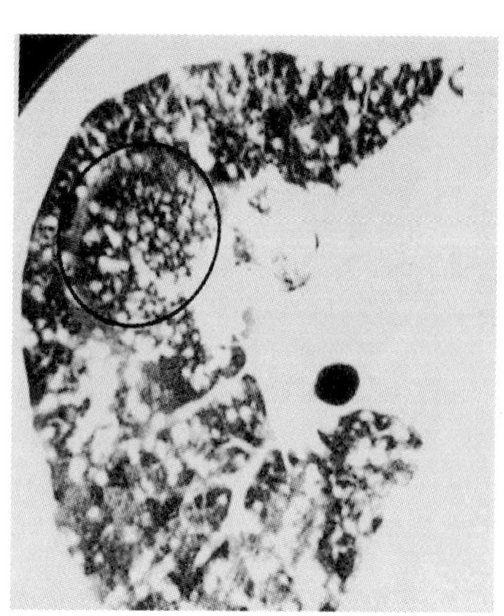

图 47 胃癌肺转移。男,64 岁。双肺多发结节,有又融合倾向。圆圈处较少

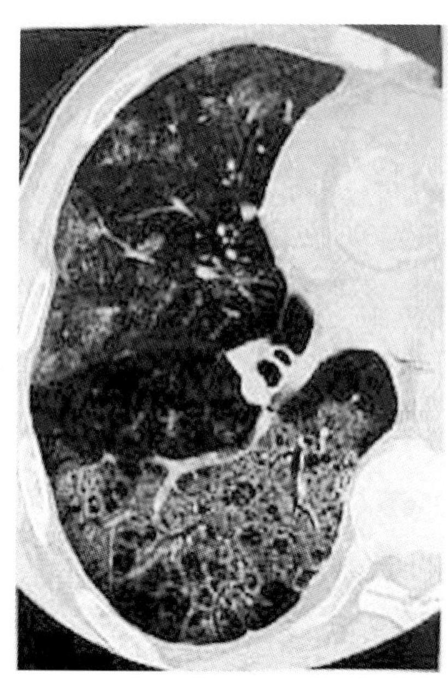

图 48 右上肺叶原发腺癌。经气道转移,沿支气管多发浓度加重